Handbuch der inneren Medizin

Begründet von L. Mohr und R. Staehelin
Fortgeführt von H. Schwiegk
Herausgegeben von E. Buchborn

Herzrhythmusstörungen

Bearbeitet von

G. Breithardt · B. Brisse · E. Jähnchen · W. Kasper · H.-J. Knieriem
E.-R. von Leitner · B. Lüderitz · P. Matthiesen · D. Mecking
T. Meinertz · C. Naumann d'Alnoncourt · H. Nawrath · H. Neuss
J. Ostermeyer · M. Schlepper · L. Seipel · G. Steinbeck · K. Theisen
J. Thormann · D. Trenk · H.A. Tritthart

Herausgegeben von

B. Lüderitz

Mit 410 Abbildungen und 106 Tabellen

Springer-Verlag Berlin Heidelberg GmbH 1983

Handbuch der inneren Medizin

Band IX: Herz und Kreislauf
Fünfte, völlig neu bearbeitete und erweiterte Auflage
Teil 1: Herzrhythmusstörungen

ISBN 978-3-642-68873-7 ISBN 978-3-642-68872-0 (eBook)
DOI 10.1007/978-3-642-68872-0

CIP-Kurztitelaufnahme der Deutschen Bibliothek
Handbuch der inneren Medizin/begr. von L. Mohr u. R. Staehelin. Fortgef. von H. Schwiegk.
Hrsg. von E. Buchborn. - Berlin; Heidelberg; New York: Springer
Teilw. hrsg. von H. Schwiegk
NE: Mohr, Leo [Begr.]; Schwiegk, Herbert [Hrsg.]; Buchborn, Eberhard [Hrsg.]
Bd. 9. Herz und Kreislauf Teil 1. → Herzrhythmusstörungen
Herzrhythmusstörungen/bearb. von G. Breithardt... Hrsg. von B. Lüderitz. -
5., völlig neu bearb. u. erw. Aufl. - Berlin; Heidelberg; New York: Springer, 1983.
(Handbuch der inneren Medizin; Bd. 9, Teil 1)

Gesamtherstellung: Universitätsdruckerei H. Stürtz AG, Würzburg
2122/3130-543210

Mitarbeiterverzeichnis

Lüderitz, B., Professor Dr., Medizinische Universitätsklinik, Innere Medizin – Kardiologie, Sigmund-Freud-Str. 25, D-5300 Bonn

Breithardt, G., Professor Dr., Medizinische Klinik B der Universität, Moorenstr. 5, D-4000 Düsseldorf

Brisse, Betty, Professor Dr., Medizinische Klinik und Poliklinik der Universität, Domagkstr. 3, D-4400 Münster

Jähnchen, E., Professor Dr., Pharmakologisches Institut der Universität, Obere Zahlbacher Str. 67, D-6500 Mainz

Kasper, W., Privatdozent Dr., II. Medizinische Klinik der Universität, Langenbeckstr. 1, D-6500 Mainz

Knieriem, H.-J., Professor Dr., Evangelisches Krankenhaus Bethesda, Institut für Pathologie, Heerstr. 219, D-4100 Duisburg 1

Leitner, E.-R. von, Privatdozent Dr., Universitätsklinikum Steglitz, Medizinische Klinik und Poliklinik, Hindenburgdamm 30, D-1000 Berlin 45

Matthiesen, P., cand. med., II. Medizinische Klinik der Universität, Langenbeckstr. 1, D-6500 Mainz

Mecking, D., Dr., Evangelisches Krankenhaus Bethesda, Institut für Pathologie, Heerstr. 219, D-4100 Duisburg 1

Meinertz, T., Professor Dr., II. Medizinische Klinik der Universität, Langenbeckstr. 1, D-6500 Mainz

Naumann d'Alnoncourt, C., Dr., Ludwig-Maximilians-Universität München, Klinikum Großhadern, Medizinische Klinik I, Marchioninistr. 15, D-8000 München 70

Nawrath, H., Professor Dr., Pharmakologisches Institut der Universität, Obere Zahlbacher Str. 67, D-6500 Mainz

Neuss, H., Privatdozent Dr., Kerckhoff-Klinik, Benekestr. 4–6, D-6350 Bad Nauheim

Ostermeyer, J., Privatdozent Dr., Chirurgische Klinik B der Universität, Moorenstr. 5, D-4000 Düsseldorf

Schlepper, M., Professor Dr., Kerckhoff-Klinik, Benekestr. 4–6, D-6350 Bad Nauheim

Seipel, L., Professor Dr., Medizinische Klinik, Abteilung Innere Medizin III, Otfried-Müller-Straße, D-7400 Tübingen 1

Steinbeck, G., Privatdozent Dr., Ludwig-Maximilians-Universität München, Klinikum Großhadern, Medizinische Klinik I, Marchioninistr. 15, D-8000 München 70

Theisen, K., Professor Dr., Medizinische Klinik Innenstadt der Universität, Ziemssenstr. 1, D-8000 München 2

Thormann, J., Privatdozent Dr., Kerckhoff-Klinik, Benekestr. 4–6, D-6350 Bad Nauheim

Trenk, D., Dr., Pharmakologisches Institut der Universität, Obere Zahlbacher Str. 67, D-6500 Mainz

Tritthart, H.A., Professor Dr., Institut für Medizinische Physik und Biophysik der Universität, Harrachgasse 21, A-8010 Graz

Vorwort

Das Handbuch der inneren Medizin aus dem Springer-Verlag hat eine lange und gute Tradition. Galt es doch für Internisten und Angehörige anderer Fachdisziplinen gleichermaßen im deutschen Sprachraum als das kompetente Nachschlagewerk. Mit dem gewaltigen und rasch zunehmenden Wissenszuwachs, der nach dem zweiten Weltkrieg vor allem aus den angelsächsischen Ländern auf uns zukam, und mit der veränderten wissenschaftlichen Kommunikation (Zunahme der Publikationsorgane, Symposien und wissenschaftlichen Kongresse) wurde eine konzeptionelle Änderung des klassischen Handbuchs der inneren Medizin notwendig. So war es nur folgerichtig, wenn sich der Verlag entschloß, von der geschlossenen, alle internistischen Subspezialitäten umfassenden Herausgabe abzugehen und die separate und damit aktuellere Erscheinungsweise thematisch zugeordneter Handbuchbände zu ermöglichen, die nach Inhalt und Ausstattung den publikatorischen Notwendigkeiten unserer Zeit entsprechen. Als ein Beispiel dieser neuen Handbuchgeneration mag der vorliegende Band „Herzrhythmusstörungen" gelten, der von einem Kollegium jüngerer, noch aktiv in der experimentellen und klinischen Forschung stehender Autoren verfaßt wurde.

Die kaum übersehbare Flut an Veröffentlichungen auf dem Gebiet der Herzrhythmusstörungen machte eine Auswahl unvermeidlich, und somit kann dieses Buch – vielleicht im Unterschied zu früheren Zeiten – auch nicht mehr „alles über Herzrhythmusstörungen" enthalten, wie auch das Literaturverzeichnis notwendigerweise auf die wichtigsten Original- und Übersichtsarbeiten beschränkt werden mußte. – Auf der anderen Seite ließ sich der Herausgeber von dem Gedanken leiten, alles *grundsätzlich Wichtige* auf dem Gebiet der Herzrhythmusstörungen zusammenzutragen und in Hinblick auf die Belange der inneren Medizin kritisch zu ordnen und zu bewerten mit dem Ziel einer pathophysiologisch begründeten Differentialdiagnostik und Differentialtherapie. Durch die ausführliche Darstellung elektrophysiologischer und elektropharmakologischer Grundlagen sollte es dem Leser möglich sein, neuere Entwicklungen und Tendenzen in der Rhythmologie selbst zu beurteilen und ihren Stellenwert für die praktisch-klinische Tätigkeit zu erkennen. So sind denn auch die antiarrhythmischen Substanzen sowohl unter experimentellen wie unter klinischen Aspekten dargestellt.

Besonderer Wert wurde auf Aktualität gelegt. Die Autoren – Morphologen, Pharmakologen, Physiologen und klinische Kardiologen – haben versucht, den jeweils letzten und gültigen Kenntnisstand in ihrem Gebiet wiederzugeben. In diesem Sinne ist zu hoffen, daß das vorliegende Buch über die Bedeutung eines Nachschlagewerkes hinaus auch eine breite praktische Nutzanwendung bei allen Kolleginnen und Kollegen, die mit Herzrhythmusstörungen befaßt sind, finden wird. Diesem Anliegen hat auch der Verlag durch eine zügige Drucklegung, eine handliche und lesegerechte Ausstattung und nicht zuletzt durch eine akzeptable Preisgestaltung Rechnung getragen.

Mein Dank gilt dem Gesamtherausgeber des Handbuchs der inneren Medizin, Herrn Professor Dr. E. Buchborn, für die umfassende Förderung unseres Vorhabens und Herrn Professor Dr. G. Riecker, dessen Klinik (Medizinische Klinik I der Universität München, Klinikum Großhadern) Herausgeber und mehrere Koautoren entstammen. In seinem Hause wurden zahlreiche der wiedergegebenen Originalbefunde erarbeitet. Zu besonderem Dank sind wir allen Mitarbeitern verpflichtet, die sich in freundschaftlicher Aufgeschlossenheit dem arbeitsintensiven Unterfangen, einen Handbuchband neuen Stils zu verfassen, gewidmet haben. Es bleibt uns zu wünschen, daß die vielfältige Mühewaltung durch eine freundliche Aufnahme des Buches im Kollegenkreis zu einer nachträglich angenehmen Erinnerung wird. Anregungen und konstruktive Kritik aus der Leserschaft werden wir gern entgegennehmen.

Der Springer-Verlag hat uns, wie in der Vergangenheit, sachkundig beraten und ist unseren Wünschen in großzügiger Weise entgegengekommen.

Bonn B. Lüderitz

Inhaltsverzeichnis

Pathophysiologische Grundlagen

KAPITEL 2A

KAPITEL 2B

Elektrophysiologie und Pharmakologie antiarrhythmischer Substanzen

KAPITEL 3A

KAPITEL 3B

KAPITEL 3C

Differentialdiagnose der Herzrhythmusstörungen

KAPITEL 6A

KAPITEL 6C

KAPITEL 6E

Medikamentöse Therapie kardialer Rhythmusstörungen

KAPITEL 7A

KAPITEL 7B

KAPITEL 7C

KAPITEL 7D

KAPITEL 8

Elektrotherapie von Herzrhythmusstörungen

KAPITEL 9A

KAPITEL 10

Differentialdiagnose der Herzrhythmusstörungen

KAPITEL 6A

Nicht-invasive Verfahren einschließlich Holter-Monitoring

E.-R. VON LEITNER

Mit 19 Abbildungen und 6 Tabellen

A. Technische und methodische Grundlagen

I. Standard-EKG

Basis der nicht-invasiven Diagnostik von Herzrhythmusstörungen ist die Aufzeichnung eines Elektrokardiogramms, welches die bei jeder Herzaktion entstehenden Potentialschwankungen als Funktion der Zeit wiedergibt. Die ersten Anfang dieses Jahrhunderts von WILLEM EINTHOVEN (1860–1927) entwickelten Registriersysteme zeichneten die elektrische Herztätigkeit unter Verwendung eines Saitengalvanometers auf. Die heute gebräuchlichen EKG-Geräte erfassen das mit Elektroden von der Körperoberfläche abgeleitete Signal über elektronisch arbeitende Verstärkersysteme und führen es nach Filterung einer Direkt-Registriereinrichtung zu.

Grobe Störungen der elektrischen Herztätigkeit lassen sich bereits durch Aufzeichnung einer einzigen bipolaren EKG-Ableitung erkennen. Einkanal-Registriergeräte finden heute insbesondere im Rahmen der Notfallmedizin Anwendung, da sie in ihrer einfachsten Form nicht größer als ein Transistorradio sind, unabhängig vom Stromnetz betrieben werden können, und damit leicht transportabel und überall einzusetzen sind. Zur Diagnostik und Therapie akut lebensbedrohlicher Rhythmusstörungen haben sich transportable Defibrillatoren bewährt, bei denen das EKG-Signal über die gleichen Elektrodenplatten abgeleitet und an einem Oszilloskop sichtbar gemacht werden, über die anschließend die Defibrillation vorgenommen werden kann. Zur exakten Diagnostik von Herzrhythmusstörungen ist jedoch häufig die simultane Registrierung mehrerer EKG-Kanäle notwendig, da sich Vorhof- und Kammererregungen gewöhnlich nicht in allen Ableitungen gleich deutlich abgrenzen und beurteilen lassen. Zur Erkennung von Herzrhythmusstörungen eignen sich prinzipiell alle gebräuchlichen EKG-Registriersysteme (Thermoschreiber, Kopierschreiber, Flüssigkeitsstrahlschreiber, UV-Schreiber), da das Frequenzspektrum von der Körperoberfläche abgeleiteter Signale vorwiegend im niederfrequenten Bereich liegt. Eine maximale obere Grenzfrequenz von etwa 100 Hz ist zur Identifikation normaler und extrasystolischer QRS-Komplexe voll ausreichend. Entsprechend haben die nationalen und internationalen Normausschüsse den zu registrierenden Frequenzbereich zwischen 0,05 und 100 Hz als Mindestanforderung an Elektrokardiographen festgelegt (DIN-Normblatt 13401, IEC-International Electrotechnical Commission-Technical Committee 62: Diagnostic draft standards for electrocardiographs, December 1976).

Zur Darstellung und Beurteilung der Art und Häufigkeit von Herzrhythmusstörungen ist es sinnvoll, unterschiedliche Registriergeschwindigkeiten zur Verfügung zu haben.

Das Standard-EKG findet im Rahmen der Arrhythmiediagnostik aufgrund seiner kurzen Registrierdauer nur zur Aufzeichnung im Einzelfall ständig oder zumindest sehr häufig vorhandener Rhythmusstörungen Verwendung.

II. Langzeit-Rhythmusbeobachtung

1. Telemetrie

Die drahtgebundene Fernübertragung von EKG-Signalen wurde schon 1906 von Einthoven benutzt, da sich die seinerzeit zur EKG-Aufzeichnung verwendeten Saitengalvanometer nur schlecht transportieren ließen. Breite Anwendung fand das Prinzip der drahtgebundenen EKG-Telemetrie jedoch erst viele Jahre später, als Rhythmusüberwachungen auf Intensivpflege-Stationen eingeführt wurden. Hierbei wird das EKG-Signal über Klebeelektroden von der Körperoberfläche abgegriffen, elektronisch verstärkt und auf Oszilloskopen am Krankenbett sichtbar gemacht. Darüber hinaus wird das EKG-Signal über unterschiedliche Entfernungen einer zentralen Überwachungseinheit zugeleitet. Dort wird es erneut sichtbar gemacht. Durch kontinuierliche Beobachtung, ggf. unter Mithilfe unterschiedlich intelligenter Analysesysteme werden potentiell bedrohliche Rhythmusstörungen erkannt und dokumentiert.

Die Entwicklung drahtloser Telemetrieanlagen zur Überbrückung auch größerer Entfernungen basiert auf den Arbeiten von Holter u.Mitarb., die 1949 erstmals über die drahtlose Übertragung elektroenzephalographischer Signale eines physisch aktiven Menschen berichteten. McInnis (1954) und Holter (1957) berichteten einige Jahre später erstmals über die Anwendung dieser Technik zur kontinuierlichen EKG-Aufzeichnung während körperlicher Tätigkeit.

Telemetrie-Anlagen bestehen aus einem Sende- und einem Empfangsteil (Ullrich 1970) (vgl. Abb. 1). An der Körperoberfläche angebrachte Elektroden führen das EKG-Signal einem batteriebetriebenen transportablen Sender zu, den der zu untersuchende Proband am Körper trägt. Dort werden die Signale gefiltert, verstärkt und frequenzmoduliert, bevor sie im 1-m-Band bzw. im UHF-Bereich gesendet werden können. Die Sendeleistung dieser Geräte beträgt in der Regel 1–2 mW, bei größeren Systemen bis zu 500 mW. Je nach Sendeleistung und Umgebung liegt die Reichweite dieser Sender zwischen wenigen Metern (kleine Sendeleistung, Verwendung innerhalb von Gebäuden) und bis zu 20 km (große Sendeleistung, Verwendung in unbebautem Gelände). Der Empfangsteil besteht zunächst aus einem Demodulator und einem Verstärker mit Filtereinrichtung. Das so empfangene und aufbereitete Signal wird dann über ein Oszilloskop sichtbar gemacht. Durch kontinuierliche Beobachtung des Signals ist

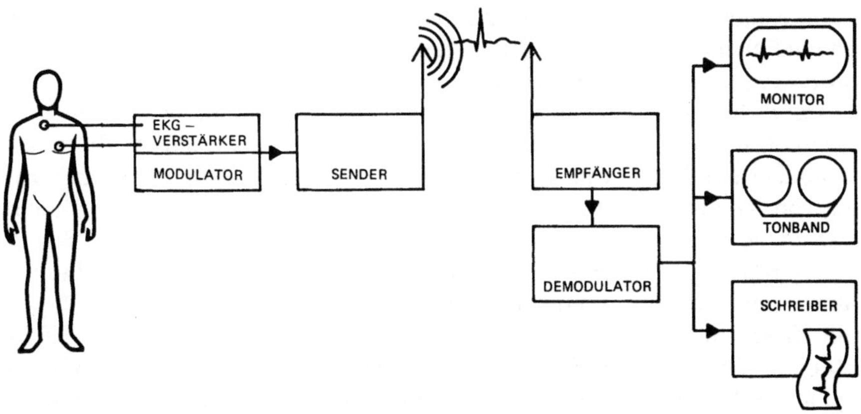

Abb. 1. Prinzip der drahtlosen EKG-Telemetrie: Ein tragbares Gerät ermöglicht die Sendung eines durch Filtereinrichtung, Verstärker und Modulator aufbereiteten EKG-Signals über größere Distanzen. Im Empfangsteil wird das Signal demoduliert und zu Überwachungszwecken an einem Monitor wiedergegeben. Darüber hinaus können Teile der Registrierung zur Feinanalyse auf EKG-Papier ausgeschrieben oder auf Magnetband zwischengespeichert werden

es möglich, lediglich intermittierend auftretende Herzrhythmusstörungen zu erkennen und im Falle des Auftretens bedrohlicher Formen unmittelbar therapeutisch einzugreifen. Darüber hinaus können ausgewählte Ereignisse auf EKG-Papier oder Magnetband dokumentiert werden.

Was ROMHILT et al. (1973) und VETTER u. JULIAN (1975) für die Monitorüberwachung auf Intensivstationen feststellten, gilt jedoch entsprechend auch für die Sicherheit der Erkennung von Rhythmusstörungen mit Telemetrie-Anlagen: sie sind in hohem Maße von der Aufmerksamkeit des Untersuchers abhängig. Im Routine-Langzeit-Betrieb werden bis zu 80% der bedrohlichen Rhythmusstörungen übersehen. Aus diesem Grund eignen sie sich nur zur Kurzzeit-Rhythmusbeobachtung. Hier können sie jedoch, da sie die Untersuchung körperlich voll aktiver Probanden ermöglichen, außerordentlich wertvolle Informationen liefern. Neben dem EKG lassen sich noch andere biologische Signale telemetrisch übertragen.

In den letzten Jahren wurden zur Ergänzung der drahtgebundenen und drahtlosen EKG-Telemetrie Computersysteme mit der Möglichkeit einer weitgehend automatischen Arrhythmieerkennung entwickelt. Diese aufwendigen Systeme gestatten es, mit großer Zuverlässigkeit Rhythmusstörungen quantitativ zu erfassen. Ob dieser hohe Aufwand für die Kurzzeitüberwachung jedoch sinnvoll ist, erscheint fraglich, da sich zwischenzeitlich das Langzeit-EKG als außerordentlich leistungsfähige und darüber hinaus universeller einsetzbare Konkurrenzmethode zur Arrhythmiediagnostik erwiesen hat. Diese kann ergänzend zur Telemetrie oder auch alleine überall dort eingesetzt werden, wo eine Off-line-Datenverarbeitung möglich ist, d.h. wo aus aufgezeichneten Rhythmusstörungen nicht unmittelbar therapeutische Konsequenzen gezogen werden müssen.

Einen unverändert hohen Stellenwert besitzt die EKG-Telemetrie zur Arrhythmiediagnostik im engeren Sinn in folgenden Anwendungsbereichen:

1. Im Rahmen der Intensivmedizin und der rehabilitativen Medizin, sofern es sich um Patienten handelt, die durch das Auftreten lebensbedrohlicher Rhythmusstörungen potentiell gefährdet sind.

2. Im Rahmen der Notfall-, Katastrophen- und Raumfahrtmedizin zur EKG-Übertragung über große Distanzen (z.B. aus Krankenwagen, Rettungshubschraubern und von Seenotkreuzern, sowie aus Raumfahrzeugen) zur Beurteilung von Rhythmusstörungen durch Fachpersonal, das am Einsatzort nicht zur Verfügung steht.

3. Zur Klärung von Symptomen, die möglicherweise Folge von Rhythmusstörungen sind, jedoch nur selten auftreten.

Für dieses Indikationsgebiet findet insbesondere die telemetrische EKG-Übertragung über Fernsprechleitungen Anwendung (Hasin et al. 1976; Grodman et al. 1979). Beim Auftreten von Symptomen ruft der Patient über seine öffentliche Telefonverbindung den ihn betreuenden Arzt an. Der ihm zur Verfügung gestellte Sender setzt das zu diesem Zeitpunkt anliegende EKG-Signal in ein frequenzmoduliertes Tonsignal um, welches über das Mikrophon der Sprechmuschel auf die Leitung gegeben wird. Am Hörer des Arztes wird es aufgenommen und kann nach Demodulation registriert werden. Der Frequenzbereich der so übertragenen EKG-Signale liegt zwischen 0,18 und 30 Hz. Nach einem ähnlichen Prinzip arbeiten Systeme zur Langzeitkontrolle von Herzschrittmacher-Patienten.

2. Langzeit-EKG (Holter-Monitoring)

a) Entwicklung

Mitte der 50er Jahre machte es die Entwicklung der Halbleitertechnik möglich, Magnetbandaufzeichnungsgeräte so weit zu miniaturisieren, daß diese transportabel wurden und sich zur kontinuierlichen Aufzeichnung von EKG-Signalen unabhängig von Sende- und Empfangsanlagen eigneten (Holter 1961; Gilson u. Griffing 1961). Holter et al. (Holter 1976; Gilson et al. 1964) erkannten als erste die Notwendigkeit, kontinuierliche Langzeit-EKG-Aufzeichnungen zeitgerafft zu analysieren. Sie entwickelten ein Kathodenstrahl-Oszilloskop, das die laufende Übereinanderprojektion mit 60facher Geschwindigkeit zeitgerafft wiedergegebener QRS-Komplexe erlaubte. Dadurch wurde die Erkennung vereinzelt auftretender, abnormal konfigurierter Komplexe wesentlich erleichtert. Ausgewählte Bandabschnitte konnten darüber hinaus in normaler Geschwindigkeit ausgeschrieben werden. Möglichkeiten der akustischen und optischen Darstellung der Intervalle zwischen den einzelnen Herzaktionen ergänzten schließlich die in den 60er Jahren zur Verfügung stehenden Langzeit-EKG-Analysesysteme. Obwohl diese noch in hohem Maß von der Aufmerksamkeit des analysierenden Untersuchers abhängig waren, trugen sie doch zur Erarbeitung ganz wesentlicher und grundlegender Erkenntnisse über den Rhythmus des gesunden und des kranken Herzens bei (Gilson et al. 1964, 1965; Gilson 1965; Goldberger 1961; Norland u. Semler 1964; Corday et al. 1965; Hinkle et al. 1969).

b) Methodik neuerer Analysesysteme

Diese Systeme bestehen aus Aufnahmegerät und Wiedergabeeinheit (vgl. Abb. 2) und arbeiten nach folgendem Prinzip:

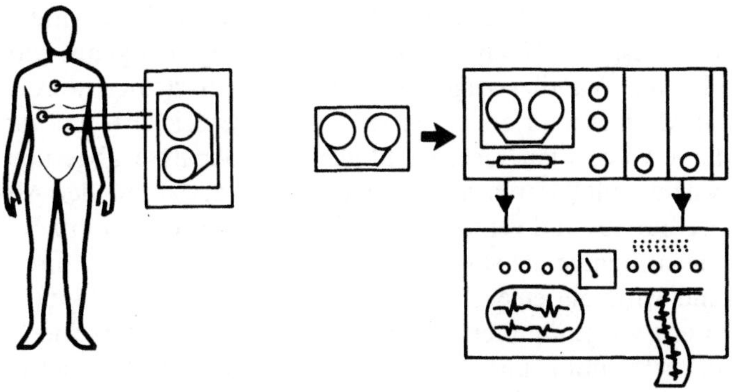

Abb. 2. Prinzip der Langzeit-EKG-Untersuchung: Mit tragbarem Aufnahmegerät erfolgt die Aufzeichnung des EKG-Signals kontinuierlich auf Magnetband, während der Proband seiner gewohnten Tätigkeit nachgehen kann. Das so aufgezeichnete EKG wird nach Beendigung der Aufzeichnung über ein Wiedergabegerät einer Analyseeinheit zugeführt und dort an einem Oszilloskop während zeitgeraffter Auswertung sichtbar gemacht. Die Analyse erfolgt unterstützt durch einen Computer, welcher in der Lage ist, normale von abnormalen QRS-Komplexen zu unterscheiden. Die Unterscheidungskriterien werden von einem Untersucher vorgegeben und/oder regeln sich automatisch ein. Einmal identifizierte Arrhythmien können am Oszilloskop oder auf EKG-Papier überprüft werden. Darüber hinaus können die Analyseergebnisse quantitativ erfaßt und dokumentiert bzw. einer weiteren Datenverarbeitung zugeführt werden

Aufnahmegerät: Verwendung finden tragbare, batteriebetriebene Magnetbandregistriergeräte mit einem Gewicht zwischen 500 und 1200 g, die eine kontinuierliche Aufzeichnung des EKG-Signals auf Tonbandspulen oder -kassetten über lange Zeiträume ermöglichen, ohne hierbei den Probanden in seiner körperlichen Bewegungsfähigkeit wesentlich zu beeinträchtigen. Folgende Forderungen sind an moderne Registriergeräte zu stellen (Boter u. van Keulen 1981; Hinkle 1981 sowie Empfehlungen der International Electrotechnical Commission 1977, 1978):

1. Registrierdauer von mindestens 24 h bei Aufzeichnung des vollständigen EKG;
2. Aufzeichnung von wenigstens zwei EKG-Ableitungen, getrennte zusätzliche Aufzeichnung eines Zeitkanals;
3. Möglichkeit der Ereignismarkierung durch den Probanden;
4. Frequenzbereich der Aufzeichnung zwischen 0,05 und 75 Hz;
5. Lineare Registrierung im Amplitudenbereich ± 5 mV mit der Möglichkeit, Eichsignale zu geben.

Hersteller-unabhängige Untersuchungen haben gezeigt, daß die meisten im Handel befindlichen Aufnahmegeräte diese Anforderungen nicht erfüllen (Boter u. van Keulen 1981; Feldman 1981). Viele zeichnen nur Frequenzanteile unterhalb 60 Hz auf, was zu erheblichen Formveränderungen der QRS-Komplexe führt. Dennoch ist die Signalqualität bei den meisten Geräten ausreichend, um hinreichend zuverlässige Rhythmusanalysen zu ermöglichen.

Wiedergabe- und Analysegerät: Das Magnetband wird mit hoher Geschwindigkeit (30- bis 240fach) abgespielt. Nach Filterung des analogen Signals wird dieses einem Analog-Digital-Wandler zugeführt. In einigen Systemen werden die digitalen Werte auf Magnetband oder -platte zwischengespeichert, um von dort bei Bedarf in der erwünschten Geschwindigkeit zur Analyse abgerufen zu werden. Andere Systeme analysieren die digitalisierten Kurven mit der Abspielgeschwindigkeit des Bandes und verzichten auf Zwischenspeicher. Zum Teil werden auch die analogen Signale als solche vom Band genommen und direkt analysiert. Entsprechend wird die eigentliche Analyse mit Hilfe von digitalen oder analogen Computern vorgenommen, deren Funktionsweise unterschiedliche Algorhythmen zur Erkennung und Klassifizierung von QRS-Komplexen zugrunde liegen. Je nach System werden unterschiedliche Merkmale (Vorzeitigkeit, Breite, Höhe, Frequenzspektrum, Kontur oder Fläche) eines jeden QRS-Komplexes bei der Analyse beurteilt und mit Merkmalskonstellationen eines oder mehrerer gespeicherter Referenzkomplexe verglichen. Nach Maßgabe des Grades der Übereinstimmung der Merkmale erfolgt dann die Unterscheidung normaler und extrasystolischer Komplexe, wobei die Grenzen häufig einstellbar sind und/oder sich automatisch einregeln. Das Analyseergebnis wird in Form von Zahlenwerten oder graphisch in Form von Trendschreibungen oder Histogrammen ausgegeben. Ausgewählte Abschnitte können zur Überprüfung und Dokumentation 1:1 auf das EKG-Papier ausgeschrieben werden. Probleme bei der Analyse ergeben sich aus der Tatsache, daß auch die Form eines normalen QRS-Komplexes im Verlauf von Langzeitbeobachtungen Schwankungen unterliegt und aus dem Umstand, daß die Aufzeichnungen von körperlich aktiven Probanden durch Artefakte überlagert sind. Aus diesem Grund sind alle Systeme während der Analyse auf die Mitarbeit eines qualifizierten Untersuchers angewiesen. Dieser nimmt hierbei Aufgaben wahr, die direkt das Analyseergebnis beeinflussen. Bei einigen Systemen setzt er individuell für jeden Analysevorgang die Grenzen zwischen normalen und extrasystolischen QRS-Komplexen fest. Er überprüft die Beurteilung des Rhythmus durch den Computer, indem er die zeitgeraffte EKG-Wiedergabe am Oszilloskop ständig beobachtet (s. Abb. 3). Nach Wiedergabe einzelner Abschnitte am Bildschirm oder auf EKG-Papier, die der Computer als pathologisch bewertet, kann er diese Entscheidung im Einzelfall bestätigen oder korrigieren. Diese Funktion des Untersuchers ist von besonderer Bedeutung bei der Differenzierung zwischen ventrikulären Extrasystolen und aberrierend fortgeleiteten supraventrikulären Extrasystolen und zur Vermeidung der Fehlinterpretation von Artefakten. Der Untersucher kann darüber hinaus gelegentlich Ereignisse erkennen, die der Arrhythmiecomputer übersehen hat.

c) Alternative Systeme und Entwicklungstendenzen

Die Abhängigkeit der Langzeit-EKG-Analyse von der Anwesenheit eines qualifizierten Untersuchers führt zu erheblicher personeller Belastung und zu hohen laufenden Kosten. Aus diesem Grund bemüht sich die Industrie, Verfahren zu entwickeln, bei denen der Arbeitsaufwand des auswertenden Personals geringer ist. Dies kann erreicht werden, indem eine Datenreduktion bereits bei der Aufzeichnung des EKGs vorgenommen wird.

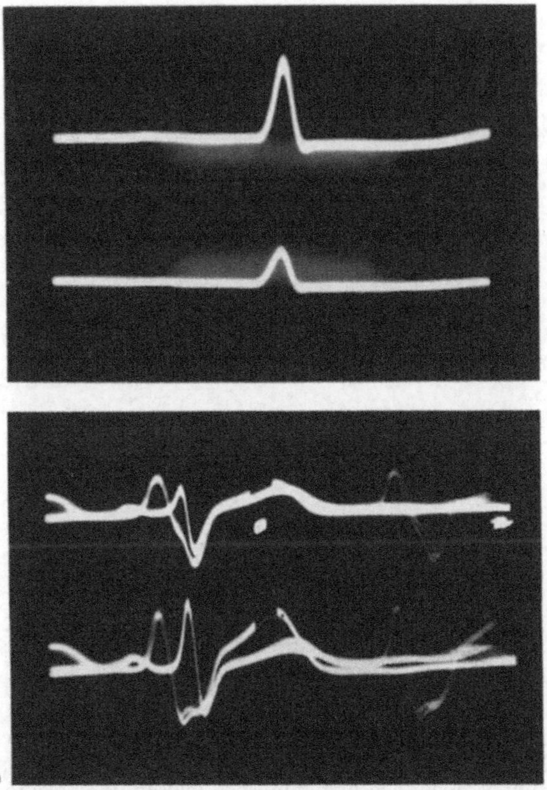

a

b

Abb. 3a, b. Zeitgeraffte EKG-Wiedergabe am Oszilloskop der Analyseeinheit. **a** Regelmäßiger Rhythmus, keine abweichend kofigurierten Aktionen: Die QRS-Komplexe werden laufend übereinanderprojiziert. Da ihre Konfiguration identisch ist, imponieren sie als stehendes Bild. **b** Abweichend konfigurierte QRS-Komplexe sind unschwer zu identifizieren, da sie sich nicht mit den übereinanderprojizierten Normalkomplexen decken. Besonders vorzeitig einfallende Schläge werden nicht über die Normalkomplexe projiziert, sondern rechts daneben, wodurch sie zusätzlich ins Auge fallen

Es werden Geräte angeboten, bei denen ausschließlich registriert wird, wenn der Proband einen entsprechenden Schalter betätigt. Ziel einer solchen Untersuchung kann es daher nur sein, eine vermutete Arrhythmie als Ursache intermittierend auftretender Symptome zu dokumentieren oder auszuschließen. Auf die Registrierung während asymptomatischer Phasen wird bewußt verzichtet.

Andere Systeme sehen eine 1:1-Analyse des EKG bereits im Aufnahmegerät vor, welches nur noch Abschnitte aufzeichnet, die es als von der Norm abweichend erkennt. Vermeintlich normale Phasen werden nicht festgehalten (s. Abb. 4). Der Untersucher erhält zur Beurteilung weniger Material als bei kontinuierlicher Aufzeichnung und soll dadurch Zeit einsparen. In der Praxis ist jedoch der Zeitgewinn eher gering, da die herkömmliche Analyse tatsächlich normaler Abschnitte nur wenig Zeit beansprucht im Vergleich zur Auswertung arrhythmischer Phasen. Auch ist der Stand der Technik der vorauswertenden Aufnahmegeräte bei vertretbaren Kosten derzeit noch sehr primitiv. Da es sich

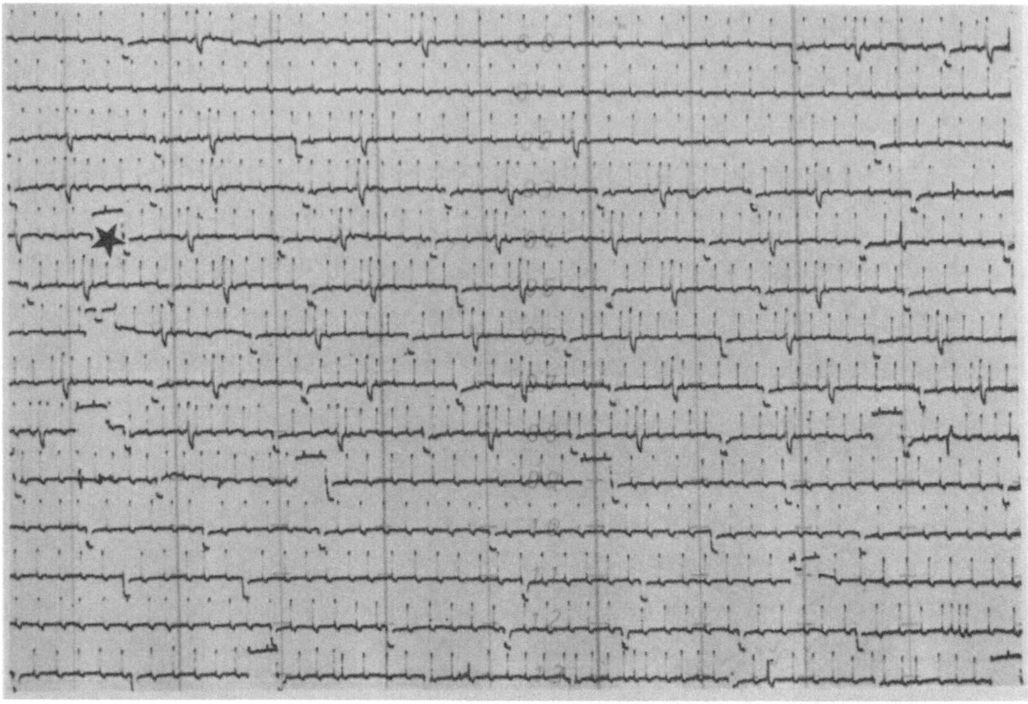

Abb. 4. Beispiel eines diskontinuierlich arbeitenden Langzeit-EKG-Systems (entwickelt an der Technischen Universität München). Im Aufnahmegerät erfolgt eine Voranalyse des EKG. Aufgezeichnet werden nur vermeintlich arrhythmische Phasen. Rechteckförmige Signale (s. *Stern*) symbolisieren Zeitabschnitte von jeweils 15 min Dauer, in denen keine Arrhythmie gesehen wurde. Wird ein Ereignis gesehen, erfolgt die Aufzeichnung einiger Komplexe vor diesem bis mehrere Komplexe nach der vermeintlichen Rhythmusstörung. Auf dem Beispiel ist zu sehen, daß das Gerät ca. 50% normale Phasen fehlinterpretiert und daher aufgezeichnet hat (jede der nach unten zeigenden Markierungen besagt, daß eine Rhythmusstörung gesehen wurde). Die Arrhythmien, die vom Gerät nicht aufgezeichnet wurden, entziehen sich der Überprüfung

um eine Methode handelt, von deren Exaktheit außerordentlich kritische Entscheidungen abhängig gemacht werden, ist die Analysegenauigkeit zur Zeit noch nicht ausreichend, um eine Anwendung dieser Systeme empfehlen zu können (Feldman 1981; Hinkle 1981; Ringquist u. Wenger 1981). Von keinem der z.Z. im Handel befindlichen diskontinuierlich registrierenden Systeme wurde bislang eine Untersuchung der Analysegenauigkeit publiziert. Ein entsprechendes, am Massachusetts Institute of Technology noch in Entwicklung befindliches Gerät weist eine Sensitivität zwischen 69,1 und 84,6% und eine Spezifität von 85,8–93,3% bei der Identifikation ventrikulärer Extrasystolen auf (Mark et al. 1981) und erfüllt damit nicht die Erfordernisse, die an ein solches System gestellt werden (Feldman 1981).

Eine weitere Möglichkeit der Analyse von Langzeit-EKG-Aufzeichnungen bietet die kontinuierliche Ausschreibung der gesamten Registrierung durch einen schnell arbeitenden Fiberoptik- oder UV-Schreiber auf Spezialpapier (s. Abb. 5).

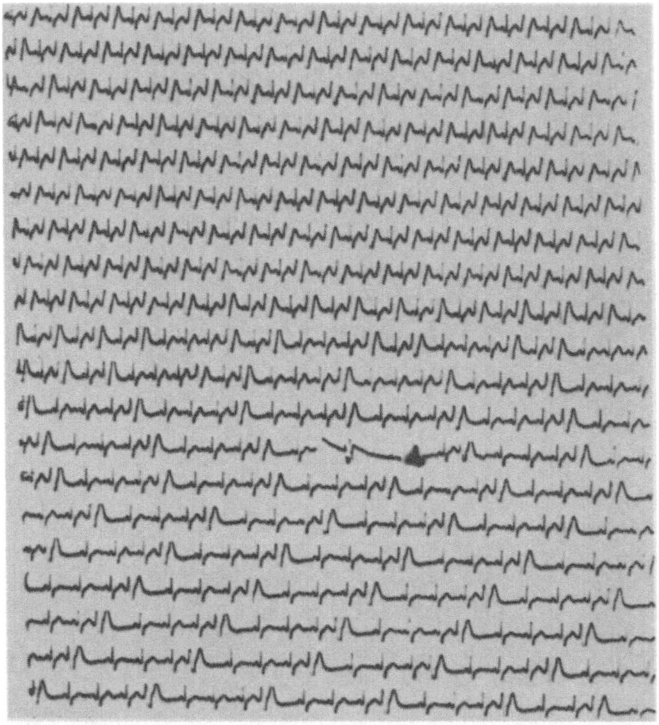

Abb. 5. Beispiel einer kontinuierlichen Registrierung einer Langzeit-EKG-Aufzeichnung. Die Detailerkennbarkeit ist nicht immer ausreichend. Im oberen Teil der Abbildung liegt ein ventrikulärer Bigeminus vor, der durchaus übersehen werden kann, wenn man berücksichtigt, daß eine Registrierung über 24 h meterlang ist. Auch kurze Asystolien sind nicht immer leicht zu identifizieren. Eine quantitative Analyse längerer Aufzeichnungen ist mit diesem Verfahren kaum möglich, wohl aber eine qualitative, wie sie für klinische Belange häufig ausreichend sein wird

Diese Registrierungen sind dann visuell zu beurteilen, wobei Rhythmusstörungen in der Regel bei überwiegend regelmäßigem Grundrhythmus leicht zu erkennen sind. Die Nachteile dieses Verfahrens liegen in der mitunter unzureichenden Detail-Erkennbarkeit und der fehlenden Möglichkeit, quantitative Ergebnisse zu erhalten.

Bei der Besprechung neuer Langzeit-EKG-Methoden darf die von Jenkins et al. 1979 und Arzbaecher et al. 1978 vorgeschlagene Möglichkeit der zusätzlichen Aufzeichnung einer Ösophagus-Ableitung über eine „Pillen-Elektrode" zur besseren Erkennung der Vorhofaktionen nicht unerwähnt bleiben. Beide Autoren haben darüber hinaus Algorhythmen erarbeitet, die bei der Rhythmusanalyse die Informationen aus der Ösophagus-Ableitung und die aus der Brustwandableitung miteinander logisch verknüpfen (Jenkins et al. 1979). Sollte dieses Verfahren in Zukunft breite Anwendung finden, so würde dies die Analysegenauigkeit zweifellos enorm erhöhen gegenüber der bislang üblichen Methode der EKG-Interpretation, bei der oft genug P-Wellen durch andere Kurvenschwankungen überlagert sind.

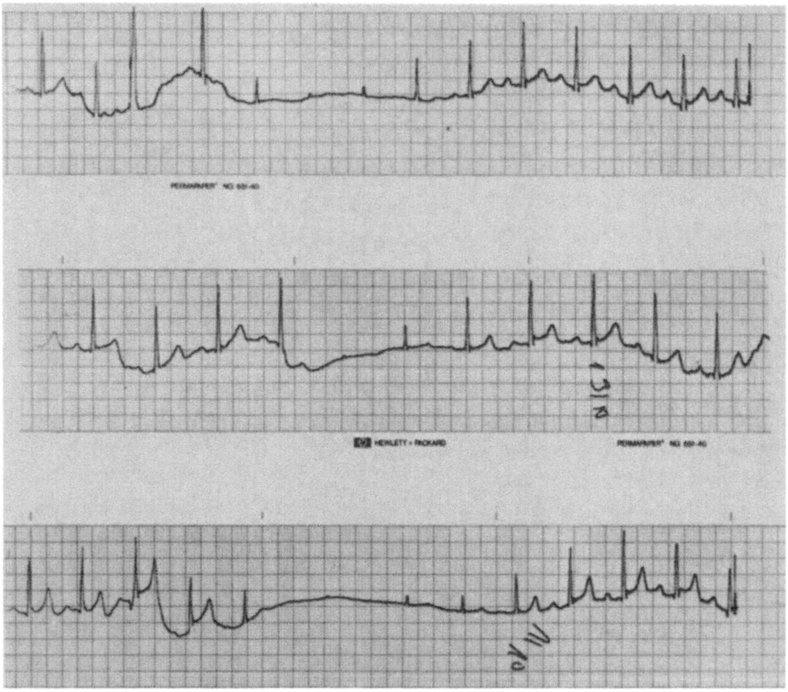

Abb. 7. Beispiele falsch-positiver Erkennungen von vermeintlichen Asystolien durch das Langzeit-EKG-Analysesystem. Wieder ist die stark schwankende Grundlinie der Aufzeichnung zu erkennen (vgl. Abb. 6). Im unteren Beispiel fehlen jedoch Schwankungen der R-Amplitude weitgehend. Solche Pausen können nur gewertet werden, wenn sie sich durch Hinzuziehung eines zeitgleich registrierten zweiten EKG-Kanals bestätigen lassen

d) Methodische Probleme

Die Exaktheit einer Langzeit-EKG-Analyse wird maßgeblich beeinflußt durch die Qualität des aufgezeichneten Signals, weshalb die Ableitungselektroden stets mit extremer Sorgfalt anzulegen sind. Dennoch lassen sich bedingt durch die Tatsache, daß der Herzrhythmus körperlich aktiver Menschen registriert wird, Artefaktüberlagerungen nicht vermeiden. Diese geben nicht selten Anlaß zu schwerwiegenden Fehlbeurteilungen des Rhythmus. Dies gilt in erster Linie für die falsch-positive Erkennung vermeintlicher Asystolien (Abb. 6–9). Bei Bewegung können sich die Ableitungsbedingungen vorübergehend kurzfristig verschlechtern, so daß nur sehr kleine QRS-Komplexe aufgezeichnet werden, oder aber es wird durch starke Schwankungen der Signalqualität der Eingangs-EKG-Verstärker übersteuert. In beiden Fällen wird der Arrhythmiecomputer verlängerte RR-Intervalle sehen und daraufhin das Vorhandensein von Asystolien signalisieren. Der Geübte wird bei der Kontrolle eines solchen Befundes unschwer die schwankende Grundlinie als Folge des Bewegungsartefaktes bemerken und das Kleiner- und Größerwerden des QRS-Signals vor bzw. nach der fraglichen Asystolie, und so die Diagnose korrigieren können. Dies gilt ebenfalls für Bewegungsartefakte, die das Vorhandensein komplexer tachykarder Rhythmusstörungen vortäuschen (Abb. 10). Weitere Hinweise zur Identifikation sol-

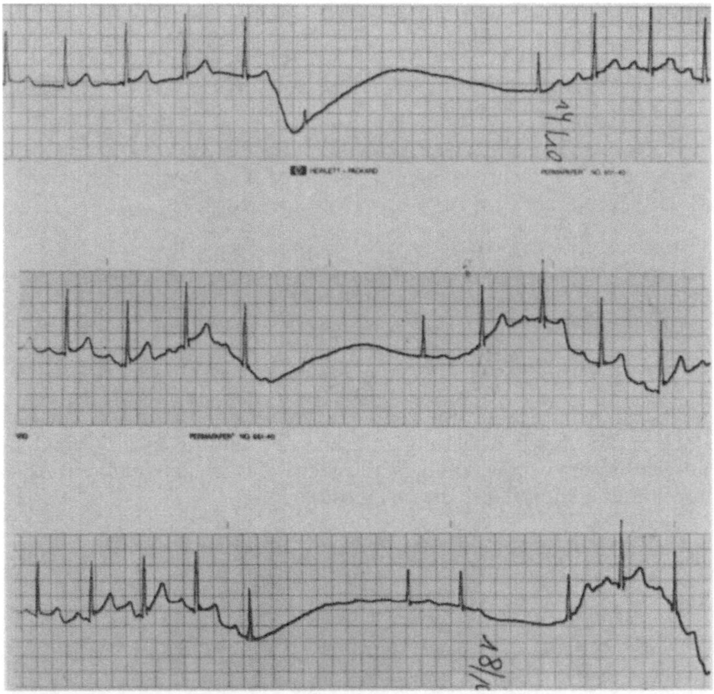

Abb. 7. Beispiele falsch-positiver Erkennungen von vermeintlichen Asystolien durch das Langzeit-EKG-Analysesystem. Wieder ist die stark schwankende Grundlinie der Aufzeichnung zu erkennen (vgl. Abb. 6). Im unteren Beispiel fehlen jedoch Schwankungen der R-Amplitude weitgehend. Solche Pausen können nur gewertet werden, wenn sie sich durch Hinzuziehung eines zeitgleich registrierten zweiten EKG-Kanals bestätigen lassen

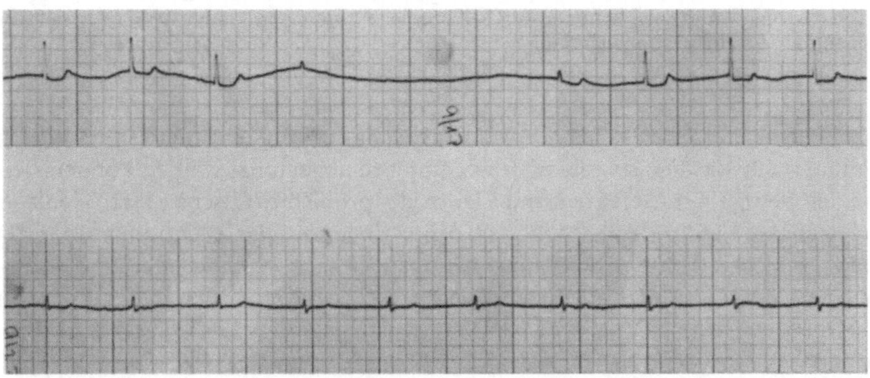

Abb. 8. Weiteres Beispiel eines Bewegungsartefakts, der das Vorhandensein einer Asystolie im oberen EKG-Kanal vortäuscht. Da in der zeitgleich registrierten unteren Ableitung, welche artefaktfrei ist, zu diesem Zeitpunkt ein regelmäßiger Sinusrhythmus zur Darstellung kommt, kann das Vorhandensein einer echten Asystolie ausgeschlossen werden

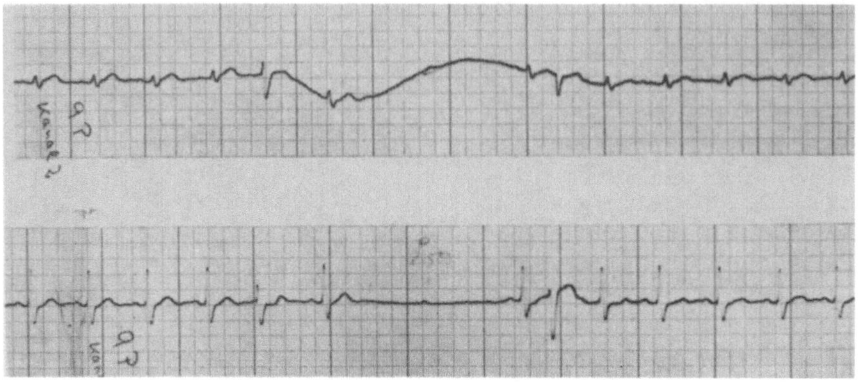

Abb. 9. Beispiel einer Asystolie infolge AV-Blocks II. Grades während Langzeit-Aufzeichnung. Während jedoch in der oberen Ableitung aufgrund der schwankenden Grundlinie ein Artefakt nicht ausgeschlossen werden kann, ist das Signal der zweiten (unteren) Ableitung frei von Störungen und erlaubt daher die Diagnosestellung

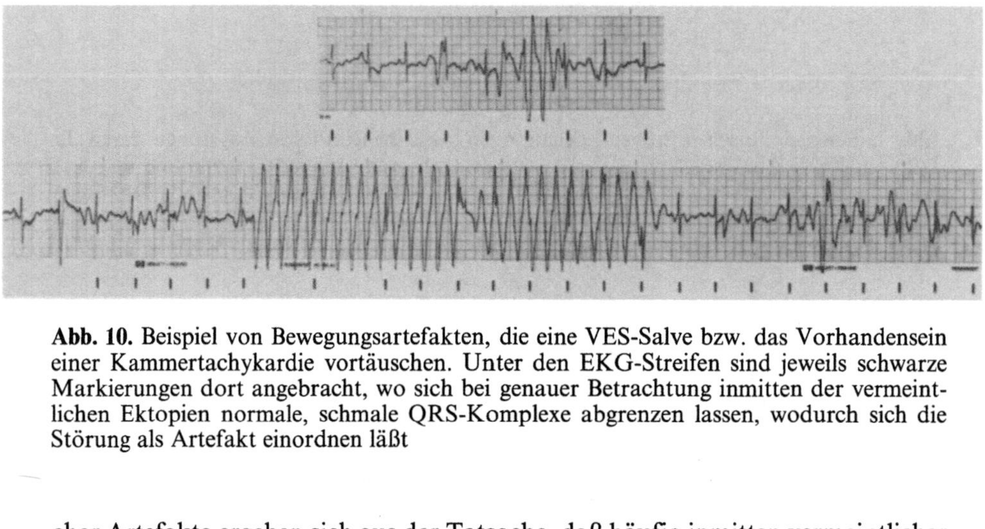

Abb. 10. Beispiel von Bewegungsartefakten, die eine VES-Salve bzw. das Vorhandensein einer Kammertachykardie vortäuschen. Unter den EKG-Streifen sind jeweils schwarze Markierungen dort angebracht, wo sich bei genauer Betrachtung inmitten der vermeintlichen Ektopien normale, schmale QRS-Komplexe abgrenzen lassen, wodurch sich die Störung als Artefakt einordnen läßt

cher Artefakte ergeben sich aus der Tatsache, daß häufig inmitten vermeintlicher Kammertachykardien schmale QRS-Komplexe abgegrenzt werden können. Neben den Bewegungsartefakten sind Elektrodenprobleme (falsche Elektrodenlage, ungeeignetes Elektrodenmaterial, schlechte Fixierung der Elektroden oder der Kabel, schlechte Hautvorbereitung) häufigste Ursache von Artefakten. Zahlreiche, für jeden Untersucher lehrreiche Artefaktbeispiele wurden in der Literatur beschrieben (Hinkle et al. 1967; Hansman u. Sheppard 1972; Malek u. Glushien 1972; Krasnow u. Bloomfield 1976; Gardin et al. 1979; Kumar et al. 1979; Kennedy et al. 1981). Die Zuhilfenahme einer zweiten simultan registrierten Ableitung bei der Auswertung erleichtert die Erkennung von Artefakten, da diese sich nur äußerst selten in zwei getrennten Ableitungen in gleicher Form darstellen (Kennedy et al. 1976). Um folgenschwere Fehlbeurteilungen dieser

Art bei der Analyse mit größtmöglicher Sicherheit auszuschließen, ist die Überwachung der Computer-Auswertung durch einen qualifizierten, gut trainierten Untersucher unabdingbar.

Analysegenauigkeit und Qualitätskontrolle: Bindende Vorschriften oder Standards im Sinne von Mindestanforderungen für die Analysegenauigkeit von Langzeit-EKG-Systemen existieren bislang nicht. Auch sind für die Verwendung solcher Geräte in Klinik und Praxis unverständlicherweise keine Qualitätskontrollmaßnahmen vorgeschrieben. Von wenigen Ausnahmen abgesehen (MØLLER 1978; VON LEITNER et al. 1981) wurden stichhaltige Untersuchungen der Analysegenauigkeit der z.T. seit Jahren im Handel befindlichen Geräte bisher nicht mitgeteilt, obwohl z.Z. mehr als 20 Hersteller solche Systeme anbieten. Folgende Forderungen sind an Untersuchungen der Analysegenauigkeit von Langzeit-EKG-Geräten zu stellen (HERMES u. OLIVER 1981; MOCK et al. 1981; VON LEITNER et al. 1981):

1. Die Untersuchungen müssen an einer großen Zahl von ambulant registrierten Testbändern verschiedener Patienten mit gehäuften, auch komplexen Rhythmusstörungen und Asystolien vorgenommen werden. Die Anzahl der verschiedenen Patienten und die Häufigkeit der einzelnen Arrhythmietypen ist anzugeben.
2. Die Analysen müssen von qualifizierten Untersuchern ohne Berücksichtigung des Algorhythmus des Computers vorgenommen werden.
3. Die Analysen dürfen nicht von der gleichen Gruppe durchgeführt werden, die das System entwickelt hat.
4. Die Untersuchungen dürfen nicht mit den gleichen Bändern durchgeführt werden, die bei der Entwicklung des Systems verwendet wurden.
5. Die Analyse des Computers muß für jeden einzelnen Schlag vorgenommen werden, um zu verhindern, daß sich falsch-positive und falsch-negative Zählungen gegenseitig aufheben. Falsch-positive und falsch-negative Zählungen müssen getrennt angegeben werden, damit Sensitivität und positive Korrektheit der Analyse berechnet werden können, da diese aussagekräftiger sind als die Spezifität (VECCHIO 1966; VON LEITNER et al. 1981).
6. Die Exaktheit der Erkennung von QRS-Komplexen, supraventrikulären Extrasystolen, ventrikulären Extrasystolen, komplexen tachykarden Rhythmusstörungen und Asystolien muß jeweils gesondert angegeben werden.
7. Während des Analysevorgangs darf der Untersucher die Analysekriterien nicht verändern.

Diese Forderungen wurden selbst bei der Überprüfung der Analysegenauigkeit großer, kommerziell nicht erhältlicher Systeme nur teilweise erfüllt (NOLLE 1981). Eine Bibliothek Schlag für Schlag evaluierter, geeigneter Testbänder befindet sich auf Initiative der American Heart Association z.Z. noch im Aufbau (HERMES u. OLIVER 1981). Es ist zu hoffen, daß von dieser Arbeitsgruppe verbindliche Mindestanforderungen zur Analysegenauigkeit von Langzeit-EKG-Systemen erarbeitet werden.

Stand der Technik für kommerziell erhältliche Systeme ist z.Z. bei voll automatischer Arbeitsweise für die Erkennung von QRS-Komplexen eine positive Korrektheit von über 99% und eine Sensitivität von ebenfalls über 99%, für die Erkennung ventrikulärer Extrasystolen Werte über 95%, für ventrikuläre

Paare und Salven Werte von über 90% (MØLLER 1978; FELDMAN 1981a; VON LEITNER et al. 1981).

Institutionen, die mit Langzeit-EKG-Analysesystemen klinisch oder wissenschaftlich arbeiten, sollte deren Analysegenauigkeit bekannt sein. Bei wissenschaftlichen Publikationen, deren Ergebnisse sich auf computerisierte EKG-Analyse stützen, sollte die Analysegenauigkeit angegeben werden. Darüber hinaus ist mit Langzeit-EKG-Auswertung befaßten Stellen die ständige Durchführung einer internen Qualitätskontrolle, etwa durch unregelmäßiges Wiedereinschleusen von Bändern bekannten Inhalts nach einem Zufallsprinzip, in dem Analyseprozeß anzuraten (VOUKYDIS 1978; CROW u. PRINEAS 1981; MOCK et al. 1981).

Spontanvariabilität von Rhythmusstörungen: Bei der Wertung von Langzeit-EKG-Befunden ist die Spontanvariabilität des Auftretens von Rhythmusstörungen zu berücksichtigen (WINKLE 1978; MORGANROTH et al. 1978; MICHELSON u. MORGANROTH 1980; POBLETE et al. 1979; MØLLER et al. 1980; ANDRESEN et al. 1980). Zur Beurteilung der Prognose von Patienten mit tachykarden ventrikulären Rhythmusstörungen ist der maximale Schweregrad der bei ihnen zu registrierenden Arrhythmien von Bedeutung (LOWN u. WOLF 1971). LOPES et al. (1975) und THANAVARO et al. (1980) sowie KENNEDY et al. (1978) und ANDRESEN et al. (1982) fanden, daß eine 24- bzw. 48stündige Registrierung diesbezüglich wesentlich aussagekräftiger ist, als eine 12 oder weniger Stunden lange Aufzeichnung. Die beiden ersten Arbeiten sind zur Klärung der Frage nach der optimalen Registrierdauer nur eingeschränkt zu verwerten, da beide nur über maximal 24stündige Aufzeichnungen berichten, die Studie von KENNEDY et al. ebenfalls, da lediglich 18 der 67 Patienten zwei oder mehr ventrikuläre Extrasystolen in unmittelbarer Aufeinanderfolge aufwiesen. ANDRESEN et al. (1982) führten bei 42 Patienten, von denen 41 jeweils gepaarte oder salvenartig einfallende ventrikuläre Extrasystolen hatten, drei 24stündige Registrierungen nacheinander durch. Als niedrigsten Schweregrad sahen sie gehäufte ventrikuläre Extrasystolen (über 20/h) an, es folgten der ventrikuläre Bigeminus, gepaarte ventrikuläre Extrasystolen und als höchster Schweregrad ventrikuläre Salven. Sie fanden, daß zur Erfassung des maximalen Schweregrades komplexer ventrikulärer Rhythmusstörungen bei 70% ihrer Patienten mit koronarer Herzkrankheit eine Langzeit-EKG-Registrierung über 24 h ausreichend war (s. Abb. 11). Nach ihren Befunden kann eine Verlängerung der Aufzeichnungsdauer auf insgesamt 48 h sinnvoll sein, wenn innerhalb einer ersten 24-Stunden-Registrierperiode keine schwerwiegenden Arrhythmieformen zur Darstellung kommen. Der mögliche Nutzen einer über 48 h hinausgehenden Untersuchung war dagegen sehr gering. Zwischen dem Auftreten einfacher ventrikulärer Extrasystolen und der Registrierung komplexer Arrhythmieformen ließ sich keine zuverlässige Beziehung erkennen.

Von wesentlicher Bedeutung ist die Spontanvariabilität von Rhythmusstörungen auch für die Beurteilung eines antiarrhythmischen Therapieeffekts. Die Frage, ob ein Antiarrhythmikum wirksam ist, ist bei gemeinsamer Betrachtung einer größeren Patientengruppe gut zu beantworten, da sich hier Spontanschwankungen einzelner Patienten gegenseitig aufheben. Geht es dagegen dar-

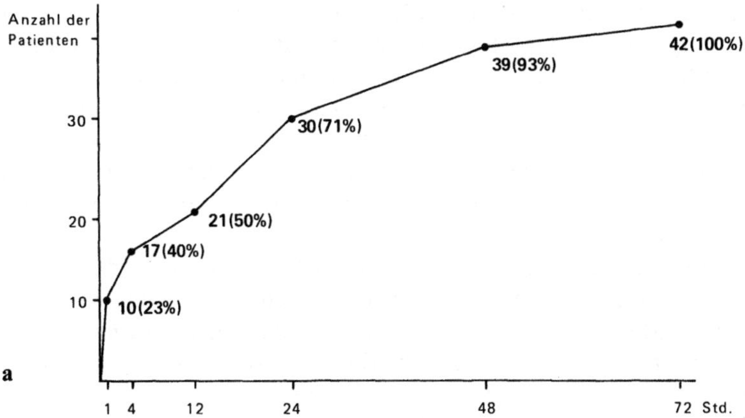

a

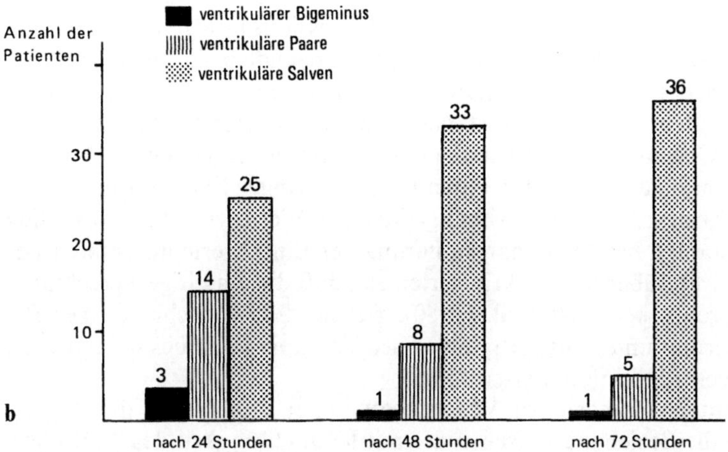

b

Abb. 11. a Registrierung des maximalen Schweregrades komplexer ventrikulärer tachykarder Rhythmusstörungen bei 42 Patienten in Abhängigkeit von der Dauer der Langzeit-EKG-Aufzeichnung. **b** Veränderung des Arrhythmieprofils in Abhängigkeit von der Registrierdauer. Dargestellt ist jeweils der maximale Schweregrad der Arrhythmie jedes einzelnen Patienten. Erläuterungen s. Text. (Nach Andresen et al. 1982)

um, anhand der Daten eines Einzelpatienten einen antiarrhythmischen Therapieeffekt zu beurteilen, ergeben sich erhebliche Schwierigkeiten bei der Abgrenzung von spontan auftretenden Schwankungen der Arrhythmiehäufigkeit (Winkle 1978; Morganroth et al. 1978; Andresen et al. 1980; Michelson u. Morganroth 1980; Morganroth u. Michelson 1980; Sami et al. 1980; Morganroth 1981; Andresen et al. 1981; Wegscheider et al. 1982). Morganroth et al. (1978) stellten nach Untersuchung von 15 Patienten über jeweils 72 h eine Tabelle auf, die die erforderliche Reduktion der Extrasystoliehäufigkeit in Abhängigkeit von der Registrierdauer angibt. Danach müßten in einer 24stündigen Testperiode mindestens 83,4% ventrikuläre Extrasystolen weniger auftreten als in der Kontrollperiode, um mit 95%iger Wahrscheinlichkeit eine Spontanschwankung als Ursache der Reduktion ausschließen zu können. Grundlage dieser Berechnungen war eine Varianzanalyse, in der als Einzelkomponenten im wesentlichen eingingen die Durchschnittsvariabilitäten aus Stunden, willkürlich gewählten 8-Stunden-Perioden und 24-Stunden-Perioden. Da die zirkadiane Rhythmik, welche bei 86% aller Aufzeichnungen mehr oder weniger ausgeprägt vorhanden ist (ANDRESEN et al. 1981 a), bei diesem statistischen Ansatz nicht berücksichtigt wird, bzw. als Zufallsschwankung in die Berechnungen eingeht, muß die sich hierbei ergebende Mindestreduktion zwischen zwei 24-Stunden-Perioden zu hoch ausfallen.

In einem zweiten Ansatz haben die Autoren (MORGANROTH u. MICHELSON 1980; MORGANROTH 1981) diesen Fehler korrigiert, indem sie für jeden Patienten eine ideale Mittelwertskurve zugrunde legten. Schwerwiegendstes Problem dieser Betrachtungsweise ist die Tatsache, daß hierbei Tagesniveau-Schwankungen nicht berücksichtigt werden, wodurch sich unrealistisch niedrige Werte (17–87%) für die minimal erforderliche Reduktion errechnen. Da somit Varianzanalysen zur Beurteilung eines antiarrhythmischen Therapieeffekts ungeeignet sind, wandten SAMI et al. (1980) erstmals Regressionsansätze zur Erfassung der Spontanvariation von Rhythmusstörungen an, nachdem sie eine lineare Beziehung zwischen der mittleren Arrhythmiehäufigkeit an zwei aufeinanderfolgenden Tagen fanden. Den gleichen statistischen Ansatz wählten WEGSCHEIDER et al. (1982). Im Gegensatz zu SAMI et al. (1980) vertraten sie jedoch die Ansicht, daß sich die Spontanvariabilität für Patienten mit geringer Extrasystoliehäufigkeit nicht berechnen läßt, da die Abhängigkeit der Werte von den willkürlich gewählten Konstanten bei der Logarithmierung der Einzelwerte im unteren Bereich zu groß ist. Darüber hinaus kritisierten sie, daß die einseitige Berechnung der Vertrauensgrenze bei SAMI et al. (1980), welche die Möglichkeit einer Befundverschlechterung unter antiarrhythmischer Therapie unberücksichtigt läßt, zu falsch-niedrigen Reduktionswerten führt.

Nach den Untersuchungen von WEGSCHEIDER et al. (1982) wird die Regressionsgerade, die die Beziehung zwischen der mittleren Häufigkeit des Auftretens ventrikulärer Extrasystolen wiedergibt, durch die Gleichung: $y = 0{,}91x - 0{,}16$ beschrieben, die entsprechende Formel für die gepaarten ventrikulären Extrasystolen lautet: $y = 1{,}05x - 0{,}17$. Die Korrelationskoeffizienten betragen für die ventrikulären Extrasystolen $r = 0{,}94$ und für die gepaarten ventrikulären Extrasystolen $r = 0{,}93$.

Auf der Basis ihrer Untersuchungen von 42 Patienten stellten die Autoren eine Tabelle auf, aus der zu entnehmen ist, welche Reduktion einer Arrhythmie erzielt werden muß, um aus einer 24stündigen Aufzeichnung gegenüber einer gleichlangen Kontrollperiode mit 95%iger Sicherheit auf einen Therapieeffekt schließen zu können (s. Abb. 12 und Tabelle 1).

e) Forderungen an ein modernes Langzeit-EKG-Analysesystem

Neben den oben aufgelisteten Anforderungen an das Registriergerät sollte ein modernes Langzeit-EKG-System u.a. folgende Voraussetzungen erfüllen (HINKLE 1981; FELDMAN 1981):

1. Die Auswertung sollte durch einen qualifizierten Untersucher ständig überwacht werden.
2. Die Analysegenauigkeit muß durch unabhängige Untersuchungen entsprechend den oben aufgeführten Kriterien belegt sein (s.S. 437).

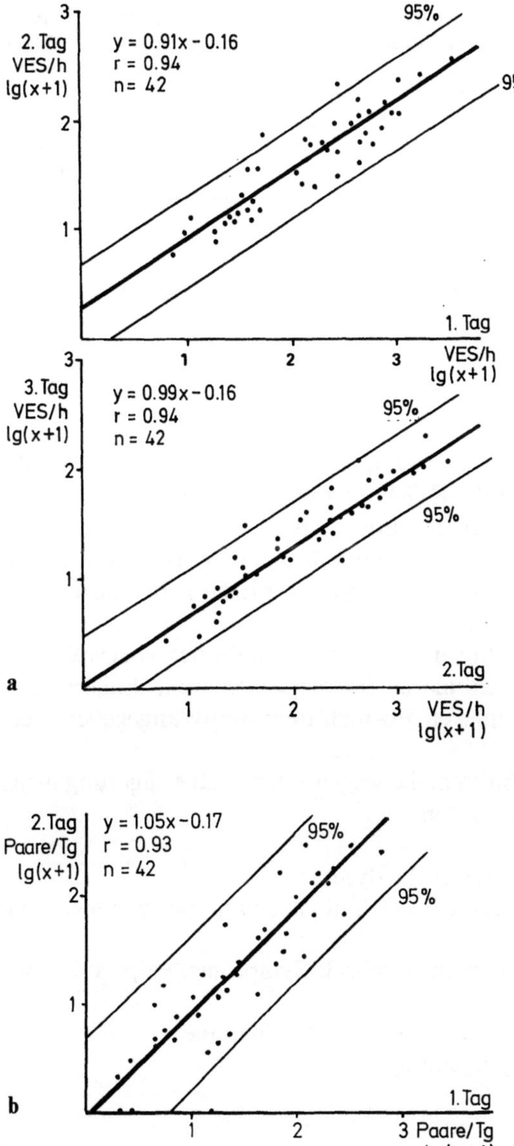

Abb. 12a, b. Beziehung zwischen der mittleren Häufigkeit ventrikulärer Extrasystolen an zwei aufeinanderfolgenden Tagen nach WEGSCHEIDER et al. (1982). **a** Ventrikuläre Extrasystolen. **b** VES-Paare

3. Die zeitgeraffte Wiedergabe des EKG sollte am Oszilloskop durch kontinuierliche Übereinanderprojektion der QRS-Komplexe sichtbar gemacht werden. Das hierzu verwendete Oszilloskop soll sowohl in horizontaler als auch in vertikaler Richtung geeicht sein.

4. Sowohl am Oszilloskop als auch bei Ausschreibung des Signals auf Registrierpapier sollten zwei EKG-Kanäle jeweils simultan dargestellt werden.

5. Neben der zeitgerafften Analyse sollte die 1:1-Auswertung des gesamten Bandinhalts (durch Ausschreibung und/oder durch vollständige 1:1-Wiedergabe am Oszilloskop) möglich sein.

Tabelle 1. Notwendige prozentuale Reduktion ventrikulärer Rhythmusstörungen in einer 24stündigen Testperiode gegenüber einer 24stündigen Kontrollperiode ($p<0{,}05$). (Nach Wegscheider et al. 1982)

Rhythmusstörung	Häufigkeit während 24stündiger Kontrollperiode	Notwendige prozentuale Reduktion
Ventrikuläre Extrasystolen	20–30/h	80
	>30/h	75
Gepaarte ventrikuläre Extrasystolen	>10/Tag	90

6. Die Möglichkeit der automatischen Dokumentation bedeutender Rhythmusstörungen am Bildschirm und auf EKG-Papier muß gegeben sein.
7. Die Herzfrequenz soll kontinuierlich aufgezeichnet werden.
8. Jedes einzelne RR-Intervall sollte kontinuierlich am Bildschirm oder im Ausschrieb wiedergegeben werden. Alternativ oder zusätzlich soll die Grenze der Asystolieerkennung einstellbar sein.
9. Die Arrhythmiehäufigkeit sollte in stündlichen und/oder vorwählbaren Intervallen getrennt nach supraventrikulären Extrasystolen, ventrikulären Extrasystolen und verschiedenen komplexen Formen quantitativ angegeben werden.
10. Der Umfang von Bandabschnitten, die wegen Artefaktüberlagerung nicht analysierbar sind, sollte angegeben werden.

f) Anwendungsgebiete der Langzeit-EKG-Analyse
Hauptanwendungsgebiete der Langzeit-EKG-Untersuchung im Rahmen der Arrhythmiediagnostik sind derzeit:
1. Klärung der Ursachen von Symptomen (zerebrale Symptome, Palpitationen);
2. Charakterisierung von Risikopatienten;
3. Kontrolle der Effektivität einer antiarrhythmischen Therapie;
4. klinische und epidemiologische Forschung.

III. Provokationsverfahren

1. Belastungs-EKG

Belastungs-EKG-Untersuchungen werden in der Regel durchgeführt, um eine vermutete koronare Herzkrankheit zu bestätigen oder auszuschließen bzw. um die körperliche Belastbarkeit der Patienten und damit den Schweregrad der Erkrankung im Einzelfall objektiv beurteilen zu können. Daneben werden diese auch durchgeführt, um intermittierend auftretende Herzrhythmusstörungen zu provozieren. Unter körperlicher Belastung kommt es zum Auftreten einer lokalen myokardialen Hypoxie, sofern der erhöhte Sauerstoffbedarf des Herzens nicht durch entsprechende Steigerung des Angebots ausgeglichen werden kann.

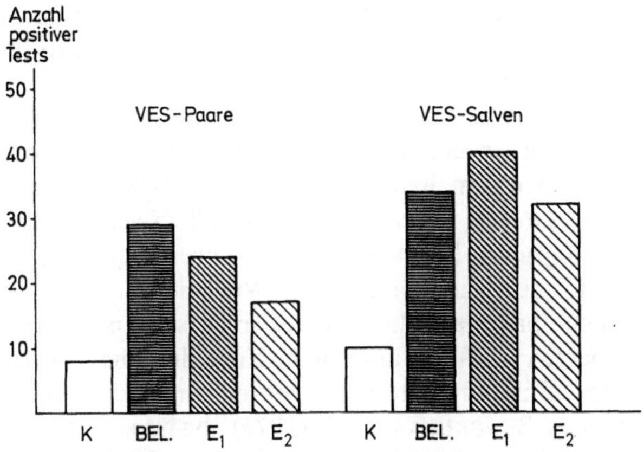

Abb. 13. Nachweis tachykarder ventrikulärer Rhythmusstörungen des Schweregrades IV nach Lown im Belastungs-EKG. *K* Nachweis während der dreiminütigen Kontrollperiode vor der Belastung, *Bel.* Nachweis während der Ergometerbelastung, E_1 Nachweis in den ersten drei Minuten der Erholungsphase, E_2 Nachweis in den Minuten 4–10 nach Belastungsende. (Nach Jelinek u. Lown 1974)

Hypoxiebedingt, ggf. begünstigt durch zusätzliches Auftreten einer lokalen Azidose und einer Reihe weiterer Faktoren entsteht eine zunehmende Inhomogenität der Erregungsausbreitung und -rückbildung im Herzen sowie der Erregungsleitungsgeschwindigkeit. Damit bestehen ideale Voraussetzungen zur Entstehung tachykarder Rhythmusstörungen sowohl auf dem Boden kreisender Erregungen als auch durch gesteigerte Automatie (s. Kap. 2B). Zusätzliche Bedeutung kommt hierbei dem unter Belastung auftretenden erhöhten Sympathikotonus zu, welcher durch Beschleunigung der diastolischen Depolarisation in den Purkinje-Fasern eine gesteigerte ektope Automatie in diesem Bereich begünstigt. Andererseits wird in vielen Fällen die belastungsabhängig auftretende Sinustachykardie durch „overdrive suppression" eine ektope Reizbildung unterdrükken können. Durch diesen rhythmusstabilisierenden Faktor läßt sich erklären, daß die Mehrzahl der im Rahmen eines Arbeitsversuches auftretenden Arrhythmien erst in der Erholungsphase nach Beendigung der eigentlichen Belastung auftreten. Wahrscheinlich kommt erst mit wieder nachlassender Herzfrequenz die arrhythmogene Wirkung der noch vorhandenen Ischämiereaktion voll zum Tragen. Jelinek u. Lown (1974) fanden bei der Analyse von 939 arrhythmischen Episoden, daß 78% der Rhythmusstörungen in der Erholungsphase registriert wurden; 26% traten sogar erstmals und ausschließlich innerhalb der ersten zehn Minuten nach Belastungsende auf. Dies trifft nicht nur für einfache oder gehäuft auftretende ventrikuläre Extrasystolen zu, sondern auch für die Untergruppe der komplexen tachykarden ventrikulären Arrhythmieformen (s. Abb. 13).

a) Richtlinien zur Durchführung von Belastungs-EKG-Untersuchungen
Für die praktische Durchführung von Belastungs-Untersuchungen zur Provokation von Rhythmusstörungen lassen sich nur grobe Richtlinien angeben, da aufgrund der unterschiedlichen Zusammensetzung der zu untersuchenden Pa-

tientenkollektive eine weitgehende Standardisierung der Verfahren nicht möglich ist. Es eignen sich prinzipiell alle Methoden, die eine dosierte, meß- und reproduzierbare Belastung ermöglichen: das Fahrradergometer im Liegen oder Sitzen, das Laufbandergometer und die Kletterstufe. In Abhängigkeit vom Schweregrad der kardialen Grunderkrankung und des allgemeinen Gesundheitszustandes des Probanden wird die Belastung mit einem halben bis einem Watt/Kilogramm Körpergewicht begonnen. Wird sie gut toleriert, kann sie alle zwei bis drei Minuten um ein halbes Watt/Kilogramm Körpergewicht gesteigert werden. Abgesehen von den Fällen, in denen wegen eines erst wenige Wochen zurückliegenden Myokardinfarkts lediglich submaximal belastet wird, soll erst beim Auftreten von Symptomen (Herzschmerzen, Luftnot, allgemeine Ermüdung usw.) oder aber bei Erreichen anderer, klar definierter Kriterien abgebrochen werden. Diese Empfehlung geht auf Befunde von Blackburn et al. (1973), Jelinek u. Lown (1974) und McHenry et al. (1976) zurück, die zeigten, daß die Wahrscheinlichkeit des Nachweises einfacher oder komplexer ventrikulärer Arrhythmien bei maximaler, im Vergleich zur submaximalen Belastung etwa 35% größer ist.

Als Abbruchkriterium solcher Untersuchungen gilt neben dem Auftreten von Symptomen insbesondere das Phänomen eines Absinkens oder fehlenden adäquaten Anstiegs des systolischen Blutdrucks unter Belastung (Thomson u. Kelemen 1975; Irving u. Bruce 1977). Irving u. Bruce (1977) berichteten über sechs Patienten, die nach Belastungsende Kammerflimmern entwickelten. Alle hatten zuvor einen fehlenden Anstieg oder sogar einen Abfall des systolischen Blutdrucks am Laufbandergometer gezeigt. Diesem Phänomen liegt eine schwer gestörte Ventrikelfunktion durch die Belastungsischämie oder aber die eingeschränkte Pumpfunktion eines irreversibel geschädigten Myokards zugrunde. Weitere Abbruchkriterien sind das Auftreten von ST-Senkungen über 0,2 mV oder von ST-Hebungen in Ableitungen, die nicht durch einen alten Myokardinfarkt betroffen sind, und anhaltende Kammertachykardien.

Einfache ventrikuläre Extrasystolen und gelegentlich auftretende komplexe Arrhythmieformen werden von den meisten Autoren nicht als Abbruchkriterien gewertet, da sie auch bei Herzgesunden beobachtet werden (Gooch u. McConnell 1970; Kosowsky et al. 1971; McHenry et al. 1972; Goldschlager et al. 1973; Jelinek u. Lown 1974; McHenry et al. 1976; Faris et al. 1976). Gooch u. McConnell (1970) sahen bei 47 Patienten mit belastungsbedingten schweren Arrhythmieformen, die sie untersuchten, keinerlei Komplikationen, obwohl die Belastung beim Auftreten der Rhythmusstörungen nicht abgebrochen wurde. Jelinek u. Lown (1974) belasteten Patienten, die im Ruhe-EKG vor Beginn der Untersuchung Kammertachykardien aufwiesen, dennoch am Laufbandergometer, ohne daß es zu ernsteren Komplikationen kam. Nicht nur um das Verhalten der Arrhythmie unter Belastung studieren zu können, sondern vor allem, um durch den Nachweis belastungsabhängig auftretender ischämischer Endstreckenveränderungen eine möglicherweise zugrundeliegende koronare Herzkrankheit aufdecken zu können, sollte daher in diesen Fällen die Belastungs-Untersuchung – unter Mitberücksichtigung des aktuellen Beschwerdebildes und der Gesamtsituation des Patienten – fortgeführt werden. Ein in diesem Sinne positiver Untersuchungsbefund hätte insofern erhebliche Konsequenzen, als er richtungweisend für die weitergehende Diagnostik und Therapie wäre. Unter günstigen Voraussetzungen böte sich die Möglichkeit einer Behandlung der Grundkrankheit durch Bypass-Chirurgie, deren Effekt auf die Verbesserung der Lebenserwartung bislang gesicherter erscheint, als der einer alleinigen medikamentösen antiarrhythmischen Therapie.

Zur Durchführung eines Belastungs-EKG werden folgende Voraussetzungen gefordert:

1. Die Untersuchung muß von einem qualifizierten Team aus Arzt und medizinischem Hilfspersonal durchgeführt werden.
2. Die Untersucher müssen Erfahrung in der Interpretation der Befunde und in der Behandlung der möglichen Komplikationen haben. Sie müssen in der Lage sein, Reanimationsmaßnahmen durchzuführen.
3. Ein Defibrillator muß am Arbeitsplatz vorhanden sein.
4. Die Krankengeschichte des Patienten muß dem Untersucher bekannt sein. Er muß vor Beginn des Arbeitsversuchs das aktuelle Beschwerdebild zusätzlich erfragen.
5. Ein Ruhe-EKG muß in jedem Fall einleitend geschrieben und beurteilt werden.
6. Die elektrische Herztätigkeit muß während der Untersuchung und bis zum Erreichen der Ausgangsbedingungen nach Belastungsende kontinuierlich an einem Monitor überwacht werden. Der Monitor soll möglichst zwei oder mehr EKG-Ableitungen simultan wiedergeben. Empfohlen wird darüber hinaus die kontinuierliche Aufzeichnung des EKG-Signals auf Papier mit geringer Vorschubgeschwindigkeit.
7. Der Blutdruck muß vor Beginn der Untersuchung, während der Ergometrie und bis zum Ende der Erholungsphase wenigstens jede Minute, bei fehlendem Blutdruckanstieg unter Belastung häufiger gemessen werden.

Als Kontraindikationen der Durchführung eines Belastungs-EKGs gelten der Verdacht eines akuten Myokardinfarkts und die Situation einer instabilen oder Crescendo-Angina, die schwere Herzinsuffizienz, frische thromboembolische Prozesse und das Vorliegen einer akuten Myokarditis oder Perikarditis. Daneben existieren einer Reihe relativer Kontraindikationen, wie die schwere arterielle Hypertonie und schwere angeborene oder erworbene Herzfehler, insbesondere Aortenstenosen.

b) Risiko der Untersuchung

Bei Beachtung der Kontraindikationen und Abbruchkriterien und Einhaltung der oben angeführten Richtlinien zur Durchführung ist das Belastungs-EKG eine risikoarme Untersuchung. Bei der Bewertung der Publikationen, die das Risiko der Untersuchung betreffen, ist zu berücksichtigen, daß diese Daten überwiegend an Patienten mit mehr oder weniger schwerwiegender koronarer Herzkrankheit erhoben wurden. Rochmis u. Blackburn (1971) erfaßten in einer Umfrage 170000 Belastungs-Tests, die an insgesamt 73 Zentren der USA durchgeführt wurden. Hierbei traten 16 Todesfälle innerhalb 24 h nach der Untersuchung auf, einer pro 10000 Tests. Bei ca. 700000 Untersuchungen koronar-herzkranker Patienten im deutschsprachigen Raum (Scherer u. Kaltenbach 1979) wurden 17 Todesfälle (einer pro 41800 Untersuchungen) und 96 lebensbedrohliche Komplikationen (eine pro 7500 Ergometrien) gesehen. Kammerflimmern wurde 52mal registriert (einmal pro 14000 Ergometrien).

c) Anwendungsgebiete
Im Rahmen der Arrhythmiediagnostik findet das Belastungs-EKG in erster Linie zur Erfassung des Risikos von Patienten in der Rehabilitationsphase nach Myokardinfarkt Anwendung. Bei Patienten mit bekannter Arrhythmieneigung wird es vorwiegend zur Fahndung nach einer möglicherweise zugrundeliegenden koronaren Herzkrankheit eingesetzt, weniger zur Quantifizierung der Rhythmusstörungen oder zur Therapiekontrolle. Darüber hinaus dient es zur Abklärung und zur objektiven Beurteilung von Patienten, die sich durch belastungsabhängig auftretende Beschwerden in ihrer Leistungsfähigkeit oder ihrem Wohlbefinden beeinträchtigt fühlen.

2. Psychische Belastungs-Tests

Herzrhythmusstörungen, die im Zusammenhang mit psychischen Belastungssituationen auftreten, werden sowohl von organisch Herzgesunden als auch von Patienten mit kardialer Grunderkrankung häufig angegeben. Wenngleich es sich hierbei in vielen Fällen um wenig bedeutsame Arrhythmien handelt, so finden sich in der medizinischen Literatur bereits vor vielen Jahren Hinweise darauf, daß psychische Belastungen durchaus zum Auftreten lebensbedrohlicher Formen führen können (Kure 1912). Stevenson et al. (1949) berichteten über 12 Patienten, bei denen sich im Rahmen wiederholter Gespräche über längere Zeiträume hinweg gehäufte Rhythmusstörungen registrieren ließen, wenn Themen berührt wurden, die mit unangenehmen Gefühlen und Erinnerungen verknüpft waren. In den Fällen, in denen sich die Lebensumstände der Patienten zwischen den wiederholt durchgeführten Interviews wesentlich besserten, so daß erneut angesprochene Probleme als weniger bedrohlich empfunden wurden, nahm zu diesem Zeitpunkt auch die Arrhythmieneigung deutlich ab. Ähnliche Beobachtungen wurden später von einer Reihe anderer Autoren mitgeteilt (Literatur bei Lown et al. 1977).

Auf die mögliche Bedeutung durch psychischen Streß ausgelöster Herzrhythmusstörungen wies insbesondere Engel (1971) hin, der über mehrere Jahre hinweg insgesamt 170 plötzliche Todesfälle analysierte. Alle plötzlich Verstorbenen befanden sich zum Zeitpunkt ihres Todes in schweren Belastungssituationen, die gekennzeichnet waren durch Trauer, Furcht, Schreck oder durch Erleichterung nach überstandener Gefahr, Freude oder Glücksgefühl. Vergleichbare Situationen fanden Rahe et al. (1971, 1974) bei insgesamt 226 plötzlich verstorbenen Koronarkranken vor, deren psychosoziales Umfeld sie retrospektiv untersuchten. Darüber hinaus konnte durch zahlreiche tierexperimentelle Studien belegt werden, daß psychischer Streß in der Lage ist, eine elektrische Instabilität des Herzens zu erzeugen und die Flimmerschwelle signifikant herabzusetzen (Literatur bei Lown et al. 1977). Am Anfang der Entwicklung psychischer Belastungstests für die Diagnostik von Herzrhythmusstörungen beim Menschen standen Versuche, beim einzelnen Patienten durch intensive Gespräche individuelle Stressoren zu ermitteln und diese wiederholt anzusprechen, um dadurch eine latent vorhandene Arrhythmieneigung zu demaskieren (STEVENSON et al. 1949; SIGLER 1967; LOWN et al. 1978; DE BUSK et al. 1979). Um eine breite Anwendung der psychischen Belastungstests zu ermöglichen, war es jedoch notwendig, einfacher zu handhabende, weitgehend standardisierbare Provokationsverfahren zu entwickeln: Zur Anwendung kamen vorwiegend Konzentrations- und Leistungstests in Form von Rechenübungen (DITTRICH u. HIMMEL 1973; LOWN et al. 1978; ANDRESEN et al. 1982a), Puzzle-Übungen (DE BUSK et al. 1979), Merkaufgaben (COMBS et al. 1980) und Quiz-Fragen (SCHIFFER et al. 1976). TÄNZER et al. (1974) und ANDRESEN et al. (1982a) wendeten darüber hinaus Reaktionstests an, wie sie in der Verkehrspsychologie Verwendung finden, bei denen die Probanden auf akustische und optische Signale hin unterschiedliche Handgriffe unter Zeitdruck tätigen müssen.

Da das Erleben psychischer Streßsituationen erheblichen individuellen Schwankungen unterliegt, die u.a. von der Persönlichkeitsstruktur der Probanden, ihrer Intelligenz und Geschicklichkeit abhängig ist, sind auch diese Tests nur begrenzt standardisierbar. Erfahrungen über derartige Untersuchungen an größeren, homogenen Kollektiven liegen bislang kaum vor. Auch ist die prognostische Bedeutung unter psychischer Belastung provozierter Rhythmusstörungen beim Menschen noch nicht geklärt. Daher ist die Anwendung solcher Tests z.Z. noch auf wissenschaftliche Fragestellungen begrenzt.

IV. Summations-EKG (Signalmittelungstechnik)

Die Entwicklung der Katheter-Technik zur Registrierung der elektrischen Aktivität unterschiedlicher Abschnitte des menschlichen Erregungsleitungssystems hat in den letzten 10–15 Jahren dazu beigetragen, die Erkenntnisse über eine Reihe verschiedener Herzrhythmusstörungen ganz wesentlich zu erweitern (s. Kap. 6B). Die Möglichkeit der Registrierung niedrigamplitudiger Signale vom His-Bündel zum Zeitpunkt der Überleitung von Vorhofimpulsen zu den Kammern erwies sich als wertvolles neues Kriterium zur Beurteilung von Patienten mit höhergradigen AV-Überleitungsstörungen.

1. Nicht-invasives His-Bündel-Elektrogramm

Da die invasiv abzuleitenden His-Bündel-Potentiale eine sehr geringe Amplitude aufweisen, sind sie in herkömmlichen, von der Körperoberfläche registrierten Standard-EKGs nicht zu erkennen. Auch wenn man wesentlich höhere Verstärkungen des EKG verwendet, können solche relativ kleinen Potentiale nicht identifiziert werden, da es dann infolge des ungünstigen Signal-Rausch-Verhältnisses zu Artefaktüberlagerungen kommt. Zur Unterdrückung störender Artefakte bei der Registrierung periodisch wiederkehrender niederamplitudiger biologischer Signale eignet sich jedoch die Signalmittelungstechnik, wie jahrelange Erfahrungen bei der Aufzeichnung evozierter Potentiale des Gehirns in der Neurologie und Neurochirurgie gezeigt haben (BRAZIER 1964).

BERBARI berichtete 1973 erstmals über die Registrierung von Potentialen im PQ-Segment von der Körperoberfläche durch Anwendung dieser Technik.

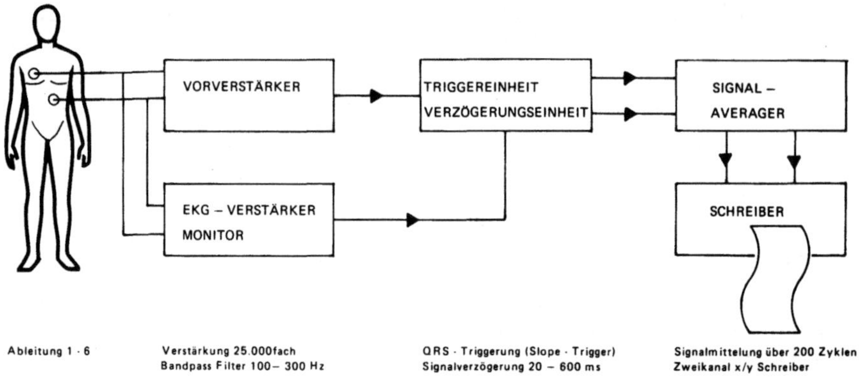

Abb. 14. Prinzip der Signalmittelungstechnik zur Registrierung von His-Bündel-Elektrogrammen und von ventrikulären Spätpotentialen von der Körperoberfläche (System: Klinikum Steglitz der Freien Universität Berlin): Das EKG-Signal wird über bipolare Brustwandableitungen abgenommen, gefiltert und hoch verstärkt. Nachdem die QRS-Komplexe in einer Triggereinheit präzise übereinanderprojiziert werden, durchlaufen sie ein Verzögerungsglied und werden schließlich dem Signal-Averager zugeleitet. Nach Signalmittelung über 200 Zyklen wird das Summensignal auf einem Zweikanal-Schreiber registriert

Hierbei werden mehrere, in der Regel 200–500 EKG-Zyklen hochverstärkt abgeleitet und nach exakter Triggerung über einen Analog-Digital-Wandler in einen Rechner eingegeben. Dieser summiert die Informationen sämtlicher registrierter QRS-Komplexe kontinuierlich. Anteile des Signals, die nicht regelmäßig wiederkehren, wie Potentiale der Skelettmuskulatur, andere Bewegungsartefakte und externe Störströme, heben sich hierbei im Laufe der Untersuchung zumindest teilweise gegenseitig auf, da sich positive und negative Anteile in etwa die Waage halten. Dagegen werden periodisch immer wiederkehrende Anteile des Signals kontinuierlich aufsummiert und in ihrer Amplitude relativ zum Hintergrund-Rauschpegel verstärkt (s. Abb. 14–16). Von größter Bedeutung ist hierbei die exakte Triggerung der einzelnen Signale, damit diese dem Rechner quasi übereinanderprojiziert angeboten werden können. Trigger-Ungenauigkeiten führen zur Elimination niederamplitudiger Anteile, in ungünstigen Fällen zur „Wegmittelung" von His-Bündel-Potentialen. Weitere methodische Probleme ergeben sich aus der Notwendigkeit, Artefakte zusätzlich durch Verwendung von Frequenzfiltern zu reduzieren. Dabei werden nicht nur Störimpulse, sondern daneben auch Teile des gesuchten Signals selbst verändert. Das durch Signalmittelungstechnik registrierte EKG unterscheidet sich vom Standard-EKG insbesondere dadurch, daß die Dauer der Vorhoferregung mehr oder weniger weit in das PQ-Intervall hineinragt, und so die Abgrenzung eines H-Potentials erschwert. Dieses Problem ist besonders groß gerade bei den Patienten, die durch diese Methode gezielt erfaßt werden sollen, nämlich bei denen mit AV-Überleitungsstörungen.

In der Literatur wird die Wahrscheinlichkeit, durch Signalmittelungstechnik ein His-Bündel-Potential von der Körperoberfläche registrieren zu können, ganz unterschiedlich beziffert (Berbari et al. 1973, 1976; Lazzara et al. 1973; Berry et al. 1974; Stopczyk et al. 1974; Flowers et al. 1974; Hishimoto u. Sawa-

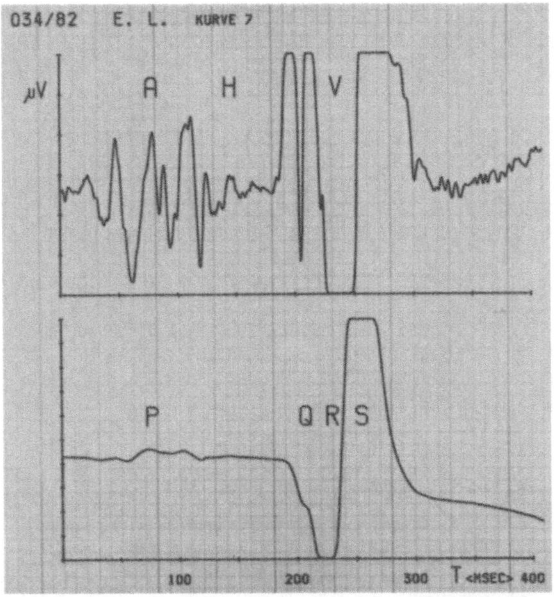

Abb. 15. Nicht-invasive Registrierung eines His-Bündel-Elektrogramms durch Signalmittelung. Bemerkenswert ist die Breite des mehrfach gezackten A-Signals, welches die Depolarisation beider Vorhöfe wiedergibt. H-Potentiale sind von diesem häufig nicht mit hinreichender Sicherheit abzugrenzen

NAYAMA 1975; FURNESS et al. 1975; VINCENT et al. 1978; WAJSCZUK et al. 1978). Für diese von den Arbeitsgruppen selbst entwickelten, nicht allgemein verfügbaren Systeme, werden verwertbare Befunde bei 30–95% der Registrierungen angegeben. ROZANSKI u. CASTELLANOS (1980), die ein kommerziell erhältliches Gerät prüften, konnten bei 45% ihrer Patienten nicht-invasiv registrierte H-Potentiale identifizieren, welche mit invasiv abgeleiteten gut übereinstimmten. Diese methodischen Probleme machen deutlich, daß die Signalmittelungstechnik zur nicht-invasiven Registrierung von His-Bündel-Potentialen derzeit den Erfordernissen der breiten praktischen Anwendung noch nicht entspricht. Darüber hinaus ist bei der Beurteilung der Wertigkeit dieses Verfahrens zu berücksichtigen, daß die alleinige Registrierung von H-Potentialen ohne die gleichzeitige Durchführung einer Vorhofstimulation von begrenztem diagnostischen Wert ist (s. Kap. 6B).

2. Nicht-invasive Registrierung von Spätpotentialen

Es ist bekannt, daß im ischämischen Herzmuskelgewebe die elektrische Erregungsausbreitung verzögert wird (DURRER et al. 1961; BOINEAU u. COX 1973; WALDO u. KAISER 1973). Ursachen hierfür sind die ischämiebedingte Abnahme der Erregungsleitungsgeschwindigkeit und das Auftreten fixierter oder funktioneller Blockierungen. Dadurch kann es zur verzögerten Depolarisation umschriebener Myokardareale kommen. EL-SHERIF et al. (1977) konnten bei Registrierung von zahlreichen Ableitungspunkten im Tierexperiment solche verspäte-

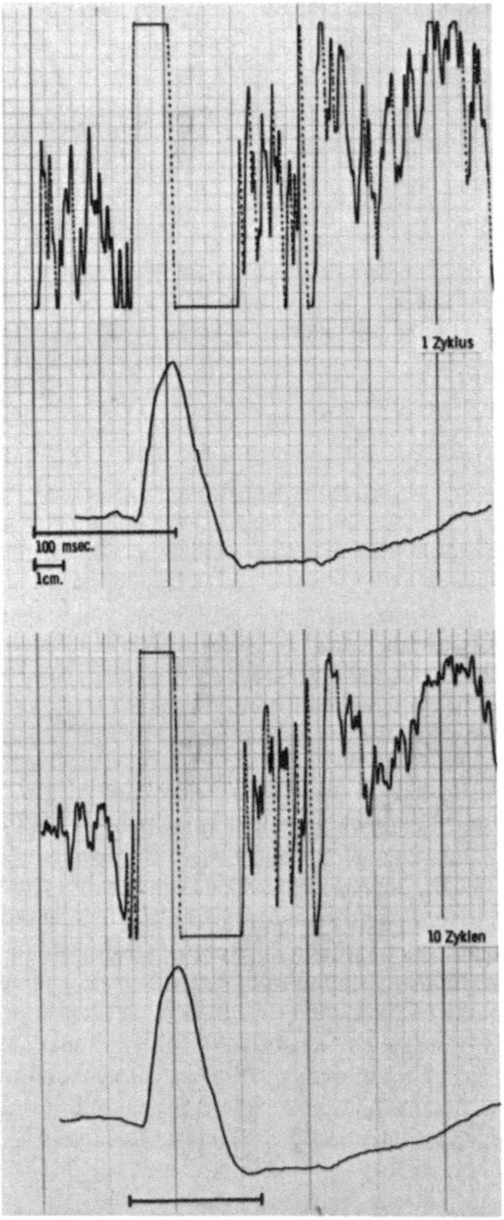

a

Abb. 16a, b. Vorgang der Signalmittelung bei einem 38jährigen Patienten mit Zustand nach Vorderwandinfarkt und Herzwandaneurysma. **a** Eine Registrierung umfaßt jeweils eine hochverstärkte und eine geringer verstärkte Aufzeichnung des gleichen Signals. *Oben* stellt sich nach einem Zyklus eine Kurve dar, welche durch Artefaktüberlagerung bedingt nicht analysierbar ist. *Unten* ist das Resultat von 10 gemittelten Zyklen des gleichen Signals dargestellt. Es sind weniger Artefakte vorhanden, dafür erscheint jetzt im ST-Segment eine Schwingungsgruppe relativ hoher Amplitude.

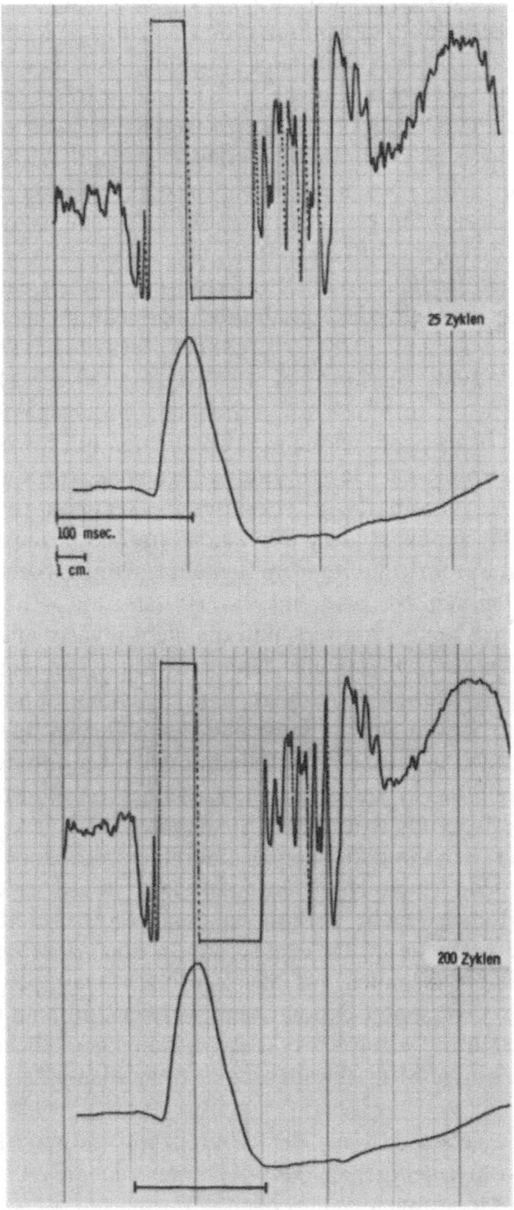

b

Abb. 16b. Nach 25 Zyklen zeigt sich eine weitere Abnahme der Artefakte. Im ST-Segment zeichnet sich jetzt deutlich ein Nachpotential ab. Nach 200 Zyklen, zum Ende der Untersuchung, sind die Artefaktüberlagerungen weitgehend verschwunden. Ein langes Nachpotential befindet sich im ST-Segment

ten Potentiale nach dem Ende des QRS-Komplexes über die ganze Diastolen-Dauer identifizieren, und nachweisen, daß hieraus kreisende Erregungen, Kammertachykardien, entstehen können. Mittels epikardialer und endokardialer Ableitungstechnik konnten auch bei Menschen, die unter rezidivierend auftretenden Kammertachykardien litten, verzögerte Depolarisationen registriert werden (FONTAINE et al. 1974, 1978; JOSEPHSON et al. 1978; OSTERMEYER et al. 1979; KLEIN et al. 1979; SPIELMAN et al. 1981). Nachdem solche niederamplitudigen Spätpotentiale offensichtlich eine Beziehung zum Auftreten bedrohlicher tachykarder ventrikulärer Rhythmusstörungen aufweisen, und mit herkömmlicher EKG-Registrierung von der Körperoberfläche nicht erfaßt werden können, hat man auch hier in den letzten Jahren versucht, die Signalmittelungstechnik einzusetzen (FONTAINE et al. 1978a; BERBARI et al. 1978; ROZANSKI et al. 1979; BREITHARDT et al. 1980; HOMBACH et al. 1980; SIMSON et al. 1980; OEFF et al. 1981). Obwohl die verwendeten Methoden im einzelnen z.T. erhebliche Unterschiede aufweisen, konnten alle diese Arbeitsgruppen bei mehreren Patienten mit koronarer Herzkrankheit und/oder bedrohlichen Herzrhythmusstörungen reproduzierbar Spätpotentiale von der Körperoberfläche registrieren. Abbildung 16 zeigt beispielhaft den Vorgang. Das zunächst aus zahlreichen Artefakten nicht abgrenzbare Spätpotential gewinnt mit fortschreitendem Signalmittelungsprozeß über insgesamt 200 Zyklen an Deutlichkeit, während das Hintergrunds-Rauschen kontinuierlich abnimmt. Es ist bemerkenswert, daß die nicht-invasiv aufgezeichneten Spätpotentiale sich in ihrer Form und Dauer deutlich von den mit epikardialem Mapping oder mit Kathetertechnik zu registrierenden unterscheiden: Es handelt sich nicht um umschriebene, kurzdauernde Schwingungsgruppen, sondern um breite, mehrfach gezackte Potentiale mit einer Amplitude von wenigen μV. Diese gehen häufig direkt aus dem QRS-Ende hervor. Wahrscheinlich entstehen sie durch Überlagerung zahlreicher Einzelpotentiale.

Bei Patienten, die wegen ihrer Rhythmusstörungen einer Herzwandaneurysma-Resektion unterzogen wurden, waren zuvor reproduzierbar registrierte Spätpotentiale nach dem Eingriff nicht mehr vorhanden (BREITHARDT et al. 1981; ROZANSKI et al. 1981). Diese Tatsache spricht ebenso wie die oben zitierten Befunde dafür, daß diese Potentiale tatsächlich aus Myokardinseln stammen, die nach Ende des QRS-Komplexes verspätet depolarisiert werden und somit günstige Voraussetzungen zur Entstehung von Reentry-Tachykardien herstellen. Die Dauer dieser Signale kann nur einige Millisekunden, in Extremfällen jedoch bis über 100 ms betragen.

Methodische Schwierigkeiten ergeben sich bei der Abgrenzung möglicher früh einfallender Spätpotentiale vom eigentlichen QRS-Komplex, da die Verwendung extrem hoch verstärkter Ableitungen zu erheblich deformierten Signalen führt, welche in ihrer Konfiguration intrakardial abzuleitenden Kurven ähnlich sind. OEFF et al. (1981) verglichen die unter Verwendung von sechs hochverstärkten präkordialen Ableitungen ermittelte QRS-Dauer mit den Werten, die mit konventioneller Registriertechnik und hoher Schreibgeschwindigkeit gemessen wurden. Dabei fanden sie methodisch bedingte Differenzen von bis zu 50 ms.

Noch größere Unterschiede ergaben sich, wenn nur jeweils eine Referenzableitung zur Festlegung des QRS-Endes herangezogen wurde, wie dies von

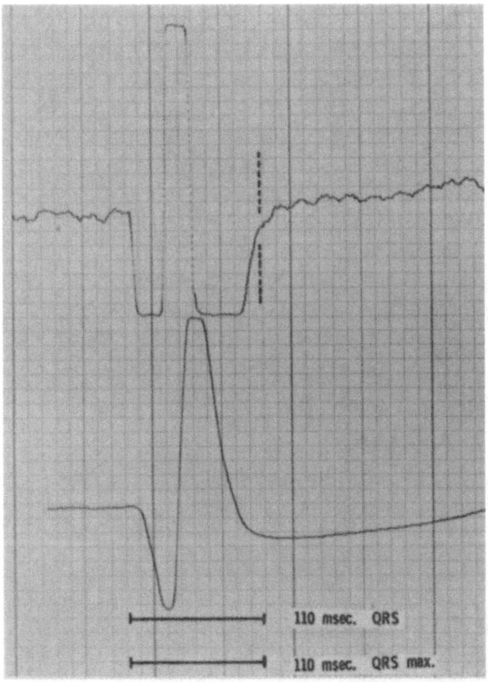

Abb. 17. EKG nach hoher Verstärkung und Signalmittelung bei einem 33jährigen herzgesunden Probanden: *Oben* ist das hochverstärkte Signal wiedergegeben, *unten* die geringer verstärkte Referenzableitung. Die maximale QRS-Breite, bestimmt nach Analyse aller 6 Brustwandableitungen, beträgt 110 ms. Nach diesem Zeitpunkt weist die hochverstärkte obere Ableitung keine Potentiale mehr auf, die vom Hintergrunds-Rauschen abgrenzbar wären. Es handelt sich um einen Normalbefund

den übrigen Arbeitsgruppen (Fontaine et al. 1978; Hombach et al. 1980; Breithardt et al. 1981; Rozanski et al. 1981) angegeben wird.

Auch die formale Beurteilung der Kurvenbilder geschieht bislang noch sehr uneinheitlich. Während die meisten Autoren als Spätpotentiale nur solche bezeichnen, die nach dem Ende des QRS-Komplexes der jeweiligen Ableitung auftreten (Fontaine et al. 1978; Hombach et al. 1980; Rozanski et al. 1981), vertreten Breithardt et al. (1981) die Auffassung, daß auch Schwingungsgruppen vor dem QRS-Ende unter diesem Begriff zusammengefaßt werden sollten. Oeff et al. (1981) legen jeweils aus sechs präkordialen Ableitungen die maximale QRS-Dauer fest und werten als Spätpotentiale nur die, die eindeutig zeitlich danach einfallen (Abb. 17–19). Simson (1981) verwendet im Gegensatz zu den übrigen Arbeitsgruppen keine präkordialen Ableitungen, sondern X-, Y- und Z-Ableitungen. Das QRS-Ende definiert er als Ende jeglicher Aktivität in der errechneten Summe aller drei Ableitungen. Als Hinweis auf eine Bereitschaft zur Entwicklung tachykarder Rhythmusstörungen wertet er eine niedrige Amplitude der terminalen Anteile des Summenpotentials (weniger als 40 μV) unabhängig von dessen Dauer.

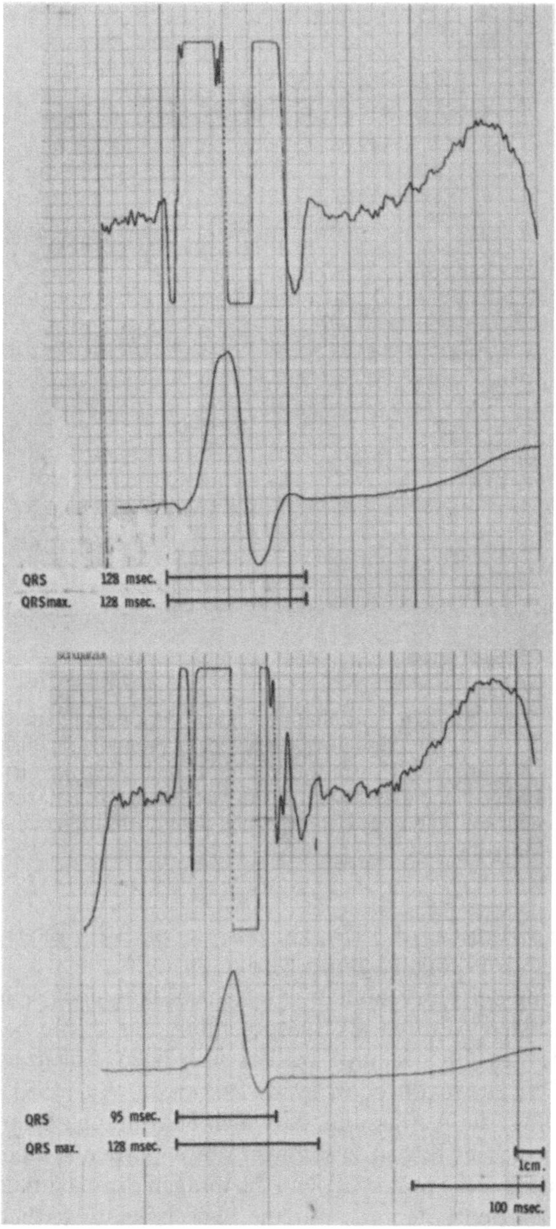

Abb. 18. EKG nach hoher Verstärkung und Signalmittelung bei einem 48jährigen Patienten mit koronarer Herzkrankheit: Aus den 6 hochverstärkten Ableitungen dieses Patienten wurde die maximale QRS-Dauer bestimmt (128 ms – *oberer Teil* der Abbildung). Im *unteren Teil* der Abbildung stellt sich nach dem QRS-Komplex zwar eine Schwingungsgruppe dar, die sich klar vom Hintergrunds-Rauschen abgrenzen läßt. Jedoch liegt sie bei Berücksichtigung der maximalen QRS-Breite, welche in einer anderen Ableitung besser erkennbar war, noch innerhalb des Gesamt-QRS-Komplexes. Sie stellt daher kein echtes Nachpotential dar und wird daher von Oeff et al. (1981) nicht als pathologischer Befund angesehen

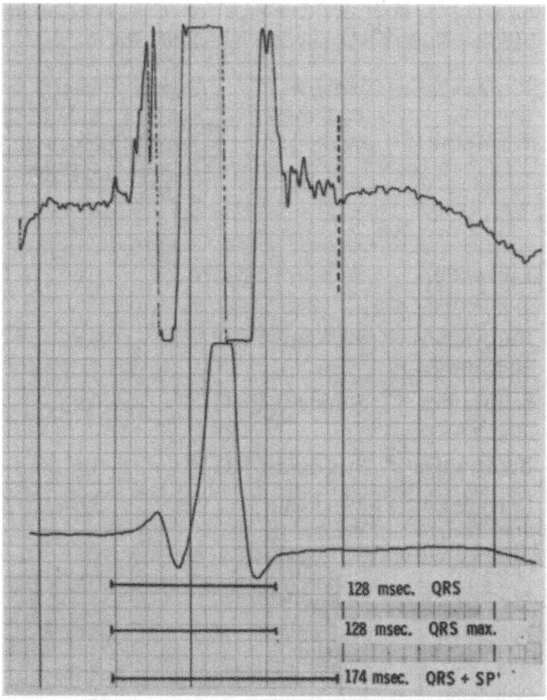

Abb. 19. EKG nach hoher Verstärkung und Signalmittelung bei einem 74jährigen Patienten mit Zustand nach Kammertachykardie: Die maximale QRS-Dauer, bestimmt aus allen 6 Brustwandableitungen, beträgt 128 ms. Im oberen Teil der Abbildung erkennt man nach diesem Zeitpunkt innerhalb der ST-Strecke eine späte Schwingungsgruppe, welche somit als eindeutiges Nachpotential identifiziert wird

Eine vergleichende Bewertung der unterschiedlichen Methoden und der damit erhobenen Befunde ist z.Z. noch nicht möglich. Bevor nicht große Patientenkollektive prospektiv untersucht und über einen ausreichend langen Zeitraum nachbeobachtet worden sind, können Spezifität und Sensitivität des Verfahrens noch nicht hinreichend sicher beurteilt werden. Daher wird die Anwendung vorerst auf wissenschaftliche Fragestellungen beschränkt bleiben.

B. Wertigkeit der verschiedenen nicht-invasiven Methoden

I. Diagnostik tachykarder Rhythmusstörungen

1. Normalbefunde

Standard- und Belastungs-EKG: Die kurze Registrierdauer des Standard-12-Ableitungs-EKG, welche in der Regel weniger als eine Minute beträgt, macht es als Mittel zur zuverlässigen Diagnostik lediglich intermittierend auftretender

Tabelle 2. Prozentuale Häufigkeit supraventrikulärer und ventrikulärer Extrasystolen im 12-Ableitungs-Standard-EKG und im Belastungs-EKG klinisch Herzgesunder

Autoren	Jahr	Anzahl der Probanden	Kennzeichen der Kollektive	Untersuchungsmethode	Supraventrikuläre Extrasystolen %	Ventrikuläre Extrasystolen %
Fosmoe et al.	1960	67375	Luftwaffenangehörige	Standard-EKG	0,5	0,6
Hiss u. Lamb	1962	122043	Luftwaffenangehörige	Standard-EKG	0,7	0,8
Manning et al.	1968	20000	Luftwaffenangehörige	Standard-EKG		0,9
Okajiama et al.	1960	715	Berufstätige	Standard-EKG	2	3
Froehlicher et al.	1974	1390	Luftwaffenangehörige	Maximale Belastung	5	35
Goldbarg et al.	1970	140	Gesunde Männer	Maximale Belastung	5	21
McHenry et al.	1972	561	Polizisten	Maximale Belastung	9	33
McHenry et al.	1976	144	Polizisten	Maximale Belastung		44

Herzrhythmusstörungen ungeeignet. Ihr Nachweis muß daher als Zufallsbefund angesehen werden. Wird zur Aufdeckung einer Arrhythmieneigung dagegen ein Belastungs-EKG durchgeführt, ist die Registrierdauer etwa 15mal länger. Zusätzlich wirken der erhöhte Sympathikotonus und die belastungsinduzierte Myokardischämie potentiell arrhythmogen. In Tabelle 2 sind die Befunde mehrerer Studien wiedergegeben, die die Häufigkeit des Auftretens supraventrikulärer und ventrikulärer Extrasystolen im 12-Ableitungs-Standard-EKG bzw. im EKG unter maximaler Ergometerbelastung untersucht haben.

Aufgrund unterschiedlicher Methodik der einzelnen Untersuchungen und der Tatsache, daß es sich um mehr oder weniger stark selektionierte Kollektive handelt, finden sich im einzelnen deutlich differente Ergebnisse. Bei Herzgesunden beobachtet man im Routine-EKG (Registrierdauer ca. 0,45 – 1 min) in bis zu 2% der Aufzeichnungen supraventrikuläre und bei bis zu 3% ventrikuläre Extrasystolen. Unter maximaler Ergometerbelastung treten bei 5–9% der gesunden Probanden supraventrikuläre und bei 14–44% ventrikuläre Extrasystolen auf. Im höheren Lebensalter nimmt die Häufigkeit dieser Befunde weiter zu (Eliaser u. Kondo 1941; Strandell 1963), bei über 70jährigen zeigen über 5% der Standard-EKG-Registrierungen supraventrikuläre und über 15% ventrikuläre Extrasystolen.

Die Wahrscheinlichkeit im Standard-EKG Herzgesunder komplexe tachykarde Rhythmusstörungen zu registrieren, ist äußerst gering. Hiss u. Lamb

Tabelle 3. Prozentuale Häufigkeit supraventrikulärer und ventrikulärer Extrasystolen im Langzeit-EKG herzgesunder Normalpersonen

Autoren	Jahr	Registrierdauer (h)	Zahl der Probanden	Lebensalter (Jahre)	SVES %	>10 %	>100 %	>1000 %	VES %	>10 %	>100 %	>1000 %	Multiform %
Bethge	1981	24	170	18–70					41				15
Bjerregaard	1980	24	260	40–79					69	20	8	2	20
Brodsky et al.	1977	24	50	23–27	56	8	2	0	50	12	0	0	12
Clarke et al.	1976	48	86	16–65					73		8	2	15
Djiane et al.	1977	24	50	22–57	22	4	2	0	22	2	0	0	8
Engel u. Burckhardt	1975	7,5	35	24 ± 4	14				29				3
Federman et al.	1978	24	21	40–66					48				10
Goulding et al.	1978	24	100	25–74	12	7	7	5	27	16	8	1	1
Kennedy et al.	1977	24	23	35–66					30				4
Kleiger u. Senior	1974	10	51	35–65	18				45				10
Kostis et al.	1979	24	100	16–68					46	20	5		
von Leitner et al.	1979	24	100	40–65	61	38	5	1	63	34	7	0	
Raftery u. Cashman	1976	24	53	20–79	17	15	11	0	15	10	2		
Verbaan et al.	1978	24	74	20–80	73				76	13	4	2	

(1962) fanden bei insgesamt etwa 120000 Aufzeichnungen jeweils dreimal multiforme ventrikuläre Extrasystolen und salvenförmig einfallende ventrikuläre Extrasystolen. Im Belastungsversuch sind ventrikuläre Bigemini oder Trigemini bei 1–2% (Beard u. Owen 1973), multiforme ventrikuläre Extrasystolen bei etwa 3% (Beard u. Owen 1973; McHenry et al. 1972, 1976), ventrikuläre Extrasystolen in Form von Paaren oder Salven ebenfalls bei etwa 3% offenbar herzgesunder Probanden zu erwarten (Froehlicher et al. 1974; Beard u. Owen 1973; McHenry et al. 1972; Jelinek u. Lown 1974; Blackburn et al. 1973).

Vergleichbare Untersuchungen über die Häufigkeit des Auftretens tachykarder Rhythmusstörungen unter psychischer Belastung bei Normalpersonen liegen bislang nicht vor.

Langzeit-EKG: Die in der Literatur publizierten Normalbefunde, die unter Anwendung der Langzeit-EKG-Registrierung erhoben wurden, sind in Tabelle 3 aufgelistet. Für die erheblichen Unterschiede der Ergebnisse gibt es eine Reihe von Gründen: Die untersuchten Kollektive gehören nicht den gleichen Altersgruppen an, sie sind zahlenmäßig relativ klein und wurden auf ganz verschiedene Art und Weise zusammengestellt. Die Registrierdauer war nicht ganz einheitlich. Es wurden unterschiedliche Systeme zur zeitgerafften Analyse verwendet. Wenngleich supraventrikuläre und ventrikuläre Extrasystolen bei bis zu etwa 75% der Normalpersonen gesehen wurden, so war ihre absolute Häufigkeit doch sehr gering. Maximal 2 von 100 Probanden hatten über 1000 Extrasystolen in 24 h bzw. auf ca. 100000 Normalschläge. Bei bis zu 15% der Untersuchten wurden multiforme ventrikuläre Extrasystolen beobachtet, wesentlich seltener waren dagegen sogenannte komplexe Arrhythmieformen. Allorhythmien (ventrikulärer Bigeminus bzw. Trigeminus) hatten 1–3%, gepaarte ventrikuläre Extrasystolen ebenfalls 1–3%, salvenförmig einfallende ventrikuläre Extrasystolen gleichfalls maximal 1–2%. Dabei ist hervorzuheben, daß die Intervalle zwischen den unmittelbar aufeinanderfolgenden ektopen Komplexen, soweit detaillierte Angaben hierüber gemacht wurden, stets etwa 600 ms betrugen, also ungewöhnlich lang waren.

2. Befunde bei organisch Herzkranken

Zur Diagnostik tachykarder ventrikulärer Rhythmusstörungen bei Patienten mit kardialer Grunderkrankung finden sowohl Ruhe- als auch Belastungs-EKG-Registrierungen, in den letzten Jahren darüber hinaus zunehmend auch das Langzeit-EKG Anwendung. In Tabelle 4 sind die Ergebnisse mehrerer Studien aufgeführt, die diese Methoden vergleichend bei Patienten mit kardialer Grunderkrankung angewendet haben. Bei der Erfassung unterschiedlicher Schweregrade der Arrhythmien wurde im wesentlichen die von Lown u. Wolf (1971) vorgeschlagene Schweregrad-Einteilung verwendet (vgl. S. 637:

Grad 0: Keine ventrikuläre Extrasystolie.
Grad I: Seltene ventrikuläre Extrasystolen (weniger als 30/h im Langzeit-EKG oder weniger als 1/min im Belastungs-EKG).
Grad II: Gehäufte ventrikuläre Extrasystolen (mehr als 30/h).
Grad III: Multiforme ventrikuläre Extrasystolen.

Grad IV: Repetitive Formen.
Grad IVa: Gepaarte ventrikuläre Extrasystolen (VES-Paare).
Grad IVb: Ventrikuläre Extrasystolen in Salvenform (VES-Salven) oder Kammertachykardien.
Grad V: Sehr früh einfallende ventrikuläre Extrasystolen (R/T-Phänomen).

Untersucht wurden hierbei überwiegend Patienten mit koronarer Herzkrankheit. Etwas mehr als 10% zeigten im Routine-12-Ableitungs-EKG bei einer ungefähren Registrierdauer von einer Minute ventrikuläre Extrasystolen. Bei Verlängerung der Aufzeichnung auf drei Minuten Dauer verdoppelt sich die Zahl der positiven Befunde. Die Durchführung einer Ergometrie ermöglicht, sofern während und vor allem auch nach der Belastung das EKG kontinuierlich aufgezeichnet wird, den Nachweis ventrikulärer Extrasystolen in etwa 50–60% der Fälle. VES-Paare oder -Salven finden sich im Ruhe-EKG nur sehr selten. Maximal 2% der Patienten zeigen diese Arrhythmieformen unter Kontrollbedingungen, im Belastungsversuch dagegen bis zu 20%. Die geringe Anzahl positiver Befunde in einigen älteren Arbeiten (Crawford et al. 1974; Kosowsky et al. 1971) erklärt sich durch den Umstand, daß hier eine wesentlich kürzere Registrierdauer verwendet wurde, und dadurch, daß die eingesetzten Analysesysteme – es handelte sich in beiden Fällen um frühe Holter-Avionics-Geräte – in zu hohem Maß von der Aufmerksamkeit der Untersucher abhängig waren. Die Analysegenauigkeit dieser Systeme war, wie Untersuchungen von Hinkle et al. (1967) ergaben, noch unzureichend, die Sensitivität der Auswertung gering. Bei mehr als der Hälfte der von diesen Autoren überprüften Bänder stellten sie grob falsche Ergebnisse bei der Klassifizierung und Zählung der Extrasystolen fest.

a) Direkter Methodenvergleich Belastungs-EKG vs. Langzeit-EKG zur Diagnostik schwerer Arrhythmieformen

Um einen direkten Methodenvergleich zwischen Belastungs-EKG und Langzeit-EKG anstellen zu können, ist es notwendig, zu wissen, wieviele Rhythmusstörungen jeweils mit der einen Methode erkannt und mit der anderen übersehen wurden. In Tabelle 5 sind diese Angaben für die schweren Arrhythmieformen der Klassifizierung nach Lown u. Wolf (1971) aus der Literatur zusammengestellt. Es sind nur die Ergebnisse der Arbeiten aufgeführt, die eine 24stündige Langzeit-EKG-Registrierdauer verwendeten, da bei kürzerer Aufzeichnung der Schweregrad der Arrhythmieneignung oft unterschätzt wird (Lopes et al. 1975; Thanavaro et al. 1980; Kennedy et al. 1978; Andresen et al. 1982).

Arrhythmien des Schweregrades III und IV (multiforme ventrikuläre Extrasystolen, repetitive Formen) (s. Tabelle 5a): 60–70% der untersuchten Patienten, die entweder eine koronare Herzkrankheit hatten (Poblete et al. 1978; Ryan et al. 1975; Simon et al. 1980; Vorpahl et al. 1977) oder bei denen eine Kardiomyopathie vermutet wurde (Savage et al. 1979), wiesen im 24-Stunden-EKG multiforme ventrikuläre Extrasystolen oder repetitive Arrhythmieformen – VES-Paare oder -Salven bzw. Kammertachykardien – auf. Poblete et al. (1978) erwähnen einen Patienten mit sehr vorzeitig anfallenden ventrikulären Extrasystolen im Sinne eines R/T-Phänomens, die übrigen Autoren haben diese Arrhythmieform nicht gesondert aufgeführt. Während nur 6% der von Vorpahl et al.

Tabelle 4. Prozentuale Häufigkeit des Nachweises einfacher und komplexer tachykarder ventrikulärer Rhythmusstörungen im Ruhe-EKG, unter Ergometerbelastung und im

Autoren	Diagnosen	n	Standard-EKG				
			Dauer (min)	VES %	II–IV %	III–IV %	IVa %
AMSTERDAM et al. (1974)	Koronare Herzkrankheit	102					
CRAWFORD et al. (1974)	Zustand nach Infarkt	60	<1	13			0
DREWS et al. (1981)	Zustand nach Infarkt	602	?		6		
KOSOWSKY et al. (1971)	Diverse	81	3	20	4	1	
POBLETE et al. (1978)	Koronare Herzkrankheit	90					
RYAN et al. (1975)	Koronare Herzkrankheit	100	3	23			2
SAMEK u. ROSKAMM (1980)	Zustand nach Infarkt	1003	?	7	4		
SAVAGE et al. (1979)	Verdacht auf Kardiomyopathie	74	<1	1			
SIMON et al. (1980)	Überwiegend koronare Herzkrankheit	41					
VORPAHL et al. (1977)	Koronare Herzkrankheit	55	~1	11			

(1977) untersuchten Patienten unter Belastung Rhythmusstörungen des Schweregrads III–IV zeigten, waren dies in den übrigen Gruppen 20–30%. Im 24-Stunden-Langzeit-EKG wurden diese Arrhythmieformen übereinstimmend mehr als doppelt so häufig registriert, bei 49–68%. Nach den Untersuchungen von POBLETE et al. (1978), RYAN et al. (1975), SAVAGE et al. (1979) und SIMON et al. (1980) können 30–40% der Patienten, bei denen sie diese Arrhythmien sahen, sowohl im Belastungs-EKG als auch im 24-Stunden-EKG identifiziert werden. VORPAHL et al. (1977), die unter Ergometrie kaum schwerwiegende Rhythmusstörungen beobachteten, hatten nur 6% übereinstimmende Befunde mit beiden Methoden. Bei 19% beobachteten POBLETE et al. (1978) eine Überlegenheit des Belastungsversuchs, während sie bei 48% diese Arrhythmien nur im Langzeit-EKG sahen. Die übrigen Autoren fanden eine Überlegenheit der Ergometrie nur bei maximal 4%, der Langzeit-EKG-Aufzeichnung dagegen bei 57–68%, VORPAHL et al. (1977) sogar bei 91%. Die im Vergleich zu den übrigen Arbeitsgruppen auffallend geringe Sensitivität des Belastungs-EKG zur Erfassung schwerwiegender Rhythmusstörungen bei VORPAHL et al. (1977) erklärt sich vermutlich durch methodische Unterschiede. Die Autoren untersuchten ausschließlich Patienten einer Rehabilitationsklinik. Die Zusammensetzung des Kollektivs entsprach daher nicht den anderen Untersuchungen, bei denen keine entsprechende Auswahl der Patienten vorgenommen worden war. VORPAHL u.Mitarb. beobachteten zwar das EKG am Monitor, registrierten es jedoch nicht konti-

Langzeit-EKG (Klassifizierung der Arrhythmieformen nach Lown u. Wolf 1971). *VES* Ventrikuläre Extrasystolen

Belastungs-EKG						Langzeit-EKG					
Belastungs-art	VES %	II–IV %	III–IV %	IVa %	IVb %	Dauer (h)	VES %	II–IV %	III–IV %	IVa %	IVb %
Maximal	50	26				10	79	53			
Submaximal	30	28	8		2	10–12	37		23		13
Submaximal		15									
Submaximal	51	20			7	2–18	41	14		5	4
Maximal	62		31			24	78		49		
Maximal	56		25	20	7	24	88		63	40	16
Submaximal oder maximal	20	10									
Submaximal oder maximal	60		28		5	24	82		66		19
Submaximal	61		20	20	5	24	88		66	44	15
Maximal	23		6	2	0	24	87	67	39	16	

nuierlich. Die Auswertung war demnach stark von der Aufmerksamkeit des Untersuchers abhängig. Darüber hinaus ist die Zuverlässigkeit der alleinigen Arrhythmieanalyse am Monitor unter Ergometerbelastung in besonderem Maße durch das Auftreten von Bewegungsartefakten beeinträchtigt. Auch erwähnen die Autoren in der Publikation nicht, ob die in der Erholungsphase aufgetretenen Rhythmusstörungen quantitativ erfaßt und mitbewertet wurden.

Repetitive Formen (Schweregrad IV: VES-Paare, VES-Salven, Kammertachykardien) (Tabelle 5b): Bei 38–46% aller Patienten im chronischen Stadium einer koronaren Herzkrankheit oder mit vermuteter Kardiomyopathie können im Belastungs-EKG und/oder mittels 24stündiger Langzeit-EKG-Aufzeichnung repetitive Arrhythmieformen erfaßt werden. Positive Befunde sind unter Ergometrie bei 16–20% zu erwarten, im Langzeit-EKG bei 40–44% (Ryan et al. 1975; Savage et al. 1979; Simon et al. 1980). Bei 26–37% finden sich übereinstimmend positive Untersuchungsbefunde mit beiden Methoden, bei den übrigen Patienten war das Langzeit-EKG der Belastungsuntersuchung jedoch eindeutig überlegen. Ihm entgingen nur 5–11% der positiven Befunde, der Ergometrie dagegen 56–58%. Vorpahl et al. (1977) sahen lediglich bei einem ihrer 50 Patienten mit koronarer Herzkrankheit gepaarte ventrikuläre Extrasystolen unter Belastung, dagegen 19mal in der Langzeit-EKG-Aufzeichnung.

Tabelle 5a. Vergleich der prozentualen Häufigkeit des Nachweises komplexer tachykarder ventrikulärer Rhythmusstörungen des Schweregrades III/IV nach LOWN u. WOLF (1971) im Belastungs-EKG und im 24-Stunden-Langzeit-EKG. (Die Prozentangaben in der 6.–8. Spalte beziehen sich ebenso wie die absoluten Prozentangaben in den folgenden Spalten auf das jeweilige Gesamtkollektiv, die relativen Prozentangaben beziehen sich auf die Untergruppen der Patienten, die Rhythmusstörungen des Schweregrades III/IV nach LOWN u. WOLF aufwiesen)

Autoren	Patienten-kollektiv (Diagnosen)	n	Schwere-grad nach LOWN	Be-lastungs-art	Häufig-keit der Arrhyth-mie im Gesamt-Kollektiv (%)	Ergo-metrie posi-tiv (%)	Lang-zeit-EKG posi-tiv (%)	Ergometrie positiv und Langzeit-EKG positiv		Ergometrie positiv und Langzeit-EKG negativ		Ergometrie negativ und Langzeit-EKG positiv	
								absolut (%)	relativ (%)	absolut (%)	relativ (%)	absolut (%)	relativ (%)
POBLETE et al. (1978)	Koronare Herz-krankheit	90	III/IV	Maximal	60	31	49	20	33	11	19	29	48
RYAN et al. (1975)	Koronare Herz-krankheit	100	III/IV	Maximal	65	25	63	23	35	2	3	40	62
SAVAGE et al. (1979)	Verdacht auf Kardio-myopathie	74	III/IV	Submaxi-mal oder maximal	66	28	66	28	43	0	0	38	57
SIMON et al. (1980)	Koronare Herz-krankheit	41	III/IV	Sub-maximal	61	20	59	17	28	2	4	42	68
VORPAHL et al. (1977)	Koronare Herz-krankheit	50	III/IV	Maximal	70	6	68	4	6	2	3	64	91

Tabelle 5b. Vergleich der prozentualen Häufigkeit des Nachweises komplexer tachykarder ventrikulärer Rhythmusstörungen des Schweregrades IVa nach Lown u. Wolf (1971) im Belastungs-EKG und im 24-Stunden-Langzeit-EKG. (Die Prozentangaben in der 6.–8. Spalte beziehen sich ebenso wie die absoluten Prozentangaben in den folgenden Spalten auf das jeweilige Gesamtkollektiv, die relativen Prozentangaben beziehen sich auf die Untergruppen der Patienten, die Rhythmusstörungen des Schweregrades IVa nach Lown u. Wolf aufwiesen)

Autoren	Patientenkollektiv (Diagnosen)	n	Schweregrad nach Lown	Belastungsart	Häufigkeit der Arrhythmie im Gesamt-Kollektiv (%)	Ergometrie positiv (%)	Langzeit EKG positiv (%)	Ergometrie positiv und Langzeit-EKG positiv		Ergometrie positiv und Langzeit-EKG negativ		Ergometrie negativ und Langzeit-EKG positiv	
								absolut (%)	relativ (%)	absolut (%)	relativ (%)	absolut (%)	relativ (%)
Ryan et al. (1975)	Koronare Herzkrankheit	100	IVa	Maximal	45	20	40	15	33	5	11	25	56
Savage et al. (1979)	Verdacht auf Kardiomyopathie	74	IVa	Submaximal oder maximal	46	16	42	12	26	4	9	30	65
Simon et al. (1980)	Koronare Herzkrankheit	41	IVa	Submaximal	46	20	44	17	37	2	5	27	58
Vorpahl et al. (1977)	Koronare Herzkrankheit	50	IVa	Maximal	38	2	38	2	5	0	0	36	95

VES-Salven, Kammertachykardien (Tabelle 5c): Bei 15–20% der Patienten im chronischen Stadium einer koronaren Herzkrankheit oder mit vermuteter Kardiomyopathie lassen sich mit beiden Methoden gemeinsam ventrikuläre Salven oder Kammertachykardien nachweisen (RYAN et al. 1975; SAVAGE et al. 1979; SIMON et al. 1980; VORPAHL et al. 1977). Etwa 20–30% hiervon können sowohl im Belastungs-EKG als auch im Langzeit-EKG identifiziert werden. Bei den übrigen ist wiederum das Langzeit-EKG (63–73% positive Befunde) der Ergometrie (0–16% positive Befunde) eindeutig überlegen (RYAN et al. 1975; SAVAGE et al. 1979; SIMON et al. 1980). VORPAHL et al. (1977) sahen unter Belastung bei keinem ihrer 50 Patienten mit koronarer Herzkrankheit ventrikuläre Extrasystolen, die als Salven oder in Form von Kammertachykardien auftraten, erkannten solche jedoch 8mal im Langzeit-EKG. GRABOYS et al. (1978) untersuchten 68 Patienten mit den gleichen Methoden, die in ihrer Vorgeschichte maligne, tachykarde ventrikuläre Arrhythmien – Kammertachykardien oder Kammerflimmern – gezeigt hatten. 90% dieser hochgefährdeten Patientengruppe zeigten unter Ergometerbelastung (50%) oder im Langzeit-EKG (79%) VES-Salven oder Kammertachykardien. Gleichermaßen positive Befunde lieferten beide Methoden bei 44%, nur das Belastungs-EKG bei 12%, nur das Langzeit-EKG bei weiteren 44%.

Zusammenfassend kommt dem Standard-Ruhe-EKG zur Erfassung tachykarder Rhythmusstörungen keine wesentliche Bedeutung zu. Belastungs-EKG und Langzeit-EKG sind ihnen hierbei eindeutig überlegen. Supraventrikuläre und ventrikuläre Extrasystolen werden unter Ergometerbelastung relativ häufig auch bei offensichtlich Herzgesunden beobachtet, allerdings außerordentlich selten als repetitive Formen des Schweregrades IV nach LOWN u. WOLF (1971). Im Langzeit-EKG vergleichbarer Kollektive fanden mehrere Untersucher supraventrikuläre oder ventrikuläre Extrasystolen bei über 50% der Probanden, gepaarte oder salvenförmig einfallende ventrikuläre Extrasystolen bei maximal 3–4%. Bei Vorliegen einer kardialen Grunderkrankung lassen sich ventrikuläre Extrasystolen unter Ergometerbelastung in 50–60% im Langzeit-EKG in über 80% der Fälle nachweisen. Etwa 40–45% der Patienten im chronischen Stadium einer koronaren Herzkrankheit oder mit vermuteter Kardiomyopathie haben repetitive Formen tachykarder ventrikulärer Rhythmusstörungen. Diese lassen sich mit großer Zuverlässigkeit im 24-Stunden-EKG registrieren (etwa 90%), während im Belastungs-EKG über 50% hiervon nicht erfaßt werden. Andererseits gibt es Einzelfälle (bis zu 10%), bei denen repetitive Formen unter Ergometerbelastung provoziert werden können, obwohl das Langzeit-EKG keine schwerwiegenden Arrhythmien zeigt.

Es stellt sich die Frage nach der praktisch-klinischen Bedeutung der Überlegenheit der Langzeit-Registrierung gegenüber dem Belastungs-EKG zum Nachweis tachykarder ventrikulärer Rhythmusstörungen. Diese läßt sich zur Zeit jedoch nicht beantworten, da vergleichende Untersuchungen größerer Kollektive über die prognostische Bedeutung der mit beiden Methoden erfaßten Arrhythmien bislang noch nicht vorliegen.

b) Psychische Belastungstests

Obwohl psychische Belastungssituationen von verschiedenen Autoren als auslösendes Moment bei der Entstehung arrhythmiebedingter plötzlicher Todesfälle

Tabelle 5c. Vergleich der prozentualen Häufigkeit des Nachweises komplexer tachykarder ventrikulärer Rhythmusstörungen des Schweregrades IVb nach LOWN u. WOLF (1971) im Belastungs-EKG und im 24-Stunden-Langzeit-EKG. (Die Prozentangaben in der 6.–8. Spalte beziehen sich ebenso wie die absoluten Prozentangaben in den folgenden Spalten auf das jeweilige Gesamtkollektiv, die relativen Prozentangaben beziehen sich auf die Untergruppen der (Patienten, die Rhythmusstörungen des Schweregrades IVb anch LOWN u. WOLF aufwiesen)

Autoren	Patientenkollektiv (Diagnosen)	n	Schweregrad nach LOWN	Belastungsart	Häufigkeit der Arrhythmie im Gesamt-Kollektiv (%)	Ergometrie positiv (%)	Langzeit EKG positiv (%)	Ergometrie positiv und Langzeit-EKG positiv		Ergometrie positiv und Langzeit-EKG negativ		Ergometrie negativ und Langzeit-EKG positiv	
								absolut (%)	relativ (%)	absolut (%)	relativ (%)	absolut (%)	relativ (%)
RYAN et al. (1975)	Koronare Herzkrankheit	100	IVb	Maximal	19	7	16	4	21	3	16	12	63
SAVAGE et al. (1979)	Verdacht auf Kardiomyopathie	74	IVb	Submaximal oder maximal	20	5	19	4	20	1	7	15	73
SIMON et al. (1980)	Koronare Herzkrankheit	41	IVb	Submaximal	15	5	15	5	33	0	0	10	67
VORPAHL et al. (1977)	Koronare Herzkrankheit	50	IVb	Maximal	16	0	16	0	0	0	0	16	100

beschrieben wurden (Engel 1971; Greene et al. 1972; Rahe et al. 1974), finden psychische Belastungstests im Rahmen der Diagnostik von Rhythmusstörungen bislang kaum Anwendung. Befunde von Lown et al. (1978), die 19 Patienten standardisierten psychischen Belastungssituationen aussetzten, sahen 11mal eine Zunahme der Häufigkeit ventrikulärer Extrasystolen gegenüber einer 24-Stunden-Langzeit-EKG-Aufzeichnung. Bei 7 von 11 Patienten, die in den vorangegangenen 24 h VES-Paare oder -Salven gezeigt hatten, ließen sich diese auch unter psychischer Belastung registrieren, bei einem traten Kammertachykardien auf, obwohl das Langzeit-EKG keine komplexen Formen aufwies. Combs et al. (1980) sahen bei 4 von 15 Patienten mit Mitralklappenprolaps-Syndrom gehäufte ventrikuläre Extrasystolen unter psychischer Belastung. Tänzer et al. (1974) konnten bei 12 von 36 koronar herzkranken Patienten durch einen Reaktionstest, bei dem unter Zeitdruck verschiedene einfache Handgriffe getätigt werden mußten, ventrikuläre Extrasystolen provozieren, was bei keinem von 49 gesunden Kontrollpersonen der Fall war (Weyhmann et al. 1974). Andresen et al. (1982a) unterzogen 42 Patienten mit tachykarden ventrikulären Arrhythmien drei verschiedenen standardisierten Belastungstests, einer submaximalen Ergometerbelastung, einem Reaktionstest und einem Rechentest. Einfache ventrikuläre Extrasystolen wurden während aller drei Belastungstests im Mittel häufiger registriert als im 24-Stunden-Langzeit-EKG, wenn dessen Ergebnis auf den gleichen Zeitraum bezogen wurde. Jeder der Tests war bei jeweils 27 Patienten in der Lage, die Extrasystoliefrequenz zu erhöhen, während das Langzeit-EKG diesbezüglich bei 11 Patienten überlegen war. Komplexe Arrhythmieformen (Bigemini, VES-Paare oder -Salven) wurden bei 29 der 42 Patienten in der 24-Stunden-Registrierung gesehen, unter Ergometerbelastung bei 12, im Reaktionstest bei 11 und im Rechentest bei 14. Dies ist insofern bemerkenswert, als die Dauer der Belastungstests jeweils nur wenige Minuten betrug, also um mehr als das 100fache kürzer, als die des Langzeit-EKG war. 20 Patienten hatten wenigstens in einem der drei Tests komplexe Rhythmusstörungen, 9 von diesen hatten ein in dieser Hinsicht unauffälliges EKG unter Ergometrie. Diese Befunde weisen auf eine eigenständige Bedeutung standardisierter psychischer Belastungstests zur Erfassung schwerwiegender Herzrhythmusstörungen hin. Jedoch muß auch für diese Verfahren die prognostische Bedeutung der damit erhobenen Befunde noch untersucht werden.

II. Therapiekontrolle

Eine praktisch-klinisch sinnvolle antiarrhythmische Therapie muß die Verbesserung der Prognose der betroffenen Patienten, soweit sie durch die Rhythmusstörung beeinträchtigt ist, zum Ziel haben. Obwohl mehrere Publikationen gezeigt haben, daß gehäuft auftretende tachykarde ventrikuläre Arrhythmien bei Patienten mit koronarer Herzkrankheit eine ungünstige prognostische Bedeutung haben (s. Abschnitt B.V), gibt es bislang keine Untersuchungen, die belegen, daß die medikamentöse Unterdrückung solcher Rhythmusstörungen das Risiko plötzlicher Todesfälle herabsetzt. Dies ist wahrscheinlich dadurch zu erklären, daß die bislang durchgeführten Therapiestudien von methodischen Voraussetzungen ausgingen, die die ausgeprägte Spontanvariabilität der Arrhythmiehäufigkeit (WINKLE 1978; MORGANROTH et al. 1978; MICHELSON u. MORGANROTH 1980; POBLETE et al. 1979; MØLLER et al. 1980; ANDRESEN et al. 1980, 1981a; MORGANROTH 1981; SAMI et al. 1980; WEGSCHEIDER et al. 1982) nicht oder nur unzureichend berücksichtigt haben.

Sowohl das Belastungs-EKG als auch das Langzeit-EKG finden breite Anwendung zur Kontrolle eines antiarrhythmischen Therapieeffekts. Nachdem die Reproduzierbarkeit belastungsinduzierter, ventrikulärer Rhythmusstörungen bei wiederholter Untersuchung nur 17 bis maximal 50% beträgt (GOOCH u. MCCONNELL 1970; FARIS et al. 1976; JELINEK u. LOWN 1974), eignet sich dieses Verfahren hierfür nicht. Wesentlich besser reproduzierbar sind tachykarde Rhythmusstörungen dagegen im 24-Stunden-Langzeit-EKG, wenngleich ihre absolute Häufigkeit zwischen den Tagen ganz erhebliche Schwankungen aufweist (s. Abschnitt A.II.2). Nach den Berechnungen von WEGSCHEIDER et al. (1982) ist zwischen zwei 24stündigen Registrierungen je nach Häufigkeit der ventrikulären Extrasystolen vor Therapiebeginn eine 75- bis 80%ige Differenz zu fordern, um mit hinreichender Sicherheit ($P<0{,}05$) auf einen Therapieeffekt schließen zu können. Für viele Patienten, die eine geringere Extrasystoliefrequenz als 20/h aufweisen, existiert kein mathematisches Modell, nach dem sich die Spontanvariabilität berechnen läßt. Für gepaarte ventrikuläre Extrasystolen läßt sich entsprechend ein Therapieeffekt nur nachweisen, wenn sie unter Kontrollbedingungen häufiger als 10mal am Tag registriert werden. In diesem Fall ist eine Mindestreduktion unter Therapie um wenigstens 90% zu fordern.

Die Frage, ob ein Antiarrhythmikum, das diesen Kriterien im Einzelfall genügt, damit gleichzeitig in der Lage ist, die Prognose des betroffenen Patienten zu verbessern, wird Gegenstand zukünftiger Therapiestudien sein müssen. Hält man an der Forderung fest, daß nur eine Verbesserung der Prognose als Therapieerfolg zu bezeichnen ist, so kann die Frage, ob dieser mit nicht-invasiven Methoden überhaupt objektivierbar ist, derzeit noch nicht beantwortet werden.

III. Diagnostik bradykarder Rhythmusstörungen

Weit weniger gut als die Wertigkeit der verschiedenen Methoden zur Erfassung tachykarder Rhythmusstörungen ist deren Bedeutung im Rahmen der Diagnostik bradykarder Arrhythmien untersucht. Eine wesentliche Ursache hierfür ist darin zu sehen, daß die Grenze zwischen normal- und pathologisch-niedriger Herzfrequenz fließend ist und von einer ganzen Reihe zusätzlicher Faktoren beeinflußt wird. Während definitionsgemäß Herzfrequenzen unter 60/min bereits als Bradykardien bezeichnet werden, haben Langzeit-EKG-Untersuchungen von herzgesunden Normalpersonen gezeigt, daß selbst Frequenzen unter 40/min nicht ohne weiteres als krankhaft anzusehen sind (BRODSKY et al. 1977; BJERREGAARD 1981). Selbst Sinuspausen mit Ersatzschlägen, die nach Untersuchungen mittels Standard-EKG-Aufzeichnung von FOSMOE et al. (1960) als extreme Raritäten angesehen wurden, sind im 24-Stunden-EKG gesunder Probanden relativ häufig zu finden (BJERREGAARD 1980; BRODSKY et al. 1977; DJIANE et al. 1977; ENGEL u. BURCKHARDT 1975; VON LEITNER et al. 1979). Höhergradige AV-Blockierungen werden im Standard-EKG im Rahmen epidemiologischer Studien extrem selten beschrieben. JOHNSON et al. (1960) fanden eine bei 67375 Registrierungen, ROSE et al. (1978) keine einzige bei 18403 Aufzeichnungen. Dagegen werden diese im Langzeit-EKG durchaus auch bei offensichtlich gesunden Probanden beobachtet. Insgesamt neun solcher Fälle wurden von BRODSKY et al. (1977), CLARKE et al. (1976) und VON LEITNER et al. (1979) beschrieben. DIETZ und KIRCHHOFF (1973) beobachteten AV-Blockierungen 2. Grades während Langzeit-Registrierungen bei drei von neun Personen, die im Standard-EKG durch eine Verlängerung der PQ-Zeit aufgefallen waren. MEYTES et al. (1975) sahen höhergradige AV-Blockierungen bei mehreren gesunden Sportlern im Anschluß an schwere körperliche Belastungen. Bei allen diesen Mitteilungen handelt es sich fast ausschließlich um Blockierungen mit Wenckebach-Periodik. Es bestehen daher erhebliche Schwierigkeiten bei der Abgrenzung von Bradykardien, die als Normvariante anzusehen sind, von solchen, die als pathologisch gelten. Da gleichzeitig nach heute allgemein gültiger Auffassung bradykarde Rhythmusstörungen nur therapiebedürftig sind, sofern sie mit Symptomen der kardialen Minderleistung einhergehen (s. Kap. 6C), soll die Wertigkeit der Untersuchungsmethoden zu deren Diagnostik nachfolgend besprochen werden.

IV. Klärung der Ursache von Symptomen

1. Palpitationen

Hierbei handelt es sich um ein subjektiv empfundenes Symptom, welches prinzipiell nur nach EKG-Registrierung während einer solchen Mißempfindung sicher zu interpretieren ist. Palpitationen werden geschildert, wenn nach supraventrikulären oder ventrikulären Extrasystolen verlängerte RR-Intervalle auftreten, bei supraventrikulären oder ventrikulären Tachykardien, bei Sinusarrhythmien, intermittierenden SA- oder AV-Blockierungen, häufig aber auch als funktionelles Phänomen ohne faßbare Ursache. KUNZ et al. (1977) fanden bei 63 Patienten, deren Langzeit-EKG wegen der Angabe von Palpitationen registriert wurde, daß dieses Symptom 51mal auftrat, davon 31mal im zeitlichen Zusammenhang mit einer Arrhythmie, daß aber die gleichen Rhythmusstörungen bei denselben Patienten 39mal nicht als solche empfunden wurden. Da zudem 20 andere Patienten Symptome während völlig regelmäßiger Herztätigkeit angaben, folgerten die Autoren, daß die Empfindung von Palpitationen keinen zuverlässigen Rückschluß auf das Vorhandensein von Rhythmusstörungen zuläßt. Ähnliche Befunde teilten MONAHAN et al. (1975) und HINDMAN et al. (1973) sowie LEVINE et al. (1978) mit. Obwohl demnach das Langzeit-EKG ein geeignetes Verfahren zur Klärung solcher Mißempfindungen darstellt, sollte es nur bei Patienten durchgeführt werden, die sich hierdurch erheblich beeinträchtigt fühlen.

2. Flüchtige zerebrale Symptome

Schwindelanfälle und kurzdauernde Bewußtlosigkeiten sind häufig Folge einer verminderten zerebralen Durchblutung, die durch intermittierend auftretende

Herzrhythmusstörungen ausgelöst oder begünstigt wird. Da etwa zwei Drittel dieser Patienten im anfallsfreien Intervall konstant oder periodisch einen Sinusrhythmus aufweisen (JOHANSSON 1961; JENSEN et al. 1973; GYMOESE et al. 1978), ist der Nachweis hämodynamisch wirksamer Arrhythmien oft schwer zu erbringen. Selbst häufig wiederholte Standard-EKG-Registrierungen sind aufgrund ihrer kurzen Dauer zur Erfassung lediglich intermittierend auftretender Rhythmusstörungen ungeeignet. Falls es sich bei der zugrundeliegenden Erkrankung jedoch um eine höhergradige AV-Überleitungsstörung handelt, kann das Standard-EKG durch die Dokumentation intraventrikulärer Leitungsstörungen dennoch entscheidende Hinweise geben. Abgesehen davon ist jedoch das Ruhe-EKG ebenso wie das Belastungs-EKG zur Klärung der Ursache flüchtiger zerebraler Symptome wenig ergiebig (BOUDOULAS et al. 1979; JOHANSSON 1981; VON LEITNER et al. 1978). Aussagekräftiger sind dagegen Langzeit-Rhythmusbeobachtungen in Form von protrahierter Monitorüberwachung oder Verwendung telemetrischer Verfahren (ABDON u. MALMCRONA 1975; GYMOESE et al. 1978; JENSEN et al. 1975) sowie Langzeit-EKG-Registrierungen (WALTER et al. 1970; TZIVONI u. STERN 1975; GOLDBERG et al. 1975; VAN DURME 1975; LIPSKI et al. 1976; JOHANSSON 1977; SCHOTT et al. 1977; KUNZ et al. 1977; KENNEDY et al. 1978a; LEVIN 1976; LUXON et al. 1978; BOUDOULAS et al. 1979; DECAMPS et al. 1980). Durch medikamentöse oder Herzschrittmacher-Behandlung dieser Patienten ließ sich in vielen Fällen Symptomfreiheit erreichen. Die Bewertung der Ergebnisse dieser Studien wird dadurch erschwert, daß neben Patienten mit vollkommen normalem EKG auch solche mit bereits pathologischem Ausgangs-EKG untersucht wurden. Darüber hinaus unterschieden sich die Definitionen der als signifikant beurteilten Arrhythmien zum Teil erheblich. Auch wurden von einigen Untersuchern vorwiegend AV-Überleitungsstörungen für die Entstehung flüchtiger zerebraler Symptome verantwortlich gemacht (MCALLEN u. MARSHALL 1973; JENSEN et al. 1975; ABDON u. MALMCRONA 1975; TZIVONI u. STERN 1975; KENNEDY et al. 1978), während andere hier in erster Linie Störungen der Sinusknotenautomatie und der sinuartrialen Leitung anführen (LIPSKI et al. 1976; SCHOTT et al. 1977; LEVIN 1976; LUXON et al. 1978; VON LEITNER et al. 1978) und einige vorwiegend tachykarde Rhythmusstörungen sahen (WALTER et al. 1970; GOLDBERG et al. 1975; VAN DURME 1975; BOUDOULAS et al. 1979; DECAMPS et al. 1980).

Da nur in Ausnahmefällen Rhythmusstörungen zeitlich mit dem Auftreten von Symptomen korreliert waren, basierte in allen zitierten Untersuchungen die Diagnose einer für die Beschwerden ursächlich verantwortlichen Arrhythmie auf Analogieschlüssen. Diese wurden durch die Tatsache begründet, daß andere Ursachen durch ausführliche ergänzende Untersuchungen zuvor weitgehend ausgeschlossen worden waren. Nur in wenigen Arbeiten wurden jedoch diese Schlüsse durch die Ergebnisse aussagekräftiger Verlaufsbeobachtungen nach Einleitung einer Therapie untermauert. Ein bezüglich der Symptomatik, Diagnostik und Verlaufsbeobachtung homogenes Kollektiv von insgesamt 267 Patienten mit unklaren Synkopen und normalem Standard-EKG haben VON LEITNER et al. (1978) sowie VON LEITNER (1982) mittels 24stündiger Langzeit-EKG-Registrierung untersucht. Als pathologisch im Sinne der Fragestellung werteten sie den Nachweis von Sinusbradykardien mit Frequenzen unter 40/min, asysto-

Tabelle 6. Wertigkeit der 24-Stunden-Langzeit-EKG-Registrierung bei 267 Patienten mit unklaren Synkopen und normalem Standard-EKG. (Nach von Leitner 1982)

	Prozentuale Häufigkeit (%)	Positive Korrektheit (%)	Sensitivität (%)
Sinuatriale Bradyarrhythmie	22–29	78–91	54–66
AV-Überleitungsstörung	9–10	100	
Tachyarrhythmien	8–23		
Normalbefunde	34–50		

lischen Intervallen, die länger als 1 500 ms dauerten, sofern sie auf SA- oder AV-Blockierungen zurückzuführen waren, ventrikuläre Extrasystolen, die gepaart oder als Salven einfielen, sowie paroxysmale, supraventrikuläre oder ventrikuläre Tachykardien mit Frequenzen über 150/min. Im Fall des Nachweises solcher bradykarder Rhythmusstörungen wurden die betreffenden Patienten mit permanenter Herzschrittmacherimplantation, im Fall der Registrierung tachykarder Rhythmusstörungen mit Antiarrhythmika behandelt. Nach Maßgabe einer einjährigen Verlaufsbeobachtung und unter Mitberücksichtigung der zusätzlich durchgeführten invasiven Diagnostik mittels His-Bündel-Elektrographie und hochfrequenter Vorhofstimulation errechneten sie die positive Korrektheit und die Sensitivität (Vecchio 1966) der im Langzeit-EKG registrierten Befunde und der darauf basierenden Analogieschlüsse (Tabelle 6). Die positive Korrektheit gibt an, wie häufig Patienten mit positivem Langzeit-EKG-Befund unter entsprechender Behandlung asymptomatisch blieben. Die Sensitivität besagt, wie viele entweder in der Gruppe mit positivem Befund nach eingeleiteter Therapie oder in der Gruppe mit unauffälligem Befund unbehandelt erneut Synkopen während der Nachbeobachtung entwickelten. In zwei getrennten Untersuchungen wurden bei 50–66% der Patienten signifikante Rhythmusstörungen im 24-Stunden-EKG gesehen, bei 22–29% sinusartriale Erkrankungen und bei 9–10% AV-Überleitungsstörungen. Bis auf wenige Ausnahmen wurden diese Patienten nach Durchführung einer Herzschrittmacherimplantation auf Dauer von zuvor rezidivierend aufgetretener Bewußtlosigkeit befreit, welche sie zuvor in ihrer Lebensführung erheblich beeinträchtigt hatten. Die positive Korrektheit dieser Befunde war daher mit 78–91 bzw. 100% sehr hoch. Da jedoch andererseits eine Reihe von Patienten, die im Langzeit-EKG Normalbefunde zeigten, dennoch unter weiterer Verlaufsbeobachtung erneut symptomatisch wurden oder bei ihnen eine weitergehende invasive Diagnostik später den Nachweis bradykarder Rhythmusstörungen erbrachte, war die Sensitivität der Methode mit 54–66% deutlich schlechter. Infolge mehrerer Überschneidungen zwischen den beiden bradykarden Arrhythmieformen läßt sie sich nur für sinnatriale Bradyarrhythmien und AV-Überleitungsstörungen gemeinsam angeben.

Da eine über 24 h hinausgehende Registrierung bei diesen Patienten wenig zusätzliche Informationen erwarten läßt (Johansson 1981), sollte bei negativem Langzeit-EKG eine invasive Diagnostik mittels His-Bündel-Elektrographie und hochfrequenter Vorhofstimulation ergänzend durchgeführt werden (von Leit-

NER u. SCHRÖDER 1976; VON LEITNER 1982). Beide Verfahren gemeinsam erreichen bei fast unverändert hoher positiver Korrektheit eine Sensitivität von 89% (VON LEITNER 1982). Tachykarde Rhythmusstörungen sahen diese Autoren in ihrer ersten Untersuchungsserie bei lediglich 8% der Patienten mit unklaren Synkopen, einige Jahre später mit verbesserter Analysemethode bei 23%. Wegen zahlreicher Überschneidungen mit bradykarden Rhythmusstörungen, die sie häufig bei den gleichen Patienten zusätzlich feststellten und auch behandelten, konnten zur Beurteilung der Bedeutung der tachykarden Formen keine Berechnungen durchgeführt werden. Die Tatsache, daß mehrere Patienten trotz nicht konsequent durchgeführter Antiarrhythmika-Dauertherapie keine erneuten Synkopen erlitten, spricht eher gegen einen kausalen Zusammenhang zwischen dem Nachweis tachykarder Rhythmusstörungen im Langzeit-EKG und der anamnestischen Angabe von Synkopen. Doch schon allein ihre Bedeutung für den Nachweis zuverlässig behandelbarer bradykarder Rhythmusstörungen bei Patienten mit rezidivierend auftretenden kurzen Bewußtlosigkeiten rechtfertigt die Durchführung dieser Untersuchung zur Klärung solcher Symptome.

V. Charakterisierung von Risikopatienten

1. Standard-EKG

In epidemiologischen Studien (WEISS et al. 1969; CHIANG et al. 1969, 1970) und Untersuchungen von Versicherungsnehmern einer Lebensversicherungsgesellschaft (RODSTEIN et al. 1971) haben ergeben, daß ventrikulären Extrasystolen, die im Standard-EKG registriert werden, eine prognostische Bedeutung nur zukommt, wenn sie in Begleitung zusätzlicher pathologischer Befunde oder kardiovaskulärer Risikofaktoren auftreten. Intraventrikuläre Leitungsstörungen in Form bifaszikulärer Blockbilder, die im Standard-EKG als Zufallsbefund registriert werden, gehen innerhalb der nächsten $1^1/_2$ bis 3 Jahre mit einer Sterblichkeit von 23–43% einher, wobei für diese Übersterblichkeit in erster Linie die kardiale Grunderkrankung verantwortlich gemacht wird (DE PASQUALE u. BRUNO 1973; NARULA et al. 1975; DENES et al. 1977; MCANULTY et al. 1978). Andererseits weisen bis zu 80% der Patienten, denen wegen höhergradiger AV-Blockierungen permanente Herzschrittmacher implantiert werden, in früheren EKG-Aufzeichnungen solche Blockbilder auf (ROSENBAUM et al. 1968; LASSER et al. 1968; LOPEZ 1968; LANG et al. 1976; FLEISCHMANN et al. 1972; BÜCHNER et al. 1973). Daher ist durchaus möglich, daß es sich bei diesem Merkmal in vielen Fällen um frühe Hinweise auf eine sich entwickelnde bradykarde Rhythmusstörung mit eigener prognostischer Bedeutung handelt.

2. Belastungs-EKG

In epidemiologischen Studien hatten durch Ergometerbelastung provozierte ventrikuläre Extrasystolen keine von anderen Faktoren unabhängige prognostische Bedeutung (FROEHLICHER et al. 1974; VEDIN et al. 1972; WILHELMSEN 1976).

Weitergehende Untersuchungen von Probanden, bei denen sich durch körperliche Belastung ventrikuläre Arrhythmien auslösen lassen, haben gezeigt, daß diese signifikant häufiger eine koronare Herzkrankheit haben (72 bis über 90%) als andere, die keine Rhythmusstörungen entwickeln (Zaret u. Conti 1972; Goldschlager et al. 1973; Helfant et al. 1974). Udall u. Ellestad (1977) fanden dementsprechend auch ein vermehrtes Auftreten neuer koronarer Ereignisse – Infarkt, Angina pectoris, kardiale Todesfälle – bei der Nachbeobachtung solcher Patienten. Von Bedeutung ist, daß sowohl das Ausmaß der zugrundeliegenden koronaren Herzkrankheit als auch die Prognose unabhängig davon ist, ob die ventrikulären Extrasystolen unter Belastung neu auftreten oder an Häufigkeit zu- oder gar abnehmen. Im Gegensatz zu früheren Untersuchungen (Ericsson et al. 1973; Sami et al. 1979) sahen Weld et al. (1981) bei 250 Patienten, die sie etwa zwei Wochen nach akutem Myokardinfarkt belasteten, eine signifikant erhöhte Einjahressterblichkeit bei denen, die seltene oder gehäufte ventrikuläre Extrasystolen, multiforme VES oder VES-Paare entwickelten. Die Übersterblichkeit war unabhängig von anderen bekannten prognostisch bedeutsamen Faktoren.

3. Langzeit-EKG

Über die prognostische Bedeutung tachykarder Rhythmusstörungen im Langzeit-EKG Herzgesunder liegen keine größeren Untersuchungen vor. Nach Hinkle et al. (1969, 1974) und Bethge (1981) scheinen diese jedoch in Abwesenheit einer kardialen Grunderkrankung die Kurzzeitprognose (2–3 Jahre) nicht zu beeinträchtigen.

Häufiger untersucht wurden diese Zusammenhänge bei Patienten im ersten Jahr nach akutem Myokardinfarkt. Obgleich diese Arbeiten in methodischen Einzelheiten erhebliche Unterschiede aufweisen, fanden mehrere Autoren übereinstimmend eine Übersterblichkeit im ersten Jahr nach Myokardinfarkt bei den Patienten, die im Langzeit-EKG gehäufte oder multiforme ventrikuläre Extrasystolen, Bigemini, VES-Paare, VES-Salven oder Kammertachykardien aufwiesen (Bigger et al. 1981; Kotler et al. 1973; Luria et al. 1976; Moss et al. 1974, 1979; Rehnquist 1978; Ruberman et al. 1977, 1980; Schulze et al. 1977; Vismara et al. 1975). Dabei kam unabhängig von der Dauer der durchgeführten Registrierungen (6–12 h) den Arrhythmien des Schweregrades IV nach Lown die größte prognostische Bedeutung zu. Ruberman et al. (1977) konnten die Mehrzahl der Risikopatienten schon allein durch den Nachweis einfacher ventrikulärer Extrasystolen während einstündiger Aufzeichnung identifizieren. Die Bedeutung sehr vorzeitig im Sinne eines R/T-Phänomens einfallender ventrikulärer Extrasystolen wird nicht einheitlich beurteilt. Obwohl dieses bei Patienten mit repetitiven Arrhythmieformen relativ häufig registriert wird, scheint seine Bedeutung im chronischen Stadium einer koronaren Herzkrankheit gering zu sein, da im Langzeit-EKG registrierte Kammertachykardien nur außerordentlich selten durch eine ventrikuläre Extrasystole mit R/T-Phänomen ausgelöst wird (Anderson et al. 1978; Bigger et al. 1981; Bleifer et al. 1973; Winkle et al. 1977). Wegen der in den einzelnen Studien jeweils geringen Patientenzahlen war lange umstritten, ob den tachykarden Rhythmusstörungen eine von anderen Faktoren unabhängige prognostische Bedeutung zukommt, zumal mehrere Autoren einen Zusammenhang zwischen dem Schweregrad der kardialen Grunderkrankungen und dem Ausmaß der Arrhythmieneigung beschrieben haben (BETHGE et al. 1976; CALIFF et al. 1978; CALVERT et al. 1977; SCHULZE et al. 1975; SHARMA et al. 1974; VISMARA et al. 1977). LICHTLEN et al. (1980) fanden, daß selbst schwerwiegende Arrhythmieformen nicht allein, sondern nur bei gleichzeitigem Vorliegen ausgeprägter Wandbeweglichkeitsstörungen des linken Ventrikels das Risiko plötzlicher Todesfälle erhöhen. Dagegen fanden BIGGER et al. (1981) kürzlich anhand einer umfangreicheren prospektiven Studie, die 430 Patienten einschloß, daß Salven ventrikulärer Extrasystolen im ersten Jahr nach Infarkt eine eigenständige, von anderen Variablen unabhängige Bedeutung haben. Diese scheint nach Untersuchungen von MOSS et al. (1979), die 940 Patienten mit Angina pectoris oder Zustand nach Infarkt prospektiv beobachteten, auch im chronischen Stadium einer koronaren Herzkrankheit wahrscheinlich. SPIELBERG et al. (1982) berichteten über 101 im Mittel 69 Jahre alte Patienten mit komplexen tachykarden Rhythmusstörungen, die weder in den ersten 12 Monaten zuvor einen Myokardinfarkt erlitten hatten, noch eine schwere Herzinsuffizienz aufwiesen. Im ersten Jahr nach der Langzeit-EKG-Registrierung starben 9 von 21 Patienten mit Kammertachykardien (mehr als 5 VES hintereinander) und 11 von 39, deren schwerwiegendste Rhythmusstörung VES-Salven (3–5 VES hintereinander) waren. Dagegen hatten Patienten, die lediglich VES-Paare oder Bigemini aufwiesen, keine eindeutig erhöhte Sterblichkeit.

Faßt man die Ergebnisse dieser Studien zusammen, so kann festgestellt werden, daß im 24-Stunden-Langzeit-EKG registrierte VES-Salven bzw. Kammertachykardien sowohl in der Rehabilitationsphase nach Myokardinfarkt, wahrscheinlich aber auch im chronischen Stadium einer koronaren Herzkrankheit bzw. längere Zeit nach überstandenem Infarkt auf eine erhöhte Gefährdung dieser Merkmalsträger hinweisen. Das zusätzliche Vorhandensein von Störungen der linksventrikulären Wandbeweglichkeit, das Ausmaß der Koronarsklerose sowie ein höheres Lebensalter beeinträchtigen die Prognose dieser Patienten zusätzlich.

4. Summations-EKG

Von einigen Arbeitsgruppen (BREITHARDT et al. 1980; FONTAINE et al. 1978a; HOMBACH et al. 1980; OEFF et al. 1981; ROZANSKI et al. 1979; SIMSON et al. 1980) wurde gezeigt, daß sich mit dieser Technik bei Patienten mit tachykarden ventrikulären Rhythmusstörungen häufig nichtinvasiv sogenannte ventrikuläre Spätpotentiale registrieren lassen. BREITHARDT et al. (1981a) fanden in einer prospektiven Studie erste Hinweise darauf, daß das Vorhandensein solcher Spätpotentiale möglicherweise eine prognostische Bedeutung hat bezüglich des Auftretens plötzlicher Todesfälle oder von Kammertachykardien. VON LEITNER et al. (1982) fanden demgegenüber bei lediglich 3 von 11 Patienten, die sie nach erfolgreicher Reanimation wegen primären Kammerflimmerns untersuchten, dieses Merkmal sowie bei 8 von 11 Patienten mit Zustand nach anhaltenden Kammertachykardien. Ob diese neue Methode eine Bereicherung der diagnostischen Möglichkeiten zur Identifikation von Risikopatienten darstellt, wird erst nach Vorliegen weiterer Untersuchungsergebnisse beurteilt werden können.

Literatur

Abdon N-J, Malmcrona R (1975) High pacemaker implantation rate following "cardiogenic neurology". Acta Med Scand 189:455–461

Amsterdam EA, Brocchini R, Vismara LA, Mason DT (1974) Sensitivity of portable monitoring and exercise stress in detection of ventricular arrhythmias in coronary patients. Circulation [Suppl III] 49/50:213

Anderson KP, De Camilla J, Moss AJ (1978) Clinical significance of ventricular tachycardia (3 beats or longer) detected during ambulatory monitoring after myocardial infarction. Circulation 57:890–897

Andresen D, Tietze U, Leitner E-R v, Wegscheider K, Schröder R (1981) Complex ventricular arrhythmias. Circulation 63:236

Andresen D, Tietze U, Leitner E-R v, Lehmann HU, Thormann I, Wessel HJ, Schröder R (1980) Spontanvariabilität tachykarder Rhythmusstörungen. Z Kardiol 59:214

Andresen D, Wegscheider K, Leitner E-R v, Tietze U, Schröder R (1981a) Beziehung zwischen ventrikulärer Extrasystolie, Tageszeit und Herzfrequenz. Z Kardiol 70:283

Andresen D, Leitner E-R v, Wegscheider K, Schröder R (1982) Nachweis komplexer tachykarder ventrikulärer Rhythmusstörungen im Langzeit-EKG: Abhängigkeit von der Registrierdauer. Dtsch Med Wochenschr 107:571–574

Andresen D, Wegscheider K, Leitner E-R v, Agena H, Theiss A, Schröder R (1982a) Vergleichende Untersuchung standardisierter Provokationsverfahren zum Nachweis tachykarder ventrikulärer Rhythmusstörungen. Z Kardiol 71:202

Arzbaecher RC, Collins S, Jenkins J, Lorenzen S (1978) Feasibility of long-term esophageal electrocardiography in the study of transient arrhythmias. Biomed Sci Instrum 14:1–6

Beard EF, Owen CA (1973) Cardiac arrhythmias during exercise testing in healthy men. Aerosp Med 44:286–289

Berbari EJ, Lazzara R, Samet P, Scherlag BJ (1973) Noninvasive technique for detection of electrical activity during the P–R segment. Circulation 48:1005–1013

Berbari EJ, Scherlag BJ, El-Sherif N, Befeler B, Aranda JM, Lazzara R (1976) The His-Purkinje electrocardiogram in man. Circulation 54:219–224

Berbari EJ, Scherlag BJ, Hope RR, Lazzara R (1978) Recording from the body surface of arrhythmogenic ventricular activity during the ST-segment. Am J Cardiol 41:697–702

Berry H, Ranganathan N, Winchester BT (1974) Surface His bundle recordings by the signal averaging method. Circulation [Suppl III] 50:215

Bethge K-P (1981) Langzeit-Elektrokardiographie bei Patienten mit koronarer Herzerkrankung. Habilitationsschrift, Medizinische Hochschule Hannover

Bethge K-P, Bethge H-C, Lichtlen P (1976) Häufigkeit von Kammer-Extrasystolen bei koronarer Herzkrankheit. Vergleich der Langzeit-EKG-Befunde mit der Koronarographie. Verh Dtsch Ges Kreislaufforsch 42:259–262

Bigger JT, Weld FM, Rolnitzky LM (1981) Prevalence, characteristics and significance of ventricular tachycardia (three or more complexes) detected with ambulatory electrocardiographic recording in the late hospital phase of acute myocardial infarction. Am J Cardiol 48:815–823

Bjerregaard P (1980) Prevalence and variability of cardiac arrhythmias in healthy subjects. In: Chamberlain DA, Kulbertus H, Mogensen L, Schlepper M (eds) Cardiac arrhythmias in the active population. Lindgren & Söner, Mölndal, pp 24–32

Blackburn H, Taylor HL, Hanwell B, Buskirk E, Nicholas WC, Thorson RD (1973) Premature ventricular complexes induced by stress testing. Am J Cardiol 31:441–449

Bleifer S, Karpman H, Sheppard J, Bleifer DJ (1973) Relationship between premature ventricular complexes and development of ventricular tachycardia. Am J Cardiol 31:400–403

Boineau JP, Cox JP (1973) Slow ventricular activation in acute myocardial infarction. A source of reentrant premature contractions. Circulation 48:702–713

Boter J, van Keulen GJ (1981) Recording equipment: A review of six commercial systems.

In: Wenger NK, Mock MB, Ringquist I (eds) Ambulatory electrocardiographic recording. Year Book Medical Publishers, Chicago London, pp 23–31

Boudoulas H, Schaal S, Lewis RP, Robinson JL (1979) Superiority of 24-hour outpatient monitoring over multistage exercise testing for the evaluation of syncope. J Electrocardiol 12:103–108

Brazier MAB (1964) Evoked responses recorded from the depths of the human brain. Ann NY Acad Sci 112:33–59

Breithardt G, Becker R, Seipel L (1980) Non invasive recording of late ventricular activation in man. Circulation [Suppl III] 62:320

Breithardt G, Becker R, Seipel L, Abendroth RR, Ostermeyer J (1981) Non-invasive detection of late potentials in man – a new marker for ventricular tachycardia. Eur Heart J 2:1–11

Breithardt G, Schwarzmeier J, Abendroth RR, Borggrefe M, Seipel L (1981 a) Prospective study on the incidence of late potentials in postmyocardial infarction patients. Eur Heart J [Suppl A] 2:15

Brodsky M, Wu D, Denes P, Kanakis C, Rosen KM (1977) Arrhythmias documented by 24 hour continuous electrocardiographic monitoring in 50 male students without apparent heart disease. Am J Cardiol 39:390–395

Büchner C, Drägert W (1973) Schrittmachertherapie des Herzens. Mannheimer Morgen, Mannheim

Califf RM, Burks JM, Bhar VS, Margolis JR, Wagner GS (1978) Relationships among ventricular arrhythmias, coronary artery disease, and angiographic and electrocardiographic indicators of myocardial fibrosis. Circulation 57:725–732

Calvert A, Lown B, Gorlin R (1977) Ventricular premature beats and anatomically defined coronary heart disease. Am J Cardiol 39:627–634

Chiang BN, Perlman LV, Ostrander LD, Epstein FH (1969) Relationship of premature systoles to coronary heart disease and sudden death in the Tecumseh epidemiologic study. Ann Intern Med 70:1159–1166

Chiang BN, Perlman LV, Fulton M, Ostrander LD, Epstein FH (1970) Predisposing factors in sudden cardiac death in Tecumseh, Michigan. Circulation 41:31–37

Clarke JM, Hamer J, Shelton JR, Taylor S, Venning GR (1976) The rhythm of the normal human heart. Lancet 2:508–512

Combs RL, Shah PM, Klorman RS, Klorman R (1980) Effects of induced psychological stress on click and rhythm in mitral valve prolaps. Am Heart J 99:714–721

Corday E, Bazika V, Lang TW, Pappelbaum S, Gold H, Bernstein H (1965) Detection of phantom arrhythmias and evanescent electrocardiographic abnormalities: Use of prolonged direct electrocardiocording. JAMA 193:417–421

Crawford M, O'Rourke RA, Ramakrishna N, Henning H, Ross J Jr (1974) Comparative effectiveness of exercise testing and continuous monitoring for detecting arrhythmias in patients with previous myocardial infarction. Circulation 50:301–305

Crow RS, Prineas RJ (1981) Quality control. In: Wenger NK, Mock MB, Ringquist I (eds) Ambulatory electrocardiographic recording. Year Book Medical Publishers, Chicago London, pp 209–210

De Busk RF, Taylor CB, Agras WS (1979) Comparison of treadmill exercise testing and psychologic stress testing soon after myocardial infarction. Am J Cardiol 43:907–912

Decamps A, Kantelip JP, Dordain G, Tournilhac M (1980) Syncopes et accidents ischémiques cérébraux: rapport de l'enregistrement électrocardiographique continu par système Holter. Nouv Presse Med 9:48–49

Denes P, Dhingra RC, Wu D, Wyndham CR, Amat-y-Leon F, Rosen KM (1977) Sudden death in patients with chronic bifascicular block. Arch Intern Med 137:1005–1010

De Pasquale NP, Bruno MS (1973) Natural history of combined right bundle branch block and left anterior hemiblock. Am J Med 54:297–303

Dietz A, Kirchhoff HW (1973) Die Variationsbreite von Herzrhythmusstörungen bei Herzgesunden. Z Kardiol 62:289–303

Dittrich J, Himmel W (1973) Radioelektrokardiographie bei Herz- und Kreislaufkranken eines Rehabilitationszentrums während Leistungsversuch nach Pauli und ergometrischer Belastung – eine Vergleichsstudie. Z Kardiol 63:82–94

Djiane P, Egret A, Bory M, Savin B, Serradimigni A (1977) L' enregistrement électrocardiographique continu chez 50 subjets normaux. In: Puech P (ed) Troubles du rythme et électrostimulation. Fournié, Toulouse, pp 161–168

Drews S, Drews A, Barmeyer J (1981) Herzrhythmusstörungen unter Ergometerbelastung bei männlichen Infarktpatienten im chronischen Infarktstadium. Herz/Kreisl 11:519–525

Durrer D, van Lier AAW, Buller J (1964) Epicardial and intramural excitation in chronic myocardial infarction. Am Heart J 68:765–776

Eliaser M, Kondo BO (1941) The electrocardiogram in later life. Arch Intern Med 67:637–646

El-Sherif N, Lazzara R, Hope RR, Scherlag BJ (1977) Reentrant ventricular arrhythmias in the late myocardial infarction III. Manifest and concealed extrasystolic grouping. Circulation 56:225–234

Engel GL (1971) Sudden and rapid death during psychologic stress. Folklore or wisdom? Ann Intern Med 74:771–782

Engel UR, Burckhardt D (1975) Häufigkeit und Art von Herzrhythmusstörungen sowie EKG-Veränderungen bei jugendlichen herzgesunden Probanden. Untersuchungen mit dem Langzeit-Überwachungs-Elektrokardiogramm. Schweiz Med Wochenschr 105: 1467–1469

Ericsson M, Granath A, Ohlsen P, Södermark T, Volpe U (1973) Arrhythmias and symptoms during treadmill testing three weeks after myocardial infarction in 100 patients. Br Heart J 35:787–790

Faris JV, McHenry PL, Jordan JW, Morris SN (1976) Prevalence and reproducibility of exercise-induced ventricular arrhythmias during maximal exercise testing in normal men. Am J Cardiol 37:617–622

Federman J, Whitford JA, Anderson ST, Pitt A (1978) Incidence of ventricular arrhythmias in first year after myocardial infarction. Heart J 40:1243–1250

Feldman CL (1981) How should Holter monitoring analysis be performed? In: Morganroth J, Morre EN, Dreyfus LS, Michelson EL (eds) The evaluation of new antiarrhythmic drugs. Nijhoff, The Hague Boston London, pp 87–102

Feldman CL (1981a) In: Morganroth J, Moore EN, Dreifus LS, Michelson EL (eds) The evaluation of new antiarrhythmic drugs. Nijhoff, The Hague Boston London, p 124

Fleischmann D, Effert S, Bleifeld W, Wormuth J, Müller R (1972) Häufigkeit und Prognose intraventrikulärer Leitungsstörungen beim chronischen Herzblock mit Adams-Stokes-Syndrom. Klin Wochenschr 50:768–775

Flowers NC, Hand RC, Orander PC, Miller KB, Walden MO, Horan LG (1974) Surface recording of electrical activity from the region of the bundle of His. Am J Cardiol 32:384–389

Fontaine G, Frank R, Vedel J, Vachon JM, Guiraudon G, Grosgogeat Y, Facquet J (1974) La genèse de certains troubles du rythme ventriculaire. Nouv Presse Med 3:2321–2324

Fontaine G, Guiraudon G, Frank R, Vedel J, Grosgogeat Y, Cabrol C (1978) Modern concepts of ventricular tachycardia. The value of electrocardiological investigations and delayed potentials in ventricular tachycardia of ischemic and non ischemic etiology. Eur J Cardiol 8:565–580

Fontaine G, Frank R, Gallais-Hamonno F, Allali J, Phan-Thuc H, Grosgogeat Y (1978a) Electrocardiographie des potentiels tardifs du syndrome de post-excitation. Arch Mal Coeur 71:854–864

Fosmoe RJ, Averill KH, Lamb LE (1960) Electrocardiographic findings in 67,375 asymptomatic subjects. II Supraventricular arrhythmias. Am J Cardiol 6:84–95

Froehlicher VF, Thomas MD, Pillow C, Lancaster MC (1974) Epidemiologic study of asymptomatic men screened by maximal treadmill testing for latent coronary artery disease. Am J Cardiol 34:770–776

Furness A, Sharratt GP, Larson P (1975) The feasibility of detecting His bundle activity from the body surface. Cardiovasc Res 9:390–396

Gardin JM, Belic N, Singer DH (1979) Pseudodysrhythmias in ambulatory ECG monitoring. Arch Intern Med 139:809–812

Gilson JS (1965) Electrocardiocordes AVSEP patterns in 37 normal adult men. Am J Cardiol 16:789–793

Gilson JS, Griffing RB (1961) Continuous electrocardiograms, electrodes and lead systems. Am J Cardiol 8:212–215

Gilson JS, Holter NJ, Glasscock WR (1964) Clinical observations using the AVSEP continuous electrocardiographic system: Tentative standards and typical patterns. Am J Cardiol 14:204–217

Gilson JS, Holter NJ, Glasscock WR (1965) Unusual QRS alterations seen in continuous electrocardiocorder recordings. Instances associated with myocarditis, bundle branch block and angina pectoris. Am Heart J 69:41–48

Goldbarg AN, Moran JF, Childers RW, Ricketts HT (1970) Results and correlations of multistage exercise tests in a group of clinically normal buisiness executives. Am Heart J 79:194–200

Goldberg AD, Raftery EB, Cashman PM (1975) Ambulatory electrocardiographic records in patients with transient cerebral attacks or palpitation. Br Med J 4:569–571

Goldberger E (1961) Long period continuous electrocardiography of active persons. Am J Cardiol 8:603–604

Goldschlager N, Cake D, Colm K (1973) Exercise-induced ventricular arrhythmias in patients with coronary artery disease. Am J Cardiol 31:434–440

Gooch AS, McConnell D (1970) Analysis of transient arrhythmias and conduction disturbances occuring during submaximal treadmill exercise testing. Prog Cardiovasc Dis 13:293–307

Goulding L (1978) 24 hour ambulatory electrocardiography from normal urban and rural population. In: Stott FD, Raftery EB, Sleight P, Goulding L (eds) ISAM 1977. Proc Second International Symposium on Ambulatory Monitoring. Academic Press, London, pp 13–22

Graboys TB, De Silva R, Lown B (1978) Ambulatory monitoring and exercise stress testing in the management of patients with malignant ventricular arrhythmia. Am J Cardiol 41:400

Greene WA, Goldstein S, Moss AJ (1972) Psychosocial aspects of sudden death. Ann Intern Med 129:725–731

Grodman RS, Capone RJ, Most AS (1979) Arrhythmia surveillance by transtelephonic monitoring: Comparison with Holter monitoring in symptomatic ambulatory patients. Am Heart J 98:459–464

Gymoese E, Heil M, Andersen JD, Sandoe E (1978) Long-term ECG monitoring in suspected Adams-Stokes disease. Scand J Thorac Cardiovasc Surg [Suppl] 22:9–12

Hansman DR, Sheppard JJ (1972) ECG monitor artifacts. Ann Intern Med 78:619

Hasin Y, David D, Rogel S (1976) Diagnostic and therapeutic assessment by telephone electrocardiographic monitoring of ambulatory patients. Br Med J 2:609–612

Helfant RH, Pine R, Kabde V, Banka VS (1974) Exercise-related ventricular premature complexes in coronary heart disease. Correlations with ischemia and angiographic severety. Ann Intern Med 80:589–592

Hermes RE, Oliver GC (1981) Use of the American Heart Association database. In: Wenger NK, Mock MB, Ringquist I (eds) Ambulatory electrocardiographic recording. Year Book Medical Publishers, Chicago London, pp 165–181

Hindman MC (1973) Wolff-Parkinson-White syndrome observed by portable monitoring. Ann Intern Med 79:654–663

Hinkle LE (1981) Equipment specification and analytic techniques: clinical implications. In: Wenger NK, Mock MB, Ringquist I (eds) Ambulatory electrocardiographic recording. Year Book Medical Publishrs, Chicago London, pp 33–57

Hinkle LE, Meyer J, Stevens M, Carver ST (1967) Tape recordings of the ECG of activ men. Limitations and advantages of the Holter Avionics instruments. Circulation 36:752–765

Hinkle LE, Carver ST, Stevens M (1969) The frequency of asymptomatic disturbances of cardiac rhythm and conduction in middle-aged men. Am J Cardiol 24:629–650

Hinkle LE, Carver ST, Argyros DC (1974) The prognostic significance of ventricular premature contractions in healthy people and in people with coronary heart disease. Acta Cardiol (Brux) Suppl 18:5–32
Hishimoto Y, Sawanayama T (1975) Noninvasive recording of His potentials in man. Br Heart J 37:635–639
Hiss RG, Lamb LE (1962) Electrocardiographic findings in 122,043 individuals. Circulation 25:947–961
Holter NJ (1957) Radioelectrocardiography: A new technique for cardiovascular studies. Ann NY Acad Sci 65:913–923
Holter NJ (1961) New method for heart studies. Science 134:1214–1220
Holter NJ (1976) Historical background and development of ambulatory monitoring. In: Jacobsen NK, Yarnall SR (eds) Ambulatory ECG monitoring. MCSA, Seattle Washington, pp 1–9
Hombach V, Höpp H-W, Braun V, Behrenbeck W, Tauchert M, Hilger HH (1980) Die Bedeutung von Nachpotentialen innerhalb des ST-Segmentes im Oberflächen-EKG bei Patienten mit koronarer Herzkrankheit. Dtsch Med Wochenschr 105: 1457–1462
Irving JB, Bruce RA (1977) Exertional hypotension and postexertional ventricular fibrillation in stress testing. Am J Cardiol 39:849–851
Jelinek MV, Lown B (1974) Exercise stress testing for exposure of cardiac arrhythmias. Prog Cardiovasc Dis 16:497–522
Jenkins JM, Wu D, Arzbaecher RC (1979) Computer diagnosis of supraventricular and ventricular arrhythmias. A new esophageal technique. Circulation 60:977–987
Jensen G, Sigurd B, Meibom J, Sandoe E (1973) Adams-Stokes syndrome caused by paroxysmal third-degree artrioventricular block. Br Heart J 35:516–520
Jensen G, Sigurd B, Sandoe E (1975) Adams-Stokes seizures due to ventricular tachydysrhythmias in patients with heart block: Prevalence and problems of management. Chest 67:43–48
Johansson BW (1961) Adams-Stokes syndrome. A review and follow-up study of fourty-two cases. Am J Cardiol 8:76–93
Johansson BW (1977) Long-term ECG in ambulatory clinical practice. Eur J Cardiol 5:39–48
Johansson BW (1981) Evaluation of alterations of consciousness and palpitations. In: Wenger NK, Mock MB, Ringquist I (eds) Ambulatory electrocardiographic monitoring. Year Book Medical Publishers, Chicago London, pp 321–330
Johnson RL, Averill KH, Lamb LE (1960) Electrocardiographic findings in 67,375 asymptomatic subjects. VII Atrioventricular block. Am J Cardiol 6:153–177
Josephson ME, Horowitz LN, Farshidi A (1978) Continuous local electrical activity, a mechanism of recurrent ventricular tachycardia. Circulation 57:659–665
Kennedy HL (1981) Ambulatory electrocardiography. Lea & Febiger, Philadelphia, pp 163–184
Kennedy HL, Underhill SJ, Warbasse JR (1976) Practical advantages of two-channel electrocardiographic Holter recordings. Am Heart J 91:822–823
Kennedy HL, Caralis DG, Khan MA, Poblete PF, Pescarmona JE (1977) Ventricular arrhythmia 24 hours before and after maximal treadmill testing. Am Heart J 94:718–724
Kennedy HL, Chandra V, Sayther K, Caralis D (1978) Effectiveness of increasing hours of continuous ambulatory electrocardiography in detecting maximal ventricular ectopy. Am J Cardiol 42:925–930
Kennedy HL, Wheeler CJ, Poblete PF, Caralis DG (1978a) Evaluation of dizziness and syncope by 24-hour ambulatory electrocardiography. Am J Cardiol 41:402
Kleiger RE, Senior RM (1974) Long term electrocardiographic monitoring of ambulatory patients with chronic airway obstruction. Chest 65:483–487
Klein H, Karp RB, Kouchoukos NT, James TN, Waldo AL (1979) Ventricular mapping of abnormal myocardium in patients with and without arrhythmias. Circulation [Suppl II] 60:24
Kosowsky B, Lown B, Whithing R, Guiney T (1971) Ocurrence of ventricular arrhytmia with exercise as compared to monitoring. Circulation 44:628–632

Kostis JB, Moreyra AE, Natarajan N, Gotzoyannis S, Hosler M, McCrone K, Kuo PT (1979) Ambulatory electrocardiography: what is normal? Am J Cardiol 43:420
Kotler MN, Tabatznik B, Mower MM, Tominaga S (1973) Prognostic significance of ventricular ectopic beats with respect to sudden death in the late postinfarction period. Circulation 47:959–966
Krasnow AZ, Bloomfield DK (1976) Artifacts in portable electrocardiographic monitoring. Am Heart J 91:349–357
Kumar SP, Yans J, Kwatra M (1979) Unusual artifacts in electrocardiographic monitoring. J Electrocardiol 12:295–298
Kunz G, Raeder E, Burckhardt D (1977) What does the symptom "palpitation" mean? – Correlation between symptoms and the presence of cardiac arrhythmias in the ambulatory ECG. Z Kardiol 66:138–141
Kure K (1912) Psychisch ausgelöste Kammertachysystolie. Dtsch Arch Klin Med 106:33–46
Lang K, Just H, Limbourg P, Hain P (1976) Die Bedeutung proximaler und distaler Leitungsverzögerung bei Patienten mit faszikulärem Block. Verh Dtsch Ges Kreislaufforsch 42:240–242
Lasser RP, Haft JI, Friedberg CK (1968) Relationship of right bundle-branch block and marked left axis deviation to complete heart block and syncope. Circulation 37:429–437
Lazzara R, Campbell R, Berbari EJ, Scherlag BJ, Myerburg RJ (1973) Electrocardiogram of His-Purkinje system in man. Circulation [Suppl IV] 48:22
Leitner E-R v (1982) Wertigkeit elektrokardiographischer Untersuchungsmethoden zur Diagnostik bradykarder Rhythmusstörungen. Habilitationsschrift, Universität Berlin
Leitner E-R v, Schröder R (1976) Kardiologische Funktionsdiagnostik bei Patienten mit unklaren synkopalen Anfällen. Verh Dtsch Ges Inn Med 82:1218–1222
Leitner E-R v, Andresen D, Meyer V (1978) Wertigkeit kardiologischer Untersuchungsmethoden im Rahmen der Diagnostik von Patienten mit unklaren Synkopen. Intensivmed 15:164–167
Leitner E-R v, Andresen D, Reinhardt M, Tietze U, Schröder R (1979) Langzeit-EKG-Untersuchungen von herzgesunden Normalpersonen mit rechnercompatiblem Analysesystem. Intensivmed 16:184–188
Leitner E-R v, Tietze U, Andresen D, Schröder R (1981) Rechnerkompatibles Langzeit-EKG-Analysegerät zur Erfassung einfacher und komplexer Rhythmusstörungen: Systembeschreibung und Untersuchung der Analysegenauigkeit. Z Kardiol 70:22–27
Leitner E-R v, Andresen D, Oeff M, Spielberg C, Schröder R (1982) Nichtinvasive und invasive Arrhythmiediagnostik bei Patienten mit malignen tachykarden ventrikulären Rhythmusstörungen. Z Kardiol 71:201
Levin EB (1976) Use of the Holter electrocardiographic monitor in the diagnosis of transient ischemic attacks. J Am Geriatr Soc 24:516–521
Levine BJ, Zeldis SM, Morganroth J (1978) Lack of correlations between symptoms and significant arrhythmias on long-term electrocardiographic analysis. Clin Res 26:247A
Lichtlen PR, Bethge K-P, Platiel H (1980) Inzidenz des plötzlichen Herztodes bei Koronarpatienten in Abhängigkeit von Anatomie und Rhythmusprofil. Z Kardiol 69:639–648
Lipski J, Cohen L, Espinoza J, Motro M, Dack S, Donoso E (1976) Value of Holter monitoring in assessing cardiac arrhythmias in symptomatic patients. Am J Cardiol 37:102–107
Lopes MG, Runge P, Harrison DC, Schoeder JS (1975) Comparison of 24 versus 12 hours of ambulatory ECG monitoring. Chest 67:269–273
Lopez JF (1968) Electrocardiographic findings in patients with complete atrioventricular block. Br Heart J 30:20–28
Lown B, Wolf M (1971) Approaches to sudden death from coronary heart disease. Circulation 44:130–142
Lown B, Verrier RL, Rabinowirz SH (1977) Neural and psychologic mechanisms and the problem of sudden cardiac death. Am J Cardiol 39:890–902
Lown B, De Silva R, Lenson R (1978) Roles of psychologic stress and autonomic nervous

system changes in provocation of ventricular premature complexes. Am J Cardiol 41:978–985
Luria MH, Knoke JD, Margolis RM, Hendricks FH, Kuplic JB (1976) Acute myocardial infarction: Prognosis after recovery. Ann Intern Med 85:561–565
Luxon LM, Crowther A, Harrison MJG Coltart DJ (1978) Controlled 24 hours electrocardiographic ambulatory monitoring of patients with transient neurological symptoms. In: Klewe H-J, Kimmich HP (eds) Biotelemetry IV. Döring, Braunschweig, pp 141–144
Malek J, Glushien A (1972) Artifacts in portable ECG monitoring. Ann Intern Med 77:1004
Manning GW, Ahuja AP, Gutierrez MR (1968) Electrographic differentiation between ventricular ectopic beats from subjects with normal and diseased hearts. Acta Cardiol (Brux) 23:462–470
Mark RG, Moody GB, Olson WH, Peterson SK (1981) Event recorders and future systems. In: Wenger NK, Mock MB, Ringquist I (eds) Ambulatory electrocardiographic recording. Year Book Medical Publishers, Chicago London, pp 113–132
McAllen PM, Marshall J (1973) Cardiac dysrhythmia and transient cerebral ischemic attacks. Lancet II:1212–1214
McAnulty JH, Kauffmann S, Murphey ES, Kassebaum DG, Rahimtoola SH (1978) Survival in patients with intraventricular conduction defects. Arch Intern Med 138:30–35
McHenry PL, Fisch C, Jordan JW, Corya BR (1972) Cardiac arrhythmias observed during maximal treadmill exercise testing in clinically normal men. Am J Cardiol 29:331–336
McHenry PL, Morris SN, Kavalier M, Jordan JW (1976) Comparative study of exercise-induced ventricular arrhythmias in normal subjects and patients with documented coronary artery disease. Am J Cardiol 37:609–616
McInnis HF (1954) The clinical application of radioelectrocardiography. Can Med Assoc J 70:574–576
Meytes J, Kaplinsky E, Yahini JH, Hanne-Paparo N, Neufeld HN (1975) Wenckebach A-V block: A frequent feature following heavy physical training. Am Heart J 90:426–430
Michelson EL, Morganroth J (1980) Spontaneous variability of complex ventricular arrhythmias detected by long-term electrocardiographic recording. Circulation 61:690–695
Mock MB, Oliver GC, Wenger NK (1981) Recording and analysis systems: Quality control and performance criteria: Needs and opportunities. In: Wenger NK, Mock MB, Ringquist I (eds) Ambulatory electrocardiographic recording. Year Book Medical Publishers, Chicago London, pp 209–210
Møller M (1978) Reliability of quantitative analysis of ambulatory ECG tape recordings. Trans Eur Soc Cardiol 1:30
Møller M, Nielson BL, Fabricius J (1980) The spontaneous variation in the pattern of ventricular extrasystoles in patients recently recovered from an acute myocardial infarction. Clin Cardiol 3:106–110
Monahan JP, Denes P, Rosen KM (1975) Portable electrographic monitoring. Arch Intern Med 135:1188–1194
Morganroth J (1981) Long-term ambulatory electrocardiographic recording in the determination of efficacy of new antiarrhythmic agents. In: Morganroth J, Moore EM, Dreyfus LS, Michelson EL (eds) The evaluation of new antiarrhythmic drugs. Nijhoff, The Hague Boston London, pp 103–111
Morganroth J, Michelson EL, Horowitz LN, Josephson ME, Pearlman AS, Dunkman WB (1978) Limitations of routine long-term electrocardiographic monitoring to assess ventricular ectopic frequency. Circulation 58:408–414
Morganroth J, Michelson EL (1980) Precise determination of antiarrhythmic drug efficacy in individual patients based on individual rather than pooled patient data. Circulation [Suppl III] 62:84
Moss AJ, De Camilla J, Engström F, Hoffman W, Odoroff C, Davis H (1974) The

posthospital phase of myocardial infarction: Identification of patients with increased mortality risk. Circulation 49:460–466
Moss AJ, Davis HT, De Camilla J, Bayer LW (1979) Ventricular ectopic beats and their relation to sudden and nonsudden cardiac death after myocardial infarction. Circulation 60:998–1003
Narula OS, Gann D, Samet P (1975) Prognostic value of H-V intervals. In: Narula OS (ed) His bundle electrocardiography and clinical electrophysiology. Davis, Philadelphia, pp 437–449
Nolle FM (1981) Analysis systems for research. In: Wenger NK, Mock MB, Ringquist I (eds) Ambulatory electrocardiographic recording. Year Book Medical Publishers, Chicago London, pp 59–70
Norland CC, Semler HJ (1964) Angina pectoris and arrhythmias documented by cardiac telemetry. JAMA 190:115–118
Oeff M, Leitner E-R v, Loock D, Schröder R (1981) Non-invasive registration of late potentials in man. Eur Heart J [Suppl A] 2:15
Okajima M, Scholmerich P, Simonson E (1960) Frequency of premature beats in 715 healthy adult subjects. Minn Med 43:751–753
Ostermeyer J, Breithardt G, Kolvenbach R, Körfer R, Seipel L, Schulte HD, Bircks W (1979) Intraoperative electrophysiologic mapping during cardiac surgery. Thorac Cardiovasc Surgeon 27:260–270
Poblete PF, Kennedy HL, Caralis DG (1978) Detection of ventricular ectopy in patients with coronary heart disease and normal subjects by exercise testing and ambulatory electrocardiography. Chest 74:402–407
Poblete PF, Pescarmona JE, Kennedy HL, Gillilan RE (1979) Hour to hour vs day to day variation of ventricular ectopic beats. Circulation [Suppl II] 60:188
Raftery EB, Cashman PMM (1976) Long-term recording of the electrocardiogram in a normal population. Postgrad Med J [Suppl 7] 52:32–38
Rahe RH, Lind E (1971) Psychosocial factors and sudden cardiac death: A pilot study. J Psychosom Res 15:19–24
Rahe RH, Romo M, Benne HL, Siltanen P (1974) Recent life changes, myocardial infarction and abrupt coronary death. Studies in Helsinki. Arch Intern Med 133:221–228
Rehnquist N (1978) Ventricular arrhythmias after an acute myocardial infarction. Prognostic weight and natural history. Eur J Cardiol 7:169–187
Ringquist I, Wenger NK (1981) Equipment and recording methodology. In: Wenger NK, Mock MB, Ringquist I (eds) Ambulatory electrocardiographic recording. Year Book Medical Publishers, Chicago London, pp 133–142
Ripley KL, Arthur RM (1975) Evaluation and comparison of automatic arrhythmia detectors. Comput Cardiol, IEEE Comput Soc 75:27–32
Rochmis P, Blackburn H (1971) Exercise tests: A survey of procedures, safety and litigation experience in approximately 170,000 tests. JAMA 217:1061–1066
Rodstein M, Wollock L, Gubner RS (1971) Mortality study of the significance of extrasystoles in an insured population. Circulation 44:617–625
Romhilt DW, Bloomfield SS, Chou TC, Fowler NO (1973) Unrealibility of conventional electrocardiographic monitoring for arrhythmia detection in coronary care units. Am J Cardiol 31:457–461
Rose G, Baxter PJ, Reid DD, McCartney P (1978) Prevalence and prognosis of electrocardiographic findings in middle-aged men. Br Heart J 40:636–643
Rosenbaum MB, Elizari MV, Lazzari JO (1968) Los hemibloqueos. Paidos, Buenos Aires
Rozanski JJ, Myerburg RJ, Castellanos A (1979) A new waveform identified by signal averaging in patients with recurrent ventricular tachycardia. Circulation [Suppl II] 60:22
Rozanski JJ, Castellanos A (1980) Clinical evaluation of an improved high resolution ECG cart for recording the His bundle electrogram non-invasively. Pace 3:479–486
Rozanski JJ, Mortara D, Myerburg RJ, Castellanos A (1981) Body surface detection of delayed depolarizations in patients with recurrent ventricular tachycardia and left ventricular aneurysm. Circulation 63:1172–1178
Ruberman W, Weinblatt E, Goldberg JD, Frank CW, Shapiro S (1977) Ventricular

premature beats and mortality after myocardial infarction. N Engl J Med 297:750–757

Ruberman W, Weinblatt E, Goldberg JD, Frank CW (1980) Sudden death after myocardial infarction: Runs of ventricular premature beats and R on T as high risk factors. Am J Cardiol 45:444

Ryan M, Lown B, Horn H (1975) Comparison of ventricular ectopic activity during 24-hour monitoring and exercise testing in patients with coronary heart disease. N Engl J Med 292:224–229

Samek L, Roskamm H (1980) Das Belastungs-EKG. In: Csapo G (Hrsg) Konventionelle und intrakardiale Elektrokardiographie. Ciba-Geigy, Wehr, S 142–165

Sami M, Kraemer H, De Busk RF (1979) The prognostic significance of serial exercise testing after myocardial infarction. Circulation 60:1238–1246

Sami M, Kraemer H, Harrison DC, Houston N, Shimasaki C, De Busk RF (1980) A new method for evaluating antiarrhythmic drug efficacy. Circulation 62:1172–1179

Savage DD, Seides SF, Maron BJ, Myers DJ, Epstein SE (1979) Prevalence of arrhythmias during 24-hour electrocardiographic monitoring and exercise testing in patients with obstructive and non-obstructive hypertrophic cardiomyopathy. Circulation 59:866–875

Scherer D, Kaltenbach M (1979) Häufigkeit lebensbedrohlicher Komplikationen bei ergometrischen Belastungsuntersuchungen. Dtsch Med Wochenschr 33:1161–1165

Schiffer F, Hartley LH, Schulman CL, Abelmann WH (1976) The quiz electrocardiogram: a new diagnostic and research technique for evaluating the relation between emotional stress and ischemic heart disease. Am J Cardiol 37:41–47

Schott GD, McLeod AA, Jewitt DE (1977) Cardiac arrhythmias that masquerade as epilepsy. Br Med J 1:1454–1457

Schulze RA, Rouleau J, Rigo P, Bowers S, Strauss HW, Pitt B (1975) Ventricular arrhythmias in the late hospital phase of acute myocardial infarction detected by gated blood pool scanning. Circulation 52:1006–1011

Schulze RA, Strauss HW, Pitt B (1977) Sudden death in the year following myocardial infarction. Am J Med 62:192–199

Sharma SD, Ballantyne F, Godstein S (1974) The relationship of ventricular asynergy in coronary artery disease to ventricular premature beats. Chest 66:358–362

Sigler L (1967) Emotion and atherosclerotic heart disease. Br J Med Psychol 40:55–64

Simon H, Gross-Fengels W, Schilling G, Schaede A (1980) Ventrikuläre Rhythmusstörungen im ambulanten Langzeit-EKG in Abhängigkeit vom Befund im Belastungs-EKG. Herz/Kreisl 12:103–119

Simson MB (1981) Use of signals in the terminal QRS complex to identify patients with ventricular tachycardia after myocardial infarction. Circulation 64:235–242

Simson M, Horowitz L, Josephson M, Moore EN, Kastor J (1980) A marker for ventricular tachycardia after myocardial infarction. Circulation [Suppl III] 62:262

Spielberg C, Leitner E-R v, Andresen D, Schröder R (1982) Prognostische Bedeutung komplexer tachykarder ventrikulärer Rhythmusstörungen im 24-Stunden Langzeit-EKG. Z Kardiol 71:271–277

Spielman SR, Untereker WJ, Horowitz LN, Greenspan AM, Simson MB, Kastor JA, Josephson ME (1981) Fragmented electrical activity – relationship to ventricular tachycardia. Am J Cardiol 47:448

Stevenson IP, Duncan CH, Wolf S, Ripley HS, Wolff HG (1949) Life situations, emotions and extrasystoles. Psychosom Med 11:257–272

Stopczyk MJ, Kopec J, Zochowski RJ, Pienak M (1974) Surface recording of electrical heart activity during the P–R segment in man by a computer averaging technique. Proc World Congress of Cardiology, abstr 162

Strandell T (1963) Electrocardiographic findings at rest, during and after exercise in healthy old men compared with young men. Acta Med Scand [Suppl] 174:479–499

Tänzer J, Weyhmann J, Zipp H, Hildebrandt G (1974) Herz- und Kreislaufuntersuchungen bei Koronarkranken während dosierter psychovegetativer Belastung am Wiener Determinationsgerät. Herz/Kreisl 6:249–257

Thanavaro S, Kleiger RE, Hieb BR, Krone RJ, De Mello VR, Oliver GC (1980) Effect of electrocardiographic recording duration on ventricular dysrhythmia detection after myocardial infarction. Circulation 62:262–265

Thomson PD, Kelemen MH (1975) Hypotension accompanying the onset of exertional angina. A sign of severe compromise of left ventricular blood supply. Circulation 52:28–32

Tzivoni D, Stern S (1975) Pacemaker implantation based on ambulatory ECG monitoring in patients with cerebral symptoms. Chest 67:274–278

Udall JA, Ellestad MH (1977) Predictive implications of ventricular premature contractions associated with treadmill stress testing. Circulation 56:985–989

Ullrich GJ (1970) Zur Technik der Biotelemetrie. In: Demling L, Bachmann K (Hrsg) Biotelemetrie. Thieme, Stuttgart, S 1–12

Van Durme JP (1975) Tachyarrhythmias and transient cerebral ischemic attacks. Am Heart J 89:538–540

Vecchio TJ (1966) Predictive value of a single diagnostic test in unselected populations. N Engl J Med 274:1171–1173

Vedin UA, Wilhelmson CE, Wilhelmsen L, Bjure J, Ekström-Jodal B (1972) Relation of resting and exercise – induced ectopic beats to other ischemic manifestations and to coronary risk factors. Am J Cardiol 30:25–31

Verbaan CJ, Pool J, Wanrooy JV (1978) Incidence of cardiac arrhythmias in a presumed healthy population. In: Stott FD, Raftery EB, Sleight P, Goulding L (eds) ISAM 1977. Proc Second International Symposium on Ambulatory Monitoring. Academic Press, London, pp 1–7

Vetter NJ, Julian DG (1975) Comparison of arrhythmia computer and conventional monitoring in coronary care unit. Lancet 2:1152–1154

Vincent R, Stroud NP, Jenner R, English MJ, Woolons DJ, Chamberlain DA (1978) Non invasive recording of electrical activity in the PR segment in man. Br Heart J 40:124–130

Vismara LA, Amsterdam EA, Mason DT (1975) Relation of ventricular arrhythmias in the late hospital phase of acute myocardial infarction to sudden death after hospital discharge. Am J Med 59:6–12

Vismara LA, Vera Z, Foerster JM, Amsterdam EA, Mason DT (1977) Identification of sudden death risk factors in acute and chronic coronary artery disease. Am J Cardiol 39:821–828

Vorpahl U, Hohn W, Blümchen G (1977) Die Wertigkeit von Ruhe-EKG, Belastungs-EKG, Telemetrie-EKG und 24-Stunden-Bandspeicher-EKG bei der Erfassung supraventrikulärer und ventrikulärer Extrasystolen in der späten Postinfarktphase. Verh Dtsch Ges Inn Med 83:236–240

Voukydis PC (1978) Ambulatory monitoring of the cardiac rhythm. Med Instrum 12:316–317

Wajsczuk WJ, Stopczyk MJ, Moskowitz MS, Zochowski RJ, Bauld T, Dabos PL, Rubinfire M (1978) Non-invasive recording of His-Purkinje activity in man by QRS triggered signal averaging. Circulation 58:95–102

Waldo AL, Kaiser SGA (1973) A study of ventricular arrhythmias associated with acute myocardial infarction in the canine heart. Circulation 47:1222–1228

Walter PF, Reid SD, Wenger NK (1970) Transient cerebral ischemia due to arrhythmia. Ann Intern Med 72:471–474

Wegscheider K, Andresen D, Leitner E-R v, Schröder R (1982) Neue Methode zur Erfassung der Spontanvariabilität einfacher und komplexer Rhythmusstörungen in Abhängigkeit von der Häufigkeit ihres Auftretens. Z Kardiol 71:179

Weiss AN, Jobe OL, Gardon T, Lange PH, Frommer PL (1969) Relationship of premature ventricular contractions and left ventricular hypertrophy to sudden cardiac death. Circulation [Suppl III] 39/40:213

Weld FM, Chu K-L, Bigger JT, Rolnitzky LM (1981) Risk stratification with low-level exercise testing 2 weeks after acute myocardial infarction. Circulation 64:306–314

Weyhmann I, Zipp H, Hildebrandt G (1974) Kreislaufreaktionen und EKG-Veränderungen bei 49 Nichtkoronarkranken unter psychovegetativer Belastung am Wiener Determinationsgerät. Therapiewoche 24:3741–3752

Wilhelmsen L (1976) Exercise tests in screening for heart disease. Proc 7th European Congress of Cardiology, Amsterdam, abstr 678
Winkle RA (1978) Antiarrhythmic drug effect mimicked by spontaneous variability of ventricular ectopy. Circulation 57:1116–1120
Winkle RA, Derrington DC, Schroeder JS (1977) Characteristics of ventricular tachycardia in ambulatory patients. Am J Cardiol 39:487–492
Zaret B, Conti CR (1972) Exercise induced ventricular irritability: Hemodynamic and angiographic correlations. Am J Cardiol 29:298–299

KAPITEL 6B

Invasive Verfahren

G. STEINBECK

Mit 29 Abbildungen und 5 Tabellen

A. Einleitung

Die Registrierung des Elektrokardiogramms beim Menschen geht auf die Entdeckungen von WALLER und vor allem EINTHOVEN zurück, welche die klinische Elektrokardiographie als nicht-invasive Methode in der ersten Hälfte dieses Jahrhunderts zu einer anerkannten, weltweit verbreiteten Untersuchungsmethode gemacht haben. Durch Beschreibung von P-Welle, QRS-Komplex und ihrer Beziehung zueinander im Oberflächen-EKG sowie Korrelation dieser Beobachtungen mit den Befunden von Anatomen, Pathologen und Physiologen wurde in dieser Zeit die Grundlage dafür geschaffen, was wir heute über die Impulsbildung und Erregungsleitung im Herzen wissen.

Mit der klinischen Einführung der Herzkatheter-Untersuchung wurde die Möglichkeit geschaffen, die elektrische Aktivität des Herzens auch intrakardial abzuleiten. 1969 wurde von SCHERLAG et al. eine Kathetertechnik mitgeteilt zur Registrierung der His-Bündel-Aktivität beim Menschen. Diese Methode, kurz His-Bündel-Elektrographie genannt, fand rasche Verbreitung und hat in den folgenden Jahren zu einem besseren Verständnis der atrioventrikulären Überleitung, AV-Blockierungen sowie der Wirkung von Pharmaka, speziell Antiarrhythmika, geführt.

Eine wesentliche Bereicherung erfuhr die Methode, als die intrakardiale Ableitung mit einer programmierten elektrischen Stimulation des Herzens verbunden wurde (WELLENS 1971). Hierdurch wurde es möglich, die Refraktärzeiten von Vorhof, AV-Überleitung und Kammer zu bestimmen, die Sinusknotenfunktion näher zu analysieren und schließlich tachykarde Rhythmusstörungen auf Vorhof- und Kammerebene zu diagnostischen und therapeutischen Zwecken sowohl auszulösen als auch zu unterdrücken. Insbesondere letzteres führte dazu, daß elektrophysiologische Untersuchungen kompliziert, umfangreich und zeitaufwendig wurden.

Serielle Untersuchungen zur Therapiekontrolle lebensbedrohlicher Tachyarrhythmien wie Kammertachykardien und Kammerflimmern als die Hauptursache des plötzlichen Herztodes könnten sich in der Zukunft als sicherste und wirksamste Methoden für die Auswahl einer effektiven medikamentösen antiarrhythmischen Behandlung herausstellen. In Verbindung mit endokardialen Ableitungen von multiplen Stellen (Mapping) gewinnen diese Untersuchungen zunehmende Bedeutung zur Erkennung eines anatomischen und physiologischen Substrates, das einer operativen Korrektur von Herzrhythmusstörungen zugänglich ist (aortokoronare Bypass-Operation, zirkuläre endokardiale Ventrikulotomie oder endokardiale Resektion, Durchtrennung akzessorischer atrioventrikulärer Leitungsbahnen).

Viele andere Fragen bedürfen sorgfältiger elektrophysiologischer Untersuchungen. Der folgende Beitrag gibt aus der subjektiven Sicht des Autors einen Überblick – ohne Anspruch auf Vollständigkeit erheben zu wollen – über die diagnostischen Möglichkeiten invasiver elektrophysiologischer Techniken, indem er auf die technischen und apparativen Voraussetzungen, die praktische Durchführung sowie die verschiedenen Anwendungsgebiete eingeht.

B. Methodik

Die Durchführung der intrakardialen Ableitung und Stimulation ist an bestimmte technische und apparative Voraussetzungen gebunden. Darüber hinaus ist die Beherrschung der Herzkathetertechnik notwendig.

Elektrophysiologische Untersuchungen sind außerordentlich zeitaufwendig. Zur Abklärung einer komplizierten, z.B. tachykarden Rhythmusstörung dauert die Katheteruntersuchung durchschnittlich $2^1/_2$ h; bis zu weitere 5 h werden für die Auswertung benötigt (ROSS et al. 1980).

I. Elektrodenkatheter

Verschiedene handelsübliche Elektrodenkatheter mit zumindest zwei Ringelektroden für eine bipolare Ableitung oder Stimulation stehen zur Verfügung (Abb. 1). Wir bevorzugen Dacron-Katheter. Neben ihrer Haltbarkeit und Verformbarkeit haben sie den Vorzug, durch die Körpertemperatur etwas weicher zu werden, so daß ihre Lage im Herzen optimal manipulierbar ist.

Die Zahl der Ringelektroden sowie ihr Abstand zueinander kann variiert werden. Soll über einen Katheter gleichzeitig abgeleitet und stimuliert werden, so sind mindestens 4 Ringelektroden notwendig. Zur Ableitung des His-Bündel-Potentials bevorzugen wir einen bipolaren Katheter mit einem Abstand der Ringelektroden von 10–15 mm zueinander, zur Vorhofstimulation und -ableitung wird gewöhnlich ein vier- oder sechspoliger Katheter benutzt (s. Abb. 1). Die Größe der Katheter beträgt je nach Anzahl der Elektroden 5–7 F. Als sehr vorteilhaft hat sich uns die Benutzung eines „Zuckerkatheters" als einem von mehreren, gewöhnlich zwei eingeführten Elektrodenkathetern erwiesen. Neben zwei Ringelektroden besitzt dieser Katheter ein Lumen, das es gestattet, zu jeder Zeit während der Untersuchung parenteral Volumen oder Pharmaka zu verabreichen oder Blutentnahmen vorzunehmen, simultan Drücke zu messen (z.B. bei Ebstein-Anomalie) oder in speziellen Fällen den Katheter über einen Führungsdraht in bestimmte Herzregionen zu positionieren.

Die genannten Katheter sind resterilisierbar und wieder verwendbar; zuvor sollte die Unversehrtheit der elektrischen Leitung zwischen den Ringelektroden an der Spitze sowie den dazugehörigen Anschlußstücken überprüft werden. Ist

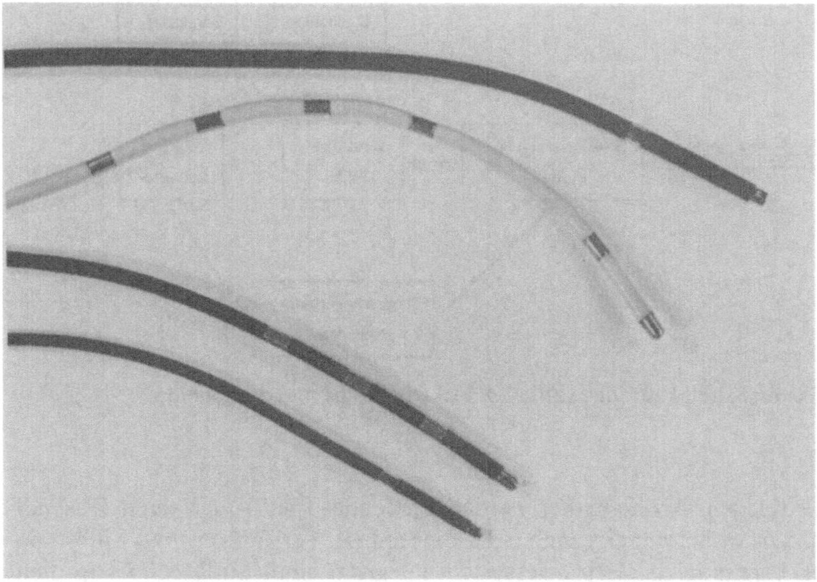

Abb. 1. Elektrodenkatheter. Von oben nach unten: Bipolarer Elektrodenkatheter mit Lumen (Zucker-Katheter); sechspoliger, vierpoliger und bipolarer Katheter. Der Abstand der Ringelektroden zueinander beträgt jeweils 15 bzw. 10 mm

der Zugang über die Femoralvenen nicht möglich, so ist für die His-Bündel-Ableitung über die Armvene ein spezieller Katheter mit Drahtzug verwendbar, um seiner Spitze eine bestimmte Form zu geben (GALLAGHER et al. 1973). Wegen seiner Steifigkeit birgt dieser sowie auch ein für spezielle Mapping-Untersuchungen des Vorhofs (GALLAGHER et al. 1977) entwickelter Katheter eine erhöhte Perforationsgefahr. Auch ein einschwemmbarer Ballon-Elektrodenkatheter ist inzwischen über den Handel erhältlich (MEISTER et al. 1974).

II. Registrier- und Stimulationstechnik

Die notwendige Ausrüstung ist schematisch im Blockschaltbild der Abb. 2 dargestellt. Bei Verwendung von Multielektrodenkathetern wird eine Selektorschaltung benötigt, die es gestattet, ein beliebiges Elektrodenpaar an den EKG-Schreiber zur Registrierung bzw. an den Stimulator anzuschließen. Patient und Registriereinheit müssen über photoelektrische Kopplung vollständig voneinander getrennt sein, um das Auftreten von Kriechströmen, die über die Elektrodenkatheter direkt zum Herzen gelangen können, zu verhindern. Nach Verstärkung und Filterung (für His-Bündel-Ableitungen untere Frequenzbegrenzung 20–50 Hz; obere Frequenzbegrenzung nicht erforderlich) wird das Signal auf einem EKG-Schreiber ausgeschrieben. Der Schreiber sollte mindestens 6 Kanäle besitzen, um ein oder mehrere intrakardiale Signale simultan mit mehreren Oberflächen-Ableitungen (gewöhnlich I, II, III, V_1) registrieren zu können. Der Frequenzbereich sollte mindestens bis 500 Hz, der Papiervorschub variabel bis

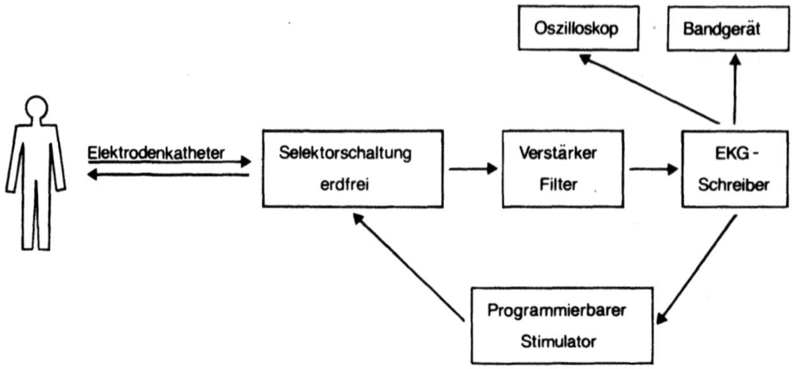

Abb. 2. Blockschaltbild zur intrakardialen Elektrographie und Stimulation

200 mm/s reichen. Als Schreiber werden verwendet Photo-, UV- und Düsendirektschreiber, wobei zumeist auch Isolationseinheit, Verstärkung und Filtermöglichkeiten bereits in das Registriersystem integriert sind. Ein Oszilloskop dient zur unmittelbaren Betrachtung, ein Bandgerät ggf. zur Speicherung der EKG-Signale für eine eingehendere spätere Auswertung.

Für detaillierte elektrophysiologische Untersuchungen sind spezielle programmierbare Stimulationsgeräte erforderlich, die aus Sicherheitsgründen batteriebetrieben sein müssen. Folgende Stimulationsmodi müssen möglich sein:

1. Basisstimulation mit konstanter Zykluslänge zwischen 100 und 1500 ms;

2. vorzeitige Einzel- und Mehrfachstimulation, gekoppelt entweder an einen adäquat getriggerten Herzeigenrhythmus (atrial oder ventrikulär), oder gekoppelt an einen vorgegebenen Schrittmacher-Grundrhythmus. Die Vorzeitigkeit muß mit einer Genauigkeit von 1 ms einstellbar, die Anzahl der spontanen oder stimulierten Herzaktionen, nach denen ein vorzeitiger Einfach- oder Doppelimpuls ausgelöst werden soll (z.B. nach jeder 5., 10. Aktion etc.), wählbar bzw. eine derartige spezielle Programmierung manuell auslösbar sein. Nach einer bestimmten Stimulationsserie muß die Impulsabgabe für eine variable Zeit unterbrechbar sein, um das Verhalten des Herzeigenrhythmus zu beobachten.

3. Stimulation mit konstanter Impulsbreite (zumeist 1 ms) und Reizstärke (gemessen in Milliampere), wobei gewöhnlich mit dem Doppelten der diastolischen Reizschwellenstromstärke stimuliert wird.

Zur Ausrüstung eines elektrophysiologischen Katheterraums gehört ferner eine Durchleuchtungseinrichtung zur Kontrolle der Katheterlage im Herzen. Darüber hinaus muß für jede Untersuchung ein funktionsfähiger Defibrillator vorhanden sein.

III. Gefäßzugang

Zur intrakardialen Positionierung der Elektrodenkatheter wird in den meisten Fällen der Zugang über die rechte Femoralvene, falls keine Kontraindikationen

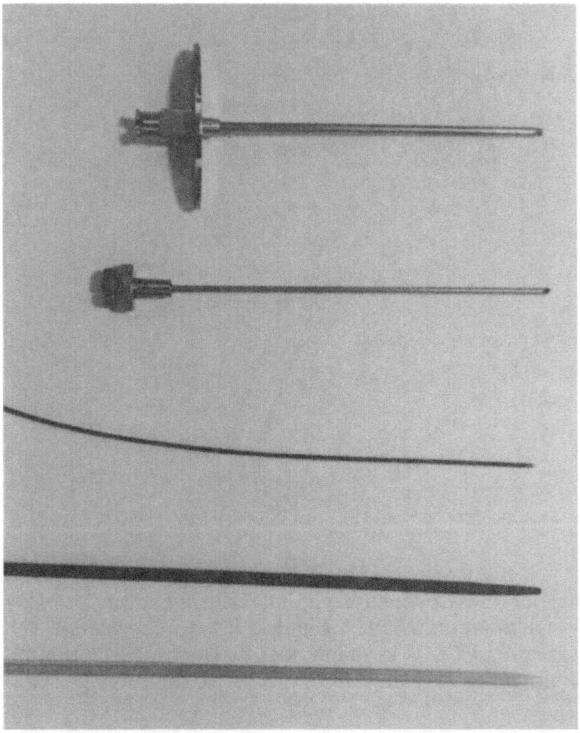

Abb. 3. Instrumentarium zur Kathetereinführung nach der Seldinger-Technik. Von oben nach unten: Cournand-Nadel, Mandrin, Spirale, Vorbohrer, Schleuse

hierfür bestehen, benutzt; für spezielle Ableitpositionen kann jedoch auch ein Zugang über eine Armvene vorteilhaft sein (z.B. Sondierung des Koronarsinus). Soll auch das linke Herz untersucht werden, so wird gewöhnlich die A. femoralis gewählt.

Die transkutane Einführung erfolgt mittels Seldinger-Technik (Instrumentarium s. Abb. 3). Hierzu wird die Femoralvene in Lokalanästhesie (1%ige Lidocain-Lösung) mit einer Cournand-Nadel 1–2 cm unterhalb des Leistenbandes punktiert. Nach Einführen eines Mandrins in das Gefäß wird die Punktionskanüle zurückgezogen und über den Mandrin zunächst ein Vorbohrer und anschließend ein Zuckerkatheter bzw. eine Schleuse eingeführt, über die nun andere mehrpolige Elektrodenkatheter zum rechten Herzen vorgeschoben werden können. Ohne Schwierigkeiten können zwei Katheter über dasselbe Gefäß eingeführt werden (zweite Punktionsstelle 0,5 cm unterhalb der ersten). Wird unbeabsichtigt die A. femoralis punktiert, so sollte entweder die Punktionsnadel zurückgezogen und die Punktionsstelle 5–10 min komprimiert werden (Gefahr der Ausbildung einer arteriovenösen Fistel); alternativ hierzu können über Mandrin flüssigkeitsgefüllte Katheter eingeführt werden, über die der arterielle Druck während der Untersuchung überwacht werden kann. Erfolgt der Zugang über die obere Extremität, so werden oberflächliche, nach medial ziehende Kubitalvenen entweder direkt transkutan punktiert oder aber eine Venae sectio vorgenommen.

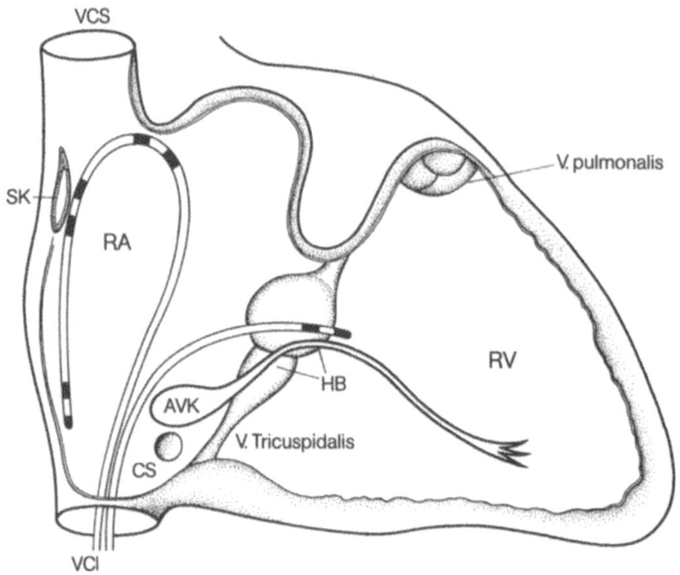

Abb. 4. Schematische Darstellung der Elektrodenkatheter im rechten Herzen zur His-Bündel-Elektrographie und Vorhofstimulation. *HB* His-Bündel; *RA* rechter Vorhof; *RV* rechter Ventrikel; *VCS* V. cava superior; *VCI* V. cava inferior; *V. Tricuspidalis* Tricuspidalklappe; *V. pulmonalis* Pulmonalklappe; *SK* Sinusknoten; *AVK* Atrioventrikularknoten; *CS* Koronarsinus

IV. Ableitung und Stimulation

1. Rechter Vorhof

Der rechte Vorhof ist sowohl von der oberen als auch unteren Extremität leicht zugänglich, wobei eine stabilere Katheterposition von der rechten Femoralvene aus zu erreichen ist. Hierzu hat es sich uns bewährt, mit dem Katheter eine Schleife im rechten Vorhof zu bilden, so daß die Spitze der lateralen Vorhofwand anliegt (s. schematische Skizze der Katheterposition in Abb. 4).

2. His-Bündel

Über die Trikuspidalklappe wird der Katheter in den rechten Ventrikel vorgeführt und die Spitze anschließend langsam unter Röntgenkontrolle zurückgezogen (s. Röntgenaufnahme der Abb. 5). Ist dabei initial lediglich ein Kammerpotential hoher Amplitude zu registrieren, so erscheint mit dem Rückzug zwischen größer werdendem Vorhof-Komplex und der Depolarisation der Kammer ein bi- oder triphasischer His-Bündel-Spike (Abb. 6). Gelegentlich verbessert eine leichte Drehung des Katheters im Uhrzeigersinn die His-Bündel-Ableitung durch besseren Kontakt der Katheterspitze mit dem Kammerseptum. Als abweichend von der eigentlichen His-Bündel-Ableitung ist zu unterscheiden die Registrierung vom distalen Bündel bzw. rechten Tawara-Schenkel, wenn die Katheterspitze

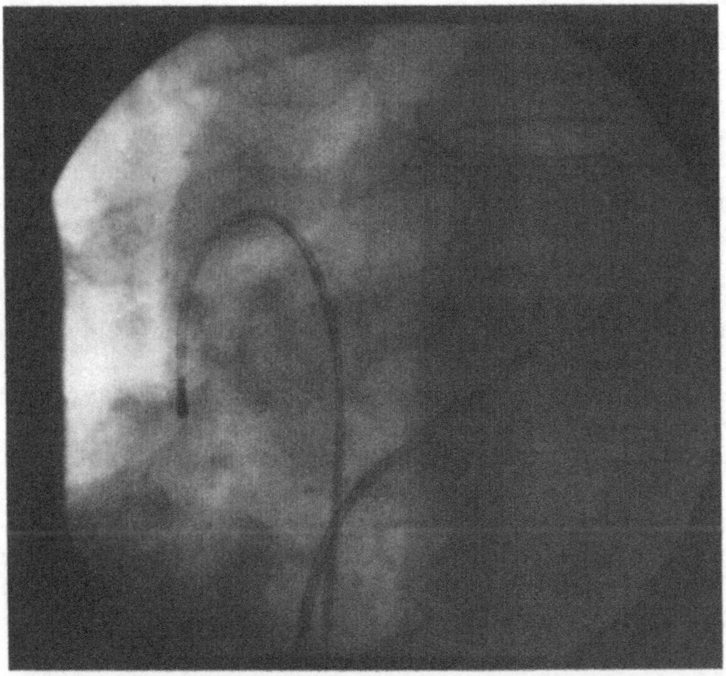

Abb. 5. AP-Röntgenaufnahme der Elektrodenkatheterlage im Herzen. Der Vorhofkatheter macht eine Schleife im rechten Vorhof, das Elektrodenpaar des anderen Katheters liegt prävertebral an der Vorhof-Kammergrenze zur Ableitung des His-Potentials

weiter ventrikulär liegt (His-Spike 30 ms oder weniger vor QRS-Beginn, sehr kleiner Ausschlag des Vorhof- im Vergleich zum Kammerkomplex).

Für die allermeisten Untersuchungen hat sich uns ein bipolarer Elektrodenkatheter mit einem Elektrodenabstand von 10 mm (Breite der Ringelektroden 1–2 mm) für die His-Bündel-Elektrographie als geeignet erwiesen.

Ist ein Zugang über die Femoralvene nicht möglich oder kontraindiziert, so kann das His-Bündel-Potential auch über den Arm abgeleitet werden, allerdings mit niedrigerer Erfolgsrate. Hierzu notwendig sind entweder die Bildung einer Schleife des Katheters im rechten Vorhof (NARULA 1973) oder spezielle Katheter mit Drahtzug, um ihnen an der Spitze eine bestimmte Form zu geben (GALLAGHER et al. 1973; NARULA et al. 1973). Schließlich ist das His-Bündel-Elektrogramm prinzipiell auch retrograd arteriell von der Aortenwurzel bzw. vom Kammerseptum unterhalb der Aortenklappe ableitbar (NARULA et al. 1970a).

3. Rechter Ventrikel

Der rechte Ventrikel ist über alle venösen Gefäßzugänge leicht erreichbar. Die Spitze dient gewöhnlich als stabile Katheterposition sowohl zur Ableitung als auch zur Stimulation. Ebenfalls leicht erreichbar sind das intraventrikuläre Septum und die Ausflußbahn.

4. Linker Vorhof

Der linke Vorhof ist erreichbar über einen Vorhofseptumdefekt, ein offenes Foramen ovale oder, falls erforderlich, mittels transseptaler Punktion, wobei jeweils der Zugang über die Vena femoralis rechts der bestgeeignete ist. Gewöhnlich jedoch gelangt man zum Zweck der Ableitung und Stimulation zum linken Vorhof indirekt über den Koronarsinus, der am einfachsten vom linken Arm aus zu sondieren ist. Bei Zugang von der V. femoralis ist der Koronarsinus meist nur durch Bildung einer Schleife der Katheterspitze im rechten Vorhof zu erreichen.

Die Sicherung der Katheterlage im Koronarsinus erfolgt durch

1. Röntgenkontrolle (Katheterspitze erreicht linken Herzrand in p.a.-Position und liegt dorsal auf seitlicher Aufnahme),
2. simultane Ableitung von Vorhof- (posteriore Anteile des linken Vorhofs) und Kammerpotentialen,
3. Aspiration stark sauerstoffuntersättigten Blutes (O_2-Gehalt 30%).

Auch über den Ösophagus (s. Franke 1952) oder über eine Katheterlage im Hauptstamm der Arteria pulmonalis oder der proximalen rechten Pulmonalarterie kann elektrische Aktivität indirekt vom linken Vorhof abgeleitet werden (Amat-y-Leon et al. 1977; Breithardt et al. 1980); zur Stimulation sind jedoch höhere Stromstärken erforderlich (Gallagher et al. 1982).

5. Linker Ventrikel

Nur in seltenen Fällen von WPW-Syndrom oder ventrikulärer Tachykardie ist eine direkte Ableitung oder Stimulation vom linken Ventrikel erforderlich (Zugang über A. femoralis oder A. brachialis bzw. transseptal). Direkt unterhalb der Aortenwurzel ist ein Potential vom His-Bündel bzw. linken Tawara-Schenkel ableitbar. Auch von den übrigen Anteilen des linken Ventrikels inkl. Aneurysmen kann endokardial abgeleitet werden (z.B. präoperatives endokardiales Mapping während Sinusrhythmus zur Suche nach lokaler Verzögerung der Erregungsleitung oder während ventrikulärer Tachykardie zur Lokalisation ihres Ursprungs) (Josephson et al. 1982).

V. Risiken und Komplikationen

Im Rahmen invasiver elektrophysiologischer Untersuchungen kann es zu folgenden Komplikationen kommen:
lokale Nachblutungen,
lokale Thrombosen, Thromboembolien, Phlebitis,
Auslösung von Arrhythmien.

Größere Nachblutungen sind möglich nach Punktion der Femoralregion, insbesondere der A. femoralis. Zur Prophylaxe wird nach Abschluß der Untersuchung ein Druckverband angelegt und sechs Stunden Bettruhe in Rückenlage verordnet; nach arterieller Punktion zusätzlich Sandsack für sechs Stunden und Bettruhe für 24 Stunden. Wegen der nicht auszuschließenden Gefahr der Entstehung lokaler Thrombosen und Thromboembolien empfehlen wir bei mehrstündigen elektrophysiologischen Untersuchungen die prophylaktische Gabe von 10000 IE Heparin i.v. während der Untersuchung. Ebenso kann es in seltenen Fällen zum Auftreten einer Phlebitis, vor allem bei längerer Verweildauer der Katheter im Gefäß, kommen. Im eigenen Patientengut von 600 untersuchten Patienten trat einmal eine AV-Fistel, fünfmal eine tiefe Thrombophlebitis und bei drei Patienten eine Lungenembolie auf. Die Fistel wurde chirurgisch verschlossen; der weitere Verlauf der anderen Patienten unter systemischer Heparinisierung war ohne Komplikationen.

Durch Vorhof- oder Kammerstimulation ist die Auslösung von Angina pectoris oder Atemnot als Ausdruck einer Linksherzinsuffizienz möglich.

Während Plazierung der Elektrodenkatheter im Herzen kann es bei vorgeschädigtem Erregungsleitungssystem zu höhergradigen AV-Blockierungen kommen, durch atriale Stimulation kann Vorhofflimmern induziert, durch ventrikuläre Stimulation sehr selten Kammerflimmern erzeugt werden. Im übrigen ist es nicht als Komplikation, sondern überwiegend als Ziel einer elektrophysiologischen Untersuchung anzusehen, verschiedene tachykarde Rhythmusstörungen auf Vorhof- oder Kammerebene mittels elektrischer Stimulation zu provozieren und zu unterbrechen. Insgesamt muß das Verfahren als risikoarm und verbunden mit geringer Morbidität angesehen werden.

C. His-Bündel-Elektrographie

Das His-Bündel-Elektrogramm ist die am häufigsten benutzte intrakardiale Ableitung zur Analyse der atrioventrikulären Überleitung.

In Abb. 6 ist die zeitliche Beziehung zwischen Erregungsablauf im Reizbildungs- und Erregungsleitungssystem des Herzens, His-Bündel-Elektrogramm und Oberflächen-EKG schematisch dargestellt.

Zur Messung der intrakardialen Leitungszeiten sollte der Papiervorschub des EKG-Schreibers mindestens 100 mm/s betragen (Genauigkeit ± 5 ms). Im His-Bündel-Elektrogramm ist nach der P-Welle des Oberflächen-EKGs zunächst

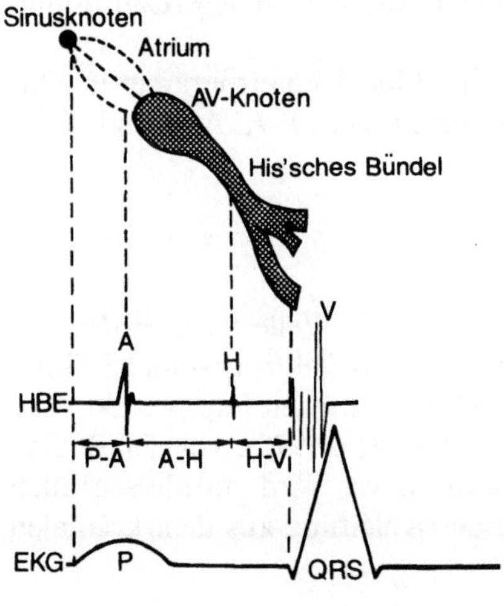

Abb. 6. Zeitliche Beziehung zwischen His-Bündel-Elektrogramm (*HBE*) und Oberflächenelektrogramm (*EKG*) sowie die Abschnitte des Reizbildungs- und Erregungsleitungssystems des Herzens, die zum entsprechenden Zeitpunkt erregt werden

eine A-Welle als Ausdruck der Erregung der basalen rechten Vorhofabschnitte abzugrenzen. Zwischen der A- und der V-Welle während der Kammererregung kommt eine bi- oder triphasische Deflexion von einer Dauer zwischen 10 und 25 ms zur Darstellung, dem His-Bündel-Potential.

Vor Auswertung der Leitungszeit muß die Ableitung vom His-Bündel validiert, d.h. vor allem eine Ableitung vom distalen oder rechten Tawara-Schenkel ausgeschlossen werden.

Hierzu kommen prinzipiell in Betracht:

1. Messung der HV-Zeit,
2. Langsamer Rückzug des Elektrodenkatheters in den rechten Vorhof,
3. Vergleich mit His-Bündel-Ableitung vom linken Ventrikel,
4. Stimulation des His-Bündels.

Eine HV-Zeit von 30 ms oder weniger (Messung s. unten) legt primär den Verdacht nah, daß die Katheterspitze mit dem Elektrodenpaar zu weit in den Ventrikel vorgeschoben wurde (Ableitung vom rechten Schenkel) (KUPERSMITH 1976). Das proximale His-Bündel-Potential ist dasjenige, das mit einer großen Vorhofdeflexion (A) vergesellschaftet ist. Ist daher in einer Ableitung die A-Welle klein (distale Ableitung), so muß trotz eines gut abgrenzbaren H-Potentials der Elektrodenkatheter bis zum Erreichen eines A-Potentials hoher Amplitude zurückgezogen werden, da andernfalls klinisch bedeutsame Leitungsstörungen innerhalb des His-Bündels übersehen werden können (SCHUILENBURG u. DURRER 1975).

Wird eine Stimulation des His-Bündels über das gleiche, zur Ableitung benutzte Elektrodenpaar zur Validisierung versucht, so sollen QRS und T-Welle, simultan registriert in mehreren Oberflächen-Ableitungen, gegenüber Sinusrhythmus unverändert sein, ferner das Sti-V-Intervall (Stimulationsartefakt-Ventrikelerregung) dem H-V-Intervall während Spontanrhythmus entsprechen (NARULA et al. 1970a; SCHERLAG et al. 1972; PUECH et al. 1970; KUPERSMITH et al. 1974). Als Nachteile gelten, daß eine selektive Stimulation des His-Bündels nicht regelmäßig gelingt und durch Applikation höherer Reizstärken das umliegende Myokard miterregt wird (WILLIAMS et al. 1976). Ist eine selektive Stimulation des His-Bündels möglich, so ist dies als Beweis für das Vorliegen einer Ableitung vom proximalen His-Bündel anzusehen, während ein negativer Stimulationsversuch dies nicht ausschließt.

Folgende Zeitintervalle können aus dem His-Bündel-Elektrogramm in Verbindung mit dem Oberflächen-EKG ausgemessen werden: P-A, A-H und H-V.

I. P-A-Intervall

Gemessen als Zeitabstand zwischen dem Beginn der P-Welle im Oberflächen-EKG und dem Beginn des A-Potentials im His-Bündel-Elektrogramm (Erläuterung in Abb. 6) ist dieses Intervall als intraatriale Leitungszeit interpretiert worden (s. DAMATO et al. 1969; SCHUILENBURG u. DURRER 1975). Da der Beginn der P-Welle häufig nicht exakt zeitlich abgrenzbar ist, wird stattdessen auch der Beginn der atrialen Depolarisation aus einer Ableitung aus dem kranialen rechten Vorhof bestimmt (s. Abb. 6).

Tabelle 1. Normale intrakardiale Leitungszeiten im His-Bündel-Elektrogramm

Autor	P-A (ms)	A-H (ms)	H-V (ms)
Narula et al. (1970c)	25–60	50–120	35–45
Bekheit et al. (1971)	10–55	50–125	35–45
Castellanos et al. (1971)	20–50	50–120	25–55
Schlepper u. Neuss (1972)	30–60	70–140	35–55
Dhingra et al. (1973)	13–60	60–130	30–60
Eigene Befunde	25–50	60–100	30–50

Normalwerte für dieses Intervall beim Erwachsenen sind in Tabelle 1 dargestellt.

Einschränkend ist zu sagen, daß die Lage des His-Bündel-Katheters die Messung des P-A-Intervalls beeinflußt; bestenfalls repräsentiert es die Laufzeit durch den rechten Vorhof. Dagegen korreliert es nicht mit einer verzögerten linksatrialen Erregung bei Patienten mit P mitrale oder vergrößertem linken Vorhof (Bekheit et al. 1972; Josephson et al. 1977b; Wyndham et al. 1975).

Aus den genannten Gründen kommt der Messung des P-A-Intervalls nur eine untergeordnete klinische Bedeutung zu.

II. A-H-Intervall

Das A-H-Intervall stellt dar die Leitungszeit vom basalen rechten Vorhof zum His-Bündel; seine Länge repräsentiert im wesentlichen die Erregungsleitung durch den AV-Knoten. Das Intervall wird ausgemessen vom Beginn des Vorhofpotentials A zum Beginn des His-Bündel-Potentials H (s. Abb. 7).

Normalwerte, reichend von 50–140 ms, sind in Tabelle 1 wiedergegeben.

Das A-H-Intervall wird wesentlich beeinflußt von der Herzfrequenz und dem autonomen Nervensystem. Deswegen gibt die Messung des A-H-Intervalls unter fixfrequenter Stimulation bzw. vegetativer Blockade mit Atropin und Propranolol genauere Auskunft über die Funktion des AV-Knotens als die alleinige Messung des A-H-Intervalls bei Spontanrhythmus.

III. H-V-Intervall

Das H-V-Intervall stellt dar die Leitungszeit vom His-Bündel zum Ventrikelmyokard. Es wird ausgemessen vom Beginn des His-Potentials bis zum Beginn der Kammererregung; letzteres ist festgelegt als der früheste QRS-Beginn bei Registrierung mehrerer Oberflächenableitungen und des His-Bündel-Elektrogramms.

Das H-V-Intervall ist unabhängig vom autonomen Nervensystem, reproduzierbar in wiederholten Untersuchungen und deswegen für prospektive Langzeituntersuchungen intraventrikulärer Erregungsleitungsstörungen gut geeignet. Tabelle 1 gibt einen Überblick über die Normalwerte, wobei der obere Grenzwert

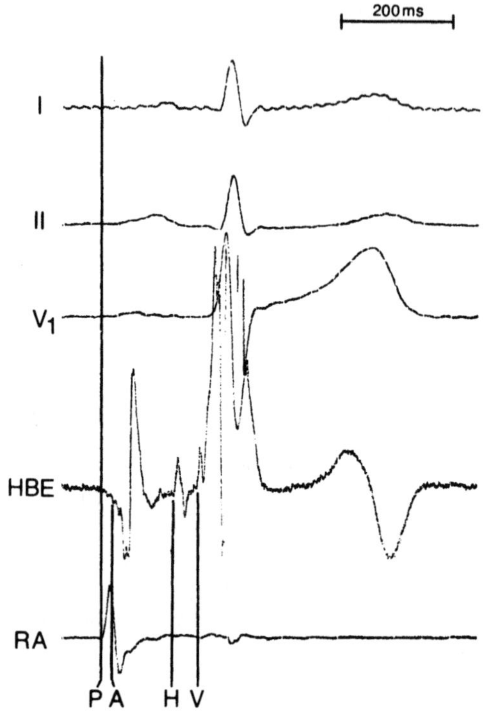

Abb. 7. Originalregistrierung eines His-Bündel-Elektrogramms (Normalbefund). Dargestellt sind die Ableitungen I, II, V_1, eine His-Bündel-Ableitung (*HBE*) sowie eine bipolare Ableitung aus dem kranialen rechten Vorhof (*RA*). Aus diesen Ableitungen wird ausgemessen: P-A-Intervall (=20 ms); A-H-Intervall (=110 ms); H-V-Intervall (45 ms)

55 ms beträgt. Diese Werte stimmen mit intraoperativ gemessenen Werten überein (KUPERSMITH et al. 1973).

D. Elektrische Stimulation des Herzens

Die elektrische Stimulation des Herzens stellt eine unerläßliche Ergänzung der His-Bündel-Elektrographie bei elektrophysiologischen Untersuchungen am Patienten dar. Im einzelnen dient sie zur:
- Charakterisierung der elektrophysiologischen Eigenschaften des Sinusknotens, des Vorhofs, der AV-Überleitung sowie der Kammer,
- Induktion und Unterbrechung tachykarder Rhythmusstörungen,
- Analyse der Wirkung von Pharmaka, insbesondere Antiarrhythmika, auf die elektrophysiologischen Eigenschaften der verschiedenen Herzabschnitte.

Die an das Stimulationsgerät zu stellenden Anforderungen sind bereits dargelegt (s. Abschnitt B.IV). Von besonderer Bedeutung ist dabei eine stabile Positionierung des Stimulationskatheters sowie eine Stimulation mit definierter Reizstärke (z.B. doppelter diastolischer Schwellenreizstromstärke), da z.B. Refraktärzeitmessungen abhängig von der applizierten Reizstärke sind.

I. Vorhofstimulation

Sie wird vorgenommen zur Bestimmung der Sinusknotenerholungszeit (s. Abschnitt E.I.2) sowie zur Analyse der AV-Überleitung. Es wird begonnen mit

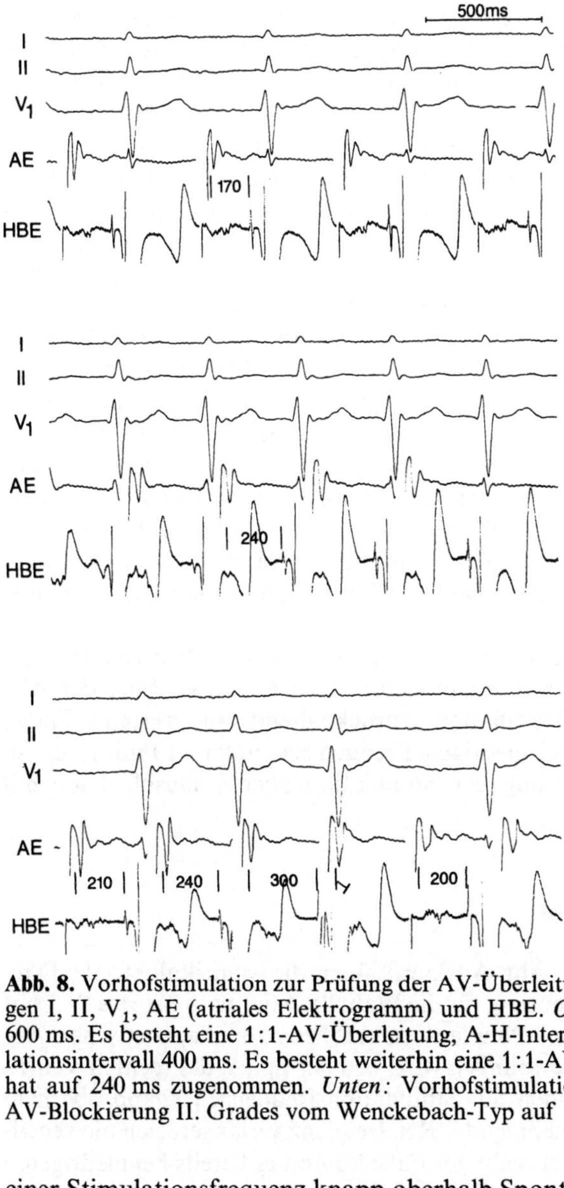

Abb. 8. Vorhofstimulation zur Prüfung der AV-Überleitung. Registriert sind die Ableitungen I, II, V_1, AE (atriales Elektrogramm) und HBE. *Oben:* Vorhofstimulationsintervall 600 ms. Es besteht eine 1:1-AV-Überleitung, A-H-Intervall 170 ms. *Mitte:* Vorhofstimulationsintervall 400 ms. Es besteht weiterhin eine 1:1-AV-Überleitung; das A-H-Intervall hat auf 240 ms zugenommen. *Unten:* Vorhofstimulationsintervall 375 ms. Es tritt eine AV-Blockierung II. Grades vom Wenckebach-Typ auf

einer Stimulationsfrequenz knapp oberhalb Spontanrhythmus, die dann in konsekutiven Stimulationsserien stufenweise bis auf 180–200/min erhöht wird. Die jeweilige Stimulationsdauer soll 30 s nicht unterschreiten. Eine normale Reaktion der AV-Überleitung auf schnelle atriale Stimulation zeigt Abb. 8. Mit zunehmender Stimulationsfrequenz kommt es zu einer Zunahme des A-H-Intervalls (oben: AH 170 ms; Mitte: AH 240 ms), bis eine AV-Blockierung vom Wenckebach-Typ auftritt (unten: bei Stimulationsfrequenz von 160/min).

Das H-V-Intervall ist dabei unverändert.

Bedingt durch den Einfluß des autonomen Nervensystems ist der Frequenzbereich der Vorhofstimulation, unter dem es zur AV-Blockierung vom Wenckebach-Typ kommt, recht groß; gewöhnlich kommt es zu einer derartigen Blockierung zwischen 120 und 170/min (JOSEPHSON u. SEIDES 1979). Als Regel kann gelten, daß eine Wenckebach-Blockierung unter 110/min als pathologisch anzusehen ist (NARULA 1975a; SEIPEL 1978); andererseits wird dies auch vereinzelt bei Normalpersonen mit erhöhtem Vagotonus beobachtet. Leitet der AV-Knoten auch bei sehr hohen atrialen Stimulationsfrequenzen 1:1 über, so kann das auch bei Normalpersonen zu infranodalen Leitungsverzögerungen (Zunahme des H-V-Intervalls) bzw. Blockierungen kommen; bei Frequenzen bis zu 150–160/min ist dies jedoch als Erregungsleitungsstörung im His-Purkinje-System anzusehen (NARULA 1975b; JOSEPHSON u. SEIDES 1979).

Insgesamt ist die Bedeutung der Vorhofstimulation für die Beurteilung der AV-Überleitung (den AV-Knoten und das His-Purkinje-System betreffend) als problematisch anzusehen. Während es nämlich bei artifizieller Frequenzsteigerung mittels Stimulation zu einer kontinuierlichen Zunahme des AV-Intervalls kommt (s. Abb. 8), wird bei spontaner Frequenzsteigerung durch psychische oder körperliche Belastung infolge erhöhten Sympathikotonus eine Abnahme der PQ-Zeit beobachtet (LISTER et al. 1965). Dies erklärt, warum Patienten mit AV-Blockierungen unter niedriger atrialer Stimulationsfrequenz bei spontaner Frequenzsteigerung bzw. supraventrikulären Tachykardien normal überleiten können.

Sind Therapieentscheidungen zu treffen (z.B. Vorhof- oder Ventrikelstimulation bei permanenter Schrittmacherimplantation), so ist die Prüfung der AV-Überleitung mittels Vorhofstimulation zurückhaltend zu werten. Treten Wenckebach-Blockierungen bei niedrigen Frequenzen (unter 110/min) auf, so empfiehlt sich eine Wiederholung der Stimulation nach Vagusblockade mit 1–2 mg Atropin i.v.

II. Ventrikuläre Stimulation

Die ventrikuläre Stimulation gibt Auskunft über die ventrikuloatriale Erregungsleitung. Dies ist von Bedeutung für die Wahl des Stimulationsortes (Vorhof oder Ventrikel) bei Schrittmacherimplantationen bzw. zur diagnostischen Abklärung von Tachykardien. Gewöhnlich wird von der Spitze des rechten Ventrikels aus stimuliert und begonnen mit Stimulationsfrequenzen knapp oberhalb des Spontanrhythmus. Mit zunehmender Reizfrequenz verlängert sich die ventrikulo-atriale Leitung. In der Mehrzahl der Fälle kommt es bereits bei niedrigeren Frequenzen zur Blockierung der retrograden VA- als der antegraden AV-Leitung (AKHTAR et al. 1975; GOLDREYER u. BIGGER 1970; JOSEPHSON u. SEIDES 1979; SCHUILENBURG 1976). Die VA-Leitung kann bei normaler AV-Überleitung vollständig blockiert sein (SCHUILENBURG 1976), während umgekehrt auch eine intakte VA-Leitung bei komplettem AV-Block möglich ist (GUPTA u. HAFT 1972; TAKESHITA et al. 1974).

Bei ventrikulärer Stimulation kann lediglich in 10% der Fälle ein His-Potential abgeleitet werden, da letzteres gewöhnlich im QRS-Komplex verborgen bleibt (SCHUILENBURG 1976; AKHTAR et al. 1975). Deswegen bleibt die Bestimmung des Ortes retrograder Blockierungen zumeist spekulativ.

III. Refraktärzeitbestimmung

Als Refraktärperiode wird die sich an eine Depolarisation anschließende Phase der Unerregbarkeit des Herzens bezeichnet. Beim Menschen wird die Refraktärzeit üblicherweise mittels vorzeitiger Einzelstimulation bestimmt. Dabei wird nach etwa 8–10 Spontanaktionen bzw. einem stimulierten Grundrhythmus ein vorzeitiger Impuls induziert, wobei in konsekutiven Stimulationsserien das Kopplungsintervall zur vorangehenden Spontanaktion bzw. zum stimulierten Grundrhythmus kontinuierlich – gewöhnlich in Schritten von 10 ms – verkürzt wird. Zur Refraktärzeitermittlung eines bestimmten Herzabschnittes sollte möglichst nahe der interessierenden Strukturen stimuliert werden. Refraktärperioden des Vorhofs, AV-Knotens und des His-Purkinje-Systems sind mit vorzeitiger atrialer Stimulation sowie Vorhof- und His-Bündel-Ableitung, die Refraktärzeit des Ventrikels mittels vorzeitiger ventrikulärer Einzelstimulation zu ermitteln.

Folgende Refraktärzeitparameter finden in der klinischen Elektrophysiologie Verwendung:

Effektive Refraktärperiode: das längste Kopplungsintervall, das von der zu untersuchenden Herzstruktur nicht mehr fortgeleitet wird (Ableitung proximal vom refraktären Myokardareal).

Funktionelle Refraktärperiode: kürzester zeitlicher Abstand zwischen zwei aufeinanderfolgenden entlang einem bestimmten Kompartiment geleiteten Erregungen (Ableitung distal der untersuchten Herzstruktur).

Relative Refraktärperiode: das längste Kopplungsintervall (zwischen Basisstimulation und vorzeitigem Impuls), das im interessierenden Leitungskompartiment zu einer Leitungsverzögerung gegenüber der Basisstimulation führt.

Da die Refraktärzeit frequenzabhängig ist, sollte der Messung bei möglichst mehreren fixfrequenten Basisstimulationen der Vorzug gegeben werden.

Während die Refraktärperioden des Vorhofs, des His-Purkinje-Systems und der Ventrikelmuskulatur mit zunehmender Stimulationsfrequenz abnehmen, nimmt die effektive Refraktärzeit des AV-Knotens zu (Cagin et al. 1973; Denes et al. 1974).

Ferner nimmt die Refraktärperiode von Vorhof- und Ventrikelmuskulatur mit zunehmender Reizstärke ab.

Aus diesen Gründen sollte, insbesondere wenn z.B. die Wirkung einer Substanz auf die Refraktärperiode analysiert werden soll, mit konstanter Grundfrequenz und definierter Reizstärke (z.B. dem Doppelten der diastolischen Schwellenreizstromstärke) stimuliert werden.

1. Vorzeitige atriale Einzelstimulation

Ein typisches Beispiel der Refraktärzeitbestimmung des AV-Überleitungssystems mit programmierter Vorhofstimulation und His-Bündel-Elektrographie ist in Abb. 9 dargestellt.

Während festfrequenter Vorhofstimulation (S_1-S_1-Intervall 600 ms) wird ein vorzeitiger Vorhofimpuls induziert (S_1-S_2 350 ms; A_1-A_2 350 ms; H_1-H_2 390 ms; V_1-V_2 390 ms).

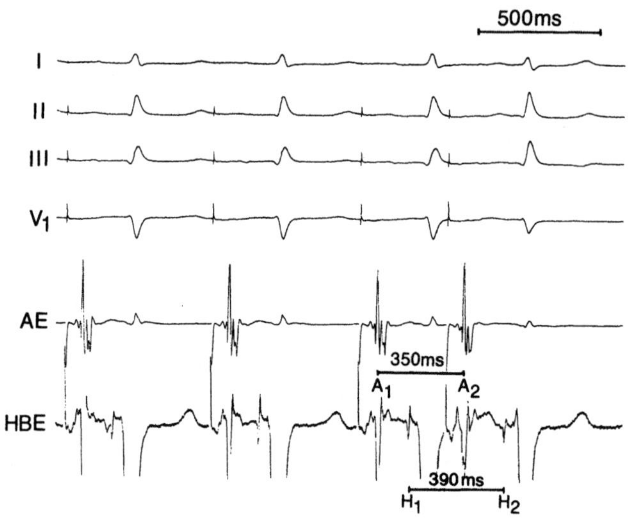

Abb. 9. Refraktärzeitbestimmung der AV-Überleitung mittels vorzeitiger atrialer Einzelstimulation. Registriert sind die Ableitungen I, II, III, V_1, AE und HBE. Während einer Basisstimulation des rechten Vorhofs mit einem Intervall von 600 ms wird ein vorzeitiger Impuls im Vorhof abgegeben (Kopplungsintervall 350 ms) und die AV-Überleitung in Abhängigkeit von der Vorzeitigkeit der Stimulation geprüft

In konsekutiven Stimulationsserien wird nun das Kopplungsintervall S_1-S_2 ausgehend von sehr spät in die Diastole einfallenden Impulsen in 10-ms-Schritten verkürzt, bis S_2 vom Vorhof nicht mehr übernommen wird. Zur Veranschaulichung der Ergebnisse wird nun das H_1-H_2-Intervall auf der Ordinate als Funktion des A_1-A_2-Intervalls auf der Abszisse graphisch dargestellt (Abb. 10). Für lange A_1-A_2-Intervalle fallen die Meßpunkte entlang der Geraden mit der Steigung +1.

Mit zunehmender Vorzeitigkeit von A_2 nimmt die Leitungszeit durch den AV-Knoten und damit das A_2-H_2-Intervall zu; die Meßpunkte weichen nach oben von der Geraden ab (= relative Refraktärperiode; im Fallbeispiel der Abb. 10: 350 ms). Die H_1-H_2- und V_1-V_2-Intervalle sind gleich lang. Mit weiterer Verkürzung von A_1-A_2 nimmt das H_1-H_2-Intervall durch Leitungsverzögerung im AV-Knoten immer weniger ab, um schließlich gar wieder zuzunehmen. Das dabei auftretende minimale H_1-H_2-Intervall stellt die funktionelle Refraktärzeit des AV-Knotens dar. Schließlich fällt A_2 so vorzeitig ein, daß diese Erregung im AV-Knoten blockiert wird (dieses A_1-A_2-Intervall = effektive Refraktärperiode des AV-Knotens) oder aber S_2 nicht mehr vom rechten Vorhof übernommen wird (dieses S_1-S_2-Intervall = effektive Refraktärperiode des Vorhofs). Die Refraktäritätsparameter des His-Purkinje-Systems sind nur bestimmbar, wenn sie länger sind als die des proximal davon gelegenen Erregungsleitungssystems (Vorhof und AV-Knoten). In diesem Fall kommt es mit zunehmender Verkürzung von A_1-A_2 dazu, daß das V_1-V_2-Intervall durch Zunahme von H_2-V_2 länger wird als H_1-H_2 (nicht dargestellt in Abb. 10). Damit geht regelhaft eine Verbreiterung des vorzeitig übergeleiteten QRS-Komplexes einher.

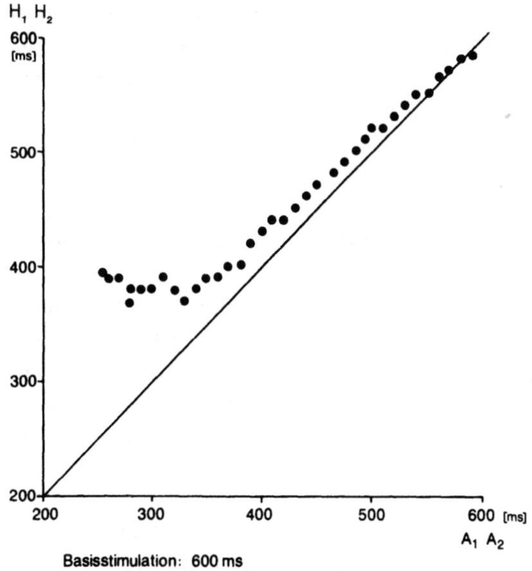

Abb. 10. Refraktärzeitbestimmung der AV-Überleitung mittels vorzeitiger atrialer Einzelstimulation; graphische Darstellung des H_1-H_2-Intervalls (*Ordinate*) in Abhängigkeit vom Vorhofkopplungsintervall A_1-A_2 (*Abszisse*). Basisstimulationsintervall 600 ms

Tabelle 2. Normalbefunde effektiver Refraktärzeiten (ERP) beim Erwachsenen

Autor	ERP rechter Vorhof (ms)	ERP AV-Knoten (ms)	ERP His-Purkinje-System (ms)	ERP rechter Ventrikel (ms)
DENES et al. (1974)	150–360	250–365	–	–
AKHTAR et al. (1975)	230–330	280–430	340–430	190–290
JOSEPHSON u. SEIDES (1979)	170–300	230–425	330–450	170–290

Zur Bestimmung von Refraktärzeiten des His-Purkinje-Systems sollte die Basisstimulationsfrequenz so niedrig wie möglich gewählt werden, da hierbei die effektive Refraktärzeit des AV-Knotens relativ am kürzesten, die des spezifischen intraventrikulären Leitungssystems relativ am längsten ist.

Tabelle 2 gibt eine Übersicht über in der Literatur mitgeteilte Normalbefunde zur Länge effektiver Refraktärperioden beim erwachsenen Patienten wieder. Diese Werte sind jedoch nur als Anhaltspunkte zu verstehen, da sie abhängig sind von der Reizstärke, der verwendeten Basisstimulationsfrequnz, die Refraktärperiode des AV-Knotens zudem von der autonomen Innervation während der Untersuchung abhängt.

2. Vorzeitige ventrikuläre Stimulation

Die rechte Kammer wird für 8–10 Aktionen festfrequent stimuliert und daran ein vorzeitiger ventrikulärer Impuls angekoppelt. Damit wird die effektive Refraktärperiode des Ventrikels bzw. der retrograden ventrikulo-atrialen Leitung bestimmt. Normalwerte für die effektive Refraktärperiode des rechten Ventrikels sind in Tabelle 2 aufgeführt. Der Ort retrograder Leitungsverzögerungen bzw. Blockierungen nach zunehmender Vorzeitigkeit des Einzelimpulses bleibt zumeist spekulativ, wenn nicht infolge retrograder Leitungsverzögerung im His-Purkinje-System ein His-Spike hinten aus dem QRS-Komplex heraustritt. Durch vorzeitige ventrikuläre Stimulation ist die Auslösung von ventrikulären Echos via AV-Knoten mit schmalem QRS-Komplex möglich (GOLDREYER u. BIGGER 1970; SCHUILENBURG u. DURRER 1969).

Ebenfalls als Normalbefund anzusehen und bei Patienten ohne ventrikuläre Rhythmusstörungen vorkommend, können durch vorzeitige ventrikuläre Einzelstimulation spontan ventrikuläre Echos (V_3) mit verbreitertem QRS-Komplex ausgelöst werden. Diese sind auf eine Kreiserregung im spezifischen intraventrikulären Erregungsleitungssystem (rechter Ventrikel → linker Ventrikel → retrograde Leitung via linker Tawara-Schenkel → antegrade Leitung via rechter Tawara-Schenkel) bezogen worden, wenn

1. nach sehr vorzeitiger Kammererregung der rechte Tawara-Schenkel unidirektional blockiert und die retrograde Leitungszeit zum His-Bündel via linkes Tawara-System (V_2-H_2) verlängert ist,
2. ein His-Potential dem ventrikulären Echo (V_3) mit normaler oder verlängerter HV-Zeit vorangeht,
3. der QRS-Komplex des Echos dem stimulierten Kammerkomplex ähnelt (Linksschenkelblock bei überdrehtem Linkstyp) (AKHTAR et al. 1974, 1978; JOSEPHSON et al. 1978a).

Es kommt gewöhnlich jedoch nur zur Auslösung eines Echoschlages (V_3). Dieser Befund ist häufig und kann nicht als Ausdruck einer gesteigerten myokardialen Erregbarkeit angesehen werden (s. oben) (FLEISCHMANN et al. 1979; WELLENS et al. 1976).

Von diesem „physiologischen" interventrikulären Reentry abzugrenzen ist das Auftreten intraventrikulärer Reentry-Phänomene (JOSEPHSON et al. 1978a), wie sie bei der Auslösung von Kammertachykardien, -flattern und Kammerflimmern mittels programmierter Ventrikelstimulation beobachtet werden bei Patienten mit auch spontanem Auftreten dieser malignen Rhythmusstörungen (s. Abschnitt E.VI).

E. Elektrophysiologische Diagnostik spezieller Rhythmusstörungen

Neben einem generellen Untersuchungsprotokoll, das Grundlage jeder invasiven elektrophysiologischen Untersuchung ist, kommen, je nach vermuteter bzw. vorhandener Rhythmusstörung, spezielle Untersuchungstechniken bzw. Auswertungen zur Anwendung. Im folgenden wird auf diesen speziellen, auf die Indikationsstellung abgestimmten Untersuchungsteil eingegangen und jeweils charakteristische Untersuchungsbefunde geschildert.

I. Sinusknotenfunktionsstörungen

1968 faßte FERRER folgende sinuatriale Funktionsstörungen unter dem Begriff „sick sinus syndrome" zusammen:
1. persistierende Sinusbradykardie,
2. Sinusknotenstillstand mit Einfall eines Ersatzrhythmus,
3. Sinusknotenstillstand ohne Einfall eines Ersatzrhythmus, so daß eine Asystolie resultiert,
4. Vorhofflimmern mit langsamer Kammerfrequenz (wobei letzteres auf eine AV-Knotenschädigung zurückzuführen ist),
5. inadäquate Sinusknotenfunktion nach DC-Kardioversion von Vorhofflimmern,
6. nicht medikamentös induzierte SA-Blockierungen.

Im deutschen Schrifttum hat sich für diese Herzrhythmusstörungen der Begriff „Sinusknotensyndrom" durchgesetzt (BLÖMER et al. 1977).

Heute werden dazu gerechnet:
die persistierende Sinusbradykardie,
SA-Blockierungen zweiten Grades und Sinusknotenstillstand,
Wechsel von Sinusbradyarrhythmien mit supraventrikulären Tachyarrhythmien (supraventrikuläre Tachykardie, Vorhofflattern, Vorhofflimmern).

Störungen der Sinusknotenfunktion gewinnen zunehmend an klinischer Bedeutung. Dies wird ersichtlich aus einer kürzlich zusammengestellten Weltübersicht, die ergab, daß etwa jede dritte Schrittmacherimplantation wegen gestörter Sinusknotenfunktion vorgenommen wird (GOLDMAN u. PARSONNET 1979). Da sich die elektrischen Potentiale des natürlichen Herzschrittmachers im Elektrokardiogramm nicht direkt darstellen, steht dem eine erhebliche diagnostische Unsicherheit gegenüber. Durch die Analyse der P-Welle im EKG ist nur eine summarische Beurteilung der Sinusknotentätigkeit am Patienten möglich, in die die Impulsbildung und die Leitung dieses Impulses über ein sowohl funktionell als auch anatomisch nicht homogenes sinuatriales Übergangsgewebe eingehen (STEINBECK u. LÜDERITZ 1977a).

Rhythmusstörungen infolge gestörter Sinusknotenfunktion treten häufig nur intermittierend auf oder sind nur latent vorhanden und bleiben im Oberflächen-EKG verborgen (z.B. die Verzögerung der sinuatrialen Überleitung im Sinne eines SA-Blocks I. Grades). Patienten, deren anamnestische Angaben relativ typisch für ein Sinusknotensyndrom sind, die Arrhythmien jedoch nur sporadisch auftreten, stellen ein besonderes diagnostisches Problem dar. Die nichtinvasive Abklärung mittels Langzeit-EKG erfordert hier einen besonders hohen Arbeitsaufwand.

Als Such- und Provokationsmethode zur Demaskierung von nur intermittierend spontan auftretenden oder latent vorhandenen Störungen der Sinusknotenfunktion ist in jüngerer Zeit die invasive Methode der diagnostischen Vorhofstimulation in die Klinik eingeführt worden.

Sie besteht in der:

1. vorzeitigen atrialen Einzelstimulation: die Messung postextrasystolischer Vorhofintervalle nach vorzeitiger atrialer Einzelstimulation kann nach einem

Vorschlag von STRAUSS et al. (1973) zur indirekten Beurteilung der sinuatrialen Leitungszeit (SALZ) herangezogen werden;

2. schnellen atrialen Stimulation: bei der schnellen atrialen Stimulation wird über einen im rechten Vorhof plazierten Elektrodenkatheter eine schnelle atriale Stimulation für 30–60 s zur Unterdrückung der Sinusknotenaktivität („overdrive suppression") vorgenommen und nach Abschalten der Stimulation das Zeitintervall bis zum Einspringen des Sinusrhythmus ausgemessen. Dieses Zeitintervall, definiert als Sinusknotenerholungszeit (SKEZ), wird als Maß für die Generatorfunktion des Sinusknotens angesehen (MANDEL et al. 1971; ROSEN et al. 1971b; NARULA et al. 1972).

1. Sinuatriale Leitungszeit (SALZ)

Bei der vorzeitigen atrialen Einzelstimulation triggert der Sinusrhythmus des Patienten das programmierbare Stimulationsgerät. Nach jeder achten spontanen Vorhofaktion wird eine vorzeitige atriale Zusatzerregung (a_2) elektrisch induziert, wobei das Vorzeitigkeitsintervall in konsekutiven Stimulationsversuchen kontinuierlich in Schritten von 5–10 ms verkürzt wird.

Folgende Meßgrößen werden aus dem bipolaren, kranialen rechtsatrialen Elektrogramm bestimmt (s. Abb. 11):

1. Zeitintervall zwischen zwei spontanen Vorhoferregungen: a_1-a_1,
2. präextrasystolisches Intervall, auch Kopplungs- oder Vorzeitigkeitsintervall genannt: a_1-a_2 (Abstand zwischen der spontanen Vorhofaktion und der durch den Stimulationsimpuls hervorgerufenen atrialen Zusatzerregung),
3. postextrasystolisches Intervall: a_2-a_3 (Abstand zwischen der atrialen Zusatzerregung und der nächsten spontanen Vorhofaktion),
4. der dem postextrasystolischen Intervall folgende Zyklus: a_3-a_4.

Die Länge des postextrasystolischen Intervalls a_2-a_3 wird als Funktion des präextrasystolischen Intervalles a_1-a_2 graphisch dargestellt (s. Abb. 12). Fällt die Zusatzerregung spät in die atriale Diastole ein, so ist a_2-a_3 kompensatorisch, d.h. die Summe aus a_1-a_2 und a_2-a_3 beträgt das Zweifache des Vorhofgrundzyklus a_1-a_1 (Meßpunkte entlang der Geraden mit der Steigung -1 in Abb. 12). Fällt die atriale Zusatzerregung früher ein, so resultiert eine nicht kompensatorische Pause, d.h. die Summe aus a_1-a_2 und a_2-a_3 beträgt weniger als das Zweifache von a_1-a_1 (Meßpunkte unterhalb der Geraden mit der Steigung -1 in Abb. 12).

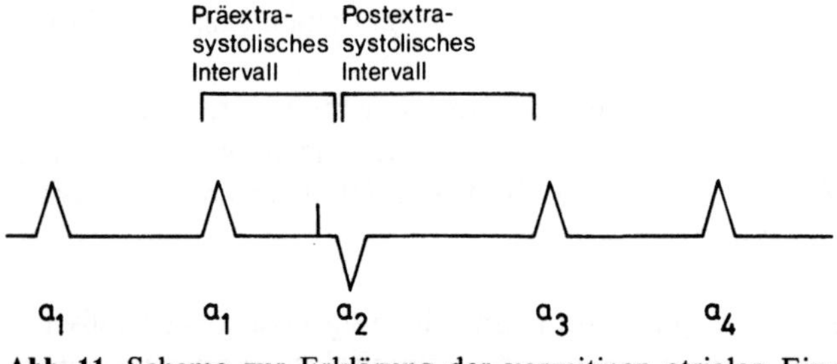

Abb. 11. Schema zur Erklärung der vorzeitigen atrialen Einzelstimulation und der aus dem atrialen Elektrogramm bestimmten Intervalle

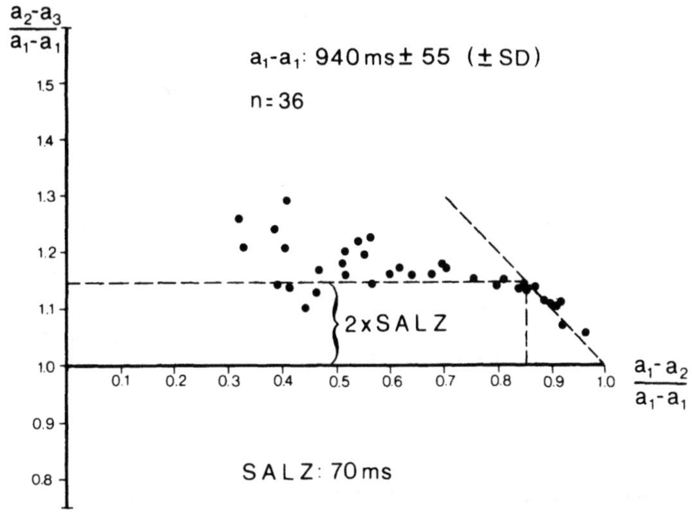

Abb. 12. Normalbefund der vorzeitigen atrialen Einzelstimulation. *Abszisse:* Präextrasystolisches Intervall a_1-a_2, angegeben in Bezug zum Vorhofgrundzyklus a_1-a_1. *Ordinate:* Postextrasystolisches Intervall a_2-a_3, angegeben in Bezug zum Vorhofgrundzyklus a_1-a_1. Vorhofgrundzyklus: 940 ms ± 55 (± SD); n = 36. Die theoretische gestrichelte Gerade mit der Steigung −1 gibt die Länge der a_2-a_3-Intervalle im Fall einer kompensatorischen Pause an. Bei spät in die atriale Diastole einfallender Extrasystole ist a_2-a_3 kompensatorisch, bei früher einfallender Einzelstimulation nicht kompensatorisch. Die Länge des a_2-a_3-Intervalls am Übergang zur nicht kompensatorischen Pause, subtrahiert um den Grundzyklus a_1-a_1, ergibt die Summe von retrograder und antegrader sinuatrialer Leitungszeit. Halbierung dieser Summe und Übergang auf Absolutwerte ergibt eine kalkulierte „einfache sinuatriale Leitungszeit" SALZ von 70 ms

a) Normalwerte

Das Resultat der vorzeitigen atrialen Einzelstimulation bei einer 33jährigen Probandin stellt Abb. 12 dar. Wird das präextrasystolische Intervall a_1-a_2 vom Basiszyklus a_1-a_1 ausgehend verkürzt, so ist das a_2-a_3-Intervall zunächst kompensatorisch (Meßpunkte entlang der gestrichelten Geraden mit der Steigung −1). Bei stärkerer Verkürzung von a_1-a_2 wird a_2-a_3 nicht kompensatorisch (Meßpunkte unterhalb der Geraden mit der Steigung −1). Zur indirekten Bestimmung der sinuatrialen Leitungszeit wird das a_2-a_3-Intervall am Übergang von der kompensatorischen zur nicht kompensatorischen Pause bestimmt (s. Diagramm der Abb. 12): a_2-$a_3 = 1{,}15 \times (a_1$-$a_1)$. Subtraktion des Basiszyklus a_1-a_1 $[= 0{,}15 \times (a_1$-$a_1)]$ vom a_2-a_3-Intervall, Division dieser Differenz durch zwei $[0{,}075 \times (a_1$-$a_1)]$ und Übergang auf absolute Zeiten liefert die „einfache sinuatriale Leitungszeit" von 70 ms (0,075 mal 940 ms = 70 ms).

Die mit dieser Methode ermittelte SALZ betrug bei 21 Kontrollpatienten 67 ms ± 16 (± SD).

Tabelle 3 gibt eine Übersicht über die in der Literatur mitgeteilten Normalwerte für die SALZ. Beim Vergleich dieser Werte muß zunächst erwähnt werden, daß in einigen Untersuchungen Patienten als sinusknotengesund eingestuft wurden, obwohl sie eine Störung der atrioventrikulären oder intraventrikulären Leitung (DHINGRA et al. 1975) oder eine koronare Herzkrankheit aufwiesen

Tabelle 3. Sinuatriale Leitungszeit (SALZ) bei Patienten mit und ohne Sinusknotensyndrom. Angegeben sind die Mittelwerte ±1 SD in ms

Autoren	SALZ	
	Kontrolle	Sinusknotensyndrom
BREITHARDT et al. (1977)	82 ms ± 19 (n = 20)	126 ms ± 47 (n = 41)
CROOK et al. (1977)	112 ms ± 30 (n = 11)	128 ms ± 27 (n = 14)
DHINGRA et al. (1975)	92 ms ± 30 (n = 36)	
MASINI et al. (1975)	70 ms ± 15 (n = 18)	127 ms ± 24 (n = 7)
ROSTOCK u. VON KNORRE (1976)	98 ms ± 11 (n = 15)	
STRAUSS et al. (1976)		85 ms ± 23 (n = 20)
Eigene Befunde	67 ms ± 16 (n = 21)	123 ms ± 43 (n = 55)

(CROOK et al. 1977). Darüber hinaus sind längere Normalzeiten als unsere Kontrollwerte im wesentlichen dann gemessen worden, wenn nicht von der a_2-a_3-Länge am Übergang zur nicht kompensatorischen Pause, sondern von einem mittleren nicht kompensatorischen Vorhofintervall ausgegangen wurde (SEIPEL et al. 1974; DHINGRA et al. 1975; ROSTOCK u. VON KNORRE 1976; BREITHARDT et al. 1977).

Diese divergierenden Leitungszeiten sind größtenteils dadurch erklärbar, daß das mittlere nicht kompensatorische postextrasystolische Vorhofintervall länger ist als das am Übergang gemessene. Bei zahlreichen Patienten besteht darüber hinaus im Bereich der nicht kompensatorischen Pause keine eigentliche Konstanz der a_2-a_3-Intervalle, sondern a_2-a_3 nimmt mit zunehmender Vorzeitigkeit der Stimulation zu (s. Beispiel in Abb. 12).

Aufgrund tierexperimenteller Befunde und indirekter klinischer Hinweise kommen als Ursache dieser a_2-a_3-Zunahme in Betracht:

1. Verlängerung der rückläufigen Leitungszeit zum Sinusknoten bei früh in die atriale Diastole einfallendem Extrareiz (BONKE et al. 1969; MILLER u. STRAUSS 1974),
2. Depression des Schrittmachers durch den Extrareiz, d.h. s_2-s_3-Verlängerung (BONKE et al. 1969; STEINBECK et al. 1974; BREITHARDT u. SEIPEL 1976).

Ist aber im Bereich der nichtkompensatorischen Pause der Sinuszyklus s_2-s_3 länger als s_1-s_1, so errechnet sich nach dieser Methode eine fälschlich zu lange sinuatriale Leitungszeit.

Andererseits konnte gezeigt werden, daß der Übergang zu einem nicht kompensatorischen Vorhofintervall nicht, wie theoretisch angenommen, exakt anzeigt, daß das Schrittmacherzentrum bei dieser Vorzeitigkeit der Stimulation von der retrograden Vorhoferregung erreicht wird (MILLER u. STRAUSS 1974; STEINBECK et al. 1978b). Stattdessen kennzeichnet der Übergang die vorzeitige Depolarisation latenter Schrittmacherzellen. Die kürzer als kompensatorisch werdende Pause ist zu erklären mit einer elektrotonischen Interaktion, die stattfindet zwischen latenten Schrittmacherzellen, die vorzeitig depolarisiert werden, und dem benachbarten Schrittmacherzentrum, das von der Vorhoferregung nicht erreicht wird (STEINBECK et al. 1978b). Daraus resultiert – geht man zur

Berechnung der Leitungszeit von der a_2-a_3-Länge am Übergang aus – eine Unterschätzung der tatsächlichen SALZ.

Wir ziehen die „Übergangsmethode" zur Berechnung der SALZ vor aus folgenden Gründen:

1. Innerhalb der nicht kompensatorischen Pause sind die a_2-a_3-Intervalle sehr häufig nicht konstant, sondern nehmen mit zunehmender Vorzeitigkeit der Stimulation zu, so daß eine sog. Plateau-Phase nicht vorhanden ist.

2. Je vorzeitiger der Einfall der Vorhofextrasystole, desto mehr elektrophysiologische Veränderungen (elektrotonischer Effekt, Zunahme der retrograden Leitungszeit, Depression der Automatie mit und ohne „Pacemaker-Shift") treten gegenüber Spontanrhythmus auf, die in ihrer Summe die Sinusknotenreaktion bestimmen. Für die SALZ-Berechnung im Tierexperiment haben diese Einzeleffekte z.T. entgegengesetzte, d.h. sich aufhebende Wirkungen. Daß diese einzelnen Veränderungen auch quantitativ auf den Menschen übertragbar sind, muß bezweifelt werden.

3. Bei zahlreichen Patienten ist im Gegensatz zum isolierten Vorhof des Kaninchens, der einen fließenden Übergang von der kompensatorischen zur nicht kompensatorischen Pause aufweist, dieser Übergang nicht fließend, sondern gut abgrenzbar (sog. „Knick" des a_2-a_3-Verlaufs). – Die Beobachtung eines „Pacemaker-Shifts" in einigen dieser Fälle liefert zusätzliche Argumente dafür, daß in diesen Fällen die SALZ vom Übergang abgeleitet werden sollte (s. Abschnitt E.I.4) (STEINBECK u. LÜDERITZ 1977b).

Weitere Erklärungen für differente Meßergebnisse der SALZ sind in der unterschiedlichen Positionierung des Vorhofkatheters zu suchen: Eine Ableitung von vorwiegend basalen Vorhofabschnitten läßt beispielsweise eine Zunahme der als sinuatrial gedeuteten intraatrialen Leitung erwarten (THEISEN et al. 1976). Bei Stimulation in der Nähe des Sinusknotens muß sowohl mit einer direkten Beeinflussung des Schrittmachers als auch mit einer Freisetzung der Transmittersubstanzen Azetylcholin und Noradrenalin gerechnet werden (AMORY u. WEST 1962). Wir bevorzugen daher eine Ableitung von kranialen Vorhofabschnitten und einen davon kaudal gelegenen Stimulationsort.

Ist auch die sinuatriale Leitungszeit nur annäherungsweise beim Menschen zu bestimmen und sind die Normalwerte je nach Auswertverfahren auch unterschiedlich, so erlaubt die Methode der vorzeitigen atrialen Einzelstimulation doch erstmals die Messung dieser Leitungszeit sowie die Diagnostizierung der Leitungsstörungen über diese sinuatriale Grenzregion beim Menschen.

b) Sinuatrialer Block I. Grades

Mit Hilfe der vorzeitigen atrialen Einzelstimulation wurde erstmals beim Menschen die Erkennung einer sinuatrialen Leitungsblockierung I. Grades möglich. Ein Beispiel dafür ist in Abb. 13 dargestellt. Der Übergang von kompensatorischer zu nicht kompensatorischer Pause (a_1-a_2 0,6; a_2-a_3 1,4), ist, verglichen mit einer Normalreaktion in Abb. 12, deutlich nach links zu einem längeren a_2-a_3-Intervall verschoben; die kalkulierte SALZ beträgt 137 ms. Analog zum AV-Block I. Grades ist die klinische Bedeutung dieses Befundes in der möglichen Progredienz zu einer höhergradigen Blockierung zu sehen. Eine derartig nachgewiesene Leitungsstörung kann im Sinusknotenareal selbst, in der sinuatrialen

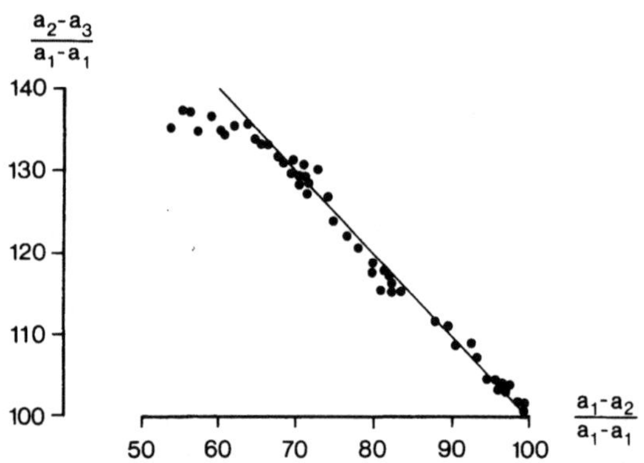

Abb. 13. Sinuatriale Blockierung I. Grades bei einem 72jährigen Patienten mit Karotissinussyndrom ermittelt mit der vorzeitigen atrialen Einzelstimulation; Koordinaten in Prozentangabe. Bis zu einer Verkürzung des präextrasystolischen Intervalls a_1-a_2 auf 60% des Vorhofgrundzyklus a_1-a_1 wird ein kompensatorisches Vorhofintervall a_2-a_3 beobachtet. Die kalkulierte sinuatriale Leitungszeit beträgt 137 ms. Vorhofgrundzyklus a_1-a_1: 684 ms ± 6 (± SD); n = 51

Grenzregion (STRAUSS u. BIGGER 1972) und im angrenzenden Vorhofmyokard (SANO et al. 1966) lokalisiert sein.

c) SALZ bei Sinusknotenerkrankung

Tabelle 3 stellt die von uns bei Patienten mit gestörter Sinusknotenfunktion gewonnenen Ergebnisse denen der sinusknotengesunden Vergleichsgruppe gegenüber: Die Verlängerung der SALZ (125 ms ± 43) (± SD) gegenüber der Kontrolle (67 ms ± 16) ist statistisch signifikant ($p < 0{,}01$). Bei insgesamt 15 von 70 Patienten mit gestörter Sinusknotenfunktion (= 21%) war infolge ausgeprägter Sinusarrhythmie und dadurch bedingter Streuung der Meßpunkte eine Differenzierung zwischen kompensatorischer und nicht kompensatorischer Pause nicht möglich, und damit eine Kalkulation der SALZ unmöglich.

Sieht man die SALZ als verlängert an, wenn sie den Mittelwert der Kontrollgruppe plus zwei Standardabweichungen übertrifft (= 100 ms), so ist die SALZ verlängert bei 37 Patienten (= 53%) und normal bei 17 Patienten (= 26%) mit gestörter Sinusknotenfunktion.

Tabelle 3 führt auch die für die SALZ ermittelten Werte anderer Autoren beim Sinusknotensyndrom auf. STRAUSS et al. (1976) sehen die SALZ als verlängert an, wenn sie 107,5 ms übertrifft (in 38% ihrer Fälle). Andere Arbeitsgruppen geben diesen oberen Grenzwert mit 120 ms (BREITHARDT et al. 1977) bzw. 152 ms an (DHINGRA et al. 1975).

2. Sinusknotenerholungszeit (SKEZ)

Bei der schnellen atrialen Stimulation wird mit Stimulationsfrequenzen (doppelte diastolische Schwellenreizstromstärke, Impulsdauer 1–2 ms) knapp oberhalb des Sinusrhythmus des Patienten begonnen und in konsekutiven Stimulationsversuchen eine Frequenzsteigerung um jeweils 10 Schläge/min bis 180/min vorgenom-

Tabelle 4. Sinusknotenerholungszeit (SKEZ) bei Patienten mit und ohne Sinusknotensyndrom. Angegeben sind die Mittelwerte ± 1 SD in ms

Autoren	SKEZ	
	Kontrolle	Sinusknotensyndrom
Breithardt et al. (1977)	1044 ms ± 216 (n = 20)	2110 ms ± 1269 (n = 41)
Delius et al. (1975)		2925 ms ± 331 (n = 21)
Kulbertus et al. (1975)	1100 ms ± 190 (n = 30)	
Mandel et al. (1971, 1972)	1041 ms ± 56 (n = 43)	3087 ms ± 464 (n = 31)
Rostock u. von Knorre (1976)	1153 ms ± 122 (n = 15)	
Eigene Befunde	1167 ms ± 206 (n = 21)	2538 ms ± 2431 (n = 70)

men. Die Stimulationsdauer beträgt 1 min; zwischen den einzelnen Stimulationsversuchen wird eine Pause von 1–2 min eingelegt. Die Sinusknotenerholungszeit (SKEZ) wird gemessen als das Zeitintervall zwischen der letzten stimulationsbedingten Vorhoferregung im atrialen Elektrogramm bis zur ersten, durch spontane Sinusknotenaktivität ausgelösten Vorhofaktion. Die maximale SKEZ stellt das längste Zeitintervall dar, das nach Anwendung aller verschiedenen Stimulationsfrequenzen beobachtet wird. Die der Unterbrechung der Stimulation folgenden spontanen Herzaktionen werden bei allen Patienten zusätzlich analysiert.

a) Normalwerte

Eine Übersicht über in der Literatur mitgeteilte Normalwerte gibt Tabelle 4. Wir bestimmten bei 21 Kontrollpatienten eine maximale SKEZ von 1167 ± 206 ms (± SD). Für die korrigierte Sinusknotenerholungszeit KSKEZ wird ein Normalwert von 260 ± 98 ms angegeben (Narula et al. 1972). In unserem Kontrollkollektiv beträgt die KSKEZ 313 ± 119 ms (± SD).

Sieht man eine SKEZ als verlängert an, wenn sie den Mittelwert + 2 SD (= 2 Standardabweichungen) übertrifft, so liegt in unserem Kollektiv dieser obere Grenzwert für die SKEZ bei 1573 ms, und für die KSKEZ bei 550 ms. Diese Angaben stehen in Übereinstimmung mit der Literatur: Rosen et al. (1971 b) sehen Werte für die SKEZ bis 1400 ms, Kulbertus et al. (1975) bis 1500 ms als normal an; für die KSKEZ wird ein oberer Grenzwert von 375 ms (Gupta et al. 1974) bzw. 525 ms angegeben (Narula et al. 1972).

Die SKEZ scheint vom Lebensalter der untersuchten Patienten nicht wesentlich beeinflußt zu sein, da sowohl Kinder im Alter von 2–18 Jahren (Yabek et al. 1976) als auch ältere Patienten im Alter von 50–72 Jahren (Kulbertus et al. 1975) Erholungszeiten aufweisen, die den in Tabelle 4 mitgeteilten Normalwerten entsprechen.

b) SKEZ bei gestörter Sinusknotenfunktion

Abbildung 14 zeigt das Resultat der schnellen atrialen Stimulation bei einer 66jährigen Patientin mit Sinusknotensyndrom. Die Registrierung beginnt mit den letzten zwei stimulationsbedingten Vorhoferregungen. Die SKEZ ist auf 2590 ms verlängert als elektrophysiologisches Korrelat der pathologischen Sinusknotenfunktion.

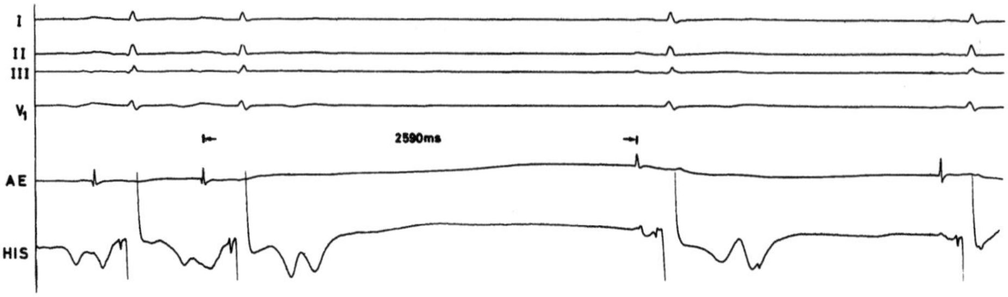

Abb. 14. Registrierung von I, II, III, V_1, AE und HIS zur Bestimmung der Sinusknotenerholungszeit bei einer 66jährigen Patientin mit Sinusknotensyndrom. Vorhofstimulationsfrequenz: 90/min. Die Registrierung beginnt mit den letzten zwei stimulationsbedingten Vorhoferregungen

Im Verhalten der spontanen a-a-Intervalle nach Beendigung der Stimulation kann es zu abrupten Änderungen spontaner Periodenlängen von Schlag zu Schlag kommen, wobei die abnorm verlängerten Intervalle etwa das Zweifache vorangehender oder folgender Vorhofabstände betragen (sog. „sekundäre Pausen").

Der diesen abnorm langen Intervallen zugrundeliegende elektrophysiologische Pathomechanismus ist nicht eindeutig geklärt. Aufgrund der zeitlichen Beziehung (Verdopplung des Basiszyklus) ist es naheliegend, diese Beobachtung als Ausdruck eines intermittierenden Sinusknotenaustrittsblockes zu deuten. Andererseits ist nach schneller Vorhof- (Lu et al. 1965) und nach vagaler Stimulation (WEST 1972; s. auch STEINBECK u. LÜDERITZ 1977a) eine Störung der Sinusknotenautomatie in Form unterschwelliger Potentialverläufe der Schrittmacherzellen beschrieben worden. Da die Frequenz der unterschwelligen Potential-„Schwingungen" der der vorangegangenen oder folgenden überschwelligen Depolarisationen in etwa zu entsprechen vermag, könnte das Auftreten einer derartigen Störung der Sinusknotenautomatie beim Patienten nicht von einer sinuatrialen Blockierung unterschieden werden. Eine weitere Erklärungsmöglichkeit liegt darin, daß diese Effekte hervorgerufen werden können durch die Transmittersubstanz Azetylcholin, das durch die Vorhofstimulation freigesetzt wird (AMORY u. WEST 1962). Schließlich sind derartige Frequenzänderungen des Sinusrhythmus als Reaktion auf frequenzbedingte Blutdruckschwankungen diskutiert worden (DELIUS et al. 1975; KULBERTUS et al. 1975).

Tabelle 4 gibt eine Auswahl der in der Literatur mitgeteilten Werte für die SKEZ beim Sinusknotensyndrom wieder. Übereinstimmend wird im Mittel eine deutlich verlängerte SKEZ gemessen; Unterschiede zwischen den einzelnen Untersuchergruppen dürften in erster Linie auf unterschiedliche Schweregrade des Sinusknotensyndroms der zur Untersuchung gelangten Patienten beruhen.

Wir bestimmten bei 70 Patienten mit Sinusknotensyndrom verschiedenen klinischen und elektrokardiographischen Schweregrades eine SKEZ von 2538 ms ± 2431 (± SD), und eine KSKEZ von 1507 ms ± 2450.

Die SKEZ ist gegenüber der Kontrolle statistisch signifikant verlängert ($p < 0{,}01$). Nehmen wir als oberen Grenzwert der Norm eine maximale SKEZ von

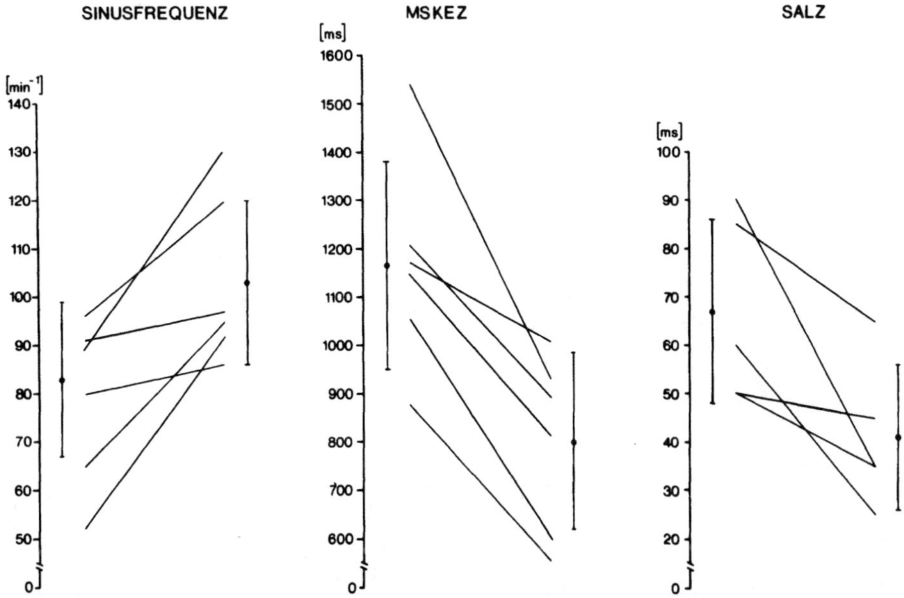

Abb. 15. Beeinflussung von spontaner Sinusknotenfrequenz, maximaler Sinusknotenerholungszeit MSKEZ und „einfacher sinuatrialer Leitungszeit" SALZ durch Atropinsulfat, 1 mg intravenös, bei einem Kontrollkollektiv von sechs Patienten. Die *linke Seite* gibt jeweils die Werte vor, die *rechte Seite* nach Vagusblockade an. Darüber hinaus sind Mittelwert und Standardabweichung dieser Parameter vor und nach Atropingabe wiedergegeben

1573 ms an (Mittelwert + 2 SD), so weisen 38/70 der gesamten Patientengruppe mit gestörter Sinusknotenfunktion eine Verlängerung der Erholungszeit auf (= 54%).

In der Literatur schwanken die Angaben über die Häufigkeit abnorm verlängerter Erholungszeiten beim Sinusknotensyndrom stark. So werden einerseits von MANDEL et al. (1972) in 93%, von DELIUS et al. (1975) in 90% und von STRAUSS et al. (1976) und POP et al. (1977) in 68% der Fälle pathologisch verlängerte Werte gemessen. Eine geringere Anzahl pathologischer Werte der SKEZ wird von ROSEN et al. (1971 b) mit 40% und von GUPTA et al. (1974) mit 35% angegeben. Auch diese differierenden Angaben dürften vornehmlich durch unterschiedliche Ausprägungen des Sinusknotensyndroms des Patientenmaterials bedingt sein.

3. Vagolyse

Bei fraglich pathologischer Sinusknotenfunktion bietet sich als weitere Diskriminierungsmöglichkeit der „Atropintest" an, der von uns routinemäßig durchgeführt wird. Dabei werden 1 mg Atropinsulfat intravenös injiziert und unter dieser Vagusblockade das Ausmaß des spontanen Sinusknotenfrequenzanstieges sowie SKEZ und SALZ gemessen.

Abbildung 15 gibt diesen Atropineffekt auf Spontanfrequenz, SKEZ und SALZ bei einem Kontrollkollektiv von sechs Patienten wieder. Die Spontanfre-

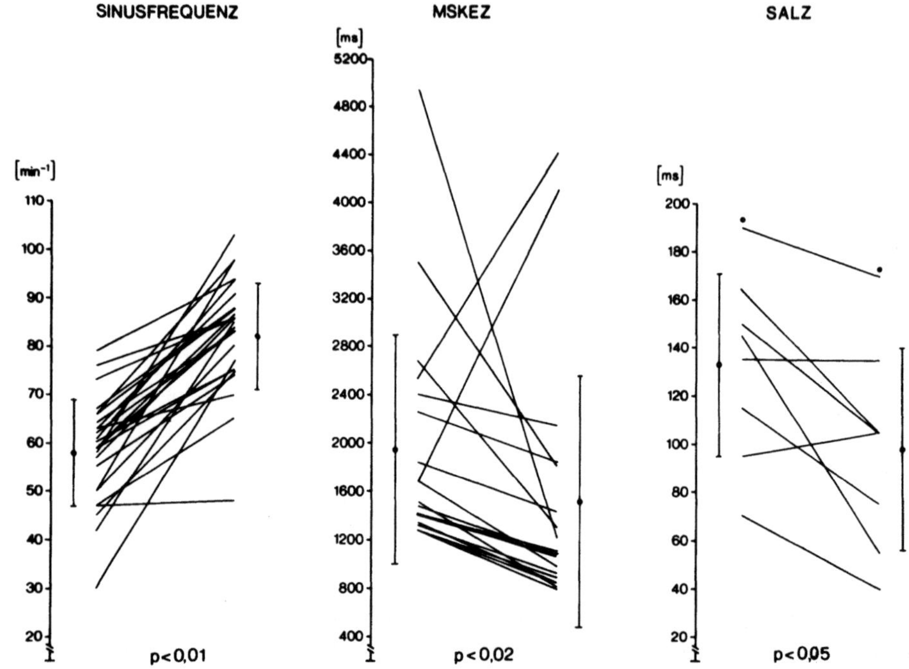

Abb. 16. Beeinflussung der spontanen Sinusknotenfrequenz, der maximalen SKEZ und der SALZ bei einem Patientenkollektiv mit Sinusknotensyndrom. Bezeichnungen und Symbole wie in Abb. 15. Unter Atropin steigt die Sinusknotenfrequenz an ($p<0{,}01$), SKEZ nimmt ab ($p<0{,}02$) trotz zweier paradoxer Reaktionen, und die SALZ verkürzt sich ebenfalls ($p<0{,}05$). In der *rechten Graphik* (SALZ) Punktsymbole: spontaner SA-Block II. Grades

quenz nimmt zu; nur ein Wert fällt mit 86/min knapp unter 90/min. SKEZ und SALZ verkürzen sich.

Abbildung 16 faßt die Ergebnisse des Atropintests bei Patienten mit Sinusknotensyndrom zusammen. Auch bei gestörter Sinusknotenfunktion wirkt Atropin positiv chronotrop (Anstieg um im Mittel 41%), die erreichte Frequenz liegt jedoch signifikant unter der von Kontrollpersonen erreichten ($p<0{,}01$); lediglich bei 6 von 25 Patienten mit Sinusknotensyndrom steigt die Frequenz über 90/min. ROSEN et al. (1971b) zeigten, daß bei 11 Patienten mit Sinusknotensyndrom die Frequenz um 25–125% nach Gabe von 1 mg Atropin intravenös anstieg, bei keinem jedoch um mehr als 90 Schläge/min. MANDEL et al. (1972) berichten von einem durchschnittlichen Anstieg um 12 Schläge/min, DHINGRA et al. (1976b) von einem mittleren Anstieg um 45% mit einer Maximalfrequenz über 90/min in 2 von 21 Patienten mit gestörter Sinusknotenfunktion. Die maximale SKEZ nimmt im Mittel ab ($p<0{,}02$), in 2 Einzelfällen trat jedoch eine ausgeprägte Verlängerung auf. Entsprechende Befunde konnten von anderen Autoren erhoben werden (MANDEL et al. 1971; NARULA et al. 1972; DHINGRA et al. 1976a, b; BREITHARDT et al. 1976).

Eine paradoxe Atropinreaktion auf die SALZ wurde von uns nur einmal beobachtet: insgesamt kommt es bei Herzgesunden und auch bei Patienten mit

Sinusknotensyndrom zu einer Abnahme dieses Parameters ($p<0{,}05$, s. Abb. 16, rechts). Die Mehrzahl anderer Untersucher kam zu gleichen Resultaten (REIFFEL et al. 1975, 1976; BREITHARDT et al. 1976), während DHINGRA et al. diese Abnahme nur bei Normalpersonen (1976a), nicht jedoch bei Patienten mit gestörter Sinusknotenfunktion beobachten konnten (1976b). Zur praktisch-klinischen Bedeutung des Atropintests ist zu sagen, daß eine physiologische Sinusknotenreaktion eine pathologische Sinusknotenfunktion nicht sicher ausschließt. Der diagnostische Wert dieses pharmakologischen Tests liegt darin, daß ein pathologischer Atropintest den Verdacht auf das Vorliegen einer Sinusknotenerkrankung erhärtet oder ggf. gar erst erste Hinweise auf das Vorliegen einer solchen Erkrankung liefert.

4. Pacemaker-Shift

Bei einzelnen Patienten kann bei sorgfältiger Analyse der Oberflächen- und intrakardialen Potentialableitungen ein Wechsel des Schrittmacherzentrums („Pacemaker-Shift") als Reaktion des Sinusknotens auf vorzeitige atriale Einzelstimulation erkannt werden. Neben ihrem elektrophysiologischen Interesse erlauben diese Beobachtungen alternativ zur Messung der a_2-a_3-Intervalle eine zweite Beurteilungsmöglichkeit der sinuatrialen Leitungszeit: nimmt man an, daß ein „Pacemaker-Shift" die vorzeitige Depolarisation des Sinusknotens durch eine Vorhofextrasystole anzeigt, so kann mit Hilfe dieses Phänomens beurteilt werden, welche Vorzeitigkeit des Extraschlages notwendig ist, damit dieser retrograd zum Sinusknoten fortgeleitet wird.

Abbildung 17 zeigt ein Beispiel. In A wird eine Vorhofextrasystole spät in der atrialen Diastole hervorgerufen, die gefolgt ist von einer kompensatorischen Pause. Der folgende Zyklus a_3-a_4 ist identisch mit a_1-a_1. Die Konfiguration der Vorhoferregung a_3 und a_4 ist im Extremitätenprogramm sowie im intraatrialen Elektrogramm ebenfalls unverändert.

In B wird der vorzeitige Extrareiz früher in der atrialen Diastole ausgelöst. Die folgende Pause ist nicht kompensatorisch. Die Kontur von a_3, das diese Pause beendet, sowie der korrespondierenden P-Wellen in II und III haben sich geändert: a_3 beginnt im Gegensatz zu a_1 mit einem hohen positiven Ausschlag, die P-Welle wird negativ in III und isoelektrisch in II. Das a_3-a_4-Intervall ist verlängert.

In Abbildung 18 ist die Beziehung zwischen der Länge des a_1-a_2 und a_2-a_3-Intervalls beim gleichen Patienten gezeigt.

a_1-a_2-Intervalle, die eine kompensatorische Pause hervorrufen, können klar getrennt werden von kürzeren a_1-a_2-Zyklen, die von einer nicht kompensatorischen Pause gefolgt sind. Ein kompensatorisches a_2-a_3-Intervall geht uniform mit einem unveränderten Vorhoferregungsmuster einher (schwarze Punkte), während bei nicht kompensatorisch werdendem Vorhofintervall gleichzeitig ein „Pacemaker-Shift" sichtbar wird (Kreise).

Sehr frühzeitig einfallende Extraschläge führen zu einer Verkürzung von a_2-a_3, ebenfalls begleitet von einem „Pacemaker-Shift".

Aufgrund der Korrelation zwischen Auftreten eines „Pacemaker-Shifts" und Länge des a_2-a_3-Intervalls muß geschlossen werden, daß in diesem Fall die

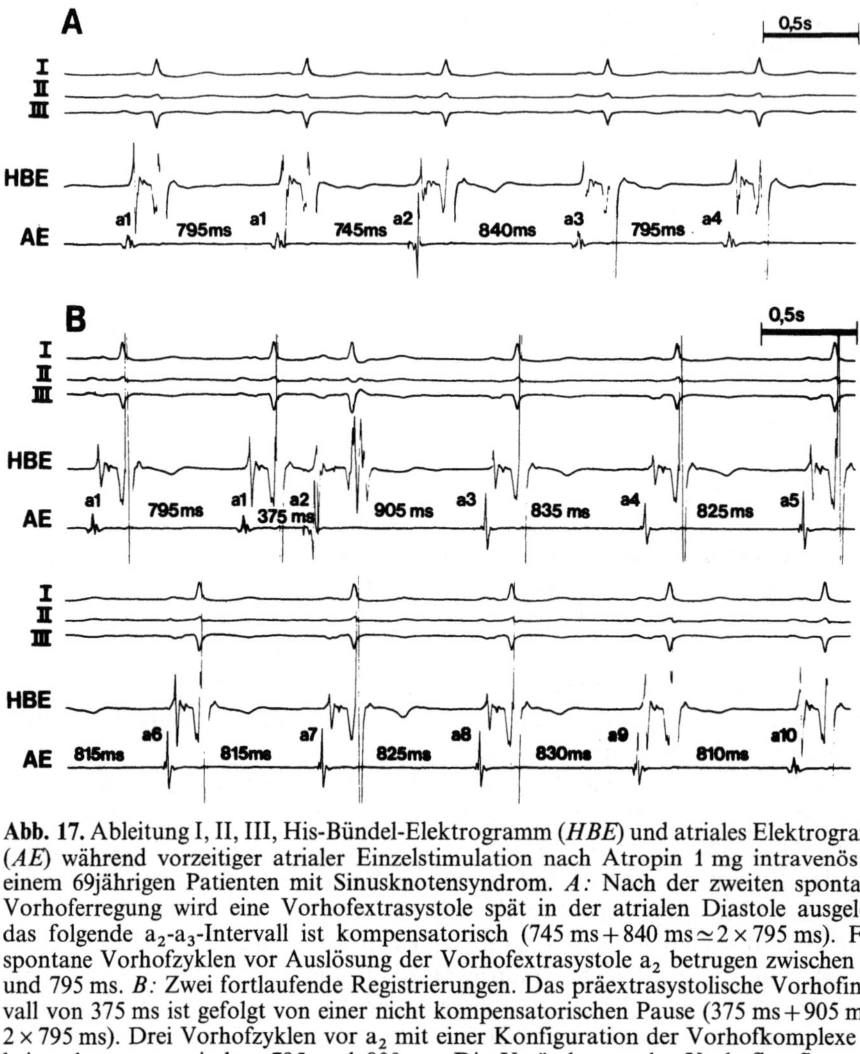

Abb. 17. Ableitung I, II, III, His-Bündel-Elektrogramm (*HBE*) und atriales Elektrogramm (*AE*) während vorzeitiger atrialer Einzelstimulation nach Atropin 1 mg intravenös bei einem 69jährigen Patienten mit Sinusknotensyndrom. *A:* Nach der zweiten spontanen Vorhoferregung wird eine Vorhofextrasystole spät in der atrialen Diastole ausgelöst; das folgende a_2-a_3-Intervall ist kompensatorisch (745 ms + 840 ms $\simeq$ 2 × 795 ms). Fünf spontane Vorhofzyklen vor Auslösung der Vorhofextrasystole a_2 betrugen zwischen 785 und 795 ms. *B:* Zwei fortlaufende Registrierungen. Das präextrasystolische Vorhofintervall von 375 ms ist gefolgt von einer nicht kompensatorischen Pause (375 ms + 905 ms < 2 × 795 ms). Drei Vorhofzyklen vor a_2 mit einer Konfiguration der Vorhofkomplexe wie bei a_1 betrugen zwischen 795 und 800 ms. Die Veränderung der Vorhofkonfiguration der postextrasystolischen Vorhoferregung wird deutlich am atrialen Elektrogramm ebenso wie in den Oberflächenableitungen (die zur Vorhoferregung a_3 und a_4 zugehörigen P-Wellen werden negativ in III und isoelektrisch in II), während diese Veränderungen im His-Bündel-Elektrogramm nicht zur Darstellung kommen. Die Vorhoferregungen von a_5-a_8 stellen ein intermediäres Erregungsmuster dar mit Rückkehr schwach positiver P-Wellen in II, jedoch weiter negativ bleibendem P in III. Mit dem Wiederauftreten eines initial negativen Ausschlags der Vorhoferregung a_9 im atrialen Elektrogramm, und noch deutlicher der a_{10}-Erregung, kommt es zu einer gleichzeitigen Normalisierung der P-Wellen (positiv in II, biphasisch in III). Die Vorhofzykluslänge nach der Vorhofextrasystole ist bis zum Intervall a_8-a_9, verglichen mit a_1-a_1, verlängert

Zusatzerregung den Sinusknoten exakt in dem Moment erreicht hat, in dem die Länge von a_2-a_3 von einem kompensatorischen zu einem nicht kompensatorischen Intervall übergeht. Innerhalb der nicht kompensatorischen Pause nimmt a_2-a_3 mit zunehmender Verkürzung von a_1-a_2 kontinuierlich an Länge zu. Dies

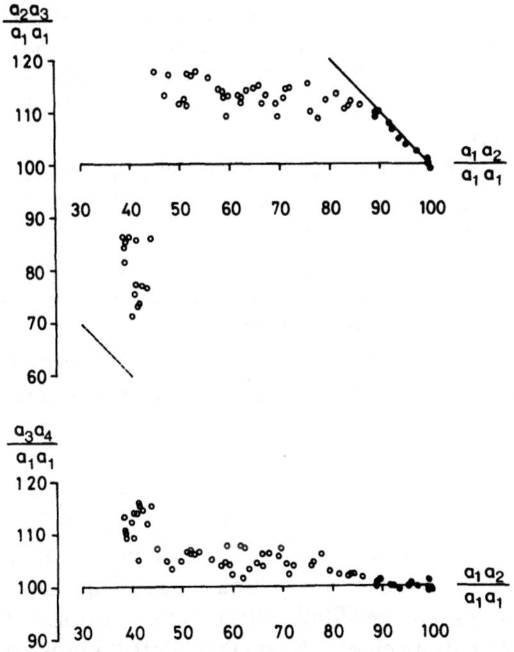

Abb. 18. Resultat der vorzeitigen atrialen Einzelstimulation. Gleicher Patient wie in Abb. 17. Oben: Koordinaten wie in Abb. 13. *Unterer Teil, Abszisse:* Präextrasystolisches Intervall a_1a_2, angegeben in Prozent des Vorhofgrundzyklus a_1a_1. *Ordinate:* Post-postextrasystolisches Vorhofintervall a_3a_4, angegeben in Prozent des Vorhofgrundzyklus a_1a_1. Vorhofzyklus a_1a_1: 795 ms $\pm$ 13 ($\pm$SD); n = 62. *Schwarze Punkte* stellen a_2a_3-Intervalle dar, die mit einem unveränderten Vorhofkomplex einhergingen (Beispiel in Abb. 17). *Kreise* stellen a_2a_3- und a_3a_4-Intervalle dar, die mit einer Veränderung der a_3-Konfiguration einhergingen (Beispiel in Abb. 17). Es wird angenommen, daß die vorzeitige Depolarisation des Sinusknotens auftritt beim Übergang des a_2a_3-Intervalls zu einer nicht kompensatorischen Pause (bei einem a_1a_2-Intervall von etwa 87,5% des a_1a_1-Intervalls); die kalkulierte „einfache sinuatriale Leitungszeit“ SALZ beträgt 50 ms. Innerhalb der nicht kompensatorischen Pause kommt es zu einer stetigen Verlängerung sowohl der a_2a_3- als auch der a_3a_4-Intervalle (Steinbeck u. Lüderitz 1977b)

stellt ein Argument für die Auffassung dar, daß in diesem Falle die a_2-a_3-Länge am Übergang zur nicht kompensatorischen Pause – und nicht die nicht kompensatorische Pause – als Ausgangspunkt zur Berechnung der SALZ gewählt werden sollte.

Eine Änderung des Vorhofelektrogramms und der P-Welle im Sinne eines „Pacemaker-Shifts“ kann auch nach Unterbrechung schneller atrialer Stimulation beobachtet werden.

Das Auftreten veränderter Vorhofkomplexe nach atrialen Extrasystolen ist in der klinischen Elektrokardiographie bekannt (Pick et al. 1951; James u. Sherf 1971); es ist jedoch gewöhnlich als aberrierende Vorhofleitung interpretiert worden (Chung 1972; Legato u. Ferrer 1974). Dieser Mechanismus kann jedoch die in unseren Fällen beobachteten Frequenzänderungen (a_3-a_4-Intervalle) nicht erklären.

Chung (1972) beobachtete, daß aberrierende Vorhofleitung gewöhnlich nicht nach interpolierten Vorhofextrasystolen beobachtet wird. Im Fall der Interpolation nimmt man an, daß der Schrittmacher des Sinusknotens nicht von der Vorhoferregung beeinflußt wird. Die zusätzliche Beobachtung, daß einige EKG-Registrierungen auch Frequenzänderungen nach Vorhofextrasystolen aufwiesen (Abb. 3 und 4 in CHUNG 1972), lassen vermuten, daß auch in diesen Fällen ein „Pacemaker-Shift" vorgelegen hat.

Der „Pacemaker-Shift" bleibt die einzig plausible Erklärung für unsere elektrophysiologischen Beobachtungen (STEINBECK u. LÜDERITZ 1977b). Wohin der Schrittmacher wandert, läßt sich nicht sagen. Aufgrund der tierexperimentellen Untersuchungen von BONKE et al. (1969) erscheint jedoch ein intranodaler Lokalisationswechsel des Schrittmacherzentrums bereits ausreichend, um eine veränderte Vorhoferregung hervorzurufen (JAMES u. SHERF 1971).

Ähnliche Beobachtungen eines „Pacemaker-Shifts" wurden bis jetzt bei acht Patienten gemacht; in zahlreichen weiteren Fällen trat der „Pacemaker-Shift" nur intermittierend auf, oder eine Lageinstabilität des intrakardialen Elektrodenkatheters machte seine kontinuierliche Registrierung unmöglich. Mit diesen Befunden konnte die Interpretation der Beziehung zwischen prä- und postextrasystolischem Vorhofintervall – und damit die Bestimmung der sinuatrialen Leitungszeit – verbessert werden. Diese Ergebnisse sind u. E. übertragbar auch auf Patienten mit ähnlicher Beziehung zwischen a_1-a_2- und a_2-a_3-Länge ohne elektrophysiologisch nachweisbaren „Pacemaker-Shift" (STEINBECK u. LÜDERITZ 1977b). Ob darüber hinaus die Beobachtung eines „Pacemaker-Shifts" klinische Bedeutung hat und eine pathologische Fraktionierung des Sinusknotens in verschiedene konkurrierende Schrittmacherzentren anzeigt, ist derzeit nicht sicher zu beurteilen.

5. Indikationsstellung zur Schrittmacherimplantation

Die praktische Bedeutung der elektrophysiologischen Befunde für die Indikationsstellung zur Schrittmacherimplantation ist nicht ausreichend geklärt. 70 Patienten mit Sinusknotensyndrom wurden aufgrund klinischer und elektrokardiographischer Kriterien unterteilt in eine Gruppe A ($n=29$), die konservativ behandelt wurde, und in eine Gruppe B ($n=41$), die einer Schrittmachertherapie zugeführt werden mußte. Alle Patienten sowie 21 Kontrollpersonen wurden einer diagnostischen Vorhofstimulation unterzogen, so daß eine Korrelation zwischen Ausmaß der Sinusknotenerkrankung und elektrophysiologischen Parametern möglich wurde (ROSENBERGER et al. 1980).

Die elektrophysiologischen Befunde der Kontrollgruppe C sowie der Patientengruppen A und B sind in Abb. 19 dargestellt.

Bei 21 Patienten ohne klinische oder elektrokardiographische Hinweise auf eine gestörte Sinusknotenfunktion (C) wurde eine maximale SKEZ zwischen 780 ms und 1440 ms gemessen, der Mittelwert lag bei 1167 ± 206 ms ($\pm$SD). Die Kalkulation der SALZ erbrachte im Kontrollkollektiv Einzelwerte zwischen 45 ms und 96 ms und eine mittlere SALZ von 67 ± 16 ms ($\pm$SD). Die maximale SKEZ der Sinusknotenkranken war mit 2538 ± 2431 ms ($\pm$SD) signifikant ($p < 0{,}01$) länger im Vergleich zur Kontrollgruppe C. Die für Patienten mit Sinusknotensyndrom errechnete SALZ war mit 123 ± 43 ms ebenfalls signifikant ($p < 0{,}01$) länger als die der Kontrollgruppe C.

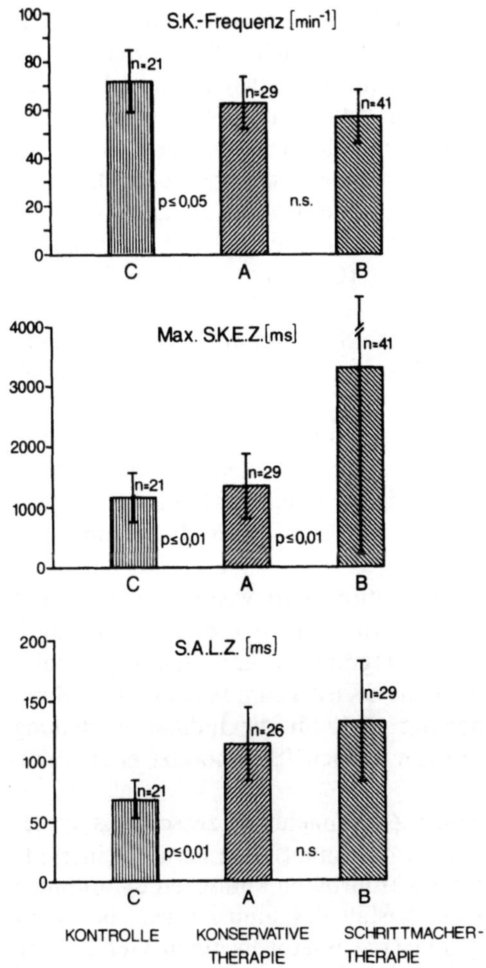

Abb. 19. Spontane Sinusknotenfrequenz (*oben*), maximale SKEZ (*Mitte*) und SALZ (*unten*) bei einem Kontrollkollektiv von 21 Patienten (*C*), 29 konservativ behandelten (*A*) sowie 41 schrittmacherpflichtigen Patienten mit Sinusknotensyndrom (*B*). Die statistischen Angaben beziehen sich auf den Vergleich der Kollektive rechts und links von den jeweils angegebenen Irrtumswahrscheinlichkeiten

Die elektrophysiologischen Daten der konservativ behandelten (Gruppe A) und schrittmacherbedürftigen Patienten (Gruppe B) wurden mit denen des Kontrollkollektivs und untereinander verglichen (Abb. 19, Mitte und unten). Die maximale SKEZ der Gruppe A war deutlich ($p < 0{,}01$) gegenüber dem Kontrollkollektiv verlängert. Zusätzlich fand sich eine signifikant ($p < 0{,}01$) längere maximale SKEZ für die Patienten mit der ausgeprägteren, schrittmacherbedürftigen Form von Sinusknotensyndrom (Gruppe B) im Vergleich zu Gruppe A. Ein anderes Verhalten boten die Werte für die SALZ. So ließ sich zwar ein signifikanter ($p < 0{,}01$) Unterschied zwischen Gruppe C und Gruppe A statistisch sichern, nicht jedoch zwischen Gruppe A und Gruppe B.

Bei Patienten mit der ausgeprägten schrittmacherbedürftigen Form des Sinusknotensyndroms (Gruppe B) ist die maximale SKEZ statistisch signifikant länger als in der konservativ behandelbaren Gruppe der Patienten mit gestörter Sinusknotenfunktion. Die Verlängerung der maximalen SKEZ korreliert demnach mit dem klinischen Schweregrad der Sinusknotenfunktion. Anhand dieses

Parameters gelingt also nicht nur eine Diskriminierung zwischen Normalkollektiv und Sinusknotenkranken, sondern auch die zusätzliche Differenzierung zwischen ausgeprägter und leichterer Form des Sinusknotensyndroms. Aufgrund einer Untersuchung an 32 Patienten mit Sinusknotensyndrom verschiedener Schweregrade mittels diagnostischer Vorhofstimulation kommen EVANS et al. (1978) zur gleichen Auffassung. Während mit der Berechnung der SALZ auch eine Unterscheidung zwischen normaler und pathologischer Sinusknotenfunktion gelingt, liefert sie für die Beurteilung des Schweregrades der Sinusknotendysfunktion keine zusätzlichen Informationen (LÜDERITZ et al. 1978; SEIPEL et al. 1978; ROSENBERGER et al. 1980).

Eine Verlängerung der SALZ ohne klinische Symptomatik stellt keine Indikation zur Schrittmacherimplantation dar (DHINGRA et al. 1977; LÜDERITZ et al. 1978).

Durch Erregungsleitungsstörungen in der sinuatrialen Grenzregion kann es jedoch während schneller atrialer Stimulation zu einer Herabsetzung der Depolarisationsrate des Sinusknotens kommen und damit zu einer fälschlich zu niedrigen Erholungszeit. Deshalb empfiehlt sich in unklaren Fällen die Bestimmung sowohl von SKEZ als auch SALZ.

Die Indikation zur Schrittmacherimplantation wird weitgehend bestimmt von der individuellen Ausprägung klinischer Symptome und dem gleichzeitigen Vorhandensein pathologischer Elektrokardiogramme und elektrophysiologischer Parameter. Insbesondere die maximale SKEZ kann, falls klinische Symptomatik und EKG-Befund nicht eindeutig sind, für die Indikationsstellung zur Schrittmacherimplantation herangezogen werden (BREITHARDT et al. 1979; ROSENBERGER et al. 1980).

Schließlich ist zu betonen, daß ein enger Zusammenhang zwischen isolierter Störung der Sinusknotenautomatie und/oder der sinuatrialen Leitung einerseits und den auf diese Rhythmusstörungen zurückführbaren klinischen Symptomen des Patienten nicht bestehen muß. Beim Ausfall des Sinusknotens bestimmt das Verhalten tiefer gelegener Ersatzrhythmen die asystoliebedingte Gefährdung (ROSTOCK u. VON KNORRE 1977), die, falls sie rechtzeitig einspringen, das Sinusknotensyndrom zu einer symptomarmen Erkrankung machen können. Falls die Ersatzrhythmen ausbleiben oder sehr verzögert einfallen (Sinusknotensyndrom als Teil einer generalisierten Erkrankung des Reizbildungs- und -Erregungsleitungssystems des Herzens nach KAPLAN et al. 1973), entspricht die Gefährdung der Patienten durch Adams-Stokes-Anfälle der des totalen AV-Blocks, und es besteht eine absolute Indikation zu permanenter Schrittmacherstimulation.

6. Schlußbetrachtung

Die diagnostische Vorhofstimulation leistet einen wesentlichen Beitrag zur Charakterisierung der Pathophysiologie einer gestörten Sinusknotenfunktion. Mit diesen Methoden ist erstmals eine individuelle und detaillierte Beurteilung potentieller Nebenwirkungen möglich, die zahlreiche herzaktive Substanzen, u.a. Glykoside und Antiarrhythmika (STEINBECK et al. 1978a, c; MANZ et al. 1982) auf die nomotope Reizbildung und Erregungsleitung, insbesondere bei gestörter Sinusknotenfunktion, haben können. Da die SKEZ der Länge der asystolischen

Phase nach spontanem Sistieren von supraventrikulären Tachykardien, Vorhofflattern und Vorhofflimmern entsprechen dürfte, kommt dieser Größe praktische Bedeutung zu. Falls klinische Symptomatik und EKG-Befund nicht eindeutig sind, sollte die Vorhofstimulation mit zur Indikationsstellung für eine Schrittmacherimplantation beim Sinusknotensyndrom herangezogen werden. Möglicherweise läßt sich die Empfindlichkeit der Vorhofstimulation zur Erkennung einer pathologischen Sinusknotenfunktion durch Wiederholung nach Gabe von Atropin oder kompletter Blockade des autonomen Nervensystems (JORDAN et al. 1978) in Zukunft noch weiter verbessern.

Nach anfänglichem Enthusiasmus über die indirekte Bestimmungsmöglichkeit der SALZ mittels vorzeitiger atrialer Einzelstimulation beim Menschen ist inzwischen eine kritischere Einstellung eingetreten, weil

1. die damit bestimmten Werte nur annäherungsweise den tatsächlichen Leitungszeiten entsprechen (STEINBECK et al. 1978b),
2. die klinische Bedeutung des derart bestimmten Parameters gering erscheint (DHINGRA et al. 1977; SEIPEL et al. 1978; LÜDERITZ et al. 1978).

In der Annahme, daß 1. die Ursache für 2. ist, hat man nach verbesserten Bestimmungsmöglichkeiten der SALZ beim Menschen gesucht. So ist zu diesem Zweck die permanente, langsame Vorhofstimulation (NARULA et al. 1978) vorgeschlagen worden, die sich jedoch als zumindest mit den gleichen Einschränkungen behaftet herausstellte wie die vorzeitige atriale Einzelstimulation (GRANT et al. 1979; STEINBECK et al. 1979).

Ein neuer Weg wurde beschritten dadurch, daß es mit extrazellulären Elektroden gelang, direkt Sinusknotenpotentiale nach hoher DC-Verstärkung abzuleiten (CRAMER et al. 1977). Beim Menschen gelingt eine derartige Registrierung jedoch bisher nur in 50% der Fälle (HARIMAN et al. 1980a).

Die aus diesen Ableitungen bestimmte SALZ ist mit 30–40 ms (HARIMAN et al. 1980a, b) kürzer als die mit vorzeitiger atrialer Einzelstimulation („Übergangsmethode") ermittelten Werte (s. eigene Befunde der Tabelle 3). Die „Übergangsmethode" wiederum unterschätzt die tatsächliche, mittels Mikroelektroden-Mapping gemessene SALZ (STEINBECK et al. 1978b). Diese Gegenüberstellung macht deutlich, daß es weiterer, sorgfältiger tierexperimenteller Untersuchungen zur Validisierung dieser neuen Methode bedarf.

Die vergleichsweise geringe klinische Bedeutung der SALZ kann jedoch nicht nur durch die nur annäherungsweise Bestimmungsmöglichkeit beim Menschen bedingt sein, sondern könnte auch erklärt werden durch die untergeordnete Rolle, die die Leitungszeit vom Sinusknoten zum Vorhof per se bei pathologischer Sinusknotenfunktion spielt. Wir haben in tierexperimentellen Untersuchungen zeigen können, daß diese Leitungszeit nicht nur von der Leitungsgeschwindigkeit – wie die AV-Überleitung – abhängt, sondern darüber hinaus auch von der Wegstrecke, die durch das Auftreten von „Pacemaker-Shifts" erheblich variieren kann. So kann es bei Patienten mit gestörter Sinusknotenfunktion zu einer ausgeprägten Verlängerung der SALZ kommen (wohl in erster Linie durch Abnahme der Leitungsgeschwindigkeit im Sinusknoten). Andererseits kann bei vollständiger Degeneration und Fibrosierung des Sinusknotengewebes das Schrittmacherzentrum zur sinuatrialen Grenzregion wandern als Erklärung für eine normale oder gar auffallend kurze SALZ.

II. Atrioventrikuläre Leitungsstörungen

Nach Einführung der His-Bündel-Elektrographie stellten Störungen der atrioventrikulären Überleitung zunächst die Hauptindikation für diese Untersuchung dar. Durch Korrelation der dabei erhobenen Befunde mit dem Oberflächen-EKG (P-Welle, PQ-Zeit, QRS-Dauer und -Morphologie, Ersatzrhythmus) kann inzwischen der Ort der Leitungsstörung – und damit die prognostische Bedeutung – auch ohne invasive Untersuchung diagnostiziert werden, so daß inzwischen nur einzelne spezielle Indikationen für HBE-Untersuchungen bei AV-Blockierungen verbleiben.

Grundsätzlich werden atrioventrikuläre Leitungsstörungen klassifiziert in:
AV-Block I. Grades,
AV-Block II. Grades,
  Typ I (Wenckebach),
  Typ II (Mobitz),
höhergradige AV-Blockierung,
AV-Block III. Grades.

Diese Leitungsstörungen können dabei prinzipiell entweder isoliert oder in Kombination miteinander auftreten im Vorhof, AV-Knoten, gemeinsamen His-Bündel und peripheren His-Purkinje-System; andererseits sind jedoch gewisse Blockierungen für bestimmte Regionen typisch.

1. AV-Block I. Grades

Es wird jeder Impuls vom Vorhof auf die Kammern übergeleitet, jedoch mit einer Leitungsverzögerung ($PQ \geqq 0{,}2$ s). Gelegentlich wird ein AV-Block ersten Grades durch eine intraatriale Leitungsstörung verursacht, wobei sich zur Analyse das P-A-Intervall als unzureichend herausgestellt hat (s. Abschnitt C.I) und ggf. durch mehrere intraatriale Ableitungen ergänzt werden sollte (JOSEPHSON et al. 1977b).

Dabei können linksatriale (z.B. Mitralklappenfehler mit P sinistroatriale, koronare Herzkrankheit) von rechtsatrialen Leitungsverzögerungen (selten, z.B. bei Endokardkissendefekten, Ebstein-Anomalie) unterschieden werden (JOSEPHSON et al. 1977a; JACOBSEN et al. 1976; KASTOR et al. 1975). Am häufigsten ist eine Leitungsverzögerung im AV-Knoten Ursache eines AV-Blocks I. Grades (NARULA et al. 1970c; NARULA 1975a). Dies ist in Abb. 20 dargestellt. Das PQ-Intervall ist auf 330 ms verlängert. Die intrakardiale Ableitung zeigt, daß dies durch eine Zunahme des A-H-Intervalls, der Laufzeit durch den AV-Knoten, auf 270 ms bedingt ist.

Die Zunahme des A-H-Intervalls kann außerordentlich groß sein; seine Länge wird darüber hinaus wesentlich auch vom vegetativen Nervensystem beeinflußt (s. Abschnitt C.II).

Ist die Leitungsgeschwindigkeit im His-Bündel verzögert, so verbreitert sich der His-Bündel-Spike über 25 ms. Dies macht sich nicht in einer Verlängerung des PQ-Intervalls bemerkbar. Nimmt die Leitungsverzögerung zu, so splittert sich das His-Potential in proximale und distale Anteile, getrennt von einer mehr oder weniger langen isoelektrischen Strecke, auf. Ein derartiges Beispiel ist in Abb. 21 dargestellt.

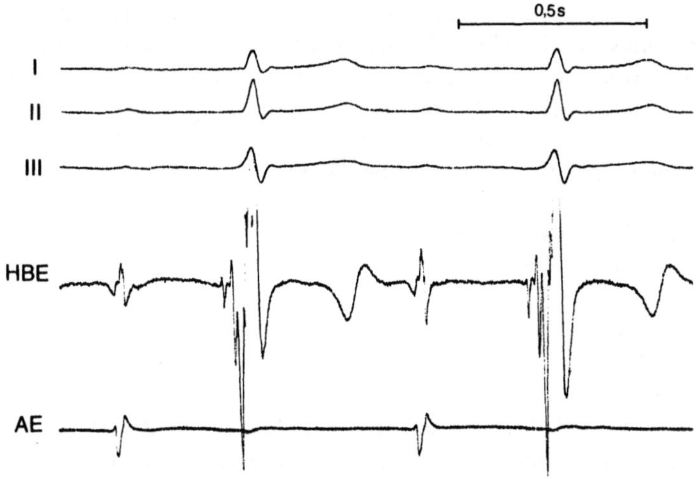

Abb. 20. AV-Block I. Grades durch Leitungsverzögerung im AV-Knoten. Registrierung von I, II, III, HBE und AE. Das PQ-Intervall ist auf 330 ms verlängert. Diese Verlängerung ist durch eine Zunahme des AH-Intervalls auf 270 ms bedingt. Das HV-Intervall ist normal (35 ms)

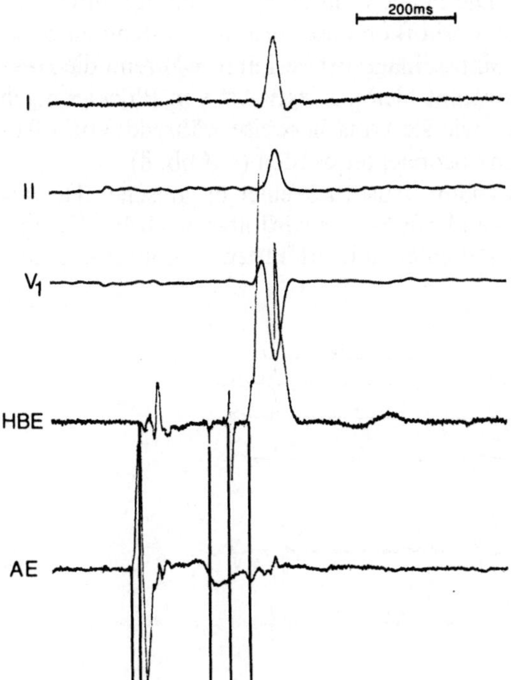

Abb. 21. Split-His (Leitungsverzögerung ersten Grades im His-Bündel). Registrierung von I, II, V_1, HBE und AE. Im HBE stellen sich zwei His-Bündel-Spikes dar (H und H'), getrennt in einem Intervall von 40 ms. Das A-H-Intervall (130 ms) und das H'-V-Intervall (40 ms) sind im Normbereich. PA-Intervall 20 ms; PQ-Intervall 230 ms

Schließlich kann eine Leitungsstörung distal des His-Bündels (HV-Zeit $\geqq$ 60 ms) als Ursache eines AV-Blocks I. Grades vorliegen (s. Abschnitt E.III). Dabei muß die HV-Zeit deutlich verlängert sein, um sich in einer verlängerten PQ-Zeit auszudrücken; mäßige Verlängerungen können dagegen mit normaler PQ-Zeit einhergehen. Eine Leitungsverzögerung distal des His-Bündels ist regelhaft mit dem Auftreten eines verbreiterten QRS-Komplexes verknüpft; ist der QRS-Komplex schmal, muß differentialdiagnostisch an eine Leitungsverzögerung innerhalb des His-Bündels (Split-His), wobei das distale H-Potential nicht registriert wurde, gedacht werden.

2. AV-Block II. Grades

a) Typ I (Wenckebach)

Ein AV-Block II. Grades Typ I ist gekennzeichnet durch eine Zunahme des PQ-Intervalls von Schlag zu Schlag bis zur vollständigen Blockierung eines Vorhofimpulses. Das PQ-Intervall des darauffolgenden Schlages ist kürzer als das der vorhergehenden oder folgenden übergeleiteten Erregungen. Sehr selten einmal dürfte hierfür eine intraatriale Leitungsverzögerung verantwortlich sein (CASTELLANOS et al. 1972); typischerweise dagegen wird diese Wenckebach-Periodik durch eine Leitungsstörung im AV-Knoten hervorgerufen.

Abbildung 22 gibt ein Beispiel. Die PQ-Verlängerung ist bedingt durch eine Zunahme der A-H-Zeit. Der vierte Vorhofkomplex wird im AV-Knoten blokkiert. Die A-H-Zeit des folgenden Sinusschlages ist verkürzt, während die H-V-Zeit aller übergeleiteten Schläge konstant bleibt. Dieser Art von Blockierungen entsprechen die AV-Blockierungen, wie sie typischerweise während Vorhofstimulation mit zunehmender Frequenz beobachtet werden (s. Abb. 8).

Der AV-Block II. Grades Typ I kann Ausdruck einer organischen Herzerkrankung sein (z.B. akuter Hinterwandinfarkt); er wird aber auch bei Herzgesunden beobachtet (z.B. jüngeren Patienten mit erhöhtem Vagotonus, Sportlern).

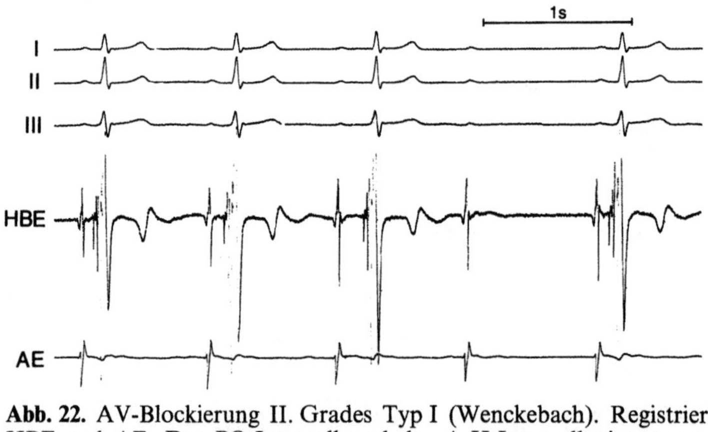

Abb. 22. AV-Blockierung II. Grades Typ I (Wenckebach). Registrierung von I, II, III, HBE und AE. Das PQ-Intervall und das A-H-Intervall nimmt von Schlag zu Schlag zu, bis eine P-Welle nicht mehr auf die Kammern übergeleitet wird (Block zwischen A und H). Das PQ-Intervall des darauffolgenden Schlages ist wieder deutlich verkürzt

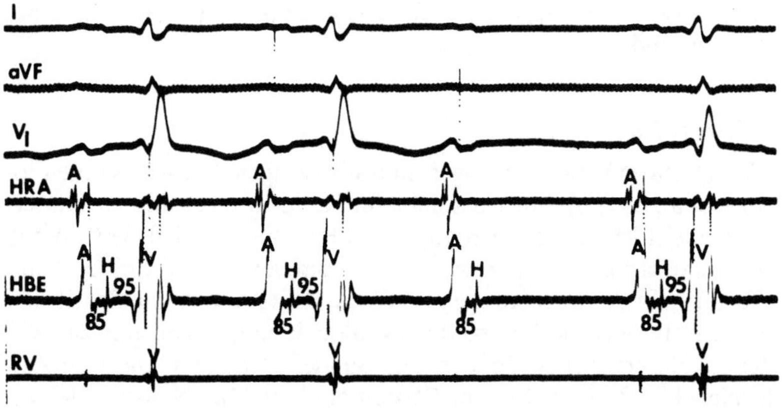

Abb. 23. Spontaner AV-Block II. Grades, Typ II (Mobitz). Registrierung von I, aVF, V_1, HRA (kranialer rechter Vorhof), HBE und RV (rechter Ventrikel). Der dritten Vorhoferregung folgt zwar ein His-Potential in normalem Abstand, jedoch keine Kammererregung. Die nach der Blockierung folgende Vorhofaktion wird wie vor der Blockierung auf die Kammern übergeleitet. (Aus JOSEPHSON u. SEIDES 1979)

Auch im His-Purkinje-System kann eine Wenckebach-Periodik auftreten; zumeist sind jedoch die Änderungen der Leitungszeiten vor bzw. nach der Blokkierung so gering, daß sie klinisch nicht erfaßt werden. Dennoch sind AV-Blockierungen II. Grades Typ I durch Leitungsstörungen sowohl innerhalb als auch distal des His-Bündels beschrieben (BHARATI et al. 1974; NARULA 1975a). Letzterer Befund hat prognostische Bedeutung insofern, als distale Blockierungen im Vergleich zur Blockierung im AV-Knoten zu höhergradigerem bzw. totalem AV-Block tendieren.

b) Typ II (Mobitz)

Ein AV-Block II. Grades Typ II ist gekennzeichnet durch eine plötzliche Überleitungsblockierung, wobei das PQ-Intervall der vorangehenden und der folgenden übergeleiteten Schläge identisch ist.

Nur in Ausnahmefällen ist als Ort für die Entstehung dieses Blockierungstyps der AV-Knoten beschrieben worden – wobei es sich möglicherweise um proximale His-Blockierungen handeln könnte (ROSEN et al. 1971d); dagegen tritt diese Leitungsstörung typischerweise im His-Purkinje-System auf (NARULA 1975a).

Ein Beispiel ist in Abb. 23 dargestellt. Die komplette Blockierung tritt plötzlich auf ohne Verlängerung des H-V-Intervalls der vorangehenden Schläge. Dieser Befund ist eine absolute Indikation zur Schrittmacherimplantation, da die Gefahr einer totalen Blockierung besteht und das Überleben des Patienten dann vom Einfall eines ventrikulären Ersatzrhythmus abhängt.

3. Höhergradige AV-Blockierung

Höhergradige AV-Blockierungen (z.B. 3:1-, 4:1-Block) können sowohl im AV-Knoten als auch im His-Purkinje-System auftreten (NARULA 1975a). Ist bei einem Patienten jedoch bei längerer Registrierung daneben ein AV-Block II.

Grades Typ I nachweisbar, so liegt sehr wahrscheinlich beidem eine Blockierung im AV-Knoten zugrunde.

4. AV-Block III. Grades

Angeborene komplette AV-Blockierungen sind überwiegend im AV-Knoten lokalisiert (ROSEN et al. 1971b), ebenso solche im Rahmen eines akuten Hinterwandinfarkts. Zumeist ist der Ersatzrhythmus im His-Bündel lokalisiert, so daß der Kammerdepolarisation mit schmalem QRS-Komplex ein His-Spike vorangeht. In der Regel stellt der angeborene AV-Block III. Grades keine Schrittmacherindikation dar. Erworbene komplette AV-Blockierungen sind nur zu 16% im AV-Knoten lokalisiert, weitere 16% im His-Bündel-Stamm und die Mehrzahl (68%) im distalen His-Purkinje-System (ROSEN et al. 1973a; NARULA 1975a). Beim kompletten Intra-His-Block geht dem Ersatzrhythmus ein His-Spike voran (bei Dissoziation von A-H- und H'-V-Intervall), beim Block distal His ist vor dem langsamen ventrikulären Ersatzrhythmus kein His-Spike abgrenzbar.

5. Indikation zur His-Bündel-Elektrographie

Aufgrund der geschilderten Befunde verbleiben heute nur folgende AV-Leitungsstörungen als eindeutige Indikation zur Durchführung einer His-Bündel-Elektrographie:

1. ein AV-Block I. Grades mit bedrohlicher Symptomatik (z.B. Synkope), da der Nachweis einer distalen Leitungsverzögerung ein Argument zur Schrittmacherimplantation darstellt;
2. höhergradige AV-Blockierungen ohne Symptomatik (2:1-, 3:1-Block), da diese sowohl im AV-Knoten (Prognose gut) als auch im His-Purkinje-System (Neigung zu totalem AV-Block) lokalisiert sein können und ihre Unterscheidung nur mittels His-Bündel-Elektrographie möglich ist.

Schließlich ist zu berücksichtigen, daß Extrasystolen aus dem His-Bündel mit verborgener retrograder und antegrader Leitung AV-Blockierungen im Oberflächen-EKG vortäuschen können (ROSEN et al. 1970), multiple AV-Leitungsstörungen vorliegen können und mittels Vorhofstimulation latente Störungen decouvriert werden können.

Die QRS-Dauer und Morphologie von Ersatz- und übergeleiteten Schlägen, die Frequenz des Ersatzrhythmus und die Reaktion des AV-Leitungssystems auf Atropin lassen nicht immer eindeutige Schlußfolgerungen zu (ROSEN et al. 1973a; GUPTA et al. 1972).

Der obige Indikationskatalog wird daher ergänzt durch Fälle, in denen der Ort der Leitungsstörung mit klinischen Mitteln nicht eindeutig zu klären ist bzw. eine Diskrepanz zwischen vermuteter Lokalisation und klinischer Symptomatik besteht.

III. Intraventrikuläre Leitungsstörungen

Obwohl umstritten (DEMOULIN u. KULBERTUS 1972) wird ein trifaszikuläres intraventrikuläres Erregungsleitungssystem des Menschen angenommen (ROSENBAUM et al. 1968). Dieses besteht aus

1. dem rechten Schenkel
2. dem linken Schenkel, der sich – mit erheblicher Variationsbreite – aufteilt in ein linksanteriores und linksposteriores Bündel.

Die klinische Bedeutung von Blockierungen eines oder mehrerer Faszikel liegt in der möglichen Progredienz zum totalen AV-Block; nur 10 von 67 Patienten mit totalem AV-Block wiesen während 1:1-Überleitung einen Normalbefund auf (JENSEN et al. 1973).

Beim Begriff „Blockierung" eines Faszikels ist zu berücksichtigen, daß es sich dabei entweder um eine vollständige Leitungsunterbrechung oder aber nur – was viel häufiger anzutreffen ist – um eine relative Leitungsverzögerung gegenüber dem kontralateralen Faszikel handelt.

Solange die Leitung in einem Faszikel intakt ist, sollte auch beim Schenkelblock die H-V Zeit normal sein. Zur Beurteilung der prognostischen Bedeutung sind verschiedene mono- und bifaszikuläre Blockbilder mittels His-Bündel-Elektrographie, darüber hinaus bestimmte Patientengruppen auch prospektiv verlaufsbeobachtet worden; hierauf soll im folgenden kurz eingegangen werden.

1. Linksschenkelblock (LSB)

Es wird berichtet, daß die linke Seite des Ventrikelseptums normalerweise etwas früher aktiviert würde als rechts, so daß eine Verlängerung der H-V-Zeit um bis zu 20 ms beim Linksschenkelblock physiologisch sei (CASTELLANOS 1973). Andere Autoren haben eine nahezu simultane Aktivierung beider Seiten des Septums gemessen (DURRER et al. 1970; ROSEN et al. 1971c; NARULA et al. 1970a), so daß Verlängerungen der H-V-Zeit als Ausdruck einer diffusen Leitungsstörung mit Beteiligung auch des rechten Tawara-Schenkels angesehen werden. In etwa $^2/_3$ der Patienten mit Linksschenkelblock (QRS-Breite $\geqq$ 120 ms, verspäteter Beginn der endgültigen Negativitätsbewegung in V_6) ist die H-V-Zeit verlängert (ROSEN et al. 1972; NARULA 1975b; SEIPEL 1978).

Vereinzelt vorgenommene histologische Untersuchungen weisen ebenfalls auf eine diffuse Schädigung des His-Purkinje-Systems hin (ROSEN et al. 1973b).

Bei Linksschenkelblock und „überdrehtem" Linkstyp scheint die H-V-Zeit länger zu sein als bei Linksschenkelblock mit normalem QRS-Hauptvektor in der Frontalebene (SPURRELL et al. 1972; DHINGRA et al. 1978). Ist die QRS-Verbreiterung bei Linksschenkelblock besonders ausgeprägt und geht damit ein AV-Block I. Grades einher, so soll besonders häufig eine verlängerte H-V-Zeit vorliegen (ROSEN et al. 1972; SEIPEL 1978).

Bei manchen Patienten tritt der Linksschenkelblock nur intermittierend frequenzabhängig auf (ROSEN et al. 1971c; NEUSS et al. 1974), wobei ein tachykardiebedingter („Phase-3-Block") von einem bradykardiebedingten Block („Phase-4-Block") unterschieden werden kann (ROSENBAUM et al. 1976).

2. Rechtsschenkelblock (RSB)

Ein isolierter Rechtsschenkelblock geht mit einer normalen H-V-Zeit einher; verlängerte H-V-Zeiten sind bedingt durch das gleichzeitige Vorliegen einer Leitungsverzögerung im His-Bündel oder kontralateralen linken Tawara-System (SEIPEL 1978; PUECH 1975).

3. Bi- und trifaszikulärer Block

Neben dem kompletten Linksschenkelblock als bifaszikulärem, aber unilateralem Block hat klinisch die Kombination von Rechtsschenkelblock (RSB) und linksanteriorem Hemiblock (LAH) die größte Bedeutung.

Ein Beispiel ist in Abb. 24 dargestellt. Die Oberflächen-Ableitungen zeigen das Bild des überdrehten Linkstyps plus verspäteter Erregung in V_1.

Diese Kombination ist der am häufigsten gefundene Vorläufer des totalen AV-Blocks (LANG et al. 1972; JENSEN et al. 1973; KULBERTUS 1976). Prospektive Untersuchungen ergaben eine Inzidenz der Entwicklung eines totalen AV-Blocks von 6% pro Jahr (KULBERTUS 1973).

Da die H-V-Zeit bei dieser EKG-Konstellation die Leitung des einzig noch verbleibenden linksposterioren Faszikels anzeigt, erschien die His-Bündel-Elektrographie hier besonders geeignet zur Prognosestellung und Indikationsstellung zur Schrittmacherimplantation. Die Ergebnisse werden in der Literatur außerordentlich kontrovers diskutiert. Während nahezu alle Patienten, die einen totalen AV-Block entwickelten, zuvor eine verlängerte H-V-Zeit aufwiesen (GUPTA et al. 1973; VERA et al. 1976), ist eine H-V-Verlängerung bei ca. $^1/_3$ aller Patienten mit RSB+LAH nachzuweisen (PUECH 1975; SEIPEL 1978); die Häufigkeit nimmt auf über 50% zu, wenn gleichzeitig ein AV-Block I. Grades vorliegt (ROSEN et al. 1972; SEIPEL 1978), so daß diesem Befund keine hohe Spezifität hinsichtlich der Entwicklung eines totalen AV-Blocks zukommen kann.

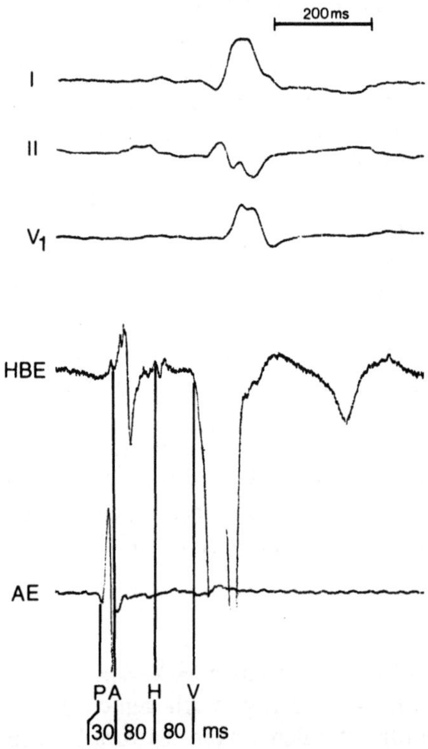

Abb. 24. Bifaszikulärer Block (Rechtsschenkelblock RSB und linksanteriorer Hemiblock LAH) mit verlängerter H-V-Zeit. Registriert sind I, II, V_1, HBE und AE. Das PQ-Intervall ist mit 190 ms im oberen Normbereich. Während das P-A- und das A-H-Intervall normal sind, ist HV auf 80 ms verlängert

Tabelle 5. 517 Patienten mit bifaszikulärem Block; mittlere Verlaufsbeobachtung: 3,4 Jahre. (Aus DHINGRA et al. 1981)

	HV normal n = 319 (%)		HV verlängert (> 55 ms) n = 198 (%)
Angina pectoris	18	$p < 0{,}05$	27
Herzinsuffizienz	27	$p < 0{,}05$	42
Kardiomyopathie	48	$p < 0{,}05$	66
NYHA-Klasse II–IV	34	$p < 0{,}05$	56
VES	20	$p < 0{,}05$	29
Organische Herzerkrankung	75	$p < 0{,}05$	85
Entwicklung eines trifaszikulären Blocks	0,6	$p < 0{,}05$	4,5

Wird ein Patientengut mit klinischer Symptomatik untersucht, so ist ein verlängertes H-V-Intervall (≧70 ms) verbunden mit einer gesteigerten Mortalität und erhöhter Inzidenz des totalen AV-Blocks (SCHEINMAN et al. 1973, 1977; NARULA 1979). Wird dagegen ein vor oder zum Zeitpunkt der Untersuchung nicht symptomatisches Patientengut verlaufsbeobachet, so ist die Mortalität und die Inzidenz des totalen AV-Blocks bei normaler und verlängerter H-V-Zeit nicht unterschiedlich und auch eine H-V-Zeit von ≧80 ms nicht als Vorläufer einer höhergradigeren Blockierung anzusehen (DENES et al. 1975; DHINGRA et al. 1976c; MCANULTY et al. 1978).

Diese unterschiedlichen Ergebnisse finden ihre Erklärung in einer neueren Untersuchung an insgesamt 517 Patienten mit bifaszikulärem Block, die wegen der großen Anzahl untersuchter Patienten Interpretationsfehler infolge Patientenselektion weitgehend ausschaltete (DHINGRA et al. 1981). Untersucht wurden 329 Patienten mit RSB + LAH, 46 Patienten mit RSB + linksposteriorem Hemiblock (LPH) und 142 Patienten mit LSB.

Die Ergebnisse sind in Tabelle 5 dargestellt. Demnach ist eine verlängerte H-V-Zeit vergesellschaftet mit einer schweren Grunderkrankung mit häufigerem Auftreten von Angina pectoris, subjektiven und objektiven Zeichen der Herzinsuffizienz sowie ventrikulärer Extrasystolie. Die kumulative Siebenjahresinzidenz des spontanen trifaszikulären Blocks beträgt 3% für Patienten mit normaler und 12% mit verlängerter H-V-Zeit ($p < 0{,}01$), die kumulative Siebenjahresmortalität an kardiovaskulären Erkrankungen ist besonders hoch mit 32 bzw. 57% ($p < 0{,}005$) (DHINGRA et al. 1981).

In einer weiteren prospektiven Untersuchung an 554 Patienten mit bi- oder trifaszikulärer Leitungsstörung entwickelten 19 über einen mittleren Beobachtungszeitraum von 42 Monaten einen kompletten AV-Block (Inzidenz von 1% pro Jahr) (MCANULTY et al. 1982). Von 351 mit His-Bündel-Elektrographie untersuchten Patienten entwickelten 4,9% der Patienten mit verlängerter H-V-Zeit einen totalen AV-Block im Vergleich zu 1,9% derjenigen mit normaler H-V-Zeit (Unterschied statistisch nicht signifikant) (MCANULTY et al. 1982).

Wegen der prognostischen Bedeutung eines verlängerten H-V-Intervalls erscheint die His-Bündel-Elektrographie indiziert bei Patienten mit bifaszikulärem Block, wenn der Verdacht auf eine höhergradigere Blockierung besteht (DHINGRA et al. 1981; MCANULTY et al. 1982). Ob die Kombination dieser Untersuchung mit einer Vorhofstimulation zur Frequenzbelastung des His-Purkinje-Systems, oder aber mit der probatorischen Gabe von Antiarrhythmika (Ajmalin, Procainamid), welche die Leitung distal His zusätzlich verzögern, den Aussagewert erhöht, ist derzeit nicht geklärt.

Auch nach einer Schrittmacherimplantation bei diesen Patienten ist das Risiko, einen plötzlichen Herztod zu erleiden, nicht ausgeschlossen (PETERS et al. 1979).

Bei asymptomatischen Patienten mit bifaszikulärem Block ist das Risiko höhergradigerer Blockierungen so gering (KULBERTUS et al. 1978; SCHNEIDER et al. 1979), daß die His-Bündel-Elektrographie als diagnostisches Routineverfahren nicht indiziert ist.

Die verschiedenen Typen bifaszikulärer Blockierungen (LSB, RSB+LAH, RSB+LPH) unterscheiden sich nicht in ihrer Neigung zu höhergradigeren Blokkierungen (DHINGRA et al. 1979). Alternierende Schenkelblockbilder (z.B. Wechsel von Links- und Rechtsschenkelblock) gehen zumeist mit einer bilateralen intraventrikulären Leitungsstörung und verlängerter H-V-Zeit einher (NARULA 1975b). Obwohl über die Prognose wenig bekannt ist und auch gutartige Verläufe möglich sind (WU et al. 1976), wird allgemein diese alternierende Blockform als instabil angesehen und eine prophylaktische Schrittmacherimplantation empfohlen.

Ist die Leitung in allen drei Faszikeln unterbrochen (trifaszikulärer Block), so resultiert ein AV-Block III. Grades (s. Abschnitt E.II.4).

IV. Supraventrikuläre Tachykardien

Als Ursache ektoper tachykarder Rhythmusstörungen sind zwei unterschiedliche pathogenetische Prinzipien zu nennen: die fokale Impulsbildung und die kreisende Erregung. Obwohl fokal bedingte supraventrikuläre Tachykardien beschrieben wurden, die mittels programmierter Stimulation weder initiiert noch unterbrochen werden können (GOLDREYER et al. 1973; SCHEINMAN et al. 1974; GILLETTE u. GARSON 1977), spielen klinisch Tachykardien infolge eines Reentry-Mechanismus die größere Rolle. Derartige Tachykardien mit Inkorporation von Sinusknotengewebe in den Erregungskreis wurden erstmals 1943 erwähnt (BARKER et al. 1943). In neuerer Zeit erschienen klinische Fallbeobachtungen, in denen ein Sinusknoten-Reentry als Ursache atrialer Echoschläge und supraventrikulärer Tachykardien postuliert wurde (u.a. NARULA 1974).

In tierexperimentellen Untersuchungen mit multiplen Mikroglasableitungen im Sinusknotenareal konnte gezeigt werden, daß einzelnen atrialen Echoschlägen tatsächlich ein Sinusknoten-Reentry zugrunde liegen kann (HAN et al. 1968; ALLESSIE u. BONKE 1979), während zur Aufrechterhaltung persistierender Tachykardien der Sinusknoten nicht beteiligt war (BONKE 1968).

Da unter klinischen Bedingungen trotz intrakardialer Ableitungen ein Sinusknoten-Reentry kaum von supraventrikulären Tachkykardien anderen Ursprungs, z.B. intraatrialen Reentrys, sicher zu unterscheiden ist, gilt das Vorkommen von Sinusknotenreentry-Tachykardien als derzeit ungeklärt (STEINBECK 1978).

Von ungleich größerer klinischer Bedeutung sind Kreiserregungen mit Einbeziehung des AV-Knotens. Zum Verständnis dieser Rhythmusstörungen hat das Konzept einer funktionellen Längsdissoziation des AV-Knotens wesentlich beigetragen (MOE et al. 1956). Es postuliert zwei funktionell getrennte Leitungsbahnen α und β im AV-Knoten mit unterschiedlicher Refraktärzeit und Leitungsgeschwindigkeit. Fällt ein Impuls, z.B. vom Vorhof kommend, vorzeitig ein, so wird er in der β-Leitungsbahn blockiert. Dagegen wird die Erregung langsam entlang α fortgeleitet und vermag nun den Leitungsweg in retrograder Richtung zu benutzen: Es resultiert ein atriales „Echo" durch Reentry im AV-Knoten. Diese Kreiserregung kann sich beliebig oft wiederholen (JANSE et al. 1971; MENDEZ u. MOE 1966). Beim Patienten können diese Tachykardien reproduzierbar mittels programmierter Stimulation ausgelöst und unterbrochen werden; mittels His-Bündel-Elektrographie läßt sich indirekt die funktionelle Längsdissoziation des AV-Knotens nachweisen. Zur Charakterisierung dieser Rhythmusstörung bzw. auch zur Therapiekontrolle nach Gabe von Antiarrhythmika leistet die invasive elektrophysiologische Untersuchung daher einen wesentlichen Beitrag; darüber wird an anderer Stelle eingehend berichtet (s. Kap. 7C).

Besteht neben der normalen atrioventrikulären Überleitung via AV-Knoten und His-Bündel eine akzessorische Leitungsbahn zwischen Vorhof und Ventrikel, so liegen ideale Bedingungen für ein Reentry vor. Man unterscheidet atrioventrikuläre (Kent-Bündel), atriofaszikuläre (James-Bündel) und faszikulo-ventrikuläre (Mahaim-Bündel), akzessorische Leitungsbahnen, unter ihnen ist das WPW-Syndrom mit Vorliegen eines Kent-Bündels am weitesten verbreitet. Die Abklärung der Differentialdiagnose tachykarder Rhythmusstörungen infolge akzessorischer Leitungsbahnen ist eine klassische Indikation zur His-Bündel-Elektrographie und programmierter Stimulation (s. Kap. 6E).

V. Vorhofflattern und Vorhofflimmern

Bei Patienten mit dokumentiertem bzw. vermutetem Auftreten von Vorhofflattern oder -flimmern wird die programmierte Stimulation in Verbindung mit intrakardialen Ableitungen eingesetzt:

1. zur Auslösung dieser Arrhythmien aus diagnostischen Gründen bzw. zur Therapiekontrolle unter antiarrhythmischer Behandlung,
2. zur Terminierung von Vorhofflattern aus therapeutischen Gründen.

1. Auslösung

Fällt ein vorzeitiger Impuls in die vulnerable Phase des Vorhofs ein, so können einzelne Vorhof-Echos, Vorhofflattern oder -flimmern ausgelöst werden (HAFT et al. 1968). Dieses Prinzip macht man sich zur Auslösung dieser Arrhythmien mittels programmierter Stimulation zunutze.

Ein Beispiel ist in Abb. 25 dargestellt. Ein vorzeitiger Vorhofimpuls mit einem Kopplungsintervall von 200 ms, abgegeben während einer Basisstimula-

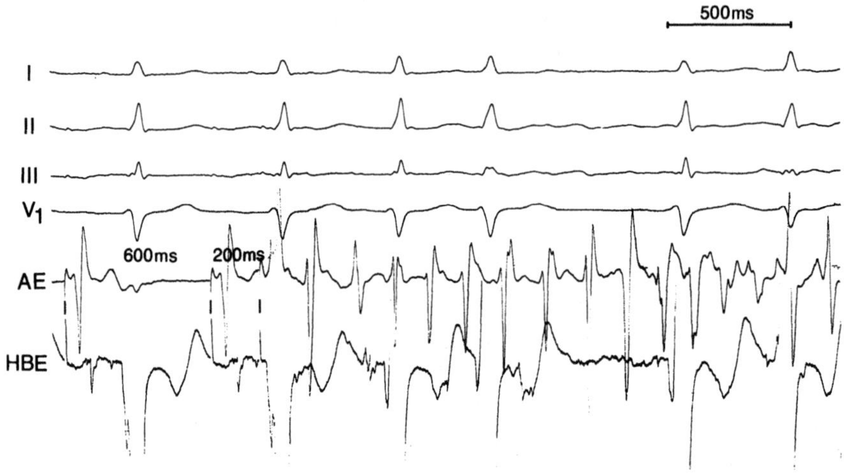

Abb. 25. Auslösung von Vorhofflimmern mittels programmierter Vorhofstimulation. Registrierung von I, II, III, V_1, AE und HBE. Basisstimulationsintervall 600 ms; ein vorzeitiger atrialer Impuls mit einem Kopplungsintervall von 200 ms löst Vorhofflimmern aus

tion des rechten Vorhofs von 100/min, löst eine Serie zunächst regelmäßig einfallender Vorhoferregungen aus, deren Konfiguration und zeitlicher Abstand gegen Ende der Registrierung zunehmend unregelmäßiger werden (Übergang in Vorhofflimmern). Untersuchungen an Patienten ergaben, daß spontanes Vorhofflattern oder -flimmern ebenfalls durch kritisch vorzeitig einfallende spontane Vorhofextrasystolen ausgelöst wird (KILLIP u. GAULT 1965; BENNETT u. PENTECOST 1970).

Je vorzeitiger der Vorhofimpuls einfällt, je höher die Stromstärke und je kürzer das Basisstimulationsintervall (ENGEL u. GONZALEZ 1978; WYNDHAM et al. 1977), desto größer ist diese Vorhofvulnerabilität.

Als Mechanismus des durch eine spontane oder elektrisch induzierte Extrasystole ausgelösten Vorhofflatterns oder -flimmerns kommt in Betracht:

1. Auslösung von getriggerter Aktivität (WIT u. CRANEFIELD 1976),
2. Auslösung von Reentry (ALLESSIE et al. 1973, 1976, 1977a, b).

Tierexperimentelle Mapping-Untersuchungen (ALLESSIE et al. 1973), die Korrelation ihres Auftretens mit einer Inhomogenität der Erregungsrückbildung (ALLESSIE et al. 1976), ihre pharmakologische Beeinflußbarkeit, vor allem die Unwirksamkeit von Verapamil (ALLESSIE et al. 1977a, b) und der Nachweis intraatrialer Leitungsstörungen (LEIER et al. 1978; WATSON u. JOSEPHSON 1980) weisen daraufhin (ohne den Beweis zu führen), daß es sich beim klinischen Auftreten von Vorhofflattern und -flimmern um Reentry-Phänomene handelt.

Der erfolgversprechendste Auslösemechanismus ist eine schnelle Vorhofstimulation mit einer Zykluslänge von 200–350 ms bzw. die vorzeitige Einfach- und Doppelstimulation des Vorhofs, vor allem bei hoher Basisstimulationsfrequenz (WATSON u. JOSEPHSON 1980).

Aufgrund der Morphologie der P-Wellen wird Vorhofflattern in den gewöhnlichen Typ I (negative P-Wellen in II, III und aVF) und den ungewöhnlichen

Typ II (positive P-Wellen in II, III und aVF) eingeteilt (PRINZMETAL et al. 1952; WELLS et al. 1979) (vgl. S. 619).

Ist die Vorhoferregung im intraatrialen Elektrogramm nicht mehr geordnet mit konstantem Intervall, sondern „chaotisch" mit kleinen, unregelmäßigen und fraktionierten Komplexen, so besteht Vorhofflimmern. Aufgrund tierexperimenteller Befunde ist davon auszugehen, daß beim Vorhofflattern eine einzige Erregungswelle während einer Umlaufzeit beide Vorhöfe depolarisiert, während beim Vorhofflimmern multiple, kleinste Erregungswellen kreisen; der Übergang von einer in die andere Arrhythmieform, auch Flimmern einzelner und Flattern anderer Vorhofabschnitte, ist möglich.

Durch programmierte Stimulation auslösbares und anhaltendes Vorhofflattern oder Vorhofflimmern wird regelhaft nur bei Patienten beobachtet, die spontan diese Rhythmusstörungen aufweisen (WATSON u. JOSEPHSON 1980; JOSEPHSON u. SEIDES 1979). Daher kann dieses Verfahren Anwendung finden zur Diagnostik bzw. auch wiederholt zur Therapiekontrolle unter antiarrhythmischer Therapie (BAUERNFEIND et al. 1982). Allerdings müssen wesentliche therapeutische Entscheidungen zu erwarten sein (z.B. Marcumarisierung wegen Emboliegefahr) oder das spontane Auftreten von Vorhofflimmern hämodynamisch bedrohlich sein (z.B. bei WPW-Syndrom), um die Indikation zur invasiven elektrophysiologischen Untersuchung gerechtfertigt erscheinen zu lassen.

Der Ort atrioventrikulärer Blockierungen bei Vorhofflattern und -flimmern ist üblicherweise der AV-Knoten, gelegentlich jedoch auch das His-Purkinje-System, ohne daß diesem Befund die prognostische Bedeutung wie beim Auftreten während Sinusrhythmus zukäme.

Gelegentlich ist die Unterscheidung zwischen supra- und ventrikulärem Ursprung verbreiterter QRS-Komplexe bei Vorhofflimmern von Belang. Die His-Bündel-Elektrographie gestattet hier eine definitive Unterscheidung: Geht dem verbreiterten QRS-Komplex ein His-Spike mit normalem oder etwas verlängertem H-V-Intervall voran, so handelt es sich um eine aberrierende, aber supraventrikulär entstandene Erregung; ist ein His-Spike nicht nachweisbar oder das H-V-Intervall abnorm kurz, so ist der Ursprung ventrikulär.

2. Terminierung von Vorhofflattern

Vorhofflattern ist als instabile, potentiell lebensbedrohliche Rhythmusstörung einzustufen (Gefahr der 1:1-AV-Überleitung), seine alleinige medikamentöse Behandlung aus diesen Gründen riskant. Deswegen bietet sich vor allem bei Zuständen, welche die Gabe von negativ inotropen oder die Erregbarkeit steigernden Pharmaka unerwünscht erscheinen lassen (z.B. postoperativ nach kardiochirurgischen Eingriffen; frischer Myokardinfarkt) die Vorhofstimulation als risikoarme, beliebig oft wiederholbare Behandlungsmethode an. Während eine Unterbrechung mittels vorzeitiger Einfach- und Doppelstimulation gewöhnlich nicht möglich ist, gelingt dies regelhaft mittels kontinuierlicher schneller atrialer Stimulation (MASSUMI et al. 1967; WALDO et al. 1977). Stimuliert wird für wenige Sekunden, die effektive Stimulationsfrequenz liegt gewöhnlich zwischen 150 und 600/min (BAROLD 1975).

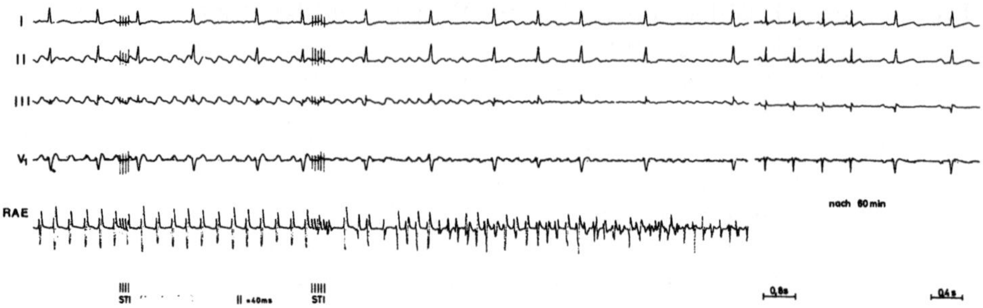

Abb. 26. Atriale Serienstimulation bei Vorhofflattern mit wechselnder Überleitung. *RAE* Bipolares Elektrogramm des rechten Vorhofs. Eine atriale Stimulationssalve von 4 Impulsen in je 40 ms Abstand (entsprechend einer Stimulationsfrequenz von 1500/min) führt zu keinem Erfolg. Erst mit 5 Stimuli in gleichem Abstand erfolgt die Konversion in Vorhofflimmern, das (60 min später) in Sinusrhythmus übergeht

Ein Beispiel einer erfolgreichen Anwendung der Elektrostimulation bei Vorhofflattern Typ I ist in Abb. 26 dargestellt. Es wird eine atriale Hochfrequenzstimulation mit einer Frequenz von 790/min für eine Dauer von 2,5 s vorgenommen. Nach Abschalten der Stimulation besteht Vorhofflimmern, das nach wenigen Sekunden spontan sistiert, so daß Sinusrhythmus resultiert.

Bemerkenswert ist, daß Vorhofflattern Typ I so gut wie immer durch Elektrostimulation vom rechten Vorhof her beeinflußbar ist (Überführung entweder in Sinusrhythmus, Vorhofflimmern oder Vorhofflattern Typ II), während dies bei Vorhofflattern Typ II praktisch nie gelingt (WELLS et al. 1979; WELLENS et al. 1978a, b).

Die höhere Vorhofflatterfrequenz bei Typ II, ein kleinerer Reentry-Kreis oder die Entstehung im linken Vorhof könnten erklären, warum bei dieser Form des Vorhofflatterns die Erfolgsaussichten der Stimulation vom rechten Vorhof her gering sind.

Je höher die verwendete Stimulationsfrequenz, desto wahrscheinlicher ist, daß Vorhofflattern nicht direkt in Sinusrhythmus, sondern in Vorhofflimmern überführt wird, das nach mehr oder weniger langer Zeit in Sinusrhythmus umschlägt.

Auch ein langsamer Rückgang der Stimulationsfrequenz nach „Einfangen" des Vorhofs durch die elektrischen Impulse („Ramp-down-Technik") soll hinsichtlich der Häufigkeit des zu erzielenden Sinusrhythmus günstiger sein als ein abruptes Abschalten der Stimulation.

Tritt Vorhofflattern rezidivierend auf und ist medikamentös therapierefraktär, so kommt für den Fall, daß es reproduzierbar mittels hochfrequenter atrialer Stimulation unterbrechbar ist, die Implantation eines antitachykarden Schrittmachersystems in Betracht (LÜDERITZ et al. 1982).

Bei Vorhofflimmern ist die intraatriale Stimulaion unwirksam. Häufigste Ursache einer unwirksamen Stimulation bei Vorhofflattern ist, daß es sich nicht um reines Vorhofflattern, sondern um einen Übergang zu Vorhofflimmern bzw. bereits vorhandenes Vorhofflimmern einzelner Vorhofabschnitte gehandelt hat.

VI. Ventrikuläre Tachykardie

Ventrikuläre Tachykardien treten in extrasystolischer und permanenter Form auf; gewöhnlich gehen sie mit einer manifesten kardialen Grunderkrankung (zumeist koronare Herzkrankheit mit Zustand nach Myokardinfarkt, Herzwandaneurysma) einher. Bei diesen bedrohlichen Rhythmusstörungen kann die invasive elektrophysiologische Untersuchung zu folgenden Zwecken eingesetzt werden:

1. Differentialdiagnose zwischen ventrikulärer Tachykardie und supraventrikulärer Tachykardie mit aberrierender Überleitung,
2. Auslösung ventrikulärer Tachykardien aus diagnostischen Gründen bzw. zur Therapiekontrolle unter antiarrhythmischer Therapie,
3. Unterbrechung ventrikulärer Tachykardien.

1. Differentialdiagnose von Tachykardien mit breitem QRS-Komplex

Gelingt im Oberflächen-EKG der Nachweis einer AV-Dissoziation während einer Tachykardie mit breitem QRS-Komplex, so spricht dies für einen ventrikulären Ursprung, wenn es auch selten bei Knoten-Tachykardien mit retrograder Blockierung anzutreffen ist. Eine 1:1-Beziehung zwischen Vorhof- und Kammeraktion schließt einen ventrikulären Ursprung nicht aus. Fusionsschläge (intermittierend während der Tachykardie einfallende Sinusschläge, die mit schmalem QRS-Komplex auf die Kammern übergeleitet werden) beweisen das Vorliegen einer ventrikulären Tachykardie, können jedoch bei höherfrequenter Tachykardie kaum nachgewiesen werden.

Obwohl Kriterien, die aus dem Oberflächen-EKG abgelesen werden können, angegeben wurden, die für oder gegen einen ventrikulären Ursprung sprechen (Sandler u. Marriott 1965; Wellens et al. 1978a, b), sind sie nur selten absolut verläßlich, so daß häufig nur mittels intrakardialer Ableitung und ggf. zusätzlicher Stimulation die Diagnose mit Sicherheit gestellt werden kann. Ist dabei ein His-Spike mit normalem bzw. etwas verlängertem H-V-Intervall (Vergleich mit Sinusrhythmus) vor dem verbreiterten QRS-Komplex abgrenzbar, so spricht dies für eine supraventrikuläre Tachykardie. Umgekehrt ist bei ventrikulärer Tachykardie ein His-Spike entweder vor dem QRS-Komplex gar nicht nachweisbar oder das H-V-Intervall abnorm kurz, ein His-Spike in variablem Zeitabstand nach QRS einfallend bzw. in gar keiner zeitlichen Beziehung zum QRS-Komplex auftretend (Josephson et al. 1978a). Voraussetzung hierfür ist natürlich eine korrekte Lage des Katheters zur His-Bündel-Ableitung (Validisierung durch Ableitung bei Sinusrhythmus vor bzw. nach Unterbrechung der Tachykardie).

Wenn während der Tachykardie durch etwas höherfrequente Vorhofstimulation die Kammer „eingefangen" werden kann mit Normalisierung des QRS-Komplexes, so beweist dies auch ohne His-Bündel-Ableitung das Vorliegen einer ventrikulären Tachykardie; ein entsprechendes Beispiel ist in Abb. 27 dargestellt. Schließlich muß immer das Vorhandensein akzessorischer atrioventrikulärer Leitungsbahnen differentialdiagnostisch erwogen werden.

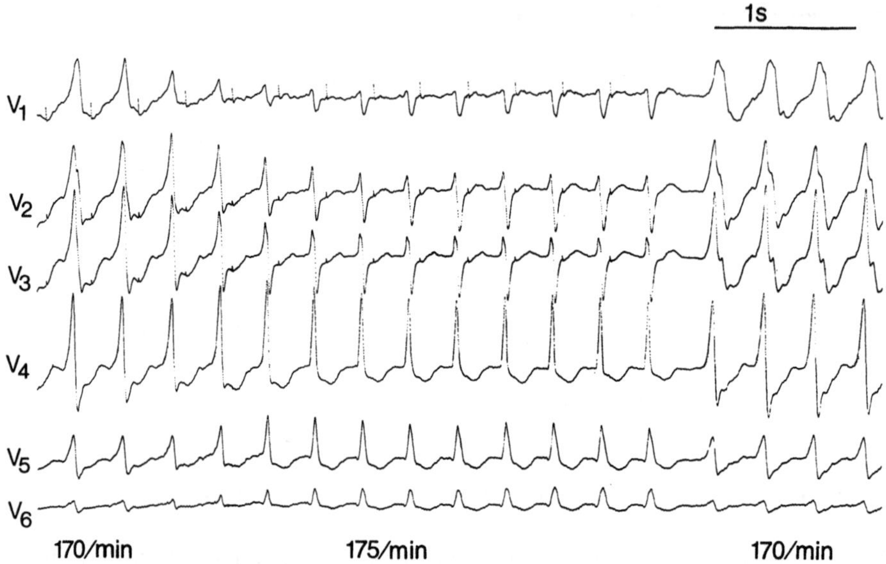

Abb. 27. Vorhofstimulation bei Kammertachykardie. Registrierung von V_1-V_6 während einer Kammertachykardie mit Rechtsschenkelblockbild in einer Frequenz von 170/min. Mit Aufnahme einer Vorhofstimulation in einer etwas höheren Frequenz von 175/min kommt es zu einer Normalisierung der QRS-Komplexe; nach Terminierung der atrialen Stimulation persistiert die Kammertachykardie

2. Auslösung ventrikulärer Tachykardien

Bei Patienten mit chronisch rezidivierenden Kammertachykardien lassen sich diese Rhythmusstörungen durch programmierte rechtsventrikuläre Stimulation reproduzierbar unter kontrollierten Bedingungen auslösen und auch regelhaft unterbrechen (Wellens et al. 1972, 1976; Josephson et al. 1978a). Dies kann diagnostische und prognostische Bedeutung haben; ferner ist damit die Wirksamkeit einer eingeschlagenen antiarrhythmischen Therapie zu überprüfen (vgl. Kap. 7C). Folgendes Stimulationsprotokoll sollte verwendet werden zur Provokation der Rhythmusstörung:

1. schnelle Vorhofstimulation (bis 180–200/min),
2. vorzeitige atriale Einzelstimulation bei Sinusrhythmus bzw. atrialer Basisstimulation,
3. vorzeitige ventrikuläre Einzelstimulation bei Sinusrhythmus,
4. vorzeitige ventrikuläre Einzel- und Doppelstimulation bei ventrikulärer Basisstimulation mit verschiedener Zykluslänge (z.B. 600, 500, 400 ms), ggf. verschiedene Stimulationsorte (Spitze, Septum und Ausflußbahn des rechten Ventrikels),
5. ggf. schnelle ventrikuläre Stimulation bis 240/min.

Die Sensitivität dieser Methode zur Auslösung der Rhythmusstörung bei Patienten mit chronisch rezidivierenden Kammertachykardien muß mit 80–95% sehr hoch veranschlagt werden (Fisher et al. 1977; Josephson et al. 1978a; Mason u. Winkle 1978; Vandepol et al. 1980; Steinbeck et al. 1981). Abbil-

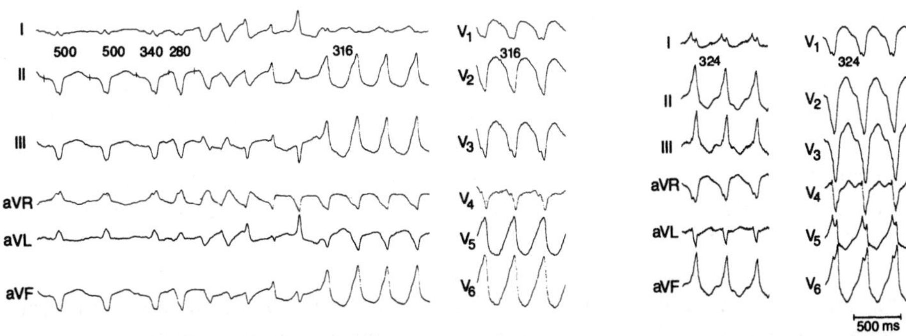

Abb. 28. Anwendung der programmierten Ventrikelstimulation zur Kammertachykardieauslösung. Registriert sind die 12 Standardableitungen während der Tachykardieauslösung (*links*) sowie die gleichen Ableitungen während einer drei Wochen zuvor spontan aufgetretenen Tachykardie (*rechts*) (vgl. Text)

dung 28 gibt ein Beispiel. Zwei vorzeitige Impulse mit einem Kopplungsintervall von 340 bzw. 280 ms bei einem Basisstimulationsintervall des rechten Ventrikels von 500 ms lösen nach vier polymorphen ventrikulären Echos eine persistierende Kammertachykardie mit Linksschenkelblockbild und einer Zykluslänge von 316 ms aus. Vergleicht man diese Tachykardie mit einer drei Wochen zuvor auswärts registrierten Tachykardie (rechte Seite der Abb. 28), so besteht eine weitgehende Übereinstimmung hinsichtlich Frequenz und QRS-Morphologie.

Die Beobachtungen, daß die Auslösung der Tachykardie mit einer Leitungsverzögerung einhergeht (JOSEPHSON et al. 1978b), ein bestimmtes Kopplungsintervall dazu notwendig ist (WELLENS et al. 1976) sowie eine inverse Beziehung besteht zwischen Kopplungsintervall und dem Intervall zum ersten QRS-Komplex der Tachykardie (WELLENS et al. 1976; JOSEPHSON et al. 1978a), sprechen dafür, daß es sich bei ventrikulären Tachykardien pathophysiologisch um Kreiserregungen handelt; dem spezifischen intraventrikulären Erregungsleitungssystem kommt dabei für die Entstehung und Aufrechterhaltung des Reentry keine besondere Bedeutung zu (WELLENS et al. 1976; JOSEPHSON et al. 1978a).

Bei negativem Stimulationsresultat kann gelegentlich noch durch Applikation dreier vorzeitiger Stimuli bzw. durch Stimulation vom linken Ventrikel aus eine Tachykardieauslösung möglich sein (VANDEPOL et al. 1980).

Zu berücksichtigen ist, daß nicht-persistierende, sondern salvenförmig auftretende ventrikuläre Tachykardien (z.B. bei Mitralklappenprolaps, QT-Syndrom, medikamentös induziert, Hypokaliämie) mittels programmierter Stimulation kaum reproduziert werden können; bei belastungsabhängig auftretenden oder ischämieinduzierten Tachykardien ist gelegentlich eine Tachykardie erst nach vorheriger Gabe von Isoproterenol (REDDY u. GETTES 1979) auslösbar. Während der Tachykardie kann versucht werden, mittels endokardialen Mappings den Ursprung der Tachykardie zu lokalisieren (JOSEPHSON et al. 1982) für den Fall, daß sich die Rhythmusstörung als medikamentös therapierefraktär herausstellt und als Alternative herzchirurgische Maßnahmen erwogen werden (GUIRAUDON et al. 1978; HARKEN et al. 1979).

3. Medikamentöse Therapiekontrolle

Ist bei einem Patienten reproduzierbar eine Kammertachykardie auszulösen, so ergibt sich die Möglichkeit, die Wirksamkeit einer eingeschlagenen antiarrhythmischen Therapie auf Auslösbarkeit und Frequenz der induzierten Kammertachykardie zu überprüfen und somit eine effektive Therapie im Einzelfall herauszuarbeiten (Fisher et al. 1977; Mason u. Winkle 1978; Horowitz et al. 1978) (vgl. S. 871).

Die serielle elektrophysiologisch-pharmakologische Austestung eines Patienten ist in Abb. 29 dargestellt. Unter Kontrolle (Abb. 29a) ohne antiarrhythmische Therapie wird durch vorzeitige Doppelstimulation des rechten Ventrikels eine schnelle persistierende Tachykardie induziert, wobei morphologisch eine Übereinstimmung mit der spontanen Tachykardie besteht. Vorhöfe und Kammern schlagen getrennt voneinander als Hinweis auf den ventrikulären Ursprung der Tachykardie. Auch unter oraler Dauertherapie mit Disopyramid 600 mg täglich ist durch vorzeitige Doppelstimulation eine Kammertachykardie induzierbar, doch hat jetzt die Zykluslänge von 230 ms auf 310 ms zugenommen (Abb. 29b). Schließlich wird zu Disopyramid zusätzlich Amiodaron 600 mg per os täglich gegeben. Die programmierte Ventrikelstimulation (getestet bei allen Basisstimulationsintervallen und verschiedenen Stimulationsorten) vermag nun nur noch zwei konsekutive ventrikuläre Echos, jedoch keine persistierende Ventrikeltachykardie mehr auszulösen (Abb. 29c).

Die Austestung unter antiarrhythmischer Therapie kann nach intravenöser Gabe bzw. unter oraler Dauertherapie erfolgen. Da die Wirkung nach intravenöser Gabe trotz gleicher Plasmaspiegel nicht der unter oraler Therapie entsprechen muß und es durch akute intravenöse Gabe auch zu unerwünschten arrhythmogenen Wirkungen (Auslösung artifizieller Tachykardie) kommen kann, führen wir die Austestung unter oraler Dauertherapie durch. Übereinstimmend wird berichtet, daß sich die (positive oder negative) Wirkung einer Substanz bei der elektrophysiologischen Austestung in der Langzeit-Therapie bestätigt (Horowitz et al. 1978; Mason u. Winkle 1978, 1980; Breithardt et al. 1980; Steinbeck et al. 1981; Manz et al. 1983). Dies scheint unabhängig von der jeweils eingesetzten Substanz zu sein (Horowitz et al. 1982; Mason et al. 1982); möglicherweise macht Amiodaron hier jedoch eine Ausnahme (Heger et al. 1981; Nademanee et al. 1982; Steinbeck et al. 1982; Mason et al. 1982).

Obwohl mit nicht zu unterschätzenden Risiken behaftet (s. Abschnitt E.VI.5), dürfte die programmierte Ventrikelstimulation zukünftig einen festen Platz in der Therapiekontrolle von Patienten mit chronisch rezidivierenden Ventrikeltachykardien, verbunden mit schwerwiegender klinischer Symptomatik, einnehmen. Erste Ergebnisse sprechen dafür, daß dies auch für Patienten gilt, die wegen primären Kammerflimmerns (ohne zeitlichen Zusammenhang mit akutem Myokardinfarkt) erfolgreich reanimiert worden waren (Ruskin et al. 1980; Josephson et al. 1980). Einschränkend ist jedoch zu sagen, daß bisher nur kleine Patientenkollektive mit Kammerflimmern elektrophysiologisch untersucht wurden und diese Rhythmusstörung weniger gut als die Kammertachykardie im Katheterlabor reproduziert werden kann.

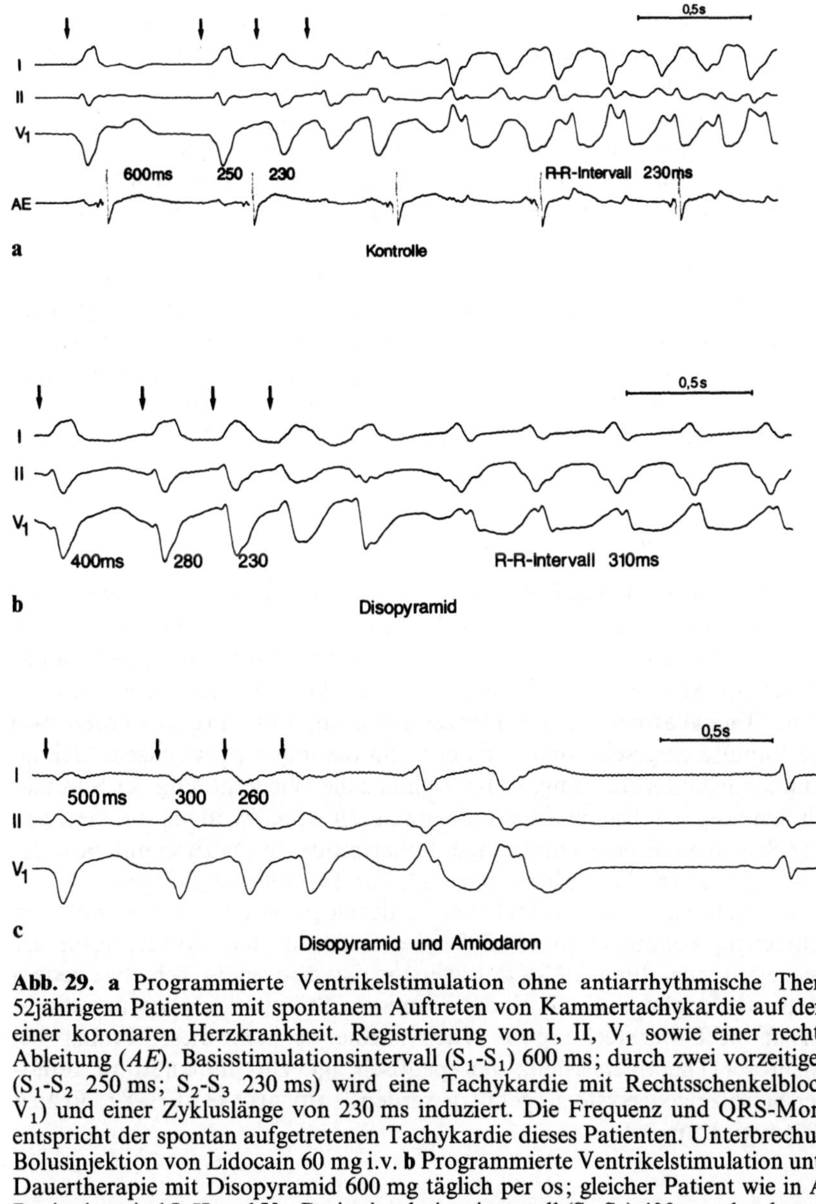

Abb. 29. a Programmierte Ventrikelstimulation ohne antiarrhythmische Therapie bei 52jährigem Patienten mit spontanem Auftreten von Kammertachykardie auf dem Boden einer koronaren Herzkrankheit. Registrierung von I, II, V_1 sowie einer rechtsatrialen Ableitung (*AE*). Basisstimulationsintervall (S_1-S_1) 600 ms; durch zwei vorzeitige Impulse (S_1-S_2 250 ms; S_2-S_3 230 ms) wird eine Tachykardie mit Rechtsschenkelblockbild (s. V_1) und einer Zykluslänge von 230 ms induziert. Die Frequenz und QRS-Morphologie entspricht der spontan aufgetretenen Tachykardie dieses Patienten. Unterbrechung durch Bolusinjektion von Lidocain 60 mg i.v. **b** Programmierte Ventrikelstimulation unter oraler Dauertherapie mit Disopyramid 600 mg täglich per os; gleicher Patient wie in Abb. 29a: Registriert sind I, II und V_1. Basisstimulationsintervall (S_1-S_1) 400 ms; durch zwei vorzeitige Impulse (S_1-S_2 280 ms; S_2-S_3 230 ms) wird wiederum eine persistierende Tachykardie mit RSB-Bild (s. V_1) ausgelöst; die Zykluslänge hat auf 310 ms zugenommen (≙ Kammerfrequenz von 194/min). Unterbrechung durch kurzfristige höherfrequente rechtsventrikuläre Stimulation („overdrive"). **c** Programmierte Ventrikelstimulation unter Disopyramid 600 mg täglich per os und Amiodaron 600 mg täglich per os für 14 Tage, gleicher Patient wie in Abb. 29a, b. Registriert sind I, II und V_1. Basisstimulationsintervall (S_1-S_1) 500 ms; durch zwei vorzeitige Impulse (in diesem Beispiel S_1-S_2 300 ms; S_2-S_3 260 ms) werden maximal zwei konsekutive spontane ventrikuläre Echos ausgelöst, jedoch keine persistierende Tachykardie

Es wurde berichtet, daß das Auftreten repetitiver Kammerregungen nach vorzeitiger ventrikulärer Einzelimpulsabgabe bei festfrequenter atrialer Basisstimulation Patienten mit gesteigerter Kammererregbarkeit und Gefahr des plötzlichen Herztodes identifiziert und prognostische Aussagen ermöglicht (GREENE et al. 1978). Was Patienten mit Kammertachykardie anbetrifft, so konnte weder die Häufigkeit ventrikulärer Echos noch die Inzidenz des plötzlichen Herztodes in Abhängigkeit von der Kammervulnerabilität von anderen Untersuchern reproduziert werden (MASON 1980; NACCARELLI et al. 1981). Eine Bestätigung der Befunde von GREENE et al. hinsichtlich einer prognostischen Aussagemöglichkeit zum plötzlichen Herztod bei Patienten nach Myokardinfarkt liegt ebenfalls noch nicht vor. Ob die programmierte Ventrikelstimulation bei stimuliertem Kammergrundrhythmus für diese Fragestellung neben einer fraglos höheren Sensitivität auch eine ausreichend hohe Spezifität besitzt und prognostische Aussagen ermöglicht, kann derzeit nicht beantwortet werden (FARSHIDI et al. 1980; NACCARELLI et al. 1981; BREITHARDT et al. 1982).

4. Unterbrechung ventrikulärer Tachykardien

Ebenso wie Ventrikeltachykardien provoziert, so können sie in der Regel durch programmierte Ventrikelstimulation wieder unterbrochen werden (vgl. S. 876). Dies wird zunächst mit einer vorzeitigen Einzelimpulsabgabe, getriggert mittels des QRS-Komplexes der Tachykardie, versucht. Gelingt dies nicht (was die Regel ist bei Tachykardien mit Frequenzen höher als 180/min), so werden zwei vorzeitige Impulse eingesetzt und auch der Stimulationsort gewechselt. Gelingt auch damit keine Unterbrechung, so hat sich uns die Wiederholung der Stimulation nach Senkung der Tachykardiefrequenz durch Ajmalin 50 mg i.v. bewährt. Als letzter Schritt wird eine kurzfristige, höherfrequente Dauerstimulation des Ventrikels („overdrive“ bzw. „burst pacing“) zur Terminierung eingesetzt.

Beim Versuch, eine Kammertachykardie durch programmierte Stimulation zu unterbrechen, kommt es in ca. 30% der Fälle zu einer Akzeleration der Tachykardiefrequenz. Eine DC-Kardioversion ist notwendig bei etwa jedem dritten Patienten. Gelingt mittels eines bestimmten Stimulationsprogrammes reproduzierbar die Unterbrechung der Tachykardie, so kann dieses Prinzip bei medikamentöser Therapieresistenz therapeutisch ggf. zur Implantation antitachykarder Schrittmachersysteme genutzt werden (LÜDERITZ et al. 1982; FISHER et al. 1982) (vgl. Kap. 9B).

5. Risiken der programmierten Ventrikelstimulation

Die Patienten müssen eingehend über die Risiken und Komplikationen der Untersuchung aufgeklärt wrden. Dazu gehören die prinzipiell mögliche Auslösung artifizieller Tachykardien, die Akzeleration der Tachykardiefrequenz beim Versuch, sie mittels Stimulation zu unterbrechen, die Notwendigkeit der DC-Kardioversion in ca. 35–44% der Fälle (STEINBECK et al. 1981; MASON u. WINKLE 1978; MASON et al. 1982), das Auftreten von Angina pectoris, Myokardinfarkt und Embolien. Bei weltweiter Anwendung der Methode sind bisher zwei Todesfälle bekannt geworden (HOROWITZ et al. 1982). Uns erscheint der Einsatz der programmierten Ventrikelstimulation gerechtfertigt bei Patienten mit malignen ventrikulären Kammerarrhythmien (Ventrikeltachykardie, Kammerflimmern) und bedrohlicher klinischer Symptomatik, darüber hinaus zu diagnostischen Zwecken in solchen Fällen, in denen anamnestisch eine gravierende klinische Symptomatik wie Synkope oder Reanimation wegen Kreislaufstillstandes bestand. Die Methode sollte nur durchgeführt werden von einem in diesen elektrophysiologischen Untersuchungen besonders erfahrenen Team bei liegendem zentralvenösen Zugang und entsprechenden Sicherheitsvorkehrungen unter Intensivstationsbedingungen, die jederzeit den sofortigen Einsatz von Reanimationsmaßnahmen (DC-Kardioversion, Intubation und Beatmung, intravenöse Applikation von Substanzen, z.B. Antiarrhythmika, ggf. Katecholamine) gewährleisten (vgl. S. 876).

Literatur

Akhtar M, Damato AN, Batsford WP, Ruskin JN, Ogunkelu JB, Vargas G (1974) Demonstration of re-entry within the His-Purkinje system in man. Circulation 50:1150

Akhtar M, Damato AN, Batsford WP, Ruskin JN, Ogunkelu JB (1975) A comparative analysis of antegrade and retrograde conduction patterns in man. Circulation 52:766

Akhtar M, Gilbert C, Wolf FG, Schmidt DH (1978) Reentry within the His-Purkinje system. Elucidation of reentrant circuit using right bundle branch and His bundle recordings. Circulation 58:295

Allessie MA, Bonke FIM (1979) Direct demonstration of sinus node reentry in the rabbit heart. Circ Res 44:557

Allessie MA, Bonke FIM, Schopman FJG (1973) Circus movement in rabbit atrial muscle as a mechanism of tachycardia. Circ Res 33:54

Allessie MA, Bonke FIM, Schopman FJG (1976) Circus movement in rabbit atrial muscle as a mechanism of tachycardia. II. The role of nonuniform recovery of excitability in the occurrence of unidirectional block, as studied with multiple microelectrodes. Circ Res 39:168

Allessie MA, Bonke FIM, Lammers WJEP (1977a) The effects of carbamylcholine, adrenaline, ouabain, quinidine and verapamil on circus movement tachycardia in isolated segments of rabbit atrial myocardium. In: Kulbertus HE (ed) Reentrant arrhythmias – mechanisms and treatment. MTP Press, Lancaster, p 63

Allessie MA, Bonke FIM, Schopman FJG (1977b) Circus movement in rabbit atrial muscle as a mechanism of tachycardia. III The "leading circle" concept: A new model of circus movement in cardiac tissue without the involvement of an anatomic obstacle. Circ Res 41:9

Amat-y-Leon F, Deedwania P, Miller RH, Dhingra RC, Rosen KM (1977) A new approach for indirect recording of anterior left atrial activation in man. Am Heart J 93:408

Amory DW, West TC (1962) Chronotropic response following direct electrical stimulation of the isolated sinoatrial node: a pharmacologic evaluation. J Pharmacol Exp Ther 137:14

Barker PS, Wilson FN, Johnston FD (1943) Mechanism of ventricular paroxysmal tachycardia. Am Heart J 26:435

Barold SS (1975) Therapeutic use of cardiac pacing in tachyarrhythmias. In: Narula OS (ed) His bundle electrocardiography and clinical electrophysiology. Davis, Philadelphia

Bauernfeind RA, Swiryn SP, Strasberg B, Palileo E, Scagliotti D, Rosen KM (1982) Electrophysiologic drug testing in prophylaxis of sporadic paroxysmal atrial fibrillation: Technique, application and efficacy in severely symptomatic preexcitation patients. Am Heart J 103:941

Bekheit S, Murtagh JG, Morton P, Fletcher E (1971) Measurements of sinus impulse conduction from electrogram of bundle of His. Br Heart J 33:719
Bekheit S, Murtagh G, Morton P, Fletcher E (1972) His bundle electrogram in P mitrale. Br Heart J 34:1057
Bennett MA, Pentecost BL (1970) The pattern of onset and spontaneous cessation of atrial fibrillation in man. Circulation 41:981
Bharati S, Lev M, Wu D, Denes P, Dhingra R, Rosen KM (1974) Pathophysiologic correlates in two cases of split His bundle potentials. Circulation 49:615
Blömer H, Wirtzfeld A, Delius W, Sebening H (1977) Das Sinusknotensyndrom. Perimed, Erlangen
Bonke FIM (1968) De atrium-extrasystole. Thesis, Hollandia offset
Bonke FIM, Bouman LN, van Rijn HE (1969) Change of cardiac rhythm in the rabbit after an atrial premature beat. Circ Res 24:533
Breithardt G, Seipel L (1976) The effect of premature atrial depolarization on sinus node automaticity in man. Circulation 53:920
Breithardt G, Seipel L (1980) Recording of left atrial potentials from pulmonary artery in man. Br Heart J 43:689
Breithardt G, Seipel L, Both A, Loogen F (1976) The effect of atropine on calculated sinoatrial conduction time in man. Eur J Cardiol 4:49
Breithardt G, Seipel L, Loogen F (1977) Sinus node recovery time and calculated sinoatrial conduction time in normal subjects and patients with sinus node dysfunction. Circulation 56:43
Breithardt G, Seipel L, Wiebringhaus E, Leuner C (1979) Diagnostische Wertigkeit verschiedener Parameter der Sinusknotenfunktion. Z Kardiol 68:382
Breithardt G, Seipel L, Abendroth RR, Loogen F (1980) Serial electrophysiological testing of antiarrhythmic drug efficacy in patients with recurrent ventricular tachycardia. Eur Heart J 1:11
Breithardt G, Seipel L, Meyer T, Abendroth RR (1982) Prognostic significance of repetitive ventricular response during programmed ventricular stimulation. Am J Cardiol 49:693
Cagin NA, Kunstadt D, Wolfish P, Levitt B (1973) The influence of heart rate on the refractory period of the atrium and A-V conducting system. Am Heart J 85:358
Castellanos A (1973) H-V intervals in LBBB. Circulation 47:1133
Castellanos A Jr, Castillo C, Agha A (1971) Contribution of His bundle recording to the understanding of clinical arrhythmias. Am J Cardiol 28:499
Castellanos A, Iyengar R, Agha AS, Castillo CA (1972) Wenckebach phenomenon within the atria. Br Heart J 34:1121
Chung EK (1972) Aberrant atrial conduction. Unrecognized electrocardiographic entity. Br Heart J 34:341
Cramer M, Siegal M, Bigger JT Jr, Hoffman BF (1977) Characteristics of extracellular potentials recorded from the sinoatrial pacemaker of the rabbit. Circ Res 41:292
Crook B, Kitson D, Mc Comish M, Jewitt D (1977) Indirect measurement of sinoatrial conduction time in patients with sinoatrial disease and in controls. Br Heart J 39:771
Damato AN, Lau SH, Helfant R, Stein E, Patten RD, Scherlag BJ, Berkowitz WD (1969) Study of heart block in man using His bundle recordings. Circulation 39:297
Delius W, Wirtzfeld H, Sebening H, Blömer H (1975) Bedeutung der Sinusknotenerholungszeit beim Sinusknotensyndrom. Dtsch Med Wochenschr 100:2305
Demoulin JC, Kulbertus HE (1972) Histopathological examination of concept of left hemiblock. Br Heart J 34:807
Denes P, Wu D, Dhingra R, Pietras RJ, Rosen KM (1974) The effects of cycle length on cardiac refractory periods in man. Circulation 49:32
Denes P, Dhingra RC, Wu D, Chuquimia R, Amat-y-Leon F, Wyndham C, Rosen KM (1975) H-V interval in patients with bifascicular block (right bundle branch block and left anterior hemiblock). Am J Cardiol 35:23
Dhingra RC, Rosen KM, Rahimtoola SH (1973) Normal conduction intervals and responses in sixty-one patients using His bundle recording and atrial pacing. Chest 64:55

Dhingra RC, Wyndham C, Amat-y-Leon F, Denes P, Wu D, Rosen KM (1975) Sinus nodal responses to atrial extrastimuli in patients without apparent sinus node disease. Am J Cardiol 36:445
Dhingra RC, Amat-y-Leon F, Wyndham C, Denes P, Wu D, Ponget JM, Rosen KM (1976a) The electrophysiologic effects of atropine on human sinus node and atrium. Am J Cardiol 38:429
Dhingra RC, Amat-y-Leon F, Wyndham C, Denes P, Wu D, Miller RH, Rosen KM (1976b) Electrophysiologic effects of atropine on sinus node and atrium in patients with sinus nodal dysfunction. Am J Cardiol 38:848
Dhingra RC, Denes P, Wu D, Wyndham C, Amat-y-Leon F, Towne WD, Rosen KM (1976c) Prospective observations in patients with chronic bundle branch block and marked H-V prolongation. Circulation 53:600
Dhingra RC, Amat-y-Leon F, Wyndham C, Deedwania PC, Wu D, Denes P, Rosen KM (1977) Clinical significance of prolonged sinoatrial conduction time. Circulation 55:8
Dhingra RC, Amat-y-Leon F, Wyndham C, Sridhar SS, Wu D, Denes P, Rosen KM (1978) Significance of left axis deviation in patients with chronic left bundle branch block. Am J Cardiol 42:551
Dhingra RC, Wyndham C, Amat-y-Leon F, Denes P, Wu D, Sridhar S, Bustin AG, Rosen KM (1979) Incidence and site of A-V block in patients with chronic bifascicular block. Circulation 59:238
Dhingra RC, Palileo E, Strasberg B, Swiryn S, Bauernfeind RA, Wyndham CRC, Rosen KM (1981) Significance of the HV interval in 517 patients with chronic bifascicular block. Circulation 64:1265
Durrer D, Van Dam T, Freud GE, Janse MJ, Meijler FL, Arzbaecher RC (1970) Total excitation of the isolated human heart. Circulation 41:899
Einthoven W (1901) Un nouveau galvanomètre. Arch Neerl Sci Exactes Nat 6:625
Engel TR, Gonzalez ADC (1978) Effects of digitalis on atrial vulnerability. Am J Cardiol 42:570
Evans TR, Callowhill EA, Krikler DM (1978) Clinical value of tests of sinoatrial function. Pace 1:1
Farshidi A, Michelson EL, Greenspan AM, Spielman SR, Horowitz LN, Josephson ME (1980) Repetitive responses to ventricular extrastimuli: incidence, mechanism, and significance. Am Heart J 100:59
Ferrer I (1968) The sick sinus syndrome in atrial disease. JAMA 206:645
Fisher JD, Cohen HL, Mehra R, Altschuler H, Escher DJW, Furman S (1977) Cardiac pacing and pacemakers. II Serial electropysiologic – pharmacologic testing for control of recurrent tachyarrhythmias. Am Heart J 93:658
Fisher JD, Kim SG, Furman S, Matos JA (1982) Role of implantable pacemakers in control of recurrent ventricular tachycardia. Am J Cardiol 49:194
Fleischmann DW, Pop T, Marschall K, Wiesener U, Bakker JMT de, Erbel R (1979) Über die Vulnerabilität der menschlichen Herzkammer bei vorzeitiger Stimulation. Elektrophysiologische Befunde. Z Kardiol 68:419
Franke H (1952) Zur Beurteilung der Vorhofspotentiale im Ösopagus- und intrakardialen EKG. Verh Dtsch Ges Kreislaufforsch 18:172
Gallagher JJ, Damato AN, Lau SH, Tower AR, Caracta AR, Varghese PJ, Josephson ME (1973) Antecubital vein approach for recording His bundle activity in man. Am Heart J 85:199
Gallagher JJ, Pritchett ELC, Benditt DG, Tonkin AM, Campbell RWF, Dugan FA, Bashore TM, Tower A, Wallace AG (1977) New catheter techniques for analysis of the sequence of retrograde atrial activation in man. Eur J Cardiol 6:1
Gallagher JJ, Smith WM, Kerr CR, Kasell J, Cook L, Reiter M, Sterba R, Harte M (1982) Esophageal pacing: a diagnostic and therapeutic tool. Circulation 65:336
Gillette PC, Garson A Jr (1977) Elelctrophysiologic and pharmacologic characteristics of automatic ectopic atrial tachycardia. Circulation 56:571
Goldman BS, Parsonnet V (1979) World survey on cardiac pacing. In: Meere C (ed) Proc of the VI World Symposium on Cardiac Pacing. Laplante & Langevin, Montreal, Quebec, Canada, chap 41-4

Goldreyer BN, Bigger JT Jr (1970) Ventriculo-atrial conduction in man. Circulation 41:395

Goldreyer BN, Gallagher JJ, Damato AN (1973) The electrophysiologic demonstration of atrial ectopic tachycardia in man. Am Heart J 85:205

Grant AO, Kirkorian G, Benditt DG, Strauss HC (1979) The estimation of sinoatrial conduction time in rabbit heart by the constant atrial pacing technique. Circulation 60:597

Greene HL, Reid PR, Schaeffer AH (1978) The repetitive ventricular response in man. N Engl J Med 299:729

Guiraudon G, Fontaine G, Frank R, Esconde G, Etievent P, Cabrol C (1978) Encircling endocardial ventriculotomy: a new surgical treatment for life-threatening ventricular tachycardias resistant to medical treatment following myocardial infarction. Am Thorac Surg 26:438

Gupta PK, Haft JI (1972) Retrograde ventriculo-atrial conduction in complete heart block. Studies with His bundle electrocardiography. Am J Cardiol 30:408

Gupta PK, Lichstein E, Chadda KD (1972) Electrophysiological features of Mobitz type II AV block occurring within the His bundle. Br Heart J 34:1232

Gupta PK, Lichstein E, Chadda KD (1973) Intraventricular conduction time (H-V interval) during antegrade conduction in patients with heart block. Am J Cardiol 32:27

Gupta PK, Lichstein E, Chadda KD, Badui E (1974) Appraisal of sinus nodal recovery time in patients with sick sinus syndrome. Am J Cardiol 34:265

Haft JI, Lau SH, Stein E, Kasowsky BD, Damato AN (1968) Atrial fibrillation produced by atrial stimulation. Circulation 37:70

Han J, Malozzi AM, Moe KG (1968) Sino-atrial reciprocation in the isolated rabbit heart. Circ Res 22:355

Hariman RJ, Krongrad E, Boxer RA, Bowman FO, Malm JR, Hoffman BF (1980a) Methods for recording electrograms of the sinoatrial node during cardiac surgery in man. Circulation 61:1024

Hariman RJ, Krongrad E, Boxer RA, Weiss MB, Steeg CN, Hoffman BF (1980b) Method for recording electrical activity of the sinoatrial node and automatic atrial foci during cardiac catheterization in human subjects. Am J Cardiol 45:775

Harken AH, Josephson ME, Horowitz LN (1979) Surgical endocardial resection for the treatment of malignant ventricular tachycardia. Ann Surg 190:456

Heger JJ, Prystowsky EN, Jackman WM, Naccarelli GV, Warfel KA, Rinkenberger RL, Zipes DP (1981) Amiodarone: Clinical and electrophysiologic effects during long-term therapy for recurrent ventricular tachycardia. N Engl J Med 305:539

Horowitz LN, Josephson ME, Farshidi A, Spielman SR, Michelson EL, Greenspan AM (1978) Recurrent sustained ventricular tachycardia. 3. Role of the electrophysiologic study in selection of antiarrhythmic regimens. Circulation 58:986

Horowitz LN, Spielman SR, Greenspan AM, Josephson ME (1982) Role of programmed stimulation in assessing vulnerability to ventricular arrhythmias. Am Heart J 103:604

Jacobsen JR, Gillette PC, Corbett BN, Rabinovitch M, McNamara DG (1976) Intracardiac electrography in endocardial cushion defects. Circulation 54:599

James TN, Sherf L (1971) Specialized tissues and preferential conduction in the atria of the heart. Am J Cardiol 28:414

Janse MJ, van Capelle FJL, Freud GE, Durrer D (1971) Circus movement within the A-V node as a basis for supraventricular tachycardia as shown by multiple microelectrode recordings in the isolated rabbit heart. Circ Res 28:403

Jensen G, Sigurd J, Meibom J, Sandoe E (1973) Adams-Stokes syndrome caused by paroxysmal third-degree atrioventricular block. Br Heart J 35:516

Jordan JL, Yamaguchi I, Mandel WJ (1978) Studies on the mechanism of sinus node dysfunction in the sick sinus syndrome. Circulation 57:217

Josephson ME, Seides SF (1979) Clinical cardiac electrophysiology. Lea & Febiger, Philadelphia

Josephson ME, Kastor JA, Morganroth J (1977a) Electrocardiographic left atrial enlargement. Electrophysiologic, echocardiographic and hemodynamic correlates. Am J Cardiol 39:967

Josephson ME, Scharf DL, Kastor JA, Kitchen JG (1977b) III Atrial endocardial activation in man. Electrode catheter technique of endocardial mapping. Am J Cardiol 39:972

Josephson ME, Horowitz LN, Farshidi A, Kastor JA (1978a) Recurrent sustained ventricular tachycardia. I. Mechanisms. Circulation 57:431

Josephson ME, Horowitz LN, Farshidi A (1978b) Continuous local electrical activity. A mechanism of recurrent ventricular tachycardia. Circulation 57:659

Josephson ME, Horowitz LN, Spielman SR, Greenspan AM (1980) Electrophysiologic and hemodynamic studies in patients resuscitated from cardiac arrest. Am J Cardiol 46:948

Josephson ME, Horowitz LN, Spielman SR, Waxman HL, Greenspan AM (1982) Role of catheter mapping in the preoperative evaluation of ventricular tachycardia. Am J Cardiol 49:207

Kaplan BM, Langendorf R, Lev M, Pick A (1973) Tachycardia-bradycardia syndrome (so-called "sick sinus syndrome"). Am J Cardiol 31:497

Kastor JA, Goldreyer BN, Josephson ME, Perloff JK, Scharf DL, Manchester JH, Shelburne JC, Hirschfeld JW (1975) Electrophysiologic characteristics of Ebstein's anomaly of the tricuspic valve. Circulation 52:987

Killip T, Gault JH (1965) Mode of onset of atrial fibrillation in man. Am Heart J 70:172

Kulbertus HE (1973) The magnitude of risk of developing complete heart block in patients with LAD-RBBB. Am Heart J 86:278

Kulbertus HE (1976) Reevaluation of the prognosis of patients with LAD-RBBB. Am Heart J 92:665

Kulbertus HE, Leval-Rutten F de, Mary L, Casters P (1975) Sinus node recovery time in the elderly. Br Heart J 37:420

Kulbertus HE, Ruttan DL, Dubois M, Petit JM (1978) Prognostic significance of left anterior hemiblock with right bundle branch block in mass screening. Am J Cardiol 41:385

Kupersmith J (1976) Electrophysiologic mapping during open heart surgery. Prog Cardiovasc Dis 19:167

Kupersmith J, Krongrad E, Waldo A (1973) Conduction intervals and conduction velocity in the human cardiac conduction system. Circulation 47:776

Kupersmith J, Krongrad E, Bowman FO Jr, Malm JR, Waldo AL (1974) Pacing the human cardiac conduction system during open-heart surgery. Circulation 50:499

Lang KF, Rosellen E, Limbourg P, Reeke S, Just H (1972) Prognostische Bedeutung ventikulärer Erregungsausbreitungsstörungen vom Typ des faszikulären oder Hemiblocks. Verh Dtsch Ges Inn Med 78:1107

Legato MJ, Ferrer MI (1974) Intermittent intra-atrial block: Its diagnosis, incidence and implications. Chest 65:243

Leier CV, Meacham JA, Schaal SF (1978) Prolonged atrial conduction. A major predisposing factor for the development of atrial flutter. Circulation 57:213

Lister JW, Stein E, Kosowsky BD, Lau SH, Damato AN (1965) Atrioventricular conduction in man. Effect of rate, exercise, isoproterenol and atropine on the P-R interval. Am J Cardiol 16:516

Lu HH, Lange G, Brooks CMcC (1965) Factors controlling pacemaker action in cells of the sinoatrial node. Circ Res 17:460

Lüderitz B, Steinbeck G, Naumann d'Alnoncourt C, Rosenberger W (1978) Relevance of diagnostic atrial stimulation for pacemaker treatment in sinoatrial disease. In: Bonke FIM (ed) The sinus node, structure, function, and clinical relevance. Martinus Nijhoff Medical Division, The Hague, p 77

Lüderitz B, Naumann d'Alnoncourt C, Steinbeck G, Beyer J (1982) Therapeutic pacing in tachyarrhythmias by implanted pacemakers. PACE 5:366

Mandel WJ, Hayakawa H, Danzig R, Marcus HS (1971) Evaluation of sino-atrial node function in man by overdrive suppression. Circulation 44:59

Mandel WJ, Hayakawa H, Allen HN, Danzig R, Kermaier AI (1972) Assessment of sinus node function in patients with the sick sinus syndrome. Circulation 46:761

Manz M, Steinbeck G, Lüderitz B (1982) Electrophysiological effects of lorcainide in sinoatrial disease and in Wolff-Parkinson-White syndrome. Eur Heart J 3:56

Manz M, Steinbeck G, Nitsch J, Lüderitz B (1983) Treatment of recurrent sustained ventricular tachycardia by mexiletine and disopyramide – control by programmed ventricular stimulation. Br Heart J 49

Masini G, Dianda R, Graziina A (1975) Analysis of sinoatrial conduction in man using premature atrial stimulation. Cardiovasc Res 9:498

Mason JW (1980) Repetitive beating after single ventricular extrastimuli: Incidence and prognostic significance in patients with recurrent ventricular tachycardia. Am J Cardiol 45:1126

Mason JW, Winkle RA (1978) Electrode-catheter arrhythmia induction in the selection and assessment of antiarrhythmic drug therapy for recurrent ventricular tachycardia. Circulation 58:971

Mason JW, Winkle RA (1980) Accuracy of the ventricular tachycardia-induction study for predicting long-term efficacy and inefficacy of antiarrhythmic drugs. N Engl J Med 303:1073

Mason JW, Swerdlow CD, Winkle RA, Griffin JC, Ross DL, Keefe DL, Chusin WT (1982) Programmed ventricular stimulation in predicting vulnerability to ventricular arrhythmias and their response to antiarrhythmic therapy. Am Heart J 103:633

Massumi RA, Kistin AD, Tawakkol AA (1967) Termination of reciprocating tachycardia by atrial stimulation. Circulation 36:637

McAnulty JH, Rahimtoola DH, Murphy ES, Kauffman S, Ritzmann LW, Kanarek P, De Mots H (1978) A prospective study of sudden death in high risk bundle branch block. N Engl J Med 299:209

McAnulty JH, Rahimtoola SH, Murphy E, De Mots H, Ritzmann L, Kanarek PE, Kauffman S (1982) Natural history of "high-risk" bundle-branch block. N Engl J Med 307:137

Meister SG, Banka VS, Chadda KD, Helfant RH (1974) A balloon-tipped catheter for obtaining His bundle electrograms without fluorscopy. Circulation 44:43

Mendez C, Moe GK (1966) Demonstration of a dual A-V nodal conduction system in the isolated rabbit heart. Circ Res 19:378

Miller HC, Strauss HC (1974) Measurement of sinoatrial conduction time by premature atrial stimulation in the rabbit. Circ Res 35:935

Moe GK, Preston JB, Burlington H (1956) Physiologic evidence for a dual A-V transmission system. Circ Res 4:357

Naccarelli GV, Prystowsky EN, Jackman WM, Heger JJ, Rinkenberger RL, Zipes DP (1981) Repetitive ventricular response. Prevalence and prognostic significance. Br Heart J 46:152

Nademanee K, Hendrickson JA, Kannan R, Singh BN (1982) Antiarrhythmic efficacy and electrophysiologic actions of amiodarone in patients with life-threatening ventricular arrhythmias: potent suppression of spontaneously occurring tachyarrhythmias versus inconsistent abolition of induced ventricular tachycardia. Am Heart J 103:950

Narula OS (1973) Advances in clinical electrophysiology: Contributions of His bundle recordings. In: Samet P (ed) Cardiac pacing. Grune & Stratton, New York

Narula OS (1974) Sinus node reentry. A mechanism for supraventricular tachycardia. Circulation 50:1114

Narula OS (1975a) Current concepts of atrioventricular block. In: Narula OS (ed) His bundle electrocardiography and clinical electrophysiology. Davis, Philadelphia

Narula OS (1975b) Intraventricular conduction defects. In: Narula OS (ed) His bundle electrocardiography. Davis, Philadelphia, p 177

Narula OS (1979) Intraventricular conduction defects: current concepts and clinical significance. In: Narula OS (ed) Cardiac arrhythmias: electrophysiology, diagnosis and management. Williams & Wilkins, Baltimore, p 114

Narula OS, Scherlag BJ, Samet P (1970a) Pervenous pacing of the specialized conduction system in man: His bundle and AV nodal stimulation. Circulation 41:77

Narula OS, Javier RP, Samet P, Maramba LC (1970b) Significance of His and left bundle recordings from the left heart in man. Circulation 42:385

Narula OS, Cohen LS, Samet P, Lister JW, Scherlag B, Hildner FJ (1970c) Localization of A-V conduction defects in man by recording of the His bundle electrogram. Am J Cardiol 25:228

Narula OS, Samet P, Javier RP (1972) Significance of the sinusnode recovery time. Circulation 45:140

Narula OS, Runge M, Samet P (1973) A new catheter technique for His bundle recordings via the arm veins. Br Heart J 35:1226

Narula OS, Shanta N, Vasquez M, Towne WD, Linhart JW (1978) A new method for measurement of sinoatrial conduction time. Circulation 58:706

Neuss H, Thormann J, Schlepper M (1974) Electrophysiological findings in frequency-dependent left bundle branch block. Br Heart J 36:888

Peters RV, Scheinman MM, Modin G, O'Young J, Somelofski CA, Mies C (1979) Prophylactic permanent pacemakers for patients with chronic bundle branch block. Am J Med 66:978

Pick A, Langendorf R, Katz LN (1951) Depression of cardiac pacemakers by premature impulses. Am Heart J 41:49

Pop T, Effert S, Fleischmann D (1977) Die elektrophysiologische Konstellation des sogenannten Syndromes des kranken Sinusknotens. Z Kardiol 66:303

Prinzmetal M, Corday E, Brill IC, Oblath RW, Kruger HE (1952) The auricular arrhythmias. Thomas, Springfield, Ill.

Puech P (1975) Corrélations entre les enregistrements de surface et l'électrogramme hisien. In: Seipel L, Loogen F, Both A (eds) His-Bündel-Elektrographie. Schattauer, Stuttgart New York, p 91

Puech P, Latour H, Grolleau R, Dufoix R, Cabasson J, Robin J (1970) L'activité du tissu de conduction auriculo-ventriculaire en électrocardiographie endocavitaire. I. Indentification. Arch Mal Coeur 63:500

Reddy CP, Gettes LS (1979) Use of isoproterenol as an aid to electric induction of chronic recurrent ventricular tachycardia. Am J Cardiol 44:705

Reiffel JA, Bigger JT, Reid DS (1975) The effect of atropine on sinus node function in adults with sinus bradycardia. Am J Cardiol 35:165

Reiffel JA, Bigger JT, Giardina EGV (1976) Paradoxical prolongation of sinus nodal recovery time after atropine in the sick sinus syndrome. Am J Cardiol 36:98

Rosen KM, Rahimtoola SH, Gunnar RM (1970) Pseudo AV block secondary to premature nonpropagated His bundle depolarizations. Circulation 42:367

Rosen KM, Rahimtoola SH, Sinno MZ, Gunnar RM (1971a) Bundle branch and ventricular activation in man. A study using catheter recordings of left and right bundle branch potentials. Circulation 43:193

Rosen KM, Loeb HS, Sinno MZ, Rahimtoola SH, Gunnar RM (1971b) Cardiac conduction in patients with symptomatic sinus node disease. Circulation 43:836

Rosen KM, Mehta A, Rahimtoola SH, Miller RA (1971c) Sites of congenital and surgical heart block as defined by His bundle electrography. Circulation 44:833

Rosen KM, Loeb HS, Gunnar RM, Rahimtoola SH (1971d) Mobitz type II block without bundle branch block. Circulation 44:1111

Rosen KM, Ehsani A, Rahimtoola SH (1972) H-V intervals in left bundle branch block. Clinical and electrocardiographic correlation. Circulation 46:717

Rosen KM, Dhingra RC, Loeb HS, Rahimtoola SH (1973a) Chronic heart block in adults. Arch Intern Med 131:663

Rosen KM, Rahimtoola SH, Bharati S, Lev M (1973b) Bundle branch block with intact atrioventricular conduction. Electrophysiologic and pathologic correlations in three cases. Am J Cardiol 32:783

Rosenbaum MB, Elizari MV, Lazzari JO (1968) Los hemibloqueos. Paidos Buenos Aires

Rosenbaum MB, Lazzari JO, Elizari MV (1976) The role of phase 3 and phase 4 block in clinical electrocardiography. In: Wellens HJJ, Lie KI, Janse MJ (eds) The conduction system of the heart. Lea & Febiger, Philadelphia, p 126

Rosenberger W, Steinbeck G, Lüderitz B (1980) Die Bedeutung der Vorhofstimulation für die Indikation zur Schrittmachertherapie beim Sinusknotensyndrom. Verh Dtsch Ges Inn Med 86:615

Ross DL, Farré J, Bär FWHM, Vanagt E, Dassen WRM, Wiener I, Wellens HJJ (1980) Comprehensive clinical electrophysiologic studies in the investigation of documented or suspected tachycardias. Circulation 61:1010
Rostock KJ, Knorre GH von (1976) Zur Analyse der nomotopen Reizbildung des menschlichen Herzens. Dtsch Gesundh-Wes 31:304
Rostock KJ, Knorre GH von (1977) Zur Indikation der Schrittmacherimplantation beim Sinusknotensyndrom. Dtsch Gesundh-Wes 32:2177
Ruskin JN, Di Marco JP, Garan H (1980) Out-of-hospital cardiac arrest: Electrophysiologic observations and selection of long-term antiarrhythmic therapy. N Engl J Med 303:607
Sandler IA, Marriott HJL (1965) The differential morphology of anomalous ventricular complexes of RBBB type in lead V_1. Ventricular ectopy versus aberration. Circulation 31:551
Sano T, Iida Y, Yamagishi S (1966) Sites of conduction block in the atria in excess potassium and a doubt on the existence of the sinoatrial block. Proc Jpn Acad 42:1197
Scheinman MM, Weiss A, Kunkel F (1973) His bundle recordings in patients with bundle branch block and transient neurological symptoms. Circulation 48:322
Scheinman MM, Basu D, Hollenberg M (1974) Electrophysiologic studies in patients with persistent atrial tachycardia. Circulation 50:266
Scheinman MM, Peters RW, Modin G, Brennan M, Mies C, O'Young J (1977) Prognostic value of infranodal conduction time in patients with chronic bundle branch block. Circulation 56:240
Scherlag BJ, Lau SH, Helfant RH, Berkowitz WD, Stein E, Damato AN (1969) Catheter technique for recording His bundle activity in man. Circulation 39:1
Scherlag BJ, Samet P, Helfant RH (1972) His bundle electrogram-A critical appraisal of its uses and limitations. Circulation 46:601
Schlepper M, Neuss H (1972) Die Elektrographie vom menschlichen Reizleitungssystem. Z Kreislaufforsch 61:865
Schneider JF, Tomas HE, Kreger BE, McNamara PM, Kannel WB (1979) Newly acquired left bundle-branch block. The Framingham study. Ann Intern Med 90:303
Schuilenburg RM (1976) Patterns of V-A conduction in the human heart in the presence of normal and abnormal A-V conduction. In: Wellens HJJ, Lie KI, Janse MJ (eds) The conduction system of the heart. Lea & Febiger, Philadelphia, p 485
Schuilenburg RM, Durrer D (1969) Ventricular echo beats in the human heart elicited by induced ventricular premature beats. Circulation 40:337
Schuilenburg RM, Durrer D (1975) Problems in the recognition of conduction disturbances in the His bundle. Circulation 51:68
Seipel L (1978) His-Bündel-Elektrographie und intrakardiale Stimulation. Thieme, Stuttgart
Seipel L, Breithardt G, Both A, Loogen F (1974) Messung der „sinuatrialen Leitungszeit" mittels vorzeitiger Vorhofstimulation beim Menschen. Dtsch Med Wochenschr 99:1895
Seipel L, Breithardt G, Hellmuth B, Leuner C (1978) Die klinische Bedeutung der kalkulierten sinu-atrialen Leitungszeit (SACT). Z Kardiol 67:317
Spurrell RAJ, Krikler DM, Sowton E (1972) Study of intraventricular conduction times in patients with left bundle-branch block and left axis deviation and in patients with left bundle-branch block and normal QRS axis using His bundle electrograms. Br Heart J 34:1244
Steinbeck G, Lüderitz B (1977a) Störungen der Sinusknotenfunktion: Diagnostik und klinische Bedeutung. Dtsch Med Wochenschr 102:35
Steinbeck G, Lüderitz B (1977b) Sinoatrial pacemaker shift following atrial stimulation in man. Circulation 56:402
Steinbeck G (1978) Zur Pathogenese von Herzrhythmusstörungen. Internist 19:200
Steinbeck G, Körber HJ, Lüderitz B (1974) Die Bestimmung der sinuatrialen Leitungszeit beim Menschen durch gekoppelte atriale Einzelstimulation. Klin Wochenschr 52:1151
Steinbeck G, Rosenberger W, Lüderitz B (1978a) Effects of ajmaline on sinus node

function in man studied by programmed atrial stimulation. Trans Eur Soc Cardiol 1:57
Steinbeck G, Allessie MA, Bonke FIM, Lammers WJEP (1978b) Sinus node response to premature atrial stimulation in the rabbit studied with multiple microelectrode impalements. Circ Res 43:695
Steinbeck G, Rosenberger W, Naumann d'Alnoncourt C, Lüderitz B (1978c) Zur Glykosidwirkung beim Sinusknotensyndrom. Verh Dtsch Ges Kreislaufforsch 44:139
Steinbeck G, Haberl R, Lüderitz B (1979) Do atrial pacing methods allow correct determination of sinoatrial conduction time? In: Meere C (ed) Proc. VI World Symposium on Cardiac Pacing. Montreal, Quebec, Canada, chap 8-2
Steinbeck G, Manz M, Lüderitz B (1981) Möglichkeiten und Risiken der programmierten Ventrikelstimulation bei Patienten mit chronisch rezidivierenden Kammertachykardien. Klin Wochenschr 59:111
Steinbeck G, Manz M, Lüderitz B (1982) Amiodaron bei ventrikulären Tachykardien. Münch Med Wochenschr 34:723
Strauss HC, Bigger JT Jr (1972) Electrophysiological properties of the rabbit sinoatrial perinodal fibers. Circ Res 31:490
Strauss HC, Saroff AL, Bigger JT Jr, Giardina EGV (1973) Premature atrial stimulation as a key to the understanding of sinoatrial conduction in man. Circulation 47:88
Strauss HC, Bigger JT, Saroff AL, Giardina EGV (1976) Electrophysiologic evaluation of sinus node function in patients with sinus node dysfunction. Circulation 53:763
Takeshita A, Tanaka S, Nakamura M (1974) Study of retrograde conduction in complete heart block using His bundle recordings. Br Heart J 36:462
Theisen K, Krötz J, Rackwitz R, Müller-Seydlitz P, Haider M, Jahrmärker H (1976) Korrigierte sinuatriale Leitungszeit. Verh Dtsch Ges Kreislaufforsch 42:225
Vandepol CJ, Farshidi A, Spielman SR, Greenspan AM, Horowitz LN, Josephson ME (1980) Incidence and clinical significance of induced ventricular tachycardia. Am J Cardiol 45:725
Vera Z, Mason DT, Fletcher RD, Awan NA, Massumi RA (1976) Prolonged His-Q interval in chronic bifascicular block: relation to impending complete heart block. Circulation 53:46
Waldo AL, McLean WAH, Karp RB, Kouchoukas NT, James TN (1977) Entrainment and interruption of atrial flutter with atrial pacing. Studies in man following open heart surgery. Circulation 56:737
Waller AD (1887) A demonstration on man of electromotive changes accompanying the heart's beat. J Physiol 8:229
Watson RM, Josephson ME (1980) Atrial flutter. I. Electrophysiologic substrates and modes of initiation and termination. Am J Cardiol 45:732
Wellens HJJ (1971) Electrical stimulation of the heart in the study and treatment of tachycardias. Stenfort Kroese, Leiden
Wellens HJJ, Schuilenburg RM, Durrer D (1972) Electrical stimulation of the heart in patients with ventricular tachycardia. Circulation 46:216
Wellens HJJ, Düren DR, Lie KI (1976) Observations on mechanisms of ventricular tachycardia in man. Circulation 54:237
Wellens HJJ, Bär FWHM, Lie KI (1978a) The value of the electrocardiogram in the differential diagnosis of a tachycardia with a widened QRS complex. Am J Med 64:27
Wellens HJJ, Bär FW, Gorgels AP, Muncharaz JF (1978b) Electrical management of arrhythmias with emphasis on the tachycardias. Am J Cardiol 41:1025
Wells JL, McLean WAH, James TN, Waldo AL (1979) Characterization of atrial flutter. Studies in man after open heart surgery using fixed atrial electrodes. Circulation 60:665
West TC (1972) Electrophysiology of the sinoatrial node. In: de Mello WC (ed) Electrical phenomena in the heart. Academic Press, New York London, p 191
Williams DO, Scherlag BJ, Hope RR, El-Sherif N, Lazzara R, Samet P (1976) Selective versus non-selective His bundle pacing. Cardiovasc Res 10:91

Wit AL, Cranefield PF (1976) Triggered activity in cardiac muscle fibers of the simian mitral valve. Circ Res 38:85
Wu D, Denes P, Dhingra RC, Amat-y-Leon F, Wyndham CR, Chuquimia R, Rosen KM (1976) Electrophysiological and clinical observations in patients with alternating bundle branch block. Circulation 53:456
Wyndham CRC, Shanta N, Dhingra RC, Wu D, Denes O, Rosen KM (1975) Lack of clinical electrocardiographic and electrophysiologic correlations. Chest 68:533
Wyndham CRC, Amat-y-Leon F, Wu D, Denes P, Dhingra R, Simpson R, Rosen KM (1977) Effects of cycle length on atrial vulnerability. Circulation 55:260
Yabek SM, Jarmakani JM, Roberts NK (1976) Sinus node function in children. Factors influencing its evaluation. Circulation 53:28

KAPITEL 6C

Bradykarde Rhythmusstörungen

H. NEUSS

Mit 41 Abbildungen

A. Sinusknotenfunktionsstörungen

Störungen der Sinusknotenfunktion beruhen auf einer gestörten Impulsbildung im Sinusknoten und/oder der sinuatrialen Überleitung. Da die elektrische Aktivität des Sinusknotens durch die konventionelle EKG-Schreibung nicht erfaßt werden kann, lassen sich Funktionsstörungen der Sinusknotenautomatie und/oder der sinuatrialen Überleitung nur auf indirektem Weg nachweisen. Elektrokardiographische Hinweise sind das Auftreten einer Sinusbradykardie, sinuatrialer Blockbilder oder eines Sinusarrests. Auf die elektrokardiographischen Merkmale dieser Rhythmusstörungen wird weiter unten einzugehen sein. Oft wird sich nicht entscheiden lassen, ob eine oder beide Teilfunktionen (Automatie und sinuatriale Leitung) des Sinusknotens gestört sind (STEINBECK u. LÜDERITZ 1977). Das elektrokardiographische Erscheinungsbild wird nicht selten kompliziert durch das Auftreten von Ersatzrhythmen (atrial, junktional oder ventrikulär) mit physiologischer Interferenz oder mit einer Rhythmenverknüpfung (s. unter F).

Das Erkennen einer gestörten Sinusknotenfunktion setzt die Definition des Normalverhaltens eines gesunden Sinusknotens voraus. Der klassischen Definition einer Sinusbradykardie, die bei Unterschreiten einer Sinusfrequenz von 60/min angenommen wurde (SPANG 1957), liegt eine Unterschätzung der spontanen Variabilität der Sinusfrequenz zugrunde. Langzeit-EKG-Studien an gesunden Kollektiven berichten z.B. über nächtliche Frequenzabfälle unter 40/min bei 24%, über ausgeprägte Sinusarrhythmien mit Schwankungen benachbarter RR-Intervalle um mehr als 100% bei etwa der Hälfte der Untersuchten (BRODSKY et al. 1977). Sinuspausen von ca. 1,2 s wurden bei 49% der untersuchten Jugendlichen beschrieben (ENGEL u. BURCKHARDT 1975), Sinuspausen von mehr als 2 s scheinen freilich ein ungewöhnlicher Befund bei Herzgesunden (BJERREGAARD 1980).

Bis heute fehlen Befunde an hinreichend großen Kollektiven auch älterer Menschen einer gesunden Population einerseits und von Patienten mit sicher gestörter Sinusknotenfunktion andererseits, um zuverlässige Trennungskriterien zu erarbeiten. Es bleibt abzuwarten, ob sich aus dem dynamischen Verhalten der Sinusfrequenz unter autonomen Einflüssen weitere Hinweise für diese Abgrenzung ergeben.

Weitere diagnostische Probleme stellen sich aus der Differenzierung funktionell und organisch bedingter Sinusknotenfunktionsstörungen. Es wird daher auf die Bedeutung funktioneller Faktoren noch näher einzugehen sein (A.II).

I. Definition, diagnostische Kriterien und differentialdiagnostische Abgrenzung

1. Sinusbradykardie

Nach der klassischen Definition wird eine Sinusbradykardie dann angenommen, wenn im Routine-EKG P-Wellen (deren Konfiguration mit einem Erregungsursprung im Sinusknoten zu vereinbaren ist) mit einer Frequenz von unter 60/min auftreten (SPANG 1957). Diese Grenze ist durch neuere Befunde über die Variabilität der Sinusfrequenz an gesunden Populationen (s. oben) relativiert worden. Dennoch scheint es gerechtfertigt, für praktisch klinische Belange an der eingangs gegebenen Definition einer Sinusbradykardie festzuhalten, solange neue Kriterien für eine Differenzierung zwischen Normalverhalten und gestörter Sinusknotenfunktion fehlen. Differentialdiagnostisch ist eine Sinusbradykardie bei Frequenzabfällen unter 40/min zunächst von einer 2:1-SA-Blockierung abzugrenzen. Meist erlauben hier plötzliche Verdoppelungen der Sinusfrequenz bei der Beobachtung entsprechend langer Streifen eine zuverlässige Diagnose (Abb. 1).

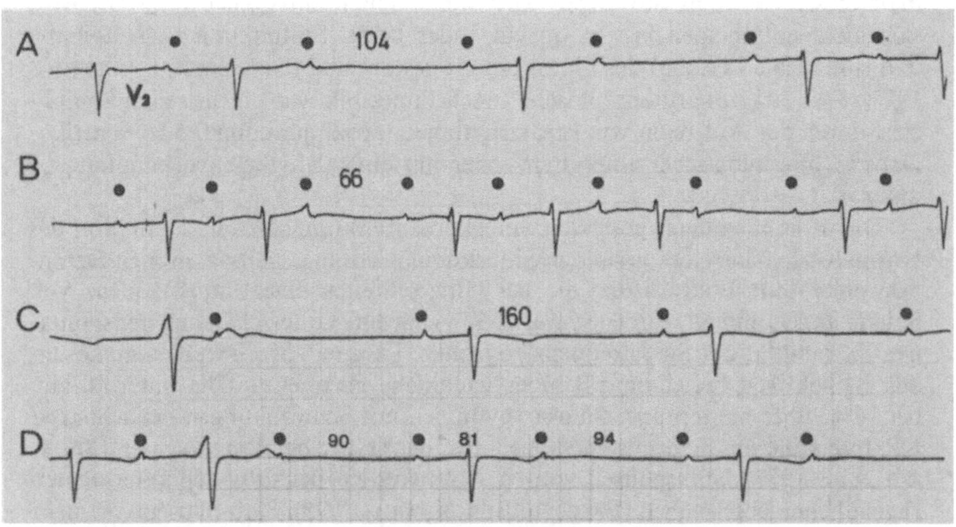

Abb. 1A–D. EKG (Abl. V_2) einer 27jährigen Patientin mit AV-Block II. Grades. Kurze Rhythmusstreifen, die vor (**A**), sofort nach (**B**) sowie 1 min (**C**) und 2 min (**D**) nach einer Kletterstufenbelastung abgeleitet wurden. Vor der Belastung (**A**) Sinusfrequenz um 60/min, dabei Wechsel zwischen 3:2- und 2:1-AV-Block. Unmittelbar nach der Belastung (**B**) Beschleunigung der Sinusfrequenz auf 90/min, dabei 3:2- und 4:3-AV-Block mit Wenckebach-Periode, wenig später (**C**) bradykarde Vorhofaktion von nur 37/min, der wahrscheinlich ein 2:1-SA-Block zugrunde liegt, wie die kurz danach zu beobachtende Verdoppelung der Vorhoffrequenz (**F**) wahrscheinlich macht. Die Beobachtung spricht sowohl für eine Erkrankung des Sinus- als auch des AV-Knotens (binodal disease)

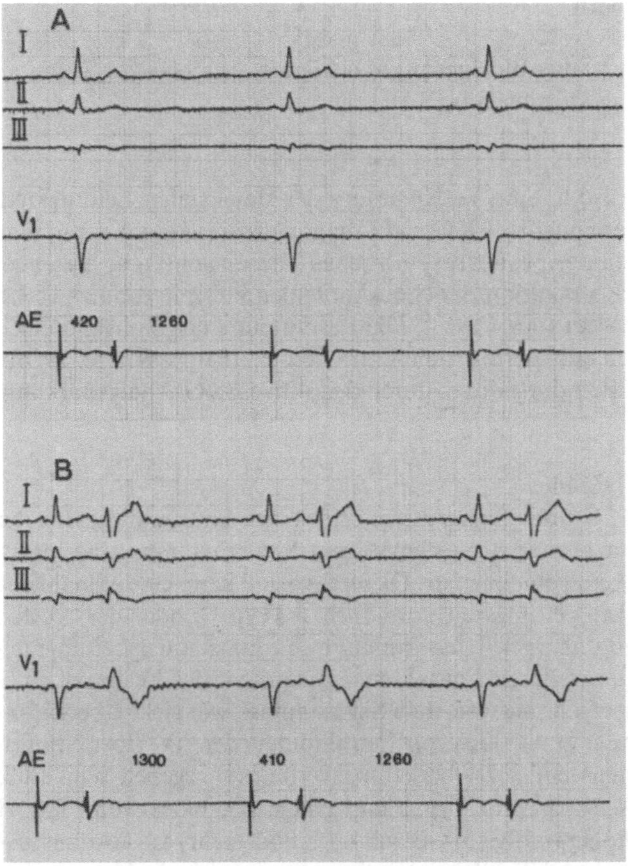

Abb. 2A, B. EKG (Abl. *I, II, III* und V_1) sowie intraatriale Ableitung (*AE*) einer 61jährigen Patientin mit Hochdruck, Belastungsherzinsuffizienz und flüchtigen zerebralen Symptomen. Vortäuschung einer Sinusbradykardie mit einer Frequenz um 35/min durch atrialen Bigeminus. In der oberen Bildhälfte (**A**) blockierte atriale Extrasystolen in Bigeminusform, die nur in der intraatrialen Ableitung auszumachen sind. In der unteren Bildhälfte (**B**) Überleitung der atrialen Extrasystolen unter dem Bild eines linksposterioren Faszikelblocks und Rechtsschenkelblocks

Blockierte atriale Extrasystolen in Bigeminusform können gelegentlich eine Sinusbradykardie vortäuschen, insbesondere wenn sie zu keiner wesentlichen Deformierung der ST-T-Strecke führen. Eine sorgfältige Beachtung der ST-T-Strecke oder die Beobachtung von gelegentlichen Überleitungen mag dann die Diagnose erleichtern (Abb. 2).

Die Abgrenzung eines atrialen Ersatzrhythmus berücksichtigt einmal die Morphologie der P-Wellen im EKG. Liegt der ektope Schrittmacher in der Nachbarschaft des Sinusknotens, kann man sich allenfalls an seinem funktionellen Verhalten orientieren. In aller Regel sind atriale Ersatzschrittmacher nicht sehr stabil, bei der Betrachtung langer Streifen wird man dann Phasen mit Schrittmacherwechsel beobachten können.

2. Sinuatriale Blockierungen

Die Einteilung der sinuatrialen Blockierungen erfolgt in Analogie zur Terminologie der AV-Überleitungsstörungen (s. B.I).

a) SA-Block I. Grades
Ein SA-Block I. Grades, d.h. eine Verlängerung der sinuatrialen Leitungszeit, läßt sich aus dem konventionellen EKG nicht diagnostizieren, es sei denn, man macht sich das Verhalten der postextrasystolischen Pause spontan auftretender Extrasystolen zu einer Kalkulation der Sinusknotenleitungszeit zunutze (LANGENDORF et al. 1962; FLEISCHMANN 1963). Die Bestimmung der Sinusknotenleitungszeit durch elektrisch induzierte atriale Extrasystolen (STRAUSS et al. 1976a) ist die praktische Nutzanwendung dieses durch deduktive EKG-Analyse erkannten Phänomens.

b) SA-Blockierungen II. Grades
Bei einem SA-Block II. Grades fallen durch Block des Sinusimpulses in der sinuatrialen Grenzregion bei sonst gleichmäßigem Sinusrhythmus einzelne P-Wellen regelmäßig oder unregelmäßig aus. Diesem Ausfall kann eine allmähliche Zunahme der sinuatrialen Leitungszeit voraufgehen (Typ I), oder der Ausfall kann nach einer Serie von übergeleiteten Impulsen mit konstanten Leitungszeiten erfolgen (Typ II). Der weiteren Charakterisierung dient das Festlegen eines Überleitungsverhältnisses, d.h. auf wie viele Sinusimpulse wie viele Überleitungen entfallen. Das bedeutet in Analogie zur Terminologie der AV-Überleitungsstörungen, daß mindestens ein 3:2-Überleitungsverhältnis gegeben sein muß, um zwischen einem SA-Block vom Typ I und einem SA-Block vom Typ II zu differenzieren. Der höhergradige SA-Block (2:1 und mehr) ist also aus der Differenzierung von Typ I und Typ II ausgenommen.

SA-Block II. Grades Typ I. Anders als beim Typ I des AV-Blocks ist hier eine direkte Zuordnung von Sinusimpuls und zugehörender Vorhoferregung nicht möglich, d.h. aus dem Verhalten der PP-Intervalle muß indirekt auf die Sinusfrequenz einerseits und das Verhalten der sinuatrialen Leitung andererseits rückgeschlossen werden. Dabei gilt für die typische Wenckebach-Periode (Abb. 14) eine allmähliche Überleitungszeitverlängerung, wobei das Inkrement der SA-Leitungszeit, d.h. die Zunahme der Leitungszeit, gemessen an der Leitungszeit der vorhergehenden Erregung, von Schlag zu Schlag geringer wird. Da sich das PP-Intervall aus der Summe des Sinusintervalls und dem jeweiligen Inkrement ergibt, nehmen die PP-Intervalle im Lauf eines Zyklus allmählich ab. Bei Ausfall einer Überleitung kommt es zu einer abrupten Verlängerung des PP-Intervalls, rein rechnerisch ergibt sich der Betrag aus 2 Sinusintervallen abzüglich der Summe der Inkremente. Überträgt man die idealisierte Darstellung eines Wenckebach-Zyklus in Abb. 14 auf die sinuatriale Überleitung, so errechnet sich die Zyklusdauer der Sinusimpulse aus der Summe $\frac{P\,1-P\,5}{5}$.

Ein anderes Verhalten wäre bei einer „atypischen“ Wenckebach-Sequenz mit allmählicher Zunahme des Inkrements zu erwarten. Hier läge das kürzeste

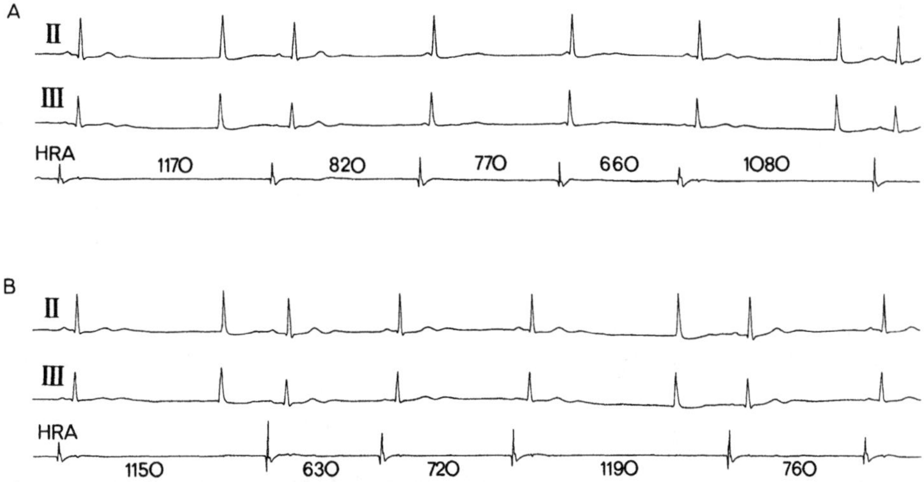

Abb. 3A, B. EKG (Abl. *II* und *III*) und intraatriale Ableitung aus dem hohen rechten Vorhof (*HRA*) von einem 68jährigen Patienten mit Sinusknotensyndrom. Die Zeitintervalle der Vorhoffolge sind in ms angegeben. **A** Das Verhalten der PP-Intervalle kann durch eine 5:4-SA-Wenckebach-Periode mit abnehmendem Inkrement erklärt werden. Rechnerisch ergibt sich ein Sinusintervall von 666 ms. **B** Differentialdiagnostisch muß an einen 4:3-SA-Block Typ I mit zunehmendem Inkrement gedacht werden. Rechnerisch ergibt sich dann ein Sinusintervall von 635 ms

Intervall nach dem Ausfall und das längste Intervall vor dem Ausfall. Abbildung 3 belegt, daß beide Muster bei ein und demselben Patienten in kurzer Aufeinanderfolge auftreten können. Vollends unsicher wird die Diagnose, wenn noch eine Sinusarrhythmie bemüht werden muß, um Unstimmigkeiten in der Vorhofsequenz zu erklären. Die Interpretation wird an Glaubwürdigkeit gewinnen, wenn längere Perioden mit konstantem Grundrhythmus Rückschlüsse auf das Sinusintervall zulassen (Holzmann 1960). Ist das Grundintervall stark schwankend, müssen diese Interpretationen und die Abgrenzung von einer bradykarden Sinusarrhythmie spekulativ bleiben.

SA-Block II. Grades Typ II. Dieser seltenere Typus mit plötzlichen Leitungsausfällen ist einfacher zu diagnostizieren, da hier relativ konstanten PP-Intervallen eine plötzliche Verdopplung dieses PP-Intervalls folgt. Ein typisches Beispiel einer 4:3-SA-Blockierung vom Typ II ist Abb. 4 zu entnehmen. Auch hier sind geringe Schwankungen des Sinusintervalls in Rechnung zu stellen.

c) Höhergradige SA-Blockierungen, Sinusarrest

Ein regelmäßiger 2:1-SA-Block ist nur dann von einer Sinusbradykardie zu unterscheiden, wenn z.B. unter autonomen Einflüssen (Vagolyse durch Atropin, adrenerge Stimulation bei körperlicher Belastung) eine Blockierung aufgehoben wird, also sich das PP-Intervall plötzlich halbiert (Abb. 1). Auch der Übergang in einen SA-Block II. Grades vom Typ I (Abb. 5) oder vom Typ II kann diese Diagnose ermöglichen. Die Erkennung einer SA-Blockierung mit einem noch größeren Überleitungsverhältnis ist nur dann möglich, wenn die beobachtete

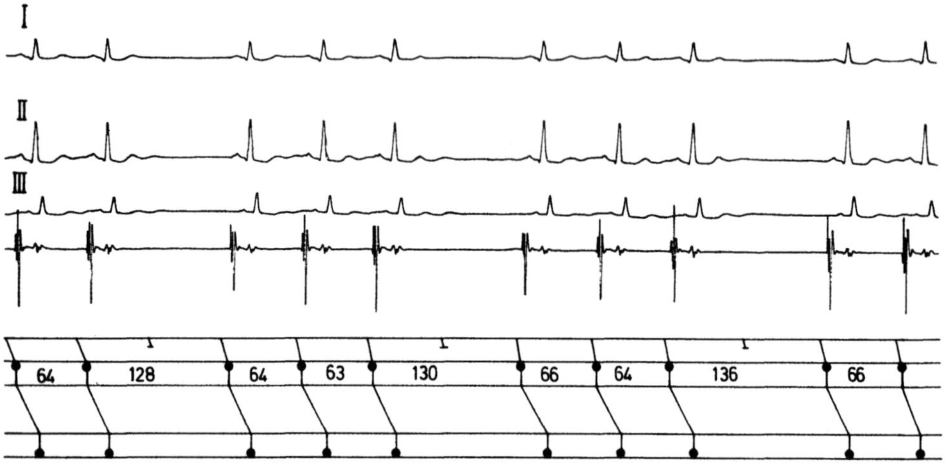

Abb. 4. 4:3-SA-Block einer 51jährigen Patientin. EKG (Abl. *I, II, III*), intraatriales Elektrogramm und konventionelles Leiterdiagramm. Bei den zwei aufgezeichneten Zyklen errechnet sich für den 1. Zyklus (64+63+130:4) ein Sinusintervall von 64 und für den 2. Zyklus (66+64+136:4) ein Sinusintervall von 66. Da jeweils das erste PP-Intervall eines Zyklus dem errechneten Grundintervall entspricht, ist eine Wenckebach-Sequenz auszuschließen

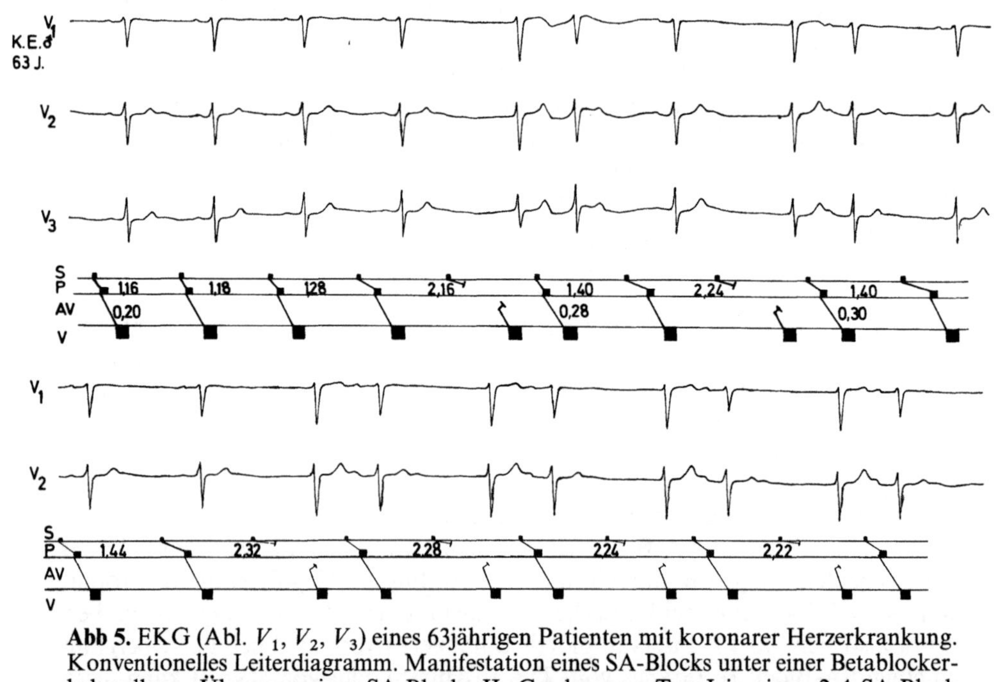

Abb 5. EKG (Abl. V_1, V_2, V_3) eines 63jährigen Patienten mit koronarer Herzerkrankung. Konventionelles Leiterdiagramm. Manifestation eines SA-Blocks unter einer Betablockerbehandlung. Übergang eines SA-Blocks II. Grades vom Typ I in einen 2:1-SA-Block (*unterer Streifen*). Zusätzlich Einspringen eines junktionalen Ersatzrhythmus, wobei im unteren Abschnitt der Kurve das Bild eines „Ersatznormalschlagbigeminus" entsteht

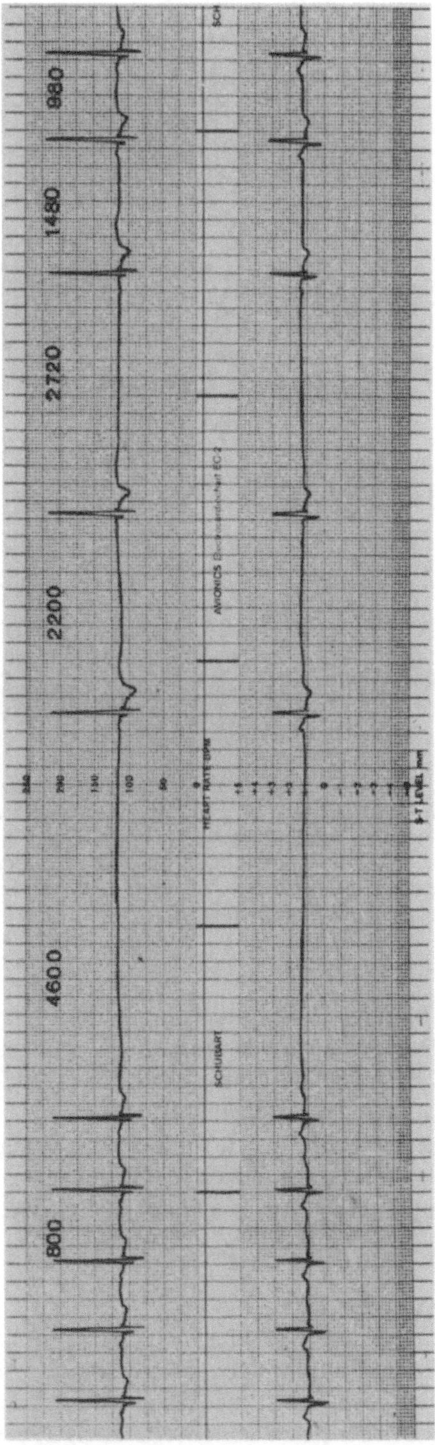

Abb. 6. Langzeit-EKG-Aufzeichnung eines 74jährigen Patienten mit synkopalen Attacken. Ausschnitt in einer Ruheperiode, im Mittagsschlaf, gegen 14.10 Uhr nach dem Essen. Aus einer gleichmäßigen Sinusfrequenz (75/min) heraus plötzliche Asystolie für 4,6 s Dauer. Eine sichere Differenzierung zwischen einem höhergradigen SA-Block oder einem Sinusarrest ist nicht ohne weiteres möglich

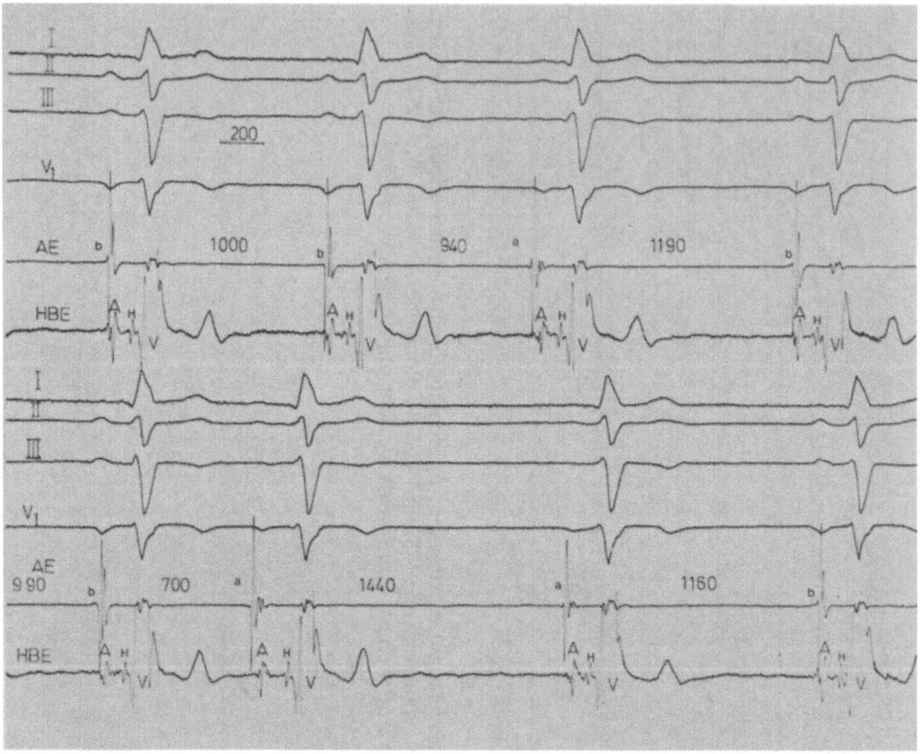

Abb. 7. Sinusknotenparasystolie. EKG (Abl. *I, II, III,* V_1), atriales Elektrogramm aus dem Sinusknotenareal (*AE*) und His-Bündel-Ableitung (*HBE*). Die mit *b* bezeichneten Aktionen entsprechen dem Grundrhythmus, dessen Frequenz bei etwa 60/min liegt. Die Sequenz der atrialen Potentiale (*A* in *AE* bis *A* in *HBE*=20 ms) spricht für einen ektopen Ursprung. Die mit *a* bezeichneten Potentiale zeigen die früheste Vorhofaktivität im Sinusknotenareal, sie zeichnen sich durch eine gleitende Kuppelung aus (940 im oberen und 700 ms im unteren Streifen)

Pause ein Vielfaches eines Sinusintervalls beträgt. Meist ist die Kurveninterpretation freilich durch das Einspringen von Ersatzschlägen oder durch einen unregelmäßigen Sinusgrundrhythmus erschwert. Bei einem Sinusarrest sollte die asystolische Pause in keiner Beziehung zum Grundintervall stehen (Abb. 6).

Theoretisch wäre noch zwischen einem SA-Block III. Grades und einem Sinusarrest zu differenzieren, diese Unterscheidung ist jedoch in der konventionellen Rhythmusanalyse nicht möglich und aus praktisch klinischen Belangen völlig irrelevant.

d) Sinusknotenparasystolie

Als Sonderfall einer sinuatrialen Blockierung kann eine Sinusknotenparasystolie angesehen werden. Dabei ist der Sinusknoten durch einen Eintrittsblock vor der Entladung durch einen schnelleren ektopen Schrittmacher geschützt. Bei den zwei bisher in der Weltliteratur beschriebenen Fällen (Schamroth 1967; Jedlicka 1960) und einer eigenen Beobachtung bestehen ferner Austrittsblockie-

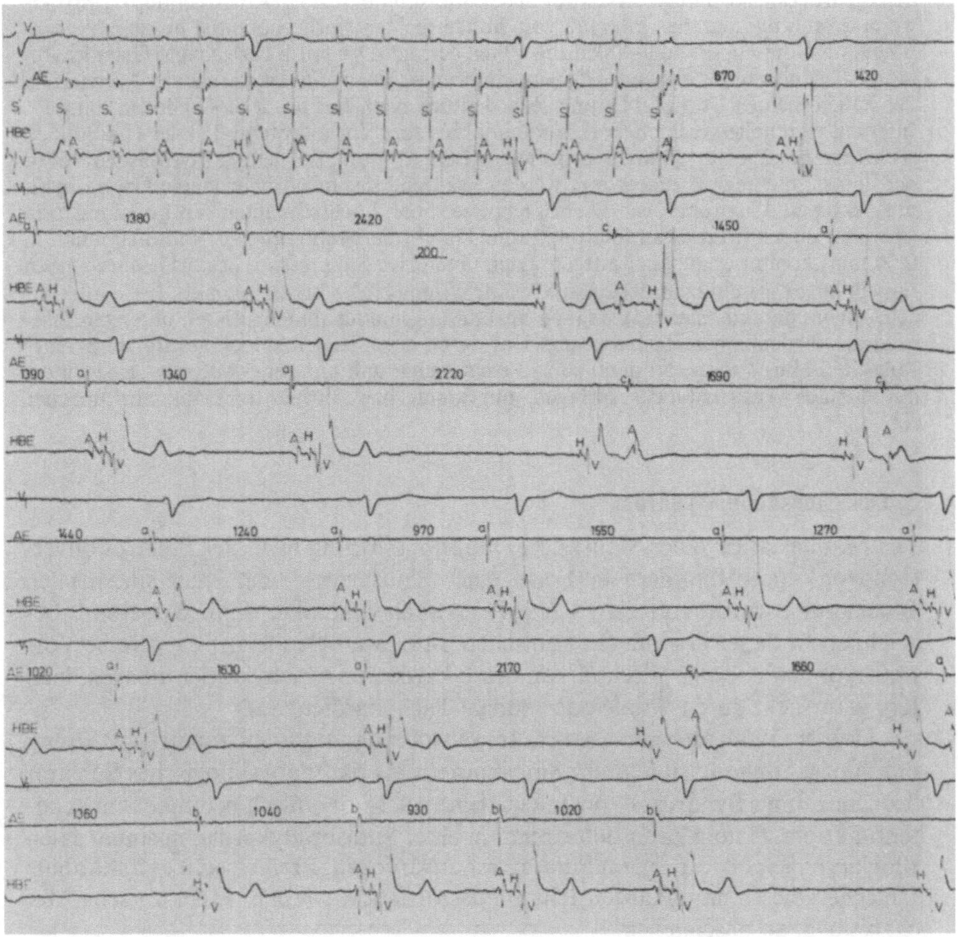

Abb. 8. Gleiche Patientin wie in Abb. 7. Sinusknotenparasystolie. EKG (V_1), rechtsatriales Elektrogramm (*AE*) und His-Bündel-Ableitung (*HBE*), fortlaufende Registrierung. Nach atrialem Overdrive mit 200/min langwährende Unterdrückung des bisherigen Grundrhythmus, erst im untersten Streifen der Abbildung ist wieder die für den Grundrhythmus charakteristische Vorhofsequenz zu erkennen. Das durch einen Eintrittsblock geschützte Parasystoliezentrum übernimmt jetzt mit dem ihm charakteristischen Grundintervall von 1300–1400 ms die Führung, einzelne Austrittsblockierungen führen zum Einspringen junktionaler oder atrialer Ersatzsystolen

rungen, also sinuatriale Blockierungen II. Grades. Zur Darlegung der diagnostischen Kriterien soll die Besprechung einer eigenen Beobachtung dienen.

Bei einer 47jährigen Patientin mit synkopalen Anfällen fand sich im EKG ein atrialer Grundrhythmus um 60/min. Ferner fielen atriale Extrasystolen mit variablem Kopplungsintervall (570–960 ms) auf, deren P-Konfiguration gering von der des Grundrhythmus abwich. Die Analyse einer längeren Aufzeichnung sprach für ein atriales Parasystoliezentrum mit einem Grundintervall um 1300 ms und einem zeitweisen Austrittsblock. Bei der Betrachtung der intraatrialen Erregungsausbreitung während der His-Bündel-Elektrographie (Abb. 7) fällt auf, daß bei den mit a gekennzeichneten Parasystolieaktionen die früheste intraatriale Aktivität in der Sinusknotenregion (AE-Ableitung) registriert werden kann und daß das Intervall vom hohen rechten Vorhofpotential bis zum Vorhofpotential in der His-Bündel-Ableitung 40 ms beträgt. Der mit b bezeichnete Grundrhythmus ist jedoch ohne Zweifel ektopen Ursprungs, denn die lokale atriale Aktivität in der hohen rechten Vorhofableitung setzt deutlich nach Beginn der P-Welle ein, und das Intervall vom hohen rechten Vorhofpotential bis zum Vorhofpotential in der His-Bündel-Ableitung beträgt nur 20 ms. Nach diesem Befund muß also der parasystolische Fokus der Sinusknotenregion zugeordnet werden, während der mit b bezeichnete Grundrhythmus ektopen Ursprungs ist. Die Ergebnisse einer hochfrequenten Vorhofstimulation (Abb. 8) unterstützen diese Interpretation. Durch die hochfrequente Vorhofstimulation (200/min) kommt es zu einer ausgeprägten Overdrive Suppression des nicht durch einen Eintrittsblock geschützten ektopen Grundrhythmus. Die ersten atrialen Intervalle mit dem zuvor charakterisierten Erregungsausbreitungsmodus finden sich am untersten Bildrand der fortlaufenden Registrierung. Der durch einen Eintrittsblock geschützte parasystolische Fokus a tritt jetzt deutlich in Erscheinung, und nur beim Auftreten eines intermittierenden Austrittsblocks springen junktionale bzw. atriale (c) Ersatzschrittmacher ein.

3. Das Sinusknotensyndrom

Die Manifestation einer Sinusknotenfunktionsstörung nach der Elektrokonversion von Vorhofflimmern in Form eines Sinusarrests oder einer sinuatrialen Blockierung wurde von LOWN (1967) erstmals als „Sick Sinus Syndrom" bezeichnet. In dieser besonderen klinischen Situation fielen ferner chaotische Vorhofrhythmen und der Wechsel von bradykarden und tachykarden Phasen, letztere verursacht durch atriale oder nodale Tachykardien, auf.

FERRER (1968) hat eine gestörte Impulsbildung und/oder sinuatriale Leitung durch organische Läsionen des Sinusknotens als pathophysiologisches Substrat des „Sick Sinus Syndroms" postuliert. Eine solche organisch bedingte Sinusknotenfunktionsstörung kann sich einmal in einer Sinusbradykardie, in sinuatrialen Blockierungen oder in einem Sinusarrest ausdrücken. Freilich sind extrakardiale Ursachen dieser bradykarden Rhythmusstörungen, wie z.B. reflektorische Mechanismen, auszuschließen.

Legt man diese Kriterien der Diagnose eines Sinusknotensyndroms zugrunde, umgeht man einige Ungereimtheiten, die sich aus der Übernahme der weiteren von FERRER genannten Hinweise auf ein Sinusknotensyndrom ergeben. FERRER hat in ihre Beschreibung des „Sick Sinus Syndroms" nämlich fakultative Begleitrhythmusstörungen einbezogen, die entweder direkte Folgen der bradykarden Herzrhythmusstörung sein können oder die sich dann einstellen, wenn ein pathologischer Grundprozeß sowohl zu einer Funktionsstörung des Sinusknotens als auch zu einer atrialen Läsion und unter Umständen zu einer Schädigung des AV-Leitungsweges führt.

So ist das Einspringen sekundärer Automatiezentren als häufiges Begleitphänomen bradykarder Herzrhythmusstörungen einzuschätzen. Lange Phasen einer Asystolie sollen auf eine zusätzliche Läsion dieser Ersatzzentren hinweisen (FERRER 1973; KAPLAN et al. 1973). Das Vorhandensein oder Fehlen solcher stabiler Ersatzrhythmen ist sicher für die klinische Beurteilung von Bedeutung, nicht aber für die Diagnosestellung eines „Sick Sinus Syndroms" oder, wie es sich im deutschen Schrifttum eingebürgert hat, eines Sinusknotensyndroms (WIRTZFELD u. SEBENING 1973; BLÖMER et al. 1975; SEIPEL et al. 1975; LÜDERITZ 1979).

Eine gestörte Sinusknotenfunktion soll auch bei chronischem Vorhofflimmern vorliegen. Diese Ansicht geht auf Beobachtungen LOWNS zurück (1967), der feststellte, daß Sinusknotenfunktionsstörungen besonders häufig nach der Elektrokonversion eines lange bestehenden Vorhofflimmerns auftraten. Auch Vorhofflimmern mit bradykarder Kammeraktion (nicht medikamentös bedingt) soll auf ein Sinusknotensyndrom hinweisen. Als Argument wird hier in aller Regel angeführt, daß eine atriale Läsion (Ursache für das Vorhofflimmern) mit einer Läsion im AV-Leitungssystem (verantwortlich für die bradykarde Kammeraktion) vergesellschaftet sein muß. Damit erhöht sich die Wahrscheinlichkeit, daß der zugrundeliegende pathologisch-anatomische Prozeß auch zu einer Läsion des Sinusknotens geführt hat (BLÖMER et al. 1977).

Diese Rhythmusstörungen, die nach klinischer Erfahrung zwar in einer gewissen Beziehung zum Sinusknotensyndrom stehen, die aber andererseits auch bei ungestörter Sinusknotenfunktion vorzukommen pflegen, können wohl nur als Verdachtsmomente gelten.

Krankheitsprozesse auf Vorhofebene werden je nach Ausdehnung und Lokalisation sowohl als pathologisch-anatomisches Substrat einer Sinusknotenfunktionsstörung als auch atrialer Tachykardien in Frage kommen können. Durch Einbeziehen der AV-Region mag dann noch eine AV-Leitungsstörung hinzukommen und im Einzelfall eine binodale Läsion (ROSEN et al. 1971; KAPLAN et al. 1973; KULBERTUS et al. 1973; OBEL et al. 1974) erklären (Abb. 1). Das Auftreten tachykarder atrialer Rhythmusstörungen und bradykarder Phasen bei ein und demselben Patienten ist daher zunächst mit dem beide Strukturen betreffenden Grundleiden zu erklären (KAPLAN et al. 1973). Darüber hinaus sind aber auch funktionelle Beziehungen zwischen tachykarden und bradykarden Vorhofrhythmusstörungen zu bedenken. Einerseits begünstigt die bradykarde Vorhofaktion das Auftreten von Ektopien, andererseits kann die tachykarde Vorhofaktion den geschädigten Sinusknoten durch die rasche Entladungsfolge maximal unterdrücken (GASKELL 1884; LU et al. 1965; MANDEL et al. 1971; NARULA et al. 1972b). Diese „Overdrive Suppression" gilt auch besonders für sekundäre Schrittmacherzentren (JORDAN et al. 1977). Daher ist das Ende einer solchen Tachykardie nicht selten durch eine längere Asystolie gekennzeichnet und führt u.U. zu einer Synkope (Abb. 9). Diese Zusammenhänge können als Rechtfertigung dienen, eine bestimmte Erscheinungsform einer Sinusknotenfunktionsstörung als Tachykardie-Bradykardie-Syndrom (SHORT 1954; BIRCHFIELD et al. 1957; KAPLAN et al. 1973) zu bezeichnen.

Hier handelt es sich um einen rein deskriptiven Begriff, der sich auf das Auftreten von Vorhofbradykardien und tachykarden Rhythmusstörungen bei ein und demselben Patienten bezieht (MOSS u. DAVIES 1974). Diese Kombination ist bei ca. 50% der Patienten mit Sinusknotensyndrom anzutreffen (RUBENSTEIN et al. 1972; SIGURD et al. 1973; OBEL et al. 1974; ROKSETH u. HATLE 1974). Meist handelt es sich bei den tachykarden Rhythmusstörungen um ektope atriale Tachykardien, um Vorhofflattern, Vorhofflimmern (Abb. 9), junktionale Tachykardien (Abb. 10) (MOSS u. DAVIES 1974). Ventrikuläre Tachykardien sind wohl eher als Ausnahme anzusehen (AROESTY et al. 1974; GURTNER et al. 1976).

Die Diagnose des Sinusknotensyndroms setzt den Nachweis der oben erörterten bradykarden Herzrhythmusstörungen im konventionellen EKG oder im

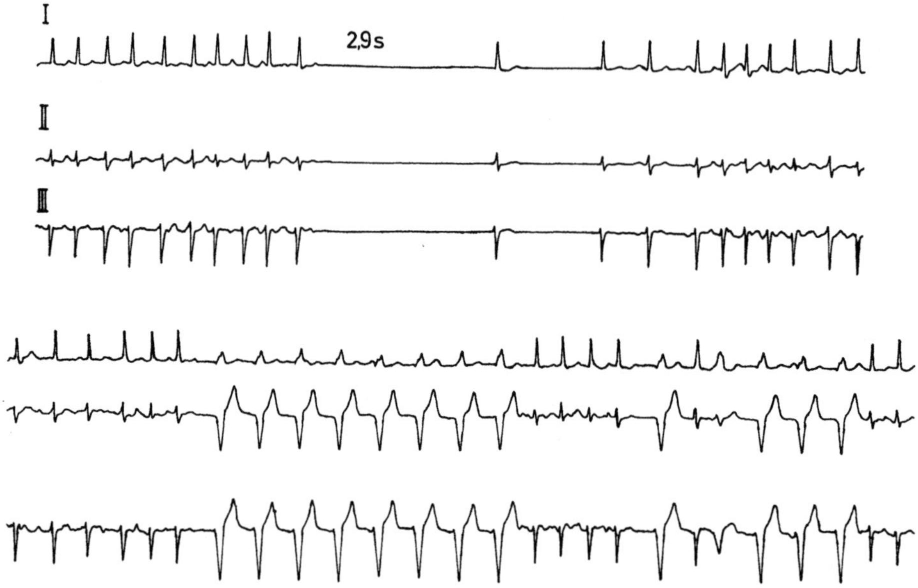

Abb. 9. Konventionelles EKG eines 72jährigen Patienten mit Bradykardie-Tachykardie-Syndrom. Dargestellt sind die Abl. *I, II* und *III*, vor (*oben*) und nach (*unten*) Implantation eines Demandschrittmachers. Im oberen Teil der Abbildung kurze Phasen von Vorhofflimmern, nach spontaner Termination Asystolie für 2,9 s Dauer, danach Einspringen eines junktionalen Ersatzschrittmachers. Nach zwei weiteren Sinusaktionen erneutes Auftreten von Vorhofflimmern. Im unteren Teil der Abbildung unverändert paroxysmales Vorhofflimmern, bei spontaner Termination zuverlässiges Einspringen des Demandschrittmachers

Langzeit-EKG voraus. Auf die Probleme, die sich aus einer Abgrenzung vom Normalverhalten ergeben, wurde bereits eingegangen. Das Heranziehen einer elektrokardiographischen Funktionsdiagnostik in Form einer Ergometerbelastung, eines Atropin- bzw. eines Isoprenalintests dient vor allem der Abgrenzung vagal bedingter Bradykardien (s. A.II).

Der Stellenwert invasiver elektrophysiologischer Untersuchungen (Bestimmung der Sinusknotenerholungszeit bzw. der sinuatrialen Leitungszeit) ist heute noch nicht abschließend zu beurteilen. Bei klinisch diagnostiziertem Sinusknotensyndrom wird z.B. eine verlängerte Sinusknotenerholungszeit in 35% (Gupta et al. 1974), 68% (Strauss et al. 1976a) bzw. in 90% (Delius et al. 1975) der Patienten gefunden. Diese unterschiedliche Sensitivität mag Unterschiede in der Zusammensetzung der Kollektive und Unterschiede in der klinischen Definition des Sinusknotensyndroms widerspiegeln. Offensichtlich ist die Sensitivität bei asymptomatischen Patienten geringer als bei symptomatischen Patienten (Gann et al. 1979). Wie diese letztere prospektive Studie nahelegt, liegt der Wert der Untersuchung wohl eher in der Bestätigung einer Schrittmacherindikationsstellung bei symptomatischen Patienten als in der Abgrenzung zweifelhafter Fälle vom Normalverhalten. Die Sensitivität der sinuatrialen Leitungszeit wird ähnlich eingeschätzt (Seipel et al. 1978; Lüderitz et al. 1978). Für die prognostische Bedeutung (predictive accuracy) scheint sie freilich von untergeordneter Bedeu-

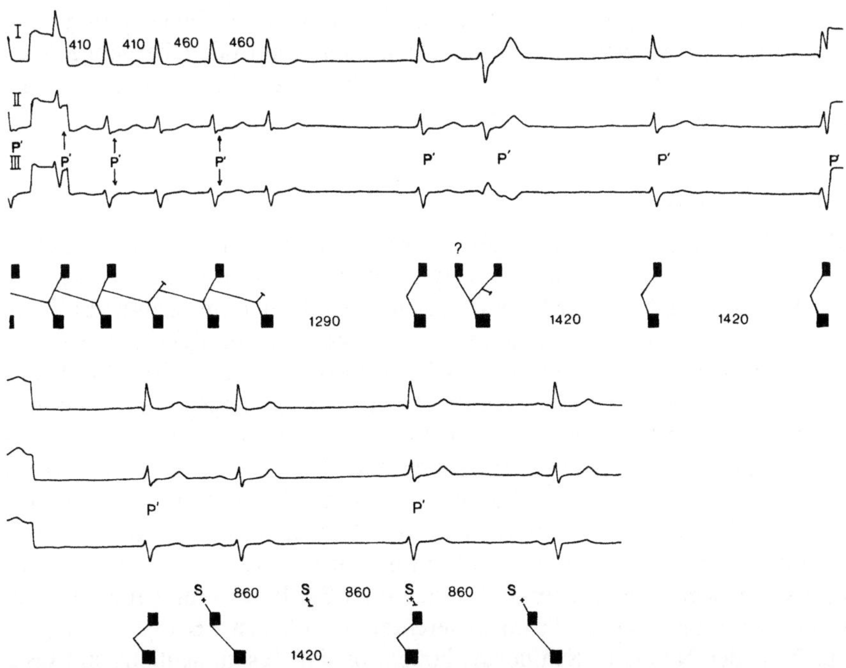

Abb. 10. 84jährige Patientin mit Bradykardie-Tachykardie-Syndrom. Kontinuierliche EKG-Registrierung von Abl. *I, II* und *III.* Im obersten Teil der Ableitung spontane Termination einer junktionalen Tachykardie durch Block im retrograden Schenkel des Reentry-Kreises. In den EKG-Ableitungen II und III sind deutlich die mit *Pfeil* markierten negativen P-Wellen auszumachen. Danach Einspringen eines junktionalen Ersatzzentrums. Die erste sichere Sinuserregung ist vor dem zweiten Kammerkomplex des unteren Streifens zu erkennen und die nächste Sinuserregung vor dem letzten dargestellten Kammerkomplex. Das Intervall dieser beiden Sinuserregungen beträgt 2580 ms und entspricht genau dem dreifachen Wert des wenig später konstanten Sinusintervalls von 860 ms

tung. Ob diese invasiven Untersuchungsmethoden weitere Aufschlüsse bei diagnostischen Problemfällen bringen können, wird letztlich nur durch prospektive Untersuchungen an größeren Kollektiven zu klären sein.

Die Differentialdiagnose des Sinusknotensyndroms konzentriert sich wesentlich auf die Identifikation und Abgrenzung einer extrakardial bedingten Sinusbradykardie bzw. einer sinuatrialen Leitungsstörung. Auf diese funktionellen bradykarden Rhythmusstörungen wird weiter unten (A.II) einzugehen sein.

II. Funktionelle Faktoren

Die elektrophysiologischen Vorgänge der Impulsbildung des Sinusknotens und der sinuatrialen Überleitung können durch zentralnervöse, humorale und physikalische Faktoren, Elektrolyte und Pharmaka in ihrem Ablauf modifiziert werden. Funktionelle Faktoren können einerseits auf einen geschädigten Sinusknoten treffen und die klinische Manifestation entweder begünstigen oder verhindern. Sie können aber andererseits auch bei organisch gesundem Sinusknoten so dominierend werden, daß unter ihrem Einfluß bradykarde Herzrhythmusstörungen auftreten. Zwischen diesen beiden Polen sind fließende Übergänge denkbar. Sichere diagnostische Kriterien, die ein Abschätzen beider Anteile (organisch versus funktionell) ermöglichen, gibt es nicht.

1. Autonome Faktoren

Sinusbradykardien oder sinuatriale Blockierungen können durch eine vermehrte Freisetzung des Neurotransmitters Acetylcholin im Sinusknoten hervorgerufen werden. Krankheitsbilder oder Lebensphasen, die mit einer Steigerung des Vagotonus einhergehen, sind daher nicht selten von einer Sinusbradykardie begleitet. Hierzu zählen die Sinusbradykardie des Leistungssportlers, die Sinusbradykardie in der Rekonvaleszenz nach hochfieberhaften Erkrankungen, im Zusammenhang mit Gastroduodenitis und Magen- bzw. Zwölffingerdarmgeschwüren. Sinusbradykardien bei zerebralen Prozessen mit Hirndrucksteigerung werden durch eine direkte Reizung der Vaguskerngebiete erklärt. Eine Ausstrahlung nervöser Impulse vom Vestibulariskern auf das benachbarte Vaguszentrum ruft Sinusbradykardien beim Menière-Syndrom hervor (SPANG 1957). Auch bei den reflektorisch ausgelösten Sinusbradykardien oder SA-Blockierungen ist der Vagus als efferenter Schenkel wirksam. Afferenter Schenkel ist z.B. der Glossopharyngeus bzw. der N. vagus. Schlucksynkopen, oft im Zusammenhang mit Ösophagusdivertikeln, Synkopen bei Glossopharyngeusneuralgie, Synkopen bei Pleurapunktion fallen in diese Kategorie. Auch die Miktionssynkope, die meist bei sonst herzgesunden Männern während oder am Ende einer Miktion im Stehen auftritt, ist durch eine reflektorische Sinusknotendepression zu erklären. Oft gehen diese Zustände freilich auch, ähnlich wie das hypersensitive Karotissinussyndrom (s. C), mit Blutdruckabfällen einher.

Hinweise auf die dominierende Rolle des Vagus in der Ätiologie einer Sinusbradykardie ergeben sich oft aus dem klinischen Zusammenhang und dem Ansprechen auf eine medikamentöse Parasympathikolyse. Ungenügende Beschleunigung der Sinusfrequenz (kleiner als 90/min), Ausbleiben einer Normalisierung der Sinusknotenerholungszeit bzw. gar paradoxe Verlängerung nach 1 mg Atropin i.v. machen eine Sinusknotenschädigung wahrscheinlich und sprechen gegen das Vorliegen dominierender funktioneller Faktoren. Bei negativem Ausfall dieses Funktionstests ist freilich eine Sinusknotenläsion nicht auszuschließen (STEINBECK u. LÜDERITZ 1979). Diese Bewertung des Atropintests basiert auf Beobachtungen, daß nur ein bestimmter Teil der Patienten mit Sinusknotensyndrom ungenügend auf Atropin reagiert (ROSEN et al. 1971; MANDEL et al. 1972; DIGHTON 1975).

Gleiches gilt auch für eine adrenerge Stimulation, wie sie z.B. durch eine Ergometerbelastung hervorgerufen wird (HOLDEN et al. 1976). Die Sensitivität der Tests wird unterschiedlich beurteilt (ROSEN et al. 1971; ARGUSS et al. 1972; BLÖMER et al. 1977). Eine übereinstimmende Bewertung ist bei den meist nur kleinen und sicher nicht ohne weiteres vergleichbaren Kollektiven auch kaum zu erwarten. Da zumindest bei einem Teil der Patienten mit klinisch wahrscheinlicher Sinusknotenschädigung eine autonome Beeinflussung nachweisbar bleibt, ist nicht auszuschließen, daß die Manifestation einer symptomatischen brady-

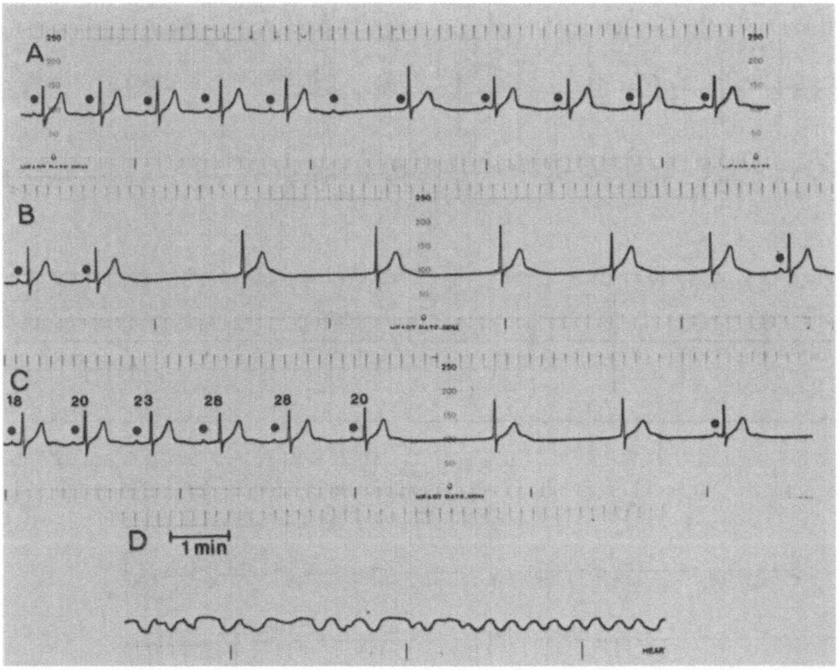

Abb. 11 A–D. Langzeit-EKG-Aufzeichnung einer 71jährigen Patientin mit synkopalen Attacken. Alle Rhythmusstreifen sind zwischen 24 und 2 Uhr nachts aufgezeichnet. Die zugehörige Trendkurve der Herzfrequenz, die bei **D** mit hohem Papiervorschub wiedergegeben wurde, läßt zyklische Frequenzabfälle (etwa 3/min) erkennen. Diese phasenhaft sehr regelmäßigen Frequenzschwankungen lassen autonome Steuermechanismen als Ursache vermuten, respiratorische Schwankungen scheiden bei der genannten Frequenz aus. Den bradykarden Phasen liegt entweder ein AV-Block **A** oder ein Sinusarrest **B** zugrunde. Beeinflussung der AV-Überleitung und des Sinusknotens erfolgen meist zeitlich versetzt, wie der Streifen **C** erkennen läßt

karden Herzrhythmusstörung auch durch autonome Tonusänderungen zustande kommen kann. Hierfür sprechen z.B. Beobachtungen über die Abhängigkeit sinuatrialer Blockierungen oder von Phasen mit Sinusarrest von zirkadianen Schwankungen des autonomen Tonus (Gymoese et al. 1978; Narula 1979c). Abbildung 11 demonstriert ein eigenes Beispiel einer autonomen Beeinflussung der Sinus- und der AV-Knotenfunktion bei einer Patientin mit Sinusknotensyndrom.

2. Medikamentöse Depression der Sinusknotenfunktion

Eine medikamentöse Depression der Sinusknotenfunktion ist grundsätzlich direkt durch eine Beeinflussung der Membranfunktion und indirekt durch Vermittlung des autonomen Nervensystems möglich. Die autonomen Effekte können dem direkten depressorischen Effekt gleich- oder entgegengerichtet sein, so daß der Nettoeffekt schwer vorhersehbar wird. Im individuellen Fall entscheidet wahrscheinlich noch das Ausmaß einer eventuell vorhandenen Sinusknoten-

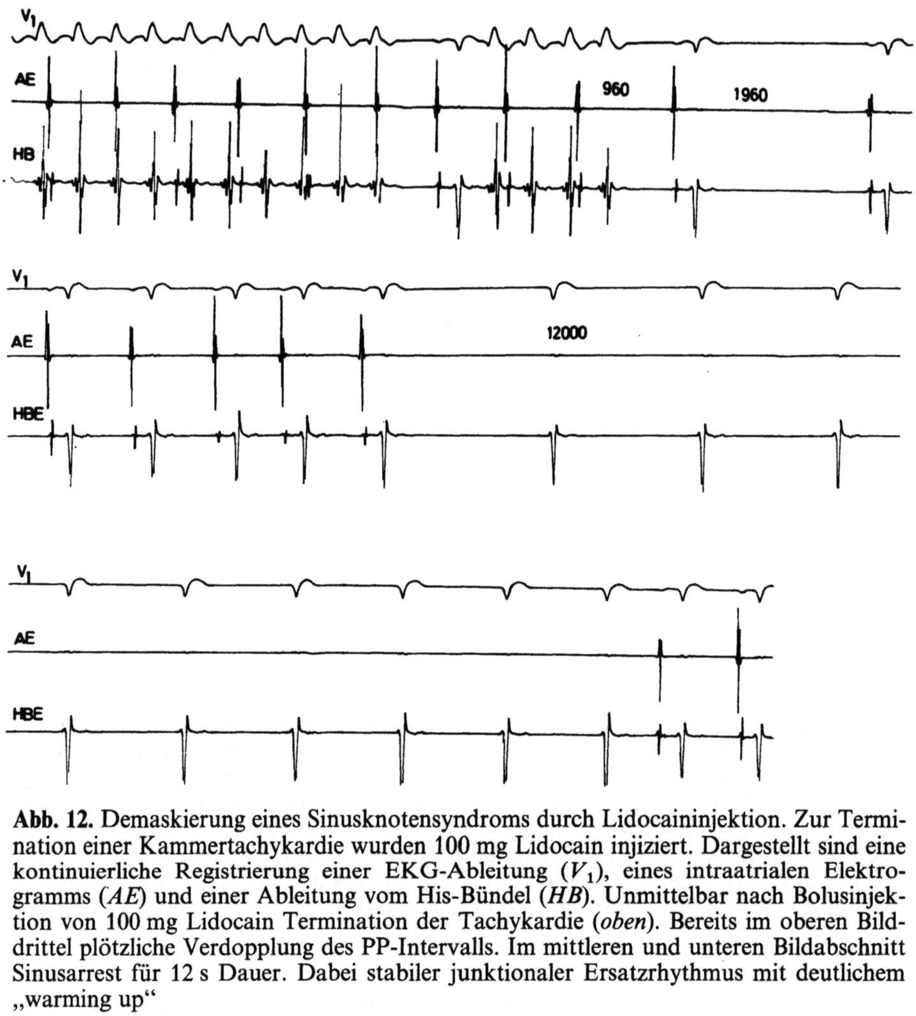

Abb. 12. Demaskierung eines Sinusknotensyndroms durch Lidocaininjektion. Zur Termination einer Kammertachykardie wurden 100 mg Lidocain injiziert. Dargestellt sind eine kontinuierliche Registrierung einer EKG-Ableitung (V_1), eines intraatrialen Elektrogramms (*AE*) und einer Ableitung vom His-Bündel (*HB*). Unmittelbar nach Bolusinjektion von 100 mg Lidocain Termination der Tachykardie (*oben*). Bereits im oberen Bilddrittel plötzliche Verdopplung des PP-Intervalls. Im mittleren und unteren Bildabschnitt Sinusarrest für 12 s Dauer. Dabei stabiler junktionaler Ersatzrhythmus mit deutlichem „warming up"

läsion, ob es unter Einfluß der verschiedenen in Frage kommenden Medikamente nur zu einer mäßigen Sinusbradykardie oder gar zu längeren sinuatrialen Blockierungen oder Phasen eines Sinusarrests kommt. So können bradykarde Vorhofrhythmusstörungen durch Antihypertensiva hervorgerufen werden, wenn sie über zentrale oder periphere Angriffspunkte zu einer Sympathikolyse führen (ausgenommen natürlich Substanzen, die eine isolierte Alpha-Rezeptoren-Blockade bewirken). So gibt es Hinweise auf eine depressorische Wirkung von Alphamethyldopa, Propranolol, Clonidin und Guanethidin (STRAUSS et al. 1976b; SCHEINMAN et al. 1978; THORMANN et al. 1981). Als Beispiel einer unter Beta-Rezeptoren-Blockade aufgetretenen sinuatrialen Blockierung kann Abb. 5 dienen.

Als weitere Gruppe von Medikamenten, die zu einer im Einzelfall unvorhersehbaren Depression der Sinusknotenfunktion führen können, sind Antiarrhythmika zu nennen. So wurden an Patienten mit Sinusknotensyndrom Verlängerungen der Sinusknotenerholungszeit nach Verapamil (CARRASCO et al. 1978), Lorcainid (MANZ et al. 1979), Disopyramid (SEIPEL u. BREITHARDT 1976), Phenytoin, Spartein, Aprindin, Ajmalin, Antazolin (SEIPEL et al. 1974) nachgewiesen. Keine signifikanten Effekte wurden für Lidocain (ROOS u. DUNNING 1975) und Mexiletin (GINIGER 1978) beschrieben. Dennoch sprechen klinische Befunde dafür, daß die beiden letztgenannten Substanzen im individuellen Fall zu Phasen von Sinusarrest führen können (CHENG u. WADHWA 1973; GINIGER 1978). Ein eigenes Beispiel ist Abb. 12 zu entnehmen. Ein direkter depressorischer Effekt von Chinidin und Disopyramid wird möglicherweise z.T. durch eine anticholinerge Wirkung kompensiert (BIRKHEAD u. VAUGHAN WILLIAMS 1977). Dennoch sprechen klinische Beobachtungen auch für die potentielle Gefährdung eines Patienten mit Sinusknotensyndrom durch beide Substanzen (CALON et al. 1976; REID et al. 1977).

In die Differentialdiagnose bradykarder Vorhofrhythmusstörungen ist auch eine digitalisinduzierte Sinusknotendepression einzubeziehen. Zwar fanden ENGEL u. SCHAAL (1973) sogar eine Verkürzung der Sinusnotenerholungszeit. Langjährige klinische Erfahrungen (WALLACE u. KATZ 1930) sowie einige neuere Mitteilungen (MARGOLIS et al. 1975; STEINBECK et al. 1978) unterstreichen, daß es selbst bei therapeutischen Glykosidspiegeln zu unvorhersehbaren und schweren Schädigungen der Sinusknotenfunktion kommen kann.

III. Klinisches Bild, Verlauf und Prognose des Sinusknotensyndroms

In aller Regel ist das Sinusknotensyndrom eine Erkrankung des älteren Menschen. Das mittlere Lebensalter der berichteten Kollektive liegt meist zwischen 60 und 70 Jahren (ERAUT u. SHAW 1971; MANDEL et al. 1972; RUBENSTEIN et al. 1972; GURTNER et al. 1976; BLÖMER et al. 1977). In seltenen Fällen ist freilich auch eine Manifestation bereits im jugendlichen Alter möglich (SCOTT et al. 1976; BHARATI et al. 1980). Dabei kann es sich bei einem Teil der jugendlichen Patienten um eine Sinusknotenläsion nach Operation eines kongenitalen Vitiums handeln (RADFORD u. IZUKAWA 1975). Für andere Gruppen jugendlicher Patienten werden genetische Faktoren diskutiert (MACKINTOSH 1981).

Während in den genannten klinischen Studien die Geschlechtsverteilung ausgewogen ist, fällt in einer neueren Studie eine Dominanz des männlichen Geschlechts auf (SHAW u. KEKWICK 1978). Dieser gleichen Publikation sind auch Angaben zur Häufigkeit des Sinusknotensyndroms in einer normalen Population zu entnehmen. In einer Bevölkerung von etwa 600000 Personen wurden in einer Zusammenarbeit mit 300 meist niedergelassenen Ärzten 436 Patienten mit einem Sinusknotensyndrom in 8 Jahren diagnostiziert. Die jährliche Inzidenz errechnet sich damit auf 9 pro 100000.

Mitteilungen zum Beschwerdebild beim Sinusknotensyndrom basieren in aller Regel auf der Analyse klinischer Kollektive. Es darf daher nicht überraschen, daß nur ein geringer Anteil der Patienten beschwerdefrei ist (Eraut u. Shaw 1971; Rubenstein et al. 1972; Bleifeld et al. 1974; Blömer et al. 1975; Gurtner et al. 1976). Im Vordergrund stehen zentralnervöse Symptome, in absteigender Häufigkeit werden Schwindel, Benommenheit und Synkopen genannt. Als Ursachen der synkopalen Attacke kommen etwa gleich häufig isolierte Bradykardien und auch Asystolien nach Termination einer atrialen Tachykardie (Tachykardie-Bradykardie-Syndrom) vor (Easly u. Goldstein 1971; Sigurd et al. 1973; Lipsky et al. 1976). Transitorische ischämische Attacken sind offensichtlich seltener. Die Häufung zerebraler Insulte (bis zu 24% nach Abdon u. Jönsson 1979) wird z.T. durch embolische Ereignisse im Rahmen eines Tachykardie-Bradykardie-Syndroms erklärt (Rasmussen 1971; Rubenstein et al. 1972). An weiteren subjektiven Symptomen werden Palpitationen, rasche Ermüdbarkeit, Krankheitsgefühl geäußert (Rubenstein et al. 1972; Sigurd et al. 1973; Scarpa 1976; Blömer et al. 1977). Zeichen einer kardialen Dekompensation und einer Angina-pectoris-Symptomatik treten in den Hintergrund.

Sieht man von kasuistischen Verlaufsbeobachtungen ab, gibt es nur wenige Erkenntnisse über den Spontanverlauf des Sinusknotensyndroms. Allgemein überwiegt jedoch die Einschätzung des Sinusknotensyndroms als eines nur langsam progredienten Leidens. Am Anfang mögen lange Phasen einer isolierten Sinusbradykardie oder nur intermittierende Funktionsausfälle stehen, das Endstadium sieht Ferrer (1979) in der Ausbildung junktionaler Ersatzrhythmen oder chronischen Vorhofflimmerns. Diesem letzteren Stadium, das u.U. zu einem Verschwinden der synkopalen Attacken führen kann, gehen in den 8 von Vera et al. (1977) beobachteten Patienten jahrelange Phasen (3–11 Jahre) einer symptomatischen Sinusbradykardie vorauf. Möglicherweise ist das Auftreten der Symptome nicht nur abhängig von der Progredienz der bradykarden Herzrhythmusstörung, sondern auch vom Ausmaß einer begleitenden myokardialen Schädigung. So fanden z.B. Arguss et al. (1972) bei der Untersuchung asymptomatischer älterer Patienten mit Sinusbradykardie ein normales Herzminutenvolumen trotz Herzfrequenzen zwischen 35 und 45/min durch eine kompensatorische Steigerung des Schlagvolumens.

Auch die Prognose der mit Schrittmacher behandelten Patienten wird wesentlich durch das Ausmaß der kardialen Grunderkrankung mitbestimmt. (Rasmussen 1971; Aroesty et al. 1974; Fruehan et al. 1976; Wohl et al. 1976). Nach Gann et al. (1979) unterscheidet sich jedoch die Fünfjahresüberlebensrate nicht signifikant von der einer vergleichbaren gesunden Population. Indikatoren einer schlechten Prognose waren eine hochgradige Einschränkung der körperlichen Aktivität durch Herzinsuffizienz oder Angina pectoris, eine schwerwiegende Herzklappenerkrankung oder ein abgelaufener Myokardinfarkt. Ob die Prognose durch die Schrittmacherimplantation grundsätzlich gebessert wird, ist nicht zu entscheiden. Die meist großzügige Indikationsstellung zu einer Schrittmacherversorgung hat entsprechende prospektive Studien verhindert. Immerhin gibt zu denken, daß in einer frühen Studie von Rasmussen (1971), in der 24 nicht mit Schrittmacher behandelte Patienten über im Mittel 7 Jahre beobachtet wurden, kein Todesfall berichtet wird, der auf eine bradykarde Herzrhythmusstörung zu beziehen wäre.

B. AV-Leitungsstörungen

Nach WENCKEBACH u. WINTERBERG (1927) geht die Erstbeschreibung eines totalen AV-Blocks auf GALABIN (1875, zit. nach HOLZMANN 1960) zurück, der sich bei der Diagnose auf die Auskultation und die Interpretation der Spitzenstoßkurve stützte. Schon polygraphische Methoden zeigten erste Gesetzmäßigkeiten der gestörten AV-Erregungsleitung auf (WENCKEBACH 1903), und wichtige Unterscheidungsmerkmale verschiedener Blocktypen wurden bereits in der Frühzeit der Elektrokardiographie erarbeitet (MOBITZ 1924; WENCKEBACH u. WINTERBERG 1927). Auch die heute gebräuchliche Einteilung von AV-Leitungsstörungen basiert wesentlich auf diesen frühen klassischen Arbeiten.

I. Definition, diagnostische Kriterien und differentialdiagnostische Abgrenzung

1. AV-Block I. Grades

Übereinstimmend wird eine Verlängerung der AV-Leitungszeit, d.h. des PQ- oder PR-Intervalls auf mehr als 0,20 s als AV-Block I. Grades bezeichnet. Diese Grenzziehung gründet auf der Häufigkeitsverteilung der PQ-Intervalle in gesunden Bevölkerungsgruppen. So beobachtete z.B. SIMONSON (1961) an einem Kollektiv von 960 Männern und Frauen im Alter von 20–59 Jahren, daß 97,5% aller Personen PR-Intervalle bis 0,20 s aufwiesen. In einem Kollektiv von 67375 Luftwaffenangehörigen waren PR-Intervalle von 0,21 und 0,22 s nur bei 2 von 1000 Personen vorhanden (JOHNSON et al. 1960).

Sicher ist bei der Bemessung des oberen Normalwerts das Alter zu berücksichtigen. So fand z.B. SIMONSON (1972) eine signifikante Verlängerung des PR-Intervalls um 0,01 s zwischen der 3. und 6. Lebensdekade. Diese Altersabhängigkeit wird auch durch eine ältere Studie von ELIASER u. KONDO (1941) unterstrichen, die bei 40% asymptomatischer Personen über 70 Jahre ein PR-Intervall von mehr als 0,20 s sahen. Nur selten werden bei einem AV-Block I. Grades PR-Intervalle von 0,40 s überschritten. Längere AV-Leitungszeiten können noch am ehesten bei übergeleiteten Vorhofaktionen im Rahmen eines AV-Blocks II. Grades beobachtet werden, so auch die „Rekord"-Überleitungszeiten von – in der Literatur berichteten – 1,01 s (HERRMANN u. ASHMAN 1925), 1,03 s (HOLZMANN 1960) oder 0,89 s (SPANG 1957).

Die Zuordnung eines AV-Blocks I. Grades zu einem oder mehreren Kompartimenten des AV-Leitungsweges ist nach elektrokardiographischen Kriterien nicht zuverlässig möglich. Die Zusammensetzung des normalen PQ-Intervalls (0,12–0,20 s) aus einer intraatrialen Leitungszeit (PA-Intervall: 25–45 ms; $\bar{x} \pm sd$: 33 ± 6 ms), einer intranodalen Leitungszeit (AH-Intervall: 50–120 ms; $\bar{x} \pm sd$: 81 ± 18 ms) und der Leitungszeit im His-Purkinje-System (HV-Intervall: 35–50 ms; $\bar{x} \pm sd$: 45 ± 4 ms) läßt erkennen, daß eine Verlängerung der globalen AV-Leitungszeit am ehesten durch eine Zunahme des AH-Intervalls zustande kommen kann. Ausgeprägte Verlängerungen des PA- oder HV-Intervalls können bei normalem oder gar kurzem AH-Intervall elektrokardiographisch unerkannt bleiben. So werden bei Patienten mit AV-Block I. Grades in der Mehrzahl Verlängerungen des AH-Intervalls nachgewiesen (PUECH et al. 1976; NARULA

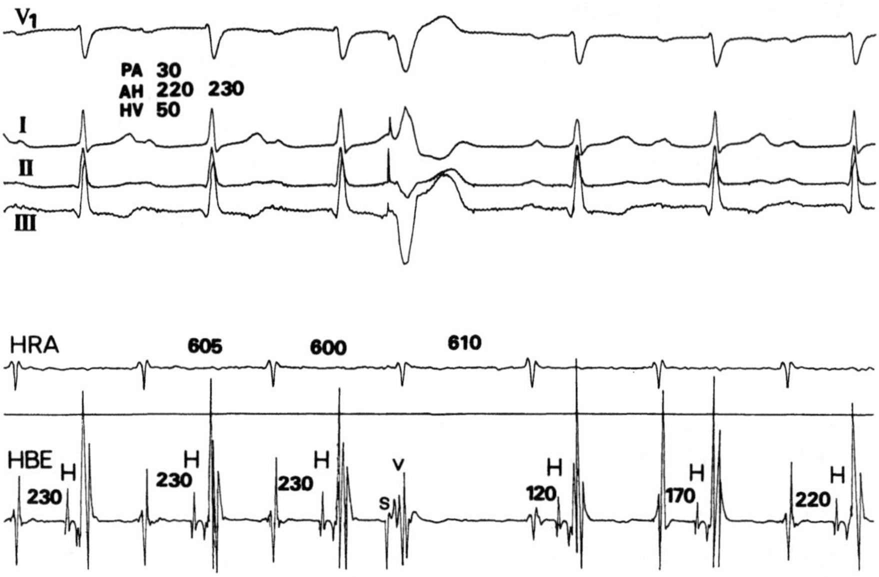

Abb. 13. AV-Block I. Grades mit Lokalisation im AV-Knoten. 29jährige Patientin. EKG-Ableitungen V_1, *I, II, III,* Ableitung aus dem hohen rechten Vorhof (*HRA*) und His-Bündel-Ableitung (*HBE*). Vorhoffrequenz um 100/min. Normale intraatriale und intraventrikuläre Leitungszeiten (PA-Intervall: 30 ms, HV-Intervall: 50 ms), auf 220–230 ms verlängertes AH-Intervall. Nach einer induzierten ventrikulären Extrasystole (*S*=Stimulusartefakt) Verkürzung des AH-Intervalls. Als Mechanismus ist eine verborgene Leitung in die Zone des Blocks mit Verlängerung des Erregungsintervalls zu diskutieren

1979a) (Abb. 13). Isolierte Verlängerungen der intraatrialen Leitungszeit sind nur sehr selten für das Zustandekommen eines AV-Blocks I. Grades verantwortlich (NARULA 1979a). Nach den Angaben dieses Autors sind sie freilich sehr häufig gemeinsam mit AH- und/oder HV-Verlängerungen am Zustandekommen eines AV-Blocks I. Grades beteiligt (in 47%). Isolierte Leitungsstörungen im His-Purkinje-System sind in 7 (NARULA 1979a) bis 33% (PUECH et al. 1976) der untersuchten Fälle nachzuweisen, bei weiteren 20 (PUECH et al. 1976) bis 25% (NARULA 1979a) treten HV-Verlängerungen gemeinsam mit intraatrialen und/oder intranodalen Leitungsstörungen auf.

Divergierende Angaben sind der Literatur auch zur Häufigkeit kombinierter Leitungsstörungen (d.h. Verlängerung der Leitungszeiten in 2 oder allen 3 Kompartimenten des AV-Leitungsweges) zu entnehmen. Während NARULA (1979a) kombinierte Leitungsstörungen bei 79% seiner Patienten findet, kommen PUECH et al. (1976) zu einem Anteil von nur 20%. Werden zusätzlich intraventrikuläre Leitungsstörungen beobachtet, erhöht sich die Inzidenz einer HV-Intervall-Verlängerung auf etwa 50–90% (NARULA 1979a). Sieht man von dieser Konstellation ab (AV-Block I. Grades mit Schenkelblockbild), liefert das konventionelle EKG nur selten Hinweise auf die Lokalisation der Leitungsverzögerung. Bei Verlängerung des PA-Intervalls sind Abnahmen der P-Amplitude und u.U. völliges Verschwinden einer P-Welle im EKG beobachtet worden (WALDO et al. 1973).

Die Diagnose eines AV-Blocks I. Grades bereitet selten Schwierigkeiten. Gelegentlich kann die Abgrenzung der P-Welle von der T- oder U-Welle der vorhergehenden Kammerkomplexe Probleme bereiten. Manchmal fällt bei atrialen Tachykardien mit einem 2:1-AV-Block jeweils eine P-Welle mit dem Kammerkomplex zusammen und bleibt so bei flüchtigem Hinsehen verborgen. Meist wird dann eine EKG-Registrierung über längere Zeit entweder eine Deblockierung mit plötzlicher Frequenzverdopplung oder aber eine Phase mit höhergradiger Blockierung nachweisen können und so den eigentlichen Mechanismus aufdecken. Im Zweifelsfall wird man eine elektrokardiographische Funktionsdiagnostik heranziehen oder die Vorhofaktivität durch Ösophagus- oder intraatriale Ableitungen sichtbar machen.

Extreme intraatriale Leitungsstörungen, wie sie z.B. beim Endokardkissendefekt beobachtet wurden (Waldo et al. 1973), mögen in sehr seltenen Fällen eine so ausgeprägte Minderung der P-Wellen-Amplitude bewirken, daß eine Vorhofaktivität im Oberflächen-EKG nicht nachgewiesen werden kann und ein junktionaler Ersatzrhythmus vorgetäuscht wird.

Liegt die Vorhoffrequenz höher, als es dem aktuellen autonomen Tonus entspricht, also z.B. bei einer ektopen atrialen Tachykardie, so ist eine verlängerte PQ-Zeit als physiologisches Verhalten anzusehen. Ein AV-Block I. Grades im Rahmen einer atrialen ektopen Tachykardie mit Frequenzen von über 100/min entspricht dem Verhalten des PQ-Intervalls bei Vorhofstimulation mit vergleichbarer Frequenz.

2. AV-Block II. Grades

Unter einem AV-Block II. Grades versteht man den intermittierenden Ausfall einer Vorhof-Kammer-Leitung. Dabei ist die Entstehung eines AV-Blocks II. Grades abhängig von der Vorhoffrequenz einerseits und dem Refraktärverhalten des AV-Leitungsweges andererseits. Aus der Berücksichtigung dieses Zusammenhangs ergibt sich die Einschätzung eines AV-Blocks II. Grades als physiologisches Begleitphänomen z.B. bei Vorhofflattern oder als Hinweis auf eine pathologisch verlängerte Refraktärzeit in einem oder mehreren Teilen des AV-Leitungsweges bei normfrequentem Sinusrhythmus.

Zu einer weiteren Charakterisierung des AV-Blocks II. Grades verhilft die Zuordnung von P-Wellen zu Kammerkomplexen und damit das Festlegen der Vorhof-Kammer-Relation. Eine weitere Differenzierung ermöglicht das Beachten der PQ-Strecke im Verlauf eines Überleitungszyklus.

Unabhängig voneinander beschrieben Wenckebach und Hay im Jahr 1906 zwei verschiedene Formen eines AV-Blocks II. Grades, die später von Mobitz (1924) als Typ I und Typ II bezeichnet wurden. Bereits Mobitz erkannte die unterschiedliche klinische Bedeutung dieser beiden Formen und hob hervor, daß der Typ II diejenige Form sei, „die zu Adams-Stokesschen Anfällen und zu dauernder Dissoziation führt".

Die Differenzierung zwischen Typ I und II gründet auf der Beurteilung der PR-Intervalle von mindestens 2 konsekutiv übergeleiteten Vorhofaktionen. Um diese Unterscheidungen zu ermöglichen, darf das Vorhof-Kammer-Verhältnis nie größer als 3:2 werden (Mobitz 1924). Auch Wenckebach schreibt 1927:

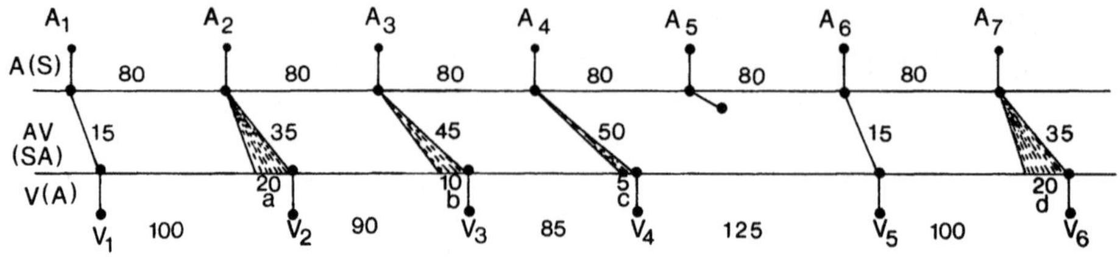

Abb. 14. Schematische Darstellung einer „typischen" Wenckebach-Periode. Die Leitungsverhältnisse lassen sich sowohl auf die sinuatriale Leitung (*SA*) als auch auf die AV-Leitung (*AV*) übertragen. Bei regelmäßiger Impulsfolge im Vorhof (*A*) bzw. im Sinusknoten (*S*) nimmt die Überleitungszeit vom 1. bis zum 4. Impuls von 15 auf 50 zu. A_5 wird blockiert, und mit A_6 beginnt ein neuer Zyklus. Aus dem Verhalten des Inkrements (*a, b, c*) erklärt sich die Veränderung der zugehörigen VV-Intervalle

„Die Zugehörigkeit dieser Allorhythmien zum Typus I oder II läßt sich nur erkennen, wenn vor dem Ausfall wenigstens 2 Schläge übergeleitet werden, weil dann ersichtlich ist, ob dem Ausfall eine Verlängerung der Überleitungszeit vorangeht oder nicht". Diese Definition ist im deutschen Schrifftum teilweise in Vergessenheit geraten, denn sogar in neueren Monographien (WIRTZFELD u. BAEDEKER 1974; THORSPECKEN u. HASSENSTEIN 1975) werden 2:1- oder 3:1-Blockierungen als Typ II eines AV-Blocks II. Grades beschrieben. Die unterschiedliche klinische Bedeutung beider Blocktypen läßt es allerdings sinnvoll erscheinen, an der klassischen Definition festzuhalten und höhergradige Blockierungen (Vorhof-Kammer-Verhältnis größer als 3:2), die aus beiden Typen hervorgehen können, getrennt zu betrachten.

a) Typ I des AV-Blocks II. Grades (Wenckebach-Periodik)

Dieser Typ des AV-Blocks II. Grades ist charakterisiert durch eine allmähliche Verlängerung der Überleitungszeit, bis schließlich eine Vorhoferregung nicht übergeleitet wird. Das Schema der Abb. 14 erläutert die Gesetzmäßigkeit der „typischen" Wenckebach-Sequenz. In diesem Leiterdiagramm, das einen 5:4-AV-Block repräsentiert, verlängert sich die Überleitungszeit von 0,15 über 0,35, 0,45 auf 0,50 s, bis die 5. Vorhoferregung schließlich blockiert wird. Das Inkrement der PQ-Intervalle, d.h. die Zunahme der Leitungszeit, gemessen an der Leitungszeit der vorhergehenden Erregung, wird dabei von Schlag zu Schlag geringer. Mit dieser Abnahme des Inkrements geht eine Abnahme der Kammerintervalle einher. Das Auftreten eines Blocks erlaubt eine weitgehende Erholung des Überleitungssystems, so daß danach ein erneuter Zyklus mit einem kurzen Überleitungsintervall beginnen kann. Das Kammerintervall, das die blockierte Erregung einschließt, ist stets kürzer als 2 Vorhofintervalle. Eine „typische" Wenckebach-Periode ist daher charakterisiert durch eine im Verlauf eines Zyklus fortschreitende Verlängerung des PQ-Intervalls, eine Abnahme des Inkrements und eine Verkürzung der RR-Intervalle. Schon WENCKEBACH u. WINTERBERG (1927) stellten fest, daß man die „absolute Gesetzmäßigkeit gewöhnlich nur in Tierversuchen an vom zentralen Nervensystem getrennten Herzen findet. Eine solche Präzision läßt sich beim Menschen nicht erwarten, bei dem der ... Herzmechanismus durch zahlreiche Nerveneinflüsse... beeinflußt wird."

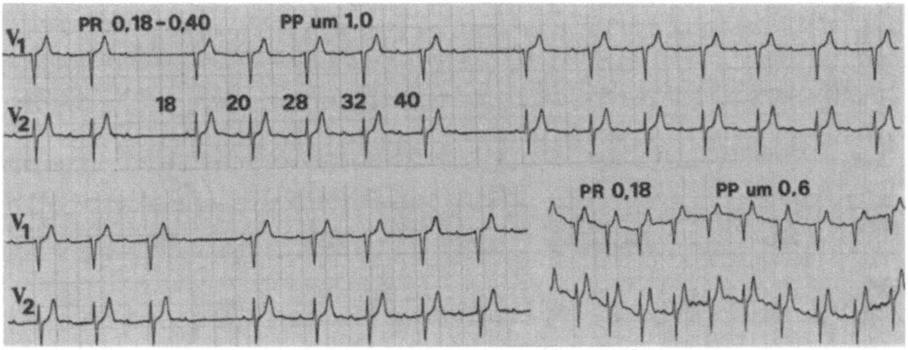

Abb. 15. AV-Block II. Grades Typ I bei einem 32jährigen Leistungssportler (Judoka). EKG mit den Abl. V_1 und V_2. In Ruhe bei Sinusrhythmus mit einer Frequenz um 60/min „atypische" Wenckebach-Periode. Maximales PR-Intervall von 0,40 s. Unter einer Ergometerbelastung (*rechts unten*) Frequenzbeschleunigung auf 100/min, dabei Wiederherstellung der 1:1 AV-Leitung mit Normalisierung des PR-Intervalls (0,18 s)

Abweichungen vom „typischen" Wenckebach-Muster betreffen das Verhalten des Inkrements. Die Analyse von 128 durch Vorhofstimulation induzierten und 98 spontan aufgetretenen Wenckebach-Perioden durch DENES et al. (1975) belegt, daß das oben beschriebene „typische" Wenckebach-Muster eher als Ausnahme denn als Regel anzusehen ist. Die Häufigkeit dieser sog. atypischen Wenckebach-Muster und auch elektrophysiologische Befunde (SIMSON et al. 1978; CRANEFIELD 1975) relativieren diese Unterscheidung. Grundsätzlich wird man also unter einem AV-Block I. Grades von Typ I eine Leitungsstörung verstehen, bei der während eines unterschiedlich langen Zyklus von Vorhofaktionen eine zunehmende Verlängerung des PQ-Intervalls auftritt, die schließlich mit einem nicht übergeleiteten Schlag endet. Nach diesem blockierten Impuls beginnt ein erneuter Zyklus mit kurzem Überleitungsintervall (Abb. 15).

Ein AV-Block II. Grades vom Typ I ließ sich in etwa 70% der untersuchten Patienten den Strukturen des AV-Knotens zuordnen (PUECH et al. 1976; NARULA 1975). Auf Vorhofebene wurden bisher bei Spontanrhythmus Leitungsstörungen dieses Typs nicht beobachtet. Nur einige kasuistische Mitteilungen berichten über das Auftreten einer Wenckebach-Periode bei atrialer Stimulation (CASTELLANOS et al. 1972; NARULA et al. 1972a; POP et al. 1976). AV-Leitungsstörungen vom Typ I wurden jedoch auch im Bereich des His-Bündels (in etwa 10%) und distal des His-Bündels (Häufigkeit etwa 20%) beobachtet (NARULA 1979a; PUECH et al. 1976). Meist fanden sich bei diesen peripheren Leitungsstörungen abnorme Kammerkomplexe (GRAY et al. 1976; PUECH et al. 1976; DHATT et al. 1975). Das Inkrement des PR-Intervalls bei peripheren Blockierungen vom Typ I ist meist geringer als bei Leitungsstörungen im nodalen Bereich. Dieses Verhalten reflektiert wahrscheinlich Unterschiede der elektrophysiologischen Grundeigenschaften des AV-Knotens einerseits und des His-Purkinje-Systems andererseits.

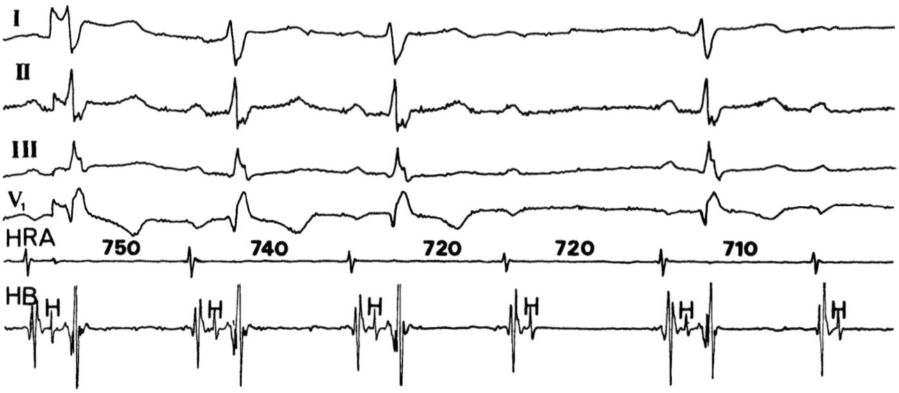

Abb. 16. EKG (Abl. *I, III, III* und V_1), Ableitung aus dem hohen rechten Vorhof (*HRA*) und His-Bündel-Elektrogramm (*HB*) einer 27jährigen Patientin mit AV-Block II. Grades vom Typ II. Die Verkürzung der PP-Intervalle von 750 auf 710 ms läßt eine Frequenzabhängigkeit beim Übergang vom 4:3- zum 2:1-Überleitungsverhältnis vermuten. Dem Ausfall einer Überleitung geht keine Verlängerung des AH- oder HV-Intervalls vorauf, der blockierten Erregung folgt keine Verkürzung des PR-Intervalls. Wie EKG- und His-Bündel-Ableitung nahelegen, liegt ein intermittierender trifaszikulärer Block vor. Die Überleitungen erfolgen mit dem Bild eines Rechtsschenkelblocks und eines linksposterioren Faszikelblocks, und die His-Bündel-Ableitung lokalisiert den Ort des Leitungsausfalls unterhalb des His-Bündels

b) AV-Block II. Grades Typ II

Bei dieser AV-Überleitungsstörung mit periodischem Ausfall einer Überleitung bzw. einer Kammersystole sind die dem blockierten Impuls voraufgehenden PR- oder PQ-Intervalle stets gleich. Bei strenger Anwendung dieser Kriterien sind nahezu alle AV-Blockierungen dieses Typs im His-Purkinje-System lokalisiert (ca. 35% im His-Bündel und ca. 65% im distalen His-Purkinje-System) (Narula et al. 1971; Narula 1973; Puech et al. 1976; Gupta et al. 1972). Abbildung 16 zeigt ein typisches Beispiel, jede nicht übergeleitete P-Welle wird distal des His-Bündel-Potentials blockiert. Je nach Lokalisation des Blocks im His-Bündel selbst oder distal des His-Bündels kann entweder nur ein einzelnes His-Potential oder aber ein doppeltes His-Potential registriert werden. Möglicherweise liegt den wenigen Fällen, bei denen ein Typ-II-Block im AV-Knoten-Bereich vermutet wurde, ein Block im proximalen His-Bündel zugrunde, so daß sich aus dieser Lokalisation das Fehlen registrierbarer His-Potentiale erklären mag (Langendorf et al. 1972; Rosen et al. 1973b; Goodfriend u. Barold 1974). Das PQ-Intervall der übergeleiteten Aktion ist meistens normal und nur selten verlängert. Bei einem Drittel der Patienten ist der Kammerkomplex nicht verbreitert (Narula et al. 1970; Puech et al. 1976).

c) Der höhergradige AV-Block

Höhergradige AV-Blockierungen (2:1, 3:1 etc.) können sowohl aus einem AV-Block II. Grades vom Typ I als auch vom Typ II hervorgehen. Meist sind nur geringe Änderungen der Grundfrequenz erforderlich, um einen 3:2-Block in einen 2:1-Block zu überführen. Abbildungen 16 und 17 liefern für beide

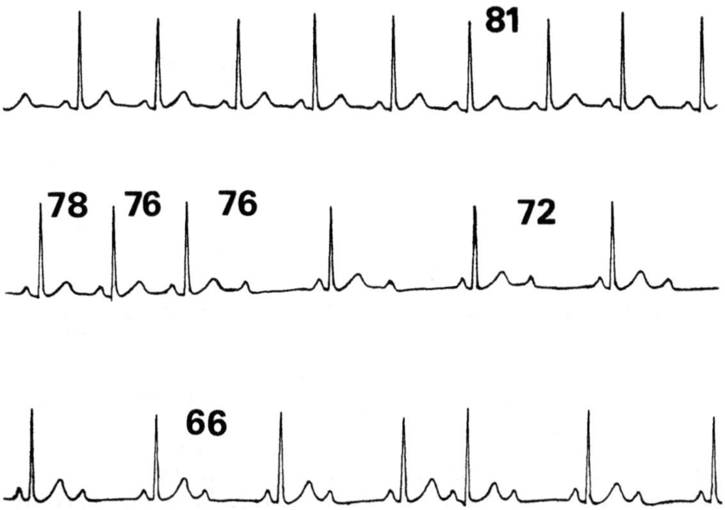

Abb. 17. EKG (Abl. II) eines 71jährigen Patienten mit AV-Block II. Grades. Die drei Streifen wurden vor (*oben*) und zu Beginn einer Ergometerbelastung (*Mitte* und *unten*) registriert. Bei PP-Intervallen um 0,81 s ist eine 1:1-AV-Leitung zu erkennen. Mit Verkürzung der PP-Intervalle auf 0,76–0,72 s stellt sich ein 2:1-AV-Block ein. Wenig später ist bei weiterer Frequenzbeschleunigung ein Wechsel zwischen einem 2:1- und 3:2-AV-Block (letzterer mit Wenckebach-Periode) auffallend. Möglicherweise ist diese Verbesserung der AV-Überleitung im unteren Streifen auf eine adrenerge Stimulation zurückzuführen, die dem ungünstigen Effekt der Sinusfrequenzsteigerung entgegenwirkt

Möglichkeiten ein Beispiel. Die Zuordnung eines 2:1- oder 3:1-AV-Blocks zu einer bestimmten Lokalisation ist daher nicht ohne weiteres möglich. Die Untersuchung größerer Patientenkollektive (NARULA 1979a; PUECH et al. 1976) weist aus, daß spontan auftretende 2:1- oder 3:1-AV-Blockierungen in etwa 30% im AV-Knoten, in etwa 20% im His-Bündel und bei etwa der Hälfte der Patienten distal des His-Bündels lokalisiert waren. Auch hier spricht ein schlanker Kammerkomplex eher für einen Block im AV-Knoten-Bereich, während eine QRS-Verbreiterung eher Hinweis für eine Lokalisation der Leitungsstörung im His-Purkinje-System ist.

3. AV-Block III. Grades

Dem AV-Block III. Grades liegt eine vollständige Unterbrechung der Vorhof-Kammer-Leitung zugrunde. Unabhängig vom Vorhofrhythmus folgen die Kammern einem Ersatzrhythmus, es liegt also eine Dissoziation von Vorhof- und Kammertätigkeit vor, die von einigen Autoren als Blockdissoziation (HOLZMANN 1960) bezeichnet wird. Typischerweise sollte sich dann im Rhythmusstreifen keine feste Beziehung zwischen Vorhof- und Kammerrhythmus herstellen lassen. Dennoch kann nicht selten eine Beeinflussung des Vorhofrhythmus beobachtet werden, wenn nämlich entweder VA-Überleitungen stattfinden (Abb. 18) oder wenn die Sinusfrequenz durch die Kammersystole im Sinn einer ventrikulophasischen Sinusarrhythmie verändert wird (Abb. 19). Frequenz und Konfigura-

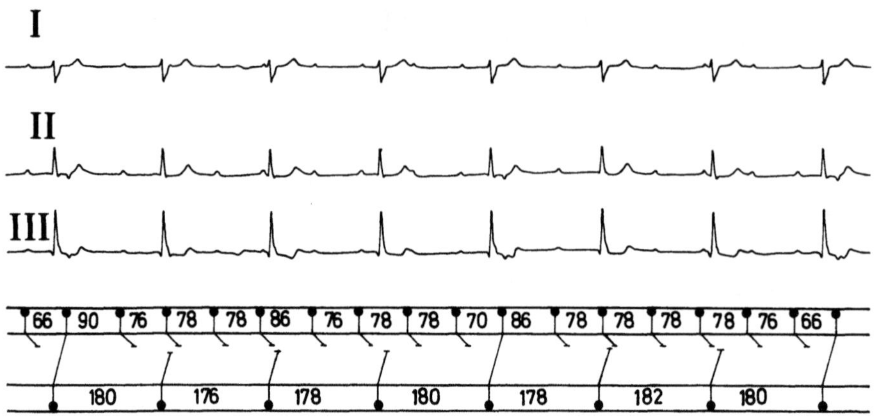

Abb. 18. EKG (Abl. *I, II, III*) und konventionelles Leiterdiagramm einer 82jährigen Patientin mit AV-Block III. Grades. Regelmäßiger ventrikulärer Ersatzrhythmus mit RR-Intervallen um 1,8 s. Die QRS-Konfiguration mit Rechtsschenkelblock und Rechtstyp spricht für die Lokalisation des Ersatzzentrums im Bereich des anterioren Faszikels. Dem 1., 5. und 8. QRS-Komplex folgen vorzeitige P-Wellen, deren Konfiguration (negativ in Abl. II und III) für eine retrograde Vorhoferregung spricht. Sie treten immer nur dann auf, wenn die vorhergehende, vom Sinusknoten rührende Vorhoferregung einen bestimmten Abstand zum jeweiligen Kammerkomplex hat. Es liegt also offensichtlich ein AV-Block III. Grades in antegrader Richtung bei erhaltener Rückwärtsleitung vor

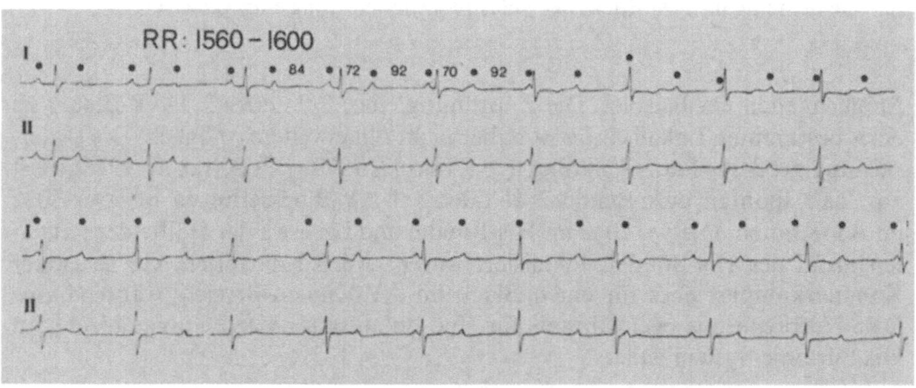

Abb. 19. EKG (Abl. *I, II*) eines 61jährigen Patienten mit totalem AV-Block. Regelmäßiger ventrikulärer Ersatzrhythmus mit Intervallen zwischen 1,56 und 1,60 s. Die Konfiguration des Ersatzrhythmus läßt einen suprabifurkalen Erregungsursprung vermuten. Durchwandern der P-Wellen, die keine feste Beziehung zu den Kammererregungen erkennen lassen. Die PP-Intervalle schwanken zwischen 0,70 und 0,92 s. Ausgeprägte ventrikulophasische Sinusarrhythmie, wobei die PP-Intervalle, die einen Kammerkomplex einschließen, deutlich kürzer sind

tion des Kammerersatzrhythmus werden wesentlich durch die Lokalisation des Blocks bestimmt.

Bei der Mehrzahl der Patienten liegen Blockierungen im Bereich des His-Purkinje-Systems vor, in 14–18% finden sich Blockierungen im Bereich des Bündelstamms (Rosen et al. 1973a; Narula 1975; Puech et al. 1976). Distale

Blockierungen – d.h. Leitungsunterbrechungen distal des Bündelstamms – werden nach PUECH et al. (1976) in 61%, nach NARULA (1979a) bei 70% der untersuchten Patienten beobachet. Komplette Leitungsunterbrechungen im Bereich des AV-Knotens sollen etwa mit 21% (PUECH et al. 1976) bzw. 10% (NARULA 1979a) beteiligt sein. Weist ein schlanker QRS-Komplex des Ersatzrhythmus auf einen suprabifurkationellen Erregungsursprung, so ist die Lokalisation des Blocks etwa gleich häufig im AV-Knoten und im Bündelstamm zu suchen (PUECH et al. 1976). Eine Beschleunigung des Ersatzrhythmus nach Parasympathikolyse weist auf eine Blocklokalisation im AV-Knoten hin (NARULA 1975; PUECH et al. 1976).

4. Intraventrikuläre Leitungsstörungen

Das Einbeziehen elektrokardiographischer Befunde zur QRS-Morphologie bei intraventrikulären Leitungsstörungen in eine Besprechung der Differentialdiagnose bradykarder Herzrhythmusstörungen ergibt sich aus ihrer prognostischen Bedeutung als Vorstufen höhergradiger AV-Blockierungen. Dabei sollen Befunde besprochen werden, die in aller Regel durch eine proximale Läsion im His-Purkinje-System zu erklären sind, periphere Blockbilder (z.B. Arborisationsblock) bleiben unberücksichtigt.

Der heute üblichen Einteilung intraventrikulärer Leitungsstörungen liegt das 1968 von ROSENBAUM „wiederentdeckte" Konzept der trifaszikulären Erregungsleitung zugrunde. Diese Einteilung, die eine bestimmte QRS-Morphologie mit Läsionen im proximalen His-Purkinje-System korreliert, beinhaltete eine didaktische Vereinfachung. Sie wird durch neuere Befunde modifiziert, nicht aber grundsätzlich in Frage gestellt (KULBERTUS u. DEMOULIN 1976).

Ausgehend von diesem Konzept kommt man zu folgender Einteilung intraventrikulärer Leitungsstörungen:

1. Schenkelblockbilder bei Schädigung einer der beiden Aufzweigungen des His-Bündels, also Rechts- oder Linksschenkelblock.

2. Monofaszikuläre Blockbilder bei Läsion entweder des anterioren oder des posterioren Faszikels des linken Schenkels, also anteriorer oder posteriorer Faszikelblock (nach der Nomenklatur ROSENBAUMS: linksanteriorer und linksposteriorer Hemiblock).

3. Bifaszikuläre Blockbilder beruhen auf einer Läsion im rechten Schenkel und in einem der beiden Faszikel des linken Schenkels: Rechtsschenkelblock plus linksanteriorer Faszikelblock oder Rechtsschenkelblock plus linksposteriorer Faszikelblock. Theoretisch wäre hier auch eine Läsion beider Faszikel des linken Schenkels einzuordnen. Da elektrokardiographisch die Abgrenzung eines kompletten Linksschenkelblocks durch Läsion beider Faszikel von einem Linksschenkelblock durch Läsion im Bündelstamm nicht möglich ist, ist die Abhandlung eines Linksschenkelblocks an diesem Ort wenig sinnvoll.

4. Trifaszikuläre Blockierungen betreffen sowohl Läsionen im rechten Schenkel als auch in beiden Faszikeln des linken Schenkels.

Dieser Gliederung folgend sollen die diagnostischen Merkmale der intraventrikulären Leitungsstörungen und ihre differentialdiagnostische Abgrenzung kurz skizziert werden.

a) Schenkelblockbilder

Die elektrokardiographischen Merkmale des Links- und Rechtsschenkelblocks werden hier nicht näher erläutert. Es sei auf Monographien zur EKG-Interpretation verwiesen (Rosenbaum et al. 1970; Alboni 1981). Es sollen nur einige Besonderheiten der QRS-Morphologie bei Linksschenkelblock erörtert werden, die Hinweise auf eine besondere Konstellation proximaler Leitungsstörungen ergeben können.

Bei der Mehrzahl der Patienten mit komplettem Linksschenkelblock liegt die Hauptachse von QRS zwischen -30 und $+30°$. Ein überdrehter Linkstyp (Alpha-QRS von $-45°$ oder mehr) findet sich bei ca. 25% der Patienten (Rosenbaum et al. 1968). Zu dieser Lageanomalie kann einmal eine Leitungsverzögerung im Hauptstamm des linken Schenkels mit zusätzlichem Block im anterioren Faszikel beitragen. Für diese Interpretation sprechen Befunde von Lichstein et al. (1979). Bei 10 von 24 Patienten mit Linksschenkelblock und überdrehtem Linkstyp beobachteten sie vor Auftreten des Linksschenkelblocks elektrokardiographische Zeichen eines anterioren Faszikelblocks.

Weiter könnte eine Leitungsunterbrechung im anterioren Faszikel zusammen mit einer Verzögerung der Erregungsleitung im posterioren Faszikel zu dieser Achsenabweichung nach links führen.

Befunde von Narula (1977) sprechen dafür, daß bei einem Teil der Patienten eine Läsion im His-Bündel selbst zu dieser QRS-Morphologie führen kann. Als anatomische Voraussetzung kann gelten, daß sich das His-Bündel aus parallel verlaufenden Purkinje-Fasern mit isolierender Bindegewebsumscheidung und wenigen Querverbindungen zusammensetzt (James u. Sherf 1971), so daß sich hieraus eine Zuordnung bestimmter Querschnittsanteile des His-Bündels zu peripher gelegenen Anteilen des Erregungsleitungssystems ergibt.

Zirkumskripte Läsionen können also durch asynchrone Leitung im Bereich des Bündelstamms elektrokardiographische Zeichen einer intraventrikulären Erregungsausbreitungsstörung nach sich ziehen. Als Beweis werden Befunde der His-Bündel-Stimulation herangezogen (Narula 1977; El Sherif et al. 1978). Bei Stimulation am proximalen His-Bündel, d.h. proximal der Läsionsstelle, sollte die QRS-Konfiguration nicht von der Morphologie einer übergeleiteten Vorhoferregung abweichen, das Stimulus-Q-Intervall sollte dem HV-Intervall der übergeleiteten Erregung entsprechen. Bei distaler Stimulation wäre ein synchroner Erregungseintritt in den proximalen linken und rechten Schenkel und damit eine Normalisierung der QRS-Konfiguration zu erwarten.

Grundsätzlich sind einige methodische Vorbehalte bei der His-Bündel-Stimulation zu bedenken. So wird man in aller Regel eine isoelektrische Strecke zwischen Stimulus und Q-Zacke fordern müssen, die dem HV-Intervall der übergeleiteten Erregung entspricht. Eine Mitstimulation des rechtsseitigen Septum interventriculare führt zu einer Veränderung der QRS-Morphologie, die einer Linksverspätung entspricht. Eine stabile Stimulation des His-Bündels über eine längere Zeit ist meist nicht möglich, so daß zur Interpretation oft nur eine kurze Sequenz von Aktionen zur Verfügung steht. Beachtet man jedoch die genannten Kriterien, so bleiben kaum Zweifel, daß Befunde wie die in Abb. 20 und 21 dargestellten und durch His-Bündel-Stimulation analysierten intraventrikulären Leitungsstörungen auf Läsionen im Bündelstamm beruhen. Auch die

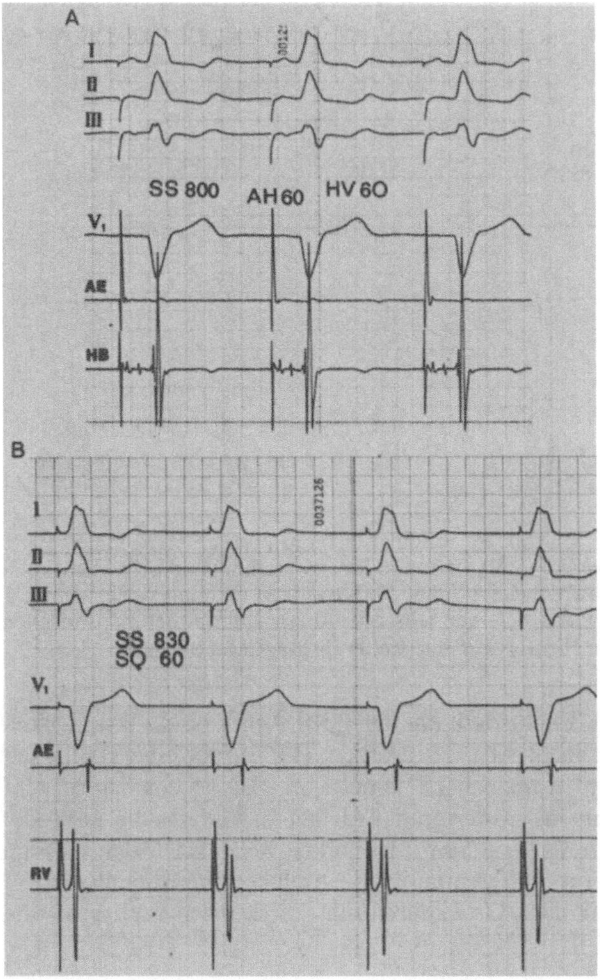

Abb. 20 A, B. Linksschenkelblock durch Läsion im Bündelstamm. 52jähriger Patient mit Synkopen und Eingefäßerkrankung (RCA). EKG (Abl. *I, II, III,* V_1), intraatriale Ableitung (*AE*), His-Bündel-Ableitung (*HB*) bzw. Ableitung vom Kammerseptum rechts (*RV*). **A** Linksschenkelblock bei atrialer Stimulation mit 75/min (Stimulationsintervall: 800 ms), AV-Leitungszeiten im Normbereich. **B** Bei Stimulation am proximalen His-Bündel Fortbestehen der Linksschenkelblockkonfiguration, das Stimulus-Q-Intervall (*SQ*) entspricht dem HV-Intervall der übergeleiteten Erregungen

Linksachsenabweichung bei Linksschenkelblock geht nach Befunden von NARULA (1977) zum Teil bereits auf eine asynchrone Erregungsleitung im His-Bündel zurück.

Differentialdiagnostisch ist als Ursache der Linksachsenabweichung bei Linksschenkelblock eine linksventrikuläre Hypertrophie mit peripheren Leitungsstörungen einzubeziehen (BLONDEAU 1974). Auch ein diaphragmaler Infarkt oder ein Lungenemphysem können diesen Lagetyp erklären.

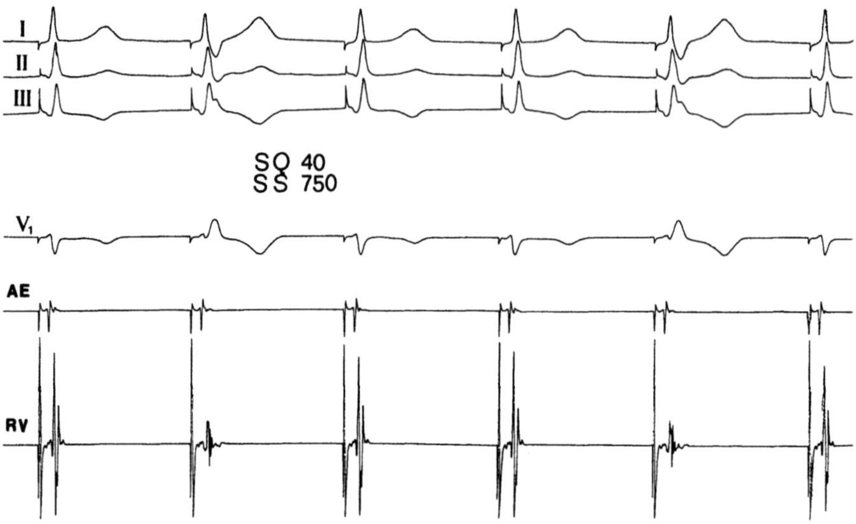

Abb. 21. Gleicher Patient wie in Abb. 20. Stimulation vom distalen His-Bündel. EKG (Abl. *I, II, III,* V_1), atriales Elektrogramm (*AE*) und Elektrogramm vom rechtsventrikulären Septum (*RV*). Stimulationsfrequenz 80/min. Verschwinden der Linksschenkelblockkonfiguration bei Verkürzung des SQ-Intervalls auf 40 ms. Intermittierend Auftreten eines Rechtsschenkelblocks als Hinweis auf eine weiter distal gelegene Läsion

Sehr viel seltener ist die Rechtsdrehung der QRS-Achse bei Linksschenkelblock (Alpha-QRS größer als +90°). LEPESCHKIN (1957) gibt eine Häufigkeit von 1% dieses „paradoxen" Linksschenkelblocks an. Als Mechanismus wird eine Leitungsunterbrechung im posterioren Faszikel diskutiert, die entweder mit einer Leitungsverzögerung im Stamm des linken Schenkels oder aber im anterioren Faszikel einhergeht. Differentialdiagnostisch kommen hier als weitere Ursachen eine rechtsventrikuläre Druckbelastung, ein Lungenemphysem und ein Lateralinfarkt in Frage.

b) Monofaszikuläre Blockbilder

Isolierter linksanteriorer Faszikelblock. Die QRS-Morphologie ist durch einen nach unten gerichteten initialen QRS-Vektor (20 ms) gekennzeichnet, d.h. es finden sich kleine R-Zacken in den Ableitungen II, III, aVF und eine kleine Q-Zacke in Ableitung I und aVL. Der 40–60 ms-Vektor ist nach links oben gerichtet (−30° oder mehr). Die Abgrenzung anderer Ursachen einer Abweichung des Hauptvektors von QRS nach links wird nach ROSENBAUM et al. (1970) erleichtert, wenn als Grenzwert eine Achse von −45° festgelegt wird (Abb. 22). Dennoch kann bei Beobachtung eines EKG-Verlaufs unter Berücksichtigung der Klinik der Verdacht auf eine Leitungsstörung im anterioren Faszikel des linken Schenkels auch bei einer geringeren Abweichung des QRS-Hauptvektors geäußert werden. Die Differentialdiagnose hat andere Ursachen einer Linksachsenabweichung zu berücksichtigen. Hierzu zählen die linksventrikuläre Hypertrophie, eine Querlage des Herzens, ein Lungenemphysem, ein diaphragmaler Infarkt und ein WPW-Syndrom.

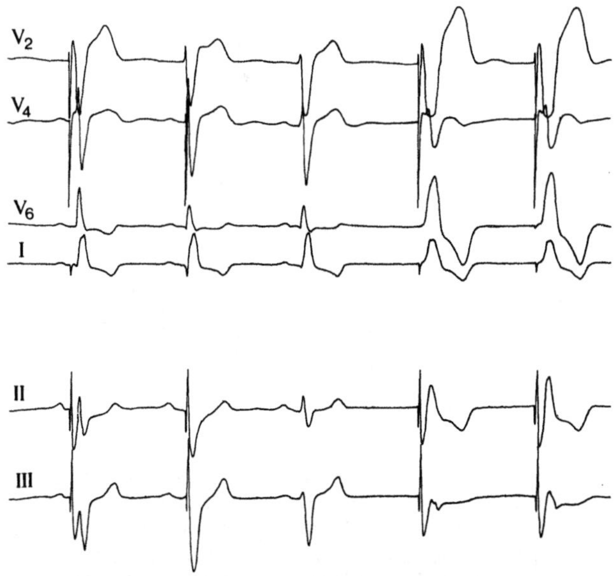

Abb. 22. EKG einer 77jährigen Patientin, der wegen eines paroxysmalen AV-Blocks ein ventrikulärer Demandschrittmacher implantiert wurde. Dargestellt sind die Abl. V_2, V_4, V_6, *I, II, III*. Bei übergeleiteten Sinuserregungen (mittlerer QRS-Komplex) läßt die QRS-Konfiguration die Morphologie eines linksanterioren Faszikelblocks erkennen

Isolierter linksposteriorer Faszikelblock. Der Initialvektor ist beim linksposterioren Faszikelblock nach oben gerichtet, so daß kleine Q-Zacken in II, III, aVF und eine kleine R-Zacke in I und aVL auffallen. Der Hauptvektor zeigt nach unten (rechts). Alpha-QRS ist gleich oder größer als 90° (Abb. 23). Eine bessere Trennung von anderen Ursachen einer Rechtsdrehung soll gewährleistet sein, wenn als Grenzwert eine Achse von +120° festgelegt wird (ROSENBAUM et al. 1970). Die Differentialdiagnose einer isolierten Leitungsstörung im posterioren Faszikel muß andere Ursachen einer Rechtsdrehung des QRS-Vektors mit einbeziehen. Hierzu zählen in erster Linie eine rechtsventrikuläre Hypertrophie, ein Lateralinfarkt und ein WPW-Syndrom.

c) Bifaszikuläre Blockbilder

Rechtsschenkelblock und linksanteriorer Faszikelblock. Das elektrokardiographische Bild dieses häufigsten bifaszikulären Blocks ergibt sich aus der Kombination der elektrokardiographischen Zeichen eines Rechtsschenkelblocks und eines anterioren Faszikelblocks. Initial- und Hauptvektor entsprechen dabei dem Bild des linksanterioren Faszikelblocks, während die terminale Vektorschleife die rechtsventrikuläre Erregungsausbreitungsstörung widerspiegelt. Späte, nach links und oben gerichtete Vektoren können terminale nach rechts gerichtete Kräfte neutralisieren, so daß Zeichen der Rechtsverspätung in der Frontalebene ganz zurücktreten können (Abb. 24). Andere Ursachen einer Linksachsenabweichung wie Emphysem, Thoraxdeformität mit Lageanomalie des Herzens, infe-

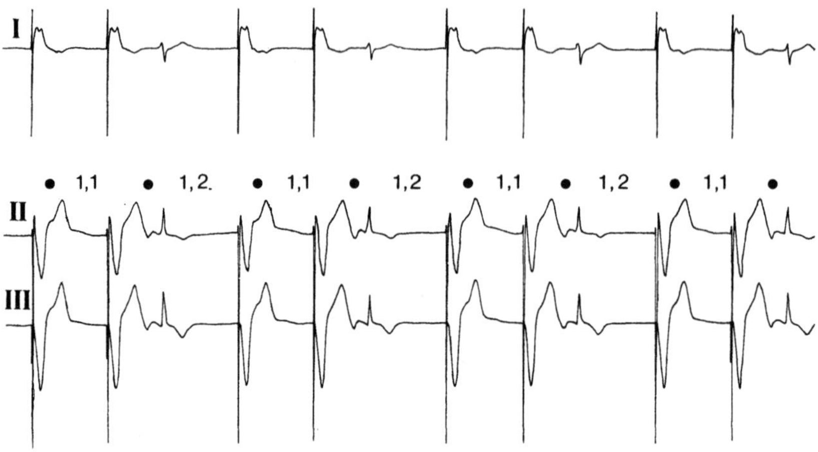

Abb. 23. EKG eines 63jährigen Patienten, dem wegen eines Sinusknotensyndroms ein ventrikulärer Demandschrittmacher implantiert wurde. Dargestellt sind die Abl. *I, II* und *III*. Den schrittmacherinduzierten Kammerkomplexen folgt eine in den Abl. II und III negative P-Welle (durch *Punkt* gekennzeichnet). Fällt diese offensichtlich retrograde Vorhoferregung in den absteigenden Schenkel der T-Welle, so folgt ihr eine Kammererregung mit Achsenabweichung nach rechts (rechtsposteriorer Faszikelblock). Der hier dargestellten Allorhythmie liegt offensichtlich ein VA-Wenckebach-Phänomen mit Kammerecho nach Erregungsumkehr zugrunde

riorer Infarkt etc. müssen in die Differentialdiagnose einbezogen werden (ROSENBAUM et al. 1970).

Rechtsschenkelblock und linksposteriorer Faszikelblock. Die elektrokardiographischen Zeichen dieses bifaszikulären Blocks bestehen in der Kombination einer Rechtsverspätung mit einer Abweichung der QRS-Achse auf über $+90°$. Ein Beispiel ist in Abb. 16 wiedergegeben. Differentialdiagnostisch müssen auch hier andere Ursachen einer Achsenabweichung nach rechts wie rechtsventrikuläre Hypertrophie, ausgedehnter Lateralinfarkt und ein Emphysem beachtet werden.

d) Trifaszikuläre Blockierungen

Eine trifaszikuläre Leitungsstörung kann vermutet werden, wenn bei einem Patienten die beiden genannten bifaszikulären Blockbilder im gleichen EKG oder zu verschiedenen Zeiten registriert werden. Alternierende bilaterale Blockierungen (Wechsel von Rechts- und Linksschenkelblock) können gleichfalls auf einer trifaszikulären Leitungsstörung, aber auch auf einem Block im rechten Schenkel und im Stamm des linken Schenkels beruhen. Nach ROSENBAUM et al. (1970) sind 8 verschiedene Typen eines trifaszikulären Blocks möglich. Diese Typen ergeben sich nach den Gesetzen der Kombinatorik, je nachdem welche der 3 Faszikel permanent bzw. intermittierend blockiert sind. Die häufigste Möglichkeit ist ohne Zweifel ein permanenter Block im rechten Schenkel und im anterioren Faszikel in Verbindung mit einem intermittierenden Block im posterioren Faszikel.

Die Ableitung von His-Bündel-Potentialen kann weitere Verdachtsmomente für eine trifaszikuläre Leitungsstörung bringen, wenn entweder ein bifaszikulärer

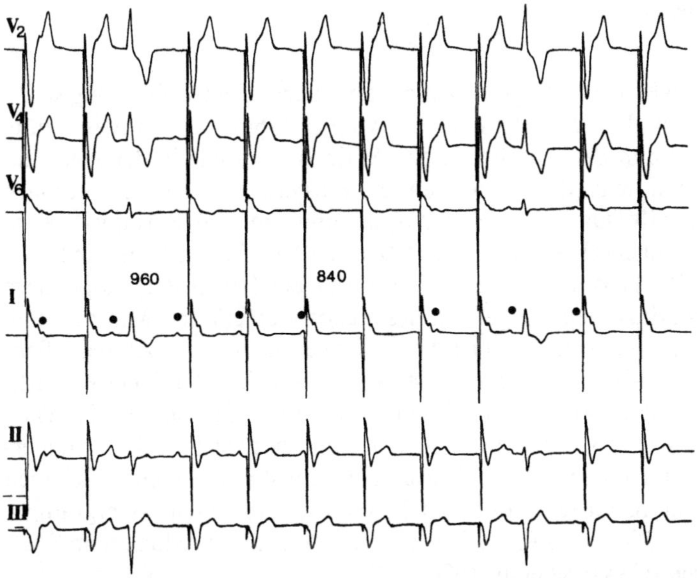

Abb. 24. EKG eines 70jährigen Patienten, dem wegen eines höhergradigen AV-Blocks ein ventrikulärer Demandschrittmacher implantiert wurde. Dargestellt sind die Abl. V_2, V_4, V_6, *I*, *II* und *III*. Sinusrhythmus mit PP-Intervallen um 960 ms. Regelmäßiger Schrittmacherrhythmus mit Intervallen um 840 ms. Bei Einfall der Sinuserregungen in den absteigenden Schenkel der T-Welle der Schrittmachererregung folgt ein übergeleiteter Kammerkomplex, der in den Extremitätenableitungen einem überdrehten Linkstyp entspricht. Die Brustwandableitungen lassen zusätzlich einen Rechtsschenkelblock erkennen. Die Überleitung ist möglicherweise an die supranormale Phase der AV-Erregungsleitung gebunden und zeigt das Bild eines Rechtsschenkelblocks und eines linksanterioren Faszikelblocks

Block mit einem verlängerten HV-Intervall einhergeht, oder aber die EKG-Morphologie eines bifaszikulären Blocks bei einem AV-Block II. Grades unterhalb His beobachtet wird (Abb. 16).

II. Funktionelle Faktoren

Auftreten und Schweregrad einer AV-Leitungsstörung werden nicht selten von funktionellen Faktoren mitbestimmt. Dabei sind in erster Linie Einflüsse des autonomen Nervensystems zu bedenken, die sowohl direkt (negative und positiv dromotrope Effekte) als auch indirekt (Beeinflussung der Vorhoffrequenz) auf die AV-Leitung einwirken. Ähnlich wie beim Sinusknotensyndrom können Medikamente die klinische Manifestation einer Leitungsstörung bestimmen. Einige der Phänomene, die beim Auftreten intermittierender AV-Leitungsstörungen beobachtet werden, können durch besondere elektrophysiologische Mechanismen (z.B. verborgene Erregungsleitung, supranormale Phase der Erregungsleitung) erklärt werden.

1. Autonome Einflüsse

a) Vagus

Der hemmende Effekt einer Vagusreizung kann nach elektrophysiologischen Befunden (ALANIS et al. 1959; PAES DE CARVALHO 1966) auf die Minderung der Anstiegssteilheit und der Amplitude der Aktionspotentiale in der AN- und N-Region des AV-Knotens (d.h. im oberen und mittleren AV-Knoten) bezogen werden. Eine Beeinflussung der Erregungsleitung im His-Purkinje-System scheint unwahrscheinlich (HOFFMAN u. CRANEFIELD 1960). So wird z.B. die Beobachtung von AV-Blockierungen I. und II. Grades bei Hochleistungssportlern mit einer trainingsinduzierten Steigerung des Vagotonus erklärt (MEYTES et al. 1975). Ein charakteristisches Beispiel ist Abb. 15 zu entnehmen. Auch bei reflektorisch ausgelösten AV-Blockierungen ist der Vagus als efferenter Schenkel wirksam. Hierzu zählen viszerokardiale Reflexe (LICHSTEIN u. CHADDA 1972; WEISS u. FERRIS 1934; JAMES 1958; RAGAZA et al. 1970) und natürlich auch das hypersensitive Karotissinussyndrom. Ähnlich wie beim Sinusknotensyndrom können zirkadiane Schwankungen des autonomen Tonus zum Auftreten höhergradiger AV-Blockierungen in Phasen mit gesteigertem Vagotonus und reduziertem Sympathikotonus führen (GYMOESE et al. 1978).

b) Einflüsse des Sympathikus

Unter physiologischen Bedingungen führt eine Stimulation der Betarezeptoren zu einer Verkürzung des AH-, nicht aber des HV-Intervalls (VARGAS et al. 1975). Da Katecholamine aber die Aufstrichsteilheit und Amplitude des Aktionspotentials in partiell depolarisierten Zellen verbessern können, ist eine Wiederherstellung der Erregungsleitung unter gegebenen pathologischen Bedingungen auch im His-Purkinje-System möglich. Die günstige Beeinflussung von AV-Überleitungsstörungen durch Isoproterenol konnte sowohl für die Blocklokalisation im AV-Knoten als auch im His-Purkinje-System gesichert werden (DHINGRA et al. 1973). Diese Befunde erklären die klinische Wirksamkeit beim Einsatz der Substanz in Notfallsituationen (GROSSE-BROCKHOFF 1964). Im Einzelfall mag dieser die AV-Leitung begünstigende Effekt durch die gleichzeitige Beschleunigung der Vorhoffrequenz neutralisiert werden. So kann auch im umgekehrten Fall durch eine Beta-Rezeptoren-Blockade ein AV-Block II. Grades beseitigt werden, wenn eine deutliche Senkung der Vorhoffrequenz resultiert (CSAPO et al. 1978).

2. Frequenzabhängige AV-Leitungsstörungen

Klinische Beobachtungen (ROSENBAUM et al. 1973; FISCH et al. 1973) und experimentelle Befunde (NEUSS et al. 1974a, b; DENES et al. 1975) sprechen für die Bedeutung der Herzfrequenz beim Auftreten und Verschwinden intermittierender AV-Leitungsstörungen. Dabei ist zwischen tachykardie- und bradykardieabhängigen Blockbildern zu unterscheiden. Die Bezeichnung „Phase-3“- und „Phase-4“-Block (ROSENBAUM et al. 1973) impliziert einen elektrophysiologischen Mechanismus, der nicht bewiesen ist und daher einer rein deskriptiven Benennung weichen sollte.

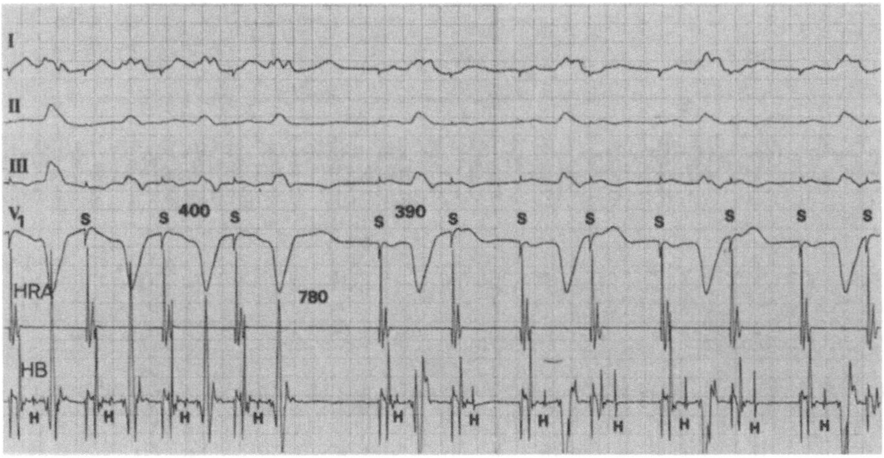

Abb. 25. Auftreten eines 2:1-AV-Blocks infra His als Folge besonderer Stimulationsbedingungen. Wiedergegeben sind EKG (Abl. *I, II, III,* V_1), Elektrogramm aus dem hohen rechten Vorhof (*HRA*) und His-Bündel-Ableitung (*HB*) eines 45jährigen Patienten mit Linksschenkelblock bei kongestiver Kardiomyopathie. Ausschnitt einer Registrierung während schneller Vorhofstimulation mit allmählich ansteigender Frequenz. Bei Verkürzung des Stimulationsintervalls von 400 auf 390 ms fällt ein Stimulationsimpuls aus. Die Zunahme des RR-Intervalls auf 780 ms verlängert die Refraktärzeit im His-Purkinje-System, so daß sich bei erneuter schneller Stimulationsfolge ein 2:1-Block infra His einstellt. Diese Leitungsstörung ist somit als physiologisches Phänomen anzusehen

a) Tachykardieabhängige AV-Leitungsstörungen

Eine Steigerung der Vorhoffrequenz durch atriale Stimulation führt physiologischerweise zum Auftreten eines AV-Blocks II. Grades mit Wenckebach-Periode in den Strukturen des AV-Knotens (Schlepper u. Neuss 1972). Als Hinweis auf eine Läsion in diesem Bereich wird das Auftreten eines AV-Block II. Grades vom Typ I bei einer relativ niedrigen Stimulationsfrequenz (kleiner als 120/min) angesehen. Während einer spontanen Steigerung der Sinusfrequenz, wie sie z.B. unter einer Arbeitsbelastung durch Steigerung des Sympathikotonus auftritt, bleibt normalerweise eine 1:1-AV-Überleitung erhalten. Stehen Sinus- und AV-Knoten in Ruhe unter einem ausgeprägten Vagotonus, so kann es durch eine Arbeitsbelastung parallel mit der Steigerung der Sinusfrequenz sogar zu einer Normalisierung der AV-Überleitung kommen (Abb. 15). Das Auftreten eines AV-Blocks II. Grades im Bereich des AV-Knotens bei einer spontanen (d.h. durch das autonome Nervensystem induzierten) Beschleunigung der Sinusfrequenz ist immer verdächtig auf eine Läsion in diesem Bereich (Abb. 17).

Leitungsstörungen im His-Purkinje-System bei spontanen oder durch Vorhofstimulation herbeigeführten Frequenzsteigerungen sind dann als pathologisches Verhalten anzusehen, wenn diese Frequenzsteigerung allmählich (d.h. nicht abrupt) erfolgte und bis zu diesem Zeitpunkt eine 1:1-Leitung im AV-Knoten bestand. Das Auftreten von Leitungsstörungen bei einer plötzlichen Frequenzbeschleunigung ist auf die ungenügende Adaptation des Refraktärverhaltens im His-Purkinje-System zurückzuführen und damit als physiologisches Phänomen

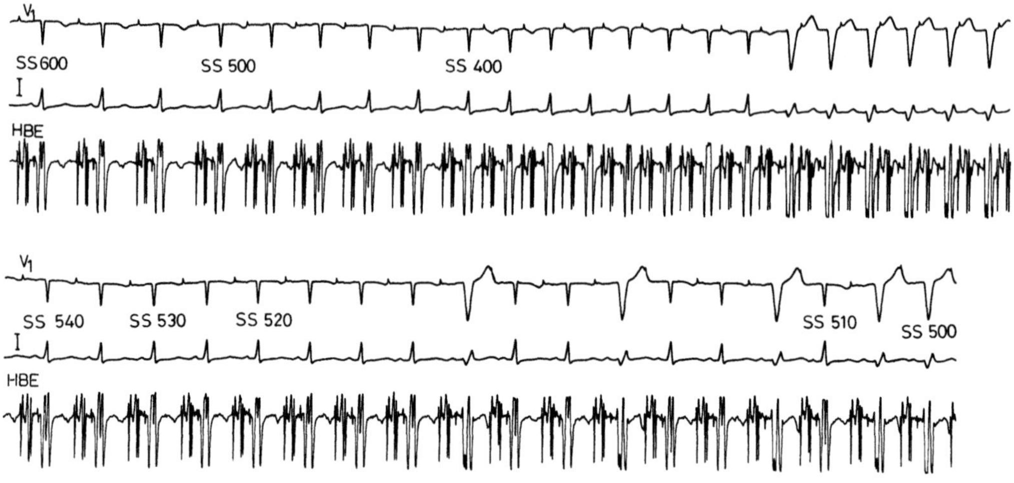

Abb. 26. Tachykardieabhängiger Linksschenkelblock. EKG (Abl. V_1, *I*) und His-Bündel-Ableitung (*HBE*) eines 47jährigen Patienten mit tachykardieabhängigem Linksschenkelblock. Auftreten des Blockbildes bei unterschiedlichen Frequenzen einer atrialen Stimulation. Im oberen Streifen tritt der Block erst bei einer Stimulationsfrequenz von 150/min auf. Im Unterschied zum unteren EKG-Streifen erfolgt die Frequenzbeschleunigung abrupt. Bei allmählicher Beschleunigung der Stimulationsfrequenz (*unterer Streifen*) tritt zunächst ein intermittierender Linksschenkelblock und dann ein konstanter Linksschenkelblock bei einer Stimulationsfrequenz von 120/min auf. Neben der Frequenz ist also ein Zeitfaktor für das Auftreten der Blockierung nachzuweisen. Hier handelt es sich wahrscheinlich um ein „Ermüdungsphänomen"

zu interpretieren. In gleicher Weise können sich wechselnde Erregungsintervalle des His-Purkinje-Systems auswirken, die z.B. bei einer Wenckebach-Periode des AV-Knotens oder, wie in Abb. 25, durch Ausfall eines Stimulationsimpulses auftreten können. Beachtet man jedoch diese methodische Einschränkung, so gilt das Auftreten von Leitungsstörungen im His-Purkinje-System bei spontanen oder durch Vorhofstimulation hervorgerufenen Frequenzbeschleunigungen als Hinweis auf ein pathologisches Substrat (Seipel 1978).

Als Modellfall dieser frequenzabhängigen Leitungsstörung im His-Purkinje-System können frequenzabhängige Schenkelblockbilder dienen. Untersuchungen an diesem Modell zeigen, daß das Auftreten von Leitungsstörungen nicht allein an das Überschreiten einer kritischen Frequenz gebunden ist. Wird z.B. die Vorhoffrequenz allmählich bis zum Auftreten eines Schenkelblocks beschleunigt und danach ebenso allmählich wieder verlangsamt, so persistiert der Schenkelblock in aller Regel bis zu einem Stimulationsintervall, das bei Untersuchungen an einem eigenen Kollektiv im Mittel um 130 ms länger war als das Stimulationsintervall, bei dem der Schenkelblock auftrat (Neuss et al. 1974a). Dieses Phänomen, das Rosenbaum 1973 als „linking" bezeichnete, beruht wahrscheinlich auf einer verborgenen Leitung in die Strukturen des linken Schenkels. Darüber hinaus spielt ferner die Geschwindigkeit der Frequenzbeschleunigung eine Rolle. Wird die Stimulationsfrequenz rasch beschleunigt, treten Schenkelblockbilder erst bei einer sehr viel höheren Frequenz auf als bei einer allmählichen Frequenzbeschleunigung (Abb. 26).

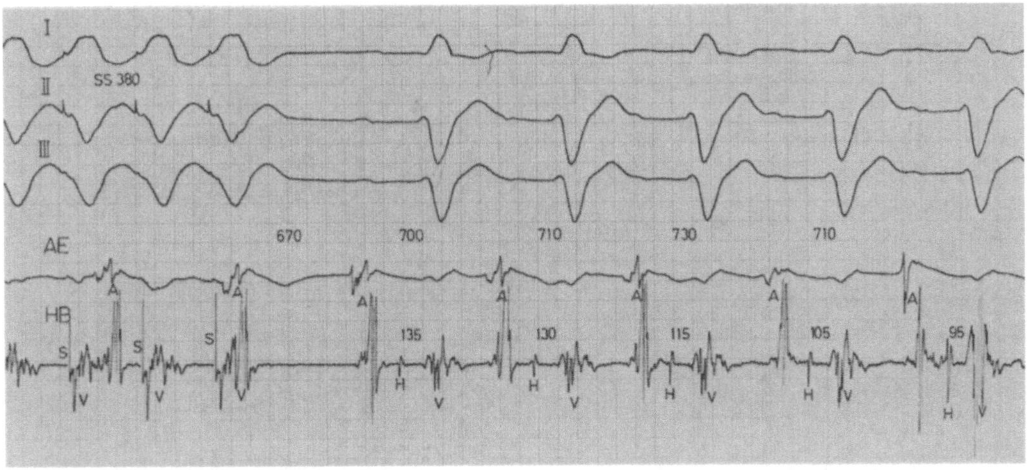

Abb. 27. EKG (Abl. *I, II, III*), atriales Elektrogramm (*AE*) und His-Bündel-Ableitung (*HB*) eines 62jährigen Patienten mit paroxysmalem AV-Block. Bei Sinusrhythmus besteht ein kompletter Linksschenkelblock mit einem HV-Intervall von 90 ms. Nach einer schnellen Kammerstimulation mit einer Frequenz von 158/min fällt nach Beendigung der Stimulation eine ausgeprägte Verlängerung des HV-Intervalls auf 135 ms auf. Das Ausgangs-HV-Intervall von 90 ms stellt sich erst nach einigen weiteren Aktionen wieder ein. Auch hier handelt es sich wahrscheinlich um ein Ermüdungsphänomen nach vorhergehender schneller Kammerstimulation

Neben der Frequenz ist also offensichtlich ein „Ermüdungsphänomen“ am Zustandekommen des Schenkelblocks beteiligt. Dieses Phänomen läßt sich auch am Persistieren eines Schenkelblocks nach vorheriger schneller Stimulation demonstrieren und kann zur Erklärung der in Abb. 27 beobachteten Verlängerung des HV-Intervalls herangezogen werden. Diese Gesetzmäßigkeiten und die zusätzliche Modifikation durch autonome Faktoren (s. B.II.1 b) erklären, warum die Frequenzabhängigkeit intermittierender intraventrikulärer Leitungsstörungen nicht immer aus einer klinischen Beobachtung erkannt werden kann.

b) Bradykardieabhängige AV-Leitungsstörungen

Bradykardieabhängige Leitungsstörungen sind eher selten. Sieht man von Situationen ab, in denen ein starker vagaler Einfluß sowohl zu einer Depression des Sinusknotens als auch des AV-Knotens führt (s. C), so treten bradykardieabhängige AV-Leitungsstörungen in aller Regel im His-Purkinje-System auf (Rosenbaum et al. 1973). Am besten untersucht sind diese Phänomene wohl für die bradykardieabhängigen Schenkelblockbilder. Dabei sind Linksschenkelblockbilder häufiger als Rechtsschenkelblockbilder (Cohen et al. 1977). Charakteristisch ist das Auftreten eines Schenkelblockbilds bei einer, meist vagal induzierten, Verlangsamung der Vorhoffrequenz (Abb. 28). Auch die postextrasystolische Pause nach induzierten oder spontanen Extrasystolen kann dem Auftreten einer bradykardieabhängigen Blockierung voraufgehen (Abb. 29). Bradykardie- und tachykardieabhängige Schenkelblockbilder sind nicht selten vergesellschaftet (Abb. 28) (Rosenbaum et al. 1973). Ähnliche Beobachtungen sind auch für

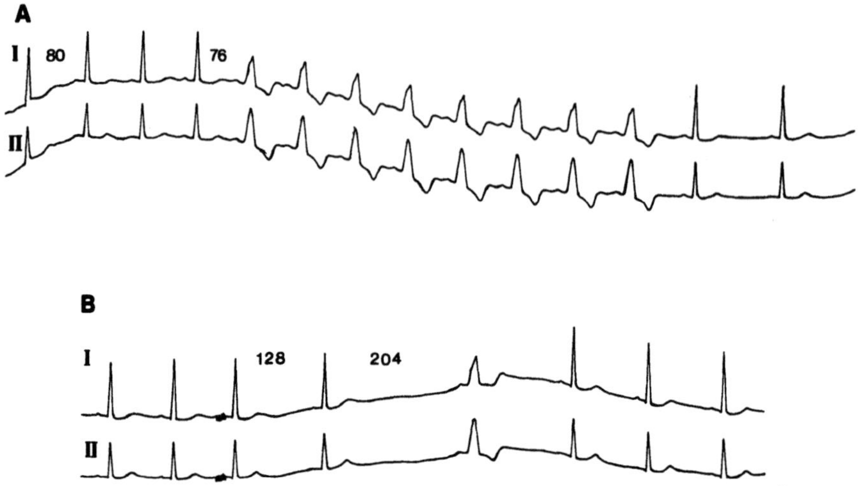

Abb. 28A, B. Tachykardie- und bradykardieabhängiger Linksschenkelblock bei einem 74jährigen Patienten mit hämodynamisch unbedeutender valvulärer Aortenstenose. EKG mit den Ableitungen *I* und *II*. **A** Auftreten eines Linksschenkelblocks bei Beschleunigung der Sinusfrequenz mit Verkürzung der RR-Intervalle von 0,8 auf 0,76 s. **B** Auftreten eines Linksschenkelblocks bei Verlängerung des RR-Intervalls (durch Karotissinusmassage) auf 2,04 s

das Auftreten paroxysmaler AV-Blockierungen mitgeteilt worden (TAVAZZI et al. 1980). Über den zugrundeliegenden pathophyphysiologischen Mechanismus gibt es z.Z. keine gesicherten Erkenntnisse (ALBONI 1981). Favorisiert wird die in Abb. 29 illustrierte Deutung. Eine spontane diastolische Depolarisation in der Zone des Blocks soll zu einer Minderung des Membranpotentials und damit zu einer erschwerten Impulsweiterleitung führen.

3. Medikamentöse Beeinflussung der AV-Erregungsleitung

Die negativ dromotrope Wirkung von Digitalis ist dem Kliniker lange bekannt und wird z.B. in der Behandlung des Vorhofflimmerns mit rascher Kammerantwort therapeutisch genutzt. Ort dieser bereits bei therapeutischen Dosen nachzuweisenden Leitungsverzögerung ist der AV-Knoten (PRZYBYLA et al. 1974). Am Mechanismus sind offensichtlich eine vagale Stimulation und ein direkter depressorischer Effekt beteiligt (WATANABE u. DREIFUS 1970). Nach Untersuchungen am denervierten Herzen (nach Herztransplantation) scheint der vagale Mechanismus dominierend (GOODMAN et al. 1975). Das Auftreten eines höhergradigen AV-Blocks bei therapeutischen Glykosidspiegeln weist wahrscheinlich auf eine vorbestehende Läsion des AV-Knotens hin (SPANG 1957).

Neben Digitalis können insbesondere Antiarrhythmika die Manifestation eines AV-Blocks bewirken. Untersuchungen über die Beeinflussung der AV-Erregungsleitung durch diese Substanzen gestatten eine Einteilung nach dem Schwerpunkt der negativ dromotropen Wirkung (NEUSS et al. 1976). Eine vorzugsweise Beeinträchtigung der nodalen Erregungsleitung kann für die Kalziumantagonisten Verapamil, Gallopamil, Diltiazem sowie für Betarezeptoren-

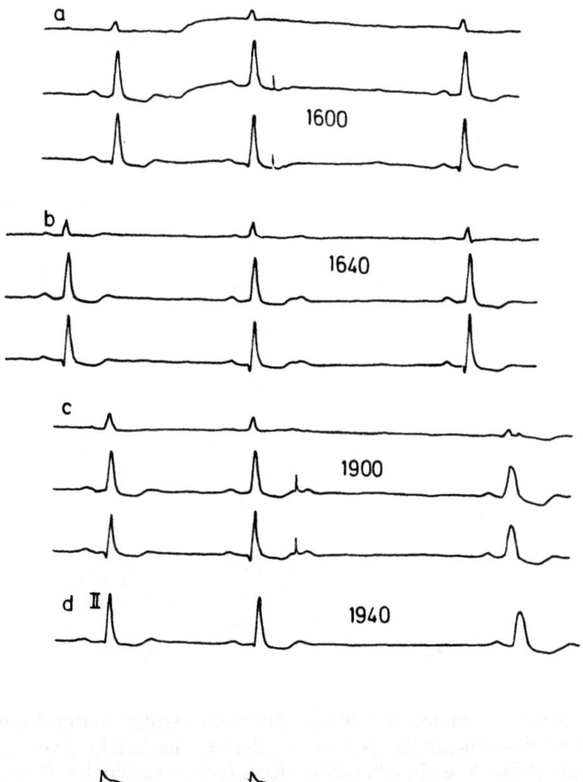

Abb. 29a–d. Bradykardieabhängiger Linksschenkelblock bei einer 57jährigen Patientin. In den Beispielen **a** und **c** wurden die RR-Intervalle durch induzierte atriale Extrasystolen, in Beispiel **b** durch eine spontane atriale Extrasystole verlängert. In Beispiel **d** Verlängerung des Sinusintervalls durch Karotissinusmassage. Bei Verlängerung des RR-Intervalls auf etwa 1,9 s Auftreten eines bradykardieabhängigen Linksschenkelblocks. Die *untere Skizze* gibt schematisch die von Rosenbaum vorgeschlagene Erklärung des Phänomens. Eine spontane diastolische Depolarisation der Zellen im Bereich des Blocks soll zu einer Minderung des Membranpotentials und damit zu einer erschwerten Impulsweiterleitung führen

blocker und Amiodaron angenommen werden. Bei den Medikamenten mit vorzugsweiser Beeinträchtigung des His-Purkinje-Systems führt insbesondere Propafenon zu einer deutlichen Verlängerung der nodalen Leitungszeit, die Zunahme des AH-Intervals nach Ajmalin und Aprindin ist vergleichsweise geringer ausgeprägt. Eindeutige Effekte wurden für Lidocain, Mexiletin und Diphenylhydantoin nicht beschrieben. Die anticholinerge Wirkkomponente mag bei Disopyramid und Chinidin gar zu einer Verkürzung der nodalen Leitungzeit führen (Neuss 1980). Ajmalin, Aprindin, Chinidin, Disopyramid, Lorcainid, Procainamid und Propafenon führen zu einer vorzugsweisen Depression der Leitung im His-Purkinje-System, d.h. sie verlängern sowohl das HV-Intervall als auch die Breite von QRS.

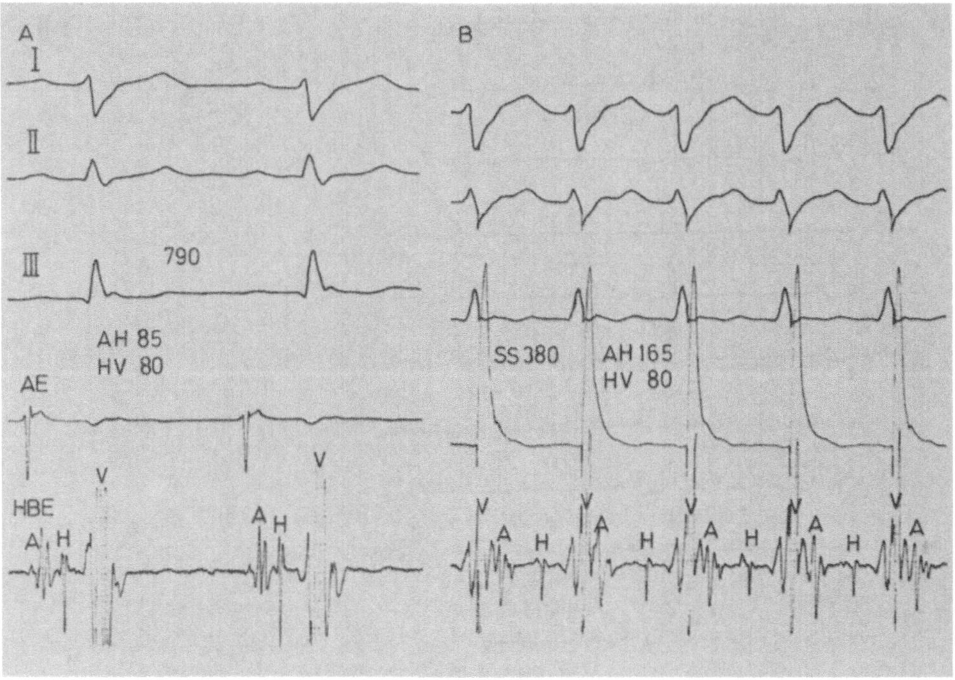

Abb. 30 A, B. Demaskierung eines paroxysmalen AV-Blocks durch ein Antiarrhythmikum der Klasse I. 63jähriger Patient mit synkopalen Attacken. Bereits das EKG (Abl. *I, II, III*) macht einen bifaszikulären Block wahrscheinlich (Rechtsschenkelblock + Block des linken posterioren Faszikels). Trotz einem bei Sinusrhythmus **A** in der His-Bündel-Ableitung (*HBE*) verlängerten HV-Intervall bleibt bei Frequenzbelastung durch atriale Stimulation **B** eine 1:1-AV-Leitung bis zu einer Frequenz von 158/min erhalten. Bei Überschreiten dieser Frequenz entwickelt sich ein AV-Block II. Grades supra His (vgl. Abb. 31)

Es gibt nur sehr wenige systematische Untersuchungen über die Beeinflussung einer intraventrikulären Leitungsstörung durch die genannten Antiarrhythmika. Belegt ist z.B. die Provokation eines infrabifurkationellen Blocks durch Ajmalin (Puech et al. 1976). Die Applikation dieses Medikaments wurde sogar aus diagnostischer Indikation zur Provokation eines paroxysmalen AV-Blocks bei unklaren Synkopen empfohlen (Guerot et al. 1973). Abbildungen 30 und 31 belegen die Entwicklung eines kompletten AV-Blocks infra His durch Propafenon bei einem Patienten mit bifaszikulärem Blockbild. Untersuchungen an Patienten mit intraventrikulären Leitungsstörungen haben z.B. keine dramatische Verschlechterung nach Aprindin (Luckmann et al. 1976) und Disopyramid (Desai et al. 1979) ergeben. Es wäre sicher falsch, aus diesen Befunden an relativ kleinen Kollektiven, in denen nach dem heutigen Wissensstand der zugrundeliegende elektrophysiologische Mechanismus und damit der Grad der Gefährdung durch ein Antiarrhythmikum nicht abgeschätzt werden kann, eine Unbedenklichkeitserklärung für die Gabe dieser Antiarrhythmika bei Patienten mit intraventrikulären Leitungsstörungen zu konstruieren. Das Auftreten höhergradiger

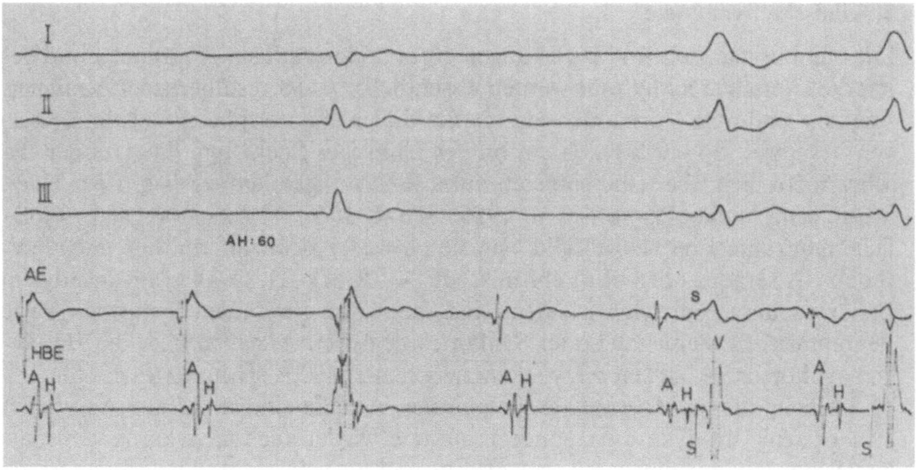

Abb. 31. Gleicher Patient wie in Abb. 30. Die Gabe von 130 mg Propafenon i.v. demaskiert den paroxysmalen AV-Block. Jede Vorhoferregung (*A*) wird distal des His-Bündels blockiert

AV-Blockierungen infra His bei entsprechender Disposition nach Gabe von Lidocain (Lichstein et al. 1973) und Mexiletin (Seipel u. Breithardt 1981) läßt vermuten, daß bei entsprechender Vorschädigung wohl jedes Antiarrhythmikum der Gruppe 1 höhergradige AV-Leitungsstörungen hervorrufen kann.

III. Klinisches Bild, Verlauf und Prognose der AV-Leitungsstörungen

1. Vorkommen

Über das Vorkommen von AV-Leitungsstörungen in einer breiten, möglichst alle Altersgruppen umfassenden Bevölkerung liegen nur wenige Angaben vor. AV-Blockierungen II. und III. Grades werden nur sehr selten bei asymptomatischen Personen im Routine-EKG festgestellt. In der Studie von Johnson et al. (1960) wird die Inzidenz mit weniger als 0,01% angegeben. Nach Langzeit-EKG Studien sind intermittierende AV-Blockierungen II. Grades vom Typ I nicht ganz so selten. Sie traten im Schlaf bei 2 der 48 von Clarke et al. (1976) bzw. bei 3 der 50 von Brodsky et al. (1977) untersuchten asymptomatischen Personen auf.

Die jährliche Inzidenz kompletter AV-Blöcke wird – bezogen auf 100000 Einwohner – von Johanson (1966) mit 3,9, von Kulbertus et al. (1980) mit 7,2 und von Shaw u. Kekwick (1978) mit 9,7 angegeben. Die Häufigkeit steigt deutlich mit Zunahme des Lebensalters (Shaw u. Keckwick 1978). Die Bedeutung des Alters wird auch eindrucksvoll durch eine Untersuchung an 90–100jährigen durch Danner (1977) belegt, der bei 40 von 100 Personen intraventrikuläre Leitungsstörungen und bei weiteren 14 Personen AV-Blockierungen I. und II. Grades beobachtete.

2. Klinische Symptome

Die hämodynamischen Auswirkungen eines höhergradigen AV-Blocks und damit die klinischen Symptome werden wesentlich von der resultierenden Kammerfrequenz und dem Vorhandensein myokardialer und peripherer Leistungsreserven bestimmt. So erklärt sich ein breites klinisches Spektrum, das von der Beschwerdefreiheit über eine eingeschränkte Belastungstoleranz bis hin zur Herzinsuffizienz reicht (PENTON et al. 1956; SPANG 1957; HOLZMANN 1960). Plötzliche markante Frequenzabfälle, wie sie entweder beim intermittierenden AV-Block III. Grades oder beim chronischen AV-Block III. Grades mit instabilem Ersatzrhythmus auftreten können, sind meist von zerebralen Symptomen wie Benommenheit, Schwindel oder Synkopen begleitet. Angaben über die Häufigkeit synkopaler Attacken schwanken zwischen 25–60% (HOLZMANN 1960).

Ursache dieser Morgagni-Adams-Stokes-Anfälle sind nicht nur Asystolien bzw. extreme Bradykardien, sondern hin und wieder auch tachykarde ventrikuläre Rhythmusstörungen, z.T. begünstigt und ausgelöst durch eine bradykarde Kammeraktion (ABIZANDA et al. 1980).

Ursache der Synkopen ist eine dramatische Minderung der Herzförderleistung durch eine bradykarde (in Ausnahmefällen wohl auch tachykarde) Herzrhythmusstörung, deren Dauer die Schwere der Anfälle bestimmt. Der Bewußtseinsverlust beginnt und endet typischerweise abrupt und läßt meist keine Beziehung zu körperlichen Anstrengungen, Aufregungen und Veränderungen der Körperhaltung erkennen. Kreislaufstillstände von 4–5 s können ohne wesentliche Symptome einhergehen. Schwarzwerden vor den Augen, Schwindel und Benommenheit treten zwischen 5–10 s auf. Bei einem Kreislaufstillstand von ca. 10–15 s stellt sich Bewußtlosigkeit ein. Der Patient wird blaß, gering zyanotisch und zeigt eine Pupillendilatation. Nach 20–40 s treten tonisch-klonische Krämpfe mit Sphinkterinsuffizienz, röchelnder Atmung und Zyanose auf. Diese Krämpfe werden z.T. der zerebralen Anoxie, z.T. aber auch einer der Hyperventilation folgenden Hyperkapnie zugeschrieben (FORMYNE 1938). Mit dem Wiedereinsetzen der Zirkulation beobachtet man eine Rötung des Gesichts und der Extremitäten. Meist dauert die Bewußtlosigkeit nur wenige Sekunden. Bei längeren Attacken kann freilich eine Amnesie auftreten und eine Bewußtseinstrübung mehrere Stunden anhalten.

3. Verlauf und Prognose

Verlauf und Prognose einer AV-Leitungsstörung werden u.a. von der Blocklokalisation bestimmt. Entsprechend der Hierarchie der sekundären und tertiären Automatiezentren wird bei Progredienz einer Leitungsstörung zum kompletten Block eine proximale Läsion zu weniger dramatischen Abfällen der Kammerfrequenz und damit zu geringeren hämodynamischen Folgeerscheinungen führen als dies bei einer peripheren Läsion zu erwarten ist. Es scheint daher sinnvoll, die verschiedenen AV-Leitungsstörungen getrennt zu betrachten.

a) AV-Block II. Grades

Die klinische Bedeutung der Unterscheidung eines AV-Blocks II. Grades in einen Typ I und Typ II beruht darauf, mit welcher Zuverlässigkeit beide Blocktypen auf eine bestimmte Lokalisation der Leitungsstörung hinweisen (s. B.I.2). Dabei ist bei proximaler Blocklokalisation (also dem Vorliegen eines AV-Blocks II. Grades vom Typ I mit deutlichem Inkrement) eine langsamere Progredienz zum AV-Block III. Grades und eine geringere Beschwerdesymptomatik als beim AV-Block II. Grades vom Typ II wahrscheinlich (LANGENDORF u. PICK 1968; DHINGRA et al. 1974). Dennoch sei vor einer zu optimistischen Einschätzung einer proximalen Blockierung gewarnt, denn in einer prospektiven Studie an Kindern mit AV-Block II. Grades vom Typ I (YOUNG et al. 1977) wurde eine Progredienz zum kompletten AV-Block bei 7 von 16 Patienten beobachtet. Freilich traten nur bei einem der Kinder zentralnervöse Symptome auf.

b) AV-Block III. Grades

In aller Regel handelt es sich bei den asymptomatischen Patienten mit AV-Block III. Grades um intranodale Blockierungen. Hinweise dafür sind nicht verbreiterte Kammerkomplexe der ventrikulären Ersatzrhythmen und eine deutliche Frequenzbeschleunigung auf Atropingabe (ROSEN et al. 1973a). Dennoch ist auch bei intranodaler Blocklokalisation nicht in jedem Fall von der Stabilität des junktionalen Ersatzrhythmus auszugehen. Möglicherweise sind hier prognostische Hinweise aus dem Verhalten dieser junktionalen Schrittmacher nach ventrikulärem Overdrive abzuleiten (NARULA u. NARULA 1977).

Das Auftreten von Synkopen bei höhergradigen AV-Blockierungen oder bei einem AV-Block III. Grades markiert stets eine ernste Prognose. So ist bei konservativ behandelten Patienten mit einer Mortalität von etwa 50% innerhalb des ersten Jahres zu rechnen (EDHAG u. SWAHN 1976; SEIPEL et al. 1977; PENTON et al. 1956). Zwar verbessert eine Schrittmacherimplantation die Überlebensrate deutlich (SEIPEL et al. 1977), dennoch ist die Mortalität auch dieser Patienten erhöht, wenn man sie mit der Absterbequote einer gleichaltrigen Population vergleicht. Wahrscheinlich ist diese ernste Prognose trotz günstiger Beeinflussung der zerebralen Symptomatik durch die Schrittmacherimplantation von der Schwere der kardialen Grunderkrankung abhängig. Ähnlich wie bei den intraventrikulären Leitungsstörungen wird die Prognose vom Ausmaß einer myokardialen Schädigung mitbestimmt (RETTIG et al. 1975).

c) Intraventrikuläre Leitungsstörungen

Bifaszikuläre Blockbilder werden als Vorstufen eines kompletten AV-Blocks angesehen, wobei die Lokalisation der Schädigung distal des Bündelstamms eine relativ ungünstige Prognose beinhaltet. Diese Meinung basiert auf dem Konzept der trifaszikulären intraventrikulären Erregungsleitung, nach der bei bifaszikulären Blockbildern die AV-Überleitung auf dieser Ebene nur noch durch einen Faszikel erfolgen soll. Eine zusätzliche Verzögerung der Erregungsleitung in diesem Faszikel (sichtbar an einer Zunahme des HV-Intervalls) wäre als weiterer Hinweis auf eine Progredienz zum kompletten AV-Block anzusehen.

Dabei muß man berücksichtigen, daß nach pathologisch-anatomischen Befunden die von ROSENBAUM et al. (1970) beschriebene Aufteilung des linken Schenkels in 2 deutlich zu unterscheidende Faszikel in dieser Form nicht aufrechterhalten werden kann. So sind erhebliche Variationen der Aufzweigung des linken Schenkels anzunehmen, in vielen Fällen ist ein dritter, zur Mitte des Septums ziehender Faszikel auszumachen (UHLEY 1973; KULBERTUS u. DEMOULIN 1976). Ferner ist bei der Korrelation histologischer Veränderungen mit dem elektrokardiographischen Bild z.B. eines linksanterioren Faszikelblocks oft eine ausgedehnte und diffuse Fibrosierung der gesamten Aufzweigungen des linken Schenkels festzustellen (KULBERTUS u. DEMOULIN 1976), die nachweisbaren histologischen Läsionen sind oft schwerwiegender, als es der elektrokardiographische Befund erwarten läßt.

Auch wenn die Zusammenhänge zwischen EKG-Befund, der Anatomie des proximalen His-Purkinje-Systems und Anordnung sowie Ausdehnung vorhandener Läsionen komplexer sind als dies nach dem ROSENBAUM-Konzept angenommen werden konnte, besteht doch nach neueren retrospektiven und prospektiven Studien wenig Zweifel an der prognostischen Bedeutung insbesondere der bifaszikulären Blockbilder.

Hier haben Untersuchungen an größeren Kollektiven eine Progression zu AV-Blockierungen II. und III. Grades belegt (LISTER et al. 1977; SCHEINMAN et al. 1977; DHINGRA et al. 1981; NARULA 1979b). Ein verlängertes HV-Intervall ist als Indiz einer besonderen Gefährdung anzusehen. So erhöht sich in der prospektiven Studie von DHINGRA et al. (1981) die kumulative 7-Jahres-Häufigkeit der AV-Block-Bilder von 12 auf 28% bei verlängertem HV-Intervall. Diese Einschätzung wird von anderen Autoren geteilt (SEIPEL et al. 1979; NARULA 1979b; SCHEINMAN et al. 1977; VERA et al. 1976). Die signifikante Häufung von Angina pectoris, Herzinsuffizienz, Kardiomegalie, myokardialer Leistungseinschränkung bei den Patienten mit verlängertem HV-Intervall kann einerseits die rasche Progredienz der Leitungsstörung und andererseits die höhere Gesamtmortalität durch den ungünstigeren Verlauf der myokardialen Grunderkrankung erklären (SEIPEL et al. 1979; DHINGRA et al. 1980; SCHEINMAN et al. 1977; LISTER et al. 1977). Dem entspricht, daß auch nach Schrittmacherimplantation die Mortalität der Patienten im Vergleich zu Gleichaltrigen erhöht bleibt und offensichtlich von der myokardialen Grunderkrankung abhängig ist (SIMON u. ZLOTO 1978).

C. Das hypersensitive Karotissinussyndrom

Der erste medizinische Bericht über eine Verlangsamung der Herzfrequenz bei Druck auf die Halsschlagader stammt aus dem Jahre 1799 vom englischen Arzt PARRY. Eine ähnliche Beobachtung teilte 1866 CZERMAK mit. Er führte die Beeinflussung der Herzfrequenz auf eine mechanische Reizung des N. vagus zurück. Erst durch die klinischen und experimentellen Untersuchungen HERINGS (1927) wurde erwiesen, daß hier ein Reflexgeschehen von Dehnungsrezeptoren im Bereich des Sinus der A. carotis ausgelöst wird. Der afferente Teil des Reflexbogens verläuft über den N. caroticus des N. glossopharyngicus zu zentralen Schaltstellen in der Medulla oblongata. Unterschiedliche klinische Symptome werden durch verschiedene efferente Reflexschenkel erklärt. So wird beim hypersensitiven Karotissinusreflex zwischen einem kardioinhibitorischen, einem vasodepressorischen und einem zerebralen Typ unterschieden (WEISS et al. 1936).

Beim kardioinhibitorischen Typ beginnt der efferente Schenkel im Nucleus dorsalis ventralis des N. vagus. Eine vagal vermittelte Depression von Sinus- und AV-Knoten ruft Sinusbradykardie, SA-Blockierungen, Sinusarrest und/oder AV-Blockierungen hervor. Sie können selektiv durch Atropin verhindert werden.

Der vasodepressorische Typ ist durch einen Blutdruckabfall infolge Vasodilatation charakterisiert. Der efferente Teil des Reflexbogens verläuft über den Grenzstrang. Die Auswirkungen können im Tierversuch durch Sympathektomie bzw. durch Sympathomimetika verhindert werden.

Umstritten ist die Deutung des zerebralen Typs des Karotissinussyndroms. Theoretisch wird eine Beeinflussung von Hirnstammzentren diskutiert, die für die Regulation des Wachzustandes von Bedeutung sind (Golding-Wood 1962). Flüchtige zerebrale Symptome bei einer Karotissinusmassage sind jedoch auch zu erwarten, wenn bei Stenosen der kontralateralen A. carotis bzw. im Vertebralis/Basilaris-System die Kompression zu einer zerebralen Ischämie führt (Gurdjian et al. 1959; Galdston et al. 1943). Herdsymptome sind schließlich auch möglich durch zerebrale Embolien, wie sie bei Massage eines arteriosklerotischen Gefäßes losgelöst werden können. Als Argument für diese Komplikation können Berichte über das Auftreten von Hemiplegien nach Karotissinusmassage angeführt werden (Askey 1946).

So ist es sicher berechtigt, den umstrittenen zerebralen Typ aus der Betrachtung auszuklammern. Für die Differentialdiagnose bradykarder Herzrhythmusstörungen spielt der kardioinhibitorische Typ die dominierende Rolle. In den meisten Fällen läßt sich dann auch eine vasodepressorische Komponente nachweisen, der reine vasodepressorische Typ ist offensichtlich selten (Franke 1963) und noch seltener Ursache klinischer Symptome (Walter et al. 1978).

I. Der kardioinhibitorische Typ

Nach Sigler (1963) gelten eine Frequenzverlangsamung um 20/min, eine Asystolie bis 2 s und ein Blutdruckabfall von maximal 20 mmHg als noch normale Reaktion auf eine diagnostische Massage des Karotissinus. Ein hypersensitiver Karotissinusreflex wird nach Franke (1963) bei einer Asystolie von mehr als 3 s und einem Blutdruckabfall von mindestens 50 mmHg angenommen. Dieser hypersensitive Karotissinusreflex kann nach Bellet (1972) bei etwa 10% der Bevölkerung ausgelöst werden. Dabei nimmt die Häufigkeit mit steigendem Alter zu, betroffen sind besonders Personen über 50 Jahren. Nach Franke (1963) ist bei Personen über 65 Jahren mit einer Häufigkeit von 25% zu rechnen. Dabei dominiert das männliche Geschlecht (Draper 1950).

Die Pathogenese ist letztlich unklar. Favorisiert wird eine verminderte Dehnbarkeit im Bereich des Karotissinus durch arteriosklerotische Veränderungen. Bei Lokalisation dieser Veränderungen im Bereich der Media sollen die in der Adventitia gelegenen Dehnungsrezeptoren vermindert auf endovasale Blutdruckschwankungen ansprechen, bei extravasalem Reiz jedoch gegen die verhärtete Media gedrückt und auf diese Weise mechanisch gereizt werden (Franke 1963). Unsicher ist die Beteiligung kardialer Faktoren, also latenter Schäden des Sinusknotens oder des AV-Knotens. Die Reflexerregbarkeit kann durch

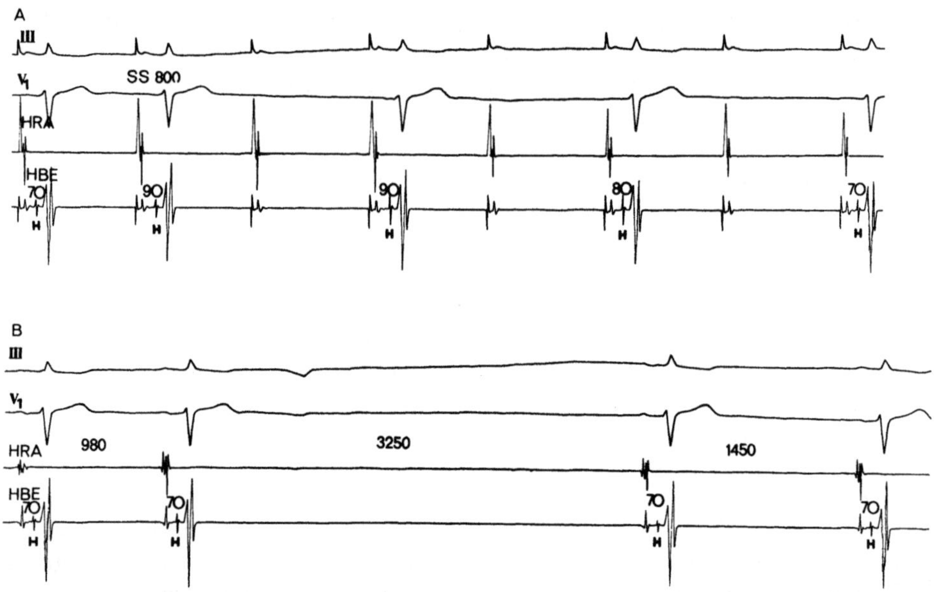

Abb. 32A, B. EKG (Abl. *III*, V_1), Ableitung aus dem hohen rechten Vorhof (*HRA*) und His-Bündel-Ableitung (*HBE*) einer 69jährigen Patientin mit hypersensitivem Karotissinusreflex. Eine linksseitige Karotissinusmassage führt bei konstanter atrialer Stimulation mit einem Stimulationsintervall von 800 ms zu einer Frequenzverlangsamung der Kammern durch Auftreten eines 2:1-AV-Blocks. Auch bei den übergeleiteten Schlägen geringe Verlängerung des AH-Intervalls als Hinweis auf die Leitungserschwerung in den Strukturen des AV-Knotens. Bei Sinusrhythmus führt die linksseitige Karotissinusmassage zu einem Sinusarrest für 3,25 s Dauer, eine depressorische Wirkung auf den AV-Knoten wird nicht evident

Digitalis, Kalzium und Insulin gesteigert und durch Atropin, Barbiturate und Chinidin gemindert werden (AVENHAUS u. JAHRMÄRKER 1966).

Der kardioinhibitorische Typ des hypersensitiven Karotissinussyndroms äußert sich fast immer in einer Depression der Sinusknotenfunktion (SIGLER 1963). Dennoch beruht die Asystolie der Kammern nicht ausschließlich auf einem Sinusarrest, bei ca. 50% der Patienten werden trotz erheblicher Verlangsamung der Vorhoffrequenz AV-Blockierungen unterschiedlichen Grades beobachtet (Abb. 32). Durch den deutlichen Frequenzabfall auf Vorhofebene wird freilich die negativ dromotrope Wirkung auf den AV-Knoten nicht in jedem Fall sichtbar. Hält man z.B. während diagnostischer Karotissinusmassage die Vorhoffrequenz durch Stimulation konstant, kann man diesen Effekt in aller Regel deutlich machen (Abb. 32). Ort der Blockierung ist dann meist der AV-Knoten (GLASSER et al. 1974; RUNGE et al. 1982). Nur in seltenen Fällen kann es über die Verlangsamung der Vorhoffrequenz auch zu einem bradykardieabhängigen Block infra His kommen (CASTELLANOS et al. 1974b). Der Mechanismus wurde bei Besprechung der bradykardieabhängigen Blockbilder erläutert (B.II.2). Als Beispiel kann der in Abb. 28 unter Karotissinusmassage auftretende Linksschenkelblock angesehen werden.

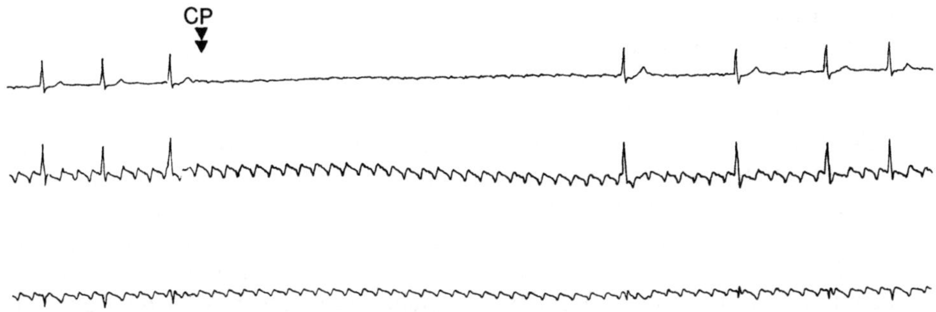

Abb. 33. EKG (Abl. I, II, III), eines 53jährigen Patienten mit paroxysmalem Vorhofflattern. Die Karotissinusmassage (*CP*) hat keine Änderung der Flatterfrequenz zur Folge. Der hypersensitive Karotissinusreflex mit einer Asystolie der Kammern von ca. 6 s kommt durch eine AV-Blockierung zustande

Wird die Vorhoffrequenz durch einen Mechanismus bestimmt, der nicht oder nur unbedeutend durch vagale Einflüsse modifiziert wird (z.B. ektope Tachykardie, Vorhofflattern oder -flimmern), äußert sich der kardioinhibitorische Typ nur in einer Asystolie durch AV-Blockierung (Abb. 33).

Nach FRANKE (1963) soll die Reizung des rechtsseitigen Karotissinus eher zu einer Sinusknotendepression und die linksseitige Massage eher zu einer AV-Knoten-Depression führen. Dies wird auf die Innervation des Sinusknotens von Fasern des rechten N. vagus und des AV-Knotens von Fasern des linken N. vagus zurückgeführt. Bei erheblicher interindividueller Variabilität der Reizantwort auf links- und rechtsseitige Stimulation läßt sich diese Regel nicht nachvollziehen (LINENTHAL 1959).

Die Asystolie wird nicht selten durch das Einspringen von Ersatzrhythmen unterbrochen. Für einige wenige Fälle mit kardialer Vorschädigung sind fatale Attacken von Kammerflimmern beobachtet worden (ALEXANDER u. WONG 1966).

Abhängig von der Dauer der Asystolie werden von Patienten entweder nur Unsicherheit, Schwäche, Verschwommensehen, Übelkeit, epigastrische Mißempfindungen geäußert. Bei längerer Dauer tritt meist abrupt eine Ohnmacht ein. Sie ist von kurzer Dauer und hält gewöhnlich nur wenige Minuten an. Der Patient ist zunächst blaß, bei Wiederingangkommen der Zirkulation bemerkt man eine Gesichtsrötung und Schweißausbruch. Die Atmung während des Anfalls ist flach, die Pupillen sind erweitert, und es besteht ein allgemeiner Tonusverlust. Nach der Synkope wird meist nur eine unbedeutende Orientierungsstörung bemerkt. Konvulsionen, Zungenbiß und Verlust der Sphinkterkontrolle sind eher selten (SALOMON 1958; ROSCOE et al. 1958; DRAPER 1950). Fokale zerebrale Symptome wie Blindheit auf einem Auge, Parästhesien an kontralateralen Extremitäten sind wohl eher verdächtig auf kritische Stenosen der kontralateralen Karotis bzw. im vertebrobasilären Bereich.

Ein hypersensitives Karotissinussyndrom soll bei etwa 10% der Patienten mit hypersensitivem Karotissinusreflex auftreten (THOMAS 1969). Die Diagnose gilt als wahrscheinlich, wenn präsynkopale Zustände oder Synkopen in Situationen auftreten, in denen eine mechanische Beeinflussung des Karotissinus anzunehmen ist. Als auslösende Faktoren gelten forciertes Kopfdrehen, z.B. beim Parken eines Autos, bei Hyperextension des Halses, bei engem Kragen, Dehnung der Haut beim Rasieren etc. Differentialdiagnostisch ist freilich zu bedenken, daß ähnliche Bewegungen auch zur Okklusion einer Vertebralarterie führen können (THOMAS 1969). Das Auslösen ähnlicher Symptome durch eine Karotissinusmassage soll die Diagnose sichern (TUCKMAN et al. 1965). Berücksichtigt man jedoch die spontane Häufigkeit eines pathologischen Karotissinusreflexes gerade bei älteren Patienten, so wird klar, daß der Schwerpunkt diagnostischer Bemühungen im Ausschluß anderer Ursachen synkopaler Attacken liegt. Die Diagnosestellung wird ferner dadurch erschwert, daß bei wiederholter Karotissinusmassage die Ergebnisse nicht reproduzierbar sind und daß der Effekt von autonomen Tonusschwankungen beeinflußt wird (VATNER et al. 1971).

Bei der Differentialdiagnose gilt es andere Ursachen synkopaler Attacken abzugrenzen. Unter den bradykarden Herzrhythmusstörungen sind dies im wesentlichen das Sinusknotensyndrom und der paroxysmale AV-Block. Problematisch ist die Abgrenzung des Sinusknotensyndroms, hier sind offensichtlich Überschneidungen nicht ungewöhnlich (MANDEL et al. 1972; THORMANN et al. 1978; SOLTI u. SZABO 1975). Ob das unterschiedliche Ansprechen der zur Charakterisierung beider Gruppen herangezogenen diagnostischen Parameter (Karotissinusreflex einerseits und verlängerte Sinusknotenerholungszeit andererseits) auf Atropin Rückschlüsse auf eine unterschiedliche Pathogenese erlaubt, ist nicht sicher.

Prospektive Studien über den Spontanverlauf des hypersensitiven Karotissinussyndroms liegen nicht vor. Grundsätzlich scheint die Prognose günstig, nur selten werden zerebrale Ereignisse berichtet. Dabei ist die Prognose abhängig von der begleitenden Erkrankung, d.h. von der Schwere einer begleitenden koronaren und zerebralen Arteriosklerose (EVANS 1952).

II. Vasodepressorischer Typ

Ein vasodepressorischer Typ des hypersensitiven Karotissinusreflexes wird angenommen, wenn es bei Karotissinusmassage zu einem Blutdruckabfall von mehr als 50 mmHg kommt, ohne daß eine nennenswerte Verlangsamung der Herzfrequenz eintritt (FRANKE 1963). Diese Wirkung geht auf eine Abnahme des Vasokonstriktorentonus und möglicherweise eine cholinerge sympathische Vasodilatation zurück (THOMAS 1969). Der Reflex wird daher nicht durch Atropin, wohl aber durch Sympathomimetika abgeschwächt (AVENHAUS u. JAHRMÄRKER 1966). Die Häufigkeit der vasodepressorischen Form wird mit etwa 5–10% (EVANS 1952; LOWN u. LEVINE 1961) angegeben. Mischformen sind wahrscheinlich häufig. Dominiert ein kardioinhibitorischer Typ, kann der vasodepressorische Typ nach Injektion von 1–2 mg Atropin demaskiert werden.

Das hypersensitive Karotissinussyndrom vom vasodepressorischen Typ unterscheidet sich in der Klinik nicht von der kardioinhibitorischen Form. Bei einem anderen Zeitverlauf der vasodepressorischen Komponente sollen die Ohnmachtsanfälle freilich länger andauern (WALTER et al. 1978). Eine vasodepressorische Komponente muß auch dann in die Differentialdiagnose einbezogen werden, wenn bei kardiodepressorischem Typ des hypersensitiven Karotissinussyndroms eine Schrittmacherimplantation nicht den gewünschten therapeutischen Erfolg hat und unverändert präsynkopale oder gar synkopale Attacken anhalten.

D. Bradykarde Kammeraktion bei Vorhofflimmern und Vorhofflattern

Die Kammerfrequenz bei Vorhofflimmern und Vorhofflattern wird wesentlich durch die Eigenschaften der AV-Erregungsleitung bestimmt. Darüber hinaus ist eine Qualitätsminderung der den AV-Knoten erreichenden atrialen Erregungsfronten dafür verantwortlich, daß die Kammerfrequenz bei Vorhofflimmern stets niedriger ist als es der maximalen Kammerfrequenz bei Vorhofstimulation mit 1:1-AV-Leitung entspricht (WATANABE u. DREIFUS 1977). Dieser Umstand wird besonders dann zu einer bradykarden Kammeraktion führen, wenn eine Schädigung der AV-Erregungsleitung vorliegt (LAU et al. 1969).

I. Definition und diagnostische Kriterien

Die Diagnose dieser Rhythmusstörungen bereitet kaum Schwierigkeiten, da gerade bei der langsamen Kammerfrequenz Flimmer- und Flatterwellen in aller Regel gut auszumachen sind. Als Hinweis für eine Schädigung der AV-Leitung bei Vorhofflimmern gilt eine Kammerfrequenz unter 60/min (HWANG u. LANGENDORF 1950). Der Kammerrhythmus bei Vorhofflimmern zeigt dann entweder eine ausgeprägte absolute Arrhythmie oder er läßt bei höhergradiger AV-Blockierung eine Regularisierung der RR-Intervalle erkennen. Bestimmt man den Variationskoeffizienten, um die Streuung dieser RR-Intervalle zu charakterisieren, liegt er bei Regularisierung stets unter 10, meist sogar unter 5%. Bei der absoluten Arrhythmie hingegen finden sich Variationskoeffizienten zwischen 15 und 30% (meist um 20%) (NEUSS et al. 1981). Eine verbleibende geringe Irregularität der RR-Intervalle wird einmal mit autonomen Einflüssen auf den junktionalen Ersatzschrittmacher erklärt, zum anderen sind gelegentliche „Captures" durch übergeleitete Flimmerimpulse möglich (HWANG u. LANGENDORF 1950).

Eine Regularisierung der Kammerintervalle bei Vorhofflimmern tritt nicht nur nach Digitalis (HWANG u. LANGENDORF 1950; KASTOR 1973), sondern auch nach Gabe der Kalziumantagonisten Verapamil (SCHAMROTH 1971) und Gallopamil (NEUSS et al. 1981) auf. Untersuchungen mit programmierter Kammerstimulation haben gezeigt, daß diesem Phänomen ein höhergradiger AV-Block in den nodalen Strukturen zugrunde liegt. Die Kammerfrequenz wird dabei durch junktionale Ersatzschrittmacher bestimmt, die autonomen Einflüssen (Modifikation durch Atropin und Betarezeptorenblocker) unterliegen. Wie für andere Ersatzschrittmacher ist eine deutliche Suppression durch ventrikulären Overdrive möglich (Abb. 34, 35), die Auswirkungen waren besonders ausgeprägt bei bradykarden Ersatzrythmen. Vereinzelt lassen sich Austrittsblockierungen vermuten (Abb. 35).

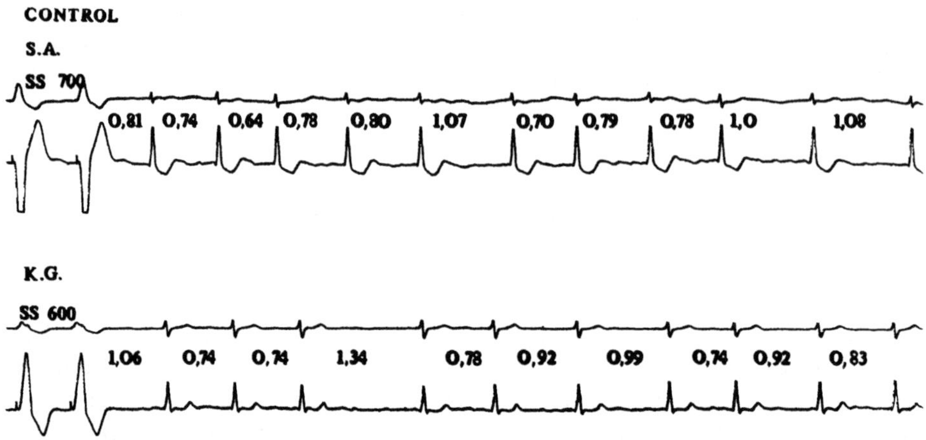

Abb. 34. Verhalten der Kammerintervalle bei unbeeinflußtem Vorhofflimmern nach kurzem ventrikulärem Overdrive. Die Stimulationsintervalle betragen 700 bzw. 600 ms. Nach Beendigung der Stimulation zeigen die Kammerintervalle die unregelmäßige Aufeinanderfolge der absoluten Arrhythmie bei Vorhofflimmern. Die Intervalle sind in Sekunden angegeben

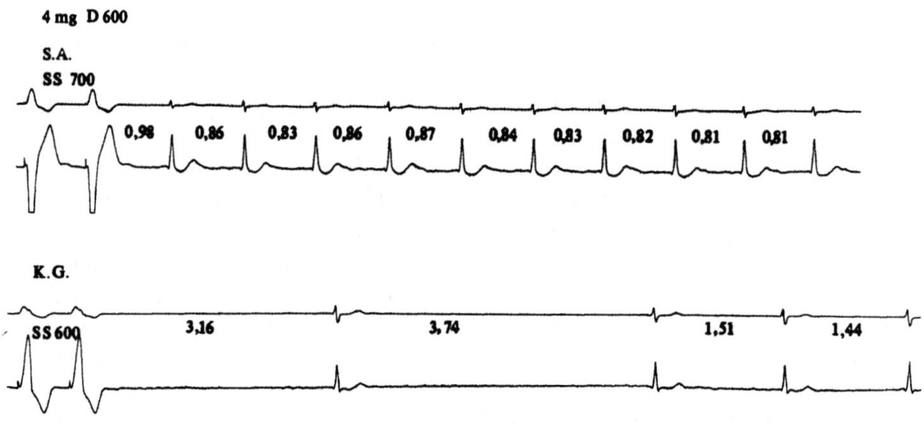

Abb. 35. Gleiche Patienten wie in Abb. 34. Nach Gabe des Kalziumantagonisten Gallopamil (D 600) war bei diesen beiden Patienten eine Regularisierung der RR-Intervalle aufgetreten. Nach kurzer ventrikulärer Stimulation ist jetzt im oberen Beispiel ein deutliches „warming up" eines junktionalen Ersatzschrittmachers zu vermuten. Im unteren Beispiel längere Pausen von 3,16 und 3,74 s, bevor ein stabiler Ersatzrhythmus mit Intervallen um 1,4 s einsetzt. Möglicherweise beruhen die beiden ersten langen Intervalle auf einem 2:1-Austrittsblock eines junktionalen Ersatzzentrums

Ähnliche Befunde wurden erstmals von HWANG u. LANGENDORF (1950) für junktionale Ersatzrhythmen bei digitalisierten Patienten erhoben. Die Frequenz dieser Ersatzrhythmen lag zwischen 27 und 50, im Mittel bei 42/min. Am Zustandekommen symptomatischer Bradykardien bei Vorhofflimmern ist nicht nur die Läsion der nodalen Erregungsleitung, sondern auch eine Schädigung junktionaler Automatiezentren beteiligt. Blockbilder infra His sind bisher nur selten beobachtet worden. Bei den beiden von REID et al. (1973) dokumentierten Fällen liegt wahrscheinlich zusätzlich eine nodale Läsion vor, denn die registrierten His-Bündel-Potentiale lassen eine Regularisierung erkennen.

Bei Vorhofflattern ist eine Schädigung der AV-Leitung anzunehmen, wenn das Vorhof-Kammer-Verhältnis größer als 2:1 ist bzw. die Kammerfrequenz 100/min unterschreitet (LONDON u. LONDON 1961), mit fortschreitender Erschwerung der AV-Leitung finden sich Wenckebach-Perioden alternierender Flatterimpulse (SANTANDER et al. 1950; SLAMA et al. 1979). Höhergradige AV-Blockierungen sind daran zu erkennen, daß gleichmäßige RR-Intervlle nicht exakt einem Vielfachen der Flatterintervalle entsprechen (WATANABE u. DREIFUS 1977).

II. Klinische Bedeutung

Eine bradykarde Kammeraktion bei Vorhofflimmern wird nur relativ selten angetroffen. Bei der Analyse eines großen klinischen Kollektivs fand GODTFREDSEN (1975) bei nur 2,3% der Patienten eine Kammerfrequenz unter 60/min. Grundsätzlich werden niedrigere Frequenzen bei höherem Alter angetroffen. Nur bei 0,5% der Patienten (bei denen Vergleichs-EKGs während Sinusrhythmus herangezogen werden konnten) war zuvor ein kompletter AV-Block zu erkennen.

Bei der Schrittmacherindikationsstellung ist in etwa 4% die bradykarde Form der absoluten Arrhythmie beteiligt (HAGER 1974). Meist handelt es sich dabei um schwer herzkranke Patienten mit manifester myokardialer Insuffizienz und erheblicher Dilatation. Oft ist die bradykarde Kammeraktion durch die aus hämodynamischen Gründen notwendige Glykosidmedikation begünstigt. Meist ergibt sich die Schrittmacherindikationsstellung wegen der hämodynamischen Folgen der bradykarden Rhythmusstörung. Synkopen durch Asystolien scheinen eher selten (MCNALLY u. BENCHIMOL 1968). Die Prognose ist auch nach Schrittmacherimplantation ernst und offensichtlich abhängig von der Schwere des Grundleidens (ALT et al. 1982).

E. Bradykarde Kammeraktion bei Ektopien

I. Blockierte atriale Extrasystolen

In Abhängigkeit von ihrer Vorzeitigkeit und dem Refraktärverhalten des AV-Leitungsweges können atriale Extrasystolen entweder ohne oder mit Aberranz übergeleitet oder auf verschiedenen Ebenen des AV-Leitungsweges blockiert werden. Die ektopen P-Wellen, meist der ST-T-Strecke des vorhergehenden Kammerkomplexes überlagert, sind gelegentlich schwer zu identifizieren, so daß blockierte atriale Extrasystolen je nach ihrer Häufigkeit eine Sinusbradykardie bzw. einen 2:1-SA-Block (s. Abb. 2) oder gelegentliche sinuatriale Blockierungen vortäuschen können. Bei den meisten atrialen Extrasystolen ist die postextrasystolische Pause nicht voll kompensatorisch, so daß in aller Regel eine blockierte atriale Extrasystole nicht zu einer exakten Verdoppelung des RR-Intervalls führt

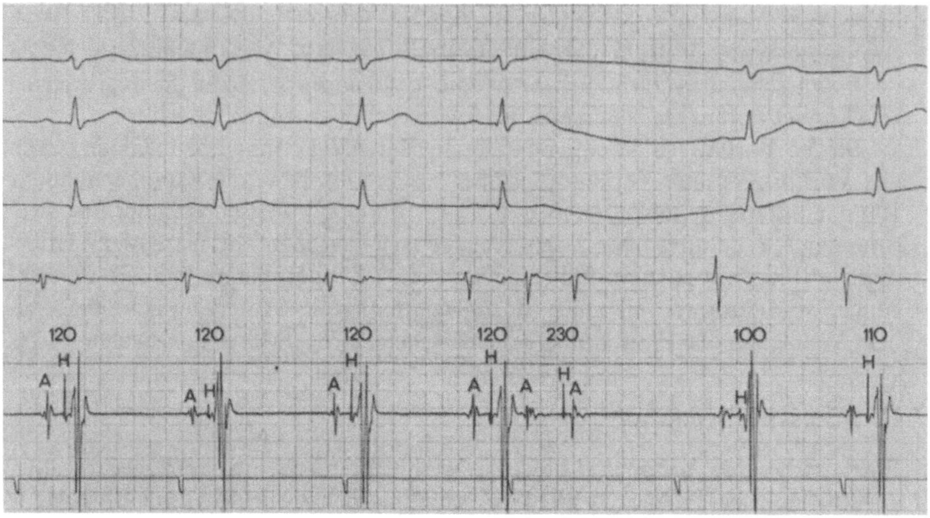

Abb. 36. EKG der Abl. I, II und III, intraatriales Elektrogramm und His-Bündel-Ableitung einer 50jährigen Patientin mit anfallsweisem Herzjagen. Nach dem 4. QRS-Komplex kommt es zu einer plötzlichen Verlängerung des RR-Intervalls von zuvor 850 auf 1510 ms. Bereits die geringe Deformierung der ST-Strecke in Abl. II macht als Ursache dieser Verlängerung eine blockierte atriale Extrasystole wahrscheinlich. Die intrakardialen Ableitungen bestätigen diese Deutung und belegen sogar zwei atriale Extrasystolen. Dabei wird die 1. atriale Extrasystole infra His und die 2. atriale Extrasystole oberhalb von His blockiert. Daß es zu keiner exakten Verdoppelung des RR-Intervalls kommt, kann nicht als zuverlässiger Beweis gegen die Differentialdignose einer SA-Blockierung herangezogen werden, da die erste atriale Erregung nach der Pause ja eine atriale Ersatzsystole sein könnte

(s. Abb. 36). Dennoch erlaubt dieser Umstand keine sichere Unterscheidung, zumal auch bei intermittierendem SA-Block die erste atriale Erregung nach der Pause ein Ersatzschlag sein kann. Die Diagnose läßt sich sichern, wenn ektope P-Wellen im EKG gefunden werden. Bei der Betrachtung langer Streifen werden dann meist auch Überleitungen mit aberrantem oder normal konfiguriertem Kammerkomplex gefunden. Nur in Zweifelsfällen wird man Ösophagus- oder intraatriale Ableitungen heranziehen müssen.

Anhaltende symptomatische Bradykardien sind nur bei blockierten atrialen Extrasystolen in Bigeminusform zu erwarten. Diese Rhythmusstörung ist offensichtlich selten (Washington et al. 1979). Die sichere Abgrenzung von bradykarden Vorhofrhythmen ist vor allem wegen der unterschiedlichen therapeutischen Konsequenzen von praktischer Bedeutung.

II. AV-Leitungsstörungen durch blockierte His-Bündel-Extrasystolen

Die Beeinflussung der Überleitung einer Sinuserregung durch anterograd und retrograd blockierte junktionale Extrasystolen wurde erstmals von Langendorf

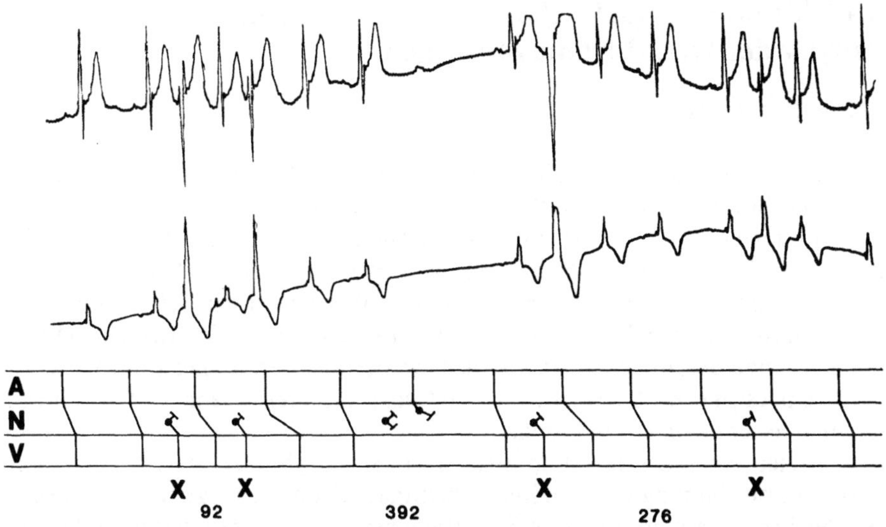

Abb. 37. Langzeit-EKG und konventionelles Leiterdiagramm eines 35jährigen Patienten mit Palpitationen. Das Langzeit-EKG läßt bei durchgehendem Sinusrhythmus interponierte Extrasystolen erkennen, die gegenüber den übergeleiteten Sinuserregungen nur unwesentlich verbreitert sind. Sie führen durch verborgene Erregungsleitung zu einer Verlängerung des nachfolgenden PQ-Intervalls, besonders deutlich für den 6. QRS-Komplex. Scheinbar unmotiviert wird in der Mitte des Streifens eineVorhoferregung blockiert. Wie im Leiterdiagramm skizziert, könnte eine blockierte Extrasystole (Ursprung wahrscheinlich aus dem proximalen His-Purkinje-System) diese Leitungsstörung erklären

u. MEHLMAN (1947) nach der Analyse eines konventionellen Rhythmusstreifens vermutet. Ähnliche Beobachtungen wurden in der Folgezeit von LANGENDORF u. PICK (1966) und SCHAMROTH u. SURAWICZ (1971) mitgeteilt. Die Annahme, daß eine unerwartete Beeinflussung der Überleitung einer Sinuserregung durch blockierte junktionale Extrasystolen verursacht wird, kann nur begründet werden, wenn zugleich übergeleitete junktionale Erregungen beobachtet werden. Diese junktionalen Erregungen können entweder als einzelne Extrasystolen oder als Parasystolie in Erscheinung treten (Abb. 37).

Erst die Ableitung von His-Bündel-Elektrogrammen hat den Beweis für diese Deutung erbracht. Der ersten Mitteilung von ROSEN et al. (1970) folgten dann weitere kasuistische Mitteilungen von CANNON et al. (1972), CASTELLANOS et al. (1974a), DONZEAU et al. (1979) und FISCH et al. (1976). Dabei sind es nicht nur junktionale Extrasystolen, sondern auch Extrasystolen aus dem proximalen His-Purkinje-System (CASTELLANOS et al. 1974a, 1977), die plötzliche Verlängerungen der PQ-Zeit sowie AV-Blockierungen II. Grades vom Typ I und Typ II verursachen können. Gemessen an der geringen Zahl der mitgeteilten Beobachtungen scheint die klinische Bedeutung dieses Phänomens gering.

F. Elektrokardiographische Begleiterscheinungen bradykarder Herzrhythmusstörungen

I. Ersatzrhythmen

Verlangsamung, Ausfall der Sinusaktivität (durch SA-Block oder Sinusarrest) oder Unterbrechung der Weiterleitung zu den Kammern lassen untergeordnete Reizbildungszentren hervortreten. Entsprechend der Hierarchie dieser sekundären und tertiären Schrittmacherzentren werden sie bei ungestörtem Sinusrhythmus überspielt und können nur bei einem der obengenannten Gründe ihre „Ersatz"-Funktion wahrnehmen. Dieser auf Wenckebach u. Winterberg (1927) zurückgehende Begriff der Ersatzsystole bzw. der Ersatzrhythmen (im englischen Schrifttum escape beat bzw. escape rhythms) beschreibt sehr treffend diesen Vorgang der ektopen Reizbildung.

Auftreten einer Ersatzsystole oder eines Ersatzryhtmus hat also stets eine gestörte Impulsbildung im primären Schrittmacher oder eine gestörte Weiterleitung der Erregung vom primären Schrittmacher zum Vorhof bzw. zu den Kammern zur Voraussetzung. Ersatzrythmen sind also in den Vorhöfen, in der AV-Region (AV-Knoten und His-Bündel) oder auf Kammerebene (unterhalb der Bifurkation) lokalisiert. Da diese ektope Impulsbildung definitionsgemäß spät im Zyklus erfolgt, ist die Weiterleitung zu den Kammern in aller Regel ungestört, d.h. bei suprabifurkationellem Ursprung erfolgt die Weiterleitung zu den Kammern unter gleich günstigen bzw. günstigeren Voraussetzungen wie für die Sinusimpulse. Das PR-Intervall atrialer Ersatzsystolen kann daher kürzer sein als das der Sinuserregung. Weicht die QRS-Konfiguration von der QRS-Morphologie übergeleiteter Sinuserregungen ab, so spricht dies für eine infrabifurkationelle Lokalisation des Ersatzzentrums. Sind die Kammerkomplexe nur unbedeutend verbreitert, kann ein Erregungsursprung im proximalen His-Purkinje-System vermutet werden. Dabei finden sich meist Kammerkomplexe, die an faszikuläre Leitungsstörungen erinnern. Die Interpretation folgt dabei den in Abschnitt B.I.4 dargelegten Prinzipien. So würde der in Abb. 18 gezeigte ventrikuläre Ersatzrhythmus mit Rechtstyp und Rechtsschenkelblock für eine verspätete Aktivierung der vom posterioren Faszikel und vom rechten Schenkel versorgten Kammeranteile sprechen. Der Ersatzrhythmus wäre also dem anterioren Faszikel des linken Schenkels zuzuordnen. Freilich muß auch die Konfiguration des übergeleiteten Sinusimpulses berücksichtigt werden. Dies läßt sich besonders gut in Abb. 38 demonstrieren. Während hier die übergeleiteten Sinusimpulse zu einer QRS-Konfiguration mit Rechtsschenkelblockmorphologie führen, ist für den Ersatzrhythmus ein Verschwinden dieser Rechtsverspätung festzustellen. Diese Beobachtung spricht für die Lokalisation des Ersatzrhythmus im Bereich des rechten Schenkels.

Klinische Beispiele für Ersatzrhythmen und Ersatzsystolen finden sich in den Abb. 8 (atriale Ersatzrhythmen), 2, 5, 6, 9–12, 19, 35, 40, 41 (junktionale Ersatzrhythmen), 18, 31, 38, 39 (ventrikuläre Ersatzrhythmen). Oft läßt sich beim Einspringen eines Ersatzrhythmus ein deutliches „warming up" (Gaskell 1884) nachweisen (Abb. 12, 35).

II. AV-Dissoziation

Eine AV-Dissoziation liegt dann vor, wenn Vorhöfe und Kammern zwei verschiedenen Schrittmachern folgen. Voraussetzung sind Störungen der Automatie und/oder der Erregungsleitung. Eine Dissoziation der Vorhof-Kammertätigkeit, wie sie im Gefolge eines höhergradigen oder totalen AV-Blocks auftritt und die von manchen Autoren als „Blockdissoziation" bezeichnet wird (HOLZMANN 1960), soll aus dieser Definition ausgeklammert werden.

Konkurrieren zwei Schrittmacher um die Erregung des Herzens, so wird – unbehinderte AV- und VA-Leitung vorausgesetzt – der schnellere bald die Führung übernehmen. Unter dieser Voraussetzung ist eine AV-Dissoziation ein instabiler Zustand. Sie kann nur dann längere Zeit anhalten, wenn die Frequenz beider Schrittmacher weitgehend identisch ist. Die von beiden Schrittmachern herrührenden Erregungsfronten treffen aufeinander und behindern sich gegenseitig in ihre Fortleitung. Diese Kollision kann überall im Herzen stattfinden, also in den Vorhöfen, der AV-Region oder den Kammern. Der Vorgang kann aus elektrophysiologischer Sicht als Interferenz zweier Erregungsfronten unterschiedlicher Herkunft verstanden werden. Dank dieser Interferenz bleiben beide Schrittmacher unabhängig, solange die Impulsbildung zeitlich nur gering versetzt ist. Der schnellere Schrittmacher übernimmt erst dann die Führung, wenn seine Entladung so vorzeitig erfolgt, daß die von ihm ausgehende Erregungsfront den langsameren Schrittmacher vor dessen spontaner Depolarisation erreicht. Damit bestimmt die Laufzeit zwischen beiden Schrittmachern, bis zu welcher Verschiebung der Depolarisationszeitpunkte eine Dissoziation bestehen bleiben kann.

Die unterschiedliche Bedeutung, die dem Begriff der Interferenz zugemessen wird, hat zu einiger Verwirrung der Terminologie geführt (SCHERF u. COHEN 1964). Der Begriff der physiologischen Interferenz zweier Erregungsfronten bei AV-Dissoziation ist nicht mit dem Begriff der Interferenzdissoziation identisch, wie sie 1923 von MOBITZ verstanden wurde. Mit diesem Begriff der Interferenzdissoziation wurde ein langsamer atrialer Rhythmus beschrieben, der vor einem schnelleren junktionalen oder (seltener) ventrikulären Rhythmus durch retrograden Block geschützt ist und der seinerseits durch gelegentliche „Captures" zu einer Verknüpfung beider Rhythmen führt. Diese periodische Depolarisation des schnelleren Automatiezentrums (also die Captures) schließt natürlich eine physiologische Interferenz aus. Andererseits ist bei physiologischer Interferenz zweier Erregungsfronten keine Interferenzdissoziation möglich. Es scheint daher logisch, den Begriff der Interferenzdissoziation durch den Terminus eines Doppelrhythmus mit Rhythmenverknüpfung (SPANG 1957) zu ersetzen. Eine AV-Dissoziation ohne Rhythmenverknüpfung wäre also einer AV-Dissoziation mit Rhythmenverknüpfung gegenüberzustellen.

1. AV-Dissoziation ohne Rhythmenverknüpfung

Eine Rhythmenverknüpfung kann dann nicht eintreten, wenn AV- und VA-Leitung unbehindert sind. Ursachen sind entweder eine Abnahme der Sinusfre-

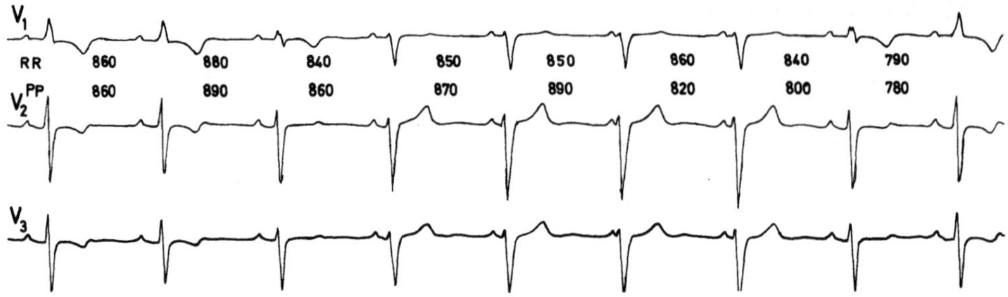

Abb. 38. EKG (Abl. V_1, V_2, V_3) eines Patienten mit valvulärer Pulmonalstenose. Die übergeleiteten Sinuserregungen (erster und letzter QRS-Komplex) zeigen eine Rechtsschenkelblockkonfiguration. Im mittleren Teil des Bildes kommt es zu einer kurzen Phase mit AV-Dissoziation. Bei den Komplexen 4–7 folgen die Kammern einem Zentrum, das zu einem Verschwinden der Rechtsschenkelblockkonfiguration führt, also am wahrscheinlichsten im proximalen rechten Schenkel selbst lokalisiert ist. Die Kammerkomplexe 2, 3 und 8 stellen Kombinationserregungen dar, beruhen also auf einer physiologischen Interferenz

quenz (Sinusbradykardie oder SA-Block) oder eine Beschleunigung der Automatie junktionaler oder ventrikulärer Automatiezentren. Dieser Zustand ist in der Regel flüchtig und hält nur für eine oder einige Aktionen an (Abb. 38). Nur wenn atrialer und junktionaler (oder ventrikulärer) Rhythmus annähernd die gleiche Frequenz aufweisen, ist – begünstigt durch die physiologische Interferenz der Erregungsfronten – eine AV-Dissoziation über eine längere Zeit möglich. Dabei wird nicht selten trotz gewisser Frequenzschwankungen beider Rhythmen eine Synchronisation beobachtet. Der Mechanismus dieser sogenannten isorhythmischen Dissoziation wird z.T. durch übergeordnete autonome Steuermechanismen und z.T. durch eine direkte Beeinflussung der Sinusfrequenz über Änderungen des Vorhofdrucks erklärt (DIEDERICH 1974).

2. AV-Dissoziation mit Rhythmenverknüpfung

Voraussetzung einer AV-Dissoziation mit Rhythmenverknüpfung ist ein VA-Block, der eine Beeinflussung des Vorhofrhythmus durch den die Kammerfrequenz bestimmenden junktionalen oder ventrikulären Rhythmus verhindert. Die Rhythmenverknüpfung ist kenntlich am Auftreten von „capture beats", die zu einer Entladung des untergeordneten Automatiezentrums führen. Definitionsgemäß erfolgt dieser Capture vorzeitig, d.h. bezogen auf die Entladungsfolge des untergeordneten Rhythmus. Abhängig von den Refraktäritätsverhältnissen des junktionalen und intraventrikulären Erregungsleitungssystems kann die Überleitung des Capture beat mit normalem oder verlängertem PQ-Intervall, mit normalem oder aberrierendem QRS-Komplex erfolgen. Sie kann aber auch dadurch kenntlich werden, daß sie zwar einen junktionalen Schrittmacher entlädt und seine Erregungsfolge versetzt, ohne zu einer Kammererregung zu führen.

Die Häufigkeit der Capture beats ergibt sich aus dem Frequenzunterschied beider Zentren. Grundsätzlich kann hier ein langsamer Vorhofrhythmus (also bei Sinusbradykardie oder SA-Block) mit einem schnelleren junktionalen (oder

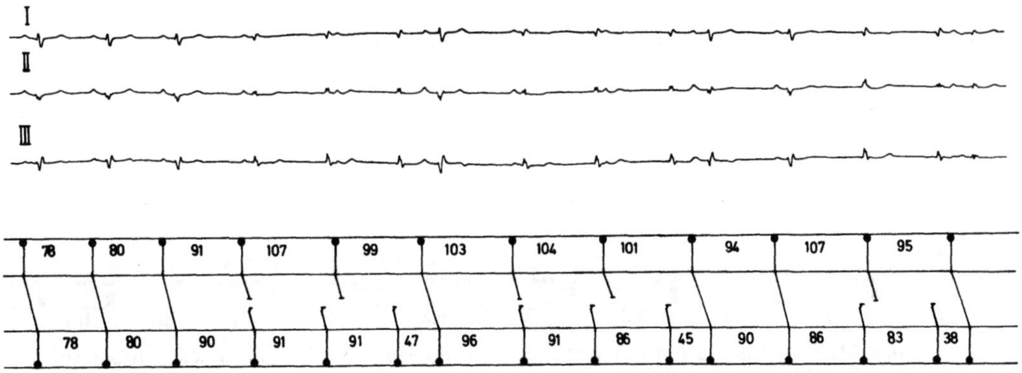

Abb. 39. EKG (Abl. *I, II, III*) und konventionelles Leiterdiagramm einer 65jährigen Patientin mit Sinusknotensyndrom. Die hier registrierte und im Leiterdiagramm erläuterte AV-Dissoziation kommt durch eine Frequenzverlangsamung der Sinuserregung zustande. Ein retrograder Block verhindert die Entladung der langsameren Vorhoferregungsfolge durch den schnelleren ventrikulären Ersatzrhythmus und ermöglicht die gelegentliche Rhythmenverknüpfung durch „capture beats". Beim Vergleich der Kammerkonfiguration für die übergeleiteten Sinuserregungen mit der QRS-Konfiguration der Ersatzschläge läßt sich ein Ursprung des Ersatzrhythmus im proximalen His-Purkinje-System vermuten

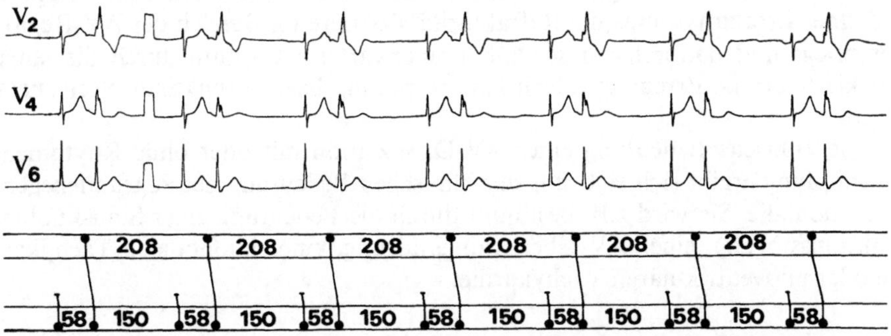

Abb. 40. EKG (Abl. V_2, V_4, V_6) eines 73jährigen Patienten mit Sinusknotensyndrom und koronarer Herzerkrankung. Den normal konfigurierten und nicht verbreiterten Kammerkomplexen geht keine P-Welle voran, es handelt sich somit um junktionale Ersatzschläge. Ihnen folgt am Ende der T-Welle eine Vorhoferregung, die nach ihrer Konfiguration wahrscheinlich aus dem rechten Vorhof stammt (+/−-Konfiguration in V_2). Die nachfolgende Kammererregung ist rechtsschenkelblockartig konfiguriert. Das Leiterdiagramm liefert die wahrscheinliche Deutung dieser Allorhythmie. Zugrunde liegt eine extreme Sinusbradykardie (möglicherweise ein 2:1-SA-Block) mit einem Intervall von 2,08 s. Das Einspringen eines junktionalen Ersatzzentrums mit einem Ersatzintervall von 1,5 s erklärt die normalen QRS-Komplexe. Ein retrograder Block schützt den langsameren Vorhofrhythmus. Die Differenz beider Intervalle führt zum ventrikulären „Capture" nach 0,58 s unter dem Bild eines funktionellen Rechtsschenkelblocks. Die Aufeinanderfolge von Ersatz- und Normalschlag hat dieser Allorhythmie den Namen eines Ersatzschlagbigeminus gegeben

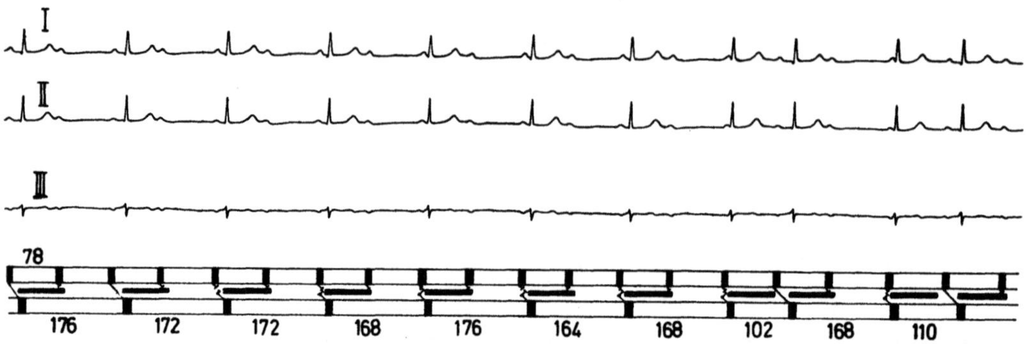

Abb. 41. AV-Dissoziation mit Rhythmenverknüpfung bei 2:1-AV-Block. EKG (Abl. *I, II, III*) und konventionelles Leiterdiagramm einer 53jährigen Patientin mit höhergradigem AV-Block. Das Einspringen eines junktionalen Ersatzschrittmachers ist spätestens beim 4. QRS-Komplex an der Verkürzung des PQ-Intervalls abzuleiten. Fällt die P-Welle unmittelbar in den Beginn des QRS-Komplexes (Kammerkomplex Nr. 8), wird die nachfolgende, sonst stets blockierte Vorhoferregung überraschenderweise übergeleitet. Dieser „Capture" erkärt sich aus der im Leiterdiagramm skizzierten verborgenen Leitung des junktionalen Ersatzzentrums in die Zone des Blocks und die so verursachte Verschiebung der Refraktäritätsbarriere

ventrikulären) Ersatzrhythmus konkurrieren (Abb. 39). Bei einem bestimmten Verhältnis der Frequenzen beider Rhythmen kann sich auch eine Allorhythmie unter dem Bild eines Ersatznormalschlagbigeminus einstellen (Abb. 40).

Auch bei einem 2:1 AV-Block findet sich nicht selten eine AV-Dissoziation mit Rhythmenverknüfung. Abbildung 41 demonstriert, daß mit dem Einspringen eines Ersatzrhythmus die Refraktäritätsbarriere im Bereich der AV-Region vorverlegt und dadurch ein scheinbar unerwarteter Capture durch die sonst blockierte atriale Erregung folgen kann („peeling back") (NEUSS u. SCHLEPPER 1973).

Die klinische Bedeutung einer AV-Dissoziation mit oder ohne Rhythmenverknüpfung ergibt sich stets aus der klinischen Bedeutung der zugrundeliegenden Anomalie. Sie wird z.B. bestimmt durch die Bedeutung einer Sinusknotenfunktionsstörung, einer AV-Überleitungsstörung, einer idionodalen Tachykardie oder idioventrikulären Tachykardie.

Literatur

Abdon NJ, Jönsson BM (1979) High incidence of systemic embolization in episodic sick sinus syndrome. Pace 2:A50

Abizanda JAR, Lozano MF, Garcia JG (1980) Natural history of chronic atrioventricular block. In: Bayes A, Cosin J (eds) Diagnosis and treatment of cardiac arrhythmias. Pergamon Press, Oxford, pp 431–441

Alanis J, Lopez E, Mandoki JJ, Pillar G (1959) Propagation of impulses through the atrioventricular node. Am J Physiol 197:1171–1174

Alboni P (1981) Intraventricular conduction disturbances. Martinus Nijhoff, The Hague Boston London

Alexander S, Wong CP (1966) Fatal ventricular fibrillation during carotid sinus stimulation. Am J Cardiol 18:189–291

Alt E, Wirtzfeld A, Decchand E (1982) Überlebenszeit und Verlauf nach Schrittmacherimplantation mit Sinusknotensyndrom (SKS) im Vergleich zu totalem AV-Block und Bradyarrhythmie. Z Kardiol 71:241

Arguss MS, Rosin EY, Adolph RJ, Fowler NO (1972) Significance of chronic sinus bradycardia in elderly people. Circulation 46:924–930

Aroesty JM, Cohen SI, Morkin E (1974) Bradycardia-tachycardia syndrome: results in twenty-eight patients treated by combined pharmacologic therapy and pacemaker implantation. Chest 66:257–263

Askey JM (1946) Hemiplegia following carotid sinus stimulation. Am Heart J 31:131–137

Avenhaus H, Jahrmärker H (1966) Zur Klinik und Pathophysiologie des Karotissinus-Syndroms. Münch Med Wochenschr 108:2517–2525

Bellet S (1972) Essentials of cardiac arrhythmias. Diagnosis and management. Saunders, Philadelphia London Toronto, pp 340–344

Bharati S, Nordenberg A, Bauernfeind R, Varghese JP, Carvalho AG, Rosen K, Lev M (1980) The anatomic substrate for the sick sinus syndrome in adolescence. Am J Cardiol 46:163–172

Birchfield RI, Menefee EE, Bryant GDN (1957) Disease of the sinoatrial node associated with bradycardia, asystole, syncope, and paroxysmal atrial fibrillation. Circulation 16:20–26

Birkhead JS, Vaughan Williams EM (1977) Dual effect of disopyramide on atrial and atrioventricular conduction and refractory periods. Br Heart J 39:657–660

Bjerregaard P (1980) The longest pauses observed during ambulatory electrocardiography in healthy subjects. Abstract 1041, VIII. European Congress of Cardiology, Paris

Bleifeld W, Rupp M, Fleischmann D, Effert S (1974) Syndrom des kranken Sinusknotens („Sick-Sinus"-Syndrom). Dtsch Med Wochenschr 99:795–802

Blömer H, Wirtzfeld A, Delius W, Sebening H (1975) Das Sinusknoten-Syndrom. Z Kardiol 64:697–721

Blömer H, Wirtzfeld A, Delius W, Sebening H (1977) Das Sinusknotensyndrom. Perimed, Erlangen

Blondeau M (1974) Le bloc complet de la branche gauche avec forte déviation axiale gauche de QRS. I. Etude clinique. Arch Mal Coeur 67:621–634

Brodsky M, Wu D, Denes P, Kanakis Ch, Rosen KM (1977) Arrhythmias documented by 24 hour continuous electrocardiographic monitoring in 50 male medical students without apparent heart disease. Am J Cardiol 39:390–395

Calon AH, Ticzon AR, Akhtar M, Reddy CP, Leeds C, Damato AN (1976) Quinidine in sinus node dysfunction. Circulation [Suppl II] 53/54:231

Cannon DS, Gallagher JJ, Goldreyer BN, Damato AN (1972) Concealed bundle of His extrasystoles simulating nonconducted atrial premature beats. Am Heart J 83:774–779

Carrasco HA, Fuenmayor A, Barboza JS, Gonzales G (1978) Effect of verapamil on normal sinoatrial node function and on sick sinus syndrome. Am Heart J 96:760–771

Castellanos A Jr, Iyengar R, Agha AS, Castillo CA (1972) Wenckebach phenomenon within the atria. Br Heart J 34:1121–1126

Castellanos A, Befeler B, Myerburg RJ (1974a) Pseudo AV block produced by concealed extrasystoles arising below the bifurcation of the His bundle. Br Heart J 36:457–461

Castellanos A, Sung RJ, Cunha D, Myerburg RJ (1974b) His bundle recordings in paroxysmal atrioventricular block produced by carotid sinus massage. Br Heart J 36:487–491

Castellanos A, Sung RJ, Mendoza IJ, Mallon SM, Myerburg RJ (1977) Pseudo bundle branch block produced by premature impulses arising in the bundle branches. Am J Cardiol 40:641–646

Cheng TO, Wadhwa K (1973) Sinus standstill following intravenous lidocaine administration. JAMA 223:790–792

Clarke JM, Hamer J, Shelton JR, Taylor S, Venning GR (1976) The rhythm of the normal human heart. Lancet 2:508–512

Cohen HC, D'Cruz I, Arbel ER, Langendorf R, Pick A (1977) Tachycardia- and brady-

cardia-dependent intermittent bundle branch block alternans. Clinical observations. Circulation 55:242–246
Cranefield PF (1975) The conduction of the cardiac impulse. The slow response and cardiac arrhythmias. Futura, Mount Kisco New York
Csapo G, Weisswange A, Roskamm H (1978) Günstige Wirkung von Beta-Blockern bei AV-Block II. Grades. Verh Dtsch Ges Kreislaufforsch 44:140–141
Czermak J (1866) Über mechanische Vagus-Reizung beim Menschen. Jen Z Med Naturw 2:384–402
Danner SA (1977) Methuselah's secret, cardiovascular health in the tenth decade. Thesis, Amsterdam
Delius W, Wirtzfeld A, Sebening H, Blömer H (1975) Bedeutung der Sinusknotenerholungszeit beim Sinusknotensyndrom. Dtsch Med Wochenschr 100:2305–2313
Denes P, Wu D, Dhingra RC, Amat-y-Leon F, Wyndham C, Rosen KM (1975) Electrophysiological observations in patients with rate dependent bundle branch block. Circulation 51:244–250
Desai JM, Scheinman M, Peters RW, O'Young J (1979) Electrophysiological effects of disopyramide in patients with bundle branch block. Circulation 59:215–225
Dhatt MS, Curtiss EI, Shaver JA (1975) Mobitz type I atrioventricular block in the ventricular specialized conduction system. J Electrocardiol 8:351–358
Dhingra RC, Winslow E, Ponget JM, Rahimtoola SH, Rosen KM (1973) The effect of isoproterenol on atrioventricular and intraventricular conduction. Am J Cardiol 32:629–636
Dhingra RC, Denes P, Wu D, Chuquimia R, Rosen KM (1974) The significance of second degree atrioventricular block and bundle branch block. Circulation 49:638–646
Dhingra RC, Wyndham C, Deedwania PC, Bauernfeind R, Swiryn S, Best D, Rosen KM (1980) Effect of age on atrioventricular conduction in patients with chronic bifascicular block. Am J Cardiol 45:749–756
Dhingra RC, Palileo E, Strasberg B, Swiryn S, Bauernfeind RA, Wyndham CRC, Rosen KM (1981) Significance of the HV interval in 517 patients with chronic bifascicular block. Circulation 64:1265–1271
Diederich KW (1974) Frequenzbeziehungen zwischen autonomen Vorhof-Kammerrhythmen. In: Antoni H, Effert S (Hrsg) Herzrhythmusstörungen. Schattauer, Stuttgart New York, S 83–95
Dighton DH (1975) Sinoatrial block, autonomic influences and clinical assessment. Br Heart J 37:321–325
Donzeau JP, Bernadet P, Bounhoure JP, Calazel P (1979) His bundle block and concealed His bundle premature depolarization. Eur J Cardiol 9:13–20
Draper AJ (1950) The cardioinhibitory carotid sinus syndrome. Ann Intern Med 32:700–716
Easley RM Goldstein S (1971) Sino-atrial syncope. Am J Med 50:166–177
Edhag O, Swahn A (1976) Prognosis of patients with complete heart block or arrhythmic syncope who were not treated with artificial pacemakers. Acta Med Scand 200:447–453
Eliaser M, Kondo BO (1941) The electrocardiogram in later life. Arch Intern Med 67:637–646
El-Sherif N, Amat-y-Leon F, Schonfield C, Scherlag BJ, Rosen KM, Lazzara R, Wyndham C (1978) Normalisation of bundle branch block patterns by distal His bundle pacing. Clinical and experimental evidence of longitudinal dissociation in the pathologic His bundle. Circulation 57:473–483
Engel UR, Burckhardt D (1975) Häufigkeit und Art von Herzrhythmusstörungen sowie EKG-Veränderungen bei jugendlichen herzgesunden Probanden. Untersuchungen mit dem Langzeit-Überwachungs-Elektrokardiogramm. Schweiz Med Wochenschr 105:1467–1469
Engel TR, Schaal SF (1973) Digitalis in the sick sinus syndrome. Circulation 48:1201–1207
Eraut D, Shaw DB (1971) Sinus bradycardia. Br Heart J 33:742–749

Evans E (1952) The carotid sinus. Its clinical importance. JAMA 149:46–50
Ferrer MI (1968) The sick sinus syndrome in atrial disease. JAMA 206:645–646
Ferrer MI (1973) The sick sinus syndrome. Circulation 42:635–641
Ferrer MI (1979) The primary pacemaker, functions, falterings, fate, and false alarms. Chest 75:376–379
Fisch C, Zipes DP, McHenry PL (1973) Rate dependent aberrancy. Circulation 48:714–724
Fisch C, Zipes DP, McHenry PL (1976) Electrocardiographic manifestations of concealed junctional ectopic impulses. Circulation 53:217–223
Fleischmann P (1963) Interpolation of atrial premature beats of intra-atrial origin due to concealed A-S conduction. Am Heart J 66:309–320
Formyne P (1938) Apnea and convulsions following standstill of the heart. Am Heart J 15:129–145
Franke H (1963) Über das Karotissinus-Syndrom und den sogenannten hyperaktiven Karotissinus-Reflex. Schattauer, Stuttgart
Fruehan CT, Heneghan WF, Eich RH (1976) Late mortality of patients with sick sinus syndrome. Circulation [Suppl II] 53/54:77
Galdston M, Goldstein R, Steele JM (1943) Studies on the variation in circulatory and respiratory responses to carotid sinus stimulation in man. Am Heart J 26:213–231
Gann D, Tolentino A, Samet P (1979) Electrophysiologic evaluation of elderly patients with sinus bradycardia. A long-term follow-up study. Ann Intern Med 90:24–29
Gaskell WH (1884) On the innervation of the heart, with especial reference to the heart of the tortoise. J Physiol (Lond) 4:42–127
Giniger A (1978) Electrophysiological effects of mexiletine in man. In: Sandøe E, Julian DG, Bell JW (eds) Management of ventricular tachycardia – role of mexiletine. Excerpta Medica, Amsterdam Oxford, pp 233–234
Glasser SR, McCarty RJ, Iannone LA (1974) Hyperactive carotid sinus reflex and His bundle electrography. J Electrocardiol 7:71–74
Godtfredsen J (1975) Atrial fibrillation. Etiology, course and prognosis. Thesis, Copenhagen
Golding-Wood PH (1962) The carotid sinus and its syndromes. Proc R Soc Med 55:180–185
Goodfriend MA, Barold SS (1974) Tachycardia dependent and bradycardia dependent Mobitz type II atrioventricular block within the bundle of His. Am J Cardiol 33:908–913
Goodmann DJ, Rosen RM, Cannon DS, Rider AK, Harrison DC (1975) Effect of digoxin on atrioventricular conduction: Studies in patients with and without autonomic innervation. Circulation 51:251–256
Gray R, Kanshik VS, Mandel WJ (1976) Wenckebach phenomenon occurring in the distal conducting system in a young adult. Br Heart J 38:204–206
Grosse-Brockhoff F (1964) Medikamentöse Maßnahmen bei Herzflimmern und Herzstillstand. Verh Dtsch Ges Kreislaufforsch 30:113–129
Guérot C, Coste A, Valère PE, Tricot R (1973) L'épreuve à l'ajmaline dans le diagnostic des blocs auriculo-ventriculaires paroxistiques. Arch Mal Coeur 66:1241–1253
Gupta PK, Lichstein E, Chadda KD (1972) Elektrophysiological features of Mobitz type II A-V block occurring within the His bundle. Br Heart J 34:1232–1237
Gupta PK, Lichstein E, Chadda KD, Baduri E (1974) Appraisal of sinus nodal recovery time in patients with sick sinus syndrome. Am J Cardiol 34:265–270
Gurdjian ES, Webster JE, Hardy WG, Lindner DW (1959) Nonexistence of the so-called cerebral form of carotid sinus syncope. Neurology (Minneap) 8:818–826
Gurtner HP, Lenzinger HR, Dolder M (1976) Klinik des Sinusknotensyndroms. Herz/Kreisl 8:485–492
Gymoese E, Vilhelmsen R, Andersen JD, Sandøe E (1978) Circadian variation in heart block and Adams-Stokes disease: an autonomic nervous system effect. In: Sandøe E, Julian DG, Bell JW (eds) Management of ventricular tachycardia – role of mexiletine. Excerpta Medica, Amsterdam Oxford, pp 170–177

Hager W (1974) Spätergebnisse nach Herzschrittmacherimplantation. Dtsch Med Wochenschr 99:1345–1349
Hay J (1906) Bradycardia and cardiac arrhythmia produced by depression of certain of the functions of the heart. Lancet 1:139–143
Hering HE (1927) Die Karotissinusreflexe auf Herz und Gefäße, vom normalphysiologischen, pathologisch-physiologischen und klinischen Standpunkt. Theodor Steinkopff, Dresden
Herrmann GR, Ashman R (1925–1926) Heart block with and without convulsive syncope. Am Heart J 1:269–281
Hoffman BF, Cranefield PF (1960) Electrophysiology of the heart. McGraw-Hill, New York
Holden W, McAnulty J, Rahimtoola S (1976) Inadequate heart rate response to exercise in the sick sinus syndrome. Circulation [Suppl II] 53/54:146
Holzmann M (1960) Die Rhythmusstörungen des Herzens. In: v Bergmann G, Frey W, Schwiegk H (Hrsg) Handbuch der inneren Medizin, 4. Aufl, Bd 9, 2. Teil. Springer, Berlin Göttingen Heidelberg
Hwang W, Langendorf R (1950) Auriculoventricular nodal escape in the presence of auricular fibrillation. Circulation 1:930–935
James AH (1958) Cardiac syncope after swallowing. Lancet 1:771–772
James TN, Sherf L (1971) Fine structure of the His bundle. Circulation 44:9–18
Jedlicka J (1960) Sinu-aurikulärer Block mit Austrittsblockierung (tschechisch). Acta Univ Carol [Med] (Praha) 3:235–239
Johansson BW (1966) Complete heart block. A clinical hemodynamic and pharmacological study in patients with and without an artificial pacemaker. Acta Med Scand [Suppl] 451
Johnson RL, Averill KH, Lamb LE (1960) Electrocardiographic findings in 67375 asymptomatic subjects. VII. Atrioventricular block. Am J Cardiol 6:153–177
Jordan J, Yamaguchi I, Mandel WJ, McCullen AE (1977) Comparative effects of overdrive on sinus and subsidiary pacemaker function. Am Heart J 93:367–384
Kaplan BM, Langendorf R, Lev M, Pick A (1973) Tachycardia-bradycardia syndrome (so-called „Sick Sinus Syndrome“). Am J Cardiol 31:497–508
Kastor JA (1973) Digitalis intoxication in patients with atrial fibrillation. Circulation 47:888–896
Kulbertus HE, Demoulin JC (1976) Pathological basis of concept of left hemiblock. In: Wellens HJJ, Lie KJ, Janse MT (eds) The conduction system of the heart. Stenfert Kroese, Leiden, pp 287–295
Kulbertus HE, de Laval-Rutten F, Demoulin JC (1973) Sino-atraial disease: A report on 13 cases. J Electrocardiol 6:303–312
Kulbertus HE, de Laval-Rutten F, Dubois M, Petit JM (1980) Sudden death in subjects with intraventricular conduction defects. In: Kulbertus HE, Wellens HJJ (eds) Sudden death. Martinus Nijhoff, The Hague
Langendorf R, Mehlman JS (1947) Blocked (nonconducted) A-V nodal premature systoles imitating first and second degree A-V block. Am Heart J 34:500–506
Langendorf R, Pick A (1966) Concealed conduction in the AV-junction. In: Dreifus L, Likoff W (eds) Mechanisms and therapy of cardiac arrhythmias. Grune & Stratton, New York, pp 395–401
Langendorf R, Pick A (1968) Atrioventricular block, type II (Mobitz): Its nature and clinical significance. Circulation 38:819–821
Langendorf R, Lesser ME, Plotkin P, Levin BD (1962) Atrial parasystole with interpolation: Observations on prolonged sinoatrial conduction. Am Heart J 63:649–658
Langendorf R, Cohen H, Gozo EG (1972) Observations on second degree atrio-ventricular block, including new criteria for the differential diagnosis between type I and type II block. Am J Cardiol 29:111–119
Lau SH, Damato AN, Berkowitz WD, Patton RA (1969) A study of atrioventricular conduction in atrial fibrillation and flutter in man using His bundle recordings. Circulation 40:71–78
Lepeschkin E (1957) Das Elektrokardiogramm. Steinkopff, Dresden Leipzig

Lichstein E, Chadda KD (1972) Atrioventricular block produced by swallowing, with documentation by His bundle recordings. Am J Cardiol 29:561–563
Lichstein E, Chadda KD, Gupta PK (1973) Atrioventricular block with Lidocaine therapy. Am J Cardiol 31:277–281
Lichstein E, Mahapatra R, Gupta PK, Chadda KD (1979) Significance of complete left bundle branch block with left axis deviation. Am J Cardiol 44:239–242
Linenthal AJ (1959) Effects of carotid sinus reflex on cardiac impulse formation and conduction. Circulation 20:595–601
Lipski J, Cohen L, Espinoza J, Motro M, Dack S, Donoso E (1976) Value of Holter monitoring in assessing cardiac arrhythmias in symptomatic patients. Am J Cardiol 37:102–107
Lister JW, Kline RS, Lesser ME (1977) Chronic bilateral bundle-branch block. Long-term observations in ambulatory patients. Br Heart J 39:203–207
London SB, London RE (1961) Atrial flutter with irregular ventricular response as a contraindication to digitalis. Circulation 23:920–924
Lown B (1967) Electrical reversion of cardiac arrhythmias. Br Heart J 29:469–489
Lown B, Levine SA (1961) The carotid sinus. Clinical value of its stimulation. Circulation 23:766–789
Lu HH, Lange G, Brooks CM (1965) Factors controlling pacemaker action in cells of the sinoatrial node. Circ Res 17:460–471
Luckmann E, Pantlen H, Runge M (1976) Der Effekt von Aprindin bei normaler und gestörter Erregungsleitung des menschlichen Herzens. In: Seipel L, Breithardt G, Loogen F (Hrsg) Neue Aspekte der antiarrhythmischen Therapie. Erfahrungen mit Aprindin. Editio Cantor, Aulendorf, S 79–89
Lüderitz B (1979) Elektrische Stimulation des Herzens. Springer, Berlin Heidelberg New York
Lüderitz B, Steinbeck G, Naumann d'Alnoncourt C, Rosenberger W (1978) Relevance of diagnostic atrial stimulation for pacemaker treatment in sinoatrial disease. In: Bonke FIM (ed) The sinus node, structure, function, and clinical relevance. Martinus Nijhoff, The Hague, pp 77–88
Mackintosh AF (1981) Sinoatrial disease in young people. Br Heart J 45:62–66
Mandel W, Hayakawa H, Danzig R, Marcus HS (1971) Evaluation of sino-atrial node function in man by overdrive suppression. Circulation 44:59–66
Mandel WJ, Hayakawa H, Allen HN, Danzig R, Kermaier AI (1972) Assessment of sinus node function in patients with the sick sinus syndrome. Circulation 46:761–769
Manz M, Steinbeck G, Lüderitz B (1979) Wirkung von Lorcainid auf Sinusknotenfunktion und intrakardiale Erregungsleitung. Herz/Kreisl 11:192–197
Margolis JR, Strauss HC, Miller HC, Gilbert M, Wallace AG (1975) Digitalis and the sick sinus syndrome, clinical and electrophysiologic documentation of a severe toxic effect on sinus node function. Circulation 52:162–169
McNally EM, Benchimol A (1968) Medical and physiological considerations in the use of artificial cardiac pacing. Am Heart J 75:380–398
Meytes I, Kaplinsky E, Yahini J, Hanne-Paparo N, Neufeld HN (1975) Wenckebach A-V block: A frequent feature following heavy physical training. Am Heart J 90:426–430
Mobitz W (1923) Zur Frage der atrioventrikulären Automatie. Die Interferenzdissoziation. Dtsch Arch Klin Med 141:257–318
Mobitz W (1924) Über die unvollständige Störung der Erregungsüberleitung zwischen Vorhof und Kammer des menschlichen Herzens. Z Ges Exp Med 41:180–237
Moss AJ, Davies RJ (1974) Brady-tachy syndrome. Prog Cardiovasc Dis 16:439–454
Narula OS (1973) Conduction disorders in the AV transmission system. In: Dreifus LS, Likoff W (eds) Cardiac arrhythmias. Grune & Stratton, New York London, pp 259–291
Narula OS (1975) Current concepts of A-V block. In: Narula OS (ed) His bundle electrocardiography and clinical electrophysiology. Davis, Philadelphia, pp 139–168
Narula OS (1977) Longitudinal dissociation in the His bundle. Bundle branch block

due to asynchronous conduction within the His bundle in man. Circulation 56:996–1006
Narula OS (1979a) Atrioventricular block In: Narula OS (ed) Cardiac arrhythmias. Williams & Wilkins, Baltimore London, pp 85–113
Narula OS (1979b) Intraventricular conduction defects. In: Narula OS (ed) Cardiac arrhythmias. Williams & Wilkins, Baltimore London, pp 114–139
Narula OS (1979c) Clinical and electrophysiological evaluation of sinus node function. In: Narula OS (ed) Cardiac arrhythmias. Williams & Wilkins, Baltimore London pp 176–206
Narula OS, Narula JT (1977) Junctional pacemakers in man. Response to overdrive suppression with and without parasympathic blockade. Circulation 57:880–889
Narula OS, Cohen LS, Scherlag BJ, Samet P, Lister JW, Hildner FJ (1970) Localization of A-V conduction defects in man by recording of the His bundle electrogram. Am J Cardiol 25:228–237
Narula OS, Scherlag BJ, Samet P, Javier RP (1971) Atrioventricular block: Localization and classification by His bundle recordings. Am J Med 50:146–154
Narula OS, Runge M, Samet P (1972a) Second degree Wenckebach type A-V block due to block within the atrium. Br Heart J 34:1127–1136
Narula OS, Samet P, Javier RP (1972b) Significance of the sinus node recovery time. Circulation 45:140–147
Neuss H (1980) Clinical pharmacology of antiarrhythmic drugs. In: Chamberlain DA, Kulbertus H, Mogensen L, Schlepper M (eds) Cardiac arrhythmias in the active population. Lindgren & Söner, Mölndal, Sweden, pp 80–91
Neuss H, Schlepper M (1973) Befunde zur supranormalen atrio-ventrikulären Erregungsleitung. Z Kardiol 62:267–287
Neuss H, Thormann J, Schlepper M (1974a) Electrophysiological findings in frequency-dependent left bundle branch block. Br Heart J 36:888–898
Neuss H, Schlepper M, Thormann J (1974b) Klinisch-experimentelle Befunde bei frequenzabhängigem Linksschenkelblock. Verh Dtsch Ges Kreislaufforsch 40:402–405
Neuss H, Schaumann HJ, Stegaru B (1976) Drug effects on AV conduction. In: Lüderitz B (ed) Cardiac pacing. Diagnostic and therapeutic tools. Springer, Berlin Heidelberg New York, pp 132–141
Neuss H, Schlepper M, Musial WJ, Krämer A, Buss J, Mitrovic V, Kindler M (1981) Befunde zum Mechanismus der Regularisierung der RR-Intervalle durch Ca-Antagonisten bei Vorhofflimmern. Z Kardiol 70:612
Obel IWP, Cohen E, Millar RNS (1974) Chronic symptomatic sinoatrial block: A review of 34 patients and their treatment. Chest 65:397–402
Paes de Carvalho A (1966) Excitation of the atrioventricular node during normal rhythm. Effects of Acetylcholine. In: Dreifus LS, Likoff W (eds) Mechanisms and therapy of cardiac arrhythmias. Grune & Stratton, New York, pp 341–352
Parry CH (1799) An inquiry into the symptoms and causes of the syncope anginosa commonly called angina pectoris. Cruttwell, Bath (England)
Penton GB, Miller H, Levine SA (1956) Some clinical features of complete heart block. Circulation 13:801–824
Pop T, Effert S, Fleischmann D, Mathey D (1976) Vorhofleitstörung II. Grades. Z Kardiol 65:445–457
Przybyla AC, Pauley KL, Stein E, Damato AN (1974) Effects of digoxin on atrioventricular conduction patterns in man. Am J Cardiol 33:344–350
Puech P, Grolleau R, Guimond C (1976) Incidence of different types of A-V block and their localization by His bundle recordings. In: Wellens HJJ, Lie KI, Janse MJ (eds) The conduction system of the heart. Nijhoff, The Hague, pp 467–484
Radford DJ, Izukawa T (1975) Sick sinus syndrome, symptomatic cases in children. Arch Dis Child 50:879–885
Ragaza EP, Rectra EH, Pardi MT (1970) Intermittent complete heart block associated with swallowing as a complication of acute myocardial infarction. Am Heart J 79:396–400
Rasmussen K (1971) Chronic sinoatrial heart block. Am Heart J 81:38–47

Reid DS, Jachuck SJ, Henderson CB (1973) Cardiac pacing in incomplete atrioventricular block with atrial fibrillation. Br Heart J 35:1154–1160
Reid DS, Williams DO, Parashar SK (1977) Disopyramide in the sick sinus syndrome – safe or not? Br Heart J 39:348–349
Rettig G, Schieffer H, Doenecke P, Flothner R, Drews H, Bette L (1975) Langzeitprognose bei Schrittmacherpatienten. Herz/Kreisl 7:497–506
Rokseth R, Hatle L (1974) Prospective study on the occurrence and management of chronic sinoatrial disease, with follow-up. Br Heart J 36:582–587
Roos JC, Dunning AJ (1975) Effects of lidocaine on impulse formation and conduction defects in man. Am Heart J 89:686–699
Roscoe RE, Faller CP, Quickel KE (1958) The treatment of the carotid sinus syndrome. Am J Cardiol 2:351–356
Rosen KM, Rahimtoola SH, Gunnar RM (1970) Pseudo A-V block secondary to premature nonpropagated His bundle depolarizations. Circulation 42:367–373
Rosen KM, Loeb HS, Sinno MZ, Rahimtoola SH, Gunnar RM (1971) Cardiac conduction in patients with symptomatic sinus node disease. Circulation 43:836–844
Rosen KM, Dhingra RC, Loeb HS, Rahimtoola SH (1973a) Chronic heart block in adults. Arch Intern Med 131:663–668
Rosen KM, Loeb HS, Rahimtoola SH (1973b) Mobitz type II block with narrow QRS complex and Stokes-Adams attacks. Arch Intern Med 132:595–601
Rosenbaum MB, Elizari MV, Lazzari JO (1968) Los hemibloqueos. Paidos, Buenos Aires
Rosenbaum MB, Elizari MV, Lazzari JO (1970) The hemiblocks. Tampa Tracings, Oldsmar Fla
Rosenbaum MB, Elizari MV, Lazzari JO, Halpern MS, Nau GJ, Levi RJ (1973) The mechanism of intermittent bundle branch block. Relationship to prolonged recovery, hypopolarization and spontaneous diastolic depolarization. Chest 63:666–677
Rubenstein JJ, Schulman CL, Yurchak PM, DeSanctis RW (1972) Clinical spectrum of the sick sinus syndrome. Circulation 46:5–13
Runge M, Pantlen H, Luckmann E (1982) Klinisch-elektrophysiologische Befunde bei Patienten mit hypersensitivem Karotissinus-Reflex und Karotissinussyndrom. Herz/Kreisl 14:121–127
Salomon S (1958) The carotid sinus syndrome. Am J Cardiol 2:342–350
Santander M, Pick A, Langendorf R (1950) AV conduction in auricular flutter. Circulation 2:604–616
Scarpa WJ (1976) The sick sinus syndrome. Am Heart J 92:648–660
Schamroth L (1967) Sinus parasystole. Am J Cardiol 20:434–436
Schamroth L (1971) Immediate effects of intravenous verapamil in cardiac arrhythmias. Br Med J 1:660–665
Schamroth L, Surawicz B (1971) Concealed interpolated AV junctional extrasystoles and AV junctional parasystoles. Am J Cardiol 27:703–706
Scheinman MM, Peters RW, Modin G, Brennan M, Mies C, O'Young J (1977) Prognostic value of infranodal conduction time in patients with chronic bundle branch block. Circulation 56:240–244
Scheinman MM, Strauss HC, Evans TE, Ryan C, Massie B, Wallace A (1978) Adverse effects of sympatholytic agents in patients with hypertension and sinus node dysfunction. Am J Med 64:1013–1025
Scherf D, Cohen J (1964) The atrioventricular node and selected cardiac arrhythmias. Grune & Stratton, New York
Schlepper M, Neuss H (1972) Die Elektrographie vom menschlichen Reizleitungssystem. Z Kardiol 61:865–886
Scott O, Macartney FJ, Deverall PB (1976) Sick sinus syndrome in children. Arch Dis Child 51:100–106
Seipel L (1978) His-Bündel-Elektrographie und intrakardiale Stimulation. Thieme, Stuttgart
Seipel L, Breithardt G (1976) Sinus recovery time after disopyramide phosphate. Am J Cardiol 37:118
Seipel L, Breithardt G (1981) Elektrophysiologische Effekte von Mexiletin und Disopyra-

mid beim Menschen. In: Lüderitz B (Hrsg) Ventrikuläre Herzrhythmusstörungen. Springer, Berlin Heidelberg New York, S 221–236
Seipel L Both A, Breithardt G, Gleichmann U, Loogen F (1974) Action of antiarrhythmic drugs on His bundle electrogram and sinus node function. Acta Cardiol [Suppl] 18:251–267
Seipel L, Breithardt G, Both A, Loogen F (1975) Diagnostische Probleme beim Sinusknotensyndrom. Z Kardiol 64:1–12
Seipel L, Pietrek G, Körfer R, Loogen F (1977) Prognose nach Schrittmacherimplantation. Internist 18:21–24
Seipel L, Breithardt G, Loogen F (1978) Intrakardiale Elektrokardiographie. Verh Dtsch Ges Kreislaufforsch 44:49–58
Seipel L, Breithardt G, Loogen F (1979) Die prognostische Bedeutung der H-V Zeit bei Patienten mit intraventrikulären Leitungsstörungen. Z Kardiol 68:61–70
Shaw DB, Kekwick CA (1978) Potential candidates for pacemakers: survey of heart block and sinoatrial disorder (sick sinus syndrome). Br Heart J 40:99–105
Short DS (1954) The syndrome of alternating bradycardia and tachycardia. Br Med J 16:208–214
Sigler LH (1963) The cardioinhibitory carotid sinus reflex. Its importance as a vagocardiosensitivity test. Am J Cardiol 12:175–183
Sigurd B, Jensen G, Meibom J, Sandoe E (1973) Adams-Stokes syndrome caused by sinoatrial block. Br Heart J 35:1002–1008
Simon AB, Zloto AE (1978) Natural history of permanent ventricular pacing. Am J Cardiol 41:500–507
Simonson E (1961) Differentiation between normal and abnormal in electrocardiography. Mosby, St Louis, pp 132–159
Simonson E (1972) The effect of age on the electrocardiogram. Am J Cardiol 29:64–73
Simson MB, Spear JF, Moore EN (1978) Electrophysiologic studies on atrioventricular nodal Wenckebach cycles. Am J Cardiol 41:244–258
Slama R, Leclercq JF, Rosengarten M, Coumel Ph, Bouvrain Y (1979) Multilevel block in the atrioventricular node during atrial tachycardia and flutter alternating with Wenckebach phenomenon. Br Heart J 42:463–470
Solti F, Szabo Z (1975) Pacemaker therapy as a new possibility for the diagnosis and treatment of carotid sinus syncope. In: Schaldach M, Furman S (eds) Advances in pacemaker technology. Springer, Berlin Heidelberg New York, pp 121–132
Spang K (1957) Rhythmusstörungen des Herzens. Thieme, Stuttgart
Steinbeck G, Lüderitz B (1977) Störungen der Sinusknotenfunktion. Dtsch Med Wochenschr 102:35–42
Steinbeck G, Lüderitz B (1979) Diagnostische Elektrostimulation. In: Lüderitz B (Hrsg) Elektrische Stimulation des Herzens. Springer, Berlin Heidelberg New York, S 158–163
Steinbeck G, Rosenberger W, Naumann d'Alnoncourt C, Lüderitz B (1978) Zur Glykosidwirkung beim Sinusknotensyndrom. Z Kardiol 67:190
Strauss HC, Saroff AL, Bigger JT, Giardina EGV (1973) Premature atrial stimulation as a key to the understanding of sinoatrial conduction in man. Presentation of data and critical review of the literature. Circulation 47:86–93
Strauss HC, Bigger JT, Saroff AL, Giardina EGV (1976a) Electrophysiologic evaluation of sinus node function in patients with sinus node dysfunction. Circulation 53:763–772
Strauss HC, Gilbert M, Svenson RH, Miller HC, Wallace AG (1976b) Electrophysiologic effects of propranolol on sinus node function in patients with sinus node dysfunction. Circulation 54:452–459
Tavazzi L, Salerno JA, Chimenti M, Ray M, Bobba P (1980) Electrophysiological mechanisms of the paroxysmal atrioventricular block. In: Bayes A, Cosin J (eds) Diagnosis and treatment of cardiac arrhythmias. Pergamon Press, Oxford, pp 415–430
Thomas JE (1969) Hyperactive carotid sinus reflex and carotid sinus syncope. Mayo Clin Proc 44:127–139
Thormann J, Schwarz F, Ensslen R, Sesto M (1978) Vagal tone, significance of electrophysiologic findings and clinical course in symptomatic sinus node dysfunction. Am Heart J 95:725–731

Thormann J, Neuss H, Horn H, Schlepper M (1981) Clonidin-induzierte Bradykardie. Dtsch Med Wochenschr 5:141–145

Thorspecken R, Hassenstein P (1975) Rhythmusstörungen des Herzens. Thieme, Stuttgart, S 149

Tuckman J, Slater SR, Mendlowitz M (1965) The carotid sinus reflexes. Am Heart J 70:128–133

Uhley HU (1973) The quadrifascicular nature of the peripheral conduction system. In: Dreifus LS, Likoff W (eds) Cardiac arrhythmias. Grune & Stratton, New York London, pp 339–348

Vargas G, Akhtar M, Damato AN (1975) Electrophysiologic effects of isoproterenol on cardiac conduction in man. Am Heart J 90:25–34

Vatner SF, Franklin D, Braunwald E (1971) Effects of anesthesia and sleep on circulatory response to carotid sinus nerve stimulation. Am J Physiol 221:1249–1255

Vera Z, Mason DT, Fletcher RD, Awan NA, Massumi RA (1976) Prolonged His-Q interval in chronic bifascicular block, relation to impending complete heart block. Circulation 53:46–55

Vera Z, Mason DT, Awan NA, Miller RR, Janzen D, Tonkon MJ, Vismara LA (1977) Improvement of symptoms in patients with sick sinus syndrome by spontaneous development of stable atrial fibrillation. Br Heart J 39:160–168

Waldo AL, Kaiser GA, Bowman FO Jr, Malm JR (1973) Etiology of prolongation of the P-R interval in patients with an endocardial cushion defect: Further observations on internodal conduction and the polarity of the retrograde P-wave. Circulation 48:19–27

Wallace AW, Katz LN (1930) Sino-auricular block. Am Heart J 6:478–492

Walter PF, Crawley JS, Dorney ER (1978) Carotid sinus hypersensitivity and syncope. Am J Cardiol 42:396–403

Washington HG, Ward DE, Camm AJ, Spurrell RAJ (1979) Atrial bigeminy with block associated with bradycardia and paroxysmal atrial fibrillation – an important variant of the tachycardia-bradycardia syndrome. Clin Cardiol 2:126–130

Watanabe Y, Dreifus LS (1977) Cardiac arrhythmias, electrophysiologic basis for clinical interpretation. Grune & Stratton, New York San Francisco London, pp 81–97

Watanabe Y, Dreifus LS (1979) Interactions of lanatoside C and potassium on atrioventricular conduction in rabbits. Circ Res 27:931–940

Weiss S, Ferris EB (1934) Adams-Stokes syndrome with transient complete heart block of vasovagal reflex origin. Arch Intern Med 54:931–951

Weiss S, Capps RB, Ferris EB, Muro D (1936) Syncope and convulsions due to a hyperactive carotid sinus reflex. Arch Intern Med 58:407–417

Wenckebach KF (1903) Die Arrhythmie als Ausdruck bestimmter Funktionsstörungen des Herzens. Engelmann, Leipzig

Wenckebach KF (1906) Beiträge zur Kenntnis der menschlichen Herztätigkeit. Arch Anat Phys, Phys Abt 297

Wenckebach KF, Winterberg H (1927) Die unregelmäßige Herztätigkeit. Engelmann, Leipzig

Wirtzfeld A, Baedeker WD (1974) Rhythmustörungen des Herzens. Urban & Schwarzenberg, München Berlin Wien, S 101

Wirtzfeld A, Sebening H (1973) Das Sinusknotensyndrom. Dtsch Med Wochenschr 98:4–7

Wohl AJ, Laborde NJ, Atkins JA, Blomquist CG, Mullins CB (1976) Prognosis of patients permanently paced for sick sinus syndrome. Arch Intern Md 136:406–413

Young D, Eisenberg R, Fisch B, Fischer JD (1977) Wenckebach AV-block (Mobitz I) in children and young adults. Am J Cardiol 40:393–399

KAPITEL 6D

Tachykarde Rhythmusstörungen

G. STEINBECK

Mit 15 Abbildungen und 5 Tabellen

Tachykarde Rhythmusstörungen können hervorgerufen werden durch abnorme Steigerung der physiologischen Schrittmacherfrequenz im Sinusknoten und durch verschiedene ektope Reizbildungs- bzw. Erregungsleitungsstörungen im Vorhof und Ventrikel.

A. Sinustachykardie

I. EKG

Normalerweise kontrolliert der Sinusknoten die Herzaktion mit einer Frequenz zwischen 60 und 100/min. Neben der Fähigkeit zur autonomen Impulsbildung unterliegt der Sinusrhythmus dem Einfluß des vegetativen Nervensystems. Unabhängig von der Ursache bezeichnet man eine Steigerung der Sinusfrequenz auf mehr als 100/min als Sinustachykardie.

In Abb. 1 ist ein EKG-Beispiel einer Sinustachykardie (Abb. 1b) einem normfrequenten Sinusrhythmus (Abb. 1a) gegenübergestellt. Wie in Abb. 1a,

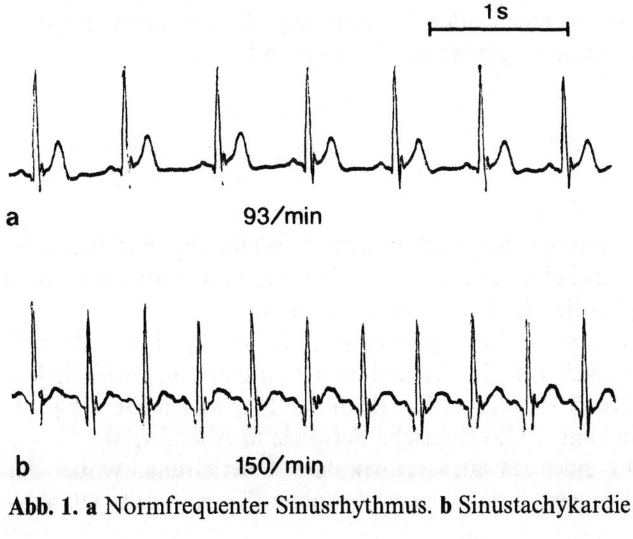

Abb. 1. a Normfrequenter Sinusrhythmus. **b** Sinustachykardie

Tabelle 1. Ursache von Sinustachykardien

Physiologisch:	beim Kind, körperliche und emotionale Belastung, erhöhte Körpertemperatur
Pharmakologisch:	Adrenalin, Atropin, Schilddrüsenhormon bzw. Hyperthyreose, Alkohol, Nikotin, Koffein, Phäochromozytom
Reflektorisch:	Orthostase, Hypotonie und Schock, Anämie, Blutung, Hypoxie, akutes und chronisches Cor pulmonale, akute und chronische Herzinsuffizienz, Aorteninsuffizienz
Pathologisch:	Perikarditis, Myokarditis

so ist gewöhnlich auch bei der Sinustachykardie die Morphologie und der Vektor der P-Welle normal, ebenso das PQ-Intervall. Bei höheren Frequenzen verschmilzt die P-Welle mit der T-Welle der vorangehenden Erregung, so daß eine Abgrenzung gegenüber anderen Tachykardien supraventrikulären Ursprungs schwierig werden kann. Da die Atmung und Einflüsse des autonomen Nervensystems die P-Wellen beeinflussen können (Bouman et al. 1968; Goldberg 1975), schließen kleinere Änderungen einen Sinusrhythmus nicht aus.

II. Klinik

Obwohl über 100/min, muß die Sinustachykardie nicht pathologisch, sondern kann auch physiologisch sein (s. Tabelle 1), so z.B. bei Kindern sowie unter körperlicher oder seelischer Belastung. Bei Kindern und Sportlern kann die Herzfrequenz 200/min betragen, mit zunehmendem Alter nimmt die maximal erreichbare Herzfrequenz ab. Beim Erwachsenen liegt die Sinusfrequenz unter Belastung zumeist zwischen 100 und 150/min.

Die Ätiologie von Sinustachykardien ist außerordentlich vielfältig; prinzipiell sind physiologische, pharmakologische, reflektorische und pathologische Sinustachykardien zu unterscheiden (s. Tabelle 1). Dabei ist die Tachykardie regelhaft nur ein Symptom der sie verursachenden Erkrankung; dementsprechend steht die Therapie der Grunderkrankung ganz im Vordergrund.

B. Vorhofflattern

I. EKG

Elektrokardiographisch bestehen bei Vorhofflattern regelmäßig einfallende P-Wellen (Sägezahnmuster) mit einer Frequenz um 280–320/min, wobei die untere Grenze zur Vorhoftachykardie nicht exakt abgrenzbar ist.

Aufgrund der Morphologie wird eine gewöhnliche Form (Typ I) des Vorhofflatterns mit negativen P-Wellen in II, III und aVF von einer ungewöhnlichen Form (Typ II) mit positiven P-Wellen in II, III und aVF unterschieden (Prinzmetal et al. 1952; Wells et al. 1979) (typische Beispiele in Abb. 2a, b).

Üblicherweise besteht eine 2:1 atrioventrikuläre Überleitung, wobei der übergeleitete Schlag mit einem verlängerten PQ-Intervall einhergeht (Besoin-

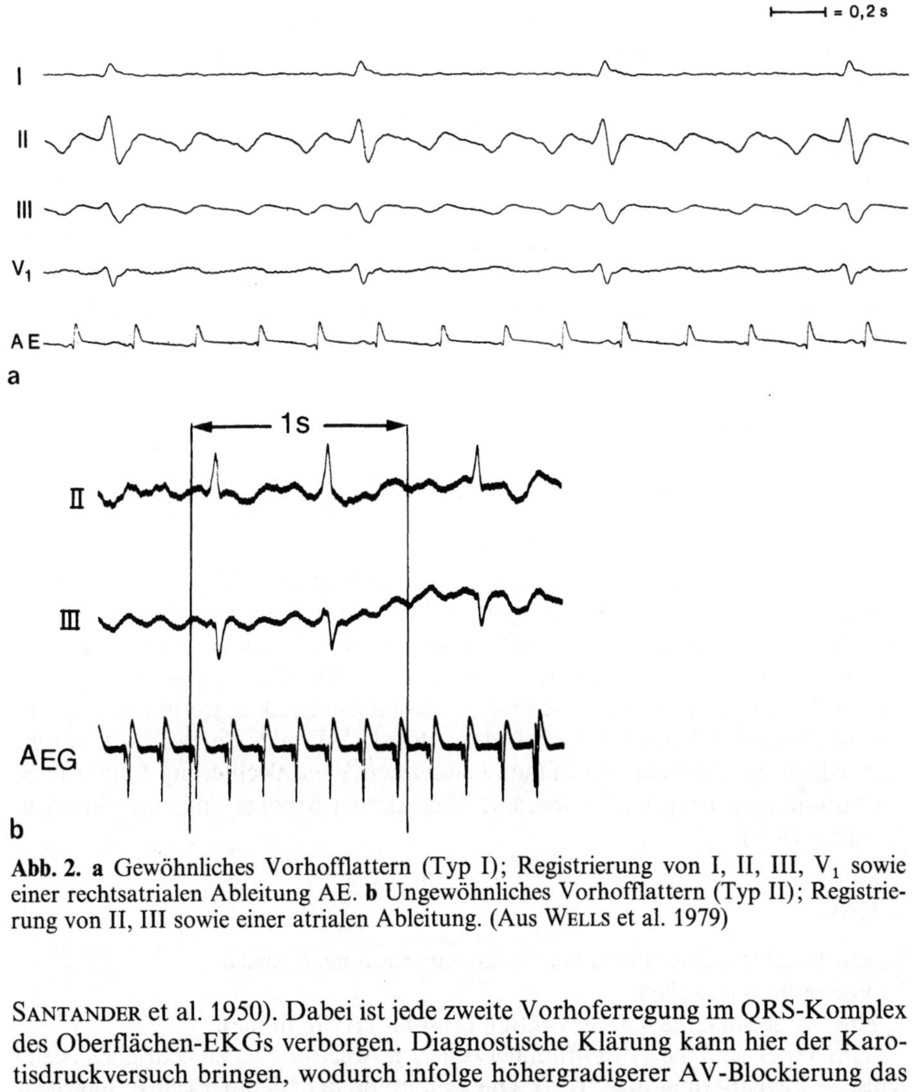

Abb. 2. a Gewöhnliches Vorhofflattern (Typ I); Registrierung von I, II, III, V_1 sowie einer rechtsatrialen Ableitung AE. **b** Ungewöhnliches Vorhofflattern (Typ II); Registrierung von II, III sowie einer atrialen Ableitung. (Aus WELLS et al. 1979)

SANTANDER et al. 1950). Dabei ist jede zweite Vorhoferregung im QRS-Komplex des Oberflächen-EKGs verborgen. Diagnostische Klärung kann hier der Karotisdruckversuch bringen, wodurch infolge höhergradigerer AV-Blockierung das Vorhofflattern nun im EKG klar zu Tage tritt. Unter Therapie werden häufiger auch 4:1-Blockierungen angetroffen, selten sind 1:1- (Kammerfrequenz dabei um 300/min, zumeist aberrierende AV-Leitung) und 3:1-Überleitung.

Wechselt der Grad der AV-Blockierung von Schlag zu Schlag, resultiert ein Bigeminus. Geht Vorhofflattern mit einem totalen AV-Block einher, so zeigt der langsame Ersatzrhythmus keine Beziehung zu den Vorhofflatterwellen.

II. Klinik

Vorhofflattern gilt wegen der Gefahr der 1:1-AV-Überleitung als potentiell lebensbedrohliche Rhythmusstörung. Die klinische Symptomatik wird bestimmt von der Kammerfrequenz während Vorhofflattern. So kann der Patient bei höhergradiger, z.B. 4:1-Blockierung und normaler Kammerfrequenz, völlig asymptomatisch sein, bei hohen Kammerfrequenzen können dagegen auftreten Palpitationen, Angina pectoris, Herzinsuffizienz mit Lungenödem bis zum kardiogenen Schock.

Vorhofflattern ist sehr selten bei Herzgesunden (FOSMOE et al. 1960); sein Auftreten kann jede Form einer organischen Herzerkrankung komplizieren, am häufigsten die koronare Herzkrankheit und den akuten Myokardinfarkt (JULIAN et al. 1964). Vorhofflattern kann durch eine Digitalisintoxikation hervorgerufen werden (DELMAN u. STEIN 1964), es tritt auch gelegentlich unter antiarrhythmischer Therapie von Vorhofflimmern auf. Wegen der Gefahr höherer Kammerfrequenzen ist Vorhofflattern in der Regel therapiebedürftig (Ausnahme: längere Zeit bestehendes Vorhofflattern mit normofrequenter Kammeraktion).

C. Vorhofflimmern

Vorhofflimmern ist die häufigste supraventrikuläre Rhythmusstörung. Hämodynamisch gesehen geht beim Auftreten von Vorhofflimmern die Pumpfunktion des Vorhofs verloren und die absolute Arrhythmie führt zu einer Änderung der diastolischen Füllung der Ventrikel von Schlag zu Schlag. Am gesunden Herzen ist die Herzauswurfleistung nur relativ geringfügig von der Pumpfunktion des Vorhofs abhängig. Vorhofflimmern wird unter diesen Umständen hämodynamisch erst dann relevant, wenn eine sehr schnelle Kammerfrequenz die passive Füllung der Ventrikel behindert. Bei Herzerkrankungen mit reduzierter Ventrikelfunktion kann der Verlust des „Booster"-Effekts der Vorhofkontraktion jedoch zu einer raschen hämodynamischen Verschlechterung führen (z.B. Vorhofflimmern beim Cor pulmonale oder akuten Myokardinfarkt) (SINNO u. GUNNAR 1976).

I. EKG

Elektrokardiographisch sind bei Vorhofflimmern nachweisbar:
1. Vorhofflimmerwellen,
2. eine unregelmäßige Kammeraktion (absolute Arrhythmie).

Am besten sind die Vorhofflimmerwellen in Ableitung V_1 zu beurteilen (siehe typische Registrierung in Abb. 3). Die Amplitude der Flimmerwellen unterliegt großen Schwankungen: Einerseits können sie kaum von einer Nullinie im EKG zu unterscheiden sein, andererseits sehen sie wie Flatterwellen aus, sind jedoch irregulär (grobes Vorhofflimmern). Der Kammerkomplex ist gewöhnlich

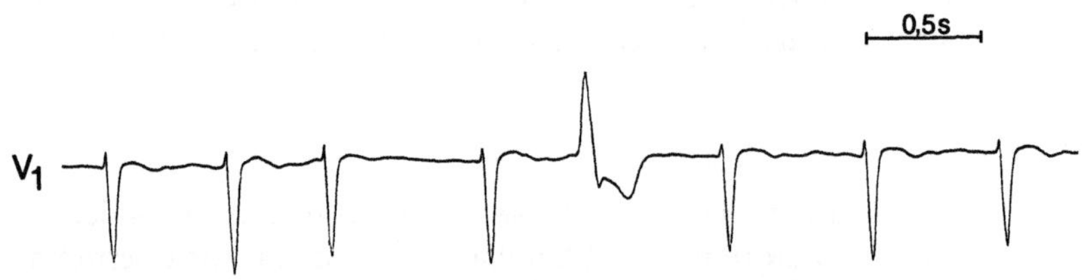

Abb. 3. Registrierung von Vorhofflimmern (Ableitung V_1) mit intermittierender rechtsschenkelblockartiger Deformierung des QRS-Komplexes

schmal. Treten verbreiterte QRS-Komplexe auf, so ist eine Unterscheidung zwischen aberrierender Überleitung und ventrikulärem Ursprung wegen fehlender Zuordnung zu einer geordneten Vorhoferregung besonders schwierig, aber gelegentlich von therapeutischer Relevanz. Geht dem Auftreten eines verbreiterten QRS-Komplexes ein besonders langes RR-Intervall voran, so spricht dies für aberrierende Leitung (GOUAUX u. ASHMAN 1947). Je länger das Intervall vom verbreiterten bis zum folgenden schlanken QRS-Komplex im Vergleich zu vorangehenden RR-Abständen, desto wahrscheinlicher ist ein ventrikulärer Ursprung (PRITCHETT et al. 1980).

Schließlich können einige Rückschlüsse aus der Konfiguration des verbreiterten QRS-Komplexes gezogen werden (MARRIOTT u. SANDLER 1966), wobei z.B. das Vorliegen eines Rechtsschenkelblockbildes für aberrierende Leitung spricht.

II. Klinik

Vorhofflimmern kommt häufig in Verbindung mit folgenden Erkrankungen vor:
1. Mitralklappenfehler,
2. arterielle Hypertonie,
3. koronare Herzkrankheit,
4. Hyperthyreose.

Beim akuten Myokardinfarkt wird es in ca. 10% der Fälle angetroffen (MELTZER u. KITCHELL 1966; JULIAN et al. 1964); ferner auch bei entzündlichen Herzmuskelerkrankungen, Kardiomyopathien und dem Sinusknotensyndrom (KAPLAN et al. 1973; SHORT 1954). Vorhofflimmern wird gelegentlich bei ansonsten Herzgesunden („idiopathisch“) (EVANS u. SWANN 1954), familiär gehäuft und nach erhöhtem Alkoholgenuß beobachtet (ETTINGER et al. 1978).

Vorhofflimmern kann paroxysmal auftreten, aber auch über Monate und Jahre anhalten. Ausgelöst wird es durch vorzeitig einfallende Vorhofextrasystolen (KILLIP u. GAULT 1965; BENNETT u. PENTECOST 1970). Als Vorläufer sind intraatriale Leitungsstörungen, Hypertrophie und Dilatation des linken Vorhofs (P sinistroatriale) (LEIER et al. 1978; WATSON u. JOSEPHSON 1980) anzusehen.

Die klinische Symptomatik besteht aus Palpitationen und Zeichen der Herzinsuffizienz; ihre Ausprägung wird wesentlich von der Kammerfrequenz (Brady- und Tachyarrhythmie) bei Vorhofflimmern determiniert.

Die Palpation eines absolut arrhythmischen Pulsschlags am Krankenbett läßt sofort an Vorhofflimmern denken (ohne allerdings hierfür spezifisch zu sein), bei Tachyarrhythmie kann ein erhebliches peripheres Pulsdefizit bestehen. Die Lautstärke des ersten Herztons bei der Auskultation wechselt von Schlag zu Schlag.

Eine typische Komplikation von Vorhofflimmern ist das Auftreten systemischer Embolien (v.a. ins Gehirn), seltener auch Lungenembolien. Etwa jeder dritte bis vierte Patient mit Vorhofflimmern macht ein Embolieereignis durch (GODTFREDSEN 1982; FISHER 1979).

Aus einer Untersuchung an 1212 Fällen wird berichtet, daß die 5-Jahres-Überlebensrate bei Vorhofflimmern verschiedener kardialer Grunderkrankungen zwischen 30 und 50% liegt (GODTFREDSEN 1982); sie entspricht damit derjenigen vergleichbarer Patienten ohne Vorhofflimmern (SHANOFF et al. 1969;

McKEE et al. 1971). Diese Gegenüberstellungen machen deutlich, daß nicht das Vorhofflimmern per se, sondern andere Faktoren wie Alter, Herzinsuffizienz und Form des Vorhofflimmerns (paroxysmal-chronisch) den klinischen Verlauf und die Prognose determinieren (GODTFREDSEN 1982).

D. Supraventrikuläre Tachykardie

Supraventrikuläre Tachykardien schließen alle tachykarden Rhythmusstörungen mit Ursprung oberhalb der Aufteilung des His-Bündels ein. Auf die Sinustachykardie, Vorhofflattern und Vorhofflimmern wurde bereits eingegangen.

Supraventrikuläre Tachykardien im engeren Sinn entstehen durch ektope Impulsbildung oder Reentry im Vorhof und AV-Knotenareal.

I. Ektope Impulsbildung

1. EKG

Die atriale Tachykardie ist charakterisiert durch einen allmählichen (nicht-paroxysmalen) Beginn und einer Vorhoffrequenz von 150–220/min. Die P-Wellen-Konfiguration entspricht weder der normaler Sinusaktionen noch vom Ventrikel retrograd geleiteter Vorhoferregungen. Zumeist besteht gleichzeitig ein AV-Block II. Grades; das PQ-Intervall übergeleiteter Schläge ist verlängert. Eine typische Registrierung ist in Abb. 4 dargestellt.

2. Klinik

Das Auftreten einer atrialen Tachykardie geht regelhaft mit einer schweren kardialen Grunderkrankung einher, z.B. akuter Myokardinfarkt, akutes (z.B. Pneumonie) oder chronisches Cor pulmonale, Digitalisüberdosierung bzw. -intoxikation. In letzterem Fall besteht gleichzeitig ein AV-Block unterschiedlichen Grades (atriale Tachykardie mit Block) (vgl. Kap. 7B).

Nach den Erfahrungen von LOWN et al. ist die atriale Tachykardie mit Block in der Mehrzahl durch eine Glykosidüberdosierung bzw. -intoxikation, ggf. begünstigt durch eine Hypokaliämie, bedingt. Da die Morphologie der P-Wellen denen bei Sinusrhythmus weitgehend entspricht, wird ursächlich ein zu ektoper Impulsbildung befähigter Fokus im hohen rechten Vorhof vermutet (LOWN et al. 1960). Von diesen Autoren wurde dafür der Begriff „paroxysmale atriale Tachykardie mit Block" geprägt, der jedoch nicht mehr ganz korrekt erscheint, da die Rhythmusstörung nicht paroxysmal, sondern allmählich beginnt (und endet), und ferner die Rhythmusstörung nicht im Vorhof, sondern im Sinusknoten

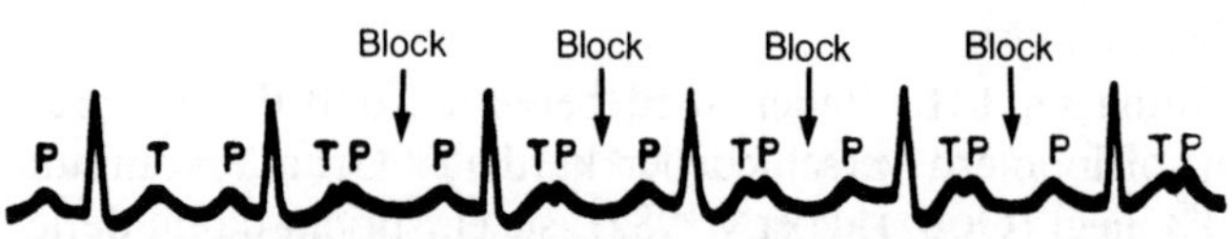

Abb. 4. Atriale Tachykardie mit 2:1-AV-Block

entstehen dürfte (STEINBECK et al. 1980). Andere Autoren konnten eine Glykosidüberdosierung als prävalierende Ursache von atrialen Tachykardien nicht bestätigen und empfehlen im Gegenteil Glykoside zur Therapie dieser Rhythmusstörung (MORGAN u. BRENEMAN 1962). In jedem Fall einer atrialen Tachykardie sollte vor Behandlung eine Glykosidüberdosierung ausgeschlossen werden. Während supraventrikuläre Tachykardien trotz hoher Frequenz gewöhnlich hämodynamisch gut toleriert werden, kann es durch eine atriale Tachykardie bei vorgeschädigtem Herzen zu einer bedrohlichen Verschlechterung kommen (Lungenödem, Druckabfall bis zu kardiogenem Schock).

II. Reentry

1. EKG

Die große Mehrzahl supraventrikulärer Tachykardien ist durch Reentry bedingt. Die Rhythmusstörung kann persistierend bis über Wochen oder paroxysmal auftreten. Im EKG ist eine regelmäßige Tachykardie mit schmalem QRS-Komplex nachweisbar, die ST-Strecke ist häufig gesenkt (frequenzbedingte Kammerendteilveränderung). P-Wellen sind im Oberflächen-EKG entweder gar nicht abgrenzbar oder sie projizieren sich in die ST-Strecke. Durch aberrierende AV-Überleitung der supraventrikulären Impulse infolge Ermüdungsblockierung, zumeist des rechten Tawara-Schenkels, kann es zu einer allmählichen Verbreiterung der QRS-Komplexe (ohne gleichzeitige Frequenzabnahme!) kommen. Liegt nur eine Registrierung mit verbreitertem QRS-Komplex vor, so ist eine Unterscheidung zwischen supraventrikulärer und ventrikulärer Tachykardie besonders schwer, da auch letztere durch retrograde Leitung zu einer 1:1-Beziehung zwischen Kammer- und Vorhofaktion führen können (Differentialdiagnose der Tachykardie mit breitem QRS-Komplex s. unten).

Cirka zwei Drittel aller supraventrikulären Tachykardien entfallen auf AV-Knoten-Reentry (WELLENS u. DURRER 1975; WU et al. 1978; FARSHIDI et al. 1978) (EKG-Beispiel in Abb. 5a).

Ein weiteres Drittel ist bedingt durch Reentry infolge akzessorischer Leitungsbahnen, die nur in retrograder Richtung vom Ventrikel zum Vorhof leiten (EKG-Beispiel in Abb. 5b).

Wegen antegrader Leitungsblockierung der akzessorischen Bahn weisen diese Patienten keine Delta-Welle bei Sinusrhythmus auf (sog. „verborgenes WPW-Syndrom") (JOSEPHSON u. SEIDES 1979; NEUSS et al. 1975). Die wichtige und zugleich einfache Unterscheidung dieser beiden Tachykardieformen ist möglich durch eine Analyse der zeitlichen Beziehung von P und QRS-Komplex zueinander (BENDITT et al. 1979).

Während bei AV-Knoten-Reentry die Erregung im AV-Knoten kreist und von dort Vorhof und Kammer mehr oder weniger gleichzeitig erregt werden, muß bei Kreiserregungen infolge WPW-Syndroms die Erregung antegrad via AV-Knoten erst den Ventrikel depolarisieren, bevor sie via akzessorische Bahn zum Vorhof zurückkehrt. Deswegen ist eine P-Welle bei AV-Knoten-Reentry im Oberflächen-EKG nicht abgrenzbar (simultane Erregung von Vorhof und Kammer in Abb. 5a), während die P-Welle bei Reentry-Tachykardie mit schma-

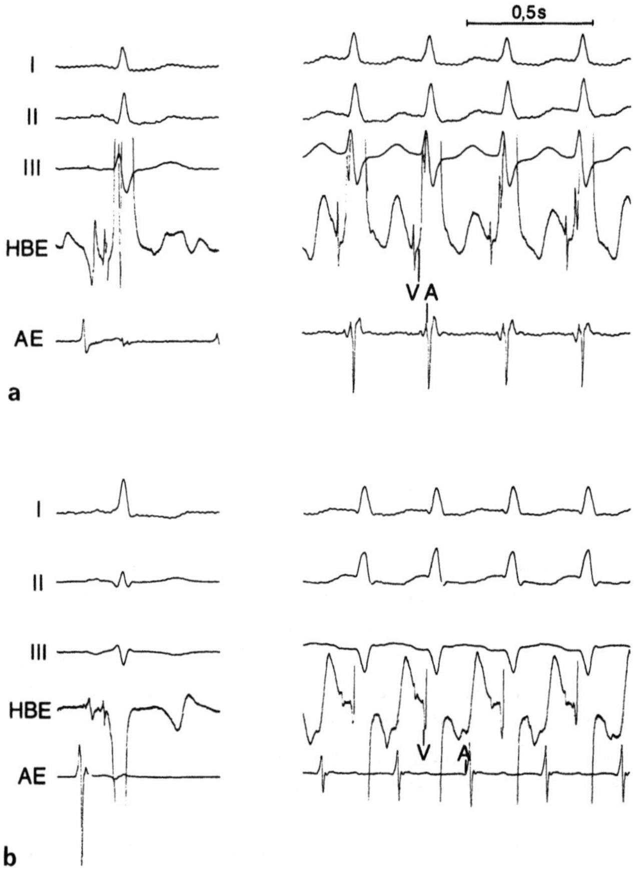

Abb. 5. a AV-Knoten-Reentry. Registrierung von I, II, III, HBE (His-Bündel-Elektrogramm) und AE (rechtsatriales Elektrogramm) *links* während Sinusrhythmus, *rechts* während supraventrikulärer Tachykardie. Während der Tachykardie erfolgen Kammer- und Vorhoferregung kurz aufeinander. Das ventrikulo-atriale (VA-)Intervall ist kurz. Im Oberflächen-EKG ist die P-Welle im QRS-Komplex verborgen. **b** WPW-Syndrom. Registrierung von I, II, III, HBE und AE *links* während Sinusrhythmus, *rechts* während supraventrikulärer Tachykardie. Während der Tachykardie folgt die Vorhof- der Kammererregung deutlich nach (längeres VA-Intervall). Im Oberflächen-EKG ist die P-Welle in der ST-Strecke verborgen

lem QRS-Komplex bei verborgenem WPW-Syndrom in der ST-Strecke erscheint (s. Abb. 5b).

Abbildung 6 bestätigt diesen Zusammenhang im eigenen Krankengut von 36 invasiv elektrophysiologisch untersuchten Patienten, aus der hervorgeht, daß das VA-Intervall (Zeitintervall vom Beginn der Kammer- bis zum Beginn der Vorhoferregung während der Tachykardie) bei AV-Knoten-Reentry eindeutig kürzer ist als bei Reentry via Kent-Bündel. Dies gilt sowohl für das typische WPW-Syndrom mit Delta-Welle bei Sinusrhythmus (akzessorische Bahn antegrad und retrograd leitend) als auch für das verborgene WPW-Syndrom (akzessorische Bahn nur retrograd leitend).

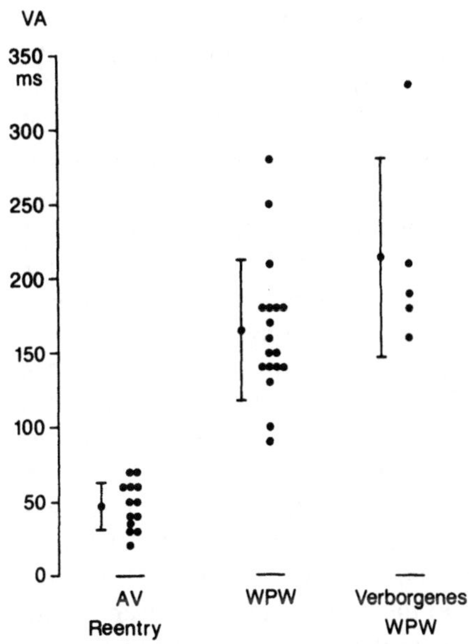

Abb. 6. Ventrikulo-atriales (VA-)Intervall während supraventrikulärer Tachykardie bei AV-Knoten-Reentry (n = 13), WPW-Syndrom (n = 18) sowie verborgenem WPW-Syndrom (n = 5). Neben den Einzelwerten ist für jede Patientengruppe der Mittelwert ± 1 Standardabweichung angegeben

Mittels zeitlicher Zuordnung von P und QRS im Oberflächen-EKG oder ggf. im Ösophagus-EKG kann daher schnell und einfach zwischen AV-Knoten-Reentry und akzessorischer Leitungsbahn unterschieden werden.

Wenn es mit Auftreten einer Leitungsblockierung (Rechts- oder Linksschenkelblock) während supraventrikulärer Tachykardie zu einer Frequenzabnahme kommt, so spricht dies für eine akzessorische Leitungsbahn ipsilateral zur Leitungsblockierung gelegen.

Eine negative P-Welle während Tachykardie in Ableitung I weist auf ein linksseitig gelegenes akzessorisches Bündel hin. Akzessorische, den AV-Knoten umgehende Leitungsbahnen (atriohisär; James-Bündel) führen bei Sinusrhythmus zu einem kurzen PQ-Intervall mit normalem QRS-Komplex; in Verbindung mit dem Auftreten paroxysmaler supraventrikulärer Reentry-Tachykardien (EKG wie bei AV-Knoten-Reentry) spricht man vom Lown-Ganong-Levine-Syndrom (Benditt et al. 1978).

Reentry intraatrial oder mit Inkorporation des Sinusknotens in den Erregungskreis als Ursache supraventrikulärer Tachykardien spielt klinisch nur eine untergeordnete Rolle.

2. Klinik

Die supraventrikuläre Tachykardie ist eine häufige Rhythmusstörung sowohl bei Herzgesunden (funktionell; vegetative Labilität; körperliche und seelische Belastung) als auch bei kardialer Grunderkrankung. Dazu gehören rheumatische Herzerkrankungen, die koronare Herzkrankheit, die Myokarditis und das Mitralklappen-Prolapssyndrom (Kissane et al. 1950; Swartz et al. 1977). Sie ist die häufigste Rhythmusstörung beim WPW-Syndrom (Gallagher et al. 1978).

Die supraventrikuläre Tachykardie setzt in der Regel plötzlich und unvermittelt ein, wobei manche Patienten den nahenden Anfall in Form unbestimmter Mißempfindungen und Palpitationen (Extrasystolen) spüren. Der Anfall selbst wird entweder kaum verspürt oder geht mit Palpitationen, Herzrasen, Druck auf der Brust, Pulsieren des Halses und Atemnot einher. Fakultativ treten Allgemeinsymptome hinzu wie Angst, Unruhe, Schweißausbruch, Schwäche und Stuhldrang. Während und nach Beendigung des Anfalls kann es zu einer Polyurie kommen (Wood 1963). An auslösenden Ursachen sind plötzliche Bewegungen, körperliche Belastungen wie Laufen, Tanzen und Schwimmen, psychische Faktoren wie Aufregung, Ärger und Träume von Bedeutung.

Die Frequenz der regelmäßigen Tachykardie liegt häufig zwischen 160 und 220/min. Auskultatorisch ist, wenn keine AV-Blockierungen vorliegen, der erste Herzton von konstanter Lautstärke und der zweite Herzton normal gespalten (Ausnahme: aberrierende AV-Leitung). Ein mechanischer Alternans kann vorliegen. Durch Vagusreiz (Reizung der Rachenhinterwand, Karotisdruckversuch, Valsalva-Manöver) kann die Tachykardie evtl. abrupt unterbrochen werden.

Jüngere Patienten und solche ohne kardiale Grunderkrankung tolerieren auch hohe Tachykardiefrequenzen gut. Wenn die Anfallsdauer nur wenige Minuten beträgt, legen die Patienten sich kurz hin und warten das spontane Anfallsende ab. Andere haben gelernt, ihre Anfälle durch physikalische oder medikamentöse Maßnahmen selbst zu kupieren und suchen den Arzt erst auf, wenn die gewöhnlichen Maßnahmen erfolglos geblieben sind.

Je länger der Anfall anhält, je höher die Tachykardiefrequenz und je gravierender die kardiale Grunderkrankung, desto mehr treten während des Anfalls die Zeichen der akuten Herzinsuffizienz bis zum Lungenödem und Blutdruckabfall oder Angina pectoris auf.

Dementsprechend sind für die Indikationsstellung zu einer medikamentösen antiarrhythmischen Therapie von Bedeutung und im Einzelfall gegeneinander abzuwägen: die kardiale Grunderkrankung und Alter des Patienten, Häufigkeit, Dauer und Frequenz der Tachykardieanfälle sowie Möglichkeiten der Suppression durch Vagusreiz.

E. Ventrikuläre Tachykardie

Eine ventrikuläre Tachykardie ist definiert als drei oder mehr konsekutive Erregungen ventrikulären Ursprungs mit einer Frequenz von mehr als 100/min. Gewöhnlich wird die Tachykardie durch eine ventrikuläre Extrasystole (spät oder früh einfallend) ausgelöst.

I. EKG

Der QRS-Komplex ist verbreitert ($\geqq 120$ ms), die Frequenz zumeist zwischen 150 und 200/min (maximal 300).

Abbildung 7 gibt zwei Beispiele derartiger persistierender Tachykardien, wobei formal ein Rechts- und Linksschenkelblockbild unterschieden werden kann.

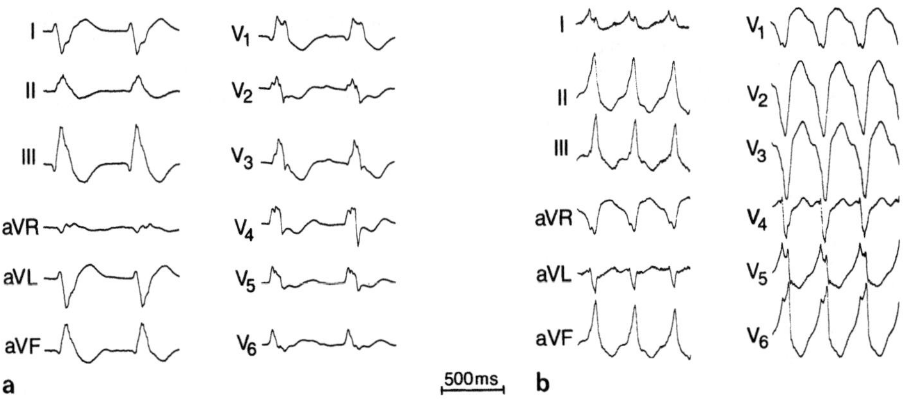

Abb. 7a, b. Kammertachykardie (Registrierung der 12 Standardableitungen). **a** Rechtsschenkelblockbild; **b** Linksschenkelblockbild

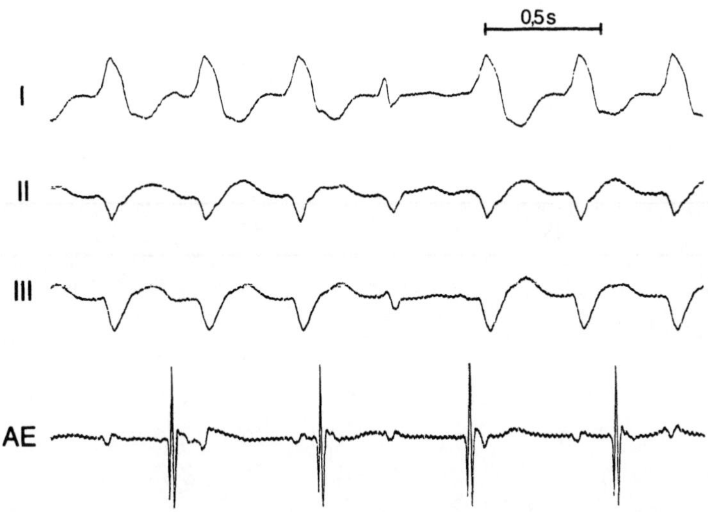

Abb. 8. Fusionsschläge während Kammertachykardie. Registrierung von I, II, III und einer rechtsatrialen Ableitung. Der vorzeitig einfallende schmale QRS-Komplex während der Tachykardie ist eine vom Vorhof übergeleitete Kammeraktion

Von entscheidender therapeutischer und prognostischer Relevanz ist die Unterscheidung zwischen supraventrikulärem Ursprung der Tachykardie mit aberrierender AV-Überleitung und ventrikulärer Tachykardie. Wenn im Oberflächen-EKG unabhängig von den QRS-Komplexen einfallende P-Wellen abgegrenzt werden können, so weist dies auf einen ventrikulären Ursprung mit AV-Dissoziation (Ausnahme: Knotentachykardie mit retrograder Leitungsblockierung zu den Vorhöfen). Mittels intrakardialer Ableitungen wurde festgestellt, daß in ca. 50% aller Fälle von Ventrikeltachykardien eine 1:1 ventrikulo-atriale Leitung, in den restlichen 50% ein unabhängiger Vorhofrhythmus besteht (WELLENS et al. 1978).

Tabelle 2. Morphologie rechtsschenkelblockartig deformierter QRS-Komplexe während Tachykardie. (Aus WELLENS et al. 1978)

QRS-Komplex in V_1	Aberrierende Leitung	Ventrikuläre Tachykardie
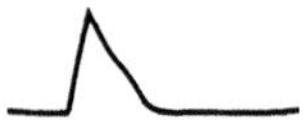	–	12
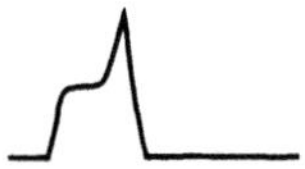	7	9
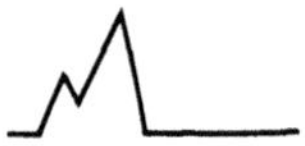	12	2
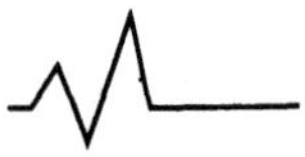	28	2
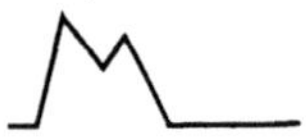	–	4
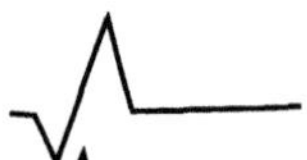	1	12
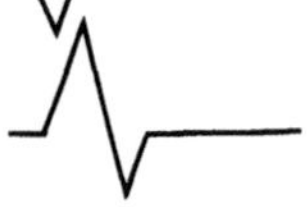	–	4
Gesamt:	48	45
QRS-Komplex in V_6		
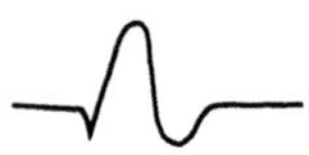	31	2
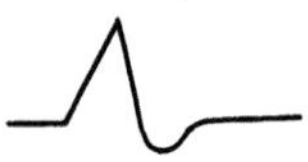	15	10
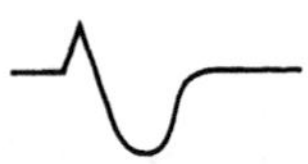	2	18
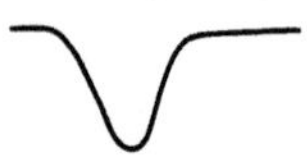	–	11
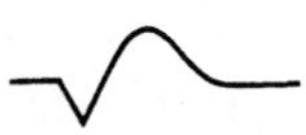	–	3
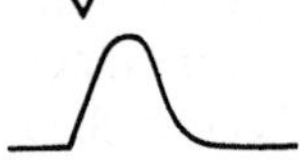	–	1
Gesamt:	48	45

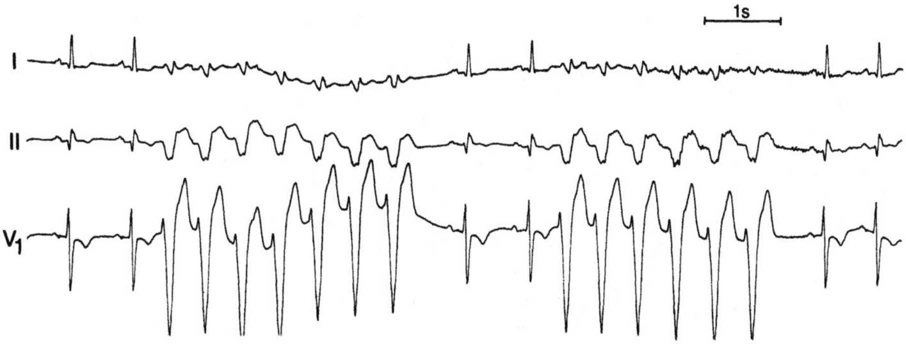

Abb. 9. Extrasystolische Form der Kammertachykardie

Gelegentlich fallen einzelne spontane P-Wellen so zeitgerecht zwischen zwei verbreiterten QRS-Komplexen einer Tachykardie ein, daß sie auf die Kammern übergeleitet werden unter dem Bild eines normalisierten QRS-Komplexes (Beispiel in Abb. 8).

Der Nachweis derartiger Fusionsschläge beweist das Vorliegen einer Kammertachykardie; andererseits wird dieser Befund nur bei relativ niedrigfrequenten Tachykardien angetroffen.

Ebenfalls hilfreich zur Unterscheidung ist die Morphologie der QRS-Komplexe. Dazu wurden 140 Registrierungen von Tachykardien einer retrospektiven Untersuchung unterzogen, wobei die Diagnose jeweils durch intrakardiale Ableitungen bestätigt wurde (WELLENS et al. 1978). Für Tachykardien mit Rechtsschenkelblockbild sind diese Ergebnisse in Tabelle 2 wiedergegeben.

Ist demnach ein rsR'-Komplex in V_1 vorhanden, so spricht dies für supraventrikulären Ursprung mit aberrierender AV-Leitung. Sind dagegen monophasische R-Potentiale oder negative QS-Komplexe durchgehend in den Brustwandableitungen V_1 bis V_6 nachweisbar, so weist dies auf eine Kammertachykardie hin. Auch eine QRS-Breite über 0,14 s und eine Drehung des Hauptvektors des QRS-Komplexes in der Frontalebene nach links machen einen ventrikulären Ursprung wahrscheinlich (WELLENS et al. 1978). Dagegen kann unter einem Valsalva-Manöver eine Abnahme der Tachykardiefrequenz nicht nur bei supraventrikulärer, sondern auch bei ventrikulärer Tachykardie beobachtet werden (WAXMAN u. WALD 1977).

Ist die Tachykardie nicht persistierend, sondern repetitiv auftretend mit spontaner Terminierung und ein bis mehreren Sinusschlägen zwischen den Salven, so spricht man von einer extrasystolischen Form (Typ Gallavardin) (Beispiel in Abb. 9). Diese Form der Kammertachykardie gilt als benigne; zumeist ist sie im Katheterlabor nicht mittels programmierter Stimulation reproduzierbar.

Ist die Tachykardiefrequenz sehr hoch und dabei Beginn und Ende des QRS-Komplexes nicht mehr abgrenzbar, spricht man von Kammerflattern (Abb. 10).

Beim Kammerflimmern schließlich werden darüber hinaus Frequenz und QRS-Morphologie unregelmäßig mit zunächst noch normal großen Amplituden, die bei Fortbestehen der Rhythmusstörung immer kleiner werden (Abb. 11).

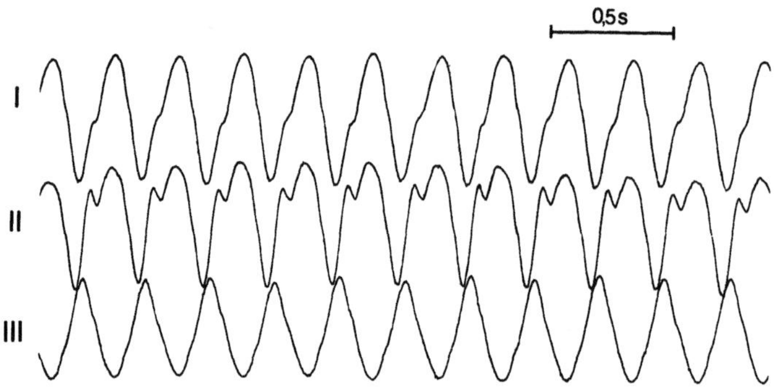

Abb. 10. Kammerflattern

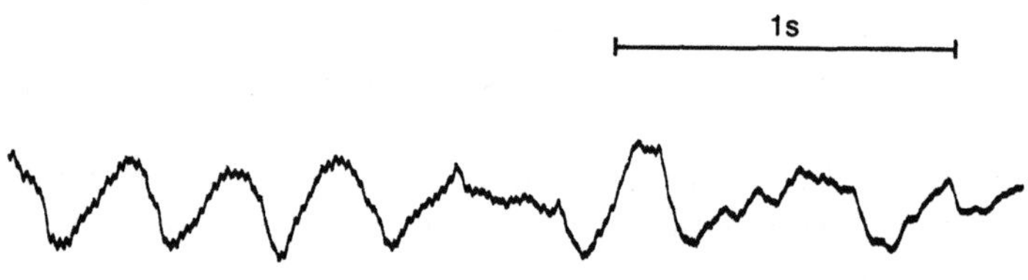

Abb. 11. Kammerflimmern

Von bidirektionaler Tachykardie spricht man, wenn die Polarität der QRS-Komplexe alterniert.

Als „torsade de pointes“ werden tachykarde Salven mit breiten QRS-Komplexen und undulierender Rotation der QRS-Achse bezeichnet (KRIKLER u. CURRY 1976) (vgl. Kap. 2B u. 6E). Diese ominöse Form der Kammertachykardie kann in Kammerflimmern übergehen. Ursächlich kommen Elektrolytstörungen in Betracht (z.B. Hypokaliämie), Pharmaka, welche die Repolarisation des Kammermyokards inhomogen verlängern (z.B. Chinidin, Procainamid, trizyklische Antidepressiva), Myokarditis, koronare Herzkrankheit, v.a. akuter Myokardinfarkt sowie angeborene Syndrome mit verlängerter QT-Dauer (Jervell- und Lange-Nielsen-Syndrom, Romano-Ward-Syndrom) (vgl. Kap 6E).

Weist der QRS-Komplex während der Tachykardie verschiedene Konfigurationen auf, so spricht man von Pleomorphie (JOSEPHSON et al. 1979) oder Polymorphie (SCLAROVSKY et al. 1979). Werden die Kammern erregt durch einen ventrikulären Fokus infolge gesteigerter Automatie oder Reentry in einer Frequenz zwischen 50 und 100/min, so spricht man nicht von ventrikulärer Tachykardie, sondern von einem beschleunigten idioventrikulären Rhythmus.

Diese Rhythmusstörung wird häufig beim akuten Myokardinfarkt beobachtet, ihre Frequenz entspricht in etwa der des Sinusrhythmus und sie ruft zumeist eine kurzanhaltende isorhythmische AV-Dissoziation hervor. Die Prognose schneller idioventrikulärer Rhythmen ist gut; nur selten sind sie mit bedrohlichen Rhythmusstörungen vergesellschaftet (LICHSTEIN et al. 1975).

II. Klinik

Kammertachykardien gehen nahezu immer mit einer faßbaren kardialen Grunderkrankung einher. Eine Übersicht über die Ätiologie dieser Rhythmusstörung (ARMBRUST u. LEVINE 1950; HERRMANN et al. 1959) gibt Tabelle 3. Dabei spielt zahlenmäßig die koronare Herzkrankheit die größte Rolle. Im akuten Infarktstadium weisen bis zu 46% kontinuierlich überwachter Patienten Kammertachykardien auf (DE SOYZA et al. 1979). Unter Patienten mit chronisch rezidivierenden Tachykardien sind solche mit koronarer Herzkrankheit, die infolge eines Infarkts ein Herzwandaneurysma entwickelt haben, besonders häufig vertreten. Praktisch jede Herzkrankheit kann durch das Auftreten dieser Rhythmusstörung kompliziert werden. Andererseits kann in ca. 10% der Fälle keine kardiale Grunderkrankung eruiert werden (ARMBRUST u. LEVINE 1950; HERRMANN et al. 1959).

Die klinische Symptomatik während der Tachykardie reicht von Palpitationen, Angina pectoris und Herzinsuffizienz bis zum Lungenödem, arteriellem Druckabfall und Vollbild des kardiogenen Schocks. Auskultatorisch ist der erste und zweite Herzton gespalten, ein diastolischer Galopprhythmus kann vorliegen. Liegt eine AV-Dissoziation vor, so kann intermittierend eine Vorhofpfropfung am Jugularvenenpuls beobachtet werden, ferner eine Variation des ersten Herztones und des systolischen arteriellen Blutdrucks.

Der klinische Verlauf von Patienten mit diesen Rhythmusstörungen ist gekennzeichnet durch häufige Resistenz gegenüber Antiarrhythmika mit Auftreten von Tachykardierezidiven, lange Krankenhausaufenthaltsdauer und Gefahr des plötzlichen Herztodes (ARMBRUST u. LEVINE 1950; LOWN u. GRABOYS 1977; WINKLE et al. 1976).

Die Langzeitprognose dieser Patienten ist außerordentlich belastet. Nach Untersuchungen von ARMBRUST u. LEVINE (1950) waren 45% innerhalb von sechs Monaten nach Diagnosestellung verstorben. Trotz Einführung neuerer therapeutischer Maßnahmen betrug die Mortalität bei ventrikulären Tachykardien, die innerhalb der ersten acht Wochen nach Infarkt einsetzten, ca. 83% nach im Mittel acht Monaten und 47% nach im Mittel 2,8 Jahren bei Patienten in der chronischen Infarktphase (WELLENS et al. 1982).

Tabelle 3. Ätiologie ventrikulärer Tachykardien

Koronare Herzkrankheit (v.a. bei akutem Myokardinfarkt und Aneurysma)
Kardiomyopathie (hypertroph, hypertroph-obstruktiv, dilativ)
Myokarditis
Angeborene und erworbene Herzklappenfehler
Akutes (Lungenembolie) und chronisches Cor pulmonale
Mitralklappenprolaps
QT-Syndrom
metabolisch (Hypoxie, Azidose, Hypokaliämie)
iatrogen (medikamentös induziert: Herzglykoside, Antiarrhythmika, Sympathikomimetika, Antidepressiva)
Körperliche oder emotionale Belastung
Normaler Herzbefund

Ebenso stellen Patienten mit erfolgreich überstandener prähospitaler Reanimation eine vom plötzlichen Herztod bedrohte Gruppe dar. In 26% der Fälle kommt es zu einem Rezidiv bzw. zum plötzlichen Herztod im Jahr nach der ersten Reanimation (SCHAFFER u. COBB 1975). Vergleichbare Ergebnisse wurden von LIBERTHSON et al. (1974) mitgeteilt: 28% verstarben nach erfolgreicher prähospitaler Reanimation im darauffolgenden Jahr. Die Wahrscheinlichkeit, vier Jahre nach dem Ereignis zu überleben, beträgt 49% (EISENBERG et al. 1982).

Aufgrund des erhöhten Risikos, einen plötzlichen Herztod zu erleiden, sind Patienten mit rezidivierenden Kammertachykardien und solche mit erfolgreicher Reanimation wegen Kammerflimmern (ohne Nachweis eines Myokardinfarkts als auslösendes Ereignis) als obligat antiarrhythmisch therapiebedürftig anzusehen (mit Ausnahmen) parallel zur Diagnostik und Therapie der Grunderkrankung (vgl. S. 471 ff.). Zur antiarrhythmischen Therapiekontrolle dieser Patienten scheint die programmierte Ventrikelstimulation einen besonderen Wert zu erlangen (s. Kapitel 6 B u. 7 C).

F. Extrasystolie

Extrasystolen beruhen auf heterotopen Störungen der Reizbildung oder Erregungsleitung. Sie führen zur vorzeitigen Erregung des Herzens, wobei sie früh und auch spät in die Diastole einfallen können. Während die Extrasystolie in einem konstanten zeitlichen Abstand (Kopplungsintervall) zur vorangehenden Erregung des Herzens auftritt, handelt es sich bei der Parasystolie um einen unabhängig vom Sinusrhythmus einfallenden ektopen Rhythmus.

Als elektrophysiologischer Entstehungsmechanismus kommen sowohl eine Kreiserregung als auch eine ektope fokale Impulsbildung in Betracht; eine Differenzierung mit klinischen Mitteln ist nicht möglich. Hinsichtlich des Ursprungsortes werden im wesentlichen unterschieden: Vorhofextrasystolen, AV-Knotenextrasystolen, ventrikuläre Extrasystolen.

I. EKG

1. Vorhofextrasystolen

Das Kennzeichen einer Vorhofextrasystole ist das Auftreten einer vorzeitig einfallenden, abnorm konfigurierten P-Welle. Abhängig von der Vorzeitigkeit des Einfalls der Vorhofextrasystole und der AV-Überleitung wird die vorzeitige Erregung auf die Kammern übergeleitet (Beispiel in Abb. 12a) oder nicht (Beispiel in Abb. 12b). Im Fall der Überleitung ist das PQ-Intervall entweder normal oder etwas verlängert, der QRS-Komplex zumeist schmal, im Fall einer aberrierenden AV-Leitung jedoch verbreitert, so daß eine ventrikuläre Extrasystole vorgetäuscht werden kann.

Nicht übergeleitete Vorhofextrasystolen werden häufig übersehen, wenn sich die vorzeitig einfallende P-Welle der T-Welle der vorangegangenen Erregung überlagert. Fallen sie darüber hinaus bigeminusartig ein, so kann eine Sinusbra-

a

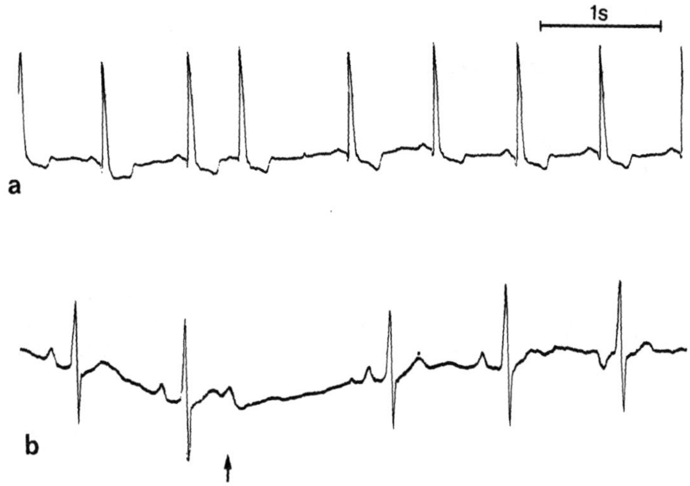

Abb. 12. a Vorhofextrasystole mit AV-Überleitung. **b** Vorhofextrasystole (*Pfeil*), nicht übergeleitet

dykardie vorgetäuscht werden, was zu falschen therapeutischen Schlüssen Anlaß geben kann.

Zumeist ist das Intervall von der Vorhofextrasystole bis zum nächsten Sinusschlag etwas länger als der Sinusgrundzyklus, aber die Summe aus prä- und postextrasystolischem Vorhofintervall weniger als das Zweifache des Sinusgrundzyklus (Rückleitung der ektopen Vorhoferregung zum Sinusknoten; nichtkompensatorische Pause). Stimulationsversuche von verschiedenen Stellen des Vorhofs haben ergeben, daß die Konfiguration von P-Wellen im Oberflächen-EKG kaum Rückschlüsse auf den Ursprung dieser Erregungen im Vorhof ermöglicht (Waldo et al. 1970; Mac Lean et al. 1975).

2. AV-Knotenextrasystolen

Mit klinischen Mitteln ist nicht zu unterscheiden, ob diese Extrasystolen im AV-Knoten, am Übergang zum His-Bündel oder im His-Bündel selbst entstehen; im anglo-amerikanischen Schrifttum wird daher der Begriff „junktional" vorgezogen.

Typisches elektrokardiographisches Kennzeichen einer AV-Knoten-Extrasystole ist das Auftreten „retrograder" P-Wellen, die negativ sind in den Ableitungen II, III und aVF. Diese P-Wellen gehen entweder mit einem Zeitintervall von $\leqq 0{,}12$ s dem QRS-Komplex voraus, fallen gleichzeitig damit ein oder folgen dem QRS (Beispiele in Abb. 13a–c). Hierfür hatten sich die Begriffe obere, mittlere und untere Knotenextrasystole bzw. -rhythmus eingebürgert, obwohl diese anatomische Festlegung nicht gerechtfertigt ist, da die genannten zeitlichen Beziehungen zwischen P und QRS wesentlich von der antegraden Leitung der Extrasystole zu den Kammern und der retrograden Leitung zu den Vorhöfen bestimmt werden.

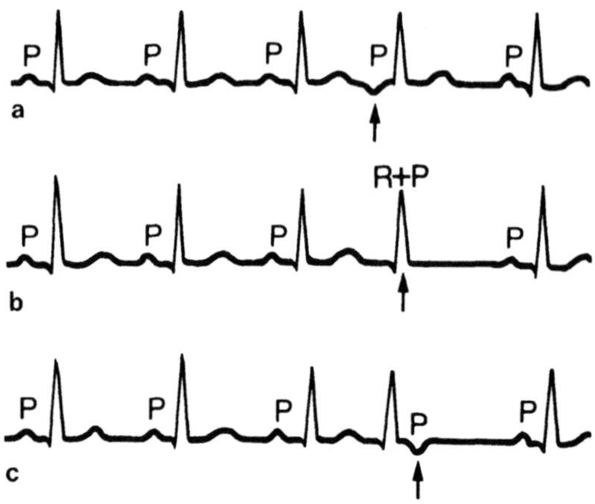

Abb. 13. a Sog. obere Knotenextrasystole, **b** mittlere Knotenextrasystole, **c** untere Knotenextrasystole (vgl. Text)

Wie bei der Vorhofextrasystole ist der mit der AV-Knoten-Extrasystole assoziierte QRS-Komplex schmal, jedoch kann es auch hier zu einer aberrierenden AV-Überleitung kommen. Bisweilen ist der vorzeitig einfallende QRS-Komplex überhaupt nicht von einer P-Welle gefolgt (retrograde Leitungsblockierung zu den Vorhöfen, vermutlich im AV-Knoten).

3. Ventrikuläre Extrasystole

Elektrokardiographisches Kennzeichen einer ventrikulären Extrasystole ist die Verbreiterung über 0,12 s eines vorzeitig einfallenden QRS-Komplexes; der Vektor der ST-Strecke ist gewöhnlich der Hauptausschlagsrichtung von QRS entgegengesetzt (Beispiel in Abb. 14a). Ist der QRS-Komplex nur geringfügig deformiert, so weist dies auf einen septalen Ursprung.

Zumeist werden die ventrikulären Extrasystolen nicht auf den Vorhof zurückgeleitet, woraus eine kompensatorische Pause (Summe aus prä- und postextrasystolischem Intervall beträgt das Zweifache des Sinusgrundzyklus) oder eine Interpolation resultiert. Kommt es dagegen zu einer ventrikulo-atrialen Leitung nach der Extrasystole mit vorzeitiger Depolarisation des Sinusknotens, so ist die postextrasystolische Pause nicht kompensatorisch. Im Gegensatz zur Parasystolie weisen ventrikuläre Extrasystolen überwiegend ein fixes Kopplungsintervall zur vorangehenden Normalaktion auf.

Von wesentlicher Bedeutung ist die Unterscheidung zwischen einer ventrikulär entstandenen Extrasystole und einer supraventrikulären mit aberrierender AV-Überleitung. Hierzu hilfreich (obwohl nicht in allen Fällen) ist die Suche nach einer dem QRS-Komplex vorangehenden P-Welle, die Länge der postextrasystolischen Pause, die QRS-Morphologie und Änderungen der Zykluslänge des Herzschlages bei Vorhofflimmern (Ashman-Phänomen); hierauf wurde bereits an anderer Stelle eingegangen (s. Abschnitt C.I und E.I). Ist die QRS-Konfiguration von ventrikulären Extrasystolen nicht gleich (monomorph, monotop), sondern verschieden, so spricht man von polymorpher bzw. polytoper Extrasystolie (Beispiel in Abb. 14b).

Folgt jedem Normalschlag eine Extrasystole, so spricht man von Bigeminus (Beispiel in Abb. 14c); folgen jedem Normalschlag zwei Extrasystolen, so be-

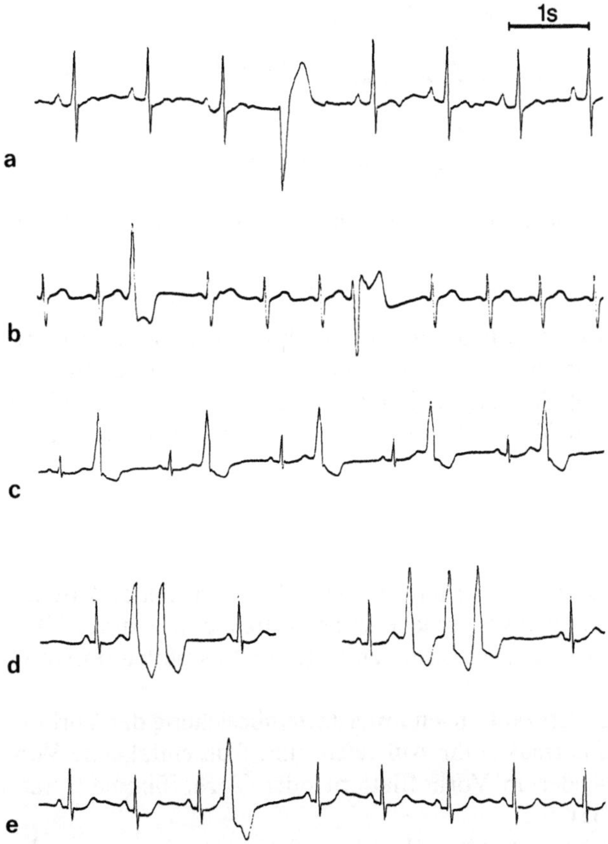

Abb. 14. a Ventrikuläre Extrasystole, **b** Polytope ventrikuläre Extrasystolie, **c** Bigeminus, **d** Paar und Triplet, **e** R-auf-T-Phänomen

steht ein Trigeminus (im Gegensatz zu 2:1- bis n:1-Extrasystolie, bei der eine Extrasystole jedem 2. bis n-ten Normalschlag folgt).

Treten Extrasystolen nicht einzeln, sondern in unregelmäßigen Abständen auch in mehr oder weniger langen Salven auf, so spricht man von Paaren, Triplets (Beispiele in Abb. 14d). Extrasystolen, die auf dem Gipfel der T-Welle einer vorangehenden Kammererregung einfallen (sog. R- auf T-Phänomen) (Beispiel in Abb. 14e), sollen besonders häufig Kammerflimmern auslösen. Andererseits wurde beobachtet, daß ventrikuläre Salven und Kammerflimmern beim akuten Myokardinfarkt häufiger durch spät als durch früh einfallende Extrasystolen ausgelöst wurden (Lie et al. 1974; Roberts et al. 1978).

Wenn der Impuls vom Sinusknoten als natürlichem Schrittmacher des Herzens ausbleibt, fällt ein tiefer gelegenes Schrittmacherzentrum ein. Von einer derartigen Ersatzsystole spricht man, wenn sie spät einfällt nach einem Intervall, das länger ist als der normale Sinusgrundzyklus. Je nach der Konfiguration spricht man von einem junktionalen (schmaler QRS-Komplex) oder ventrikulären Ersatzschlag (breiter QRS-Komplex) (Beispiele in Abb. 15). Übernimmt dieses Ersatzzentrum nicht nur für einen, sondern für mehrere Schläge die Schritt-

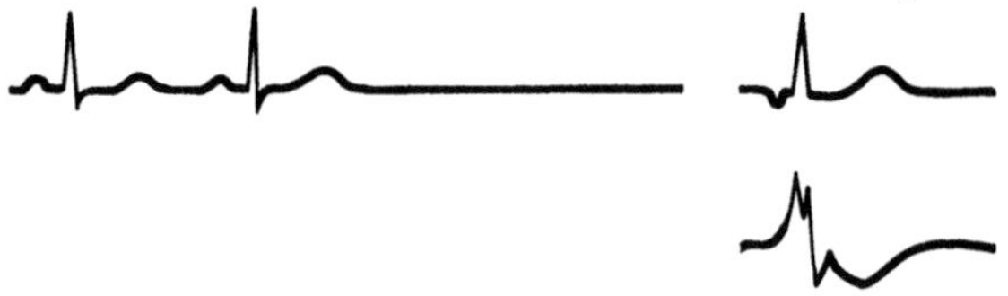

Abb. 15. Sinusstillstand mit junktionalem bzw. ventrikulärem Ersatzschlag bzw. Ersatzrhythmus

macherfunktion des Herzens, so spricht man vom junktionalen oder idioventrikulären Ersatzrhythmus. Beträgt die Frequenz dieser Rhythmen über 60 bzw. 50/min, spricht man vom beschleunigten junktionalen bzw. idioventrikulären Rhythmus, bei einer Frequenz über 100/min von einer junktionalen bzw. ventrikulären Tachykardie.

II. Klinik

Vorhofextrasystolen sind häufig; sie treten mit und ohne begleitende kardiale Grunderkrankung auf. So können körperliche und emotionale Belastung, Alkohol, Nikotingenuß und Kaffee bei Herzgesunden Vorhofextrasystolen provozieren.

Andererseits begünstigen Erkrankungen unter Miteinbeziehung der Vorhöfe (Ischämie, Überdehnung, Pharmaka) ihr Auftreten, und früh einfallende Vorhofextrasystolen können wiederum Vorhofflattern oder Vorhofflimmern auslösen (KILLIP u. GAULT 1965).

Vorhofextrasystolen bleiben entweder subjektiv vollständig symptomlos oder aber sie verursachen Palpitationen bzw. das Gefühl des „aussetzenden" Herzschlags; beides dürfte wesentlich bedingt sein durch die verstärkte Kontraktion des der Extrasystole folgenden Normalschlags (postextrasystolische Potenzierung). Bei der körperlichen Untersuchung fallen Vorhofpfropfungswellen an den Jugularvenen auf für den Fall, daß sich der vorzeitig erregte rechte Vorhof gegen die noch geschlossene Tricuspidalklappe kontrahiert sowie auskultatorisch eine normale Spaltung des zweiten Herztons der vorzeitigen Kammererregung (Ausnahme: aberrierende AV-Leitung).

Bei der Behandlung der Vorhof- und auch der AV-Knotenextrasystolen steht die Therapie der kardialen Grunderkrankung bzw. die Ausschaltung des die Extrasystole auslösenden Agens ganz im Vordergrund (Alkohol, Nikotin etc.).

Ventrikuläre Extrasystolen stellen die häufigste Form von Herzrhythmusstörungen bei Herzgesunden und Herzkranken überhaupt dar. Eine Übersicht über Ursachen ihres Auftretens gibt Tabelle 4.

Die Prognose der Extrasystolie ist abhängig von der Grundkrankheit. Insbesondere nach überstandenem Myokardinfarkt scheint dem Auftreten bzw. Persistieren ventrikulärer Extrasystolen prognostische Bedeutung zuzukommen (KOTLER et al. 1973).

Auch Extrasystolen im Rahmen akuter Herzerkrankungen (Herzinfarkt, Myokarditis) haben eine schlechtere Prognose.

Tabelle 4. Ursache ventrikulärer Extrasystolen

1. *Kardial*
   Koronare Herzkrankheit
   (v.a. akuter Herzinfarkt)
   Myokarditis
   Kardiomyopathie
   Angeborene und erworbene Herzklappenfehler
   Akutes und chronisches Cor pulmonale
   Mitralklappenprolaps-Syndrom
2. *Extrakardial*
   Hyperthyreose
   Abdominelle Erkrankungen
   Katecholaminausschüttung
3. *Mechanisch und elektrisch*
   Herzkatheter
   Herzoperationen
   Elektrounfall
   Elektrische Defibrillation
   Herzschrittmacher
4. *Metabolisch*
   Hypoxie
   Azidose
   Hypokaliämie, Hypercalciämie
5. *Iatrogen*
   Herzglykoside
   Sympathikomimetika
   Barbiturate
   Halothan, Chloroform
   Antiarrhythmika
   Trizyklische Antidepressiva
   Lithium
6. *Genußmittel*
   Koffein, Nikotin, Alkohol
7. *Bei Herzgesunden*
   (Ausschlußdiagnose!)

Tabelle 5. Klassifizierung tachykarder ventrikulärer Arrhythmien (*VES* ventrikuläre Extrasystolen). (Nach Lown u. Wolf 1971)

	24-Stunden-Bandspeicher-aufzeichnung	Bei Ergometerbelastung
Grad 0	Keine Arrhythmie	Keine Arrhythmie
Grad 1	Isolierte unifokale VES <30/h oder <1/min	Isolierte unifokale VES <3/min
Grad 2	Isolierte unifokale VES >30/h oder >1/min	Isolierte unifokale VES >2/min
Grad 3	Multiforme VES	Multiforme VES
Grad 4	a) VES-Paare b) VES-Salven oder Kammertachykardien	a) VES-Paare b) VES-Salven oder Kammertachykardien
Grad 5	Frühzeitige VES R-auf-T-Phänomen	Frühzeitige VES R-auf-T-Phänomen

Zur näherungsweisen Beurteilung der mutmaßlichen Gefährlichkeit ventrikulärer Extrasystolen nach dem EKG bei Langzeitüberwachung und Ergometrie wird überwiegend die Klassifizierung nach Lown herangezogen (s. Tabelle 5; vgl. S. 458).

Wie bei der Vorhofextrasystole, so ist auch bei ventrikulären Extrasystolen der Patient entweder völlig symptomlos, oder er gibt das Gefühl des aussetzenden Herzschlags an. Bei gehäuft auftretenden Extrasystolen bzw. Salven kann es zum Auftreten von Angina pectoris, Atemnot, Schwindel und kurzen Synkopen kommen. Bei Palpation des peripheren Pulses kann die ventrikuläre Extrasystole gelegentlich schwach getastet werden. Falls nicht, setzt der Puls für einen

Schlag aus (kompensatorische Pause) und der postextrasystolische Puls ist verstärkt. Auskultatorisch ist der erste und zweite Herzton der Extrasystole vermehrt gespalten im Vergleich zu einem Sinusschlag. Führt die Extrasystole nicht zu einer Kontraktion und bleiben die Pulmonal- und Aortenklappen geschlossen (kein zweiter Herzton), so kann der erste Herzton der Extrasystole fälschlicherweise für einen dritten Herzton bei Sinusrhythmus gehalten werden.

Die Indikation zur antiarrhythmischen Behandlung ventrikulärer Extrasystolen ergibt sich aus der Symptomatik des Patienten sowie der kardialen Grunderkrankung. Ist eine kardiale Erkrankung nicht nachweisbar, so scheint die Prognose durch das Auftreten ventrikulärer Rhythmusstörungen nicht belastet (RODSTEIN et al. 1971).

Patienten im chronischen Verlauf einer koronaren Herzkrankheit mit asymptomatischen komplexen ventrikulären Arrhythmien (polytop, Paare, Salven) weisen eine erhöhte Inzidenz des plötzlichen Herztodes auf (KOTLER et al. 1973; KANNEL et al. 1979; RUBERMAN et al. 1977; DAVIS et al. 1979; SCHULTZ et al. 1977).

Dem Nachweis komplexer ventrikulärer Extrasystolen im Langzeit-EKG kommt nach diesen Untersuchungen zwar eine hohe Sensitivität zu, die Spezifität dieser Beobachtung ist jedoch gering, da die Registrierung von Paaren und Salven bei einem hohen Prozentsatz der Koronarkranken gelingt (RYAN et al. 1975; CATS et al. 1979) (vgl. Kap. 6A).

Derzeit liegen keine gesicherten Ergebnisse darüber vor, daß durch eine prophylaktische antiarrhythmische Therapie von Patienten mit KHK und asymptomatischen ventrikulären Extrasystolen die Inzidenz des plötzlichen Herztodes gesenkt werden kann.

Literatur

Armbrust CA, Levine SA (1950) Paroxysmal ventricular tachycardia: a study of one hundred and seven cases. Circulation 1:28

Benditt DG, Pritchett ELC, Smith WM, Wallace AG, Gallagher JJ (1978) Characteristics of atrioventricular conduction and the spectrum of arrhythmias in Lown-Ganong-Levine syndrome. Cirulation 57:454

Benditt DG, Pritchett ELC, Smith WM, Gallagher JJ (1979) Ventriculo-atrial intervals: diagnostic use in paroxysmal supraventricular tachycardia. Ann Intern Med 91:161

Bennett MA, Pentecost BL (1970) The pattern of onset and spontaneous cessation of atrial fibrillation in man. Circulation 41:981

Besoin-Santander M, Pick A, Langendorf R (1950) A–V conduction in auricular flutter. Circulation 2:604

Bouman LN, Gerlings ED, Biersteker PA, Bonke FIM (1968) Pacemaker shift in the sino-atrial node during vagal stimulation. Pflügers Arch 302:255

Cats VM, Lie KI, Van Capelle FJL, Durrer D (1979) Limitations of 24 hour ambulatory electrocardiographic recording in predicting coronary events after acute myocardial infarction. Am J Cardiol 44:1257

Davis HT, De Camilla J, Bayer LW, Moss AJ (1979) Survivorship patterns in the posthospital phase of myocardial infarction. Circulation 60:1252

Delman AJ, Stein E (1964) Atrial flutter secondary to digitalis toxicity. Circulation 29:593

Eisenberg MS, Hallstrom A, Bergner L (1982) Long-term survival after out-of-hospital cardiac arrest. N Engl J Med 306:1340

Ettinger PO, Wu DF, De La Cruz C, Weisse AB, Ahmed SS, Regan TJ (1978) Arrhythmias and the "Holiday Heart"? Alcohol-associated cardiac rhythm disorders. Am Heart J 95:555

Evans W, Swann P (1954) Lone auricular fibrillation. Br Heart J 16:189

Farshidi A, Josephson ME, Horowitz LN (1978) Electrophysiologic characteristics of concealed bypass tracts: Clinical and electrocardiographic correlates. Am J Cardiol 41:1052

Fosmoe RJ, Averill KH, Lamb LE (1960) Electrocardiographic findings in 67375 asymptomatic subjects. II. Supraventricular arrhythmias. Am J Cardiol 6:84

Fisher CM (1979) Reducing risks of cerebral embolism. Geriatrics 34:59

Gallagher JJ, Pritchett ELC, Sealy WC, Kasell J, Wallace AG (1978) The preexcitation syndromes. Prog Cardiovasc Dis 20:285

Godtfredsen J (1982) Atrial fibrillation: course and prognosis – a follow-up study of 1212 cases. In: Kulbertus HE, Olsson SB, Schlepper M (eds) Atrial fibrillation. Astra, Mölndal, Sweden, p 134

Goldberg JM (1975) Intra-SA-nodal pacemaker shifts induced by autonomic nerve stimulation in the dog. Am J Physiol 229:1116

Gouaux HL, Ashman R (1947) Auricular fibrillation with aberration simulating ventricular paroxysmal tachycardia. Am Heart J 34:366

Herrmann GR, Park HM, Hejtmancik MR (1959) Paroxysmal ventricular tachycardia. Am Heart J 57:166

Josephson ME, Seides SF (1979) Clinical cardiac electrophysiology: techniques and interpretations. Lea & Febiger, Philadelphia

Josephson ME, Horowitz LN, Farshidi A, Spielman SR, Michelson EL, Greenspan AM (1979) Recurrent sustained ventricular tachycardia. 4. Pleomorphism. Circulation 59:459

Julian DG, Valentine PA, Miller GG (1964) Disturbances of rate, rhythm and conduction in acute myocardial infarction. Am J Med 37:915

Kannel WB, Sortie P, McNamara PM (1979) Prognosis after initial myocardial infarction: The Framingham Study. Am J Cardiol 44:53

Kaplan BM, Langendorf R, Lev M, Pick A (1973) Tachycardia-bradycardia syndrome (so-called "sick sinus syndrome"). Am J Cardiol 31:497

Killip T, Gault JH (1965) Mode of onset of atrial fibrillation in man. Am Heart J 70:172

Kissane RW, Brooks R, Clark TE (1950) Relation of supraventricular paroxysmal tachycardia to heart disease and the basal metabolic rate. Circulation 1:950

Kotler MN, Tabatsnik B, Mower MM, Tominaga S (1973) Prognostic significance of ventricular ectopic beats with respect to sudden death in the late postinfarction period. Circulation 47:959

Krikler DM, Curry PVL (1976) Torsade de pointes, an atypical ventricular tachycardia. Br Heart J 38:117

Leier CV, Meacham JA, Schaal SF (1978) Prolonged atrial conduction. A major predisposing factor for the development of atrial flutter. Circulation 57:213

Liberthson RR, Nagel EL, Hirschman JC, Nussenfeld SR (1974) Prehospital ventricular defibrillation. N Engl J Med 291:317

Lichstein E, Ribas-Menechir C, Gupta PK, Chadda DK (1975) Incidence and description of accelerated ventricular rhythm complicating acute myocardial infarction. Am J Med 58:192

Lie KI, Wellens HJJ, Downar E, Durrer D (1974) Observations on patients with primary ventricular fibrillation (A double-blind randomized study of 212 consecutive patients). N Engl J Med 291:1324

Lown B, Graboys TB (1977) Management of patients with malignant ventricular arrhythmias. Am J Cardiol 39:910

Lown B, Wolf M (1971) Approaches to sudden death from coronary heart disease. Circulation 44:130

Lown B, Wyatt NF, Levine HD (1960) Paroxysmal atrial tachycardia with block. Circulation 21:129

Mac Lean WAH, Karp RB, Kouchoukos NT, James TN, Waldo AL (1975) P waves during ectopic atrial rhythms in man: A study utilizing atrial pacing with fixed electrodes. Circulation 52:426

Marriott HJL, Sandler IA (1966) Criteria, old and new, for differentiating between ectopic ventricular beats and aberrant ventricular conduction in the presence of atrial fibrillation. Prog Cardiovasc Dis 9:18

McKee PA, Castelli WP, McNamara PM, Kannel WA (1971) The natural history of congestive heart failure: the Framingham study. N Engl J Med 285:1441

Meltzer LE, Kitchell JB (1966) The incidence of arrhythmias with acute myocardial infarction. Prog Cardiovasc Dis 9:50

Morgan WL, Breneman GM (1962) Atrial tachycardia with block treated by digitalis. Circulation 25:787

Neuss H, Schlepper M, Thormann J (1975) Analysis of re-entry mechanism in three patients with concealed Wolff-Parkinson-White syndrome. Circulation 51:75

Prinzmetal M, Corday E, Brill IC, Oblath RW, Kruger HE (1952) The auricular arrhythmias. Thomas, Springfield, Ill

Pritchett ELC, Smith WM, Klein GJ, Hammill SC, Gallagher JJ (1980) The "compensatory pause" of atrial fibrillation. Circulation 62:1021

Roberts R, Ambos HD, Loh CW, Sobel BE (1978) Initiation of repetitive ventricular depolarizations by relatively late premature complexes in patients with acute myocardial infarction. Am J Cardiol 41:678

Rodstein M, Wolloch L, Gubner RS (1971) Mortality study of the significance of extrasystoles in an insured population. Circulation 44:617

Ruberman W, Weinblatt E, Goldberg JD, Frank CW, Shapiro S (1977) Ventricular premature beats and mortality after myocardial infarction. N Engl J Med 279:750

Ryan M, Lown B, Horn H (1975) Comparison of ventricular ectopic activity during 24-hour monitoring and exercise testing in patients with coronary heart disease. N Engl J Med 292:224

Schaffer WA, Cobb LA (1975) Recurrent ventricular fibrillation and modes of death in survivors of out-of-hospital ventricular fibrillation. N Engl J Med 293:259

Schultz RA, Strauss HW, Pitt HB (1977) Sudden death in the year following myocardial infarction. Am J Med 72:192

Sclarovsky S, Strasberg B, Levine RF, Agmon J (1979) Polymorphous ventricular tachycardia: clinical features and treatment. Am J Cardiol 44:339

Shanoff HM, Little JA, Csima A, Yano R (1969) Heart size and ten-year survival after uncomplicated myocardial infarction. Am Heart J 78:608

Short DS (1954) The syndrome of alternating bradycardia and tachycardia. Br Heart J 16:208

Sinno MZ, Gunnar RM (1976) Hemodynamic consequences of cardiac dysrhythmias. Med Clin North Am 60:69

Soyza de N, Meacham D, Murphy ML, Kane JJ, Doherty JE, Bissett JK (1979) Evaluation of warning arrhythmias before paroxysmal ventricular tachycardia during acute myocardial infarction in man. Circulation 60:814

Steinbeck G, Bonke FIM, Allessie MA, Lammers WJEP (1980) The effect of ouabain on the isolated sinus node preparation of the rabbit studied with microelectrodes. Circ Res 46:406

Swartz MH, Teichholz LE, Donoso E (1977) Mitral valve prolapse: a review of associated arrhythmias. Am J Med 62:377

Waldo AL, Vitikainen KJ, Kaiser GA, Malm JR, Hoffman BF (1970) The P wave and P–R interval. Effects of the site of origin of atrial depolarization. Circulation 42:653

Watson RM, Josephson ME (1980) Atrial flutter. I. Electrophysiologic substrates and modes of initiation and termination. Am J Cardiol 45:732

Waxman MB, Wald RW (1977) Termination of ventricular tachycardia by an increase in vagal drive. Circulation 56:385

Wellens HJJ, Durrer D (1975) The role of an accessory atrioventricular pathway in reciprocal tachycardia: observations in patients with and without the Wolff-Parkinson-White syndrome. Circulation 52:58

Wellens HJJ, Bär FWHM, Lie K (1978) The value of the electrocardiogram in the differential diagnosis of a tachycardia with a widened QRS complex. Am J Med 64:27

Wellens HJJ, Bär FWHM, Vanagt EJDM, Brugada P (1982) Medical treatment of ventricular tachycardia. Considerations in the selection of patients for surgical treatment. Am J Cardiol 49:186

Wells JL, McLean WAH, James TN, Waldo AL (1979) Characterization of atrial flutter. Studies in man after open heart surgery using fixed atrial electrodes. Circulation 60:665

Winkle RA, Alderman EL, Fitzgerald JW, Harrison DC (1976) Treatment of recurrent symptomatic ventricular tachycardia. Am Intern Med 85:1

Wood P (1963) Polyuria in paroxysmal tachycardia and paroxysmal atrial flutter and fibrillation. Br Heart J 25:273

Wu D, Denes P, Amat-y-Leon F (1978) Clinical, electrocardiographic and electrophysiologic observations in patients with paroxysmal supraventricular tachycardia. Am J Cardiol 41:1045

KAPITEL 6 E

Spezielle Syndrome

M. SCHLEPPER

Mit 19 Abbildungen und 3 Tabellen

A. Einleitung: Präexzitationssyndrome

I. Allgemeine Begriffsbestimmung

Bei Präexzitationssyndromen ist die normodrome (rechtläufige) Erregungssequenz von den Vorhöfen zu den Kammern über das AV-Knoten-His-Purkinje-System (Erregungsleitungssystem = ELS) oder auch die retrograde Erregungssequenz durch die Existenz zusätzlicher akzessorischer Erregungsleitungsbahnen verändert. Da die Erregung über die akzessorische Leitung keine physiologische Verzögerung wie im AV-Knoten erfährt, wird das Ventrikelmyokard in unterschiedlichem Ausmaß vorzeitig erregt. Diese Vorzeitigkeit der Erregung veranlaßte ÖHNELL (1944) zu dem Begriff Präexzitation, der sich mit dem von HOLZMANN (1965) gewählten Begriff Antesystolie inhaltlich deckt.

Die von DURRER et al. (1970) gegebene gültige Grunddefinition bedarf der Erweiterung, da sie nicht berücksichtigt, daß akzessorische Erregungsleitungsbahnen nur retrograd leitfähig sein können und eine akzessorische Erregungsleitung nicht immer vorzuliegen braucht. Nach ihr liegt dann eine Präexzitation vor, wenn in bezug auf die atriale Erregung Teile oder das gesamte Ventrikelmyokard durch eben diese atriale Erregung frühzeitiger erregt werden, als dies bei ausschließlicher Impulspropagation über das normale ELS der Fall wäre. Die in dieser Definition beinhaltete Vorzeitigkeit der Erregung kann sich bei Mündung einer akzessorischen Bahn im freien Ventrikelmyokard auf Teile des Myokards erstrecken; sie kann bei Ausfall des normalen Erregungsweges das gesamte Myokard ebenso betreffen wie bei Anschluß einer akzessorischen Bahn an das ELS proximal der Bifurkation. Im ersten Fall würde die Ventrikelerregung heterodrom erfolgen, und der QRS-Komplex wäre maximal deformiert, im letzteren normodrom, und der QRS-Komplex bliebe normal gestaltet. Bei Sinusrhythmus liegt dann ein völlig unauffälliges Elektrokardiogramm vor, wenn die akzessorische Bahn nur retrograde Leitfähigkeit aufweist. Da aber durch die Existenz dieser Bahnen dennoch die Voraussetzungen für kreisende Erregungen vorliegen, müssen diese verborgenen (concealed) Formen der Präexzitation in eine allgemeine Definition mit eingehen. Das Ausmaß der heterodromen Erregung wird bestimmt vom Verhältnis der Erregungsanteile über die akzessorische Leitungsbahn und der über das normale ELS, d.h durch das Verhältnis der funktionellen Eigenschaften zweier konkurrierender Leitungswege.

Werden beide zur Impulspropagation benutzt, entspricht bei anterograder Leitung die Kammererregung oder bei retrograder Impulspropagation die Vorhoferregung einer Kombinationssystole.

Unter Berücksichtigung dieser Befunde kann die ursprüngliche Grunddefinition erweitert werden: „Eine Präexzitation liegt vor, wenn durch teilweise oder durch ausschließliche AV- oder VA-Erregungsleitung über akzessorische Leitungsbahnen entweder Teile oder das gesamte Ventrikel- oder Vorhofmyokard in jedem Fall vorzeitiger – dabei entweder heterodrom oder normodrom – erregt werden, als es bei ausschließlicher Erregungsleitung über das ELS geschehen würde. Die Merkmale der Präexzitation können sowohl bei anterograder als auch bei retrograder Impulspropagation in Erscheinung treten oder nur in einer Richtung“ (SCHLEPPER 1979).

Die damit bei Präexzitationssyndromen vorausgesetzte Existenz akzessorischer Leitungsbahnen wurde erstmals von HOLZMANN u. SCHERF (1932) postuliert, und sie hat als einzige von den zahlreichen von ÖHNELL (1944) aufgezählten Theorien zur Erklärung der Präexzitation allgemeine Gültigkeit behalten.

Die Präexzitationssyndrome werden herkömmlich nach elektrokardiographischen Merkmalen eingeteilt:

1. Beim klassischen Syndrom nach Wolff-Parkinson-White (WPW-Syndrom) besteht eine verkürzte PQ-Zeit, eine Delta-Welle, deren Vektor und zeitliches Ausmaß den Anteil der heterodromen Ventrikelerregung widerspiegelt und die es erlaubt, Aussagen zur Lokalisation der Bahn zu machen, und ein in Abhängigkeit vom Ausmaß der Delta-Welle deformierter und verbreiterter QRS-Komplex mit entsprechender typenabhängiger Veränderung der Erregungsrückbildung.

2. Beim Syndrom der verkürzten PQ-Zeit mit normalem QRS-Komplex, häufig als Lown-Ganong-Levine-Syndrom (LGL-Syndrom) bezeichnet, fehlt naturgemäß die typenabhängige Veränderung der Erregungsrückbildung und die Delta-Welle. Die Schwierigkeit liegt in der Erkennung der verkürzten PQ-Zeit, die sich bei großer individueller Schwankung der PQ-Zeit nur schwer an der jeweils vorliegenden Herzfrequenz ausrichten kann.

3. Letztlich werden Präexzitationssyndrome abgegrenzt, bei denen eine normale PQ-Zeit vorliegt, bei denen aber der QRS-Komplex und typenabhängig auch die Erregungsrückbildung ähnlich wie beim WPW-Syndrom durch eine Delta-Welle deformiert und verbreitert ist. Bei diesen Formen bleibt die QRS-Verformung auch bei nodalem Ersatzrhythmus bestehen und nur eine Veränderung der Erregungsleitung unterhalb der Bifurkation des ELS wird das Ausmaß der Präexzitation verändern (sog. Präexzitation vom Mahaim-Typ).

II. Klassifizierung nach anatomischen Befunden und Zusammenhang mit elektrophysiologischen Ergebnissen

Gegenüber den elektrophysiologisch indirekten und mehr direkten durch Durchtrennung der Bahnen erbrachten Beweise für die Existenz akzessorischer Bahnen ist der morphologische Nachweis solcher akzessorischer Leitungswege, der ihren Ursprung und ihre Mündung einschließt, eher selten. Bereits ÖHNELL (1944) hat über die histologische Darstellung akzessorischer Bahnen berichtet. Ihm gebührt zweifellos das Verdienst, den Präexzitationssyndromen (im wesentlichen dem WPW-Syndrom), fußend auf der Theorie von HOLZMANN u. SCHERF (1932), ein morphologisches Substrat zugeordnet zu haben. Der Nachweis von Nebenverbindungen zu den AV-Übergängen über Knoten, His-Bündel und Schenkel ist in der morphologischen Erforschung des ELS schon frühzeitig gelungen. Hinsichtlich der historischen Entwicklung und des Prioritätenstreits sei auf frühere Übersichten von DOERR u. SCHIEBLER (1963) und SCHIEBLER u. DOERR (1963) verwiesen.

Der Grund für die geringe Anzahl morphologisch nachgewiesener Nebenverbindungen bei klinisch bestehenden Präexzitationssyndromen liegt zunächst in methodischen Schwierigkeiten. Eine akzessorische Verbindung mit atrialer und ventrikulärer Mündung kann nur in Serienschnitten untersucht werden. Diese müssen im Atrium beginnen, die beidseitigen AV-Furchen sowie die Zugänge zum AV-Knoten selbst und das His-Bündel bis zur Aufteilung in die Schenkel mit einbeziehen. In einem von ÖHNELL (1944) untersuchten Herzen wurde der Nachweis eines 4 cm links vom Septum gelegenen, 6 mm langen und 0,3 mm dicken Muskelbündels zwischen linkem Vorhof und linkem Ventrikel in 9640 Serienschnitten von insgesamt 17000 Schnittpräparaten dargestellt. Bei größeren Herzen kann dies unmöglich sein, so daß jeder 10. Serienschnitt untersucht wird. Nach LEV u. BHARATI (1979) kann bei diesem Vorgehen nur bei Auffindung einer akzessorischen AV-Verbindung der Nachweis als gesichert gelten, während ein nicht erfolgter Nachweis nur zweifelhaft gültig ist. Wird nur jeder 20. Serienschnitt verwendet, ist weder ein fehlender Nachweis noch das Auffinden eines zusätzlichen Bündels von gültiger Beweiskraft.

Noch größere Zurückhaltung ist angezeigt beim Nachweis von Nebenverbindungen von den distalen Teilen des ELS zum Ventrikelmyokard, die von MAHAIM (1932, 1938) ausführlich beschrieben wurden und deren gebräuchliche Benennung jetzt „Mahaim-Fasern“ lautet.

Ein weiterer Grund für die Seltenheit eines anatomisch morphologischen Nachweises beim Präexzitationssyndrom liegt zweifellos in der klinischen Benignität dieser Syndrome. So wurde ein nicht unerheblicher Teil der postmortalen Untersuchungen bei Patienten durchgeführt, bei denen zusätzliche Herzerkrankungen bestanden, die z.T. das ELS nicht betrafen, so daß diese Befunde daher insgesamt nicht als typisch für ein Präexzitationssyndrom anzusehen sind. TRUEX et al. führten 1960 38 morphologisch belegte Fälle an. Unter Heranziehung härterer Kriterien halten LEV u. BHARATI (1979) 31 Fälle für sorgfältig genug untersucht. Aus den in ihrem Übersichtsartikel zitierten Befunden kann folgendes resümiert werden:

Bei Typ A des WPW-Syndroms wurden linksseitige akzessorische AV-Verbindungen nachgewiesen, bei Typ B akzessorische AV-Verbindungen am rechten Herzen. Bei 2 Patienten konnte ein WPW-Syndrom mit AV-Verbindungen zwischen Atrium und His-Bündel und zusätzlichen Mahaim-Fasern zwischen dem distalen Teil des ELS und dem Arbeitsmyokard gefunden werden. Bei den wenigen untersuchten Patienten mit dem Syndrom einer kurzen PQ-Zeit und normalem QRS-Komplex konnte die Präexzitation nur in einem Fall auf eine Atrio-His-Nebenverbindung zurückgeführt werden. Bei vielen Untersuchungen wurden zusätzliche Mahaim-Fasern gefunden, deren Vorhandensein für die Erklärung des Präexzitationssyndroms nicht erforderlich war.

Erwähnung verdient ein Befund von ROSSI (1975), der bei einem Patienten mit paroxysmalen supraventrikulären Tachykardien ohne manifestes Präexzitationssyndrom eine rechtsseitige AV-Verbindung nachweisen konnte. Dies kann als Beleg für akzessorische

Leitungsbahnen mit Leitung in nur retrograder Richtung beim verborgenen WPW-Syndrom herangezogen werden, bei denen dennoch die Voraussetzungen für Reentry-Tachykardien gegeben sind.

Die akzessorischen Verbindungen weisen histologisch vorwiegend die Merkmale des ventrikulären Arbeitsmyokards auf. Solche Myokardbrücken, die den AV-Ring penetrieren, scheinen im perinatalen Herzen häufig vorzukommen oder sogar die Regel zu sein (DOERR u. SCHIEBLER 1963; ANDERSON et al. 1975; LEV u. BHARATI 1979), ihre funktionelle Bedeutung und ihre pathophysiologische Relevanz bleibt aber unklar. Da solche „Penetrationsmyokardbrücken" im postnatalen Leben für gewöhnlich durch Bindegewebseinwucherung diskonnektiert werden, könnte ihr Bestehenbleiben als „Hemmungsmißbildung" aufgefaßt werden.

Es liegen aber auch seltene Beobachtungen vor, nach denen abnormes Myokard solche AV-Brücken bilden kann. GOTLIEB et al. (1977) beschreiben einen Fall, bei dem eine rhabdomyomatotische Verbindung zwischen linkem Atrium und linkem Ventrikel die Ursache für ein WPW-Syndrom, Typ A, war. KRIKLER et al. (1980) berichten über invasives Durchdringen des AV-Ringes von hypertrophem Myokard bei hypertropher Kardiomyopathie als Ursache für ein Präexzitationssyndrom. Dies könnte u.a. für einige wenige Fälle eines erworbenen WPW-Syndroms als Beleg herangezogen werden.

Die anatomisch-histologischen Befunde werden nach dem Vorschlag der Mitarbeiter der europäischen Studiengruppe für Präexzitationssyndrome in einer neuen Nomenklatur eingeteilt, in der berücksichtigt wird, wie und an welcher Stelle akzessorische Leitungswege die Zone der physiologischen Verzögerung umgehen. Danach wird wie folgt unterschieden (ANDERSON et al. 1975) (s. Tabelle 1):

1. *Akzessorische atrioventrikuläre Muskelbündel:* Diese akzessorischen Verbindungen können sowohl parietal als auch septal gelegen sein. Sie müssen nicht in jedem Fall den A. fibrosus durchbrechen, da in einigen Fällen – hauptsächlich bei linksseitigem Bündel – der akzessorische Leitungsweg epikardial den Anulus umging. Strukturell bestehen die meisten dieser akzessorischen Bündel aus Arbeitsmyokard, jedoch ist in zwei Fällen bei parietaler Lokalisation spezifisches ELS-Gewebe nachgewiesen. Sie wurden früher verallgemeinernd mit dem Ausdruck Kent-Bündel belegt.

2. *Akzessorische nodoventrikuläre Muskelbündel,* die vom junktionalen Gebiet (transitionale Zone des AV-Knotens) zum ventrikulären Myokard ziehen. Die Verzögerungszone des AV-Knotens (kompakter Knoten) wird umgangen und damit kurzgeschlossen.

3. *Atriofaszikuläre Umgehungstrakte* (Bypass-Trakt): Ein akzessorisches atriales Bündel kann Anschluß gewinnen an den „durchbrechenden" Teil des AV-Knotens und so die Zone der physiologischen Verzögerung umgehen. Dies führt zu einem kurzen PQ-Intervall. Da der Anschluß an das ELS proximal der Bifurkation in den beiden Schenkeln erfolgt, wäre der QRS-Komplex normal.

4. Theoretisch könnte eine solche EKG-Charakteristik auch durch *intranodale Bypass-Trakts* zustande kommen, die ebenfalls die Zone der physiologischen Verzögerung umgehen. Solche intranodalen Kurzschlußverbindungen könnten durch spezielle Anordnung der Knotenstruktur zustande kommen oder durch anatomische und damit auch funktionelle Längsdissoziation des Knotens.

Tabelle 1

Nomenklatur nach Europäischer Studiengruppe	Vergleichbare frühere Bezeichnungen	Struktur der Verbindung	Verlauf
1. Akzessorische atrioventrikuläre Muskelbündel		1.	
a) parietal, nicht speziell b) parietal, speziell c) septal	Kent-Bündel	a) Arbeitsmyokard b) Spezielles Leitungsgewebe c) Arbeitsmyokard	Vorhof zu Kammermyokard
2. Akzessorische nodoventrikuläre Muskelbündel	Paladino-Bündel	2. Spezielles Leitungsgewebe	2. Knotenregion (Übergangszone) zu Kammermyokard
3. Atriofaszikuläre Umgehungstrakte	Atrio-His-Fasern	3. Arbeitsmyokard	3. Vorhofmyokard zum His-Bündel
4. Akzessorische faszikuläre Verbindungen	Mahaim-Fasern	4. Spezielles Leitungsgewebe	4. Ventrikuläres ELS zu Ventrikelmyokard
5. Intranodale Umgehungsbahnen	James-Bündel	5. Spezielles Leitungsgewebe	5. Umgehung des ganzen oder Teile des AV-Knotens
6. Anomalien des AV-Knotens	–	6. Spezielles Leitungsgewebe	

Diese speziellen Strukturen sind aber bisher morphologisch eindeutig nicht sicher belegt.

5. Eine besondere Struktur des Knotens, z.B. ein sehr kleiner Knoten oder eine zu kleine Zone der Verzögerung, in der die für die Verzögerung der AV-Überleitung verantwortliche Leitung mit Dekrement erfolgt, könnte zu einer schnelleren Überleitung führen. Der QRS-Komplex wäre dann normal. Diese von Caracta et al. (1973) ausgesprochene Hypothese ist ebenfalls morphologisch nicht belegt.

6. *Faszikuläre Zusatzverbindungen* zwischen den distalen Teilen des ELS und dem freien Ventrikelmyokard sind nachgewiesen. Sie entsprechen den Mahaim-Fasern und über sie könnten Teile des Ventrikelmyokards eher erregt werden, als es bei Erregung über die Strukturen des ELS geschähe. Da diese Verbindungen nach der Zone der Verzögerung abgehen, ist die PQ-Zeit normal lang, der QRS-Komplex jedoch deformiert.

Ein über akzessorische Leitungswege, die die Zone nodaler Verzögerung umgehen (z.B. bei atriofaszikulärem Bypass-Trakt), aber vor der Bifurkation einmünden, propagierter Impuls könnte dann über faszikuloventrikuläre Verbindungen früher als bei Leitung über das gesamte ELS Teile des Ventrikelmyokards erregen und somit durch Verkürzung von PQ und Deformierung von QRS das Bild einer Präexzitation bei Leitung über ein atrioventrikuläres Muskelbündel völlig imitieren. Dies wird belegt durch eine Beobachtung von BRECHENMACHER et al. (1976), die einen atriofaszikulären Bypass-Trakt und faszikuloventrikuläre Zusatzverbindungen vom His-Bündel zum freien Kammermyokard bei einem 6jährigen Knaben fanden, bei dem wechselnd ein Syndrom der verkürzten PQ-Zeit mit normalem QRS (Leitung nur über den atriofaszikulären Bypass-Trakt) und ein WPW-Syndrom, Typ B (Leitung über beide akzessorische Nebenverbindungen), vorlag.

Allein die wenigen morphologischen Ergebnisse lassen bereits eine individuelle Vielfalt struktureller Besonderheiten erkennen. Vergleicht man damit die Fülle der klinisch-elektrophysiologischen Befunde mit ihrer inter- und intraindividuellen Variationsbreite, wird ersichtlich, wie schwach eine Korrelation morphologischer und elektrophysiologischer Befunde ausfallen muß. Dazu trägt auch bei, daß es sowohl morphologische Nachweise als auch klinisch-elektrophysiologische Befunde für die Existenz mehrerer akzessorischer Verbindungen gibt und daß die morphologische Struktur nichts über die Leitungseigenschaften aussagt. Generell kann gefolgert werden, daß die Topographie eines akzessorischen Leitungsweges mit verantwortlich für den Typ eines Präexzitationssyndroms ist, das Ausmaß der Präexzitation aber von den Leitungseigenschaften abhängt. Der geringe praktische Wert morphologischer Untersuchungen für die klinische Kardiologie sollte nicht die heuristische Bedeutung dieser Befunde schmälern, die in der Möglichkeit liegt, die Ergebnisse klinisch-elektrophysiologischer Untersuchungen an ihnen zu orientieren und zu operativen Behandlungsverfahren zu gelangen.

B. Das Wolff-Parkinson-White-Syndrom

I. Häufigkeit, Vorkommen und klinische Bedeutung

Über das jetzt nach seinen Erstbeschreibern genannte Syndrom wurde 1930 als „bundle branch block with short PR-interval in healthy young people prone to paroxysmal tachycardia" berichtet (WOLFF, PARKINSON u. WHITE 1930). Über die Häufigkeit dieses Präexzitationssyndroms kann trotz einiger Angaben bis jetzt nur spekuliert werden. HOLZMANN (1965) gibt eine Häufigkeit von 1,6‰ an, die in kardiologischer Praxis, bei Rentenuntersuchungen und bei Musterungen zum Militärdienst festgestellt wurde. Die gleiche Häufigkeit wurde von AVERILL et al. (1960) anhand von EKG-Befunden bei 67375 asymptomatischen Männern vom fliegenden Personal der amerikanischen Luftwaffe festgestellt. Bei diesen naturgemäß selektionierten Personen fanden sich 100 EKG mit WPW-Charakteristik, und von diesen fanden sich bei 12% wahrscheinliche Hinweise für Episoden tachykarder Rhythmusstörungen. In einer von diesen Autoren gegebenen Übersicht schwankt die Häufigkeit zwischen 0,6 und 2,4‰. ÖHNELL (1944) berichtete bei Einschluß atypischer Fälle über eine Häufigkeit von 3,3‰.

Das Syndrom soll vorzugsweise beim männlichen Geschlecht vorkommen (ÖHNELL 1944; FRAU u. MAGGI 1954). Es findet sich gehäuft bei einigen angeborenen Herzfehlern. So soll ein WPW-Syndrom Typ B bei 5–10% der Patienten mit Ebstein-Anomalie vorliegen (SCHIEBLER et al. 1968; WATSON 1974). Ebenso wird eine größere Häufigkeit des WPW-Syndroms bei Mitralklappenprolapssyndrom angegeben, wie umgekehrt bei Patienten mit WPW-Syndrom diese Funktionsstörung der Mitralklappen häufiger gefunden wird (GALLAGHER et al. 1975; JOSEPHSON et al. 1978).

Ein familiäres Vorkommen kann in der Regel nicht nachgewiesen werden, jedoch sind Hinweise für eine Heredität des Syndroms schon von ÖHNELL (1944) angegeben worden (ein Elternteil und ein Kind). AVERILL (1956) berichtet über das Vorkommen von WPW-Syndromen bei Brüdern und WOLFF (1957) über das Vorkommen bei 5 Mitgliedern einer Familie. Am genauesten im Hinblick auf die Heredität ist der Bericht von HARNISCHFEGER (1959). Hier konnte ein WPW-Syndrom in drei Generationen nachgewiesen werden, dabei in der 3. Generation bei einem zweieiigen Zwilling und zwei eineiigen Zwillingen. Diese 3 Kinder hatten ein Typ-A-WPW-Syndrom. Sie wiesen die gleiche Blutgruppe wie der Vater auf, bei dem jedoch ein Typ-B-WPW-Syndrom vorlag.

Die klinische Bedeutung des WPW-Syndroms ist denkbar gering und dem eines Schenkelblocks ohne zugrundeliegende Herzerkrankung vergleichbar. Eine gewisse Funktionsminderung durch Asynchronität der Ventrikelerregung läßt sich zwar nicht ausschließen, ist aber dem Nachweis mit klinischen Methoden nicht zugänglich. Die Leistungsfähigkeit der Träger dieser Anomalie ist nicht eingeschränkt. Klinische Bedeutung und Krankheitswert gewinnt das WPW-Syndrom erst durch seine typischen Herzrhythmusstörungen.

II. Elektrokardiographische Befunde

Die von einem WPW-Syndrom hervorgerufenen elektrokardiographischen Veränderungen sind nicht starr, sondern können wechseln. Sie hängen prinzipiell von 3 Gegebenheiten ab:

1. Von der Lokalisation der akzessorischen Bahn. Da diese sich nicht verändert, wäre ihr Anteil als statisch anzusehen.

2. Da es sich um Kombinationserregungen der Kammer handelt, die über 2 konkurrierende Leitungswege erfolgen, hängt das elektrokardiographische Bild von u.U. schnell wechselnden Leitungseigenschaften der einzelnen Wege und den sich daraus ergebenen neuen Verhältnissen beider zueinander ab. Dieser Anteil kann als der dynamische Faktor angesehen werden.

3. Die Erregungen können auf ein auch in elektrokardiographischer Hinsicht „normales“ Myokard treffen, oder die über die Leitungswege vordringenden Erregungen finden ein Myokard vor, an dem bereits manifeste oder manifest werdende Schädigungen ihrerseits typische elektrokardiographische Veränderungen bewirkt haben, z.B. Infarkte oder Schenkelblöcke. Dadurch würde ein modifizierender Faktor wirksam.

Im EKG ist die Vorhoferregung ungestört, und deswegen ist die P-Welle uncharakteristisch. Die PQ-Zeit ist wegen der aufgehobenen physiologischen Leitungsverzögerung im AV-Knoten verkürzt. Ihre Verkürzung beträgt im Mittel 0,06 s mit einer Varianz zwischen 0,04–0,17 s (SCHAMROTH 1971). Die Dauer des PQ-Intervalls liegt damit in einer Größenordnung von 0,1 s und überschreitet normalerweise 0,12 s nicht. Die Verkürzung der PQ-Zeit hängt einmal von der Lage der akzessorischen Bahn ab. Je weiter die atriale Insertion der Bahn vom primären Schrittmacherzentrum entfernt liegt, desto größer ist die Zeit, die die Erregungsfront benötigt, die akzessorische Bahn zu erreichen (s. Abb. 5, S. 657). Linksseitig lokalisierte akzessorische Bahnen sollten daher bei normaler Erregungsausbreitung in den Vorhöfen später erreicht werden und damit im Einzelfall die PQ-Zeit länger sein lassen als bei Bestehen einer rechtsseitigen AV-Verbindung. Damit wird offensichtlich, daß ein Rhythmenwechsel die PQ-Zeit und das Ausmaß der Präexzitation verändern kann. Andererseits ist die verkürzte PQ-Zeit abhängig vom Grad der Präexzitation, wobei das Ausmaß der vorzeitigen Ventrikelerregung von der Leitungsgeschwindigkeit über dem normalen AV-Weg bestimmt wird. Die PQ-Zeit mit ihren Änderungen spiegelt somit neben den statischen die dynamischen Faktoren des EKG-Bildes wider (Abb. 1).

Im Elektroventrikulogramm wird die Präexzitation durch die Delta-Welle und die Deformierung des QRS-Komplexes dargestellt. Die Veränderungen der ST-Strecke und der T-Welle sind unspezifisch und typenabhängig, d.h. vom Grad der Deformierung des QRS-Komplexes bestimmt. Als Delta-Welle wird der träge Anfangsteil des QRS-Komplexes bezeichnet. Dieser träge Anstieg, der durch die langsame Erregungsausbreitung im freien Ventrikelmyokard bedingt ist, kann unterschiedlich lange dauern. HOLZMANN (1965) ermittelte Werte von 0,04–0,16 s, SCHERF u. COHEN (1964) Werte von 0,06–0,17 s. Die Amplitude der Delta-Welle überschreitet normalerweise 5 mm nicht, kann aber so groß werden, daß sie den gesamten Anfangsteil des QRS-Komplexes bestimmt. Sie ist häufig durch eine kleine Einkerbung von dem dann schnellen Anstieg der R-Zacke getrennt.

Die Lage des Delta-Wellen-Vektors in der Frontalebene kann zu differentialdiagnostischen Schwierigkeiten führen. Ein Vektor in Richtung $-10°$ bis $-75°$ kann einen inferioren Infarkt vortäuschen, ein Vektor in Richtung $+100°$ bis $120°$ eine Q-Welle in I und aVL imitieren und daher einem Vorderwandinfarkt gleichen. Die Lage des Delta-Wellen-Vektors in der horizontalen Ebene, d.h. die Lage der Delta-Welle in den Brustwandableitungen gibt Hinweise auf die Lokalisation der akzessorischen Verbindung. Ist die Delta-Welle in den rechtspräkordialen Ableitungen vorwiegend positiv ausgebildet, liegt ein Typ A vor, der auf eine linksseitig gelegene Bahn hinweist. Ist die Delta-Welle ausgeprägt, ist auch der nachfolgende QRS-Komplex positiv ausgerichtet. Bei einer in den Ableitungen V1 und V4 prädominant negativ ausgebildeten Delta-Welle liegt ein Typ B vor, der auf eine rechtsseitige akzessorische Bahn hinweist. Die genaue Lage der Initialvektoren von QRS, der mit 40 ms der Delta-Welle entspricht, läßt bessere Lokalisationsanalysen zu, die aber nicht den Verlauf der Bahn, sondern nur den Punkt der frühesten epikardialen Aktivitäten betreffen. Im elektrophysiologischen Teil wird dargelegt, daß bei geringen Graden der Präexzitation sich die Delta-Welle nicht in jedem Fall mehr zur Zuordnung zu den Typen eignet und spezielle Stimulationsmethoden angewandt werden müssen, um die vektorielle Beurteilung der Delta-Welle vornehmen zu können. Die Konfiguration des QRS-Komplexes wird hauptsächlich von der Delta-Welle bestimmt. Die jeweilige Konfiguration von QRS kann als Differenzkurve zwischen einem QRS-Komplex bei alleiniger Exzitation über die akzessorische Verbindung (volle Präexzitation) und einem QRS-Komplex ohne jegliche Präexzitation

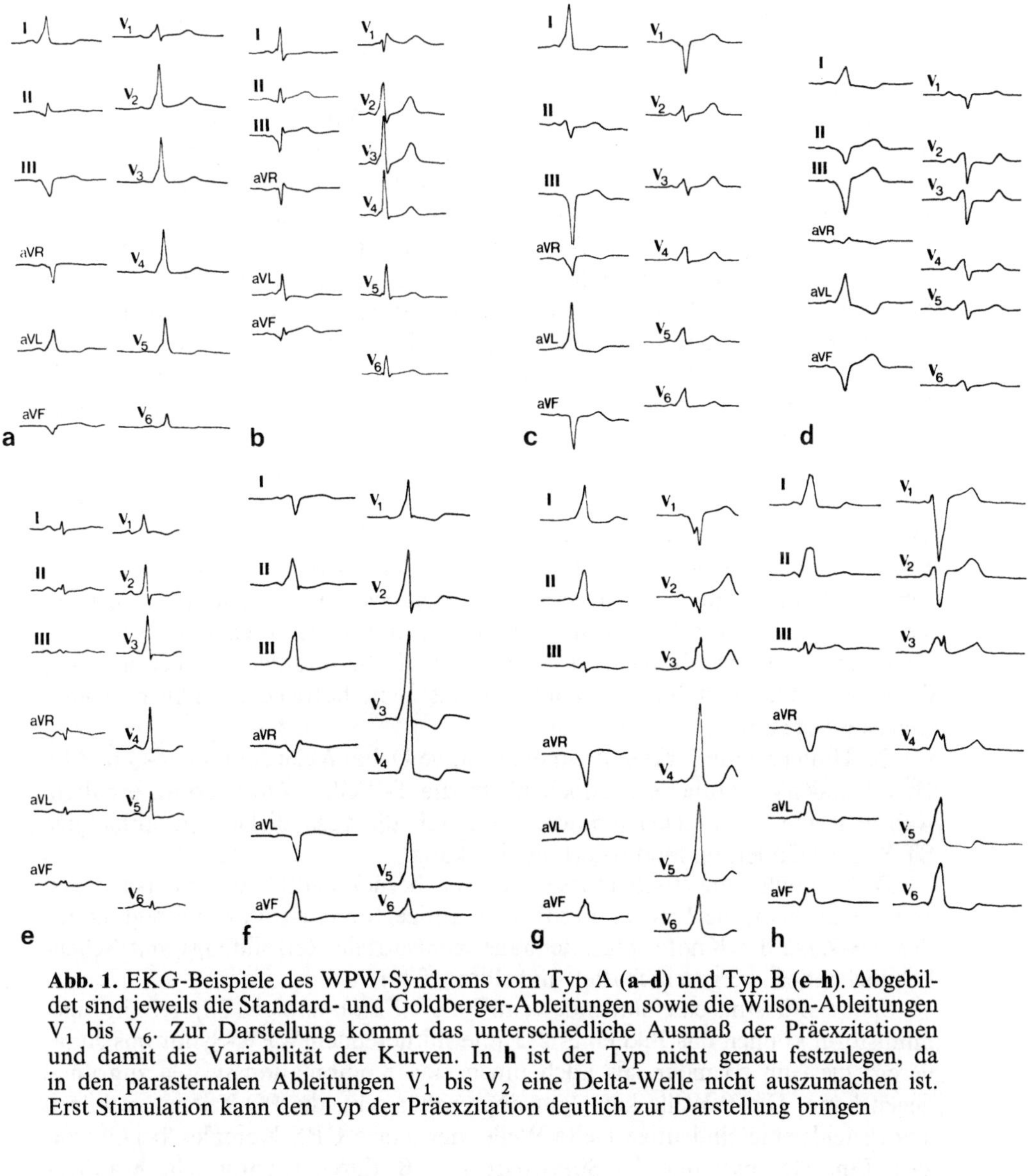

Abb. 1. EKG-Beispiele des WPW-Syndroms vom Typ A (**a–d**) und Typ B (**e–h**). Abgebildet sind jeweils die Standard- und Goldberger-Ableitungen sowie die Wilson-Ableitungen V_1 bis V_6. Zur Darstellung kommt das unterschiedliche Ausmaß der Präexzitationen und damit die Variabilität der Kurven. In **h** ist der Typ nicht genau festzulegen, da in den parasternalen Ableitungen V_1 bis V_2 eine Delta-Welle nicht auszumachen ist. Erst Stimulation kann den Typ der Präexzitation deutlich zur Darstellung bringen

bei alleiniger Erregung über den normalen Leitungsweg aufgefaßt werden. Die Verbreiterung der QRS-Komplexe erfolgt dabei stets auf Kosten der PQ-Zeit, so daß die zeitliche Abmessung vom Beginn der P-Welle bis zum Beginn der ST-Strecke (P-S- oder P-J-Intervall) bei gleicher Vorhoferregung während vollständiger Präexzitation und bei alleiniger Erregungsleitung über das normale ELS gleich bleibt (s. Abb. 4).

Darüber hinaus kann sich aber die QRS-Achse ändern und der QRS-Komplex kann über den von der Delta-Welle beigesteuerten Anteil der Präexzitation breiter werden. Diese zusätzliche Verbreiterung wird dadurch bewirkt, daß die präexzitierende Erregungsfront Zugang zu Teilen des ventrikulären ELS findet und die über den Knoten und das His-Bündel laufende Erregung diese refraktär findet. Hierdurch könnte eine gewisse zusätzliche Aberranz erklärt werden (SCHAMROTH u. KRIKLER 1967).

Modifiziert wird das EKG z.B. durch vorbestehende Schenkelblöcke. Bei Bestehen eines Rechtsschenkelblocks kann dieser durch eine Präexzitation des Typs B aufgehoben werden, wenn die rechtsseitige Präexzitationserregung Zugang zum rechten Schenkel unterhalb der Blockierungsstelle findet. In diesem Fall würde die Verbreiterung der terminalen QRS-Anteile (breite S-Zacken in I und V4 bis V6) fehlen. Eine linksseitig lokalisierte akzessorische Bahn würde dagegen einen vorbestehenden Rechtsschenkelblock dieses Typs nicht verändern (SCHAMROTH 1971). Bei rechtsventrikulären Ausbreitungsstörungen mehr diffuser Art wird eine Präexzitation vom Typ B in ihrem Ausmaß vergrößert, umgekehrt wird eine Erregungsausbreitungsstörung im linken ELS dieses Typs die Präexzitation vom Typ A stärker hervortreten lassen. In beiden Fällen würde die intraventrikuläre Leitungsverzögerung einen größeren Anteil akzessorischer Erregungsleitung zum „blockierten" Ventrikelareal, in das die akzessorische Bahn mündet, gestatten. Umgekehrt ist aber auch belegt, daß bei linksseitiger akzessorischer Bahn und supraventrikulärem Rhythmus eine zusätzliche Rechtsschenkelblockierung die Präexzitation vergrößert, da das über die akzessorische Bahn erregte Myokardareal zu Lasten des „blockierten" rechtsseitigen Ventrikelareals an Fläche zunehmen würde. Auch bei zusätzlicher intraventrikulärer Erregungsausbreitungsstörung hängt damit die resultierende Veränderung der Präexzitation vom Verhalten der Leitungseigenschaften der konkurrierenden Leitungswege ab.

Bei Hinterwandinfarkten kann die positive Delta-Welle ein Pardee-Q in Abl. II, III und aVF aufheben, jedoch bleibt die T-Wellen-Veränderung erhalten, während eine ST-Streckenveränderung durch die zusätzliche typenabhängige ST-Streckenänderung modifiziert werden kann.

Differentialdiagnostisch müssen Kurven berücksichtigt werden, bei denen eine abnorme atriale Erregung (z.B. rückläufige vorzeitige Vorhoferregung aus der AH-Zone des Knotens, knotennahe rechtsatriale Reizbildung), mit Schenkelblockbildern vergesellschaftet sind (PICK 1979).

Spät enddiastolisch einfallende ventrikuläre Extrasystolen (ES), z.B. in Bigeminusform können das Bild eines 2:1 intermittierenden WPW-Syndroms simulieren; dies um so mehr, als auch ihnen eine Kombinationssystole zugrunde liegen kann. Die P-Welle kann gut abgrenzbar sein, die PQ-Zeit ist verkürzt, jedoch fehlt eine eindeutige Delta-Welle, der ganze QRS-Komplex beginnt bizarr. Eine Herabsetzung der Sinusfrequenz z.B. durch vagotonische Manöver wird bei fixer Kupplung der ES die P-Welle in den QRS-Komplex wandern lassen, der damit seine Kombinationssystolen-Charakteristik verliert und die vollen Merkmale einer ventrikulären Extrasystole annimmt (Abb. 2).

WPW-ähnliche Bilder können bei Patienten mit hypertropher Kardiomyopathie gefunden werden. Diese Kurven zeichnen sich durch eine kurze PQ-Zeit aus, die wohl z.T. durch das Nachhinken der linksatrialen Erregung zustande kommt (Abb. 3). Eine einer Delta-Welle ähnliche träge Anfangsschwankung wird auf die septale Hypertrophie zurückgeführt. Sie ist aber niemals ausgeprägt und klar von QRS abgrenzbar und auch nicht so träge im Anstieg.

Echte Beweise dafür gibt es nicht. In unseren Fällen ließ sich eine Korrelation mit dem echokardiographisch ermittelten Grad der Septumhypertrophie jedenfalls nicht nach-

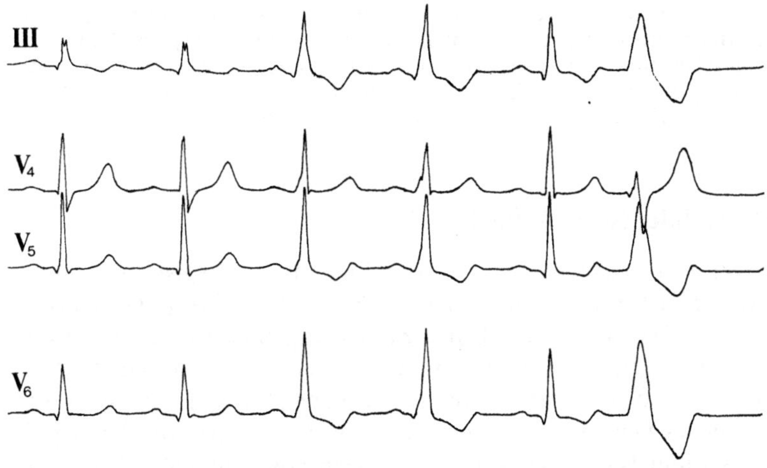

Abb. 2. EKG III, V_4 bis V_6. QRS Nr. 3 und 4 werden durch spätenddiastolisch einfallende ventrikuläre Extrasystolen und einen Anteil von Sinuserregung gebildet (Kombinationssystolen) und imitieren das Bild eines WPW-Syndroms. Erst QRS Nr. 6 entspricht voll einer ventrikulären ES, bei der durch frühen Einfall der Anteil der Sinuserregung nicht mehr wirksam wird

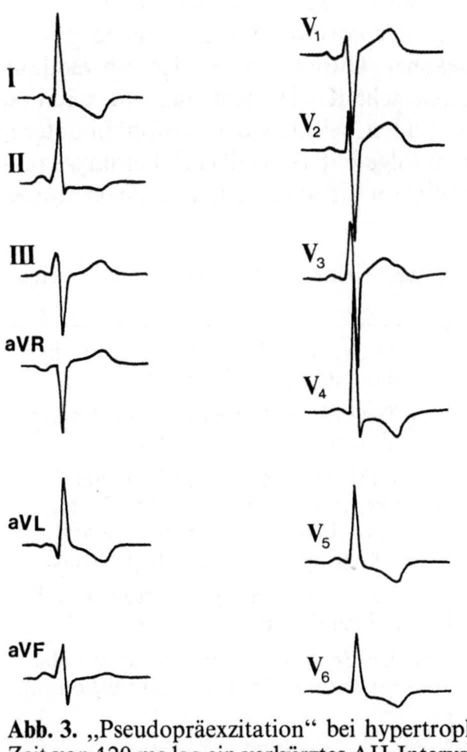

Abb. 3. „Pseudopräexzitation“ bei hypertropher Kardiomyopathie. Der verkürzten PQ-Zeit von 120 ms lag ein verkürztes AH-Intervall (40 ms) zugrunde. Bei der Vorhofstimulation mit steigenden Frequenzen verlängert sich dieses AH-Intervall frequenzgerecht, die Präexzitation nimmt nicht zu. Die P-Welle in V_1 ist im Sinn eines P-sinistro-atriale konfiguriert

weisen. Das EKG zeigt Zeichen einer Hypertrophie, und es gelingt nicht, durch die sonst üblichen Maßnahmen (z.B. durch Antiarrhythmika der Klasse I) eine Normalisierung zu erzielen. Abgesehen von selten belegten Fällen (KRIKLER et al. 1980) lassen diese Patienten elektrophysiologisch die Zeichen einer echten Präexzitation vom Typ des WPW-Syndroms vermissen. So nimmt z.B. die „Präexzitation" bei Vorhofstimulation mit steigender Frequenz nicht zu.

III. Elektrophysiologische Befunde

Intrakardiale Stimulationstechniken in Verbindung mit der Registrierung multipler intrakardialer Elektrogramme werden zur Erhebung elektrophysiologischer Befunde mit der in Tabelle 2 angegebenen Zielsetzung angewandt. Die alleinige intrakardiale EKG-Registrierung gibt ähnlich wie das EKG nur den statischen Anteil des WPW-Syndroms wieder. Im His-Bündel-Elektrogramm zeigt sich, daß die Erregung des Ventrikels über die akzessorischen Bahnen vor der Depolarisation des His-Bündels erfolgen kann, so daß ein His-Potential entweder nur sehr kurz vor den Ventrikelpotentialen zur Darstellung kommt oder aber in ihnen verborgen bleibt. Kann, wie z.B. beim mit Normalerregungen alternierenden WPW-Syndrom (s. Abb. 4), bei gleichbleibendem Sinusrhythmus das AH-Intervall der Normalschläge verfolgt werden, so zeigt sich, daß eine Änderung der AH-Zeit durch am Knoten selektiv negativ oder positiv wirkende dromotrope Pharmaka das Ausmaß der Präexzitation zu bestimmen vermag. Wird die AH-Zeit kürzer und damit der Anteil der normodromen Erregung größer, nimmt die Präexzitation ab und umgekehrt. Durch gleichzeitige Anwendung von Stimulationsverfahren kann die dynamische Komponente der Präexzitation noch deutlicher gemacht werden, da die beiden Leitungswege sowohl in anterograder als auch in retrograder Richtung infolge unterschiedlicher Leitungskapazität und/oder Refraktärität ungleichmäßig auf die Stimulationsmanöver reagie-

Tabelle 2. Methodisches Vorgehen und Zielsetzung elektrophysiologischer Untersuchungen bei WPW-Syndrom

I. Rechtsventrikuläre Stimulation mit ansteigenden Frequenzen	a) Zur Vervollständigung der elektrokardiographischen Diagnose
II. Rechtsventrikuläre programmierte Stimulation bei Sinusrhythmus und 2 stimulierten Grundfrequenzen	b) Zur Lokalisation eines oder mehrerer akzessorischer Leitungswege
III. Stimulation im hohen rechten Vorhof mit ansteigenden Frequenzen	c) Zur Festlegung der Auslöse- und Terminationsmechanismen von Reentry-Tachykardien und der an diesen Rhythmusstörungen beteiligten Strukturen
IV. Programmierte Stimulation im hohen rechten Vorhof bei Sinusrhythmus und 2 stimulierten Grundfrequenzen	d) Zur Identifizierung von Patienten mit hohem Risiko
V. Stimulation vom Koronarsinus bei ansteigenden Frequenzen	e) Zur Entscheidung der therapeutischen Maßnahmen und zur Therapiekontrolle
VI. Programmierte Stimulation von Koronarsinus bei Sinusrhythmus und 2 stimulierten Grundfrequenzen	
VII. Auslösen von Vorhofflimmern	

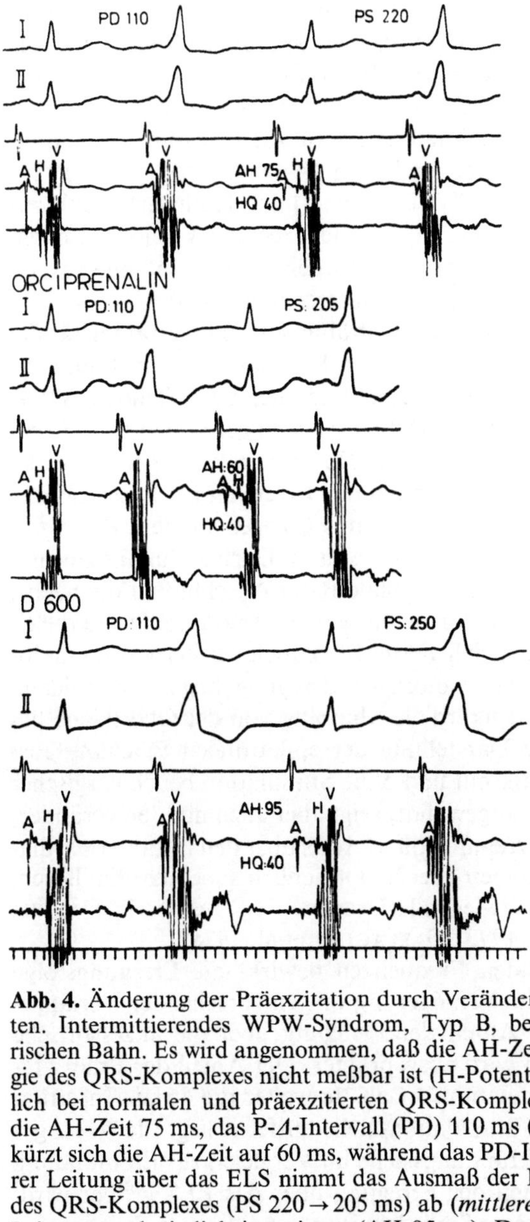

Abb. 4. Änderung der Präexzitation durch Veränderung der nodalen Leitungseigenschaften. Intermittierendes WPW-Syndrom, Typ B, bedingt durch 2:1-Block der akzessorischen Bahn. Es wird angenommen, daß die AH-Zeit, die während der WPW-Morphologie des QRS-Komplexes nicht meßbar ist (H-Potential in V verborgen) nicht unterschiedlich bei normalen und präexzitierten QRS-Komplexen ist. Ohne Beeinflussung beträgt die AH-Zeit 75 ms, das P-Δ-Intervall (PD) 110 ms (*obere Reihe*). Nach Orciprenalin verkürzt sich die AH-Zeit auf 60 ms, während das PD-Intervall gleich bleibt. Infolge schnellerer Leitung über das ELS nimmt das Ausmaß der Präexzitation, kenntlich an der Breite des QRS-Komplexes (PS 220 → 205 ms) ab (*mittlere Reihe*). Nach D 600 wird die nodale Leitungsgeschwindigkeit geringer (AH 95 ms). Da die akzessorische Bahn unbeeinflußt bleibt (PD 110 ms) nimmt die Präexzitation (PS-Intervall von 220 → 250 ms) zu (*untere Reihe*)

ren (WELLENS u. DURRER 1974b; NEUSS et al. 1975c). In Tabelle 2 sind die anzuwendenden Stimulationsverfahren aufgeführt. Es wird mit Stimulation vom rechten Ventrikel begonnen, um vorzeitiges Auftreten von Vorhofflimmmern zu vermeiden. Bei der programmierten Stimulation werden Einzelstimuli von doppelter Schwellenstärke mit sich verkürzendem Kopplungsintervall nach jeder

8.–10. Erregung in den jeweiligen Grundrhythmus oder in eine Tachykardie gesetzt. Die notwendigen multiplen gleichzeitigen intrakardialen Registrierungen sollten ein Potential vom rechten kranialen Vorhofteil, vom His-Bündel mit distalen Vorhofteilen, vom rechten Ventrikel und ausgewählte Ableitungen vom Koronarsinus und bei Bedarf aus der Pulmonalarterie zur Erfassung anteriorer/superiorer linksatrialer Elektrogramme umfassen (Amat-y-Leon et al. 1977). Kürzlich haben Gallagher et al. (1977) über eine neue Kathetertechnik zur vollständigeren endokardialen Registrierung aus dem rechten Vorhof berichtet. Zur genaueren Beschreibung des methodischen Vorgehens muß auf eine zusammenfassende Darstellung verwiesen werden (Wellens et al. 1979).

Mit Stimulationen vom Vorhof können Leitfähigkeit und Refraktärität der beteiligten leitenden Strukturen in anterograder Richtung festgelegt und die elektrokardiographische Diagnose eines sich nicht deutlich darstellenden WPW-Syndroms vervollständigt werden. Das Verfahren ist weniger geeignet, den ventrikulären Erregungsmodus exakt festzulegen. Nur bei linksseitiger Lage der Bahn können Rückschlüsse aus dem Auftreten der Erregung bei Registrierung in verschiedenen Positionen im Koronarvenensinus gezogen werden. Potentiale der akzessorischen Bahn lassen sich fast nie nachweisen. Darüber hinaus gewinnt die ventrikuläre Depolarisation über die anomale Bahn Anschluß an die nächst gelegenen Teile des ELS und wird von dort sozusagen „normodrom" weitergeleitet. Deswegen bestehen methodische Schwierigkeiten auch bei Plazierung multipler Katheter in den Ventrikeln, um den anomalen Erregungsweg zu lokalisieren. Exaktere Befunde bringt hier das epikardiale Mapping von der Oberfläche des freigelegten Herzens. Eine solche Darstellung der epikardialen Erregungsausbreitung wird als Routinediagnostik mit und ohne Stimulation bei chirurgischer Separation akzessorischer Bahnen angewandt, zeigt aber auch nur den veränderten epikardialen Quellpunkt der Erregung, ohne etwas über den intramyokardialen Verlauf auszusagen. Da die Bahnen aber hauptsächlich subepikardial liegen, ist dieser Einwand weniger schwerwiegend (Durrer u. Roos 1967; Durrer u. Wellens 1974; Fontaine et al. 1973; Gallagher et al. 1978).

Bei Stimulation mit ansteigenden Frequenzen bewirkt die Erregungsfolge im AV-Knoten eine physiologische Verzögerung mit entsprechender Verlängerung der AH-Zeit, wodurch der Anteil der Erregung über die akzessorische Bahn zunimmt: Die Präexzitation wird ausgeprägter. Der Anteil der Präexzitation hängt dabei weiter vom Stimulationsort ab. Je weiter die atriale Insertion der akzessorischen Bahn von der Stimulationsstelle entfernt liegt, desto länger ist die Laufzeit der Erregung zur Mündungsstelle im Vergleich zur Einmündung des AV-Knotens, so daß der Anteil der Erregung über das ELS größer wird. Eine Stimulation von mündungsferner Stelle benötigt daher höhere Frequenzen, das Vollbild der Präexzitation hervorzubringen, als Stimulationen nahe der Einmündungsstelle der akzessorischen Bahn (Abb. 5). Da sich die Bahnen darüber hinaus durch eine unterschiedliche Leitfähigkeit und Refraktärität in anterograder und retrograder Richtung auszeichnen (Heterodromie) (Wellens u. Durrer 1974c; Neuss et al. 1975c), können die Merkmale der Präexzitation bei anterograder Leitung während unbeeinflußtem Sinusrhythmus nicht oder nur wenig in Erscheinung treten. Dennoch kann eine genügend große Leitungskapazität, d.h. die Fähigkeit 1:1 atriale Erregungen auf das Ventrikelmyokard überzulei-

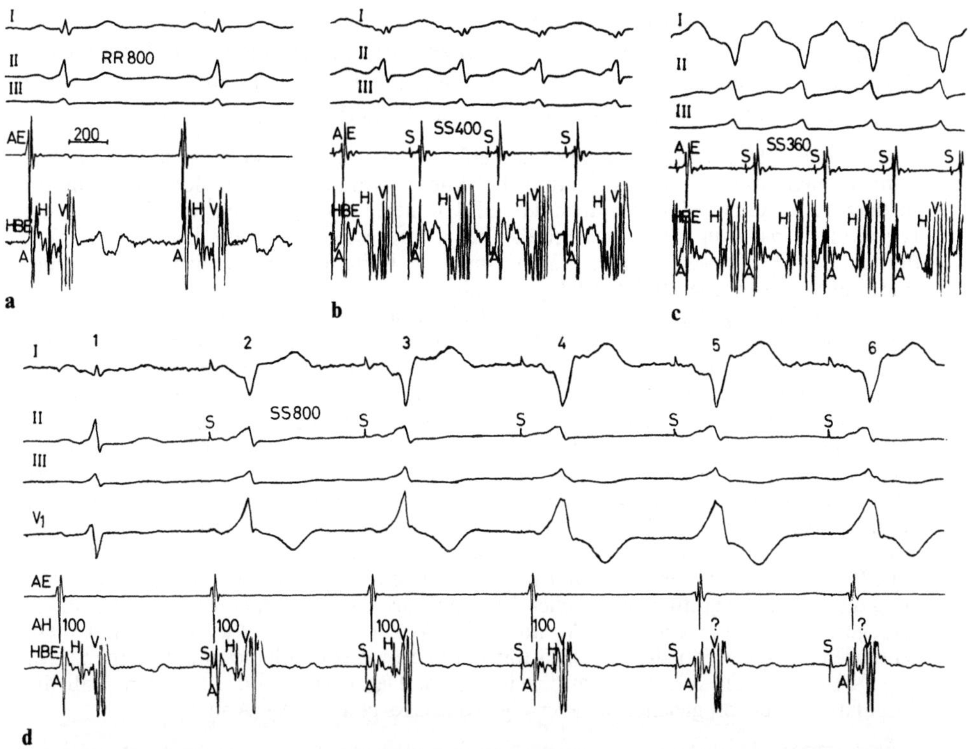

Abb. 5a–d. Einfluß einer Vorhofstimulation mit steigenden Frequenzen und Wechsel des Ortes der Stimulation auf das Ausmaß der Präexzitation bei Typ A eines WPW-Syndroms. Bei Sinusrhythmus (**a**) ist eine Präexzitation kaum zu erkennen, die H-Potentiale sind deutlich vor den V-Potentialen abgebildet. Bei Stimulation mit einem SS-Abstand von 400 ms im rechten Vorhof (**b**) verlängert sich das AH-Intervall, die Präexzitation wird deutlicher. Bei Verkürzung des Stimulationsintervalls auf 360 ms (**c**) wird das AH-Intervall zusätzlich verlängert und die Präexzitation nimmt durch diese nodale Leitungsverzögerung weiter zu. Im unteren Teil der Abbildung (**d**) wird bei Stimulation vom linken Vorhof nahe der Insertion der akzessorischen Bahn bei einer Stimulation mit einem SS-Intervall von 800 ms, das praktisch mit dem Sinusrhythmus identisch ist, eine stetige Zunahme der Präexzitation bis zum Vollbild erzielt (Concertina-Phänomen), obwohl das AH-Intervall sich nicht verändert, bei den letzten Erregungen das AH-Intervall aber in den V-Potentialen nicht mehr zu erkennen ist

ten, vorhanden sein, die jedoch erst bei Stimulation nahe der atrialen Einmündung in Erscheinung tritt (Gillette 1977). Anomale Bahnen können die Fähigkeit zu retrograder Leitung behalten, während sie die zur Vorwärtsleitung im Laufe des Lebens ganz verlieren (Giardina et al. 1972). Wegen dieser ausgeprägten Heterodromie akzessorischer Bahnen sind prognostische Aussagen hinsichtlich des Auftretens der Reentry-Tachykardien aus diesen Parametern nicht möglich. Zur Identifizierung von Patienten mit hohem Risiko bei Vorhofflimmern können sie aber herangezogen werden. Zwischen der maximalen Leitungskapazität und der durch programmierte atriale Stimulation bestimmten effektiven Refraktärperiode bestehen strenge Korrelationen (Neuss et al. 1975b). Die Refraktärparameter akzessorischer Bahnen sind frequenzabhängig und verkürzen sich mit steigender Basisfrequenz (TONKIN et al. 1974; NEUSS et al. 1977). Die Bestimmung der sog. effektiven Refraktärität akzessorischer Bahnen, d.h. des längsten Abstandes zweier atrialer Depolarisationen, die nicht mehr auf den Ventrikel übergeleitet werden, kann aber aus zweierlei Gründen nicht exakt erfolgen:

1. Ohne daß elektrophysiologisch die effektive Refraktärperiode der akzessorischen Bahn erreicht wäre, kann die Leitung bei kurzer Ankupplungszeit des Extrastimulus so verzögert werden, daß die über das ELS weniger verzögert geleitete Erregung die ventrikuläre Insertion früher erreicht als über die akzessorische Bahn. Da die Präexzitation dann im EKG verschwindet, wären formal die Kriterien der effektiven Refraktärperiode der akzessorischen Bahn (ERP_{AB}) erfüllt.

2. Die Bestimmung der effektiven Refraktärität von Leitungsbahnen erfolgt nach den Empfehlungen von DRURY (1937). Sie beinhaltet einen Leitungsfaktor, so daß bei unterschiedlichem Stimulationsort zeitlich verschiedene Refraktärparameter gefunden werden. Dieser Leitungsfaktor ist im Wert der effektiven Refraktärität proportional der Entfernung zwischen Stimulationsort und atrialer Insertion der akzessorischen Bahn enthalten. Die so am Kupplungsintervall gemessene Refraktärität kann daher gleich der wahren effektiven Refraktärität eine atrioventrikuläre Verbindung sein. Sie kann länger oder kürzer bestimmt werden (NEUSS 1976). Diese Einwände sind besonders dann zu beachten, wenn bei Sinusrhythmus die programmierte Stimulation erfolgt. Das idealerweise als Maß für die ERP zu verwendende kürzeste $\Delta_1\Delta_2$-Intervall, bei dem noch die volle Präexzitation vorliegt, wäre nur dann gleich dem A_1A_2-Intervall, wenn Grunderregung und Zusatzerregung vom gleichen Erregungsort kommen und eine atriale Leitungsverzögerung von A_2 gegenüber A_1 ausbleibt. Von besonderer Wichtigkeit sind diese Einschränkungen, wenn die Refraktäritätsparameter wiederholt bestimmt werden, z.B. zur Dokumentation von Arzneimittelwirkungen. Dann ist darauf zu achten, daß die Stimulation stets von gleicher Stelle erfolgt (WELLENS et al. 1979) (Abb. 6).

Die ERP_{AB} definiert dann die Echozone, wenn im konkurrierenden Leitungsweg gleichzeitig eine Leitungsverzögerung auftritt, die dann am deutlich verlängerten AH-Intervall der „normalen" Überleitung oder in einer Leitungsverzögerung distal des Knotens abzulesen ist. Damit sind die notwendigen Voraussetzungen für das retrograde Durchlaufen der akzessorischen Bahn während einer Reentry-Tachykardie gegeben (s. Abb. 8, 9). Um bei linksseitig gelegenen atrioventrikulären akzessorischen Bahnen Leitungskapazität und Refraktärität exakter zu bestimmen, wird die Stimulation nach gleichen Grundsätzen vom Koronarsinus aus durchgeführt. Dabei kann durch den Vergleich des am QRS-Komplex und der Delta-Welle gemessenen Ausmaßes der Präexzitation bei Stimulation mit gleicher Frequenz, aber von unterschiedlichen Stellen des Koronarsinus aus zur Lokalisationsdiagnostik der Bahnen beigetragen werden.

Besser gelingt die Lokalisationsdiagnostik akzessorischer Bahnen bei Stimulation vom rechten Ventrikel aus. Dabei können auch akzessorische Leitungswege mit ausgeprägter Heterodromie identifiziert und lokalisiert und Aussagen über Leitfähigkeit und Refraktärität von anomalen AV-Verbindungen bei retrograder Leitung gewonnen werden. Eine veränderte retrograde atriale Erregungssequenz dient der genauen Lokalisation der Bahn. Sie wird durch genaues endokavitäres atriales Mapping erreicht.

Bei ventrikulärer Stimulation mit steigenden Frequenzen verlängert sich normalerweise bei 1:1-VA-Leitung das Stimulations A′-Intervall (SA′) oder die Zeit vom Beginn der ventrikulären Depolarisation im Oberflächen-EKG (Q) bis zu Beginn einer ersten retrograden atrialen Depolarisation (A′). Die zunehmende VA-Knotenleitungsverzögerung bei retrograder Erregungsleitung entspricht der bei anterograder Leitung. Sie doku-

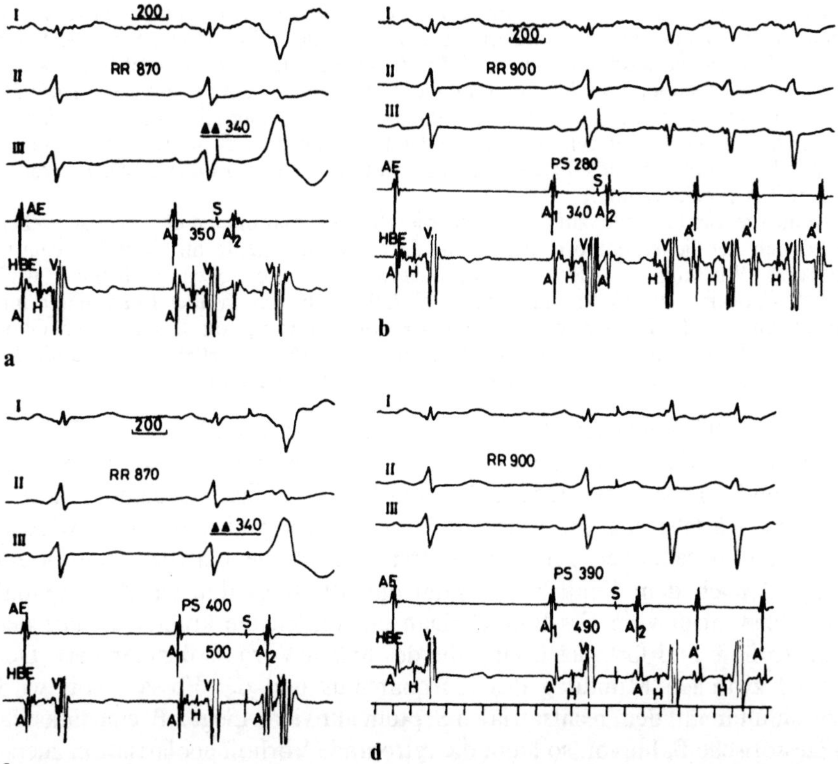

Abb. 6a–d. Einfluß des Stimulationsortes auf die Refraktärzeit der akzessorischen Bahn und die Echozone bei einem Patienten mit WPW-Syndrom, Typ A. **a** Ein rechtsatrialer Extrastimulus mit Kupplungsintervall von 290 ms wird mit einem Δ-Δ-Intervall von 340 ms und einem A_1-A_2-Intervall von 350 ms voll über die akzessorische Bahn geleitet. **b** Wird das Kupplungsintervall um 10 ms auf 280 ms verkürzt, ist die akzessorische Bahn refraktär. Die Erregung wird mit verlängertem AH-Intervall anterograd über das ELS geleitet und läuft retrograd über die akzessorische Bahn. Die Tachykardie wird ausgelöst. Bei entsprechender linksatrialer Stimulation (**c, d**) beträgt das Δ-Δ-Intervall bereits bei einem Kupplungsintervall des atrialen Extrastimulus von 400 ms 340 ms. Bei dieser Stimulationslokalisation nahe der atrialen Insertion der akzessorischen Bahn wird bereits bei einem Kupplungsintervall von 390 ms eine Tachykardie ausgelöst. Die Refraktärzeit der akzessorischen Bahn ist genauer am Δ-Δ-Intervall als am Kupplungsintervall der atrialen Extrasystole abzulesen

mentiert sich in einer Verlängerung der HA′-Zeit. Da die H-Potentiale bei retrograder Erregungsleitung jedoch häufig in den V-Potentialen verborgen bleiben, ist die Ausmessung des SA′-Intervalls oder des QA′-Intervalls besser zu verwenden. Wie bei anterograder Erregungsleitung erfolgt bei höheren Frequenzen das Auftreten von VA-Blockierungen nach dem Muster einer Wenckebach-Periodik. Erfolgt die retrograde Erregungsleitung über akzessorische Bahnen, entfällt diese Verzögerung. Bei höheren Frequenzen bleibt das resultierende QA′-Intervall so lange unverändert bis bei Ausschöpfen der Leitungskapazität die 1:1-VA-Leitung durch Auftreten eines Mobitz-II-Blocks beendet wird. Erfolgt danach noch eine VA-Leitung, geschieht diese mit zunehmender Verlängerung des QA′-Intervalls über das ELS mit jetzt normaler retrograder atrialer Erregungssequenz, bis auch deren Leitungskapazität erschöpft ist (Schlepper 1979). Bei Bestimmung der Refraktärparameter durch programmierte ventrikuläre Stimulation ist ebenfalls der Leitungsfaktor bis zur ventrikulären Einmündung der akzessorischen Bahn zu berücksichtigen. Solange die Rückwärtsleitung über die akzessorische Bahn erfolgt, verlängert sich mit sich verkürzendem Kupplungsintervall der Zusatzerregung zur vorangehenden Kammererregung das resultierende QA′-Intervall nicht. Bei Erreichen der effektiven Refraktärperiode (sofern diese länger als die des ELS ist) kommt es zu einer allmählichen Verlängerung des QA′-Intervalls mit veränderter atrialer Erregung bei sich weiter verkürzendem QS-Intervall bis entweder die effektive Refraktärität des ELS oder des Ventrikels erreicht ist und ein VA-Block resultiert.

Sowohl die Leitungskapazität als auch die Refraktärparameter der akzessorischen Bahn können deutlicher hervortreten, wenn durch Medikamente mit selektiv negativdromotroper Wirkung auf die VA-Knotenüberleitung diese vorzeitig blockiert wird (NEUSS 1976; SCHLEPPER 1979). SPURRELL et al. (1974b) berichten über 13 Patienten mit supraventrikulären Tachykardien ohne Präexzitationssyndrom, von denen 5 nach Gabe von Verapamil weiterhin ein konstantes VA-Intervall (QA′) behielten, ein Befund, der für das Bestehen nur retrograd leitender akzessorischer Bahnen spricht.

Im Einzelfall können sowohl die VA-Leitungskapazität als auch die Refraktärparameter für die retrograde VA-Leitung zwischen dem akzessorischen Leitungsweg und der Rückwärtsleitung über das ELS erheblich auseinanderklaffen.

Bei Rückwärtsleitung einer ventrikulären Erregung über das ELS werden zunächst die knotennahen Teile des rechten Vorhofs depolarisiert. Sofern ein H-Potential nach dem Ventrikelpotential auftritt, folgt ihm ein A′-Potential in den Ableitungen vom His-Bündel. Danach werden die kranialen Teile des rechten Vorhofs und fast gleichzeitig die des linken Vorhofs depolarisiert. Der Vorhofteil zwischen Mündung des Koronarsinus und der Fossa ovalis wird nahezu simultan mit dem rechtsatrialen Septum aktiviert. Liegt z.B. eine linksseitige akzessorische Bahn vor, so kann die retrograde Vorhofdepolarisation zuerst im Koronarsinus erfaßt werden. Nach der Depolarisation des linken Vorhofs erfolgt dann die Erregung der kranialen rechten Vorhofareale und danach die der knotennahen rechtsatrialen Gebiete (SCHLEPPER 1981). Die Lage der Registrierelektroden im Koronarsinus erlaubt Rückschlüsse auf die laterale Lage einer akzessorischen Bahn ebenso wie die erste Registrierung von Potentialen über einen Katheter in der Pulmonalarterie. Retrograde Erregungen über paranodale oder septale akzessorische Verbindungen werden zunächst in den Arealen in der Nähe der Mündung des Koronarsinus registriert und sind nur unvollkommen von einer normalen retrograden VA-Erregungssequenz zu unterscheiden. Rechtsventrikuloatriale anomale Verbindungen können je nach Lage jeden Teil des rechten Vorhofes zuerst erregen. Der linke folgt immer verspätet. Zur ge-

Abb. 7a, b. Atriale Erregungssequenz bei Stimulation in der Spitze des rechten Ventrikels bei linkslateraler akzessorischer Bahn. Bei Stimulation mit einem Intervall von 670 ms (**a**) tritt nach 160 ms die knotennahe Vorhofdepolarisation (A′) in HB zuerst auf. Die Potentiale des hohen rechten Vorhofs (*HRA*) und im lateralen Koronarsinus (*CS*) werden nach 200 resp. 220 ms registriert. Bei Verkürzung des SS-Intervalls auf 660 ms ändert sich die SA′-Zeit für den Koronarsinus (infolge ventrikulärer Leitungsverzögerung) nur um 20 ms. Durch die jetzt stärkere nodale VA-Leitungsverzögerung ändert sich die Erregungssequenz. Die Depolarisation von CS erfolgt vor der in HB und HRA. Bei Stimulation mit Intervall von 370 ms (**b**) kommt nach dem letzten stimulierten QRS (Nr. 4) eine deutliche AH-Verlängerung und eine Reentry-Tachykardie mit einer Zykluslänge von 400 ms in Gang. Bei normalem QRS-Komplex bleibt die retrograde atriale Erregungsfolge über die akzessorische Bahn (CS vor HB und HRA) erhalten

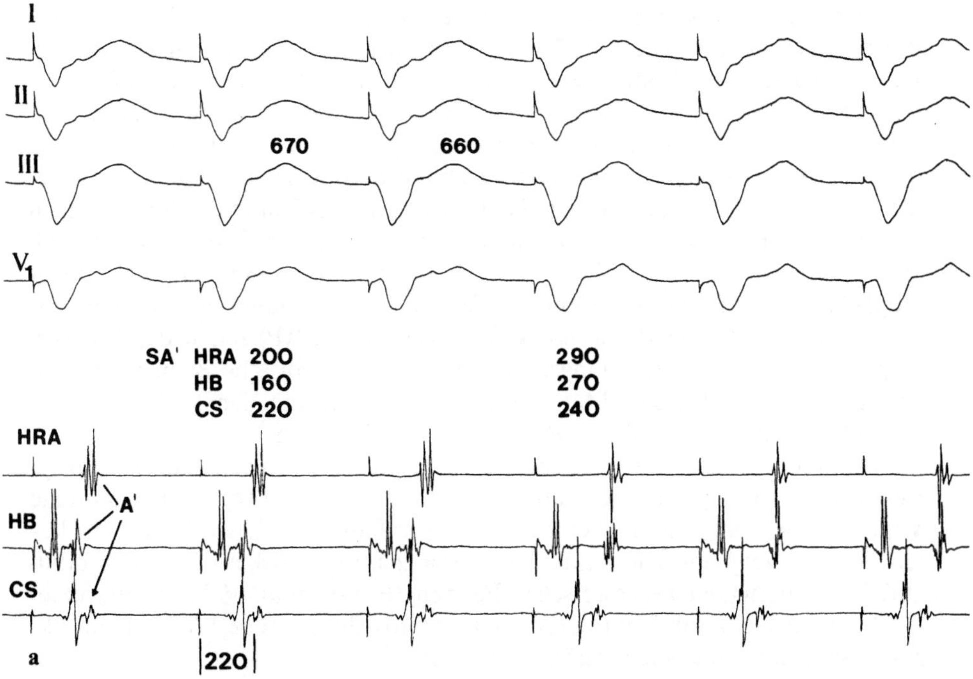
I
II
670
660
III
V1
SA' HRA 200
HB 160
CS 220
290
270
240
HRA
A'
HB
CS
a
220

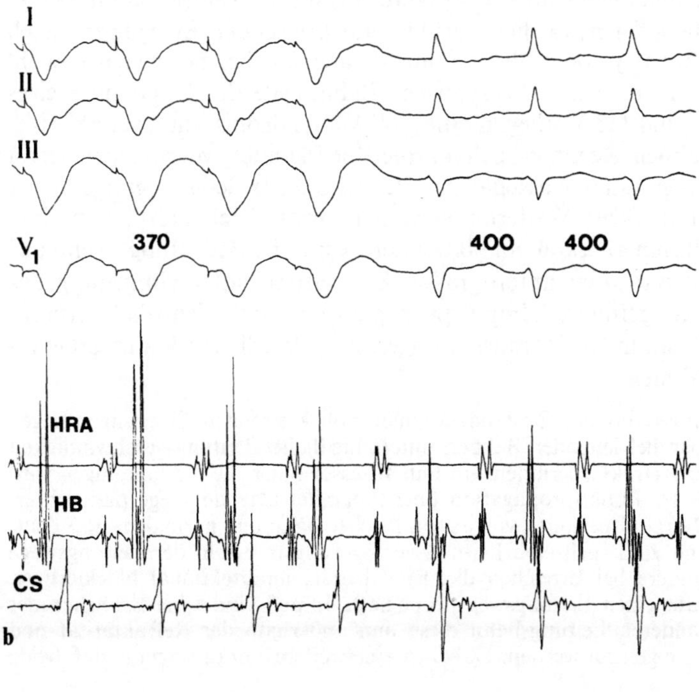
I
II
III
V1
370
400
400
HRA
HB
CS
b

naueren Lokalisation müssen hier exakte endoatriale Mapping-Studien nach der von GALLAGHER et al. (1977) beschriebenen Methode eingesetzt werden, um eine genaue Lokalisationsdiagnostik akzessorischer Bahnen zu ermöglichen (Abb. 7). Die durch programmierte Stimulation bestimmten Refraktärparameter sind keine statischen Größen. Die Refraktärparameter des AV-Knotens und die der akzessorischen Bahnen ändern sich mit Frequenzänderungen gegensätzlich. Die ERP des AV-Knotens verlängert sich, die ERP akzessorischer Bahnen dagegen wird mit steigender Frequenz verkürzt (TONKIN et al. 1974; NEUSS et al. 1977). Bei Vorliegen einer ERP_{AB} kürzer als die des AV-Knotens ist es nicht möglich, letztere exakt zu bestimmen. Wenn im AV-Knoten die Erregungsleitung innerhalb der funktionellen Refraktärperiode (FRP) schon deutlich verlangsamt ist, wird der Erregungsanteil über die akzessorische Bahn größer, so daß die H-Potentiale als wichtigstes Orientierungsmerkmal zur Bestimmung der ERP des AV-Knotens in den V-Potentialen verschwinden.

Während der AV-Knoten in erheblichem Maß vom vegetativen Nervensystem negativ- oder positiv-dromotrop beeinflußt wird, sind vegetativ vermittelte Veränderungen der Leitfähigkeit akzessorischer Bahnen nicht eindeutig. Im akuten Versuch zeigt die Anwendung von β-Rezeptorenblockern keinen Einfluß auf die Leitfähigkeit akzessorischer Bahnen (ROSEN et al. 1972; DENES et al. 1978), andererseits soll Isoproterenol eine positiv-dromotrope Wirkung auf akzessorische Bahnen ausüben (BÄR et al. 1982).

IV. Rhythmusstörungen bei WPW-Syndrom

Bereits von den Erstbeschreibern (WOLFF et al. 1930) wurde darauf aufmerksam gemacht, daß Patienten mit einem WPW-Syndrom zu supraventrikulären Tachykardien neigen. Diese Tachykardien beruhen auf kreisenden Erregungen nach dem Prinzip der Reentry- oder Wiedereintrittstachykardie, bei denen sowohl das normale ELS als auch die akzessorische Bahn Teile des Erregungskreises bilden. Sehr selten sind bei Vorliegen eines WPW-Syndroms mit zwei akzessorischen Leitungsbahnen Reentry-Tachykardien beobachtet worden, bei denen die zwei Leitungswege unter Ausschaltung des ELS Teile des Erregungskreises bilden (WELLENS et al. 1979). Weiterhin gewinnen atriale Tachykardien und insbesondere Vorhofflimmern dann eine besondere klinische Bedeutung, wenn akzessorische Bahnen mit guter anterograder AV-Leitung unter Umgehung des AV-Knotens eine „ungefilterte" Impulspropagation zu den Ventrikeln ermöglichen und unter bestimmten Voraussetzungen zu gefährlichen Kammertachykardien entarten können.

Die Voraussetzungen für das Zustandekommen von kreisenden Erregungen liegen im Vorhandensein parallel leitender Bahnen unterschiedlicher Leitungsgeschwindigkeit und unterschiedlicher Refraktärperioden. Im Fall akzessorischer AV-Verbindungen wird diese Inhomogenität der Impulspropagation über 2 parallel leitende Wege dadurch erreicht, daß sich die Refraktärperioden von akzessorischer Bahn und normalem ELS deutlich unterscheiden und zusätzlich eine Leitungsverzögerung in einem der Leitungswege auftritt, wenn der andere bei Erreichen der ERP bereits unidirektional blockiert ist. Der verzögert über nur einen Leitungsweg propagierte Impuls findet bei Erreichen der Insertionsstelle der anderen Leitungsbahn diese nun außerhalb der Refraktärität und kann retrograd über sie geleitet werden. Dabei ist eine weitere Voraussetzung, daß beide

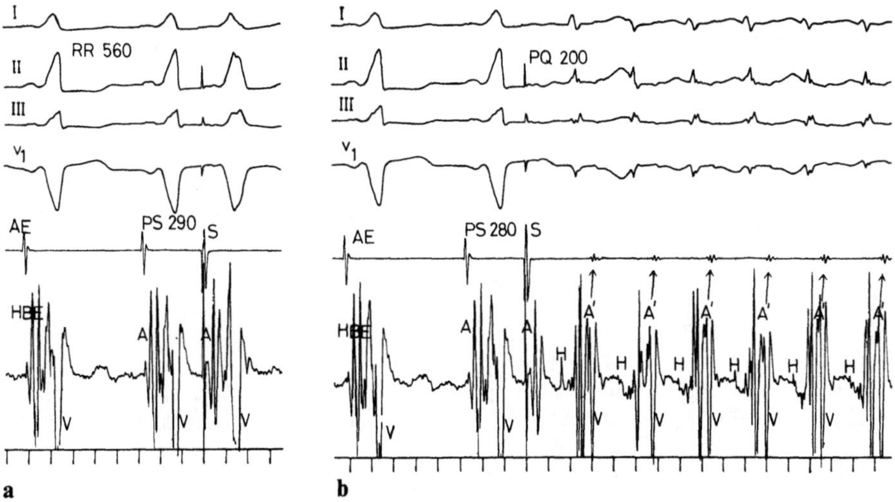

Abb. 8 a, b. Auslösung einer supraventrikulären Reentry-Tachykardie bei WPW-Syndrom Typ B. **a** Ein mit 290 ms angekuppelter atrialer Extrastimulus wird erkennbar nur über die akzessorische Bahn geleitet und führt zu einem voll präexzitierten QRS-Komplex. **b** Wird das Kupplungsintervall (*PS*) um 10 ms auf 280 ms verkürzt, ist die Refraktärität der akzessorischen Bahn erreicht, die Vorhoferregung wird mit verlängertem AH-Intervall (nodale Verzögerung) übergeleitet und durchläuft anschließend retrograd die akzessorische Bahn (A′ früher in HBE als in AE vom hohen rechten Vorhof). Wiedereintritt der Erregung in das ELS und Beginn der Tachykardie

Leitungswege durch einen proximalen und distalen gemeinsamen Leitungsweg verbunden werden. Wird diese Verbindung, die sich ebenfalls außerhalb der Refraktärität befinden muß, durchlaufen, kann die Erregung erneut in die vorher bereits durchlaufene Bahn wieder eintreten (Reentry), und der Erregungskreis ist geschlossen.

Als oberer gemeinsamer Leitungsweg wird das Vorhofmyokard angesehen, der untere gemeinsame wird von Teilen des Ventrikelmyokards gebildet. Das Erregungsintervall das am oberen und unteren gemeinsamen Leitungsweg für die Impulsfortleitung proximal und distal wirksam wird, ist gleich der Tachykardiefrequenz. Es entspricht der Summe der Laufzeiten der Erregung in den einzelnen, den Erregungskreis formenden Strukturen. Dieses Intervall muß länger sein als die Refraktärität in jedem einzelnen Teil des Reentrykreises, so daß die kreisende Erregungswelle stets auf depolarisierbares Gewebe trifft und eine erregbare Lücke bestehen bleibt. Die Kupplungsintervallzone, in der durch atriale und/oder ventrikuläre Stimuli die unterschiedliche Refraktärität und Leitungsgeschwindigkeit der beiden parallel leitenden Bahnen sichtbar wird und eine Bahn zu einer rückwärtigen Erregung fähig wird und damit eine nochmalige Erregung des Vorhofs und/oder des Ventrikelmyokards bewirkt (Echophänomen), wird „Echozone“ genannt. Diese Echozone wird dann durch die ERP eines Leitungsweges bestimmt, wenn gleichzeitig im anderen Teil des Erregungskreises eine notwendige Leitungsverzögerung eintritt als Voraussetzung dafür, daß die andere Bahn mit unidirektionalem Block bei Erreichen ihrer Insertionsstelle sich außerhalb der ERP befindet und retrograd durchlaufen werden kann (Abb. 8, 9).

In einem Erregungskreis, bestehend aus dem normalen ELS, Teilen des Ventrikelmyokards, der akzessorischen Bahn und dem Vorhofmyokard, kann die Erregung während der Tachykardie vorwärts über das normale ELS geleitet werden (normodrome Tachykardie) und retrograd zu den Vorhöfen über die akzessorische Bahn. Bei dieser Tachykardie verliert der QRS-Komplex die Zei-

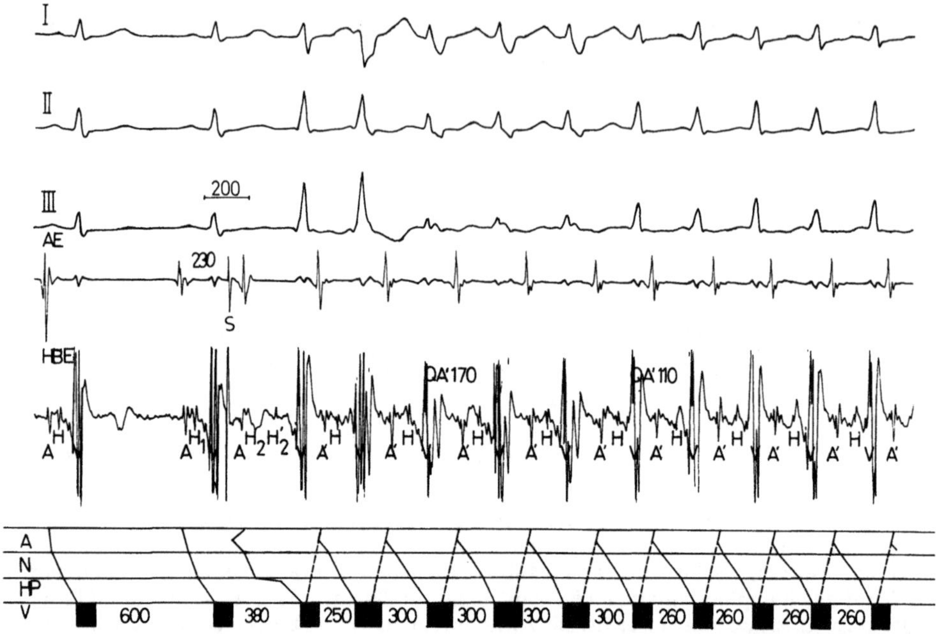

Abb. 9. Auslösung einer Tachykardie bei verborgenem WPW-Syndrom mit rechtsatrialer Bahn: Ein mit 230 ms angekuppelter atrialer Extrastimulus führt anders als in Abb. 8 zu einer Leitungsverzögerung im His-Bündel (H_2-H'_2, split His). Auf diese nicht nodale Leitungsverzögerung folgt eine retrograde atriale Erregung und das Ingangkommen einer Tachykardie, während der die ersten 4 QRS-Komplexe eine Rechtsschenkelblockkonfiguration bei einem RR-Abstand von 300 ms und einem QA'-Intervall von 170 ms zeigen. Mit Normalisierung der intraventrikulären Erregungsausbreitungsstörung verkürzt sich das QA'-Intervall auf 110 ms und der RR-Abstand auf 260 ms

chen der Präexzitation. In den intrakardialen Ableitungen ist ein AH-Intervall und ein HV-Intervall auszumachen. An solchen Tachykardien können akzessorische Bahnen auch bei verborgenem WPW-Syndrom beteiligt sein, die dann keine offensichtlichen und/oder provozierbaren anterograden Leitungseigenschaften ausweisen, aber dennoch über eine gute retrograde Leitfähigkeit verfügen. Im gleichen Erregungskreis kann aber bei Tachykardie die Erregung anterograd über die akzessorische Bahn zu den Ventrikeln geleitet werden (heterodrome Tachykardie) und retrograd über das ELS. In diesem Fall weisen die QRS-Komplexe das Vollbild der Präexziation auf.

WELLENS et al. (1979) fanden bei 157 Patienten mit WPW-Syndrom folgende Aufteilung der durch Stimulation ausgelösten Tachykardien: 3 Patienten mit atrialer Tachykardie, 8 Patienten mit auf den AV-Knoten beschränkten Tachykardien, bei denen die akzessorische Bahn nicht mit beteiligt war, bei 103 Patienten lag eine kreisende Erregung mit Beteiligung der akzessorischen Bahn vor, dabei wurde die Bahn in 85% (n=87) retrogard durchlaufen. Der genaue Mechanismus der Tachykardien blieb bei 15 Patienten unklar, und bei 2 Patienten wurde eine ventrikuläre Tachykardie ausgelöst.

Da während einer Reentry-Tachykardie der QRS-Komplex bei retrograder Leitung über die akzessorische Bahn normal gestaltet wird, kann nur bei Vorliegen eines WPW-Syndroms außerhalb der Tachykardie die Beteiligung der akzessorischen Bahn vermutet werden. Für den Nachweis, daß die akzessorische Bahn retrograd durchlaufen wird und damit Teil des Reentrykreises ist, gelten folgende Kriterien einzeln oder zusammen, die auch als diagnostische Kriterien zum Nachweis eines verborgenen WPW-Syndroms herangezogen werden müssen, bei dem ja in bezug auf die kreisende Erregung gleiche Verhältnisse vorliegen (FONTAINE et al. 1973; SLAMA et al. 1973; COUMEL u. ATTUEL 1974; NEUSS et al. 1975d):

1. Eine heterodrome retrograde atriale Erregungssequenz,
2. eine Rückwärtsleitung, gemessen am VA'- oder HA'-Intervall, die sich verlängert, wenn ein Schenkelblock ipsilateral zur Lokalisation der akzessorischen Bahn während der kreisenden Erregung auftritt, und sich verkürzt, wenn dieser verschwindet.
3. Eine vorzeitige ventrikuläre Zusatzerregung, die zum Zeitpunkt einer erwarteten Refraktärität im His-Bündel auftritt, führt zu einer atrialen Präexzitation mit einer identischen Erregungssequenz wie während der Tachykardie. Je nach dem Ursprungsort dieser Zusatzerregung während der Tachykardie ist die VA-Zeit gleich oder weniger als die der Tachykardie. Eine Verlängerung der HV-Zeit während der Tachykardie ist verbunden mit einer Verlängerung der HA'-Zeit.
4. Für die Beteiligung einer akzessorischen Bahn spricht eine Tachykardieauslösung durch Leitungsverzögerung distal des AV-Knotens und eine Termination nach einem Block im oder distal des His-Bündels.

Auslösende Ursache einer Tachykardie sind meistens atriale und/oder ventrikuläre Extrasystolen, die infolge ihrer Vorzeitigkeit die Inhomogenität der parallel laufenden Leitungsbahnen bedingen. Auch durch Steigerung der Herzfrequenz kann diese Inhomogenität erzeugt werden, wobei z.B. eine Sinustachykardie oder eine Sinus-Reentry-Tachykardie zu der notwendigen Refraktärität und Leitungsverzögerung führen können (SCHLEPPER 1977). Andere atypische Mechanismen der Tachykardieauslösung sind beschrieben, wie z.B. pharmakologisch induzierter anterograder Block der akzessorischen Bahn, His-Bündel-Extrasystolen, die – falls blockiert – nicht in Erscheinung zu treten brauchen, durch Gap-Phänomen in der retrograden His-AV-Leitung, um nur einige aufzuführen (zusammenfassende Darstellung: WELLENS 1977; KRIKLER u. CURRY 1977). Diese Auslösemechanismen sind ebenso wirksam, wenn bei anterograder Erregung über die akzessorische Bahn während einer Tachykardie (heterodrome Tachykardie) der Erregungskreis in umgekehrter Richtung durchlaufen wird.

Differentialdiagnostisch ist bei diesen Tachykardien gegenüber ventrikulären Tachykardien der Nachweis von regelmäßiger Zuordnung retrograder P-Wellen von Bedeutung. Durch atriale Zusatzstimuli kann der Rhythmus vorzeitig bei gleicher QRS-Konfiguration versetzt oder, wenn die erregbare Lücke im Reentry-Kreis geschlossen wird, die Tachykardie beendet werden. Dabei wird die atriale Zusatzerregung nicht zu den Ventrikeln übergeleitet. Ventrikuläre Extrasystolen werden entsprechend unter Beibehaltung der normalen retrograden atrialen Erregungssequenz je nach Stimulations- oder Ursprungsort gleich oder wegen einer verzögerten nodalen VA-Leitung verspätet den Vorhof erregen oder die Tachykardie ohne Rückleitung auf den Vorhof beenden.

Differentialdiagnostisch müssen weiterhin atriale Tachykardien ausgeschlossen werden, bei denen die atriale Erregungsfolge aber weder der normalen retrograden Erregungssequenz noch einer retrograden Erregungsfolge über die akzessorische Bahn entspricht. In diesem Fall würden ventrikuläre ES den Rhythmus nicht versetzen, und eine solche Tachykardie würde bei medikamentöser Blokkade der akzessorischen Leitungsbahn weiterlaufen.

Reentry-Tachykardien können andererseits zu Vorhofrhythmusstörungen, insbesondere zu Vorhofflimmern führen (SUNG et al. 1979; BÄR et al. 1982), eine erhöhte atriale Vulnerabilität wird zusätzlich angenommen (SUNG et al. 1977). Die hämodynamische Konsequenz hängt auch bei Vorliegen des WPW-Syndroms von der Ventrikelfrequenz ab, die aber hauptsächlich von den anterograden Refraktärparametern und der Leitfähigkeit der akzessorischen Bahn bestimmt wird. Genaue Zahlen über das Vorkommen von Vorhofflimmern bei WPW-Syndrom sind nicht bekannt. Bei 187 Patienten einer präselektierten Gruppe, die klinisch-elektrophysiologisch untersucht wurde, hatten 35 (19%) Vorhofflimmern und bei weiteren 20 (11%) wurden sowohl Reentry-Tachykardien als auch Vorhofflimmern klinisch nachgewiesen (BÄR et al. 1982).

Es besteht eine enge Beziehung zwischen der anterograden ERP_{AB} und dem kürzesten RR-Intervall mit voll präexzitiertem QRS-Komplex (WELLENS u. DURRER 1974b). Normalerweise zeigen die EKG neben der auch bei WPW-Syndrom erhaltenen absoluten Arrhythmie bei Vorhofflimmern unregelmäßig alternierende Leitungen zwischen akzessorischer Bahn und normaler Bahn, wobei sich unterschiedliche Grade der Präexzitation finden. Ein solches Verhalten findet sich bei Patienten mit ERP_{AB} zwischen 250 und 350 ms. Bei Patienten mit sehr kurzer anterograder ERP_{AB} von 200–250 ms findet sich eine fast ausnahmslose Leitung über den anomalen Leitungsweg. Bei einer ERP_{AB} von über 350 ms kommt es dagegen vorzugsweise zu normaler Leitung über das ELS (Abb. 10). Einen gewissen Anhalt für die Länge der ERP_{AB} gibt das Ansprechen auf Pharmaka. Gelingt es durch i.v. Injektion von 50 mg Ajmalin einen anterograden Block der akzessorischen Bahn zu erzielen, wird die ERP_{AB} größer als 270 ms gefunden. Sie war stets kleiner als 270 ms, wenn kein Block nach Ajmalin auftrat und im Oberflächen-EKG die Zeichen der Präexzitation bestehen blieben (BÄR et al. 1982). Die ERP_{AB} ist jedoch keine stabile Größe. Isoproterenol kann diesen Parameter im Sinne einer positiven Dromotropie ändern (BÄR et al. 1982), und mindestens klinische Situationen sprechen für den gleichen Effekt, hervorgerufen durch einen erhöhten Sympathikotonus. Erste Befunde deuten darauf hin, daß β-Blocker durch negativ-dromotrope Wirkung an der akzessorischen Bahn bei akutem Vorhofflimmern die Kammerfrequenz zu senken vermögen (SCHLEPPER u. NEUSS 1981).

Differentialdiagnostisch sind Vorhofflimmern mit frequenzbedingtem Schenkelblock sowie eine irreguläre ventrikuläre Tachykardie in Erwägung zu ziehen. Bei Patienten mit Vorhofflimmern und aberranter Überleitung ist das kürzeste RR-Intervall normalerweise länger als 300 ms und wird bestimmt durch die ERP des Knotens. Die QRS-Komplexe haben eine typische Links- oder Rechtsschenkelblockkonfiguration. Bei ventrikulärer Tachykardie ist eine solche Irregularität wie bei WPW-Syndrom ungewöhnlich; die RR-Intervall-Differenzen sollen dabei weniger als 50 ms betragen (BÄR et al. 1982).

Als weitere lebensbedrohliche Komplikation kann Vorhofflimmern mit schneller Überleitung über die akzessorische Bahn Kammerflimmern auslösen. Patienten, die sowohl Vorhofflimmern als auch Reentry-Tachykardien zeigen,

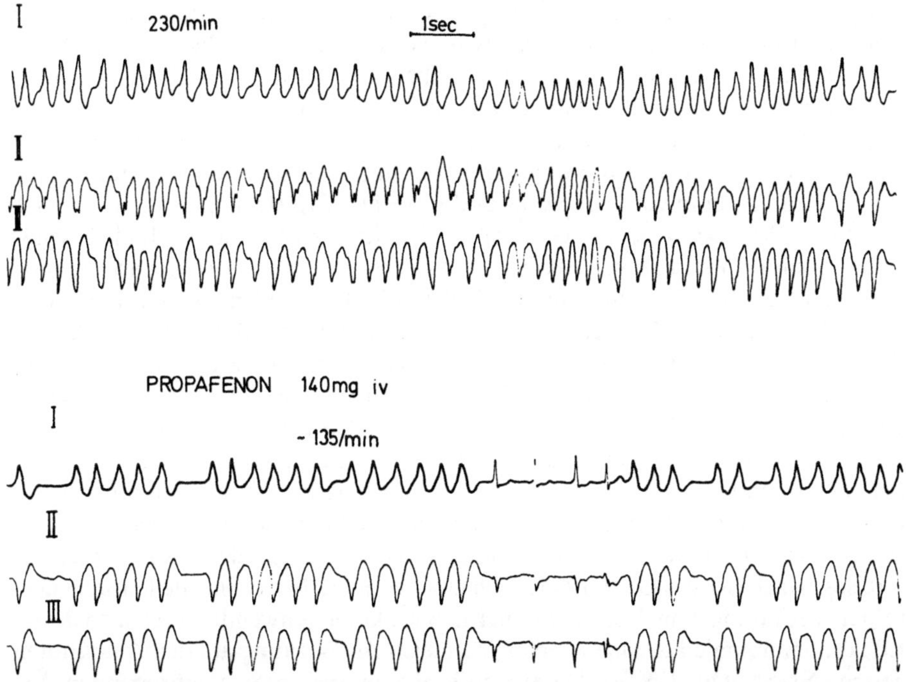

Abb. 10. Vorhofflimmern bei WPW-Syndrom Typ B. In den oberen Abl. I–III unbeeinflußtes Vorhofflimmern mit irregulärer Kammerfrequenz von 230/min. Alle QRS-Komplexe zeigen Präexzitation. Nach 140 mg Propafenon i.v. (untere Abl. I–III) wird die Kammerfrequenz auf 135/min gesenkt, und jetzt kommt es zum typischen Bild wie bei einer ERP_{AB} zwischen 250–350 ms. Die Kurve wird unregelmäßiger, Präexzitation und normale QRS-Komplexe wechseln

bei denen weiterhin eine hohe ventrikuläre Frequenz während des Vorhofflimmerns festgestellt wird, und solche, die mehrere akzessorische Bahnen haben, sollen dabei besonders gefährdet sein (Kaplan u. Cohen 1969; Dreifus et al. 1971; Lim et al. 1974; Wellens 1976; Klein et al. 1979).

V. Medikamentöse, elektrische und chirurgische Behandlung

Die Behandlung des WPW-Syndroms ist auf die Beseitigung und Prävention von Rhythmusstörungen ausgerichtet. Welches von den drei prinzipiell zur Verfügung stehenden therapeutischen Verfahren angewendet wird, bedarf differentialtherapeutischer Überlegungen, die sich auf elektrophysiologische Untersuchungen stützen müssen. Generell muß bei Reentry-Tachykardien die medikamentöse Behandlung zur Unterbrechung der Tachykardie darauf abzielen, die erregbare Lücke in irgendeiner Struktur des Reentry-Kreises zu schließen. Verapamil 5–10 mg i.v. wirkt ausschließlich am AV-Knoten und wirkt durch Block der Vorwärtsleitung bei normodromer Tachykardie. Ähnlich wirken β-Blocker. Bei heterodromer Tachykardie, d.h. bei Vorwärtsleitung über die akzessorische Bahn ist Verapamil nicht als Mittel der Wahl anzusehen, da unter der Gabe von Verapamil die Leitfähigkeit akzessorischer Bahnen heraufgesetzt werden kann (SPURRELL et al. 1974b; NEUSS u. SCHLEPPER 1974). Es ist fraglich, ob dies ein direkter Effekt auf die akzessorische Bahn ist oder hier ein sympathikotones Reflexgeschehen durch die durch das Mittel bewirkte Vasodilatation zum Zug kommt. Ausschließliche oder zumindest vorwiegende Verlängerung der ERP_{AB} und damit eine Verschlechterung der Leitfähigkeit akzessorischer Bahnen sind durch Medikamente vom Chinidin- und Lidocain-Typ (Gruppe Ia und Ib nach VAUGHAN-WILLIAMS) beschrieben worden. Zu den ersteren wären Chinidin selbst und Ajmalin (WELLENS u. DURRER 1974a; SELLERS et al. 1977), Disopyramid (SPURRELL et al. 1975), Propafenon (NEUSS 1982) zu zählen. Neben dem Lidocain (ROSEN et al. 1972) liegen Befunde für die lidocainähnlichen Substanzen Aprindin (SCHLEPPER 1976; ZIPES et al. 1977), Lorcainid (BÄR et al. 1976) und Flecainid (NEUSS et al. 1982b) vor. Sie alle würden bei normodromer Tachykardie durch Block der Rückwärtsleitung und bei heterodromer Tachykardie durch Block der Vorwärtsleitung im akzessorischen Erregungsweg wirken. Eine Sonderstellung nimmt Amiodaron ein, das bei chronischer Verabreichung die Refraktärparameter nicht nur der akzessorischen Bahnen, sondern auch des atrialen und ventrikulären Myokards verlängert und somit auf alle Teile des Reentry-Kreises wirkt (ROSENBAUM 1974; WELLENS et al. 1976). Seine Bedeutung liegt in der Verhütung von Vorhofflimmern. Bei akuter Anwendung ist jedoch der Effekt auf anomale Leitungswege im Vergleich zur Wirkung auf den AV-Knoten gering (NEUSS et al. 1982a). Da alle aufgezählten membranstabilisierenden Antiarrhythmika auch eine Wirkung auf die Verhütung von Extrasystolen als einen der wesentlichen Auslösemechanismen von Reentry-Tachykardien haben, können sie auch zur Verhütung eingesetzt werden. Da sie weiterhin in unterschiedlicher Weise sowohl auf die Leitfähigkeit bzw. ERP_{AB} und des ELS wirken, können sie besonders bei chronischem Gebrauch die Differenz in der Refraktärität zwischen AV-Knoten und akzessorischer Bahn verstärken und so die Echozone, in der kreisende Erregungen ausgelöst werden können, erweitern.

Alle Antiarrhythmika haben in bezug auf ihre Wirkung an der akzessorischen Bahn aber einen Nachteil. Sie wirken vornehmlich in der Richtung, in der die ERP am längsten und die Leitfähigkeit am schlechtesten ist (SCHLEPPER 1976; WELLENS et al. 1980); das Ausmaß der Verlängerung der anterograden ERP_{AB} nach Chinidin, Amiodaron, Procainamid und Ajmalin ist abhängig von der initialen ERP dieses Leitungsweges. Patienten mit anterograder ERP_{AB} unterhalb 270 ms zeigten eine Verlängerung der Refraktärität von nur 32 ± 21 ms im Vergleich zu 191 ± 122 ms bei den Patienten bei denen eine Anfangs-ERP_{AB} von mehr als 270 ms vorlag. Diese Beobachtungen zeigen, daß bei Patienten, die am meisten von der Verlängerung der ERP_{AB} profitieren würden, am wenigsten von einer medikamentösen Therapie zu erwarten ist (WELLENS et al. 1979, 1980; SUNG et al. 1979; BÄR et al. 1982). β-Rezeptorenblocker, evtl. in Kombination mit Antiarrhythmika der Klasse Ia/Ib, wären dann zur Prophylaxe sinnvoll einzusetzen, wenn durch Beobachtung erwiesen ist, daß die kreisende Erregung durch eine Erhöhung der Sinusfrequenz zustande kommt.

Im Vorhof stimulierende antitachykarde Schrittmachersysteme können das Vorhofmyokard refraktär stellen und dadurch in diesem Teil des Reentry-Krei-

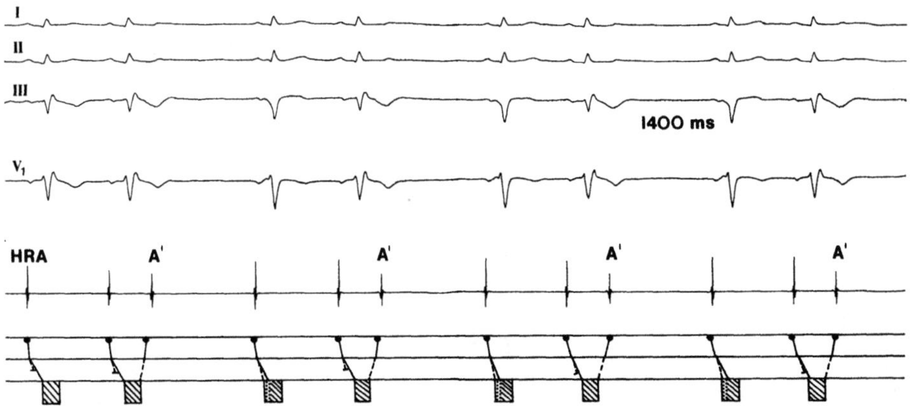

Abb. 11. Bradykardie, hervorgerufen durch unvollständige Blockade mit Amiodaron und Flecainid. Alternierend (3, 5, 7) besteht eine geringe Präexzitation. Wird die akzessorische Bahn anterograd blockiert (2, 4, 6, 8), erfolgt eine Rückwärtsleitung auf die Vorhöfe (A′ in HRA), so daß durch Versetzung des Rhythmus RR-Abstände von 1400 ms entstehen

ses die erregbare Lücke schließen und die Tachykardie beenden. Voraussetzung für ein solches therapeutisches Vorgehen, das nur zur Anfallsbeseitigung einer Reentry-Tachykardie dienen kann (KAHN et al. 1976; LÜDERITZ et al. 1981), ist eine schlechte anterograde Leitfähigkeit bzw. eine lange ERP_{AB}, so daß bei unbeabsichtigtem Auslösen von Vorhofflimmern keine bedrohlichen ventrikulären Rhythmusstörungen ausgelöst werden.

Das therapeutische Bemühen bei Vorhofflimmern muß auf die Blockierung der anterograden Leitfähigkeit akzessorischer Bahnen bzw. die Verlängerung der entsprechenden ERP ausgerichtet sein. Gelingt es im akuten Versuch oder bei chronischer Gabe eines Antiarrhythmikums die Zeichen der Präexzitation im Oberflächen-EKG zum Verschwinden zu bringen, ist die Gefahr der schnellen Überleitung bei Vorhofflimmern gebannt. Wegen des unterschiedlichen Angriffspunktes und der Heterodromie der akzessorischen Bahnen in anterograder und retrograder Richtung bedeutet dies aber keine Verhütung von kreisenden Erregungen. Auch hier gilt, daß die Patienten mit kurzer ERP_{AB}, die am meisten durch Vorhofflimmern gefährdet sind, am wenigsten auf eine antiarrhythmische Therapie ansprechen. Dabei können infolge der Heterodromie unter antiarrhythmischer Therapie Leitungsmuster auftreten, die z.B. durch blockierte atriale Echo-Phänomene zu einer ausgeprägten Bradykardie führen (Abb. 11).

Die Entscheidung zwischen medikamentöser und chirurgischer Therapie basiert auf Anamnese, klinischem Befund und elektrophysiologischen Untersuchungen entsprechend Tabelle 3, die das Stimulationsprotokoll der Tabelle 2 beinhaltet. Das im Akutversuch getestete Antiarrhythmikum kann jedoch bei Dauermedikation andere Eigenschaften aufweisen, seine Wahl wird durch die pharmakokinetischen Eigenschaften des Antiarrhythmikums bestimmt unter Berücksichtigung zusätzlicher Herzerkrankungen. Nach entsprechendem medikamentösen Behandlungsintervall kann sich die elektrophysiologische Wiederholungsuntersuchung nur auf die wesentlichen zu beeinflussenden Parameter be-

Tabelle 3. Untersuchungsschema zur Differenzierung zwischen medikamentöser und chirurgischer Therapie bei Patienten mit Präexzitationssyndromen

Erstuntersuchung		*Wiederholungsuntersuchung*		
Anamnese und klinischer Befund EKG-Diagnose Elektrophysiologische Untersuchung		Anamnese und klinischer Verlauf EKG-Diagnose Elektrophysiologische Untersuchung		Medikamentöse Therapie ↗
↓		↓		
Lokalisation der Bündel		Überleitungsfähigkeit		
↓		↓		
Vorhandensein von multiplen Bahnen		Auslösung von Vorhofflimmern		
↓				
Überleitungsfähigkeit				
↓				
Refraktärperioden	Intervall mit medikamentöser Behandlung		Intervalle mit medikamentöser Behandlung	
↓				
Auslösung der Tachykardie				
↓				
Beendigung der Tachykardie				
↓				
Auslösung von Vorhofflimmern				
↓				
Auswahl geeigneter Medikamente		Die Wiederholungsuntersuchung kann sich auf die wesentlichen zu beeinflussenden Parameter beschränken		↘ Chirurgische Therapie
↓				
Ausschluß einer zusätzlichen Herzerkrankung				

schränken, z.B. auf die anterograde Leitfähigkeit mit und ohne Vorhofflimmern bei Patienten, die durch eine atriale Rhythmusstörung gefährdet erscheinen (WELLENS et al. 1979). Eine chirurgische Therapie ist Patienten mit lebensbedrohlichen Rhythmusstörungen vorbehalten, deren medikamentöse Behandlung erfolglos oder unzureichend ist. Seit der ersten von BURCHELL et al. 1967 und COBB et al. 1968 durchgeführten chirurgischen Durchtrennung akzessorischer Bahnen sind Patienten an ausgesuchten kardiochirurgischen Zentren in zunehmendem Maß erfolgreich operiert worden. Hinsichtlich der anzuwendenden chirurgischen und intraoperativen elektrophysiologischen Technik muß auf zusammenfassende Darstellungen verwiesen werden (GALLAGHER et al. 1981; COX u. GALLAGHER 1982). Sie ist am besten für die Patienten geeignet, deren akzessorische Bahnen in der linksseitigen freien Wand, in der rechtsseitigen freien Wand sowie im anterioren und posterioren septalen Bereich lokalisiert sind. Schwierig ist dagegen die Lokalisation und Separation mittseptaler Bahnen, deren retrogrades Erregungsmuster bei Ventrikelstimulation sich auch nicht von der über das ELS erfolgten Erregungssequenz unterscheidet.

Von insgesamt 219 in Durham (USA) operierten Patienten hatten 101 linksseitige Bahnen, wobei bei 93 Patienten die akzessorische Bahn unterbrochen werden konnte. Bei 7 Patienten wurde ein selektiver Block im His-Bündel erzeugt, um durch Zerstörung dieser am Reentry-Kreis beteiligten Struktur Reentry-Tachykardien zu verhindern. Die Mortalität betrug 3%. Von 41 Patienten mit rechtsseitig lokalisierter Bahn konnte diese bei 39 permanent unterbrochen werden. Die Mortalität betrug 0. Bei 77 Patienten lagen anteriore und posteriore septale Bahnen vor. Es gelang bei 59 Patienten, diese zu durchbrechen, bei 14 wurde ein Block im His-Bündel erzeugt, 2 Patienten dieser Gruppe starben. Von der Gesamtzahl konnten somit 212 erfolgreich behandelt werden mit einer Gesamtmortalität von 2,3% (COX u. GALLAGHER 1982).

Wird wie z.B. bei der Blockierung des His-Bündels, die heute bereits mit Kathetertechnik vorgenommen werden kann (SCHEINMAN et al. 1982; GALLAGHER et al. 1982) (vgl. Kap 9B u. 9C), nur das ELS als Teil des Reentry-Kreises zerstört, ist ein so behandelter Patient zwar vor dem Auftreten von Reentry-Tachykardien geschützt, nicht aber bei kurzer ERP_{AB} und guter anterograder Leitfähigkeit der akzessorischen Bahn vor den Folgen einer atrialen Rhythmusstörung. Außerdem bedingt die Zerstörung des ELS die Insertion eines permanenten Schrittmachers.

C. Präexzitationssyndrome mit verkürzter PQ-Zeit und normalem QRS-Komplex: Lown-Ganong-Levine-Syndrom

Nach SCHERF u. COHEN (1964) besteht bei 2–4% der Bevölkerung ein kurzes PQ-Intervall von 0,10–0,12 s. Liegt ein solches, für die Frequenz und das Alter verkürztes PQ-Intervall vor, kann nach der eingangs gegebenen allgemeinen Definition von einem Präexzitationssyndrom gesprochen werden, da bei AV-Leitung das gesamte Ventrikelmyokard und bei VA-Leitung das Vorhofmyokard früher erregt wird, als es normalerweise bei Sinusrhythmus gleicher Frequenz geschieht. Da die Dauer der PQ-Zeit situationsbedingt in erheblichem Maß dem Einfluß des vegetativen Nervensystems unterliegt, sind sicher „Spielarten des Normalen" mit zu berücksichtigen.

Im engeren Sinn wird nach dem Oberflächen-EKG und der Klinik bei der Gruppe von Patienten ein Präexzitationssyndrom angenommen, bei denen die von LOWN, GANONG u. LEVINE (1952) beschriebenen Kriterien einer kurzen PQ-Zeit und eines normalen QRS-Komplexes vorliegen und die zudem zu supraventrikulären paroxysmalen Tachykardien und atrialen Rhythmusstörungen neigen. Bereits 1938 haben CLERC et al. auf den Zusammenhang dieser EKG-Auffälligkeit mit den erwähnten Rhythmusstörungen hingewiesen, durchgesetzt hat sich jedoch die Bezeichnung LGL-Syndrom. Weder über das Vorkommen in der Normalbevölkerung noch in Verbindung mit bestimmten kardialen Störungen liegen genaue Angaben vor. Die klinische Relevanz ergibt sich aus zuzuordnenden Rhythmusstörungen.

Bei einer echten Verkürzung der AV-Überleitung wird offensichtlich die Zone der physiologischen Verzögerung der AV-Leitung entweder umgangen oder die Fähigkeit zur Leitung mit entsprechendem Dekrement ist aufgehoben. Sowohl funktionelle AV-Knoten-Anomalien oder anatomisch zu kleine AV-Knotengebiete sind zur Erklärung herangezogen worden (CARACTA et al. 1973). Bei den meisten Patienten findet sich eine Verkürzung des AH-Intervalls als Ursache der kurzen PQ-Zeit (CASTELLANOS et al. 1971; COUMEL et al. 1972b; BISSET et al. 1973; SEIPEL et al. 1976). Anatomische Substrate können neben den angenommenen Knotenanomalien atrionodale oder intranodale sowie atriofaszikuläre Bahnen sein (s. Tabelle 1). Für die in seltenen Fällen als Ursache der kurzen PQ-Zeit gefundene HV-Verkürzung (MANDEL et al. 1971) könnten akzessorische faszikuläre Verbindungen angenommen werden, die bei relativ distaler Einmündung in das ELS zu keiner Deformierung von QRS führen müssen (MOORE et al. 1972). Eine Einmündung atriofaszikulärer Umgehungstrakte distal der Registrierstelle des His-Potentials würde ein solches verkürztes HQ- oder HV-Intervall bedingen, dabei würde bei Stimulation vom His-Bündel ein normales HV-Intervall in Erscheinung treten (MOLEIRO et al. 1981). Eine elektrophysiologische Korrelation zu anatomischen Befunden liegt bis auf die bereits angeführte Beschreibung (BRECHENMACHER et al. 1976) nicht vor.

I. Elektrophysiologische Klassifizierung

Die Feststellung einer kurzen AH-Zeit bedeutet für sich genommen noch keine Abnormalität, da die Grenzen von 55–100 ms schon eine nahezu 100%ige Schwankung zulassen, und außerdem dieses Erregungsüberleitungsintervall den Einflüssen des vegetativen Nervensystems in besonderer Weise unterliegt. Auch hier stehen dynamische Veränderungen vorrangig vor statischen Parametern. Von MOLEIRO et al. (1981) werden als Kriterien einer echt verkürzten AH-Zeit u.a. eine 1:1-Überleitung bei atrialer Stimulationsfrequenz bis zu 200/min und eine Verlängerung des AH-Intervalls bei hoher Stimulationsfrequenz nicht über 100 ms hinaus gefordert sowie eine ERP für den AV-Knoten (ERP_{AV}), die kürzer sein sollte als für die stimulierte Frequenz und das Alter (DENES et al. 1974a). Die Bestimmung der Refraktärperioden hängt aber nicht nur von der Basisfrequenz, sondern auch vom jeweiligen Einfluß des vegetativen Nervensystems ab und hat außerdem zur Voraussetzung, daß eine kürzere Refraktärität im Vorhof als im AV-Knoten besteht.

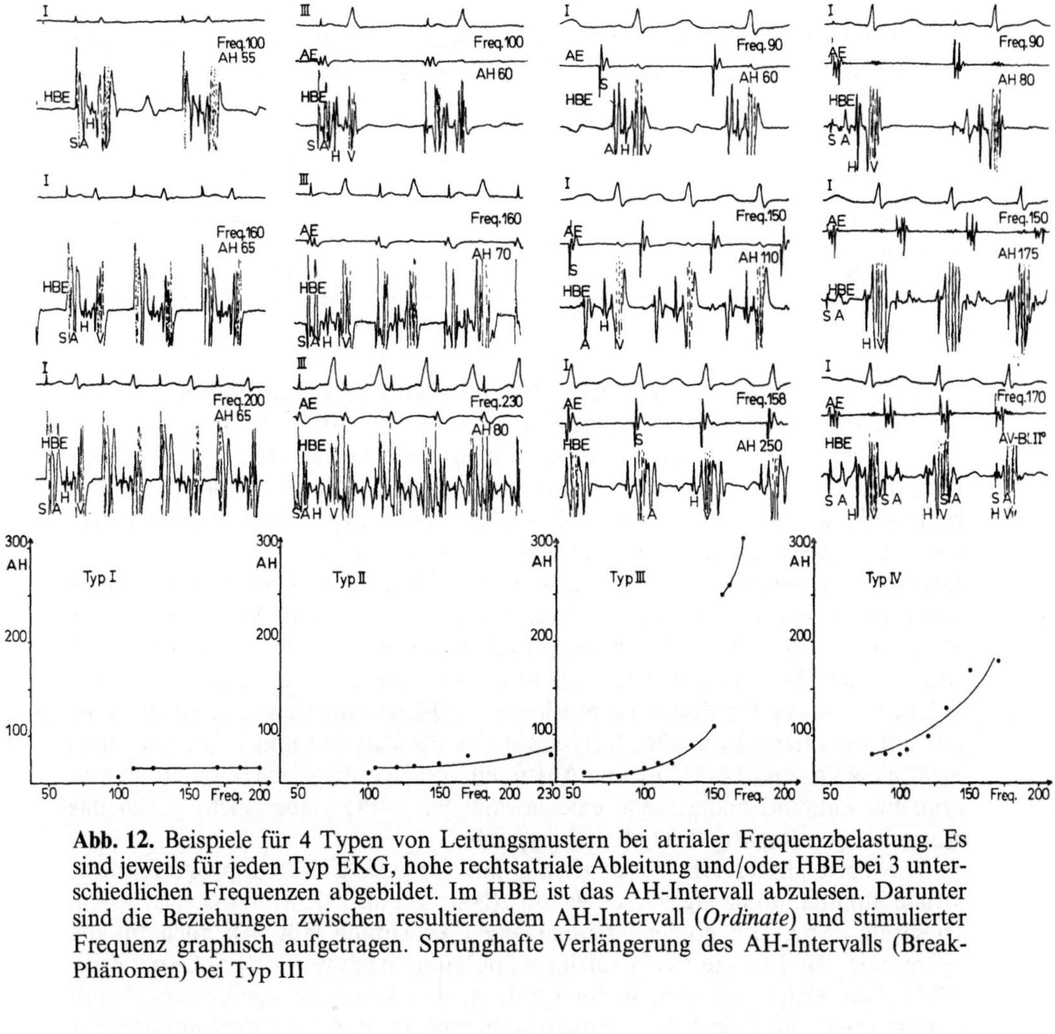

Abb. 12. Beispiele für 4 Typen von Leitungsmustern bei atrialer Frequenzbelastung. Es sind jeweils für jeden Typ EKG, hohe rechtsatriale Ableitung und/oder HBE bei 3 unterschiedlichen Frequenzen abgebildet. Im HBE ist das AH-Intervall abzulesen. Darunter sind die Beziehungen zwischen resultierendem AH-Intervall (*Ordinate*) und stimulierter Frequenz graphisch aufgetragen. Sprunghafte Verlängerung des AH-Intervalls (Break-Phänomen) bei Typ III

Werden Patienten mit kurzer PQ-Zeit ($\leqq 120$ ms) mit und ohne Rhythmusstörungen durch atriale Stimulation mit steigenden Frequenzen untersucht und mit einem für die PQ-Zeit normalem Kollektiv verglichen, ergeben sich zunächst für die Gruppe mit verkürzter PQ-Zeit 4 Typen in bezug auf die Leitungskapazität (Abb. 12) (Neuss et al. 1975a). Wenige Patienten lassen bei steigender Frequenz die für Frequenzbelastung physiologische AH-Verlängerung völlig vermissen (Typ 1). Beim Typ 2 zeigt sich nur eine geringgradige Verlängerung der AH-Zeit, wobei diese stets im normalen Bereich bleibt und auch bei hohen Stimulationsfrequenzen 100 ms nicht überschreitet. Bei Patienten mit Typ 3 folgt eine geringe Zunahme der AH-Zeit bis zu einer bestimmten Frequenz, dann folgt eine plötzliche sprunghafte Verlängerung des AH-Intervalls mit weiterer steiler Verlängerung bis zum Auftreten eines AV-Blocks II. Grades mit Wenckebach-Periodik. Bei Vorliegen von Typ 4 findet sich das normale Verhalten mit Verlängerung der AH-Zeit, die mit steigender Frequenz graduell zunimmt, bis der Wenckebach-Punkt mit AV-Blockierung erreicht ist. Für das Kollektiv von 65 Patienten mit kurzer PQ-Zeit (A) ergab sich im Vergleich zu dem Kollektiv von 46 Patienten mit normaler PQ-Zeit (B) folgende Verteilung der Typen 1–4:

	Typ 1 n	Typ 2 n	Typ 3 n	Typ 4 n	Summe
Kollektiv A	3	30	12	20	65
Kollektiv B	–	7	2	37	46

Es ergibt sich daraus eine signifikante Anhäufung der Leitungsmuster 1–3 für Patienten mit kurzer PQ-Zeit. Der Typ 2 und 3 sind aber nur qualitativ, nicht jedoch quantitativ verschieden, da sie durch pharmakologische Beeinflussung ineinander übergeführt werden können. Typ 2 kann bei Gabe eines β-Rezeptorenblockers (negative Dromotropie) in einen Typ 3 verwandelt werden, während andererseits ein Leitungsmuster vom Typ 3 durch Verbesserung der Dromotropie durch Atropingabe in einen Typ 2 übergehen kann. Diese Befunde bestätigen und erweitern frühere Ergebnisse (Coumel et al. 1972b; Caracta et al. 1973) und sind später erneut gefunden worden (Seipel et al. 1976). Daß sich bei den 46 Patienten des Kollektivs B 9 Patienten mit Leitungsmustern befanden, wie sie für Patienten mit kurzer PQ-Zeit typisch sein können, weist nur auf die interindividuelle Variabilität der PQ-Zeit hin und zeigt, daß diese nicht eine Voraussetzung für das Auftreten von Reentry-Tachykardien zu sein braucht, während andererseits eine normal lange PQ-Dauer nicht gegen das Auftreten von Reentry-Tachykardien spricht.

Die sprunghafte AH-Verlängerung kann ebenfalls durch programmierte atriale Stimulation nachgewiesen werden (Neuss et al. 1975a; Schlepper 1975). Diese als „Break-Phänomen“ bezeichnete Erscheinung läßt sich auch für die retrograde VA-Leitung bei Ventrikelstimulation nachweisen (Brugada et al. 1981). Das Phänomen wird so interpretiert, daß ab einem bestimmten Kupplungsintervall oder einer bestimmten Leitungskapazität die Refraktärität einer Bahn mit langer Refraktärperiode und schneller Leitungsgeschwindigkeit erreicht wird und die Erregung dann über eine Bahn mit kürzerer Refraktärzeit und langsamerer Leitungsgeschwindigkeit propagiert wird. Dies kann als Hinweis für das Bestehen zweier parallel leitender Bahnen mit unterschiedlicher Refraktärität und Leitungsgeschwindigkeit angesehen werden. Damit ist jedoch nicht bewiesen, ob es sich bei diesen parallel leitenden Bahnen um eine funktionelle Längsdissoziation des AV-Knotens mit Bestehen von schnellem und langsamem intranodalen Leitungsweg handelt oder ob neben der Leitung über das ELS eine vor der Bifurkation des His-Bündels mündende akzessorische Bahn mitbeteiligt ist. Diese Frage ist bisher nicht definitiv entschieden. Da akzessorische Bahnen und nodale Strukturen gegensätzlich ihre Refraktärität bei Frequenzsteigerung des Grundrhythmus ändern, würde sich bei Vorliegen einer Längsdissoziation nur nodaler Strukturen die Refraktärperiode bei Frequenzan-

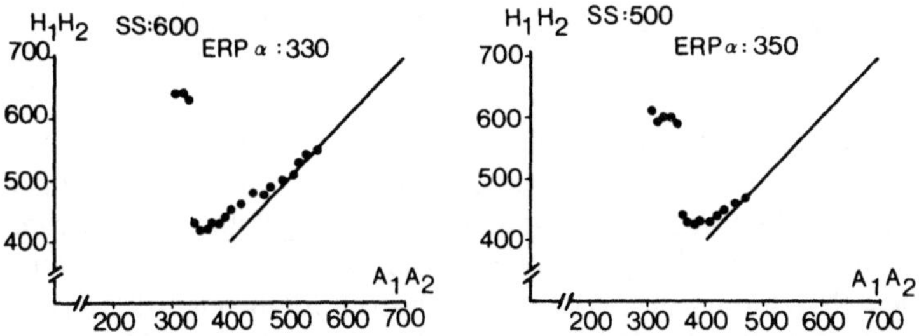

Abb. 13. Verschiebung des „Break-Phänomens" durch Steigerung der Basisfrequenz. Bei stimulierter Basisfrequenz von 100/min (SS 600 ms) wird die effektive Refraktärperiode (ERP α) der einen Bahn (α) bei 330 ms Kupplungsintervall der atrialen Zusatzerregung (A_1A_2-Intervall, *Abszisse*) erreicht. Dann folgt bei weiterer Verkürzung des Kupplungsintervalls die sprunghafte Verlängerung des zugehörigen Erregungsdurchgangs durch das His-Bündel (H_1H_2-Intervall, *Ordinate*), bedingt durch nodale Erregungsverzögerung (li. Seite). Bei Steigerung der Basisfrequenz auf 120/min (SS 500 ms) wird die ERP der α-Bahn länger (330 → 350 ms re. Seite). Das deutet darauf hin, daß zunächst eine Leitungsbahn mit nodalen Funktionseigenschaften für die anterograde Impulsleitung benutzt wird, die eine lange Refraktärzeit und eine schnelle Leitungsgeschwindigkeit aufweist

hebung gleichsinnig verlängern und das Break-Phänomen bei einem größeren Kupplungsintervall auftreten (Abb. 13) (NEUSS et al. 1975b). Liegen neben nodalen Strukturen akzessorische Leitungsbahnen vor, die zunächst benutzt werden, sollte das Break-Phänomen bei höherer Basisfrequenz mit kürzerem Kupplungsintervall erreicht werden. Dabei reflektiert das Break-Phänomen die Echozonen, in denen supraventrikuläre Tachykardien ausgelöst werden können. Weitere Informationen können durch pharmakologische Beeinflussung gewonnen werden. Bei Gabe von Verapamil würde sich das AH-Intervall bei Bestehen einer akzessorischen Leitungsbahn bei Vorhofstimulation gegenüber dem Intervall vor Gabe des Pharmakons nicht verlängern (BOTH et al. 1975). Bis auf eine Fallbeschreibung (MOLEIRO et al. 1981) liegen umfassendere Untersuchungsergebnisse hierzu nicht vor. Propranolol zeigte bei wenigen untersuchten Patienten eine Wirkung, die einer Beeinflussung eines schnellen intranodalen Leitungsweges gleich kam (BISSET et al. 1973; DENES et al. 1974a; JOSEPHSON u. KASTOR 1977). Letztlich kann die Demaskierung eines schnellen intranodalen oder akzessorischen Leitungsweges durch Stimulation mit steigenden Frequenzen oder durch programmierte Stimulation von verschiedenen Stimulationsorten gelingen (ARANDA et al. 1976; CASTELLANOS et al. 1977; MOLEIRO et al. 1981) und ist damit zur exakten elektrophysiologischen Diagnostik zu fordern. Eine Unterscheidungsmöglichkeit zwischen einem intranodalen schnellen Leitungsweg und einer akzessorischen Bahn ist damit aber nicht immer gegeben. Andererseits konnte bei der unüblichen Form der supraventrikulären Tachykardie mit kürzerem PR- als RP-Intervall bei ventrikulärer Stimulation eine für akzessorische Bahnen sprechende retrograde atriale Erregungssequenz nachgewiesen werden (BRUGADA et al. 1981).

II. Rhythmusstörungen: Auslöse- und Terminationsmechanismen, Therapie

Ähnlich wie beim WPW-Syndrom müssen sowohl supraventrikuläre Reentry-Tachykardien bei der Existenz zweier parallel leitender Bahnen mit unterschiedlicher Refraktärität und Leitungsgeschwindigkeit als auch gefährliche ventrikuläre Rhythmusstörungen bzw. Frequenzsteigerungen durch schnelle AV-Überleitung bei atrialen Rhythmusstörungen wie Vorhofflimmern oder -flattern in Betracht gezogen werden. Bei den Patienten, bei denen eine frequenzkorrelierte Verlängerung des AH-Intervalls ausblieb, konnten supraventrikuläre Reentry-Tachykardien nicht induziert werden (CASTELLANOS et al. 1971; CARACTA et al. 1973; IANNONE 1975). Nicht untersucht wurde bei diesen Patienten die Überleitungsfähigkeit bei Vorhofflimmern oder Vorhofflattern. Da das Break-Phänomen die Echozone reflektiert, in der supraventrikuläre Tachykardien ausgelöst werden können, sind die Auslösemechanismen bei Patienten mit diesem Phänomen und kurzem PQ-Intervall und jenen mit normalem PQ-Intervall nicht verschieden, und es bestehen keine Unterschiede in der Zykluslänge der Tachykardie zwischen diesen zwei Untergruppen (BAUERNFEIND et al. 1980). Diese Autoren finden, daß die Zykluslänge einer nodalen Reentry-Tachykardie eine Funktion eines langsamen Leitungsweges ist und nicht die eines verkürzten AH-Intervalls während Sinusrhythmus. Auch von diesen Befunden her stellt sich die Frage, ob das Break-Phänomen wirklich ein pathognomonischer Hinweis für differente Leitungswege ist und sein Vorkommen immer als Voraussetzung für das Auftreten von Reentry-Tachykardien anzusehen ist. Die Frequenz einer Reentry-Tachykardie zeigt jedoch keinen Zusammenhang mit der Kammerfrequenz, die während Vorhofflimmern oder -flattern vorkommen kann, da die erstere im wesentlichen von der Leitungsgeschwindigkeit über einen langsamen AV-Knoten-Leitungsweg abhängt, letztere aber durch die Leitungsgeschwindigkeit eines schnell oder superschnell leitenden Leitungsweges bedingt ist, sei er intranodal oder extranodal (Abb. 14).

Die Behandlung dieser Rhythmusstörungen unterscheidet sich nicht von denen für Rhythmusstörungen bei WPW-Syndrom. Medikamentöse Behandlung zur Prophylaxe von Anfällen und zur akuten Beseitigung der Arrhythmie sollte eine Verlängerung der Refraktärperiode im AV-Knoten und eine Verminderung der Leitungskapazität bewirken, letztlich mit dem Ziel, die erregbare Lücke zu schließen. Hier kommen wie beim WPW-Syndrom oder bei den supraventri-

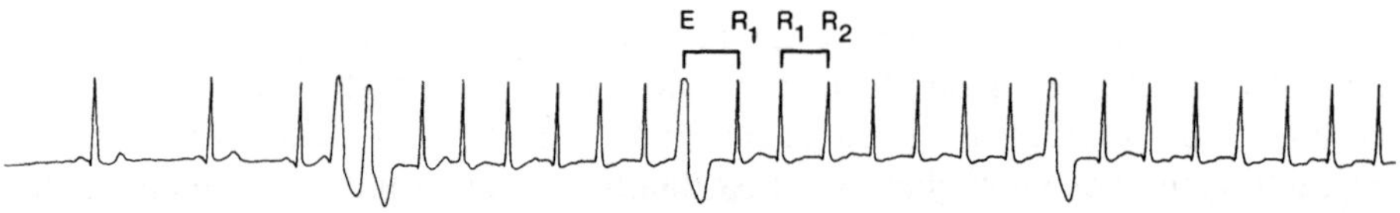

Abb. 14. EKG-Bandaufzeichnung bei Patienten mit verkürzter PQ-Zeit und normalem QRS-Komplex. Die supraventrikuläre Tachykardie wird durch 2 ventrikuläre ES ausgelöst; retrograde P-Wellen sind nicht zu erkennen. In die Tachykardie einfallende ventrikuläre ES versetzen die Tachykardie, wobei der Abstand E-R_1 nahezu identisch mit dem R_1-R_2-Intervall ist. Dies kann als Rückleitung über eine sehr schnelle Bahn gedeutet werden

kulären Tachykardien ohne Verkürzung der PQ-Zeit auch vagomimetische Manöver, wie der Valsalva-Preßdruckversuch und das Auslösen eines Würgereflexes u.U. in Verbindung mit der Gabe von Verapamil (SCHLEPPER 1978) in Betracht. Sind medikamentöse Behandlungsversuche zur Prophylaxe mit verschiedenen Antiarrhythmika ohne Erfolg, müssen chirurgische Maßnahmen, wie sie beim WPW-Syndrom mit akzessorischer septaler Bahn besprochen sind, Anwendung finden.

Die elektrophysiologischen Befunde lassen den Schluß zu, daß dem LGL-Syndrom keine pathogenetisch einheitliche Konzeption zugrunde liegt. Klinisch relevant ist allein die Tatsache, daß Patienten mit kurzer PQ-Zeit in gehäuftem Maß zu Reentry Tachykardien neigen und daß durch die funktionellen Eigenschaften der AV-Leitung bedrohliche ventrikuläre Rhythmusstörungen bei Vorhofflimmern oder -flattern auftreten können. Für die Reentry-Tachykardien ist wie beim WPW-Syndrom die elektrophysiologische Inhomogenität des Gewebes Voraussetzung. Die deutliche Verschiedenheit zwischen schnellen und langsamen Leitungswegen, seien sie intranodal oder extranodal, schaffen bei dem LGL-Syndrom das Substrat für die Reentry-Tachykardie. Das Vorhandensein von extranodalen Bypass-Trakts mit entsprechenden funktionellen Eigenschaften muß aber bisher für die meisten Fälle in Zweifel gezogen werden, und dieses Konzept ist sicher nicht als allgemein gültig für das LGL-Syndrom anzusehen (JOSEPHSON u. KASTOR 1977; MOLEIRO et al. 1981; BRUGADA et al. 1981).

D. Präexzitationssyndrom mit normaler PQ-Zeit und deformiertem QRS-Komplex: Präexzitation vom Mahaim-Typ

Als Substrat dieser sehr seltenen und klinisch praktisch nicht relevanten Präexzitation werden anatomische Strukturen angesehen, die distal der Zone der physiologischen Verzögerung vom ELS abgehen und Teile des Ventrikelmyokards außerhalb der normalen Erregungssequenz vorzeitig depolarisieren. Die häufig nachgewiesenen paraspezifischen Fasern (s. Tabelle 1) sind in ihrer Bedeutung für das Zustandekommen dieses Syndroms nicht genau abgeklärt. Entspringt die Bahn distal der Zone der nodalen Erregungsverzögerung, ist die nodale Erregungsleitung selbst ohne Einfluß auf das Ausmaß der Präexzitation. Das AH-Intervall zeigt normales Verhalten unter Frequenzbelastung, und die Refraktäritätsparameter des Knotens sind normal. Bei Stimulation vom His-Bündel und bei Knotenersatzrhythmus bleibt die Delta-Welle und damit das Ausmaß der Präexzitation unverändert, und nodale Leitungsveränderungen sind ohne Einfluß auf das Ausmaß der Präexzitation (MUSTAKALLIO u. SAIKKONEN 1953; COUMEL et al. 1972b; MASSUMI et al. 1970; NARULA 1973; NEUSS 1976). Dagegen lassen Veränderungen der normalen intraventrikulären Erregungsleitung die Präexzitation stärker hervortreten und beweisen damit den Fusionscharakter des QRS-Komplexes.

Bei den wenigen genauer untersuchten Patienten zeigten die „akzessorischen" Bahnen ungenügende Leitungskapazität und lange Refraktärparameter (COUMEL et al. 1972b; CASTILLO u. CASTELLANOS 1970; NEUSS 1976), jedoch kann gelegentlich frühdiastolisch eine Wiederaufnahme der Leitung beobachtet werden, was durch eine „supranormale Phase“ der akzessorischen Bahn erklärt wurde (MCHENRY et al. 1966; NEUSS u. SCHLEPPER 1973). Die schlechten Leitungseigenschaften und langen Refraktärparameter der faszikuloventrikulären Nebenverbindungen sind der Grund, daß Reentry-Tachykardien bei diesem Typ des Präexzitationssyndroms bisher praktisch nicht beobachtet wurden. Hinzukommt, daß die erregten Myokardanteile zwischen der normalen und der akzessorischen Bahn so eng sind, daß die faszikuloventrikulären Fasern durch eine penetrierende Erregung noch refraktär angetroffen werden und daher eine kreisende Erregung nicht ausgelöst werden kann. Lediglich in einem Fall (WELLENS 1971) kann als bewiesen angesehen werden, daß die faszikuloventrikulären Fasern Teil des Reentry-Kreises waren.

Die klinische Bedeutung dieser seltenen Präexzitationsformen liegt in ihrer differentialdiagnostischen Abgrenzung gegenüber echten WPW-Syndromen und intraventrikulären Blockbildern. Im Einzelfall kann auch hier die Anwendung leitungsverzögernder Antiarrhythmika Klärung bringen. In dem von NEUSS (1976) mitgeteilten Fall bewirkte Ajmalin 50 mg i.v. eine selektive Blockierung der akzessorischen Bahn mit Verschwinden der Delta-Welle und Verlängerung des vorher verkürzten HV-Intervalls. Bei Vorliegen einer intraventrikulären Erregungsausbreitungsstörung wäre eine Zunahme der Blockierung zu erwarten gewesen.

E. Das Syndrom des verlängerten QT-Intervalls (LQTS)

JERVELL u. LANGE-NIELSEN berichteten 1957 über 4 taubstumme Geschwister, denen ein verlängertes QT-Intervall gemeinsam war, die alle an Anfällen von Bewußtlosigkeit litten und von denen 3 plötzlich verstarben. Es wurde vermutet, daß der plötzliche Tod mit der QT-Verlängerung in Zusammenhang stehe, eine Meinung, die von den Beschreibern eines weiteren Patienten nicht in Betracht gezogen wurde (LEVINE u. WOODWORTH 1958). Unabhängig voneinander beschrieben ROMANO et al. (1963) sowie WARD (1963, 1964) gleiche elektrokardiographische Veränderungen bei Kindern ohne Hörstörungen, bei denen jedoch ebenfalls Anfälle von Bewußtlosigkeit auftraten und die gleichfalls einen plötzlichen Herztod erlitten. Diese jetzt als klinische Entität angesehene Symptomenkonstellation wird nach den Erstbeschreibern JERVELL/LANGE-NIELSEN – auch surdokardiales (JERVELL et al. 1966) oder kardioauditorisches (LISKER u. FINKELSTEIN 1966) Syndrom oder Romano-Ward-Syndrom genannt. Nach Untersuchungen von FRASER et al. (1964b) wird das Jervell-Lange-Nielsen-Syndrom (JLNS) als autosomal rezessiv vererbt angesehen, das Romano-Ward-Syndrom (RWS) soll dagegen autosomal dominant vererbt werden. Die Unterscheidung gelingt nicht immer, und auch der Erbgang ist nicht in jedem Fall nachzuweisen (JAMES et al. 1978). Weiterhin sind Kranke einer Familie beschrieben, bei denen bei einigen leichte Formen einer Taubheit für hohe Frequenzen nachzuweisen waren, andere dagegen normales Hörvermögen besaßen (JAMES 1967; MATHEWS et al. 1972).

Zweifellos gebührt den Erstbeschreibern das Verdienst, eine Symptomenkonstellation als klinisches Syndrom erkannt und herausgestellt zu haben. Ihre Mitteilungen haben sich darüber hinaus von ertragreichem heuristischen Wert erwiesen. Erst die Erkennung der Zusammenhänge zwischen der QT-Verlängerung und gefährlichen Rhythmusstörungen bei Patienten mit vererbten Syndromen hat zu einer neuen intensiven Beschäftigung mit den klinisch sicher bedeutsameren QT-Verlängerungen bei den Kranken geführt, bei denen diese auf unterschiedliche, aber bekannte Ursachen zurückgeführt werden konnten und bei denen letztlich ebenfalls lebensbedrohliche Rhythmusstörungen nachgewiesen sind, wie sie bei den vererbten Formen als beinahe pathognomonisch angesehen werden. Diese Verbindung rechtfertigt trotz bestehender Unterschiede die gemeinsame Abhandlung als spezielle Syndrome mit verlängerter QT-Dauer, die danach zu unterteilen wären in:

1. Jervell-Lange-Nielsen-Syndrom mit autosomal rezessiver Vererbung bei Taubstummen,
2. das autosomal dominant vererbte Romano-Ward-Syndrom bei Patienten ohne Hörschädigung und
3. das Syndrom der induzierten QT-Verlängerung.

I. Das klinische Bild und die EKG-Veränderungen

Die kardial bedingten klinischen Manifestationen sind beim JLNS und RWS nicht unterschiedlich. In der Mehrzahl werden die Patienten in der frühen Kindheit bereits symptomatisch, der Beginn der Erkrankung kann sich aber speziell beim RWS erst im Erwachsenenalter manifestieren. Die Anfälle von Unwohlsein, Schwindel bis hin zum Vollbild des Adams-Stokes-Anfalls können ohne jede Vorwarnung auftreten, ihr Zusammenhang mit mannigfachen ventrikulären Rhythmusstörungen ist gesichert (zusammenfassende Literatur: VINCENT et al. 1974; SCHWARTZ et al. 1975; RUSER 1978; CRAMPTON 1979), jedoch sind auch Patienten mit Asystolien beobachtet (JERVELL u. SIVERTSEN 1967; OLLEY u. FOWLER 1970). Häufig gehen diesen Anfällen, die mit generalisierten Krämpfen und mit Stuhl- und Urininkontinenz verbunden sein können, Warnsymptome in Form einer Aura voraus, die olfaktorisch und/oder taktil ausgerichtet sein kann und differentialdiagnostisch an eine Epilepsie denken läßt. Daneben kommen aber auch Symptome wie Blässe, Zittern, Schweißausbruch und Oberbauchdruck vor, die nachweislich nicht mit Rhythmusstörungen zusammenhängen, die aber ähnlich einer akuten sympathikotonen Erregung verlaufen und während derer sich QT-Veränderungen zeigen (FRASER et al. 1964a; JERVELL u. SIVERTSEN 1967). Diese Beobachtungen scheinen im Hinblick auf die Auslösemechanismen der Arrhythmieanfälle von Bedeutung. Sie ereignen sich während oder nach körperlicher Anstrengung und bei psychischen Streß-Situationen, die nicht sehr bedeutungsvoll zu erscheinen brauchen.

Die Anfallshäufigkeit zeigt große intra- und interindividuelle Variationen, eine Tatsache, die bei Wertung der Therapie zu berücksichtigen ist. Es wird angenommen, daß die Anfallshäufigkeit mit dem Alter abnimmt (VINCENT et al. 1974). Über die Häufigkeit der angeborenen Syndrome selbst ist nichts bekannt. SCHWARTZ et al. haben 1975 über 220 eigene und aus der Literatur zusammengetragene Fälle berichtet. Dabei erlagen von 203 Patienten 53 (34%) einem plötzlichen Herztod. Von den 68 überhaupt nicht behandelten Patienten starben 41 (73%), von 28 dieser Patienten war ihr weiteres Schicksal nicht bekannt. Reihenuntersuchungen von Taubstummen ergaben bei 5077 Patienten in 0,28%

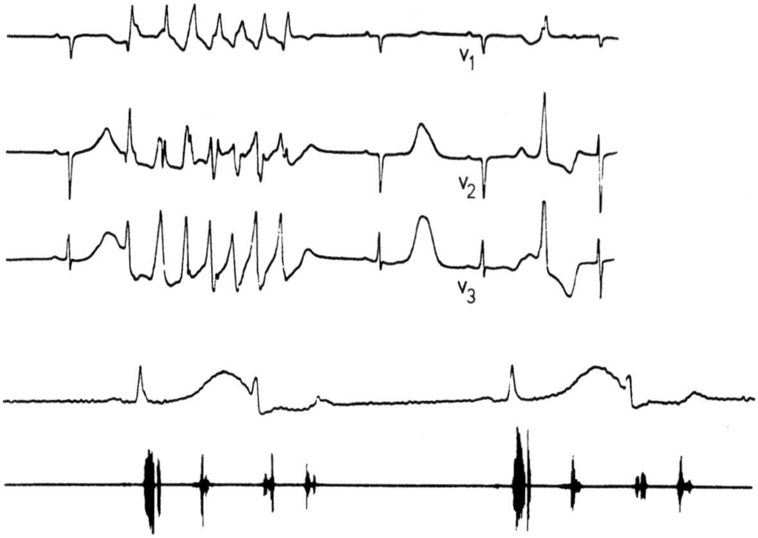

Abb. 15. EKG und PKG mit alternierenden T-Wellen und Rhythmusstörungen bei einem 28jährigen Patienten mit RWS. *Oben:* Nach dem 1. QRS-Komplex mit Riesen-T-Wellen löst eine ventrikuläre ES eine kurze ventrikuläre Tachykardie aus. Beim ersten QRS-Komplex nach der VT besteht ebenfalls eine Riesen-T-Welle und eine QT-Zeit von 800 ms. Dem nächsten QRS-Komplex folgt eine völlig anders konfigurierte T-Welle mit einer QT-Zeit von 620 ms. Sowohl bei den Normalschlägen als auch nach supraventrikulären ES bleibt das S_1-S_2-Intervall kürzer als die QT-Zeit (*unten*)

(n = 14) das Vorliegen einer QT-Verlängerung. Diese Kinder wurden jedoch nicht durchgehend belastet, um die Veränderungen zu provozieren (Zusammenstellung bei SCHWARTZ et al. 1975).

Die physikalische Untersuchung des Herzens ergibt keinen krankhaften Befund. Röntgenologisch und echokardiographisch sind das Herz und seine Höhlen normal groß. Die für eine induzierte QT-Verlängerung bekannten Ursachen (s. unten) lassen sich nicht nachweisen, ihr Vorhandensein verstärkt lediglich die klinische Symptomatik und verdeutlicht die EKG-Veränderungen, die letztlich entscheidendes Kriterium sind.

Im EKG zeigt sich die Verlängerung der frequenzkorrigierten QT-Zeit. Die T-Wellen sind verbreitert. Eine U-Welle ist nicht abzugrenzen. Sie können geknotet oder biphasisch sein. Sowohl die Dauer der QT-Zeit bei gegebener Frequenz als auch die Form der T-Wellen sind nicht konstant. Angst und Streß, ebenso wie Arbeitsbelastung verlängern das QT-Intervall und gelegentlich mehr, als der Frequenzänderung entspricht (Abb. 15, 16) (SCHWARTZ et al. 1975). Dabei bleibt, wie bereits JERVELL u. LANGE-NIELSEN (1957) in ihrer ersten Mitteilung beschrieben, die aus dem Phonokardiogramm abgeschätzte mechanische Systole bei Änderungen des QT-Intervalls konstant. Bei einigen Patienten tritt die abnorme QT-Verlängerung nur unter Belastung hervor, so daß bei Verdacht eine Belastung zur Provokation vorgenommen werden muß. Unabhängig von Änderungen des QRS-Komplexes kann es unter Streß und Belastung zu alternierenden T-Wellen-Veränderungen in bezug auf Polarität und Amplitude kommen,

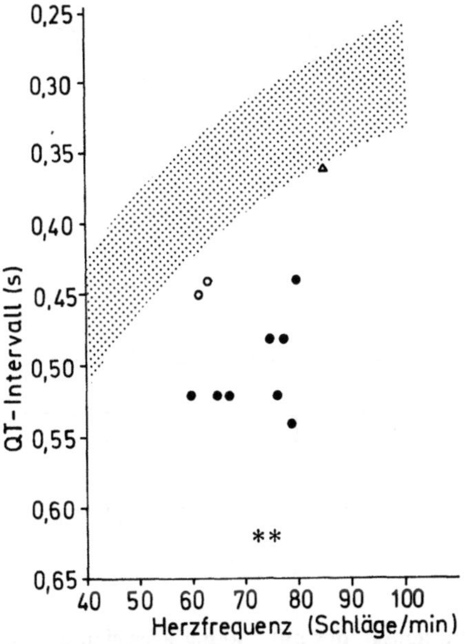

Abb. 16. QT-Intervall und Herzfrequenz bei einer 10jährigen Patientin mit RWS: Die Kontrollwerte (●) der QT-Zeit liegen weit außerhalb der frequenzbezogenen Normalwerte (*dunkler Bereich*) und verlängern sich bei Belastung ohne genügenden Frequenzanstieg deutlich (*); 2 h nach linksseitiger Sympathektomie findet sich ein annähernd normaler Wert (△); 6 und 7 Monate danach sind die QT-Werte gering verlängert (○), und die Patientin bleibt jetzt mit zusätzlicher Propranolol-Therapie anfallsfrei. (Aus SCHWARTZ et al. 1975)

die als Prodromi den gefährlichen ventrikulären Rhythmusstörungen vorausgehen können (SCHWARTZ u. MALLIANI 1975). Auffällig häufig findet sich bei diesen Patienten eine Sinus-Bradykardie oder das Unvermögen, die Sinusfrequenz adäquat unter Belastung zu steigern (s. Abb. 16). Bei der Sinusbradykardie kann es zu Knotenersatzrhythmen und damit zur einfachen AV-Dissoziation kommen.

Wie bei den vererbten, ist auch bei den induzierten Syndromen die Verlängerung der frequenzbezogenen QT-Zeit vorherrschendes EKG-Merkmal. Es fehlt aber die bizarre vielgestaltige Umwandlung der T-U-Verschmelzungswelle und ihre Variabilität. Je nach auslösender Ursache kann z.B. bei Induzierung durch Antiarrhythmika QRS verbreitert sein, was die exakte Bestimmung von QT_c schwierig gestaltet. Bei Hypokaliämien z.B. können AV-Blockierungen unterschiedlichen Grades vorhanden sein. Die mechanische Systole ist dagegen nicht verlängert, so daß der 2. Herzton vor Ende der T-Welle einfällt (Abb. 17, 18).

Die Genese des induzierten Syndroms des verlängerten QTU-Intervalls ist nicht einheitlich. Ischämische Herzerkrankung (THEISEN et al. 1975), Arzneimittel und unter ihnen besonders Chinidin (zusammenfassende Darstellung: REYNOLDS u. VAN DER ARK 1976), Disopyramid (MELTZER et al. 1978; NICHOLSON et al. 1979), Amiodaron (MCCOMB et al. 1980) – um nur einige zu nennen –, darüber hinaus Prenylamin (BENS et al. 1973; PURITZ et al. 1977) und insbesondere trizyklische Psychopharmaka (KRIKLER u. CURRY 1976; FOWLER et al. 1976) sind als Ursache festgestellt worden. Gleiche Veränderungen können

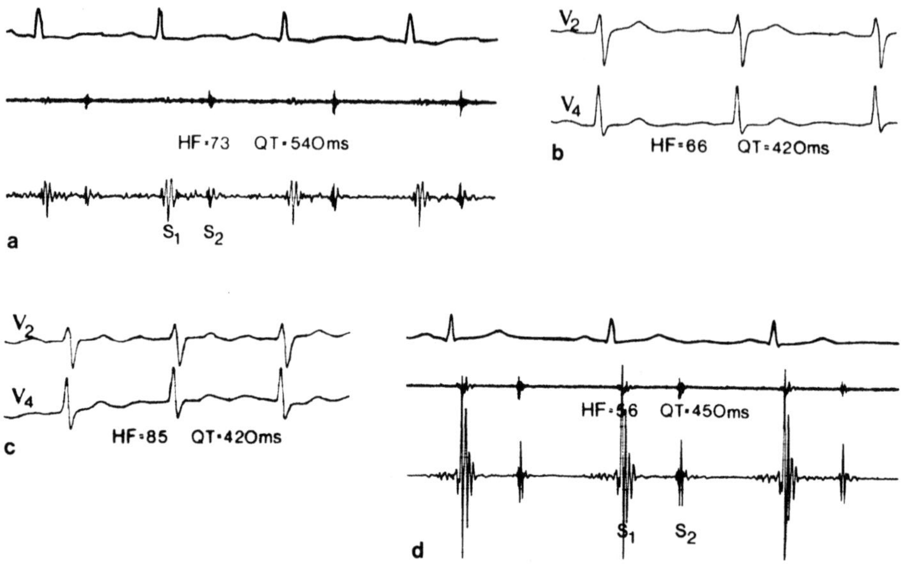

Abb. 17a–d. EKG und PKG eines 71jährigen Patienten, der mit 240 mg Prenylamin und 300 mg/die Disopyramid behandelt wurde. **a** Bei einer Frequenz von 73/min ist die QT-Zeit auf 540 ms verlängert. Der 2. Herzton fällt deutlich vor dem Ende von T ein. **b** 10 Tage nach Therapieentzug ist die T-Welle deutlich abzugrenzen, die QT-Zeit liegt bei einer Frequenz von 66/min mit 420 ms noch eben außerhalb der Normwerte. **c** Nach Belastung verkürzt sich die QT-Zeit nicht, bei einer Herzfrequenz von 85/min beträgt die QT-Zeit weiterhin 420 ms und liegt jetzt deutlich über den frequenzbezogenen Normalwerten. **d** Nach weiteren 5 Tagen ist bei Frequenz 56/min die QT-Zeit mit 450 ms gerade innerhalb der Normwerte. Der 2. Herzton fällt jetzt zeitgerecht 40 ms vor Ende von T ein

durch Erkrankungen des ZNS hervorgerufen werden (HERSCH 1964) und durch Abmagerungskuren (ISNER et al. 1979). Hypokaliämie führt zur Verlängerung des QT-Intervalls mit Verschmelzung der U-Welle, aber auch bei Hypomagnesiämie (LOEB et al. 1968) sind solche Veränderungen aufgetreten. Über eine Beeinflussung des zentralen Nervensystems sind auch die QTU-Verlängerungen zu erklären, die bei Hyperthermie beobachtet werden (ABILDSKOV 1975).

II. Rhythmusstörungen und elektrophysiologische Befunde

In bezug auf ventrikuläre Rhythmusstörungen unterscheiden sich vererbte und induzierte Syndrome nicht. Typisch für das verlängerte QTU-Intervall ist eine ventrikuläre Rhythmusstörung, die von DESSERTENNE (1966) als „torsade de pointes" bezeichnet wurde und deren Zusammenhang mit dem Syndrom der QT-Verlängerung erstmals deutlich von MOTTE et al. (1970) herausgestellt wurde. Diese Rhythmusstörung, auch als Spitzentorsaden oder atypische ventrikuläre Tachykardie bezeichnet, ähnelt im EKG-Bild, nur oberflächlich gesehen, dem Kammerflimmern (vgl. S. 131 ff.). Die Ausschläge sind höher und wechseln in Amplitude und Ausschlagsrichtung nach jeweils 5–10 Aktionen (Abb. 19).

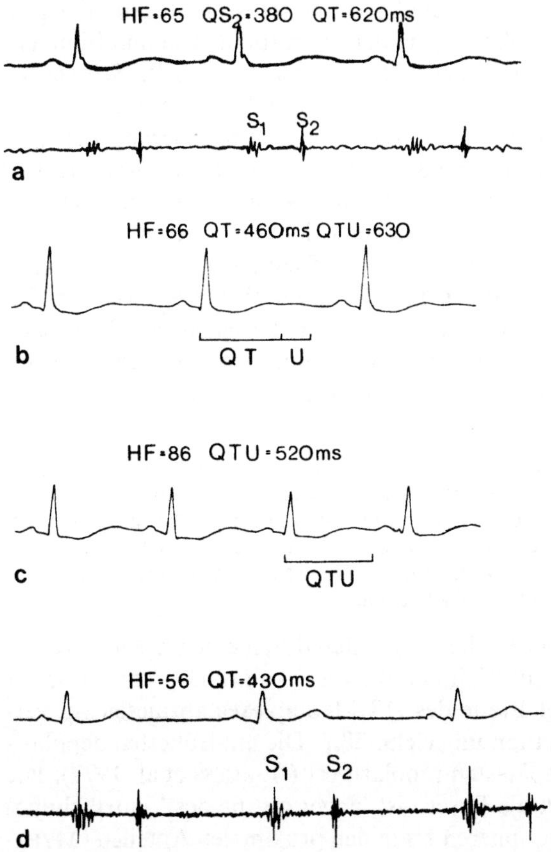

Abb. 18 a–d. EKG und PKG einer Patientin mit Hypokaliämie (2,3 mval/l) und Hypomagnesiämie. Unbehandelt (**a**) mißt das QTU-Intervall 620 ms bei einer Frequenz von 65/min, der QS_2-Abstand beträgt 380 ms. Das QT-Intervall ist aber nicht immer in der TU-Verschmelzungswelle abzugrenzen (**b**); bei HF 66/min beträgt das mehr geschätzte als gemessene QT-Intervall 460 ms, das QTU-Intervall 630 ms. Nach Belastung (**c**) verschmelzen T und U. Die QTU-Zeit beträgt bei einer Frequenz von 86/min 520 ms. Nach Ausgleich der Elektrolytstörung (**d**) beträgt das QT-Intervall 430 ms bei einer Frequenz von 56/min und liegt damit im frequenzbezogenen Normbereich. Der 2. HT fällt mit einem QS_2-Intervall von 460 ms zeitgerecht ein

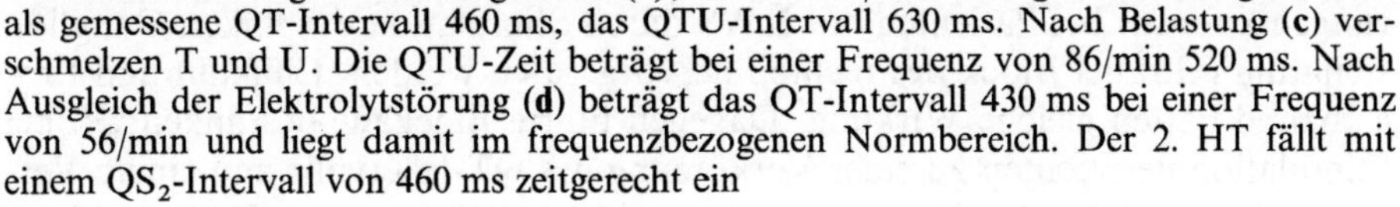

Abb. 19. EKG-Bandaufzeichnung: Atypische ventrikuläre Tachykardie vom Typ torsade de pointes. Die Rhythmusstörung wird durch mehrere Extrasystolen ausgelöst. Typisch ist der Wandel der Ausschlagshöhe und der Ausschlagsrichtung alternierend jeweils nach 5–10 Aktionen

Diese Form der ventrikulären Tachykardie kann sich selbst limitieren oder geht in echtes Kammerflimmern über. Viele der in der Literatur als Kammerflimmern abgebildeten Kurven entsprechen dieser Rhythmusstörung (z.B. SEIDEMANN 1978). Wird andererseits diese spezielle ventrikuläre Rhythmusstörung als Maßstab genommen, findet sich in fast allen Fällen eine Verlängerung des QT-Intervalls unterschiedlichster Ursache als zugrundeliegende Störung (KEREN et al. 1981). Diese Autoren messen der absoluten Veränderung der QT-Zeit über 0,6 s hinaus als Warnzeichen für das Auftreten der atypischen ventrikulären Tachykardie eine größere Bedeutung zu, als der frequenzbezogenen QT-Zeit oder einer begleitenden QRS-Verbreiterung. Die atypischen ventrikulären Tachykardien vom Typ torsade de pointes sind nicht die einzigen. „Normale" ventrikuläre Tachykardien, Kammerflattern und -flimmern können vorkommen, wobei die ventrikulären Tachykardien beim gleichen Patienten wechseln können.

Nach Beobachtungen von THEISEN et al. (1975) sollen unterschiedlich konfigurierte Extrasystolen mit differentem Kupplungsintervall beim gleichen Patienten zu verschiedenen Tachykardien geführt haben. Diese Beobachtung ist bisher nicht bestätigt worden. Die Autoren nehmen unterschiedliche Kreisbahnen für die Reentry-Tachykardien an, jedoch sind die abgebildeten Beispiele zu kurz, um eine atypische ventrikuläre Tachykardie vom Typ torsade de pointes bestimmt auszuschließen.

Die QTU-Veränderungen werden hervorgerufen durch eine ungleiche Repolarisation im His-Purkinje-System. Während die ventrikuläre Depolarisation als schneller Vorgang direkt an der Breite des QRS-Komplexes abzulesen ist, verläuft die ventrikuläre Repolarisation ungleichmäßig. Die am frühesten depolarisierten Strukturen werden am spätesten repolarisiert (BURGESS et al. 1972). Die Aktionspotentialdauer der Purkinje-Fasern ist länger als die des Ventrikelmyokards, und zwar länger in den peripheren als in den proximalen Anteilen (MYERBURG et al. 1970, 1971). Tierexperimentell konnte weiterhin nachgewiesen werden, daß dem Auftreten einer U-Welle eine Verlängerung des Aktionspotentials in den peripheren Purkinje-Fasern zugrunde liegt (WATANABE 1972).

Zusätzliche Verlängerung der QT-Zeit mit Auftreten von T-Wellen-Veränderungen konnten bei Patienten mit RWS durch Stimulation des linken Ganglion stellatum (GS) bei Block des rechten hervorgerufen werden. Chinidin und Procainamid hatten gleiche Wirkung. Dagegen führte Blockade des linken GS bei Stimulation des rechten zu einer Verkürzung des QT-Intervalls und einem Verschwinden der T-Wellen-Veränderungen und Unterdrückung von Tachykardien.

Propranolol und Hydantoin hatten gleichen Effekt (CRAMPTON 1979). Diese Untersuchungen an Kranken erweitern frühere tierexperimentelle und klinische Beobachtungen (SCHWARTZ et al. 1975; SCHWARTZ u. MALLIANI 1975). Diese offensichtlich auf neurohumuraler Inhomogenität mit oder allein beruhende Repolarisationsstörung bei JLNS und RWS betrifft nicht das gesamte Myokard. Dafür spricht schon, daß die Kontraktionsmuster nicht gestört und die mechanische Systole nicht gleichzeitig verlängert ist. THEISEN et al. (1975) konnten überdies zeigen, daß die funktionelle Refraktärperiode des Ventrikels insgesamt nicht verändert war, aber die QTU-Abnormalität die FRP zwischen 160 und 220 ms überdauerte und ventrikuläre Tachykardien durch Extrasystolen außerhalb der FRP ausgelöst werden konnten. Begleitende Bradykardien verstärken darüber hinaus die inhomogene Repolarisation (HAN et al. 1966) und tragen zur Ausbildung von ventrikulären Rhythmusstörungen bei (KRIKLER u. CURRY 1976).

Nach- oder Spätpotentiale, die bei verlängerter Repolarisation zu erwarten waren, sind kürzlich von DJONLAGIC et al. (1982) in der Repolarisationsphase bei Patienten mit RWS beobachtet worden und werden als Zeichen einer gestörten inhomogenen Repolarisation gedeutet.

III. Anatomische Befunde

Parallel leitende Bahnen mit unterschiedlichem funktionellem Verhalten müssen wie bei den Präexzitationssyndromen als Voraussetzung auch bei dem LQTS bestehen, lassen sich aber anatomisch nicht nachweisen, da es sich um natürliche Strukturen handelt. Bei den Patienten mit angeborenem LQTS, deren Herzen pathologisch-anatomisch untersucht wurden, ergab sich ein relativ einheitliches Bild. Es lag eine fokale Neuritis vor mit neuraler Degeneration, die den Sinusknoten, den AV-Knoten, das His-Bündel und das Ventrikelmyokard betrafen. Dies kann die häufig begleitende Bradykardie erklären und durch die fokale Verteilung auch zur Erklärung der inhomogenen Repolarisation beitragen (JAMES et al. 1978). Nicht geklärt wird durch diese Untersuchung die Frage, ob die primäre Schädigung im Herzen selbst liegt oder die Veränderungen Folge einer übergeordneten neurohumuralen Funktionsstörung sind. Nach den Befunden von DJONLAGIC et al. (1982) über eine fokale rundzellige Ganglionitis in beiden Sympathikusgrenzsträngen, jedoch rechts mehr als links, muß eine solche übergeordnete Störung in Betracht gezogen werden. Ein unmittelbarer Zusammenhang mit den von FRIEDMANN et al. (1966, 1968) beschriebenen Befunden am Hörsystem von Patienten mit JLNS ist nicht erkennbar. Gefunden wurde ein Fehlen des Corti-Organs und Degeneration der Makula sowie Atrophie der Spiralganglien.

IV. Behandlung

MOSS u. MCDONALD (1971) zogen aus den Veränderungen des QT-Intervalls und der T-Welle, die bei einer Patientin nach Blockade entweder des linken oder des rechten GS auftraten, die therapeutische Konsequenz zur Entfernung des linken GS. Dies führte zu einer Verkürzung des QT-Intervalls und zur Verhinderung weiterer ventrikulärer Rhythmusstörungen. Seither wird die Entfernung des linken GS als eine der effektiven therapeutischen Maßnahmen angesehen. Gewöhnlich wird ihre mögliche Wirksamkeit durch Blockade des Ganglion stellatums (GS) getestet; dieses Vorgehen ergibt jedoch nicht immer verläßliche Resultate, zumal wenn das Auftreten eines Horner-Syndroms als Indikator für eine erfolgreiche Blockade herangezogen wird. Dadurch wird lediglich eine Blockade der oberen ganglionären Fasern bewiesen und nicht notwendigerweise ein Ausschalten von Fasern, die das Herz innervieren. Da zusätzlich durch die Maßnahme Furcht und Streß und durch die Manipulation eine mechanische Stimulation hervorgerufen werden, sind gegenteilige Wirkungen nicht überraschend. Auch nach rechtsseitigen GS-Blockaden sind Verkürzungen des QT-Intervalls beschrieben (RAMON et al. 1972), jedoch soll dies nach SCHWARTZ et al. (1975) nicht dazu führen, eine alleinige rechtsseitige Stellatum-Entfernung vorzunehmen. Die Autoren empfehlen bei solchen eindeutigen Fällen die Entfernung beider Ganglien, um ein linksseitiges Überwiegen zu verhüten. Negative Effekte einer einseitigen und doppelseitigen GS-Blockade dagegen waren in anderen Fällen ohne prognostischen Hinweis, da anschließende linksseitige Sympathektomie das Syndrom dennoch zum Verschwinden brachte (Dear, zit. nach Schwartz et al. 1975). Insgesamt ist aber bei Patienten, die unter häufigen gefährlichen Rhythmusstörungen leiden, eine linksseitige Sympathektomie indiziert, und zwar nach den Empfehlungen von Schwartz (persönliche Mitteilung 1982) ohne Berücksichtigung der wenig verläßlichen Resultate einer vorangegangenen Blockade.

Als therapeutisches Mittel der ersten Wahl sollte stets eine Behandlung mit Propranolol oder anderen β-Blockern ohne ISA eingeleitet werden. Bereits 1964 verwandte Ward Propranolol mit gutem Erfolg. Diese Therapie ist so erfolgreich, daß im Vergleich mit einer unbehandelten Gruppe von 68 Patienten mit einer Mortalität von 73% und einer Gruppe von 18 Patienten, die zwar behandelt wurden, aber keine β-Blocker bekamen und eine Mortalität von 64% aufwiesen von 79 mit β-Blockern behandelten Patienten nur 5 (6%) starben (Schwartz et al. 1975). Die therapeutische Dosis der β-Blocker muß individuell ausgetestet werden. Eine zusätzliche Behandlung mit Diphenylhydantoin kann zur therapeutischen Wirksamkeit beitragen. Dabei kommt nicht nur die antiarrhythmische Wirkung zum Tragen, sondern vermutlich auch die Hemmung synaptischer Übertragung im Ganglion stellatum durch diese Mittel (Esplin 1957). Bei Patienten, deren Synkopen vornehmlich durch psychischen Streß und Angst ausgelöst werden, ist eine zusätzliche Therapie mit Barbituraten nützlich. Selbstverständlich müssen alle zusätzlichen Mechanismen, die eine QT-Verlängerung verstärken können, ausgeschaltet werden. Elektrolytstörungen sollten korrigiert, Antiarrhythmika und Psychopharmaka abgesetzt werden. Jede Behandlung von Patienten mit vererbtem LQTS soll als Versuch aufgefaßt werden und bedarf daher der genauen Austestung und damit einer kritischen und häufigen Kontrolle.

Die Therapie des induzierten und nur zu häufig iatrogen induzierten LQTS muß sich konsequenterweise auf die Auslösemechanismen richten. Während diagnostizierte Elektrolytstörungen meist kurzfristig zu beheben sind, halten die Wirkungen von Arzneimitteln deutlich länger an. Dies gilt besonders für trizyklische Pharmaka, ebenso für Prenylamin, insbesondere aber für Amiodaron mit der dem Mittel eigenen sehr langen biologischen Halbwertszeit. Das therapeutische Mittel der Wahl ist die Anhebung der Herzfrequenz, da dadurch allein die inhomogene Repolarisation verbessert wird. Isoproterenol ist zu diesem Zweck vorgeschlagen worden (Krikler u. Curry 1976), das aber andererseits durch die starke Arrhythmogenität dabei auch Rhythmusstörungen auszulösen vermag (Puritz et al. 1977; Rothman 1980). Da auch Antiarrhythmika, die das Aktionspotential verkürzen, in entsprechend vorgeschädigten Geweben einen gegenteiligen Effekt haben können, ist die Anwendung dieser Mittel, wie z.B. Lidocain, nur als Versuch erlaubt und generell nicht zu empfehlen. Die Anhebung der Herzfrequenz gelingt am problemlosesten durch temporäre Schrittmacherbehandlung. Khan et al. (1981) empfehlen atriale Stimulation mit einer so auszuwählenden Frequenz, daß die ventrikulären Rhythmusstörungen gerade kontrolliert werden. Das Vorgehen empfiehlt sich aber nicht bei AV-Überleitungsstörungen und wenn nicht sicher ist, daß eine feste Lage im Atrium garantiert werden kann. Da bereits ein Abrutschen der Elektrode in den Ventrikel mit Auslösung von Extrasystolen die gefährlichen Rhythmusstörungen hervorrufen können, ist bei solchen Patienten eine permanente ventrikuläre Stimulation vorzuziehen.

Der Modellcharakter der vererbten LQTS hat mit Erfolg die Erkennung und Behandlung induzierter LQTS gefördert. Die mannigfache Pathogenese der induzierten Syndrome mit verlängerter QT-Dauer bedingt aber eine individuelle Handhabung aller therapeutischen Maßnahmen, so daß sich schematische Behandlungen auch von daher gesehen nicht empfehlen lassen.

Literatur

Abildskov JA (1975) The nervous system and cardiac arrhythmias. Circulation [Suppl III] 51/52:116–119

Amat-y-Leon F, Deedwania P, Miller RH, Dhingra RC, Rosen KM (1977) A new approach for indirect recording of anterior left atrial activation in man. Am Heart J 93:408–410

Anderson RH, Becker AE, Brechenmacher C, Davies MJ, Rossi L (1975) Ventricular preexcitation. A proposed nomenclature for its substrates. Eur J Cardiol 3:27–36

Aranda J, Castellanos A, Moleiro J, Befeler B (1976) Effects of the pacing site on A–H conduction and refractoriness in patients with short P–R intervals. Circulation 53:33–39

Averill IH (1956) Wolff-Parkinson-White syndrome occurring in brothers. Am Heart J 51:943–948

Averill KH, Fosmoe RJ, Lamb LE (1960) Electrocardiographic findings in 67375 asymptomatic subjects. IV. Wolff-Parkinson-White syndrome. Am J Cardiol 6:108–116

Bär FW, Farré J, Gorgels AP, Wellens HJJ (1976) Electrophysiological effects of lorcainide, a new antiarrhythmic drug in man. Circulation 57:II–248

Bär FW, Brugada P, Wellens HJJ (1982) Atrial fibrillation and pre-excitation. In: Kulbertus HE, Olsson SB, Schlepper M (eds) Atrial fibrillation. Hässle, Mölndal, pp 179–191

Bauernfeind RA, Ayres BF, Wyndham CC, Dhingra RC, Swiryn SP, Strasberg B, Rosen KM (1980) Cycle length in atrioventricular nodal reentrant paroxysmal tachycardia with observations on the Lown-Ganong-Levine syndrome. Am J Cardiol 45:1148–1153

Bens JL, Duboisset M, Quiret JC, Lesbre JC, Bernasconi P (1973) Syncope par torsades de pointes induites ou favorisées par la prenylamine. Arch Mal Coeur 66:1427–1434

Bissett JK, Thompson AJ, de Soyza N, Murphy ML (1973) Atrioventricular conduction in patients with short PR intervals and normal QRS complexes. Br Heart J 35:123–127

Both A, Seipel L, Loogen F (1975) Diagnostische Probleme beim LGL-Syndrom. In: Seipel L, Loogen F, Both A (Hrsg) His-Bündel-Elektrographie. Schattauer, Stuttgart New York

Brechenmacher C, Courtadon M, Jourde M (1976) Syndrome de Wolff-Parkinson-White par association de fibres atrio-Hissiennes et de fibres de Mahaim. Arch Mal Coeur 69:1275–1280

Brugada P, Bär FWHM, Vanagt EJ, Friedman PL, Wellens HJJ (1981) Observations in patients showing A–V junctional echoes with a shorter P–R than R–P interval; distinction between intranodal reentry or reentry using an accessory pathway with a long conduction time. Am J Cardiol 48:611–622

Burchell HB, Frye RL, Anderson MW, McGoon DC (1967) Atrioventricular and ventriculoatrial excitation in Wolff-Parkinson-White syndrome (type B). Temporary ablation at surgery. Circulation 36:663–669
Burgess MJ, Green LS, Millar K, Wyatt R, Abildskov JA (1972) The sequence of normal ventricular recovery. Am Heart J 84:660–669
Caracta AR, Damato AN, Gallagher JJ, Josephson ME, Varghese PJ, Lau SH, Westura EE (1973) Electrophysiological studies in the syndrome of short P–R interval, normal QRS complex. Am J Cardiol 31:245–255
Castellanos A, Castillo CA, Agha AS, Tessier M (1971) His bundle electrograms in patients with short P–R intervals, narrow QRS complexes and paroxysmal tachycardias. Circulation 43:667–678
Castellanos A, Agha AS, Mendozsa IJ, Sung RJ (1977) Evaluation of intracardiac recordings in diagnosis of impulse formation and concealed conduction in atrioventricular nodal bypass tracts. Br Heart J 36:726–732
Castillo CA, Castellanos A jr (1970) The mechanism of ventricular pre-excitation as studied by His bundle electrogram. In: Sandøe E, Flensted-Jensen E, Olesen KH (eds) Symposium on Cardiac Arrhythmias Astra Södertälje, p 329
Clerc A, Lévy R, Cristesco C (1938) A propos du raccourcissement permanent du l'escape P–R de l'électrocardiogramme sans déformation du complexe ventriculaire. Arch Mal Coeur 31:569–572
Cobb FR, Blumenschein SD, Sealy WC, Boineau JP, Wagner GS, Wallace AG (1968) Successful surgical interruption of the bundle of Kent in a patient with Wolff-Parkinson-White syndrome. Circulation 38:1018–1020
Coumel P, Waynberger M, Fabiato A, Slama R, Aigueperse J, Bouvrainy (1972a) Wolff-Parkinson-White syndrome. Problems in evaluation of multiple accessory pathways and surgical therapy. Circulation 45:1216–1221
Coumel PH, Waynberger M, Slama R, Bouvrain Y (1972b) Le syndrome P–R court, avec complexes QRS normal. Particularités électrocardiographiques. Arch Mal Coeur 65:161–168
Coumel P, Attuel P (1974) Reciprocating tachycardia in overt and latent preexcitation. Eur J Cardiol 1:423–432
Cox JL, Gallagher JJ (1982) Current status of the surgical treatment of cardiac arrhythmias. In: Symposion on Cardiac Arrhythmias, Gent (to be published)
Crampton R (1979) Preeminence of the left stellate ganglion in the long Q–T syndrome. Circulation 59:769–778
Denes P, Wu D, Rosen KM (1974a) Demonstration of dual A–V pathways in a patient with Lown-Ganong-Levine syndrome. Chest 65:343–346
Denes P, Wu D, Dhingra, R, Pietras RJ, Rosen KM (1974b) The effects of cycle length on cardiac refractory periods in man. Circulation 49:32–41
Denes P, Cummings JM, Simpson R, Wu D, Amat-y-Leon F, Dhingra R, Rosen KM (1978) Effects of propranolol on anomalous pathway refractoriness and circus movement tachycardias in patients with preexcitation. Am J Cardiol 41:1061–1070
Dessertenne F (1966) La tachycardie ventriculaire à deux foyers opposés variables. Arch Mal Coeur 59:263–269
Djonlagic H, Bos J, Diederich KW (1982) Grenzstrang-Ganglionitis bei erblichem Syndrom der QT-Verlängerung (Romano-Ward-Syndrom). Dtsch Med Wochenschr 107:655–660
Doerr W, Schiebler THH (1963) Pathologische Anatomie des Reizleitungssystems. In: Bargmann W, Doerr W (Hrsg) Das Herz des Menschen, Bd II. Thieme, Stuttgart, S 795–798
Dreifus LS, Haiat R, Watanabe Y (1971) Ventricular fibrillation. A possible mechanism of sudden death in patients with Wolff-Parkinson-White syndrome. Circulation 43:520–527
Drury AN (1937) Effective refractory period, full recovery time and premature response interval of ventricular muscle in the intact anaesthetised cat and rabbit. Q J Exp Physiol 26:181–196

Durrer D, Roos JP (1967) Epicardial excitation of the ventricles in a patient with Wolff-Parkinson-White Syndrome. Circulation 35:15–22

Durrer D, Schuilenburg RM, Wellens HJJ (1970) Preexcitation revisited. Am J Cardiol 25:690–697

Durrer D, Wellens HJJ (1974) The Wolff-Parkinson-White-Syndrome anno 1973. Eur J Cardiol 1:347–352

Esplin DW (1957) Effects of diphenylhydantoin on synaptic transmission in cat in spinal cord and stellate ganglion. J Pharmacol Exp Ther 120:301–307

Fontaine G, Frank R, Bonnet M (1973) Méthode d'étude expérimentale et clinique des syndromes de Wolff-Parkinson-White et d'ischemie myocardiaque par cartographie de la dépolarisation ventriculaire épicardiale. Coeur Med Interne 12:105–112

Fowler NO, McCall D, Chou TC, Holmes JC, Hanenson IB (1976) Electrocardiographic changes and cardiac arrhythmias in patients receiving psychotropic drugs. Am J Cardiol 37:223–230

Fraser GR, Frogatt P, James TN (1964a) Congenital deafness associated with electrocardiographic abnormlities, fainting attacks and sudden death. J Med 33:361–364

Fraser G, Frogatt P, Murphy T (1964b) Genetical aspects of the cardio-auditory syndrome of Jervell and Lange-Nielsen (congenital deafness and electrocardiographic abnormalities). Ann Hum Genet 28:133

Frau G, Maggi GC (1954) La sindrome de WPW. Contributo specimentale e clinica. Monogr Cardiol 3

Friedmann I, Fraser GR, Frogatti P (1966) Pathology of the ear in the cardio-auditory syndrome of Jervell and Lange-Nielsen. J Larnygol Otol 80:451–453

Friedmann I, Fraser GR, Frogatti P (1968) Pathology of the ear in the cardio-auditory syndrome of Jervell and Lange-Nielsen. J Laryngol Otol 82:883–885

Gallagher JJ, Gilbert M, Svenson RH (1975) Wolff-Parkinson-White syndrome. The problem, evaluation and surgical correction. Circulation 57:767–774

Gallagher JJ, Pritchett ELC, Benditt DG, Tonkin AM, Campbell RWF, Dugan FA, Bashore TM, Tower A, Wallace AG (1977) New catheter techniques for analysis of the sequence of retrograde atrial activation in man. Eur J Cardiol 6:1–8

Gallagher JJ, Kasell J, Sealy WC, Pritchett ELC, Wallace AG (1978) Epicardial mapping in the Wolff-Parkinson-White syndrome. Circulation 57:854–863

Gallagher JJ, Sealy WC, Cox JL, Kasell JH (1981) Results of surgery for preexcitation in 200 cases. Circulaton [Suppl IV] 64:545–551

Gallagher JJ, Svenson RH, Kasell JH et al. (1982) Catheter technique for closed chest ablation of the atrioventricular conduction system in man. Presented at 31st Annual Scientific Session. American College of Cardiology, Atlanta, Georgia

Giardina ACV, Ehlers KH, Engle MA (1972) Wolff-Parkinson-White syndrome in infants and children. A long term follow up study. Br Heart J 34:839–847

Gillette PC (1977) Concealed anomalous cardiac conduction pathways. A frequent cause of supraventricular tachycardia. Am J Cardiol 40:848–857

Gotlieb AI, Chan M, Palmer WH, Haung S (1977) Ventricular preexcitation syndrome. Accessory left atrioventricular connection and rhabdomyomatous myocardial fibers. Arch Pathol Lab Med 10:486–495

Han J, Millet D, Chizzonitti B, Moe GK (1966) Temporal dispersion on recovery of excitability in atrium and ventricle as a function of heart rate. Am Heart J 71:481–488

Harnischfeger WW (1959) Hereditary occurrence of the preexcitation (Wolff-Parkinson-White) syndrome with reentry mechanism and concealed conduction. Circulation 19:28–37

Hersch C (1964) Electrocardiographic changes in subarachnoid haemorrhage, meningitis and intracranial space-occupying lesions. Br Heart J 26:785–793

Holzmann M (1965) Klinische Elektrokardiografie, 5. Aufl. Thieme, Stuttgart, S 844–870

Holzmann M, Scherf D (1932) Elektrokardiogramme mit verkürzter Vorhof-Kammer-Distanz und positiven P-Zacken. Z Klin Med 121:404–411

Iannone LA (1975) Electrophysiology of atrial pacing in patients with short P–R intervals and normal QRS-complex. Am Heart J 89:74–78

Isner JM, Sours HE, Paris AL, Ferrans VJ, Roberts WC (1979) Sudden, unexpected death in avid dieters using the Liquid-Protein-modified-fast diet. Observations in 17 patients and the role of the prolonged Q–T interval. Circulation 60:1401–1412

James TN (1967) Congenital deafness and cardiac arrhythmias. Am J Cardiol 19:627–643

James TN, Frogatt P, Atkinson WJ, Lurie PR, McNamara DG, Miller WW, Schloss GT, Carroll JF, North RL (1978) De Subitaneis Mortibus. XXX. Observations on the pathophysiology of the long QT syndromes with special reference to the neuropathology of the heart. Circulation 57:1221–1231

Jervell A, Lange-Nielsen F (1957) Congenital deaf-mutism, functional heart disease with prolongation of the Q–T interval, and sudden death. Am Heart J 54:59–67

Jervell A, Sivertsen E (1967) Surdo-cardiac syndrome. Nord Med 78:1433

Jervell A, Thingstad R, Endsjo T (1966) The surdo-cardiac syndrome. Am Heart J 72: 582

Josephson ME, Kastor JA (1977) Supraventricular tachycardia in Lown-Ganong-Levine Syndrome. Atrionodal versus intranodal reentry. Am J Cardiol 40:521, 527

Josephson ME, Horowitz LN, Kastor JA (1978) Paroxysmal supraventricular tachycardia in patients with mitral valve prolapse. Circulation 60:111–118

Kahn A, Morris JJ, Citron P (1976) Patient-initiated rapid atrial pacing to manage supraventricular tachycardia. Am J Cardiol 38:200–204

Kaplan MA, Cohen KL (1969) Ventricular fibrillation in the Wolff-Parkinson-White syndrome. Am J Cardiol 24:259–264

Keren A, Tzivoni D, Gavish D, Levi J, Gottlieb S, Benhorin J, Stern S (1981) Etiology, warning signs and therapy of torsade de pointes. A study of 10 patients. Circulation 64:1167–1174

Khan MM, Logan KR, McComb JM, Adgey AAJ (1981) Management of recurrent ventricular tachyarrhythmias associated with Q–T prolongation. Am J Cardiol 47:1301–1308

Klein GJ, Bashore TM, Sellers TD, Pritchett ELC, Smith WM, Gallagher JJ (1979) Ventricular fibrillation in the Wolff-Parkinson-White syndrome. N Engl J Med 301:1080–1085

Krikler DM, Curry PVL (1976) Torsade de pointes, an atypical ventricular tachycardia. Br Heart J 38:117–120

Krikler D, Curry P (1977) Atypical initiation of reciprocating tachycardia in the Wolff-Parkinson-White syndrome. In: Kulbertus HE (ed) Re-entrant arrhythmias. Mechanisms and treatment. MTP Press, Lancaster, pp 144–152

Krikler DM, Davies MJ, Rowland DE, Goodwin JF, Evans RC, Shaw DB (1980) Sudden death in hypertrophic cardiomyopathy: Associated accessory atrio-ventricular pathways. Br Heart J 43:245–252

Lev M, Bharati S (1979) Anatomical basis for preexcitation. In: Narula OS (ed) Cardiac arrhythmias, electrophysiology, diagnosis and management. Williams & Wilkins, Baltimore London, pp 556–564

Levine S, Woodworth C (1958) Congenital deaf mutism, prolonged Q–T interval, syncopal attacks and sudden death. N Engl J Med 259:412–416

Lim CH, Toh CCS, Chia BL (1974) Ventricular fibrillation in type B Wolff-Parkinson-White syndrome. Aust NZ J Med 4:515–517

Lisker S, Finkelstein O (1966) The cardio-auditory syndrome of Jervell and Lange-Nielsen: report of an additional case with radio-electrocardiographic monitoring during exercise. Am J Med Sci 252:458–465

Loeb HS, Pietras RJ, Gunnar RM, Tobin JR Jr (1968) Paroxysmal ventricular fibrillation in two patients with hypomagnesemia; treatment by transvenous pacing. Circulation 37:210–215

Lown B, Ganong WF, Levine SA (1952) The syndrome of short P–R interval, normal QRS-complex and paroxysmal rapid heart action. Circulation 5:693–705

Lüderitz B, Naumann d'Alnoncourt C, Steinbeck G, Beyer J (1981) Therapie von Tachyarrhythmien mit implantierbaren Schrittmachern. In: Lüderitz B (ed) Ventrikuläre Herzrhythmusstörungen. Springer, Berlin Heidelberg New York, pp 374–383

Mahaim I (1932) Nouvelle recherches sur le lésions de faisceau de His-Tawara. Le bloc bilatéral manqué. Nouvelle forme anatomique de bloc du coeur, a substituer au bloc dit d',,Arborisations". Ann Méd 32:347–352
Mahaim I, Betett A (1938) Nouvelles recherches sur les connexions supérieures de la branche gauche du faisceau de His-Tawara avec le cloison interventriculaire. Cardiologica 1:61–65
Mandel WJ, Danzig R, Hayakawa H (1971) Lown-Ganong-Levine syndrome. A study of His bundle electrograms. Circulation 44:696–708
Massumi RA, De Sando CJ, Ertem G, Lee D, Yeho H, Vera Z, Ali N (1970) Abstract: Points favoring Mahaim fiber conduction in Wolff-Parkinson-White syndrome (WPW). Am J Cardiol 26:649
Mathews EC Jr, Blount AW Jr, Townsend JJ (1972) QT-Prolongation and ventricular arrhythmias with and without deafness in the same family. Am J Cardiol 29:702–711
McComb JM, Logan KR, Khan MM, Geddes JS, Adgey AAJ (1980) Amiodarone-induced ventricular fibrillation. Eur J Cardiol 11:361–365
McHenry PL, Knoebel SB, Fisch Ch (1966) The Wolff-Parkinson-White (WPW) syndrome with supernormal conduction through the anomalous bypass. Circulation 34:734
Meltzer RS, Robert EW, McMorrow M, Martin RP (1978) Atypical ventricular tachycardia as a manifestation of disopyramide toxicity. Am J Cardiol 42:1049–1053
Moleiro F, Mendoza IJ, Medina-Ravell V, Castellanos A, Myerburg RJ (1981) One to one atrioventricular conduction during atrial pacing at rates of 300/minute in absence of Wolff-Parkinson-White syndrome. Am J Cardiol 48:789–796
Moore EN, Speer JF, Boineau JP (1972) On preexcitation in the dog using an electronically simulated atrioventricular bypass pathway. Circulation 31:174–181
Moss AJ, McDonald J (1971) Unilateral cervicothoracic sympathetic ganglionectomy for the treatment of long Q–T interval syndrome. N Engl J Med 285:903–907
Motte G, Coumel PH, Abitbol G, Dessertenne F, Slama R (1970) Le syndrome QT long et syncopes par "torsades de pointe". Arch Mal Coeur 63:831–839
Mustakallio K, Saikkonen JI (1953) Persistence of characteristic pattern of Wolff-Parkinson-White syndrome in middle nodal rhythm. Am Heart J 46:607–609
Myerburg RJ, Stewart JW, Hoffman BF (1970) Electrophysiological properties of the canine peripheral AV-conduction system. Circ Res 26:361–367
Myerburg RJ, Gelband H, Hoffman BF (1971) Functional characteristics of the gating mechanism in the canine AV-conduction system. Circ Res 28:136–141
Narula OS (1973) Wolff-Parkinson-White syndrome. Circulation 47:872–875
Neuss H (1976) Befunde der His-Bündel-Elektrographie bei Präexzitationssyndromen und paroxysmalen supraventrikulären Tachykardien. Habilitationsschrift, Mannheim
Neuss H (1982) Klinische Pharmakologie von Propafenon. In: Schlepper M (Hrsg) 1. Internationaler Rytmonorm-Kongreß, München. Springer, Berlin Heidelberg New York
Neuss H, Schlepper M (1973) Befunde zur supranormalen atrio-ventrikulären Erregungsleitung. Z Kardiol 62:267–270
Neuss H, Schlepper M (1974) Influence of various antiarrhythmic drugs on functional properties of accessory AV pathways. Acta Cardiol [Suppl] 18:279–283
Neuss H, Nowak F, Schlepper M (1975a) Analyse der AV-Überleitung bei kurzer PQ-Zeit. In: Seipel L, Loogen F, Both A (Hrsg) His-Bündel-Elektrographie. Schattauer, Stuttgart New York
Neuss H, Schlepper M, Spies HF (1975b) Effects of heart rate and atropine on "dual AV-conduction". Br Heart J 37:1216–1222
Neuss H, Schlepper M, Spies HF (1975c) Heterodromia in accessory A–V connections. Basic Res Cardiol 70:364–369
Neuss H, Schlepper M, Thormann J (1975d) Analysis of re-entry mechanisms in three patients with concealed Wolff-Parkinson-White syndrome. Circulation 51:75–83
Neuss H, Spies HF, Schlepper M (1977) Herzfrequenz und Refraktärverhalten akzessorischer Leitungsbahnen. Z Kardiol 66:231–237

Neuss H, Buss J, Schlepper M (1982a) Effects of amiodarone on electrophysiological properties of accessory pathways in the Wolff-Parkinson-White syndrome. Internatio- nal Symposion: New aspects in the medical treatment of tachyarrhythmias, Düsseldorf
Neuss H, Buss, J, Schlepper M et al. (1982b) Effects of flecainide on electrophysiological properties of accessory pathways in the Wolff-Parkinson-White syndrome. Eur Heart J (to be published)
Nicholson WJ, Martin CE, Gracey JG, Knoch HR (1979) Disopyramide-induced ventricular fibrillation. Am J Cardiol 43:1053–1055
Öhnell RF (1944) Preexcitation. A cardiac abnormality. Norstedt, Stockholm
Olley PM, Fowler RS (1970) The surdo-cardiac syndrome and therapeutic observations. Br Heart J 32:467–470
Pick A (1979) Complex ECG-pattern of Wolff-Parkinson-White syndrome. In: Narula OS (ed) Cardiac arrhythmias, electrophysiology, diagnosis and management. Williams & Wilkins, Baltimore London, pp 565–579
Puritz H, Henderson MA, Basker SM, Chamberlain DA (1977) Ventricular arrhythmias caused by prenylamine. Br Med J 2:608–609
Ramon JR, Espinosa AG, Revere F, Velasco J et al. (1972) Q–T alargado, conduccion A–V 2:1, y crisis sincopales. Presentacion du un caso, revision de la literatura y consideraciones fisiopatologicas. Rev Esp Cardiol 25:557–561
Reynolds, EW, Van der Ark CR (1976) Quinidine syncope and the delayed repolarization syndromes. Mod Concepts Cardiovasc Dis 45:117–122
Romano C, Gemme G, Pongiglione R (1963) Aritmie cardiache rare dell'età pediatrica. Clin Pediatr 45:656–659
Rosen KM, Barwolf C, Ehsani A, Rahimtoola SH (1972) Effects of lidocaine and propranolol on the normal and anomalous pathways with pre-excitation. Am J Cardiol 30:801–805
Rosenbaum MB (1974) Control of tachyarrhythmias associated with Wolff-Parkinson-White syndrome by amiodarone hydrochloride. Am J Cardiol 34:215–219
Rossi L (1975) A histologic survey of pre-excitation syndrome and related arrhythmias. Giornale Ital Cardiol 5:816–828
Rothmann MT (1980) Prolonged Q–T interval, atrioventricular block and torsade de pointes after antiarrhythmic therapy. Br Med J 1:922–923
Ruser HR (1978) QT-Syndrom. 3. Mitteilung: Pathogenese und Behandlung des QT-Syndroms. Herz/Kreisl 10:432–438
Schamroth L, Krikler DM (1967) Location of the preexcitation areas in the Wolff-Parkinson-White syndrome. Am J Cardiol 19:889–896
Schamroth L (1971) The disorders of cardiac rhythm. Blackwell, Oxford, p 235
Scheinman M, Morady F, Hess D, Gonzales F (1982) Transvenous catheter technique for induction of damage to the atrioventricular junction in man. Presented at 31st Annual Scientific Session, American College of Cardiology, Atlanta, Georgia
Scherf D, Cohen J (1964) The atrioventricular node and selected cardiac arrhythmias. Grune & Stratton, New York, pp 94–101
Schiebler GL, Gravenstein JS, van Mierop LHS (1968) Ebstein's anomaly of the tricuspid valve. Am J Cardiol 22:867–877
Schiebler THH, Doerr W (1963) Orthologie des Reizleitungssystems. In: Bargmann W, Doerr W (Hrsg) Das Herz des Menschen, Bd I. Thieme, Stuttgart, S 165–221
Schlepper M (1975) Klinik und Therapie tachykarder Rhythmusstörungen einschließlich WPW-Syndrom. Verh Dtsch Ges Inn Med 81:119–128
Schlepper M (1976) Wirkung von Aprindin beim Präexzitationssyndrom. In: Seipel L, Breithardt G, Loogen F (Hrsg) Neue Aspekte der antiarrhythmischen Therapie. Erfahrungen mit Aprindin. Editio Cantor, Aulendorf
Schlepper M (1977) Mechanisms underlying sudden changes in heart rate during paroxysmal supraventricular tachycardia. In: Kulbertus HE (ed) Re-entrant arrhythmias. Mechanisms and treatment. MTP Press, Lancaster, pp 184–192
Schlepper M (1978) Profile of verapamil, a calciumantagonistic antiarrhythmic agent. In: Bayes A, Cosin J (eds) Diagnosis and treatment of cardiac arrhythmias. Pergamon Press, Oxford, pp 953–956

Schlepper M (1979) Präexzitationssyndrome. In: Lüderitz B (Hrsg) Elektrische Stimulation des Herzens. Springer, Berlin Heidelberg New York, S 220–246
Schlepper M (1981) Elektrophysiologische Methoden. In: Krayenbühl HP, Kübler W (Hrsg) Kardiologie in Klinik und Praxis, Bd I. Thieme, Stuttgart New York, S 28.1–28.25
Schlepper M, Neuss H (1981) Medikamentös-chirurgische Differentialtherapie von Rhythmusstörungen bei Patienten mit Präexzitationssyndromen. In: Lüderitz B (Hrsg) Ventrikuläre Rhythmusstörungen. Springer, Berlin Heidelberg New York, S 416–429
Schwartz PJ, Malliani A (1975) Electrical alternation of the T-wave: Clinical and experimental evidence of its relationship with the sympathetic nervous system and with the long Q–T syndrome. Am Heart J 89:45–50
Schwartz PJ, Periti M, Malliani A (1975) The long Q–T syndrome. Am Heart J 89:378–390
Seidemann W (1978) Syndrom der verlängerten QT-Dauer vs. zerebrales Krampfleiden. Dtsch Med Wochenschr 103:1488–1489
Seipel L, Breithardt G, Both A (1976) Atrioventricular (AV) and ventriculo-atrial (VA) conduction pattern in patients with short P–R interval and normal QRS complex. In: Lüderitz B (ed) Cardiac pacing: Diagnostic and therapeutic tools. Springer, Berlin Heidelberg New York, pp 152–163
Sellers TD, Campbell RWF, Hashore TM, Gallagher JJ (1977) Effects of procainide and quinidine sulfate in the Wolff-Parkinson-White syndrome. Circulation 55:15–22
Slama R, Coumel P, Bouvrain Y (1973) Les syndromes de Wolff-Parkinson-White de type A inapparents ou latents en rhythme sinusal. Arch Mal Coeur 66:639–647
Spurrell RAJ, Krikler DM, Sowton E (1974a) Concealed bypasses of the atrioventricular node in patients with paroxysmal supraventricular tachycardia revealed by intracardiac electrical stimulation and verapamil. Am J Cardiol 33:590–597
Spurrell RAJ, Krikler DM, Sowton E (1974b) Effects of verapamil on electrophysiological properties of anomalous AV connexion in WPW syndrome. Br Heart J 36:256–260
Spurrell RAJ, Thorburn CW, Camm J, Sowton E, Deuchar DC (1975) Effects of disopyramide on electrophysiological properties of specialized conduction system in man and on accessory atrioventricular pathway in the Wolff-Parkinson-White syndrome. Br Heart J 37:861–865
Sung RJ, Castellanos A, Mallon SM, Bloom MG, Gelband H, Myerburg RJ (1977) Mechanisms of spontaneous alternation between reciprocating tachycardia and atrial flutter/fibrillation in the Wolff-Parkinson-White syndrome. Circulation 56:409–412
Sung RJ, Sardi EG, Castellanos A (1979) Clinical and electrophysiological spectrum of atrial flutter-fibrillation in the Wolff-Parkinson-White Syndrome. In: Narula OS (ed) Cardiac arrhythmias. Electrophysiology, diagnosis and management. Williams & Wilkins, Baltimore, pp 580–588
Theisen K, Haider M, Jahrmärker H (1975) Untersuchungen über ventrikuläre Tachykardien durch Re-Entry bei inhomogener Repolarisation. Dtsch Med Wochenschr 100:1099–1112
Tonkin AM, Miller HC, Svenson RH, Wallace AG, Gallagher JJ (1975) Refractory periods of the accessory pathway in the Wolff-Parkinson-White Syndrome. Circulation 52:563–569
Truex RC, Bishof IK, Downing DF (1960) Accessory atrio-ventricular muscle bundles. II. Cardiac conduction system in a human specimen with Wolff-Parkinson-White Syndrome. Anat Rec 137:417–430
Vincent M, Abildskov JA, Burgess MJ (1974) Q–T interval sydromes. Prog Cardiovasc Dis 16:523–530
Ward O (1963) Report Council Royal Academy of Medicine in Ireland.
Ward O (1964) A new familiar cardiac sydrome in children. J Ir Med Assoc 54:103
Watanabe Y (1972) Purkinje fiber repolarisation as a possible cause of the u-wave in the electrocardiogram. Fed Proc 31:313–317
Watson H (1974) Natural history of Ebstein's anomaly of tricuspid valve in childhood

and adolscence. An international cooperative study of 505 cases. Br Heart J 36:417–429
Wellens HJJ (1971) Electrical stimulation of the heart in the study and treatment of tachycardias. Stenfert Kroese, Leiden
Wellens HJJ (1976) The electrophysiologic properties of the accessory pathway in the Wolff-Parkinson-White syndrome. In: Wellens HJJ, Lie KI, Janse MJ (eds) The conduction system of the heart. Stenfert Kroese, Leiden, pp 566–587
Wellens HJJ (1977) Modes of initiation of circus movement tachycardia in 139 patients with the Wolff-Parkinson-White syndrome studied by programmed electrical stimulation. In: Kulbertus HE (ed) Re-entrant arrhythmias. Mechanisms and treatment. MTP Press, Lancaster, pp 153–169
Wellens HJJ, Durrer D (1973) Effect of digitalis on atrioventricular conduction and circus movement tachycardia in patients with the Wolff-Parkinson-White syndrome. Circulation 47:1229–1233
Wellens HJJ, Durrer D (1974a) Effects of procaine amide, quinidine and ajmaline on the Wolff-Parkinson-White syndrome. Circulation 50:114–119
Wellens HJJ, Durrer D (1974b) Wolff-Parkinson-White syndrome and atrial fibrillation. Relation between refractory period of accessory pathway and ventricular rate during atrial fibrillation. Am J Cardiol 34:777–782
Wellens HJJ, Durrer D (1974c) Patterns of ventriculo-atrial conduction in the Wolff-Parkinson-White syndrome. Circulation 49:22–31
Wellens HJJ, Lie KI, Bär FW, Wesdorp JC, Dohmen HJ, Düren DR, Durrer D (1976) Effect of amiodarone in the Wolff-Parkinson-White syndrome. Am J Cardiol 38:189–194
Wellens HJJ, Farre J, Bär FW (1979) Wolff-Parkinson-White syndrome: Value and limitations of programmed electrical stimulation. In: Narula OS (ed) Cardiac arrhythmias. Electrophysiology, diagnosis and management. Williams & Wilkins, Baltimore, pp 589–617
Wellens HJJ, Bär FW, Dassen WRM, Brugada P, Vanagt EJ, Farré J (1980) Effect of drugs in Wolff-Parkinson-White syndrome. Importance of initial length of effective refractory period of the accessory pathway. Am J Cardiol 46:665–669
Wolff L (1957) Panel discussion. In: Anomalous atrioventricular conduction. Ann N Y Acad Sci 65:826
Wolff L, Parkinson J, White PD (1930) Bundle branch block with short P–R interval in healthy young people prone to paroxysmal tachycardia. Am Heart J 5:685–692
Zipes DP, Gaum FW, Foster PR, Rosen KM, Wu D, Amat-y-Leon F, Noble RJ (1977) Aprindine for treatment of supraventricular tachycardias with particular application to Wolff-Parkinson-White syndrome. Am J Cardiol 40:586–592

Medikamentöse Therapie kardialer Rhythmusstörungen

Kapitel 7A

Parasympathikolytika und Sympathikomimetika

B. BRISSE

Mit 3 Abbildungen

A. Therapiepflichtigkeit bradykarder Rhythmusstörungen

I. Asymptomatische Rhythmusstörungen

Die klinische Beurteilung von Bradykardien und Bradyarrhythmien wird nur in wenigen Fällen ausschließlich durch elektrophysiologische Kriterien bestimmt. Es sind daher zahlreiche Herzrhythmusstörungen bekannt, die keine Therapie erfordern. Dies gilt für Bradykardien sehr verschiedener Genese, welche die Anpassungsfähigkeit des Schlagvolumens bzw. des Herzzeitvolumens nicht einschränken oder zumindest so weit ermöglichen, daß die Perfusion lebenswichtiger Organe, insbesondere des Gehirns, gewährleistet ist. Beim kreislaufgesunden, untrainierten Erwachsenen führen vagale Einflüsse während der Nachtstunden zu physiologischen Frequenzsenkungen auf Werte um 35–40/min; die völlige Symptomfreiheit und intakte Anpassung an eine Belastung schließen eine Therapiepflichtigkeit aus (MALLIANI et al. 1980; SOBOTKA et al. 1981). Von der trainingsbedingten vagalen Bradykardie gilt Entsprechendes; hier handelt es sich um einen wesentlichen Faktor des Anpassungsmechanismus (KLEPZIG 1974). Bei Kindern und auch noch bei jugendlichen Erwachsenen werden gelegentlich extreme atemabhängige Schwankungen der Herzfrequenz beobachtet; es ist bekannt, daß der vermehrte Vagotonus darüber hinaus gelegentlich zu einem wandernden Schrittmacher führen kann (GILL et al. 1976). AV-Blockierungen I. und II. Grades wurden ebenfalls mit Hilfe von Langzeit-EKGs registriert. Selbst ein vollständiger AV-Block mit Kammerfrequenzen um 40/min wird hämodynamisch kompensiert, z.B. beim angeborenen bzw. bei früh erworbenen Formen des AV-Blocks III. Grades. Eine Behandlung ist daher bei Beschwerdefreiheit nicht indiziert (BURCHELL 1971; EHLERS 1974).

II. Symptomatische Rhythmusstörungen

Die akute und chronische Symptomatik bradykarder Herzrhythmusstörungen entsteht durch kardiovaskulär ausgelöste zerebrale Hypoxie oder Ischämie (HARTL u. CLODI 1975); es sind daher neben der Herzfrequenz und Herzschlagfolge myokardiale und vaskuläre Faktoren zu berücksichtigen. Nur bei sehr schweren Bradykardien mit einer Kammerfrequenz von weniger als 30/min läßt sich die klinische Symptomatik durch die Störung der elektrischen kardialen Funktion allein auslösen (Fowler 1970). Eine plötzliche Frequenzreduktion, die nicht in Zusammenhang steht mit einem Koronarverschluß, beruht häufig auf einer reflektorischen vagalen Reaktion mit unterschiedlich ausgeprägter arterieller Hypotonie als Ausdruck der vagovasalen Komponente (Glick u. Braunwald 1965). In der Auslösung spielen neben dem diagnostisch erforderlichen willkürlichen und dem unwillkürlichen Druck auf den Karotissinus und psychisch ausgelösten vagovasalen Reflexen, Reaktionen auf Kontrastmittel oder intraoperative Irritationen vagaler Plexus, z.B. bei der transurethralen Resektion, eine Rolle (Aldrete et al. 1969; Andrews 1977; Bush et al. 1980). Hierbei handelt es sich um passagere, vagal initiierte Verminderungen der kardialen Funktionen sowie eine vagale Regulationsstörung, die durch eine medikamentöse antagonistische Therapie akut und sicher beeinflußt werden können (Dighton 1975).

Die Therapiepflichtigkeit akuter Bradykardien nach einem frischen Herzinfarkt wird von den verschiedenen Autoren nicht einheitlich beurteilt. In tierexperimentellen Beiträgen konnte zunächst gezeigt werden, daß die Hemmung der vagal ausgelösten Bradykardie nach Koronarverschluß nicht zu einer Reduzierung der ventrikulären Extrasystolen und des Kammerflimmerns führte (Goldstein et al. 1973; Redwood et al. 1972); ebenso war im Experiment bei akuter myokardialer Ischämie, hämorrhagisch induzierter Hypotonie und Bradykardie kein günstiger Einfluß einer medikamentösen Vagolyse auf das Restmyokard nachweisbar, gemessen an der kumulierten ST-Elevation bei myokardialen Elektroden. Ebenso wird vereinzelt die klinische medikamentöse Behandlung von Bradykardien bei akutem Myokardinfarkt abgelehnt (Cooper u. Abinader 1979; Kerkovits u. Buday 1975; Kounis u. Chopra 1974). Die Autoren begründen ihre Meinung u.a. mit der Beobachtung, daß Sinusbradykardien in dieser Situation keine Vorläufer lebensbedrohlicher Herzrhythmusstörungen seien und sich ihre Behandlung damit erübrige, ferner, daß eine frequenzsteigernde Therapie in bestimmten Situationen sogar zu einer Verschlechterung der Hämodynamik bzw. des Herzrhythmus führen könne. Bei Komplikationen des klinischen Verlaufs wird dann ausschließlich ein Schrittmacher in Betracht gezogen.

Aufgrund umfangreicher Studien wird jedoch derzeit überwiegend die Meinung vertreten, daß bei der Kombination von Bradykardie und Hypotonie eine medikamentöse Behandlung mit Parasympathikolytika und Sympathikomimetika indiziert ist (Lemberg et al. 1971; Pantridge u. Geddes 1976; Pantridge et al. 1974; Shillingford u. Thomas 1968) und in etwa 80% der Patienten, die während der ersten 30 min nach einem akuten Myokardinfarkt diese Symptomatik entwickeln, eine ausreichende Behandlung mit diesen Methoden möglich ist.

Einer raschen intravenösen Atropininjektion wird hierbei wegen der geringeren Auslösung von Ektopien der Vorzug gegeben; bei unzureichendem Effekt wird Isoprenalin oder Orciprenalin angewandt (Dreifus 1971). Diese Indikation zur medikamentösen Therapie beruht auf der Erfahrung, daß bei der genannten Symptomkonstellation durch Anhebung der Frequenz eine Reduzierung der Komplikationen wegen eines besseren Herzzeitvolumens und einer adäquaten

Perfusion lebenswichtiger peripherer Organe erreicht werden kann. Die Indikation zur Therapie bradykarder Rhythmusstörungen nach akutem Myokardinfarkt ist somit keineswegs von einer bestimmten Herzfrequenz allein abhängig, sondern von gleichzeitig bestehenden myokardialen, metabolischen und vaskulären Faktoren. Zusätzlich ist die Lokalisation des Herzinfarkts zu berücksichtigen. Bei diaphragmalen Herzinfarkten werden mit der medikamentösen Therapie gute Erfolge in der akuten Infarktphase erzielt (SANZ et al. 1980), während die Behandlung des Vorderwandinfarkts mit bradykarder Rhythmusstörung eine wesentlich geringere Erfolgsrate aufweist. Es ist nicht damit zu rechnen, daß die Bradykardien dieser Patienten passager sind, so daß die Implantation eines Herzschrittmachers indiziert ist. In der Behandlung chronischer Bradykardien gilt in Analogie zur akuten Symptomatik eine Therapiepflichtigkeit mit dem Auftreten klinischer Komplikationen. Eine kausale Behandlung, wie sie bei endokrinen, metabolischen, toxischen und entzündlichen Ursachen in Betracht kommt, kann durch die medikamentöse symptomatische Therapie ergänzt werden, die sich im Lauf der Behandlung dann häufig wieder als entbehrlich erweist. Die Langzeitbehandlung ist grundsätzlich möglich, da in den letzten Jahren oral anzuwendende Vagolytika und Sympathikomimetika mit ausreichender Wirkungsdauer verfügbar wurden. Das gleichzeitige Auftreten tachykarder Rhythmusstörungen muß vor Anwendung dieser Substanzen besonders sorgfältig ausgeschlossen werden (SANDOE u. FLENSTED-JENSEN 1969). In vielen Fällen kann aber auch durch Anhebung der Sinusfrequenz die Neigung zu Ektopie und Tachyarrhythmie reduziert werden (GOEL u. HAN 1970).

Wesentliche Veränderungen des Herzrhythmus können in Abhängigkeit von einer Verschlechterung oder Besserung der zugrundeliegenden kardialen Erkrankung auftreten. Eine relativ engmaschige Überwachung dieser Patienten mit Hilfe von Langzeit-EKG-Registrierungen ist daher unumgänglich. Es ist besonders zu betonen, daß eine Digitalisierung bei grenzwertigen Bradykardien keineswegs grundsätzlich zur Schrittmacherindikation führen muß. Vielmehr kann die Besserung der Herzleistung auch zu einer Reduzierung der elektrischen kardialen Störungen führen, so daß allein nach individuellen Kriterien eine Therapiepflichtigkeit festgestellt oder ausgeschlossen werden kann (BRISSE et al. 1981).

B. Pharmakologische und biochemische Grundlagen der medikamentösen Therapie

I. Parasympathikolytika

Atropin. Die Substanz steht als Atropinsulphat zur intravenösen und intramuskulären Injektion und zur oralen Anwendung zur Verfügung. Die üblicherweise angewandten therapeutischen Dosen liegen zwischen 0,4 und 2,0 mg pro Einzelinjektion. Der Wirkungseintritt ist bei der intravenösen Applikation bereits nach 30 s zu erwarten und erreicht nach 3–5 min sein Maximum. Die Steigerung der Herzfrequenz hält etwa 2 h an (COOPER u. FRIEDEN 1969). In seltenen Fällen

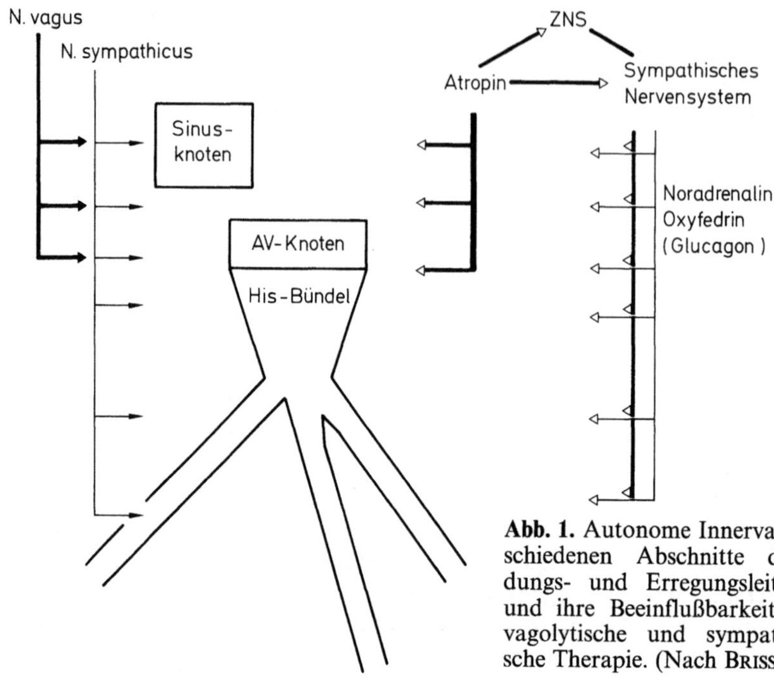

Abb. 1. Autonome Innervation der verschiedenen Abschnitte des Reizbildungs- und Erregungsleitungssystems und ihre Beeinflußbarkeit durch eine vagolytische und sympathikomimetische Therapie. (Nach Brisse 1981)

wurde eine Wirkung bis zu einer 4stündigen Dauer angegeben, während die Nebenwirkungen eine deutlich längere Latenz bis zu 24 h aufweisen können. Nach intramuskulärer Injektion ist mit Wirkungseintritt nach 20 min zu rechnen und mit dem Wirkungsmaximum etwa bei 30–45 min.

Nach oraler Gabe gilt der Effekt als unsicher (Chung 1974). Atropin wird etwa zur Hälfte durch die Nieren unverändert ausgeschieden, zur Hälfte in Form inaktiver Metaboliten, die vorwiegend durch Hydrolyse in der Leber entstanden sind (Navarro Lopez et al. 1980).

Kardiologische Aspekte der Pharmakodynamik beziehen sich auf die Reizbildung und Erregungsleitung bis zur Ebene des AV-Knotens (Abb. 1). Eine Vagolyse erhöht die Sinusknotenautomatie und die Reizbildung im AV-Knoten (Breithardt u. Seipel 1978); bei intaktem autonomen kardialen Nervensystem ist mit einer etwa 80%igen Steigerung der Herzfrequenz nach Anwendung von 1–2 mg Atropin zu rechnen. Die hierbei erreichten Maximalfrequenzen liegen unter physiologischen Bedingungen nicht unter einer Frequenz von 85/min. Die Wirkung erweist sich als dosisabhängig (Knoebel et al. 1974). Eine komplette Vagusblockade mit maximalem Frequenzanstieg erfordert unterschiedliche interindividuelle Dosen, etwa 1,8–3,0 mg Atropin. Die Beschleunigung der Sinusfrequenz beruht auf einer Zunahme der diastolischen Depolarisation der Phase 4 infolge einer Reduktion der zellulären Kaliummembranpermeabilität (Navarro Lopez et al. 1980). Die perinodale Leitung wird um etwa 43% gesteigert, gemessen mit Hilfe der Strauss-Stimulationstechnik. Diese Zunahme der Sinusfrequenz nach Atropin kann durch zahlreiche Faktoren verändert werden (Brisse 1981); z.B. sind altersabhängige Veränderungen des Vagotonus bekannt;

schwere organische Erkrankungen des Herzens führen zu einem erhöhten Sympathikotonus mit verminderter vagaler Adaption und Beeinflußbarkeit des Herzrhythmus durch Vagolyse. Konsumierende Allgemeinerkrankungen und Störungen des endokrinen Systems sowie kongenitale Defekte beim Down-Syndrom beeinflussen ebenfalls die Reaktion der Herzfrequenz auf eine Vagolyse (GAUSI 1980). Dosisabhängig wurden außerdem paradoxe Reaktionen gesehen: Nach Injektion geringer Mengen und langsamer intravenöser Anwendung wurde zunächst eine Verminderung der Sinusfrequenz beobachtet (BRISSE et al. 1978; DELIUS et al. 1975; DAS et al. 1975; REIFFEL et al. 1975). Zur Erklärung dieses Phänomens wird u.a. eine initiale Blockierung sympathischer Rezeptoren und eine Ausschüttung von Acetylcholin diskutiert. Der Mechanismus konnte bisher nicht eindeutig geklärt werden.

Im Vorhof wird eine Beschleunigung der Erregungsleitung erzielt und eine etwa 20%ige Verkürzung der Refraktärzeit (DHINGRA et al. 1975). Atropin reduziert die atriale Frequenz bei Vorhofflimmern und Vorhofflattern.

Die Region des AV-Knotens ist besonders reich mit vagalen Nervenendigungen versorgt; Atropin führt daher zu einer deutlichen Verkürzung des AH-Intervalls (NAVARRO LOPEZ et al. 1980). Auf die HV-Zeit hat es hingegen keinerlei Wirkung. Identische Effekte lassen sich bei retrograder Erregungsleitung nachweisen. In der AV-Knoten-Region erhöht Atropin die Automatiefrequenz; während in der unteren atrialen Region und den inferioren Anteilen des AV-Knotens ein deutlicher Anstieg der Spontanfrequenz nach Atropin nachweisbar ist, erweist sich die Substanz als ineffektiv auf das His-Bündel. Eine primäre bzw. direkte vagale Versorgung der ventrikulären Leitungsbahnen konnte bislang nicht nachgewiesen werden. Die ventrikuläre Flimmerschwelle ist jedoch deutlich abhängig von der gesamten autonomen Innervation und kann auch durch eine Vagolyse geändert werden (DAUCHOT u. GRAVENSTEIN 1976). Beim WPW-Syndrom wurde durch Beschleunigung der normalen AV-Leitung eine Normalisierung erzielt (SCHWEITZER u. MARK 1980). Hämodynamische Wirkungen nach Atropin wurden wiederholt nachgewiesen: Die Substanz führt zu einer deutlichen Zunahme der atrialen Inotropie (DAUCHOT u. GRAVENSTEIN 1976), zu einer frequenzabhängigen Steigerung des Herzzeitvolumens und einer Zunahme des arteriellen Blutdrucks (ROTMAN et al. 1972; SCHROEDER 1972; STUKKEY 1973). Der koronare Flow nimmt ebenfalls zu in Abhängigkeit vom Anstieg der Herzfrequenz. Bei Patienten mit koronarer Herzkrankheit kann es jedoch bei tachykarden Frequenzen durch eine Abnahme der prozentualen Diastolendauer zu einer Abnahme der Koronarperfusion kommen (CONRAD 1981). Echokardiographische Untersuchungen an Gesunden zeigten nach einem Anstieg der Herzfrequenz um etwa 80% unter Atropin eine signifikante Verminderung des enddiastolischen Volumen- und Schlagvolumen-Index, eine 37%ige frequenzbedingte Zunahme des Herzindex und 10%ige Abnahme der Auswurffraktion innerhalb des Normbereichs. Die systolische Faserverkürzungsgeschwindigkeit änderte sich nicht (AUTENRIETH et al. 1976). Eine Zunahme der ventrikulären Inotropie kann nach diesen Untersuchungen unter dem Einfluß von Atropin nicht angenommen werden.

Nebenwirkungen: Entsprechend der allgemeinen vagolytischen Wirkung des Atropins werden als unerwünschte Begleitwirkungen Akkommodationsstörungen beobachtet sowie eine verminderte Speichelsekretion mit Mundtrockenheit, Obstipation und Miktionsstörungen; als schwerste Komplikationen sind bei Patienten mit bislang asymptomatischer Steigerung des Augeninnendrucks die Auslösung eines Glaukomanfalls und bei Patienten mit Prostatahypertrophie eine akute Harnverhaltung nach Atropin möglich (BRISSE et al. 1979; GLEICHMANN et al. 1981). Im Einzelfall wurde bei älteren Patienten nach Atropinanwendung im Rahmen der Anästhesie eine Verlängerung der allgemeinen Sedierung beobachtet (SMITH et al. 1979).

Ipratropiumbromid. Die Substanz kann intravenös und oral angewendet werden. Die rasche i.v. Applikation von 0,5–1,0 mg führt nach 1–3 min zum vagolytisch bedingten Frequenzanstieg, der im Vergleich zu Atropin etwa doppelt so stark ist und deutlich länger anhält (BENDER et al. 1975; BRISSE 1981). Diese Unterschiedlichkeit im Vergleich zu Atropin wurde von sämtlichen Arbeitsgruppen nachgewiesen, in einem Fall jedoch lediglich in der Dosierung von 0,5 mg Ipratropiumbromid (FLOHR et al. 1979). Die Steigerung der Herzfrequenz betrug bei Sinusbradykardien im Durchschnitt 82%, bei Vorhofflimmern etwa 109%. Bei Patienten mit AV-Block II. und III. Grades resultierte eine Zunahme der Vorhoffrequenz um durchschnittlich 52%, der Kammerfrequenz um 59% (BRISSE 1981). Die Dauer der Medikamentenwirkung erwies sich bei gesunden Probanden als deutlich länger im Vergleich zu Patienten mit dem Syndrom des kranken Sinusknotens. Die halbmaximale Frequenzsteigerung dauerte in der ersten Gruppe mehr als 120 min, in der Gruppe der Bradykardien im Durchschnitt 45 min (BRISSE et al. 1978). Bei der oralen Therapie werden 3×10 bzw. 3×15 mg/24 h in regelmäßigen 8stündigen Intervallen verabreicht. Der zu erwartende Frequenzanstieg beträgt etwa 25–30% der maximalen Frequenzänderung nach intravenöser Applikation. Bestimmungen der Plasmaspiegel nach intravenöser Anwendung zeigten einen biphasischen Verlauf mit einer schnellen Phase ($t\ ^1/_2 = 16$ min) und einer langsamen 2. Phase von 3,6 h. Die Substanz wird bei peroraler Verabreichung zu etwa 32% resorbiert (ADLUNG et al. 1976). Diese Zahl wurde aus Vergleichen der Plasmaspiegel gesunder Probanden bei intravenöser und oraler Anwendung errechnet. Ipratropiumbromid wird teilweise metabolisiert: Der Anteil des unveränderten Wirkstoffs betrug bei oraler Applikation 24% und bei intravenöser 46% der Ausscheidung im Urin, die kumulative renale Ausscheidung nach peroraler Gabe 9,3%, nach intravenöser Anwendung 72,1%. Entsprechend werden mit den Fäzes 88,5% nach oraler und 6,3% nach intravenöser Anwendung ausgeschieden.

Nach der akuten intravenösen Anwendung läßt sich durch Ipratropiumbromid eine Steigerung der Reizbildung und Erregungsleitung entsprechend seinem vagolytischen Wirkungsspektrum nachweisen. Die Sinusfrequenz wird nach 0,5–1,0 mg i.v. im Durchschnitt um 50 bzw. 82% gesteigert, das PA-Intervall zeigt nach Medikation unter Stimulation eine geringere Zunahme als unter Ausgangsbedingungen; der Unterschied beträgt etwa 16%. Das AH-Intervall wird in Ruhe ebenfalls um 16% reduziert, unter Stimulationsfrequenz von 100/min um 17% verlängert im Vergleich zu 60% vor Medikation. Die Sinusknotenerholungszeit wird bei Frequenz 160 bzw. 130/min im Mittel um 36% reduziert, bei Stimulationsfrequenz 100/min um 60%. Der Eintritt der Wenckebach-Periodik kann bei normalem und pathologischem Ausgangsbefund zu höheren Stimulationsfrequenzen verschoben werden (GLEICHMANN et al. 1981; TANCZOS et al. 1977).

Entsprechend einer Verbesserung der AV-Überleitung wird auch bei Patienten mit bradykarder Kammerfrequenz bei Vorhofflimmern eine Zunahme dieser ventrikulären Frequenz erzielt, die im Mittel 109% erreicht (BENDER et al. 1975). Bei AV-Block II. und III. Grades nimmt die Vorhoffrequenz um durchschnittlich 52%, die Kammerfrequenz um 59% zu. Die Frequenzänderungen erweisen sich als abhängig von Faktoren, die die autonome kardiale Innervation verändern: Mit zunehmendem Lebensalter nimmt die Frequenzsteigerung nach Ipratropiumbromid ab; es besteht eine zirkadiane Rhythmik mit einem höheren Frequenzeffekt in den Nachmittagsstunden. Die Nebenwirkungen des Ipratropiumbromid entsprechen denen des Atropin.

II. Sympathikomimetika

Von den zahlreichen Substanzen dieser Gruppe stehen zur frequenzsteigernden Therapie bei Bradykardien im wesentlichen Adrenalin, Noradrenalin, Isoprenalin, Orciprenalin und Oxyfedrin zur Verfügung sowie Glucagon. Adrenalin und Noradrenalin entsprechen in ihrer Pharmakokinetik den körpereigenen Substanzen. Die Lösung der Konzentration 1:1000 (1 mg/ml) wird in der Verdünnung 1:10 mit physiologischer Kochsalzlösung appliziert (SCHEIDEGGER et al. 1979) und in einer initialen Dosis von 1–2 µg/kg/min angewandt.

Adrenalin. Die elektrophysiologischen Effekte sind auf die Stimulierung der Beta-1-Rezeptoren des Herzens zurückzuführen, die hämodynamischen Effekte werden durch die gleichzeitige Stimulierung auch der Alpha-Rezeptoren des kardiovaskulären Systems variiert. Die Wirkung besteht daher neben einem Anstieg der nomotopen und heterotopen Reizbildung und der Erregungsleitung in sämtlichen Abschnitten des Herzens in einer Vasodilatation, in einem Anstieg des Schlagvolumens und des Herzzeitvolumens. Der koronare Flow nimmt zu (SANCHEZ GONZALES 1980). In den einzelnen Organen werden die Änderungen der Durchblutung durch die Relation der vasokonstriktorisch wirksamen Alpha-Rezeptoren und der vasodilatierenden Beta-Rezeptoren bestimmt.

Noradrenalin. Die elektrophysiologische Wirkung ist von der Stimulierung der Beta-Rezeptoren des Herzens abhängig, die Alpha-Rezeptoren werden ebenfalls intensiv stimuliert. Auf diese Weise ist der chronotrope Effekt durch einen antagonistischen vagalen Reflex der Pressorezeptoren limitiert. Die Substanz ist daher nicht geeignet, bei Bradykardien infolge eines Karotissinusreflexes die Kreislaufinsuffizienz zu bessern (SANCHEZ GONZALEZ 1980). Noradrenalin führt zu einer Steigerung des Schlagvolumens durch eine Zunahme der myokardialen Kontraktilität. Die gleichzeitige Stimulierung der Alpha-Rezeptoren führt zu einer Steigerung des arteriellen Blutdrucks mit Zunahme der entsprechenden Organperfusion; von diesem Effekt sind Herzmuskel und Koronararterien ausgenommen.

Isoprenalin. Die Substanz kann intravenös und oral angewendet werden (Bender 1973). Bei intravenöser Gabe wird eine Verdünnung von 1:5000 bis 1:10000 appliziert bzw. von einer Lösung mit 1 mg Isoprenalin in 200 ml Dextroselösung etwa 1 ml/min. Die Wirkung beginnt unmittelbar nach der Injektion und endet ebenso rasch, da die Substanz wie körpereigene Katecholamine metabolisiert wird. Die Enzyme COMT (Catechol-O-Methyl-transferase) und MAO (Monoamin-oxydase) bauen Isoprenalin wie Adrenalin ab. Die Ausscheidung erfolgt renal. Bei sublingualer oraler Anwendung werden Tabletten von 10–20 mg alle 2–3 h erforderlich, so daß sie nur für eine vorübergehende Anwendung in Betracht kommt (Sanchez Gonzalez 1980; Sterz 1976).

Isoprenalin erhöht die Automatie der nomotopen und heterotopen Reizbildung durch eine beschleunigte Zunahme der Phase-4-Depolarisation (Sanchez Gonzalez 1980). Es fördert die Erregungsleitung in sämtlichen Strukturen des Herzens. Über die Stimulierung der Beta-Rezeptoren werden auch die hämodynamischen Wirkungen ausgelöst: eine Steigerung der Inotropie, eine Vasodilatation der Gefäße in zahlreichen Organen u.a. auch im Herzen und in der Niere. Durch beide Effekte – Zunahme der Inotropie und Vasodilatation – nimmt das Herzzeitvolumen zu. Der Anstieg des systolischen arteriellen Blutdrucks beruht auf einer Zunahme des Schlagvolumens.

Nebenwirkungen: Durch eine Stimulierung der nomotopen und heterotopen Reizbildung kann es zum Auftreten von Tachykardien, Tachyarrhythmien und anderen Rhythmusstörungen kommen. Es wird über die Symptome der gesteigerten Erregung in der Literatur berichtet: vermehrtes Schwitzen, Schweißausbrüche, Kopfschmerzen, Hautrötung, Übelkeit, Schwindel und gelegentlich pektanginöse Beschwerden. Unverträglichkeit besteht bei kombinierter Anwendung mit anderen Pharmaka, die das sympathische Nervensystem stimulieren und damit die Wirkung der angewandten Katecholamine potenzieren. Es sollte daher die gleichzeitige Anwendung von MAO-Hemmern unterbleiben und die potenzierende Wirkung von Kokain, trizyklischen Antidepressiva, Guanethidin und verschiedenen Inhalationsnarkotika beachtet werden.

Kontraindikationen sind in verschiedenen Situationen mit gesteigerter sympathischer Stimulation zu sehen wie Hyperthyreose, Phäochromozytom mit Frequenz- und Blutdruckschwankungen, Störungen des Kaliumstoffwechsels.

Orciprenalin. Die Substanz steht als 2%ige und 5%ige Lösung zur intravenösen Anwendung zur Verfügung; für die Einzelinjektion kommen etwa 250 µg in Betracht; diese Dosis ist jedoch in Abhängigkeit vom klinischen Bild sehr stark zu variieren. Unter der angegebenen Dosis wurden Frequenzänderungen von 7–82% der Ausgangsfrequenz gesehen, im Mittel 32% (Bender 1973; Chin Hock et al. 1975; Sanchez Gonzalez 1980), das Maximum der Wirkung ist nach 5 min erreicht, die Wirkung hält etwa 20 min an. Eine intravenöse Infusion kann mit 7–14 µg/min durchgeführt werden. Für die orale Anwendung steht ein Depot-Präparat zur Verfügung, so daß eine Wirkungsdauer bis zu 12 h nach einer Einzelapplikation erzielt werden kann (So u. Volger 1976). Mit dem Eintritt der Wirkung ist 40 min nach der Anwendung zu rechnen.

Die Wirkungen entsprechen den Beta-2-stimulierenden Effekten des Isoprenalin; die Substanz führt zu einer Stimulierung der Reizbildung und Erregungsleitung in sämtlichen Abschnitten (THORMANN 1981; SENGES et al. 1978). Durch eine Zunahme der Inotropie und periphere Vasodilatation erfolgt eine Steigerung des Schlagvolumens und Herzzeitvolumens sowie eine leichte Zunahme des systolischen Blutdrucks (SANCHEZ GONZALEZ 1980).

Die Nebenwirkungen am kardiovaskulären System entsprechen denjenigen des Isoprenalin. Über eine Tachyphylaxie wurde bislang nicht berichtet.

Oxyfedrin. Die Substanz kann als 2%ige Lösung zur intravenösen Injektion verwendet werden, außerdem in Form von Tabletten und Zerbeißkapseln für die orale Therapie. Die intravenöse Einzeldosis beträgt etwa 5–10 mg, die innerhalb von 1–2 min verabreicht werden kann. Der Wirkungseintritt ist in 3–5 min zu erwarten, die Maximalwirkung nach 5–10 min; sie hält länger als 30 min an. Eine i.v. Infusion in einer Dosis von 0,3 µg/kg/h kann angeschlossen werden (BRAUN et al. 1981; BENDER 1973; DIEWITZ 1974).

Zur oralen Therapie werden in 8stündigen Abständen 8–16 mg verabreicht.

Das Wirkungsspektrum entspricht einer kardialen Beta-Stimulation mit Zunahme der Reizbildung und Erregungsleitung sowie einer Steigerung der Inotropie. Unter der i.v. Infusion mit 0,3 µg/kg/h ließ sich z.B. eine 27%ige Frequenzsteigerung erzielen und eine Zunahme der AV-Leitungsgeschwindigkeit um 11%. Die Sinusknotenerholungszeit verkürzte sich hierbei um 36%, der Wenckebach-Punkt wurde um etwa 20% verschoben. Auf die Belastungsreaktion des Sympathikus wirkt Oxyfedrin synergistisch. Die Inotropie wird gesteigert.

Wirkungen und Nebenwirkungen sind im Vergleich zu Isoprenalin deutlich schwächer ausgeprägt.

Glucagon. Die Substanz kann ausschließlich parenteral verabreicht werden. Die erforderliche Dosis beträgt etwa 5 mg in 1–2 min (BENDER 1973; SANCHEZ GONZALEZ 1980). Bei einer anschließenden Infusion sollte etwa 1 mg/h zugeführt werden. Bei der intramuskulären Anwendung des Zink-Protamin-Glucagon werden 2- bis 3mal täglich 5–10 mg angewendet (STERZ 1976).

Wegen der erheblichen metabolischen und gastrointestinalen Nebenwirkungen wird das Präparat selten eingesetzt. Es ist auch zu berücksichtigen, daß die frequenzsteigernde Wirkung im Vergleich zu den übrigen Substanzen gering ist.

III. Biochemische Befunde zum Wirkungsmechanismus

Die Effektivität einer sympathomimetischen oder vagolytischen Behandlung wird nicht nur von den pharmakologischen Eigenschaften der Substanzen, sondern auch durch biochemische und pathobiochemische Faktoren des autonomen Nervensystems bestimmt (Abb. 2). Die Wirksamkeit einer vagolytischen und einer sympathomimetischen medikamentösen Behandlung beruht auf unterschiedlichen kardialen und nervalen Voraussetzungen, so daß die beiden therapeutischen Möglichkeiten nur bei einigen Indikationen Alternativen darstellen, sich bei anderen Krankheitsbildern durchaus ergänzen. Eine sympathomimetische Stimulation wird – zentral oder peripher kardial ausgelöst – durch eine Freisetzung von Transmittern, im wesentlichen Noradrenalin, vermittelt. Diese Substanz wird in sympathischen Speichergranula des Herzens und auch der

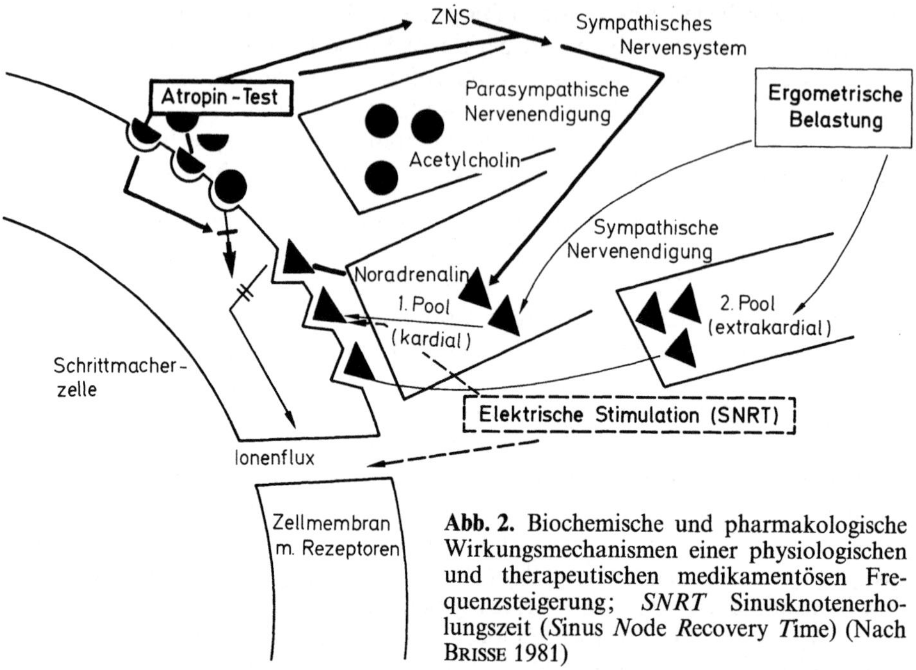

Abb. 2. Biochemische und pharmakologische Wirkungsmechanismen einer physiologischen und therapeutischen medikamentösen Frequenzsteigerung; *SNRT* Sinusknotenerholungszeit (*S*inus *N*ode *R*ecovery *T*ime) (Nach Brisse 1981)

übrigen Organe auf den entsprechenden Stimulus freigesetzt und gelangt über den synaptischen Spalt an die Effektorzellen, insbesondere die Schrittmacherzellen des Herzens. Eine hämatogene Zufuhr ist ebenfalls möglich. Die Anwendung von sympathomimetischen Pharmaka führt in vergleichbarer Weise über den Blutweg zu einer Anreicherung von Transmittern im synaptischen Spalt und Stimulierung der Beta-Rezeptoren an den Effektorzellen. Voraussetzung für die chronotrope und inotrope Wirkung dieser Substanzen ist daher die ungestörte Funktion der Rezeptoren und der nachgeordneten Enzymaktivierung des Adenylcyclase-Systems sowie der Ionenfluxe (Brisse 1981; Levy 1971).

Unter dem Einfluß von Acetylcholin wird die physiologische Freisetzung von Noradrenalin aus den Speichergranula gehemmt.

Eine Vagolyse führt daher neben einer Hemmung der Atropinwirkung an der Rezeptorzelle zu einer vermehrten Noradrenalinfreisetzung, so daß auch an dem vagolytischen Effekt indirekte sympathomimetische Wirkungen beteiligt sind (Levy u. Blattberg 1976; Löffelholz u. Muscholl 1970). Es ist zusätzlich zu bedenken, daß die positiv chronotrope Wirkung vagolytischer Substanzen in einem Antagonismus der vagalen Hemmung einer sympathischen Stimulation besteht. Die Steigerung der Herzfrequenz und Erregungsleitung nach Vagolyse wird daher wesentlich von der jeweiligen sympathischen Stimulation mitbestimmt. Es ist verständlich, daß der Frequenzanstieg nach Vagolyse nicht identisch sein kann mit der Frequenzwirkung verschiedener Sympathomimetika, und daß die Frequenzzunahme unter ergometrischer Belastung, die zu einer Katecholaminausschüttung in verschiedenen Organen wie auch der quergestreiften Muskulatur führt und hämatogen eine Stimulierung der kardialen Rezeptoren verursacht, sich von dem Frequenzanstieg nach Vagolyse deutlich unterscheidet.

Es läßt sich nachweisen, daß eine altersabhängige Abnahme der Katecholaminkonzentration in den Arealen des Sinusknotens, des AV-Knotens und des Ventrikelseptums besteht sowie im rechten und linken Herzohr. Bei sympathischer Stimulation ist daher eine reduzierte Freisetzung von Noradrenalin und eine verminderte Frequenzzunahme im Alter verständlich. Die Konzentration an c-AMP und c-GMP als second messenger weisen jedoch keine Veränderungen auf, so daß die Ansprechbarkeit auf exogen zugeführte Transmitter erhalten bleibt (Brisse 1981). Eine Vagolyse ist hingegen von der endogenen sympathischen Stimulation in ihrer Auswirkung u.a. abhängig, so daß mit zunehmendem Lebensalter durch eine Vagolyse ein geringerer prozentualer Frequenzanstieg erzielt werden kann. Während sich in dem Patientenkollektiv mit einem durchschnittlichen Lebensalter von 28 Jahren und einem Alter von weniger als 40 Jahren eine Frequenzsteigerung von etwa 35,6% erzielen ließ, lag bei Patienten im Alter von 60–75 Jahren, im Durchschnitt 67,1 Jahre, die Frequenzzunahme im Mittel bei 17,5%.

Eine zirkadiane Rhythmik der autonomen Innervation führt auch zu einer Änderung der medikamentösen Wirkungen. Da in den Nachmittagsstunden ein erhöhter Vagotonus besteht, wird die vagolytische Frequenzsteigerung in diesen Nachmittagsstunden von einem prozentual höheren Frequenzanstieg begleitet, verglichen mit den Frequenzänderungen in den frühen Morgenstunden.

C. Klinische Anwendung frequenzsteigernder Pharmaka

I. Akute bradykarde Rhythmusstörungen

1. Synkopen unbekannter Genese/Synkopen reflektorischer Genese

In der akuten Notfallsituation kann die Ursache einer Bradykardie bzw. einer Asystolie häufig nicht geklärt werden. Die Behandlung hat daher zunächst rein symptomatischen Charakter. Koronare Herzkrankheit mit akutem Koronarverschluß und reflektorische Synkopen führen am häufigsten zu derartigen Notfallsituationen. Für die medikamentöse Behandlung kommt unter diesen Bedingungen zunächst Atropin in Betracht, das rasch intravenös angewandt werden sollte. Auf eine ausreichend hohe Dosierung muß besonders hingewiesen werden, um paradoxe Effekte zu vermeiden (Iseri et al. 1978; Humphries 1974; Massumi et al. 1972; Scheppokat et al. 1968) (Abb. 3).

Bei Sinusbradykardien, nodalen und ventrikulären Ersatzrhythmen stellt die Atropinbehandlung das Mittel der ersten Wahl dar. Bei ventrikulärer Asystolie und bei unzureichendem therapeutischem Effekt nach Atropingabe wird ein Sympathomimetikum intravenös angewandt, Isoprenalin oder Orciprenalin (Ahlquist 1973; Humphries 1974). Für die Behandlung der totalen Asystolie mit seltenen verbreiterten QRS-Komplexen wird die Anwendung von Adrenalin empfohlen (Humphries 1974).

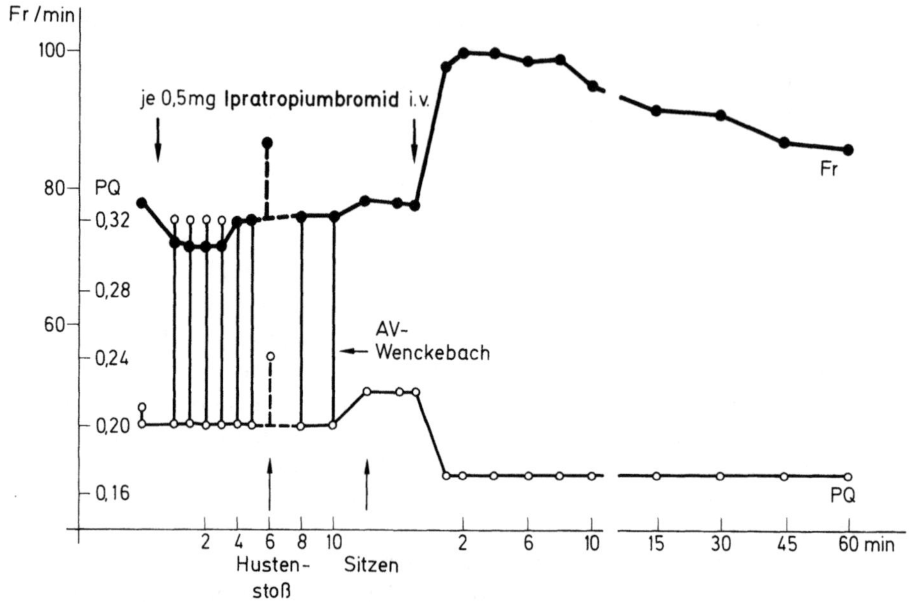

Abb. 3. Paradoxe Reaktion nach Vagolyse: AV-Überleitungsstörung bei geringer Dosierung, Normalisierung nach Dosissteigerung

Besteht Anhalt für eine reflektorische Genese der Bradykardie oder Asystolie, wie z.B. bei diagnostischen und therapeutischen Eingriffen im Bereich des Ösophagus, bei Hiatushernien, Irritation des Karotissinus und gelegentlich Überblähung des Magens (z.B. bei Luftinsufflation), so kommt ausschließlich die Anwendung von Atropin oder Ipratropiumbromid in Betracht (GRUETZMACHER et al. 1978; KENIGSBERG et al. 1972; MARKS u. THURSTON 1977; STANLEY u. PFISTER 1976).

2. Herzinfarkt

Die Behandlung von Bradykardien bei frischem Herzinfarkt hat in besonderer Weise die hohe Spontanvariabilität dieser Rhythmusstörungen zu berücksichtigen und hämodynamische Auswirkungen einer Frequenzänderung, die aufgrund klinischer Erfahrungen u.a. von der Lokalisation des Herzinfarkts abhängt. Die Indikation zur Therapie ist daher besonders streng zu stellen.

Die besten Erfolge werden bei inferioren und dorsalen Herzinfarkten erzielt. Eine Behandlungsindikation besteht zwingend bei einem Bradykardie-Hypotonie-Syndrom mit ventrikulären Frequenzen unter 60/min und systolischen Blutdruckwerten unter 100 mmHg. In diesen Fällen ist nach Atropin oft eine rasche Besserung zu sehen, die sich nicht nur auf den Frequenzanstieg bezieht, sondern auch auf eine Zunahme des systolischen Blutdrucks. Die ektopen ventrikulären Zentren werden besonders wenig stimuliert, so daß auch relativ selten ventrikuläre Ektopien unter dieser Behandlung auftreten. In der überwiegenden Zahl der Patienten wurde von einem gegenteiligen Effekt, also von einer Verminderung ventrikulärer Rhythmusstörungen unter Frequenzanstieg berichtet.

Bei unzureichender Wirkung kommen Sympathikomimetika zur Anwendung, insbesondere Isoprenalin und Orciprenalin, selten Adrenalin. Selbst bei Auftreten eines hochgradigen oder kompletten AV-Blocks wird primär Atropin empfohlen wegen der geringeren arrhythmogenen Wirkung, evtl. schließt sich eine sympathomimetische Therapie an. Eine zusätzliche intravenöse Hydrocortisol-Anwendung wird von zahlreichen Autoren empfohlen.

Mit dem Auftreten von Komplikationen, insbesondere mit einer Zunahme ventrikulärer Ektopien und Kammerflimmern muß insbesondere bei Patienten mit insuffizientem linkem Ventrikel gerechnet werden. Diese Patienten können unter Frequenzanstieg eine Zunahme der linksventrikulären Funktionsstörung aufweisen mit Zunahme auch der elektrischen Instabilität und ventrikulärer Rhythmusstörungen (BENDER 1973; CARP et al. 1979; CHADDA et al. 1975; CHADDA et al. 1978; EPSTEIN et al. 1972; GAZES 1971; KLEIN et al. 1975; LUNDE 1976; MARRIOTT 1968; RICHMAN 1974; THOMAS u. WOODGATE 1966; WARREN u. LEWIS 1976).

3. Metabolische und toxische Bradykardien

Bei metabolischen Veränderungen im Zusammenhang mit dem Auftreten von Bradykardien sollte eine medikamentöse Therapie möglichst nur in der Akutphase eingesetzt werden. Gelegentlich erfordern allerdings die irreversiblen Veränderungen am Reizbildungs- und Erregungsleitungssystem eine Dauertherapie.

Zerebrale Hypoxien sowie Alkalosen und Azidosen verschiedener Genese gehören zu den häufigsten Ursachen. In dieser Situation muß mit einer veränderten Ansprechbarkeit auf Vagolytika und Sympathikomimetika gerechnet werden. Es ist eine verminderte Ansprechbarkeit der sympathischen Rezeptoren bei Störungen des Säure-Basen-Stoffwechsels nachgewiesen. Es empfiehlt sich daher primär ein Therapieversuch mit Atropin, bei unzureichendem Effekt mit Orciprenalin oder evtl. Oxyfedrin. Insbesondere bei der letztgenannten Gruppe ist eine vorsichtige einschleichende Dosierung zu empfehlen, da mit tachykarden Arrhythmien zu rechnen ist.

Die Indikation zur passageren Schrittmacherindikation ist aufgrund der unterschiedlichen Symptomkonstellation sehr variabel, so daß eine generelle Therapieempfehlung nicht gegeben werden kann.

Unter den toxisch bedingten Bradykardien sind vorwiegend Digitalisintoxikationen für eine medikamentöse Behandlung geeignet: Da sie über einen ausgeprägten cholinergen Stimulationseffekt zustande kommen, ist Atropin oder generell ein Vagolytikum das Mittel der Wahl. Zusätzlich kann Orciprenalin gegeben werden (WEISSLER u. WARREN 1974; WITZEL u. SOBALLA 1973).

II. Chronische bradykarde Rhythmusstörungen

1. Sinusbradykardien

Für die Behandlung der chronischen Sinusbradykardie kommen sowohl Vagolytika wie Sympathikomimetika in Betracht. Von beiden Präparategruppen stehen Pharmaka mit ausreichender Bioverfügbarkeit und Wirkungsdauer zur Verfügung. Aus der Gruppe der Vagolytika kann Ipratropiumbromid in 8stündigen Abständen angewandt werden; die Applikation von Atropinsulphat in etwa 3stündigen Intervallen hat sich in der Praxis als unbrauchbar erwiesen. Eine sympathomimetische Therapie kann mit Depot-Orciprenalin in 8–12stündigen Intervallen erfolgen sowie mit Oxyfedrin ebenfalls in 8stündigen Abständen. Eine ausreichende Frequenzsteigerung ist prinzipiell mit beiden Präparategruppen möglich. Die Beachtung der unterschiedlichen Nebenwirkungen und Kontraindikationen entscheidet, ob beide Präparategruppen oder ausschließlich eine in Betracht kommen (BRISSE 1981; KIKIS et al. 1981; THORMANN 1977; SO u. VOLGER 1976).

2. AV-Leitungsstörungen

Für Sympathikomimetika konnte gezeigt werden, daß eine Beschleunigung der Erregungsleitung in sämtlichen Abschnitten des Leitungssystems erfolgt, während unter einer Vagolyse nur das AH-Intervall verkürzt wird. Vagolytika können daher in der Langzeittherapie nur bei Störungen oberhalb des His-Bündels in Betracht kommen, falls eine Normalisierung der AV-Leitung durch die medikamentöse Therapie erzielt werden soll. Bei Blockierung unterhalb dieser Region kann unter Vagolyse eine Anhebung der Frequenz des tertiären Zentrums erfolgen.

Sympathikomimetika mit ausreichender Wirkungsdauer – Orciprenalin und Oxyfedrin – verkürzen sowohl das AH- wie das HV-Intervall; sie können daher grundsätzlich bei sämtlichen AV-Leitungsstörungen eingesetzt werden. Engmaschige Kontrollen des Therapieeffekts sind in jedem Fall erforderlich (BRISSE 1981; DE LOS ARCOS et al. 1980; GLEICHMANN et al. 1981; THORMANN 1977).

3. Ektope supraventrikuläre Rhythmen mit bradykarder AV-Leitung

Für die orale Langzeitbehandlung kommt als Vagolytikum Ipratropiumbromid und als Sympathikomimetikum Orciprenalin oder Oxyfedrin in Frage. Wegen der besonders häufigen Kombination mit tachykarden Rhythmusstörungen ist in diesem Fall dem Vagolytikum zunächst der Vorzug zu geben. Bei unzureichendem Therapieeffekt oder Kontraindikationen kommen für die orale Langzeittherapie Orciprenalin und evtl. Oxyfedrin in Betracht (BRAUN et al. 1981; BRISSE 1981; CHIN HOCK et al. 1975; GLEICHMANN et al. 1981; SO u. VOLGER 1976).

III. Bradykardie-Tachykardie-Syndrom

Die Behandlung dieses Syndroms kann nur relativ selten ausschließlich auf medikamentöser Basis durchgeführt werden. Nur unter klinischer Kontrolle sollte eine vagolytische oder sympathikomimetische Therapie versucht werden. Die Vagolytika sind in diesem Fall vorzuziehen, da sie in geringerem Ausmaß die ektopen tachykarden Zentren stimulieren und die posttachykarden vagalen Aktivitätssteigerungen hemmen. Eine kontrollierte Therapieeinstellung mit Ipratropiumbromid kann im Einzelfall in Erwägung gezogen werden (GOEL u. HAN 1970).

D. Abgrenzung der medikamentösen Therapie zur Schrittmacherversorgung bei bradykarden Rhythmusstörungen

Sinusbradykardie. In der Akutbehandlung einer Sinusbradykardie sollte nach Feststellung der Therapiepflichtigkeit grundsätzlich zunächst ein medikamentöser Therapieversuch gemacht werden, da auf diese Weise akut und auch unter Notfallbedingungen bei 70–80% der Patienten eine ausreichende Frequenz und Hämodynamik wiederhergestellt werden können. Als Erstmaßnahme sollte Atropin in einer Dosis von 0,5–1,0 mg gegeben werden, die folgende Maßnahme besteht in der Anwendung von Isoproterenol. Wird ein ausreichender medikamentöser Therapieeffekt erzielt, so kann grundsätzlich eine orale medikamentöse Behandlung angeschlossen werden. Sowohl für Ipratropiumbromid wie für Depot-Orciprenalin konnte der Nachweis einer ausreichenden Langzeitwirkung geführt werden. Bei unzureichender medikamentöser Frequenzstimulation kommt nur die Implantation eines Herzschrittmachers in Betracht. Bei Patienten mit Vorderwandinfarkt und AV-Leitungsstörungen bzw. AV-Block und einer Kammerfrequenz unter 50/min kommt ausschließlich diese Schrittmacherversorgung in Frage. Eine temporäre Schrittmacheranwendung ist bei unzureichendem medikamentösem Effekt insbesondere bei Bradykardien nach akutem Herzinfarkt durchzuführen, die mit AV- und IV-Leitungsstörungen kombiniert sind sowie ventrikulären Tachykardien. In der akuten Situation ist lediglich die Applikation eines ventrikulären Schrittmachers routinemäßig möglich. Diese Maßnahme der ventrikulären Stimulation ist relativ häufig mit einer Abnahme des Herzzeitvolumens verbunden, so daß die Indikation besonders kritisch erwogen werden muß.

Isoproterenol führt neben einer Steigerung der Herzfrequenz zu einer Zunahme des Herzzeitvolumens und Steigerung der Inotropie. Hiermit ist eine Zunahme des myokardialen Sauerstoffverbrauchs verbunden und – zumindest im Tierversuch erwiesen – eine Vergrößerung des Infarktareals. Insgesamt ist daher die Anwendung von Isoproterenol wohl nur beim Bradykardie-Hypotonie-Syndrom indiziert und die primäre Schrittmacherversorgung bei Bradykardien im akuten Verlauf eines Vorderwandinfarkts durchzuführen. Medikamentöse Maßnahmen kommen durchaus zur Überbrückung bis zur Schrittmachertherapie in Frage (AVENHAUS 1969; BENDER et al. 1975; FROER 1976; HUNT 1973; MEYER 1972).

In der chronischen Behandlung von Sinusbradykardien wurde sowohl für Ipratropiumbromid wie für Depot-Orciprenalin eine ausreichende Frequenzsteigerung nachgewiesen, es kann mit einer durchschnittlichen Frequenzsteigerung von 10–30% gerechnet werden. Eine Altersabhängigkeit der Medikamentenwirkung und zirkadiane Einflüsse können die medikamentöse Wirkung variieren. Zusätzlich ist gerade bei zunehmendem Lebensalter und Anwendung weiterer Medikamente die sehr unterschiedliche Compliance der Patienten zu berücksichtigen, so daß bei synkopalen Ereignissen in der Anamnese grundsätzlich der Schrittmachertherapie der Vorzug zu geben ist (BRISSE 1981; GLEICHMANN et al. 1981; THORMANN 1981; TANCZOS et al. 1977; TRIEB et al. 1979).

AV-Leitungsstörungen. AV-Blockierungen I. und II. Grades vom Typ Mobitz I können im allgemeinen medikamentös beeinflußt werden. Für die Behandlung des AV-Blocks II. Grades vom Typ Mobitz II und den AV-Block III. Grades mit klinischer Symptomatik kommt nur die Versorgung mit einem Schrittmacher in Betracht. Patienten mit einem Adams-Stokes-Anfall in der Anamnese sollten grundsätzlich einen Schrittmacher erhalten. Im Rahmen eines akuten Herzinfarkts sollten auch grenzwertige Bradykardien mit gleichzeitigem Auftreten eines bilateralen inkompletten Schenkelblocks Anlaß zur passageren Stimulation sein, da bei diesen Patienten relativ häufig komplette AV-Blockierungen und Synkopen zu erwarten sind.

Komplette AV-Blockierungen III. Grades bei akutem Hinterwandinfarkt sind relativ häufig innerhalb von 14 Tagen rückbildungsfähig, so daß nicht vor Ablauf dieser Frist der passagere Herzschrittmacher durch einen permanenten ersetzt werden sollte (BECK u. HOCHREIN 1977; DANZIG 1972; HAN 1976).

AV-Blockierungen traumatischer Genese, z.B. totale AV-Blocks nach Herzoperationen weisen ebenfalls eine hohe Rückbildungsrate auf. Bei etwa 75% der Patienten normalisiert sich die AV-Überleitung innerhalb der nächsten 4 Wochen (SCHEPPOKAT et al. 1968). Es kommen daher zunächst medikamentöse Maßnahmen in Betracht, nur bei unzureichendem Effekt eine Schrittmacherversorgung.

Reflektorische Bradykardien und AV-Überleitungsstörungen, wie sie beim Karotissinus-Syndrom auftreten, werden wesentlich durch einen erhöhten Vagotonus hervorgerufen. Die akute Therapie der ersten Wahl besteht daher in der Anwendung eines Vagolytikums z.B. Atropin i.v. bzw. Ipratropiumbromid oral. Hiermit werden sowohl die vagalen kardialen elektrischen wie die vasalen Effekte aufgehoben. Die Anwendung eines Herzschrittmachers ist grundsätzlich zur Vermeidung der Synkopen in der chronischen Therapie unerläßlich. Im Einzelfall kann zusätzlich eine vagolytische Therapie der vasalen Komponente erforderlich sein (LIU u. LEE 1972; SCHOLLMEYER 1971).

Bei einer bradykarden Herzinsuffizienz besteht vor Beginn der Digitalisierung häufig die Frage nach der Notwendigkeit einer Schrittmacherimplantation. Diese ist nicht in allen Fällen zu bejahen, sondern von dem jeweiligen klinischen Bild und Verlauf abhängig zu machen. Mit Zunahme der Herzleistung kann eine Besserung auch der elektrischen kardialen Eigenschaften eintreten oder zumindest keine Zunahme der Bradykardien und AV-Leitungsstörungen. Es wurden jedoch auch bedrohliche Bradykardien unter der Digitalisierung nachgewiesen. Eine Therapieeinstellung unter klinischer Überwachung ist daher erforderlich. Ein Vagolytikum kann den cholinergen Effekt der Digitalisierung reduzieren; diese Maßnahme kommt jedoch schon wegen der unvollständigen Compliance nur vorübergehend in Betracht (BRISSE et al. 1981; GREUNER-SIGUSCH 1978; HEIMBURG 1981; LÜDERITZ 1979).

Bradykardie-Tachykardie-Syndrom. Beim kombinierten Auftreten von bradykarden und tachykarden Herzrhythmusstörungen ist nur unter klinischen Kontrollbedingungen ein medikamentöser Therapieversuch mit einem Vagolytikum oder Sympathikomimetikum möglich, da das Risiko einer Zunahme der Tachykardien nicht abgeschätzt werden kann. In wenigen Fällen gelingt durch die medikamentöse Frequenzanhebung eine Reduzierung oder gar Beseitigung auch der Tachykardien, so daß in der Regel die kombinierte Anwendung einer Schrittmacherversorgung und einer antitachykarden medikamentösen Behandlung durchzuführen ist (Aroesty et al. 1974; Beller et al. 1971; Bleifeld et al. 1974; Conde et al. 1973; Lüderitz 1979; Rubenstein et al. 1972).

Literatur

Adlung J., Hoehle KD, Zeren S, Wahl D (1976) Untersuchungen zur Pharmakokinetik und Biotransformation von Ipratropiumbromid am Menschen. Arzneim Forsch 26:1005–1010

Ahlquist RP (1973) Isoproterenol in cardiology. Am Heart J 86:149–151

Aldrete JA, Clapp HW, Weber M (1969) Transurethral resection with subarachnoidal block. JAMA 208:1012–1013

Andrews EJ (1977) Severe adverse reactions to contrast media: A simplified means of recognition and treatment. South Med J 70:1440–1441

Aroesty JM, Cohen SI, Morkin E (1974) Bradycardia-tachycardia syndrome: results in twenty-eight patients treated by combined pharmacologic therapy and pacemaker implantation. Chest 66:257–263

Autenrieth G, Angermann Ch, Bolte H-D (1976) Echokardiographische Funktionsdiagnostik des Herzens. Untersuchungen unter dem Einfluß von Atropin. Herz/Kreisl 8:510–517

Avenhaus H (1969) Medikamentöse Behandlung von Patienten mit atrio-ventrikulärer Blockierung und nach Schrittmacherimplantation. Med Klin 63:2112–2118

Beck OA, Hochrein H (1977) Behandlung von Bradykardie und Leitungsblockierungen bei akutem Herzinfarkt. Dtsch Med Wochenschr 102:21–23

Beller B, Trevino A, Talley R, Cutler P (1971) Refractory supraventricular arrhythmias in the elderly. Treatment with permanent demand pacing and cardiac drugs. JAMA 215:589–594

Bender F (1973) Medikamentöse Therapie der bradykarden Rhythmusstörungen. Intensivmedizin 10:126–133

Bender F, Hartmann Ch, Brisse B, Wichmann B (1975) Therapie der Bradykardie mit einem Atropinester. Z Kardiol 64:329–334

Bleifeld W, Rupp M, Fleischmann D, Effert S (1974) Syndrom des kranken Sinusknotens. Dtsch Med Wochenschr 99:795–802

Braun V, Hombach HW, Hoepp HW, Loosen A, Behrenbeck DW, Tauchert M, Hilger HH (1981) Das elektrophysiologische Wirkprofil von Oxyfedrin. Herz/Kreisl 5:215–223

Breithardt G, Seipel L (1978) Funktionsanalyse des Sinusknotens. In: Seipel L (Hrsg) His-Bündel-Elektrographie und intrakardiale Stimulation. Thieme, Stuttgart, S 153–193

Brisse B (1981) Therapie bradykarder Rhythmusstörungen. In: Lüderitz B (Hrsg) Ventrikuläre Herzrhythmusstörungen. Springer, Berlin Heidelberg New York, S 104–114

Brisse B, Bender F, Dormann H, Guelker H (1978) Vergleichende Untersuchungen zum Verhalten des Herzrhythmus und kasuistische Beobachtungen nach der Anwendung des Atropinesters Ipratropiumbromid und Ergometrie. Therapiewoche 28:8554–8559

Brisse B, Bender F, Gülker H, Bramann H, Neumann K, Tigges A (1979) Medikamentöse Therapie der Bradykardien. Int Welt 3:67–75

Brisse B, Bender F, Hamel E (1981) Anwendung von Digoxin bei bradykarden Herzrhythmusstörungen. Therapiewoche 31:5429–5432.

Burchell HB (1971) Modes of therapy of bradycardia. Bull NY Acad Med 47:1011–1024

Bush WH, Mullarkey MF, Webb DR (1980) Adverse reactions to radiographic contrast material. West J Med 132:95–98

Carp C, Campeanu A, Plesea O, Calugaru V (1979) Beneficial and adverse effects of atropine in patients with acute myocardial infarction. Med Intern 17:9–2

Chadda K, Lichstein E, Gupta P, Choy R (1975) Bradycardia-hypotension syndrome in acute myocardial infarction. Am J Med 59:158–164

Chadda K, Lichstein E, Gupta P, Kourtesis P (1978) Effects of atropine in patients with bradyarrhythmia complicating myocardial infarction. Am J Med 63:503–510

Chin Hock L, Toh ChCS, Oon Teik K (1975) Clinical trial of orciprenaline in bradyarrhythmias. Singapore Med J 16:100–105
Chung EK (1974) Rationale of drug therapy. Singapore Med J 14:325–333
Conde CA, Leppo J, Lipski J, Stimmel B, Litwak R, Donoso E, Dack S (1973) Effectiveness of pacemaker treatment in the bradycardia-tachycardia syndrome. Am J Cardiol 32:209–214
Conrad KA (1981) Effects of atropine on diastolic time. Circulation 63:371–377
Cooper MJ, Abinader (1979) Atropine induced ventricular fibrillation: Case report and review of the literature. Am Heart J 97:225–228
Cooper JA, Frieden J (1969) Atropine in the treatment of cardiac disease. Am Heart J 78:124–127
Danzig R (1972) Treatment of arrhythmias associated with acute myocardial infarction. Nebr Med J 56:474–475
Das G, Talmers FN, Weissler (1975) New observations on the effects of atropine on the sinoatrial and atrioventricular nodes in man. Am J Cardiol 36:281–285
Dauchot P, Gravenstein JS (1976) Bradycardia after myocardial infarction and its treatment with atropine. Anesthesiology 44:501–518
Delius W, Wirtzfeld A, Sebening H, Blömer H (1975) Bedeutung der Sinusknotenerholungszeit beim Sinusknotensyndrom. Dtsch Med Wochenschr 45:2305–2313
De Los Arcos E, Lopez Merino V, Ruiperez JA, Sobrino JA, Sowton E, Tavazzi (1980) Diagnosis and treatment of atrioventricular block. In: Bayes A, Cosin J (eds) Diagnosis and treatment of cardiac arrhythmias. Pergamon Press, Oxford New York Toronto Sydney Paris Frankfurt, pp 391–463
Dhingra RC, Wyndham C, Amat-y-Leon F, Denes P, Wu D, Rosen KM (1975) Sinus nodal responses to atrial extrastimuli in patients without apparent sinus node disease. Am J Cardiol 36:445–453
Diewitz M (1974) Erregungsbildung, Erregungsleitung und myokardiale Erregbarkeit des menschlichen Herzens unter Oxyfedrinbehandlung bei bradykarden Rhythmusstörungen. Med Klin 69:806–813
Dighton DH (1975) Sinoatrial block. Autonomic influences and clinical assessment. Br Heart J 37:321–325
Dreifus LS (1971) Cardiac arrhythmias. Pa Med 74:43
Ehlers KH (1974) Supraventricular and ventricular dysrhythmias in infants and children. Cardiovasc Clin 4:59–84
Epstein SE, Redwood DR, Smith ER (1972) Atropine and acute myocardial infarction. Circulation 45:1273–1278
Flohr E, Bischoff KO, Hager W (1979) Zur Wirkung des Atropinderivats Ipratropiumbromid (SCH 1000) bei bradykarden Herzrhythmusstörungen. Med Welt 30:292–297
Fowler NO (1970) Sinus bradycardia and sinus tachycardia. Mod Treat 7:22–30
Froer KL (1976) Therapie des akuten Herzinfarktes und seiner Komplikationen. Wien Med Wochenschr 125:197–201
Gausi C (1980) Sinus node disease (Sick sinus syndrome). In: Bayes A, Cosin C (eds) Diagnosis and treatment of cardiac arrhythmias. Pergamon Press, Oxford New York Toronto Sydney Paris Frankfurt, pp 577–664
Gazes PC (1971) Treatment of acute myocardial infarction. Postgrad Med 48:141–145
Gill MA, Miscia VF, Gourley DR (1976) The treatment of common cardiac arrhythmias. J Am Pharm Assoc 16:20–29
Gleichmann U, Trieb G, Mertens HM, Mannebach H (1981) Ipratropiumbromid (SCH 1000) bei Bradykardie. In: Lüderitz B (Hrsg) Ventrikuläre Herzrhythmusstörungen. Springer, Berlin Heidelberg New York, S 115–120
Glick G, Braunwald E (1965) Relative roles of the sympathetic and parasympathetic nervous system in the reflex control of the heart rate. Circulation Res 16:363–375
Goel BG, Han J (1970) Atrial ectopic activity associated with sinus bradycardia. Circulation 42:853–858
Goldstein RE, Karsh RB, Smith ER, Orlando M, Norman D, Farnham G, Redwood DR, Epstein SE (1973) Influence of atropine and of vagally mediated bradycardia

on the occurence of ventricular arrhythmias following acute coronary occlusion in closed-chest dogs. Circulation 47:1180–1190
Greuner-Sigusch Ph (1978) Die medikamentöse Therapie bradykarder Rhythmusstörungen. Ther Ggw 117:565–572
Gruetzmacher J, Horstkotte W, Kitzing J (1978) Synkopale Anfälle beim Schlucken. Med Klin 73:1218–1220
Han J (1976) Management of cardiac arrhythmias. Am Fam Physician 13:128–138
Hartl O, Clodi PH (1975) Zur Therapie von Herzrhythmusstörungen. Wien Z Inn Med 54:384–398
Heimburg P (1981) Therapie der bradykarden Herzinsuffizienz. Therapiewoche 31:529–535
Humphries J (1974) Treatment of nontraumatic cardiac emergencies. Postgrad Med 55:159–165
Hunt D (1973) Bradycardia in acute myocardial infarction. Aust NZJ Med 3:205–213
Iseri LT, Humphrey SB, Siner EJ (1978) Prehospital brady-asystolic cardiac arrest. Ann Intern Med 88:741–745
Kenigsberg K, Boris M, Joseph P, Datlof P (1972) Reflex bradycardia after transoesophageal fistula repair. Surgery 71:125–129
Kerkovits G, Buday G (1975) Zur Behandlung der herzinfarktbedingten Bradyarrhythmien. Verh Dtsch Ges Kreislaufforsch 41:368–371
Kikis D, Esser H, Heinrich K (1981) Einfluß von Ipratropiumbromid SCH 1000 auf die Herzfrequenz und Hämodynamik bei Sinusbradykardien. Herz/Kreisl 5:224–227
Klein MD, Barret J, Ryan TJ, Flessas TJ (1975) Atropine dose in acute myocardial infarction in man. Cardiology 60:193–205
Klepzig H (1974) Therapeutisches Vorgehen bei Bradykardie. Med Klin 69:1489–1492
Knoebel SB, McHenry PL, Philips JF, Widlansky S (1974) Atropine induced cardioacceleration and myocardial blood flow in subjects with and without coronary artery disease. Am J Cardiol 33:327–336
Kounis NG, Chopra RK (1974) Atropine and bradycardia after myocardial infarction. Ann Intern Med 81:117–118
Lemberg L, Castellanos A, Arcebal A, Iyengar RNV (1971) The treatment of arrhythmias following acute myocardial infarction. Med Clin North Am 55:273–293
Levy MN (1971) Sympathetic-parasympathetic interactions in the heart. Circ Res 29:437–445
Levy MN, Blattberg B (1976) Effect of vagal stimulation on the overflow of norepinephrine into the coronary sinus during cardiac sympathetic nerve stimulation in the dog. Circ Res 38:81–85
Liu CK, Lee JY (1972) Cardiac arrhythmias in anesthesia and in acute myocardial infarction. Int Anesthesiol Clin 10:67–79
Löffelholz K, Muscholl E (1970) Inhibition by parasympathetic nerve stimulation of the release of the adrenergic transmitter. Naunyn Schmiedebergs Arch Pharmacol 267:181–184
Lüderitz B (1979) Elektrische Stimulation des Herzens. Springer, Berlin Heidelberg New York, S 58–114
Lunde P (1976) Ventricular fibrillation after intravenous atropine for treatment of sinus bradycardia. Acta Med Scand 199:369–371
Malliani A, Schwartz PJ, Zanchetti A (1980) Neural mechanisms in life-threatening arrhythmias. Am Heart J 100:705
Marks P, Thurston JGB (1977) Sinus bradycardia with hiatus hernia. Am Heart J 93:30–32
Marriott HJL (1968) Management of cardiac dysrhythmias complicating acute myocardial infarction. Geriatrics 23:147–156
Massumi RA, Mason DT, Amsterdam EA, DeMaria A, Miller RR, Scheinman MM, Zelis R (1972) Ventricular fibrillation and tachycardia after intravenous atropine for treatment of bradycardias. N Engl J Med 287:336–338
Meyer J (1972) Therapie der bradykarden Herzinsuffizienz. Intensivmedizin 9:192–200

Navarro Lopez F, Tubau J, Sanz G, Betriu A (1980) Vagolytic agents. In: Bayes A, Cosin J (eds) Diagnosis and treatment of cardiac arrhythmias. Pergamon Press, Oxford New York Toronto Sydney Paris Frankfurt, pp 981–994

Pantridge JF, Geddes JS (1976) Diseases of the cardiovascular system. Management of acute myocardial infarction. Br Med J 2:168–170

Pantridge JF, Geddes JS, Webb SW, Adgey AAJ (1974) Atropine and infarction bradycardia. Ann Intern Med 81:125–126

Redwood DR, Smith ER, Epstein SE (1972) Coronary artery occlusion in the conscious dog. Effects of alteration of heart rate and arterial pressure on the degree of myocardial ischemia. Circulation 46:323–332

Reiffel JA, Bigger JT, Giardina EGV (1975) Paradoxical prolongation of sinus nodal recovery time after atropine in the sick sinus syndrome. Am J Cardiol 36:98–104

Richman S (1974) Adverse effect of atropine during myocardial infarction. JAMA 228:1414–1416

Rotman M, Wagner GS, Wallace AG (1972) Bradyarrhythmias in acute myocardial infarction. Circulation 45:703–722

Rubenstein JJ, Schulman CJ, Yurchalk PM, DeSanctis RW (1972) Clinical spectrum of the sick sinus syndrome. Circulation 46:5–13

Sanchez Gonzalez A (1980) Sympathomimetic treatment. In: Bayes A, Cosin J (eds) Diagnosis and treatment of cardiac arrhythmias. Pergamon Press, Oxford New York Toronto Sydney Paris Frankfurt, pp 967–979

Sandoe E, Flensted-Jensen E (1969) Adams-Stokes seizures in patients with attacks of both tachy- and bradycardia, a therapeutical challenge. Acta Med Scand 186:111–116

Sanz G, Salvador MJ, Magrina J, Saenz L, Betriu A, Navarro Lopez F (1980) Sinus node disease and myocardial infarction. In: Bayes A, Cosin J (eds) Diagnosis and treatment of cardiac arrhythmias. Pergamon Press, Oxford New York Toronto Sydney Paris Frankfurt, pp 489–509

Scheidegger D, Selleger Ch, Rutishauser W (1979) Traitement de la defaillance cardiaque aigue. Ther Umsch 36:1026–1030

Scheppokat KD, Rodewald G, Saborowski F, Westermann KW (1968) Die schweren bradykarden Rhythmusstörungen. Internist 9:280–289

Schollmeyer P (1971) Kardiale Rhythmusstörungen. Med Klin 66:644–649

Schroeder R (1972) Medikamentöse Behandlung hämodynamischer Komplikationen bei akutem Myokardinfarkt. Internist 13:380–387

Schweitzer P, Mark H (1980) The effect of atropine on cardiac arrhythmias and conduction. Am Heart J 100:255–261

Senges J, Pelzer J, Brachmann J, Mizutani T (1978) Sympathicomimetica and bradykarde Herzrhythmusstörungen. Verh Dtsch Ges Inn Med 83:1682–1685

Shillingford J, Thomas M (1968) Treatment of bradycardia and hypotension syndrome in patients with acute myocardial infarction. Am Heart J 75:843–844

Smith DS, Orkin FK, Gardner SM, Zakeosian G (1979) Prolonged sedation in the elderly after intraoperative atropine administration. Anesthesiology 51:348–349

So CS, Volger E (1976) Behandlung bradykarder Rhythmusstörungen mit Depot-Orciprenalin. Münch Med Wochenschr 118:889–892

Sobotka PA, Mayer JH, Bauernfeind A, Kanakis C, Rosen KM (1981) Arrhythmias documented by 24 h continuous ambulatory electrographic monitoring in young women without apparent heart disease. Am Heart J 101:753–759

Stanley RJ, Pfister RC (1976) Bradycardia and hypotension following use of intravenous contrast media. Radiology 121:5–7

Sterz H (1976) Medikamentöse Therapie der bradykarden Herzrhythmusstörungen. Wien Med Wochenschr 126:350–352.

Stuckey JG (1973) Atropine in bradycardia in the coronary-care unit and elsewhere. Heart Lung 2:666–668

Tanczos P, Spielberg C, Buchwalsky R (1977) Elektrophysiologische Aspekte bei intravenöser bzw. oraler Gabe von Ipratropiumbromid bei bradykarden Rhythmusstörungen. Herz/Kreisl 9:860–868

Thomas M, Woodgate D (1966) Effect of atropine on bradycardia and hypotension in acute myocardial infarction. Br Heart J 28:409–413
Thormann I (1977) Klinisch therapeutische Erfahrungen mit Depot-Orciprenalin bei der Behandlung bradykarder Herzrhythmusstörungen. Herz/Kreisl 8:458–462
Thormann I (1981) Depot-Orciprenalin bei bradykarden Herzrhythmusstörungen. In: Lüderitz B (Hrsg) Ventrikuläre Herzrhythmusstörungen. Springer, Berlin Heidelberg New York, S 121–127
Trieb G, Mertens HM, Bistreanu I, Mannebach H, Gleichmann U (1979) Langzeitbehandlung der Bradykardie mit einem Atropinester (SCH 1000). Elektrophysiologische und klinische Ergebnisse. Z Kardiol 68:700–704
Warren JV, Lewis RP (1976) Beneficial effects of atropine in the pre-hospital phase of coronary care. Am J Cardiol 37:68–72
Weissler, Warren JV (1974) Synkope and shock. In: Hurst W (ed) The heart. McGraw-Hill, New York St. Louis San Francisco Düsseldorf Johannesburg Kuala Lumpur London Mexico Montreal New Delhi Panama Paris Sao Paulo Singapore Sydney Tokyo Toronto, pp 570–585
Witzel L, Soballa G (1973) Behandlung der Rhythmusstörungen. Fortschr Med 91:287–289

KAPITEL 7B

Glykoside

K. THEISEN

Mit 16 Abbildungen und 11 Tabellen

A. Elektrophysiologie und elektrophysiologische Pathogenese der Digitaliswirkung

I. Direkte Membraneffekte

1. Therapeutische Digitalisdosen

Therapeutische Digitalisdosen verändern an isolierten Purkinje-Fasern bei kurzer Exposition und niedriger Stimulationsfrequenz das Ruhemembranpotential, die Aktionspotentialamplitude, den Zeitablauf von De- und Repolarisation nicht oder nur unwesentlich (ROSEN et al. 1973). Unter diesen Bedingungen ist der wesentliche initiale elektrophysiologische Effekt eine Verlängerung des Aktionspotentials (VASSALLE et al. 1962; KASSEBAUM 1963; HOFFMAN 1972). ROSEN et al. (1973) untersuchten Purkinje-Fasern, die mit Blut eines lebenden Spendertiers perfundiert wurden. Dabei entsprach die Ouabain-(g-Strophanthin)-Konzentration im Blut des Spenderhundes der des Perfundats. An diesem Modell konnte ebenfalls gezeigt werden, daß bei niedrigen Digitalisdosen initial eine geringe Verlängerung des Aktionspotentials eintrat, zu einem Zeitpunkt, bei dem es im EKG des Hundes zu ST- und T-Wellenänderungen kam.

2. Toxische Digitaliseffekte am Aktionspotential

Längere Exposition von Purkinje-Fasern des Säugetierherzens mit niedrigen Digitalisdosen oder Gabe hoher Digitalisdosen führt zu einer typischen Änderung des Aktionspotentials (s. Abb. 1): Das Ruhemembranpotential und die Anstiegsgeschwindigkeit der Phase 0 nimmt ab, ebenso Aktionspotential- und Refraktärperiodendauer. Die spontane diastolische Depolarisation in Phase 4 nimmt zu (ROSEN et al. 1973; VASSALLE et al. 1962; HORDOF et al. 1976a; MASON et al. 1971). Diese Effekte auf das Aktionspotential werden praktisch an allen Herzzellen in gleicher Weise nachgewiesen (MENDEZ u. MENDEZ 1953). ROSEN et al. (1973) konnten an ihrem Modell isolierter Purkinje-Fasern, die mit dem Blut eines Spendertiers perfundiert wurden, nachweisen, daß Herzrhythmusstörungen beim Spendertier dann auftraten, wenn in den Purkinje-Fasern die Aktionspotentialamplitude um ca. 80% reduziert war, die Anstiegsgeschwindigkeit der Phase 0 54% und die Aktionspotentialdauer 84% der Kontrollen betrug.

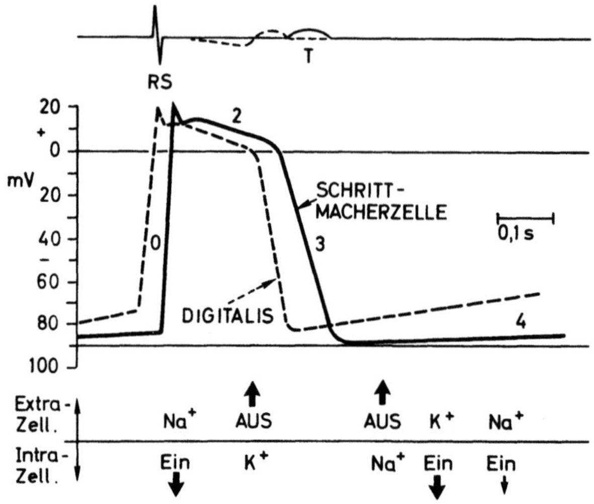

Abb. 1. Digitalisbedingte Veränderungen am Aktionspotential. Transmembranes Aktionspotential (Mitte), unipolares EKG (oben), transmembraner Ionentransport (unten). —— spontan depolarisierende Leitungsfasern vom Vorhof oder Kammer, --- nach Gabe von Digitalis. Im peripheren EKG (*oben*) zeigt sich die ST-Streckensenkung und QT-Intervallverkürzung bzw. Ausbildung von TU-Wellen. *Mitte:* Phase-0-Depolarisation, Phase 1, 2 und 3 als Repolarisationsphase, Phase 4 – spontane diastolische Depolarisation. mV = mVolt. *Unten:* Die *durchgezogene Linie* stellt die Zellmembran dar, die *Pfeile* geben die transmembranen Ionenströme von Natrium (Na^+) und Kaliumionen (K^+) während Depolarisation, Repolarisation und während der Ruheperiode an. Zu Beginn der diastolischen Periode kommt es zum aktiven Natriumaustritt, bei gleichzeitigem Eintritt von Kalium in die Zelle. Während der weiteren diastolischen Depolarisationsphase wird Na^+ massiv in die Zelle transportiert. Die Stärke der Pfeile entspricht der Stärke des Ionenstroms. (Nach MASON et al. 1971)

HORDOF et al. (1978) fanden an Aktionspotentialen von gesunden und erkrankten menschlichen Vorhoffasern nach Ouabain-Exposition ebenfalls den typischen zweiphasigen zeitlichen Ablauf am Aktionspotential: Nach 15 min Perfusion mit Ouabain kam es zu einer Hyperpolarisation mit Zunahme des maximalen diastolischen Potentials, der Aktionspotentialamplitude und der maximalen Anstiegsgeschwindigkeit der Phase 0, sowohl bei normalen als auch bei erkrankten Vorhoffasern, mit vorbestehenden erniedrigtem Ruhemembranpotential. Die Aktionspotentialdauer nahm zu. Dieser Effekt wird an Vorhoffasern auch nach Acetylcholingabe beobachtet (WEST et al. 1958; HOFFMAN u. CRANEFIELD 1960) und in gleicher Weise auch an Säugetier-Vorhoffasern nachgewiesen (FINGL et al. 1951; HOFFMAN 1969; HORDOF et al. 1976b).

Nach längerer Exposition über 60 min traten die für toxische Digitaliswirkung typischen Veränderungen am Aktionspotential auf: Das maximale diastolische Potential nahm ab, ebenso die Aktionspotentialamplitude, die maximale Anstiegsgeschwindigkeit und die Aktionspotentialdauer. Zusätzlich entwickelten sich Nachpotentiale, die zu spontaner Schrittmacheraktivität führten. Toxische Digitaliseffekte traten an isolierten Purkinje-Fasern eher auf bei schneller Stimulation des Präparats und Anstieg der Kalziumkonzentration im Perfundat; Kaliumzufuhr verhinderte dies und konnte toxische Veränderungen teilweise rückgängig machen (FERRIER u. MOE 1973; ROSEN et al. 1973; BROWN et al. 1978).

II. Arrhythmiegenese

1. Gesteigerte Automatie

a) Phase-4-Depolarisation

Eine Zunahme der Automatie konnte nach Gabe toxischer Digitalisdosen mit Mikroelektrodentechnik nachgewiesen werden (DUDEL u. TRAUTWEIN 1958; VASSALLE et al. 1962). Unter toxischen Digitalisdosen wurde eine gesteigerte Phase-4-Depolarisation im spezifischen Erregungsleitungssystem gefunden (HOFFMAN 1969; WOLLENBERGER u. HALLE 1963). Dieser Effekt einer gesteigerten Phase-4-Depolarisation wird weniger stark ausgeprägt auch an Ventrikel- und Vorhofmyokardfasern beobachtet. Er ist ausgeprägter bei niedrigen Kaliumwerten des Perfundats von 2,5–2,7 mmol/l sowie bei vorgedehnten Fasern und einem Ruhemembranpotential unter −75 mV (ROSEN et al. 1973).

b) Oszillatorische Nachpotentiale

Oszillatorische Nachpotentiale an isolierten Einzelfasern. Oszillatorische Nachpotentiale (OAPs) sind ein weiterer Mechanismus gesteigerter Automatie bei digitalisbedingten Herzrhythmusstörungen, die sich elektrophysiologisch eindeutig von einer gesteigerten Phase-4-Depolarisation trennen lassen (DAVIS 1973; FERRIER et al. 1973; ROSEN et al. 1973).

Die Nomenklatur der Nachpotentiale ist uneinheitlich. Synonyme sind: transiente Depolarisation (FERRIER u. MOE 1973), Potentiale mit niedriger Amplitude (ROSEN et al. 1973), gesteigerte diastolische Depolarisationen (DAVIS 1973), verzögerte Nachpotentiale (ROSEN et al. 1975; CRANEFIELD u. ARONSON 1974), oszillatorische Nachpotentiale (CRANEFIELD 1975). Die Bezeichnung oszillatorische Nachpotentiale wurde von BOZLER (1943) für kalziuminduzierte oszillatorische Nachpotentiale, die den digitalisbedingten sehr ähnlich sind, eingeführt. Der Begriff wird von FERRIER (1977) für digitalisbedingte Nachpotentiale vorgeschlagen.

OAPs werden in Vorhöfen (HASHIMOTO u. MOE 1973; HORDOF et al. 1978), im Ventrinkelmyokard (FERRIER 1973) und im His-Purkinje-System (ROSEN et al. 1973; FERRIER et al. 1973; DAVIS 1973; HOGAN et al. 1973) nachgewiesen.

OAPs entstehen an Purkinje-Fasern bei Kaliumwerten von 4–4,5 mmol/l sowie bei nicht vorgeschädigten Herzmuskelfaserpräparaten und einem leicht erniedrigten Ruhemembranpotential von −75 bis −85 mVolt (ROSEN et al. 1973). An Myokardfasern können durch Vordehnung von ca. 80% oszillatorische Nachpotentiale erzeugt werden (FERRIER 1976). Die Bedeutung der OAPs für die Entstehung digitalisinduzierter Herzrhythmusstörungen geht aus den Untersuchungen von ROSEN et al. (1973) hervor, bei denen Purkinje-Fasern vom Blut eines Spendertiers superperfundiert wurden. Dabei kam es an den Aktionspotentialen der Purkinje-Fasern unter Ouabain zu OAPs zu einem Zeitpunkt, bei dem im EKG des Spendertiers ventrikuläre Extrasystolen auftraten.

OAPs zeichnen sich durch elektrophysiologische Besonderheiten aus, die sie eindeutig von einer gesteigerten Phase-4-Automatie unterscheiden: Schnelle

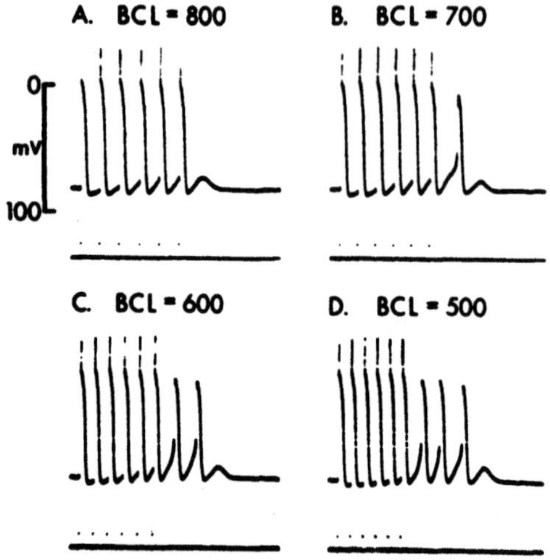

Abb. 2. Abhängigkeit der oszillatorischen Nachpotentiale von der vorausgehenden Zykluslänge. Am Beispiel der Aktionspotentiale von Purkinje-Fasern wird gezeigt, wie unter Digitaliseinfluß bei zunehmender Frequenz der Stimulationsimpulse die Anzahl der oszillatorischen Nachpotentiale zunimmt. Bei einer Basiszykluslänge (*BCL*) von 800 ms in A erreicht ein Nachpotential die Reizschwelle noch nicht. Bei zunehmend kürzerer Zykluslänge in *B, C* und *D* erreichen einzelne oder mehrere Nachpotentiale die Reizschwelle und erzeugen spontane Erregungen. (Aus FERRIER et al. 1973)

Stimulation des Präparats, die zu einer sog. Overdrive-Unterdrückung spontaner Phase-4-Aktivität führt, steigert Amplitude und Anzahl der OAPs (s. Abb. 2). Dabei kommt es zu einer Zunahme des ansteigenden Schenkels der Nachpotentiale und einer Verkürzung des Kupplungsintervalls sowie einer Frequenzzunahme der Tachykardie (FERRIER et al. 1973; HOGAN et al. 1973).

Kupplungsintervall und Amplitude der OAPs und damit ihre Möglichkeit, die Reizschwelle zu erreichen und Arrhythmien zu erzeugen, werden durch bestimmte Faktoren beeinflußt: steigende Digitaliskonzentration, zunehmende Anzahl und Verkürzung der vorausgehenden stimulierten Erregungen (Abb. 3) sowie Verkürzung der unmittelbar vorausgehenden Zykluslängen (FERRIER 1977).

Da eine Beziehung zwischen Amplitude, Kupplungsintervall und Zykluslänge besteht, ist die entstehende Extrasystole an die vorausgehende Zykluslänge fix gekoppelt. Schnelle Stimulationsfrequenz vermindert die Amplitude des ersten Nachpotentials und läßt das zweite Nachpotential schwellwertig werden, so daß das Kupplungsintervall der Extrasystole etwa der zweifachen stimulierten Zykluslänge entspricht. Langsame Stimulationsfrequenzen lassen das erste Nachpotential schwellwertig werden, das zweite wird abgeschwächt. Das Kupplungsintervall der Extrasystole entspricht jetzt der zugrundeliegenden stimulierten Zykluslänge (FERRIER et al. 1973; ROSEN et al. 1973) (Abb. 4). Einzelne Extrasystolen oder Stimulationsimpulse können OAPs schwellwertig werden lassen, „triggern“ sowie „getriggerte“ Aktivität beenden, so daß diese sonst für Re-entry-Mechanismen typischen Phänomene auch durch fokale OAPs hervor-

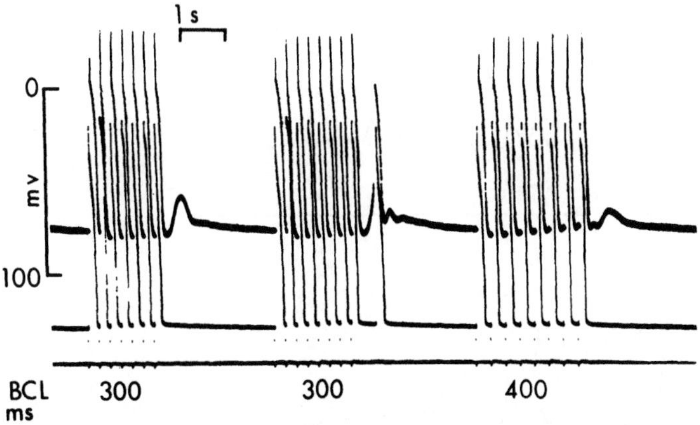

Abb. 3. Abhängigkeit der Amplitude von Nachpotentialen von der Anzahl der vorausgehenden stimulierten Erregungen sowie ihrer Zykluslänge. *Mitte:* 8 Stimulationsimpulse mit einer Zykluslänge von 300 ms führen zu einer spontanen Extraerregung durch schwellwertig werdendes Nachpotential. *Links:* Weniger stimulierte Erregung mit der gleichen Frequenz oder *rechts:* mit niedriger Stimulationsfrequenz von 400 ms erzeugen nur unterschwellige Nachpotentiale. (Aus FERRIER et al. 1973)

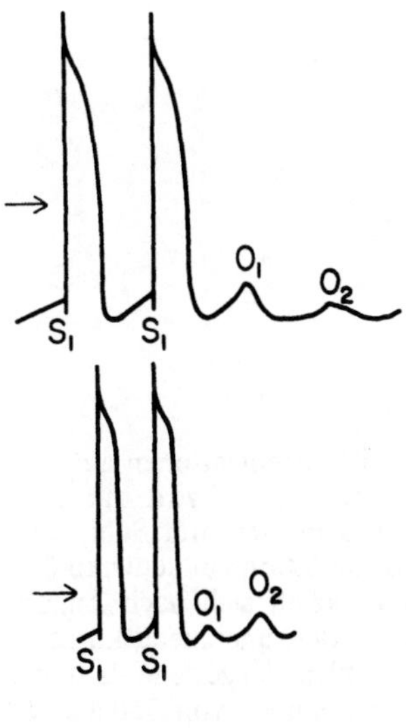

Abb. 4. Purkinje-Fasern mit oszillatorischen Nachpotentialen. Die Amplitude des ersten Nachpotentials (O_1) wird bei schneller Stimulationsfrequenz (unten) unterdrückt und ein zweites Nachpotential (O_2) wird schwellwertig. (Aus FERRIER et al. 1973)

gerufen sein können (FERRIER et al. 1973; CRANEFIELD u. ARONSON 1974; MOE 1975) (Abb. 5).

Nachweis von oszillatorischen Nachpotentialen im Tierexperiment. Bei Hunden mit vagal induziertem totalen AV-Block führten toxische Ouabaingaben zu einer Verlangsamung des ventrikulären Ersatzzentrums und nicht, wie bei digitalisinduzierter gesteigerter Phase-4-Depolarisation zu erwarten, zu einer Zunahme der Automatie. Gesteigerte Automatie trat erst final und plötzlich auf; bei einigen dieser Experimente kam es auch zu einem Kammerstillstand (VASSALLE

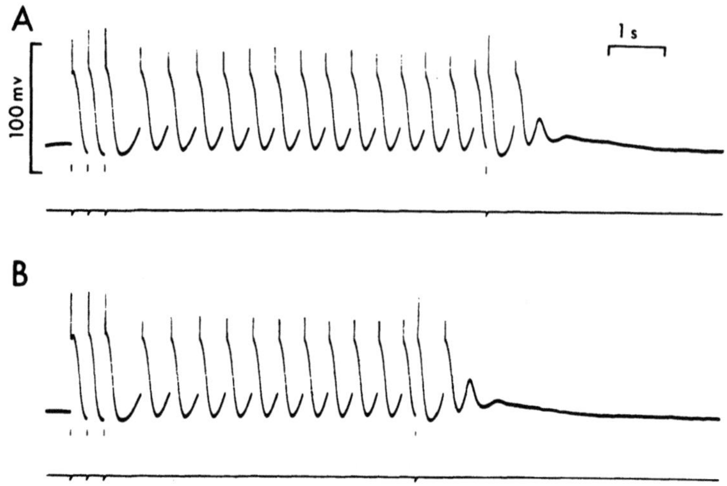

Abb. 5. Beendigung einer repetitiven spontanen Aktivität an digitalisexponierten Purkinje-Fasern infolge Nachpotentialen durch einen einzelnen Stimulationsimpuls. (Aus FERRIER et al. 1973)

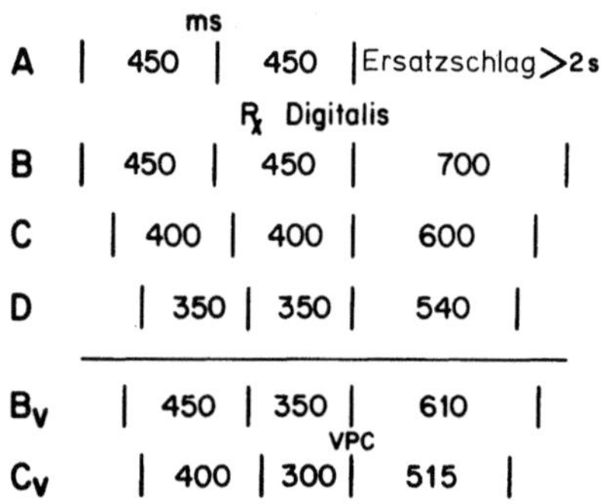

Abb. 6. Schematische Darstellung des Einflusses hoher Digitaliskonzentrationen auf ventrikuläre Ersatzzentren bei Hunden mit zerstörten Sinusknoten. *A* Es wird mit einer Stimulationsfrequenz von 450 ms stimuliert. Durch Unterdrückung tertiärer Schrittmacher, sog. overdrive suppression, tritt nach Beendigung der Stimulation ein ventrikulärer Ersatzrhythmus erst später als 2 s auf. Bei *B, C* und *D* entwickelt sich nach Zugabe hoher Digitalisdosen ein gegenteiliges Verhalten der Automatie. Bei zunehmend kürzeren Stimulationsfrequenzen, es sind jeweils die beiden letzten Zyklen dargestellt, tritt das Ersatzzentrum zunehmend früher auf. Bei einer Stimulationsfrequenz von 350 ms (*D*) bereits nach 540 ms. Bei B_V und C_V tritt das Ersatzzentrum noch frühzeitiger auf, wenn der letzte Zyklus durch vorzeitige Stimulation weiter verkürzt wird. Diese experimentellen Befunde entsprechen dem Verhalten von oszillatorischen Nachpotentialen bei Einzelfaseruntersuchungen. (Modifiziert nach ZIPES et al. 1974; HAGEMEIJER u. LOWN et al. 1970)

et al. 1963). Eine Unterdrückung idioventrikulärer Schrittmacher durch Digitalis wurde von verschiedenen Autoren beobachtet (ROTHERBERGER u. WINTERBERG 1913; ERLIJ u. MENDEZ 1964; EDHAG u. ROSEN 1967; SCHERLAG et al. 1971). Am intakten Hundeherzen konnte vor Gabe von Ouabain durch Schrittmacherstimulation ein ventrikulärer Schrittmacher unterdrückt werden, nach Gabe von

Ouabain führte schnelle Schrittmacherstimulation dagegen zu einer Zunahme ventrikulärer Automatie (WITTENBERG et al. 1970, 1972). Bei zunehmender Herzfrequenz traten bereits bei Zugabe niedrigerer Ouabaindosen ventrikuläre Arrhythmien auf (WITTENBERG et al. 1972). Bei Hunden mit zerstörtem Sinusknoten wird ein idioventrikulärer Schrittmacherrhythmus durch ansteigende Schrittmacherstimulationsfrequenzen unterdrückt. Diese Overdrive-Suppression wird nach Zugabe von Digitalis beseitigt. Es treten Ersatzrhythmen auf, die eine zunehmende Verkürzung des Kupplungsintervalls in Abhängigkeit von der stimulierten Grundfrequenz zeigen (s. Abb. 6) (ZIPES et al. 1974; LOWN 1968). Dieses elektrophysiologische Verhalten entspricht eher den elektrischen Eigenschaften von OAPs als von Phase-4-Depolarisation, die durch zunehmende Stimulationsfrequenzen unterdrückt wird (FERRIER 1977).

2. Re-entry-Genese

a) Allgemeine Voraussetzungen
Entscheidende Voraussetzung für eine Re-entry-Genese sind Störungen der Erregungsleitung mit unterschiedlich schnell leitenden Herzanteilen (vgl. Kapitel 2B).

Digitalisglykoside verlangsamen die Leitungsgeschwindigkeit (MOE u. MENDEZ 1951; MENDEZ u. MENDEZ 1957; WEINGART 1977). Unterschiedlich schnelle Leitung als Voraussetzung für Re-entry wird durch toxische Digitalisgaben begünstigt: Toxische Digitalisdosen steigern die Unterschiede der Aktionspotentialdauer von Purkinje- und Myokardfasern (VASSALLE et al. 1962). Myokardfasern verhalten sich gegen eine Abnahme der Leitungsgeschwindigkeit unter toxischen Digitalisdosen resistenter als Purkinje-Fasern (MOE u. MENDEZ 1951). In peripheren Purkinje-Faserpräparationen wurde eine longitudinale Längsdissoziation mit unterschiedlicher Leitungsgeschwindigkeit in longitudinaler Richtung nach Gabe von Digitalispräparaten sowie eine Wenckebach-Periodik nachgewiesen (ANDERSON et al. 1972).

b) Oszillatorische Nachpotentiale und Re-entry
Digitalisbedingte OAPs führen zu Leitungsstörungen (SAUNDERS et al. 1973). Aktionspotentiale, die während spontaner Phase-4-Depolarisation entstehen, gehen von einem erniedrigten Ruhemembranpotential aus, so daß ihre Leitungsgeschwindigkeit abnimmt (SINGER et al. 1967). Das gleiche gilt für Erregungen, die von OAPs ausgehen (ROSEN et al. 1975). Da die Amplitude von OAPs von der vorausgehenden Zykluslänge abhängt, führen Schwankungen der Zykluslänge zu entsprechenden Leitungsstörungen mit „concealed conduction" im His-Purkinje-System als Voraussetzung für Re-entry (ROSEN et al. 1975).

An Präparationen, bei denen zwei Herzmuskelfasern durch eine Purkinje-Faserbrücke verbunden waren, konnten zwei verschiedene – OAP-bedingte – Leitungsstörungen nachgewiesen werden: Beim Auftreten von digitalistoxischen OAPs in der Purkinje-Faser – die Myokardfasern zeigen noch keine Reaktion – erfolgt die Leitung mit 2:1-Blockierung. Dabei nimmt das Membranpotential der Nachpotentiale auf Werte von −65 bis −75 mV ab (Abb. 7). Ein zweiter Blocktyp hält über mehrere Zykluslängen an, dabei nimmt das maximale diasto-

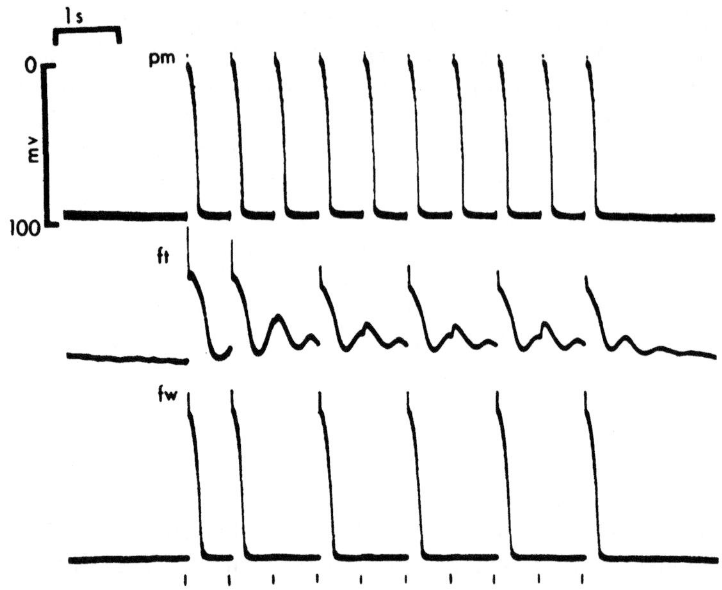

Abb. 7. Leitungsstörungen durch oszillatorische Nachpotentiale. In einer speziellen Präparation ist ein Papillarmuskelstück (*pm*) über Purkinje-Fasern einer falschen Sehnenfadenpräparation (*ft*) mit Herzmuskel der Vorderwand verbunden. Stimuliert wird der Papillarmuskel (*pm*) mit einer Zykluslänge von 700 ms. Der Papillarmuskel (*oben*) antwortet auf alle Stimulationsinpulse. Die ersten beiden Stimulationsimpulse werden über die Purkinje-Fasern (*Mitte*) zur Vorderwand (*unten*) übergeleitet. Der 3. Stimulationsimpuls wird während eines Nachpotentials im falschen Sehnenfaden blockiert und es entsteht eine konstante 2:1-Überleitung. (Aus Saunders et al. 1973)

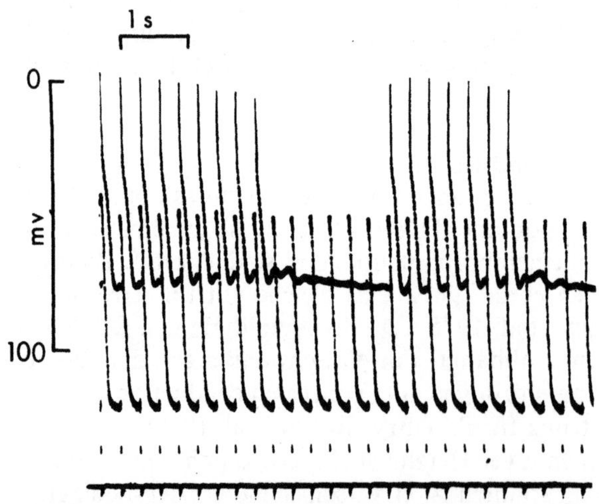

Abb. 8. Intrazelluläre Ableitungen einer „falschen" Sehnenfaden- (*Mitte*) Papillarmuskel- (*unten*) Präparation bei Digitalisintoxikation. Stimuliert wird der Papillarmuskel mit einer Zykluslänge von 300 ms. Bei einer 1:1-Überleitung auf die Purkinje-Fasern kommt es zu einer abnehmenden Depolarisation mit einer Blockperiode. Während der Blockphase nimmt das Ruhemembranpotential wieder zu, bis erneut eine Überleitung erfolgt. (Aus Saunders et al. 1973)

lische Potential in der Purkinje-Faser von Erregung zu Erregung ab. Während des Blocks nimmt das Ruhemembranpotential zu, bis wieder eine Fortleitung möglich wird (Abb. 8) (SAUNDERS et al. 1973).

3. Digitaliseffekt auf die transmembranären Ionenströme

a) Hemmung der Natrium-Kalium-ATPase

Die genauen Mechanismen, durch die Digitalis seine elektrophysiologischen bzw. toxischen Eigenschaften entwickelt, sind noch unbekannt (ROSEN et al. 1975). SCHATZMANN (1953) konnte eine Hemmung des monovalenten Kationentransports über Zellmembranen unter Glykosideinfluß nachweisen. Die digitalisinduzierte Hemmung der zellmembrangebundenen Natrium-Kalium-ATPase, der sog. Natriumpumpe, wird auch für die Entstehung von Herzrhythmusstörungen verantwortlich gemacht (REPKE 1963). Die digitalisbedingte Hemmung der Natrium-Kalium-ATPase war im Tierexperiment mit dem Auftreten von Arrhythmien korreliert (MASON et al. 1971; OKITA et al. 1973; SCHWARTZ et al. 1975; SPAIN u. CHIDSEY 1971; GOLDSTEIN et al. 1973; RHEE et al. 1976). TEN EICK et al. (1973) konnten zeigen, daß strophanthininduzierte Veränderungen am Papillarmuskel mit einer reversiblen Hemmung der Natrium-Kalium-ATPase einhergingen.

Die Hemmung der Natrium-Kalium-ATPase führt zu einer Abnahme der intrazellulären Kaliumkonzentration und einem Anstieg des intrazellulären Natriums und Kalziums (AKERA et al. 1977). Herzrhythmusstörungen entstehen durch eine Modifizierung der Konzentrationsgradienten zwischen Ionen inner- und außerhalb der Zellmembran mit einem Nettoverlust an intrazellulärem Kalium und einer Nettoaufnahme von Natrium und Kalzium. Entsprechend sind Kaliumverluste bei Digitalisintoxikation bekannt (KLAUS et al. 1963) und mit radioaktiv markiertem Kalium intrazelluläre Kaliumverluste nachgewiesen worden (BROWN et al. 1962; GRUPP u. CHARLES 1964).

An Hundeherzen, bei denen mit Acetylstrophanthin lokal umschrieben Arrhythmien induziert wurden, konnte ebenfalls lokal eine signifikante Abnahme der myokardialen Kalium- und eine Zunahme der Natriumkonzentration nachgewiesen werden (ETTINGER et al. 1977).

Für die elektrophysiologische Stabilität des Herzens scheint eine kritische Pumpaktivität der Natrium-Kalium-ATPase zur Aufrechterhaltung des Ionentransports erforderlich zu sein: Ein Computermodell konnte errechnen, daß etwa 40% der Natrium-Kalium-ATPase gehemmt sein muß, um mit Herzrhythmusstörungen verbundene intrazelluläre Elektrolytverschiebungen mit Natriumanreicherung und Kaliumverlust auftreten zu lassen (AKERA et al. 1976).

Bei Untersuchungen an Hunden entwickelten sich glykosidinduzierte Arrhythmien zu einem Zeitpunkt, an dem der monovalente Kationentransport durch Hemmung der Natrium-Kalium-ATPase um 40% des normalen Transports abgenommen hatte. Letale Arrhythmien traten bei 20% des normalen Kationentransports auf. Digoxinspezifische Antikörper waren in der Lage, die Digitalisintoxikation durch Wiederherstellung des myokardialen Kationentransports zu beseitigen (HOUGEN et al. 1979). Andere Untersucher fanden digitalisbedingte Arrhythmien bei einer Hemmung des Natrium-Kalium-ATPase zwischen

47 und 49% (Besch et al. 1970; Akera et al. 1970; Dutta et al. 1970; Zavecz u. Dutta 1977). Bei chronischer Gabe toxischer Digitalisdosen war die myokardiale Natrium-Kalium-ATPase-Aktivität um 73% reduziert (Akera et al. 1977).

b) Ionenbasis der digitalisbedingten Aktionspotentialänderungen

Therapeutische und toxische Digitaliseffekte. Die Aktionspotentialverlängerung unter niedrigen Digitalisdosen (vgl. A.I.1) wird möglicherweise durch eine passive Zunahme des Membranwiderstands mit Abnahme des Auswärtsstroms von Kalium bewirkt, der schnelle Einwärtsstrom von Natrium während der Phase 0 wird nicht beeinflußt (Kassebaum 1963). Unter toxischem Digitaliseinfluß spielt dieser Mechanismus wahrscheinlich keine Rolle (Hauswirth et al. 1969). Der typische toxische Digitaliseffekt auf das Aktionspotential von Purkinje-Fasern läßt sich folgendermaßen deuten: Normalerweise kommt die Phase-4-Depolarisation in Purkinje-Fasern durch einen Kaliumauswärtsstrom, der während des Verlaufs der Phase 4 abnimmt (Noble u. Tsien 1968), und einen gleichbleibenden geringen Einwärtsstrom von Natrium (Weidmann 1955) zustande. Durch Hemmung der Natrium-Kalium-ATPase wird der aktive Natriumtransport aus der Herzmuskelzelle heraus gebremst, dadurch nimmt dieser Hintergrundstrom ab (Isenberg u. Trautwein 1974). Die Abnahme des Auswärtsstroms führt zu einer Steigerung der Phase-4-Depolarisation und zu einer Abnahme des Ruhemembranpotentials (Gadsby u. Cranefield 1979). Die intrazelluläre Zunahme von Natrium und damit auch von Kalzium (Beeler 1977) führt zu einer gesteigerten Kaliumpermeabilität während der Plateauphase und entsprechend zu einer Aktionspotentialverkürzung (Bassingthwaighte et al. 1976).

Ionenbasis der oszillatorischen Nachpotentiale. Die Ionenbasis der digitalisbedingten OAPs ist noch nicht ganz geklärt. OAPs entstehen bei Membranpotentialen von −70 bis −90 mV. Zunächst wurde ein Kalziumstrom als entscheidender Mechanismus angesehen (Ferrier et al. 1973). Hierfür sprach, daß die Amplituden der OAPs vom Kalziumgehalt abhingen (Ferrier 1973). Kalzium konnte in hohen Dosen OAPs auch ohne Digitalis auslösen (Ferrier 1973; Bozler 1943), Kalziumentzug beseitigte OAPs (Ferrier 1973). Kalziumantagonisten, die den langsamen Kanal blockieren, wie Magnesium und Verapamil, können OAPs ebenso wie Rhythmusstörungen durch OAPs beseitigen (Rosen et al. 1974; Gelles et al. 1975). Weitere Untersuchungen schließen jedoch einen Einwärtsstrom durch den langsamen Kalziumkanal sicher aus: Lederer u. Tsien (1976) konnten mit Voltage-Clamp-Untersuchungen einen oszillatorischen Einwärtsstrom (TI) nachweisen, der für strophanthininduzierte OAPs bei Schaf-Purkinje-Fasern verantwortlich war. TI war kalziumabhängig, jedoch nicht mit der Kinetik des langsamen Einwärtsstroms identisch (Lederer u. Tsien 1975). Während TI nahm die Permeabilität für Natrium und andere Ionen ebenfalls zu. Der hieraus resultierende vorübergehende Einwärtsstrom war für die verzögerten Nachpotentiale verantwortlich (Aronson u. Gelles 1977; Kass et al. 1978a, b). TI unterdrückt reversibel den für die Phase-4-Depolarisation verantwortlichen Kaliumausstrom. Dies kann erklären, warum eine spontane Phase-4-Depolarisation nach Beseitigung von oszillatorischen Nachpotentialen z.B.

durch Magnesiumionen wieder auftritt (FERRIER 1977). Insgesamt gilt die Ionenbasis des TI noch nicht als geklärt.

Von hohen Membranpotentialen ausgehende Nachpotentiale lassen sich von oszillatorischen Nachpotentialen, die von einem niedrigen Membranpotential unter −60 mV ausgehen, eindeutig unterscheiden (CARMELIET u. VEREECKE 1969; HAUSWIRTH et al. 1969; ARONSON u. CRANEFIELD 1974).

III. Digitaliseffekte auf das autonome Nervensystem und ihre Bedeutung für die Pathogenese von Herzrhythmusstörungen

Digitalis beeinflußt den Herzrhythmus nicht nur durch direkte Änderung der elektrophysiologischen Eigenschaften der Herzzellen, sondern auch indirekt durch das autonome Nervensystem. Antiarrhythmische Digitaliseffekte therapeutischer Dosen kommen im wesentlichen durch einen gesteigerten Vagotonus oder antiadrenerge Mechanismen zustande. Toxische Arrhythmie erzeugende Digitaliseffekte sind durch gesteigerte sympathische Aktivität bedingt (GILLIS u. QUEST 1979). Von Bedeutung ist hierbei auch die u.a. hämodynamisch bedingte vagale und sympathische Ausgangslage (PACE u. MARTIN 1978).

1. Beeinflussung des Vagussystems

Digitalis stimuliert bei Tier und Mensch Barorezeptoren im Karotis-Sinus- und Aortenbogen (GAFFNEY et al. 1958; McLAIN 1970; QUEST u. GILLIS 1974), Chemorezeptoren im Karotis-Sinus (SCHMITT et al. 1958; QUEST u. GILLIS 1971) sowie wahrscheinlich Ganglionodosarezeptoren (CHAI et al. 1967; GILLIS et al. 1975) und Mechanorezeptoren in den Ventrikeln (OBERG u. THOREN 1972) und Vorhöfen (GILMORE u. ZUCKER, im Druck). Die Aktivierung dieser Rezeptoren führt zu einer Zunahme afferenter vagaler Impulse mit folgender Zunahme efferenter vagaler Aktivität und Bradykardie. Es ist möglich, daß dieser Effekt durch eine Aktivierung des Betzold-Jarisch-Reflexes zustande kommt (MELVILLE 1952; LEE et al. 1972; THAMES 1979).

Ob durch direkte Stimulation zentraler Vaguskerne unter Digitaliseinfluß eine gesteigerte efferente vagale Aktivität eintritt, ist umstritten: Tierexperimente an mit getrennt vom Herzen perfundierten Köpfen mit ausschließlich vagaler Verbindung zum Herzen, denen Digitalis ins Hirnperfundat zugegeben wurde, ergaben unterschiedliche Ergebnisse: Eine nach Durchtrennung des Vagus reversible Bradykardie (SOLTI et al. 1965b; KRAYER 1944), die von anderen Autoren nicht beobachtet wurde (HEYMANS 1929). Direkte Instillation von Digitalis in den lateralen oder den 4. Hirnventrikel führte zu Bradykardie (KORTH et al. 1937; MELVILLE 1952), die durch bilaterale Vagotomie reversibel war (ABIKO 1963; HOLLOWAY et al. 1976). Hierbei ist jedoch fraglich, ob die z.T. hohen Digitalisdosen einen direkten Effekt auf das Vaguszentrum ausübten oder die Bradykardie durch andere autonome Mechanismen erzielt wurde. WEAVER et al. (1975) halten für diese Effekte eine Abnahme efferenter sympathischer Aktivität für wahrscheinlicher.

2. Beeinflussung des sympathischen Nervensystems

a) Zentrales und efferentes System

Gesteigerte sympathische Aktivität unter toxischen Digitaliseinflüssen mit Herzrhythmusstörungen ist gut dokumentiert (GILLIS 1969; PACE et al. 1974). Der entscheidende primäre Angriffspunkt dieser Digitaliswirkung ist z.Z. noch unklar (GILLIS u. QUEST 1979). Zentrale Gabe von Digitalis in den lateralen Hypothalamus (GARVEY 1970), in den lateralen Ventrikel (AMMAR u. AFIFI 1974; SAXENA u. BHARGAVA 1974) oder in den 4. Ventrikel in die Region des ventromedialen Hypothalamus (BASU RAY et al. 1972) führt zu einer Zunahme efferenter präsynaptischer sympathischer Aktivität mit Arrhythmien (BIRCHER et al. 1963). Dieser Effekt wird nicht von allen Autoren bestätigt (WEAVER et al. 1975). Gleichzeitige zentrale Gabe von Propranolol mit Strophanthin konnte Herzrhythmusstörungen verhindern (STICKNEY u. LUCCHESI 1969; SAXENA u. BHARGAVA 1975), so daß ursächlich eine Freisetzung adrenerger Überträgerstoffe unter Strophanthin angenommen wird. Elektrische Stimulation im Bereich des Hypothalamus, die zunächst nicht arrhythmogen war, löste nach Digitaliszugabe Herzrhythmusstörungen aus (EVANS u. GILLIS 1974, 1975).

Das Rückenmark kann bei digitalisinduzierter gesteigerter efferenter sympathischer Aktivität ebenfalls eine Rolle spielen (OSTERBERG u. RAINES 1973). Weiterhin steigert Digitalis direkt den Überträgermechanismus in autonomen Ganglien (PERRY u. REINERT 1954; TEN EICK u. HOFFMAN 1969a; KONZETT u. ROTHLIN 1952).

Das Auftreten kardialer Arrhythmien war bei verschiedenen Tierexperimenten mit einer Zunahme präganglionärer (GILLIS 1969; ABIKO et al. 1965) und postganglionärer efferenter sympathischer Aktivität (LATHERS et al. 1978; LEE et al. 1972) verbunden. In postganglionären sympathischen Fasern wurde an Katzen bei Gabe subarrhythmischer Dosen eine Abnahme und bei arrhythmisch wirksamen Dosen eine Zunahme sympathischer Aktivität nachgewiesen (ABIKO 1966). In einzelnen Nervenfilamenten zeigen nebeneinanderliegende Fasern eine nicht gleichmäßige Antwort auf toxische Digitalisdosen mit nebeneinander bestehender Ab- oder Zunahme bzw. gleichbleibender sympathischer Aktivität (LATHERS et al. 1978). Auf die Bedeutung gesteigerter sympathischer Aktivität bei der Entstehung digitalisinduzierter Herzrhythmusstörungen weist auch die Schutzwirkung einer bilateralen Ganglion-stellatum-Exstirpation hin, die bei vagotomierten Hunden akut (MENDEZ et al. 1961a) oder im chronischen Experiment (BAUM et al. 1971; KISIN 1956; SOLTI et al. 1965a) eine Steigerung einer letal wirksamen Digitalisdosis erforderlich machte. Ebenso können Medikamente wie Clonidin (GILLIS et al. 1972; PACE et al. 1974), Reserpin, Bretylium (PAPP u. VAUGHAN WILLIAMS 1969) sowie β-Rezeptorenblocker, die gesteigerte sympathische Aktivität unter Digitaliseinfluß dämpfen bzw. Arrhythmien beseitigen (GILLIS 1969; GILLIS et al. 1972; PACE u. GILLIS 1976). α-Rezeptorenblokker haben ebenfalls Schutzeffekte (ROTHAUS u. POWELL 1975; GOULD et al. 1969; ETTINGER et al. 1969).

Die prinzipielle Bedeutung gesteigerter sympathischer Aktivität für die Entstehung digitalisbedingter Herzrhythmusstörungen ist unbestritten. Der entscheidende Angriffspunkt ist jedoch unklar: Für einen primären Angriffspunkt im zentralen Nervensystem spricht eine gesteigerte sympathische Aktivität in präganglionären Nerven nach Gabe toxischer Digitalisdosen (EVANS u. GILLIS 1975; PACE u. GILLIS 1976), die selektive Schutzwirkung einer Vorderhirnektomie (HELKE et al. 1979), des Hinterhirns oder der Area postrema (SOMBERG u. SMITH 1979), die jeweils eine gesteigerte Digitalisdosis zur Erzeugung von Arrhythmien erforderlich machten. Zentrale Neurotransmitter können durch arrhythmogene Digitalisdosen beeinflußt werden (HELKE et al. 1978b).

Andere Untersucher sprechen sich eher gegen eine entscheidende Bedeutung des zentralen Nervensystems aus: Es wurde keine vermehrte Anhäufung von Digitalis im Hirngewebe gefunden, die Natrium-Kalium-ATPase im zentralen Nervensystem wird durch arrhythmogene Digitalisdosen nicht beeinflußt (AKERA et al. 1977; WEAVER et al. 1977).

Spontan steigert Digitalis sympathische Nervenaktivität nicht (WEAVER et al. 1976). Digitalisderivate, die die Blut-Hirn-Schranke nicht passieren, können ebenfalls Arrhythmien erzeugen (MUDGE et al. 1978).

Diese Diskussion ist z.Z. kontrovers, da in der Area postrema Digitalis bei i.v. Gabe doch vermehrt nachgewiesen werden konnte (SCHOENER et al. 1976). In dieser Region kann auch durch elektrische Stimulation eine gesteigerte sympathische Aktivität mit kardialen Arrhythmien erzeugt werden (BARNES et al. 1979). Neuere Untersuchungen sprechen dafür, daß Regionen des zentralen Nervensystems außerhalb der Blut-Hirn-Schranke wie die Area postrema digitalisbedingte Arrhythmien erzeugen (SOMBERG et al. 1978; SOMBERG u. SMITH 1979; HELKE et al. 1978a). Andererseits ist ein direkt arrhythmogener Einfluß auf periphere Nerven ebenfalls möglich (LATHERS et al. 1978; ROBERTS et al. 1976; GABRIEL et al. 1978; COOK et al. 1981). Die Schutzwirkung vor digitalisinduzierten Herzrhythmusstörungen durch Substanzen, die sowohl zentral wirken wie Clonidin, Ganglien-blockierende Substanzen, sowie postsynaptisch ansetzende β- und α-Rezeptorenblocker weisen ebenfalls auf die bedeutsame Rolle des gesamten sympathischen Nervensystems bei der Arrhythmiegenese hin.

b) Beeinflussung der Neurotransmitter

Bei der Arrhythmiegenese digitalisbedingter Herzrhythmusstörungen muß auch ein direkter Einfluß auf die Neurotransmitter angenommen werden. Zentral beeinflußt Digitalis die bisher bekannten Neurotransmitter: Noradrenalin-Inaktivierung im Hypothalamus führt zu einer gesteigerten sympathischen Aktivität (SAXENA u. BHARGAVA 1975; GARVEY 1970). Im gleichen Sinn wirkt ein Dopaminantagonismus im Hirn (FERRER et al. 1965; GEIER et al. 1977; HELKE 1978). Eine gesteigerte Serotonin-Freisetzung in der Area postrema ist ihrer Bedeutung nach unklar (HELKE et al. 1978b; SEGAWA et al. 1978).

Die peripheren Neurotransmitter spielen bei der Arrhythmiegenese durch Digitalis ebenfalls eine Rolle. An isoliertem Herzgewebe verstärkt Digitaliszugabe den Arrhythmie erzeugenden Effekt von Katecholaminen (SEEVERS u. MEEK 1935; TANABE 1968; BECKER et al. 1962; GREEFF et al. 1973). In vitro steigert Digitalis die spontane Noradrenalin-Freisetzung im Herzgewebe, wahrscheinlich durch Freisetzung von neuronalem Noradrenalin (SEIFEN 1974; LORENZ et al. 1978; KATZ u. KOPIN 1969). Es wurde jedoch auch extraneuronale Freisetzung nachgewiesen (KATSURAGI u. SUZUKI 1976).

Diese Effekte sind durch Vorbehandlung mit β- oder α-Rezeptorenblockern zu verhindern (LORENZ et al. 1978). An isolierten Purkinje-Faserpräparationen ruft Noradrenalin Herzrhythmusstörungen nach Digitaliszugabe hervor (TSE u. HAN 1978). Die Freisetzung von Noradrenalin kann durch eine ATPase-Hemmung mit Stimulation der Nervenenden, aber auch eine digitalisbedingte gestörte Aufnahme von Noradrenalin in die neuronalen Membranen bedingt sein (BERTI u. SHORE 1967; BUTERBAUGH u. SPRATT 1970). Bei Gabe letaler Digitalisdosen konnte in vivo eine Zunahme von H_3-markiertem Noradrenalin im linken Ventrikel, jedoch nicht im rechten Ventrikel oder in Vorhöfen gefunden werden (HELKE et al. 1978a). Es bestehen weiterhin Hinweise, daß z.B. Barorezeptoren (QUEST u. GILLIS 1974) oder motorische Nervenendplatten (LEVITT et al. 1970) durch eine digitalisbedingte Änderung der Natriumpumpe in ihrer Ansprechbarkeit direkt geändert werden können, ebenso wie die spezifischen Rezeptoren im Sinus- oder AV-Knoten (SEIFEN u. SEIFEN 1967; TODA u. WEST 1969).

IV. Digitaliseffekte auf das intakte Herz

1. Sinusknoten

a) Vagusstimulation

Aktionspotentiale isolierter Sinusknotenzellen des Rattensinusknotens zeigen bei Perfusion mit 2×10^{-7}M Ouabain keine elektrophysiologischen Veränderungen (TODA u. WEST 1966). Höhere Digitalisdosen können die Phase-4-Depolarisation steigern und Arrhythmien hervorrufen. Außerdem wandert der Schrittmacher in die Sinusknotenperipherie, und es kann ein Intrasinusblock auftreten (BONKE 1977; STEINBECK et al. 1978b). TEN EICK u. HOFFMAN (1969b) konnten bei Gabe von 4×10^{-7} M l Ouabain eine Verlangsamung der Sinusknotenautomatie mit Hyperpolarisation nachweisen. Dieser Effekt konnte durch Atropin aufgehoben werden, so daß cholinerge Mechanismen eine Rolle spielen.

Der geringe direkte Effekt therapeutischer Digitalisdosen auf das Aktionspotential (s. Abschnitt A.I.1) erklärt die klinisch beobachtete Frequenzverlangsamung bei nicht-herzinsuffizienten Patienten nicht. Zahlreiche experimentelle Untersuchungen weisen auf einen entscheidenden autonomen Mechanismus hin. An isolierten Präparaten verlangsamt elektrische Stimulation präganglionärer (GREMELS 1935; PERRY u. REINERT 1954; GAFFNEY et al. 1958) und peripherer (MCEWEN 1956; TODA u. WEST 1969) Vagusfasern die Herzfrequenz nach Digitalisgabe verstärkt. Ein ähnlicher Effekt wie mit Digitalis konnte durch Acetylcholin-Zugabe erreicht werden (TODA u. WEST 1966, 1969). Diese Untersuchungen weisen auf einen starken vagalen Einfluß bei der chronotropen Sinusknotenbeeinflussung hin.

b) Antiadrenerge Mechanismen

Für die Verlangsamung der Sinusknotenfrequenz unter Digitalis wird auch ein abnehmender sympathischer Einfluß diskutiert. Hohe Digitalisdosen senkten Frequenzsteigerungen, die durch Sympathikusstimulation oder Katecholamingabe ausgelöst wurden (MENDEZ et al. 1961a; VESELOVA 1959; ROBERTS 1970). Dieser Effekt wurde jedoch nicht von allen Untersuchern nachgewiesen (THOA et al. 1969; TIWARI et al. 1967).

Tierexperimentelle Untersuchungen belegen ebenfalls die Bedeutung beider Mechanismen: Bei Gabe niedriger Digitalisdosen hatte Atropin den größten Einfluß auf die Aufhebung einer digitalisinduzierten Bradykardie. Bei höheren Digitalisdosen war der Effekt von Propranolol und Atropin in etwa gleich, die Kombination beider Substanzen hob die digitalisbedingte Frequenzverlangsamung ganz auf (GILLIS et al. 1975). Dieser Effekt war nach Atropin-Vorbehandlung auch nach Durchtrennung afferenter Rezeptoren im Karotis-Sinus, Aortenbogen sowie sensorischer Fasern zu beobachten. Der Effekt von Propranolol kann dabei in der Beseitigung des reflexinduzierten verminderten Sympathikotonus liegen (GILLIS et al. 1975).

Auf eine Aktivierung des parasympathischen Nervensystems und Inhibierung des sympathischen Nervensystems als entscheidende Voraussetzung für die Abnahme der Sinusfrequenz unter Digitalis weisen verschiedene weitere Untersuchungen (TEN EICK u. HOFFMAN 1969b; PACE et al. 1974; ABIKO 1963). In Übereinstimmung mit diesen experimentellen Untersuchungen sind Ergebnisse bei Patienten mit transplantierten Herzen, bei denen Digoxin keine Verlangsamung der Herzfrequenz bewirkte (GOODMAN et al. 1975a; LEACHMAN et al. 1971).

c) Einfluß auf die elektrophysiologischen Parameter beim Menschen

Die autonome Beeinflussung der elektrophysiologischen Parameter des Sinusknotens erklärt auch die unterschiedlichen Ergebnisse, die bei elektrophysiologischen Untersuchungen am Menschen bei der Prüfung der Sinusknotenerholungszeit und der sinuatrialen Leitungszeit gefunden wurden (ENGEL u. SCHAAL 1973; BOND et al. 1973; REIFFEL et al. 1974; MARGOLIS et al. 1975; DHINGRA et al. 1975; STEINBECK et al. 1978a; STEINBECK u. LÜDERITZ 1977). Bei Patienten mit Sinusknoten-Syndrom wurde sowohl eine exzessive Zunahme der Sinusknotenerholungszeit gefunden (STEINBECK et al. 1978b), so daß eine Digitalisgabe bei diesen Patienten nur unter strenger Überwachung empfohlen wird, als auch keine Veränderung dieses Meßparameters (ENGEL u. SCHAAL 1973). Bei herztransplantierten Patienten – ohne autonomes Nervensystem – wurden diese Meßparameter durch Digitalis nicht verändert, lediglich bei hohen Stimulationsfrequenzen kam es zu einer Zunahme der AV-Knotenleitung (GOODMAN et al. 1975).

2. Beeinflussung der Vorhofelektrophysiologie

Direkte und indirekte Digitaliseffekte an Vorhoffasern

Isolierte Fasern. An isolierten Fasern des Vorhofmyokards und des spezifischen Leitungssystems des Vorhofs kommt es unter niedrigen therapeutischen Digitalisdosen und kurzer Exposition zu einer Hyperpolarisation mit Zunahme des maximalen diastolischen Potentials, der Aktionspotentialamplitude, der Anstiegsgeschwindigkeit der Phase 0 und der Aktionspotentialdauer (HOFFMAN 1972; HORDOF et al. 1976a; FINGL et al. 1951). Die gleiche Wirkung wurde an normalen menschlichen Vorhofmyokardfasern bei Gabe von 2×10^{-7} M Ouabain ebenso wie bei vorgeschädigten menschlichen Vorhoffasern mit erniedrigtem Ruhemembranpotential unter -60 mV und spontaner Phase-4-Depolarisation gefunden (HORDOF et al. 1978).

Der elektrophysiologische Effekt therapeutischer Digitalisdosen lag in einer Leitungsbeschleunigung sowohl an normalen als auch an geschädigten Fasern und einer Abnahme spontaner Automatie. Dieser Effekt entspricht dem von Acetylcholin, so daß er wahrscheinlich durch indirekte cholinerge Mechanismen hervorgerufen wird (Hordof et al. 1978; Ten Eick u. Hoffman 1969b). Eine spontane Freisetzung von Acetylcholin aus Vorhofgewebe konnte ebenfalls nachgewiesen werden (Trautwein et al. 1960).

Längere Perfusion der Vorhofpräparate oder Gabe toxischer Digitalisdosen führte zu einer Abnahme des maximalen diastolischen Potentials, der Aktionspotentialamplitude, V_{max}, Aktionspotentialdauer und einer Zunahme der spontanen Phase-4-Depolarisation sowie dem Auftreten von Nachpotentialen (Hordof et al. 1978).

Nachpotentiale mit spontaner Automatie traten an den erkrankten Vorhoffasern eher auf als an den gesunden (Hordof et al. 1978). Die toxischen, arrhythmogenen Effekte von Digitalis im Vorhofbereich sind wahrscheinlich direkte Membraneffekte (Kassebaum 1963; Hoffman 1969; Vassalle et al. 1962; Rosen et al. 1973).

Intaktes Herz. Tierexperimentelle elektrophysiologische Untersuchungen am intakten Vorhof zeigen sowohl direkte als auch indirekte Digitaliseinflüsse: Am intakten Hundeherzen verkürzen Ouabain und Lanatosid C die funktionelle Refraktärperiode. Nach bilateraler Vagotomie kommt es zu einer Verlängerung der Refraktärperiode, und zwar durch Zunahme der relativen Refraktärperiode. Digitalis verkürzt also die absolute Refraktärperiode durch vagale Mechanismen und verlängert die relative Refraktärperiode durch einen direkten elektrophysiologischen Einfluß (Mendez u. Mendez 1957; Morrow et al. 1963).

Im Tierexperiment wurde durch Digitalis bei intakter autonomer Innervation Vorhofflattern in Vorhofflimmern übergeführt, bei denervierten Tieren nahm dagegen die Flatterfrequenz ab, in Einzelfällen trat Sinusrhythmus ein (Farah u. Loomis 1950; Dawes 1946). Die Untersuchungen legen den Schluß nahe, daß eine Regularisierung von Vorhofflattern durch Digitalis bei abgeschwächter oder fehlender autonomer Innervation durch Refraktärzeitverlängerung zustande kommt. Die Überleitung von Vorhofflattern in Vorhofflimmern wird durch Refraktärzeitverkürzung bei intakter autonomer Innervation hervorgerufen.

Effekte am menschlichen Vorhof. Beim Menschen ergaben die Messungen der effektiven Refraktärperioden unterschiedliche Ergebnisse. Es wurde sowohl eine Verkürzung (Wellens u. Durrer 1974) als auch eine Verlängerung (Dhingra et al.1975) gefunden. Bei herztransplantierten Patienten wurde dagegen keine Änderung der effektiven und funktionellen Refraktärperiode im Vorhof unter Digitaliseinfluß nachgewiesen (Goodman et al. 1975b). Allerdings konnte Digoxin bei diesen herztransplantierten Patienten Vorhofflimmern in Sinusrhythmus überführen, so daß eine Refraktärzeitverkürzung möglich ist (Leachman et al. 1971). Unter klinischen Bedingungen mit intakter autonomer Innervation kann sowohl ein Übergang von Vorhofflattern in Vorhofflimmern durch Refraktärzeitverkürzung oder eine Verlängerung der Refraktärzeit mit Übergang von Vorhofflattern in Sinusrhythmus beobachtet werden (Haft 1975; Lewis 1911; Luckey 1954).

3. Beeinflussung der AV-Knotenleitung durch Glykoside

a) Direkte Beeinflussung

Direkte Membraneffekte treten bei niedrigen Digitalisdosen, die bereits eine Verlängerung der effektiven Refraktärperiode und Leitungsverzögerung im AV-Knoten hervorrufen, am Aktionspotential des AV-Knotens nicht auf (TODA u. WEST 1969). In Konzentrationen von 2×10^{-7} ng/ml kommt es zu einer Abnahme des maximalen diastolischen Potentials, der Aktionspotentialamplitude und der Anstiegssteilheit der Phase 0 (TODA u. WEST 1966). Nach Lanatosid-C-Gabe treten am Ratten-AV-Knoten in den verschiedenen Abschnitten des AV-Knotens unterschiedliche Effekte auf: In der proximalen AN-Region wird das Aktionspotential verkürzt, in der mittleren N-Region und in der NH-Region kommt es zu einer Abnahme von Aktionspotentialamplitude und Anstiegssteilheit. Am empfindlichsten reagiert die N-Region (WATANABE u. DREIFUS 1966). Die unterschiedlichen elektrophysiologischen Einflüsse auf die verschiedenen Anteile des AV-Knotens führen zu einer heterogenen intranodalen Leitung mit Fragmentation der Leitungsfronten mit dem Effekt einer zunehmenden Leitungsbehinderung (PÄES DE CARVALHO 1971).

b) Autonome Beeinflussung

Vagale Beeinflussung. Entscheidender als die direkten Digitaliseffekte sind indirekte autonome Mechanismen auf den AV-Knoten. Im Tierexperiment wird der Einfluß von Digitalis auf die gesamte AV-Knotenregion und nicht auf einzelne AV-Knotenzellen untersucht, so daß eher Digitaliseffekte auf den Vorgang der sog. decremental conduction (HOFFMAN u. CRANEFIELD 1960) insgesamt untersucht werden. Der vagale Einfluß auf die AV-Überleitung konnte an narkotisierten Tieren (MENDEZ u. MENDEZ 1953; SCHAAL et al. 1969) und wachen Tieren (KOSOWSKY et al. 1968; SCHAAL et al. 1969) durch teilweise Antagonisierung der digitalisbedingten AV-Überleitungsverzögerung subtoxischer Digitalisdosen durch Atropin nachgewiesen werden. Direkte Stimulation präganglionärer Vagusfasern führte nach Gabe hoher Ouabaindosen zu einer Zunahme der AV-Blockierung (RAND u. STAFFORD 1957; GREENSPAN u. LORD 1973). Vergleichbare Effekte wurden auch nach Acetylcholingabe nachgewiesen (GAFFNEY et al. 1958; NADEAU et al. 1971).

Antiadrenerge Mechanismen. Antiadrenerge Digitaliseffekte lassen sich bei sympathischer Stimulation der AV-Knotenregion durch Katecholamine oder linke Ganglion-stellatum-Stimulation ebenfalls nachweisen (MENDEZ et al. 1961b; NADEAU et al. 1971; ROSS 1976). Tierexperimentelle Untersuchungen an chronisch denervierten Tieren zeigten keine Verlängerung der AV-Überleitung nach Digitalisgabe (WALLACE et al. 1967; MENDEZ et al. 1961b). Digoxindosen, die bei chronisch denervierten Tieren keine Leitungsverzögerung hervorriefen, verlängerten bei intakten Tieren die AV-Überleitung. Bilaterale Vagotomie konnte die AV-Überleitungsverzögerung aber nur teilweise beseitigen (SCHAAL et al. 1969). Nach pharmakologischer Denervierung mit Propranolol und Atropin konnte Acetylstrophanthin bei Hunden bis zu 100% einer arrhythmogenen Dosis die Refraktärzeit des AV-Knotens nicht verlängern, wohl aber bei unbehandelten Tieren. Atropin allein beseitigte die AV-Knoten-Refraktärzeitverlängerung nicht, so daß eine überwiegende Verminderung des sympathischen Tonus für die AV-Knoten-Refraktärzeitverlängerung angenommen wurde (KIM et al. 1975).

Digitalis beeinflußt die AV-Überleitung am AV-Knoten wahrscheinlich durch direkten Membraneffekt und entscheidender durch indirekte autonome Einflüsse. Es ist jedoch unklar, ob die indirekten autonomen Mechanismen eher in einer Vagusstimulation (MORROW et al. 1963) oder in einer Hemmung des Sympathikus bestehen (KIM et al. 1975; SCHAAL et al. 1969).

Digitaliseffekte auf die AV-Überleitung beim Menschen. Beim Menschen wird nach Digitalisgabe bei elektrophysiologischen Untersuchungen eine Verlängerung der AV-Knotenleitung gefunden. Das AV-Intervall nimmt durch Verlängerung des AH-Intervalls zu, das HV-Intervall bleibt unverändert (PUECH 1977; WELLENS 1975; GOODMAN et al. 1975b; DAMATO u. LAU 1970; SCHERLAG et al. 1971; FISCH et al. 1964; PICK 1957; NEUSS et al. 1976). Die funktionelle Refraktärperiode des AV-Knotens wird ebenfalls verlängert (PUECH 1977; WELLENS 1975; PRZYBYLA et al. 1974; DAMATO et al. 1975; SCHERLAG et al. 1971). Die retrograde Leitung Ventrikel-Vorhof wird nicht verlängert (TICZON et al. 1976).

Die Untersuchungen beim Menschen können den Einfluß des autonomen Nervensystems nicht oder nur teilweise berücksichtigen, da eine totale autonome Blockade nicht möglich ist. Sympathische Aktivität, die über die Nebenniere oder die myokardialen Katecholaminspeicher Einfluß nimmt, bleibt unberücksichtigt (MENDEZ et al. 1961). Bei herztransplantierten Patienten, ohne autonome Innervation, ändert Digitalis die Überleitungsfrequenz bei Vorhofflimmern und -flattern nicht (LEACHMAN et al. 1971). Die effektive und funktionelle Refraktärperiode des AV-Knotens wurde durch Digitalis nicht verlängert. Nur bei hohen Stimulationsfrequenzen trat eine geringe Zunahme der funktionellen Refraktärperiode als Hinweis direkter Digitaliseffekte auf (GOODMAN et al. 1975). Diese Untersuchungen lassen insgesamt den Schluß zu, daß der AV-überleitungsverzögernde Effekt von Digitalisglykosiden in erster Linie durch indirekte Einflüsse auf den AV-Knoten zustande kommt.

Kurzschlußverbindungen zwischen Vorhof und Kammer bei WPW-Syndrom zeigen unter Digitalis eine verkürzte effektive Refraktärperiode (WELLENS 1975; PUECH 1977; FERRER 1977; CASTELLANOS et al. 1973). Die Diskrepanz zwischen verlängerter AV-Knotenleitung und abnehmender Leitung im Kent-Bündel kann u.U. das Auftreten von Tachykardien nach Digitalisgabe begünstigen (PUECH u. GROLLEAU 1972; WELLENS 1975). Bei Patienten mit kurzer Refraktärperiode im Kent-Bündel sollte daher kein Digitalis gegeben werden. Günstig ist jedoch eine Digitalisierung bei langer Refraktärzeit im Kent-Bündel mit Angleichung der Refraktärzeiten (WELLENS 1975).

Der klinisch erwünschte Effekt von Digitalis mit Bremsung der AV-Überleitung bei Vorhofflimmern und -flattern kommt zustande durch Refraktärzeitverkürzung im Vorhof mit Zunahme der Flimmerfrequenz. Die hohe Eindringrate in den AV-Knoten bewirkt in Verbindung mit direkten und indirekten Mechanismen am AV-Knoten eine zunehmende Leitungsverzögerung und Abnahme der Überleitungsfrequenz auf die Kammer.

4. Digitaliseffekte auf das Ventrikelmyokard

a) Antiarrhythmische Effekte

Vagale Mechanismen. Der direkte Membraneffekt auf isolierte Purkinje- und Myokardfasern niedriger Digitalisdosen ist gering (vgl. Abschnitt A.I.1). Cholinerge, vagal vermittelte Mechanismen, die die Digitaliswirkung im Vorhof und AV-Knotenbereich modifizieren, können bei fehlender oder unbedeutender parasympathischer Innervation der Herzkammern nur eine untergeordnete Rolle spielen (HOFFMAN u. SINGER 1974).

Indirekte antiarrhythmische sowie toxisch-arrhythmische Digitaliseffekte sind in diesem Bereich in erster Linie durch Beeinflussung des sympathischen Nervensystems zu erklären.

Aufgrund neuerer Untersuchungen ist jedoch auch ein antiarrhythmischer vagaler Einfluß auf den Ventrikel möglich (CORR u. GILLIS 1978). Acetylcholin kann Purkinje-Fasern hyperpolarisieren und zu einer Abnahme gesteigerter Automatie führen (DANILO et al. 1978; TSE u. HAN 1978). Vermittelt werden kann der vagale Einfluß durch eine parasympathische Innervation, die histologisch bei Kaninchen und Menschen in Nachbarschaft zum His-Purkinje-System nachgewiesen wurde (BUTERBAUGH u. SPRATT 1970). Hinweise auf antiarrhythmische vagale Effekte ergeben sich insbesondere bei experimentellem Herzinfarkt (CORR u. GILLIS 1978; KENT et al. 1973; MYERS et al. 1974).

Es ist dabei unklar, ob Acetylcholin direkt auf die Herzmuskelmembranen wirkt (BAILEY et al. 1972; CRANEFIELD 1975) oder indirekt die Noradrenalinfreisetzung antagonisiert wird (KOLMAN et al. 1976; LÖFFELHOLZ u. MUSCHOLL 1970; MATTA et al. 1976; RABINOWITZ et al. 1976). Untersuchungen über den Einfluß bilateraler Vagotomie oder Atropingabe auf die Induktion digitalisbedingter ventrikulärer Arrhythmien kommen zu kontroversen Ergebnissen, wobei sowohl ein Schutzeffekt nachweisbar war (LEVITT et al. 1970) bzw. nicht gefunden wurde (MORROW et al. 1963; KISIN 1956). Wurde ein Schutzeffekt nachgewiesen, so beruhte er wahrscheinlich auf einem Antagonismus sympathischer Einflüsse auf den Ventrikel (PACE u. MARTIN 1978).

Antiadrenerge Mechanismen. In klinischen Studien konnte nachgewiesen werden, daß Digitalis antiarrhythmische Effekte hat (BOYAJY u. NASH 1965; LOWN et al. 1977). Bei den Untersuchungen von LOWN et al. (1977) hatte Acetylstrophanthin bei 65 von 142 Patienten einen antiarrhythmischen Effekt auf ventrikuläre Herzrhythmusstörungen. Der Therapieeffekt beruhte nicht auf der Besserung einer Herzinsuffizienz; 37 Patienten zeigten keinen Effekt, 40 eine Zunahme der Rhythmusstörungen.

Dieser antiarrhythmische Effekt von Digitalis läßt sich durch eine reflexbedingte Abnahme sympathischer Aktivität auf den Ventrikel erklären (s. Abschnitt A.III.2). Nach LOWN et al. (1977) beruht der antiarrhythmische Effekt auf einer vagal induzierten Antagonisierung erhöhter sympathischer Einflüsse. Im Tierexperiment steigert Vagusstimulation die Reizschwelle für die Auslösung von ventrikulären Tachykardien nur bei vorbestehendem erhöhten sympathischen Tonus (KOLMAN et al. 1975, 1976). Dieser muskarinartige Vaguseffekt ist bei einer Steigerung des sympathischen Tonus durch neurale oder neurohumorale Einflüsse nachweisbar und durch Atropin antagonisierbar (RABINO-

WITZ et al. 1976). Diese Vaguswirkung kann möglicherweise durch eine verminderte Neurotransmitterfreisetzung an sympathischen Nervenenden oder durch eine Änderung der Rezeptoreigenschaften für Adrenalin bewirkt werden (MUSCHOLL et al. 1973; LEVY u. BLATTBERG 1976). Auf molekularer Ebene ist ebenfalls ein Antagonismus zwischen Acetylcholin und Katecholaminen denkbar (MURAD et al. 1962).

b) Arrhythmische Digitaliseffekte am Ventrikel

Fokal gesteigerte Erregung. Toxische Digitalisdosen können am Ventrikel durch direkte Membraneffekte zu zwei Formen gestörter Erregungsbildung mit gesteigerter Phase-4-Depolarisation und oszillatorischen Nachpotentialen sowie zu Erregungsleitungsstörungen als Voraussetzung für Re-entry führen (s. Abschnitt A.II). Unter klinischen Bedingungen läßt sich nicht sicher entscheiden, welche Form fokaler Erregung bzw. ob Re-entry-Mechanismen vorliegen.

Aufgrund einiger charakteristischer elektrophysiologischer Unterschiede (vgl. Abschnitt A.II) lassen sich aber auch unter klinischen Bedingungen gewisse Rückschlüsse auf die Pathogenese ziehen: Spontane Phase 4-Depolarisation wird durch sog. Overdrive-Stimulation unterdrückt. Nach Beendigung der Stimulation kommt es nach einer Pause, die länger ist als die stimulierte Grundfrequenz, zu einem Ersatzrhythmus. Oszillatorische Nachpotentiale dagegen treten sofort nach Abstellen des Stimulationssimpulses auf, sind durch schnelle Stimulation nicht zu unterdrücken, ihre Auslösung wird durch eine hohe Stimulationsfrequenz und kurze Kupplungsintervalle begünstigt (vgl. Abschnitt A.II) (Abb. 9). Diese zwei unterschiedlichen Automatieformen können wahrscheinlich auch klinisch beobachtet werden (SMITH u. WILLERSON 1971): Bei Patienten mit vorbestehender Herzerkrankung führen toxische Digitalisdosen häufig zu einem totalen AV-Block mit einem schnellen ventrikulären Ersatzrhythmus, wie es eher bei oszillatorischen Nachpotentialen beobachtet wird. Dagegen tritt bei Patienten mit sonst gesundem Herz und in suizidaler Absicht genommenen hohen Digitalisdosen ein totaler AV-Block mit einem langsamen Ersatzrhythmus, eher durch Phase-4-Depolarisation, oder ein Stillstand auf. Oszillatorische Nachpotentiale rufen wahrscheinlich die durch gekuppelte ventrikuläre Einzelstimulation nach Digitalisgabe auslösbare multiple ventrikuläre Antwort hervor (LOWN 1968), die bei höheren Digitalisspiegeln und schnellerer Stimulationsfrequenz leichter auslösbar ist und zur vorausgehenden Zykluslänge eine gute Korrelation zeigt (vgl. Abb. 6) (ZIPES et al. 1974).

Digitalisbedingte Re-entry-Mechanismen im Ventrikel. Allgemein begünstigen hohe Digitalisdosen langsame Leitung (vgl. Abschnitt A.II.2). Die gleichzeitige Verkürzung der Refraktärzeit begünstigt den Wiedereintritt (SASYNIUK u. MENDEZ 1971). Da die Resistenz des Ventrikelmyokards gegenüber Digitalisintoxikation größer ist als die von Purkinje-Fasern (MOE u. MENDEZ 1951), wird unterschiedlich schnelle Leitung in beiden Fasertypen als weitere Voraussetzung für Re-entry begünstigt. Hohe Digitalisdosen blockieren den Übergang Purkinje-Myokardfaser in ante- und retrograde Richtung (FERRIER et al. 1973). An peripheren Purkinje-Fasern kommt es zu einer longitudinalen Längsdissoziation mit unterschiedlicher Leitungsgeschwindigkeit in der Purkinje-Faser, was ebenfalls Re-entry-Mechanismen begünstigt (ANDERSON et al. 1972).

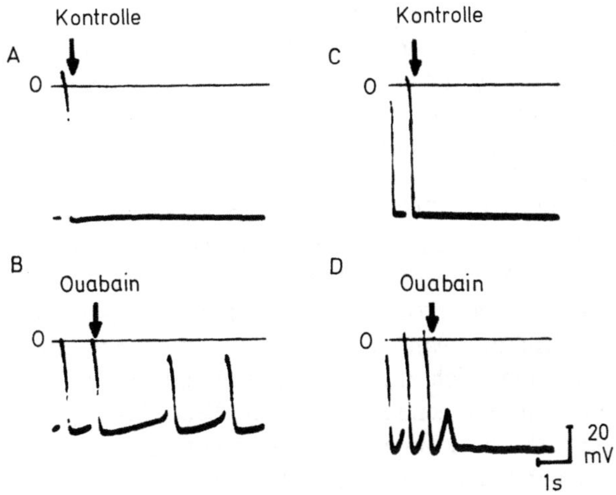

Abb. 9. Digitaliseinfluß auf spontane Automatie. Bei *A* und *C* zeigen zwei verschiedene Purkinje-Fasern nach Abstellen des Stimulationsimpulses (*Pfeil*) keine spontane Aktivität. Nach Zugabe von Ouabain tritt bei *B* nach Abstellen des Stimulationsimpulses (*Pfeil*) ein Ersatzrhythmus auf, der langsamer ist als die stimulierte Grundfrequenz. Bei *D* kommt es sofort nach Abstellen des Stimulationsimpulses zu einem nicht schwellwertigen Nachpotential. (Aus ROSEN et al. 1973)

Oszillatorische Nachpotentiale können experimentell zwei verschiedene Formen von Leitungsstörung hervorrufen (vgl. Abschnitt A.II), die beide Re-entry-Mechanismen begünstigen können. Die klinische Bedeutung von Leitungsstörungen durch oszillatorische Nachpotentiale ist z.Z. noch unklar (FERRIER 1977). Sie entstehen nach Gabe hoher Digitalisdosen, die unter klinischen Bedingungen in der Regel nicht erreicht werden. Es ist jedoch möglich, daß in geschädigten Myokardbezirken höhere Intoxikationsgrade erreicht werden, z.B. durch lokale Kaliumverluste oder Ischämie, so daß in diesen Bereichen entsprechende Blockbilder auftreten können, während das umgebende Gewebe noch normal leitet (FERRIER 1977). Dehnungsreize können unterschwellige Nachpotentiale schwellwertig werden lassen. Dieser Mechanismus könnte bei Kontraktionsstörungen in hypokinetischen Bezirken z.B. nach Myokardinfarkt ebenfalls eine Rolle spielen (FERRIER 1977).

Inhomogene Repolarisation unter Digitaliseinfluß. Ein weiterer Mechanismus, der Re-entry-Vorgänge begünstigt, ist eine inhomogene Beeinflussung des Ventrikelmyokards durch toxische Digitalisdosen. HAN u. MOE (1964) fanden im Tierexperiment, daß nach Gabe von Ouabain und sympathischer Stimulation eine sog. temporale Dispersion der Refraktärzeit mit gesteigerter Vulnerabilität eintrat. Tierexperimentell konnte ebenfalls nachgewiesen werden, daß der Ouabain-induzierte gesteigerte Sympathikuseinfluß auf den linken Ventrikel ungleichmäßig erfolgt (GABRIEL et al. 1975). Nach Ouabain-Intoxikation konnte durch Potentialmessung in postganglionären sympathischen Nervenfasern gezeigt werden, daß das Auftreten von Arrhythmien gleichzeitig mit einer unterschiedlichen Entladung in diesen Nerven einherging. Es wird angenommen, daß die diskordante Aktivität in verschiedenen Filamenten jedes Nervenastes zu einer unterschiedlichen Beeinflussung einzelner Herzabschnitte führt und damit durch unterschiedliche Beeinflussung von Refraktärzeiten eine inhomogene Repolarisation als eine Voraussetzung für die Arrhythmiegenese bildet (Lathers et al. 1978). Einen ähnlichen Einfluß kann eine unterschiedliche Digitalisaufnahme in ischämischem Myokard haben (Thompson et al. 1974).

Die klinisch beobachteten QT- bzw. TU-Abnormitäten bei Patienten mit Digitalisintoxikation sind möglicherweise auf diesen Mechanismus zurückzuführen (Theisen et al. 1975; Theisen u. Jahrmärker 1975; Jahrmärker u. Theisen 1974). Nach der sog. Cancellation-Theorie (Burgess et al. 1972) entspricht die QT-Zeit im peripheren EKG nicht der wahren Dauer der Aktionspotentiale. Längerdauernde Anteile neutralisieren sich am Ende der Repolarisation. Werden durch die oben beschriebene inhomogene sympathische Beeinflussung umschriebenen Aktionspotentiale verkürzt, können die nicht mehr neutralisierten längeren Aktionspotentiale im peripheren EKG als TU-Abnormitäten in Erscheinung treten, so daß hier TU-Abnormität und gesteigerte Vulnerabilität Ausdruck einer inhomogenen Repolarisation sein können.

Die Vielfalt der beschriebenen Mechanismen macht es wahrscheinlich, daß die klinisch beobachteten Herzrhythmusstörungen komplexer Natur sind und wahrscheinlich nicht nur auf eine Einzelursache zurückgeführt werden können.

B. Klinische Pathophysiologie und Pathogenese digitalisbedingter Herzrhythmusstörungen

I. Beeinflussung der Glykosidbindung am Rezeptor

1. Störungen des Kaliumhaushalts

Störungen des Kaliumstoffwechsels, insbesondere Hypokaliämie, beeinflussen die Wirkung von Digitalis (Enselberg et al. 1950; Sampson et al. 1943; Vassalle et al. 1962). Niedrige Kaliumkonzentrationen begünstigen das Auftreten digitalisinduzierter oszillatorischer Nachpotentiale (Rosen et al. 1973; Ferrier et al. 1973). Tierexperimentell war insbesondere bei akuten Änderungen der Kaliumkonzentration eine gesteigerte Digitalisempfindlichkeit festzustellen (Lee u. Klaus 1971).

Zahlreiche Autoren vertreten die klinisch-empirisch gefundene Meinung, daß eine gesteigerte Digitalisempfindlichkeit bei Hypokaliämie besteht (Jahrmärker 1975; Brater u. Morelli 1977; Lown u. Levine 1954; Schick u. Scheuer 1974; Avenhaus 1972; Baedeker 1978; Bolte et al. 1971). Diese Auffassung wird jedoch nicht von allen Autoren geteilt (Binnion 1978). In neueren klinischen Untersuchungen wurde bei Hypokaliämie eine gesteigerte Digitalisempfindlichkeit gefunden, es traten Herzrhythmusstörungen bei Digitalisspiegeln im sog. therapeutischen Bereich auf (Shapiro 1978; Steiness u. Olesen 1976). Dabei konnte gezeigt werden, daß mit Beseitigung der Hypokaliämie auch die Arrhythmien verschwanden (Shapiro 1978). Hypokaliämie führte bereits bei normal niedrigen Digitalisspiegeln zu Arrhythmien, während bei normokaliämischen Patienten mit Arrhythmien die Digitalisspiegel höher lagen (Shapiro 1978; Lehmann et al. 1980).

Die geänderte Glykosidtoleranz unter Hypokaliämiebedingungen kann durch eine gesteigerte Digitalisbindung an die Zellmembran-ATPase bzw. eine gesteigerte myokardiale Glykosidaufnahme erklärt werden: Die Bindung von Digitalisglykosiden an die Herzmuskelzellmembran hängt von der extrazellulären Kaliumkonzentration ab und nimmt mit abnehmendem Kaliumwert zu (ERDMANN et al. 1976; MELDGAARD et al. 1980). Bindungsstudien mit radioaktiv markiertem Strophanthin an isolierten menschlichen Herzmuskelzellen zeigten, daß Strophanthin in Abhängigkeit von der Kaliumkonzentration aus seiner Bindung am Glykosidrezeptor verdrängt wird (ERDMANN et al. 1976; ERDMANN 1977). Ein erniedrigter Kaliumspiegel sollte danach rasch zu einer vermehrten Bindung des Glykosids bei gleichbleibender Konzentration an den Rezeptor führen, während umgekehrt eine Kaliumerhöhung eine Abdissoziation beschleunigen kann (ERDMANN et al. 1976). Eine Erhöhung der Kaliumkonzentration konnte die glykosidbedingte Hemmung der Natrium-Kalium-ATPase teilweise wieder aufheben (MATSUI u. SCHWARTZ 1968). An Purkinje-Fasern führte Kaliumerhöhung zu einer Abgabe zellulär gebundenen H_3-markierten Ouabains und einer Rückbildung der elektrophysiologischen Veränderungen (ANDERSON 1974).

Die Untersuchungen lassen den Schluß zu, daß Kalium konzentrationsabhängig die Bindung des Herzglykosids an den Rezeptor hemmt, indem es die Affinität der Bindungsstellen für Digitalis herabsetzt (ERDMANN et al. 1976). Möglicherweise bestehen jedoch zwei spezifische Digitalisrezeptoren am Myokard, so daß z.Z. noch nicht entschieden werden kann, ob ein Rezeptor speziell für die Digitalistoxizität verantwortlich ist und eine zunehmende Digitalisbindung an das Myokard bei Hypokaliämie notwendigerweise Arrhythmien auslösen muß (STEINESS 1978a). Eine gesteigerte Glykosidaufnahme ins Myokard wurde bei akuter Hypokaliämie von einigen Autoren ebenfalls nachgewiesen (PRINDLE et al. 1969; BINNION u. MORGAN 1971; STEINESS 1978a).

Bei chronischer Hypokaliämie konnte dagegen im Tierexperiment keine eindeutige Beziehung zwischen der Höhe des Kaliumspiegels und der arrhythmieerzeugenden Digitalisdosis nachgewiesen werden (KLEIGER u. KATSUTAKA 1966). Die auch klinisch-empirisch beobachtete relativ bessere Digitalistoleranz bei chronischer Hypokaliämie ist möglicherweise als Adaptationsvorgang durch geänderte Bindungsverhältnisse an der Herzmuskelmembran zu erklären (LÜDERITZ et al. 1973). Die Glykosidrezeptoren nehmen zu (ERDMANN u. BOLTE 1981). Die ATPase-Aktivität nahm signifikant um 30–40% zu (ERDMANN et al. 1971; BLUSCHKE et al. 1976). Entsprechend wird unter Glykosideinfluß bei chronischem Kaliummangel im Vergleich zum akuten ein höheres intrazelluläres Kalium und niedrigeres intrazelluläres Natrium nachgewiesen (STEINBECK et al. 1973).

Unter klinischen Bedingungen wird die Beurteilung einer Kausalität zwischen Hypokaliämie und einer Steigerung der Digitalisempfindlichkeit dadurch erschwert, daß Hypokaliämie allein schon arrhythmogen wirkt (vgl. Kapitel 4). Andererseits ist der Serum-Kaliumspiegel nur bedingt ein Maßstab für die intrazelluläre Kaliumkonzentration: Bei chronischer Hypokaliämie kann das Ganzkörperkalium unverändert sein (WILKINSON et al. 1975). Andererseits kann bei normalem Kaliumspiegel ein intrazellulärer Kaliummangel bestehen (EDMONDS u. JASANI 1972; SODEMAN 1965). Epidemiologische Studien zeigen jedoch eine verminderte Glykosidtoleranz von Patienten, die mit kaliumeliminierenden Diuretika behandelt wurden (HURWITZ 1969; JØRGENSEN u. SØRENSEN 1970; DUHME et al. 1974; STEINESS u. OLESEN 1976). Dieser Effekt kann aber sowohl durch diuretikainduzierte Kaliumverluste (STEINESS u. OLESEN 1976; EDMONDS

u. Jasani 1972; Kirkendall u. Stein 1968) als auch durch eine diuretikainduzierte Hypomagnesiämie (Seller et al. 1970) bzw. Hyperkalziämie (Duarte et al. 1971; Gursel 1970) hervorgerufen werden.

2. Störungen des Magnesiumstoffwechsels

Im Tierexperiment führt chronischer Magnesiummangel zu einer gesteigerten Digitalistoxizität (Kleiger u. Katsutaka 1966; Vitale et al. 1963). Digitalisinduzierte Rhythmusstörungen (Zwillinger u. Rothberger 1936) bzw. oszillatorische Nachpotentiale werden durch Magnesium unterdrückt (Ferrier 1977). Der direkte Effekt von Magnesium auf die Arrhythmiegenese ist noch unklar. Magnesium spielt bei der Aktivierung der Membran-ATPase eine Rolle (Skou 1957), die Digitalisaufnahme ins Myokard ist bei Hypomagnesiämie gesteigert (Goldman et al. 1971; Neff et al. 1972). Bei klinischen Untersuchungen war die Digitalistoxizität bei Hypomagnesiämie gesteigert (Ghani u. Smith 1974; Idahl 1974) u.a. bei Hämodialysepatienten, die mit magnesiumfreien Hämodialysaten dialysiert wurden (Seller et al. 1970). Digitalisbedingte Arrhythmien konnten durch Magnesium erfolgreich behandelt werden (Seller et al. 1970; Ghani u. Smith 1974; Zwillinger 1935; Schwiegk u. Jahrmärker 1960). Die klinische Bedeutung von Digitalisarrhythmien durch Magnesiummangel ist unbekannt, bei klinischen Mangelzuständen nach chronischer Diuretikagabe (Seller et al. 1970), nach kardiopulmonalen Bypassoperationen (Iseri et al. 1975; Lossnitzer 1971; Scheinman et al. 1969) kann dieser Mechanismus eine Rolle spielen.

3. Störungen des Kalziumstoffwechsels

Klinisch ist eine gesteigerte Digitalisempfindlichkeit bei hohen Kalziumspiegeln bekannt. Kalzium erhöht die Affinität des Rezeptors für Glykoside (Erdmann u. Bolte 1979). Experimentell können hohe Kalziumspiegel auch ohne Digitaliszugabe Herzrhythmusstörungen durch Nachpotentiale auslösen (Bozler 1943). Bei Hypokalziämie nimmt die Digitalisempfindlichkeit ab (Chopra et al. 1977). Digitalisbedingte Nachpotentiale sind an die Anwesenheit von Kalzium gebunden und können durch Kalziumzufuhr verstärkt werden (Ferrier 1977). In einer klinischen Studie wurde bei niedrigen Digitalisdosen eine gesteigerte ventrikuläre Aktivität bei Hyperkalziämie nachgewiesen (Gold u. Edwards 1927). Der therapeutische Effekt von Kalziumchelatbildnern (Surawicz 1959), die früher bei der Therapie der Digitalisintoxikation eine Rolle spielten, weist ebenfalls auf die Bedeutung des Kalziums in der Genese digitalisbedingter Herzrhythmusstörungen hin.

4. Störungen des Säure-Basen-Haushalts und andere Faktoren

Die Beurteilung einer gesteigerten Digitalisempfindlichkeit bei Störungen des Säure-Basen-Haushalts ist erschwert, da in der Regel gleichzeitig Störungen des Kaliumhaushalts mit Änderungen der Digitalistoleranz auftreten (s. Tabelle 1, S. 746) (vgl. Kapitel 4). Ob Alkalose allein schon eine gesteigerte Digitalisempfindlichkeit bewirkt, ist umstritten (Warren et al. 1968; Galmarini et al. 1973). Im Tierexperiment kann Alkaloseausgleich bei konstantem Kalium die Digitalistoleranz steigern (GALMARINI et al. 1973). Azidose scheint unabhängig vom Kaliumspiegel die Sensitivität für Digitalisarrhythmien nicht zu steigern (WILLIAMS et al. 1968).

II. Erkrankungen mit erhöhter Digitalisempfindlichkeit des Erfolgsorgans

1. Myokardischämie

Bei experimentellem Herzinfarkt ist die Schwelle für digitalisbedingte Arrhythmien um ca. 43% erniedrigt (KU u. LUCCHESI 1979). Eine ähnlich gesteigerte Digitalisempfindlichkeit wurde bei zahlreichen experimentellen Untersuchungen gefunden (TRAVELL et al. 1938; HOOD et al. 1967; HARRISON et al. 1968; MORRIS et al. 1969).

Infusion niedriger Digitalisdosen in das Koronargefäß nach Verschluß oder Reperfusion führte zu einer lokal gesteigerten Arrhythmiehäufigkeit im ischämischen Bezirk (KU u. LUCCHESI 1979), so daß ein direkter Membraneffekt bei der Arrhythmiegenese möglich ist. Andererseits wird bei akuter Ischämie aber auch eine gesteigerte sympathische Aktivität in Verbindung mit ventrikulären Arrhythmien gefunden, so daß wahrscheinlich beide Mechanismen als Arrhythmieursache in Betracht kommen (vgl. Abschnitt A.III.2).

Bei klinischen Studien wurde bei Patienten mit chronischer koronarer Herzerkrankung sowohl eine vermehrte Arrhythmiehäufigkeit (HENNERSDORF et al. 1977; VON ARNIM et al. 1980) als auch keine gesteigerte Digitalisempfindlichkeit gefunden (DOERING et al. 1977; BELLER et al. 1971; SMITH u. HABER 1970; ABENDROTH et al. 1979).

Bei akutem Myokardinfarkt halten verschiedene Autoren eine erhöhte Digitalisempfindlichkeit für gegeben (BELLER et al. 1971; SOMLYO 1960; SCHNEIDER 1974; WOLLHEIM 1959; GILFRICH u. SCHÖLMERICH 1975; VON ARNIM et al. 1980; HENNERSDORF et al. 1977; MALMCRONA 1972; SMITH 1975; MORRISON et al. 1972; LIPSKI 1975). Andere Autoren sehen dagegen in dieser Situation kein erhöhtes Arrhythmierisiko (ANSCHÜTZ u. TOKER 1975; DAZZI u. SABBADIN 1962; MALMCRONA et al. 1966; RAHIMTOOLA u. GUNNAR 1975; REICANSKI et al. 1976). In einer randomisierten Doppelblindstudie bei akutem Myokardinfarkt wurde nach intravenöser Digoxingabe keine Häufung von Arrhythmien im Vergleich zur Kontrollgruppe gefunden (REICANSKI et al. 1976). In einer anderen Untersuchung tolerierten 89% aller Patienten Acetylstrophanthin i.v. ohne Zeichen einer gesteigerten Digitalisempfindlichkeit (LOWN et al. 1972). RAHIMTOOLA u. GUNNAR (1975) fanden bei akutem Myokardinfarkt keine vermehrten Herzrhythmusstörungen bei Digitalisgaben im therapeutischen Bereich, Arrhythmien wurden nur bei toxisch erhöhten Digitalisspiegeln gefunden. In einer retrospektiven Untersuchung an 812 Infarktpatienten wurde allerdings 4 Monate nach dem akuten Infarkt bei einer Untergruppe mit Herzinsuffizienz und komplexen ventrikulären Extrasystolen eine signifikant erhöhte Mortalität gefunden, die die Autoren auf die Digitalistherapie in dieser Gruppe zurückführen (MOSS et al. 1981). Insgesamt müssen die Ergebnisse als widersprüchlich angesehen werden, aufgrund der letzteren Untersuchungen scheint aber bei Gabe normaler oder niedriger Digitalisdosen das Risiko einer gesteigerten Digitalisempfindlichkeit bei akutem Myokardinfarkt gering zu sein.

2. Chronische Lungenerkrankungen

Zahlreiche klinische Untersuchungen weisen darauf hin, daß bei Patienten mit chronischer Lungenerkrankung mit oder ohne Cor pulmonale eine gesteigerte Digitalisempfindlichkeit vorliegt (HARGREAVE 1965; CORAZZA u. PASTOR 1958; RODENSKY et al. 1961; SCHICK u. SCHEUER 1974; CHUNG 1969; BAUM et al. 1956; VON ARNIM et al. 1980; HENNERSDORF et al. 1977; DOHERTY et al. 1977; PACIARONI et al. 1974).

In einer prospektiven Studie wurden 931 Patienten bezüglich EKG, Serum-Digoxinspiegel und Effekt des Digitalisabsetzens auf die Herzrhythmusstörungen untersucht. Dabei hatten 53% der Patienten mit digitalisbedingten Herzrhythmusstörungen eine chronische Lungenerkrankung. Dagegen hatten nur 32% der Patienten ohne Rhythmusstörungen eine signifikante Lungenerkrankung (BELLER et al. 1971). Bei einem Acetylstrophanthin-Toleranztest konnte bei 18 Patienten mit chronischer Lungenerkrankung in 6 Fällen eine gesteigerte Sensitivität gefunden werden (BAUM et al. 1956). Von verschiedenen Untersuchern wurde bei niedrigen oder normalen Digitalisspiegeln toxische Digitalisreaktion bei Cor-pulmonale-Patienten gefunden (KLEIN et al. 1974; MORRISON u. KILLIP 1971). In einer 72-Stunden-Langzeit-EKG-Überwachungsstudie wurden bei 46% der Patienten mit akuten Lungenerkrankungen signifikante Rhythmusstörungen gefunden, 63% dieser Patienten waren digitalisiert (HOLFORD u. MITHOEFER 1973).

Diese Untersuchungen sprechen für eine gesteigerte Digitalisempfindlichkeit bei chronischen Lungenerkrankungen. Die zugrundeliegende Ursache ist wahrscheinlich komplex (GREEN u. SMITH 1977): Im Tierexperiment steigert akute Hypoxie die Digitalisempfindlichkeit (HARRISON et al. 1968; BELLER u. SMITH 1973). Bei chronischer Hypoxie ist dieser Effekt nicht vorhanden (BELLER et al. 1975). Ebenso haben Bewohner großer Höhen keine gesteigerte Digitalisempfindlichkeit (HARTLEY 1971).

Akute Hypoxämie steigert die sympathische Aktivität mit lokaler Katecholaminfreisetzung und Stimulation der Nebenniere (GOLDMAN u. HARRISON 1970). Bei chronischer Hypoxämie war dagegen keine gesteigerte sympathische Aktivität nachzuweisen (BELLER et al. 1975). Störungen des Kaliumspiegels durch häufig begleitende Diuretikatherapie und pH-Verschiebungen können die Digitalisempfindlichkeit ebenfalls beeinflussen. Diese letzteren Ursachen ließen sich jedoch in einer klinischen Studie nicht nachweisen (BAUM et al. 1959). Azidose durch Hyperkapnie steigerte den adrenergen Katecholaminausstoß und stimulierte das sympathische Nervensystem (GOLDMAN u. HARRISON 1970; CANTU et al. 1966), bewirkte jedoch keine gesteigerte Digitalisempfindlichkeit (BAUM et al. 1959; WILLIAMS et al. 1968). Therapeutische Maßnahmen bei chronischen Lungenerkrankungen wie Inhalation von Sympathikomimetika steigern die Arrhythmieneigung in der Regel nicht (SHIM u. WILLIAMS 1975). Xanthinderivate können jedoch Arrhythmien auslösen (SHIM et al. 1976).

Einige im Tierexperiment gefundene Besonderheiten des rechten Ventrikels erklären möglicherweise die gesteigerte Digitalisempfindlichkeit bei chronischen Lungenerkrankungen: Pro definierter Gewebseinheit ist im rechten Ventrikel mehr Kalzium gespeichert als im linken Ventrikel (SCHRÖR et al. 1979). Die therapeutische Breite zwischen notwendiger positiv inotroper Wirkung und Arrhythmieauslösung ist bei tierexperimentellen Untersuchungen und beim Menschen rechtsventrikulär geringer als linksventrikulär (BUSSMANN et al. 1974). Die Glykosidaufnahme in den rechten Ventrikel steigt mit Zunahme des rechtsventrikulären systolischen Drucks und der Herzfrequenz an (LLOYD u. TAYLOR 1976).

Bei akuten und chronischen Lungenerkrankungen mit und ohne Cor pulmonale ist mit einer gesteigerten Digitalisempfindlichkeit zu rechnen. Während der Mechanismus bei akuter Hypoxie eher verständlich ist, ist er bei chronischer Hypoxie wahrscheinlich komplex und letztlich noch ungeklärt.

III. Beeinflussung der Glykosidwirkung durch geänderte pharmakokinetische Größen

1. Interaktionen mit anderen Pharmaka (Tabelle 1)

a) Beeinflussung von Resorption, Verteilungsvolumen und Plasmabindung

Die Beeinflussung pharmakokinetischer Größen kann bei gleichbleibender Digitalisdosis zu einem Abfall oder Anstieg des Digitalisspiegels und damit auch zu toxischen Reaktionen mit Herzrhythmusstörungen führen. Zur verstärkten Resorption von Digitalis kann es kommen nach Gabe von Anticholinergika durch Hemmung der Darmmotilität (MANNINEN et al. 1973) oder nach Absetzen von Laxantien (BIGGER u. STRAUSS 1972). Eine verminderte Resorption wird für Digoxin und Digitoxin bei Rechtsherzinsuffizienz (OHNHAUS et al. 1975) nach Gabe von Cholestyramin und Cholestipol beobachtet (BROWN et al. 1978; CADY et al. 1979). Antazida können durch Absorption die Aufnahme von Digoxin hemmen (BINNION 1978; BROWN u. JUHL 1976; BONELLI et al. 1977; VÖHRINGER et al. 1976). Neomycin, Paraaminosalicylsäure (BROWN et al. 1978; LINDENBAUM et al. 1976) sowie Azulfidine (JUHL et al. 1976) vermindern die Absorption von Digoxin ebenso wie ein Malabsorptionssyndrom (HEIZER et al. 1971). Durch gesteigerte Darmmotilität nach Gabe von Metoclopramid (Paspertin) wird die Bioverfügbarkeit von Digoxin vermindert (JOHNSON et al. 1978). Das Absetzen einer solchen Therapie kann bei gleichbleibender Dosis zu einer vermehrten Digitalisaufnahme mit der Gefahr einer Intoxikation führen. Beeinflussung der Darmflora durch Antibiotika steigerte die Digoxinspiegel um 43–116% (LINDENBAUM et al. 1981).

Eine Interaktion durch Verdrängung aus der Plasmabindung mit vorübergehender Erhöhung des verfügbaren Glykosidgehalts spielt bei Digitoxin infolge seiner 95%igen Plasmaalbuminbindung (BIGGER u. STRAUSS 1972) u.U. eine Rolle. Phenylbutazon, Cumarinderivate und Sulfonylharnstoffe können in diesem Sinn wirksam werden (SOLOMON et al. 1971), ebenso Blut-pH-Änderungen (BROCK 1975). Eine Zunahme der ungebundenen Digitoxinfraktion im Blut wurde auch nach Gabe von Heparin beobachtet (STORSTEIN u. JANSSEN 1976).

Durch Enzyminduktion in der Leber kann die Metabolisierung von Digitoxin durch Phenobarbital zu einer Senkung des Blutspiegels um 50% führen

Tabelle 1. Faktoren, die die individuelle Reaktion auf Digitalis beeinflussen. (Modifiziert nach VON ARNIM et al. 1980; GREEFF 1982; Smith 1975)

1. *Verabreichte Dosis, Patienten-Mitarbeit, Zusammensetzung und Galenik des Präparats*
2. *Beeinflussung der Digitalisaufnahme*
   Hemmung: bei Malabsorption, Rechtsherzinsuffizienz
   Interaktion durch gleichzeitige Gabe anderer Medikamente:
   - Hemmung der Absorption durch: Aktivkohle, Cholestyramin, Antazida
   - Hemmung durch Schädigung der Darmschleimhaut: Neomycin, Paraaminosalicylsäure, Sulfonamide
   - Hemmung bzw. Steigerung der Absorption durch Änderung der Darmmotilität: Metoclopramid, Anticholinergika
   - Hemmung bzw. Steigerung der Resorption infolge Beeinflussung der Darmflora durch Antibiotika
3. *Beeinflussung des Verteilungsraums für Digitalis*
   Vergrößerung: Gewichtszunahme, Hyperthyreose
   Verkleinerung: Ischämie, Schockzustände, Hypothyreose, Chinidin, Spironolacton, eingeschränkte Nierenfunktion
4. *Beeinflussung der Plasmaeiweißbindung*
   Freisetzung von Digitoxin: Phenylbutazon, Cumarinderivate, Sulfonylharnstoff, Heparin, Clofibrat, Rifampicin
5. *Beeinflussung des Digitalismetabolismus*
   Digitoxin: Phenobarbital, Diphenylhydantoin, Phenylbutazon, Rifampicin, Spironolacton
6. *Beeinflussung der renalen Ausscheidung*
   Digoxin: Hemmung durch Chinidin, Steigerung durch Schilddrüsenhormone
7. *Beeinflussung der Bindung an den Digitalisrezeptor*
   Serumelektrolytänderungen: Kalium, Natrium, Magnesium, Kalzium
   Änderung des pH-Wertes und der Temperatur des Blutes
   Änderung der Membranbeschaffenheit
   Änderung der Natrium-Kalium-ATPase-Aktivität
   Interaktionen mit anderen Pharmaka: Sympathikomimetika, Antiarrhythmika, Reserpin, trizyklische Antidepressiva, Succinylcholin, Diphenylhydantoin, Betarezeptorenblocker?
8. *Tonus des autonomen Nervensystems*
9. *Art und Schwere der zugrundeliegenden Herzerkrankung*

(SOLOMON u. ABRAMS 1972). Entsprechende Untersuchungen liegen auch für Phenylbutazon und Phenobarbital (SOLOMON u. ABRAMS 1972), Barbiturate (JELLIFFE u. BLANKENHORN 1966), Rifampicin (PETERS et al. 1976b) und Spironolacton (WIRTH et al. 1976) vor. Nach Absetzen dieser Medikamente muß vorübergehend mit Wirkspiegelanstiegen gerechnet werden (GILFRICH u. SCHÖLMERICH 1975). Zu einem Wirkspiegelanstieg kann es auch durch ein verändertes Verteilungsvolumen von Herzglykosiden kommen, wie sie bei Schilddrüsenfunktionsstörungen (vgl. Abschnitt B.III.2), Chinidingabe (vgl. Abschnitt B.III.1b) sowie unter Spironolacton (MANNINEN u. NYBERG 1981) vorkommen.

Als weitere wichtige pharmakokinetische Größe führt eine eingeschränkte Nierenfunktion (vgl. Abschnitt B.III.3), eine geänderte renale Elimination unter Chinidin und Schilddrüsenhormonen zu Glykosidwirkspiegeländerungen.

b) Digitalisinteraktion mit Chinidin

Bei gleichzeitiger Gabe von Chinidin und Digitalis werden gehäuft ventrikuläre Herzrhythmusstörungen beobachtet (BIGGER u. STRAUSS 1972; COHEN et al. 1977; FISCH u. KNOEBEL 1970; LEAHEY et al. 1978; RISLER et al. 1980). Als Ursache muß ein Anstieg der Serumkonzentration von Digoxin unter Chinidingabe angenommen werden (DOERING 1979; EJVINSSON 1978; LEAHEY et al. 1978; REIFFEL et al. 1979; RISLER et al. 1980; HAGER et al. 1979; HOOYMANS u. MERKUS 1978). Der Digitalisspiegel steigt individuell im Mittel etwa um das Doppelte an und war gleichzeitig mit Zeichen der Digitalisintoxikation verbunden (DOERING u. KÖNIG 1978; LEAHEY et al. 1978). Eine Ursache ist eine eingeschränkte renale Elimination von Digoxin nach Chinidingabe (DOERING 1979; HAGER et al. 1979; HOOYMANS u. MERKUS 1978; RISLER et al. 1979).

Eine Clearance-Einschränkung allein kann diesen Effekt jedoch nicht bei hämodialysierten niereninsuffizienten Patienten erklären (DOERING et al. 1980). Ebenso kann die schnelle Änderung, die dem Chinidinspiegelanstieg parallel verläuft, so nicht gedeutet werden (POWELL et al. 1980).

Als weiterer Mechanismus muß eine Rückverteilung von Digoxin nach Chinidingabe aus Gewebedepots angenommen werden (EJVINSSON 1978; DOHERTY et al. 1980; STRAUB 1980). Tierexperimentell nahm beim Hund nach Chinidingabe die Digoxingewebskonzentration im Skelettmuskel, Herzmuskel und in der Niere deutlich ab und nur im Gehirn signifikant zu (DOHERTY et al. 1980). Da ca. 50% des Körper-Digoxins im Skelettmuskel gebunden sind (SCHENK-GUSTAFSSON et al. 1981), könnte die Rückverteilung von Digoxin nach Chinidingabe mit eine Erklärung für die Chinidin-Digoxin-Interaktion sein. Der ansteigende Digitalisspiegel im Gehirn ist möglicherweise die Ursache neural vermittelter toxischer Effekte (DOHERTY et al. 1980). Verschiedene Autoren konnten die reduzierte Gewebsbindung in vivo und in vitro bestätigen (DOHERTY et al. 1980; STRAUB 1980). Bei Patienten mit Vorhofflimmern wurde nach Chinidingabe eine geänderte Relation des Digoxinspiegels von Serum und Skelettmuskel nachgewiesen, was ebenfalls auf eine verminderte Bindung von Digoxin im Muskel hinweist (SCHENK-GUSTAFSSON et al. 1981).

Der akute Digoxinspiegelanstieg kann durch eine unter Chinidin nachgewiesene 30–40%ige Abnahme des Verteilungsvolumens von Digoxin bewirkt werden (SCHENK-GUSTAFSSON et al. 1981; HAGER et al. 1979).

Ob die von einigen Autoren beschriebene Verdrängung von radioaktiv markiertem Strophanthin aus seiner spezifischen Rezeptorbindung (STRAUB 1980; STRAUB et al. 1979) für die Interaktion verantwortlich ist, ist z.Z. umstritten (ERDMANN u. WERDAN 1981; DOERING et al. 1980). Eine solche Verdrängung vom Rezeptor, als dem Wirkort von Digitalis, müßte eher zu einer Abnahme der Digitalistoxizität führen.

Ob die gleichen Interaktionsmechanismen bei der Gabe von Digitoxin und Chinidin auch zu erwarten sind, ist z.Z. umstritten (PETERS et al. 1980; SCHENK-GUSTAFSSON et al. 1981; STORSTEIN et al. 1979). Eine verminderte renale Elimination, eine Beeinflussung der Gewebsbindung und Konzentrationsanstiege von Digitoxin im Mittel um 29% konnten ebenfalls nachgewiesen werden, allerdings lagen sie deutlich unter den Werten von Digoxin, bei denen Konzentrationsanstiege von 63–125% gefunden wurden (PETERS et al. 1980).

Bei elektrophysiologischen Untersuchungen an Aktionspotentialen von Purkinje-Fasern, die vom Spendertier mit Blut perfundiert wurden, konnte ein stärkerer depressiver Effekt der Kombination von Chinidin und Digoxin als bei alleiniger Gabe der einzelnen Substanzen beobachtet werden (GESSMAN u. ROSEN et al. 1980). Der monovalente Kationentransport wurde durch Hemmung der Natrium-Kalium-ATPase bei kombinierter Gabe von Chinidin und Digitalis stärker gehemmt als durch Digitalis oder Chinidin allein (LEAHEY et al. 1980). Bei chronisch digitalisierten Hunden wurde an Purkinje-Fasern der monovalente Kationentransport unter der kombinierten Gabe signifikant gehemmt, nicht jedoch an Myokardfasern (SOMBERG et al. 1980).

Eine ähnliche Interaktion wie zwischen Digitalis und Chinidin wird für Verapamil (+70–80%), Nifedipin (+45%), Amiodaron (+70%) und Digitalis diskutiert (LANG et al. 1980); BELZ et al. 1981; MOYSEY et al. 1981). Keine Interaktion besteht zwischen Digitalis und den Antiarrhythmika Aprindin, Ajmalin, Disopyramid, Lidocain und Propafenon (DOERING 1979; DOERING et al. 1980).

c) Andere pharmakodynamische Interaktionen

Katecholamine sind tierexperimentell in der Lage, digitalisbedingte Herzrhythmusstörungen zu verstärken (vgl. Abschnitt A. III.2b). Die rasche Entleerung der granulären Katecholaminspeicher nach Zufuhr von Reserpin, Bretylium oder Guanethidin zu Beginn einer Behandlung kann bei digitalisierten Patienten in diesem Zusammenhang beobachtete tachykarde Herzrhythmusstörungen erklären (DICK et al. 1962; GILLIS et al. 1973; LOWN et al. 1961).

Trizyklische Antidepressiva verzögern die Inaktivierung von Noradrenalin am Rezeptor (TITUS et al. 1966; BARTH u. MUSCHOLL 1976). Die beim Auftreten von ventrikulären Tachykardien beobachteten QT-Verlängerungen bzw. TU-Abnormitäten weisen auf den Mechanismus einer inhomogenen Repolarisation als eine mögliche Ursache der Tachykardien hin (THEISEN et al. 1975) (vgl. Abschnitt A.IV.4b).

Bei Digitalisglykosiden in Kombination mit Succinylcholingabe (AVERY 1973; DOWDY u. FABIAN 1963), Cyclopropannarkose (MORROW u. TOWNLEY 1964; MORROW 1970) sind experimentell und klinisch gehäuft Arrhythmien beschrieben worden.

2. Schilddrüsenfunktionsstörungen

Klinische Erfahrung zeigt, daß die Schilddrüsenfunktion die Glykosidwirkung am Herzen beeinflußt. Bei Hyperthyreose muß die notwendige therapeutische Digitalisdosis um das zwei- bis vierfache gesteigert und bei Hypothyreose entsprechend gesenkt werden (ARONSON u. GRAHAME-SMITH 1976; DOHERTY u. PERKINS 1966; MASTER 1955; GASSEL et al. 1971). Die Bremsung der AV-Überleitung bei Vorhofflimmern erfordert bei Hyperthyreose höhere Digitalisdosen als bei normalen Patienten (FRYE u. BRAUNWALD 1971). Nach Gabe von Trijodthyronin konnte eine 3- bis 4fach gesteigerte Digitalisdosis ohne Zeichen der Glykosidintoxikation bei konstanter Herzfrequenz gegeben werden (FRYE u. BRAUNWALD 1971). Bei Patienten mit Hyperthyreose ist nach Einzeldosen von Digitalis der Digitalisspiegel niedriger als bei Patienten mit Hypothyreose (DOHERTY u. PERKINS 1966; EICKENBUSCH et al. 1970). Die Halbwertszeit für Digoxin ist bei Hypothyreose verlängert und bei Hyperthyreose verkürzt (CROXSON

u. IBBERTSON 1975). Bei digitalisierten Hypothyreose-Patienten wurden z.T. normale (KALK et al. 1976; SHENFIELD et al. 1977), z.T. erhöhte (DOHERTY u. PERKINS 1966; EICKENBUSCH et al. 1970; SHENFIELD et al. 1977) Digitalisspiegel gefunden. Nach Therapie mit Schilddrüsenhormonen normalisierten sich erhöhte Plasmadigoxinspiegel (GILFRICH 1976; SHENFIELD et al. 1977). Bei dauerdigitalisierten Patienten mit Hyperthyreose wurden erniedrigte Digitalisspiegel gefunden (CROXSON u. IBBERTSON 1975; GILFRICH 1976; DOHERTY u. PERKINS 1966).

Die Ursachen für die erniedrigten Digitalisspiegel bei Hyperthyreose sind noch unklar (EICHELBAUM 1976). Während bei Hypothyreose eine reduzierte Kreatinin-Clearance nachgewiesen wurde (CROXSON u. IBBERTSON 1975), sind die Befunde über die renale Elimination von Digoxin bei Hyperthyreose uneinheitlich: So wurde eine gesteigerte renale Digoxinelimination gefunden (CROXSON u. IBBERTSON 1975; EICKENBUSCH et al. 1970). Andere Autoren konnten dagegen keine Beeinflussung der Elimination von Digoxin nachweisen (ARONSON u. GRAHAME-SMITH 1976; DOHERTY u. PERKINS 1966; KALK et al. 1976; LAWRENCE et al. 1977; SHENFIELD et al. 1977). Möglicherweise wird auch die tubuläre Reabsorption von Digoxin (DOHERTY u. PERKINS 1966) und Sekretion (STEINESS 1974) durch die Schilddrüse beeinflußt. Eine gesteigerte biliäre Ausscheidung von Digitoxin bei Hyperthyreose ist ebenfalls umstritten (HARTMANN et al. 1975; LAWRENCE et al. 1977). Die wahrscheinlich wichtigste Ursache einer veränderten Digoxinempfindlichkeit bei Schilddrüsenerkrankungen beruht auf einem veränderten Verteilungsraum für Digoxin. Er wurde bei Hyperthyreose vergrößert gefunden (DOHERTY u. PERKINS 1966; LAWRENCE et al. 1977; SHENFIELD et al. 1977). Der Metabolismus von Digoxin ist bei Hyperthyreose nicht gesteigert (DOHERTY u. PERKINS 1966). Bei Hyperthyreose zeigte sich eine erhöhte Digitalisbindung am Gewebe. Entsprechend konnte eine gesteigerte ATPase-Aktivität am Myokard (CURFMAN et al. 1977) und anderen Geweben (ISMAIL-BEIGI u. EDELMAN 1971) nachgewiesen werden. An Mikrosomensuspensionen trat eine erhöhte Bindung von Strophanthin nach Zugabe von Trijodthyronin und eine Verminderung bei thyreodektomierten Tieren auf (SHARMA u. BANERJEE 1978). Ein weiterer Mechanismus einer geänderten Digitalisempfindlichkeit ist die Beeinflussung des autonomen Nervensystems mit gesteigerter sympathischer Aktivität bei Hyperthyreose (BREWSTER et al. 1956; GAFFNEY et al. 1961; LEE et al. 1961). Am Aktionspotential hyperthyreoter Meerschweinchen kam es nach Ouabain-Gabe zu einer Aktionspotentialverkürzung, die vom Ausmaß der Hyperthyreose abhängig war. Bei stärkerer Hyperthyreose war die Aktionspotentialverkürzung geringer ausgeprägt, trat aber zeitlich eher auf (LÜDERITZ et al. 1972; LÜDERITZ 1979).

Die komplexe Beeinflussung pharmakokinetischer Größen sowie mögliche direkte kardiale Mechanismen lassen die Bedeutung der einzelnen Faktoren für die geänderte Ansprechbarkeit von Digitalis bei Schilddrüsenfunktionsstörungen für die Klinik z.Z. noch unklar.

3. Nierenfunktionseinschränkung

Eine eingeschränkte Nierenfunktion ist die häufigste Ursache einer Glykosidintoxikation. Sie wird bei 65–75% der Patienten mit Symptomen einer Digoxinintoxikation gefunden (KOCHSIEK et al. 1977; BELLER et al. 1971; EVERED u. CHAP-

MAN 1971; LARBIG u. HAASIS 1975; SMITH u. HABER 1970; DOERING et al. 1977; DOHERTY 1973; RISLER et al. 1975). Die Digitalisspiegel lagen bei Niereninsuffizienz im Mittel signifikant höher (KOCHSIEK et al. 1977; DOERING et al. 1977; VON ARNIM et al. 1980). Bei Patienten unter Digitoxintherapie spielte dagegen eine eingeschränkte Nierenfunktion keine wesentliche Rolle (STORSTEIN et al. 1977; BALIGADOO u. CHICHE 1981).

Ursache der Digitalisintoxikation mit Erhöhung des Wirkspiegels ist eine linear zum Glomerulumfiltrat abnehmende renale Digoxinausscheidung (DOHERTY et al. 1967; GROSSE-BROCKHOFF et al. 1973; KRAMER 1977; MARCUS et al. 1966; OHNHAUS et al. 1974; RISLER et al. 1975; SMITH 1975), das gleiche gilt für die renale Elimination von Strophanthin (BRASS u. PHILIPPS 1970; KRAMER et al. 1970).

Weiterhin nimmt der Verteilungsraum für Digoxin bei nierenkranken Patienten ab (ARONSON u. GRAHAME-SMITH 1976; HAASIS et al. 1977; KOUP et al. 1975; KRAMER et al. 1977; VAN VIJGH u. OE 1977; SZEFLER u. JUSKO 1973).

Dieser Befund wird jedoch nicht von allen Autoren bestätigt (OHNHAUS et al. 1974). Eine Abnahme des Verteilungsraums bei Niereninsuffizienz soll durch eine verminderte Gewebsbindung u.a. in der Skelettmuskulatur bedingt sein (JUSKO u. WEINTRAUB 1974). Die Plasmaproteinbindung von Digoxin soll bei Urämie vermindert sein (KOUP et al. 1975). Zwischen der Kreatinin-Clearance und der Relation myokardialer zu Plasmakonzentration von Digoxin besteht eine signifikante Korrelation (JUSKO u. WEINTRAUB 1974). Eine Abnahme der Digoxinkonzentration im Myokard wurde beim Niereninsuffizienten nicht nachgewiesen (HAASIS et al. 1977).

Die Digitoxinspiegel korrelieren bei Gabe einer Standarddosis nicht mit dem Grad der Niereninsuffizienz (FINKELSTEIN et al. 1975; PETERS et al. 1977; SMITH 1970; STORSTEIN 1974b; RASMUSSEN et al. 1972). Die renale Elimination von Digitoxin und seiner Metaboliten nimmt mit eingeschränkter Nierenfunktion ebenfalls ab (JELLIFFE 1967; LUKAS u. PETERSON 1966; STORSTEIN 1974). Hierdurch wird jedoch die Elimination von Digitoxin aus dem Organismus nicht beeinflußt (FINKELSTEIN et al. 1975; LUKAS 1972; SMITH 1970; STORSTEIN 1974; PETERS et al. 1976). Es fand sich kein signifikanter Unterschied der Nierenfunktion bei Patienten mit und ohne Intoxikationszeichen unter Digitoxingabe (SMITH 1970; BELLER et al. 1971; STORSTEIN et al. 1977; BALIGADOO u. CHICHE 1981). Die Eiweißbindung von Digitoxin ist bei Niereninsuffizienten signifikant niedriger, die freie Digitoxinkonzentration ist jedoch nicht signifikant erhöht (PETERS et al. 1977).

Bei Patienten im Stadium der Urämie soll eine verminderte Digitalisempfindlichkeit bestehen (BUCKESFELD u. BOLTE 1974; KRAMER et al. 1977). Bei diesen Patienten wurden höhere Digitalisspiegel ohne Zeichen der Digitalisintoxikation gefunden (KRAMER et al. 1977; HAASIS et al. 1977). Eine gesteigerte Digitalistoleranz könnte durch häufig bei Urämie gefundene Veränderungen wie Hyperkaliämie (GOLDMAN et al. 1973; PRINDLE et al. 1969), Hypermagnesiämie (NEFF et al. 1972) und Hypokalziämie (COBURN et al. 1969; HESCH et al. 1972) sowie einer Azidose (BISS et al. 1963; SCHAFER et al. 1960) verursacht werden, die einer Digitalisintoxikation entgegenwirken. Zum anderen wurde bei Urämikern eine Verminderung der erythrozytären Natrium-Kalium-ATPase-Aktivität gefunden (COLE 1973). Bei Untersuchungen mit Seren urämischer Patienten gelangte weniger Glykosid an den Myokardrezeptor (ERDMANN et al. 1976).

Die Frage ob zur Vermeidung einer Glykosidintoxikation bei Niereninsuffizienz Digoxin oder Digitoxin gegeben werden sollte, ist noch umstritten (DOHERTY 1973; KRAMER et al. 1977; LARBIG et al. 1974; LUKAS 1972; OHNHAUS et al. 1974; PETERS et al. 1976; STORSTEIN et al. 1974; JAHRMÄRKER 1975). Während bei Digitoxin die Dosis bei Niereninsuffizienz nicht reduziert werden muß (GROSSE-BROCKHOFF et al. 1973; STORSTEIN 1974a; GRABENSEE et al. 1978) wird bei Digoxin empfohlen, die Sättigungsdosis auf zwei Drittel und die Erhaltungsdosis auf ein Drittel zu reduzieren (WAGNER 1974).

4. Digitalisempfindlichkeit in Abhängigkeit vom Alter

Verschiedene Untersucher fanden bei älteren Patienten über 65 Jahre bei Behandlung mit üblichen Digoxindosen eine gesteigerte Intoxikationshäufigkeit (HURWITZ 1969; EWY et al. 1969; CUSACK et al. 1979; GRUBER et al. 1980; HURWITZ u. WADE 1969; OCHS et al. 1978; BELLER et al. 1971; CHUNG 1970; DOERING et al. 1977; MICHEL 1981) (Abb. 10). In einer Untersuchung von VON ARNIM et al. (1980) stellte das Alter allerdings keinen Risikofaktor für Digitalisintoxikation dar.

Als Ursache der gehäuften Digitalisintoxikation im Alter werden pharmakokinetische Mechanismen (EWY et al. 1969), aber auch eine allgemein gesteigerte Digitalisempfindlichkeit angenommen: Zu einer verstärkten Kumulationsneigung von Digoxin kommt es, da bei zunehmendem Alter Kreatinin- und Digoxin-Clearance auch bei noch normaler Serum-Kreatininkonzentration deutlich abnehmen (EWY et al. 1969; SHOCK 1958). GRUBER et al. (1980) fanden bei einer einheitlichen Digoxinerhaltungsdosis von 0,5 mg pro Tag bei normalem

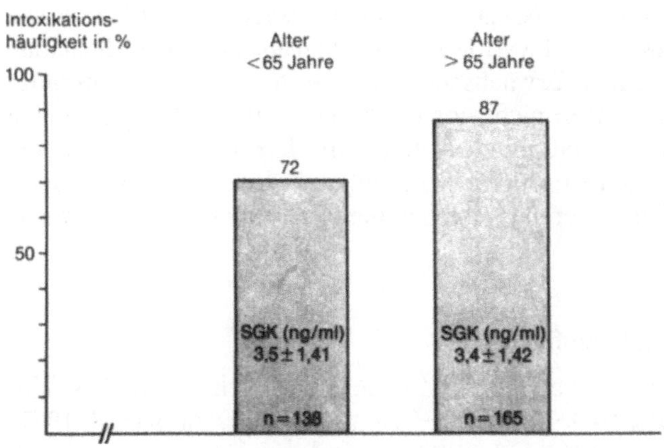

Abb. 10. Prozentuale Häufigkeit der Intoxikation bei Gabe von Digoxinpräparaten bei Patienten unter und über 65 Jahren. Von 303 Patienten mit Serumspiegeln über 2,3 ng/ml waren 165 über 65 Jahre, 138 jünger als 65 Jahre. Bei den über 65jährigen hatten 87% subjektive oder objektive Zeichen einer Glykosidintoxikation. Nur 99 Patienten unter 65 hatten bei identischer Serumglykosidkonzentration von 3,5 ± 1,41 ng/ml toxische Glykosideffekte. (Nach LARBIG et al. 1978)

Serum-Kreatinin bei Patienten über 65 Jahre Wirkspiegel, die häufig im subtoxischen Bereich und ab 75 Jahren überwiegend im toxischen Bereich lagen.

Der Verteilungsraum für Digoxin nimmt mit zunehmendem Lebensalter ebenfalls ab (ARONSON u. GRAHAME-SMITH 1976). Die Abnahme des Verteilungsvolumens hängt wohl in erster Linie mit der Abnahme der Muskelmasse im Alter zusammen (DOERING et al. 1977). So werden allgemein bei signifikant größeren und schwereren Patienten bei gleicher Dosis signifikant niedrigere Digoxinwerte im Serum als bei kleineren und leichteren Patienten gefunden (EWY et al. 1971; HAASIS u. LARBIG 1975; SCHNEIDER u. RUITZ-TORRES 1977; DOERING et al. 1977), wobei die fettfreie Körpermasse entscheidend ist (EWY et al. 1971).

Auf eine gesteigerte Digitalisempfindlichkeit im Alter weisen Untersuchungen hin, die bei Digoxinspiegeln im sog. therapeutischen Bereich gehäuft digitalisinduzierte Herzrhythmusstörungen fanden (BELLER et al. 1971; DOERING et al. 1977; SMITH u. HABER 1970). Ursächlich verantwortlich können altersbedingte Faktoren sein, die die Digitalisempfindlichkeit steigern (vgl. Abschnitt B).

Zur Vermeidung von Intoxikationen sollte die Digoxindosis reduziert werden. Bei Digitoxingabe von 0,1 mg pro Tag lagen die Blutspiegel bei allen Altersgruppen im Normbereich (VÖHRINGER u. RIETBROCK 1979).

Bei Intoxikationsstudien wurde unter Digitoxin mit zunehmendem Alter keine zunehmende Intoxikationshäufigkeit gefunden (STORSTEIN et al. 1977). Während weder Nierenfunktion noch Lebensalter die Digitoxinkonzentration beeinflussen, besteht eine Abhängigkeit vom Körpergewicht (VÖHRINGER u. RIETBROCK 1979), so daß bei Patienten unter 60 kg eine tägliche Dosis von 0,07 mg Digitoxin empfohlen wird.

Säuglinge und Kleinkinder vom ersten Lebensmonat ab tolerieren bezogen auf das Körpergewicht höhere Digitalisdosen als Erwachsene in guter Korrelation zur myokardialen Digoxinkonzentration (GORODISCHER et al. 1977) ohne Zeichen der Digitalisintoxikation (CREE et al. 1973; IISALO et al. 1973; RANE u. WILSON 1976; VON BERNUTH u. LANG 1978). Der zugrundeliegende Mechanismus ist unklar. Ein gegenüber Erwachsenen veränderter Metabolismus oder eine geänderte Elimination liegen nicht vor (DUNGAN et al. 1972), so daß eine geringere Digitalisempfindlichkeit möglich erscheint. Die Notwendigkeit, bei Kindern gegenüber Erwachsenen pro Gewichtseinheit höhere Dosen von Herzglykosiden zu geben, wird in neueren Untersuchungen kritisch beurteilt (NYBERG u. WETTRELL 1978).

5. Kardioversion und Digitalisempfindlichkeit

Unter Glykosidtherapie treten nach einer Kardioversion gehäuft ventrikuläre Arrhythmien auf (ARONSON 1978; BIGGER u. STRAUSS 1972; DEGLIN et al. 1977; HAGEMEIJER u. VAN HOUWE 1975). Unabhängig von sonstigen Zeichen einer Digitalisintoxikation soll unter Glykosidtherapie eine gesteigerte Erregbarkeit nach Kardioversion vorliegen (ARONSON 1978; LUCCHESI 1977). Diese Beobachtungen haben zu der Empfehlung geführt, vor Kardioversionen Glykoside abzusetzen bzw. Patienten nach der Kardioversion zu überwachen (BIGGER u. STRAUSS 1972; ARONSON 1978; LUCCHESI 1977).

C. Klinik der glykosidbedingten Arrhythmien

I. Allgemeine Ursachen

Digitalisbedingte Herzrhythmusstörungen, die mit einem hohen Wirkspiegel einhergehen, können bei Zufuhr massiver Digitalisdosen, meist in suizidaler Absicht, oder bei irrtümlich eingenommenen oder verordneten hohen Dosen auftreten (BELLER et al. 1971; DOERING et al. 1977; HAASIS u. LARBIG 1975; SMITH u. HABER 1970; STORSTEIN 1981).

Bei allen anderen Patienten mit digitalisbedingten Herzrhythmusstörungen führt eine normale Digitalisdosis entweder durch veränderte pharmakokinetische Größen zu erhöhten Digitalisspiegeln oder es treten bei Digitalisspiegeln im sog. therapeutischen Bereich Herzrhythmusstörungen als Ausdruck einer besonderen Digitalisempfindlichkeit auf (vgl. Tabelle 1).

Diese komplexen Verhältnisse sowie die häufige Diskrepanz zwischen einer notwendigen positiv inotropen Wirkung oder der Verlangsamung der AV-Überleitung bei Vorhofflimmern (KIM et al. 1975) sind für die geringe therapeutische Breite der Digitalisglykoside verantwortlich, die schon von WITHERING 1785 beschrieben wurde. Dies gilt für alle Digitalisglykoside in gleichem Maß (SCHWIEGK u. JAHRMÄRKER 1960).

II. Häufigkeit

Die Häufigkeit der Digitalisintoxikation wird zwischen 4 und 35% der digitalisierten Patienten angegeben (SODEMAN 1965; RODENSKY u. WASSERMANN 1968; HURWITZ 1969; EVERED u. CHAPMAN 1971; SMITH 1975; BELLER et al. 1971; BERTLER u. REDFORS 1971; JAHRMÄRKER 1975; LARBIG u. HAASIS 1975; SCHÖLMERICH et al. 1964; LICHEY et al. 1977; BLUMBERGER 1971; LEHMANN 1979; OGILVIE u. RUEDY 1972; TADEI et al. 1976). Die meisten Studien wurden retrospektiv, d.h. ohne Auslaßversuch als einzig sicheren Nachweis einer Intoxikation z.T. auch ohne Korrelation zum Wirkspiegel durchgeführt, so daß ihre Aussage beschränkt ist.

In prospektiven Untersuchungen wurden Digoxinintoxikationen zwischen 15 und 27% gefunden (BELLER et al. 1971; LICHEY et al. 1977; SHAPIRO et al. 1969; HURWITZ u. WADE 1969; EVERED u. CHAPMAN 1971; HOWARD et al. 1973; VON ARNIM et al. 1980; FOLLATH u. ROTH 1980; KOCH-WESER et al. 1974; DOERING et al. 1977). Diesen Angaben über einen relativ hohen Prozentsatz von Digitalisintoxikationen stehen prospektive Untersuchungen gegenüber, die eindeutig niedrigere Intoxikationsquoten um oder unter 10% fanden (vgl. Tabelle 2) (ARONSON et al. 1978; BODEM et al. 1977; DOBBS et al. 1977; DUHME et al. 1974; FLASCH u. HEINZ 1979; GAMBASSI u. CARBONIN 1980; GREENBLATT 1978; JOHNSON u. MCDEVITT 1980; KEWITZ 1977; KLEIN et al. 1972; KOCHSIEK et al. 1977; SUZUKI u. OGAWA 1980; WALDORF u. BUCH 1978; ZIMMERMANN et al. 1980).

Diese unterschiedlichen Intoxikationsquoten sind möglicherweise durch die Auswahl des Patientengutes – so handelt es sich teilweise um stationäre oder ambulante Patienten, die unterschiedlichen Digitalisdosen in den einzelnen Untersuchungsländern, Auswertkriterien bzw. Anlage der Studien – bedingt.

Tabelle 2. Prospektive Untersuchungen zur Intoxikationsrate bei Therapie mit Digoxin und Digitoxin. ( ) Zusätzlich vermutete Intoxikationen, (+) keine Angaben über Wirkspiegelbestimmungen, ε Notfallpatienten, + vorwiegend ambulante Patienten, o Werte berechnet

Glykosid	Autoren	Zahl der Patienten	Intoxikation %
Digoxin	SHAPIRO et al. (1969)	441	18,4
	HURWITZ u. WADE (1969)	193	19,3
	BELLER et al. (1971)	93	24,7
	EVERED u. CHAPMAN (1971)	108	20,4
	KLEIN et al. (1972)	363	6,3 (+)
	HOWARD et al. (1973)	86	15,2
	DUHME et al. (1974)	272	9,9
	KEWITZ (1977)	1089	8,4 (+)
	KOCHSIEK et al. (1977)	262	4,2
	BODEM et al. (1977)	2296	4,0
	DOBBS et al. (1977)	86	1,2 +
	DOERING et al. (1977)	854	11,1 o
	LICHEY et al. (1977)	145	20,0
	BURGER et al. (1977)	1031	8,6 (+)
	WALDORF u. BUCH (1978)	109	6,4
	GREENBLATT (1978)	2659	5,2 (+)
	ARONSON et al. (1978)	90	13,0 (7, 8)
	FLASCH u. HEINZ (1979)	487	3,0°
	SUZUKI u. OGAWA (1980)	136	5,9
	JOHNSON u. MCDEVITT (1980)	100	11,0 ε
	JOHNSON u. MCDEVITT (1980)	250	0 +
	GAMBASSI u. CORBONIN (1980)	308	2,9
	VON ARNIM et al. (1980)	295	27,5
	FOLLATH u. ROTH (1980)	230	20,0
	ZIMMERMANN et al. (1980)	261	1,5 (+)
Digitoxin	SMITH (1970)	58	10,3
	BENTLEY et al. (1970)	185	12,6
	STORSTEIN et al. (1977)	649	5,8 (13,1)
	BALIGADOO u. CHICHE (1981)	2120	3,2

Prospektive Studien unter Digitoxin-Therapie ergaben 3–12,6% Intoxikationen (STORSTEIN et al. 1977; BALIGADOO u. CHICHE 1981; BENTLEY et al. 1970; SMITH 1970) (vgl. Tabelle 2).

Eindeutige Unterschiede bezüglich der Intoxikationsquoten bei Verwendung von Digoxin oder Digitoxin lassen sich aus diesen Untersuchungen nicht ableiten. Bei vergleichenden Studien, die mit Digoxin und Digitoxin in der gleichen Klinik durchgeführt wurden, fanden sich keine signifikanten Unterschiede in der Nebenwirkungshäufigkeit (BELLER et al. 1971; BROOKER u. JELLIFFE 1972; LANDAHL et al. 1977; TAKAHASHI et al. 1979; ZIMMERMANN et al. 1980).

III. Letalität

Die Letalität bei Digitalisintoxikation liegt zwischen 3 und 21% (BELLER et al. 1971; BERTLER et al. 1973; HAASIS u. LARBIG 1975). Sie ist bei vorbestehender schwerer Herzerkrankung deutlich erhöht (RIOS et al. 1970) und steigt bei Verkennung der digitalisbedingten Ursache auf bis zu 70% an (LIPSKI 1975; CASTELLANOS et al. 1969).

IV. Diagnose der Glykosidintoxikation

1. Symptome

Führendes Symptom einer toxischen Digitaliswirkung sind Herzrhythmusstörungen, die nach Absetzen der Digitalistherapie reversibel sind (BELLER et al. 1971). Extrakardiale neurologische oder gastroenterologische Symptome der Digitalisintoxikation liegen bei ca. 38–75% der Patienten mit digitalisinduzierten Herzrhythmusstörungen ebenfalls vor (BELLER et al. 1971; CASTELLANOS et al. 1969; GILLMANN 1963; MASON et al. 1971; SMITH u. HABER 1970; HAASIS u. LARBIG 1975; DOERING et al. 1977). Von 81 Patienten mit Zeichen einer Digitalisintoxikation hatten 66% nur EKG-Symptome, 30% kardiale und extrakardiale Zeichen und 4% ausschließlich extrakardiale Symptome (VON ARNIM et al. 1980). Während Gelbsehen bei 10–15% der Patienten einen hohen diagnostischen Stellenwert bei den extrakardialen Manifestationen der Digitalisintoxikation hat (GILLMANN 1963; GUNDERT-REMY u. WEBER 1976), sind die häufigsten extrakardialen Symptome wie Übelkeit, Müdigkeit und Erbrechen (Tabelle 3) (KASTOR u. YURCHAK 1967; MASON et al. 1971), die in 12–18% der Patienten gefunden wurden (BELLER et al. 1971; DOERING et al. 1977), ein unzuverlässiges diagnostisches Symptom (DOERING et al. 1977). Bei 20–25% der Patienten mit gastrointestinalen Symptomen während Digitalismedikation wurden niedrige Digoxinwerte im Serum gefunden (DOERING et al. 1977; GUNDERT-REMY u. WEBER 1976).

Tabelle 3. Häufigkeit der extrakardialen Intoxikationssymptome bei Patienten mit digitalisbedingten Rhythmusstörungen (n = 101) und mittlere Digoxinkonzentrationen im Serum. (Nach DOERING u. KÖNIG 1978)

Symptom	Anzahl		Mittlere Serum-Digoxin-konzentration (µg/l)
	n	%	
Übelkeit	49	48,5	3,42 ± 1,39
Müdigkeit	38	37,6	3,09 ± 1,53
Erbrechen	29	28,7	3,53 ± 1,50
Schwindel	28	27,7	3,32 ± 1,84
Sehstörungen	17	16,8	4,00 ± 1,89
Kopfschmerz	16	15,8	3,50 ± 1,02
Durchfall	7	6,9	3,58 ± 0,88
Neurologisch-psychiatrische Symptomatik	6	5,9	2,40 ± 0,36

2. Digitalisintoxikation und Digitalisspiegelbestimmung

a) Korrelation zur Klinik

Bei der Diagnose der Digitalisintoxikation ist die Bestimmung der Digitalis-Serumkonzentration mit Radioimmunoassay (BUTLER u. CHEN 1967; SMITH et al. 1969) heute von großer, z.T. noch umstrittener Bedeutung. In zahlreichen retro- und prospektiven Untersuchungen konnte ein statistisch signifikanter Unterschied zwischen den Mittelwerten der Digitalisspiegel bei Patienten mit und ohne Zeichen einer Digitalisintoxikation gefunden werden (Literaturübersicht s. Tabelle 4). Bei Patienten mit Zeichen der Digitalisintoxikation lagen die Wirkspiegel im Mittel 2- bis 3mal höher als bei Patienten ohne Intoxikationszeichen.

Serum-Digoxinspiegel in einem Bereich von 0,8–2,0 ng/ml gelten als sog. therapeutischer Bereich (BELLER u. SMITH 1973; HAASIS u. LARBIG 1975; SMITH u. HABER 1970; LARBIG et al. 1972; BODEM et al. 1979). Patienten mit digitalisbedingten Herzrhythmusstörungen hatten in über 85% Digitalisspiegel über 2,0 ng/ml (DOERING et al. 1977; SMITH u. HABER 1970; SMITH et al. 1969). 90% aller mit Digoxin behandelten Patienten ohne Intoxikationszeichen hatten Blutspiegel unter 2,0 ng/ml (SMITH u. HABER 1970). Herzrhythmusstörungen bei Digitalisspiegeln über 2,0 ng/ml können als wahrscheinlich digitalisbedingt angesehen werden. Für Digitoxin liegt der sog. therapeutische Bereich zwischen 15 und 40 ng/ml (BODEM u. GILFRICH 1973; BUTLER 1972). BALIGADOO u. CHICHE (1981) fanden auch zwischen 30–40 ng/ml Zeichen leichter Digitalisintoxikation (Tabelle 5).

b) Einschränkungen des diagnostischen Stellenwertes

Überlappungsbereich. Der diagnostische Wert der Digitalis-Serumspiegelbestimmung wird durch eine Überlappung sog. therapeutischer und toxischer Spiegelbereiche eingeschränkt. SHAPIRO (1978) fand digitalisbedingte Herzrhythmusstörungen bei Wirkspiegeln von 0,2–9 ng/ml. Bei Digitaliskonzentrationen zwischen 1,1 und 1,5 ng/ml wurden in 4% und zwischen 1,6 und 2,0 ng/ml in 16% Digitalisintoxikationen gefunden (GEIGER u. RIETBROCK 1976). Bei 1674 dauerdigitalisierten Patienten ohne Zeichen der Digitalisintoxikation lag die prozentuale Wirkspiegelhäufigkeit zwischen 0,5 und 1 ng/ml. Bei einem Vergleichskollektiv von 344 Patienten mit Zeichen einer Digitalisintoxikation waren die Wirkspiegelmaxima zwischen 2,5 und 3 ng/ml. Der Überlappungsbereich toxischer Symptome reichte von 0,6–3,8 ng/ml. Im Wirkspiegelbereich von 0,5–1,0 ng/ml war die Intoxikationshäufigkeit nur 2%. Sie nahm bei Wirkspiegeln von 2–2,5 ng/ml auf 38% zu und betrug über 4 ng/ml 100% (LARBIG u. HAASIS 1975; KOCHSIEK et al. 1977) (s. Abb. 11, S. 759).

Zweifel an dem diagnostischen Wert der Digitalisspiegelbestimmung im Vergleich zur klinischen Beurteilung anhand der zugeführten Dosis, Nierenfunktion und des kardialen Zustands äußerten nach Analyse von 27 Studien INGELFINGER u. GOLDMAN (1976). Insbesondere wurde der fehlende Vergleich mit einer Kontrollgruppe digitalisierter Patienten mit Herzrhythmusstörungen anderer Genese kritisiert. DOERING et al. (1977) fanden bei einem entsprechenden Vergleich einer Gruppe von digitalisierten Patienten mit Herzrhythmusstörungen anderer Ursa-

Tabelle 4. Mittlere Serumdigoxinkonzentration bei Patienten mit und ohne Digitalisintoxikationszeichen (Literaturübersicht). In allen Fällen wurden Radioimmunoassays durchgeführt, bis auf + mit Rubidium-86-Aufnahme, × ATPase-Hemmung, o Enzymverdrängung. Die Unterschiede waren statistisch signifikant ($p<0{,}05$), bis auf + +. Wurden statistisch nicht ausgewertet ∅. (×) Kinder

Autoren	Mittlere Konzentration (ng/ml)	
	Patienten ohne Intoxikation	Patienten mit Intoxikation
SMITH et al. (1969)	1,3	3,3
GRAHAME-SMITH u. EVEREST (1969) +	2,4	5,7
SMITH u. HABER (1970)	1,4	3,7
CHAMBERLAIN et al. (1970)	1,4	3,1
MORRISON et al. (1970) ∅	0,76	3,35
OLIVER et al. (1971)	1,6	3,0
HOESCHEN u. PROVEDA (1971)	0,8–1,3	2,8
FOGELMAN et al. (1971) + +	1,4	1,7
EVERED u. CHAPMAN (1971)	1,38	3,36
BELLER et al. (1971)	1,0	2,3
BERTLER u. REDFORS (1971) +	0,9	2,4
BURNETT u. CONKLIN (1971)	1,20	5,70
LARBIG u. KOCHSIEK (1971)	1,3	4,4
BUTLER (1972) ∅	1,5	2,8
BROOKER u. JELLIFFE (1972) o	1,40	3,10
JOHNSTON et al. (1972)	1,00	3,15
LADER et al. (1972)	1,10	2,20
WHITING et al. (1973)	0,8	3,2
PARK et al. (1973)	1,10	3,80
RITZMANN et al. (1973) +	1,20	5,50
ZEEGERS et al. (1973)	1,60	4,40
HOWARD et al. (1973) + +	0,97	0,91
IISALO et al. (1973)	1,20	3,10
BERTLER et al. (1973) +	1,40	3,10
HAYES et al. (1973)	2,80	4,40
MCCREDIE et al. (1974) (×)	1,14	3,8
CARRUTHERS et al. (1974) ×	1,4	2,76
KRASULA et al. (1974) (×)	1,70	3,60
CHAVAZ et al. (1974)	1,2	3,6
SINGH et al. (1975)	2,3	3,9
CALESNICK u. DINAH (1976)	1,84	3,4
HUFFMAN et al. (1976)	1,49	3,32
WEISSEL et al. (1976)	1,38	2,97
SCHERRMANN u. BOURDON (1976)	1,37	4,58
TADEI et al. (1976)	1,2	3,2
DOBBS et al. (1977)	1,4	4,1
FOLLATH et al. (1977)	1,20	3,20
DOERING et al. (1977)	1,02	3,07
HENNERSDORF et al. (1977)	1,5	2,8
LICHEY et al. (1977)	1,2	2,5
ARONSON et al. (1978)	1,60	2,60
SARANGI et al. (1980)	1,3	2,6
VON ARNIM et al. (1980)	1,2	2,06
JOHNSON u. MCDEVITT (1980)	1,5	4,1
SUZUKI u. OGAWA (1980)	1,2	3,2

Tabelle 5. Mittlere Digitoxinkonzentration bei Patienten mit oder ohne Zeichen der Digitalisintoxikation. Messungen erfolgen durch: * Radioimmunoassay, + ATPase-Hemmung, + + Rubidium-86-Aufnahme, F doppelte Isotopen-Verdünnung

Autoren	Mittlere Konzentration (ng/ml)	
	Patienten ohne Intoxikation	Patienten mit Intoxikation
LUKAS u. PETERSON (1966) F	20,0	43,0–67,0
BENTLEY et al. (1970) +	23,0	39,0
SMITH (1970) *	17,0	34,0
MORRISON u. KILLIP (1970) *	25,0	53,0
BELLER et al. (1971) *	20,0	34,0
RASMUSSEN et al. (1971) + +	16,6	48,7
BROOKER u. JELLIFFE (1972) *	31,8	48,8
SHAPIRO et al. (1972) + +	28,0	54,0
HILLESTAD et al. (1973) + +	16,8	28,3
RITZMAN et al. (1973) + +	20,5	37,0
DESSAINT (1974) *	26,8	96,0
PETERS et al. (1974) *	28,8	56,4
CHICHE et al. (1976) *	25,4	57,0
STORSTEIN et al. (1977) + +	16,0	28,0

che signifikant niedrigere Digitalisspiegel als in der Gruppe mit digitalisinduzierten Rhythmusstörungen. In einer prospektiv symptomorientierten Untersuchung von VON ARNIM et al. (1980) konnten dagegen Patienten mit oder ohne Zeichen der Digitalisintoxikation durch ihren Digoxinspiegel nicht voneinander getrennt werden, da ein weiter Überlappungsbereich zwischen toxischer und nicht-toxischer Gruppe bestand. Lediglich die Mittelwerte der einzelnen Gruppen unterschieden sich signifikant.

Faktoren, die die Digitaliswirkung beeinflussen (Tabelle 1). Die diagnostische Aussagekraft des Digoxinplasmaspiegels wird mit einer unter Steady-state-Bedingungen guten Korrelation zur zugeführten Dosis (SMITH 1972a; DOHERTY et al. 1967; GÜLLNER et al. 1974; HÄRTEL et al. 1976; CARROLL et al. 1973) und zur myokardialen Digitaliskonzentration (DOHERTY et al. 1967) begründet.

Tierexperimentell treten elektrophysiologische Digitaliseffekte am Herzen ebenso in Relation zum Plasmaspiegel auf wie die Auslösbarkeit ventrikulärer Herzrhythmusstörungen bei vorzeitiger Stimulation (BARR et al. 1971, 1972).

Für die Digitaliswirkung entscheidend ist die mit dem spezifischen Rezeptor, der Natrium-Kalium-ATPase, reagierende Digitalismenge (ERDMANN u. SCHONER 1974; ERDMANN et al. 1976; ERDMANN u. BOLTE 1981). Diese ist unter verschiedenen Voraussetzungen jedoch nicht mit der Höhe des Digitalisspiegels identisch: Bei Hypokaliämie und Hyperkalziämie wird vermehrt Digitalis ans Myokard gebunden (SCHWARTZ et al. 1968; ERDMANN u. SCHONER 1974, 1976). Hyponatriämie vermindert die myokardiale Digoxinbindung (HARRISON u. WAKIM 1969). Verschiedene weitere Faktoren wie pH-Wert, Temperatur, Medikamente wie Diphenylhydantoin verändern die Reaktion von Digitalis mit dem

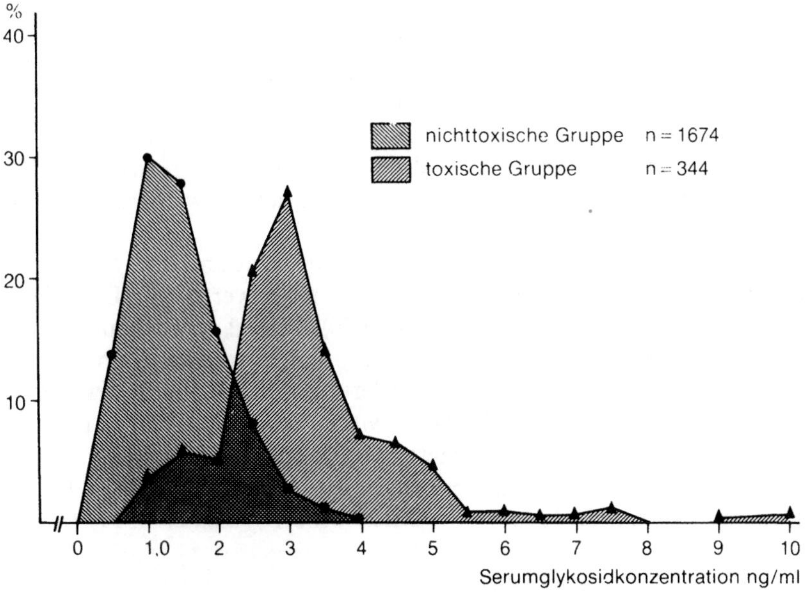

Abb. 11. Prozentuale Verteilung der Steady-state-Glykosidserumkonzentrationen bei 1647 Patienten ohne toxische Symptome und 344 Patienten mit Zeichen der Digitalisintoxikation. Ein Überlappungsbereich besteht von 0,6–3,8 ng/ml. (Nach LARBIG et al. 1978)

spezifischen Rezeptor und damit dem eigentlichen Wirkort (ERDMANN u. SCHONER 1974; ERDMANN u. HASSE 1975). Digitalis ist nur zu etwa 15–20% an den spezifischen Rezeptor gebunden (ERDMANN u. BOLTE 1981). Das Ausmaß einer unspezifischen Bindung wechselt abhängig von verschiedenen Faktoren, so daß der Aussagewert der myokardialen Glykosidkonzentration eingeschränkt wird (ERDMANN u. BOLTE 1981; COLTART et al. 1974; MALCOLM u. COLTART 1977). Bei tierexperimentellem Schock nimmt die myokardiale Digoxinkonzentration im Vergleich zum Plasmaspiegel zu (LLOYD u. TAYLOR 1975; BELLER et al. 1975a). Bei stark vorgeschädigtem Herzen nach Herztransplantation sind die Digoxinmyokardspiegel erniedrigt und die Verteilung im Gewebe ist inhomogen (COLTART et al. 1974). Weiterhin wurden am Hundeherzen nach Ischämie eine Abnahme der Glykosidbindungsstellen (BELLER et al. 1976) sowie eine Abnahme der Natrium-Kalium-ATPase-Aktivität gefunden (BELLER et al. 1976; SCHWARTZ 1976; WALLICK et al. 1977; BEELER 1977).

Schlußfolgerung. Der Digitalisspiegel gibt eine gute Information über Aufnahme, Verteilung und Ausscheidung von Digitalis. Er gibt nur beschränkt Informationen über die myokardiale Aufnahme und die für den Effekt letztlich entscheidende Rezeptorbindung unter bestimmten pathologischen Bedingungen. Hiermit stimmt möglicherweise auch die Beobachtung überein, daß Digitaliseffekte am Herzen wesentlich länger nachzuweisen sind, als aufgrund der Halbwertzeit, beurteilt am Serumspiegel, zu erwarten ist (SMITH 1975).

Die klinisch beobachtete Digitalissensitivität mit Auftreten toxischer Digitaliseffekte bei therapeutischen Serumkonzentrationen ist möglicherweise so zu deuten. Eine besondere Digitalissensitivität ließ sich durch das Auftreten von Herzrhythmusstörungen bei konstanten Digitalisspiegeln und induzierter Hypokaliämie (STEINESS u. OLESEN 1976; MARCUS 1972; SHAPIRO 1978) sowie die Beseitigung der Arrhythmien nach Kaliumsubstitution (SHAPIRO 1978) nachweisen. Eine gesteigerte Sensitivität besteht auch bei Amyloidoseherzen (KLEIN et al. 1977), Chagaskardiomyopathie (BEER et al. 1977), allgemein bei vorbestehender Herzerkrankung (SMITH 1975) und Herzinsuffizienz der Schweregrade III und IV der New York Heart Association (STORSTEIN 1981).

Bei der klinischen Diagnostik einer Digitalisintoxikation kann die Serumspiegelbestimmung bei Überschreitung des oberen Normwertes eine Digitalisintoxikation wahrscheinlich machen (LASAGNA 1976), versagt aber wahrscheinlich im Einzelfall bei gesteigerter Digitalissensitivität, da keine Aussage über Änderungen der Konzentration am Rezeptor, Änderungen der Affinität des Rezeptors oder der Natrium-Kalium-ATPase-Aktivität gemacht werden kann (VON ARNIM et al. 1980). Obwohl diese Unsicherheiten bestehen, konnten durch systematische Steuerung der Glykosidtherapie mit Blutspiegelbestimmung die Intoxikationsraten von 13,9 auf 5,9% gesenkt werden (KOCH-WESER et al. 1974).

3. Sonstige diagnostische Möglichkeiten

Beim sog. Strophanthintoleranztest wird die Auslösung von Herzrhythmusstörungen durch Gabe von Strophanthin getestet. Dieser Test ist durch Todesfälle kompliziert und spielt in der Klinik keine Rolle mehr (EWY et al. 1974; MASON et al. 1971). Der Karotisdruckversuch mit im positiven Fall AV-Blockierung und Einsetzen eines schnellen ventrikulären Ersatzzentrums ist insbesondere bei älteren Patienten gefährlich und wird in der klinischen Diagnostik nur noch selten durchgeführt (RIOS et al. 1970; MASON et al. 1971; EWY et al. 1974).

Messungen der Hemmwirkung von Digitalisglykosiden auf die Rubidiumaufnahme in Erythrozyten (LÖWENSTEIN 1965) oder Hemmung der aus Warmblüterhirnen gewonnenen Natrium-Kalium-aktivierten ATPase (MEDZIHRADSKY et al. 1971) sind als indirekte Verfahren in der klinischen Routinediagnostik hinter die Wirkspiegelbestimmung mit Radioimmunoassay zurückgetreten. Das gleiche gilt für die Bestimmung der Speichelelektrolyte, die eine gute Übereinstimmung zwischen elektrokardiographischen Veränderungen und erhöhtem Kalzium-Kalium-Produkt im Speichel unter Digitaliseinfluß aufwiesen (SWANSON et al. 1973; BOLTE et al. 1973; WOTMANN 1971).

V. Digitalisbedingte Herzrhythmusstörungen

1. Allgemeine Gesichtspunkte

Nach Absetzen von Digitalis reversible Herzrhythmusstörungen sind das führende Symptom toxischer Digitaliswirkung (vgl. Abschnitt B.VI.1). Durch toxische Digitaliswirkung kann jede bekannte Herzrhythmusstörung entstehen (CASTELLANOS et al. 1969; MASON et al. 1971). Eine für Digitalis spezifische Herzrhythmusstörung existiert nicht, jedoch treten einige Herzrhythmusstörungen häufiger auf als andere (CASTELLANOS et al. 1969; MASON et al. 1971; GAFFNEY

Tabelle 6. EKG-Kriterien, die auf eine digitalisbedingte Herzrhythmusstörung hinweisen

1. *Zunahme ventrikulärer Rhythmusstörungen unter Digitalistherapie (nach Absetzen reversibel)*
   - Multifokale ventrikuläre Extrasystolen
   - Unifokale ventrikuläre Extrasystolen, mehr als 5/min
   - Ventrikuläre Bigeminie oder Trigeminie
   - Ventrikuläre Tachykardie
2. *Zunahme ektoper Rhythmen*
   - Paroxysmale atriale Tachykardie mit AV-Block (PAT)
   - Nichtparoxysmale junktionale Tachykardie, Frequenz >80/min
   - Junktionale und ventrikuläre Ersatzrhythmen
   - Bidirektionale ventrikuläre Tachykardie
   - Atrioventrikuläre Dissoziation mit einer Kammerfrequenz höher als die Vorhoffrequenz
3. *Kombination von Rhythmusstörungen*
   - Schnelle ektope Rhythmen mit Leitungsstörungen
   - Vorhofflimmern mit langsamer Kammerfrequenz unter 50/min und ventrikulären Ersatzsystolen
   - Schnelle ektope Rhythmen von 2 Zentren:
     Atriale und nichtparoxysmale AV-junktionale Tachykardie,
     Vorhofflimmern und nichtparoxysmale AV-junktionale Tachykardie
4. *Auftreten von höhergradigen Leitungsstörungen unter Digitalis*
   - AV-Block II. Grades Typ Wenkebach
   - Sinuatrialer Block oder Sinusstillstand

u. LIPICKY 1969; CHOU 1970; FISCH u. KNOEBEL 1970). Insbesondere gilt die Kombination von gesteigerter Automatie mit Zeichen der Blockbildung und Leitungsstörungen als relativ digitalistypisch (SMITH 1975) (vgl. Tabelle 6).

Welche Herzrhythmusstörung auftritt, hängt von Zusatzfaktoren wie der kardialen Grunderkrankung ab (AVENHAUS 1967). Bei sonst herzgesunden Patienten führt Digitalisintoxikation mit hohen Dosen, z.T. in suizidaler Absicht eingenommen, zu AV-Überleitungsstörungen mit ventrikulären Ersatzrhythmen oder Asystolie und zu supraventrikulären Herzrhythmusstörungen (BERTLER et al. 1973; SMITH u. WILLERSON 1971; ASPLUND et al. 1971; CITRIN et al. 1972; RUMACK et al. 1974; LELY u. VAN ENTER 1970). Bei vorgeschädigtem Herzen treten dagegen frühzeitig ventrikuläre Herzrhythmusstörungen auf (SMITH u. WILLERSON 1971; HOBSON u. ZETTNER 1973).

2. Häufigkeit

Die Häufigkeit der durch Digitalis ausgelösten Reizbildungs- und Erregungsleitungsstörungen bei 13 Autoren ist in Tabelle 7 zusammengestellt (DREIFUS et al. 1963; LARBIG et al. 1978; HANSEN et al. 1974; RIOS et al. 1970; CHUNG 1969; DUBNOW u. BURCHELL 1965; RODENSKY et al. 1961; VON CAPELLER et al. 1959; SARANGI et al. 1980; BELLER et al. 1971; SHAPIRO 1978; DOERING et al. 1977; STORSTEIN et al. 1977).

Tabelle 7. Häufigkeit der digitalisbedingten Herzrhythmusstörung bei 13 Autoren mit insgesamt 1296 Patienten. Bei einem Patienten können mehrere Rhythmusstörungen auftreten. * Diese Rhythmusstörungen werden von einigen Autoren nicht als digitalisbedingt gewertet. + Eine Differenzierung in die Untergruppen erfolgt nicht bei allen Autoren. ++ Sinusbradykardie wird nur von 3 Autoren als digitalisbedingt angegeben. *VES* Ventrikuläre Extrasystolen, *ES* Extrasystolen, *AV* atrioventrikulär, *SA* sinuatrial

Art der Rhythmusstörung	Zahl der Patienten	%
Ventrikuläre Extrasystolen insgesamt + *	855 von 1135	75
VES >5/min	485 von 1135	42
Multifokale VES	145 von 1026	14
Bigeminus, Trigeminus	225 von 1026	21
Ventrikuläre Tachykardie	77 von 1296	6
Kammerflimmern	15 von 1296	1
AV-junktionale Rhythmusstörungen	260 von 1296	20,0
Junktionale Tachykardie >80/min	163 von 1296	12,5
Junktionale ES und/oder Ersatzrhythmen <50/min	97 von 1296	7
Vorhofflimmern und -flattern * (Kammerfrequenz >55–50/min)	99 von 951	10,4
Vorhofextrasystolen *	46 von 707	6
Paroxysmale atriale Tachykardie mit Block (PAT)	131 von 1296	10
AV-Dissoziation	143 von 1296	11
Sinustachykardie	24 von 1296	1,8
Wandernder Schrittmacher	14 von 1296	1
Sinusstillstand bzw. SA-Block	42 von 1296	3
Sinusbradykardie ++	19 von 482	3
AV-Blockierungen insgesamt	463 von 1296	36
AV-Block I. Grades *	201 von 921	21
AV-Block II. Grades Typ Wenckebach	149 von 1178	12,6
AV-Block II. Grades Typ Mobitz	7 von 1178	0.5
AV-Block III. Grades	81 von 1178	7

3. Spezielle EKG-Bilder

a) Häufige, aber nicht typische EKG-Bilder

Ventrikuläre und supraventrikuläre Extrasystolen. Ventrikuläre Extrasystolen gelten als häufigste digitalisbedingte Herzrhythmusstörung. Als Ausdruck gesteigerter Erregungsbildung werden sie als Bigeminie, Trigeminie, multifokale Formen oder unifokal mehr als 5/min beschrieben (BELLER et al. 1971). Das Kupplungsintervall kann fix oder variabel sein (FRIEDBERG u. DONOSO 1960). Ventrikuläre Extrasystolen sind jedoch insgesamt häufig, so daß eine Zuordnung zur Digitalisintoxikation u.U. schwierig ist. Einige Autoren fanden ventrikuläre Extrasystolen gleich häufig bei einem digitalisierten Vergleichskollektiv ohne Intoxikation, d.h. die ventrikulären Extrasystolen waren auch nach Absetzen von Digitalis noch nachweisbar (DOERING et al. 1977; HENNERSDORF et al. 1977). Auf eine Digitalisintoxikation weisen ventrikuläre Extrasystolen dann hin, wenn

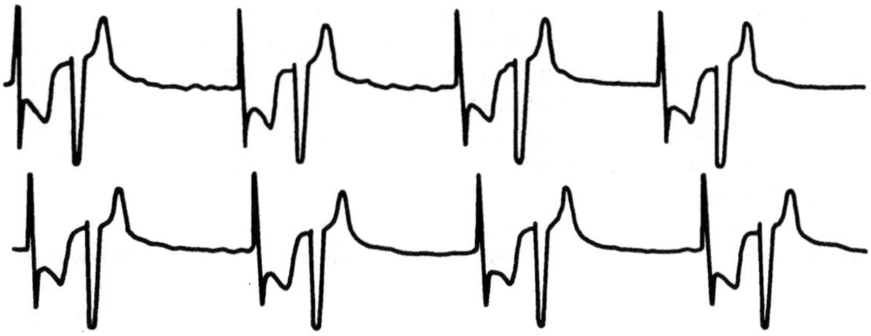

Abb. 12. Vorhofflimmern mit AV-Knotenersatzrhythmus und ventrikulärer Bigeminie. Die Rhythmusstörung ist typisch für Digitalisintoxikation (CHUNG 1970)

sie mit anderen Zeichen der Digitalisintoxikation im EKG einhergehen, wie zunehmende AV-Blockierung, ST-T-Änderungen, eine fixe Kupplung der ventrikulären Extrasystolen bei langsamem Vorhofflimmern (Abb. 12) (PICK u. IGARASHI 1969; CASTELLANOS et al. 1969).

Vom Vorhof ausgehende Herzrhythmusstörungen sollen mit höheren Serumspiegeln einhergehen (HAASIS u. LARBIG 1975; JAHRMÄRKER 1975; SMITH u. WILLERSON 1971), jedoch werden diese Befunde nicht von allen Autoren bestätigt (RISLER et al. 1975). Häufig bestehen auch mehrere Formen von Herzrhythmusstörungen nebeneinander (RIOS et al. 1970; LELY u. VAN ENTER 1970). In 96 Elektrokardiogrammen wurden bei Digitalisintoxikation 163 verschiedene Herzrhythmusstörungen gefunden (DOERING et al. 1977).

Ob eine Sinusbradykardie unter 60/min Ausdruck einer Digitalisintoxikation ist, ist umstritten. Alleinige Sinusbradykardie ist eher Ausdruck einer gesteigerten vagotonen Digitaliswirkung als einer Intoxikation (WILLIAMS et al. 1978; SMITH u. WILLERSON 1971).

AV-Block I. Grades. Er tritt bei 10 bis ca. 30% aller Patienten mit Digitalisintoxikation auf (CHUNG 1969; VON CAPELLER et al. 1959; HAASIS u. LARBIG 1977; DOERING et al. 1977). Von einigen Autoren wird ein AV-Block I. Grades nicht als toxischer Digitaliseffekt gewertet (DREIFUS et al. 1963; RODENSKY u. WASSERMANN 1961). Von 246 Patienten mit Digitalisintoxikation hatten 25% einen AV-Block I. Grades bei im Mittel signifikant höheren Digitalisspiegeln im Vergleich zu 18% der Patienten mit ventrikulären Extrasystolen (LARBIG et al. 1978) (Tabelle 8). Ähnliche Ergebnisse fanden weitere Untersucher (KASTOR u. YURCHAK 1967; LELY u. VAN ENTER 1970; BALIGADOO u. CHICHE 1981). In anderen Untersuchungen bestand dieser Unterschied nicht. Ein AV-Block I. Grades trat gleich häufig bei digitalisierten Patienten mit und ohne Intoxikationszeichen auf (DOERING et al. 1977).

Vorhofflimmern. Ob Vorhofflimmern als Zeichen einer Digitalisintoxikation gelten kann, ist umstritten. Einige Untersucher fanden zwischen 6 und 10% digitalisinduziertes paroxysmales Vorhofflimmern (CASTELLANOS et al. 1969; LELY u. VAN ENTER 1970; RIOS et al. 1970; AGARWAL u. AGARWAL 1971; CHUNG 1969). Andere Autoren erwähnen diese Herzrhythmusstörungen nicht (BELLER et al. 1971; HAASIS u. LARBIG 1975) oder nur als seltene Ausnahme (KASTOR u. YUR-

Tabelle 8. Digitalisbedingte Herzrhythmusstörungen und Serumglykosidkonzentrationen bei 246 elektrokardiographisch gesicherten Glykosidintoxikationen mit Digoxin oder Digoxinderivaten. Danach haben Patienten mit AV-Block I. Grades höhere Digitalisspiegel als Patienten mit ventrikulären Extrasystolen, nicht allerdings als ventrikuläre Bigeminie. Gehäufte ventrikuläre Extrasystolen und AV-Block I. Grades sind jedoch insgesamt ein häufiger Befund und werden von verschiedenen Autoren nicht als digitalisspezifisch gewertet (s. Text). (Nach LARBIG et al. 1978)

Art der Rhythmusstörung	Anzahl		%	Serumglykosid-konzentration ng/ml ($\bar{X} \pm SD$)
AV-Block I. Grades	61		25	3,2 ± 0,86
Ventrikuläre Extrasystolen	44		18	2,9 ± 0,59
Bradykardes Vorhofflimmern (<55/min)	28		11	3,5 ± 1,58
Ventrikulärer Bigeminus	25		10	3,4 ± 1,40
AV-Block II. Grades	17		7	3,9 ± 1,68
Typ I (Wenckebach)		12		4,1 ± 1,91
Typ II (Mobitz)		5		3,4 ± 1,15
Vorhoftachykardie mit Block (PAT)	17		7	4,4 ± 2,04
AV-Block III. Grades	9		4	5,4 ± 2,15
Sinusbradykardie	8		3	2,8 ± 0,50
Knotenrhythmus	7		3	3,7 ± 1,21
Supraventrikuläre Extrasystolen	7		3	3,1 ± 0,87
Kammerflimmern	7		3	6,3 ± 3,35
SA-Block	6		2	4,3 ± 1,33
Kammertachykardie	4		2	4,0 ± 1,06
AV-Dissoziation	3		1	4,2 ± 1,29
Linksschenkelblock	2		1	2,8 ± 0,21
Supraventrikuläre Tachykardie	1		0,5	3,3

CHAK 1967). Die Beurteilung einer Digitalisintoxikation wird erschwert, da bei einem Teil der Patienten mit Vorhofflimmern höhere Digoxinwerte ohne Intoxikationszeichen toleriert werden (CHAMBERLAIN et al. 1970; KOCHSIEK et al. 1977; DOERING et al. 1977). Für toxischen Digitaliseinfluß spricht unter Digitalisierung neu auftretendes Vorhofflimmern (FRIEDBERG u. DONOSO 1960). Vorhofflattern wird seltener unter Digitaliseinfluß beobachtet als Vorhofflimmern (SOFFER 1961), kann aber bei schwerer kardialer Grunderkrankung auch auftreten (BREST et al. 1960).

b) Klinisch schwerwiegende Herzrhythmusstörungen

Als klinisch schwerwiegende, relativ typische Herzrhythmusstörungen gelten ventrikuläre Tachykardien und Kammerflimmern im Rahmen einer Überdigitalisierung, die sog. bidirektionale ventrikuläre Tachykardie (s. unten), AV-Dissoziationen und AV-Knotentachykardien (s. unten), die atriale Tachykardie mit Block sowie Sinusstillstände, sinuatriale Blockierungen verschiedenen Grades sowie AV-Blockierungen II. Grades Typ Wenckebach und AV-Block III. Grades (CASTELLANOS et al. 1969; KASTOR u. YURCHAK 1967; MASON et al. 1971).

Selten durch Digitalisintoxikation hervorgerufen werden dagegen AV-Blockierungen II. Grades Typ II (Mobitz), eine Parasystolie, chaotische atriale Tachykardien, Vorhofflattern und -flimmern mit schneller Überleitung zur Kammer.

Tabelle 9. Tachykarde Herzrhythmusstörungen bei 246 elektrokardiographisch gesicherten Glykosidintoxikationen und Serumglykosidkonzentrationen. Die Serumglykosidkonzentrationen nahmen signifikant zu von gehäuften ventrikulären Extrasystolen, ventrikulärem Bigeminus, paroxysmaler artrialer Tachykardie mit Block bis zum Kammerflimmern. (Nach LARBIG et al. 1978)

EKG	Anzahl	Serumglykosid-konzentration ng/ml	
Ventrikuläre Extrasystolen	43	2,9 ± 0,59	
Ventrikulärer Bigeminus	25	3,4 ± 1,40	$p < 0{,}05$
Vorhoftachykardie (PAT mit Block)	17	4,4 ± 2,04	$p < 0{,}05$
Kammerflimmern	7	6,3 ± 3,35	$p < 0{,}05$

Tabelle 10. AV-Überleitungsstörungen bei 246 Patienten mit Zeichen der elektrokardiographisch gesicherten Glykosidintoxikation und Serumglykosidkonzentration. Es bestanden signifikante Unterschiede zwischen AV-Block I. und II. Grades sowie AV-Blockierung II. und III. Grades. (Nach LARBIG et al. 1978)

EKG	Anzahl	Serumglykosid-konzentration ng/ml	
PQ-Verlängerung (> 0,22 s)	61	3,2 ± 0,86	
AV-Block II. Grades	17	3,9 ± 1,68	$p < 0{,}05$
AV-Block III. Grades	9	5,4 ± 2,15	$p < 0{,}05$

Die Art der Herzrhythmusstörung läßt nicht sicher auf den Schweregrad der Digitalisintoxikation schließen (RISLER et al. 1975). Bei sinuatrialem, atrioventrikulärem Block, paroxysmalen atrialen Tachykardien mit Block, polymorphen Extrasystolen, ventrikulärer Bigeminie, Kammertachykardie und Kammerflimmern wurden jedoch höhere Digoxinkonzentrationen im Serum gefunden (DOERING et al. 1977; HAASIS u. LARBIG 1975; SMITH u. HABER 1970; HENNERSDORF et al. 1977) (s. Tabellen 9 und 10).

Bei einem Vergleich von Patienten mit Digitalisintoxikation mit digitalisierten Patienten mit Herzrhythmusstörungen anderer Genese fand sich ein signifikanter Unterschied der Digitalisspiegel bei AV-Block II. Grades Typ Wenckebach, ventrikulärer Bigeminie, AV-Knotentachykardie und paroxysmalen atrialen Tachykardien mit Block (DOERING et al. 1977). Die höchsten Blutspiegelwerte wurden bei Patienten mit glykosidinduziertem Kammerflimmern gefunden (HAASIS u. LARBIG 1975) (Tabelle 9). Kammerflimmern wird in klinischen Studien weniger häufig als bei tierexperimentellen Untersuchungen beobachtet (VON CAPELLER et al. 1959). Digitalisinduzierte, ventrikuläre Tachykardien haben eine hohe Mortalität um 65% (DREIFUS et al. 1963), die auf über 90% ansteigt, wenn die Ursache nicht erkannt wird (DALL 1965).

Als klinisch schwerwiegende, relativ digitalisspezifische Herzrhythmusstörung gilt Vorhofflimmern und -flattern mit langsamer Überleitung zur Kammer

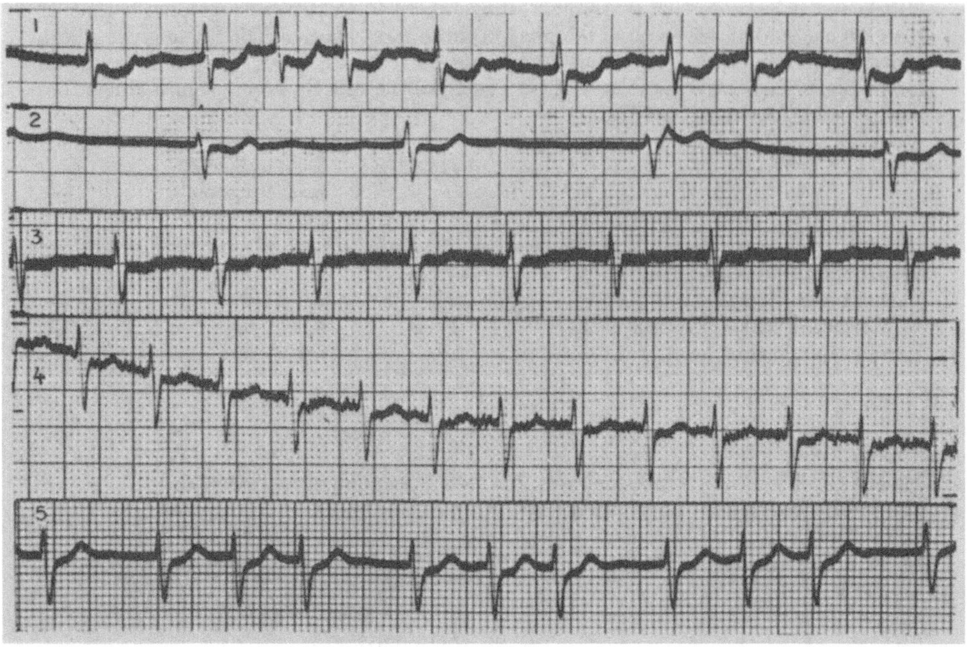

Abb. 13. EKG-Ablauf bei zunehmender Digitalisintoxikation und vorbestehendem Vorhofflimmern. Der Intoxikationsgrad nimmt von *1* nach *5* zu. *1* Ausreichende Kontrolle der AV-Überleitung mit zufriedenstellender mittlerer Kammerfrequenz. *2* Bradykardie mit 2-His-Bündel-Ersatzzentren. *3* Kompletter AV-Block mit tachykardem His-Bündelzentrum von 103/min. *4* Zunahme der Frequenz des His-Bündelzentrums auf 146/min bei weiterbestehendem totalem AV-Block. *5* 4:3 His-Ventrikelblock vom Wenckebach-Typ, geschätzte Frequenz des His-Zentrums 163/min. (Nach CHILDERS 1980)

und ventrikulären Ersatzsystolen (PICK u. IGARASHI 1969) (Abb. 12). Der toxische Digitaliseffekt führt dabei zur Bremsung der AV-Überleitung, ein vorher durch Overdrive-Suppression unterdrückter ektoper ventrikulärer Schrittmacher kann schwellwertig werden.

Wird Digitalis weiter gegeben, läßt sich z.B. folgender stufenweiser Ablauf der zunehmenden Intoxikation verfolgen (s. Abb. 13): 1. Bremsung der AV-Überleitung mit langsamer Kammerfrequenz, 2. junktionaler Ersatzrhythmus, 3. nicht paroxysmale nodale Tachykardie, 4. Beschleunigung des junktionalen Schrittmachers, 5. Austrittsblock und bidirektionale Tachykardie (KASTOR u. YURCHAK 1967).

c) Für Digitalisintoxikation typische EKG-Bilder

Paroxysmale atriale Tachykardie mit Block (PAT). Der Zusammenhang dieser insgesamt seltenen Herzrhythmusstörung mit einer Digitalisintoxikation ist gut dokumentiert (BURCH u. DE PASQUALE 1964; LOWN u. LEVINE 1958; LOWN et al. 1959). Bei 70% der Patienten mit dieser Herzrhythmusstörung war sie durch Digitalis bedingt (LOWN et al. 1959). Von 73 Patienten hatten nur 7 eine nicht digitalisbedingte Ursache (ALGARA 1980). Die Rhythmusstörung tritt häufig

Tabelle 11. Herzrhythmusstörungen und Serumglykosidkonzentrationen bei 31 an gesicherter Glykosidintoxikation verstorbenen Patienten von insgesamt 246 Patienten mit Glykosidintoxikation. Die höchste Letalität bestand bei Vorhoftachykardie (PAT) mit Block und Kammerflimmern. (Nach LARBIG et al. 1978)

EKG	Anzahl	%	Serumglykosidkonzentration ng/ml ($\bar{X} \pm SD$)
Kammerflimmern	7	6	6,2 ± 3,68
PAT mit Block	17	7	4,9 ± 2,48
Ventrikulärer Bigeminus	25	4	4,6 ± 1,60
Bradykardes Vorhofflimmern	28	4	4,1 ± 1,42
PQ-Verlängerung	61	3	2,8 ± 0,50
Ventrikuläre Extrasystolen	44	1	2,3
Knotenrhythmus	7	1	3,0
AV-Block III. Grades	9	1	4,6
Kammertachykardie	4	1	4,4
SA-Block	6	1	6,4
Schrittmacherpatienten und ventrikuläre Extrasystolen	11	2	3,6 ± 0,84

bei schweren Digitalisintoxikationen auf und hat eine ernste Prognose (LOWN et al. 1959; LELY u. VAN ENTER 1970). Sie zeigt eine enge Korrelation zu hohen Digitalisspiegeln (Tabellen 9 und 11) (HENNERSDORF et al. 1977; LARBIG 1975; DOERING et al. 1977). Die Mortalität wird mit ca. 30–40% angegeben (ALGARA 1980a; HAASIS u. LARBIG 1975). Nach Absetzen von Digitalis sank die Mortalitätsrate auf 7%, bei Weiterführung der Digitalistherapie stieg sie auf 60% an (ALGARA 1980a).

Die Rhythmusstörung ist charakterisiert durch einen ektopen atrialen Rhythmus, der sich von Sinusrhythmus und Vorhofflattern mit regelmäßigen oder leicht unregelmäßigen P-Wellen unterscheidet (vgl. Abb. 14). Seltener wird auch ein Austrittsblock im Vorhof beobachtet (CHILDERS 1980). Bei 80% der Fälle lag die Vorhoffrequenz zwischen 140 und 220/min (ALGARA 1980a).

Das Ausmaß der AV-Blockierung hängt vom Intoxikationsgrad ab (LOWN u. LEVINE 1958). Ein AV-Block I. Grades wurde in 6%, ein AV-Block II. Grades Typ Wenckebach, in 24%, ein 2:1-Block in 26% und variable Blockierungen ebenfalls in 26% der Patienten gefunden. Die PP-Intervalle waren in 45% der Fälle regelmäßig und in 55% unregelmäßig. Zusätzliche ventrikuläre Extrasystolen sind häufig (ALGARA 1980a; LOWN u. LEVINE 1958). Elektrophysiologisch kann die Ursache dieser Rhythmusstörung in einer gesteigerten fokalen Aktivität im Sinusknoten bzw. Vorhofbereich gesehen werden. Gesteigerte vagale Aktivität führt zur verzögerten AV-Überleitung (s. oben).

Nicht paroxysmale junktionale Tachykardie. Junktionale Ersatzschläge und Tachykardien sind häufig digitalisbedingt (BIGGER u. STRAUSS 1972). Ursache sind fokale akzelerierte Rhythmen, die vom His-Bündelstamm ausgehend die Kammer antegrad und den Vorhof retrograd erregen können. AV-Dissoziationen sind häufig. Es kann zu Overdrive-Unterdrückung durch supraventrikuläre

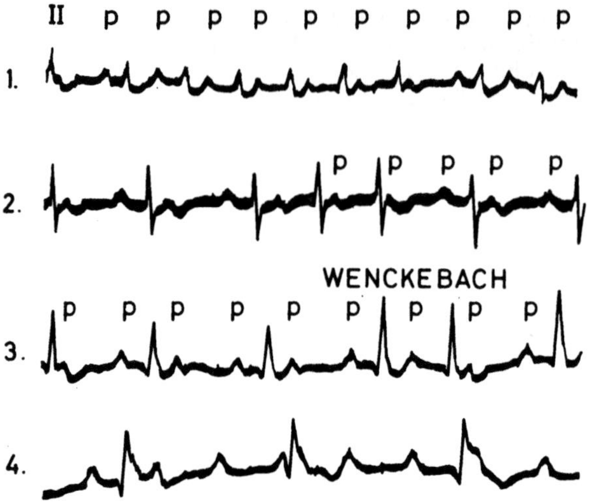

Abb. 14. Paroxysmale atriale Tachykardie mit Block: Die Abbildung zeigt typische Beispiele der paroxysmalen atrialen Tachykardie mit Block bei 4 verschiedenen Patienten, Registrierung von Ableitung II. In Streifen *1*: Überwiegend 1:1-Überleitung zur Kammer. In Streifen *2* und *3*: Variable Überleitung zur Kammer mit überwiegendem 2:1-Block und komplettem AV-Block in Streifen *4*. Differentialdiagnostisch kann diese Rhythmusstörung gegenüber einem Vorhofflattern dadurch abgegrenzt werden, daß die Frequenz der Vorhöfe meist zwischen 150 und 200/min, bei Vorhofflattern dagegen über 200/min liegt, die 0-Linie zwischen den P-Wellen isoelektrisch ist, die P-Wellen in Ableitung I und II positiv und verkleinert sind, die PP-Intervalle regulär oder irregulär sein können, und unter Karotis-Sinusdruck der AV-Block zunimmt, bei unveränderter Vorhoffrequenz. (Nach Lown et al. 1959)

Rhythmen und verschiedenartige Blockbildungen sowohl ante- als auch retrograd kommen. Die Tachykardie ist charakterisiert durch einen Kammerrhythmus über 60/min, der nicht paroxysmal entsteht, schmale oder nur selten aberrant geleitete QRS-Komplexe, regelmäßige Frequenz der Kammerkomplexe und retrograde Vorhofaktivierung (Pick u. Dominguez 1957; Rosen 1973) (Abb. 15). Die Herzrhythmusstörung gilt als relativ digitalistypisch, nach Ausschluß anderer Ursachen wie Myokarditis, Myokardinfarkt oder Zustand nach Operationen (Bigger 1973). Bei 49 Patienten mit dieser Herzrhythmusstörung waren 28 durch Digitalis bedingt (Algara 1980b). Es bestand keine Beziehung zwischen dem Grad der Digitalisintoxikation und der ventrikulären Frequenz, jedoch zum Auftreten zusätzlicher AV-Leitungsstörungen (Algara 1980b).

Bidirektionale Tachykardie. Diese seltene Form einer typisch digitalisbedingten ventrikulären Tachykardie (s. Abb. 16) tritt bei schweren Formen der Überdigitalisierung auf (Pick 1957; Djonlagić et al. 1974; Merx et al. 1974), insbesondere dann, wenn bei Digitalisbigeminie oder atrioventrikulären junktionalen Tachykardien eine Behandlung mit Digitalis fortgesetzt wird (Hellmann u. Lindt 1956; Holzmann 1965, 1969). Ihre Häufigkeit wird mit 0,5% der digitalisbedingten Herzrhythmusstörungen angegeben (Resnekov 1970). Wenn diese Herz-

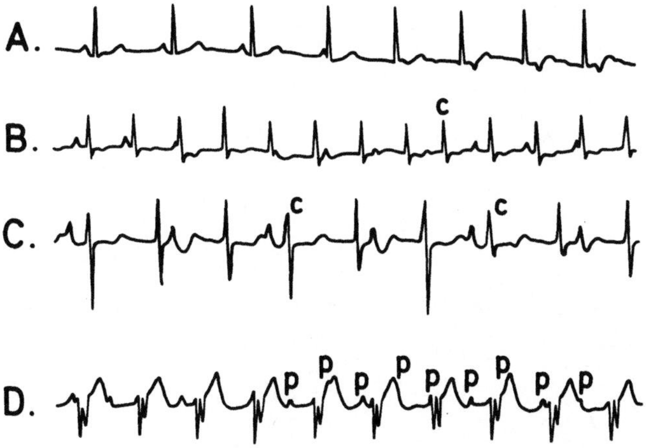

Abb. 15. Nichtparoxysmale junktionale Tachykardie (NPJT) mit und ohne AV-Dissoziation. *A* NPJT mit intakter retrograder Leitung. Der AV-junktionale Schrittmacher ist geringfügig schneller als der Sinusrhythmus, nach den letzten 3-QRS-Komplexen werden retrograd geleitete P-Wellen sichtbar. Eine AV-Dissoziation besteht für 2 Schläge, 4. und 5. QRS-Komplex. *B* NPJT mit inkompletter AV-Dissoziation. Der Sinusrhythmus beträgt 100/min, die Frequenz des ventrikulären Schrittmachers 116/min. Vorhof und Kammer sind dissoziiert, nur die 8. P-Welle kann zum Ventrikel überleiten (*C*). *C* NPJT mit inkompletter AV-Dissoziation und Sinusbradykardie. Die Vorhoffrequenz beträgt 50/min, die Kammerfrequenz 72/min. Die 3. und 5. P-Welle leitet auf den Ventrikel über. *D* Es bestehen 2 Tachykardien nebeneinander: Mit NPJT und einer Frequenz von 84/min und einer paroxysmalen atrialen Tachykardie mit Block und einer Frequenz von 150/min. Es liegt eine komplette AV-Dissoziation vor. Die QRS-Verbreiterung kommt infolge vorbestehender Leitungsdefekte zustande. (Nach ROSEN 1973)

rhythmusstörung in der Regel auch durch Digitalis bedingt ist, so sind auch seltene Fälle ohne Digitalisbehandlung beobachtet worden (PROPER et al. 1971).

Die Kammerfrequenz liegt bei ca. 160/min. Der QRS-Vektor ändert sich alternierend zwischen überdrehtem Linkstyp und ausgeprägtem Rechtstyp (ROSENBAUM et al. 1969). Ursächlich werden wechselnde faszikuläre Blockierungen bei junktionalem Schrittmacher (DJONLAGIĆ et al. 1974; MERX et al. 1974) bzw. wechselnde oszillatorische Nachpotentiale (CHILDERS 1980) angenommen. Der ventrikuläre Ursprung konnte mit Hilfe von His-Bündeluntersuchungen nachgewiesen werden (KASTOR u. GOLDREYER 1973). Die Prognose dieser Tachykardie ist, falls die Ursache nicht erkannt wird, schlecht, da zumeist eine schwere kardiale Grunderkrankung vorliegt (MERX et al. 1974).

VI. Therapie digitalisbedingter Herzrhythmusstörungen

1. Allgemeine Grundlagen der Therapie digitalisbedingter Herzrhythmusstörungen

Entscheidend für den weiteren Verlauf einer Digitalisintoxikation ist die sofortige Beendigung der Digitaliszufuhr. Hierzu ist es wesentlich, daß die Diagnose

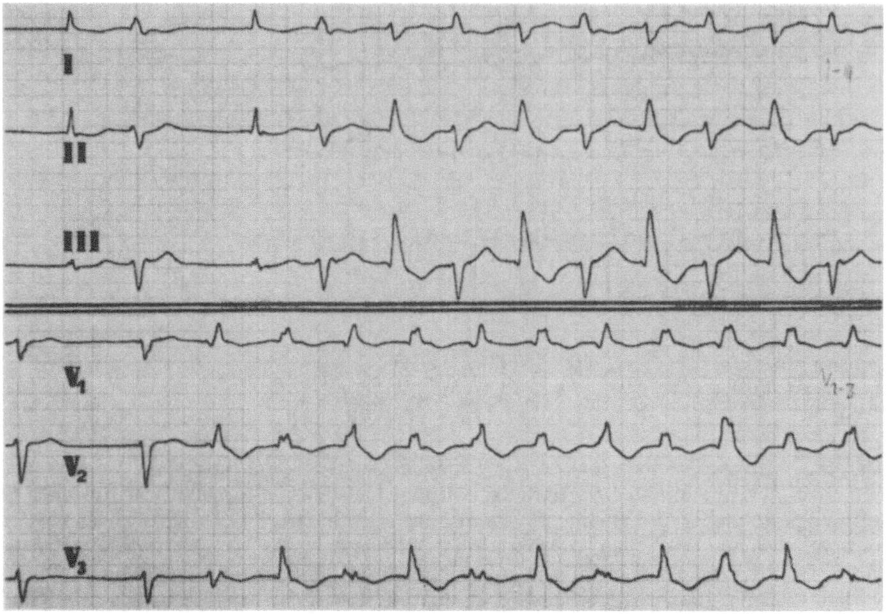

Abb. 16. Bidirektionale ventrikuläre Tachykardie. Registrierung von Abb. I, II, III, V_1, V_2, V_3, nicht zeitsynchron. Bei Vorhofflimmern entwickelt sich eine ventrikuläre Tachykardie mit einer Frequenz von ca. 145/min. In Ableitung I, II und III alterniert die QRS-Achse von Linksachsenabweichung nach Rechtsachsenabweichung. In den Brustwandableitungen V_1 besteht ein Rechtsschenkelblock. Bidirektionale Kammertachykardien gelten als typischer Befund bei höhergradigen Digitalisintoxikationen. (Nach NOWAK 1981)

eindeutig gestellt wird. Eine Eliminationstherapie ist nur bei massiver Überdigitalisierung notwendig (s. oben). Durch Antagonismus am Digitalisrezeptor, der Natrium-Kalium-aktivierten ATPase, ist eine Verdrängung von Digitalis möglich. Kalium verdrängt Digitalis vom Rezeptor, hat jedoch zusätzlich antiarrhythmische Eigenschaften, so daß die Therapie komplex ist. Diphenylhydantoin kann Digitalis ebenfalls aus der Rezeptorbindung verdrängen, durch zusätzliche direkte Membraneffekte und indirekte Einflüsse auf das zentrale Nervensystem ist die Wirkung ebenfalls unübersichtlich. Spezifische Digitalis-Antikörper wirken ebenfalls wahrscheinlich am Rezeptor verdrängend.

Antiarrhythmische Substanzen wirken bei tachykarden digitalisbedingten Herzrhythmusstörungen durch direkte Membraneffekte, indem sie fokale Aktivität durch Beeinflussung der Phase 4 oder oszillatorische Nachpotentiale unterdrücken. Re-entry-Phänomene werden beeinflußt, indem die Leitung verzögert oder beschleunigt und eine inhomogene Repolarisation beseitigt wird. Antiarrhythmika, die eine inhomogene Repolarisation eher begünstigen wie Chinidin, sollten bei dieser Indikation nicht gegeben werden (THEISEN et al. 1975). Antiarrhythmische Effekte sind aber auch durch Beeinflussung der im Rahmen der Digitalisintoxikation gestörten autonomen Innervation möglich.

2. Allgemeine Therapieindikation

Leichtere Formen der Digitalisintoxikation mit ventrikulären Extrasystolen, AV-Blockierungen I. Grades, Vorhofflimmern mit ausreichend schneller Überleitung zur Kammer, erfordern außer evtl. Überwachung und Absetzen von Digitalis keine weiteren Maßnahmen (JAHRMÄRKER 1978). Wichtig ist, diese Herzrhythmusstörungen als digitalisbedingt zu erkennen. Bei myokardialer Vorschädigung, die das Auftreten schwerwiegender ventrikulärer Herzrhythmusstörungen begünstigt, sollte frühzeitig behandelt werden, während eine Gefährdung bei sonst gesunden Patienten erst bei sehr viel höheren Intoxikationsgraden einsetzt (SMITH u. WILLERSON 1971; HOBSON u. ZETTNER 1973; GILFRICH u. SCHÖLMERICH 1975).

Die Therapieindikation für spezielle Maßnahmen ergibt sich beim Auftreten von EKG-Formen mit gesteigerter Erregungsbildung, die eine Gefährdung erkennen lassen, sowie zu erwartenden hämodynamischen Auswirkungen tachykarder bzw. bradykarder Herzrhythmusstörungen. Digitalisinduzierte tachykarde Herzrhythmusstörungen, die eine schlechte Prognose anzeigen und einer sofortigen Therapie bedürfen, sind insbesondere ventrikuläre Tachykardien. So hatten von 15 digitalisbedingten Todesfällen 10 Patienten vorausgehend ventrikuläre Tachykardien, 2 Patienten multifokale ventrikuläre Extrasystolen, 2 Patienten eine atriale Tachykardie mit Block (FISCH u. STONE 1969). Ventrikuläre Extrasystolen der Lown-Klassen 3–5 sollten insbesondere bei vorliegender myokardialer Schädigung ebenfalls behandelt werden. Die nicht paroxysmale atrioventrikuläre Tachykardie mit einem junktionalen Ersatzrhythmus über 70/min bedarf einer antiarrhythmischen Therapie (BIGGER u. STRAUSS 1972).

3. Therapie mit Substanzen, die Glykoside vom Rezeptor verdrängen

a) Kaliumsubstitution

Die Bedeutung der Kaliumsubstitution konnte bei Patienten gezeigt werden, die bei Hypokaliämie mit normalen Digitalisspiegeln Herzrhythmusstörungen entwickelten, die sich unter Kaliumsubstitution zurückbildeten (SHAPIRO 1978; STEINESS u. OLESEN 1976). Andererseits gibt auch das gehäufte Auftreten digitalisbedingter Arrhythmien bei Hypokaliämie Hinweise auf den Stellenwert einer Kaliumsubstitution bei niedrigen Kaliumwerten (vgl. Abschnitt B.I.1). Nicht alle Autoren finden diesen Zusammenhang (HENNERSDORF et al. 1977; DOERING et al. 1977; LARBIG u. HAASIS 1975). Es ist letztlich unklar, ob ein niedriger Kaliumspiegel das Risiko der Digitalisintoxikation steigert oder für sich allein schon für die Arrhythmien verantwortlich ist (STEINESS 1978a, 1981).

Bindungsstudien mit radioaktiv markiertem g-Strophanthin an isolierten menschlichen Herzmuskelmembranen zeigen, daß Kalium konzentrationsabhängig die Bindung von Herzglykosiden an den spezifischen Rezeptor, die Natrium-Kalium-ATPase, beeinflußt (ERDMANN et al. 1976; MELDEGARD et al. 1981). Bei Hypokaliämie ist die Affinität des Rezeptors für Glykoside gesteigert, so daß eine vermehrte ATPase-Hemmung eintritt, der wahrscheinlichen Ursache gesteigerter Digitalisintoleranz (ERDMANN et al. 1976). Bei Erhöhung der Kaliumkonzentration im Inkubationsmedium erfolgt die Verdrängung von Digitalis aus der Bindung an den Rezeptor nur teilweise (ANDERSON et al. 1976). Dieser Vorgang erfolgt langsam und geht mit einer Normalisierung elektrophysiologischer Veränderungen einher (ANDERSON et al. 1976). An isolierten Purkinje-Fasern werden unterschwellige Nachpotentiale durch Senkung des Kaliumspiegels schwellwertig, erneutes Anheben des Kaliumspiegels beseitigt die Nachpotentiale (FERRIER et al. 1973; ROSEN et al. 1976). Unabhängig von der Ursache wirkt Kalium auf gesteigerte Phase-4-Automatie antiarrhythmisch (SURAWICZ u. MORTELMANS 1969).

Klinische und experimentelle Untersuchungen zeigen, daß der prophylaktische Effekt einer Kaliumzufuhr gegen toxische Digitaliswirkung größer ist, wenn mit der Kaliumzufuhr vor der Digitalisgabe begonnen wurde (WILLIAMS et al. 1966; ZELIS et al. 1970; GOLDSMITH et al. 1969; PRINDLE et al. 1969; ALLEN u. SCHWARTZ 1971). Kaliumzufuhr nach Eintritt toxischer Digitaliswirkung hatte nur einen geringen Schutzeffekt (WILLIAMS et al. 1966; ZELIS et al. 1970). Die schnelle Zufuhr einer relativ hohen Kaliumdosis bei Spiegeln an der oberen Normgrenze konnte einen gewissen Schutzeffekt ausüben (ZELIS et al. 1970). Gute therapeutische Ergebnisse bei Digitalisintoxikation wurden erreicht, wenn Kalium sofort nach Gabe toxischer Digitalisdosen infundiert wurde (GOLDSMITH et al. 1969; PRINDLE et al. 1969; ALLEN u. SCHWARZ 1971).

Kaliumzufuhr bei Digitalisintoxikation mit niedrigen oder normalen Digitalisspiegeln erscheint sinnvoll, da Kalium Digitalis möglicherweise noch aus seiner Bindung verdrängen kann, auch wenn klinische und experimentelle Studien eine größere Effektivität bei prophylaktischer Gabe zeigen. Ein normaler Kaliumspiegel ist außerdem eine Voraussetzung für die Wirkung anderer bei Digitalisintoxikation eingesetzter Antiarrhythmika (s. unten). Günstig wirkt ebenfalls der unspezifische antiarrhythmische Effekt.

Kalium ist gut wirksam bei der Behandlung der atrialen Tachykardie mit Block und der Wiederherstellung eines Sinusrhythmus (GREENBERGER 1968). Kalium kann bei dieser Rhythmusstörung die atriale Frequenz verlangsamen und die AV-Überleitung verbessern (GREENBERGER 1968). Kaliuminfusionen von 0,5–1,0 mÄquivalent/min unterdrücken die meisten ventrikulären Arrhythmien innerhalb einer Stunde. In den meisten Fällen werden nur 20–40 mÄquivalent benötigt. Dabei steigt der Plasmakaliumspiegel in der Regel um 0,5–1 mÄquivalent/l (STRAUSS 1966).

Kaliumzufuhr ist relativ kontraindiziert bei digitalisbedingtem AV-Block und ventrikulärem Ersatzrhythmus. Kaliumerhöhung antagonisiert die Leitungsverzögerung von Digitalis in der N-Region des AV-Knotens, verstärkt jedoch eine Leitungsstörung in subnodalen Bereichen, so daß höhergradige Blockierungen und Stillstände möglich sind (WATANABE u. DREIFUS 1970; PAES DE CARVALHO u. LANGAN 1963; DREIFUS et al. 1974).

b) Diphenylhydantoin

Diphenylhydantoin beseitigt an Purkinje-Fasern digitalisinduzierte oszillatorische Nachpotentiale, ohne am Aktionspotential selbst Veränderungen hervorzurufen (ROSEN et al. 1976). Diphenylhydantoin kann durch Interaktion am Digitalisrezeptor wirksam werden (RAWSON u. PINCUS 1968). Die Affinität von Diphenylhydantoin zum Rezeptor ist jedoch nicht sehr hoch, was die relativ hohen Serumspiegel, die zur Therapie erreicht werden müssen, erklären könnte (ERDMANN u. SCHONER 1974).

Tierexperimentell werden digitalisinduzierte Arrhythmien unterdrückt (HELFANT et al. 1967). Ob hierfür eine verminderte Glykosidaufnahme ins Myokard

(BASKIN et al. 1973) verantwortlich ist, ist umstritten (BINNION u. DAS GUPTA 1975).

Eine bei niedrigen Kaliumspiegeln gefundene Leitungsbeschleunigung in teilweise depolarisierten Purkinje-Fasern kann digitalisinduzierte Re-entry-Mechanismen beeinflussen (BIGGER et al. 1968b). Im geschädigten, ischämischen Myokard wurden aber auch Leitungsverzögerungen nach Diphenylhydantoingabe gefunden (EL SHERIF u. LAZZARA 1978). Ein extrakardialer Angriffspunkt für Diphenylhydantoin kann eine Dämpfung gesteigerter sympathischer Aktivität bei Digitalisintoxikation sein (GILLIS et al. 1971) (vgl. Abschnitt A.III.2).

Diphenylhydantoin unterdrückt digitalisinduzierte Rhythmusstörungen, ohne die positive Inotropie von Digitalis zu antagonisieren. Beim Hund kann nach Gabe von Diphenylhydantoin die Digitalisdosis und der Anstieg der Kontraktilität verdoppelt werden, bevor Zeichen der Intoxikation auftreten (HELFANT et al. 1967).

Klinische Untersuchungen ergaben gute Behandlungsergebnisse bei digitalisbedingten ventrikulären Herzrhythmusstörungen (CONN 1965; KARLINER 1967; STONE et al. 1971; BASHOUR et al. 1968; RUMACK et al. 1974; MASON et al. 1971). In einer Untersuchung von ROSEN et al. (1967) konnten 92% digitalisbedingter Bigeminie, ventrikulärer Extrasystolen und junktionaler Tachykardien, ventrikulärer Tachykardien mit Diphenylhydantoin beseitigt werden. Supraventrikuläre Tachykardien, insbesondere atriale Tachykardien mit Block sowie supraventrikuläre Extrasystolen werden ebenfalls günstig beeinflußt (CONN 1965; STONE et al. 1971). Digitalisbedingte Leitungsstörungen wie sinu-atriale und atrio-ventrikuläre Blockierungen wurden teilweise verbessert (HAIAT et al. 1972; STRAUSS et al. 1968). In Einzelfällen wurden aber auch Leitungsverzögerungen und Auftreten von Blockbildern beobachtet (ZONERAICH et al. 1976).

Bei digitalisierten Patienten werden ventrikuläre Extrasystolen und Salven nach Kardioversion durch DPH beseitigt (HELFANT et al. 1969).

Digitalisinduzierte ventrikuläre Extrasystolen werden häufig schon durch niedrige Dosen von 200–400 mg DPH und niedrige Plasmakonzentrationen ausreichend behandelt. Negative inotrope Einflüsse bei höheren DPH-Dosen werden hierdurch vermieden (BIGGER u. STRAUSS 1972). Die digitalisinduzierte atriale Tachykardie mit Block bedarf in der Regel höherer Dosen als digitalisinduzierte ventrikuläre Extrasystolen (BIGGER et al. 1968b). Die Unterdrückung AV-junktionaler Tachykardien gelingt im Gegensatz zu ventrikulären Rhythmusstörungen auch bei sehr hohen Dosen häufig nicht. Versagt die Therapie mit mittleren Dosen von Lidocain und Diphenylhydantoin, sollte nach Beseitigung sonstiger ventrikulärer Arrhythmien das spontane Abklingen der junktionalen Tachykardie nach Absetzen von Digitalis abgewartet werden (BIGGER u. STRAUSS 1972). DPH wird i.v. in 100-mg-Dosen alle 5 min injiziert, so daß eine wirksame Dosis bei Vermeidung negativer Inotropie ausgetestet werden kann (BIGGER et al. 1968). Eine orale Erhaltungsdosis liegt zwischen 400 und 600 mg pro Tag.

c) Therapie mit spezifischen Digitalis-Antikörpern

Eine immunologische Therapie schwerer Digitalisintoxikationen mit heterologen Antikörpern ist in letzter Zeit entwickelt worden (SMITH 1972; SCHMIDT u. BUTLER 1971a; HESS et al. 1978). Im Radioimmunoassay gegen Digoxin gerichtete spezifische Antikörper binden Digitalis nicht nur, sondern können auch den spezifisch kardialen Glykosideffekt beeinflussen. In vitro und im Tierversuch konnte gezeigt werden, daß digoxinspezifische Antikörper pharmakologische und toxische Digoxinwirkungen aufheben (SMITH et al. 1977; LLOYD u. SMITH 1978). Antiseren von Tieren, die mit Digoxin-Albumin-Verbindungen immunisiert wurden, konnten letale Digitalisintoxikationen im Tiermodell verhindern (SCHMIDT u. BUTLER 1971 b). Spezifische Antikörper oder sog. FAB-Fragmente des Antikörpers waren im Tierexperiment in der Lage, den toxischen Effekt von Digoxin am Herzen auch nach erfolgter Intoxikation aufzuheben (MANDEL et al. 1972; SMITH et al. 1976). Für Digitoxin konnte dieser Effekt ebenfalls nachgewiesen werden (OCHS u. SMITH 1977). Wahrscheinlich heben die Antikörper die toxische myokardiale ATPase-Hemmung auf (SMITH 1972b). Der für die Entstehung einer Herzrhythmusstörung im Tierexperiment kritische Kationenstrom (vgl. Abschnitt A.II.3) wird durch die Antikörper normalisiert (HOUGEN et al. 1979).

Klinisch wurden FAB-Fragmente bei schwersten suizidalen Glykosidintoxikationen eingesetzt (KOCHSIEK et al. 1977; HESS 1981; SMITH et al. 1976). Bei einer Patientin mit Digoxinspiegeln von 22,5 ng/ml konnte ein totaler AV-Block mit extremer Bradykardie und intraktabler Hyperkaliämie nach Gabe von FAB-Fragmenten in Sinusrhythmus umgewandelt und eine Beseitigung der Hyperkaliämie erreicht werden (SMITH et al. 1976). HESS (1981) behandelte 2 Patienten mit Lanatosid C-Intoxikation mit Digoxinspiegeln von 5,9 bzw. 6 ng/ml. Hochgradige AV-Überleitungsstörungen und ventrikuläre Rhythmusstörungen konnten durch Infusion, bei einem Fall von 300 mg FAB-Fragmenten, in 90 min bis 5 h beseitigt werden.

Die Indikation für diese Therapie ergibt sich bei schwer verlaufender Digitalisintoxikation, meist infolge suizidaler oder akzidenteller Digitaliseinnahme, insbesondere bei langwirkenden Glykosiden oder verzögerter renaler Elimination (HESS 1981). Besonders gefährdete Patienten in höherem Alter, mit schwerer kardialer Grunderkrankung sowie einer therapieresistenten Hyperkaliämie als Hinweis auf einen besonders schweren Verlauf (GAULTIER et al. 1968) sollten dieser Therapie zugeführt werden. Die Dosis ist z.Z. noch nicht ganz klar, mit einer Aufhebung der positiv ionotropen Wirkung muß ebenfalls gerechnet werden (HESS 1981).

4. Medikamente mit direktem Membraneffekt

Die Wirksamkeit bestimmter Antiarrhythmika auf digitalisbedingte Rhythmusstörungen kann an isolierten Purkinje-Fasern aufgrund der Unterdrückung gesteigerter Phase-4-Depolarisation oder oszillatorischer Nachpotentiale geprüft werden. Oszillatorische Nachpotentiale werden unterdrückt durch Anheben des Kaliumspiegels (FERRIER et al. 1973), Diphenylhydantoin (ROSEN et al. 1976), Aprindin (FOSTER et al. 1976), Verapamil (GELLES et al. 1975; ROSEN et al. 1974) sowie Ethmozin (HORDOF et al. 1980).

a) Lidocain

Lidocain ist wegen seiner guten therapeutischen Wirkung und Steuerbarkeit das Mittel der Wahl bei digitalisbedingten ventrikulären Herzrhythmusstörungen (BIGGER u. HEISSENBUTTEL 1969; THEISEN 1978). Lidocain beseitigt digitalisinduzierte Arrhythmien bei Einzelfaseruntersuchungen und im Tierexperiment (DUNBAR et al. 1970; BIGGER u. HEISSENBUTTEL 1969). Die Substanz unterdrückt gesteigerte Automatie und kann durch Leitungsverbesserung Re-entry-Mechanismen beseitigen (BIGGER u. MANDEL 1970; DAVIS u. TEMTE 1969). Allerdings muß bei vorgeschädigtem Myokard mit einem geänderten Ansprechen und einer Leitungsverlangsamung gerechnet werden (EL SHERIF u. LAZZARA 1978). Die Lidocainwirkung ist Kaliumspiegel-abhängig (ROSEN et al. 1975). Die erforderlichen Lidocaindosen liegen in der gleichen Größenordnung wie beim Myokardinfarkt. Bei Therapierefraktärität sollte nach einer Bolusinjektion von 100 mg eine sog. multiple Bolustechnik angewandt werden mit 5minütlichen Gaben von 50 mg i.v. bis zu einer Gesamtdosis von 250–300 mg (BIGGER u. HEISSENBUTTEL 1969). Die anschließende Erhaltungsdosis 1–3 mg/min als Infusion.

b) β-Rezeptorenblocker

Der gute therapeutische Effekt von β-Rezeptorenblockern bei digitalisbedingten supraventrikulären und ventrikulären Arrhythmien ist in zahlreichen Untersuchungen belegt (IRONS u. ORGAIN 1966; HARRISON u. ROBISON 1970; LURIA et al. 1966; SLOMAN u. STANNARD 1967; STOCK 1966; SZEKELY et al. 1966; TAYLOR et al. 1964; TURNER 1966; WALLACE et al. 1967; WOLFSON et al. 1966; LYDTIN 1975). Direkte antiarrhythmische Membraneffekte bestehen in einer Verkürzung der funktionellen Refraktärperiode von Vorhof und Kammermyokard und Purkinje-Fasern, Abnahme der Automatie und Leitungsgeschwindigkeit (DAVIS u. TEMTE 1969). Tierexperimentelle Untersuchungen zeigen, daß der antiarrhythmische Effekt der β-Rezeptorenblocker unter klinischen Bedingungen eher durch Antagonisierung der digitalisbedingten gesteigerten sympathischen Aktivität als durch direkte Membranwirkung zustande kommt (PACE et al. 1974; LEWIS u. HÄUSLER 1975; GILLIS et al. 1972). Nach Ausschaltung der sympathischen Innervation durch chirurgische Maßnahmen, Reserpin-Vorbehandlung oder epidurale Blockade zeigten β-Rezeptorenblocker keine nennenswerte Schutzwirkung mehr vor digitalisinduzierten Arrhythmien (DONALD et al. 1964; FLACKE et al. 1967; ROBERTS et al. 1965; TUTTLE u. INNES 1966). β-Rezeptorenblocker wie Sotalol, die in therapeutischen Dosen die Aktivität im sympathischen Nervensystem nicht mindern (KELLIHER u. ROBERTS 1973; STANDAERT et al. 1969), zeigen keinen Schutzeffekt (TEN EICK u. HOFFMAN 1969b; SOMANI u. LUM 1965).

Bei atrialen Tachykardien mit Block wurden sowohl eine Wiederherstellung des Sinusrhythmus als auch eine Zunahme der AV-Blockierung unter β-Rezeptorenblocker-Therapie beobachtet (GIBSON u. SOWTON 1969). Bei dieser Rhythmusstörung ist Diphenylhydantoin vorzuziehen. Ventrikuläre und supraventrikuläre Extrasystolen werden günstig beeinflußt (GIBSON u. SOWTON 1969; SOWTON 1974; VAUGHAN WILLIAMS 1972; BATLEY et al. 1970). Während der Therapie beobachtetes Auftreten von Sinusbradykardie, SA- und AV-Blockierungen sowie Stillständen schränken die Indikation bei Digitalisintoxikation ebenso wie häufig negativ inotrope Effekte jedoch stark ein (WATT 1968; STEPHEN 1966; SLOMAN et al. 1965; SCHAMROTH 1966; STOCK 1972).

c) α-Rezeptorenblocker

Einzelne klinische Studien weisen auf den therapeutischen Effekt des α-Blockers Phentolamin bei digitalisinduzierten ventrikulären Extrasystolen hin (GOULD et al. 1969). Tierexperimentell konnte Phentolamin digitalisinduzierte ventrikuläre und supraventrikuläre Extrasystolen und Tachykardien beseitigen (ETTINGER et al. 1969; GOULD et al. 1969, 1972; ROTHAUS u. POWELL 1975). Inwieweit Stimulation von α-Rezeptoren bei der Pathogenese digitalisbedingter Arrhythmien eine Rolle spielt, ist z.Z. unklar.

d) Bretylium
Der Haupteffekt von Bretyliumtosylat liegt in einer postganglionären antiadrenergen Wirkung. Elektrophysiologisch konnte am Herzen eine Hyperpolarisation mit Verlängerung des Aktionspotentials und der Refraktärperiode nachgewiesen werden (BIGGER u. JAFFE 1971; WIT et al. 1970). Zu Beginn einer Therapie wird vermehrt Noradrenalin freigesetzt (FEUERSTEIN et al. 1973; KIRPEKAR u. FURCHGOTT 1964), was zu einer Potenzierung zirkulierender Katecholamine am Rezeptor führen kann (HERTING et al. 1962; KIRPEKAR u. FURCHGOTT 1964). Tierexperimentell konnte bei chronischer Vorbehandlung ein Schutzeffekt vor digitalisinduzierten Arrhythmien nachgewiesen werden (BOURA u. GREEN 1959; PAPP u. VAUGHAN WILLIAMS 1969). Der therapeutische Wert dieser Substanz für die klinische Praxis ist umstritten, die Substanz wird insgesamt wenig eingesetzt.

e) Sonstige wirksame Substanzen
Mexilethin zeigt im Tierexperiment antiarrhythmische Wirkungen gegen Ouabain-induzierte Arrhythmien (ALLEN et al. 1972). Verapamil unterdrückt Nachpotentiale an isolierten Purkinje-Fasern (GELLES et al. 1975; ROSEN et al. 1974) und verhindert am intakten Hundeherzen Ouabain-induzierte Arrhythmien (RODRIGUES-PEREIRA u. VIANA 1968; SCHMID u. HANNA 1967). Der therapeutische Effekt von Verapamil war jedoch weniger stark ausgeprägt als der von Aprindin (FOSTER et al. 1976). Die klinische Bedeutung von Verapamil bei der Therapie digitalisinduzierter Herzrhythmusstörungen ist unklar. In Einzelbeobachtungen werden Therapieerfolge bei atrialen Tachykardien mit Block (STORSTEIN u. LANDMARK 1975; SPURRELL et al. 1974) sowie ein Nichtansprechen bei massiver Überdigitalisierung (BREMNER et al. 1977) berichtet. Propafenon war bei 10 von 12 Patienten mit glykosidbedingten ventrikulären und supraventrikulären Herzrhythmusstörungen erfolgreich (BECK u. HOCHREIN 1978). Arginin ist im Tierexperiment ebenfalls über einen unbekannten Mechanismus wirksam (ALBERTY et al. 1971).

Bei Gabe von Chinidin muß mit einer Zunahme der digitalisbedingten inhomogenen Repolarisation gerechnet werden, wodurch das Auftreten von Kammerflimmern begünstigt wird, so daß die Substanz bei dieser Indikation nicht mehr eingesetzt werden sollte (THEISEN u. JAHRMÄRKER 1975).

Procainamid wurde früher bei digitalisbedingten Herzrhythmusstörungen mit gutem Erfolg eingesetzt (AVENHAUS 1967). Wegen der zahlreichen Nebenwirkungen (vgl. Kapitel 7C) und der Möglichkeit, mit anderen Substanzen effektiv zu therapieren, wird diese Substanz bei dieser Indikation kaum noch eingesetzt.

5. Stimulationstherapie

a) Tachykarde Rhythmusstörungen
Bei tierexperimentellen Untersuchungen kann ventrikuläre Schrittmacherstimulation durch Overdrive-Suppression digitalisbedingte multifokale ventrikuläre

Extrasystolen unterdrücken (MASON et al. 1971). In Einzelbeobachtungen wurde dieses Konzept auch bei supraventrikulären und ventrikulären digitalisinduzierten tachykarden Herzrhythmusstörungen beim Menschen angewandt (ZELIS et al. 1970). Dieses Therapieprinzip ist wahrscheinlich nur mit langsamer Stimulationsfrequenz bis zu etwa 100/min durchführbar, da aufgrund der experimentellen Untersuchungen (s. oben) digitalisinduzierte getriggerte Automatie mit oszillatorischen Nachpotentialen bei schneller Stimulationsfrequenz eher gefördert wird. Supraventrikuläre mehrfache Stimulation mit Induktion von Vorhofflimmern bei atrialer Tachykardie mit Block führt durch Zunahme der „concealed conduction" zu einer Abnahme der Kammerfrequenz. Eine Regularisierung wurde ebenfalls beobachtet (BIGGER u. STRAUSS 1972; NOWAK 1981). Eine passagere Schrittmachertherapie sollte bei schwerer Digitalisintoxikation prophylaktisch durchgeführt werden, da im Rahmen der medikamentösen Therapie mit unvorhersehbaren bradykarden Komplikationen gerechnet werden muß (vgl. Kapitel 9A).

b) Bradykarde Rhythmusstörungen
Die sicherste Therapie höhergradiger Sinusbradykardien, sinuatrialer Blockierungen, AV-Blockierungen II. und III. Grades sowie des bradykarden Vorhofflimmerns mit langsamer Überleitung zur Kammer ist bis zum Abklingen der Digitaliswirkung eine temporäre Schrittmachertherapie (ASPLUND et al. 1971; BECK u. HOCHREIN 1978). In Einzelfällen, insbesondere bei totalem AV-Block mit junktionalem Ersatzzentrum, sind größere Atropindosen in der Lage, den vagal bedingten AV-Block zu beseitigen (FISCH u. KNOEBEL 1970). Die Gabe von Katecholaminen sollte vermieden werden, da sie in der Regel zu einer gesteigerten Digitalistoxizität führen (FISCH u. KNOEBEL 1970).

6. Elektroschocktherapie

Elektroschockbehandlung bei digitalisbedingten supraventrikulären tachykarden Herzrhythmusstörungen sollte vermieden werden, da nach der Elektroschockbehandlung schwerwiegende ventrikuläre Herzrhythmusstörungen beobachtet wurden (LOWN et al. 1965; ARONSON et al. 1978). Bei Kammerflimmern oder sonst therapierefraktären ventrikulären Tachykardien ist die Elektroschockbehandlung notfallmäßig nicht zu umgehen. In diesen Fällen sollte gleichzeitig Lidocain oder Diphenylhydantoin zur Vermeidung von Rezidiven gegeben werden. Niedrige Schockenergie soll die Komplikationsrate erneuter ventrikulärer Arrhythmien senken (LOWN et al. 1965; KLEIGER u. LOWN 1966; TEN EICK et al. 1967; PELESKA 1963).

VII. Digitalisintoxikation mit extrem hohen Dosen

1. Wirkspiegel

Die Zufuhr exzessiver Digitalisdosen erfolgt meist in suizidaler Absicht oder iatrogen. In diesen eher seltenen Fällen muß mit Digoxinwirkspiegeln zwischen 10 und 15 ng/ml gerechnet werden (SMITH u. WILLERSON 1971; LARBIG et al. 1978). Nach Einnahme von 23 mg Digoxin wurde nach 4 h ein Wirkspiegel von 42 ng/ml gefunden (SMITH u. WILLERSON 1971); 12 h nach Einnahme von 12,5 mg Digoxin wurde ein Plasmaspiegel von 35 ng/ml und 4 h nach intravenöser Gabe von 200 mg Digoxin ein Wirkspiegel von 52 ng/ml gemessen (REZA et al. 1974). Bei suizidalen Digitoxinintoxikationen wurden bei 15 Patienten, die 3–15 mg Digitoxin eingenommen hatten, Wirkspiegel zwischen 100 und 1600 ng/ml gefunden (PEBAY-PEYROULA et al. 1971). Bei 7 Patienten wurden bei Dosen von 2–20 mg Digitoxin Wirkspiegel zwischen 56 und 84 ng/ml gemessen (BALIGADOO et al. 1976). Bei 133 Patienten, die zwischen 3 und 45 mg Digitoxin eingenommen hatten, lagen die Wirkspiegel zwischen 100 und 1600 ng/ml (BISMUTH et al. 1977). Die Mortalität bei massiver Digitalisüberdosierung wird mit 20–25% angegeben (SMITH u. WILLERSON 1971; GAULTIER et al. 1968; RODENSKY u. WASSERMANN 1961; BISMUTH et al. 1977).

2. Hyperkaliämie

Prognostische Bedeutung hat die bei massiver Digitalisintoxikation beobachtete Hyperkaliämie (SMITH u. WILLERSON 1971; ASPLUND et al. 1971; RUMACK et al. 1974; CITRIN et al. 1972; KOCHSIEK et al. 1977; REZA et al. 1974; NAVAB u. HONEY 1967; BECK et al. 1974; BREMNER et al. 1977; GAULTIER et al. 1968). In der Untersuchung von BISMUTH et al. (1977) überlebten alle Patienten mit Serum-Kaliumspiegeln unter 5 mE/l. Patienten mit Spiegeln über 6,4 mE/l verstarben. Todesfälle mit therapierefraktärer Hyperkaliämie werden berichtet (SMITH u. WILLERSON 1971; REZA et al. 1974). Die Hyperkaliämie wird wahrscheinlich durch die Hemmung der Natrium-Kalium-ATPase der Zellmembran und den daraus resultierenden intrazellulären Kaliumverlust hervorgerufen (GLYNN 1964) (vgl. Abschnitt A.I.3).

3. Rhythmusstörungen

Bei Herzgesunden treten Herzrhythmusstörungen bei massiver Digitalisüberdosierung vorwiegend als Sinusbradykardie, sinuatriale Blockierung, AV-Blockierung II. und III. Grades in Erscheinung, während bei älteren und herzkranken Patienten ventrikuläre Herzrhythmusstörungen im Vordergrund stehen (HOBSON u. ZETTNER 1973; SMITH u. WILLERSON 1971). Häufig sind im Verlauf wechselnde Herzrhythmusstörungen festzustellen (BREMNER et al. 1977; KOCHSIEK et al. 1977).

4. Therapie der massiven Digitalisintoxikation

Bei oraler Einnahme ist in der Frühphase der Intoxikation ein Eliminationsversuch durch Magenspülung und gleichzeitige Applikation von Cholestyramin sinnvoll (JAHRMÄRKER 1978). Cholestyramin verhindert in der Frühphase z.T. die Resorption von Digoxin (GOLDFINGER et al. 1973) und unterbricht den entero-hepatischen Kreislauf für Digitoxin auch in späteren Intoxikationsphasen (CALDWELL u. GREENBERGER 1971). Eliminationstherapie mit forcierter Diurese oder Hämodialyse (KRAMER et al. 1972) bringen nicht den gewünschten therapeutischen Erfolg (DOHERTY et al. 1966, 1967b). Allerdings kann die Hyperkaliämie (s. oben) eine akute Hämodialyse erforderlich machen. Größere Erfolge bringt die mit Aktivkohle beschichtete Hämoperfusion (CARVALLO et al. 1976; PRICHARD et al. 1976; GRABENSEE 1977; GILFRICH et al. 1978) und die Plasmaseparation insbesondere bei Digitoxinintoxikation (GRABENSEE et al. 1981), größere Erfahrungen liegen mit diesen Methoden jedoch nicht vor.

Bei sehr hohen Digitalisspiegeln ist die Halbwertzeit von Digoxin bis zum Erreichen therapeutischer Konzentrationen verkürzt (KOCHSIEK et al. 1977; SMITH u. WILLERSON 1971; HOBSON u. ZETTNER 1973; BECK et al. 1974; SOMOGGI et al. 1972).

Bei der Therapie von Herzrhythmusstörungen sollte frühzeitig ein temporärer ventrikulärer Schrittmacher gelegt werden, da ein Wechsel von bradykarden und tachykarden Herzrhythmusstörungen, auch durch die Therapie induziert, möglich ist. Nach ventrikulärer Stimulation wurden gelegentlich Herzstillstände beobachtet (ASPLUND et al. 1971). Die bradykarden Herzrhythmusstörungen sprechen häufig gut auf Atropin an (SMITH u. WILLERSON 1971; CORAZZA u. PASTOR 1958; RODENSKY u. WASSERMANN 1962). Der Therapieeffekt ist jedoch nicht sicher (ASPLUND et al. 1971; DUKE 1972; KOCHSIEK et al. 1977). Die Behandlung der tachykarden ventrikulären Herzrhythmusstörungen erfolgt bevorzugt mit Lidocain, bei Versagen Diphenylhydantoin. Elektroschocktherapie sollte nur im lebensbedrohlichen Notfall mit niedriger Energie erfolgen (vgl. S. 777). Supraventrikuläre Herzrhythmusstörungen sprechen gut auf Diphenylhydantoin, Verapamil, β-Rezeptorenblocker an. Die Anwendung spezifischer Digitalis-Antikörper (vgl. S. 773) bei massiver Überdigitalisierung eröffnet neue therapeutische Möglichkeiten.

Literatur

Abendroth RR, Breithardt G, Borggrefe M, Seipel L (1979) Einfluß von Digitalis auf ventrikuläre Arrhythmien. Z Kardiol 68:636

Abiko Y (1963) A mechanism of reflexogenic bradycardia produced by cardiac glycosides. Nature 198:1208–1209

Abiko Y (1966) Inhibitory effect of strospeside on the efferent discharges in the sympathetic cardiac nerves in cats. Jpn J Pharmacol 13:305–313

Abiko Y, Mukahira K, Tanabe T (1965) On the role of vagi and sinus nerves in the reflexogenic inhibition of sympathetic discharges induced by strospeside in cats. Jpn J Pharmacol 15:143–148

Agarwal BL, Agarwal BV (1971) Atrial fibrillation: a manifestation of digitalis intoxication. J Assoc Physicians India 19:719–724

Akera T, Larsen FS, Brody TM (1970) Correlation of cardiac sodium- and potassium-activated adenosine triphosphatase activity with ouabain-induced inotropic stimulation. J Pharmacol Exp Ther 173:145–151

Akera T, Bennett RT, Olgaard MK, Brody TM (1976) Cardiac ($Na^+ + K^+$)-adenosine triphosphatase inhibition by ouabain and myocardial sodium: A computer simulation. J Pharmacol Exp Ther 199:287–297

Akera T, Ku D, Brody TM (1977) Lack of effect on brain stem and cerebral cortex Na^+, K^+-ATPase during heart block produced by chronic digoxin treatment. Eur J Pharmacol 45:243–249

Alberti KGMM, Shahriari AA, Levine HD (1971) Reversal of ouabain-induced arrhythmias in the dog by intravenous arginine. Cardiovasc Res 5:226–235

Algara FJ (1980a) Atrial tachycardia with atrioventricular block. In: Bayes A, Cosin J (eds) Diagnosis and treatment of cardiac arrhythmias. Pergamon, Oxford, pp 697–699

Algara FJ (1980b) Non-paroxysmal atrioventricular junctional tachycardia (NPST). In: Bayes A, Cosin J (eds) Diagnosis and treatment of cardiac arrhythmias. Pergamon Press, Oxford, pp 695–697

Allen JC, Schwartz A (1971) Further therapeutic implications of potassium-digitalis interaction with the transport enzyme, Na^+, K^+-ATPase. Circulation [Suppl II] 44:134
Allen JD, Kofi-Ekne JM, Shanks RG, Zaidi SA (1972) The effect of KÖ 1173, a new anticonvulsant agent on experimental cardiac arrhythmias. Br Pharmacol 45:561–573
Ammar EM, Afifi A (1974) Cardiac arrhythmias, blood pressure and respiratory changes produced by injection of ouabain in the lateral ventricle of unanesthetized rabbits. In: Proceedings of the Eighth Conference for Pharmaceutical Science, Cairo, Egypt, pp 243–245
Anderson GJ (1974) K^+ mediated release of ouabain from purkinje cells. Am J Cardiol 33:113
Anderson GJ, Greenspan K, Fisch C, Bailey JC (1972) Electrophysiological studies of Wenckebach structures below the AV junction. Am J Cardiol 30:232–236
Anderson GJ, Bailey JC, Reiser J, Freeman A (1976) Electrophysiological observations on the digitalis-potassium interaction in canine Purkinje fibers. Circ Res 39:717–723
Anschütz F, Toker Y (1975) Studies on the efficacy of strophanthin treatment in cardiac infarction with the alternating method. Ärztl Z 14:609
Arnim T von, Krawietz W, Vogt W, Erdmann E (1980) Is the determination of serum digoxin concentration useful for the diagnosis of digitalis toxicity? Int J Clin Pharmacol Ther Toxicol 18:261–268
Aronson JK (1978) Cardiac glycosides and drugs used in dysrhythmias. In: Dukes MNG (ed) Side effects of drugs Annual 2. Excerpta Medica, Amsterdam Oxford, pp 158–164
Aronson JK, Grahame-Smith DG (1976) Altered distribution of digoxin in renal failure – a cause of digoxin toxicity? Br J Clin Pharnacol 3:1045–1051
Aronson JK, Grahame-Smith DG, Wigley FM (1978) Monitoring digoxin therapy. The use of plasma digoxin concentration measurements in the diagnosis of digoxin toxicity. Q J Med, New Series XLVII 186:111–122
Aronson RS, Cranefield PF (1974) The effect of resting potential on the electrical acivity of canine cardiac Purkinje fibers exposed to Na-free solution or to ouabain. Pfluegers Arch 347:101–116
Aronson RS, Gelles JH (1977) The effect of ouabain, dinitrophenol and lithium on the pacemaker current in sheep cardiac Purkinje fibers. Circ Res 40:517–524
Asplund J, Edhag O, Mogensen L, Nyquist O, Orinius E, Sjögren A (1971) Four cases of massive digitalis poisoning. Acta Med Scand 189:293–297
Avenhaus H (1967) Rhythmusstörungen des Herzens bei Glykosidtherapie. Dtsch Med J 18:189–197
Avenhaus H (1972) Rhythmusstörungen des Herzens und Elektrolytstoffwechsel. Z Prakt Med 3:116–123
Avery GS (1973) Check list to potentially clinically important interactions. Drugs 5:187–211
Baedeker W (1978) Digitalis als Ursache von Herzrhythmusstörungen. Ther Ggw 117:1590–1604
Bailey JC, Greenspan K, Elizari MV, Anderson GJ, Fisch C (1972) Effects of acetylcholine on automaticity and conduction in the proximal portion of the His-Purkinje specialized conduction system of the dog. Circ Res 30:210–216
Balant L, Fabre J (1974) Digoxinémie et digitalisation. Schweiz Med Wochenschr 104:65–74
Baligadoo S, Chiche P (1981) Frequency of toxicity of digitoxin and factors predisposing to toxicity in ambulatory patients. In: Kochsiek K, Rietbrock N (Hrsg) Digitalistherapie bei Herzinsuffizienz. Urban & Schwarzenberg, München Wien Baltimore, S 118–126
Baligadoo S, Laurell P, Chiche P (1976) Intoxication digitalique massive volontaire ou accidentelle. Coeur Med Int 15:265–271
Barnes KL, Ferrario CM, Conomy JP (1979) Comparison of the hemodynamic changes produced by electrical stimulation of the area postrema and nucleus tractus solitarii in the dog. Circ Res 45:136–143
Barr I, Klein MD, Lown B (1971) Correlation of serum digoxin level with aceylstrophanthidin tolerance. Ann Intern Med 74:817
Barr I, Smith TW, Klein MD, Hagemeijer F, Lown B (1972) Correlation of the electro-

physiologic action of digoxin with serum digoxin concentration. J Pharmacol Exp Ther 180:710–722
Barth N, Muscholl E (1976) Die Rolle adrenerger Mechanismen bei der Entstehung von Arrhythmien nach Einnahme trizyklischer Antidepressiva. Dtsch Med Wochenschr 101:88–90
Bashour FA, Edmonson RE, Gupta DN, Prati R (1968) Treatment of digitalis toxicity by diphenylhydantoin (Dilantin). Dis Chest 53:263–270
Baskin SI, Dutta S, Marks BH (1973) The effects of diphenylhydantoin and potassium on the biological activity of ouabain in the guinea-pig heart. Br J Pharmacol 47:85–96
Bassingthwaighte JB, Fry CH, McGuigan JAS (1976) Relationship between internal calcium and outward current in mammalian ventricular muscle: a mechanism for the control of the action potential duration? J Physiol (Lond) 262:15–37
Basu Ray BN, Booker WM, Dutta SN, Pradhan SN (1972) Effects of microinjection of ouabain into the hypothalamus in cats. Br J Pharmacol 45:197–206
Batley RL, Lieberman LJ, Eliat RS (1970) Alprenolol: An effective beta blocker for digitalis induced ventricular arrhythmias. Ann Intern Med 72:778
Baum GL, Dick MM, Schotz S, Gumpel RC (1956) Digitalis toxicity in chronic cor pulmonale. South Med J 49:1037–1042
Baum GL, Dick MM, Blum A, Kaupe A, Carballo J (1959) Factors involved in digitalis sensitivity in chronic pulmonary insufficiency. Am Heart J 57:460–462
Baum T, Eckfeld DK, Shropshire AT, Rowles G, Varner LL (1971) Observations on models used for the evaluation of antiarrhythmic drugs. Arch Int Pharmacodyn Ther 193:149–170
Beck OA, Hochrein H (1978) Wirksamkeit und Risiken von Propafenon bei der Akutbehandlung von Herzrhythmusstörungen. Dtsch Med Wochenschr 103:1261–1265
Beck OA, Krämer KD, Hochrein H (1974) Verlauf einer suizidalen Digoxin-Intoxikation mit Hyperkaliämie. Dtsch Med Wochenschr 99:756–764
Becker DJ, Nonkin PM, Bennet LD, Kimball SG, Sternberg MS, Wasserman F (1962) Effect of isoproterenol on digitalis cardiotoxicity. Am J Cardiol 10:242–247
Beer N, Puigbo JJ, Aparicio JM, Hirschhaut E, Valecillos R (1977) Effect of digoxin on ventricular automaticity in Chagasic cardiomyopathy. Postgrad Med J 53:537
Beeler GW (1977) Ionic currents in cardiac muscle: a framework for glycoside action. Fed Proc 36:2209–2213
Beller GA, Smith TW (1973) Digitalis intoxication and serum levels. An epidemiologic study. In: Storstein O (ed) International Symposium on Digitalis. Gyldendal Norsk Forlag, Oslo, p 287
Beller GA, Smith TW, Abelmann WH, Haber E, Hood WT (1971) Digitalis intoxication, a prospective clinical study with serum level correlation. N Engl J Med 284:889–997
Beller GA, Smith TW, Hood WB (1975a) Effects of ischemia and coronary reperfusion on myocardial digoxin uptake. Am J Cardiol 36:902–907
Beller GA, Giamber SR, Saltz SB, Smith TW (1975b) Cardiac and respiratory effects of digitalis during chronic hypoxia in intact conscious dogs. Am J Physiol 229:270–274
Beller GA, Conrouy J, Smith TW (1976) Ischemia-induced alterations in myocardial $(Na^+ + K^+)$-ATPase and cardiac glycoside binding. J Clin Invest 57:341–350
Belz GG, Aust PE, Munkes R (1981) Digoxin plasma concentrations and nifedipine. Lancet I:844–845
Bentley JD, Burnett GH, Conklin RL, Wasserburger RH (1970) Clinical application of serum digitoxin levels. A simplified plasma determination. Circulation 41:67–75
Bernuth G von, Lang D (1978) Digoxin-Dosierung bei Neugeborenen. Dtsch Med Wochenschr 103:289
Berti F, Shore PA (1967) A kinetic analysis of drugs that inhibit the adrenergic neuronal membrane amine pump. Biochem Pharmacol 16:2091–2094
Bertler A, Redfors A (1971) Plasma levels of digoxin in relation to toxicity. Acta Pharmacol Toxicol (Kbh) 29:281–287
Bertler A, Gustafson A, Ohlin P, Monti M, Redfors A (1973) Digoxin intoxication and plasma glycoside levels. In: Storstein O (ed) International Symposium on Digitalis, Gyldendal Norsk Forlag, Oslo, p 300
Besch HR Jr, Allen JC, Glick G, Schwartz A (1970) Correlation between the inotropic

action of ouabain and its effects on subcellular enzyme systems from canine myocardium. J Pharmacol Exp Ther 171:1–12
Bigger JT Jr (1973) Mechanisms of digitalis toxic arrhythmias and the clinical recognition of digitalis toxicity. In: Palmer RF (ed) Controversies in clinical pharmacology and drug development. Future, Mount Kisco, NY, p 126
Bigger JT Jr, Heissenbuttel R (1969) The use of procaine amide and lidocaine in the treatment of cardiac arrhythmias. Prog Cardiovasc Dis 11:515–534
Bigger JT Jr, Heissenbuttel RH (1969) The use of procaine amide and lidocaine in the treatment of cardiac arrhythmias. In: Friedberg CD (ed) Current status of drugs in cardiovascular disease. Grune & Stratton, New York, pp 125–144
Bigger JT, Jaffe CD (1971) The effect of bretylium tosylate on the electrophysiological properties of ventricular muscle and Purkinje fibers. Am J Cardiol 27:82–92
Bigger JT Jr, Mandel WJ (1970) Effects of lidocaine on the electrophysiological properties of ventricular muscle and Purkinje fibers. J Clin Invest 49:63–77
Bigger JT Jr, Strauss HC (1972) Digitalis toxicity: Drug interactions promoting toxicity and the management of toxicity. Semin Drug Treat 2:147–177
Bigger JT Jr, Schmidt DH, Kutt H (1968a) Relationship between the plasma level of diphenylhydantoin sodium and its cardiac antiarrhythmic effects. Circulation 38:363–374
Bigger JT Jr, Bassett AL, Hoffman BF (1968b) Electrophysiological effects of diphenylhydantoin in canine Purkinje fibers. Circ Res 22:221–236
Binnion PF (1978) Drug interactions with digitalis gylcosides. Drugs 15:369–380
Binnion PF, Das Gupta R (1975) Tritiated digoxin metabolism after prior treatment with propranolol or diphenylhydantoin sodium. Int J Clin Pharmacol 12:96–101
Binnion PF, Morgan LM (1971) Effect of acute hypokaliemia on ^{3}H-digoxin metabolism. Cardiovasc Res 5:431–435
Bircher R, Kanai T, Wang SC (1963) Action of anticonvulsants (pentobarbital, trimethadione and 3-methyl-5,5-phenylethyl-hydantoin) on the EEG, ECG and blood pressure changes induced by pentylenetetrazol, picrotoxin and deslanoide in dogs. Arch Int Pharmacodyn Ther 141:357–376
Bismuth C, Motte G, Conso F, Chaucin M, Gaultier M (1977) Acute digitoxin intoxication treated by intracardiac pacemaker: Experience in sixty-eight patients. Clin Toxicol 10:443–456
Biss HA, Fishman WE, Smith PM (1963) Effect of alterations of blood pH on digitalis toxicity. J Lab Clin Med 62:53–58
Blumberger KJ (1971) Glykosidtherapie im Alter. Z Präklin Geriatr 1:145
Bluschke V, Bonn R, Greeff K (1976) Increase in the $(Na^+ + K^+)$-ATPase activity in heart muscle after chronic treatment with Digitoxinol potassium deficient diet. Eur J Pharmacol 37:189–191
Bodem G, Gilfrich HJ (1973) Methoden zur Bestimmung von Digoxin und Digitoxin im Blut und ihre klinische Bedeutung. Klin Wochenschr 51:57–62
Bodem G, Gilfrich HJ, Aulepp H, Ochs H, Dengler HJ (1977) Klinische und pharmakokinetische Untersuchungen zur Digitalisintoxikation. Klin Wochenschr 55:13–21
Bodem G, Ochs H, Meyer R, Baur MP (1979) Prospektive Untersuchungen zur Digitalistherapie von Patienten bei der Klinikaufnahme. Z Kardiol 68:41–49
Bolte HD, Lüderitz B, Erdmann E (1971) Beziehungen zwischen Elektrolytstörungen und Glykosidwirkungen. In: Kluthe R (Hrsg) Medikamentöse Therapie bei Nierenerkrankungen. Thieme, Stuttgart, S 139–143
Bolte HD, Buckesfeld R, Lankisch PK, Larbig D (1973) Speichelelektrolyte und Glykosidintoxikation. Verh Dtsch Ges Inn Med 79:1047–1056
Bond RC, Engel TR, Schaal SF (1973) The effect of digitalis on sinoatrial conduction in man. Circulation [Suppl IV] 48:147
Bonelli J, Hruby K, Magometschnigg D, Hitzenberger G, Kaik G (1977) The bio-availability of β-acetyldigoxine alone and combined with aluminium hydroxide and magnesium hydroxide (Alucol). Int J Clin Pharmacol 15:337
Boura ALA, Green AF (1959) The actions of bretylium: Adrenergic neurone blocking and other effects. Br J Pharmacol 14:536–548
Boyajy LD, Nash CB (1965) Influence of reserpine on arrhythmias, inotropic effects

and myocardial potassium balance induced by digitalis materials. J Pharmacol Exp Ther 148:193–201
Bozler E (1943) The initiation of impulses in cardiac muscle. Am J Physiol 138:273–282
Brass H, Philipps H (1970) Die Elimination von α-Acetyldigoxin und k-Strophanthin bei Niereninsuffizienz. Klin Wochenschr 48:972–978
Brater DC, Morelli HF (1977) Digoxin toxicity in patients with normokalemic potassium depletion. Clin Pharmacol Ther 22:21–33
Bremner WF, Third JLHC, Lawrie TDV (1977) Massive digoxin ingestion. Report of a case and review of currently available therapies. Br Heart J 39:688–692
Brest AN, Durge NG, Goldberg H (1960) Conversion of atrial fibrillation to atrial flutter as a manifestation of digitalis toxicity. Am J Cardiol 6:682–684
Brewster WR, Isaacs JP, Osgood PF, King TL (1956) The hemodynamic and metabolic interrelationship in the activity of epinephrine, norepinephrine and the thyroid hormones. Circulation 13:1–20
Brock A (1975) Binding of digoxin to human serum proteins: Influence of pH on the binding of digitoxin to human albumin. Acta Pharmacol Toxicol (Kbh) 36:13–24
Brooker G, Jelliffe RW (1972) Serum cardiac glycoside assay based upon displacement of ^{3}H-ouabain from Na-K-ATPase. Circulation 45:20–36
Brown DD, Juhl RP (1976) Decreased bioavailability of digoxin due to antacids and kaolin-pectin. N Engl J Med 295:1034–1037
Brown DD, Juhl RP, Warner SL (1978) Decreased bioavailability of digoxin due to hypocholesterolemic interventions. Circulation 58:164–172
Brown TE, Acheson GH, Grupp G (1962) The saturated lactone glycoside dihydro-ouabain; effects on potassium balance of the dog heart. J Pharmacol Exp Ther 136:107–113
Brown RH, Cohen I, Noble D (1978) The interactions of protons, calcium and potassium ions on cardiac Purkinje fibers. J Physiol (Lond) 282:345–352
Buckesfeld RP, Bolte HD (1974) Glykosidtoleranz und Glykosidkonzentration im Serum. Klinische Untersuchungen bei herzkranken Patienten unter Digoxintherapie. Verh Dtsch Ges Kreislaufforsch 40:315–320
Burch GE, De Pasquale NP (1964) A history of electrocardiography. Year Book Medical Publishers, Chicago
Burger R, Schmehe G, Strothmann G, Engelhardt K (1977) Arzneimittelnebenwirkungen bei Patienten einer Medizinischen Klinik. Med Klin 72:21–27
Burgess MJ, Green LS, Millar K, Wyatt R, Abildskov JA (1972) The sequence of normal ventricular recovery. Am Heart J 84:660–669
Burnett GH, Conklin RL (1971) The enzymatic assay of plasma digoxin. J Lab Clin Med 78:779–784
Bussmann WD, Kober G, Becker HJ, Peteresen P, Lutz E, Kaltenbach M (1974) Bestimmung der Kontraktilitätsreserve mit Orciprenalin bei Patienten mit koronarer Herzkrankheit. Verh Dtsch Ges Inn Med 80:1108–1110
Buterbaugh GG, Spratt JL (1970) Effect of digitoxigenin in sublethal and lethal doses on biogenic amine content of whole rat. Arch Int Pharmacodyn Ther 186:345–351
Butler VP (1972) Assays of digitalis in the blood. Prog Cardiovasc Dis 14:571–600
Butler VP, Chen JP (1967) Digoxin-specific antibodies. Proc Natl Acad Sci USA 57:71–78
Cady WJ, Rehder TL, Campbell J (1979) Use of cholestyramine resin in the treatment of digitoxin toxicity. Am J Hosp Pharm 36:92–94
Caldwell JH, Greenberger NJ (1971) Interruption of enterohepatic circulation of digitoxin by cholestyramine. I. Protection against lethal digitoxin intoxication. J Clin Invest 50:2626–2637
Calesnick B, Dina A (1976) Improved micro radioimmunoassay of digoxin in serum with use of ^{125}I labelled digoxin. Clin Chem 20:903–909
Cantu RC, Nahas GG, Manger WM (1966) Effect of hypercapnic acidosis and of hypoxia on adrenal catecholamine output of the spinal dog. Proc Soc Exp Biol Med 122:434–437
Capeller D von, Copeland GD, Stern TN (1959) Digitalis intoxication: clinical report of 148 cases. Ann Intern Med 50:869–878

Carmeliet E, Vereecke J (1969) Adrenaline and the plateau phase of the cardiac action potential. Importance of Ca^{++}, Na^{+} and K^{+} conductance. Pfluegers Arch 313:300–315
Carroll PR, Gelbart A, O'Rourke MF, Shortus J (1973) Digoxin concentrations in the serum and myocardium of digitalized patients. Aust NZ J Med 3:400–403
Carruthers SG, Kelly JG, McDevitt DG (1974) Plasma digoxin concentrations in patients on admission to hospital. Br Heart J 36:707–712
Carvallo A, Ramirez B, Honig H, Knepschield I, Schreiner GE, Gelfand MC (1976) Treatment of digitalis intoxication by charcoal hemoperfusion (CHP). Trans Am Soc Artif Intern Organs 22:718–722
Castellanos A Jr, Ghafour AA, Soffer A (1969) Digitalis-induced arrhythmias: recognition and therapy. In: Brest AN (ed) Cardiovascular therapy. Davis, Philadelphia, p 108
Castellanos A Jr, Myerburg RJ, Befeler B, Agha AS (1973) Factors regulating ventricular rate during atrial flutter and fibrillation in preexcitation (Wolff-Parkinson-White) syndrome. Br Heart J 35:811–816
Chai CY, Wang HH, Hoffman BF, Wang SC (1967) Mechanisms of bradycardia induced by digitalis substances. Am J Physiol 212:26–34
Chamberlain DA, White RJ, Howard MR, Smith TW (1970) Plasma digoxin concentrations in patients with atrial fibrillation. Br Med J 3:429–432
Chavaz A, Balant L, Fabre J (1974) Digoxinémie et digitalisation. Schweiz Med Wochenschr 104:65–74
Chiche P, Baligadoo S, Larvelle P, Borgard JP (1976) Intoxications digitaliques et déviations de l'activité thérapeutique de la digitaline. Coeur Med Interne 15:249–262
Childers R (1980) Digitalis toxicity: Electrocardiographic implications. In: Bayes A, Cosin J (eds) Diagnosis and treatment of cardiac arrhythmias. Pergamon Press, Oxford New York, pp 680–695
Chopra D, Janson P, Sawin CT (1977) Insensitivity to digoxin associated with hypocalcemia. N Engl J Med 296:917–918
Chou T-C (1970) Digitalis-induced arrhythmias. Mod Treatm 7:96–116
Chung EK (1969) Digitalis-induced cardiac arrhythmias: a report of 180 cases. Jpn Heart J 10:409–427
Chung E (1970) Prevalence, diagnosis and treatment of digitalis-induced dysrhythmias. In: Sandoe E (ed) Cardiac arrhythmias. Astra, Södertälje, Schweden, pp 613–620
Citrin D, Stevenson FH, O'Malley K (1972) Massive digoxin overdose: observation on hyperkalemia and plasma digoxin levels. Scott Med J 17:275–277
Coburn JW, Massry SG, Popovtzer MM, Kleeman CR (1969) The physioco-chemical state and renal handling of divalent ions in chronic renal failure. Arch Intern Med 124:302–311
Cohen IS, Jick H, Cohen SI (1977) Adverse reactions to quinidine in hospitalized patients: Findings based on data fom the Boston Collaborative Drug Surveillance Program. Prog Cardiovasc Dis 20:151–163
Cole CH (1973) Decreased ouabain-sensitive adenosine triphosphatase activity in the erythrocyte membrane of patients with chronic renal diseases. Clin Sci Mol Med 45:775–784
Coltart DJ, Güllner HG, Billingham M, Goldman RH, Stinson EB, Kalman SM, Harrison DC (1974) Physiological distribution of digoxin in human heart. Br Med J 4:733–736
Cook SL, Doherty JE, Straub KD, Nash CB, Caldwell RW (1981) Digoxin uptake into peripheral autonomic cardiac nerves: Possible mechanism of digitalis-induced antiarrhythmic and toxic electrophysiologic actions. Am Heart J 102:58–62
Conn RD (1965) DPH sodium in cardiac arrhythmias. N Engl J Med 272:277–282
Corazza LH, Pastor BH (1958) Cardiac arrhythmias in chronic cor pulmonale. N Engl J Med 259:862–865
Corr PB, Gillis RA (1978) Autonomic neural influences on the dysrhythmias resulting from myocardial infarction. Circ Res 43:1–9
Cranefield PF (1975) The conduction of the cardiac impulse. Futura, Mount Kisco, NY

Cranefield PF, Aronson RS (1974) Initiation of sustained rhythmic activity by single propagated action potentials in canine cardiac Purkinje fibers exposed to sodium-free solution or to ouabain. Circ Res 34:477–481
Cree JE, Coltart J, Howart MR (1973) Plasma digoxin concentration in children with heart failure. Br Med J 1:443–444
Croxson MS, Ibbertson HK (1975) Serum digoxin in patients with thyroid disease. Br Med J 3:566–568
Curfman GD, Crowley TJ, Smith TW (1977) Thyroid-induced alterations in myocardial sodium- and potassium-activated adenosine triphosphatase, monovalent cation active transport, and cardiac glycoside binding. J Clin Invest 59:586–590
Cusack B, Kelly J, O'Malley K, Noel J, Lavan J, Horgan J (1979) Digoxin in the elderly: Pharmacokinetic consequences of the old age. Clin Pharmacol Ther 25:772–776
Dall JLC (1965) Digitalis intoxication in elderly patients. Lancet 1:194–195
Damato AN, Lau SH (1970) Clinical valve of the electrogram of the conducting system. Prog Cardiovasc Dis 13:119–140
Damato AN, Caracta AR, Akhtar M, Lau SH (1975) The effects of commonly used cardiovascular drugs on A-V conduction and refractoriness. In: Narula OS (ed) His bundle electrocardiography and clinical electrophysiology. Davis, Philadelphia, pp 105–125
Danilo P, Rosen MR, Hordof AJ (1978) Effects of acetylcholine on the ventricular specialized conducting system of neonatal and adult dogs. Circ Res 43:777–784
Davis LD (1973) Effect of changes in cycle length on diastolic depolarization produced by ouabain in canine Purkinje fibers. Circ Res 32:206–214
Davis LD, Temte JV (1969) Electrophysiological actions of lidocaine on canine ventricular muscle and Purkinje fibers. Circ Res 24:639–655
Dawes GS (1946) Synthetic substitutes for quinidine. Br Med J 1:43–51
Dazzi A, Sabbadin D (1962) La terapia strofantinica nell'infarcto miocardio in fase acute. Minerva Med 53:137–141
Deglin S, Deglin J, Chung EK (1977) Direct current shock and digitalis therapy. Drug Intell Clin Pharm 11:76–80
Dessaint JP (1974) Dosage radio-immunologique des digitaliques (digitoxine et digoxine) dans le sang. Lille Med 19:156–165
Dhingra RC, Amat-y-Leon F, Wyndham C, Wu D, Denes P, Rosen K (1975) The electrophysiological effects of ouabain on sinus node and atrium in man. J Clin Invest 56:555–562
Dick HLM, McCowley EL, Fisher WA (1962) Reserpine-digitalis toxicity. Arch Intern Med 109:503–506
Djonlagić H, von Kurnatowski A, Diederich K-W (1974) Bidirektionale Tachykardie bei Digitalisbehandlung. Dtsch Med Wochenschr 99:502–509
Dobbs S, Rodgers EM, Kenyon WI, Livshin D, Slater E, Godsmark B (1977) Digoxin prescribing in perspective. Br J Clin Pharmacol 4:327–335
Doering W (1979) Quinidine-digoxin interaction. N Engl J Med 301:400–404
Doering W, König E (1978) Anstieg der Digoxinkonzentration im Serum unter Chinidinmedikation. Med Klin 73:1085–1088
Doering W, König E, Sturm W (1977) Digitalis intoxication: Specificity and significance of cardiac and extracardiac symptoms. Part I. Patients with digitalis-induced arrhythmias. Z Kardiol 66:121–128
Doering W, Höhne M, König E (1980) New aspects of digoxin-quinidine interaction. VIII. Congress of Cardiology, Paris, Abstracts, p 193
Doherty JE (1973) Digitalis glycosides. Ann Intern Med 79:229–238
Doherty JE, Perkins WH (1966) Digoxin metabolism in hypo- and hyperthyroidism: Studies with tritiated digoxin in thyroid disease. Ann Intern Med 64:489–507
Doherty JE, Perkins WH, Flanigan WJ (1967a) The distribution and concentration of tritiated digoxin in human tissues. Ann Intern Med 65:116–124
Doherty JE, Flanigan J, Perkins HW, Ackerman GL (1967b) Studies with tritiated digoxin in anephric human subjects. Circulation 35:298–303
Doherty JE, Kane JJ, Phillips JR, Damson JS (1977) Digitalis in pulmonary heart disease (cor pulmonale). Drug 13:132–151

Doherty JE, Straub KD, Murphy ML, de Soyza N, Bissett JK, Kane JJ (1980) Digoxin-quinidine interaction. Am J Cardiol 45:1196–1200

Donald DE, Kvale J, Shepherd JT (1964) The effect of an adrenergic beta-receptor antagonist on the cardiovascular system of the dog. J Pharmacol Exp Ther 143:344–349

Dowdy EG, Fabian LW (1963) Ventricular arrhythmias induced by succinylcholine in digitalized patients. Anesth Analg (Cleve) 42:501–513

Dreifus LS, McKnight EH, Katz M (1963) Digitalis intolerance. Geriatrics 18:494–502

Dreifus LS, de Azevedo IM, Watanabe Y (1974) Review: Electrolyte and antiarrhythmic drug interaction. Am Heart J 88:95–107

Duarte CG, Winnacker JL, Becker KL, Pace A (1971) Thiazide-induced hypercalcemia. N Engl J Med 284:828–830

Dubnow MH, Burchell HB (1965) A comparison of digitalis intoxication in two separate periods. Ann Intern Med 62:956–965

Dudel J, Trautwein W (1958) Elektrophysiologische Messungen zur Strophanthinwirkung am Herzmuskel. Naunyn Schmiedebergs Arch Exp Pathol 232:393–407

Duhme DW, Greenblatt DJ, Koch-Weser J (1974) Reduction of digoxin toxicity associated with measurement of serum levels. A report from the Boston Collaborative Drug Surveillance Program. Ann Intern Med 80:516–519

Duke M (1972) Atrioventricular block due to accidental digoxin ingestion treated with atropine. Am J Dis Child 124:754–756

Dunbar RW, Boettner RN et al. (1970) The effect of mepivacaine, bupivacaine and lidocaine on digitalis-induced ventricular arrhythmias. Anaesth Analg Curr Res 49:761–766

Dungan WT, Doherty JE, Harvey C, Char F, Dalrymple GV (1972) Tritiated digoxin. XVIII. Studies in infants and children. Circulation 46:983–988

Dutta S, Rhee HM, Marks BH (1970) H^3-ouabain accumulation and Na^+-K^+-ATPase activities in relation to therapeutic, toxic and lethal doses of ouabain in dogs. In: Recent advances on cardiac structure and metabolism (myocardial biology), vol 4

Edhag O, Rosen A (1967) A study on the effect of lanatoside C on ventricular automaticity in man. Scand J Clin Lab Invest 23:43–47

Edmonds CJ, Jasani BM (1972) Total-body potassium in hypertensive patients during prolonged diuretic therapy. Lancet 2:8–12

Eichelbaum M (1976) Drug metabolism in thyroid disease. Clin Pharmacokinetics 1:339–350

Eickenbusch W, Lahrtz H, Seppelt U, Zwieten van PA (1970) Serum concentration and urinary excretion of ^3H-ouabain and ^3H-digitoxin in patients suffering from hyperthyroidism or hypothyroidism. Klin Wochenschr 48:270–275

Ejvinsson G (1978) Effect of quinidine on plasma concentrations of digoxin. Br Med J 1:279–280

El-Sherif N, Lazzara R (1978) Reappraisal of the mechanism of action of antiarrhythmic drugs on ischemic reentrant ventricular arrhythmias. Am J Cardiol 41:417

Engel TR, Schaal SF (1973) Digitalis in sick sinus syndrome; the effects of digitalis on sinoatrial automaticity and atrioventricular conduction. Circulation 48:1201–1207

Enselberg CD, Simmons HC, Mintz AA (1950) The effects of potassium upon the heart, with special reference to the possibility of treatment of toxic arrhythmias due to digitalis. Am Heart J 39:713–728

Erdmann E (1977) Cell membrane receptors for cardiac glycosides in the heart. Basic Res Cardiol 72:315–325

Erdmann E, Bolte HD (1979) Zellulärer Mechanismus der Digitaliswirkung. In: Greeff K, Rietbrock N (Hrsg) Digitoxin als Alternative in der Therapie der Herzinsuffizienz. Schattauer, Stuttgart New York, S 131–140

Erdmann E, Bolte HD (1981) Über den Wirkmechanismus der Herzglykoside unter besonderer Berücksichtigung des Digoxins. In: Kochsiek K, Rietbrock R (Hrsg) Digitalistherapie bei Herzinsuffizienz. Urban & Schwarzenberg, München Wien Baltimore, S 66–70

Erdmann E, Hasse W (1975) Quantitative aspects of ouabain binding to human erythrocytes and cardiac cell membranes. J Physiol 251:671–682

Erdmann E, Schoner W (1974) Die Affinität verschieden strukturierter Herzglykoside sowie DPH und Ro 2-2985 zum Glykosidrezeptor. Verh Dtsch Ges Kreislaufforsch 40:309–314
Erdmann E, Werdan K (1981) Untersuchungen zur Chinidin-, Digoxin- und Chinidin-Digitoxin-Interaktion. In: Kochsiek K, Rietbrock R (Hrsg) Digitalistherapie bei Herzinsuffizienz. Urban & Schwarzenberg, München Wien Baltimore, S 143–145
Erdmann E, Bolte HD, Lüderitz B (1971) The $(Na^+ + K^+)$-ATPase activity of guinea pig heart muscle in potassium deficiency. Arch Biochem 145:121–125
Erdmann E, Krawietz W, Poppert D (1976a) Experimentelle und klinische Befunde zur Therapie der Herzglykosidintoxikation. Verh Dtsch Ges Inn Med 82:1678–1681
Erdmann E, Presek P, Swozil R (1976b) Über den Einfluß von Kalium auf die Bindung von Strophanthin an menschliche Herzmuskelzellmembranen. Klin Wochenschr 54:383–387
Erdmann E, Krawietz W, Vogt W (1976c) Zur Bedeutung der Digoxin-Serumkonzentration und deren Beeinflussung. Fortschr Med 94:567–573
Erlij D, Mendez R (1964) The modification of digitalis intoxication by excluding adrenergic influences on the heart. J Pharmacol Exp Ther 144:97–103
Ettinger S, Gould L, Carmichael JA, Tashjian RJ (1969) Phentolamine: use in digitalis-induced arrhythmias. Am Heart J 77:636–640
Ettinger PO, Calabro J, Regan TJ, Oldewurtel HA (1977) Origin of acetyl strophanthidin-induced ventricular arrhythmias. J Clin Invest 59:193–202
Evans DE, Gillis RA (1974) Effect of diphenylhydantoin and lidocaine on cardiac arrhythmias induced by hypothalamic stimulation. J Pharmacol Exp Ther 191:506–517
Evans DE, Gillis RA (1975) Effect of ouabain and its interaction with diphenylhydantoin on cardiac arrhythmias induced by hypothalamic stimulation. J Pharmacol Exp Ther 195:577–586
Evered DC, Chapman C (1971) Plasma digoxin concentrations and digoxin toxicity in hospital patients. Br Heart J 33:540–545
Ewy GA, Kapadia GG, Yao L, Cullin M, Marcus FJ (1969) Digoxin metabolism in the elderly. Circulation 39:449–453
Ewy GA, Groves BM, Ball FM, Nimmo B, Jackson FI (1971) Digoxin metabolism in obesity. Circulation 44:810–814
Ewy GA, Marcus FI, Fillmore SJ (1974) Digitalis intoxication. Diagnosis, management, and prevention. Cardiovasc Clin VI/2:153–174
Farah A, Loomis TA (1950) The action of cardiac glycosides on mental auricular flutter. Circulation 2:742–748
Ferrer IM (1977) Preexcitation. Am J Med 62:715–730
Ferrer MI, Bradley SE, Wheeler HO, Enson YP, Harvey RM (1965) The effect of digoxin in the splanchnic circulation in ventricular failure. Circulation 32:524–537
Ferrier GR (1976) The effects of tension on acetyl-strophanthidin-induced transient depolarizations and after-contractions in canine myocardial and Purkinje tissue. Circ Res 38:156–162
Ferrier GR (1977) Digitalis arrhythmias: Role of oscillatory afterpotentials. Prog Cardiovasc Dis 19:459–474
Ferrier GR, Moe GK (1973) Effect of calcium on acetyl-strophanthidin-induced transient depolarizations in canine Purkinje tissue. Circ Res 33:508–515
Ferrier GR, Saunders JH, Mendez C (1973) A cellular mechanism for the generation of ventricular arrhythmias by acetylstrophanthidin. Circ Res 32:600–609
Feuerstein J, Mantz JM, Kurtz D, Isch-Treussard C (1973) EEG and massive digitalis intoxication. A case of epi-respiratory manifestations and prolonged apnoea. Electroencephalogr Clin Neurophysiol 34:313–316
Fingl E, Woodbury LA, Hecht HH (1951) Effects of innervation and drugs upon direct membrane potentials of embryonic chick myocardium. J Pharmacol 104:103–114
Finkelstein FO, Goffinet JA, Hendler ED, Lindenbaum J (1975) Pharmacokinetics of digoxin and digitoxin in patients undergoing hemodialysis. Am J Med 58:525–531
Fisch C, Knoebel SB (1970) Recognition and therapy of digitalis toxicity. Prog Cardiovasc Dis 13:71–96

Fisch C, Stone JM (1969) Recognition and treatment of digitalis toxicity. In: Fisch C, Surawicz B (eds) Digitalis. Grune & Stratton, New York, p 168
Fisch C, Greenspan K, Knoebel S, Feigenbaum H (1964) Effects of digitalis on conduction of the heart. Prog Cardiovasc Dis 6:343–365
Flacke JW, Osgood PF, Bendixen BB (1967) Propranolol and isoproterenol in dogs deprived of sympathetic nerve activity. J Pharmacol Exp Ther 158:519–530
Flasch CI, Heinz N (1979) Multizentrische Studie zur Therapie mit Digoxin-Tabletten hoher biologischer Verfügbarkeit. Arzneim Forsch 29:1737–1772
Flasch H, Flasch CJ (1981) Nebenwirkungshäufigkeit bei digitalisierten Patienten. Ärztl Forsch 28:31
Fogelman AM, LaMont JT, Finkelstein S et al. (1971) Fallibility of plasma-digoxin in differentiating toxic from non-toxic patients. Lancet 2:727–729
Follath F, Roth M (1980) Bedeutung der Serumkonzentrationsbestimmung bei der Diagnose einer Digitalisintoxikation. Cardiology [Suppl I] 65:9–12
Follath F, Roth M, Wenk M, Peyer H, Fridrich R (1977) Bestimmung des Serumdigoxins: Ein Weg zur besseren Therapiekontrolle? Schweiz Med Wochenschr 107:1561–1563
Foster PR, King RM, DeB Nicoll A, Zipes DP (1976) Suppression of ouabain-induced ventricular rhythms with aprindine HCl. A comparison with other antiarrhythmic agents. Circulation 53:315–321
Friedberg CK, Donoso E (1960) Arrhythmias and conduction disturbances due to digitalis. Prog Cardiovasc Dis 2:408–431
Frye RL, Braunwald E (1971) Studies on digitalis III. The influence of triiodothyronine on digitalis requirements. Circulation 23:376–382
Gabriel KL, Roberts J, Kelliher GH (1975) Effect of denervation of the non-uniform effect of ouabain in the heart. Fed Proc 34:745
Gabriel KL, Kelliher GJ, Roberts J, Overton WR (1978) Involvement of adrenergic nervous influences in ouabain-induced non-uniformity of ventricular repolarization. J Pharmacol Exp Ther 207:1–7
Gadsby DC, Cranefield PF (1979) Direct measurement of changes in sodium pump current in canine cardiac Purkinje fibers. Proc Natl Acad Sci USA 76:1783–1787
Gaffney TE, Kahn JB Jr, Van Mannen EF, Acheson GH (1958) A mechanism of the vagal effect of cardiac glycosides. J Pharmacol Exp Ther 122:423–429
Gaffney TE, Braunwald E, Kahler RL (1961) Effects of guanethidine on tri-iodothyronine-induced hyperthyroidims in man. N Engl J Med 265:16–20
Gaffney TE. Lipicky RJ (1969) The cardiac pharmacology of digitalis and of antiarrhythmic and antihypertensive drugs. In: Gordon BL, Carleton RA, Faber LP (eds) Clinical cardiopulmonary physiology, 3rd edn. Grune & Stratton, New York, p 91
Galmarini D, Campodonico JF, Wenk RD (1973) Effect of alkalosis on ouabain toxicity in the dog. J Pharmacol Exp Ther 186:199–203
Gambassi G, Carbonin PU (1980) L'impiego clinico dei glicosidi cardioattivi. Boll Soc Ital Cardiol [Suppl] 71–97
Garvey HL (1970) The nervous system as a site of digitalis action. Cardiovasc Res 4:202
Gassel WD, Wol J, Kaffarnik H (1971) Zum Digitaliseinfluß auf die Kammerendteile des EKG's bei Patienten mit Thyreotoxikose. Klin Wochenschr 49:1128–1133
Gaultier M, Fournier E, Efthymiou ML, Frejaville JP, Jouannot P, Dentan M (1968) Intoxication digitalique aiguë (70 observations). Bull Soc Med Hop Paris 119:247
Geier GE, Dayton MA, Wightman RM (1977) Electrochemical detection of synaptosomal release of endogenous dopamine. Neurosci Abstr 3:1289
Geiger HJ, Rietbrock N (1976) Narkosevorbereitung mit Digoxin. Plasmakonzentrationen nach präoperativer Digitalisierung. Anaesthesist 25:405–417
Gelles JM, Aronson RS, Hoffman BF (1975) Effect of transmembrane potential on the manifestations of ouabain toxicity in sheep cardiac Purkinje fibers. Cardiovasc Res 9:600–606
Gessman L, Rosen M (1980) The cellular electrophysiologic effects of digitalis and quinidine. Circulation [Suppl III] 62:282
Ghani MF, Smith JR (1974) The effectiveness of magnesium chloride in the treatment of ventricular tachyarrhythmias due to digitalis intoxication. Am Heart J 88:621–626

Gibson D, Sowton E (1969) The use of beta-adrenergic receptor blocking drugs in dysrhythmias. Prog Cardiovasc Dis 12:16–39
Gilfrich HJ (1976) Untersuchungen zur Pharmakokinetik von Digoxin bei hyperthyreoten Patienten. Verh Dtsch Ges Inn Med 82:1726–1728
Gilfrich HJ, Schölmerich P (1975) Digitalisintoxikation. Dtsch Med Wochenschr 100:831–838
Gilfrich HJ, Okonek S, Manns M, Schuster CJ (1978) Digoxin and digitoxin elimination in man by charcoal hemoperfusion. Klin Wochenschr 56:1179–1183
Gillis RA (1969) Cardiac sympathetic nerve activity: Changes induced by ouabain and propranolol. Science 166:508–510
Gillis RA, Quest JA (1979) The role of the nervous system in the cardiovascular effects of digitalis. Pharmacol Rev 31:19–97
Gillis RA, McClellan JR, Sauer TS, Standaert FG (1971) Depression of cardiac sympathetic nerve activity by diphenylhydantoin. J Pharmacol Exp Ther 179:599–610
Gillis RA, Dionne RA, Standaert FG (1972) Suppression by clonidine (St-155) of cardiac arrhythmias induced by digitalis. J Pharmacol Exp Ther 182:218–226
Gillis RA, Glancy MM, Anderson RJ (1973) Deleterious effects of bretylium in cats with digitalis-induced ventricular tachycardia. Circulation 47:974–983
Gillis RA, Quest JA, Thibodeaux H, Clancy MM, Evans DE (1975) Neural mechanisms involved in acetylstrophanthidin-induced bradycardia. J Pharmacol Exp Ther 193:336–345
Gillmann H (1963) Grundlagen der Therapie mit Herzglykosiden. Dtsch Med Wochenschr 88:10–18
Gilmore JP, Zucker IH (to be published) Characterization of atrial stretch receptors under normal and pathologic states. In: Symposium on Cardiac Receptors. Cambridge University Press, London
Glynn IM (1964) The effect of cardiac glycosides on ion movements. Pharmacol Rev 16:381
Gold H, Edwards DJ (1927) The effects of ouabain on the heart in the presence of hypercalcemia. Am Heart J 3:45–50
Goldfinger SE, Heizer WD, Smith TW (1973) Absorption of digoxin in patients with malabsorption syndrome. In: Storstein O (ed) International Symposium on Digitalis. Gyldendal Norsk Forlag, Oslo, p 224
Goldman RH, Harrison DC (1970) The effect of hypoxemia and hypercapnea on myocardial catecholamines. J Pharmacol Exp Ther 174:307–314
Goldman RH, Kleiger RE, Schweizer E, Harrison DC (1971) The effect of myocardial ^{3}H-digoxin of magnesium deficiency. Proc Soc Exp Biol Med 136:747–759
Goldman RH, Coltart DJ, Friedman JP (1973) The inotropic effects of digitalis on hyperkalemia. Circulation 48:830–838
Goldsmith C, Kapadia GG, Nimmo L et al. (1969) Correlation of digitalis intoxication with myocardial concentration of tritiated digoxin in hypokalemic and normokalemic dogs. Circulation [Suppl 3] 92:39–40
Goldstein RF, Penzotti SC, Kuehl KS, Prindle KH Jr, Hall CA, Titus EO, Epstein SI (1973) Correlation of antiarrhythmic effects of diphenylhydantoin with digoxin-induced changes in myocardial contractility, sodium-potassium adenosine triphosphatase activity, and potassium efflex. Circ Res 33:175–182
Goodman DJ, Rossen RM, Ingham R, Rider AK, Harrison DC (1975a) Sinus node function in the denervated human heart. Effect of digitalis. Br Heart J 37:612–618
Goodman DJ, Rossen RM, Dannom DS, Rider AK, Harrison DC (1975b) Effects of digoxin on atrioventricular conduction. Studies in patients with and without cardiac autonomic innervation. Circulation 51:251–256
Gorodischer R, Jusko WJ, Jaffe SJ (1977) Renal clearance of digoxin in young infants. Res Commun Chem Pathol Pharmacol 16:363
Gould L, Zahir M, Shariff M , Guiliani MG (1969) Treatment of cardiac arrhythmias with phentolamine. Am Heart J 78:189–193
Gould L, Umali F, Colinaberranco M, Gomprecht RF (1972) Control of supraventricular premature beats with phentolamine. J Clin Pharmacol 12:356–361

Grabensee B (1977) Hämoperfusion. In: Just HJ, Schuster HP (Hrsg) Intensivmedizin der inneren Medizin, Bd 8. Thieme, Stuttgart, S 80
Grabensee B, Peters U, Risler T, Grosse-Brockhoff F (1978) Digitoxin and digoxin in patients with chronic renal failure and on hemodialysis. In: Bodem G, Dengler HJ (eds) Cardiac glycosides. Springer, Berlin Heidelberg New York, pp 317–323
Grabensee B, Peters U, Risler T (1981) Digitoxin-Elimination durch Plasmaseparation. In: Kochsiek K, Rietbrock R (Hrsg) Digitalistherapie bei Herzinsuffizienz. Urban & Schwarzenberg, München Wien Baltimore, S 157–158
Grahame-Smith DG, Everest MS (1969) Measurement of digoxin in plasma and its use in diagnosis of digoxin intoxication. Br Med J 1:286–289
Greeff K (1982) Interaktion herzwirksamer Glykoside mit anderen Arzneimitteln. Verh Dtsch Ges Herz-Kreislaufforsch 48:40–46
Greeff K, Köhler E, Fortmüller HW, Schmidt R (1973) Wechselwirkungen zwischen herzwirksamen Glykosiden und β-Sympathikomimetika. Arzneim Forsch 23:759–764
Green LH, Smith TW (1977) The use of digitalis in patients with pulmonary disease. Ann Intern Med 87:459–465
Greenberger NJ (1968) The intestinal absorption of digitalis glycosides. A neglected area. Am J Med Sci 256:207–209
Greenblatt DJ (1978) International patterns of clinical use and toxicity of digitalis glycosides: Report from the Boston Collaborative Drug Surveillance Program. In: Bodem G, Dengler HJ (eds) Cardiac glycosides. Springer, Berlin Heidelberg New York, p 326
Greenspan K, Lord TJ (1973) Digitalis and vagal stimulation during atrial fibrillation: Effects on atrioventricular conduction and ventricular arrhythmias. Cardiovasc Res 7:241–246
Gremels H (1935) Über die Wirkung des Vagus auf die Herztätigkeit. Naunyn Schmiedebergs Arch Exp Pathol Pharmakol 179:360–402
Grosse-Brockhoff F, Hengels KJ, Fritsch WP, Grabensee B, Hausamen TU (1973) Serumdigoxinspiegel und Nierenfunktion. Dtsch Med Wochenschr 98:1547–1551
Gruber G, Pietruschka WD, Reuschel I, Sorger D, Günther K (1980) Zur Digoxinbehandlung im Alter unter Serumspiegelkontrolle mit besonderer Berücksichtigung der Hypertonie. Z Ges Inn Med 35:17–21
Grupp G, Charles A (1964) Effect of ouabain and 3-acetylstrophanthidin on potassium exchange in the dog heart in situ. J Pharmacol Exp Ther 143:356–365
Güllner HG, Stinson EB, Harrison DC (1974) Correlation of serum concentrations with heart concentrations of digoxin in human subjects. Circulation 50:653–655
Gundert-Remy V, Weber E (1976) Häufigkeit von auf Digitalisüberdosierung verdächtigen Symptomen und Digoxinplasmaspiegel bei stationären Patienten. Verh Dtsch Ges Inn Med 82:1716–1717
Gursel E (1970) Effects of diuretics on renal and intestinal handling of calcium. NY State J Med 70:399–405
Haasis R, Larbig D (1975) Serumglykosidkonzentration und Digitalisintoxikation. Dtsch Med Wochenschr 100:1768–1773
Haasis R, Larbig D, Stunkat R, Bader H, Seboldt H (1977) Radioimmunologische Bestimmung der Glykosidkonzentration im menschlichen Gewebe. Klin Wochenschr 55:23–30
Härtel G, Kyllönen K, Marikallio E, Ojala K, Manninen V, Reissell P (1976) Human serum and myocardial digoxin. Clin Pharmacol Ther 19:153–157
Haft JI (1975) Clinical experience. In: Donoso E (ed) Drugs in cardiology, vol 1, part 2. Grune & Stratton, New York pp 104–123
Hagemeijer F, Lown B (1970) Effect of heart rate on electrically induced repetitive ventricular responses in the digitalized dog. Circ Res 23:333–344
Hagemeijer F, Van Houwe E (1975) Titrated energy cardioversion of patients on digitalis. Br Heart J 37:1303–1307
Hager WD, Fenster P, Mayersohn M, Perrier D, Graves P, Marcus FI, Goldman S (1979) Digoxin-quinidine interaction. N Engl J Med 300:1238–1241
Haiat R, Chapelle M, Benaim R, Witchitz S, Chiche P (1972) Effect of diphenylhydantoin on intraventricular conduction disturbance: report of a case. J Electrocardiol 5:197–201

Han J, Moe GK (1964) Nonuniform recovery of excitability in ventricular muscle. Circ Res 14:44–60
Hansen HW, Marquart B, Pelz W (1974) Die Indikation für Phenytoin bei Rhythmusstörungen des Herzens. Dtsch Med Wochenschr 99:638–642
Hargreave FD (1965) Digitalis and cor pulmonale (letter). Br Med J 2:943
Harrison CE Jr, Wakim KG (1969) Inhibition of binding of tritiated digoxin to myocardium by sodium depletion in dogs. Circ Res 24:263–268
Harrison DC, Robison SC (1970) Use of propranolol (Inderal) in the treatment and prevention of cardiac arrhythmias. Mod Treat 7:143–161
Harrison DG, Robinson MD, Kleiger RE (1968) Role of hypoxia in digitalis toxicity. Am J Med Sci 256:352–359
Hartley H (1971) Effects of high-altitude environment on the cardiovascular system of man. JAMA 215:241–244
Hartmann CR, Klaassen CD, Huffman DH (1975) The biliary excretion of digoxin and metabolites in hyperthyroid rats. Clin Res 23:220A
Hashimoto K, Moe GK (1973) Transient depolarizations induced by acetylstrophanthidin in specialized tissues of dog atrium and ventricle. Circ Res 32:618–624
Hauswirth O, Noble D, Tsien RW (1969) The mechanism of oscillatory activity at low membrane potentials in cardiac Purkinje fibres. J Physiol 220:225–265
Hayes CJ, Butler VP, Gersony WM (1973) Serum digoxin studies in infants and children. Pediatrics 52:561–568
Heizer WD, Smith TW, Goldfinger SE (1971) Absorption of digoxin in patients with malabsorption syndromes. N Engl J Med 285:257–259
Helfant RH, Scherlag BJ (1967) Protection from digitalis toxicity with the prophylactic use of diphenylhydantoin sodium. An arrhythmic-inotropic dissociation. Circulation 36:119–124
Helfant RH, Scherlag BJ, Damato A (1967) The electrophysiological properties of diphenylhydantoin sodium as compared to procaine amide in the normal and digitalis-intoxicated heart. Circulation 36:108–118
Helfant RH, Seuffert GW, Patton RD, Stein E, Damato AN (1969) The clinical use of diphenylhydantoin (Dilantin) in the treatment and prevention of cardiac arrhythmias. Am Heart J 77:315–323
Helke CJ (1978) The role of monoaminergic neurotransmitter systems. Arrhythmogenic effects of digitalis. PhD Thesis, Georgetown University, Washington, DC
Helke CJ, Dias Souza J, Hamilton B, Gillis RA (1978a) No evidence for a central serotonergic mechanism in arrhythmogenic effects of deslanoside (letter to the editor). Nature 274:925–926
Helke CJ, Kellar KJ, Gillis RA (1978b) Effect of arrhythmic doses of deslanoside on the uptake of monoamines in brain tissue and cardiac tissue. Eur J Pharmacol 52:47–55
Helke CJ, Zavadil AP III, Gillis RA (1979) Forebrain noradrenaline mechanisms and digitalis-induced ventricular arrhythmias. J Pharmacol Exp Ther 208:57–62
Hellmann E, Lind A (1956) Bidirectional tachycardia. Am Heart J 51:140–148
Hennersdorf G, Mariss P, Biermann S, Haindi H, Lichtlen P (1977) Zusammenhang digoxinbedingter kardialer Arrhythmien mit dem Serumdigoxinspiegel. Dtsch Med Wochenschr 102:381–384
Hertting G, Axelrod J, Patrick RW (1962) Actions of bretylium guanethidine on the uptake and release of H^3-noradrenaline. Br J Pharmacol 18:161–166
Hesch RD, Gerlach W, Henning HV, Emrich D, Scheler F, Kattermann R (1972) Untersuchungen zur intestinalen ^{47}Ca-Absorption bei Gesunden und Patienten mit chronischer Niereninsuffizienz. Dtsch Med Wochenschr 97:1735–1742
Hess T (1981) Antikörpertherapie der Digitalisintoxikation. Thieme, Stuttgart
Hess T, Scholtysk G, Riesen W (1978) The prevention and reversal of digoxin intoxication with specific antibodies. Am Heart J 96:486–495
Heymans C (1929) Über die Physiologie und Pharmakologie des Herz-Zentrums. Ergeb Physiol 28:244–311
Hillestad L, Hansteen V, Hatle L, Storstein L, Storstein O (1973) Digitalis intoxication. In: Storstein O (ed) International Symposium on Digitalis. Gyldendal Norsk Forlag, Oslo, p 281

Hobson JD, Zettner A (1973) Digoxin serum half-life following suicidal digoxin poisoning. JAMA 223:147–149
Hoeschen RJ, Proveda V (1971) Serum digoxin by radioimmunoassay. Can Med Assoc J 105:170–173
Hoffman BF (1969) Effects of digitalis on electrical acitivity of cardiac fibers. In: Fisch C, Surawicz B (eds) Digitalis. Grune & Stratton, New York
Hoffman BF (1972) Effecs of digitalis on electrical activity of cardiac membranes. In: Marks BH, Weissler AM (eds) Basic and clinical pharmacology of digitalis. Thomas, Springfield, pp 118–127
Hoffman BF, Cranefield PF (1960) Electrophysiology of the heart. McGraw-Hill, New York
Hoffman BF, Singer DH (1964) Effects of digitalis on electrical activity of cardiac fibers. Prog Cardiovasc Dis 7:226–260
Hogan PM, Wittenberg SM, Klocke FJ (1973) Relationship of stimulation frequency to automaticity in the canine Purkinje fiber during ouabain administration. Circ Res 32:377–384
Holford FD, Mithoefer JC (1973) Cardiac arrhythmias in hospitalized patients with chronic obstructive pulmonary disease. Am Rev Res Dis 108:879–885
Holloway LS Jr, Bradley IB, Janssen H, O'Brien LJ (1976) Cardiovascular effects of cerebroventricular ouabain perfusion in the adult dog. Am J Physiol 230:1168–1172
Holzmann M (1965) Klinische Elektrokardiographie. Stuttgart, Thieme, S 694
Holzmann M (1969) Ursache und Entstehungsbedingungen der Rhythmusstörung. Verh Dtsch Ges Kreislaufforsch 35:56–69
Hood WB Jr, McCarthy B, Lown B (1967) Myocardial infarction following coronary ligation in dogs. Circ Res 21:191–199
Hooymans PM, Merkus FWHM (1978) Effect of quinidine on plasma concentration of digoxin. Br Med J 2:1022
Hordof AJ, Spotnitz A, Rosen MR (1976a) Therapeutic and toxic effects of ouabain on human atrial specialized conducting fibers. Am J Cardiol 37:143
Hordof AJ, Edie R, Malm JR, Hoffman BF, Rosen MR (1976b) Electrophysiologic properties and response to pharmacologic agents of fibers from diseased human atria. Criculation 54:774–779
Hordof AJ, Spotnitz A, Mary-Rabine L, Edie RN, Rosen MR (1978) The cellular electrophysiologic effects of digitalis on human atrial fibers. Circulation 57:223–229
Hordof AJ, Gressman L, Danilo P et al. (1980) Ventricular arrhythmias resulting from triggered activity (abstr) Circulation [Suppl III] 62:138
Hougen TJ, Smith TW (1978) Inhibition of myocardial cation active transport by subtoxic doses of ouabain in the dog. Circ Res 42:856–863
Hougen TJ, Lloyd BL, Smith TW (1979) Effects of inotropic and arrhythmogenic digoxin doses and of digoxin-specific antibody on myocardial monovalent cation transport in the dog. Circ Res 44:23–31
Howard D, Smith CI, Stewart G et al. (1973) A prospective survey of the incidence of cardiac intoxication with digitalis in patients being admitted to hospital and correlation with serum digoxin levels. Aust NZ J Med 3:279–284
Huffman DH, Crow JW, Pentikainen P, Azarnoff DL (1976) Association between clinical cardiac status, laboratory parameters, and digoxin usage. Am Heart J 91:28–34
Hurwitz N (1969) Predisposing factors in adverse reactions to drugs. Br Med J 1:536–539
Hurwitz N, Wade OL (1969) Intensive hospital monitoring of adverse reactions to drugs. Br Med J 1:531–536
Idahl U (1974) Digitalis and hypomagnesemia. A case report. Opusc Med 19:163
Iisalo E, Dahl M, Sundquist H (1973) Serum digoxin in adults and children. J Clin Pharmacol 7:219–222
Ingelfinger JA, Goldman P (1976) The serum digitalis concentration – does it diagnose toxicity? N Engl J Med 294:867–870
Irons GV Jr, Orgain ES (1966) Digitalis-induced arrhythmias and their management. Prog Cardiovasc Dis 8:539–569
Isenberg G, Trautwein W (1974) The effect of dihydroouabain and lithium ions on

the outward current in cardiac Purkinje fibers. Evidence for electrogenicity of active transport. Pfluegers Arch 350:41–54
Iseri LT, Freed J, Bures AR (1975) Magnesium deficiency and cardiac disorders. Am J Med 58:837
Ismail-Beigi F, Edelman IS (1971) The mechanism of the calorigenic action of thyroid hormone: Stimulation of $Na^+ + K^+$-activated adenosine-triphosphatase. J Gen Physiol 57:710
Jahrmärker H (1975) Probleme der Digitalisintoxikation. In: Jahrmärker H (Hrsg) Digitalistherapie. Springer, Berlin Heidelberg New York, S 80–84
Jahrmärker H (1978) Treatment of digitalis intoxication. In: Bodem G, Dengler HJ (eds) Cardiac glycosides, part II. Springer, Berlin Heidelberg New York, pp 367–372
Jahrmärker H, Theisen K (1974) Kammerflattern und Kammerflimmern. In: Effert S, Antoni H (Hrsg) II.Wiener Arrhythmie-Symposium, Schattauer, Stuttgart New York, S 291
Jelliffe RW (1967) A mathematical analysis of digitalis kinetics in patients with normal and reduced renal function. Math Bio Sci 1:305–325
Jelliffe RW, Blankenhorn DH (1966) Effect of phenobarbital on digitoxin metabolism. Clin Res 14:160
Jørgensen AW, Sørensen OH (1970) Digitalis intoxication. A comparative study of the incidence of digitalis intoxication during the periods 1950–52 and 1964–66. Acta Med Scand 188:179–183
Johnson BF, O'Grady J, Bye C (1978) The influence of digoxin particle size on absorption of digoxin and the effect of propantheline and metochlopramide. Br J Clin Pharmacol 5:465–467
Johnson GD, McDevitt DG (1980) Epidemiology of plasma digoxin concentrations in three patient populations. Ir J Med Sci 149:43–48
Johnston CI, Pinkus NB, Down M (1972) Plasma digoxin levels in digitalized and toxic patients. Med J Aust 1:863
Juhl RP, Summers RW, Guillory JK, Blaug SM, Cheng FH, Brown DD (1976) Effect of sulfasalazine on digoxin bioavailability. Clin Pharmacol Ther 20:387–394
Jusko WJ, Weintraub M (1974) Myocardial distribution of digoxin and renal function. Clin Pharmacol Ther 16:449–454
Kalk WJ, Lawrence JR, Ratcliffe WA, Sumner DJ, Whiting B (1976) Digoxin pharmacokinetics in hyperthyroidism. Br J Clin Pharmacol 3:954
Karliner JS (1967) Intravenous DPH sodium in cardiac arrhythmias. Dis Chest 3:256–269
Kass RS, Tsien RW, Weingart R (1978a) Ionic basis of transient inward current induced by strophanthidin in cardiac Purkinje fibers. J Physiol 281:209–226
Kass RS, Lederer WJ, Tsien RW, Weingart R (1978b) Role of calcium ions in transient inward currents and aftercontractions induced by strophanthidin in cardiac Purkinje fibers. J Physiol 281:187–208
Kassebaum DG (1963) Electrophysiological effects of strophanthin in the heart. J Pharmacol Exp Ther 140:329–338
Kastor J, Goldreyer A (1973) Digitalis intoxication in patients with atrial fibrillation. Circulation 47:888–896
Kastor JA, Yurchak PM (1967) Recognition of digitalis intoxication in the presence of atrial fibrillation. Ann Intern Med 67:1045–1053
Katsuragi T, Suzuki T (1976) Ouabain-induced release of extraneuronal catecholamine in the isolated guinea pig vas deferens. Experientia (Basel) 32:727–728
Katz RI, Kopin IJ (1969) Electrical field-stimulated release of norepinephrine-H^3 from rat atrium. J Pharmacol Exp Ther 169:229–236
Kelliher GJ, Roberts J (1973) A comparison of the effects of sotalol and of the isomers of practolol on adrenergic nervous activity. Life Sci 13:1231–1243
Kent KM, Smith ER, Redwood DR, Epstein SE (1973) Electrical stability of acutely ischemic myocardium: Influence of heart rate and vagal stimulation. Circulation 47:291–298
Kewitz H (1977) Erhebungen über die Arzneitherapie in der Klinik. Verh Dtsch Ges Inn Med 83:1487–1502

Kim YI, Noble RJ, Zipes DP (1975) Dissociation of the inotropic effect of digitalis from its effect on atrioventricular conduction. Am J Cardiol 36:459–467
Kirkendall WM, Stein JH (1968) Clinical pharmacology of furosemide and ethacrynic acid. Am J Cardiol 22:162–167
Kirpekar SM, Furchgott RF (1964) The sympathomimetic action of bretylium on isolated atria and aortic smooth muscle. J Pharmacol Exp Ther 143:64–76
Kisin IE (1956) Effects of cardiac denervation on sensitivity to cardiac glycosides. Farmakol Toksikol 19:41–44
Klaus W, Kuschensky G, Lüllman H (1963) The influence of therapeutic and toxic concentrations of digitoxogenin on the K flux and the ion concentrations in isolated guinea pig auricles. In: Proceedings of the First International Pharmacological Meeting, vol 3, London, p 211
Kleiger R, Lown B (1966) Cardioversion and digitalis. II. Clinical studies. Circulation 33:878–887
Kleiger RE, Katsutaka S (1966) Effects of chronic depletion of potassium and magnesium upon the action of acetylstrophanthidin. Am J Cardiol 17:520–527
Klein U, Gikalov I, Keller M, Hoigne R (1972) "Drug monitoring" in der Medizinischen Abteilung eines Regionalspitals. Schweiz Med Wochenschr 102:1083–1090
Klein MD, Lown B, Barr I, Hagemeijer F, Garrison A, Axelrod P (1974) Comparison of serum digoxin level measurement with acetyl strophanthidin tolerance testing. Circulation 49:1053–1062
Klein MD, McInerey K, Levine PA, Ryan TI (1977) Digitalis tolerance in cardiomyopathy. Am J Cardiol 39:271
Kochsiek K, Larbig D, Haasis R (1977) Klinik und Therapie der Digitalisintoxikation. Verh Dtsch Ges Inn Med 83:99–115
Koch-Weser J, Duhme DW, Greenblatt DJ (1974) Influence of serum digoxin concentration measurements on frequency of digitoxicity. Clin Pharmacol Ther 16:284–286
Kolman BS, Verrier RL, Lown B (1975) The effect of vagus nerve stimulation upon vulnerability of the canine ventricle: role of sympathetic-parasympathetic interactions. Circulation 52:578–585
Kolman BS, Verrier RL, Lown B (1976) Effect of vagus nerve stimulation upon excitability of the canine ventricle. Am J Cardiol 37:1041–1045
Konzett H, Rothlin E (1952) Effect of cardioactive glycosides on a sympathetic ganglion. Arch Int Pharmacodyn Ther 89:343–352
Korth C, Marx H, Weinberg S (1937) Über die Wirkung des Strophanthins auf das Zentralnervensystem. Naunyn Schmiedebergs Arch Pharmakol Exp Pathol 185:42–56
Kosowsky BD, Haft JI, Lau SH, Kohli RK (1968) The effects of digitalis on atrioventricular conduction in man. Am Heart J 75:736–742
Koup JR, Jusko WJ, Ellwood CM, Stein E, Damato AN (1975) Digoxin pharmacokinetics: Role of renal failure in dosage regimen design. Clin Pharmacol Ther 18:9–21
Kramer P (1977) Digitalis pharmacokinetics and therapy with respect to impaired renal function. Klin Wochenschr 55:1–11
Kramer P, Horenkamp J, Willms B, Scheler F (1970) Das Kumulationsverhalten verschiedener Herzglykoside bei Anurie. Dtsch Med Wochenschr 95:444–453
Kramer P, Quellhorst E, Horenkamp J, Scheler F (1972) Dialysance und prozentuale Elimination verschiedener Herzglykoside während der Hämo- und Peritonealdialyse. Klin Wochenschr 50:609–613
Kramer P, Langenscheid C, Saul J, Heuer E, Löffler G, Köthe E, McIntosh C, Scheler F (1977) Plasma digoxin levels in anuric patients and normal subjects taking digoxin. Klin Wochenschr 55:245–246
Krasula R, Tanagi R, Hastreider AR, Levitsky S, Soykal F (1974) Digoxin intoxication in infants and children. J Pediatr 84:265
Krayer O (1944) A difference in cardiodecelerator action between digitoxin and digitoxogenin. Proc Soc Exp Biol Med 57:167–169
Ku DD, Lucchesi BR (1979) Ischemic-induced alterations in cardiac sensitivity to digitalis. Eur J Pharmacol 57:135–147
Lader S, Bye A, Marsdin P (1972) The measurement of plasma digoxin concentration: A comparison of two methods. Eur J Clin Pharmacol 5:22–27

Landahl S, Lindblad B, Roupe S, Steen B, Svanborg A (1977) Digitalis therapy in a 70-year-old population. Acta Med Scand 202:437–443

Lang R, Klein HO, Weiss E, Libhaber C, Kaplinsky E (1980) Effect of verapamil on blood level and renal clearance of digoxin. Circulation [Suppl III] 62:83

Larbig D (1975) Herzinsuffizienz: Digitalistherapie. Therapiewoche 25:48–61

Larbig D, Haasis R (1975) Radioimmunchemische Bestimmungen der Konzentration von Digoxin und Digoxin-Derivaten. In: Jahrmärker H (Hrsg) Digitalistherapie. Springer, Berlin Heidelberg New York

Larbig D, Kochsiek K (1971) Radioimmunochemische Bestimmung von Digoxin im menschlichen Serum. Klin Wochenschr 49:1031–1032

Larbig D, Kochsiek K, Schrader Chr (1972) Klinische Aspekte der radioimmunchemischen Bestimmung der Serum-Digoxinkonzentration. Dtsch Med Wochenschr 97:139–145

Larbig D, Haasis R, Bundschu HD, Buckesfeld RG, Lankisch PG, Ilg R, Girudt J (1974) Radioimmunochemische Bestimmung von Digoxin und Digoxinderivaten im Serum und Urin bei normaler und eingeschränkter Nierenfunktion. Verh Dtsch Ges Inn Med 80:1077–1080

Larbig D, Haasis R, Kochsiek K (1978) Die Glykosidkonzentration und ihre klinische Bedeutung. Boehringer, Mannheim, S 88–90

Lasagna L (1976) How useful are serum digitalis measurements? N Engl J Med 16:898–899

Lathers CM, Kelliher GJ, Roberts J, Beasley AB (1978) Nonuniform cardiac sympathetic nerve discharge. Mechanism for coronary occlusion and digitalis-induced arrhythmia. Circulation 57:1058–1065

Lawrence JR, Sumner DJ, Kalk WJ, Ratcliffe WA, Whiting B, Gray K, Lindsay M (1977) Digoxin kinetics in patients with thyroid dysfunction. Clin Pharmacol Ther 22:7–13

Leachman RD, Cokkinos DVP, Cabrera R, Leatherman LL, Rochelle DG (1971) Response of the transplanted, denervated human heart to cardiovascular drugs. Am J Cardiol 27:272–276

Leahey EB, Reiffel JA, Drusin RE, Heissenbuttel RH, Lovejoy WP, Bigger JT (1978) Interaction between quinidine and digoxin. JAMA 240:533–534

Leahey ED Jr, Hougen ThJ, Bigger Th Jr, Smith THW (1980) Effect of quinidin on digoxin inhibited monovalent cation active transport. Circulation [Suppl III] 62:258

Lederer WJ, Tsien RW (1975) Transient inward current underlying strophanthidin's enhancement of pace-maker activity in Purkinje fibers. J Physiol 249:40–41

Lederer WJ, Tsien RW (1976) Transient inward current underlying arrhythmogenic effects of cardiotonic steroids in Purkinje fibers. J Physiol 263:73–100

Lee KS, Klaus W (1971) The subcellular basis for the mechanism of inotropic action of cardiac glycosides. Pharmacol Rev 23:193–261

Lee TM, Kuo JS, Chai CY (1972) Central integrating mechanism of the Bezold-Jarisch and baroreceptor reflexes. Am J Physiol 222:713–720

Lee WY, Morimoto PK, Bronsky D, Waldstein SS (1961) Studies of thyroid and sympathetic nervous system interrelationships. I. The blepharoptosis of myxedema. J Clin Endocrinol Metab 21:1402–1412

Lehmann HU (1979) Toxikologische Probleme und Risiken der Digitalisanwendung. Thieme, Stuttgart

Lehmann HU, Witt E, Temme L, Hochrein H (1980) Digitoxische Herzrhythmusstörungen in Abhängigkeit zur Höhe der Kalium- und Kreatininkonzentration im Blutserum. Intensivmed 17:153–158

Lely AH, Van Enter CHJ (1970) Large-scale digitoxin intoxication. Br Med J 3:737–740

Levitt B, Raines A, Sohn YJ, Standaert FG, Hirshfeld JW (1970a) The nervous system as a site of action for digitalis and antiarrhythmic drugs. Mt Sinai J Med NY 37:227–240

Levitt B, Gillis RA, Roberts J, Raines A (1970b) Influence of the cardiac vagus nerves of the cardiotoxicity of acetylstrophanthidin (AcS) ouabain (O), and digitoxin (D). Pharmacologist 12:304

Levy MN, Blattberg B (1976) Effect of vagal stimulation on the overflow of norepineph-

rine into the coronary sinus during cardiac sympathetic nerve stimulation in the dog. Circ Res 38:81–85
Lewis PJ, Haeusler G (1975) Reduction of sympathetic nervous system activity as a mechanism for the hypotensive effect of propranolol. Nature 256:440–441
Lewis T (1911) Observations upon disorders of the hearts action. Heart 3:276–292
Lichey J, Schröder R, Rietbrock V (1977) Aktuelle Plasmadigitoxinkonzentration von Patienten bei Krankenhausaufnahme. Dtsch Med Wochenschr 102:1056–1060
Lindenbaum J, Maulitz RM, Butler VP Jr (1976) Inhibition of digoxin absorption by neomycin. Gastroenterology 71:399–404
Lindenbaum J, Rudd DG, Butler BP, Tse-Eng D, Saha JR (1981) Inactivation of digoxin by the gut flora: reversal by antibiotic therapy. N Engl J Med 305:789–794
Lipski JI (1975) Digitalis. In: Donoso E (ed) Drugs in cardiology, vol 1, part 2. Grune & Stratton, New York
Lloyd BL, Smith TW (1978) Contrasting rates of reversal of digoxin toxicity by digoxin-specific IgG and Fab fragments. Circulation 58:280–283
Lloyd BL, Taylor RR (1975) Augmentation of myocardial digoxin concentration in hemorrhagic shock. Circulation 51:718–722
Lloyd Bl, Taylor RR (1976) Influence of myocardial mechanical activity and coronary blood flow on myocardial digoxin uptake. Cardiovasc Res 10:487–493
Löffelholz K, Muscholl E (1970) Inhibition by parasympathetic nerve stimulation of the release of the adrenergic transmitter. Naunyn Schmiedebergs Arch Pharmakol Exp Pathol 267:181–184
Lorenz RR, Powis DA, Shepherd JT (1978) Effect of acetylstrophanthidin on adrenergic neurotransmission in vascular smooth muscle. Fed Proc 37:3177
Lossnitzer K (1971) Hypo- und Hypermagnesiämie aus kardiologischer Sicht. Klin Wochenschr 49:1153–1163
Lowenstein JM (1965) A method for measuring plasma levels of digitalis glycosides. Circulation 31:228–233
Lown B (1968) Electrical stimulation to estimate the degree of digitalization. Am J Cardiol 22:251–259
Lown B, Levine SA (1954) Current concepts in digitalis therapy. N Engl J Med 250:866
Lown B, Levine HD (1958) Atrial arrhythmias, digitalis and potassium. Landsberger, New York
Lown B, Marcus FI, Levine HD (1959) Digitalis and atrial tachycardia with block. N Engl J Med 260:301–309
Lown B, Ehrlich L, Lysschultz B, Blake J (1961) Effect of digitalis in patients receiving reserpine. Circulation 24:1185–1191
Lown B, Kleiger R, Williams J (1965) Cardioversion and digitalis drugs: Changed threshold to electric shock in digitalized animals. Circ Res 17:519–531
Lown B, Klein MD, Barr I, Hagenmeijer F, Kosowsky BD, Garrison H (1972) Sensitivity to digitalis drugs in acute myocardial infarction. Am J Cardiol 30:388–395
Lown B, Graboys TB, Podrid PJ, Cohen BH, Stockman MB, Ganghan CE (1977) Effect of a digitalis drug on ventricular premature beats. N Engl J Med 296:301–306
Lucchesi BR (1977) Inotropic agents and drugs used to support the failing heart. In: Antonaccio M (ed) Cardiovascular pharmacology. Raven Press, New York, p 337
Luckey H (1954) Selection of digitalis preparations and their proper administration. Conference on therapy. Am J Med 17:271–286
Lüderitz B (1979) Wirkung körpereigener Hormone auf elektrophysiologische Meßgrößen des Herzens. In: Antoni H, Bender F, Gerlach E, Schlepper M (Hrsg) Herzrhythmusstörungen: Neue theoretische und klinische Aspekte. Schattauer, Stuttgart New York, S 123–138
Lüderitz B, Naumann d'Alnoncourt C, Bolte HD (1972) Zur kardialen Wirkung der Schilddrüsenhormone. Elektrophysiologische Messungen am Papillarmuskel des Herzens. Klin Wochenschr 50:978–991
Lüderitz B, Steinbeck G, Bolte HD (1973) Zur Glykosidwirkung beim chronischen Kaliummangel – myokardiale Kationenkonzentrationen und elektrophysiologische Parameter. Intensivmedizin 10:17–22
Lukas DS (1972) Of toads and flowers. Circulation 46:1–4

Lukas DS, Peterson RE (1966) Double isotope dilution derivative assay of digitoxin in plasma, urine and stool of patients maintained on the drug. J Clin Invest 45:782
Luria MH, Adelson EI, Miller AJ (1966) Acute and chronic effects of an adrenergic beta-receptor blocking agent (propranolol) in treatment of cardiac arrhythmias. Circulation 34:767–773
Lydtin H (1975) Interaktion zwischen Herzglykosiden, β-Rezeptorenblockern und anderen Arzneimitteln. In: Jahrmärker H (Hrsg) Digitalistherapie. Springer, Berlin Heidelberg New York, S 96–104
Malcolm A, Coltart J (1977) Relation between concentrations of digoxin in the myocardium and in the plasma. Br Heart J 39:935–938
Malmcrona R (1972) Use of digitalis in the coronary care unit. In: Schröder R, Greeff K (Hrsg) Aktuelle Digitalisprobleme. Urban & Schwarzenberg, München Berlin Wien, S 79
Malmcrona R, Schröder G, Werkö L (1966) Hemodynamic effects of digitalis in acute myocardial infarction. Acta Med Scand 180:55–63
Mandel WJ, Bigger T, Butler VP (1972) The electrophysiologic effects of low and high digoxin concentrations on isolated mammalian cardiac tissue: Reversal by digoxin-specific antibody. J Clin Invest 51:1378–1387
Manninen V, Nyberg L (1981) Interactions between cardiac glycosides and other substances in the body. In: Greeff K (ed) Handbook of experimental pharmacology, vol 56/II. Springer, Berlin Heidelberg New York, pp 299–336
Manninen V, Apajalahti A, Melin J, Karesoja M (1973) Altered absorption of digoxin in patients given proprantheline and metoclopramide. Lancet I:398–400
Marcus FI (1972) Metabolic factors determining digitalis dosage in man. In: Marks BH, Weissler AM (eds) Basic and clinical pharmacology of digitalis. Thomas, Springfield, p 243
Marcus FI (1975) Digitalis pharmacokinetics and metabolism. Am J Med 58:452–459
Marcus FI, Peterson A, Salel A, Scully J, Kapadia GG (1966) The metabolism of tritiated digoxin in renal insufficiency in dogs and man. J Pharmacol Exp Ther 152:372–382
Margolis JR, Strauss HC, Miller HC, Gilbert M, Wallace AG (1975) Digitalis and the sick sinus syndrome. Clinical and electrophysiologic documentation of a severe toxic effect on sinus node function. Circulation 52:162–169
Mason DT, Zelis R, Lee G, Hughes JI, Spann JF, Amsterdam EH (1971) Current concepts and treatment of digitalis toxicity. Am J Cardiol 27:546–559
Master AM (1955) Practical considerations of digitalis administration. NY State J Med 55:619–627
Matsui H, Schwartz A (1968) Mechanism of cardiac glycoside inhibition of the (Na^+-K^+)-ATPase from cardiac tissue. Biochim Biophys Acta 151:655–663
Matta RJ, Verrier RL, Lown B (1976) Repetitive extrasystole as an index of vulnerability to ventricular fibrillation. Am J Physiol 230:1469–1473
McCall D (1979) Cation exchange and glycoside binding in cultured rat heart cells. Am J Physiol 236:C87–C95
McCredie RM, Chia BL, Knight PW (1974) Infant versus plasma digoxin levels. Aust NZ J Med 4:223–227
McEwen LM (1956) The effect on the isolated rabbit heart of vagal stimulation and its modification by cocaine, hexamethonium and ouabain. J Physiol 131:678–689
McLain PL (1970) Effects of ouabain on spontaneous efferent activity in the aortic and carotid sinus nerves of cats. Neuropharmacology 9:399–402
Medzihradsky F, Nandhasri PS, Khanna U (1971) Enzymatic determination of cardiac glycosides. Biochem Med 5:285–296
Meldgaard L, Steiness E, Waldorff S (1981) Time course of ouabain uptake in isolated myocardial cells. Br J Pharmacol 73:341–345
Melville KI (1952) On the mechanism of the cardiovascular action of digitalis; observations on the influence of flaxedil, atropine or vagotomy. J Pharmacol Exp Ther 106:208–218
Mendez R, Mendez C (1953) The action of cardiac glycosides on the refractory period of heart tissues. J Pharmacol Exp Ther 107:24–36
Mendez C, Mendez R (1957) The action of cardiac glycosides on the excitability and conduction velocity of the mammalian atrium. J Pharmacol Exp Ther 121:402–413

Mendez C, Aceves J, Mendez R (1961a) Inhibition of adrenergic cardiac acceleration by cardiac glycosides. J Pharmacol Exp Ther 131:191–198
Mendez C, Aceves J, Mendez R (1961b) The anti-adrenergic action of digitalis on the refractory period of the A–V transmission system. J Pharmacol Exp Ther 131:199–204
Merx W, Wende W, Fleischmann D, Effert S (1974) Bidirektionale paroxysmale Tachykardie mit Ursprung im linken Ventrikel. Z Kardiol 63:781–793
Michel D (1981) Digitalistherapie im Alter. Folge 3: Therapieüberwachung, Digitalisintoxikationen. Fortschr Med 99:1026–1028
Moe GK (1975) Evidence for reentry as a mechanism of cardiac arrhythmias. Rev Physiol Biochem Pharmacol 72:56–81
Moe GK, Mendez R (1951) The action of several cardiac glycosides on conduction velocity and ventricular excitability in the dog heart. Circulation 4:729–734
Morris JJ, Taft CV, Whalen RE, McIntosh HD (1969) Digitalis and experimental myocardial infarction. Am Heart J 77:342–355
Morrison J, Killip T (1970) Radioimmunoassay of digitoxin. Clin Res 18:668
Morrison J, Killip T (1971) Hypoxemia and digitalis toxicity in patients with chronic lung disease. Circulation [Suppl II] 44:41
Morrison J, Killip T, Stason WB (1970) Serum digoxin levels in patients undergoing cardio-pulmonary bypass. Circulation [Suppl III] 42:110
Morrison J, Donnelly W, Killip T (1972) Digitalis and acute myocardial infarction. Circulation [Suppl II] 46:113
Morrow DH (1970) Anesthesia and digitalis toxicity. Anesth Analg (Cleve) 49:305–311
Morrow DH, Townley NT (1964) Anesthesia and digitalis toxicity: an experimental study. Anesth Analg (Cleve) 43:510
Morrow DH, Gaffney TE, Braunwald E (1963) Studies on digitalis. VIII. Effect of autonomic innervation and of myocardial catecholamine stores upon the cardiac action of ouabain. J Pharmacol Exp Ther 140:236–242
Moss AJ, Davis HT, Conard DL, Delamilla JJ, Odoroff CHL (1981) Digitalis-associated mortality after myocardial infarction. Circulation 64:1150–1156
Moysey JO, Jaggarao NSV, Grundy EN, Chamberlain DA (1981) Amiodarone increases plasma digoxin concentrations. Br Med J 282:272
Mudge GH Jr, Lloyd BL, Greenblatt DJ, Smith TW (1978) Inotropic and toxic effects of a polar cardiac glycoside derivative in the dog. Circ Res 43:847–854
Murad F, Chi YM, Rall TW, Sutherland EW (1962) Adenyl cyclase. III. The effect of catecholamines and choline esters on the formation of adenosine 3′5′-phosphate by preparations from cardiac muscle and liver. J Biol Chem 237:1233–1238
Muscholl E, Lindmar R, Löffelholz K (1973) Muscarinic inhibition of the release of the adrenergic transmitter from peripheral sympathetic fibers. Acta Physiol Pol 24:177–184
Myers RW, Pearlman AS, Hyman RM, Goldstein RA, Kent KM, Goldstein RE, Epstein SE (1974) Beneficial effects of vagal stimulation and bradycardia during experimental acute myocardial ischemia. Circulation 49:943–947
Nadeau RA, Amir-Jahed AK, Gauthier P, Perlier GA (1971) Effects of cardiac glycosides injected into the atrioventricular node artery of the dog. Can J Physiol Pharmacol 49:113–126
Navab F, Honey M (1967) Self-poisoning with digoxin: successful treatment with atropine. Br Med J 3:660–661
Neff MS, Mendelson S, Kim KE, Banach S, Swartz C, Seller RH (1972) Magnesium sulfate in digitalis toxicity. Am J Cardiol 29:377–382
Neuss H, Schaumann HJ, Stegaru B (1976) Drug effects on AV-conduction. In: Lüderitz B (ed) Cardiac pacing, diagnostic and therapeutic tools. Springer, Berlin Heidelberg New York, p 132
Noble D, Tsien RW (1968) The kinetics and rectifier properties of the slow potassium current in cardiac Purkinje fibers. J Physiol 195:184–214
Nowak FG (1981) Pathogenese und Differentialtherapie akut bedrohlicher Herzrhythmusstörungen. Pharmakotherapie 4:1–20

Nyberg L, Wettrell G (1978) Digoxin dosage schedules for neonates and infants based on pharmacokinetic considerations. Clin Pharmacokinetics 3:453–461

Oberg B, Thoren P (1972) Studies on left ventricular receptors, signalling in non-medullated vagal afferents. Acta Physiol Scand 85:145–163

Ochs HR, Smith TW (1977) Reversal of advanced digitoxin toxicity and modification of pharmacokinetics by specific antibodies and Fab fragments. J Clin Invest 60:1303–1313

Ochs HR, Bodem G, Otten H, Meyer R, Baur MP (1978) Verhalten von Urinausscheidung und Plasmaspiegeln verschiedener Herzglykoside bei der Klinikaufnahme. Verh Dtsch Ges Inn Med 84:749–752

Ogilvie RI, Ruedy J (1972) An educational program in digitalis therapy. JAMA 222 1:50–55

Ohnhaus EE, Spring P, Dettli L (1974) Eliminationskinetik und Dosierung von Digoxin bei Patienten mit Niereninsuffizienz. Dtsch Med Wochenschr 99:1797–1803

Ohnhaus EE, Vozeh S, Nüesch E (1975) Untersuchungen zur Resorption von Digoxin bei Patienten mit dekompensierter Rechtsherzinsuffizienz. Schweiz Med Wochenschr 105:1782–1783

Okita GT, Richardson F, Roth-Schechter BF (1973) Dissociation of the positive inotropic action of digitalis from inhibition of sodium and potassium activated adenosine triphosphatase. J Pharmacol Exp Ther 185:1–11

Oliver GC, Parker BM, Parker CW (1971) Radioimmunoassay for digoxin. Technic and clinical application. Am J Med 51:186

Osterberg RE, Raines A (1973) Changes in spinal neural mechanisms associated with digitalis administration. J Pharmacol Exp Ther 187:246–259

Pace DG, Gillis RA (1976) Neuroexcitatory effects of digoxin in the cat. J Pharmacol Exp Ther 199:583–600

Pace DG, Martin P (1978) Interactions between digoxin and brief vagal bursts influencing atrioventricular conduction. J Pharmacol Exp Ther 205:657–665

Pace DG, Quest JA, Gillis RA (1974) The effect of the vagus nerves on the bradycardia and ventricular arrhythmias induced by digitoxin and digoxin. Eur J Pharmacol 28:288–293

Paciaroni E, Foschi F, Victori N, Saccomanno G, Raspa EG (1974) La digoxinemia nei soggeti con core pulmonese cronico. Giornale Gerontology 22:832–836

Paes de Carvalho A (1971) Excitación del nodo auriculoventricular durante el ritmo normal. Efectos de la acetilcolina. In: Dreifus LS, Likoff W (eds) Arritmias cardiacs; décimocuarto symposium Hahneman. Cientifico-Médica, Barcelona, p 409

Paes de Carvalho A, Langan WB (1963) Influence of extracellular potassium levels on atrioventricular transmission. Am J Physiol 205:375–381

Papp JG, Vaughan Williams EM (1969) The effect of bretylium on intracellular cardiac action potentials in relation to its antiarrhythmic and local anesthetic activity. Br J Pharmacol 37:380–390

Park HM, Chen IW, Manitassas GT, Lowey A, Saenger L (1973) Clinical evaluation of radioimmunoassay of digoxin. J Nucl Med 14:531–533

Pebay-Peyroula F, Gaultier M, Nicaise AM (1971) Assay of digitalis glycosides: Its application in clinical toxicology. Clin Toxicol 4:419–433

Peleska B (1963) Cardiac arrhythmias following condenser discharges and their dependence upon strength of current and phase of cardiac cycle. Circ Res 13:21–32

Perry WLM, Reinert H (1954) The action of cardiac glycosides on autonomic ganglia. Br J Pharmacol 9:324–328

Peters U, Hausamen TU, Grosse-Brockhoff F (1974) Serial tests of serum digitoxin levels during digitoxin treatment. Dtsch Med Wochenschr 99:1701–1707

Peters U, Fritsch WP, Grabensee B, Hausamen TU, Grosse-Brockhoff F (1976a) Serum-Digitoxinspiegel bei terminaler Niereninsuffizienz. Verh Dtsch Ges Inn Med 82:1532–1535

Peters U, Hausamen TU, Grosse-Brockhoff F (1976b) Einfluß von Tuberkulostatika auf die Pharmakokinetik des Digitoxins. Dtsch Med Wochenschr 99:2381–2386

Peters U, Grabensee B, Hausamen TU, Fritsch WP, Grosse-Brockhoff F (1977) Pharmakokinetik von Digitoxin bei chronischer Niereninsuffizienz. Dtsch Med Wochenschr 102:109–115
Peters U, Risler T, Grabensee B, Hausamen TU, Grosse-Brockhoff F (1980) Interaktion von Chinidin und Digitoxin beim Menschen. Dtsch Med Wochenschr 105:438–442
Pick A (1957) Digitalis and the electrocardiogram. Circulation 15:603–608
Pick A, Dominguez P (1957) Nonparoxysmal junctional tachycardia. Circulation 16:1022–1032
Pick A, Igarashi M (1969) Mechanisms, differential diagnosis and clinical significance of digitalis-induced arrhythmias. In: Fisch C, Surawicz B (eds) Digitalis. Grune & Stratton, New York, p 148
Powell JR, Fenster PE, Hager WD, Graves P, Wandell M, Kenneth C (1980) Quinidine-digoxin interaction. N Engl J Med 302:176–177
Prichard S, Chirito E, Chang T, Sniderman AD (1976) Microencapsulated charcoal hemoperfusion: a possible therapeutic adjunct in digoxin toxicity. Clin Res 24:409A
Prindle KH, Skelton CL, Epstein SE, Marcus FI (1969) Influence of extracellular potassium concentration on myocardial uptake and inotropic effect of tritiated digoxin. Circulation [Suppl III] 39/40:165
Proper MC, Ditchek NT, Purcell AD, Smith MH (1971) Non-paroxysmal bidirectional rhythm. Chest 59:333
Przybyla AC, Pavlay KL, Stein E, Damato AN (1974) Effects of digoxin on atrioventricular conduction patterns in man. Am J Cardiol 33:344–350
Puech P (1977) Estudios electrofisiológicos de los antiarrítmicos en el hombre. Arch Inst Nal Cardiol 47:233–247
Puech P, Grolleau R (1972) L'activité du faisceau de His normale et pathologique. Sandoz, Paris, p 192
Quest JA, Gillis RA (1971) Carotid sinus reflex changes produced by digitalis. J Pharmacol Exp Ther 177:650–661
Quest JA, Gillis RA (1974) Effect of digitalis on carotid sinus baroreceptor activity. Circ Res 35:247–255
Rabinowitz SH, Verrier RL, Lown B (1976) Muscarinic effects of vagosympathetic trunk stimulation on the repetitive extrasystole (RE) threshold. Circulation 53:622–627
Rahimtoola SH, Gunnar RM (1975) Digitalis in acute myocardial infarction. Help or hazard? Ann Intern Med 82:234–240
Rand M, Stafford A (1957) The influence of ouabain on the response of the guinea pig heart to acetylcholine, adenosine and vagal stimulation. Arch Int Pharmacodyn Ther 109:425–438
Rane A, Wilson JT (1976) Clinical pharmacokinetics in infants and children. Clin Pharmacokinetics 1:2–24
Rasmussen K, Jervell J, Storstein O (1971) Clinical use of a bio-assay of serum digitoxin activity. Eur J Clin Pharmacol 3:236–242
Rasmussen K, Jervell J, Storstein L, Gjerdrum K (1972) Digitoxin kinetics in patients with impaired renal function. Clin Pharmacol Ther 13:6–10
Rawson MD, Pincus JH (1968) The effect of diphenylhydantoin on sodium, potassium, magnesium-activated adenosine triphosphatase in microsomal fractions of rat and guinea pig brain and on whole homogenates of human brain. Biochem Pharmacol 17:573–579
Reicansky I, Conradson TB, Holmberg S, Ryden L, Waldenström A, Wennerblom B (1976) The effect of intravenous digoxin on the occurrence of ventricular tachyarrhythmias in acute myocardial infarction in man. Am Heart J 91:705–711
Reiffel JA, Bigger JT, Giardina EG Jr (1974) The effect of digoxin on sinus node automaticity and sinoatrial conduction (SAC) in man. J Clin Invest 53:64a
Reiffel JA, Leahey EB, Drusin RE, Heissenbuttel RH, Lovejoy W, Bigger JT (1979) A previously unrecognized drug interaction between quinidine and digoxin. Clin Cardiol 2:40–42
Repke K (1963) Metabolism of cardiac glycosides. In: Wilbrandt W (ed) Proceedings of the First International Pharmacological Meeting, vol 3. New aspects of cardiac glycosides. Pergamon Press, New York, pp 47–73

Resnekov L (1970) Prevalence, diagnosis and treatment of digitalis-induced dysrhythmias. In: Sandoe E (ed) Symposium on Cardiac Arrhythmias. Elsinore, Astra, Södertälje, p 573
Reza MJ, Kovick RB, Shine KI, Pearce ML (1974) Massive intravenous digoxin overdosage. N Engl J Med 291:777–778
Rhee HM, Dutta S, Marks BH (1976) Cardiac NaK-ATPase activity during positive inotropic and toxic actions of ouabain. Eur J Pharmacol 37:141–153
Rios JC, Dziok CA, Ali NA (1970) Digitalis-induced arrhythmias. Recognition and management. Cardiovasc Clin 2:263
Risler T, Grabensee B, Grosse-Brockhoff F (1974) Eliminationskinetik und Dosierung von Digoxin bei Patienten mit Niereninsuffizienz. Dtsch Med Wochenschr 99:2130–2131
Risler T, Grabensee B, Grosse-Brockhoff F (1975) EKG-Veränderungen und Digoxin-Serumkonzentration bei Digitalisintoxikationen. Dtsch Med Wochenschr 100:821–825
Risler T, Peters U, Grabensee B, Seipel L (1979) Untersuchungen zur Interaktion von Chinidin und Digoxin. Dtsch Med Wochenschr 104:1523–1526
Risler T, Peters U, Grabensee B, Seipel L (1980) Quinidine-digoxin interaction. N Engl J Med 302:175
Ritzmann LW, Bangs CC, Coiner D, Custis JM, Walsh JR (1973) Serum glycoside levels by rubidium assay. Arch Intern Med 132:823–830
Roberts J (1970) The action of ouabain on the chronotropic effects of sympathetic nerve stimulation and isoproterenol. Eur J Pharmacol 12:1–9
Roberts J, Ehrreich S, Levitt B (1965) Some aspects of the cardiac action of reserpine and pronethalol. Fed Proc Symposium 24:1421–1427
Roberts J, Kelliher GJ, Lathers CM (1976) Role of adrenergic influences in digitalis-induced ventricular arrhythmia. Life Sci 18:665–678
Rodensky PL, Wassermann F (1968) The possible role of sex in digitalis tolerance. Am Heart J 68:325–335
Rodensky PL, Wassermann F, Gables C (1961) Observations on digitalis intoxication. Arch Intern Med 108:171–188
Rodrigues-Pereira E, Viana AP (1968) The actions of verapamil on experimental arrhythmias. Arzneim Forsch 18:175–179
Rosen KM (1973) Junctional tachycardia. Mechanisms, diagnosis, differential diagnosis, and management. Circulation 47:654–664
Rosen M, Lisak R, Rubin L (1967) Diphenylhydantoin in cardiac arrhythmias. Am J Cardiol 20:674–677
Rosen MR, Gelband H, Hoffman BF (1973) Correlation between effects of ouabain on the canine electrocardiogram and transmembrane potentials of isolated Purkinje fibers. Circulation 47:65–72
Rosen MR, Ilvento JP, Gelband H, Merker Ch (1974) Effecs of verapamil on electrophysiologic properties of canine cardiac Purkinje fibers. J Pharmacol Exp Ther 189:414–422
Rosen MR, Wit AL, Hoffman BF (1975) Electrophysiology and pharmacology of cardiac arrhythmias. IV. Cardiac antiarrhythmic and toxic effects of digitalis. Am Heart J 89:391–399
Rosen MR, Danilo P, Alonso MB, Pippenger ChE (1976) Effects of therapeutic concentrations of diphenylhydantoin on transmembrane potentials of normal and depressed Purkinje fibers. J Pharmacol Exp Ther 197:594–404
Rosenbaum MB, Elizari MV, Lazzari JO (1969) The mechanism of bidirectional tachycardia. Am Heart J 78:4–12
Ross G (1976) Adrenergic responses of the coronary vessels. Circ Res 39:461–465
Rothaus KO, Powell WJ Jr (1975) The role of alpha adrenergic receptors in digitoxic tachyarrhythmias. Fed Proc 34:2976
Rotherberger CJ, Winterberg H (1913) Über den Einfluß von Strophanthin auf die Reizbildungsfähigkeit der automatischen Zentren des Herzens. Pfluegers Arch 150:217–261
Rumack BH, Wolfe R, Gilfrich H (1974) Phenytoin (diphenylhydantoin) treatment of massive digoxin overdose. Br Heart J 36:405–408

Sampson JJ, Albertson EC, Kondo B (1943) The effect on man of potassium administration in relation to digitalis glycosides with special reference to blood serum potassium, the electrocardiogram and ectopic beats. Am Heart J 26:164–179
Sarangi A, Tripathy N, Lal D, Patnik BC, Swam AK (1980) Study of digoxin status in digitoxicity by radioimmunoassay. Am Heart J 99:289–293
Sasyniuk BJ, Mendez C (1971) A mechanism for re-entry in canine ventricular tissue. Circ Res 28:3–15
Saunders JH, Ferrier GR, Moe GK (1973) Conduction block associated with transient depolarizations induced by acetylstrophanthidin in isolated Purkinje fibers. Circ Res 32:610–617
Saxena PR, Bhargava KP (1974) Central beta-adrenoceptor sites and ouabain action. Pharmacol Res Commun 6:347–355
Sayena PR, Bhargava KP (1975) The importance of a central adrenergic mechanism in the cardiovascular responses to ouabain. Eur J Pharmacol 31:332–346
Schaal SF, Sugimoto T, Wallace AG, Sealy WC (1969) Effects of digitalis on the functional refractory period of the AV node: Studies in awake dogs with and without cardiac denervation. Cardiovasc Res 4:356–359
Schafer HH, Witham AC, Burns JH (1960) Digitalis tolerance and effect of acetylstrophanthidin upon serum potassium of dogs with acidosis and uremia. Am Heart J 60:388–395
Schamroth L (1966) Immediate effects of intravenous propranolol on various cardiac arrhythmias. Am J Cardiol 18:438–443
Schatzmann HJ (1953) Herzglycoside als Hemmstoffe für den aktiven Kalium- und Natriumtransport durch die Erythrocytenmembran. Helv Physiol Pharmacol Acta 11:346–354
Scheinman MM, Sullivan RW, Hyatt KH (1969) Magnesium metabolism in patients undergoing cardiopulmonary bypass. Circulation [Suppl I] 39:235–241
Schenk-Gustafsson K, Jogestrand T, Nordlander R (1981) Effect of quinidine on digoxin concentration in skeletal muscle and serum in patients with atrial fibrillation. N Engl J Med 305:209–211
Scherlag BJ, Abelleira JL, Narula OS (1971) Differential effects of ouabain on sinus, A–V nodal, His bundle and idioventricular rhythms. Am Heart J 81:227–235
Scherrmann JM, Bourdon R (1976) Dosage de la digoxine par méthode radioimmunologique. Eur J Toxicol 9:133–154
Schick D, Scheuer J (1974) Current concepts of therapy with digitalis glycosides. Am Heart J 87:391–396
Schmid JR, Hanna C (1967) A comparison of the antiarrhythmic actions of two new synthetic compounds, iproveratril and MJ 1999, with quinidine and pronethalol. J Pharmacol Exp Ther 156:331–338
Schmidt DH, Butler VP (1971a) Reversal of digoxin toxicity with specific antibodies. J Clin Invest 50:1738–1744
Schmidt DH, Butler VP (1971b) Immunological protection against digoxin toxicity. J Clin Invest 50:866–871
Schmitt G, Guth V, Müller-Limmroth W (1958) Über die Wirkung von Digitalis und Strophanthin auf die Aktionspotentiale der Chemorezeptoren im Glomus caroticum der Katze. Z Biol 110:316–325
Schneider KW (1974) Digitalis oder Strophanthin? Med Klin 69:2006–2008
Schneider J, Ruitz-Torres A (1977) Bedeutung des Körpergewichtes für die Therapie mit Digoxin und Digoxinderivaten. Dtsch Med Wochenschr 102:116–118
Schölmerich P, Pabst K, Jahrreis O, Lange RP (1964) Nebenwirkungen der Therapie mit Herzglykosiden. Dtsch Med Wochenschr 89:12–18
Schoener EP, Dutta S, Kohn K, Marks BH (1976) Ouabain distribution in central nervous system after intracerebroventricular or intravenous administration. Pharmacologist 18:305
Schrör K, Sadat-Khonsari S, Krebs R (1979) Different intracellular cation – content present in right and left ventricle dependent on varying extracellular Ca^{2+}-concentrations. J Mol Cell Cardiol 11:45–55

Schwartz A (1976) Is the cell membrane Na^+, K^+-ATPase enzyme system the pharmacological receptor for digitalis? Circ Res 39:2–7
Schwartz A, Matsui H, Laughter AH (1968) Tritiated digoxin binding to ($Na^+ + K^+$) ATPase: possible allosteric site. Science 160:323–325
Schwartz A, Lindenmayer GE, Allen JC (1975) The sodium-potassium adenosine triphosphatase: Pharmacological, physiological and biochemical aspects. Pharmacol Rev 27:3–134
Schwiegk H, Jahrmärker H (1960) Handbuch der inneren Medizin, Bd IX/1. Springer, Berlin Göttingen Heidelberg
Seevers MH, Meek WJ (1935) The cardiac irregularities produced by ephedrine after digitalis. J Pharmacol Exp Ther 53:295–303
Segawa T, Murakami H, Inouye A, Tanaka Y (1978) Effect of reserpine, ouabain and p-chloromercuribenzoate on the release of 5-hydroxy-tryptamine from rat brain synaptosomes. Jpn J Pharmacol 28:158–160
Seifen E (1974) Evidence for participation of catecholamines in cardiac action of ouabain. Positive chronotropic effect. Br J Pharmacol 51:481–490
Seifen E, Seifen A (1967) Die chronotrope Wirkung von Acetylcholin und Vagusreiz am isolierten Meerschweinchenherzen in Gegenwart von Ouabain. Naunyn Schmiedebergs Arch Pharmakol Exp Pathol 257:334–335
Seller RH, Cangiano J, Kim KE, Mendelsohn S, Brest AN, Dwartz C (1970) Digitalis toxicity and hypomagnesiemia. Am Heart J 79:57–68
Shapiro W (1978) Correlative studies of serum digitalis levels and the arrhythmias of digitalis intoxication. Am J Cardiol 41:852–859
Shapiro S, Slone D, Lewis GP, Jick H (1969) The epidemiology of digoxin. J Chronic Dis 22:261–371
Shapiro W, Taubert K, Narahara K (1972) Non-radioactive serum digoxin and digitoxin levels. Arch Intern Med 130:31–36
Sharma VK, Banerjee SP (1978) Specific (^3H) ouabain binding to rat heart and skeletal muscle: effects of thyroidectomy. Mol Pharmacol 14:122–129
Shenfield GM, Thompson J, Horn DB (1977) Plasma and urinary digoxin in thyroid dysfunction. Eur J Clin Pharmacol 12:437–443
Shim C, Williams MH Jr (1975) Cardiac response to repeated doses of isoproterenol aerosol. Ann Intern Med 83:208–211
Shim C, Scher SM, Williams MH Jr (1976) Effect of bronchodilator agents on arrhythmia. NY State J Med 76:1973–1976
Shock NW (1958) The role of the kidney in electrolyte and water regulation in the ageing. In: Wolstenholme GEW, O'Connor M (eds) Colloquia on ageing. Churchill, London, p 229
Singer DH, Lazzara R, Hoffman BF (1967) Interrelationships between automaticity and conduction in Purkinje fibers. Circ Res 21:537–558
Singh RB, Rai AN, Srivastav DK, Somani PN, Katiyab C (1975) Radioimmunoassay of serum digoxin in relation to digoxin in cation. Br Heart J 37:519–623
Skou JC (1957) The influence of some cations on an adenosine triphosphatase from peripheral nerves. Biochim Biophys Acta 23:394–401
Sloman G, Stannard M (1967) Beta-adrenergic blockade and cardiac arrhythmias. Br Med J 4:508–512
Sloman G, Robinson JS, McLean K (1965) Propranolol (Inderal) in persistent ventricular fibrillation. Br Med J 1:895–901
Smith TW (1970) Radioimmunoassay for serum digoxin concentration: methodology and clinical experience. J Pharmacol Exp Ther 175:352–360
Smith TW (1972a) Contribution of quantitative assay technics to the understanding of the clinical pharmacology of digitalis. Circulation 46:188–199
Smith TW (1972b) Ouabain-specific antibodies: Immunochemical properties and reversal of Na^+, K^+-activated adenosine triphosphatase inhibition. J Clin Invest 51:1583–1593
Smith TW (1975) Digitalis toxicity: epidemiology and clinical use of serum concentration measurements. Am J Med 58:470–476

Smith TW, Haber E (1970) Digoxin intoxication: the relationship of clinical presentation to serum digoxin concentration. J Clin Invest 49:2377–2386
Smith TW, Willerson JT (1971) Suicidal and accidental digoxin ingestion: Report of five cases with serum digoxin level correlations. Circulation 44:29–36
Smith TW, Butler VP, Haber E (1969) Determination of therapeutic and toxic serum digoxin concentrations by radioimmunoassay. N Engl J Med 281:1212–1216
Smith TW, Abelmann WH, Haber E, Hood WB (1971) Digitalis intoxication. A prospective study with serum level correlations. N Engl J Med 284:989–997
Smith TW, Haber E, Yeatman L, Butler VP Jr (1976) Reversal of advanced digoxin intoxication with Fab fragments of digoxin-specific antibodies. N Engl J Med 294:797–800
Smith TW, Butler VP Jr, Haber E (1977) Cardiac glycoside-specific antibodies in the treatment of digitalis intoxication. In: Haber E, Krause RM (eds) Antibodies in human diagnosis and therapy. Raven Press, New York
Sodeman WA (1965) Diagnosis and treatment of digitalis toxicity. N Engl J Med 273:35–37
Soffer A (1961) The changing clinical picture of digitalis intoxication. Arch Intern Med 107:681–688
Solomon HM, Abrams WB (1972) Interactions between digitoxin and other drugs in man. Am Heart J 83:277–280
Solomon HM, Reich S, Spirt N, Abrams WD (1971) Interactions between digitoxin and other drugs in vitro and in vivo. Ann NY Acad Sci 179:362–369
Solti F, Iskum M, Nagy J (1965a) Studies on the acute cardiac action of strophanthin in the dog by means of cardiac denervation. Acta Physiol Acad Sci Hung 26:377–385
Solti F, Marton I, Papp M (1965b) Effect exerted by strophanthin through the central nervous system on ECG and heart action. Acta Med Hung 21:107–119
Somani P, Lum BK (1965) The antiarrhythmic actions of beta adrenergic blocking agents. J Pharmacol Exp Ther 147:194–204
Somberg JC, Smith TW (1979) Localization of the neurally mediated arrhythmogenic properties of digitalis. Science 204:321–323
Somberg JC, Mudge GH Jr, Smith TW (1978) Therapeutic and toxic effects of charged digitalis derivatives. Circulation [Suppl II] 58:72
Somberg JC, Knox S, Miura DS, Bent P (1980) Quinidine-digitalis interaction: Effect on cardiac Purkinje fibers and myocardium. Circulation [Suppl III] 62:257
Somlyo AP (1960) The toxicology of digitalis. Am J Cardiol 5:523–533
Somoggi G, Kaldor A, Jankovics A (1972) Plasma concentrations of cardiac glycosides in digitalis intoxication. Eur J Clin Pharmacol 4:158–161
Sowton E (1974) Beta-blockers. Internat Symposium, Juan-les-Pins, Schweizer, Huber Berne, p 230
Spain RC, Chidsey CA (1971) Myocardial Na/K adenosine triphosphatase activity during reversal of ouabain toxicity with diphenylhydantoin. J Pharmacol Exp Ther 179:594–598
Spurrell RAJ, Krikler DM, Sowton E (1974) Effects of verapamil on electrophysiological properties of anomalous atrioventricular connexion in Wolff-Parkinson-White syndrome. Br Heart J 36:256–264
Standaert F, Levitt B, Roberts J, Raines A (1969) Antagonism of ventricular arrhythmias induced by digitalis. – A neural phenomenon? Eur J Pharmacol 6:209–216
Steinbeck G, Lüderitz B (1977) Sinoatrial pacemaker shift following atrial stimulation in man. Circulation 56:402–409
Steinbeck G, Erdmann E, Lüderitz B, Bolte HD (1973) Einfluß herzaktiver Glykoside auf die intrazelluläre Kalium- und Natriumkonzentration des Myokards bei chronischem Kaliummangel. Verh Dtsch Ges Kreislaufforsch 39:170–174
Steinbeck G, Allessie MA, Bonke FIM, Lammers WJEP (1978a) Sinus node response to premature atrial stimulation in the rabbit studies with multiple microelectrode impalements. Circ Res 43:695–704
Steinbeck G, Rosenberger W, Naumann d'Alnoncourt C, Lüderitz B (1978b) Sinus node function and digitalis. Electrophysiological studies in man. In: Troubles du rythme et électrostimulation. Société de la Nouvelle Imprimerie Fournié, Toulouse, France, p 79

Steiness E (1974) Renal tubular secretion of digoxin. Circulation 50:103–107
Steiness E (1981) Diuretics, digitalis and arrhythmias. Acta Med Scand [Suppl] 647:75–85
Steiness E (1978a) Digoxin toxicity compared with myocardial digoxin and potassium concentration. Br J Pharmacol 63:233–237
Steiness E (1978b) Suppression of renal excretion of digoxin in hypokalemic patients. Clin Pharmacol Ther 23:511–514
Steiness E, Olesen KH (1976) Cardiac arrhythmias induced by potassium loss during maintenance digoxin therapy. Br Heart J 38:167–172
Stephen SA (1966) Unwanted effects of propranolol. Am J Cardiol 18:463–472
Stickney JL, Lucchesi BR (1969) The effect of sympatholytic agents on the cardiovascular responses produced by the injection of acetylstrophanthidin into the cerebral ventricles. Eur J Pharmacol 6:1–7
Stock JPP (1966) Beta adrenergic blocking drugs in the clinical management of cardiac arrhythmias. Am J Cardiol 18:444–449
Stock JPP (1972) Diagnosis and treatment of cardiac arrhythmias. Butterworths, London, p 226
Stone N, Klein MD, Lown B (1971) Diphenylhydantoin in the ventricular tachycardia. Circulation 43:420–427
Storstein L (1974a) Studies on digitalis. II. The influence of impaired renal function on the renal excretion of digitoxin and its cardioactive metabolites. Clin Pharmacol Ther 16:25–34
Storstein L (1974b) Studies on digitalis. I. Renal excretion of digitoxin and its cardioactive metabolites. Clin Pharmacol Ther 16:14–24
Storstein L (1981) Digitoxinintoxikation. In: Kochsiek K, Rietbrock R (Hrsg) Digitalistherapie bei Herzinsuffizienz. Urban & Schwarzenberg, München Wien Baltimore, S 112–117
Storstein L, Janssen H (1976) Studies on digitalis. VI. The effect of heparin on serum protein binding of digitoxin and digoxin. Clin Pharmacol Ther 20:15–23
Storstein L, Lippe A, Amlie J, Storstein O (1979) Is there an interaction between digitoxin and quinidine? Circulation [Suppl II] 59/60:230
Storstein O, Landmark KH (1975) Verapamil in the treatment of atrial tachycardia with block. Acta Med Scand 198:483–488
Storstein O, Hansteen V, Hatle L, Hillestad L, Storstein L (1977) Studies on digitalis. XIII. A prospective study of 649 patients on maintenance treatment with digitoxin. Am Heart J 93:434–443
Straub K (1980) Quinidine-digoxin interaction. N Engl J Med 302:176
Straub K, Bissett JK, Doherty JE, Kane JJ, Murphy ML (1979) Differential effects of quinidine and procainamide on ouabain binding to myocardial membranes. Clin Res 27:206a
Strauss HC (1966) Role of electrolytes in etiology and management of cardiac arrhythmias. Prog Cardiovasc Dis 8:364
Strauss HC, Bigger JT Jr, Basset AI, Hoffman BF (1968) Actions of diphenylhydantoin on the electrical properties of isolated rabbit and canine atria. Circ Res 23:463–477
Surawicz B (1959) Use of the chelating agents, EDTA, in digitalis intoxication and cardiac arrhythmias. Prog Cardiovasc Dis 2:432–443
Surawicz B (1966) Role of electrolytes in etiology and management of cardiac arrhythmias. Prog Cardiovasc Dis 8:364–386
Surawicz B, Mortelmans S (1969) Factors affecting individual tolerance to digitalis. In: Fisch C, Surawicz B (eds) Digitalis. Grune & Stratton, New York, pp 127–147
Suzuki M, Ogawa K (1980) Clinical studies on digoxin intoxication. I. Serum concentration of digoxin in the elderly and the effect of diuretics. Jpn Heart J 21:341–356
Swanson M, Cacace L, Chun G, Itano M (1973) Saliva calcium and potassium concentrations in the detection of digitalis toxicity. Circulation 47:736–743
Szefler SJ, Jusko WJ (1973) Decreased volume of distribution of digoxin in a patient with renal failure. Res Commun Chem Pathol Pharmacol 6:1095–1098
Szekely P, Jackson F, Wynne NA, Vohra JK, Batson GA, Dow WIM (1966) Clinical observations on the use of propranolol in disorders of cardiac rhythm. Am J Cardiol 18:426–430

Tadei A, Geslin Ph, Victor J, Jallet P, Galland F, Gallois Y (1976) Intérêt clinique du dosage sanguin de la digoxine. Ann Cardiol Angeiol (Paris) 25:13–22
Takahashi M, Sada T, Taneichi Y, Okabe F, Ito Y, Morishima A (1979) Some observations on serum concentrations of digitoxin and digoxin. Jpn Heart J 20:623–629
Tanabe T (1968) A comment on the interaction between digitalis and other drugs. Jpn Heart J 9:225–227
Taylor RR, Johnston CI, Jose AD (1964) Reversal of digitalis intoxication by beta-adrenergic blockade with pronethalol. N Engl J Med 271:877–882
Ten Eick RE, Hoffman BF (1969a) The effect of digitalis on the excitability of autonomic nerves. J Pharmacol Exp Ther 169:95–108
Ten Eick RE, Hoffman BF (1969b) Chronotropic effect of cardiac glycosides in cats, dogs, and rabbits. Circ Res 25:365–378
Ten Eick RE, Wyte SE, Ross SM, Hoffman BF (1967) Post-countershock arrhythmias in untreated and digitalized dogs. Circ Res 21:375–390
Ten Eick RE, Basset AL, Okita GT (1973) Dissociation of electrophysiological and inotropic actions of strophanthidin-3-bromoacetate: possible role of adenosine triphosphatase in the maintenance of the myocardial transmembrane Na^+ and K^+ gradients. J Pharmacol Exp Ther 185:12–23
Thames MD (1979) Acetylstrophanthidin-induced reflex inhibition of canine renal sympathetic nerve activity mediated by cardiac receptors with vagal afferents. Circ Res 44:8–15
Theisen K (1978) Medikamentöse Therapie tachykarder Herzrhythmusstörungen. Klin Wochenschr 56:153–168
Theisen K, Jahrmärker H (1975) Re-entry Mechanismus ventrikulärer Tachykardien bei inhomogener Repolarisation. Unter besonderer Berücksichtigung des Jervell- und Lange-Nielsen-Syndroms sowie ähnlicher Zustände und ihrer Therapie. Dtsch Med Wochenschr 100:1141–1147
Theisen K, Jahrmärker H (1980) Medikamentöse Behandlung von Extrasystolen und Tachykardien. Münch Med Wochenschr 122:87–94
Theisen K, Haider M, Jahrmärker H (1975) Untersuchungen ventrikulärer Tachykardien durch Re-entry bei inhomogener Repolarisation. Dtsch Med Wochenschr 100:1099–1112
Thoa NB, Eccleston D, Axelrod J (1969) The accumulation of C^{14}-serotonin in the guinea pig vas deferens. J Pharmacol Exp Ther 169:68–73
Thompson AJ, Hargis J, Murphy ML, Doherty JE (1974) Tritiated digoxin. XX. Tissue distribution in experimental myocardial infarction. Am Heart J 88:319–324
Ticzon AR, Damato AN, Paulay KL, Ruskin JN, Seides F, Caracta AR (1976) Digitalis on the initiation and perpetuation of paroxysmal supraventricular tachycardia in man. Circulation [Suppl II] 54:189
Titus EO, Matussek N, Spiegel, Brodie BB (1966) The effect of desmethylimipramine on uptake of dinorepinephrine-7-H^3 in the heart. J Pharmacol Exp Ther 152:469–477
Tiwari NM, Namaji KJ, Sadre NL (1967) Effect of pretreatment by digoxin, reserpine, bretylium tosylate and guanethidine on response of rat auricles to noradrenaline. Indian J Med Sci 21:388–394
Toda N, West TC (1966) Influence of ouabain on cholinergic responses in the sinoatrial node. J Pharmacol Exp Ther 153:104–113
Toda N, West TC (1969) The action of ouabain on the function of the atrioventricular node in rabbits. J Pharmacol Exp Ther 169:287–297
Trautwein W, Whalen WJ, Grosse-Schulte E (1960) Elektrophysiologischer Nachweis spontaner Freisetzung von Acetylcholin im Vorhof des Herzens. Pfluegers Arch Physiol 270:560–570
Travell J, Gold H, Modell W (1938) Effect of experimental cardiac infarction on response to digitalis. Arch Intern Med 61:184
Tse W, Han J (1978) Interaction of epinephrine and oubain on automaticity of canine Purkinje fibers. Circ Res 34:777–782
Turner JRB (1966) Propranolol in the treatment of digitalis-induced and digitalis resistant tachycardia. Am J Cardiol 18:450–455

Tuttle RR, Innes FR (1966) Interaction of pronethalol and ouabain on cardiac rhythm and automaticity. J Pharmacol Exp Ther 153:211
Vassalle M, Karis J, Hoffman BF (1962) Toxic effects of ouabain on Purkinje fibers and ventricular muscle fibers. Am J Physiol 203:433–439
Vassalle M, Greenspan K, Hoffman BF (1963) Analysis of arrhythmias induced by ouabain in intact dogs. Circ Res 13:132–148
Vaughan Williams EM (1972) New perspectives in beta-blockade. CIBA, p 73
Veselova EA (1959) The effect of ganglioblocking agents (mekamine on the development of the effect of cardiac glycosides. F Toksikol 22:406–409
Vijgh WJF, Oe PI van der (1977) Pharmacokinetic aspects of digoxin in patients with terminal renal failure. Int I Clin Pharmacol 15:255
Vitale JJ, Velez H, Guzman C, Correa P (1963) Magnesium deficiency in cebus monkey. Circ Res 9:387
Vöhringer HF, Kuhlmann J, Rietbrock N (1976) Der Einfluß von Antazida auf die Plasmakonzentration von Digitalis beim Menschen. Dtsch Med Wochenschr 101:106–108
Vöhringer HF, Rietbrock N (1979) Varianz der Digitoxinkonzentrationen im Plasma — eine Analyse der bestimmenden Faktoren. In: Greeff K, Rietbrock N (eds) Digitoxin als Alternative in der Therapie der Herzinsuffizienz. Schattauer, Stuttgart New York, pp 61–67
Wagner JG (1974) Loading and maintenance doses of digoxin in patients with normal renal function and those with severely impaired renal function. J Clin Pharmacol 14:329
Waldorf S, Buch J (1978) Serum digoxin and empiric methods in identification of digitoxicity. Clin Pharmacol Ther 23:19
Wallace AG, Schaal S, Taneaki S, Rozear M, Alexander JA (1967) The electrophysiologic effects of beta adrenergic blockade and cardiac denervation. Bull NY Acad Med 43:1119–1137
Wallick ET, Lindenmayer GE, Lane LK, Allen JG, Pitts BJR, Schwartz A (1977) Recent advances in cardiac glycoside-(Na^+-K^+)-ATPase interaction. Fed Proc 36:2214–2218
Warren MC, Gianelly RE, Cutler SK, Harrison DC (1968) Digitalis toxicity. II. The effect of metabolic alkalosis. Am Heart J 75:358–363
Watanabe Y, Dreifus LS (1966) Electrophysiologic effects of digitalis on A–V transmission. Am J Physiol 211:1461–1466
Watanabe Y, Dreifus LS (1970) Interactions of lanatoside C and potassium on atrioventricular conduction in rabbits. Circ Res 27:931–940
Watt DAL (1968) Sensitivity to propranolol after digoxin intoxication. Br Med J 2:413–414
Weaver LC, Akera T, Brody TM (1975) Opposing responses in sympathetic nerve activity induced by central injections of ouabain. J Pharmacol Exp Ther 195:114–125
Weaver LC, Akera T, Brody TM (1976) Digoxin toxicity: Primary sites of drug action on the sympathetic nervous system. J Pharmacol Exp Ther 197:1–9
Weaver LC, Akera T, Brody TM (1977) Digitalis toxicity: Lack of marked effect on brain Na^+, K^+-adenosine triphosphatase in the cat. J Pharmacol Exp Ther 200:638–646
Weidmann S (1955) The effect of the cardiac membrane potential on the rapid availability of the sodium carrier system. J Physiol 127:213–224
Weingart R (1977) The actions of ouabain on intercellular coupling and conduction velocity in mammalian ventricular muscle. J Physiol 264:341–365
Weintraub M, An WYW, Lasagna L (1973) Compliance as a determinant of serum digoxin concentration. JAMA 224:481–485
Weissel M, Fritzsche H, Fuchs G (1976) Salivary electrolytes and serum digoxin in the assessment of digitalis intoxication. Wien Klin Wochenschr 88:455–458
Wellens HJ (1975) Effect of drugs on Wolff-Parkinson-White syndrome. In: Narula OS (ed) His bundle electrocardiography and clinical electrophysiology. Davis, Philadelphia, pp 367–385
Wellens HJJ, Durrer D (1974) Relation between refractory period of the accessory pathway and ventricular frequency during atrial fibrillation in patients with Wolff-Parkinson-White syndrome. Am J Cardiol 33:178

West TC, Falk F, Cervoin P (1958) Drug alterations of transmembrane potentials in atrial pacemaker cels. J Pharmacol Exp Ther 117:245–252
Whiting B, Sumner DJ, Goldbert A (1973) An assessment of direct radioimmunoassay. Scott Med J 18:69–74
Wilkinson PR, Hesp R, Issler H, Raftery ED (1975) Total body and serum potassium during prolonged thiazide therapy for essential hypertension. Lancet I:759–765
Williams JF, Klocke FJ, Braunwald E (1966) Studies on digitalis. 13. Comparison of the effects of potassium on the inotropic and arrhythmia-producing actions of ouabain. J Clin Invest 45:346–352
Williams JF Jr, Boyd DL, Border JF (1968) Effect of acute hypoxia and hypercapnic acidosis on the development of acetylstrophanthidin-induced arrhythmias. J Clin Invest 47:1885–1894
Williams P, Aronson JK, Sleight P (1978) Is a slow pulse rate a reliable sign of digitalis toxicity? Lancet II:1340–1342
Wirth KE, Fröhlich JC, Hollifield JW, Falkner FC, Sweetman BS, Oates JA (1976) Metabolism of digitoxin in man and its modification by spironolactone. Eur J Clin Pharmacol 9:345–354
Wit AL, Steiner C, Damato AN (1970) Electrophysiological effects of bretylium tosylate on single fibers of the canine specialized conduction system and ventricle. J Pharmacol Exp Ther 173:344–356
Withering W (1937) An account of the foxglove and some of its medicinal uses: with practical remarks on dropsy and other diseases. Robinson, London, 1785. Reprinted in Med Class 2:305–443
Wittenberg SM, Streuli F, Klocke FJ (1970) Acceleration of ventricular pacemakers by transient increase in heart rate in dogs during ouabain administration. Circ Res 26:705–716
Wittenberg SM, Gandel P, Hogan PM, Kreuzer W, Klocke FJ (1972) Relationship of heart rate to ventricular automaticity in dogs during ouabain administration. Circ Res 30:167–176
Wolfson S, Robbins SI, Krasnow N (1966) Treatment of cardiac arrhythmias with beta-adrenergic blocking agents. Clinical and experimental studies. Am Heart J 72:177–187
Wollenberger A, Halle W (1963) Action of cardiac glycosides on automaticity and contractile activity in single cardiac muscle cells grown in vitro. In: Proc First Int Pharmacol Meeting, vol 3. Pergamon, Oxford, p 87
Wollheim E (1959) Begriff und Formen der Herzinsuffizienz. In: Lochner W, Witzleb E (Hrsg) Herzinsuffizienz und Digitaliswirkung. Oeynhausener Gespräche III. Springer, Berlin Göttingen Heidelberg
Wotman S, Bigger JT Jr, Mandel ID, Bartelstone HJ (1971) Salivary electrolytes in the detection of digitalis toxicity. N Engl J Med 285:871–876
Zavecz JH, Dutta S (1977) The relationship between Na^+, K^+-ATPase inhibition and cardiac glycoside-induced arrhythmia in dogs. Naunyn Schmiedebergs Arch Pharmacol 297:91–98
Zeegers JJW, Mass AHJ, Willebrands AF, Kruyswijik P, Jabroes G (1973) The radioimmunoassay of plasma-digoxin. Clin Chim Acta 44:109–117
Zelis R, Mason DT, Spann JF, Braunwald E (1970) Effects of ventricular stimulation and potassium administration on digitalis-induced arrhythmias. Am J Cardiol 25:428–433
Zimmermann S, Kratzsch KH, Schirmer K, Witting D, Qietzsch D, Kaltofen G (1980) Zur Häufigkeit von Arzneimittelnebenwirkungen bei Patienten einer Medizinischen Klinik. Dtsch Gesundh-Wesen 35:661–664
Zipes DP, Arbel E, Knope RF, Moe GK (1974) Accelerated ventricular escape rhythms caused by ouabain intoxication. Am J Cardiol 33:248–253
Zoneraich S, Zoneraich O, Siegel J (1976) Sudden death following intravenous sodium diphenylhydantoin. Am Heart J 91:375–377
Zwillinger L (1935) Über die Magnesiumwirkung auf das Herz. Klin Wochenschr 14:1429
Zwillinger L, Rothberger CJ (1936) Über die Wirkung von Magnesium auf die Strophanthin- und die Barium-Tachykardie. Arch Exp Pathol Pharmakol 181:301–306

KAPITEL 7C

Betarezeptorenblocker und Antiarrhythmika im engeren Sinne

B. LÜDERITZ

Mit 30 Abbildungen und 43 Tabellen

A. Einleitung

Die Möglichkeiten der medikamentösen antiarrhythmischen Therapie sind heute vielfältiger und effektiver, aber auch komplizierter als noch vor wenigen Jahren. Dies gilt gleichermaßen für die Indikation zur Therapie wie für den Entschluß zu einem bestimmten Antiarrhythmikum und die Kontrolle der antiarrhythmischen Behandlung selbst.

Die Arrhythmiebehandlung – in der Klinik ebenso wie in der Praxis – gliedert sich in Kausaltherapie, allgemeine Maßnahmen wie Bettruhe, Sedierung, ggf. Vagusreiz usw., in medikamentöse Therapie, elektrische Maßnahmen und ggf. kardiochirurgische antiarrhythmische Interventionen. Die kausale Behandlung muß dabei naturgemäß auf die Krankheitsursache ausgerichtet sein, d.h. z.B. die Therapie einer koronaren Herzkrankheit, Behandlung einer Myokarditis, Beseitigung einer Glykosidintoxikation oder Elektrolytstörung, Normalisierung einer Hyperthyreose oder die Revision eines defekten Schrittmachers. Gerade bei bedrohlichen Arrhythmien kommt es jedoch häufig darauf an, akut und d.h. symptomatisch die Rhythmusstörung zu beseitigen, wozu in erster Linie medikamentöse (und ggf. elektrische) Maßnahmen in Frage kommen.

B. Allgemeine Pharmakologie

Obwohl die medikamentöse Therapie von Tachykardien grundsätzlich auch ohne genaue Kenntnis des Wirkungsmechanismus der applizierten Antiarrhythmika möglich ist, so sind doch für die Differentialindikation wie für die Abschätzung von Therapieerfolg und Nebenwirkungen zumindest Grundkenntnisse über die zur Verfügung stehenden Substanzen notwendig.

Die pharmakologische Beeinflussung tachykarder Arrhythmien hat mehrere pathophysiologische Ansatzpunkte. Zum einen ist die Therapie auf die arrhythmieauslösenden Kausalfaktoren bzw. Grunderkrankungen auszurichten (s. oben); ein zweiter Behandlungsweg zielt auf die Veränderung arrhythmogener Einflüsse des vegetativen Nervensystems und dessen Transmitterstoffen, z.B. durch Betarezeptorenblocker, Vagomimetika und Vagolytika. Symptomatisch

Tabelle 1. Klassifizierung der Antiarrhythmikagruppen

I.	Direkter Membraneffekt (z.B. Chinidin)
II.	Sympathikolyse (Betarezeptorenblocker)
III.	Zunahme der Repolarisationsphase (z.B. Amiodaron, Sotalol)
IV.	Ca-Antagonismus (z.B. Verapamil)
V.	Zentralnervöse Wirkung (z.B. Diphenylhydantoin (?))

wirken schließlich die Antiarrhythmika im engeren Sinne, die auf die Beeinflussung der arrhythmogenen elektrophysiologischen Veränderungen des Reizbildungs- und Erregungsleitungssystems ausgerichtet sind. Die Antiarrhythmika (Antifibrillantien) lassen sich in mehrere Gruppen einteilen (VAUGHAN WILLIAMS 1970) (vgl. Tabelle 1; vgl. Kap. 3A).

I. Möglichkeiten für die Einteilung der Antiarrhythmika

1. Nach experimentellen Gesichtspunkten

Die Gruppe I umfaßt antiarrhythmische Substanzen, die eine spezifische Hemmwirkung auf den raschen Natriumeinstrom und repolarisierenden Kaliumausstrom besitzen; hierzu gehören Chinidin, Procainamid, Ajmalin, Disopyramid, Propafenon u.a. Die durch diese Substanzen bedingte Verminderung der maximalen Anstiegsgeschwindigkeit des Aktionspotentials als Parameter der Erregungsleitungsgeschwindigkeit, der diastolistischen Depolarisation und der Verlängerung der Refraktärzeit (vgl. Abb. 1) lassen eine Frequenzabnahme und eine Suppression ektopischer Foci erwarten, da die heterotopen Erregungen vermehrt auf refraktäres Gewebe treffen. Auch die Beeinflussung von reentrybedingten Tachykardien ist möglich, wenn man davon ausgeht, daß diese Antiarrhythmika die Refraktärperiode in größerem Ausmaß beeinflussen als die Erregungsleitungsgeschwindigkeit. Umgekehrt können insbesondere bei höherer Dosierung durch überwiegende Herabsetzung der Erregungsleitung auch Reentry-Phänomene begünstigt werden.

Die Gruppe II bezieht sich auf Antiarrhythmika mit Blockierung der Katecholaminwirkung auf die Reizbildung und Erregungsleitung und umfaßt die Betarezeptorenblocker. Diese Substanzgruppe ist gekennzeichnet durch eine spezifische antiadrenerge Wirkung am Myokardzellverband und z.T. durch eine (unspezifische) direkte Membranwirkung am Arbeitsmyokard und am spezifischen Reizbildungs- bzw. Erregungsleitungssystem, die qualitativ der Chinidinwirkung vergleichbar ist.

Der Gruppe III werden Substanzen zugerechnet, die zu einer Zunahme der Repolarisationsphase führen wie das, in der Bundesrepublik 1982 eingeführte, Amiodaron (Cordarex) sowie der Betablocker Sotalol (Sotalex).

Zur Gruppe IV werden die kardiodepressiv wirkenden Antiarrhythmika mit spezifischen Hemmwirkungen auf den langsamen Natrium-Calcium-Einstrom gezählt. Hierher gehören die sog. Calciumantagonisten Verapamil und Diltiazem. Die vorzugsweise bei supraventrikulären Tachykardien ausgeprägte Wirkung von Verapamil wird auf die Terminierung kreisender Erregungen mit

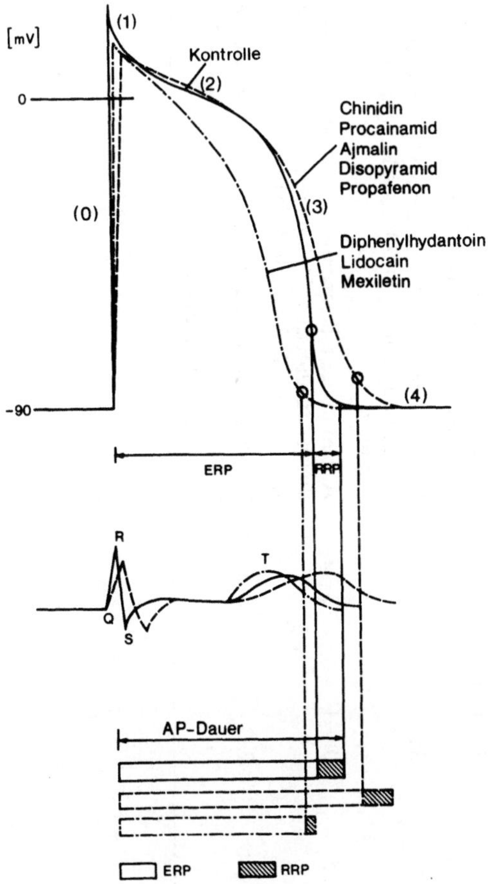

Abb. 1. Schematische Darstellung der Wirkung unterschiedlicher Antiarrhythmikaklassen auf den Verlauf eines ventrikulären Aktionspotentials, auf das unipolare Elektrogramm sowie auf die Refraktärzeiten einer Ventrikelfaser; *ERP* effektive Refraktärperiode, *RRP* relative Refraktärperiode. Die *Kreise* zeigen den Repolarisationsgrad an, bei dem die Faser wieder mit einem fortgeleiteten Aktionspotential antwortet. Unter Diphenylhydantoin wird dieser Repolarisationsgrad zu negativeren Potentialwerten verschoben, so daß die effektive Refraktärzeit relativ zur Aktionspotentialdauer verlängert wird. Aktionspotentialdauer und QT-Intervall werden durch Chinidin, Procainamid, Ajmalin, Disopyramid und Propafenon verlängert und durch Diphenylhydantoin, Lidocain und Mexiletin verkürzt. (Die in Klammern gesetzten Zahlen bezeichnen die einzelnen Phasen des Aktionspotentials.) (Modifiziert nach GETTES 1971)

langsamer Impulsfortleitung sowie auf die Supprimierung früh einfallender Erregungen aufgrund von Nachpotentialen bezogen.

Die Gruppe V umfaßt antiarrhythmische Substanzen, die eine Beschleunigung der Repolarisation, insbesondere im spezifischen Erregungsleitungssystem der Ventrikel bewirken. Hier sind Diphenylhydantoin, Lidocain und Mexiletin einzuordnen (vgl. Abb. 1).

Ein Charakteristikum dieser Gruppe ist die Verstärkung des Kalium-Auswärtsstroms mit konsekutiver Verkürzung der Repolarisation und damit der

Tabelle 2. Pharmakokinetische Parameter konventioneller Antiarrhythmika. (Nach KRAUPP 1977)

	Therapeutische Plasmakonzentration µg/ml	Erreichung des maximalen Blutspiegels nach oraler Applikation	Plasma-Protein-Beindung %	Resorption %	Mittlere Halbwertszeit im Blut h	Unverändert im Harn %	Metabolismus
Chinidin	2,5–6	1–2 h	80	80–100	6–7	10–50	Abbau in der Leber durch Ringhydroxylierung
Procainamid	3–10	1–2 h	15	80–100	4	60	Acetylierung zu N-Acetylprocainamid in der Leber; geringer hydrolytischer Abbau im Plasma
Ajmalin				gering		4	Abbau vorwiegend in der Leber
Spartein	1,2	45 min	50	70	2	30–40	Wird auch mit der Galle ausgeschieden
Verapamil		1,5–2 h	sehr gering	80–90	3 (i.v.: 70 min)		Weitgehender Abbau durch N- bzw. O-Demethylierung; Ausscheidung als konjugierte Metabolite durch Galle und Harn
Phenytoin	10–18	4–12 h	80–90	100	38	2–5	In der Leber (Mikrosomen) Hydroxylierung und Konjugierung, 50–70% als Konjugate renal eliminiert
Lidocain	2–5	–	65 (Blut)	35	0,5–1	3–11	Abbau in der mikrosomalen Fraktion der Leber durch oxydatische Deäthylierung und Amidspaltung zu Xylidin und N-Äthylglyzin
Propranolol	0,05–0,1	1–4 h	95	gut	2–3	Spuren	Zu 95% Abbau in der Leber durch Hydroxylierung am Naphtolring bzw. Abspaltung der Seitenkette zu Naphtolen

Tabelle 3. Wirkung von Antiarrhythmika auf die Reizbildung im Sinusknoten und die einzelnen Abschnitte des Erregungsleitungssystems. (Nach GLEICHMANN 1977)

Präparat	Sinus-Knoten	Vorhof	AV-Knoten	His-Bündel	Ventrikel
Chinidin	↓	↓	∅↑	↓↓	↓↓
Procainamid (Novocamid)	↓	∅↓	↓	↓↓	↓
Ajmalinbitartrat (Neo-Gilurytmal)	↓	↓	↓	↓↓	↓
Aprindin (Amidonal)	∅↓	↓	↓	↓↓	↓
Propafenon (Rytmonorm)	↓	↓	↓↓	↓↓	↓
Diphenylhydantoin (Phenhydan)	∅↓	∅	∅↑	∅↓	∅↑
Spartein (Depasan)	↓	∅↓	∅	∅	∅
Verapamil (Isoptin)	↓	↓	↓↓	∅	∅
Propranolol (Dociton)	↓	↓	↓↓	∅	∅

Aktionspotentialdauer, wobei der letztgenannte Parameter stärker beeinflußt wird als die effektive Refraktärperiode. Aus dieser Wirkung ist die Unterdrükkung gekoppelter Extrasystolen und heterotoper Reizbildungen während der gesamten Potentialdauer abzuleiten. Für das Diphenylhydantoin wird darüber hinaus eine zentralnervöse Wirkung diskutiert.

Zu nennen sind ferner die Aktivatoren des langsamen Natrium- und Calciumkanals und des aktiven Kationentransports durch die Membran, nämlich Betasympathikomimetika wie Isoproterenol und Orciprenalin. Die elektrophysiologischen Wirkungen dieser Substanzen bestehen in einer Zunahme der Steilheit der diastolischen Depolarisation am sinuatrialen, atrioventrikulären und Purkinje-System sowie in einer Verkürzung von Aktionspotentialdauer und Refraktärperiode. Die aus diesen Effekten ableitbaren antiarrhythmischen Wirkungen beziehen sich auf eine Verminderung von atrioventrikulären Blockierungen, eine Zunahme der Kammerfrequenz (bei totalem AV-Block) und eine allgemeine Frequenzsteigerung, die der Ausbreitung ektopischer Erregungen entgegenwirkt (Einzelheiten s. Kap. 7A).

Die indikationsbezogene Wahl eines bestimmten Antiarrhythmikums muß sich nach den pharmakokinetischen, elektrophysiologischen und hämodynamischen Eigenschaften einer Substanz richten. Eine besondere Rolle spielen in diesem Zusammenhang die möglichen kardialen und extrakardialen Nebenwirkungen (s. unten).

Die pharmakokinetischen Parameter konventioneller Antiarrhythmika sind in Tabelle 2, die elektrophysiologischen Effekte auf einzelne Anteile des Erregungsleitungssystems in Tabelle 3 wiedergegeben (Elektrophysiologie und Elektropharmakologie s. Kap. 3A).

Aufgrund der pharmakokinetischen Eigenschaften hat sich bei den einzelnen Substanzen eine gewisse Präferenz (soweit möglich) für die parenterale bzw. orale Applikationsform ergeben (Tabelle 4).

2. Nach klinischen Gesichtspunkten

In klinisch-elektrophysiologischer Hinsicht lassen sich drei Gruppen von antiarrhythmischen Substanzen unterscheiden (vgl. SEIPEL u. BREITHARDT 1981). Die erste Gruppe beeinflußt in normaler Dosierung am Gesunden die intrakardiale

Tabelle 4. Bevorzugte Applikationsform von Antiarrhythmika nach pharmakokinetischen Gesichtspunkten. Bei der parenteralen Applikation wurden Prajmaliumbitartrat, Disopyramid und Chinidin in Klammern gesetzt, da sie in dieser Form nicht im Handel sind. (Nach SEIPEL u. BREITHARDT 1981)

Parenteral	Oral
Lidocain[a] (Xylocain)	–
Ajmalin[a]	Ajmalin (Gilurytmal)
(Prajmaliumbitartrat)	Prajmaliumbitartrat[a] (Neo-Gilurytmal)
Verapamil[a]	Verapamil (Isoptin)
Aprindin	Aprindin[a] (Amidonal)
(Disopyramid)	Disopyramid[a] (Rythmodul, Norpace)
Propafenon	Propafenon[a] (Rytmonorm)
Mexiletin	Mexiletin[a] (Mexitil)
Phenytoin (DPH)	Phenytoin[a] (Zentropil, Phenhydan)
Spartein	Spartein (Depasan)
(Chinidin)	Chinidin[a] (Chin. Sulf.-Duriles, Optochinidin ret., Galactoquin)
Lorcainid[a]	Lorcainid (Remivox)
Procainamid	Procainamid[a] (Novocamid)
Betablocker	Betablocker[a]

[a] Bevorzugte Anwendung

Erregungsleitung praktisch nicht (z.B. Lidocain, Mexiletin, Diphenylhydantoin, Spartein). Die Wirkung auf die intrakardialen Refraktärzeiten ist unterschiedlich. – Die zweite Gruppe von Antiarrhythmika bewirkt eine unterschiedlich stark ausgeprägte Leitungsverzögerung und Refraktärzeitverlängerung (z.B. Chinidin, Procainamid, Disopyramid, Ajmalin, Propafenon, Aprindin). Die chinidinartigen Substanzen wirken sich auch besonders leitungsdepressiv auf akzessorische Bahnen beim Präexzitations-Syndrom aus (WELLENS 1975). Die nach dieser klinischen Einteilung zu nennende dritte Gruppe der Antifibrillantien wirkt prädominant negativ dromotrop auf den AV-Knoten: Calciumantagonisten (z.B. Verapamil, Diltiazem), Betablocker.

II. Kombinationsbehandlung

Bezüglich der Kombinationstherapie mit Antiarrhythmika ist zu betonen, daß grundsätzlich Substanzen derselben Wirkungsklasse (s. oben) wegen der zu gewärtigenden Verstärkung der kardialen Nebenwirkungen nicht miteinander kombiniert werden sollen (z.B. Chinidin mit Disopyramid oder Disopyramid mit Aprindin). Andererseits kann es durchaus sinnvoll sein, chinidinartige Substanzen mit Mexiletin oder auch mit Betarezeptorenblockern zu kombinieren. Die gemeinsame Verabreichung von Betablockern mit Calciumantagonisten vom Typ des Verapamils oder Diltiazems muß wegen der (gemeinsamen) depressiven Eigenschaften auf Sinusknoten und AV-Überleitung als kontraindiziert gelten.

III. Hämodynamik

Praktisch alle klinisch relevanten Antiarrhythmika wirken – wie tierexperimentelle Untersuchungen zeigen – negativ inotrop. Diese Effekte sind dosisabhängig bei den einzelnen Pharmaka unterschiedlich stark ausgeprägt. Ob die negative Inotropie klinisch überhaupt in Erscheinung tritt, hängt wesentlich von der funktionellen Ausgangssituation des Myokards ab. Beim nicht kontraktionsgestörten Herzen fällt die negativ inotrope Wirkung kaum ins Gewicht. Auch beim insuffizienten Organ wird die negativ inotrope Wirkung häufig überschätzt. Grundsätzlich ist im Einzelfall zu prüfen, inwieweit durch den jeweiligen antiarrhythmischen Effekt und damit durch die diesbezügliche hämodynamische Verbesserung die negativ inotrope Eigenwirkung eines Pharmakons wieder ausgeglichen wird. (Zur Hämodynamik der Herzrhythmusstörungen bzw. rhythmogenen Herzinsuffizienz s. Kap. 5.)

C. Betarezeptorenblocker

Neben den klassischen Antiarrhythmika (s. unten) haben bei der Therapie tachykarder Rhythmusstörungen die Betarezeptorenblocker in neuerer Zeit zunehmend an Bedeutung gewonnen. Derzeit sind in der Bundesrepublik Deutschland mehr als 30 (Dez. 1982: 37) verschiedene Betablockerpräparate – mit teilweise gleicher Wirksubstanz – im Handel, nicht mitgerechnet die Kombinationspräparate, die Betasympathikolytika enthalten (vgl. Tabelle 5). – Bei der Therapie der Angina pectoris, der essentiellen Hypertonie und des hyperkinetischen Herz-Syndroms sind vor allem die spezifischen betasympathikolytischen Eigenschaf-

Tabelle 5. Handels- und Freinamen von Betarezeptorenblockern mit Angabe der sog. Membranwirkung und mittleren Tagesdosis

Handelspräparat	Freiname	„Membranwirkung“	Tägliche Dosis p.o. (mg)	Hersteller
Aptin	Alprenolol	+	200	Astra
Beloc	Metoprolol	–	100–200	Astra
Betadrenol	Bupranolol	+	80	Pharma Schwarz
Betapressin	Penbutolol	–	40	Hoechst
Conducton	Carazolol	+	15	Klinge
Disorat	Methypranol	–	10–20	Boehringer Mannheim
Doberol	Toliprolol	+	20	Boehringer Ingelheim
Dociton	Propranolol	+	60–120	Rhein-Pharma
Endak	Carteolol	–	5–10	Madaus
Lopresor	Metoprolol	–	200	Geigy
Prent	Acebutolol	+	400	Bayer
Sinorytmal	Toliprolol	+	35–70	Giulini
Solgol	Nadolol	–	120	v. Heyden
Sotalex	Sotalol	–	160	Bristol
Stresson	Bunitrolol	–	20	Boehringer Ingelheim
Temserin	Timolol	–	15	Sharp & Dohme
Tenormin	Atenolol	–	50–100	ICI
Trasicor	Oxprenolol	+	40–120	Ciba
Visken	Pindolol	+	15	Sandoz

Tabelle 6. Kardiale Wirkungen der Betarezeptorenblocker

- Betasympathikolyse
  Negative Chronotropie-Frequenzabnahme
  Negative Dromotropie-Verminderung der Erregungsleitung
  Negative Inotropie-Kontraktilitätsabnahme
  Herabsetzung des O_2- und Substratverbrauchs
  Arteriolenverengung
- Antihypertensive Wirkung
- Lokalanästhetischer Effekt
- Kardiodepression (Kalzium-Antagonismus)
- Antiarrhythmische Wirkung (Membraneffekt)
  Refraktärzeitverlängerung
  Abnahme der maximalen Anstiegsgeschwindigkeit (dp/dt_{max})

ten wesentlich. Die antiarrhythmische Wirkung der Betablocker dürfte dagegen nicht nur auf der Betasympathikolyse beruhen, sondern wohl auch auf den unspezifischen Membranwirkungen (Tabelle 6).

Trotz gewisser substanzspezifischer Unterschiede hinsichtlich Plasmahalbwertszeit (Tabelle 7) und Wirkungscharakteristik (Tabelle 8) kommen jedoch in antiarrhythmischer Hinsicht den einzelnen Betarezeptorenblockern keine differentialtherapeutisch gravierenden Unterschiede zu. Daraus ergibt sich für die Arrhythmiebehandlung der Vorteil, bei Unverträglichkeit bzw. Nebenwirkungen des einen Betablockers auf einen anderen übergehen zu können, ohne dem Patienten therapeutische Chancen vorzuenthalten. Die mittlere Dosierung (vgl. Tabelle 5) liegt z.B. für Propranolol bei 60–120 mg täglich p.o. Bei antianginöser und antihypertensiver Indikation sind gelegentlich wesentlich höhere Dosierungen notwendig. Bei der oralen Verabfolgung ist jedoch die quantitative Wirkungscharakteristik der einzelnen Substanzen zu berücksichtigen. Für eine intravenöse Applikation von Betablockern besteht im allgemeinen keine Notwendigkeit. Außerhalb der Klinik wäre die intravenöse Gabe ohnehin wegen der zu befürchtenden Nebenwirkungen kontraindiziert.

I. Wirkungsspektrum

Nach den derzeit gültigen Vorstellungen können zwei Gruppen adrenerger Rezeptoren, die auf Sympathikomimetika reagieren, unterschieden werden: die sog. Alpha- und Betarezeptoren. Der üblichen Einteilung von AHLQUIST (1948) entsprechend gilt Noradrenalin als Prototyp der alphaadrenergen Wirkung und Isoproterenol als der der betaadrenergen Wirkung. Die Betastimulation geht am Herzen mit einer gesteigerten sympathischen Aktivität einher und äußert sich in einer Kontraktilitätserhöhung mit erheblicher Zunahme von Sauerstoff- und Substratverbrauch sowie in einer Frequenzzunahme und Beschleunigung der Erregungsleitung. Die betaadrenergen Effekte werden spezifisch, kompetitiv und reversibel durch Betasympathikolytika gehemmt. – Als erste kompetitive betablockierende Substanz wurde das Dichlor-Isoprenalin (DCI) beschrieben, das dem Isoproterenol chemisch eng verwandt ist. Nach dem DCI wurden zahlreiche weitere Betasympathikolytika entwickelt, die ebenfalls eine bemerkenswerte Strukturähnlichkeit zum Isoproterenol aufweisen. Dies macht verständlich, daß Betablocker neben ihrer betasympathikolytischen Hauptwirkung zusätzlich eine gewisse – je nach chemischer Konfiguration unterschiedliche – betaadrenerge Stimulationswirkung besitzen können („intrinsic activity“). Abgesehen von dieser sympathikomimetischen Eigenwirkung einzelner Substanzen (z.B. Acebu-

Tabelle 7. Plasmahalbwertszeit nach oraler Applikation verschiedener Betarezeptorenblocker

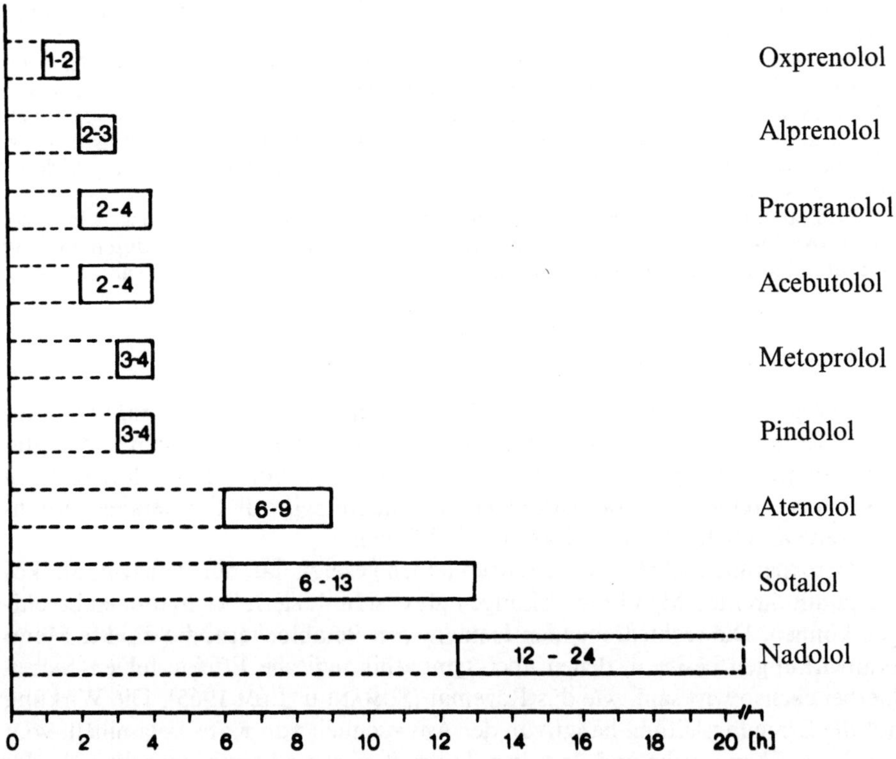

Tabelle 8. Wirkungscharakteristika einiger Betarezeptorenblocker

Mit ISA	Ohne ISA
I. Kardioselektiv (β_1)	
Acebutolol (Prent)	Atenolol (Tenormin)
	Metoprolol (Beloc, Lopresor)
II. Nicht kardioselektiv ($\beta_1+\beta_2$)	
Oxprenolol (Trasicor)	Propranolol (Dociton)
Alprenolol (Aptin)	Sotalol (Sotalex)
Pindolol (Visken)	Timolol (Temserin)
	Bupranolol (Betadrenol)

ISA = intrinsische sympathische Aktivität

tolol, Alprenolol, Oxprenolol, Pindolol) unterscheiden sich Betarezeptorenblocker hinsichtlich ihrer negativen Inotropie, ihrer Kardioselektivität und ihrer für die antiarrhythmische Therapie möglicherweise relevanten „chinidinartigen“ Membranwirkungen (vgl. Tabelle 8). Die lokalanästhetischen, kardiodepressiven, antiarrhythmischen und zentralen Effekte der Betablocker gelten als unspezifische Wirkungen. – Die klinisch relevanten kardiodepressiven Eigenschaften, die alle Betablocker besitzen, sind sowohl auf die Betasympathikolyse wie auf unspezifische Membranwirkungen zu beziehen. Die (unspezifische) kardiodepressive Eigenwirkung wird auf einen Calciumantagonismus zurückgeführt. Bei der Therapie der Angina pectoris, der essentiellen Hypertonie und des hyperkinetischen Herz-Syndroms sind vor allem die spezifischen betasympathikolytischen Eigenschaften wesentlich. Die antiarrhythmische Wirkung beruht dagegen nicht auf der Betasympathikolyse, die einem gesteigerten sympathischen Antrieb entgegenwirkt, sondern z.T. auch wohl auf den unspezifischen Membranwirkungen. Therapeutisch wichtig ist die Kardioselektivität einer betablockierenden Substanz, d.h. die Eigenschaft, ganz überwiegend die Betarezeptoren des Herzens zu beeinflussen bei nur unbeträchtlicher Wirkung auf die anderen Organe.

Propranolol gilt als der am stärksten negativ inotrop wirksame Betablocker. Pindolol und Oxprenolol besitzen nur eine geringe kardiodepressive Wirkung. Alprenolol und Acebutolol kommt die stärkste sympathikomimetische Eigenwirkung zu (vgl. LÜDERITZ 1978).

II. Elektrophysiologie

Betarezeptorenblocker verhindern Veränderungen des Membranpotentials durch Katecholamine und wirken damit der Entstehung katecholaminbedingter Arrhythmien entgegen. Einige Betablocker (Propranolol, Alprenolol) besitzen zusätzlich direkte Membranwirkungen, die unabhängig von der Betarezeptorenblockade antiarrhythmisch wirksam sein können.

Tierexperimentelle Untersuchungen haben gezeigt, daß nur Betasympathikolytika mit direkten Membranwirkungen glykosidinduzierte Arrhythmien beseitigen können. Die rechtsdrehenden Isomere von Betablockern, die direkte Membranwirkungen besitzen, denen aber sympathikolytische Effekte fehlen, waren hierbei ebenso wirksam, wie das Razemat (SOMANI u. LUM 1965). Die Wirkung auf die Erregungsleitung hängt von der Anwesenheit von Katecholaminen, vom jeweiligen Herzgewebe und von dem Ausmaß direkter Membranwirkungen des einzelnen Betasympathikolytikums ab. Propranolol und Alprenolol führen in hohen Konzentrationen, die über den antiarrhythmischen Dosen beim Menschen liegen, zu einer Verminderung der maximalen Anstiegsgeschwindigkeit und der Amplitude des Aktionspotentials von Vorhof, Ventrikelmyokard und Purkinje-System. Das Ruhemembranpotential zeigt keine Änderung. Diese Wirkungen können als Ausdruck einer verminderten Natriumleitfähigkeit angesehen werden (WIT et al. 1975). Geht man davon aus, daß die Abnahme der Erregungsleitung antiarrhythmisch wirkt, so darf man annehmen, daß diese Substanzen eine kreisende Erregung in gleicher Weise beeinflussen wie Chinidin oder Procainamid. Betablocker ohne direkte Membranwirkung wie Sotalol, das elektrophysiologische Eigenschaften der Klasse III nach VAUGHAN WILLIAMS (s. oben) besitzt, führen experimentell erst in hohen Konzentrationen, die in vivo nicht erreicht werden, zu einer Abnahme von Anstiegsgeschwindigkeit, Amplitude und Erregungsleitung. Betablocker verhindern die katecholaminbedingte Zunahme der diastolischen Depolarisation. Diese Wirkung stellt möglicherweise die wichtigste antiarrhythmische Eigenschaft dar (WIT et al. 1975). Betasympathikolytika mit Membraneigenwirkung wie Propranolol und Alprenolol vermindern die spontane diastolische Depolarisation von Purkinje-Fasern auch ohne Anwesenheit von Katecholaminen.

Unter klinischen Bedingungen sind die spezifischen Wirkungen der Betablokker naturgemäß vom Ausmaß der sympathischen Aktivität abhängig, die bei bestimmten Krankheitszuständen (z.B. Myokardinfarkt) in unterschiedlichem Maß erhöht ist.

Die *Sinusfrequenz* des Herzens wird durch Propranolol um etwa 10–20% herabgesetzt; gelegentlich kommt es unter therapeutischer Dosierung auch zu schweren Bradykardien (GIBSON u. SOWTON 1969). Durch vergleichende Untersuchungen von d-Propranolol (das nur membranwirksam ist, ohne betarezeptorenblockierend zu wirken) und dl-Propranolol konnte gezeigt werden, daß die Wirkung auf den Sinusknoten ein betablockierender Effekt ist, der von der Membranwirkung unabhängig ist. Inwieweit diese Ergebnisse auf den erkrankten Sinusknoten zu übertragen sind, ist noch ungeklärt. Bei Patienten mit Sinusknoten-Syndrom kann es jedenfalls in ausgeprägtem Maß nach Propranololgabe zur Bradykardie kommen.

Die effektive Refraktärzeit des Vorhofs nimmt nach Propranololgabe zu. In tierexperimentellen Untersuchungen konnte unter Einfluß von Oxprenolol eine nur geringfügige Abnahme der Spontanfrequenz des Sinusknotens gemessen werden (LÜDERITZ 1978).

Im *AV-Knotenareal* schwächen Betablocker die Effekte einer sympathischen Stimulation ab. Bei konstanter Herzfrequenz (atriale Stimulation) führen betarezeptorenblockierende Dosen von Propranolol zu einer PQ-Verlängerung, die einer A-H-Zunahme im His-Bündel-Elektrogramm entspricht. Auch bei therapeutischer Dosierung von Propranolol kann es zum Auftreten atrioventrikulärer Leitungsblockierungen kommen. Die AV-Leitungsverzögerung dürfte dabei auf den die Betarezeptoren blockierenden Eigenschaften und nicht auf direkten Membraneffekten beruhen (WIT et al. 1975). Propranolol verlängert sowohl die funktionelle wie die effektive Refraktärzeit des AV-Knotens. Diese Wirkung ist klinisch insofern wichtig, als durch Propranolol damit nicht nur die ventrikuläre Antwort auf schnelle Vorhofrhythmen vermindert wird, sondern auch eine kreisende Erregung im AV-Knoten als Ursache einer paroxysmalen supraventrikulären Tachykardie terminiert werden kann. Beim Wolff-Parkinson-White-Syndrom (Einzelheiten s. Kap. 6E) führen Betarezeptorenblocker im Bereich der akzessorischen Leitungsbahn zu keiner Leitungsverzögerung und Refraktärzeitverlängerung. Bei simultaner Erregung der Ventrikel über das normale AV-Überleitungsgewebe und den Bypass vergrößert Propranolol das Ausmaß der Präexzitation (ROSEN et al. 1972).

Auf das spezifische *ventrikuläre Leitungsgewebe* haben Betarezeptorenblokker in therapeutischer Dosierung keine signifikanten Wirkungen hinsichtlich Leitungsgeschwindigkeit und Refraktärperiode (WIT et al. 1975).

Am *Ventrikelmyokard* zeigen Betablocker ebenso wie an den übrigen kardialen Strukturen antiadrenerge Wirkungen. Tierexperimentell wird unter Propranolol (und unter Oxprenolol) eine Abnahme der maximalen Anstiegsgeschwindigkeit des Aktionspotentials deutlich, die auf eine verminderte Erregungsleitungsgeschwindigkeit hinweist. Oxprenolol ist allerdings erst in sehr hohen Konzentrationsbereichen wirksam. Die Aktionspotentialdauer findet sich selbst bei pharmakologischen Wirkstoffkonzentrationen nur geringfügig verlängert. Die mit Doppelreizen gemessene Refraktärperiode erfährt nach Oxprenololeinwirkung nur eine mäßiggradige Zunahme.

Die elektrophysiologisch am isolierten Papillarmuskel wirksame Schwellendosis von Pindolol liegt zwischen 1 und 5 μg/ml Inkubationsmedium. Bei einer Konzentration von 5 μg Pindolol/ml kommt es zu einer signifikanten Abnahme der maximalen Anstiegsgeschwindigkeit des Aktionspotentials. Eine Konzentration von 10 μg/ml Inkubationsmedium führt zu einer erheblichen (auch gegenüber dem nach 5 μg Pindolol/ml gemessenen Wert) Abnahme der maximalen Anstiegssteilheit. Im gleichen Konzentrationsbereich (10 μg/ml) bewirkt die Substanz eine Abnahme der Aktionspotentialdauer, die phänomenologisch als Plateauverlust des Aktionspotentials imponiert und als Schädigungszeichen der Papillarmuskelmembranfunktion angesehen wird. – Propranolol führt in einer Konzentration von 1 μg/ml hinsichtlich der maximalen Anstiegsgeschwindigkeit zu qualitativ vergleichbaren Veränderungen wie Pindolol (5 μg/ml). Quantitativ ist jedoch der Effekt von Propranolol ausgeprägter. Im Gegensatz zu Pindolol bewirkt Propranolol eine signifikante Zunahme der Aktionspotentialdauer. Hinsichtlich des Wirkungseintritts sind zwischen Propranolol und Pindolol keine wesentlichen Unterschiede festzustellen. Pindolol bewirkt dem konzentrationsabhängigen Verlauf entsprechend erst in relativ hohen Konzentrationsbereichen Veränderungen der untersuchten elektrophysiologischen Parameter.

Eine sog. chinidinartige Wirkung von Pindolol würde sich mithin also nur auf eine Abnahme der maximalen Anstiegsgeschwindigkeit des Aktionspotentials in hohen Konzentrationsbereichen beziehen können. Eine wie unter Propranolol und anderen Betarezeptorenblockern registrierbare (zusätzliche) Zunahme der Aktionspotentialdauer und entsprechende Verlängerung der funktionellen Refraktärperiode, wie sie nach Gabe von Chinidin festzustellen sind, konnten unter Einwirkung von Pindolol nicht beobachtet werden (LÜDERITZ 1978).

III. Indikationen

Betarezeptorenblocker kommen bei verschiedenen klinischen Zustandsbildern, die mit Arrhythmien vergesellschaftet sind, in Frage (Tabelle 9), z.B. Streß, koronare Herzkrankheit, Hyperthyreose, Phäochromozytom, Subaortenstenose und iatrogen induzierte Herzrhythmusstörungen, z.B. durch Antiarrhythmika, Glykoside, trizyklische Substanzen, L-Dopa. Die Indikation der Betablocker konzentriert sich im engeren Sinne auf Arrhythmien im Rahmen einer Sympathikotonie: Sinustachykardie, Vorhofextrasystolie, Vorhofflimmern und Vorhofflattern, paroxysmale supraventrikuläre Tachykardie sowie ventrikuläre Extrasystolie (Tabelle 10). Somit erweisen sich die Betasympathikolytika als wichtiges Adjuvans für die klassische antiarrhythmische Therapie. Naturgemäß ist die Anwendung von Betarezeptorenblockern in jedem Einzelfall indikationsbezogen zu prüfen. Dies gilt besonders für die Sinustachykardie, die mannigfache Ursachen haben kann. Ist ein hyperkinetisches Herz-Syndrom als wesentlicher Kausalfaktor anzunehmen, so erweist sich meist ein Betasympathikolytikum als wirksam. Besonders eindrucksvoll ist die Wirkung von Betablockern bei der Hyperexzitationstachykardie, wie sie z.B. bei Rednern, Autorennfahrern und Piloten auftritt. Auch die Auftrittsangst des Künstlers geht mit einer Tachykardie einher und kann sich bis zu einem unerträglichen Leidensdruck steigern. In derartig ausgeprägten Fällen ist ein Therapieversuch mit Betarezeptorenblokkern angebracht.

Im Rahmen radiotelemetrischer Untersuchungen wurde bei Skispringern die therapeutische Beeinflussung von belastungs- und hyperexzitationsinduzierten Tachykardien geprüft. Die körperliche Anstrengung des Besteigens der Sprungschanze führte zu einer

Tabelle 9. Betarezeptorenblocker bei Herzrhythmusstörungen

Sympathikotonie, „Streß"	Pharmaka (iatrogen)
Koronare Herzkrankheit	- Glykoside
Hyperthyreose	- Trizyklische Substanzen
Phäochromocytom	- Larodopa
Subaortenstenose	

Tabelle 10. Indikationen für die Arrhythmiebehandlung mit Betablockern

1. Adrenerge Stimulation
Sinustachykardie
Supraventrikuläre und ventrikuläre Extrasystolie

2. Koronare Herzkrankheit
Belastungsextrasystolie

3. Hyperthyreose (Sympathikotonie?)
Sinustachykardie
Vorhofflimmern
Extrasystolie

Als Alternativ-Antiarrhythmikum:
Vorhofflimmern/-flattern
Paroxysmale supraventrikuläre Tachykardie
Digitalogene Rhythmusstörungen

Als Additiv-Antiarrhythmikum:
Zu differenten Substanzen wie Disopyramid, Mexiletin, Propafenon und deren Indikationen

Belastungstachykardie. Durch emotionellen Streß bedingt, kommt es während des Wartens auf der Plattform vor dem Absprung zu einer Hyperexzitationstachykardie. Die höchste Herzfrequenz, die auf eine Freisetzung von Katecholaminen bezogen wurde, fand sich 15 s nach der Landung des Springers. Durch den spezifischen Betarezeptorenblocker Oxprenolol konnte die Belastungstachykardie um 15% und die Hyperexzitationstachykardie um 34,2% vermindert werden. Aus diesem Befund ist abzuleiten, daß die emotionell bedingte Tachykardie ganz überwiegend auf betaadrenerger Stimulation beruht (IMHOF et al. 1969).

Vorhofextrasystolen sind nur bei klinischer Relevanz behandlungsbedürftig, eine Indikation für Betarezeptorenblocker ist bei supraventrikulärer Extrasystolie im Rahmen einer koronaren Herzkrankheit gegeben. Betablocker können sich auch als vorteilhaft erweisen, wenn der Extrasystolie eine Digitalisintoxikation zugrunde liegt.

Bei Vorhofflimmern und Vorhofflattern sind vor allem die tachysystolischen Formen therapiepflichtig, wobei nach Digitalisierung die zusätzliche Gabe von Betablockern effektiv sein kann. Eine Konversion in Sinusrhythmus gelingt nur in wenigen Fällen. Bei Hyperthyreose sind mit Betablockern therapeutische Erfolge bei Vorhofflimmern und Vorhofflattern mit schneller Überleitung zu erzielen.

Die symptomatische Therapie der paroxysmalen supraventrikulären Tachykardie sollte mit physikalischen Maßnahmen begonnen werden, wie Sedierung und Vagusreiz (Karotisdruck, Bulbusdruck, Preßatmung). Außer Verapamil und Herzglykosiden können hier Betarezeptorenblocker hilfreich sein. Besonders in der Anfallsprophylaxe zeigen sie eine gute protektive Wirkung bei hypersympathikoton bedingten funktionellen Störungen.

Kammerextrasystolen sind häufig Ausdruck einer organischen Herzerkrankung. Betablocker sind besonders bei belastungsinduzierten Heterotopien auf dem Boden einer koronaren Herzkrankheit angezeigt. Bei bedrohlichen ventrikulären Extrasystolen im Gefolge eines Myokardinfarkts ist im allgemeinen zunächst Lidocain, evtl. Ajmalin oder Mexiletin zu verabreichen. Extrasystolen als Ausdruck einer Herzinsuffizienz sind naturgemäß mit kardioaktiven Glykosiden anzugehen. Bei digitalogenen Kammerextrasystolen haben sich neben Kalium und Diphenylhydantoin auch die Betasympathikolytika bewährt. Nützlich erscheinen Betablocker vor allem auch als Additiv-Antiarrhythmikum zu differenten Substanzen wie Disopyramid, Lidocain, Mexiletin und Propafenon.

IV. Spezielle Probleme

1. Reinfarktprophylaxe

Aufgrund prospektiver Studien mit Betarezeptorenblockern empfehlen sich einige Substanzen zur Re-Infarktprophylaxe (ANDERSEN et al. 1979; BABER et al. 1980; Multicenter International Study 1975; Norwegian Multicenter Study Group 1981; WILHELMSSON et al. 1974) (Tabelle 11). Inwieweit der Rückgang des plötzlichen Herztodes nach akutem Myokardinfarkt durch Betarezeptoren-

Tabelle 11. Prospektive Studien mit Betarezeptorenblockern im Hinblick auf die Beeinflussung des plötzlichen Herztodes. (Nach MANZ et al. 1981)

Studie	Patienten	Dauer (Monate)	Gesamtmortalität			Plötzliche Todesfälle		
			Placebo	Verum	p	Placebo	Verum	p
Alprenolol 1974	230	24	14	7	ns	11	2	<0,05
Practolol 1975	3038	3–12	117	94	ns	52	30	<0,02
Alprenolol 1979	480 (<65 J. 282	12 12	64 29	61 13	ns <0,01)	–	–	
Propranolol 1980	720	9	27	28	ns	–	–	
Timolol 1981	1884	12–17	152	98	<0,001	95	47	<0,001

blocker auf eine Suppression letaler Arrhythmien zurückzuführen ist, kann jedoch derzeit noch nicht entschieden werden (WILHELMSSON et al. 1974). Als mögliche Kausalfaktoren kommen neben der Verkleinerung des Infarktareals die Verminderung katecholamininduzierter Tachyarrhythmien in Frage sowie die antiarrhythmischen Sekundäreffekte der Betarezeptorenblocker.

2. Hyperthyreose

Die Erregbarkeit des Herzens ist bei der Hyperthyreose gesteigert. Zu den Leitsymptomen einer Schilddrüsenüberfunktion gehört die Sinustachykardie. Am häufigsten liegt die Ruhefrequenz zwischen Werten von 80 und 130 Schlägen/min; nur in 5% der Fälle findet sich eine niedrigere Frequenz. Eine besonders wichtige kardiale Komplikation bei thyreotoxischen Erkrankungen ist das Vorhofflimmern. Die Kammerfrequenz läßt eine Abhängigkeit vom Grad der Toxikose erkennen. Je ausgeprägter die Hyperthyreose, um so besser ist die Überleitung für Flimmerimpulse. Als Vorläufer für ein Vorhofflimmern ist das Auftreten von Vorhofextrasystolen zu werten. Nicht selten werden auch ventrikuläre Extrasystolen beobachtet. Pathogenetisch sind die Rhythmusstörungen bei Hyperthyreose auf eine erhöhte Ansprechbarkeit des Herzens gegenüber Katecholaminen bezogen worden. Andererseits ist bemerkenswert, daß antiadrenerge Substanzen wie Propranolol zwar einen Rückgang der erhöhten Sinusfrequenz bewirken, jedoch nicht eine Frequenznormalisierung herbeiführen können. Tierexperimentell kann durch den Betarezeptorenblocker Propranolol nur ein partieller Rückgang der maximalen Anstiegsgeschwindigkeit des Aktionspotentials nach Trijodthyronin-Vorbehandlung (10 µg/ml Inkubationsmedium) erreicht werden und zwar in einer Konzentration, die beim normalen Papillarmuskel zu einer Reduzierung der Anstiegssteilheit unterhalb des Normwertes führt (1 µg/ml Inkubationsmedium) (LÜDERITZ et al. 1972).

Trotz der nur erreichbaren Partialwirkung hat sich klinisch die Gabe von Propranolol bei tachykarden Rhythmusstörungen im Rahmen einer Hyperthyreose neben der Therapie des Grundleidens als sinnvoll erwiesen.

3. Glukagon

Glukagon und Betarezeptorenblocker zeigen in vielfacher Hinsicht gegensinnige Wirkungen. Glukagon erhöht die atrioventrikuläre Leitungsgeschwindigkeit im Bereich der unteren Vorhofabschnitte, des Atrioventrikularknotens und des His-Bündels. Partielle atrioventrikuläre Blockierungen während hochfrequenter Vorhofstimulation werden durch Glukagon am Hund (50 µg/kg) etwa 30 min lang in eine 1:1-Überleitung übergeführt. Eine durch dl- oder d-Propranolol (5 µg/kg Hund) besonders im höheren Frequenzbereich ausgelöste Verlängerung der atrioventrikulären Überleitung sowie Senkung der maximalen Durchgangsfrequenz des Überleitungsgewebes werden durch Glukagon (2 µg/kg i.v.) wieder normalisiert. Umgekehrt bleibt der Glukagoneffekt auf die atrioventrikuläre Überleitung durch eine nachfolgende Verabreichung von Propranolol unbeeinflußt. Diese Untersuchungsergebnisse und der günstige Umstand, daß Glukagon beim Menschen keine Steigerung der ektopischen Reizbildung bewirkt,

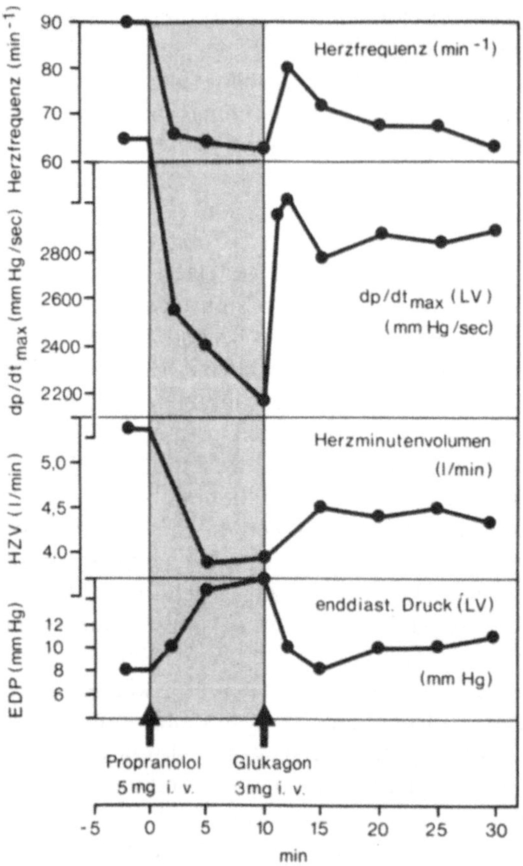

Abb. 2. Herzfrequenz, dp/dt_{max}, Herzminutenvolumen und enddiastolischer Druck im linken Ventrikel nach Injektion von 5 mg Propranolol i.v. und anschließender Gabe von 3 mg Glukagon i.v. Glukagon hebt die Wirkungen von Propranolol auf. (Nach AVENHAUS et al. 1971)

rechtfertigen die therapeutische Anwendung des Hormons bei Fällen von atrioventrikulären Leitungsstörungen, besonders bei den unter Propranolol und Herzglykosiden entstandenen.

Im Rahmen diagnostischer Herzkatheteruntersuchungen wurden bei acht Patienten die Wirkungen von Propranolol (5 mg i.v.) und einer konsekutiven Applikation von Glukagon (3 mg i.v.) in rhythmologischer und hämodynamischer Hinsicht untersucht (AVENHAUS et al. 1971). Die Vorbehandlung mit Propranolol führte in allen Fällen des Kollektivs zu einer signifikanten Abnahme der Herzfrequenz von 82 ± 15/min auf 68 ± 13/min ($p < 0{,}001$) sowie zu einer Abnahme der maximalen Druckanstiegsgeschwindigkeit und des Herzminutenvolumens wie auch zu einem geringfügigen Anstieg des linksventrikulären enddiastolischen Druckverhaltens (Abb. 2). Diese Änderungen waren 10 min nach der Injektion voll ausgeprägt und währten ohne zusätzliche pharmakologische Beeinflussung mehr als 30 min. Während maximaler Propranololwirkung führt Glukagon bereits nach 2 min zu einem Anstieg der Herzfrequenz von 60 ± 13/min auf 78 ± 17/min, d.h. um 14% ($p < 0{,}005$), der maximalen Druckanstiegsgeschwindigkeit im linken Ventrikel und nach 5 min zu einem Anstieg des Herzminutenvolumens von 6,08±1,43 l/min auf 6,72±1,4 l/min, d.h. um 10% ($p<0,005$). Der enddiastolische Ventrikeldruck bleibt annähernd konstant. Die Zunahme der Herzfrequenz tritt auch hier innerhalb von 1–2 min post injectionem zusammen mit einem frequenzbedingten Anstieg von dp/dt_{max} auf. Die maximale Druckanstiegsgeschwindigkeit bleibt jedoch auch nach Normalisierung der Herzfrequenz gegenüber dem Ausgangswert unter Propranolol erhöht. Die Zunahme des Herzminutenvolumens ist 5–15 min nach Glukagongabe am deutlichsten. In der gewählten Dosierung der beiden Substanzen werden die Ausgangswerte, besonders des Herzminutenvolumens, jedoch nicht wieder vollständig erreicht (Abb. 2). Nach den vorliegenden Untersuchungsbefunden sowie nach klinischen Erfahrungen kann bei Zuständen mit akuter Herzinsuffizienz nach einer Überdosierung mit betarezeptorenblockierenden Substanzen Glukagon in Hinsicht auf Herzfrequenz und Hämodynamik als Mittel der Wahl gelten (vgl. LÜDERITZ 1981a).

V. Nebenwirkungen und Kontraindikationen

Die unerwünschten Nebenwirkungen, welche nur teilweise auf der spezifischen Betasympathikolyse beruhen, sind von der Wirkungscharakteristik des jeweiligen Betablockers und der Vorschädigung bestimmter Organe abhängig (Tabelle 12). Unspezifische Nebenwirkungen sind Schwindel, Müdigkeit, Nausea, Diarrhö, Mundtrockenheit, Pollakisurie, Exanthem, Konjunktivitis, Parästhesien und gelegentlich Sehstörungen.

Kontraindikationen: Bei Asthma bronchiale und anderen obstruktiven Lungenerkrankungen sollten keine Betablocker gegeben werden. Auch mit den sog. kardioselektiven Betarezeptorenblockern (s. oben) ist hier Vorsicht geboten, da dosisabhängig eine Verstärkung des obstruktiven Bildes möglich ist. – Bei manifester Herzinsuffizienz gelten Betablocker wegen der negativ inotropen Wirkung allgemein als kontraindiziert. Unter kontrollierten Bedingungen können jedoch Betarezeptorenblocker bei gleichzeitiger Digitalisierung verabreicht werden (vgl. Tabelle 13).

Tabelle 12. Nebenwirkungen der Betarezeptorenblocker (unspezifisch)

Parästhesien	Depressionen, Alpträume	Alopezie
Mundtrockenheit	Thrombozytopenische Purpura	Exanthem
Nausea, Erbrechen	Leukopenie	Obstipation, Durst
Halluzinationen	Hämolytische Anämie	

Tabelle 13. Kontraindikationen für Betarezeptorenblocker

I. Absolut		*II. Relativ*
Manifeste Herzinsuffizienz	SA-Block, AV-Block	Diabetes mellitus
Asthma bronchiale	Schocksyndrom	Hypothyreose
Pathologische Bradykardie	Metabolische Azidose	Raynaud-Syndrom
Sinusknoten-Syndrom	Gravidität	

Wegen der bekannten elektrophysiologischen Eigenschaften (s. oben) sollte auf Betablocker bei allen Formen von atrioventrikulären Leitungsstörungen wie auch beim Sinusknoten-Syndrom verzichtet werden. Von Sotalol, einem nicht-kardioselektiven Betablocker ohne intrinsische sympathikomimetische und membranstabilisierende Wirkung wurden Intoxikationen mit Zunahme des QT-Intervalls und schwere Tachyarrhythmien mitgeteilt (ELONEN et al. 1979; vgl. LAAKSO et al. 1981). Die Eigenschaft, das QT-Intervall zu verlängern, kann offenbar auch anderen Betarezeptorenblockern unter bestimmten Umständen (chronische Therapie mit Metoprolol) zukommen (EDVARDSSON u. OLSSEN 1981). – Als relative Kontraindikation gelten Spontanhypoglykämie und der insulinpflichtige Diabetes mellitus.

Betarezeptorenblocker gelten auch bei metabolischer Azidose als kontraindiziert wegen der dabei stark verminderten Wirksamkeit der Katecholamine. Durch die Anwendung von Betablockern kann es daher bei metabolischer Azidose zu einem akuten Kreislaufzusammenbruch kommen (BRANCH et al. 1973).

Zur Systematik der Betablocker s. auch LYDTIN u. LOHMÖLLER (1977).

VI. Schlußfolgerungen

Betarezeptorenblocker stellen in der Therapie von Herzrhythmusstörungen eine wesentliche Bereicherung der medikamentösen Möglichkeiten dar. In elektrophysiologischer Hinsicht verhindern sie katecholaminbedingte Veränderungen des Membranpotentials der kardialen Einzelfaser. Unter klinischen Bedingungen wirken betasympathikolytische Substanzen Arrhythmien entgegen, die auf einer

Tabelle 14. Betarezeptorenblocker in der Differentialtherapie von Herzrhythmusstörungen

Sinustachykardie	Sedierung, Glykoside, *Betablocker*
Sinusbradykardie	Atropin, Alupent, Schrittmacher
Supraventrikuläre Extrasystolie (ES)	Ajmalin, *Betablocker,* Verapamil, Chinidin, Disopyramid
Supraventrikuläre Tachykardie	Sedierung, Vagusreiz, Verapamil, *Betablocker* Glykoside, Chinidin, Ajmalin, Aprindin, Disopyramid, Elektrotherapie
Vorhofflattern/ -flimmern	Glykoside, Chinidin, Verapamil, *Betablocker,* Elektrotherapie
SA-, AV-Block, Bradyarrhythmia absol.	Elektrischer Schrittmacher
Ventrikuläre ES	Lidocain, Ajmalin, Chinidin, *Betablocker,* Diphenylhydantoin, Aprindin, Disopyramid, Lorcainid, Propafenon, Mexiletin, Tocainid, Amiodaron,Flecainid
Kammertachykardie	Lidocain, Ajmalin, Aprindin, Propafenon, Elektrotherapie
Kammerflimmern	Defibrillation (200–400 Ws)

adrenergen Stimulation beruhen. Damit konzentriert sich der Indikationsbereich auf Herzrhythmusstörungen im Rahmen einer Sympathikotonie (Sinustachykardie, Vorhofextrasystolen, Vorhofflimmern und Vorhofflattern, paroxysmale supraventrikuläre Tachykardien und ventrikuläre Extrasystolie). Sinustachykardien beim hyperkinetischen Herz-Syndrom sprechen besonders gut auf Betablocker an. Bei einer Belastungsextrasystolie im Rahmen einer koronaren Herzkrankheit kann ebenfalls die Indikation für Betablocker gegeben sein. Auch die Extrasystolie als Folge einer Digitalisintoxikation läßt sich gelegentlich mit betasympathikolytischen Substanzen erfolgreich angehen. Bei tachysystolischen Formen von Vorhofflimmern und Vorhofflattern ist neben Digitalis der Einsatz von Betablockern gerechtfertigt. Beim Vorhofflimmern mit schneller Überleitung bei Hyperthyreose ist, abgesehen von der Therapie des Grundleidens, die Betablockertherapie angezeigt. Der Stellenwert der Betablocker innerhalb der Differentialtherapie von Herzrhythmusstörungen ist aus Tabelle 14 zu ersehen. – Bei Überdosierung bzw. Intoxikation mit betablockierenden Substanzen hat sich Glukagon hinsichtlich Herzfrequenz und Hämodynamik als Mittel der Wahl erwiesen.

D. Calciumantagonisten

Substanzen mit experimentell beobachteter calciumantagonistischer Wirkung sind Verapamil (Isoptin, Cardibeltin), Gallopamil (Prestobil, D 600), ein Methoxyderivat des Verapamils, Nifedipine (Adalat), Prenylamin (Segontin), Fendilin (Sensit), Perhexilin (Pexid), Diltiazem (Dilzem) u.a. (Tabelle 15). Weitere Calciumantagonisten, z.B. Tiapamil (Ro 11-1781), befinden sich noch in der klinischen Erprobung (Nowak et al. 1980). Zu den stärksten und spezifischsten Calciumantagonisten werden Verapamil, Diltiazem und Nifedipine gezählt, wohingegen Prenylamin, Fendilin, Perhexilin etc. zu der Gruppe mit geringerer Wirkstärke sowie geringerer calciumantagonistischer Spezifität gerechnet werden (Fleckenstein 1981). Das klinische Wirkungsbild dieser Substanzen ist

Tabelle 15. Calciumantagonisten (Monosubstanzen) sowie einige Kombinationspräparate, die einen Calciumantagonisten enthalten

Diltiazem (Dilzem)	
Fendilin (Sensit)	
Gallopamil (Prestobil, D 600)	
Nifedipine (Adalat)	
Perhexilin (Pexid)	
Prenylamin (Segontin)	
Verapamil (Isoptin, Cardibeltin)	
Ro II-1781	
Kombinationspräparate:	
z.B.	Cordichin (Verapamil/Chinidin)
	Gradulon (Verapamil/Digoxin)
	Stenoptin (Verapamil/Isosorbiddinitrat)

Tabelle 16. Wirkungsspektrum der Calciumantagonisten

Senkung des myokardialen O_2-Verbrauchs
Antianginöse Wirksamkeit
Senkung des peripheren Gefäßwiderstands
Senkung der Herzdruckarbeit
Erhöhung des koronaren O_2-Angebots infolge Dilatation auch der epikardialen Koronararterien
Prophylaxe von Koronarspasmen (Hemmung des transmembranären Ca^{++}-Influx)
Antiarrhythmische Wirkungen
Prophylaxe von Koronarspasmen bei Kombination mit Herzglykosiden
Senkung erhöhter Blutdruckwerte
Reduktion der Nitratdosen

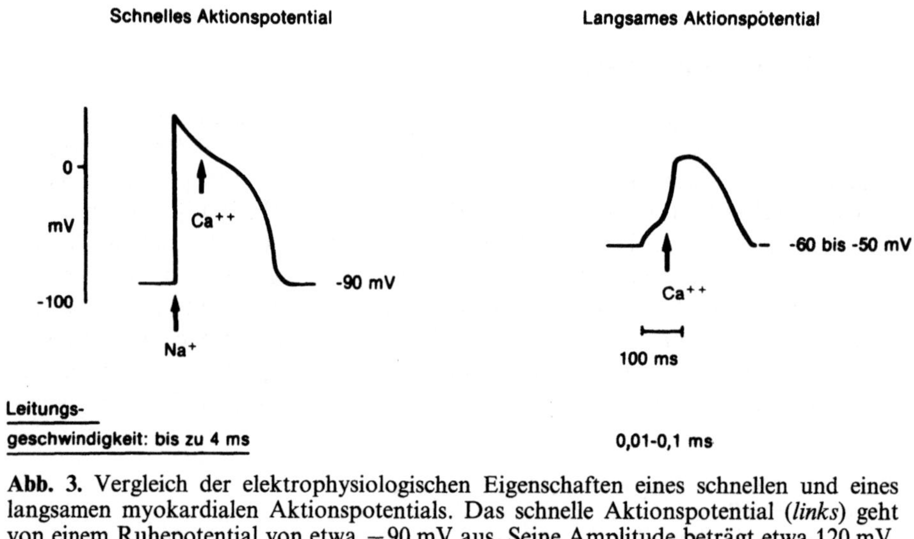

Abb. 3. Vergleich der elektrophysiologischen Eigenschaften eines schnellen und eines langsamen myokardialen Aktionspotentials. Das schnelle Aktionspotential (*links*) geht von einem Ruhepotential von etwa −90 mV aus. Seine Amplitude beträgt etwa 120 mV, seine Aufstrichgeschwindigkeit bis zu 1000 V/s und seine Leitungsgeschwindigkeit bis zu 4 m/s. Das langsame Aktionspotential (*rechts*) beginnt bei relativ niedrigem Ruhepotential (−60 bis −50 mV), seine Aufstrichgeschwindigkeit (5–20 V/s) und seine Amplitude sind klein (etwa 50 mV), und es wird sehr langsam geleitet (0,01−0,1 m/s). Der Aufstrichphase des langsamen Aktionspotentials liegt ein langsamer, Ca^{++}-abhängiger Einwärtsstrom zugrunde, der durch Ca^{++}, Betasympathikomimetika oder Methylxanthine gesteigert und durch Calciumantagonisten gehemmt wird (SCHOLZ 1980)

nicht einheitlich. Das Spektrum der einzelnen Wirkungen, das bei den Einzelsubstanzen unterschiedlich ausgeprägt ist, ist in Tabelle 16 wiedergegeben.

Antiarrhythmische Wirkungen kommen vor allem dem Verapamil, Gallopamil und dem Diltiazem zu. Nifedipine hat in vivo offenbar keine wesentlichen antiarrhythmischen Eigenschaften. Über die Suppression ventrikulärer Extrasystolen durch Perhexilin ist bei Patienten berichtet worden, die gleichzeitig eine koronare Herzkrankheit bzw. Angina pectoris aufwiesen (PICKERING u. GOULDING 1978). Die Autoren halten die Substanz allerdings wegen potentieller Nebenwirkungen (Schwindel, Unruhe) nicht für ein Antiarrhythmikum der ersten Wahl.

Die antiarrhythmischen Effekte der Calciumantagonisten beruhen wahrscheinlich auf der Hemmung „langsamer Aktionspotentiale", die physiologischerweise im Sinus- und AV-Knoten und unter pathologischen Bedingungen im hypoxischen Myokard vorkommen (Abb. 3).

Die Hemmung pathologischer „langsamer Aktionspotentiale" in geschädigten Arealen (z.B. Myokardinfarkt) führt möglicherweise zur Unterdrückung von Extrasystolen und Tachyarrhythmien vom Reentry-Typ. Allerdings läßt sich bislang eine Tachyarrhythmie klinisch nur selten einem bestimmten elektrophysiologischen Entstehungsmechanismus zuordnen. Eine Bewertung dieses vorwiegend theoretisch begründeten Therapieprinzips läßt sich daher für die Klinik noch nicht vornehmen (SCHOLZ 1980). – Zur Elektrophysiologie und Elektropharmakologie der Calciumantagonisten s. Kap. 3C.

I. Verapamil

Verapamil (Isoptin, Cardibeltin) gilt als klassischer Calciumantagonist. Die Substanz blockiert den transmembranären Calciumeinstrom an der Myokardfaser und hemmt die Spontanentladung von Schrittmacherzellen. Durch Verapamil werden die Leitungseigenschaften am His-Purkinje-System nur geringfügig beeinflußt, im AV-Knotenbereich kommt es jedoch zu einer Leitungsverzögerung. Die depressorische Wirkung auf sinuatriale Strukturen ist geringer ausgeprägt (vgl. SEIPEL et al. 1973). Bei Patienten mit Sinusknoten-Syndrom ist die depressorische Wirkung von Verapamil auf sinuatriale Strukturen etwa vier- bis fünfmal so stark wie bei Gesunden mit der Gefahr der Auslösung von Asystolien. Verapamil muß daher bei Sinusknotenkranken grundsätzlich als kontraindiziert gelten (CARRASCO et al. 1978).

Die *Hauptindikation* für Verapamil sind paroxysmale supraventrikuläre Tachykardien (mit und ohne Wolff-Parkinson-White-Syndrom), ferner Vorhofflimmern und Vorhofflattern mit dem Ziel einer Verminderung der Ventrikelfrequenz (BENDER 1966; BENDER et al. 1980). Auch eine regularisierende Wirkung von Verapamil wird gelegentlich beobachtet. – Die frequenzsenkende Wirkung erfolgt durch eine Blockierung im AV-Knoten. Beim WPW-Syndrom mit Vorhofflimmern und schneller antegrader Überleitung über die akzessorische Leitungsbahn ist demnach jedoch keine befriedigende Verminderung der Kammerfrequenz durch Verapamil zu erwarten. Neben der Frequenzsenkung ist bei Patienten mit Vorhofflimmern unter Verapamil auch eine Tendenz zur Regularisierung der RR-Abstände beschrieben worden, wobei das Auftreten von Ersatzrhythmen angenommen wird (BELZ u. BENDER 1974).

Als Applikationsform ist die intravenöse Gabe von Verapamil zu bevorzugen, die insbesondere dann deutlich überlegen ist, wenn eine rasche Wirkung angestrebt wird: 1 Ampulle = 5 mg (evtl. 2 Ampullen) Isoptin i.v. Die orale Gabe (z.B. 3 × 80 mg Isoptin) ist wesentlich weniger wirksam. Nach oraler Ap-

Tabelle 17. Verapamil (Isoptin, Cardibeltin)

Anwendung	oral, i.v.
Therapeutischer Bereich	50 ng/ml (?)
Halbwertszeit	1,5–7 h
Elimination	hepatisch
Dosierung	0,1 mg/kg i.v. (langsame Injektion) 3–4 × 80–120 mg/d p.o.
Extrakardiale Nebenwirkungen	Blutdruckabfall (i.v.)
Kontraindikation	Sinusknoten-Syndrom höhergradige AV-Blockierungen Hypotonie Kombination mit Betablockern

plikation wird Verapamil fast vollständig resorbiert. Wegen des ausgeprägten First-Pass-Metabolismus in der Leber gelangen aber nur geringe Mengen in den systemischen Kreislauf. Die bei dem hepatischen Abbau entstehenden Metabolite sind möglicherweise ihrerseits antiarrhythmisch wirksam.

Zur Prophylaxe supraventrikulärer Tachykardien ist die (neuere) Retard-Form aufgrund der beschriebenen Pharmakokinetik nur in beschränktem Maß geeignet: 2 bis 3 × 120 mg Isoptin retard/die per os. Die Wirkungsdauer wird mit ca. 10 h angegeben. – Das 1980 in den Handel gebrachte Cardibeltin enthält 60 mg Verapamilhydrochlorid/Dragee.

Verapamil wirkt negativ inotrop und führt zu einer peripheren Vasodilatation, die gelegentlich eine bedrohliche Blutdrucksenkung nach sich ziehen kann. Isoptin i.v. kann auch bei der akuten Hochdruckkrise erfolgreich eingesetzt werden.

Die toxischen kardialen Wirkungen bestehen in z.T. hochgradigen AV-Blokkierungen, die die Gabe von Sympathikomimetika notwendig machen kann. Als Kontraindikation für Verapamil gelten die manifeste Herzinsuffizienz (hier ist eine gleichzeitige Digitalisierung notwendig), Schockzustände unterschiedlicher Genese und höhergradige AV-Blockierungen (vgl. Tabelle 17). In Einzelfällen kann bei Herzinsuffizienz durch die Verminderung der Vorlast das Herzzeitvolumen auch gesteigert werden (FERLINZ et al. 1979).

Zwar muß die Kombination von Verapamil mit Betarezeptorenblockern als grundsätzlich kontraindiziert gelten wegen der gemeinsamen suppressiven Eigenschaften auf den Sinusknoten und die AV-Überleitung; andererseits wurde jedoch kürzlich bei Angina-pectoris-Kranken – offenbar ohne vorbestehende Leitungsstörungen – Verapamil (360 mg täglich) erfolgreich mit Propranolol (240 mg täglich) kombiniert (SUBRAMANIAN et al. 1982). In der Placebo-kontrollierten Studie zeigten die Verum-behandelten Patienten eine deutlich höhere Leistungsfähigkeit. Leitungsstörungen wurden nicht beobachtet. Daraus ist abzuleiten, daß unter antianginöser Indikation bei bestimmten Patienten unter sorgfältiger Überwachung die kombinierte Gabe von Verapamil und Betablokkern zulässig sein kann.

Eine Verapamil-Digoxin-Interaktion mit verapamilinduzierter Erhöhung des Digoxinspiegels ist neuerdings berichtet worden. Die klinische Bedeutung dieser Interaktion ist jedoch noch ungeklärt (KLEIN HO et al. 1980).

II. Gallopamil

Die klinische Bedeutung des seit Ende 1982 im Handel befindlichen Calciumantagonisten Gallopamil (Prestobil, D 600) ist noch nicht sicher zu beurteilen. Die spezifische, reversible Hemmung des transmembranären Calciuminfluxes soll etwa 3- bis 5mal stärker als bei Verapamil sein. Tierexperimentelle Befunde sprechen für eine dominierende Wirkung auf den AV-Knoten im Sinne einer Verzögerung der Erregungsleitung und Verlängerung der effektiven und funktionellen Refraktärphase sowie einer Beeinträchtigung der Sinusknotenautomatie. Die Aktionspotentiale des Ventrikelmyokards bleiben hingegen weitgehend unbeeinflußt (BECK et al. 1978; ZIPES u. FISHER 1974).

Die Substanz wird etwa je zur Hälfte über den Harn und die Fäzes ausgeschieden. In klinischen Untersuchungen mit His-Bündel-Elektrographie und atrialer Stimulation führt Gallopamil zu einer frequenzabhängigen Leitungsverzögerung im AV-Knoten um 30%. Die Erregungsleitung im Vorhof und im His-Purkinje-System blieb unbeeinflußt. Ebenso wie Verapamil zeigt Gallopamil eine depressorische Wirkung auf die Sinusknotenautomatie (BECK et al. 1978).

Bei oraler Applikation ist der Wirkungseintritt etwa eine Stunde nach Einnahme, das Wirkungsmaximum eine Stunde später; die Wirkungsdauer wird mit sechs Stunden angegeben. Die mittlere Tagesdosis liegt bei 3- bis 4mal 50 mg per os.

An unerwünschten Nebenwirkungen ist zu achten auf: AV-Leitungsstörungen, orthostatische Fehlregulation, negative Inotropie, Schwindel und gastrointestinale Symptome. Als Antidot wird Orciprenalin (Alupent) genannt.

Die Kombination eines Calciumantagonisten (Verapamil 80 mg) mit einem Antiarrhythmikum der Klasse I (Chinidin 160 mg) stellt die neue Arzneimittelspezialität Cordichin dar. Das Medikament soll bei chronischen Vorhofrhythmusstörungen, insbesondere bei Vorhofflimmern, der Chinidin-Monotherapie überlegen sein (GÜLKER et al. 1980).

III. Diltiazem

Diltiazemhydrochlorid (Dilzem) ist eine neue, calciumantagonistisch wirkende Substanz (SATO et al. 1971). In tierexperimentellen Untersuchungen konnte eine Abnahme der spontanen Sinusfrequenz und der AV-Überleitung nachgewiesen werden (ZIPES u. FISHER 1974; ONO et al. 1977; NARIMATSU u. TAIRA 1976; KAWAI et al. 1981).

An ischämischen Purkinje-Fasern führt Diltiazem (3 µg/ml) zur Unterdrükkung der abnormen Reizbildung über eine Suppression der Slow-response-Aktionspotentiale (vgl. Abb. 4) (NAUMANN D'ALNONCOURT et al. 1981b).

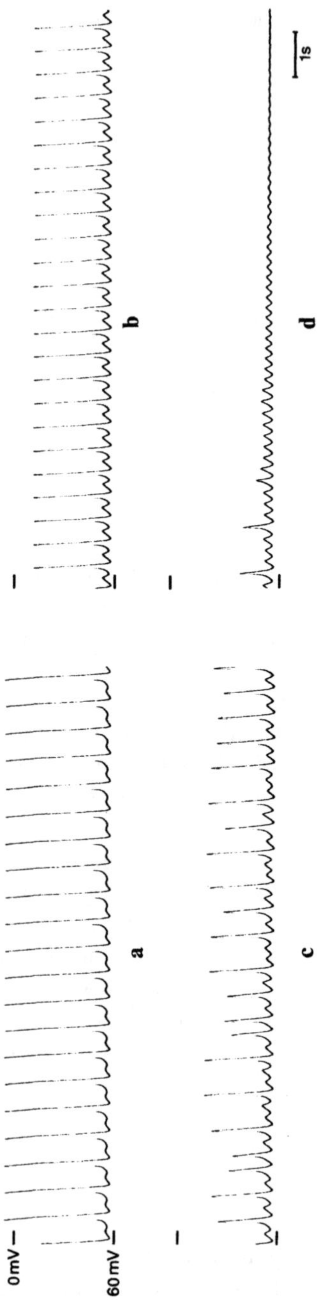

Abb. 4 a–d. Wirkung von Diltiazem (3 µg/ml) auf abnorme Reizbildung in ischämischen Purkinje-Fasern. Intrazelluläre Potentialableitung. **a** Kontrolle. Jedem Aktionspotential folgt ein unterschwelliges Nachpotential. **b** Nach 7 min Einwirkdauer von Diltiazem nehmen Frequenz und Amplitude der Nachpotentiale zu. Die Amplitude der Aktionspotentiale nimmt ab, ihre Frequenz nimmt zu. **c** Nach 8 min Einwirkdauer kommt es zu einer weiteren Abnahme der Aktionspotentialamplitude. Die Auslösung von Aktionspotentialen durch Oszillationen nimmt ab. **d** Sistieren der Aktivität nach 9 min (NAUMANN D'ALNONCOURT et al. 1981 b)

In den bisherigen klinischen Untersuchungen wurde eine leitungsverzögernde Wirkung der Substanz im Bereich des AV-Knotens beschrieben, die sich bei Patienten mit supraventrikulären Tachykardien günstig auswirken soll (KAWAI et al. 1981; WAKASA et al. 1979) (vgl. Abb. 5).

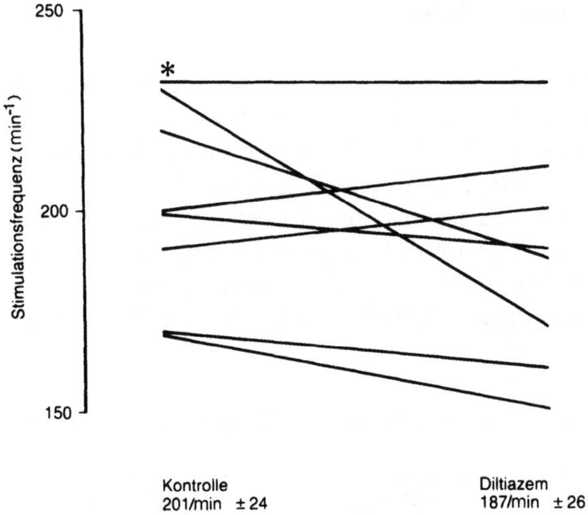

Abb. 5. Wirkung von Diltiazem (0,15 mg/kg Körpergewicht i.v.) auf die atrioventrikuläre Überleitung während atrialer Stimulation mit ansteigenden Frequenzen. Bei einem Patienten (*) wurde bis zur maximalen Stimulationsfrequenz von 230/min kein AV-Block II. Grades beobachtet (MANZ et al. 1981 a)

In einer neueren Studie wurde bei 10 Patienten (7mal AV-Knoten-Reentry-Tachykardie, 2mal rezidivierendes Vorhofflattern, 1mal Sinusknoten-Syndrom) eine elektrophysiologische Untersuchung unter dem Einfluß von Diltiazem durchgeführt. Diltiazem, 0,15 mg/kg Körpergewicht i.v., änderte die Sinusfrequenz und die Sinusknotenerholungszeit nicht. Das AH-Intervall zeigte eine Verlängerung unter dem Einfluß der Substanz. Nach Diltiazem traten AV-Blokkierungen bereits bei niedrigeren atrialen Stimulationsfrequenzen auf (Abb. 5). Die Refraktärzeiten des rechten Vorhofs, des rechten Ventrikels und des AV-Knotens änderten sich nicht. Die Tachykardiefrequenz der Reentry-Tachykardien nahm nur bei einzelnen Patienten ab. In der angewandten niedrigen Dosierung scheint Diltiazem keine ausgeprägten antiarrhythmischen Wirkungen zu besitzen (MANZ et al. 1981). Andererseits kann Diltiazem, wie Einzelbeobachtungen zeigen, zu einer Verlängerung der Sinusknotenerholungszeit beim Sinusknotenkranken führen. Damit erscheint die Substanz, der erregbarkeitshemmende Eigenschaften zukommen, beim Sinusknoten-Syndrom nicht indiziert. Auch die Kombination von Diltiazem mit Betarezeptorenblockern kann wegen der suppressiven Eigenschaften auf Sinusknoten und AV-Überleitung vorerst nicht empfohlen werden.

Die mittlere Dosierung von Diltiazem, das in der Bundesrepublik für die Indikationen koronare Herzkrankheit und Hypertonie zugelassen ist, liegt bei ein- bis zweimal eine Retard-Tablette à 60 mg täglich.

An Nebenwirkungen werden gelegentliche Übelkeit, Müdigkeit und Schwindel angegeben. In sehr seltenen Fällen kann es zu einem Anstieg der Leberfunktionsparameter (GOT, GPT, γ-GT und LDH) kommen. Insgesamt scheint die Verträglichkeit von Diltiazem gut zu sein.

E. Antiarrhythmika im engeren Sinne

Zahlreiche konventionelle und neuere antiarrhythmische Substanzen dienen dem Ziel, durch differentialtherapeutischen Einsatz die verschiedenen tachykarden Rhythmusstörungen zu beeinflussen. Zur Klassifizierungsmöglichkeit anitiarrhythmischer Pharmaka s. Kap. 3A (vgl. VAUGHAN WILLIAMS 1970).

Das ideale Antiarrhythmikum, das selektiv und nebenwirkungsfrei die Arrhythmien unterdrückt, ohne das übrige Reizbildungs- und Erregungsleitungssystem zu beeinflussen, gibt es bislang nicht. Auch die Tatsache, daß durch die pharmazeutische Industrie ständig neue Antiarrhythmika entwickelt und ange-

Tabelle 18. Medikamentöse Therapie tachykarder Rhythmusstörungen mit konventionellen Antiarrhythmika

Medikamente	Indikation	Dosierung Akut-Therapie	Dosierung Prophylaxe	Extrakardiale Nebenwirkungen
Ajmalin (Gilurytmal)	Ventrikuläre Extrasystolie (ES), ventrikuläre Tachykardie	25–50 mg i.v.	< 300 mg/12 h i.v.	Übelkeit, Kopfschmerzen, Appetitlosigkeit, Cholestase, Leberschädigung
Prajmalium-bitartrat (Neo-Gilurytmal)	Supraventrikuläre, ventrikuläre ES, Rezidivprophylaxe, ventrikuläre Tachykardie	–	60 mg/d p.o.	
Procainamid (Novocamid, Procainamid Duriles)	Ventrikuläre ES und Tachykardie	25–50 mg/min i.v. bis max. 1000 mg	30–50 mg/kg p.o. alle 4–6 h	Blutdruckabfall i.v., Depressionen, Agranulozytose, systemischer LE
Chinidin-Bisulfat (Chinidin-Duriles, Optochinidin Ret.)	Supraventrikuläre, ventrikuläre ES, supraventrikuläre Tachykardie, Rezidivprophylaxe nach Regularisierung	–	1 g täglich p.o.	Gastrointestinale Beschwerden, Ohrensausen, Synkopen
Disopyramid (Rythmodul, Norpace)	Supraventrikuläre, ventrikuläre ES, supraventrikuläre Tachykardie, Arrhythmieprophylaxe nach Elektrokonversion	–	150 bis 300 mg/6 h	Mundtrockenheit, gastrointestinale Beschwerden, Sedierung, Cholestase, Harnretention, negative Inotropie
Lidocain (Xylocain)	Ventrikuläre ES, Kammertachykardie	50–100 mg i.v.	2–4 mg/min i.v.	Benommenheit, Schwindel, zentralnervöse Symptome
Diphenylhydantoin (Epanutin, Phenhydan, Zentropil)	Ventrikuläre ES, Kammertachykardie (bei Digitalisintoxikation)	125 mg i.v.	3 × 100 mg täglich p.o.	Gingivahyperplasie, Nystagmus, Ataxie, Lymphadenopathie

Tabelle 19. Halbwertszeit und Wirkungsdauer verschiedener Antiarrhythmika. Die Streubreiten sollen sowohl unterschiedliche Angaben einzelner Autoren wie auch individuelle Streuungen wiedergeben. (Nach SEIPEL u. BREITHARDT 1981)

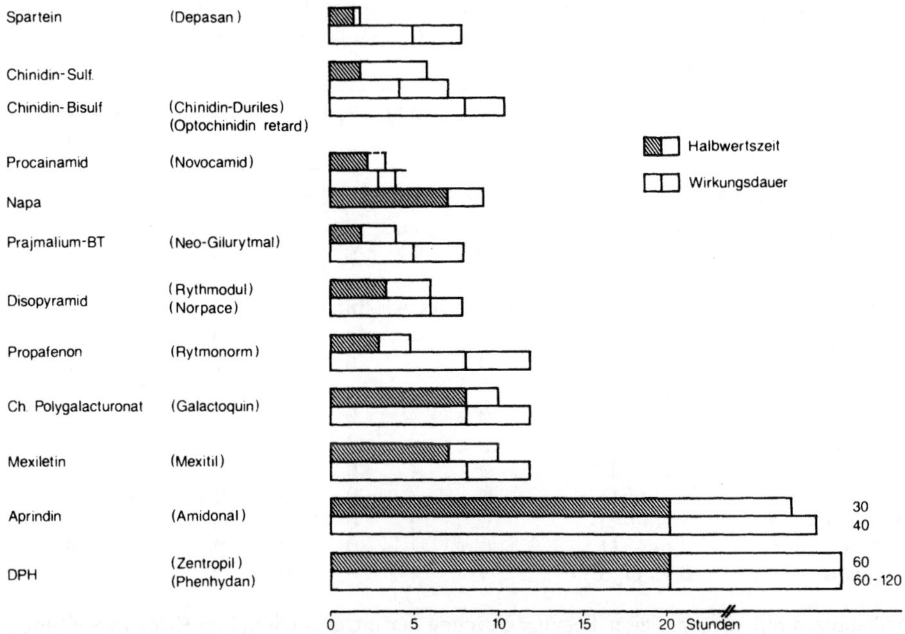

boten werden, weist bereits darauf hin, daß es noch für keineswegs alle Arrhythmien adäquate pharmakologische Lösungen gibt. Die wichtigsten konventionellen Antiarrhythmika mit Dosierungsangaben und extrakardialen Nebenwirkungen sind in Tabelle 18 genannt; zur Wirkungsdauer s. Tabelle 19. – Keine allgemeine Anwendung unter antiarrhythmischer Indikation finden Glukagon und Aldosteronantagonisten, welche bei digitalogenen Rhythmusstörungen antiarrhythmisch wirksam sein können (COHN et al. 1970; CORABOEUF u. DEROUBAIX 1974). – Therapeutische Alternativen bei bislang therapieresistenten Tachyarrhythmien scheinen in erster Linie die neuen Antiarrhythmika Amiodaron, Aprindin, Disopyramid, Flecainid, Lorcainid, Mexiletin, Propafenon sowie Tocainid.

Trotz Kenntnis der Pharmakokinetik und der Elektrophysiologie der Antiarrhythmika (s. Tabelle 20) ist das Therapieergebnis im Einzelfall oft nicht kalkulierbar und es bedarf häufig (besonders wenn die Pathogenese der Arrhythmie unklar bleibt) einer empirisch begründeten medikamentösen Einstellung des Patienten.

I. Konventionelle Antiarrhythmika

1. Chinidin

Chinidin gilt als Prototyp und Referenzsubstanz der Antiarrhythmika der sog. Klasse I (direkter Membraneffekt und Membranabdichtung), welches elektro-

Tabelle 20. Einfluß antiarrhythmischer Substanzen auf die verschiedenen Intervalle des His-Bündel-Elektrogramms sowie auf die Refraktärperiode von Vorhof, AV-Knoten und His-Purkinje-System. ∅ = keine Veränderung des Mittelwertes, – = Verkürzung, + = Verlängerung des jeweiligen Intervalles (+) = statistisch nicht signifikant. ERPA Effektive Refraktärperiode, Atrium; RP AVN Refraktärperiode, AV-Knoten; RP HPS Refraktärperiode, His-Purkinje-System; PA, AH, HR Intervalle im His-Bündel-Elektrogramm. (Nach NEUSS et al. 1976)

Substanz	Dosierung	PA	AH	HR	QRS	ERPA	RP AVN	RP HPS
Substanzen ohne wesentliche Beeinflussung der AV-Überleitung								
Diphenylhydantoin	bis 5 mg/kg	∅	–(?)	∅	∅	?	∅	–
Lidocain	1–2 mg/kg	?	∅	∅	∅	∅	∅	–
Substanzen mit vorzugsweiser Beeinflussung des AH-Intervalls								
Atropin	0,5 mg ED	∅	–	∅	∅	∅	–	∅
Isoproterenol	0,2 mg in 200 ml Lösung	∅	–	∅	∅	∅	–	∅
Oxyfedrin	8 mg ED	∅	–	∅	∅	?	?	?
Propranolol	0,1 mg/kg	?	+	∅	∅	?	?	?
Pindolol	0,5 mg ED	∅	+	∅	∅	?	?	?
Oxprenolol	4 mg ED	∅	+	∅	∅	∅	+	∅
Verapamil	10 mg ED	∅	+	∅	∅	?	?	?
D 600	2 mg ED	∅	+	∅	∅	∅	+	∅
Digoxin	0,75 mg ED	?	+	∅	∅	?	+	∅
Substanzen mit vorzugsweiser Beeinträchtigung der intraventrikulären Erregungsleitung								
Ajmalin	100 mg ED	+	+	+	+	∅	+	–
Aprindin	2 mg/kg	+	+	+	+	∅	+	∅
Chinidin	600–800 mg i.m.	?	–	+	+	+	–	+
Disopyramid	2 mg/kg	∅	+	+	+	+	+	∅
Procainamid	500 mg ED	?	(+)	+	∅	+	–	+
Propafenon	2 mg/kg	+	+	+	+	+	+	?

physiologisch an der Einzelfaser eine Refraktärzeitverlängerung und Abnahme der maximalen Anstiegsgeschwindigkeit des Aktionspotentials als Ausdruck einer Leitungsverzögerung bewirkt (Einzelheiten s. Kap. 3A). Weitere antiarrhythmische Substanzen der Klasse I sind Procainamid, Ajmalin, Propafenon und Aprindin (s. oben) – Chinidin hat zudem einen atropinähnlichen (vagolytischen) Einfluß auf Sinusknoten und AV-Überleitung. – Unter klinischen Bedingungen vermindert Chinidin aufgrund seines negativ bathmotropen Effekts die Aktivität heterotoper Reizbildungszentren in Vorhof- und His-Purkinje-System. Andererseits kann die herabgesetzte Erregungsleitung im His-Purkinje-System das Auftreten von Reentry-Mechanismen begünstigen, die klinisch als Extrasystolen bzw. Kammertachykardien (evtl. auch Kammerflimmern) in Erscheinung treten. QT-Verlängerung, QRS-Verbreiterung und QTU-Anomalien im EKG sind als prämonitorische Zeichen aufzufassen. Eine länger währende Chinidinmedikation sollte daher unter EKG-Kontrolle vorgenommen werden. Als toxische Wirkungen werden weiterhin Sinusbradykardien als Folge verminderter Spontanautomatie und intraatriale Leitungsverzögerungen beobachtet. Chinidin wirkt ne-

Tabelle 21. Chinidin (Chinidin Duriles, Optochinidin ret.)

Anwendung	oral
Therapeutischer Bereich (Plasmaspiegel)	2,5–5,0 μg/ml
Halbwertszeit	4–6 h
Elimination	hepatisch (renal 10–30%)
Dosierung	
Chinidin Bisulfat	4–5 × 400 mg/die p.o.
Chinidin Galacturonal	3 × 250 – 3 × 500 mg/die p.o.
Nebenwirkungen (extrakardial)	Übelkeit, Diarrhö, Blutbildschädigungen (Thrombozytopenie, Agranulozytose, Anämie), Hepatitis, Allergie

gativ inotrop und senkt den arteriellen Blutdruck. Dieser Effekt ist bei oraler Applikation (und nur diese ist angebracht wegen der potentiellen Gefahren der i.v. Anwendung) gering ausgeprägt (Nebenwirkungen und Pharmakokinetik s. Tabellen 2, 19, 21).

Die bevorzugten *Indikationen* für Chinidin sind Vorhofflattern und Vorhofflimmern sowohl hinsichtlich der Regularisierung wie der Rezidivprophylaxe nach Elektrokonversion. Fernerhin wird Chinidin erfolgreich bei extrasystolischen Heterotopien und Tachykardien eingesetzt.

Kontraindiziert ist Chinidin bei Bradykardie, AV-Blockierungen II. und III. Grades, bei Chinidinüberempfindlichkeit (welche durch eine Probedosis zu prüfen ist) mit gastrointestinalen und toxischen Wirkungen, Niereninsuffizienz und Hyperkaliämie. Bei manifester Herzinsuffizienz sollte Chinidin nicht ohne gleichzeitige Digitalistherapie verwendet werden. Bei der oralen Applikation wird Chinidin meist als Chinidinbisulfat verabreicht. Die mittlere Tagesdosis liegt zwischen 1 und 1,5 g Chinidinbisulfat (z.B. Chinidin duriles). Der therapeutisch wirksame (relativ einfach bestimmbare) Serumspiegel von Chinidin liegt bei 2,5–5 mg/l. Die Chinidinelimination ist bei herz- bzw. niereninsuffizienten Patienten weitgehend normal (KESSLER et al. 1974). Neuere Untersuchungen weisen darauf hin, daß die Serumdigoxinkonzentration bei Glykosidtherapie unter gleichzeitiger Chinidingabe zunimmt (DOERING 1979; LEAHEY et al. 1979). Die klinische bzw. rhythmologische Bedeutung dieser Interaktion ist bisher noch nicht abschätzbar. – Chinidin verstärkt die Wirkung der Cumarine bei der Antikoagulantienbehandlung. Auch eine Interaktion zwischen Chinidin und Rifampin ist bekanntgeworden (TWUM-BARIMA u. CARRUTHERS 1981).

Chinidin und chinidinartige Substanzen sind kontraindiziert bei angeborenen idiopathischen QT-Verlängerungen (Jervell- und Lange-Nielsen-Syndrom) (JERVELL u. LANGE-NIELSEN 1957) (s. Kap. 6E) und Romano-Ward-Syndrom (ROMANO et al. 1956; WARD 1964) sowie bei erworbenen Verlängerungen der QT-Strecke, z.B. akuter Myokardinfarkt, Erkrankungen des Zentralnervensy-

Tabelle 22. Kontraindizierte Pharmaka bei verlängerter QT-Dauer

Medikamentengruppe	Freiname	Handelsname
Antiarrhythmika	Ajmalin	Gilurytmal
	Prajmaliumbitartrat	Neo-Gilurytmal
	Amiodaron	Cordarex
	Aprindin	Amidonal
	Chinidin	Chinidin-Duriles, Optochinidin ret.
	Disopyramid	Diso-Duriles, Norpace, Rythmodul
	Propafenon	Rytmonorm
	Verapamil	Isoptin, Cardibeltin
Koronarmittel	Perhexilin	Pexid
	Prenylamin	Segontin
Antidepressiva	Amitriptilin	Laroxyl, Saroten, Tryptizol
	Clomipramin	Anafranil
	Doxepin	Aponal, Sinquan
	Imipramin	Tofranil
	Maprotilin	Ludiomil
Diuretika	alle kaliuretischen (Hypokaliämie-induzierenden) Substanzen z.B.:	
	Hydrochlorothiazid	Esidrix
	Thiabutazid	Saltucin
	Chlorthalidon	Hygroton
	Furosemid	Lasix
	Etacrynsäure	Hydromedin
Glycyrrhizin	Lakritz-Zubereitungen	
Glycyrrhetin	Carbenoxolon	Biogastrone
Laxantien	alle zu Hypokaliämie führenden Abführmittel	
Durchblutungs-fördernde Mittel	Vincamin	Vinca Hexal, Vincamin-Sanorania, Vincamin-ratiopharm, Vincapront

stems, Antiarrhythmikaüberdosierung (Chinidin und chinidinartige Substanzen), Hirnblutung mit Ventrikeleinbruch.

Diese Kontraindikation gilt somit für Antiarrhythmika der Gruppe I nach VAUGHAN WILLIAMS (s. oben), fernerhin für bestimmte Koronarmittel, Antidepressiva und durchblutungsfördernde Mittel, sowie für alle Wirkstoffe, die eine Hypokaliämie induzieren können (Diuretika, Laxantien, Glycyrrhizin) (Tabelle 22) (DANY et al. 1980).

2. Procainamid

Procainamid wird wegen seiner kurzen Wirkungsdauer und zahlreicher Nebenwirkungen hierzulande nur noch relativ selten eingesetzt. Die Wirkungscharakteristika des Procainamids entsprechen weitgehend denen des Chinidins. Es dominiert die lokalanästhetische (membranabdichtende) Wirkung. Wie bei Chinidin,

Tabelle 23. Procainamid (Novocamid, Procainamid Duriles)

Anwendung	oral, i.v.
Therapeutischer Bereich (Plasmaspiegel)	4–8 μg/ml
Halbwertszeit	
Procainamid	~4 h
N-Acetyl-Procainamid (NAPA)	~7 h
Elimination	hepatisch (renal 50–60%)
Dosierung	25–50 mg/min i.v. 30–50 mg/kg p.o. alle 4–6 h
Nebenwirkungen (extrakardial)	Blutdruckabfall (i.v.), Depressionen, Agranulozytose, systemischer Lupus erythematodes

so besteht auch bei Procainamid (Novocamid) eine ausgeprägt negativ inotrope Wirkung. Bei intravenöser Applikation kann es zu einer erheblichen Blutdrucksenkung kommen.

Die *Indikationen* für Procainamid sind ventrikuläre Extrasystolen, Kammertachykardien und Kammerflattern. Fernerhin kann die Substanz auch bei paroxysmalen Tachykardien und bei Vorhofflimmern eingesetzt werden.

Unter den extrakardialen Nebenwirkungen sei außer auf Appetitlosigkeit, Übelkeit und Durchfälle besonders auf Agranulozytose und systemischen Lupus erythematodes bei Langzeittherapie hingewiesen. Die Kontraindikationen bestehen (wie bei Chinidin) in AV-Blockierungen höheren Grades, sinuatrialen Leitungsstörungen, manifester Herzinsuffizienz und Hypotonie. Wegen der kurzen Halbwertszeit von im Mittel 4 h muß Procainamid in geringen Zeitintervallen (ca. 4- bis 5stündlich) verabreicht werden (oral oder parenteral). Die Tagesdosis liegt zwischen 2 und 4 g. In der Notfalltherapie sollten bei intravenöser Applikation 100 mg/min bis zu einer Gesamtdosis von maximal 1000 mg unter EKG-Kontrolle nicht überschritten werden (Tabelle 23).

Wegen der bei uns nurmehr geringen klinischen Bedeutung des Procainamids angesichts effektiverer und vor allem nebenwirkungsärmerer Alternativen (z.B. Lidocain) sei bezüglich weiterer Einzelheiten auf das Schrifttum verwiesen (Koch-Weser 1977; Seipel u. Breithardt 1981).

3. Ajmalin

Ajmalin [Gilurytmal; Neo-Gilurytmal = Prajmaliumbitartrat (weinsaures Salz des Ajmalins)] ist ein Rauwolfia-Alkaloid mit einer chinidinartigen membranstabilisierenden Wirkung (vgl. Kleinsorge 1959). An der myokardialen Einzelfaser führt die Substanz zu einer Verlängerung des Aktionspotentials bzw. der Refraktärperiode und einer Abnahme der maximalen Anstiegsgeschwindigkeit des Ak-

Tabelle 24. Ajmalin (Gilurytmal); Prajmaliumbitartrat (Neogilurytmal)

Anwendung	oral (Prajmaliumbitartrat) i.v. (Ajmalin)
Therapeutischer Bereich (Plasmaspiegel)	0,03–0,05 μg/ml
Halbwertszeit	
Ajmalin	1 h
Prajmaliumbitartrat	4 h
Elimination	hepatisch (renal 10%)
Dosierung	
Ajmalin	1 mg/kg i.v.
Prajmaliumbitartrat	3 × 20 mg/die p.o.
Nebenwirkungen (extrakardial)	Übelkeit, Cholestase, Agranulozytose

tionspotentials als Ausdruck einer Verminderung der Leitungsgeschwindigkeit. Die heterotope Reizbildung wird stärker gehemmt als die Erregungsleitung. Am Patienten wird mit intrakardialen Ableitungen die vorzugsweise Beeinflussung der intraventrikulären Erregungsleitung beobachtet (Tabelle 20).

Das bevorzugte *Indikationsgebiet* sind extrasystolische (supraventrikuläre, ventrikuläre) Arrhythmien, Vorhofflimmern sowie auch paroxysmale supraventrikuläre Tachykardien, in Sonderheit Umkehrtachykardien im Zusammenhang mit Präexzitations-Syndromen. Beim Wolff-Parkinson-White-Syndrom (s. Kap. 6E) wird durch Ajmalin der akzessorische Bypass blockiert und es kommt oft zu einem diagnostisch verwertbaren Verschwinden der Delta-Welle im Elektrokardiogramm. Dieser leitungsdepressive Effekt von Ajmalin auf die akzessorische Bahn wird daher als – nicht ganz zuverlässiger – sog. Ajmalin-Test beim WPW-Syndrom eingesetzt. Uns hat sich Ajmalin besonders in der Notfalltherapie ventrikulärer Tachykardien bewährt.

Die intravenöse Applikation sollte nur bei dringlicher Indikation und unter EKG-Kontrolle erfolgen. Die Dosis liegt bei 5 mg/min bis zu einer Gesamtdosis von 1 mg/kg Körpergewicht i.v. Die intravenöse Höchstdosis liegt bei 300 mg/12 h.

Der Wirkungseintritt erfolgt nach ca. 1 min (i.v.), die Wirkdauer liegt bei 12–15 min (gute Steuerbarkeit!). Beim (oralen) Prajmaliumbitartrat ist von einem Wirkungseintritt nach 25 min und einer Wirkdauer von etwa 8 h auszugehen (vgl. Tabelle 19). – Die Injektion ist bei Verbreiterung des QRS-Komplexes und naturgemäß bei Verschwinden der Tachykardie unverzüglich zu beenden. Nach Sistieren von supraventrikulären Tachykardien kann es zu längerwährenden präautomatischen Pausen kommen.

In der oralen, ausreichend resorbierbaren Form (Prajmaliumbitartrat) wird Ajmalin zur Prophylaxe ventrikulärer Extrasystolen und Tachykardien (supraventrikulär, ventrikulär) verordnet.

Die toxischen kardialen Erscheinungen unter Einfluß von Ajmalin bestehen vor allem in einer Zunahme der intraatrialen, atrioventrikulären und intraventrikulären Erregungsleitung. Es sind sowohl Asystolien wie auch Zustände mit Kammerflimmern beobachtet worden. Die negativ inotrope Wirkung der Substanz scheint gering zu sein.

Extrakardiale Nebenwirkungen sind Übelkeit, Kopfschmerzen, Appetitlosigkeit, intrahepatische Cholestase und Leberschädigung sowie Lichtempfindlichkeit, Augenflimmern und Doppelbilder. Auch Agranulozytosen nach Ajmalinapplikation sind bekannt geworden (vgl. Tabelle 24).

Ajmalin ist kontraindiziert bei höhergradigen atrioventrikulären Erregungsleitungsstörungen sowie beim QT-Syndrom (s. Tabelle 22).

4. Diphenylhydantoin

Zu der Gruppe der Antikonvulsiva gehört Diphenylhydantoin (DPH = Phenytoin) das als Epanutin, Phenhydan und Zentropil im Handel ist. DPH wird den antiarrhythmischen Substanzen der Klasse V (mit zentraldämpfender Wirkung) zugerechnet, obwohl der Wirkungsmechanismus der Substanz noch weitgehend unklar ist. Es muß jedoch davon ausgegangen werden, daß DPH elektrophysiologisch wie hinsichtlich des intra-/extrazellulären Kaliumfluxes eine den Herzglykosiden entgegengesetzte Wirkung entfalten kann, woraus sich die klinische Indikation als Antiarrhythmikum bei digitalogenen Arrhythmien ableitet. Die DPH-Effekte sind darüber hinaus dosisabhängig und werden durch die extrazelluläre (Serum-)Kalium-Konzentration – ebenso wie die Wirkung von Lidocain, Aprindin und Disopyramid – wesentlich beeinflußt. Unter therapeutischen Bedingungen ist eine herabgesetzte DPH-Wirkung bei Hypokaliämie anzunehmen. Prinzipiell kann DPH eine Verbesserung der atrioventrikulären Erregungsleitung bewirken und zu einer Verminderung der myokardialen Erregbarkeit und der Automatie heterotoper Reizbildungszentren führen.

Der *Indikationsbereich* richtet sich heute bevorzugt nurmehr auf die digitalisbedingten ventrikulären Extrasystolen und Tachykardien wie auch auf digitalogene atrioventrikuläre Leitungsstörungen. Die orale Dosierung liegt bei 3 × 100 mg täglich per os bzw. 125–250 mg i.v. Wegen der langen Halbwertszeit (vgl. Tabelle 25) muß DPH als schlecht steuerbar angesehen werden.

Als Nebenwirkungen sind – insbesondere bei intravenöser DPH-Gabe – der ausgeprägte negativ inotrope Effekt zu berücksichtigen sowie eine periphere Vasodilatation, die zu einem Blutdruckabfall führen kann. Die extrakardialen Nebenwirkungen bestehen in Übelkeit, Nystagmus, Schwindel, Ataxie, Gingivahyperplasie, Lymphadenopathie, Erythematodes, Hautallergie, cholestatischer Hepatopathie, Thrombopenie, Agranulozytose und Anämie.

DPH ist kontraindiziert bei schwerer Herzinsuffizienz, Leberinsuffizienz und vorbestehenden Knochenmarksschädigungen, ebenso bei Lebererkrankungen. Zurückhaltung ist auch geboten bei Sinusknotenerkrankungen, AV-Blockierungen II. und III. Grades, nicht jedoch beim QT-Syndrom (s. Tabelle 22).

Insgesamt ist festzuhalten, daß DPH in Einzelfällen, insbesondere bei digitalogenen Arrhythmien eine therapeutische Alternative darstellen kann, in der Langzeittherapie chronischer Herzrhythmusstörungen jedoch angesichts neuerer

Tabelle 25. Diphenylhydantoin (DPH = Phenytoin)

Anwendung	oral, i.v.
Therapeutischer Bereich (Plasmaspiegel)	10–16 µg/ml
Halbwertszeit	8–60 h
Elimination	hepatisch (renal 5%)
Dosierung	3 × 100 mg/die p.o., 2 mg/kg i.v.
Nebenwirkungen (extrakardial)	Blutdruckabfall i.v., Neuropathie, Gingivahyperplasie, Hepatitis, Erythematodes, Agranulozytose, Anämie

effektiverer und vor allem nebenwirkungsärmerer Medikamente weitgehend in den Hintergrund getreten ist.

Übersicht über Diphenylhydantoin und Digitalis bei KAUFMANN (1972).

5. Spartein

Ein nur schwach wirksames Antiarrhythmikum ist Spartein (Depasan, Depasan retard), ein Alkaloid des Besenginsters.

Indikation: Sinustachykardien, Vorhoftachykardien und Vorhofextrasystolen sowie Prophylaxe von Vorhofflimmern nach Elektroreduktion. Auch bei ventrikulären Arrhythmien ist Spartein erfolgreich angewendet worden (ESSER et al. 1975). Nach eigenen Erfahrungen kann die Substanz auch bei paroxysmalem Vorhofflimmern auf der Grundlage eines arteriosklerotischen Herzleidens vorzugsweise gemeinsam mit Digitalis wirksam sein.

In der Klinik wird Spartein oft zu niedrig dosiert. Für die Dauertherapie sollte nur das Retard-Präparat eingesetzt werden. – Aufgrund der elektrophysiologischen Charakteristik ist die Substanz der Klasse I nach VAUGHAN WILLIAMS zuzuordnen. Bemerkenswert ist die (experimentell gemessene) Verlängerung der Refraktärzeit (SENGES u. EHE 1973), wohingegen unter klinischen Bedingungen die intrakardialen Leitungszeiten nur geringfügig beeinflußt werden.

Interessanterweise wird Spartein bei einem kleinen Teil der Patienten nicht metabolisiert (5%) (DENGLER u. EICHELBAUM 1977).

Die mittlere Dosierung liegt bei 600–1200 mg täglich per os (6 bis 12 × 1 Tablette Depasan) bzw. 200 mg (= 2 × 1 Ampulle) Depasan i.v. (vgl. Tabelle 26). Eine Kontraindikation stellt die Schwangerschaft im letzten Trimenon wegen der Gefahr der Wehenauslösung dar, die auf einer Tonussteigerung der glatten Muskulatur unter Spartein beruht. Bei vorbestehenden Leitungsstörungen sollte die Substanz nicht angewendet werden.

6. Lidocain (Tabelle 27)

Der bevorzugte Wirkort von Lidocain (Xylocain), einem Antiarrhythmikum vom lokalanästhetischen Typ, ist der Ventrikelbereich. Die Wirkung besteht

Tabelle 26. Spartein (Depasan, Depasan retard)

Anwendung	oral, i.v.
Therapeutischer Bereich (Plasmaspiegel)	0,5 µg/ml
Halbwertszeit	2 h
Elimination	hepatisch (renal 25%)
Dosierung	3 × 200–400 mg täglich p.o. 2–3 mg/kg i.v.
Nebenwirkungen (extrakardial)	Kopfschmerzen, Magenbeschwerden Vorzeitige Wehentätigkeit (Tonussteigerung der glatten Muskulatur)

Tabelle 27. Lidocain (Xylocain)

Anwendung	parenteral
Therapeutischer Bereich (Plasmaspiegel)	2–6 µg/ml
Halbwertszeit	$t\,^1/_2\,\alpha$ 8 min[a] $t\,^1/_2\,\beta$ 108 min[a]
Elimination	hepatisch (renal 5%)
Dosierung	Bolus 50 mg (–100 mg)/5 min Dauerinfusion 2–4 mg/min 300 mg i.m., M. deltoideus
Nebenwirkungen (extrakardial)	Zentralnervöse Störungen

[a] $\alpha = \alpha$-Phase (Verteilung), $\beta = \beta$-Phase (Elimination)

vorwiegend in einer Suppression heterotoper Reizbildungszentren im His-Purkinje-Bereich. Zu einer Sinusknotendepression kann es jedoch beim Sinusknoten-Syndrom kommen. Eine differentialtherapeutisch wichtige Eigenschaft ist die im Gegensatz zu den vorgenannten Antiarrhythmika nur unwesentliche Beeinflussung der atrioventrikulären Erregungsleitung.

Die elektrophysiologischen Wirkungen von Lidocain zeigen eine deutliche Abhängigkeit von der extrazellulären Kaliumkonzentration. Unter klinischen Bedingungen läßt sich damit die Ineffizienz therapeutischer Konzentrationen bei Hypokaliämie erklären (Vaughan Williams 1973).

Neuere tierexperimentelle Untersuchungen weisen darauf hin, daß Lidocain die Degeneration von ventrikulären Tachykardien in Kammerflimmern verhindert und abnorme Reizbildung in Purkinje-Fasern supprimieren kann (Naumann d'Alnoncourt et al. 1981a).

Die bevorzugte Indikation für Lidocain stellen ventrikuläre Extrasystolen und Tachykardien bzw. deren Prophylaxe dar, wobei sich die prophylaktische Wirkung auch auf Kammerflattern und Kammerflimmern bezieht. Dies gilt insbesondere, wenn die Arrhythmien im Gefolge eines akuten Myokardinfarkts auftreten. Kammerflattern und Kammerflimmern kann mit Lidocain ggf. auch dann behandelt werden, wenn eine Defibrillation nicht möglich ist. Bei supraventrikulären Tachykardien ist Lidocain deutlich weniger wirksam.

Als generelle prähospitale antiarrhythmische Prophylaxe beim frischen Myokardinfarkt wird die Gabe von 300 mg Lidocain i.m. auch bei regelmäßiger Ausgangsfrequenz (Herzschlagfolge 60–100/min) vorgeschlagen (FIEHRING 1977). Eine derartige Empfehlung ist 1973 für die Stadt Erfurt (250000 Einwohner) und später für das gesamte Gebiet der DDR gegeben worden, ohne daß bislang über nachteilige Beobachtungen berichtet wurde (FIEHRING 1977).

Einer – allerdings nicht unwidersprochenen – australischen Doppelblindstudie zufolge führt die frühe prophylaktische intramuskuläre Lidocaingabe zu einer Senkung der Mortalität in der Prähospitalphase des akuten Myokardinfarkts (VALENTINE et al. 1974). Die allgemeine Anwendung dieser Erkenntnis ist wegen der zu gewärtigenden Nebenwirkungen umstritten: Bradykardie, Asystolie (Einzelbeobachtungen beim Sinusknoten-Syndrom) und negative Inotropie. Letztere ist relativ gering ausgeprägt. Die nicht selten beobachteten extrakardialen Nebenwirkungen betreffen vor allem das Zentralnervensystem und äußern sich in Benommenheit, Schwindel, Desorientiertheit, Seh- und Sprachstörungen. In schweren Fällen können Krämpfe und komatöse Zustände auftreten. Relative Kontraindikationen für die Lidocainanwendung sind das Sinusknoten-Syndrom sowie AV-Blockierungen II. und III. Grades; bradykarden Komplikationen sollte hier durch eine elektrische Reizsonde vorgebeugt werden.

Die Applikation von Lidocain erfolgt parenteral. Auch die Verabreichung großer Mengen per os hat zu keiner zuverlässigen Resorption geführt. Die intravenöse Therapie beginnt in der Regel mit einer Bolusinjektion von 50–100 mg (bis 200 mg), die gefolgt wird von einer kontrollierten Dauerinfusion von 2–4 mg/min. Zur (prophylaktischen) intramuskulären Anwendung sollten 300 mg gegeben werden (Injektion in den Musculus deltoideus). Es ist davon auszugehen, daß mit dieser Dosis für 45–60 min ein wirksamer Plasmaspiegel (>1,4 µg/ml) erreicht wird. Der Wirkungseintritt von Lidocain ist bei i.v. Applikation sofort, nach i.m. Gabe nach 5–15 min zu erwarten. Die Wirkdauer wird bei intravenöser Anwendung mit 15–20 min, nach intramuskulärer Gabe mit 1–2 h angegeben (vgl. Kap. 7D).

Da der Abbau von Lidocain vorwiegend in der Leber erfolgt, ist bei Patienten mit schweren Leberfunktionsstörungen bzw. verminderter Leberdurchblutung (Herzinsuffizienz, akuter Myokardinfarkt) eine Dosisreduzierung geboten. In diesem Zusammenhang können Serumkonzentrationsbestimmungen von Lidocain hilfreich sein. Von FOLLATH et al. (1980) wird aufgrund von Untersuchungen im akuten Stadium des Myokardinfarkts folgender Indikationskatalog zur Serumspiegelbestimmung vorgeschlagen (FOLLATH et al. 1980). Bei:

- verminderter Lidocain-Clearance (Herzinsuffizienz, Hypotonie, Hepatopathie),
- Bolusinjektion und Injektionsgeschwindigkeiten von 3–4 mg/min,
- Infusionsdauer von Lidocain über 24 h.

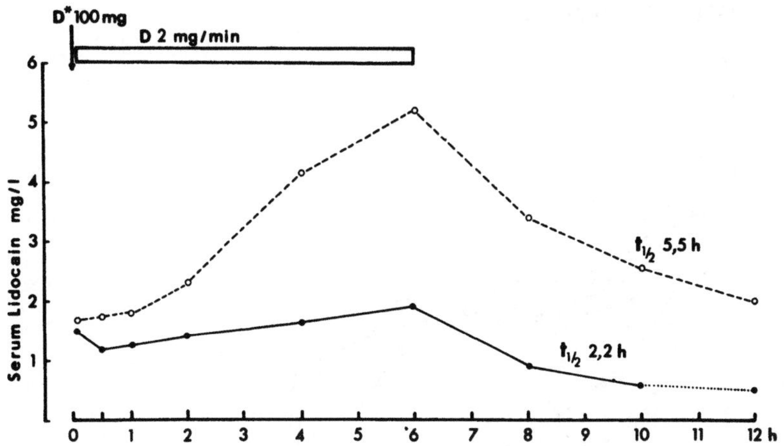

Abb. 6. Lidocain-Serumkonzentration und Eliminationshalbwertszeit ($t^1/_2$) bei Herzinsuffizienz (---) und bei normaler Herzfunktion (—) (FOLLATH et al. 1980)

Der Einfluß einer verminderten kardialen Funktion auf die Lidocainserumkonzentration und Eliminationshalbwertszeit ist in Abb. 6 wiedergegeben.

Neuere Untersuchungen zeigen, daß die Lidocain-Clearance unter Dauerinfusion bei gleichzeitiger Propranololgabe vermindert ist (OCHS et al. 1980). Übersicht zu Lidocain bei SCOTT u. JULIAN 1971. (Lidocain bei Herzinfarkt s.S. 910.)

II. Neuere Antiarrhythmika

1. Aprindin

Klinische Beobachtungen sprechen dafür, daß Aprindin (Amidonal) bei Herzrhythmusstörungen, die sich gegenüber den bisher verwendeten Pharmaka refraktär verhalten, wirksam sein kann. Diese substanzspezifischen Eigenschaften beziehen sich sowohl auf die Therapie supraventrikulärer wie ventrikulärer Arrhythmien, insbesondere auch im Rahmen von Präexzitations-Syndromen.

An myokardialen Einzelzellen und Purkinje-Fasern bestehen die Wirkungen von Aprindin in einer Abnahme der maximalen Depolarisationsgeschwindigkeit sowie in einer Zunahme des Verhältnisses von effektiver Refraktärperiode zur Aktionspotentialdauer.

Die spontane diastolische Depolarisation von Purkinje-Fasern bei erniedrigter extrazellulärer Kaliumkonzentration nimmt unter dem Einfluß von Aprindin ab (CARMELIET u. VERDONCK 1974). Ursächlich werden diese antiarrhythmischen Effekte auf lokalanästhetische Eigenschaften der Substanz bezogen. Dementsprechend konnte durch Aprindin eine Abnahme der Erregungsleitungsgeschwindigkeit als Ausdruck einer herabgesetzten Natriumleitfähigkeit nachgewiesen werden. Andererseits spricht die chemische Struktur des Stoffes (N-[3-Diäthylamino-Propyl(-N-Phenyl-2-Indananin)]) gegen eine lokalanästhetische Wirkung.

Die bisher vorliegenden Untersuchungen lassen eine umfassende Beurteilung der Wirkungscharakteristik von Aprindin noch nicht zu. In jüngerer Zeit wurde

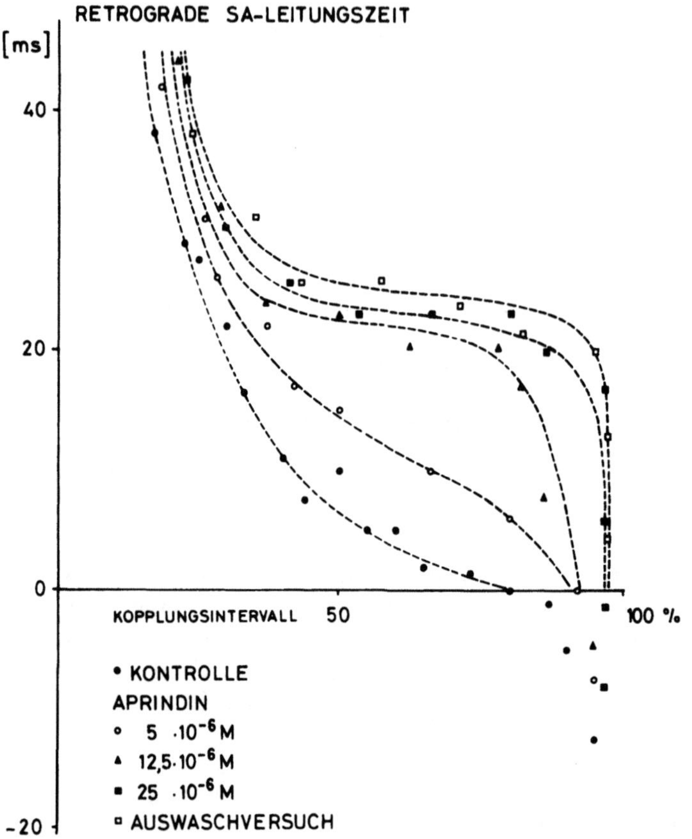

Abb. 7. Messung der sinuatrialen Leitungszeit am spontanschlagenden Vorhofpräparat des Kaninchenherzens. Die sinuatriale Leitungszeit ist definiert als die Differenz zwischen maximaler Anstiegsgeschwindigkeit provozierter Zusatzerregungen im Atrium und Schrittmacherareal. Unter Einfluß von Aprindin zeigt sich eine konzentrationsabhängige Verlängerung der sinuatrialen Leitungszeit als Ausdruck eines negativ dromotropen Effektes im sinuatrialen Überleitungsgewebe (Naumann d'Alnoncourt et al. 1976)

am spontan schlagenden Vorhofpräparat untersucht, inwieweit Aprindin die elektrophysiologischen Parameter der Reizbildung und Erregungsleitung beeinflußt: Aktionspotential, maximale Depolarisationsgeschwindigkeit, Spontanfrequenz, effektive Refraktärperiode und sinuatriale Leitungszeit (Naumann d'Alnoncourt et al. 1976). Die (retrograde) sinuatriale Leitungszeit wurde dabei gemessen als Differenz zwischen den Punkten maximaler Depolarisationsgeschwindigkeit im Atrium (Crista terminalis) und Schrittmacherareal. Diese Meßgröße zeigt bei kurzen Kopplungsintervallen eine besonders steile Charakteristik (Abb. 7). Unter Aprindineinfluß in einem Konzentrationsbereich zwischen 5 und 25×10^{-6} M findet sich eine konzentrationsabhängige Verlängerung der retrograden sinuatrialen Leitungszeit. Dieser Befund läßt auf einen negativ dromotropen Effekt von Aprindin im sinuatrialen Überleitungsgewebe schließen (Naumann d'Alnoncourt et al. 1976).

Die maximale Anstiegsgeschwindigkeit als Ausdruck der Erregungsleitungsgeschwindigkeit wird bei atrialer Zusatzerregung mit gleichem Kopplungsintervall durch Aprindin dosisabhängig vermindert.

Aprindin zeigt insgesamt eine negativ chronotrope Wirkung am Pacemaker-Areal und einen negativ dromotropen Effekt auf die sinuatriale Überleitung. Aktionspotentialdauer und Refraktärzeit der perinodalen Fasern werden durch Aprindin konzentrationsabhängig verlängert, während an atrialen Fasern eine Aktionspotentialverkürzung und relative Zunahme der Refraktärzeit deutlich werden.

Trotz zahlreicher Behandlungserfolge mit Aprindin wird wegen der mehrfach berichteten schweren, z.T. tödlich verlaufenen Nebenwirkungen von der Arzneimittelkommission der deutschen Ärzteschaft nurmehr eine eingeschränkte Anwendung von Aprindin (Amidonal) empfohlen (1977). Neben weniger gewichtigen unerwünschten Nebenwirkungen wie Tremor, Doppelsehen und Leberschädigung war es verschiedentlich zu Blutbildschädigungen vom Typ der Agranulozytose gekommen. Den Empfehlungen zufolge sollte Amidonal nur noch bei bestimmten Fällen von Herzrhythmusstörungen (ventrikuläre Extrasystolien und Tachykardien sowie solche supraventrikuläre Extrasystolien, die mit Tachykardien einhergehen) bei Beachtung strenger Sicherheitsauflagen vom Arzt verordnet werden. Vor und während der Behandlung mit Amidonal sind regelmäßig Blutbildkontrollen durchzuführen. Die Behandlung verbietet sich bei Patienten mit bereits bekannten Schäden des weißen Blutbildes. Schließlich sollte der Patient selbst auf Frühzeichen von Schäden des weißen Blutbildes achten (Fieber, Zahnfleisch- oder Mundschleimhautentzündungen, Halsschmerzen oder Mandelentzündungen, grippeartige Symptome) und ggf. den behandelnden Arzt informieren. An 1150 mit Aprindin behandelten Patienten beobachtete ZIPES in 7 Fällen eine Agranulozytose (ZIPES et al. 1981).

Aufgrund dieser einschränkenden Empfehlungen sollte Aprindin nur noch in den Fällen von Tachyarrhythmien eingesetzt werden, die sich gegenüber den üblichen antiarrhythmischen Maßnahmen therapieresistent verhalten (vgl. Tabelle 28).

Tabelle 28. Aprindin (Amidonal)

Anwendung	oral, i.v.
Therapeutischer Bereich	1–2 µg/ml
Clearance	2,55 ml/min/kg
Halbwertszeit	$t\,{}^1/_2\,\alpha$ 1,65 h $t\,{}^1/_2\,\beta$ 30,2 h
Elimination	hepatisch (renal 1%)
Unveränderte Ausscheidung (Urin)	<1%
Dosierung	50–100 mg/24 h p.o. 20 mg i.v., <300 mg/24 h i.v.
Nebenwirkungen (extrakardial)	ZNS-Störungen, Tremor Agranulozytose, Leberschädigung

Die *Indikation* für Aprindin stellen somit vorzugsweise anderweitig therapieresistente supraventrikuläre und ventrikuläre Extrasystolen und Tachykardien sowie Patienten mit WPW-Syndrom und Tachyarrhythmien dar. Wegen seiner langen Halbwertszeit und der guten Bioverfügbarkeit ist Aprindin besonders für die Langzeittherapie geeignet.

Kontraindiziert ist Aprindin bei Patienten mit hämatopoetischen Erkrankungen oder Überempfindlichkeit gegenüber Lokalanästhetika. Zurückhaltung ist geboten bei Patienten mit Sinusknoten-Syndrom, vorbestehenden atrioventrikulären und intraventrikulären Leitungsstörungen sowie Patienten mit QT-Syndrom (s. oben).

Neuere Untersuchungen mit der Methode der programmierten Stimulation bei Patienten mit Reentry-Tachykardien haben gezeigt, daß auch das Aprindinderivat Moxaprindin ausgeprägte antiarrhythmische Eigenschaften besitzt (WALEFFE et al. 1980a).

Übersicht über Aprindin s. SEIPEL et al. (1976).

2. Disopyramid

Disopyramid wurde 1977 in der Bundesrepublik Deutschland als Norpace und Rythmodul in den Handel gebracht (1981: Handelspräparat Diso-Duriles). Das Monopharmakon ist mit keinem der bisher bekannten Antiarrhythmika chemisch verwandt (4-Diisopropyl-Amino-2-Phenyl-2-(2-Pyridyl)-Butyramid-Monosphosphat). Die Substanz wird zu über 50% über die Nieren und zu 15% über den Darm ausgeschieden. Etwa 90% der oral verabreichten Dosis werden resorbiert. Die maximale Serumkonzentration wird in 30–180 min nach oraler Applikation erreicht und bleibt ca. 5 h konstant (Tabelle 29). Der Wirkungsmechanismus ist bislang nicht in allen Einzelheiten geklärt.

Die elektrophysiologischen Wirkungen von Disopyramid bestehen an der myokardialen Einzelfaser in einer signifikanten Zunahme der Aktionspotentialdauer als Hinweis auf eine Refraktärzeitverlängerung und Abnahme der maximalen Anstiegsgeschwindigkeit des Aktionspotentials als Ausdruck einer ver-

Tabelle 29. Disopyramid (Rythmodul, Norpace, Diso-Duriles)

Anwendung	oral, (i.v.)
Therapeutischer Bereich	3–8 µg/ml
Clearance	3,43 ml/min/kg
Halbwertszeit	$t\,^1/_2\,\alpha$ 2 min, $t\,^1/_2\,\beta$ 4,5 h
Elimination	renal (50–60%), hepatisch
Unveränderte Ausscheidung (Urin)	52%
Dosierung	150–300 mg/6 h (1–2 mg/kg langsam i.v.)
Nebenwirkungen (extrakardial)	Miktionsstörungen, Mundtrockenheit, Sehstörungen, Obstipation, Übelkeit, Agranulozytose, negative Inotropie

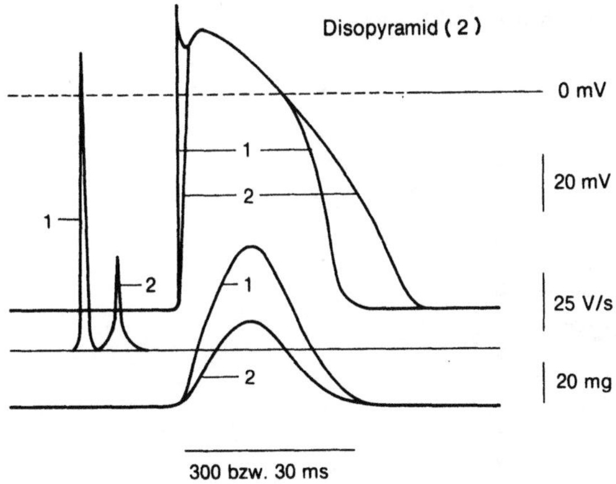

Abb. 8. Übereinander projizierte Originalregistrierungen von Aktionspotentialen (*oberer Strahl*), maximaler Anstiegsgeschwindigkeit des Aktionspotentials (dV/dt_{max}) (*mittlerer Strahl*) und Kontraktionskraft (*unterer Strahl*) bei einem isolierten Katzenpapillarmuskel vor (*1* = Kontrolle) und in Anwesenheit von 10^{-4} M Disopyramid (*2* = nach 21 min). Zeiteichung 300 ms für oberen und unteren Strahl, 30 ms für mittleren Strahl. (Nach SCHOLZ 1976)

minderten Erregungsleitungsgeschwindigkeit. Die Amplitude des Aktionspotentials und das Ruhemembranpotential bleiben unverändert. Die diastolische Repolarisation (Phase 4) wird verzögert (Abb. 8). – Tierexperimentelle Untersuchungen von NAYLER (1976) sprechen für einen calciumantagonistischen Effekt, der in Zusammenhang mit einer kardiodepressiven Wirkung gesehen wird.

Bei Patienten mit normaler Sinusknotenfunktion bewirkt Disopyramid keine wesentliche Änderung von Herzfrequenz, sinuatrialer Leitungszeit und Sinusknotenerholungszeit. Bei Vorliegen eines Sinusknoten-Syndroms wird eine Verlängerung der Sinusknotenerholungszeit beobachtet. Von SEIPEL et al. (1975) wurden unter Disopyramid eine signifikante Verlängerung der Leitung im His-Purkinje-System sowie eine Zunahme der effektiven und funktionellen Refraktärzeit im AV-Knoten beobachtet. Fernerhin wurde über eine Verlängerung der effektiven Refraktärperiode im Vorhof und in akzessorischen Leitungsbahnen berichtet. In klinischen Untersuchungen wurde eine Beseitigung oder deutliche Verminderung von Vorhofflimmern bei 10 von 23 Patienten (44%) beobachtet. Ein mäßiger oder fehlender Erfolg zeigte sich bei 13 Patienten (56%). Die Beseitigung oder deutliche Besserung bei ventrikulären Extrasystolen wird in 6 von 16 Fällen angegeben (38%) (BREITHARDT et al. 1976).

Indikation: Disopyramid kommt in der medikamentösen Differentialtherapie als Alternative zu Chinidin in Frage, insbesondere dann, wenn letzteres wegen Nebenwirkungen kontraindiziert ist. Die günstige antiarrhythmische Wirkung von Disopyramid im Vergleich zu anderen Antiarrhythmika geht aus Abb. 9 hervor, die sich auf die Zykluslänge (als Parameter der Frequenz) von spontanen und stimulationsinduzierten Kammertachykardien bezieht. Demnach führt Disopyramid bei dem untersuchten Patientenkollektiv zu der ausgeprägtesten Fre-

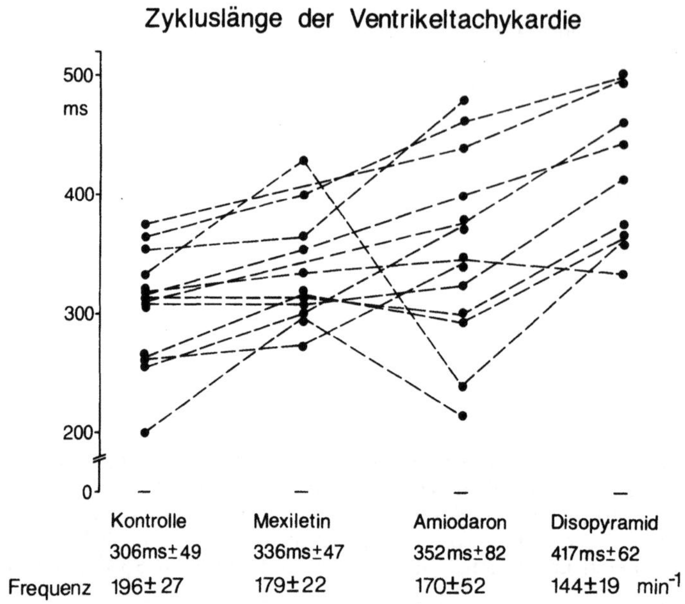

Abb. 9. Mittlere Zykluslänge (RR-Intervall) und entsprechende mittlere Kammerfrequenz spontaner oder stimulationsinduzierter Ventrikeltachykardien unter Kontrollbedingungen sowie unter Einfluß verschiedener Antiarrhythmika. Die Wirkung von Mexiletin wurde bei 11 Patienten, die von Amiodaron bei 13 Patienten geprüft. Es wurde jeweils der Mittelwert von 5–10 verschiedenen Zyklen während einer stabilen Kammertachykardie berücksichtigt (STEINBECK et al. 1981 d)

quenzsenkung (144/min) gegenüber der Kontrolle (196/min) entsprechend einer Zykluslänge von 417 bzw. 306 ms (STEINBECK et al. 1981 c).

Als reversible dosisabhängige (Tagesdosis 400–600 mg per os) Nebenwirkungen werden Mundtrockenheit, verschwommenes Sehen, Miktionsstörungen, Nausea und Kopfschmerzen genannt. Diese Nebenwirkungen sind auf die anticholinergische Wirkung der Substanz zurückzuführen. Disopyramid wirkt negativ inotrop; diese Wirkung soll die negative Inotropie anderer Antiarrhythmika übertreffen und kann in manchen Fällen zu einer kardialen Dekompensation mit akuter Rechts- und Linksherzinsuffizienz führen (PODRID et al. 1980 a). Auch auf eine Kumulation bei Niereninsuffizienz ist zu achten. Neuerdings sind toxische Wirkungen auf die ventrikuläre Erregbarkeit, speziell bei einer Kombination von Disopyramid mit Chinidin oder Aprindin bekanntgeworden (ROSENBERG et al. 1979).

Im Unterschied zu Chinidin führt Disopyramid offenbar nicht zu einer Erhöhung des Serum-Digoxin-Spiegels bei gleichzeitiger Digoxinbehandlung.

3. Mexiletin

Mexiletin ist ein im November 1979 in Deutschland als Mexitil in den Handel gebrachtes Antiarrhythmikum. Die Substanz (1-Methyl-2-(2,6 Xylyloxy)-Äthylamin-Hydrochlorid) weist eine gewisse strukturelle Ähnlichkeit zum Lidocain

Tabelle 30. Mexiletin (Mexitil)

Anwendung	oral, i.v.
Therapeutischer Bereich (Plasmaspiegel)	0,5–2 µg/ml
Clearance	≃5 ml/min/kg
Halbwertszeit	11,5 h
Elimination	hepatisch (renal <10%)
Unveränderte Ausscheidung (Urin)	3–15%
Dosierung	
Sättigung	600 mg
Erhaltung	500–1 000 mg/24 h
Nebenwirkungen (extrakardial)	ZNS-Symptomatik, Tremor, Doppelsehen, Verwirrungszustände, Krämpfe

auf. Beide Pharmaka besitzen annähernd die gleiche lokalanästhetische Wirkung.

Tierexperimentell führt Mexiletin zu einer Abnahme der maximalen Anstiegsgeschwindigkeit des Aktionspotentials als Ausdruck einer verminderten Erregungsleitungsgeschwindigkeit, ohne das Ruhemembranpotential zu beeinflussen. Die ventrikuläre Aktionspotentialdauer wird verkürzt (Haap u. Antoni 1978). Die Dauer des monophasischen Aktionspotentials der frühen ventrikulären Extrasystolen wird verlängert.

Am Patienten bewirkt die Substanz auch bei vorbestehender Leitungsstörung keine Änderung der Leitungszeit proximal des His-Bündels, während es distal der His-Brücke unter Einfluß von Mexiletin, insbesondere bei vorgeschädigtem Leitungssystem, zu Leitungsverzögerungen und faszikulären Blockbildern kommen kann (z.B. Rechtsschenkelblock und linksanteriorer Hemiblock). Die Sinusknotenerholungszeit wird in einzelnen Fällen (auch beim Sinusknoten-Syndrom) durch Mexiletin verlängert. Gleichwohl scheint die Substanz keine eindeutig gerichteten Wirkungen auf Sinusfrequenz und Vorhofrefraktärzeit zu entfalten. Trotz der speziellen Beeinflussung verschiedener Strukturen des Reizbildungs- und Erregungsleitungsgewebes dürfte Mexiletin ganz vorwiegend auf den Bereich distal des His-Bündels wirken.

Die klinischen Erfahrungen sprechen dafür, daß Mexiletin sowohl in intravenöser wie oraler Applikationsform besonders bei ventrikulären Tachykardien wirksam ist (Talbot et al. 1973). Dies gilt auch für Fälle, die sich gegenüber Lidocain therapieresistent verhalten (Campbell et al. 1973).

Die therapeutischen Plasmaspiegel der Substanz liegen zwischen 0,5 und 2 µg/ml. Toxische Wirkungen gehen mit Plasmakonzentrationen von über 3,0 µg/ml einher. Die Serumhalbwertszeiten sind mit etwa 10 h beim Gesunden und mit ca. 19 h bei Herzkranken anzusetzen (Talbot et al. 1973) (vgl. Tabelle 30).

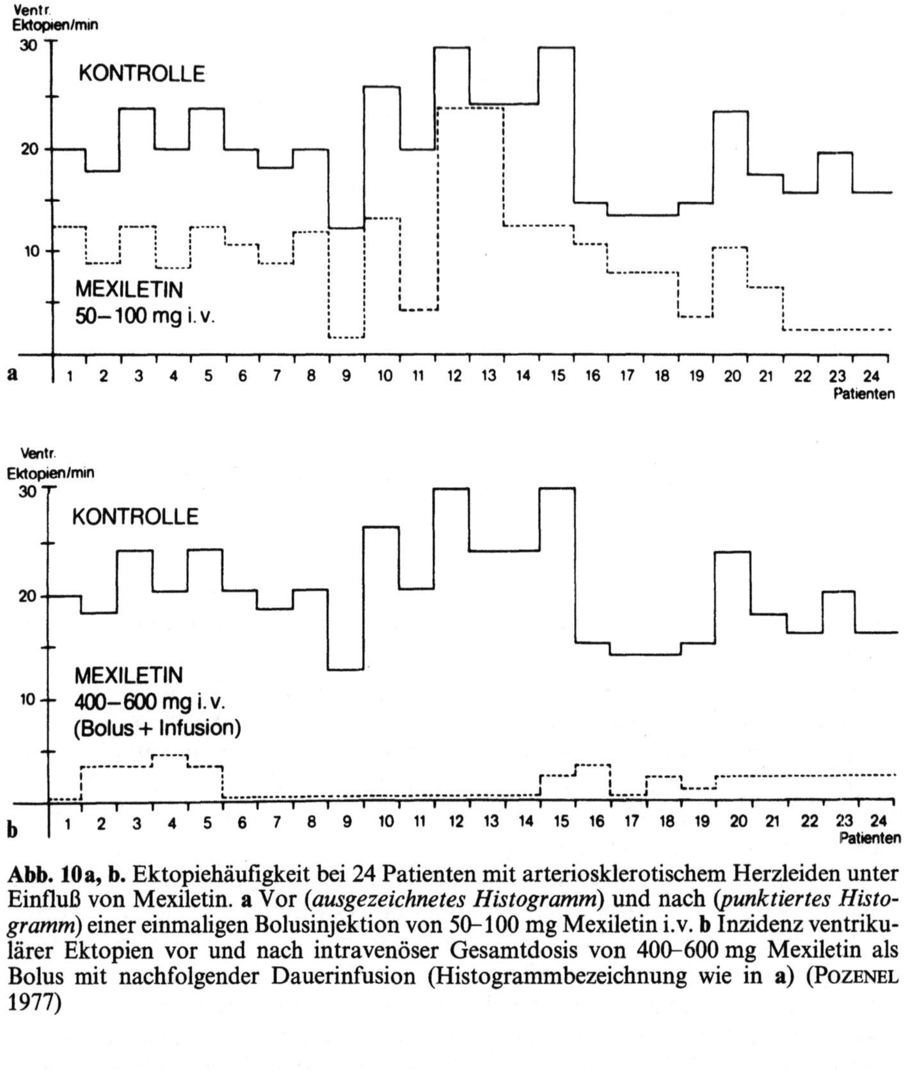

Abb. 10a, b. Ektopiehäufigkeit bei 24 Patienten mit arteriosklerotischem Herzleiden unter Einfluß von Mexiletin. **a** Vor (*ausgezeichnetes Histogramm*) und nach (*punktiertes Histogramm*) einer einmaligen Bolusinjektion von 50–100 mg Mexiletin i.v. **b** Inzidenz ventrikulärer Ektopien vor und nach intravenöser Gesamtdosis von 400–600 mg Mexiletin als Bolus mit nachfolgender Dauerinfusion (Histogrammbezeichnung wie in **a**) (POZENEL 1977)

Als Dosisempfehlung für die orale Medikation wird als Erhaltungsdosis eine Mexiletingabe von 2 bis 3 × 200 mg täglich vorgeschlagen. Am ersten Tag der Therapie empfiehlt sich wegen des großen Verteilungsraums von Mexiletin (ca. 500 l) (PRESCOTT et al. 1977) eine höhere Dosierung: 4 bis 5 × 200 mg. Für die intravenöse Applikation werden folgende Empfehlungen gegeben: initiale Bolusinjektion von 150–200 mg über 2–5 min; Sättigungsinfusion 250 mg über 30 min, 250 mg über $2^1/_2$ h, 500 mg über 8 h. Erhaltungsdosis der Infusion: 500–1000 mg über 24 h (PRESCOTT 1977). Die Vorteile einer Bolusinjektion mit nachfolgender Dauerinfusion gegenüber einer einmaligen Injektion eines Bolus sind in Abb. 10 dargestellt (POZENEL 1977). Gravierende negativ inotrope Wirkungen bestehen in diesem Dosisbereich offenbar nicht.

Die *Indikation* für Mexiletin ist somit gegeben bei ventrikulären Rhythmusstörungen, die ihren Ausgang distal des His-Bündels nehmen, d.h. alle Kammer-

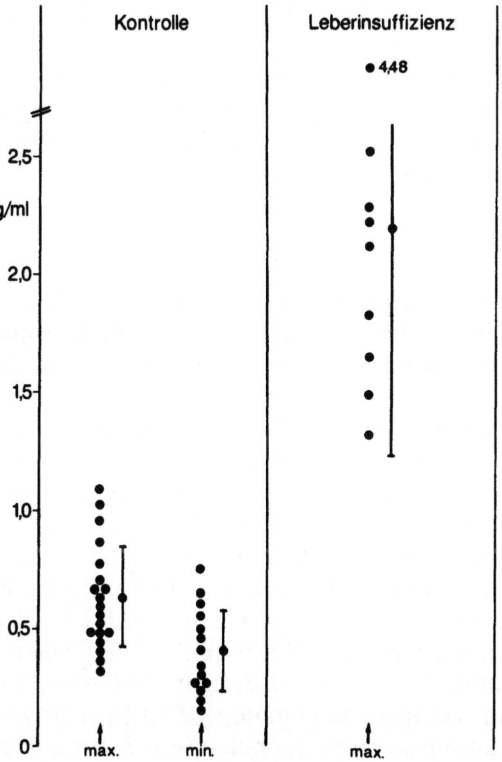

Abb. 11. Mexiletinserumspiegel bei einer täglichen Dosis von 600 mg. Gegenübergestellt sind maximale bzw. minimale Serumspiegel im Tagesprofil von Patienten der Kontrollgruppe (n = 24) und Patienten mit Leberinsuffizienz (n = 9). Die Gruppe mit gestörter Leberfunktion zeigt signifikant höhere Werte (p < 0,01) (NITSCH et al. 1982)

arrhythmien, insbesondere ventrikuläre Extrasystolen und Tachykardien. Dabei ist Mexiletin eher für die Langzeittherapie als für die akute Behandlung geeignet. Mexiletin stellt in der Wirkungscharakteristik in vieler Hinsicht eine therapeutische Alternative zu Lidocain dar, besitzt diesem gegenüber jedoch den Vorteil der oralen Applikationsmöglichkeit.

In einer Studie an 84 Patienten konnte MERX (1981) zeigen, daß durch Mexiletin ventrikuläre Extrasystolen bei akutem Myokardinfarkt wirksam unterdrückt werden und bedrohliche ventrikuläre Tachyarrhythmien unter einer effektiven Mexiletinkonzentration (0,5–2 µg/ml) seltener auftreten (s. auch Kap. 7D, S. 911).

Im Zusammenhang mit einer (prophylaktischen) Mexiletinlangzeittherapie kann die Serumkonzentrationsbestimmung der Substanz nützlich sein: In einer neueren Studie wurden die Mexiletinserumspiegel bei 56 Patienten mit ventrikulären Arrhythmien bei einer täglichen Dosis zwischen 600 mg und 1 000 mg Mexiletin untersucht. Es ergab sich eine deutliche Abhängigkeit der Serumspiegel von der Tagesdosis und dem Dosisintervall. Schwere Nebenwirkungen bei 3 Patienten zeigten eine Abhängigkeit von Dosis und Serumspiegel.

Eine Nieren- (n = 14) bzw. Herzinsuffizienz (n = 8) wirkte sich nicht auf die Serumspiegel aus. Signifikante Unterschiede der Mexiletinserumspiegel im Vergleich zur Kontrollgruppe ergaben sich bei Patienten mit Leberinsuffizienz (n = 9) (vgl. Abb. 11, s. auch Abb. 29). Bei diesen Patienten ist eine Dosisanpassung wegen der Möglichkeit kardialer und extrakardialer Nebenwirkungen angebracht (NITSCH et al. 1982).

Als Nebenwirkungen können Bradykardie, Hypotension, Übelkeit, Schwindel, Benommenheit und Sehstörungen auftreten, d.h. zentralnervöse Störungen, wie sie auch anderen Antiarrhythmika vom lokalanästhetischen Typ eigen sind.

Übersicht über Mexiletin s. LÜDERITZ (1982).

4. Propafenon

Propafenon ist ein neueres Antiarrhythmikum, das 1978 als Rytmonorm hierzulande in den Handel kam. Chemisch zeigt die Substanz (2′-(2-Hydroxy-3-Propyl-Amino-Propoxy)-3-Phenylpropiophenon-Hydrochlorid) keine Verwandtschaft zu anderen Antiarrhythmika.

In tierexperimentellen Untersuchungen an Purkinje-Fäden und am Ventrikelmyokard des Kaninchenherzens wurde eine konzentrationsabhängige Reduktion der maximalen Anstiegsgeschwindigkeit des Aktionspotentials gefunden. Auch das sog. „Overshoot-Potential" zeigt eine konzentrationsabhängige Abnahme unter Propafenoneinfluß. Die Effekte treten am Purkinje-System wesentlich ausgeprägter als am Ventrikelmyokard in Erscheinung. Diese Ergebnisse lassen eine antiarrhythmische Wirkung in Fällen erwarten, in denen eine Verlangsamung der Erregungsleitung angestrebt wird (BOLTE et al. 1976). Die Substanz scheint gleichsinnig auf Vorhöfe, Kammern und Erregungsleitungssystem im Sinne einer Frequenzerniedrigung ektoper und nomotoper Schrittmacherzentren zu wirken. In diesem Sinn ist auch eine propafenoninduzierte Sinusknotendepression zu sehen. Die atrioventrikuläre sowie die intraventrikuläre Erregungsleitung werden verzögert.

Die bisherigen klinischen Untersuchungen lassen erkennen, daß besonders ventrikuläre Extrasystolen erfolgreich mit Propafenon behandelt werden können (Abb. 12). Positive Therapieresultate wurden auch an einem Patientenkollektiv erzielt, das zuvor mit konventionellen Antiarrhythmika erfolglos behandelt worden war (ALDOR u. HEEGER 1976).

Weiterhin läßt sich Propafenon bei paroxysmalen Tachykardien wirksam einsetzen. Beim Präexzitations-Syndrom kann die Substanz heute als Mittel der Wahl gelten. Hier scheint insbesondere die retrograde Leitung im Rahmen einer Reentry-Tachykardie bei Wolff-Parkinson-White-Syndrom verzögert zu werden. Auch für Propafenon gilt, daß vorwiegend der Bypass, der bereits vorgeschädigt ist, beeinflußt wird.

In einer jüngst veröffentlichten Studie (MANZ et al. 1981 d) wurden 24 Patienten mit paroxysmalen supraventrikulären Reentry-Tachykardien (14 davon mit WPW-Syndrom) mittels programmierter Stimulation nach intravenöser und oraler Propafenongabe untersucht. Die Substanz führte zu einer Verlängerung der Refraktärperiode des AV-Knotens und der akzessorischen Leitungsbahn. Die Frequenz der Reentry-Tachykardie nahm nach Propafenon-Gabe ab. Die Wirkung der intravenösen Medikation auf die Induzierbarkeit kreisender Erregungen entsprach dem Ergebnis nach oraler Applikation bei den meisten Patienten. In einigen Fällen war das orale Therapieergebnis günstiger als es aufgrund der akuten Testung mit Propafenon (i.v.) zu erwarten war (vgl. Abb. 13). Damit

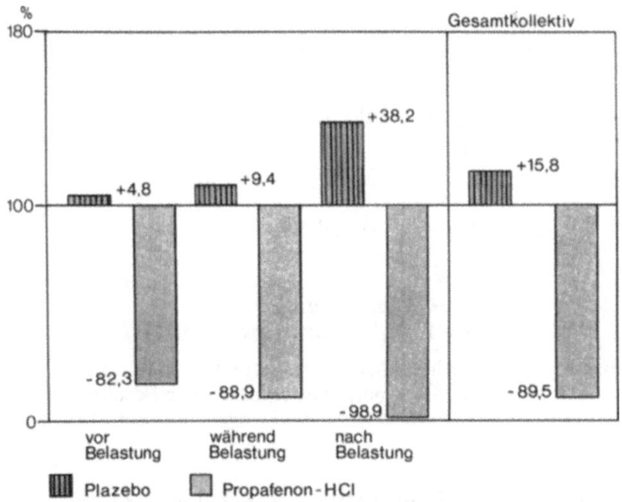

Abb. 12. Veränderung der Extrasystolenhäufigkeit (VES 15 min^{-1}) unter Placebo- und Propafenongabe bei 18 Patienten unter Zusammenfassung zweier Therapieperioden sowie beim Gesamtkollektiv im Vergleich zu den Vor- und den Zwischenperiodenwerten, ebenfalls zusammengefaßt (=100%) (WIESER et al. 1979)

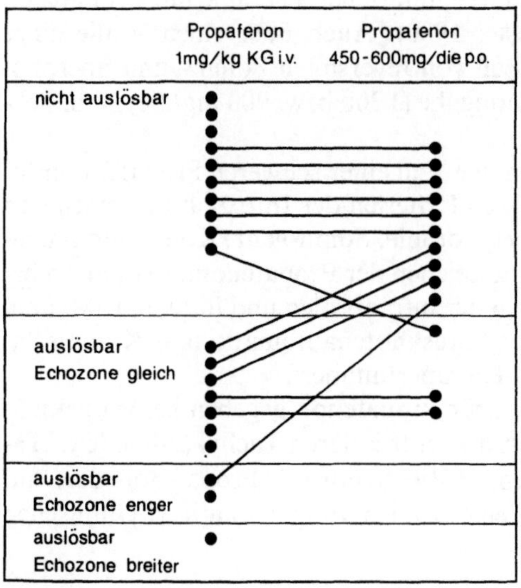

Abb. 13. Induzierbarkeit supraventrikulärer Reentry-Tachykardien durch programmierte Stimulation nach intravenöser und oraler Applikation von Propafenon (vgl. Text) (MANZ et al. 1981d)

ergibt sich, daß die Wirkung in der akuten Propafenonaustestung die Effektivität der oralen Langzeittherapie in der Mehrzahl der Fälle vorauszusagen vermag.

Bei oraler Applikation liegt der Wirkungseintritt der Substanz zwischen 1 und 2 h; die Wirkungsdauer wird mit 4–24 h angegeben. Als wirksame und verträgliche Initialdosis werden 2 bis 3 × 300 mg Propafenon täglich per os vorgeschlagen (Tabelle 31).

Tabelle 31. Propafenon (Rytmonorm)

Anwendung	oral, i.v.
Therapeutischer Bereich	0,2–1 µg/ml
Clearance	?
Halbwertszeit	3,6 h
Elimination	hepatisch (renal 1%)
Unveränderte Ausscheidung (Urin)	1%
Dosierung	450–900 mg/24 h p.o. 0,5–1 mg/kg Körpergewicht i.v.
Nebenwirkungen (extrakardial)	Orthostatische Dysregulation, Tremor, Kopfschmerz, gastrointestinale Beschwerden

Bei Überdosierung mit Propafenon kann es zu Kammerflimmern und Asystolie kommen. Bei normaler Dosierung sind Nebenwirkungen relativ selten. Als wichtiger Parameter toxischer Wirkungen muß eine QRS-Verbreiterung angesehen werden. An extrakardialen Nebenwirkungen kommt es gelegentlich zu orthostatischer Dysregulation, Mundtrockenheit, Parästhesien, Kopfschmerzen, Schwindelzuständen, Tremor und Übelkeit. Kürzlich wurde eine cholestatische Hepatitis in zwei Fällen nach antiarrhythmischer Therapie mit Propafenon beobachtet (SCHUFF-WERNER u. KAISER 1980). Auch über einen – allerdings nur unvollständig dokumentierten – Fall von reversiblen Potenz- und Spermiogenesestörungen unter oraler Propafenongabe (1200 bzw. 900 mg/die) ist berichtet worden (KÖRST et al. 1980).

SIEBENLIST et al. (1982) beschrieben den Fall einer schweren Propafenonintoxikation (Plasmaspiegel 3 737 ng/ml). Als Kriterien der Intoxikation zeigen sich klinisch: klonisch-tonische Krämpfe, Hypotonie, Somnolenz, Koma und Atemstillstand; die elektrokardiographischen Zeichen der Propafenonintoxikation bestehen in AV-Blockierungen, Störungen der intraatrialen und intraventrikulären Erregungsausbreitung, Depression der Sinusknotenautomatie und Kammertachykardien bzw. Kammerflattern und Kammerflimmern.

Zusammenfassend ist die *Indikation* für Propafenon gegeben bei ventrikulären Extrasystolen und Tachykardien, supraventrikulären Tachykardien bzw. Tachyarrhythmien und symptomatischem WPW-Syndrom. Propafenon darf auf Grund der bisherigen Erfahrungen als eine Bereicherung der antiarrhythmischen Langzeittherapie angesehen werden.

5. Lorcainid

Lorcainid (N-4-Chlorophenyl)-N-[1-(1-Methyläthyl)-4-Piperidenyl]-Benzenazetamid Monohydrochlorid) ist ein neues Antiarrhythmikum vom lokalanästhetischen Typ. In klinisch-experimentellen Studien erwies sich Lorcainid als wirksam in der Behandlung von ventrikulären Rhythmusstörungen. Die Erfahrungen hinsichtlich supraventrikulärer Rhythmusstörungen sind uneinheitlich und begrenzt. Vorhofflimmern läßt sich durch Lorcainid nicht wirksam beeinflussen

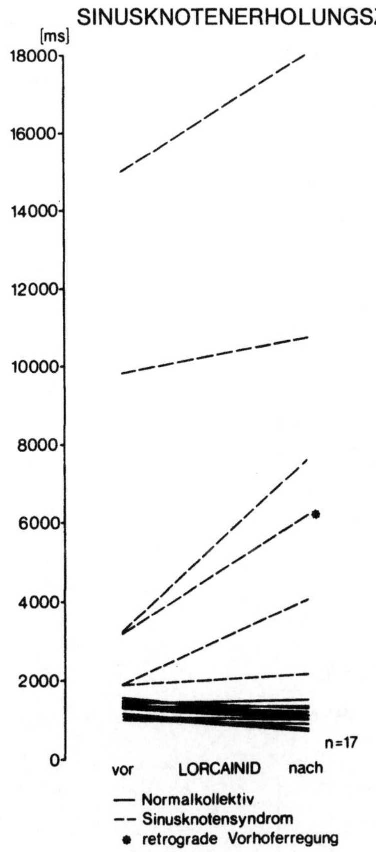

Abb. 14. Wirkung von Lorcainid (2 mg/kg Körpergewicht) auf die maximale Sinusknotenerholungszeit. Während beim Normalkollektiv keine signifikante Veränderung beobachtet wird, führt Lorcainid beim Sinusknoten-Syndrom zu einer deutlichen Verlängerung der maximalen Sinusknotenerholungszeit (MANZ et al. 1979)

(COCCO u. STROZZI 1978; KASPER et al. 1979). Die klinische Einführung dieses neuen Antiarrhythmikums erfolgte 1981 (Handelsname: Remivox).

Mit intrakardialen Ableitungen wird am Patienten unter Lorcainideinfluß eine Zunahme der spontanen Sinusfrequenz bei weitgehender Konstanz von Sinusknotenerholungszeit und sinuatrialer Leitungszeit beobachtet. Beim Sinusknoten-Syndrom führt Lorcainid allerdings zu einer Verlängerung der maximalen Sinusknotenerholungszeit (Abb. 14). Funktionelle und effektive Refraktärzeit des rechten Vorhofs zeigen keine Änderungen unter Lorcainid. Die Erregungsleitung im AV-Knoten wird praktisch nicht beeinflußt. Die H-Q-, QRS- und QT-Dauer – gemessen bei identischen Stimulationsfrequenzen – nehmen unter Lorcainideinfluß signifikant zu (Abb. 15). Damit wird deutlich, daß Lorcainid überwiegend eine Leitungsverzögerung am spezifischen ventrikulären Erregungsleitungssystem bewirkt. Beim Sinusknoten-Syndrom kann es zu einer ausgeprägten Depression der Sinusknotengeneratorfunktion kommen (s. oben) (MANZ et al. 1981 b, c; MEINERTZ et al. 1978).

Beim Präexzitations-Syndrom führt Lorcainid zu einer Leitungsverzögerung der akzessorischen Bahn und kann bei Reentry-Tachykardien therapeutisch wirksam sein. Die Wirkung ist jedoch im Vergleich zu Ajmalin geringer ausgeprägt (MANZ et al. 1981 c).

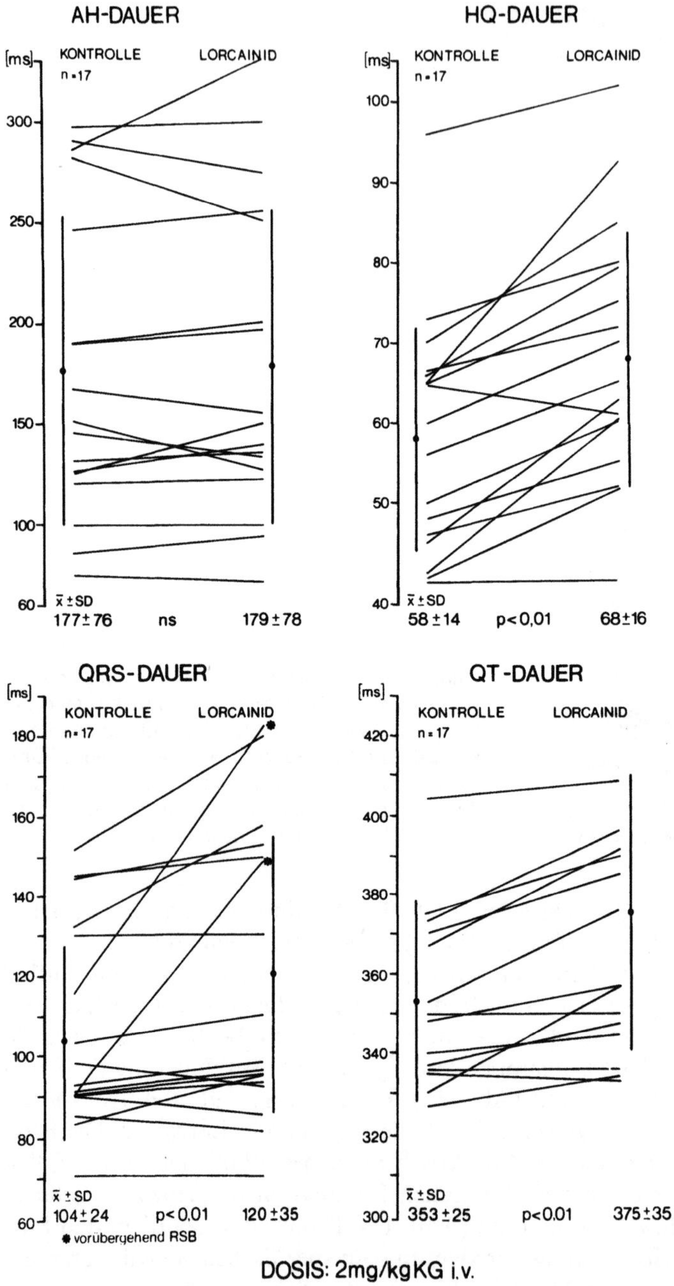

Abb. 15. Wirkung von Lorcainid auf die intrakardialen Leitungszeiten, bestimmt bei denselben Stimulationsfrequenzen. Im Bereich des AV-Knotens ist keine Änderung unter der Substanz nachweisbar, während es distal des His-Bündels zu einer deutlichen Verzögerung der Erregungsleitung kommt (*RSB* Rechtsschenkelblock) (MANZ et al. 1981 b)

Tabelle 32. Lorcainid (Remivox)

Anwendung	oral, i.v.
Therapeutischer Bereich (Plasmaspiegel)	100–400 ng/ml
Halbwertszeit	$t\,^{1}/_{2}\,\alpha$ 20 min, $t^{1}/_{2}\,\beta$ 7,8 h
Elimination	renal (hepatisch)
Dosierung	100–200 mg/die i.v. 2 bis 3 × 100 mg/die p.o.
Nebenwirkungen (extrakardial)	Tremor, Übelkeit, Erbrechen, Alpträume

Die *Indikation* für Lorcainid (Remivox) kann also bei ventrikulären (evtl. auch supraventrikulären) Extrasystolen und Tachykardien gegeben sein, fernerhin bei Reentry-Tachykardien im Rahmen eines WPW-Syndroms. Der Wirkungseintritt ist 5–10 min nach i.v. Gabe und 30–60 min nach oraler Applikation zu erwarten. Zur Pharmakokinetik s. Tabelle 32.

Unter den Nebenwirkungen erscheinen bei i.v.-Gabe (dosisabhängig) Schwindel, Parästhesien und Übelkeit erwähnenswert. Nach oraler Gabe ist das Auftreten von Alpträumen nicht selten. Die kardiodepressiven Eigenschaften scheinen gering ausgeprägt zu sein.

Aufgrund der bisherigen Erfahrungen kann Lorcainid in besonderen Fällen (anderweitige Therapieresistenz) eine Alternative zu den bekannten Antiarrhythmika sein.

Übersicht zu Lorcainid s. LÜDERITZ (1981 b) und JÄHNCHEN et al. (1981).

6. Amiodaron

Amiodaron [(2-n-Butyl-3-(3,5-Di-Jod-4-Beta-Diäthylaminoäthoxybezoyl)-Bezofuran-Hydrochlorid] (Cordarex, Cordarone, Trancorone) ist ein Antiarrhythmikum der Klasse III nach VAUGHAN WILLIAMS, das im europäischen Ausland bereits seit Jahren handelsüblich ist. Entsprechend umfangreich ist das einschlägige Schrifttum. In der Bundesrepublik Deutschland wurde die Substanz jedoch erst 1982 in der oralen Applikationsform (Handelsname Cordarex) eingeführt.

Die Substanz, die seit Jahren als Koronartherapeutikum bei der Angina pectoris als nicht kompetitiver Alpha- und Beta-Rezeptorenhemmer eingesetzt wird, zeigte sich als Antiarrhythmikum bei folgenden *Indikationen* effektiv: Vorhofflimmern und Vorhofflattern, paroxysmale supraventrikuläre Tachykardien (einschließlich Präexzitations-Syndrome) sowie ventrikuläre Extrasystolie und Kammertachykardie.

Die Herzfrequenz nimmt unter Amiodaron ab. Die effektive Refraktärzeit akzessorischer Bahnen wird durch Amiodaron verlängert, wobei dieser Effekt auf die antegrade Leitung ausgeprägter ist als auf die retrograde Leitung.

Tabelle 33. Amiodaron (Cordarex, Cordarone, Trancorone)

Anwendung	oral (i.v.)
Therapeutischer Bereich (Plasmaspiegel)	(?)
Halbwertszeit	2–4 Wochen
Wirkungsdauer	30–45 d
Elimination	(?)
Dosierung	
Sättigung	600–1 000 mg/die p.o.
Dauertherapie	200–600 mg/die p.o. (5 mg/kg langsam i.v. < 450 mg)
Nebenwirkungen (extrakardial)	Kornea-Ablagerungen, Photosensibilität, Schilddrüsen-Stoffwechselstörungen, Lungenfibrose

In der Kombination mit anderen Antiarrhythmika (z.B. Mexiletin) kann Amiodaron auch bei malignen Kammertachykardien wirksam sein (WALEFFE et al. 1980b).

Die volle Wirksamkeit von Amiodaron setzt verzögert ein (nach 4–14 Tagen) mit deutlicher Tendenz zur Kumulation und einer Wirkungsdauer von bis zu 45 Tagen nach Absetzen der Therapie als Ausdruck einer eingeschränkten Steuerbarkeit der Substanz. Die therapeutische Breite wird als relativ groß, die kardiodepressive Wirkung als gering bezeichnet.

Die Dosierung liegt bei (hierzulande nicht handelsüblicher) intravenöser Anwendung bei 5 mg/kg bis zu einer Dosis von 450 mg (langsam zu injizieren; cave Hypotonie). Die orale Sättigungsdosis (in den ersten zwei Wochen) beträgt 3 bis 5 × 200 mg, die mittlere Erhaltungsdosis liegt bei 200 (bis 600) mg täglich (Tabelle 33).

Amiodaron ist kontraindiziert bei Sinusknoten-Syndrom wegen seiner sympathikolytischen Eigenschaften; fernerhin bei AV-Block II. und III. Grades. Besondere Vorsicht ist bei Patienten mit vorbestehenden Schilddrüsenstörungen geboten.

Die (nicht seltenen) Nebenwirkungen bestehen in: Kornea-Ablagerungen (bis zu 90% der behandelten Patienten), Hyperthyreose (evtl. nur die Laborparameter betreffend), Hypothyreose und Photosensibilität der Haut. – Die klinischen Hyperthyreosezeichen können unter Amiodarontherapie sehr atypisch sein. So kann z.B. die Tachykardie fehlen, was vermutlich dem partiell betablokkierenden Effekt des Medikamentes zuzuschreiben ist (STÄUBLI u. STUDER 1981). – Ferner wurde ein Anstieg von Transaminasen und Digoxinspiegel sowie eine Verstärkung der Marcumarwirkung bei gleichzeitiger Amiodarontherapie beobachtet. – Zur Interaktion von Amiodaron und Digoxin s. Abb. 16 (MOYSEY et al. 1981).

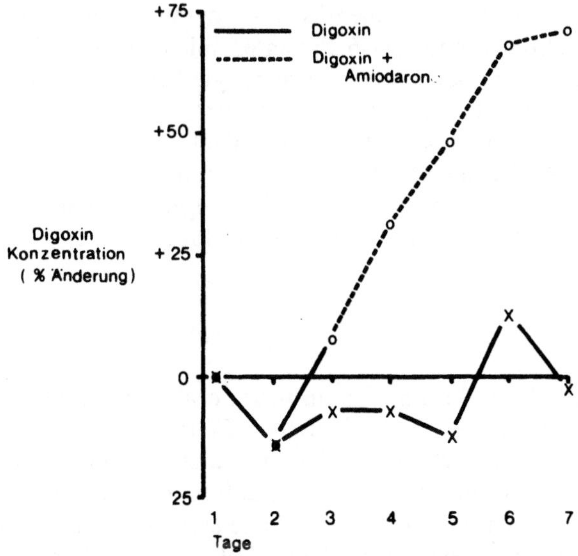

Abb. 16. Mittlere prozentuale Änderung der täglichen Plasmadigoxinkonzentration bei 7 Patienten mit Digoxintherapie (×) und zusätzlicher Amiodaronbehandlung nach 3 Tagen (o) (Moysey et al. 1981)

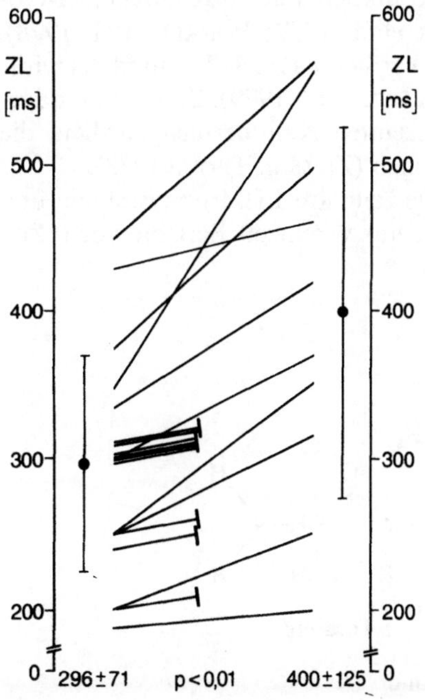

Abb. 17. Wirkung einer Amiodaronbehandlung von mindestens 14 Tagen mit 600–1 000 mg per os täglich auf die mittlere Zykluslänge der Kammertachykardie bei 19 Patienten. Bei insgesamt 7 Patienten wurde nicht die alleinige Wirkung von Amiodaron, sondern nur die Kombination mit einer anderen Substanz getestet; als dazugehöriger „Kontrollwert" wurde die Zykluslänge der Tachykardie unter dem Medikament gewählt, mit dem Amiodaron dann auch in Kombination getestet wurde. – Vor Amiodaron beträgt das mittlere RR-Intervall der Kammertachykardie 296 ms ± 71, unter Amiodaron bei den 10 Patienten mit noch induzierbarer Tachykardie 400 ms ± 125. Bei 9 Patienten ist eine Provokation der Rhythmusstörung nicht mehr möglich (⊣). (Steinbeck et al. 1982)

Im Rahmen der Kontrolle einer medikamentösen Arrhythmiebehandlung durch programmierte Stimulation konnte bei 6 Patienten mit ungenügendem Ansprechen auf Mexilitin durch Amiodaron eine ausgeprägte Frequenzerniedrigung der Tachykardie erreicht werden (Steinbeck et al. 1981a; vgl. Lüderitz 1981b) (s.S. 871). Von einigen Autoren wird die Wirksamkeit von Amiodaron so hoch eingeschätzt, daß eine Arrhythmie heute nicht mehr als therapierefraktär bezeichnet werden kann, sofern sie nicht auf ihr Ansprechen gegenüber Amiodaron geprüft worden ist (Abb. 17) (vgl. auch Steinbeck et al. 1982).

7. Tocainid

Tocainid, ein Amin-Analogon des Lidocains, ist ein neues oral und parenteral anwendbares Antiarrhythmikum, das in oraler Form im Februar 1982 in der Bundesrepublik in den Handel kam (Xylotocan). Die Substanz (2-Amino-2′,6′-Propionoxilidid HCl) besitzt im Gegensatz zu Lidocain aufgrund seiner primären Aminstruktur eine niedrige hepatische Clearance, hohe systemische Bioverfügbarkeit sowie eine lange Halbwertszeit. Diese pharmakokinetischen Charakteristika bestimmen seine orale Wirksamkeit (Woosley u. Shand 1978) (vgl. Abb. 18).

Erste Ergebnisse klinischer Studien belegen die Wirksamkeit von Tocainid bei der Therapie ventrikulärer Arrhythmien. Der therapeutische Plasmaspiegel liegt zwischen 3 und 10 µg/ml und wird durch Gaben von 400–600 mg (alle 8 h) erreicht (Tabelle 34). Verschiedene Autoren berichteten über die signifikante Abnahme ventrikulärer Extrasystolen bei unterschiedlichen kardialen Grunderkrankungen, einschließlich koronarer Herzkrankheit und abgelaufenem Myokardinfarkt (Anderson et al. 1978; Engler et al. 1979; Winkle et al. 1978). Auch in einzelnen Fällen von Reentry-Tachykardien hat sich Tocainid als wirksam erwiesen (parenterale Applikation) (Waleffe et al. 1979). Zipes et al. dagegen berichten über 5 Patienten mit rezidivierenden Kammertachykardien, die auf eine orale Tocainidtherapie nicht ansprachen (Zipes u. Troup 1978).

Über die Wirkungen der Substanz auf die zelluläre Elektrophysiologie und auf experimentelle Arrhythmien liegen bisher nur vereinzelt Berichte vor (Col-

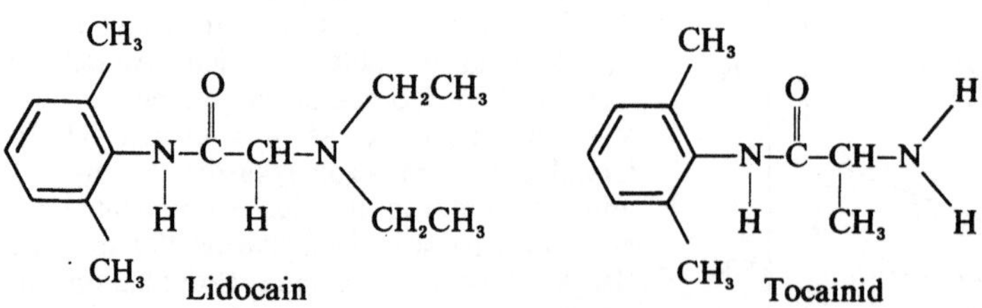

Abb. 18. Strukturformeln von Lidocain und Tocainid

Tabelle 34. Tocainid (Xylotocan)

Anwendung	oral (i.v.)
Therapeutischer Bereich (Plasmaspiegel)	3–10 μg/ml
Halbwertszeit	ca. 13 h
Elimination	renal (hepatisch)
Dosierung	3–4 × 400 mg/die p.o. (0,5 mg/kg/min i.v. über 15 min)
Nebenwirkungen (extrakardial)	ZNS-Störungen Tremor, Benommenheit, Halluzinationen Übelkeit Agranulozytose, LE

TART et al. 1974; MOORE et al. 1978). COLTART et al. untersuchten die Wirkungen von Tocainid auf ischämisch bedingte Arrhythmien beim Hund (Verschluß einer Koronararterie, Ameroidkonstriktur). Der Wirkstoff supprimierte ventrikuläre Arrhythmien vollständig bei Plasmaspiegeln von 15–30 μg/ml, gleichzeitig kam es jedoch auch zu einer Zunahme des linksventrikulären enddiastolischen Druckes und zur Abnahme der maximalen Druckanstiegsgeschwindigkeit.

Tocainid supprimierte ouabaininduzierte ventrikuläre Rhythmusstörungen beim Hund bei Plasmakonzentrationen zwischen 12 und 23 μg/ml. Ventrikuläre Ektopien, 24 h nach 2-Stufenligatur des R. descendens anterior der linken Koronararterie, wurden bei Plasmakonzentrationen zwischen 24 und 68 μg/ml vollständig unterdrückt (MOORE et al. 1978).

In-vitro-Untersuchungen (extrazelluläre Kaliumkonzentration 2,7 mM) an Purkinje-Fasern ergaben eine Abnahme der Aktionspotentialdauer bei einer Konzentration von 10 μg/ml Tocainid, sowie eine Verkürzung der Refraktärperiode, eine Verschiebung der „membrane responsiveness curve" nach negativen Membranpotentialen und eine Zunahme der Reizschwelle bei 20 μg/ml. Diese Ergebnisse weisen darauf hin, daß Tocainid die Fortleitungsgeschwindigkeit von Extrasystolen herabsetzt und durch Umwandlung unidirektionaler Blockierungen in bidirektionale Blöcke Reentry-Mechanismen beeinflussen kann (MOORE et al. 1978).

In eigenen Untersuchungen mit der Mikroglaselektrodentechnik wurde der Einfluß von Tocainid auf die durch Epinephrin (0,2 μg/ml) gesteigerte Automatie der Purkinje-Faser in vitro untersucht. Bei einer Konzentration von 5 und 10 μg/ml Tocainid resultiert eine Verlängerung der Periodendauer zwischen 10,6% und 34,9% bzw. 26,3% und 108,7% (Abb. 19). Repetitive Reizbildung im Ventrikelmyokard wurde durch Erzeugung eines Potentialgradienten am Papillarmuskel induziert und die Aktionspotentiale wurden mit Mikroglaselektroden abgeleitet. Der Muskel befand sich in 2 durch eine Gummimembran getrenn-

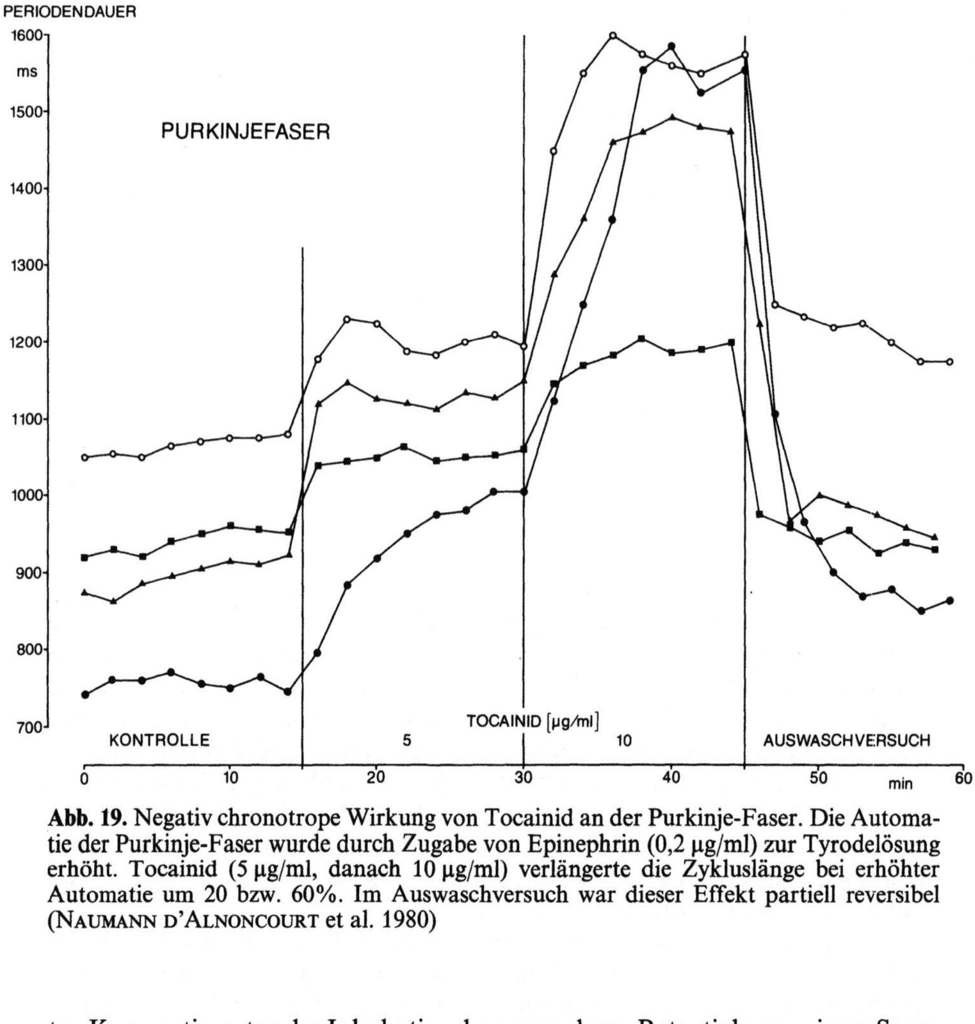

Abb. 19. Negativ chronotrope Wirkung von Tocainid an der Purkinje-Faser. Die Automatie der Purkinje-Faser wurde durch Zugabe von Epinephrin (0,2 µg/ml) zur Tyrodelösung erhöht. Tocainid (5 µg/ml, danach 10 µg/ml) verlängerte die Zykluslänge bei erhöhter Automatie um 20 bzw. 60%. Im Auswaschversuch war dieser Effekt partiell reversibel (NAUMANN D'ALNONCOURT et al. 1980)

ten Kompartimenten der Inkubationskammer, deren Potentiale von einem Spannungsgenerator kontrolliert werden. Bei Überschreiten eines Schwellenpotentialgradienten kommt es zu repetitiver Reizbildung im Myokard. Der Schwellenwert nahm unter der Eigenwirkung von 100 µg/ml Tocainid von −285 mV auf −335 mV zu. Diese Ergebnisse zeigen, daß sich Tocainid – zumindest tierexperimentell – besonders zur Suppression von Arrhythmien eignet, die auf einer gesteigerten Automatie im Purkinje-Fasersystem beruhen (NAUMANN D'ALNONCOURT et al. 1980; NAUMANN D'ALNONCOURT u. LÜDERITZ 1981).

Klinisch wurde in einer Doppelblindstudie die Wirkung von Tocainid bei 12 Patienten mit ventrikulären Arrhythmien untersucht. Die tägliche Dosis lag zwischen 400 und 600 mg alle 8 h. Im gesamten Patientenkollektiv nahm die ventrikuläre Extrasystoliehäufigkeit, analysiert mit Hilfe eines ambulanten 24stündigen Langzeit-EKGs durchschnittlich um 70% ab (Abb. 20). Bei 4 von 9 Patienten konnte der Schweregrad der ventrikulären Extrasystolie, bezogen auf die Klassifizierung nach Lown, um mindestens eine Funktionsklasse gebes-

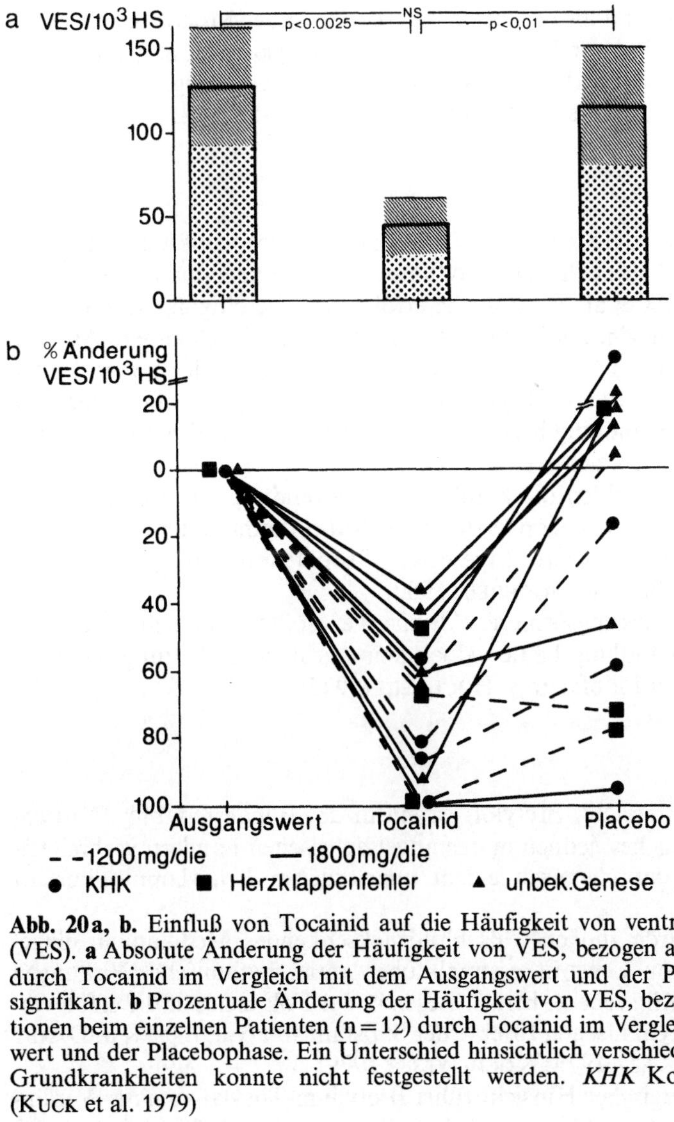

Abb. 20 a, b. Einfluß von Tocainid auf die Häufigkeit von ventrikulären Extrasystolen (VES). **a** Absolute Änderung der Häufigkeit von VES, bezogen auf 1000 Herzaktionen, durch Tocainid im Vergleich mit dem Ausgangswert und der Placebophase; *NS* nicht signifikant. **b** Prozentuale Änderung der Häufigkeit von VES, bezogen auf 1000 Herzaktionen beim einzelnen Patienten (n = 12) durch Tocainid im Vergleich mit dem Ausgangswert und der Placebophase. Ein Unterschied hinsichtlich verschiedener Dosierungen und Grundkrankheiten konnte nicht festgestellt werden. *KHK* Koronare Herzkrankheit (KUCK et al. 1979)

sert werden. Eine Korrelation zwischen der antiarrhythmischen Wirksamkeit und dem Tocainidplasmaspiegel, der zwischen 4,1 und 9,9 μg/ml schwankte, konnte nicht festgestellt werden. Vier Patienten hatten Nebenwirkungen in Form von zentralnervösen Störungen, die aber nicht zum Absetzen der Tocainidtherapie führten (KUCK et al. 1979; HANRATH et al. 1981). An Nebenwirkungen wurde neben Tremor und Schwindelzuständen auch über einen Fall von tocainidinduziertem Lupus erythematodes berichtet. – Kürzlich ist auch die Akzeleration von Kammertachykardien (Kammerflimmern) bei zwei Patienten nach Tocainidmedikation beschrieben worden (ENGLER u. LE WINTER 1981).

Indikation: Tocainid kann als wirksame Alternative in der Mono- oder Kombinationstherapie ventrikulärer Extrasystolen und Tachykardien angesehen werden. Weitere klinische Erfahrungen erscheinen jedoch notwendig.

Übersichten zu Tocainid s. HARRISON (1981), LÜDERITZ (1981 b).

8. Lidoflazin

Lidoflazin (Clinium) ist ein seit Jahren als Koronartherapeutikum handelsübliches Medikament, dem auch antiarrhythmische Wirkungen zukommen. 1969 beschrieben MIYAHARA et al. erstmals die erfolgreiche Beseitigung von Vorhofflimmern durch Lidoflazin. Diese Befunde konnten auch durch andere Autoren bestätigt werden (RIECKER 1974). – Auf der anderen Seite wurde auch mehrfach über bedrohliche ventrikuläre Rhythmusstörungen und plötzliche Todesfälle während Lidoflazinbehandlung berichtet, die auch eigenen Erfahrungen entsprechen (KENNELLY 1977; FAZEKAS u. KISS 1977).

Einige Autoren empfehlen die kombinierte Anwendung von Lidoflazin gemeinsam mit Propafenon zur Konversion von Vorhofflimmern und Vorhofflattern in Sinusrhythmus. Mittlere Tagesdosis: Propafenon 600 mg, Lidoflazin 180 mg über 8 Tage (BECK u. HOCHREIN 1980).

Angesichts nebenwirkungsärmerer Alternativen sollte Lidoflazin in der antiarrhythmischen Behandlung heute jedoch keine größere Bedeutung mehr zukommen. Übersicht zu Lidoflazin s. HOCHREIN (1975).

9. Bretylium-Tosylat

Bretylium-Tosylat (Bretylate, Bretylol) ist ein in der Bundesrepublik Deutschland nicht handelsübliches, jedoch in den angelsächsischen Ländern verbreitetes Antiarrhythmikum, das chemisch einem quarternären Benzylammoniumsalz entspricht (Abb. 21).

Die Substanz wurde zunächst als blutdrucksenkendes Medikament eingeführt. 1965 wurde von LEVEQUE erstmals über antiarrhythmische Wirkungen am Hund berichtet. Klinische Arbeiten wiesen in der Folgezeit auf die erfolgversprechenden antiarrhythmischen Effekte der Substanz hin (vgl. BRYAN u. DARBY 1979; HEINRICH u. EFFERT 1973; KOCH-WESER 1979).

In elektrophysiologischer Hinsicht führt Bretylium-Tosylat zu einer Verlängerung der Aktionspotentialdauer und der effektiven Refraktärzeit (Klasse III nach VAUGHAN WILLIAMS). Die Flimmerschwelle des Herzens wird erhöht.

Klinisch kann die *Indikation* für Bretylium-Tosylat gegeben sein bei malignen ventrikulären Arrhythmien, vorzugsweise Kammertachykardien und Kammer-

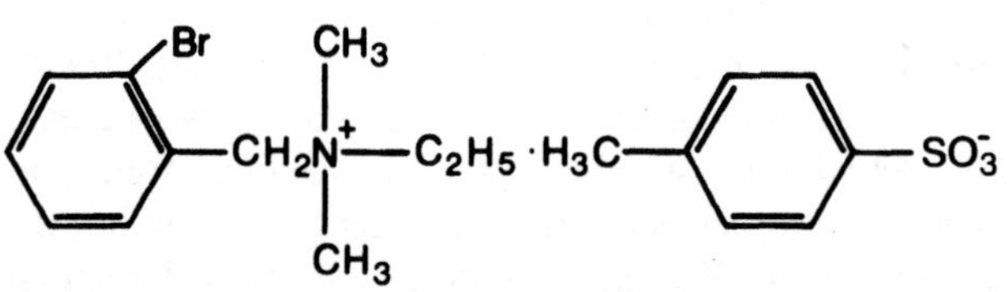

Abb. 21. Strukturformel von Bretylium-Tosylat

flimmern; auch solche Arrhythmien kommen in Frage, die sich gegenüber Lidocain bzw. Defibrillation als refraktär erweisen.

Die Dosierung von Bretylium-Tosylat liegt bei 5–10 mg/kg Körpergewicht i.v. oder i.m., ggf. als Kurzinfusion. Bei Dauertherapie 1–2 mg/min i.v. Auch eine Tablettenform ist verfügbar, jedoch nicht handelsüblich.

Die Nebenwirkungen von Bretylium-Tosylat sind nicht unerheblich. Die Substanz führt zu einer Noradrenalinfreisetzung, die bei 10–30% der Patienten zu Blutdruckanstieg, Frequenzbeschleunigung und Zunahme der ventrikulären Extrasystolie führen kann. Diese Erfahrungen entsprechen auch eigene Beobachtungen. Neben den antiarrhythmischen Eigenschaften soll Bretylium-Tosylat positiv inotrop wirken. – Bei einer Vielzahl von Patienten (50–75%) kommt es zu einer adrenergen Blockade, die einen Blutdruckabfall zur Folge hat.

Bretylium-Tosylat kommt aufgrund der ernsten Nebenwirkungen und der verfügbaren antiarrhythmischen Alternativen wohl nur bei anderweitig therapieresistenten malignen Arrhythmien vorzugsweise als Monotherapie in Frage (Koch-Weser 1979).

10. Flecainid

Flecainid (R-818) [2,5-bis(2,2,2-Trifluoroethoxy)-N-(2-Piperidylmethyl)Benzamideazetat] (vgl. Abb. 22) ist eine neue lokalanästhetische Substanz, die nach den ersten klinischen Erfahrungen günstige antiarrhythmische Wirkungen in der Behandlung von chronischen ventrikulären Arrhythmien bei nur geringfügigen hämodynamischen Nebenwirkungen entfaltet (Bender et al. 1979). Das Medikament (Handelsname: Tambocor) wurde Ende 1982 in der Bundesrepublik Deutschland in den Handel gebracht.

Tierexperimentelle Untersuchungen zeigen, daß ventrikuläre Dysrhythmien bei ausgedehnten transmuralen Infarkten durch Gabe von Flecainid um 80–90% reduziert, in Einzelfällen sogar vollständig beseitigt werden. Die deutliche Verminderung der ventrikulären Ektopien betrifft insbesondere auch ventrikuläre Salven und R- auf T-Phänomene. Die positiven antiarrhythmischen und antifibrillatorischen Wirkungen von Flecainid sind jedoch nur bei den Arrhythmien des Nekrosestadiums nachweisbar, während die frühen Arrhythmien, speziell Kammerflimmern in den ersten Minuten der akuten Ischämie nicht verhindert werden. Die Änderungen der Hämodynamik und Kontraktilität unter Flecainid sind auch am Infarktherzen nicht schwerwiegend (Gülker et al. 1981).

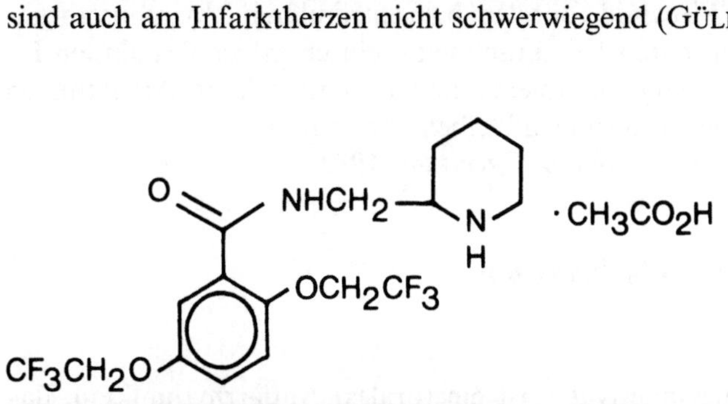

Abb. 22. Strukturformel von Flecainidacetat

Tabelle 35. Flecainid (Tambocor)

Anwendung	oral, i.v.
Therapeutischer Bereich (Plasmaspiegel)	245–980 ng/ml (im Mittel 631 ng/ml)
Halbwertszeit	12 h (i.v.), 14–20 h (p.o.)
Elimination	hepatisch (renal)
Dosierung	1 mg/kg (i.v.), 2 × 200 mg/d p.o.
Nebenwirkungen (extrakardial)	Doppelsehen, Schwindel, Kopfschmerz, Toleranzminderung gegenüber Alkohol

Klinisch ließ sich die Wirksamkeit von Flecainid bei ventrikulären Tachyarrhythmien in kontrollierten Studien nachweisen (ANDERSON et al. 1981; DUFF et al. 1981). – Die günstige Pharmakokinetik legte eine zweimalige Tageseinzelgabe nahe (200–600 mg Flecainidacetat/die per os). Die wirksame Therapie war von einer Verlängerung der PR-, QRS- und QT_c-Intervalle begleitet. Die Plasmahalbwertszeit lag im Mittel bei 20,3 h, der effektive Plasmaspiegel der Substanz bei 631 ng/ml im Mittel. Der Wirkungseintritt ist nach oraler Therapie in 2–3 h zu erwarten (vgl. Tabelle 35).

Als Nebenwirkung trat in der genannten Studie lediglich bei einigen Patienten Doppelsehen auf (DUFF et al. 1981).

Für die intravenöse Anwendung wird eine Initialdosis von 1 mg/kg empfohlen. Die Gesamtdosis von 2 mg/kg sollte nicht überschritten werden. Auch eine anschließende Dauerinfusion kann vorteilhaft sein: 0,05 mg/kg/min für 20–60 min oder 0,025 mg/kg/min für 2–3 h. – Flecainid ist negativ inotrop (s. oben).

Das Medikament sollte nicht gegeben werden bei Herzinsuffizienz und Hypotonie, fernerhin beim Sinusknoten-Syndrom und vorbestehenden intrakardialen Leitungsstörungen.

Die Elimination erfolgt renal und hepatisch. Über Arzneimittelinteraktionen mit Flecainid ist bislang noch keine gültige Aussage möglich.

Indikationsmäßig kommt Flecainid vor allem bei ventrikulären Rhythmusstörungen im Rahmen einer koronaren Herzkrankheit – einschließlich des akuten Infarkts – sowie bei anderweitig therapieresistenten ventrikulären Arrhythmien in Frage. Weitere klinische Erfahrungen bleiben abzuwarten.

Übersicht zu Flecainid s. BENDER u. CRONHEIM 1982.

III. Antiarrhythmische Prüfsubstanzen

1. Ethmozin

Ethmozin – ein Phenothiazinderivat – ist ein (orales) Antiarrhythmikum, das in der UdSSR entwickelt wurde (Formel s. Abb. 23) und nach ersten Berichten

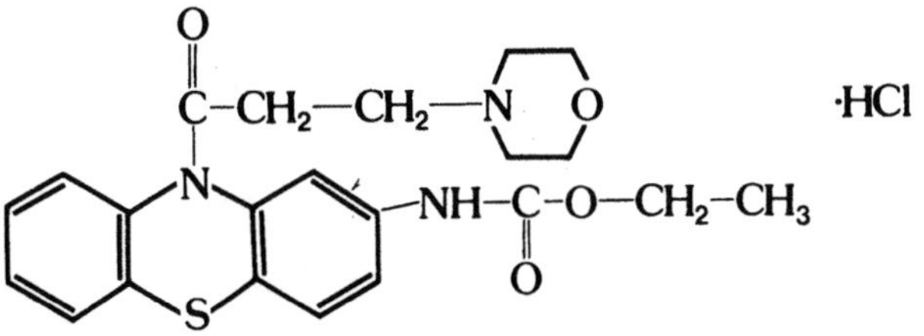

Abb. 23. Strukturformel von Ethmozin

Tabelle 36. Wirkung verschiedener Antiarrhythmika auf die Suppression repetitiver Reizbildung (s. Text) (NAUMANN D'ALNONCOURT u. LÜDERITZ 1980)

Suppression repetitiver Reizbildung	Tocainid	Lidocain	Mexiletin	Verapamil	Ethmozin
Purkinje-Faser		–		+	
Ventrikelmyokard	–	–	–	+	+

ein gut tolerables, relativ wirksames Medikament zur Suppression ventrikulärer Extrasystolen zu sein scheint (PODRID et al. 1980b).

Tierexperimentell führt Ethmozin ebenso wie Verapamil zu einer Suppression abnormer Reizbildung im Ventrikelmyokard. Darin unterscheidet sich die Substanz von anderen Antiarrhythmika, die vorwiegend distal des His-Bündels wirksam sind. Die antiarrhythmischen Effekte von Tocainid, Lidocain und Mexiletin beruhen auf einer Abnahme der Erregungsausbreitung in das depolarisierte Myokard (Tabelle 36) (NAUMANN D'ALNONCOURT u. LÜDERITZ 1980).

Aufgrund der bisherigen Erfahrungen könnte sich die Substanz speziell für die Langzeittherapie eignen. Die Nebenwirkungen (Nausea) werden als gering angegeben (MORGANROTH et al. 1979).

2. Org 6001

Org 6001 ist ein Aminosteroid mit elektrophysiologischen antiarrhythmischen Eigenschaften der Gruppe I nach VAUGHAN WILLIAMS. Die Substanz hat keine endokrin wirksamen Effekte. Wirkungen auf das Zentralnervensystem und das adrenerge Nervensystem sind nicht bekannt. Von therapeutischer Bedeutung dürfte Org 6001 bei ventrikulärer Extrasystolie nur bei sonst therapierefraktären Fällen sein, wobei die günstige Wirkung im Einzelfall erst nachzuweisen ist (KLEIN G et al. 1980).

3. Thioridazin

Thioridazin (Melleril) hat, wie auch andere Phenothiazine, tierexperimentell nachweisbare antiarrhythmische und klinisch objektivierbare arrhythmogene Wirkungen. Diese Effekte sind – auf Thioridazin bezogen – dosisabhängig und lassen bei Patienten, die höhere Dosierungen der Substanz erhalten, eine engmaschige Kontrolle notwendig erscheinen (YOON et al. 1979).

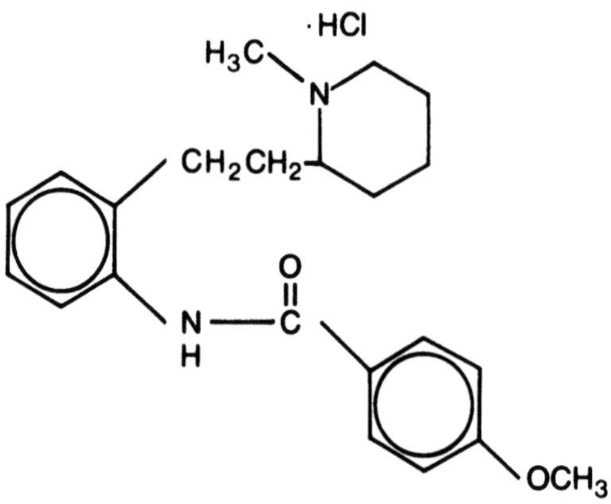

Abb. 24. Strukturformel von Encainid

4. Encainid

Encainid ist ein neues Benzanilide-Derivat: 4-Metoxy-2′-[2-(1-Methyl-2-Piperidyl)Äthyl]Benzanilidehydrochlorid (Strukturformel s. Abb. 24). Die Substanz besitzt tierexperimentell nachgewiesene leitungsverzögernde Wirkungen auf das His-Purkinje-System ohne signifikante Beeinflussung der Erregungsleitung und der Refraktärzeit in anderen Teilen des spezifischen Leitungssystems (SAMI et al. 1979). Encainid scheint elektrophysiologisch dem Chinidin näher als dem Lidocain zu stehen (vgl. CARMELIET 1980).

Erste klinische Erfahrungen sprechen für eine hohe Wirksamkeit von Encainid bei ventrikulären Arrhythmien bei nur geringen Nebenwirkungen (passagere Diplopie und Ataxie) (RODEN et al. 1980). Andererseits ist kürzlich über das Auftreten maligner ventrikulärer Tachyarrhythmien in Zusammenhang mit einer Encainidtherapie bei 11 Patienten berichtet worden (WINKLE et al. 1981).

Insgesamt läßt sich der Stellenwert des neuen Antiarrhythmikums Encainid bislang noch nicht sicher beurteilen.

F. Therapiekontrolle bei der Arrhythmiebehandlung

Bislang war man bei der antiarrhythmischen Therapie weitgehend auf ein empirisches Vorgehen angewiesen, aufgrund dessen sich eine gewisse Differentialindikation herausgebildet hat. Kriterien einer effektiven antiarrhythmischen Behandlung sind klinische Symptomatik, Pulsverhalten und EKG (Ruhe- und Be-

Tabelle 37. Therapiekontrolle bei antiarrhythmischer Behandlung

Klinische Symptomatik, Pulsverhalten
EKG (Ruhe-, Belastungs-EKG)
Langzeit-EKG
Intrakardiale Stimulation und Ableitung
Blutspiegelbestimmung von Antiarrhythmika

lastungs-EKG). Besondere Bedeutung kommt der Langzeit-Elektrokardiographie zu (vgl. BETHGE u. LICHTLEN 1981) (Tabelle 37).

I. Programmierte Stimulation bei ventrikulären Tachyarrhythmien

Chronisch rezidivierende Kammertachykardien stellen potentiell lebensbedrohliche Herzrhythmusstörungen dar. Trotz großer Fortschritte auf dem Gebiet der Antiarrhythmika ist die empirisch gewählte konventionelle antiarrhythmische Therapie sehr häufig ineffektiv und für den Patienten mit langen Krankenhausaufenthalten sowie der Gefahr des plötzlichen Herztodes verbunden (LOWN u. GRABOYS 1977; WINKLE et al. 1976).

In den letzten Jahren konnte gezeigt werden, daß sich bei Patienten mit chronisch rezidivierenden Kammertachykardien diese durch elektrophysiologische Stimulationsverfahren unter kontrollierten Bedingungen reproduzierbar auslösen und auch regelhaft unterbrechen lassen (WELLENS et al. 1972, 1976) (vgl. S. 533ff.).

Dabei ergab sich erstmals die Möglichkeit, die Wirksamkeit einer eingeschlagenen antiarrhythmischen Therapie im Einzelfall auf die Auslösbarkeit und die Frequenz der mittels programmierter Ventrikelstimulation induzierten Kammertachykardie direkt zu überprüfen (vgl. S. 536); stellte sich bei dieser elektrophysiologischen Austestung ein Antiarrhythmikum oder eine Kombination verschiedener Substanzen als wirksam heraus, so bestätigte sich dies in der oralen Langzeittherapie (BENDITT et al. 1979; FISHER et al. 1977; HARTZLER u. MALONEY 1977; HOROWITZ et al. 1978; MASON u. WINKLE 1978).

Prinzipiell können Antiarrhythmika dadurch wirksam sein, daß sie

1. Extrasystolen oder eine Frequenzänderung (z.B. Sinustachykardie) als Auslöser von Tachykardien unterdrücken,
2. die Auslösung und Perpetuierung einer Kreiserregung als Pathomechanismus der persistierenden Ventrikeltachykardie erschweren oder unmöglich machen.

Die Methode der programmierten Ventrikelstimulation prüft die unter 2. genannte Wirkung eines Antiarrhythmikums, während der notwendige Trigger zur Tachykardieauslösung, z.B. die Extrasystolie, von der Methode selbst durch vorzeitige Einfach- oder Doppelstimulation des Ventrikels initiiert wird (HOROWITZ et al. 1978).

Die Beobachtung, daß einerseits eine vollständige Extrasystolieunterdrükkung durch ein Antiarrhythmikum praktisch nicht erzielt werden kann, andererseits die orale Langzeitwirkung einer Substanz durch Austestung mittels programmierter Ventrikelstimulation gut abzuschätzen ist, scheint dafür zu sprechen, daß die Effektivität eines Medikaments eine erschwerende oder vollständig hemmende Wirkung auf die Auslösung oder Perpetuierung der Kreiserregung erfordert (HOROWITZ et al. 1978).

Dem ist entgegengehalten worden, daß auch über eine Modifikation der Extrasystolieneigung, z.B. Suppression oder lediglich späterer Einfall in der Diastole, eine antiarrhythmische Wirksamkeit zustande kommen mag (PEDERSEN et al. 1979).

In jedem Fall scheint jedoch für Patienten mit chronisch rezidivierenden Kammertachykardien die Auswertung der Vorläufer dieser Tachykardien, d.h.

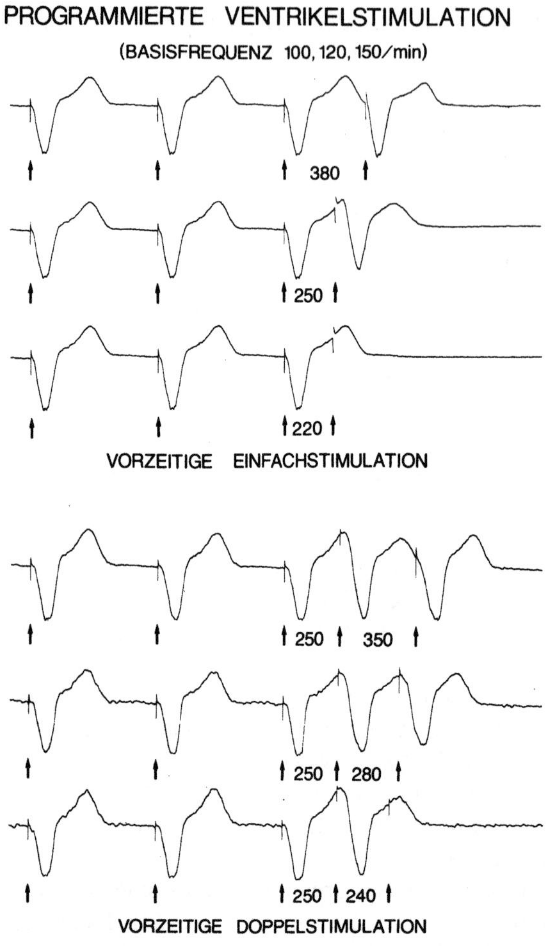

Abb. 25 a. Programmierte Ventrikelstimulation. *Oben:* Einzelstimulation. Bei vorgegebener Einzelstimulation wird ein vorzeitiger Impuls angekoppelt (380 ms). Dieses Intervall wird konsekutiv in 5- bis 10-ms-Schritten verkürzt, bis der Impuls (in diesem Beispiel bei 220 ms) in die effektive Refraktärzeit fällt. *Unten:* Bei der vorzeitigen Doppelstimulation wird an den 1. frühzeitigen, jedoch noch übernommenen Impuls (hier: 250 ms) ein zweiter angekoppelt, dessen Vorzeitigkeitsintervall ebenfalls in 5- bis 10-ms-Schritten verkürzt wird, bis er (in diesem Beispiel bei 240 ms) nicht mehr übernommen wird. Ausgewertet wird die Auslösung spontaner Echoschläge der Kammer bzw. die Induzierung extrasystolischer Salven oder Tachykardien (STEINBECK et al. 1981 c)

Abb. 25 b. Prüfung verschiedener Antiarrhythmika durch programmierte ventrikuläre Stimulation bei einer 60jährigen Patientin. Registrierung von V_1 und einem rechtsventrikulären Elektrogramm (*RV*). Die Basisstimulation (S_1) und die vorzeitigen Impulse (S_2, S_3) sind jeweils angegeben mit den entsprechenden Kopplungsintervallen (in ms) sowie die Zykluslänge der jeweils initiierten ventrikulären Tachykardie. *A* Kontrolle, Auslösung einer Kammertachykardie, Zykluslänge 270 ms entsprechend einer Frequenz von

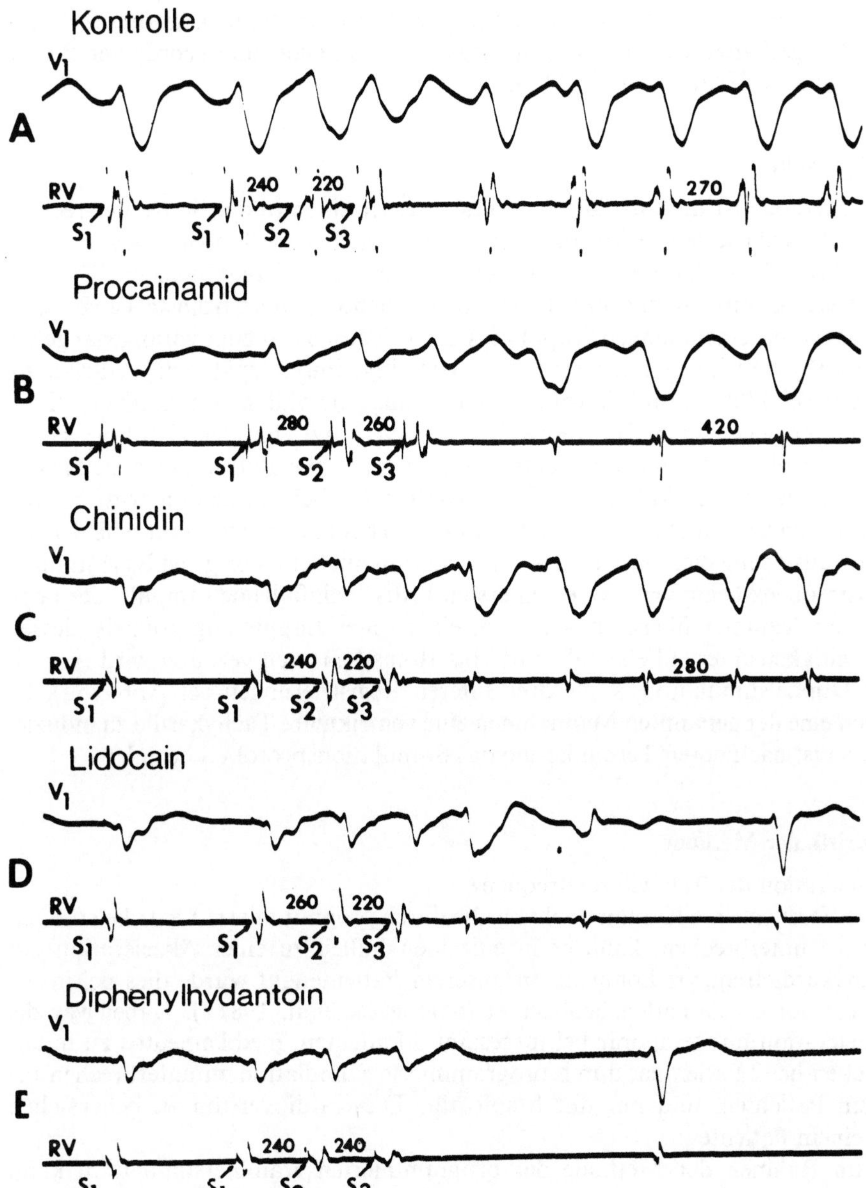

222/min. *B* Nach i.v. Gabe von 1500 mg Procainamid (18,7 µg/ml) ebenfalls Auslösung einer Ventrikeltachykardie; die Zyklusdauer ist jedoch verlängert (420 ms entsprechend 143/min). *C* Nach oraler Gabe von 2000 mg Chinidin (3,4 µg/ml) Auslösung einer Ventrikeltachykardie mit einer von der Kontrolle nicht signifikant unterschiedenen Zyklusdauer (280 ms entsprechend 214/min). *D* Nach i.v. Applikation von Lidocain (175 mg) ist nurmehr ein ventrikulärer Extraschlag induzierbar. *E* Nach intravenöser Gabe von 1000 mg Diphenylhydantoin (DPH) (9,75 µg/ml) können keine Extraaktionen bzw. keine Kammertachykardie mehr induziert werden. Auch bei Variation des Stimulationsintervalls ist nach DPH keine Kammertachykardie mehr zu provozieren (Horowitz et al. 1978)

der Extrasystolie oder anderer komplexer Warnarrhythmien, mittels 24-Stunden-Langzeit-EKG für die Therapiekontrolle von eher untergeordneter Bedeutung zu sein (HERLING et al. 1980).

1. Methodik

Die Methode ist in Abb. 25a, b erläutert. Über einen in der Spitze des rechten Ventrikels plazierten Elektrodenkatheter wird nach jeder 8. bis 10. Basisstimulation des rechten Ventrikels eine vorzeitige Kammererregung induziert. Die Reizung erfolgt bipolar und mit der doppelten Schwellenreizstromstärke. Es wird zunächst mit einem langen Kopplungsintervall (Intervall zum vorangegangenen Grundrhythmus) begonnen, so daß der vorzeitige Impuls spät in die ventrikuläre Diastole einfällt. Daraufhin wird das Kopplungsintervall in konsekutiven Stimulationsversuchen in 5- bis 10-ms-Schritten verkürzt, bis der Extrareiz in die Refraktärphase des rechten Ventrikels fällt (effektive Refraktärzeit 220 ms, s. 3. Registrierung in Abb. 25a). Die vorzeitige Einfachstimulation wird bei der Basisfrequenz von 100, 120 und 150/min vorgenommen. Ist damit eine Tachykardieauslösung nicht möglich, wird, wiederum mit der niedrigsten Basisstimulationsfrequenz beginnend, an einen ersten kritisch einfallenden Impuls, der noch von der Kammer übernommen wird, ein zweiter Impuls angekoppelt, dessen Vorzeitigkeitsintervall ebenfalls in 5- bis 10-ms-Schritten verkürzt wird (vorzeitige Doppelstimulation, s. die drei unteren Registrierungen der Abb. 25a). Ist durch eine der genannten Maßnahmen eine ventrikuläre Tachykardie zu induzieren, so ist nach deren Terminierung das Stimulationsprotokoll beendet.

2. Kritik der Methode

Akzeleration der Tachykardiefrequenz

Beim Versuch, eine Kammertachykardie durch programmierte Ventrikelstimulation zu unterbrechen, kann es in einzelnen Fällen zu einer Akzeleration der Tachykardiefrequenz kommen. In unserem Patientengut wurde dies bei insgesamt 5 von 17 Patienten beobachtet (STEINBECK et al. 1981a). Dabei war die Akzeleration nur temporär bei insgesamt 3 Patienten, medikamentös zu unterdrücken bei 2 Patienten, durch programmierte Stimulation zu unterbrechen bei einem Patienten, und nur durch sofortige DC-Kardioversion zu beherrschen bei einem Patienten.

Im Rahmen der Methode der programmierten Kammerstimulation kann es auch zur artifiziellen Induzierung von Tachykardieformen kommen, die zuvor (spontan) nicht aufgetreten waren (vgl. Abb. 26): Die Abbildung zeigt eine vorzeitige Doppelstimulation bei einem stimulierten Grundrhythmus des rechten Ventrikels mit einem Intervall von 600 ms, die eine sehr schnelle Kammertachykardie mit einem Intervall von 214 ms, entsprechend einer Frequenz von 280/min, auslöst. Der Patient verlor Sekunden nach Beginn der Tachykardie das Bewußtsein und mußte kardiovertiert werden. Von ihm waren spontane Kammertachykardien mit einer minimalen Zykluslänge von 300 ms (Frequenz 200/min) bekannt. Eindeutig höherfrequente als zuvor registrierte spontane Kammertachykardien wurden in unserem Krankengut bei 3 von 17 Patienten

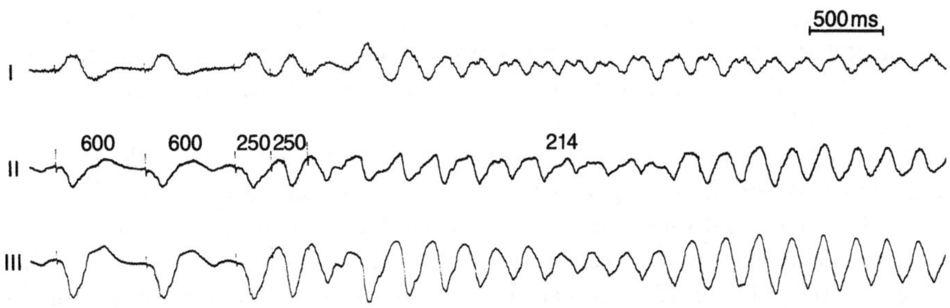

Abb. 26. Induktion einer höherfrequenten als spontan registrierten Kammertachykardie durch vorzeitige Doppelstimulation. 65jähriger Patient mit rezidivierenden Kammertachykardien in einer Frequenz bis 200/min auf dem Boden einer Kardiomyopathie vom kongestiven Typ. Registriert sind die Ableitungen *I*, *II* und *III*. Sekunden nach Induktion der Tachykardie wurde der Patient kardiovertiert (Steinbeck et al. 1981 a)

ausgelöst. Alle 3 mußten kardiovertiert werden, während sie ihre spontanen, niederfrequenten Tachykardien über Stunden hämodynamisch gut toleriert hatten. Auch Angaben über unklare Bewußtlosigkeiten lagen bei allen 3 Patienten nicht vor. Diese Befunde sowie die der Tachykardieakzeleration zeigen, daß bei diesem Patientengut mit der Auslösung höherfrequenter als spontan registrierter Tachykardien gerechnet werden muß (Mason u. Winkle 1978), wobei in Frage gestellt werden kann, ob diese jemals spontan zuvor aufgetreten waren oder je auftreten werden. Gegen die Annahme eines falsch positiven Befundes läßt sich anführen, daß nicht alle spontan auftretenden Arrhythmien im EKG erfaßbar sind und kurzfristige höherfrequente Tachykardien spontan sistieren können oder erst noch zukünftig auftreten werden. Letztere Möglichkeit scheint bei einem der drei Patienten eingetreten zu sein, da er – 3 Monate nach Entlassung – an einem akuten Herztod verstarb.

Dadurch, daß die programmierte Ventrikelstimulation unter dem Einfluß verschiedener Antiarrhythmika wiederholt werden kann, ist bei jedem Patienten eine individuelle Kontrolle der Wirksamkeit einer eingeschlagenen antiarrhythmischen Therapie möglich. Entsprechend dem Ergebnis der elektrophysiologischen Austestung kann sodann die antiarrhythmische Langzeittherapie festgelegt werden. Bei unserem Patientengut von 17 Kranken konnten alle nach elektrophysiologisch eingestellter Therapie gebessert nach Hause entlassen werden. In Übereinstimmung mit anderen Autoren (Benditt et al. 1979; Breithardt et al. 1980) bestätigte sich dabei die gute Wirksamkeit des jeweiligen Medikaments bei der elektrophysiologischen Austestung in der Langzeittherapie (mittlere Beobachtungsdauer von 8 Monaten). Durch das Herausfinden einer individuell wirksamen antiarrhythmischen Therapie mittels programmierter Ventrikelstimulation erscheint es somit möglich, die Prognose dieser Patienten mit derart malignen Rhythmusstörungen zu verbessern. Dieser vielversprechenden Aussicht steht als Nachteil der Methode gegenüber, daß man mit ihr in einem bedeutsamen Prozentsatz von Fällen von der spontanen Form differente Tachykardien auslöst, deren klinische Bedeutung ungewiß ist. Von 6 insgesamt notwendig gewordenen DC-Kardioversionen in unserem Krankengut mußten 3 Kardioversionen wegen der Induktion derartiger höherfrequenter Tachykardien und eine wegen einer Akzeleration der Tachykardie, die beim Versuch, sie durch Stimulation zu unterbrechen, auftrat, vorgenommen werden (Anteil der in unserem Krankengut insgesamt kardiovertierten Patienten im Rahmen der programmierten ventrikulären Stimulation: 35%).

Von einer Morbidität bzw. Mortalität im Zusammenhang mit der Anwendung dieser Methode ist dagegen bisher nur vereinzelt berichtet worden (vgl. S. 538). In jedem Fall sollte die programmierte Ventrikelstimulation jedoch nur von einem darin erfahrenen Team unter Wachstationsbedingungen durchgeführt werden, wobei jederzeit für einen sofortigen Einsatz von Reanimationsmaßnahmen Sorge zu tragen ist (Steinbeck et al. 1981 a).

3. Unterbrechung von induzierten Kammertachykardien

Ebenso wie Ventrikeltachykardien provoziert, so können sie in der Regel durch programmierte Ventrikelstimulation wieder unterbrochen werden (vgl. S. 538). Ein Beispiel, das gleichzeitig die Reihenfolge des von uns vorgeschlagenen Vorgehens illustriert, ist in Abb. 27 dargestellt. Vorzeitige Einzelimpulsabgabe (S_2) führt bei einem Patienten während Kammertachykardie zwar zu einer Abnahme der Zykluslänge von 400 auf 320 ms, nicht jedoch zur Unterbrechung der Tachykardie (links oben). Vorzeitige Doppelstimulation (rechts oben) ist ebenfalls erfolglos. Nachdem auch ein Versuch, die Tachykardie durch festfrequente Ventrikelstimulation mit einer Zykluslänge von 350 ms zu unterbrechen („overdrive pacing"), mißlang, wurde eine kurzfristige hochfrequente Ventrikelstimulation vorgenommen (unterer Teil der Abb. 27), die schließlich zum Erfolg führte.

Da bei den meisten unserer Patienten im Rahmen der Austestung der Wirksamkeit einer antiarrhythmischen Substanz mehrfach Tachykardien ausgelöst wurden, kam es insgesamt zu 45 Tachykardien. Deren Terminierung erfolgte 11mal spontan, 8mal medikamentös, 20mal durch programmierte Stimulation und 6mal durch DC-Kardioversion (Steinbeck et al. 1981 c).

4. Klinische Ergebnisse

In einer neueren Studie an 15 Patienten wurde mit der programmierten Stimulation die Wirkung von Mexiletin geprüft (Dosierung mindestens 800 mg Mexiletin/24 h per os über 3 Tage). Bei 3 der 15 Patienten war keine Tachykardie mehr induzierbar, bei 5 der 15 Patienten war die Auslösbarkeit erschwert, bei 3 von 15 Patienten persistierten spontane Kammertachykardien. – Abbildung 28 illustriert als repräsentatives Beispiel eine Mexiletinaustestung. Unter Kontrolle (oben) löst ein vorzeitiger Impuls bei einem Basisstimulationsintervall von 600 ms eine persistierende Kammertachykardie mit einer Zykluslänge von 370 ms aus. Nach Mexiletintherapie (unten) induzieren zwei vorzeitige Impulse bei einem Basisintervall von 500 ms eine Kammertachykardie gleicher QRS-Konfiguration wie oben mit einer Zykluslänge von 400 ms. Während Mexiletin die Auslösbarkeit erschwert, hat es in diesem Fall nur einen geringfügig senkenden Effekt auf die Tachykardiefrequenz.

Die Wirkung von Amiodaron wurde bei 10 Patienten untersucht. Bei einem von 10 Patienten war keine Tachykardie mehr auslösbar, bei 5 von 10 Patienten

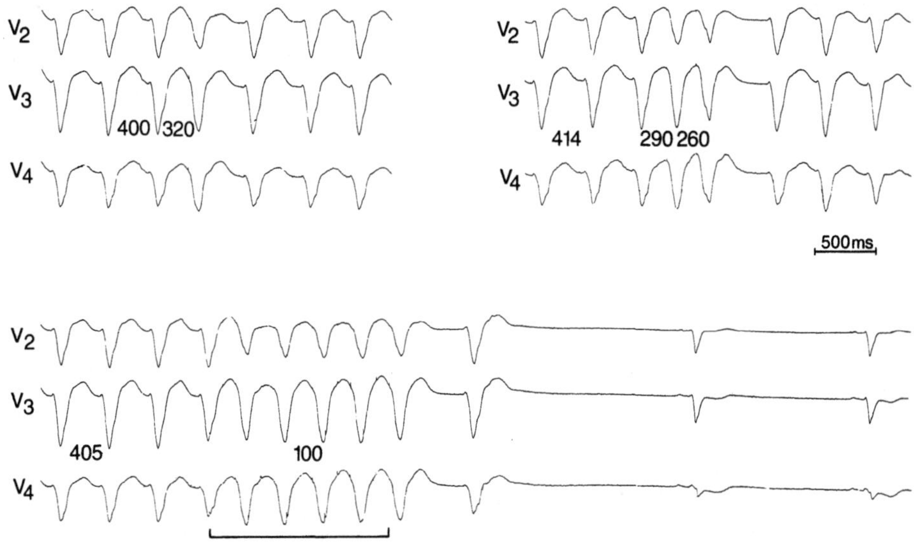

Abb. 27. Terminierung einer Kammertachykardie durch programmierte rechtsventrikuläre Stimulation. 57jähriger Patient mit chronisch rezidivierender Ventrikeltachykardie auf dem Boden einer koronaren Herzkrankheit mit zweimaligem Myokardinfarkt. Registriert sind die Ableitungen V_2, V_3 und V_4 während einer Kammertachykardie mit einer Zykluslänge von 400–414 ms. Registrierung *links oben:* Vorzeitige Einzelimpulsabgabe. Registrierung *rechts oben:* Vorzeitige Doppelimpulsabgabe. Registrierung *unten:* Kurzfristige hochfrequente Stimulation des rechten Ventrikels bei einem Intervall von 100 ms (Frequenz 600/min) (STEINBECK et al. 1981c)

war die Auslösbarkeit erschwert, bei einem Patienten war die Auslösbarkeit unverändert, bei 2 der 10 Patienten war die Auslösbarkeit erleichtert und bei einem Patienten persistierten spontane Kammertachykardien.

Bei 9 Patienten konnte die Auslösbarkeit unter Mexiletin mit der unter Amiodaron verglichen werden. Dabei war die Induzierbarkeit unverändert in 5 Fällen, leichter unter Mexiletin im Vergleich zu Amiodaron in einem Fall und leichter unter Amiodaron im Vergleich zu Mexiletin bei 3 Patienten.

Vergleicht man Mexiletin und Amiodaron hinsichtlich der Zykluslänge einer Ventrikeltachykardie bei den 9 Patienten, so betrug unter Mexiletin die mittlere Zykluslänge der Tachykardie 327 ms $\pm$ 39, unter Amiodaron 359 ms $\pm$ 84 entsprechend einer mittleren Kammerfrequenz von 184/min bzw. 167/min. Damit ergibt sich eine Tendenz zu einer stärkeren Zunahme der Zykluslänge bzw. Abnahme der Frequenz unter Amiodaron.

Die mit programmierter Stimulation erhobenen Befunde weisen darauf hin, daß Mexiletin vornehmlich auf eine erschwerte Auslösbarkeit der Tachykardien ausgerichtet ist, während Amiodaron eine stärkere tachykardiefrequenzsenkende Wirkung erwarten läßt (STEINBECK et al. 1981b). Zu den Ergebnissen der programmierten Kammerstimulation mit Disopyramid im Vergleich zu Mexiletin und Amiodaron s. auch Abb. 9.

In einer anderen vergleichenden Stimulationsstudie mit Mexiletin und Disopyramid an 9 Patienten wurde eine unterschiedliche nicht vorhersehbare Wirk-

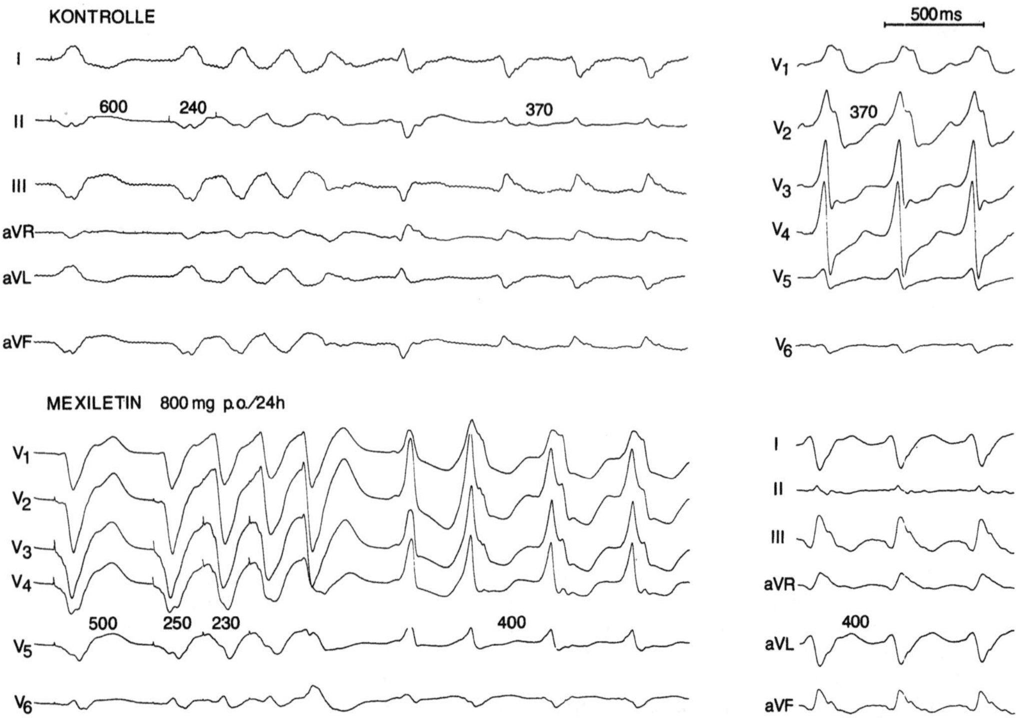

Abb. 28. Repräsentatives Beispiel der Mexiletin-Wirkung auf Auslösbarkeit und Frequenz einer mittels programmierter Ventrikelstimulation induzierten Kammertachykardie. 50jähriger Patient mit chronisch rezidivierender Kammertachykardie auf dem Boden einer koronaren Herzkrankheit. Zustand nach Hinterwandinfarkt sowie ausgedehntem Hinterwandaneurysma. Registriert sind unter Kontrolle und Mexiletineinfluß (3 Tage später) die 12 Standardableitungen während der Tachykardieauslösung (STEINBECK et al. 1981 b)

samkeit von Mexiletin und Disopyramid gegenüber der Induktion einer Kammertachykardie objektiviert. Die Wirksamkeit einer Kombination beider Wirkstoffe ging über den Effekt der Einzelsubstanzen hinaus. Dies wurde auch durch die Langzeitbehandlung bestätigt, die eine hohe antiarrhythmische Wirksamkeit bei chronisch rezidivierenden Kammertachykardien bei Kombination von Mexiletin und Disopyramid ergab (BREITHARDT u. SEIPEL 1981).

Zusammenfassend ist folgendes festzuhalten: Aufgrund der bisherigen Erfahrungen scheint die programmierte ventrikuläre Stimulation nützlich für die einzuschlagende Langzeittherapie zu sein und eine gewisse prognostische Aussage zuzulassen. Bei der Indikation zur Durchführung der programmierten Stimulation ist im Einzelfall die Nutzen-Risiko-Abwägung sorgfältig vorzunehmen. Bei Patienten mit malignen Kammertachykardien stellt dieses Verfahren jedoch die bislang einzige Möglichkeit dar, eine gezielte antiarrhythmische Therapieeinstellung vorzunehmen, den Effekt der Arrhythmiebehandlung zu überprüfen und Hinweise auf die Prognose zu erhalten. – Augrund des derzeitigen Kenntnisstandes ist davon auszugehen, daß diese elektrophysiologische Technik sich zu einem etablierten Verfahren in der Klinik entwickelt.

II. Blutspiegelbestimmungen

Vermehrte Aufmerksamkeit wird im Rahmen der Kontrolle einer Arrhythmiebehandlung in neuerer Zeit der Blutspiegelbestimmung von Antiarrhythmika geschenkt. Derartige Bestimmungen sind jedoch nur von geringem Nutzen, wenn die Wirkungen des Medikaments selbst meßbar sind. Für antiarrhythmische

Tabelle 38. Indikation zur Blutspiegelbestimmung von Antiarrhythmika

Wirkung nicht meßbar (prophylaktische Therapie, z.B. rezidiv. Tachyarrhythmie)
Störungen der Pharmakokinetik (Aufnahme, Verteilung, Ausscheidung)
Ungenügendes Ansprechen auf übliche Dosis (Kinetik, Compliance)
V.a. Intoxikation
Enge therapeutische Breite

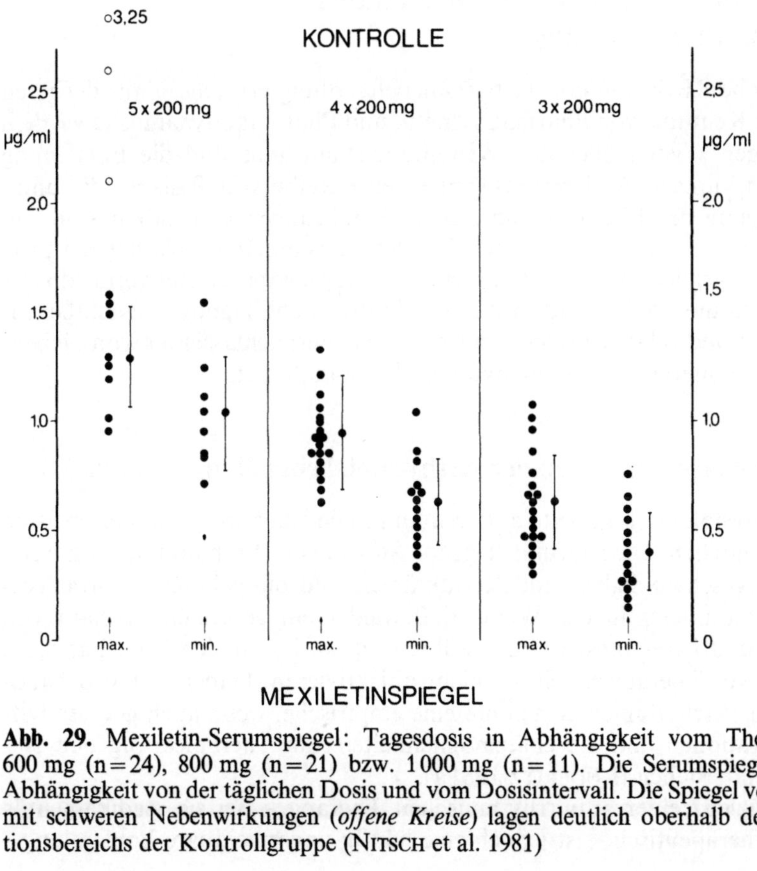

Abb. 29. Mexiletin-Serumspiegel: Tagesdosis in Abhängigkeit vom Therapieergebnis 600 mg (n=24), 800 mg (n=21) bzw. 1000 mg (n=11). Die Serumspiegel zeigen eine Abhängigkeit von der täglichen Dosis und vom Dosisintervall. Die Spiegel von 3 Patienten mit schweren Nebenwirkungen (*offene Kreise*) lagen deutlich oberhalb des Konzentrationsbereichs der Kontrollgruppe (NITSCH et al. 1981)

Substanzen gilt in besonderem Maß, daß dann Spiegelbestimmungen unnötig sind, wenn es um die akute Behandlung von Arrhythmien geht. Die Indikation zur Blutspiegelbestimmung kann andererseits gegeben sein, wenn keine direkten Wirkungen objektivierbar sind (Prophylaxe rezidivierender Tachyarrhythmien) (vgl. GALEAZZI 1981; MYERBURG et al. 1979): Bei geringer therapeutischer Breite, fehlendem Ansprechen auf die Medikation, bei gestörter Pharmakokinetik (Änderungen von Aufnahme, Verteilung oder Ausscheidung) sowie bei Verdacht auf Intoxikation (Tabelle 38).

Mit dem Ziel der Optimierung antiarrhythmischer Maßnahmen wurden von uns Mexiletinserumspiegel bei 56 Patienten mit ventrikulären Arrhythmien untersucht (NITSCH et al. 1981): Es ergab sich eine deutliche Abhängigkeit der Serumspiegel von der Tagesdosis (600–1000 mg Mexiletin) und dem Dosisintervall. Schwere Nebenwirkungen bei 3 Patienten zeigten eine Abhängigkeit von Dosis und Serumspiegel (Abb. 29). Bei 10 von 24 Patienten war ein unbefriedigendes Therapieergebnis auf Serumspiegel zurückzuführen, die unterhalb des als therapeutisch wirksam anzunehmenden Konzentrationsbereichs lagen (<0,5 μg/ml) (s.S. 850ff.).

G. Fehler und Risiken bei der Behandlung von Herzrhythmusstörungen

Unumgängliche Risiken in der Arrhythmiebehandlung erwachsen aus der noch lückenhaften Kenntnis von Pharmakokinetik und Pharmakodynamik sowie dem unvollständigen Wissen über den Wirkungsmechanismus und die Entstehung von Nebenwirkungen. Andererseits gibt es eine Reihe von Risiken, die unter Berücksichtigung der Literatur und eigener Erfahrungen vermeidbar sind. Im folgenden soll versucht werden, diesen Problemkreis anhand typischer Beispiele abzuhandeln – gegliedert in die Besprechung unvermeidbarer und vermeidbarer Risiken, die zu unterteilen sind in die Abschnitte: Fehldiagnosen, Nichtbeachtung absoluter und relativer Kontraindikationen, Vernachlässigung von Nebenwirkungen und unerlaubte Antiarrhythmikakombinationen.

I. Unvermeidbare Risiken in der Arrhythmiebehandlung (Tabelle 39)

Eine pathophysiologisch gezielte antiarrhythmische Therapie ist in den meisten Fällen nicht möglich. Die zugrundeliegende Störung des Verhältnisses von Erregungsleitungsgeschwindigkeit und Refraktärzeit und die gebotene Normalisierung dieser Parameter in der Weise, daß wieder ein geordneter Ablauf von Reizbildung und Erregungsleitung gewährleistet ist, lassen sich beim Patienten in der Regel vor Therapieeinleitung nicht objektivieren. Daher ist die Behandlung kardialer Arrhythmien gemeinhin eine empirische, wenn auch gewisse Differentialindikationen und Abschätzmöglichkeiten von Therapieerfolg und Nebenwirkungen bestehen (LÜDERITZ 1981a).

Die Ineffizienz einer antiarrhythmischen Therapie – sei sie medikamentös oder elektrotherapeutisch – ist jedoch eine häufig unvermeidbare Behandlungs-

Tabelle 39. Unvermeidbare Risiken in der Behandlung von Herzrhythmusstörungen

Ineffizienz der antiarrhythmischen Therapie (medikamentös; elektrotherapeutisch)
Kardiale u. extrakardiale Nebenwirkungen (NW) (z.B. Sinusknotendepression, anticholinerge NW)
Verstärkung der Herzrhythmusstörung (Akzeleration einer Tachykardie; Degeneration zu Kammerflimmern)
Arzneimittelinteraktionen (z.B. Digoxin – Chinidin; Digoxin – Amiodaron; Warfarin Natrium – Amiodaron)

folge. Eine Änderung dieser Situation hat sich in jüngster Zeit durch die Einführung der programmierten Ventrikelstimulation in die Klinik ergeben. Dieses (invasive) Verfahren erlaubt es, die Wirksamkeit einer antiarrhythmischen Therapie auf die Auslösbarkeit und Frequenz der durch Elektrostimulation induzierten Kammertachykardien zu überprüfen und somit eine effektive Behandlung im Einzelfall zu determinieren (Horowitz et al. 1978; Mason u. Winkle 1978; Steinbeck et al. 1981c). Angesichts der potentiellen Risiken (s.S. 874) ist das erfolgversprechende Verfahren der programmierten Ventrikelstimulation zunächst nur auf die klinische Anwendung in speziellen Zentren beschränkt.

Zu den unvermeidbaren Risiken gehören weiterhin noch unbekannte oder zumindest unerwartete kardiale und extrakardiale Nebenwirkungen, mit denen bei der Vielzahl der hierzulande verwendeten Substanzen potentiell gerechnet werden muß. Kardiale Nebenwirkungen im engeren Sinn stellen die Akzeleration von Tachykardien bzw. die Degeneration zu Kammerflimmern dar – sowohl unter medikamentöser Therapie wie bei Anwendung elektrotherapeutischer Verfahren. Entsprechende Komplikationen sind u.a. bekannt für Amiodaron, Chinidin, Mexiletin und Disopyramid (Cocco et al. 1980; Robertson u. Miller 1980). Komplikationen der Elektrotherapie bei tachykarden Arrhythmien s. Lüderitz (1979) und Steinbeck et al. (1981c).

In Einzelfällen kann es auch durch Atropinanwendung bei bradykarden Rhythmusstörungen zu supraventrikulären und ventrikulären Tachykardien (evtl. auch Kammerflimmern) als Nebenwirkung kommen (vgl. Lüderitz 1981b).

Noch unklar sind zahlreiche Arzneimittelinteraktionen der Antiarrhythmika untereinander bzw. die zwischen antiarrhythmischer Substanz und anderen Stoffgruppen. Insbesondere ist die Digoxinspiegelerhöhung bei gleichzeitiger Chinidin- oder Amiodaronmedikation in ihrer klinischen Bedeutung bisher nicht abschätzbar (vgl. Moysey et al. 1981).

Kürzlich wurde über die Interaktion zwischen dem Cumarinderivat Warfarin-Natrium (Coumadin) und Amiodaron berichtet. Demnach kann Amiodaron zu einer Verlängerung der Prothrombinzeit mit Blutungskomplikationen führen: Beobachtung bei 5 von 9 Patienten. Obgleich der Mechanismus dieser Interaktionen noch nicht geklärt ist, sollte bei gleichzeitiger Amiodaron- und Warfarin-Natrium-Medikation eine engmaschige Prothrombinzeitbestimmung stattfinden und eine entsprechende Anpassung der Coumadin-Dosis zur Aufrechterhaltung einer therapeutischen Prothrombinzeit erfolgen (Martinowitz et al. 1981).

II. Typische vermeidbare Risiken in der Arrhythmiebehandlung
(Tabelle 40)

1. Fehldiagnosen

Kardiale Arrhythmien sind Symptom und Komplikation zahlreicher Erkrankungen. An erster Stelle steht daher die Therapie des Grundleidens als Ursache der Herzrhythmusstörungen, erst dann folgen allgemeine Maßnahmen sowie die symptomatische medikamentöse Therapie und elektrotherapeutische Verfahren.

Die kausale Behandlung muß dabei naturgemäß auf die Krankheitsursachen ausgerichtet sein, d.h. z.B. Therapie einer koronaren Herzkrankheit, Behandlung einer Myokarditis, Beseitigung einer Glykosidintoxikation oder Elektrolytstörung, Operation eines Herzklappenfehlers oder Revision eines defekten Schrittmachers. Nicht selten wird eine Tachyarrhythmie als Ausdruck einer Schilddrüsenüberfunktion erfolglos mit Antiarrhythmika behandelt – namentlich bei älteren Patienten, bei denen eine Hyperthyreose oft mono- oder oligosymptomatisch verläuft.

Differentialtherapeutisch besonders wichtig ist die Unterscheidung zwischen supraventrikulärer und ventrikulärer Tachykardie bzw. Extrasystolie. Während

Tabelle 40. Typische vermeidbare Risiken in der Behandlung von Herzrhythmusstörungen

1. Fehldiagnosen
   a) Verkennung des Grundleidens (z.B. Hyperthyreose, Hypokaliämie, Schrittmacherfunktionsstörung)
   b) Differentialdiagnose ventrikuläre vs. supraventrikuläre Extrasystolie bzw. Tachykardie
   c) Differentialdiagnose tachysystolisches Vorhofflimmern vs. Reentry-Tachykardie (WPW)
2. Nichtbeachtung von absoluten und relativen Kontraindikationen
   a) Sinusknoten-Syndrom (betr. alle Antiarrhythmika)
   b) Obstruktive Lungenerkrankungen (Betarezeptorenblocker)
   c) Prostatahypertrophie (Disopyramid)
   d) Blutbildschädigung (Procainamid, Ajmalin, Ajmalinbitartrat, Phenytoin, Chinidin, Propranolol, Lidocain, Disopyramid, Aprindin)
   e) Präexzitations-Syndrom (Digitalis)
   f) Niereninsuffizienz (Betablocker, Chinidin, Disopyramid, Glykoside, Procainamid)
   g) QT-Syndrom (leitungsverlängernde Antiarrhythmika u.a.)
   h) Schwangerschaft (Spartein)
3. Vernachlässigung von Nebenwirkungen
   a) Leberschädigung (Ajmalin-Bitartrat, Aprindin, DPH)
   b) Herzinsuffizienz (Disopyramid; übrige Antiarrhythmika)
   c) Blutbildschäden (Diphenylhydantoin, Aprindin u.a.)
   d) LE-Symptomatik (Procainamid, Tocainid)
   e) Schilddrüsenfunktionsstörungen (Amiodaron)
4. Unerlaubte Antiarrhythmika-Kombinationen
   a) Verapamil, Diltiazem und Betarezeptorenblocker (Sinusknoten, AV-Leitung)
   b) Disopyramid + Chinidin } (ventrikuläre Leitungsverzögerung)
   c) Disopyramid + Aprindin } (ventrikuläre Leitungsverzögerung)

die supraventrikuläre Tachykardie (SVT) auch bei Gesunden vorkommt, finden sich Kammertachykardien (VT) in der Regel nur bei Herzkranken. Bei SVT ist die Schlagfolge meist regelmäßig, der Beginn plötzlich; Kombinationssystolen fehlen; ein Karotis-Druckversuch ist häufig erfolgreich. Die VT ist demgegenüber oft unregelmäßig, der Beginn ist vielfach allmählich und wird durch ventrikuläre Extrasystolen eingeleitet; Kombinationssystolen wären für das Vorliegen einer VT beweisend. Ein Karotis-Druck bleibt bei einer VT in der Regel ohne Einfluß. Die zweifelsfreie Differentialdiagnose zwischen beiden Tachykardieformen gelingt mit dem Ösophaguselektrogramm bzw. mit intrakardialen Ableitungen.

Eine Fehlinterpretation einer supraventrikulären Tachykardie (Differentialdiagnose: Knotentachykardie oder tachysystolisches Vorhofflimmern bei Präexzitations-Syndrom) kann zu gefährlichen therapeutischen Fehlentscheidungen führen. So berichteten SEIPEL et al. (1977) über einen Zwischenfall bei der medikamentösen Behandlung eines Patienten mit Vorhofflimmern und schneller Überleitung über die akzessorische Bahn bei Wolff-Parkinson-White-Syndrom. Nach Verapamilgabe (5 mg Isoptin i.v.) erfolgte zunächst keine Änderung der Kammerfrequenz; nach zusätzlicher Applikation von Ajmalin trat eine (passagere) Asystolie bei fortbestehendem Vorhofflimmern durch komplette Blockierung des AV-Knotens als auch der akzessorischen Bahn auf.

Risikoreich kann die Verkennung einer paroxysmalen atrialen Tachykardie mit Block sein, die ein seltenes, aber charakteristisches Zeichen einer digitalogenen Rhythmusstörung darstellt. Diese Störung, die häufig mit wechselnden AV-Blockierungen einhergeht, einschließlich der Wenckebach-Periodik, entsteht in mehr als 70% der Fälle als Nebenwirkung einer Glykosidtherapie. Die paroxysmale supraventrikuläre Tachykardie gilt als prognostisch ungünstiges Zeichen vor allem bei fortgeschrittenem Herzleiden und bei chronischem Cor pulmonale. Die unmittelbare Mortalität beträgt über 50%, wenn die Tachykardie als digitalogene Überdosierungsfolge verkannt wird und Glykoside weitergegeben werden (AVENHAUS 1971).

2. Nichtbeachtung absoluter und relativer Kontraindikationen

Das Sinusknoten-Syndrom stellt eine zumindest relative Kontraindikation für alle handelsüblichen Antiarrhythmika dar. Dies gilt in besonderem Maß für die Betarezeptorenblocker (s.S. 825). Auch die weitgehend selektiv, d.h. distal des His-Bündels wirksamen Antiarrhythmika Lidocain (Xylocain) und Mexiletin (Mexitil) können zu einer Sinusknotendepression mit bedrohlichen bradykarden Rhythmusstörungen führen (LANG et al. 1975). Eine hochgradige Verlängerung der Sinusknotenerholungszeit als Parameter der Sinusknotengeneratorfunktion kann das neu eingeführte Antiarrhythmikum Lorcainid (Remivox) bewirken (vgl. Abb. 14). Vorbestehende Leitungsstörungen gelten ebenfalls als Kontraindikation für Antifibrillantien. – Beim Sinusknoten-Syndrom bedarf zudem die Anwendung von herzaktiven Glykosiden aus antiarrhythmischer Indikation (z.B. tachysystolisches Vorhofflimmern) einer kritischen Abwägung. Neuere Untersuchungen haben gezeigt, daß durch Digitalis bei einzelnen Sinusknoten-Kranken mit einer unvorhersehbaren und schweren Schädigung der Sinuskno-

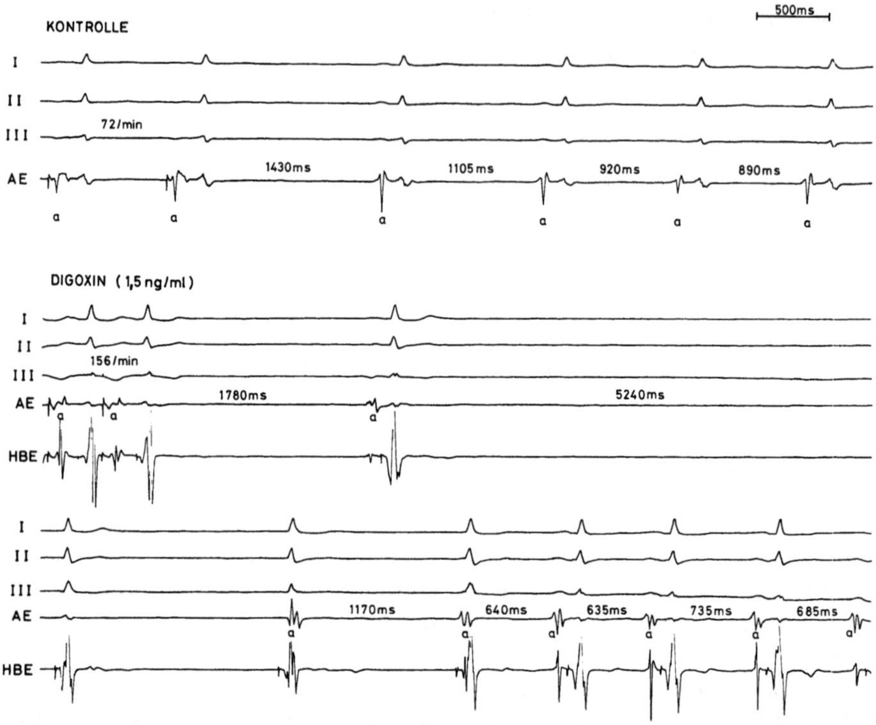

Abb. 30. Unerwünschte Glykosideinwirkung auf die Sinusknotenfunktion bei einer 56jährigen Patientin mit Sinusknoten-Syndrom. *Oben:* Registrierung von Ableitung *I, II* und *III* sowie des atrialen Elektrogramms während und nach einer Vorhofstimulationsfrequenz von 72/min unter Kontrolle. Die Sinusknotenerholungszeit beträgt 1430 ms. *Unten:* Registrierung von Ableitung I, II, III, atrialem Elektrogramm und His-Bündel-Elektrogramm während und nach einer Stimulationsfrequenz von 156/min nach Erreichen einer therapeutischen Digoxinplasmakonzentration von 1,5 ng/ml. Die Sinusknotenerholungszeit beträgt 1780 ms. Das darauf folgende Intervall ist extrem verlängert auf 4240 ms (STEINBECK et al. 1977)

tenfunktion zu rechnen ist (Abb. 30). Eine Langzeitanwendung herzaktiver Glykoside bei pathologischer Sinusknotenfunktion erscheint nur gerechtfertigt, wenn im Langzeit-EKG bzw. bei diagnostischer Vorhofstimulation unerwünschte Wirkungen ausgeschlossen werden konnten (STEINBECK et al. 1977).

Da Betarezeptorenblocker auch in der Arrhythmiebehandlung wegen ihrer Nebenwirkungsarmut zunehmende Verwendung finden, sei als weiteres Beispiel die Gabe von Betablockern trotz der Kontraindikation obstruktiver Lungenerkrankungen erwähnt (weitere Nebenwirkungen der Betablocker s.S. 825).

Da Disopyramid (Diso Duriles, Norpace, Rythmodul) und in gewissem Maß auch Chinidin durch anticholinerge Nebenwirkungen (Mundtrockenheit, verschwommenes Sehen, Miktionsstörungen) ausgezeichnet sind, muß eine vorbestehende Prostatahypertrophie als Kontraindikation für die Anwendung von Disopyramid gelten.

Zahlreiche Antiarrhythmika können zu Blutbildschäden führen: Procainamid, Ajmalin, Diphenylhydantoin (DPH), Chinidin, Propranolol, Lidocain und

Tabelle 41. Epidemiologisch relevante Daten zum Risiko Blutbildschäden von Antiarrhythmika (KNIPPING 1980)

	In WHO-Liste der häufig Agranulozytose auslösenden Stoffe (1968–1973)	Andere Blutbildschäden				Agranulozytose-„Fälle" in Literatur und anderen Berichten[a]	Potentielle Agranulozytose-auslösung klinisch nachgewiesen (Kausalkonnex)
		aplastische Anämie	hämolytische Anämie	makrozytäre Anämie	Thrombozytopenie		
Procainamid	+	+	+		+	+	Ja
Ajmalin	+					+	Ja
Chloracetyl-ajmalin						+	?
Prajmalium-bitartrat						?	?
Phenytoin	+	+		+	+	+	Ja
Chinidin	+	+	+		+	+	Ja
Propranolol	+					+	?
Lidocain						+	?
Disopyramid	Relativ neuere rhythmisierende Substanzen					+	?
Aprindin						+	?
Propafenon						?	–
Mexiletin						?	–

[a] Eine Aussage darüber, ob diese „Verdachts"-Fälle von wahrscheinlichem (probable) oder/und zweifelhaftem (doubtful) Ursachenzusammenhang oder/und lediglich Verdachtsberichte sind, ist nicht möglich. Keine Zahlenangaben, da ermittelbare Zahlen von Verdachtsfällen unvollständig und auch aus obengenannten Gründen ohne wissenschaftlichen Aussagewert

Disopyramid (KNIPPING 1980) (vgl. Tabelle 41). Hervorgehoben sei hier das Aprindin, das wegen schwerer, z.T. tödlich verlaufener Nebenwirkungen (Blutbildschädigungen vom Typ der Agranulozytose) von der Arzneimittelkommission der deutschen Ärzteschaft nurmehr zur eingeschränkten Anwendung empfohlen wird (1977). Naturgemäß besteht daher bei bereits bekannten Blutbildschäden eine absolute Kontraindikation für die Anwendung der genannten Antiarrhythmika.

Ein spezielles Problem ist die Behandlung von supraventrikulären Tachykardien im Rahmen des Präexzitations-Syndroms. Beim Wolff-Parkinson-White-(WPW-)Syndrom mit Reentry-Tachykardie kommt es darauf an, die Leitungsgeschwindigkeit und Refraktärzeit der Überleitung via AV-Knoten und/oder akzessorischer Leitungsbahn zu beeinflussen, um die Blockierung der vorhandenen kreisenden Erregung zu erreichen. In diesem Sinn können Antiarrhythmika wie Propafenon, Ajmalin oder Chinidin oder auch Amiodaron und Lorcainid ggf.

kombiniert mit Betarezeptorenblockern evtl. auch Verapamil wirksam sein. Die Gabe von herzaktiven Glykosiden kann bei bestimmten tachykarden Rhythmusstörungen im Rahmen des WPW-Syndroms gefährlich sein (Vorhofflattern, Vorhofflimmern), wenn man davon ausgeht, daß durch Digitalis die Refraktärzeit der akzessorischen Verbindung verkürzt werden kann.

Einschränkungen der Nierenfunktion mit Erhöhung der Serum-Kreatininkonzentration über 1,2 mg% finden sich nicht selten bei Patienten mit Arrhythmien im Rahmen einer generalisierten Gefäßsklerose. Eine Dosisreduktion ist geboten bei Substanzen mit dominierender oder teilweise renaler Ausscheidung, wie bei einigen Betarezeptorenblockern (Atenolol = Tenormin, Bunitrolol = Stresson, Bupranolol = Betadrenol, Sotalol = Sotalex, Timolol = Temserin u.a.), Chinidin, Disopyramid, Glykosiden und Procainamid.

Risikoreich kann in besonderem Maß das Übersehen von Syndromen mit verlängerter QT-Dauer und der sich daraus ergebenden Kontraindikationen für zahlreiche Pharmaka sein (vgl. Tabelle 22). Beim Jervell- und Lange-Nielsen-Syndrom sowie beim Romano-Ward-Syndrom (ohne Innenohrschwerhörigkeit) handelt es sich um Symptomenkomplexe mit inhomogener verlängerter Repolarisation, die möglicherweise auf der Grundlage von Reentry-Mechanismen zu Extrasystolie und Kammertachykardien führen (s. Kap. 6E). Therapeutisch kontraindiziert sind alle Antiarrhythmika, die die Refraktärzeit und Erregungsleitungszeit im His-Purkinje-System verlängern und damit zu erneuten Kammertachykardien führen können.

Zu einer QT-Verlängerung mit schweren Tachyarrhythmien können – im Gegensatz zu anderen Betarezeptorenblockern – Sotalol und (in begrenztem Maße) Metoprolol führen.

Als Beispiel einer seltenen Kontraindikation bei der antiarrhythmischen Therapie sei schließlich die Schwangerschaft im letzten Trimenon für die Sparteinanwendung genannt, da diese Substanz zur Wehenauslösung aufgrund der Tonussteigerung der glatten Muskulatur führen kann (s.S. 199).

3. Vernachlässigung von Nebenwirkungen

Durch sorgfältige klinische und laborchemische Kontrollen kann dem Auftreten unerwünschter Nebenwirkungen mit gravierenden Konsequenzen meist vorgebeugt werden (vgl. Tabelle 42). So läßt eine engmaschige Bestimmung der Leberfunktionsparameter eine Schädigung durch Antiarrhythmika wie Ajmalin, Ajmalinbitartrat, DPH oder Aprindin meist rechtzeitig erkennen.

Bei herzinsuffizienten Patienten ist die Gabe von Disopyramid sehr sorgfältig zu prüfen bzw. in Kombination mit Glykosiden oder anderen positiv inotropen Substanzen vorzunehmen. Die negativ inotrope Wirkung von Disopyramid soll die anderer Antiarrhythmika übertreffen und kann in manchen Fällen – auch in oraler Form – zu einer kardialen Dekompensation mit akuter Rechts- und Linksherzinsuffizienz führen (Tabelle 43) (PODRID et al. 1980a).

Die sorgfältige Überwachung des Blutbildes wird frühzeitig Blutbildschäden durch Antiarrhythmika aufdecken (s. oben). Das Lupus-erythematodes-Syndrom bei Procainamidanwendung muß als gravierende Nebenwirkung gelten (SONNHAG et al. 1979). Unter Tocainid – dem am 15.2.82 als Xylotocan einge-

Tabelle 42. Extrakardiale Nebenwirkungen der antiarrhythmischen Therapie, gegliedert nach Organsystemen. Sowohl häufige als auch seltene Nebenwirkungen wurden aufgeführt, Nebenwirkungen, die nur in Einzelfällen beschrieben wurden, sind in Klammern gesetzt. (Nach SEIPEL u. BREITHARDT 1981)

Leber	Cholestase	Ajmalin, Aprindin, Chinidin (Disopyramid), Propafenon
	Toxische Hepatitis	DPH
	Granulomatöse Hepatitis	Chinidin
Verdauungstrakt	Übelkeit, Erbrechen	DPH, Disopyramid, Mexiletin, Amiodaron } Procainamid, Chinidin, Propafenon
	Diarrhöen, Krämpfe	Betablocker } Procainamid, Chinidin, Propafenon
	Obstipation	Disopyramid, Amiodaron
	Gingivahyperplasie	DPH
Urogenitaltrakt	Harnverhaltung	Disopyramid
	Fertilitätsstörung	Propafenon
ZNS	Tremor, Schwindel, Doppelsehen, Parästhesien, Ataxie, Psychosen, Halluzinationen, Krämpfe	Lidocain, Propafenon (Disopyramid), Aprindin, Mexiletin, Procainamid
	Horizontalnystagmus	DPH
	Cinchonismus (Ohrensausen, Schwindel, Übelkeit)	Chinidin
	Depression des Atemzentrums	DPH
	Müdigkeit	Betablocker
Vagolyse		DPH, Disopyramid, Chinidin
Blutbild. System	Panzytopenie	DPH, Procainamid
	Leukopenie, Agranulozytose	Procainamid, Aprindin, Ajmalin, Chinidin, DPH (Disopyramid) (Propafenon)
	Hämolytische Anämie	Chinidin
	Megaloblastäre Anämie	DPH
	Thrombopenie	DPH, Chinidin
Immunolog. System	LE-Syndrom	Procainamid, DPH, Tocainid
Haut	Allergische Reaktionen	DPH, Procainamid (Lidocain)
	Erythematöse Reaktionen	Mexiletin
	Fotosensibilisierung	Amiodaron
Stoffwechsel	Hypo-/Hyperthyreose	Amiodaron
Augen	Mikroablagerungen (Kornea)	Amiodaron

Tabelle 43. Symptome der Herzinsuffizienz nach Disopyramid p.o. (300–800 mg/die) (16/100 Patienten) (PODRID et al. 1980a)

Klinische Symptome	16 Patienten
Leistungsminderung	5 Patienten
Gewichtszunahme	8 Patienten
Rasselgeräusche oder Galopprhythmus	16 Patienten
Röntgenologische Symptome (Herzgröße)	8 Patienten
Lungenödem	6 Patienten
Besserung nach Absetzen von Disopyramid	14 Patienten

führten Antiarrhythmikum mit dominierender Wirkung distal des His-Bündels (s.S. 861) – wurden ebenfalls LE-Nebenwirkungen mit positiver Immunhistologie der Niere mitgeteilt. Bei Patienten, die einer Amiodarontherapie unterliegen, bedarf es einer regelmäßigen Spaltlampenuntersuchung zur Feststellung von Korneaablagerungen und einer Überwachung der Schilddrüsenparameter zum Ausschluß einer Hyper- oder Hypothyreose (s.S. 860). In einem von uns beobachteten Fall obligater Amiodarontherapie bei rezidivierenden Kammertachykardien war eine Strumektomie notwendig, um die unverzichtbare Behandlung mit diesem Antiarrhythmikum fortsetzen zu können.

4. Unerlaubte Antiarrhythmikakombinationen

Über die Risiken verschiedener Antiarrhythmikakombinationen läßt sich derzeit noch kein sicheres Urteil abgeben. Während die Kombination leitungsverzögernder und leitungsverkürzender Substanzen offenbar therapeutisch sinnvoll sein kann, z.B. Disopyramid und Mexiletin oder Mexiletin und Amiodaron (WALEFFE et al. 1980b), stellt die Kombination von zwei leitungsverzögernden Pharmaka ein erhebliches potentielles Risiko dar, z.B. Disopyramid und Chinidin, Disopyramid und Aprindin (s. Tabelle 40).

Elektrophysiologisch gut begründet ist die Warnung vor der gleichzeitigen Applikation von Betarezeptorenblockern und Calciumantagonisten vom Typ des Verapamils. Dies muß auch für den neuen Calciumantagonisten Diltiazem (Handelsname Dilzem) gelten. Beide Substanzgruppen führen zu einer Sinusknotendepression, insbesondere bei Vorliegen eines Sinusknoten-Syndroms. Die synergistische Wirkung nicht nur auf den Sinusknoten, als den natürlichen Taktgeber des Herzens, sondern auch auf die atrioventrikuläre Überleitung läßt die Kombination von Betablockern und Verapamil bzw. Diltiazem, von streng indizierten Ausnahmen abgesehen, als kontraindiziert erscheinen.

III. Schlußfolgerungen

Fehler und Risiken in der Arrhythmiebehandlung sind nur z.T. unvermeidbar. Ein nicht unbeträchtlicher Teil der Risikomöglichkeiten erwächst aus dem verständlichen Wunsch, ein antiarrhythmisches Pharmakon gegen „Rhythmusstörungen aller Art“ einsetzen zu können – ein Antiarrhythmikum, das es bisher nicht gibt, trotz gelegentlich gegenteiliger werblicher Aussagen. Die antiarrhythmische Substanz, die selektiv die pathologische Rhythmusstörung beseitigt, das normale Reizbildungs- und Erregungsleitungsgewebe unbeeinflußt läßt und frei von kardialen und extrakardialen Nebenwirkungen ist, wird wohl auch in absehbarer Zeit nicht verfügbar sein.

Die Gabe inadäquater Antiarrhythmika sollte bei sorgfältiger Differentialdiagnose vermeidbar sein. Beispielsweise kann auf die Anwendung von Lidoflazin (Clinium) aus antiarrhythmischer Indikation angesichts nebenwirkungsärmerer Alternativen heute verzichtet werden.

Nach Möglichkeit sollte nicht grundsätzlich ein sog. Antiarrhythmikum der ersten Wahl verwendet werden, sondern – wo immer möglich – der Differentialtherapie der Vorzug gegeben werden. Bei ausreichender Kenntnis der verwendeten antiarrhythmischen Substanzen unter Berücksichtigung von Indikation, Kontraindikation und Nebenwirkungen könnten die vermeidbaren Risiken in der Arrhythmiebehandlung mithin auf ein Minimum zu reduzieren sein (vgl. hierzu LÜDERITZ 1982).

Literatur

Ahlquist RP (1948) A study of adrenotropic receptors. Am J Physiol 153:586

Aldor E, Heeger H (1976) Propafenon – ein neues Antiarrhythmikum. Dtsch Med Wochenschr 101:1318

Andersen MP, Bechsgaard P, Frederiksen J, Hansen DA, Jürgensen HJ, Nielsen B, Pedersen F, Pedersen-Bjergaard O, Rasmussen SL (1979) Effect of alprenolol on mortality among patients with definite or suspected acute myocardial infarction. Lancet II:866

Anderson JL, Mason JW, Winkle RA, Meffin PJ, Fowles RE, Peters F, Harrison DC (1978) Clinical electrophysiologic effects of tocainide. Circulation 57:685

Anderson JL, Stewart JR, Perry AB, Van Hamersveld DD, Johnson TA, Conard GJ, Chang SF, Kvam DC, Pitt B (1981) Oral flecainide acetate for the treatment of ventricular arrhythmias. N Engl J Med 305:473

Arzneimittelkommission der deutschen Ärzteschaft (1977) Eingeschränkte Anwendung von Amidonal. Dtsch Ärztebl 74:2118

Avenhaus H (1971) Rhythmusstörungen des Herzens bei Glykosidtherapie. Dtsch Med Wochenschr 7:189

Avenhaus H, Lüderitz B, Nordeck E (1971) Einfluß von Glukagon auf die Hämodynamik des menschlichen Herzens nach Beta-Rezeptoren-Blockade. Verh Dtsch Ges Kreislaufforsch 37:427

Baber NS, Wainwright Evans D, Howitt G, Thomas M, Wilson C, Lewis A, Dawes PM, Handler K, Tuson R (1980) Multicentre postinfarction trial of propranolol in 49 hospitals in the United Kingdom, Italy, and Yugoslavia. Br Heart J 44:96

Beck OA, Hochrein H (1980) Kombinierte Anwendung von Propafenon und Lidoflazin bei chronischem Vorhofflimmern und -flattern. Dtsch Med Wochenschr 105:1243

Beck OA, Witt E, Lehmann H-U, Hochrein H (1978) Die Wirkung von Gallopamil (D 600) auf die intrakardiale Erregungsleitung und Sinusknotenautomatie beim Menschen. Z Kardiol 67:522

Belz GG, Bender F (1974) Therapie der Herzrhythmusstörungen mit Verapamil. Fischer, Stuttgart

Bender F (1966) Zur Behandlung der Rhythmusstörungen des Herzens. Therapiewoche 16:529

Bender F, Cronheim G (Hrsg) (1982) Flecainid, Experimentelle Befunde und klinische Erfahrungen. Fischer, Stuttgart New York

Bender F, Brisse B, Cronheim G, Döbbeler R, Gülker K, Bramann HU (1979) Extrasystoliebehandlung mit Flecainid. Z Kardiol 68:280

Bender F, Bachour G, Gradaus D (1980) Behandlung von Herzrhythmusstörungen und

Hypertonien mit Calciumantagonisten. In: Fleckenstein A, Roskamm H (Hrsg) Calcium-Antagonismus. Springer, Berlin Heidelberg New York

Benditt DG, Pritchett ELC, Wallace AG, Gallagher JJ (1979) Recurrent ventricular tachycardia in man: evaluation of disopyramide therapy by intracardiac electrical stimulation. Eur J Cardiol 9:255

Bethge K-P, Lichtlen PR (1981) Die Beurteilung der antiarrhythmischen Therapie durch Langzeitelektrokardiographie. In: Lüderitz B (Hrsg) Ventrikuläre Herzrhythmusstörungen, Pathophysiologie – Klinik – Therapie. Springer, Berlin Heidelberg New York

Bolte H-D, Bergmann M, Tebbe U (1976) Unterschiedliche Wirkungen eines neuen Antiarrhythmikums (Propafenon) auf Purkinje- und Arbeitsmyokardfasern. Verh Dtsch Ges Inn Med 82:1239

Branch RA, Shand DG, Wilkinson GR, Nies AS (1973) Hemodynamic drug interaction: The reduction of lidocaine clearance by dl-propranolol. An example of hemodynamic drug interaction. J Pharmacol Exp Ther 184:515

Breithardt G, Seipel L (1981) Stimulationsinduzierte ventrikuläre Arrhythmien – Wirkung von Mexiletin und Disopyramid. In: Lüderitz B (Hrsg) Ventrikuläre Herzrhythmusstörungen, Pathophysiologie – Klinik – Therapie. Springer, Berlin Heidelberg New York

Breithardt G, Haerten K, Seipel L (1976) Zur antiarrhythmischen Wirksamkeit von Disopyramid bei ventrikulärer Extrasystolie und Vorhofflimmern. Z Kardiol 65:713

Breithardt G, Seipel L, Loogen F (1980) Der akute Herztod. Bedeutung elektrophysiologischer Stimulationsverfahren. Verh Dtsch Ges Kreislaufforsch 46:38

Bryan CK, Darby MH (1979) Bretylium tosylate: A review. Am J Pharm 36:1189

Campbell NPS, Kelly JG, Shanks RG, Chaturvedi NC, Strong JE, Pantridge JF (1973) Mexiletine (Kö 1173) in the management of ventricular dysrhythmias. Lancet II:404

Carmeliet E (1980) Electrophysiological effects of encainide on isolated cardiac muscle and Purkinje fibers and on the Langendorff-perfused guinea-pig heart. Eur J Pharmacol 61:241

Carmeliet E, Verdonck F (1974) Effects of aprindine and lidocaine on transmembrane potentials and radioactive K efflux in different cardiac tissues. Acta Cardiol [Suppl XVIII]:73

Carrasco HA, Fuenmayor A, Barboza JS, Gonzalez G (1978) Effect of verapamil on normal sinoatrial node function and on sick sinus syndrome. Am Heart J 96:760

Cocco G, Strozzi C (1978) Initial clinical experience with lorcainide, a new antiarrhythmic agent. J Clin Pharmacol 14:105

Cocco G, Strozzi C, Chu D, Pansini R (1980) Torsades de pointes as a manifestation of mexiletine toxicity. Am Heart J 6:878

Cohn KE, Agemon J, Gamble OW (1970) The effect of glucagon on arrhythmias due to digitalis toxicity. Am J Cardiol 25:683

Coltart DJ, Berndt TB, Kernoff R, Harrison DC (1974) Antiarrhythmic and circulatory effects of Astra W 36095. A new lidocaine-like agent. Am J Cardiol 34:35

Coraboeuf E, Deroubaix E (1974) Effect of a spirolactone derivate, sodium canrenoate, on mechanical and electrical activity of isolated rat myocardium. J Pharmacol Exp Ther 191:128

Dany F, Liozon F, Goudoud JC, Castel JP, Michel JP, Marsaud P, Merle L, Dallocchio M (1980) Torsade de pointes et arythmies ventriculaires graves par administration parentérales de vincamine. Arch Mal Coeur 73:298

Dengler HJ, Eichelbaum M (1977) Polymorphismen und Defekte des Arzneimittelstoffwechsels als Ursache toxischer Reaktionen. Arzneim Forsch 27:1836

Doering W (1979) Quinidine-digoxin interaction. Pharmacokinetics, underlying mechanism and clinical implications. N Engl J Med 301:400

Duff JH, Roden DM, Maffucci RJ, Vesper BS, Conard GJ, Higgins SB, Oates JA, Smith RF, Woosley RL (1981) Suppression of resistant ventricular arrhythmias by twice daily dosing with flecainide. Am J Cardiol 48:1133

Edvardsson N, Olsson SB (1981) Effects of acute and chronic beta receptor blockade on ventricular repolarization in man. Br Heart J 45:628

Elonen E, Neuvonen PJ, Tarssanen L, Kala R (1979) Sotalol intoxication with prolonged Q-T interval and severe tachyarrhythmias. Br Med J I:1184

Engler RL, LeWinter M (1981) Tocainide-induced ventricular fibrillation. Am Heart J 101:494

Engler R, Ryan W, LeWinter M, Bluestein H, Karliner JS (1979) Assessment of long-term antiarrhythmic therapy: Studies on the long-term efficacy and toxicity of tocainide. Am J Cardiol 43:612

Esser H, Trübestein G, Kikis D (1975) Wirksamkeit von Sparteinsulfat bei Herzrhythmusstörungen. Therapiewoche 25:1834

Fazekas P, Kiss Z (1977) Mit Adams-Stokesschen Syndrom einhergehende paroxysmale Kammertachykardie während einer Clinium-Behandlung. Z Kardiol 66:443

Ferlinz J, Easthope JL, Aronow WS (1979) Effects of verapamil of myocardial performance in coronary disease. Circulation 59:313

Fiehring H (1977) Prähospitale antiarrhythmische Therapie. In: Kaindl F, Pachinger O, Probst P (Hrsg) Die ersten 24 Stunden des Herzinfarkts. Witzstrock, Baden-Baden Köln New York

Fisher JD, Cohen HL, Mehra R, Altschuler H, Escher DJW, Furman S (1977) Cardiac pacing and pacemakers. II. Serial electrophysiologic-pharmacologic testing for control of recurrent tachyarrhythmias. Am Heart J 93:658

Fleckenstein A (1981) Pharmacology and electrophysiology of calcium antagonists. In: Zanchetti A, Krikler DM (eds) Calcium antagonism in cardiovascular therapy: experience with verapamil. Excerpta Medica, Amsterdam Oxford Princeton

Follath F, Heierli B, Wenk M (1980) Praktische Bedeutung der Serumkonzentrationsmessung bei der Therapie mit Antiarrhythmika. In: Sommer R (Hrsg) Kontrolle der Plasmaspiegel von Pharmaka. Thieme, Stuttgart New York

Galeazzi RL (1981) Blutspiegelbestimmungen von Medikamenten: Wann? Welche? Schweiz Med Wochenschr 111:466

Gettes LS (1971) The electrophysiologic effects of antiarrhythmic drugs. Am J Cardiol 28:526

Gibson D, Sowton E (1969) The use of beta-adrenergic receptor blocking drugs in dysrhythmias. Prog Cardiovasc Dis 12:16

Gleichmann U (1977) Medikamentöse Therapie von Herzrhythmusstörungen. Med Welt 28:675

Gülker H, Bramann HU, Brisse B, Kuhs H (1980) Kombinierte Behandlung chronischer Vorhofrhythmusstörungen mit Chinidin-Verapamil. Med Klin 75:196

Gülker H, Bender F, Brisse B, Thale J, Heuer H, Kristek J, Schindelhauer F, Teerling K (1981) Behandlung akuter experimenteller Infarktarrhythmien mit Flecainid. Z Kardiol 70:124

Haap K, Antoni H (1978) Mexiletin – Tierexperimentelle Befunde über die antiarrhythmischen und elektrophysiologischen Effekte am Herzen. Klin Wochenschr 56:169

Hanrath P, Kuck KH, Mathey D, Augustin J, Wiegers U, Bleifeld W (1981) Die antiarrhythmische Wirkung von Tocainid. In: Lüderitz B (Hrsg) Ventrikuläre Herzrhythmusstörungen, Pathophysiologie – Klinik – Therapie. Springer, Berlin Heidelberg New York

Harrison DC (ed) (1981) Cardiac arrhythmias. A decade of progress. Hall Medical Publishers, Boston Massachusetts

Hartzler GO, Maloney JD (1977) Programmed ventricular stimulation in management of recurrent ventricular tachycardia. Mayo Clin Proc 52:731

Heinrich KW, Effert S (1973) Bretylium-Tosylat zur Behandlung maligner Arrhythmien – erste Resultate. Med Welt 24:1000

Herling IM, Horowitz LN, Josephson ME (1980) Ventricular ectopic activity after medical and surgical treatment for recurrent sustained ventricular tachycardia. Am J Cardiol 45:633

Hochrein H (Hrsg) (1975) Lidoflazin, Clinium. Zweites Internationales Lidoflazin-Symposium am 9. und 10. Mai 1975 in Hamburg. Perimed, Erlangen

Horowitz LN, Josephson ME, Farshidi A, Spielmann SR, Michelson EL, Greenspan AM (1978) Recurrent sustained ventricular tachycardia. 3. Role of the electrophysiologic study in selection of antiarrhythmic regimens. Circulation 58:986

Imhof PR, Blatter K, Fuccella LM, Turri M (1969) Beta-blockade and emotional tachycardia: radiotelemetric investigations in ski jumpers. J Appl Physiol 27:366

Jähnchen E, Meinertz T, Towse G (1981) Prognosis and pharmacotherapy of life-threatening arrhythmias. Royal Soc Med No 49
Jervell A, Lange-Nielsen F (1957) Congenital deaf mutism functional heart disease with prolongation of the QT-interval and sudden death. Am Heart J 54:59
Kasper W, Meinertz T, Kersting F, Löllgen H, Lang K, Just H (1979) Electrophysiological actions of lorcainide in patients with cardiac disease. J Cardiovasc Pharmacol 1:343
Kaufmann G (1972) Digitalisbedingte Arrhythmien und Diphenylhydantoin. Huber, Bern Stuttgart Wien
Kawai L, Konishi T, Matsuyama E, Okazaki H (1981) Comparative effects of three calcium antagonists, diltiazem, verapamil and nifedipine, on the sinoatrial and atrioventricular nodes. Circulation 63:1035
Kennelly BM (1977) Comparison of lidoflazine and quinidine in prophylactic treatment of arrhythmias. Br Heart J 39:540
Kessler KM, Lowenthal DT, Warner H, Gibson T, Brigge W, Reidenberg MM (1974) Quinidine elimination in patients with congestive heart failure or poor renal function. N Engl J Med 290:706
Klein G, Wirtzfeld A, Schlegel J, Himmler Ch, Neiß A (1980) Antiarrhythmika bei chronischer ventrikulärer Extrasystolie. Dtsch Med Wochenschr 105:189
Klein HO, Lang R, Di Segni E, Kaplinsky E (1980) Verapamil-digoxin interaction. N Engl J Med 303:160
Kleinsorge H (1959) Klinische Untersuchungen über die Wirkungsweise des Rauwolfia-Alkaloids Ajmalin bei Herzrhythmusstörungen, insbesondere der Extrasystolie. Med Klin 10:409
Knipping W (1980) Problematik der Beurteilung seltener Arzneimittelnebenwirkungen am Beispiel der Agranulozytose durch Antiarrhythmika. Med Klin 75:108
Koch-Weser J (1977) Serum procainamide levels as therapeutic guides. Clin Pharmacokinetics 2:389
Koch-Weser J (1979) Bretylium. N Engl J Med 300:473
Körst HA, Brandes J-W, Littmann K-P (1980) Potenz- und Spermiogenesestörungen durch Propafenon. Dtsch Med Wochenschr 105:1187
Kraupp O (1977) Pharmakodynamische Beeinflussung der Rhythmik, Dynamik und Durchblutung des Herzens. In: Forth W, Henschler D, Rummel R (Hrsg) Allgemeine und spezielle Pharmakologie und Toxikologie, 2. Aufl. Bibliographisches Institut, Mannheim Wien Zürich
Kuck KH, Hanrath P, Lubda J, Mathey D, Bleifeld W (1979) Die antiarrhythmische Wirkung von Tocainid bei ventrikulären Herzrhythmusstörungen. Dtsch Med Wochenschr 104:1701
Laakso M, Pentikäinen PJ, Pyörälä K, Neuvonen PJ (1981) Prolongation of the Q-T interval caused by sotalol – possible association with ventricular tachyarrhythmias. Eur Heart J 353:358
Lang KF, Just H, Limbourg P (1975) Untersuchungen über die Einwirkung von Mexiletine (Kö 1173) auf die AV-Überleitungszeit und die Sinusimpulsautomatie bei Herzgesunden und Patienten mit Erkrankungen des Reizleitungssystems. Z Kardiol 64:389
Leahey EB jr, Reiffel JA, Heissenbuttel RH, Drusin RE, Lovejoy PP, Bigger JT jr (1979) Enhanced cardiac effect of digoxin during quinidine treatment. Arch Intern Med 139:519
Leveque PE (1965) Anti-arrhythmic action of bretylium. Nature 207:203
Lown B, Graboys TB (1977) Management of patients with malignant ventricular arrhythmias. Am J Cardiol 39:910
Lüderitz B (1978) Betarezeptorenblocker bei kardialen Rhythmusstörungen. Internist 19:532
Lüderitz B (1979) Elektrische Stimulation des Herzens. Diagnostik und Therapie kardialer Rhythmusstörungen. Springer, Berlin Heidelberg New York
Lüderitz B (1981a) Therapie von Herzrhythmusstörungen – Leitfaden für Klinik und Praxis. Springer, Berlin Heidelberg New York
Lüderitz B (Hrsg) (1981b) Ventrikuläre Herzrhythmusstörungen, Pathophysiologie – Klinik – Therapie. Springer, Berlin Heidelberg New York

Lüderitz B (1982) Typische Risiken bei der Behandlung von Herzrhythmusstörungen. Internist 23:138

Lüderitz B, Naumann d'Alnoncourt C, Bolte H-D (1972) Zur kardialen Wirkung der Schilddrüsenhormone. – Elektrophysiologische Messungen am Papillarmuskel des Herzens. Klin Wochenschr 50:978

Lydtin H, Lohmöller G (1977) Beta-Rezeptoren-Blocker. Aesopus, München

Manz M, Steinbeck G, Lüderitz B (1979) Wirkung von Lorcainid (R 15889) auf Sinusknotenfunktion und intrakardiale Erregungsleitung. Herz/Kreisl 11:192

Manz M, Hasford J, Lüderitz B (1981) Erfahrungen bei der Planung einer randomisierten Doppelblindstudie mit Antiarrhythmika. In: Victor N, Dudeck J, Broszio EP (Hrsg) Therapiestudien. Springer, Berlin Heidelberg New York

Manz M, Steinbeck G, Lüderitz B (1981 a) Zur Wirkung von Diltiazem bei supraventrikulären Tachykardien. In: Bender F, Greeff K (Hrsg) Calcium-Antagonisten zur Behandlung der Angina pectoris, Hypertonie und Arrhythmie. Excerpta Medica, Amsterdam Oxford

Manz M, Steinbeck G, Lüderitz B (1981 b) Elektrophysiologie von Lorcainid. In: Lüderitz B (Hrsg) Ventrikuläre Herzrhythmusstörungen, Pathophysiologie – Klinik – Therapie. Springer, Berlin Heidelberg New York

Manz M, Steinbeck G, Lüderitz B (1981 c) Electrophysiological effects of lorcainide in sinoatrial disease and in Wolff-Parkinson-White syndrome. Eur Heart J 3:56

Manz M, Steinbeck G, Lüderitz B (1981 d) Acute and chronic treatment of supraventricular tachycardia with propafenone – control by programmed stimulation. Pace 4: A-58

Martinowitz U, Rabinovici J, Goldfarb D, Many A, Bank H (1981) Interaction between warfarin sodium and amiodarone. N Engl J Med 304:671

Mason JW, Winkle RA (1978) Electrode-catheter arrhythmia induction in the selection and assessment of antiarrhythmic drug therapy for recurrent ventricular tachycardia. Circulation 58:971

Meinertz T, Kersting F, Kaspar E, Jähnchen E, Löllgen H, Just H (1978) Kardiovaskuläre Effekte von Lorcainid, einer neuen antiarrhythmischen Substanz. Z Kardiol 67:148

Merx W (1981) Mexiletin beim akuten Myokardinfarkt. In: Lüderitz B (Hrsg) Ventrikuläre Herzrhythmusstörungen, Pathophysiologie – Klinik – Therapie. Springer, Berlin Heidelberg New York

Miyahara M, Imura O, Yokoyama M, Hoshikawa K (1969) Lidoflazine as an antiarrhythmic drug. Tohoku J Exp Med 97:95

Moore EN, Spear JF, Horowitz LN, Feldman HS, Moller RA (1978) Electrophysiologic properties of a new antiarrhythmic drug – tocainide. Am J Cardiol 41:703

Morganroth J, Pearlman AS, Dunkman WB, Horowitz LN, Josephson ME, Michelson EL (1979) Ethmozin: A new antiarrhythmic agent developed in the USSR. Efficacy and tolerance. Am Heart J 98:621

Moysey JO, Jaggarao NSV, Grundy EN, Chamberlain DA (1981) Amiodarone increases plasma digoxin concentrations. Br Med J 282:272

Multicenter International Study (1975) Improvement in prognosis of myocardial infarction by long-term beta-adrenoreceptor blockade using practolol. Br Med J III:735

Myerburg RJ, Conde C, Sheps DS, Apple RA, Kiem I, Sung RJ, Castellanos A (1979) Antiarrhythmic drug therapy in survivors of prehospital cardiac arrest: Comparison of effects on chronic ventricular arrhythmias and recurrent cardiac arrests. Circulation 59:855

Narimatsu A, Taira N (1976) Effects on atrio-ventricular conduction of calcium-antagonistic coronary vasodilators, local anesthetics and quinidine injected into the posterior and the anterior septal artery of the atrio-ventricular node preparation of the dog. Naunyn-Schmiedebergs Arch Pharmacol 294:169

Naumann d'Alnoncourt C, Lüderitz B (1980) Wirkungen verschiedener Antiarrhythmika auf das depolarisierte Myokard. Z Kardiol 69:707

Naumann d'Alnoncourt C, Lüderitz B (1981) Elektrophysiologie von Tocainid. In: Lüderitz B (Hrsg) Ventrikuläre Herzrhythmusstörungen, Pathophysiologie – Klinik – Therapie. Springer, Berlin Heidelberg New York

Naumann d'Alnoncourt C, Steinbeck G, Lüderitz B (1976) Der Einfluß von Aprindin

auf elektrophysiologische Parameter des spontan schlagenden Vorhofpräparates. Herz/Kreisl 8:531
Naumann d'Alnoncourt C, Cardinal R, Janse MJ, Lüderitz B, Durrer D (1980) Effects of tocainide on ectopic impulse formation in isolated cardiac tissue. Klin Wochenschr 58:227
Naumann d'Alnoncourt C, Cardinal R, Janse MJ (1981 a) Über die arrhythmogene Wirkung von Potentialdifferenzen im Ventrikelmyokard. In: Lüderitz B (Hrsg) Ventrikuläre Herzrhythmusstörungen, Pathophysiologie – Klinik – Therapie. Springer, Berlin Heidelberg New York
Naumann d'Alnoncourt C, Zierhut W, Lüderitz B (1981 b) Wirkung von Diltiazem auf abnorme Reizbildung in Purkinje-Fasern bei Ischämie. In: Bender F, Greeff K (Hrsg) Calcium-Antagonisten zur Behandlung der Angina pectoris, Hypertonie und Arrhythmie. Excerpta Medica, Amsterdam Oxford
Nayler WG (1976) The pharmacology of disopyramide. Int Med Res [Suppl I] 4:8
Neuss H, Schaumann H-J, Stegaru B (1976) Drug effects on the av-conduction. In: Lüderitz B (ed) Cardiac pacing, diagnostic and therapeutic tools. Springer, Berlin Heidelberg New York
Nitsch J, Doliwa R, Steinbeck G, Lüderitz B (1981) Mexiletinspiegel bei Patienten mit ventrikulären Arrhythmien und Nieren-, Leber- oder Herzinsuffizienz. Verh Dtsch Ges Inn Med 87:429
Nitsch J, Steinbeck G, Lüderitz B (1982) Einfluß von Nieren-, Leber- und Herzinsuffizienz auf den Serum-Mexiletinspiegel. Internist 23:291
Norwegian Multicenter Study Group (1981) Timolol-induced reduction in mortality and reinfarction in patients surviving acute myocardial infarction. N Engl J Med 14:801
Nowak FG, Cocco G, Chu D, Gasser DF (1980) Antiarrhythmic effect of the calcium antagonist tiapamil (Ro 11-1781) by intravenous administration in patients with coronary heart disease. Clin Cardiol 3:371
Ochs HR, Carstens G, Greenblatt DJ (1980) Reduction in lidocaine clearance during continuous infusion and by coadministration of propranolol. N Engl J Med 303: 373
Ono H, Himori N, Taira N (1977) Chronotropic effects of coronary vasodilators as assessed in the isolated blood-perfused sinoatrial node preparation of the dog. Tohoku J Exp Med 121:383
Pedersen DH, Zipes DP, Foster PR, Troup PJ (1979) Ventricular tachycardia and ventricular fibrillation in a young population. Circulation 60:988
Pickering TG, Goulding L (1978) Suppression of ventricular extrasystoles by perhexiline. Br Heart J 40:851
Podrid PJ, Schoeneberger A, Lown G (1980a) Congestive heart failure caused by oral disopyramide. N Engl J Med 302:614
Podrid PJ, Layakisher A, Lown B, Mazur N (1980b) Ethmozin a new antiarrhythmic drug for suppressing ventricular premature complexes. Circulation 61:450
Pozenel H (1977) Klinisch-hämodynamische Untersuchungen mit Mexiletin – einem neuen Antiarrhythmikum. Herz/Kreisl 9:148
Prescott LF (1977) The development of intravenous mexiletine dose regimens. Postgrad Med J [Suppl I] 53:124
Prescott LF, Pottage A, Clements JA (1977) Absorption, distribution and elimination of mexiletine. Postgrad Med J [Suppl I] 53:50
Riecker G (1974) Conversion of atrial tachycardia with lidoflazine. Arzneim Forsch Beiheft 26:102
Robertson CE, Miller HC (1980) Extreme tachycardia complicating the use of disopyramide in atrial flutter. Br Heart J 44:602
Roden DM, Reele SB, Higgins SB, Mayol RF, Gammans RE, Oates JA, Woosley RL (1980) Total suppression of ventricular arrhythmias by encainide. N Engl J Med 302:877
Romano C, Gemme G, Pongiglione R (1956) Aritmie cardiache rare dell'età pediatrica. Clin Pediatr (Phila) 45:656
Rosen KM, Barwolf C, Ehsani A, Rahimtoola SH (1972) Effects of lidocaine and propranolol on the normal and anomalous pathway in patients with preexcitation. Am J Cardiol 30:801

Rosenberg P, Fisher J, Furman S, Scheuer J (1979) Unexpected disopyramide toxicity. Circulation 60:II-183

Sami M, Mason JW, Oh G, Harrison DC (1979) Canine electrophysiology of encainide, a new antiarrhythmic drug. Am J Cardiol 43:1149

Sato M, Nagao T, Yamaguchi I, Nakajima H, Kiyomoto A (1971) Pharmacological studies on a new 1,5-benzothiazepine derivate (CRD-401). Arzneim Forsch 21:1338

Scholz H (1976) Disopyramid-Phosphat: Elektrophysiologische und inotrope Wirkungen am Katzenpapillarmuskel im Vergleich mit Chinidin. Arzneim Forsch 26:469

Scholz H (1980) Physiologische und pharmakologische Grundlagen der Therapie mit sog. Calcium-Antagonisten. Dtsch Ärztbl 7:381

Schuff-Werner P, Kaiser D (1980) Cholestatische Hepatitis nach antiarrhythmischer Therapie mit Propafenon. Dtsch Med Wochenschr 105:137

Scott DB, Julian DG (eds) (1971) Lidocaine in the treatment of ventricular arrhythmias. Livingstone, Edinburgh London

Seipel L, Breithardt G (1981) Antiarrhythmika. In: Krayenbühl HP, Kübler W (Hrsg) Kardiologie in Klinik und Praxis, Bd II: Klinik, Pharmakologie, spezielle Gesichtspunkte in der Betreuung Herzkranker, Kap 66. Thieme, Stuttgart New York

Seipel L, Breithardt G, Both G (1975) Elektrophysiologische Effekte der Antiarrhythmika Disopyramid und Propafenon auf das menschliche Reizleitungssystem. Z Kardiol 64:731

Seipel L, Breithardt G, Loogen F (Hrsg) (1976) Neue Aspekte der antiarrhythmischen Therapie – Erfahrungen mit Aprindin. Editio Cantor, Aulendorf

Seipel L, Gleichmann U, Loogen F (1973) Die Wirkung von Antiarrhythmika auf die intrakardiale Erregungsleitung im His-Bündelelektrogramm. Verh Dtsch Ges Kreislaufforsch 79:993

Seipel L, Breithardt G, Wiebringhaus E, Loogen F (1977) Die Wirkung von Ajmalin auf die akzessorische Erregungsleitung beim WPW-Syndrom. Verh Dtsch Ges Inn Med 83:337

Senges J, Ehe L (1973) Antiarrhythmic action of sparteine on direct and indirect models of cardiac fibrillation. Naunyn-Schmiedebergs Arch Pharmacol 280:265

Siebenlist D, Nürnberger M, Herrmann G, Gattenlöhner W (1982) Intoxikation mit Propafenon. Intensivmed 19:151

Somani P, Lum BKB (1965) The antiarrhythmic actions of beta adrenergic blocking agents. J Pharmacol Exp Ther 147:194

Sonnhag C, Karlsson E, Hed J (1979) Procainamide-induced lupus erythematosus-like syndrome in relation to acetylator phenotype and plasma levels of procainamide. Acta Med Scand 206:245

Stäubli M, Studer H (1981) Behandlung der Arrhythmien mit Amiodaron. Schweiz Med Wochenschr 111:460

Steinbeck G, Rosenberger W, Naumann d'Alnoncourt C, Lüderitz B (1977) Sinus node function and digitalis – electrophysiological studies in man. In: Troubles du rythme et electrostimulation. Internat Symp Toulouse 1977

Steinbeck G, Manz M, Lüderitz B (1981 a) Kontrolle der medikamentösen Arrhythmiebehandlung (Mexiletin, Amiodarone) durch programmierte Ventrikelstimulation bei Patienten mit chronisch rezidivierenden Kammertachykardien. In: Lüderitz B (Hrsg)Ventrikuläre Herzrhythmusstörungen, Pathophysiologie – Klinik – Therapie. Springer, Berlin Heidelberg New York

Steinbeck G, Manz M, Lüderitz B (1981 b) Elektrostimulation bei tachykarden Rhythmusstörungen – Pathophysiologie und klinische Anwendung. In: Lüderitz B (Hrsg) Ventrikuläre Herzrhythmusstörungen, Pathophysiologie – Klinik – Therapie. Springer, Berlin Heidelberg New York

Steinbeck G, Manz M, Lüderitz B (1981 c) Control of anti-arrhythmic drug therapy of ventricular tachycardia by programmed ventricular stimulation: effects of disopyramide. Br J Clin Pract [Suppl] 11:47

Steinbeck G, Manz M, Lüderitz B (1981 d) Möglichkeiten und Risiken der programmierten Ventrikelstimulation bei Patienten mit chronisch rezidivierenden Kammertachykardien. Klin Wochenschr 59:111

Steinbeck G, Manz M, Lüderitz B (1982) Amiodaron bei ventrikulären Tachykardien. Münch Med Wochenschr 124:723

Subramanian B, Bowles MJ, Davies AB, Raftery EB (1982) Combined therapy with verapamil and propranolol in chronic stable angina. Am J Cardiol 49:125

Talbot RG, Nimmo J, Julian DG, Clark RA, Neilson JMM, Prescott LF (1973) Treatment of ventricular arrhythmias with mexiletine (Kö 1137). Lancet II:399

Twum-Barima Y, Carruthers SG (1981) Quinidine-rifampin interaction. N Engl J Med 304:1466

Valentine PA, Frew JL, Mashford ML, Sloman JG (1974) Lidocaine in the prevention of sudden death in the pre-hospital phase of acute infarction. A double-blind study. N Engl J Med 291:1327

Vaughan Williams EM (1970) Classification of antiarrhythmic drugs. In: Sandoe E, Flensted-Jensen E, Olsen KH (eds) Cardiac arrhythmias. Astra, Södertälje

Vaughan Williams EM (1973) The development of new antidysrhythmic drugs. Schweiz Med Wochenschr 103:262

Wakasa Y, Ikeda T, Oshiro Y, Numa T, Sugimoto T (1979) Beneficial effects of diltiazem on re-entrant tachycardia involving A-V conduction. In: Proceedings of the VIth World Symposium on Cardiac Pacing, Montreal 1979

Waleffe A, Bruninx P, Rabine LM, Kulbertus HE (1979) Effects of tocainide studied with programmed electrical stimulation of the heart in patients with reentrant tachyarrhythmias. Am J Cardiol 43:292

Waleffe A, Mary-Rabine L, Kulbertus HE (1980a) Study of moxaprindine with programmed electrical stimulation of the heart in patients with reentrant tachyarrhythmias. Am J Cardiol 45:640

Waleffe A, Mary-Rabine L, Legrand V, Demoulin JCl, Kulbertus HE (1980b) Combined mexiletine and amiodarone treatment of refractory recurrent ventricular tachycardia. Am Heart J 6:788

Ward OCJ (1964) A new familial cardiac syndrome in children. J Irish Med Ass 54:103

Wellens HJJ (1975) Effect of drugs on Wolff-Parkinson-White syndrome. In: Narula OS (ed) His bundle electrography and clinical electrophysiology. Davis, Philadelphia

Wellens HJJ, Schuilenburg RM, Durrer D (1972) Electrical stimulation of the heart in patients with ventricular tachycardia. Circulation 46:216

Wellens HJJ, Düren DR, Lie KI (1976) Observations on mechanisms of ventricular tachycardia in man. Circulation 54:237

Wieser H, Philippi M, Schuler CF (1979) Die antiarrhythmische Wirkung von Propafenon bei stabiler ventrikulärer Extrasystolie. Herz/Kreisl 11:71

Wilhelmsson C, Vedin JA, Wilhelmsen L, Tibblin G, Werkö L (1974) Reduction of sudden deaths after myocardial infarction by treatment with alprenolol. Lancet II:1157

Winkle RA, Alderman EL, Fitzgerald JW, Harrison DC (1976) Treatment of recurrent symptomatic ventricular tachycardia. Ann Intern Med 85:1

Winkle RA, Meffin PJ, Harrison DC (1978) Long-term tocainide therapy for ventricular arrhythmias. Circulation 57:1008

Winkle RA, Mason JW, Griffin JC, Ross D (1981) Malignant ventricular tachyarrhythmias associated with the use of encainide. Am Heart J 102:857

Wit AL, Hoffman BF, Rosen MR (1975) Electrophysiology and pharmacology of cardiac arrhythmias. IX. Cardiac electrophysiologic effects of beta adrenergic receptor stimulation and blockade. Part C Am Heart J 90:795

Woosley RL, Shand DG (1978) Pharmacokinetics of antiarrhythmic drugs. Am J Cardiol 41:986

Yoon MS, Han J, Derstram GH, Jones SA (1979) Effects of Thioridazone (Melleril) on ventricular electrophysiologic properties. Am J Cardiol 43:1155

Zipes DP, Fisher JC (1974) Effects of agents which inhibit the slow channel on sinus node automaticity and atrioventricular conduction in the dog. Circ Res 34:184

Zipes DP, Troup PJ (1978) New antiarrhythmic agents. Amiodarone, aprindine, disopyramide, ethmozin, mexiletine, tocainide, verapamil. Am J Cardiol 41:1005

Zipes DP, Elharrar V, Gilmour RF Jr, Prystowsky EN, Heger JJ (1981) Studies with aprindine. In: Harrison DC (ed) Cardiac arrhythmias – a decade of progress. Hall Publishers, Boston, Massachusetts, p 331

KAPITEL 7D

Antiarrhythmische Therapie bei Herzinfarkt

B. LÜDERITZ und C. NAUMANN D'ALNONCOURT

Mit 7 Abbildungen und 6 Tabellen

A. Einleitung

Der Herzinfarkt ist durch eine umschriebene Myokardnekrose infolge kritischer Unterbrechung der Blutzufuhr charakterisiert. Die klinische Symptomatik wird im wesentlichen durch die konsekutiven rhythmologischen und hämodynamischen Komplikationen bestimmt. Infarkttypische Formen von Arrhythmien sind jedoch nicht bekannt. An der unmittelbaren Arrhythmieauslösung sind, abgesehen von den ischämiebedingten elektrophysiologischen Grundphänomenen, zahlreiche weitere Faktoren beteiligt: die Infarktausdehnung, der zeitliche Verlauf des Gefäßverschlusses, die Anatomie der Gefäßversorgung, die Mitbeteiligung des Erregungsleitungssystems, autonome Regulationsmechanismen (Sympathikotonie, Vagotonie), hämodynamische Faktoren, metabolische Veränderungen („ischämisches Blut") und schließlich auch iatrogene Ursachen (ARONSON u. GELLES 1974; HALTER 1975; LÜDERITZ et al. 1976) (Tabelle 1).

Herzrhythmusstörungen sind die häufigste Ursache der Infarktletalität in der Präspitalperiode. Nach der Hospitalisierung ist das myokardiale Pumpversagen die zahlenmäßig überwiegende Todesursache (vgl. RIECKER et al. 1979). Kardiale Arrhythmien treten als Komplikation des akuten Myokardinfarkts insgesamt mit einer Koinzidenz von 75–95% auf; davon entfallen 70–80% auf ventri-

Tabelle 1. Bestimmende Faktoren der elektrophysiologischen Veränderungen beim akuten Myokardinfarkt

- Infarktausdehnung
- Art des Gefäßverschlusses
- Anatomie der Gefäßversorgung (Reizbildungs- und Erregungsleitungssystem)
- Hämodynamik (Transport von Stoffwechselprodukten)
- Autonome Regulation (Symathikotonie, Vagotonie)
- Metabolische Veränderungen
  Hypoxie, Ischämie
  Azidose
  Zellulärer Kaliumverlust
  Katecholaminexzeß
  Freie Fettsäuren
- Iatrogene Ursachen (z.B. Digitalis, Kalium)

kuläre Heterotopien. Kammerflimmern als Ursache des plötzlichen Herztodes findet sich in den ersten 4 Stunden mit einer Häufigkeit von 6–10% (BIGGER et al. 1977; CAMPBELL 1979; LOWN u. WOLF 1971; VISMARA et al. 1977).

Zur Pathogenese von Herzrhythmusstörungen ergeben sich bereits aus dem Oberflächen-Elektrokardiogramm Hinweise auf wesentliche pathogenetische Faktoren von frühen Arrhythmien: ST-Streckensenkung als Folge des Verletzungsstroms und Verspätung der örtlichen Negativitätsbewegung (endokardiale Ableitung) als Folge lokal verzögerter Erregung. Tierexperimentelle Studien dieser Veränderungen haben in neuerer Zeit zu einem relativ klar umrissenen Konzept der Arrhythmiegenese in der Frühphase der regionalen Ischämie geführt (DOWNAR et al. 1977a, b; JANSE et al. 1980; KLÉBER et al. 1978; NAUMANN D'ALNONCOURT et al. 1981).

B. Elektrophysiologische Grundlagen

I. Der ischämische Verletzungsstrom

Die Ursache des Stromflusses zwischen ischämischem und normalem Myokard ist die intrazelluläre Potentialdifferenz zu beiden Seiten der ischämischen Grenzzone (Abb. 1). Die Potentialdifferenz ist Folge der lokalen ischämiebedingten Abnahme des Ruhemembranpotentials (TQ-Senkung), der Abnahme der Aktionspotentialamplitude und -dauer (ST-Hebung) und der verzögerten Erregung der ischämischen Zone (tiefe negative T-Wellen). Während der TQ-Senkung und der negativen T-Welle entfaltet das ischämische Myokard auf das angrenzende normale Myokard depolarisierende Wirkungen. KLÉBER et al. (1978) sowie JANSE et al. (1980) haben den Verletzungsstrom am isolierten Herzen bei regionaler Ischämie bestimmt. Stromsenken im ischämischen Myokard betrugen bis zu $-5\,\mu A/mm^3$ Extrazellulärraum; Stromquellen im normalen Myokard lagen bei $+2\,\mu A/mm^3$ Extrazellulärraum.

Das Quellenpotential in $\mu A/mm^3$ gibt den Strom an, der aus dem Intrazellulärraum über die Zellmembran in 1 mm^3 Extrazellulärraum fließt. Bei Annahme einer regelmäßigen Struktur des Myokards mit einem Faserdurchmesser von 20 μm liegt die entsprechende transmembranäre Stromdichte in der Größenordnung von 3 nA/mm^2 Zellmembran (NAUMANN D'ALNONCOURT et al. 1981).

Folgende Argumente sprechen dafür, daß dieser Strom ektope Reizbildungen initiiert:

1. Der Verletzungsstrom liegt in der gleichen Größenordnung (ca. halb so groß) wie der Strom, auf dem die Erregungsfortleitung im normalen Myokard beruht.
2. Extrasystolen und initiale Aktionen einer Tachyarrhythmie traten stets während tiefer negativer T-Wellen auf, d.h. zum Zeitpunkt des maximalen Stromflusses zwischen ischämischem und normalem Myokard.
3. Der Ursprungsort der initialen Aktion lag stets im normalen Myokard, d.h. auf der Seite der ischämischen Grenzzone, auf die das ischämische Myokard depolarisierende Wirkung ausübt.

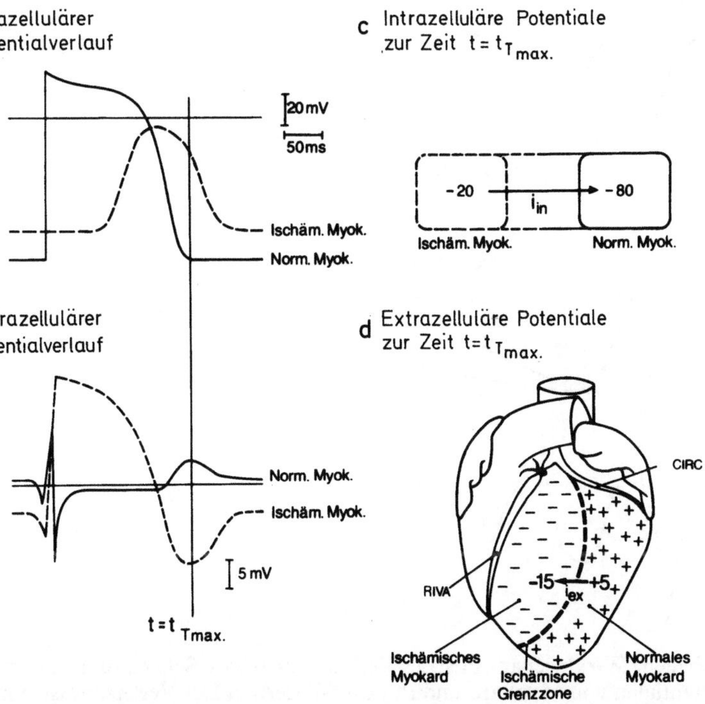

Abb. 1a–d. Intrazelluläre Potentiale und extrazelluläre Elektrogramme bei regionaler Ischämie. Simultane Ableitungen vom normalen (Norm. Myok.) und ischämischen (Ischäm. Myok.) Myokard. **a** Bereits wenige Minuten nach Eintreten der Ischämie nehmen lokal Ruhemembranpotential, Aktionspotentialamplitude und -dauer ab. Die Aktivierung des ischämischen Myokards wird zunehmend verzögert. **b** Die intrazellulären Potentialveränderungen bewirken im extrazellulären Elektrogramm der ischämischen Zone TQ-Senkung, ST-Hebung und negative T-Welle. **c** Die maximale intrazelluläre Potentialdifferenz tritt auf, wenn das ischämische Areal aktiviert, das normale Myokard jedoch bereits wieder repolarisiert ist. Aufgrund der Potentialdifferenz fließt intrazellulär ein Strom i_{in}. **d** Zum Zeitpunkt der maximalen intrazellulären Potentialdifferenz können negative T-Wellen im extrazellulären Elektrogramm auftreten. Die extrazelluläre Potentialdifferenz über der ischämischen Zone ist Ursache eines extrazellulären Stroms i_{ex}, dem Verletzungsstrom. Das Verletzungspotential wirkt während der TQ-Senkung und der negativen T-Welle wie eine extrazelluläre Kathode und entfaltet depolarisierende Wirkungen auf das normale Myokard (*RIVA* Ramus interventricularis anterior, *CIRC* Ramus circumflexus der linken Koronararterie) (LÜDERITZ u. NAUMANN D'ALNONCOURT 1980)

4. Bei Rekonstruktion des Erregungsausbreitungsmusters (mapping) ergaben sich keine Hinweise dafür, daß die initiale ektopische Aktion auf einem Reentry-Mechanismus beruht (JANSE et al. 1980).

Verschiedene Mechanismen einer arrhythmogenen Wirkung des Verletzungsstromes werden diskutiert (vgl. Abb. 2):

1. Wirkung des Verletzungsstromes als direkter Stimulus während der negativen T-Welle (KLÉBER et al. 1978).

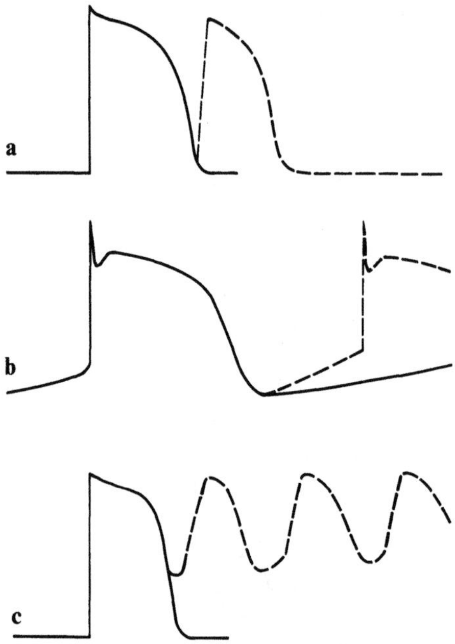

Abb. 2a–c. Mögliche Wirkmechanismen des Verletzungsstroms. Schematische Darstellung an Aktionspotentialen von Myokard und Purkinje-Fasern. **a** Der Verletzungsstrom wirkt als indirekter Stimulus auf das Ventrikelmyokard oder in Purkinje-Fasern. **b** Der Verletzungsstrom beschleunigt den normalen Automatiemechanismus der Purkinje-Faser. **c** Der Verletzungsstrom induziert abnorme Automatie durch Depolarisation von Myokardfasern oder Purkinje-Fasern

2. Induktion von abnormer Automatie in Purkinje-Fasern oder Myokardfasern (ANTONI 1971; IMANISHI u. SURAWICZ 1976; NAUMANN D'ALNONCOURT et al. 1981).
3. Beschleunigung normaler Automatie in Purkinje-Fasern (NAUMANN D'ALNONCOURT et al. 1981; TRAUTWEIN u. KASSEBAUM 1961).

Welchem dieser Mechanismen in der Frühphase regionaler Ischämie die größte Bedeutung zukommt, kann derzeit noch nicht entschieden werden. Zur Beschleunigung normaler Automatie in Purkinje-Fasern reichen vergleichsweise geringe Stromstärken aus, so daß dieser Mechanismus des Verletzungsstroms wahrscheinlich erscheint.

II. Reentry im ischämischen Myokard

Untersuchungen des Erregungsausbreitungsmusters am isolierten Herzen zeigen, daß es bereits in der ersten Minute nach akutem Koronarverschluß im ischämischen Myokard zu einer Verzögerung der Erregungsausbreitung kommt (JANSE et al. 1980). Ursache der Leitungsverzögerung sind Anreicherung von Kaliumionen im Extrazellulärraum, Azidose, Hypoxie, Hypoglykämie und die Wirkungen bisher nicht näher definierter Stoffwechselprodukte aus den ischämischen Zellen (DOWNAR et al. 1977a, b). Aktionspotentialdauer, Aktionspotentialamplitude

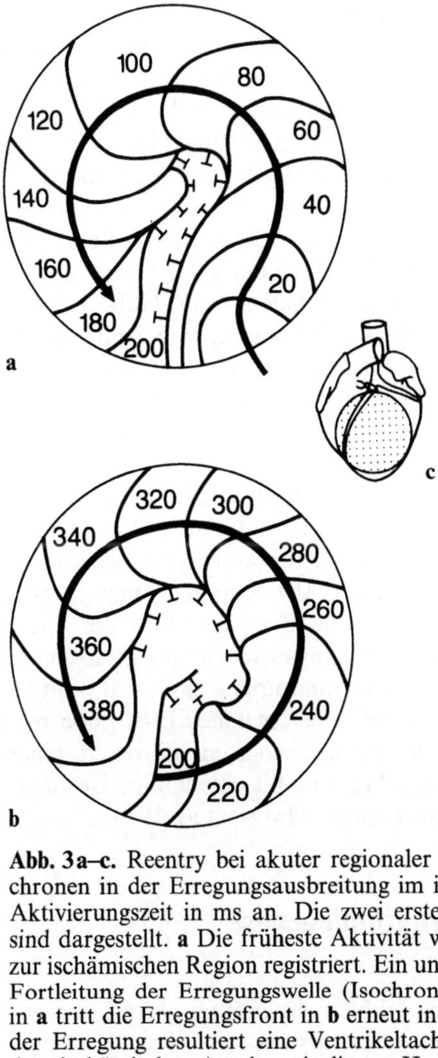

Abb. 3a–c. Reentry bei akuter regionaler Ischämie. Schematische Darstellung von Isochronen in der Erregungsausbreitung im ischämischen Myokard. Die Zahlen geben die Aktivierungszeit in ms an. Die zwei ersten Aktionen (**a**, **b**) einer Ventrikeltachykardie sind dargestellt. **a** Die früheste Aktivität wird im normalen Myokard an der Grenzzone zur ischämischen Region registriert. Ein unidirektionaler Block führt zur unidirektionalen Fortleitung der Erregungswelle (Isochrone 20–200). **b** Von der Isochronen „200" aus in **a** tritt die Erregungsfront in **b** erneut in zuvor erregtes Gewebe ein. Bei Perpetuierung der Erregung resultiert eine Ventrikeltachykardie. **c** Position der Mikroelektrode über dem ischämischen Areal am isolierten Herzen mit Angabe der Ableitungspunkte (LÜDERITZ u. NAUMANN D'ALNONCOURT 1980)

und maximale Anstiegsgeschwindigkeit der Aktionspotentiale und das Ruhemembranpotential nehmen rasch ab.

Die Ausbreitung der Erregung der Herzoberfläche kann bei simultaner Ableitung einer möglichst großen Zahl unipolarer Elektrogramme leicht verfolgt werden. Ausdruck der Aktivierung des Myokards am Ableitort ist die örtliche Negativitätsbewegung. Die Aktivierungszeit ergibt sich aus dem Intervall vom Beginn des QRS-Komplexes bis zur örtlichen Negativitätsbewegung. Zuordnung von Aktivierungszeit und Ableitort in graphischer Darstellung und Verbindung der Orte gleicher Aktivierungszeit ergeben eine Isochronenkarte mit der Rekonstruktion des Erregungsausbreitungsmusters (Abb. 3).

Zum Zentrum der ischämischen Zone hin treten unidirektionale und bidirektionale Leitungsblöcke auf. Sie sind jedoch zunächst unvollständig und frequenzabhängig; 2:1-Blockierungen oder 3:1-Blockierungen sind möglich und führen im extrazellulären Elektrogramm der ischämischen Zone zum alternierenden Auftreten von T-Wellen. Die Blöcke sind in den ersten Minuten noch nicht örtlich fixiert, d.h. von Herzaktion zu Herzaktion ändert sich die Tiefe, zu der die Erregungswelle in das ischämische Myokard vordringt. Bei Auftreten von Extrasystolen wird die früheste Aktivität stets im normalen Myokard in der Randzone des ischämischen Gebietes registriert.

Zwischen der 5. und 10. Minute regionaler Ischämie nehmen die Zonen blockierter Erregungsleitung an Größe ab, kleinere blockierte Areale fließen zu größeren Regionen zusammen und bei unidirektionalem Block läuft die Erregungsfront nunmehr in einer Richtung, umkreist das unerregbare Zentrum der ischämischen Zone und kann in das Gebiet zuvor erregten Gewebes wieder eintreten; dadurch kommt es bereits nach 200–300 ms zu einer erneuten Herzaktion, und bei Perpetuierung der Erregungswelle um das ischämische Kerngebiet resultiert eine Tachykardie.

Die Ventrikeltachykardien sistieren nicht selten spontan; in diesen Fällen findet sich ein singulärer, relativ großer Reentry-Kreis mit einem Durchmesser von 1–2 cm. In $^{4}/_{5}$ der Fälle degenerieren diese Ventrikeltachykardien jedoch innerhalb weniger Minuten zu Kammerflimmern. Bei Kammerflimmern tritt im Erregungsausbreitungsmuster eine zunehmende Fragmentation der Erregungswelle in Erscheinung. Die kreisende Erregungsfront wird gleichsam in kleine Erregungskreise aufgespalten, die häufig inkomplett sind und ständig ihren Weg ändern. Um die zentrale ischämische Zone entstehen Inseln unerregbaren Myokards mit Durchmessern von weniger als 5 mm; sie führen zu einer weiteren Desynchronisation der Erregungsausbreitung bis eine völlige Desorganisation der Erregung im gesamten Herzen resultiert (JANSE et al. 1980).

C. Metabolische Faktoren der Arrhythmiegenese bei Herzinfarkt

Mehrfach ist über die Korrelation zwischen erhöhter Serumkonzentration freier Fettsäuren und ventrikulären Arrhythmien sowie atrioventrikulären Leitungsstörungen bei frischem Myokardinfarkt berichtet worden (BUCHER 1973; OLIVER et al. 1968). Bei den von RAVENS u. JIPP (1972) untersuchten Patienten fand sich in der Gruppe mit Arrhythmien nicht nur eine höhere Gesamtkonzentration an freien Fettsäuren, sondern ein signifikant höherer Anteil an Linolsäure (Abb. 4); d.h. es korreliert nicht die Höhe der Konzentration freier Fettsäuren mit der Häufigkeit schwerer Rhythmusstörungen, sondern vielmehr die Änderung in der Zusammensetzung der unveresterten Fettsäuren. Möglicherweise kommt also der Zusammensetzung des Fettsäureprofils eine nosologische Bedeutung zu. Dabei ist der Wirkungsmechanismus einer Arrhythmieentstehung durch freie Fettsäuren noch weitgehend unbekannt.

Für eine direkte Einwirkung auf die Herzmuskelzellmembran sprechen eigene Befunde: An myokardialen Einzelfasern des isolierten Papillarmuskels des Meerschweinchenherzens bewirkt Linoleat konzentrationsabhängig eine Verkürzung des Aktionspotentials und eine Abnahme der Refraktärperiode bei unveränderter maximaler Anstiegsge-

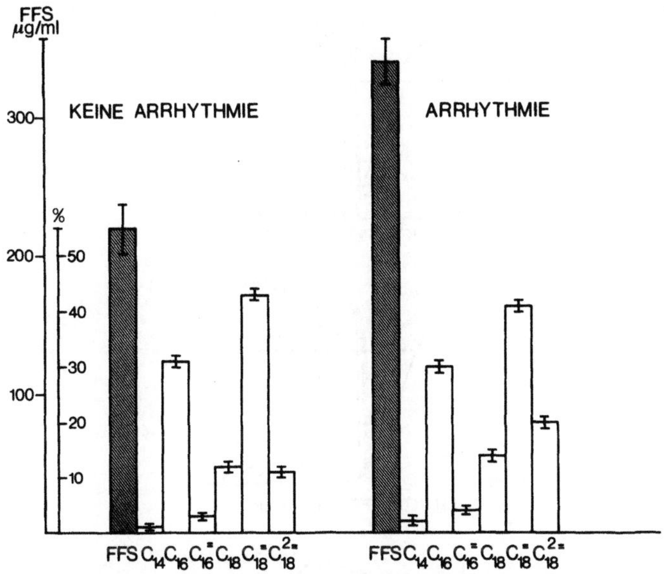

Abb. 4. Mittelwert der Gesamtkonzentration und des relativen Anteils unveresterter Fettsäuren (*FFS*) im Plasma von 25 Patienten mit und ohne ventrikuläre Rhythmusstörungen nach Myokardinfarkt (RAVENS u. JIPP 1972)

schwindigkeit und bei unverändertem Membranruhepotential. Diese Veränderungen begünstigen die Reexzitation der Faser und die Erregungsleitung und können damit zu Reentry-Phänomenen in dem betroffenen Areal führen, da vorzeitig die vollständige Repolarisation erreicht und vorzeitig die volle Wiedererregbarkeit der Faser hergestellt wird (LÜDERITZ et al. 1976) (Abb. 5).

Neben der Hypoxie sind noch eine Reihe weiterer metabolischer Faktoren an der Auslösung von Arrhythmien beteiligt: u.a. die intrazelluläre Azidose, der intrazelluläre Kaliumverlust, der Kathecholaminexzeß, zusätzlich zu dem Anstieg der freien Fettsäurenkonzentration (extra- und intrazellulär).

D. Häufigkeit der Arrhythmien bei Myokardinfarkt

Über die Inzidenz von Herzrhythmusstörungen bei Myokardinfarkt liegen unterschiedliche Angaben vor, zumal kurzfristige Arrhythmien häufig unerkannt bleiben. Die Häufigkeit von Kammerflimmern liegt bei akuter Koronarinsuffizienz bei 35–40%. Kammerflimmern tritt bevorzugt bei jungen männlichen Patienten mit akutem Myokardinfarkt sowie bei Kranken mit gering ausgeprägter koronarer oder myokardialer Herzerkrankung und bei Patienten mit einer Ischämie oder einem Infarkt im Vorderwandbereich auf. Bei etwa 53% der Kranken ereignen sich diese Rhythmusstörungen ohne Warnsymptome oder innerhalb einer Minute nach Beginn der Symptomatik (CAMPBELL 1979). In der ersten Stunde nach Auftreten der Infarktsymptome findet sich bei etwa 9,5% der Patienten Kammerflimmern. Die Häufigkeit nimmt bis zur 3./4. Stunde auf 1,5%

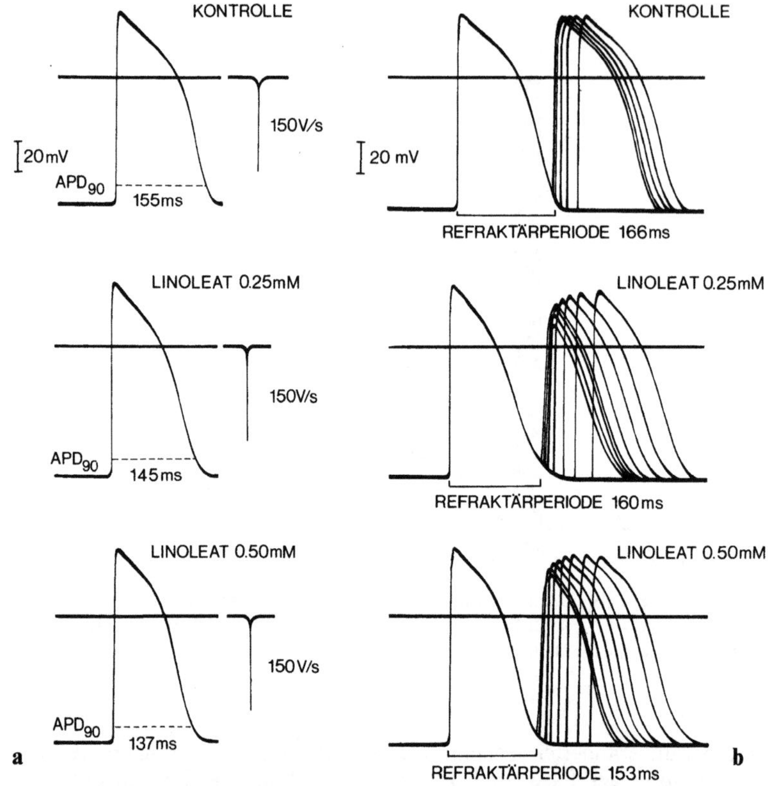

Abb. 5a, b. Einfluß von Linoleat auf elektrophysiologische Parameter des Ventrikelmyokards. **a** Linoleat führt zu einer konzentrationsabhängigen Verkürzung der Aktionspotentialdauer; maximale Anstiegsgeschwindigkeit und Ruhemembranpotential bleiben unverändert. **b** Verhalten der Refraktärperiode einer einzelnen ventrikulären Muskelfaser unter identischen Bedingungen: Entsprechend der Verkürzung der Aktionspotentialdauer findet sich eine Abnahme der Refraktärperiode unter dem Einfluß von Linoleat (LÜDERITZ et al. 1976)

ab (vgl. CAMPBELL 1979). – Nach erfolgreicher Reanimation scheinen Patienten mit Sinusrhythmus ohne Vorhofflimmern eine relativ gute Prognose zu haben. Hinsichtlich des neuerlichen Auftretens von Kammerflimmern sollen vorwiegend Patienten gefährdet sein, die im Elektrokardiogramm Ischämiezeichen bieten.

In einem Untersuchungszeitraum von 14 Monaten konnte von CAMPBELL et al. (1978, 1979) bei 24 von 473 Infarktpatienten primäres Kammerflimmern nachgewiesen werden. Dabei zeigte sich bei 16 kontinuierlich überwachten Patienten kein dem Kammerflimmern vorausgehendes prämonitorisches Elektrokardiogramm.

Während ihres Aufenthalts auf der Intensivstation lassen rund 85% aller Infarktpatienten Abnormitäten der Herzfrequenz, des Herzrhythmus oder der Erregungsleitung erkennen. – Mit Hilfe der kontinuierlichen und automatischen EKG-Überwachung wurden bei nahezu allen Patienten Heterotopien beobach-

Tabelle 2. Arrhythmieinzidenz von 83 Infarktpatienten während des Aufenthalts auf der Intensivstation (VES ventrikuläre Extrasystolen) (VISMARA et al. 1977)

Arrhythmien (A.)	Patienten n	Gesamtkollektiv %
Keine	13	15,7
Supraventrikuläre A.	37	44,6
Ventrikuläre A.	56	67,5
Ventrikuläre Tachykardien	9	10,8
Kammerflimmern	4	4,8
Komplizierte VES („Warnarrhythmien")	24	28,9
Unkomplizierte VES	26	31,3
AV-Block		
II. Grades	5	6,0
III. Grades	2	2,4

tet; in annähernd 70% ventrikulär entstandene Störungen, in etwa $^1/_3$ der Fälle bedrohliche ventrikuläre Arrhythmien, in rund 3–5% Kammerflimmern, in 8–10% atrioventrikuläre Leitungsstörungen wechselnden Grades (Tabelle 2) (VISMARA et al. 1977). Nach Angaben anderer Autoren zeigen 20–30% der Patienten ventrikuläre Tachykardien (ROMHILT et al. 1973); 60–70% der Patienten bieten ein sog. R-auf-T-Phänomen (VAN DURME u. PANNIER 1976).

Als Ausdruck einer Störung des autonomen Nervensystems sind oft Sinusbradykardie und Sinustachykardie zu werten, die zugleich prämonitorische Zeichen anderer Arrhythmien sein können. – Die Gefahr der Asystolie besteht insbesondere bei ausgedehnten Infarktbezirken.

Bei 10–20% der Infarktkranken tritt (meist passager) Vorhofflimmern in der akuten Phase auf. Eine besondere prognostische Bedeutung scheint bei dieser Rhythmusstörung nicht zu bestehen (MOGENSEN 1970).

Mit einer erhöhten Letalität soll das Auftreten eines akzelerierten idioventrikulären Rhythmus, der sich bei ca. 10–20% der Patienten mit akutem Myokardinfarkt findet, verbunden sein (LICHSTEIN et al. 1975).

E. Warnarrhythmien, prognostische Bedeutung

Ventrikuläre Rhythmusstörungen sind häufig Vorboten des Kammerflimmerns bei akutem Myokardinfarkt. Folgende Arrhythmien werden als sog. Warnarrhythmien bezeichnet, die als Anlaß zur Einleitung einer differenten antiarrhythmischen Therapie gelten (DE SANCTIS et al. 1972; LIE et al. 1974a; LOWN et al. 1969; vgl. BREITHARDT et al. 1977):

1. Ventrikuläre Extrasystolen in einer Häufigkeit von mehr als 5/min,
2. multifokale ventrikuläre Extrasystolen,
3. Bigeminus oder ventrikuläre Salven von 2 oder mehr Extrasystolen,
4. ventrikuläre Tachykardie,
5. das R-auf-T-Phänomen, d.h. ventrikuläre Extrasystolen, die in die sog. vulnerable Phase des Herzzyklus fallen.

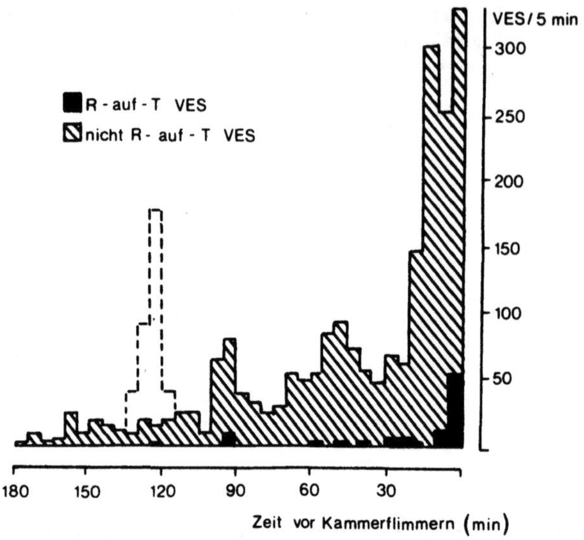

Abb. 6. Häufigkeit ventrikulärer Extrasystolen (*VES*) bei 15 Patienten vor Eintreten von Kammerflimmern. Die *unterbrochene Linie* bezeichnet die ventrikuläre Extrasystolie eines einzelnen Patienten zum Zeitpunkt einer zusätzlichen Größenzunahme des Infarktareals. Angegeben sind die in 5-min-Zeitabständen aufgezeichneten ventrikulären Extrasystolen. In den 10 min, die dem Kammerflimmern vorangehen, ist eine deutliche Zunahme der Extrasystolie vom R-auf-T-Charakter erkennbar (CAMPBELL et al. 1978)

Wenngleich eine solche Klassifizierung tierexperimentell gut begründet erscheint (BRUYNEEL u. OPIE 1973), so sind in klinischer Hinsicht neuerdings erhebliche Zweifel an der Bedeutung der Warnarrhythmien entstanden (vgl. EFFERT et al. 1977). Zahlreiche Autoren beobachteten bei einem Teil ihrer Patienten entweder keine ventrikulären Extrasystolen vor Auftreten eines Kammerflimmerns oder die Rhythmusstörungen erfüllten nicht die Kriterien einer Warnarrhythmie (DHURRANDHAR et al. 1971; LIE et al. 1974b).

Aufgrund der genannten Befunde ist zu konstatieren, daß das frühzeitige Auftreten primären Kammerflimmerns nur selten durch die sog. Warnarrhythmien angekündigt wird. Je länger eine „Warnarrhythmie" anhält, desto geringer ist ihre prognostisch ungünstige Bedeutung. Dies gilt auch für das sog. R-auf-T-Phänomen.

Die Abbildung 6 zeigt die Anzahl ventrikulärer Extrasystolen bei 15 Patienten vor Eintreten von Kammerflimmern. Offenkundig kommt es hier vor Auftreten des Kammerflimmerns zu einer Zunahme ventrikulärer Heterotopien. Bemerkenswert ist dabei die Zunahme sowohl der R-auf-T- wie auch der nicht R-auf-T-Arrhythmien. – Das Ausbleiben von sog. Warnarrhythmien erlaubt hingegen keine prognostischen Schlußfolgerungen.

Bei der zweifelhaften prognostischen Bedeutung der Warnarrhythmien erscheint es daher sinnvoll, unter Verzicht auf herkömmliche Definitionen jedwede ventrikuläre Extrasystole im frühen Infarktstadium als prämonitorisches Zeichen aufzufassen. Offenbar scheinen alle Patienten in der Frühphase des Herzinfarkts unabhängig von elektrokardiographischen Warnzeichen durch Kammerflimmern gefährdet zu sein.

Bei komplettem AV-Block als Folge eines ausgedehnten Infarkts ist die Therapie trotz Schrittmacherimplantation im allgemeinen ernst. Für Patienten, die bei Vorderwandinfarkt einen Schenkelblock entwickeln, scheint auch im Folgestadium eine erhöhte Gefahr des Kammerflimmerns zu bestehen.

In der späten Hospitalphase bzw. nach Entlassung aus dem Krankenhaus scheinen jene Patienten besonders gefährdet, die Kammertachykardien aufweisen. Allerdings ist bislang noch nicht geklärt, ob die Arrhythmien allein oder eine begleitende Herzinsuffizienz bzw. die koronare Herzkrankheit das eigentliche Risiko darstellen.

An einem größeren Patientengut (753 Fälle) hat KULBERTUS (1977) die prognostische Bedeutung des Faszikelblocks beim akuten Herzinfarkt untersucht. Dabei ergaben sich folgende Schlußfolgerungen:

1. Der isolierte Faszikelblock ist bei akutem Myokardinfarkt nicht als ein prognostisch ungünstiges Zeichen zu werten.
2. Die Entstehung eines Rechts- und Linksschenkelblocks – abgesehen von intermittierenden Blockbildern – ist mit einer erhöhten Hospitalmortalität verbunden.
3. Die Kombination von Rechtsschenkelblock und linksfaszikulärem Block beinhaltet von allen intraventrikulären Leitungsstörungen das höchste Risiko.

F. Therapie

Hinsichtlich der Behandlung von Arrhythmien bei Myokardinfarkt ergeben sich eine Reihe von Besonderheiten, die vom allgemeinen Behandlungsplan der Herzrhythmusstörungen abweichen.

I. Elektrotherapie

Bei den bradykarden Arrhythmien bzw. bei den faszikulären Blockierungen kommt der Schrittmachertherapie besondere Bedeutung zu (s. auch FROER et al. 1979) (vgl. Tabelle 3). Antitachykarde Stimulationsverfahren, die auf die Unterbrechung sog. kreisender Erregungen ausgerichtet sind, zeigen im akuten Infarktstadium – im Gegensatz zur chronischen koronaren Herzkrankheit – keinen ausreichenden Erfolg (vgl. WELLENS et al. 1974).

Wir haben bei insgesamt 78 Patienten mit koronarer Herzkrankheit und ventrikulären Tachykardien die programmierte Stimulation mit dem therapeutischen Ziel der Tachykardieunterbrechung angewendet (LÜDERITZ 1977). Es zeigte sich, daß die Elektrostimulation bei der Mehrzahl der Tachykardien auf der Basis einer chronischen koronaren Herzkrankheit effektiv war, wohingegen nur bei einem von vier Patienten mit akutem Herzinfarkt eine Kammertachykardie durch programmierte Stimulation supprimiert werden konnte (Tabelle 4).

Diese Resultate machen es zumindest klinisch wahrscheinlich, daß der Mechanismus von Kammertachykardien beim akuten Myokardinfarkt ein anderer ist als bei chronischer koronarer Herzkrankheit (vgl. Abschnitt B).

Tabelle 3. Indikationen zur Schrittmachertherapie bei Myokardinfarkt

Rhythmusstörung	Besonderheiten
Sinusbradykardie	bei Atropin-Resistenz
SA-Blockierung, Sinusstillstand	bei klinischer (kardialer, zerebraler) Symptomatik
Abs. Arrhythmie (Vorhofflimmern/-flattern)	bei kardialer Symptomatik bzw. Kammerfrequenz < 60/min
AV-Block I. Grades	bei Vorderwandinfarkt; bei Hinterwandinfarkt fakultativ, rel. Indikation; H-V-Intervall > 60 ms
AV-Block II. Grades	bei Vorderwandinfarkt (Typ 1, 2); bei Hinterwandinfarkt Typ 2 (Mobitz)
AV-Block III. Grades	bei Vorderwandinfarkt obligat; Hinterwandinfarkt bei Symptomatik bzw. niedriger Kammerfrequenz
AV-Block I., II. Grades + faszikuläre Blockierung	grundsätzliche Schrittmacherindikation (zumindest temporär)
RSB + LAH oder LPH wechselnder RSB, LSB	(rel.) Indikation zur Schrittmachertherapie insbesondere bei H-V-Verlängerung > 60 ms
Ventrikuläre Tachykardie	bei rel. niedriger Frequenz u. medik. Therapieresistenz antitachykarde Stimulation möglich (kompetitiv, overdrive, Hochfrequenzstimulation); ggf. Elektroschock
Kammerflimmern	Stimulationsverfahren wirkungslos, Elektroschock obligat

RSB = Rechtsschenkelblock LAH = Linksanteriorer Hemiblock
LSB = Linksschenkelblock LPH = Linksposteriorer Hemiblock

Tabelle 4. Frequenzbezogene Stimulation bei ventrikulären Tachykardien (LÜDERITZ 1977)

	Insgesamt	Suppression bei
Chronische koronare Herzkrankheit	74 Patienten	40 Patienten (54%)
Akuter Myokardinfarkt	4 Patienten	1 Patienten

Bei dieser Überlegung ist jedoch zu bedenken, daß der Erfolg oder Nichterfolg der elektrischen Stimulation kein sicheres differentialdiagnostisches Kriterium für fokale oder Reentry-Tachykardien ist. So ist z.B. vorstellbar, daß bei größerer Distanz oder erniedrigter Leitungsgeschwindigkeit zwischen Stimulationskatheter und Ort der die Tachykardie unterhaltenden Kreiserregung die elektrische Zusatzerregung den Reentry-Kreis gar nicht zu erreichen vermag. Die Erfolgsaussichten, mit einem Extrareiz eine Kreiserregung zu unterbrechen, wären weiterhin verringert, wenn es sich um eine anatomisch sehr kleine Kreisbahn handelt. Im Extremfall könnte dabei der gesamte Kreisumfang so kurz wie die Wellenlänge der Erregung selbst werden, d.h. es bestünde für den künstlich gesetzten Extrareiz gar keine „erregbare Lücke" zwischen Anfang und Ende der kreisenden Erregungswelle. Somit kann also ein negatives Ergebnis der Schrittmachertherapie einen Reentry-Mechanismus nicht sicher ausschließen.

Die Anwendung der Elektroschock-Therapie bei hochfrequenten ventrikulären Tachykardien und im Rahmen der Reanimation bei Kammerflimmern gilt seit Jahren als Standardtherapie und ist im Krankenhaus, im Notarztwagen und neuerdings durch tragbare Geräte auch im werks- und sportärztlichen Einsatz verfügbar (Einzelheiten zur Elektrotherapie s. Kap. 9B; vgl. LÜDERITZ 1979).

II. Medikamentöse Therapie

Bei der pharmakologischen Therapie konzentriert sich das Interesse bei Myokardinfarkt besonders auf die ventrikulären Rhythmusstörungen (s. oben Abschnitt E) (vgl. Tabelle 5).

Die *Sinusbradykardie* bedarf meist keiner speziellen Therapie mit Ausnahme ventrikulärer Extrasystolie und extrasystolischer Salven bei hochgradiger Bradykardie. In Frage kommen Atropinsulfat (0,5 mg i.v.) bzw. die Schrittmachertherapie (Tabelle 3).

Die *Sinustachykardie* ist meist ein prognostisch belastendes Zeichen, da sie Ausdruck einer schwerwiegenden Ventrikelfunktionsstörung sein kann. Frequenzverlangsamende Pharmaka, wie Betarezeptorenblocker oder Verapamil, sind in diesen Fällen nicht aussichtsreich. Handelt es sich jedoch nicht um eine insuffizienzbedingte Tachykardie, so können Betablocker, die durch Frequenzsenkung den Sauerstoffbedarf vermindern, sinnvoll eingesetzt werden.

Sinusstillstand und *sinuatriale Blockierungen* sind vergleichweise selten und bedürfen meistens nicht der Schrittmacherstimulation. Medikamentös kann Atropin versucht werden.

Tritt *Vorhofflattern* oder *Vorhofflimmern* erstmals bei einem Infarkt auf, so kann dies als Hinweis auf eine Herzinsuffizienz mit erhöhtem ventrikulären Füllungsdruck bzw. entsprechend erhöhtem Vorhofdruck gewertet werden. Eine Elektroschocktherapie ist hierbei nicht angezeigt. Bei schneller Überleitung und konsekutiver Tachysystolie kommt die Gabe von Digitalisglykosiden, ggf. zusätzlich Isoptin (Verapamil), in Frage.

Ventrikuläre Arrhythmien: Eine wirksame Medikation zur zuverlässigen Verhinderung lebensbedrohlicher ventrikulärer Rhythmusstörungen in der Prähospitalphase ist bislang nicht bekannt. Im späteren Stadium des Infarkts hat sich Lidocain als wirksam erwiesen.

Tabelle 5. Therapie ventrikulärer Rhythmusstörungen bei koronarer Herzkrankheit

Ventrikuläre Extrasystolie	Lidocain, Mexiletin, Ajmalin, Chinidin, Disopyramid, Beta-Blocker, Propafenon, Diphenylhydantoin, Aprindin, Lorcainid, Amiodaron, Tocainid, Flecainid Overdrive-Stimulation
Kammertachykardie	Lidocain, Mexiletin, Ajmalin, Propafenon, Aprindin, Amiodaron; Elektrostimulation: Overdrive-Stimulation, programmierte Stimulation, Hochfrequenzstimulation; DC-Kardioversion; Herzchirurgische Maßnahmen
Kammerflimmern	Defibrillation (200–400 Ws)

1. Lidocain

Die Ergebnisse über die prophylaktische Anwendung von Lidocain in der Frühphase des Herzinfarkts sind unterschiedlich. Trotz antiarrhythmischer Wirksamkeit scheint die Lidocain-Prophylaxe keine günstigere Überlebensrate zu erbringen, wenngleich ein abschließendes Urteil bislang nicht möglich ist. Am ehesten dürften junge Patienten von der Lidocain-Prophylaxe profitieren (vgl. LOOGEN et al. 1979).

Der bevorzugte Wirkort von Lidocain, das als Lokalanästhetikum der Klasse I der Antiarrhythmika zugerechnet wird, ist der Ventrikelbereich. Die Wirkung besteht vorwiegend in einer Suppression heterotoper Reizbildungszentren im His-Purkinje-System. Die physiologische Sinusknotentätigkeit wird praktisch nicht beeinflußt. Zu einer Sinusknotendepression kann es jedoch beim Sinusknoten-Syndrom kommen. Eine differentialtherapeutisch wichtige Eigenschaft ist die im Gegensatz zu den chinidinartigen Antiarrhythmika nur unwesentliche Beeinflussung der atrioventrikulären Erregungsleitung. – Die elektrophysiologischen Wirkungen von Lidocain zeigen eine deutliche Abhängigkeit von der extrazellulären Kaliumkonzentration. Unter klinischen Bedingungen läßt sich damit die Ineffizienz therapeutischer Konzentrationen bei Hypokaliämie erklären (VAUGHAN WILLIAMS 1973) (s.S. 843).

Als prähospitale antiarrhythmische Prophylaxe bei frischem Myokardinfarkt kommt die Gabe von 300 mg Lidocain i.m. auch bei regelmäßiger Ausgangsfrequenz (Herzschlagfolge 60–100/min) in Frage. – Einer australischen Doppelblindstudie zufolge, die jedoch methodisch umstritten ist (vgl. LOOGEN et al. 1979), führt die frühe prophylaktische intramuskuläre Lidocaingabe zu einer Senkung der Mortalität in der Prähospitalphase des akuten Myokardinfarkts (VALENTINE et al. 1974). Die allgemeine Anwendung dieser Erkenntnis ist nicht einheitlich – auch unter Berücksichtigung der zu gewärtigenden Nebenwirkungen: Bradykardie, Asystolie (Einzelbeobachtungen beim Sinusknoten-Syndrom) und negative Inotropie (s.S. 844).

Relative Kontraindikationen für die Lidocainanwendung sind das Sinusknoten-Syndrom sowie AV-Blockierungen II. und III. Grades; bradykarden Komplikationen sollte hier durch eine elektrische Reizsonde vorgebeugt werden.

Die intravenöse Therapie beginnt in der Regel mit einer Bolusinjektion von 50–100 mg, die gefolgt wird von einer kontrollierten Dauerinfusion von 2–4 mg/min. Zur (prophylaktischen) intramuskulären Anwendung sollten 300 mg (M. deltoideus) gegeben werden. Es ist davon auszugehen, daß mit dieser Dosis für 45–60 min ein wirksamer Plasmaspiegel ($>1,4$ µg/ml) erreicht wird.

Während also bei ventrikulären Arrhythmien Lidocain insbesondere in der Akutphase des Myokardinfarkts nach wie vor als Mittel der Wahl zu gelten hat, kommt alternativ bzw. in der Langzeitbehandlung bei ventrikulären Arrhythmien im Gefolge eines Myokardinfarkts neuen, auch oral anwendbaren Pharmaka zunehmende Bedeutung zu.

2. Mexiletin

Mexiletin (wie auch Tocainid) weist eine gewisse strukturelle Ähnlichkeit zu Lidocain auf. Die Substanz bewirkt auch bei vorbestehender Leitungsverzögerung keine Änderung der Leitungszeit proximal des His-Bündels, während es distal der His-Brücke unter Einfluß von Mexiletin, insbesondere bei vorgeschä-

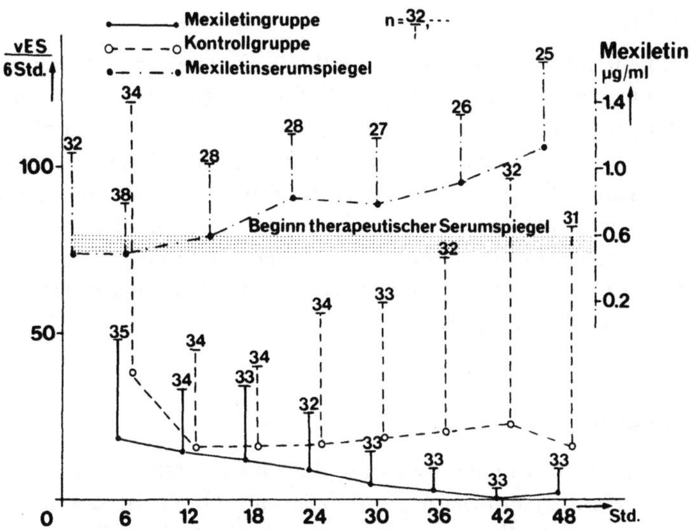

Abb. 7. Mittlere Extrasystolenzahlen mit Standardabweichungen in einer mit Mexiletin behandelten sowie in einer Kontrollgruppe von Patienten mit akutem Myokardinfarkt. Zusätzliche Darstellung der mittleren Mexiletin-Serumspiegel (MERX 1981)

digtem Leitungssystem zu Leitungsverzögerungen und faszikulären Blockbildern kommen kann (z.B. Rechtsschenkelblock und linksanteriorer Hemiblock).

Die klinischen Erfahrungen sprechen dafür, daß Mexiletin sowohl in intravenöser wie oraler Applikationsform wirksam ist (TALBOT et al. 1973). Dies gilt auch für Fälle, die sich gegenüber Lidocain therapieresistent verhalten (Einzelheiten s.S. 850ff.).

In einer Studie an 84 Patienten konnte MERX (1981) zeigen, daß durch Mexiletin ventrikuläre Extrasystolen bei akutem Myokardinfarkt wirksam unterdrückt werden und bedrohliche ventrikuläre Tachyarrhythmien unter einer effektiven Mexiletinkonzentration (0,5–2 µg/ml) seltener auftreten (vgl. Abb. 7) (s. auch Kap. 7C, S. 853).

3. Weitere Antiarrhythmika

In zweiter Linie kommen Pharmaka in Betracht, die auf sämtliche Strukturen des Herzens einwirken und damit eher die Gefahr arrhythmogener Nebenwirkungen beinhalten können (Sinusknotendepression, AV-Leitungsstörungen): z.B. Ajmalin (vgl. BUSSMANN et al. 1979), Disopyramid, Propafenon, Aprindin, Lorcainid u.a. Diese – auch oral anwendbaren Pharmaka – können insbesondere für die Langzeittherapie ventrikulärer Arrhythmien nach Myokardinfarkt eingesetzt werden. Bei anderweitig therapieresistenten ventrikulären Arrhythmien im Gefolge einer koronaren Herzkrankheit hat sich uns das jüngst in der Bundesrepublik in den Handel gekommene Amiodaron (Cordarex) für die Langzeittherapie als wirksam erwiesen (s.S. 859).

Als medikamentöse Alternativen könnten ferner die erst 1982 in den Handel gelangten Substanzen Tocainid und Flecainid Bedeutung gewinnen (Einzelheiten s.S. 861 u. 867).

4. Betarezeptorenblocker

Da bereits in der frühen Infarktphase die Sympathikusaktivität erhöht ist und die Plasmakatecholamine beim frischen Myokardinfarkt ansteigen, ist eine antiarrhythmische Additiv- bzw. Alternativbehandlung mit Betarezeptorenblokkern zu erwägen. Insbesondere erscheint die Senkung der Katecholamin-induzierten Frequenzsteigerung, die positiv mit der Häufigkeit von Arrhythmien korreliert ist, sinnvoll. Ungeklärt ist bislang die Frage, ob sämtliche Betablocker gleichermaßen wirksam sind. Für die Senkung der Mortalität durch Vermeidung von Kammerflimmern durch Betarezeptorenblocker in der Frühphase des Infarkts fehlen bislang ausreichende Beweise.

G. Schlußfolgerungen

Entsprechend der vielfältigen Entstehungsweise kardialer Arrhythmien sind keine infarkttypischen Herzrhythmusstörungen bekannt. Unter Berücksichtigung der elektrophysiologischen Befunde wird auch verständlich, daß die sog. Warnarrhythmien kein verläßliches prämonitorisches Symptom drohender letaler Rhythmusstörungen sind (LIE et al. 1974b) (Tabelle 6).

Dennoch erscheint es wesentlich, durch nicht invasive Methoden, insbesondere durch Arrhythmie-Computer (evtl. auch durch Berücksichtigung von Nachpotentialen), die Erkennung von Risikopatienten weiterzuführen und – solange zuverlässigere Kriterien fehlen – ventrikuläre Arrhythmien der unverzüglichen Therapie zuzuführen.

In *therapeutischer Hinsicht* ist darauf hinzuweisen, daß es entsprechend der multifaktoriellen Arrhythmiegenese bei akutem Myokardinfarkt auch kein einheitliches Behandlungskonzept gibt. Relativ gut begründet ist die Gabe von Betarezeptorenblockern, da einer Sympathikotonie in der Phase des frischen Myokardinfarkts offenbar besondere Bedeutung zukommt (ANTONI 1978; DOWNAR et al. 1977a). Einer Reentry-Tachykardie können möglicherweise die sog. Calciumantagonisten durch Hemmung der langsamen Erregungsform vorbeugen (SCHOLZ 1981). Durch Lidocain wird die Reizbildung in Purkinje-Fasern supprimiert. Einer infarktbedingten Steigerung der Erregungsbildung in diesen Strukturen kann damit begegnet werden. Eine Frequenzerhöhung bei bradykarden Rhythmusstörungen im Rahmen des Myokardinfarkts durch Atropin oder Schrittmacherstimulation kann auch, wie experimentelle Untersuchungen zei-

Tabelle 6. Arrhythmiebehandlung bei Herzinfarkt – Schlußfolgerungen

1. Unterschiedliche Arrhythmiegenese im Früh- und Spätstadium des Herzinfarkts
2. Keine infarkttypischen Arrhythmien
3. Bedeutung der sog. Warnarrhythmien umstritten
4. Begründete Therapieprinzipien
   - Sympathikolyse (Betarezeptorenblocker)
   - Suppression von Automatie im Purkinje-System (Lidocain, Mexiletin, Tocainid)
   - Umwandlung unidirektionaler in bidirektionale Blockierungen (Lidocain)
   - Ca-Antagonismus (?)

gen, ventrikuläre Arrhythmien verstärken und das Infarktareal vergrößern (HAN 1973).

Obwohl der eindeutige Beweis dafür aussteht, daß durch eine antiarrhythmische Therapie ventrikulärer Extrasystolen eine wirksame Prophylaxe des akuten Herztodes erreicht wird, kann an der Notwendigkeit einer konsequenten Behandlung ventrikulärer Rhythmusstörungen beim akuten Myokardinfarkt kein Zweifel bestehen. Einen positiven Effekt auf die Überlebensrate von Infarktpatienten durch Betarezeptorenblocker haben verschiedene Studien zeigen können. Bislang ist jedoch nicht entschieden, ob der Rückgang des plötzlichen Herztodes durch Betablocker tatsächlich auf eine Suppression letaler Arrhythmien zurückzuführen ist (vgl. VEDIN 1981).

Literatur

Antoni H (1971) Unterschiedliche Wirkungsmechanismen der elektrischen Beeinflussung des Herzens in verschiedenen Stromstärkebereichen. In: Beiträge zur 1. Hilfe, Heft 6. Verlags- und Wirtschaftsges der Elektrizitätswerke mbH, Frankfurt

Antoni H (1978) Zur Pathogenese von Herzrhythmusstörungen bei Myokardinfarkt. Z Allgemeinmed 54:859

Aronson RS, Gelles JM (1974) Electrophysiologic effects of dopamine in sheep cardiac Purkinje fibers. J Pharmacol Exp Ther 188:596

Bigger JT Jr, Dresdale RJ, Heissenbuttel RH, Weld FM, Wit AL (1977) Ventricular arrhythmias in ischemic heart disease: Mechanism, prevalence significance, and management. Prog Cardiovasc Dis 19:255

Breithardt G, Seipel L, Loogen F (1977) Prognostische Bedeutung von Arrhythmien beim akuten Myokardinfarkt. Z Kardiol 66:267

Bruyneel KJJ, Opie LH (1973) The value of warning arrhythmias in the prediction of ventricular fibrillation within one hour of coronary occlusion. Experimental studies in the baboon. Am Heart J 86:373

Bucher HW (1973) Myokardinfarkt und Plasmafettsäuren. Schweiz Med Wochenschr 103:199

Bussmann WD, Hänel HJ, Kaltenbach M (1979) Die Wirkung von Ajmalinbitartrat auf die ventrikuläre Extrasystolie beim frischen Myokardinfarkt. Dtsch Med Wochenschr 99:2443

Campbell RWF (1979) The incidence, significance and prognosis of arrhythmias in acute myocardial infarction. Herz 4:445

Campbell RWF, Murray A, Julian DG (1978) Incidence, prevalence and significance of ventricular ectopic activity in acute myocardial infarction. In: Sandoe E, Julian DG, Bell JW (eds) Management of ventricular tachycardia, role of mexiletine. Excerpta Medica, Amsterdam Oxford

De Sanctis RW, Block P, Hutter AM (1972) Tachyarrhythmias in myocardial infarction. Circulation 45:681

Dhurrandhar RW, Mac Millan RL, Brown KWG (1971) Primary ventricular fibrillation complicating acute myocardial infarction. Am J Cardiol 22:347

Downar E, Janse MJ, Durrer D (1977a) The effect of acute coronary artery occlusion on subepicardial transmembrane potentials in the intact porcine heart. Circulation 56:217

Downar E, Janse MJ, Durrer D (1977b) The effect of "ischemic" blood on transmembrane potentials of normal porcine ventricular myocardium. Circulation 55:455

Durme JP van, Pannier RH (1976) Prognostic significance of ventricular dysrhythmias one year after myocardial infarction. Am J Cardiol 37:178

Effert S, Herzog H, Meyer J, Merx W, von Essen R (1977) Warnarrhythmie – Registriertechnik, automatische Analyse, klinische Wertigkeit. In: Kaindl F, Pachinger O,

Probst P (eds) The first 24 hours in myocardial infarction. Witzstrock, Baden-Baden Köln New York
Froer KL, Petri H, Rudolph W (1979) Indikation zur Schrittmachertherapie bradykarder Rhythmusstörungen bei akutem Herzinfarkt. Herz 4:452
Halter J (1975) Zur Pathogenese und Klinik der Herzrhythmusstörungen beim akuten Myokardinfarkt. Schweiz Rundschau Med 14:416
Han J (1973) Atropine and acute myocardial infarction. Circulation 47:429
Imanishi S, Surawicz B (1976) Automatic activity in depolarized guinea pig ventricular myocardium. Circ Res 39:751
Janse MJ, van Capelle FJL, Morsink H, Kléber AG, Wilms-Schopman F, Cardinal R, Naumann d'Alnoncourt C, Durrer D (1980) Flow of "injury" current and patterns of excitation during early ventricular arrhythmias in acute regional myocardial ischemia in isolated porcine and canine hearts. Evidence of two different arrhythmogenic mechanisms. Circ Res 47:151
Kléber AG, Janse MJ, van Capelle FJL, Durrer D (1978) Mechanism and time course of S-T and T-Q segment changes during acute regional myocardial ischemia in the pig heart determined by extracellular and intracellular recordings. Circ Res 42:603
Kulbertus HE (1977) Prognostic significance of fascicular blocks in acute myocardial infarction. In: Kaindl F, Pachinger O, Probst P (eds) The first 24 hours in myocardial infarction. Witzstrock, Baden-Baden Köln New York
Lichstein E, Ribas-Meneklier C, Gupta PK, Schadda KL (1975) Incidence and description of accelerated ventricular rhythm complicating acute myocardial infarction. Am J Cardiol 58:192
Lie KI, Wellens HJJ, van Capelle FJL, Durrer D (1974a) Lidocaine in the prevention of primary ventricular fibrillation. A double-blind, randomized study of 212 consecutive patients. N Engl J Med 291:1324
Lie KI, Wellens HJJ, Durrer D (1974b) Characteristics and predictability of primary ventricular fibrillation. Eur J Cardiol 1:379
Loogen F, Breithardt G, Seipel L (1979) Therapie der Arrhythmien beim frischen Herzinfarkt. Verh Dtsch Ges Herz-Kreislaufforsch 45:94
Lown B, Klein MD, Hirshberg PI (1969) Coronary and precoronary care. Am J Med 46:705
Lown B, Wolf M (1971) Approaches to sudden death from coronary heart disease. Circulation 44:130
Lüderitz B (1977) Programmed electrostimulation. In: Kaindl F, Pachinger O, Probst P (eds) The first 24 hours in myocardial infarction. Witzstrock, Baden-Baden Köln New York
Lüderitz B (1979) Elektrische Stimulation des Herzens – Diagnostik und Therapie kardialer Rhythmusstörungen. Springer, Berlin Heidelberg New York
Lüderitz B, Naumann d'Alnoncourt C (1980) Herzrhythmusstörungen bei Myokardinfarkt. Internist 21:652
Lüderitz B, Naumann d'Alnoncourt C, Steinbeck G (1976) Effects of free fatty acids on electrophysiological properties of ventricular myocardium. Klin Wochenschr 54:309
Merx W (1981) Mexiletin beim akuten Myokardinfarkt. In: Lüderitz B (Hrsg) Ventrikuläre Herzrhythmusstörungen, Pathophysiologie – Klinik – Therapie. Springer, Berlin Heidelberg New York
Mogensen L (1970) Ventricular tachyarrhythmias and lignocaine prophylaxis in acute myocardial infarction. Acta Med Scand (Suppl) 513:1
Naumann d'Alnoncourt C, Cardinal R, Janse MJ (1981) Über die arrhythmogene Wirkung von Potentialdifferenzen im Ventrikelmyokard. In: Lüderitz B (Hrsg) Ventrikuläre Herzrhythmusstörungen, Pathophysiologie – Klinik – Therapie, Springer, Berlin Heidelberg New York
Oliver MF, Kurien VA, Greenwood TW (1968) Relation between serum-free-fatty acids and arrhythmias and death after acute myocardial infarction. Lancet I:710
Ravens KG, Jipp P (1972) Die freien Plasmafettsäuren in der Frühphase nach einem Myokardinfarkt. Arzneim Forsch 22:1831

Riecker G, Bolte H-D, Lüderitz B, Strauer BE (1979) Akuter Myokardinfarkt: Herzinsuffizienz und kardiogener Schock. Verh Dtsch Ges Herz-Kreislaufforsch 45:39
Romhilt DW, Bloomfield SS, Chou TC, Fowler NO (1973) Unreliability of conventional electrocardiographic monitoring for arrhythmia detection in coronary care units. Am J Cardiol 31:457
Scholz H (1981) Calciumantagonisten in der Arrhythmiebehandlung. In: Lüderitz B (Hrsg) Ventrikuläre Herzrhythmusstörungen, Pathophysiologie – Klinik – Therapie. Springer, Berlin Heidelberg New York
Talbot RG, Nimmo J, Julian DG, Clark RA, Neilson JMM, Prescott LF (1973) Treatment of ventricular arrhythmias with mexiletine (Kö 1137). Lancet II:399
Trautwein W, Kassebaum DG (1961) On the mechanism of spontaneous impulse generation in the pacemaker of the heart. J Gen Physiol 45:317
Valentine PA, Frew JL, Mashford ML, Sloman JG (1974) Lidocaine in the prevention of sudden death in the pre-hospital phase of acute infarction. A double-blind study. N Engl J Med 291:1327
Vaughan Williams EM (1973) The development of new antiarrhythmic drugs. Schweiz Med Wochenschr 103:262
Vedin A (1981) Verhütung des plötzlichen Herztodes durch Betarezeptorenblocker. In: Lüderitz B (Hrsg) Ventrikuläre Herzrhythmusstörungen, Pathophysiologie – Klinik – Therapie. Springer, Berlin Heidelberg New York
Vismara LA, de Maria AN, Amsterdam EA, Mason DT (1977) Sudden death: evaluation of ventricular arrhythmias in coronary artery disease. In: Mason DT (ed) Advances in heart disease, vol 1. Grune & Stratton, New York San Francisco London
Wellens HJJ, Lie KI, Durrer D (1974) Further observations on ventricular tachycardia studied by electrical stimulation of the heart. Chronic recurrent ventricular tachycardia and ventricular tachycardia during acute myocardial infarction. Circulation 49:647

KAPITEL 8

Herzrhythmusstörungen beim Schock

B. LÜDERITZ

Mit 8 Abbildungen und 4 Tabellen

A. Einleitung

Unter dem Begriff „Schock" verstehen wir ein Multiorganversagen als Folge einer akuten unzureichenden nutritiven Versorgung lebenswichtiger Organe. – Die Minderperfusion der kapillaren Strombahn wird im wesentlichen durch vier Faktoren determiniert: durch einen verminderten Herzauswurf, durch ein vermindertes Blutvolumen, durch eine arterioläre und postkapillare Vasokonstriktion bzw. durch Öffnung von arteriovenösen Shunts und durch Störungen in der kapillaren Endstrombahn (RIECKER et al. 1971). Beim kardiogenen Schock beträgt die Letalität etwa 80%. Pathogenetisch steht hierbei die Verminderung des Herzauswurfs (Pumpversagen) an erster Stelle (RIECKER et al. 1971).

Häufige Ursachen des kardiovaskulären Schock-Syndroms sind ischämische Herzerkrankungen (vermindertes O_2-Angebot, z.B. akuter Myokardinfarkt; erhöhter O_2-Bedarf, z.B. Hochdruckkrise), Spätstadien von Kardiomyopathien, pharmakologisch-toxische Substanzen (z.B. Betarezeptorenblocker, Barbiturate, Antiarrhythmika, Äthanol, Adriamycin) und Herzrhythmusstörungen (RIECKER et al. 1978) (vgl. Tabelle 1).

Die Nosologie des kardiogenen Schocks umfaßt demnach vor allem kardiale Arrhythmien (z.B. Kammertachykardien), akute Herzinsuffizienzen (z.B. frischer Myokardinfarkt), Verlegung der Hauptstrombahn (z.B. Lungenembo-

Tabelle 1. Häufige Ursachen des kardiogenen Schocks

I.	*Ischämische Herzerkrankungen* Vermindertes O_2-Angebot: u.a. akuter Myokardinfarkt, Hypoxie, Arteriitis Erhöhter O_2-Bedarf: u.a. abnorme Druckbelastungen, abnorme Volumenbelastungen
II.	*Herzmuskelerkrankungen* Hypertrophie und Dilatation: Hypertonie, angeborene und erworbene Vitien Infektiöse Karditiden: bakterielle- und Viruskarditis Immunkardiomyopathien: Systemische Kollagenosen
III.	*Spätstadien von Kardiomyopathien*
IV.	*Pharmakologisch-toxische Substanzen* Betarezeptorenblocker, Barbiturate, Analgetika, Antiarrhythmika, Inhalationsnarkotika, Äthanol, Adriamycin

RR	syst. ↓ diast. ↓
HZV	↓
Pulsfrequenz	↑
EKG	Arrhythmien: u.a. VES, Kammerflimmern
PAP	↑
ZVD	↓ – ↑
Gesamtwiderstand	↑
Atemfrequenz	↑
Harnzeitvolumen	↓

Abb. 1. Kardiovaskuläre Funktionsstörungen beim Schock

lie), Kompression der Ventrikel (z.B. Perikardtamponade), Verminderung des venösen Rückflusses (z.B. Orthostase) und die generalisierte Vasodilatation (z.B. akute Entfieberung) (vgl. RIECKER et al. 1971).

B. Kardiovaskuläre Funktionsstörungen

Die kardiovaskulären Funktionsstörungen beim Schock beziehen sich auf das kritische Absinken des systolischen und diastolischen Blutdrucks, die Verminderung des Herzzeitvolumens, die Zunahme der Pulsfrequenz, die Erhöhung des Pulmonalarteriendrucks und des Gesamtwiderstands, die Zunahme der Atemfrequenz und auf die signifikante Verminderung des Harnzeitvolumens (<20 ml/h) (Abb. 1) (vgl. HAAN 1968).

I. Herzrhythmusstörungen

Von besonderer klinischer Bedeutung sind die Herzrhythmusstörungen im Schock, da sie zu einer unmittelbaren Bedrohung des Patienten führen. Die

Tabelle 2. Herzrhythmusstörungen beim Schock

I. *Bradyarrhythmien*
- Sinusbradykardie
- Bradyarrhythmia absoluta
- Sinuatriale Blockierungen
- Atrioventrikuläre Blockierungen

II. *Tachyarrhythmien*
- Sinustachykardie (sympathiko-adrenerg)
- Supraventrikuläre Tachykardien
- Tachysystolisches Vorhofflattern/-flimmern
- Ventrikuläre Extrasystolie
- Kammertachykardie
- Kammerflattern/-flimmern

kardialen Arrhythmien, die sowohl Schockursache wie Schockfolge sein können, umfassen Bradyarrhythmien (Sinusbradykardie, Bradyarrhythmia absoluta, sinuaurikuläre, atrioventrikuläre Blockierungen) und (häufiger) Tachyarrhythmien (Sinustachykardie, supraventrikuläre, ventrikuläre Extrasystolie und Tachykardie sowie Kammerflattern und Kammerflimmern) (Tabelle 2).

II. Rhythmogenese des Pumpversagens

Änderungen von Herzfrequenz und Ventrikelkontraktion determinieren die hämodynamischen Konsequenzen von Herzrhythmusstörungen. Das gesunde Herz ist in der Lage, über weite Frequenzbereiche ein normales Herzzeitvolumen aufrechtzuerhalten. Dabei besteht eine inverse Relation zwischen der Frequenz und dem Schlagvolumen. Sinkt die Herzfrequenz ab, so nimmt das Schlagvolumen kompensatorisch zu. Ein Schlagvolumen von 250 ml wird dabei nicht überschritten (SINNO u. GUNNAR 1976). Die (untere) Herzfrequenz jenseits derer das Herzzeitvolumen abnimmt, wird als kritische Frequenz bezeichnet. Beim Gesunden ist diese Frequenzgrenze bei ca. 40 Schlägen/min anzunehmen (SCHLEPPER u. THORMANN 1978). – Bei einer Frequenzzunahme kommt es zunächst bei Absinken des Schlagvolumens zu einem Anstieg des Herzzeitvolumens, schließlich zu einer Normalisierung der Herzauswurfleistung und bei Überschreiten der (oberen) kritischen Herzfrequenz zu einem Abfall des Herzzeitvolumens. Die pathophysiologische Verknüpfung ist folgende: Mit steigender Frequenz verringert sich das Schlagvolumen zunächst weniger als dem Frequenzzuwachs entspricht, so daß das Herzzeitvolumen erst ansteigt, sodann gleich bleibt und erst bei Frequenzen um oder über 160/min infolge der Verkürzung der diastolischen Füllungsphase abnimmt, weil das Schlagvolumen nun stärker absinkt als dem Frequenzzuwachs entspricht (vgl. SCHLEPPER u. THORMANN 1978). – Beim Herzkranken können die kritischen Herzfrequenzen deutlich niedriger bezüglich der oberen Grenze und deutlich höher hinsichtlich der unteren Grenzfrequenz liegen, d.h. die Kompensationsvorgänge zur Aufrechterhaltung eines normalen Herzzeitvolumens werden von der myokardialen Ausgangslage bestimmt (z.B. koronare Herzkrankheit, Myokarditis, Kardiomyopathie). Das Ausmaß der hämodynamischen Dekompensation beim Schock als Folge von Herzrhythmusstörungen ist also maßgeblich von der kardialen Grunderkrankung abhängig.

Die Vorhofkontraktion und ihre zeitliche Beziehung zur Ventrikelkontraktion gewinnt eine hämodynamische Bedeutung bei höheren Kammerfrequenzen und besonders bei Herzerkrankungen mit reduzierter Ventrikelfunktion. Hier kann die Vorhofkontraktion bis zu 40% des Schlagvolumens ausmachen (RAHIMTOOLA et al. 1975; RODMAN et al. 1966). Schockzustände, die allein auf eine absolute Arrhythmie bei Vorhofflimmern oder eine Asynchronie von Vorhof- und Ventrikelkontraktion zurückzuführen wären, sind im allgemeinen jedoch nicht zu erwarten.

Von hämodynamischer Relevanz kann fernerhin der (frequenzunabhängige) Erregungsausbreitungsmodus innerhalb der Ventrikel sein. Wird die Kammermuskulatur nicht orthograd über das spezifische intraventrikuläre Leitungssystem erregt, sondern von einem ektopen Ursprung aus (Ventrikeltachykardie),

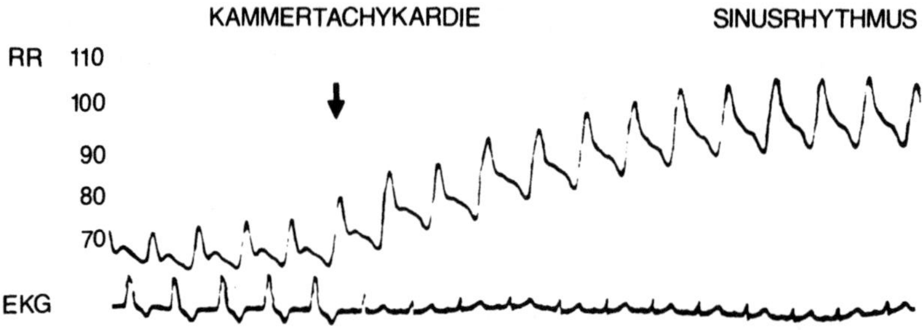

Abb. 2. Hypotension bei ventrikulärer Tachykardie. Beim spontanen Wechsel von Kammertachykardie in Sinusrhythmus kommt es (frequenzunabhängig) zu einer Normalisierung des systemischen Blutdrucks. (Nach CORDAY et al. 1959)

so kann dies unabhängig von der Pulsfrequenz die Pumpfunktion vermindern (CORDAY et al. 1959; EBER et al. 1974). Ein klassisches Experiment zu dieser Frage von CORDAY et al. ist in Abb. 2 wiedergegeben. Je größer die Muskelmasse, die unter Umgehung des His-Tawara-Purkinje-Systems erregt wird, desto größer ist die hämodynamische Beeinträchtigung (LISTER et al. 1964). Dementsprechend ist es auch vorstellbar, daß tachykarde supraventrikuläre Arrhythmien, die häufig zu funktionellen Blockierungen im intraventrikulären Erregungsleitungssystem führen, frequenzunabhängig das Herzzeitvolumen weiter reduzieren (vgl. STEINBECK, 1983).

Insgesamt scheint die zeitliche Abstimmung von Vorhof- und Ventrikelsystole für die hämodynamischen Auswirkungen von Herzrhythmusstörungen eine größere Rolle zu spielen, als die Unterschiede der intraventrikulären Erregungsausbreitung (BENCHIMOL u. LIGGET 1966; SAMET 1973), wobei beide Faktoren bei Bradyarrhythmien eine größere Bedeutung haben dürften als bei tachykarden Rhythmusstörungen (vgl. KUPPER u. BLEIFELD 1980; SCHLEPPER u. THORMANN 1978).

Im akuten Versuch konnte gezeigt werden, daß eine Hypotension bei ventrikulärer Tachykardie beim Wechsel in Sinusrhythmus frequenzunabhängig zu einer Normalisierung des systemischen arteriellen Blutdrucks führt (CORDAY et al. 1959). Die nachteiligen hämodynamischen Folgen einer gestörten Ventrikelerregung werden noch deutlicher, wenn zusätzlich negativ inotrope bzw. vasodilatatorische Pharmaka (z.B. Verapamil) wirksam werden (Abb. 3).

Eine abrupt einsetzende Tachyarrhythmie führt zu einer wesentlichen Verminderung der koronaren und peripheren Durchblutung. Die Abnahme des systolischen Blutdrucks bedingt eine Verminderung der Koronardurchblutung; kompensatorisch kommt es zu einer koronaren Vasodilatation und peripheren Vasokonstriktion. Von Art und Ausmaß der Rhythmusstörung einerseits sowie von der kardialen Grunderkrankung und den peripheren Adaptationsmechanismen andererseits hängt es ab, ob eine kardiogene Schocksymptomatik auftritt.

In diesem Zusammenhang sei darauf hingewiesen, daß nicht nur Tachykardien, sondern bereits einzelne ventrikuläre Extrasystolen die Koronardurchblutung um 5–12%, häufige Extrasystolen sogar um bis zu 25% vermindern können. Während supraventrikulärer Tachyarrhythmien ist die Koronardurchblu-

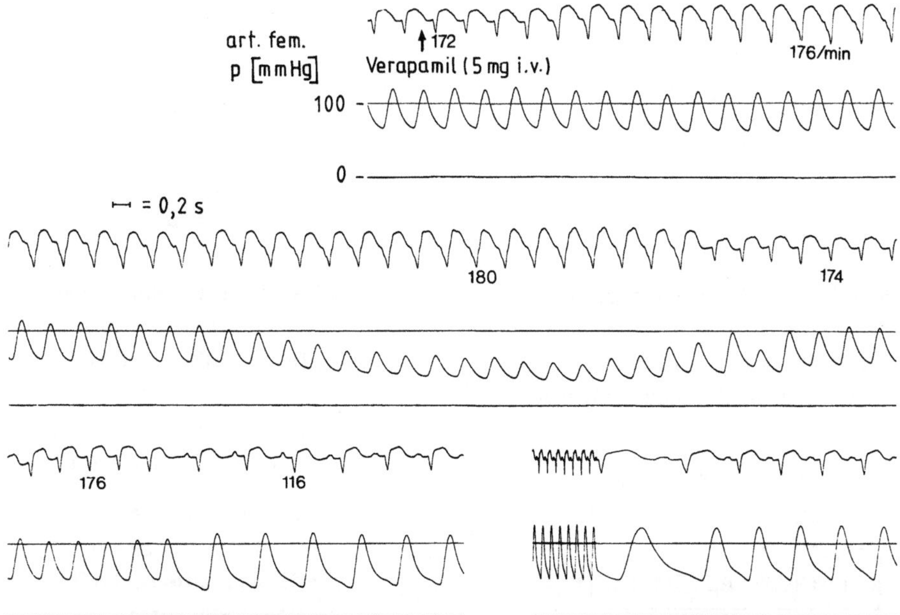

Abb. 3. 78jährige Patientin mit koronarer Herzkrankheit und supraventrikulärer Tachykardie. Verapamil (5 mg i.v.) führt (frequenzunabhängig) zu einer Verbreiterung der Kammerkomplexe und einem signifikanten Absinken des systolischen Blutdrucks unter 50 mm Hg (gemessen in der A. femoralis). Erst nach Wiederherstellung eines normofrequenten Sinusrhythmus bestehen wieder normale Blutdruckwerte

tung um bis zu 40%, bei ventrikulären Tachykardien um 60% reduziert; bei Kammerflimmern sinkt der Koronarfluß auf Null ab (CORDAY u. LANG 1978; CORDAY et al. 1959). – Die Hirndurchblutung vermindert sich bei supraventrikulärer Tachyarrhythmie um bis zu 40%. Die renale Durchblutung nimmt bei Kammertachykardien um bis zu 60% ab (vgl. CORDAY u. LANG 1978; STEINBECK, 1983).

III. Myokardinfarkt

Der akute Herzmuskelinfarkt spielt eine zentrale Rolle in der Schockgenese und damit für die kardiovaskulären Funktionsstörungen im Schock, insbesondere aber für die Entstehung bedrohlicher Herzrhythmusstörungen.

Der Herzinfarkt ist durch eine umschriebene Myokardnekrose infolge kritischer Unterbrechung der Blutzufuhr charakterisiert. Die klinische Symptomatik wird dabei im wesentlichen durch die konsekutiven rhythmologischen und hämodynamischen Komplikationen bestimmt. In etwa 10–15% der Fälle kommt es zu einer Schocksymptomatik (vgl. NEUHOF u. LASCH 1980). Infarkttypische Formen von Arrhythmien sind nicht bekannt. An der unmittelbaren Arrhythmieauslösung sind, abgesehen von den ischämiebedingten elektrophysiologischen Grundphänomenen, zahlreiche weitere Faktoren beteiligt: die Infarktausdehnung, der zeitliche Verlauf des Gefäßverschlusses, die Anatomie der Ge-

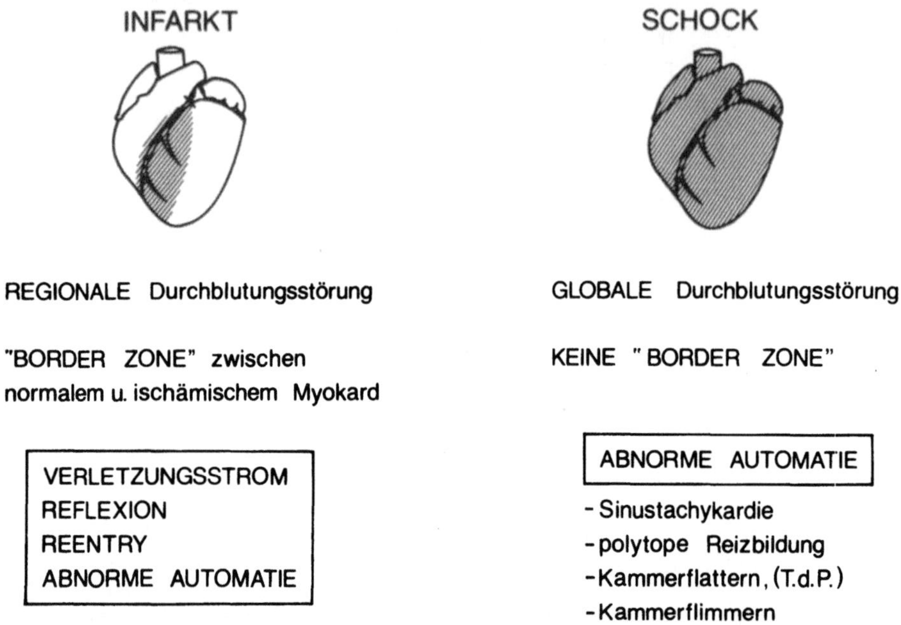

Abb. 4. Modell des pathophysiologischen Zusammenhangs zwischen Infarkt und Schock hinsichtlich der Arrhythmiegenese. Der Herzinfarkt (hier: Verschluß des Ramus interventricularis anterior der linken Koronararterie) bedingt eine regionale Durchblutungsstörung im Unterschied zum Schock, der zu einer globalen Störung der Durchblutung führt. Entsprechend differieren die Mechanismen der Arrhythmiegenese (vgl. Text)

fäßversorgung, die Mitbeteiligung des Erregungsleitungssystems, autonome Regulationsmechanismen (Sympathikotonie, Vagotonie), hämodynamische Faktoren, metabolische Veränderungen („ischämisches Blut") und schließlich auch iatrogene Ursachen (HALTER 1975; LÜDERITZ et al. 1976) (vgl. Kap. 7D, S. 897).

Herzrhythmusstörungen sind die häufigste Ursache der Infarktletalität in der Präspitalperiode. Nach der Hospitalisierung ist das myokardiale Pumpversagen die zahlenmäßig überwiegende Todesursache (vgl. RIECKER et al. 1979). Kardiale Arrhythmien treten als Komplikation des akuten Myokardinfarktes insgesamt mit einer Koinzidenz von 70–95% auf; davon entfallen 70–80% auf ventrikuläre Heterotopien. Kammerflimmern als Ursache des plötzlichen Herztodes findet sich in den ersten vier Stunden mit einer Häufigkeit von 6–10% (BIGGER et al. 1977; CAMPBELL 1979; CAMPBELL et al. 1978; LOWN u. WOLF 1971; VISMARA et al. 1977; vgl. LÜDERITZ u. NAUMANN D'ALNONCOURT 1980).

Tritt nach frischem Herzinfarkt ein kardiogener Schock auf, so führt dieser bei etwa 80–90% der betroffenen Patienten zum Tod (SCHEIDT et al. 1970; SCHUSTER u. SCHÖLMERICH 1970). Die Wahrscheinlichkeit des Schocks ist groß, wenn der Infarkt mehr als 40% der gesamten Myokardmasse des linken Ventrikels betrifft (SCHEIDT et al. 1970). Allerdings vermögen auch kleinere ischämische Bezirke über Rhythmusstörungen die Förderleistung des Herzens hochgra-

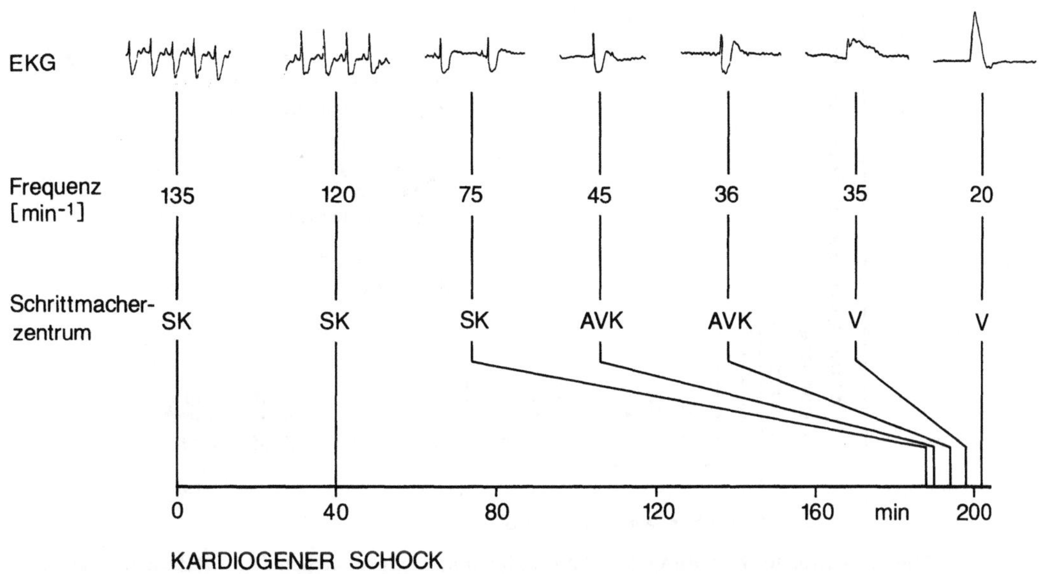

Abb. 5. Typischer zeitlicher Verlauf von Frequenz und elektrokardiographischem Bild bei Myokardinfarkt mit Schocksymptomatik (*SK* Sinusknoten, *AVK* Atrioventrikularknoten, *V* Ventrikel). (Modifiziert nach BLEIFELD u. MERX 1970)

dig einzuschränken (vgl. NEUHOF u. LASCH 1980). Die möglichen pathophysiologischen Zusammenhänge zwischen Infarkt und Schock hinsichtlich der Arrhythmiegenese sind in der Abb. 4 wiedergegeben. Der Infarkt (hier: Verschluß des Ramus interventricularis anterior der linken Koronararterie) bedingt eine regionale Durchblutungsstörung. Es kommt zu einer Grenzzone zwischen normalem und ischämischem Myokard („border zone"). Der resultierende Verletzungsstrom kann als direkter Stimulus während der negativen T-Welle oder über die Induktion abnormer Automatie in Purkinje- oder Myokardfasern bzw. über die Beschleunigung normaler Automatie in Purkinje-Fasern zur Arrhythmieentstehung führen (NAUMANN D'ALNONCOURT et al. 1981 a). Weitere arrhythmogene Mechanismen sind Reflexion (gewissermaßen ein Sonderfall des Reentry mit Hin- und Rückleitung des Impulses im gleichen Leitungsweg) und die kreisende Erregung (Reentry) im ischämischen Myokard (vgl. LÜDERITZ u. NAUMANN D'ALNONCOURT 1980; NAUMANN D'ALNONCOURT et al. 1981 b). Demgegenüber bedingt der Schock eine globale kardiale Durchblutungsstörung ohne die „border zone". Der wesentliche arrhythmiebegünstigende Faktor ist hier die gesteigerte und die sog. abnorme Automatie, d.h. eine Reizbildungsstörung, die auf der Veränderung der transmembranären Ionenfluxe selbst beruht. Die abnorme Automatie kann auch in Strukturen auftreten, die unter Normalbedingungen keine diastolische Depolarisation aufweisen wie Arbeitsmuskulatur der Ventrikel und Vorhöfe (vgl. LÜDERITZ 1981 b). Die klinisch resultierenden Rhythmusstörungen sind Sinustachykardie, polytope Reizbildung, Kammerflimmern (evtl. „Torsade-de-pointes"-Tachykardie) und Kammerflimmern.

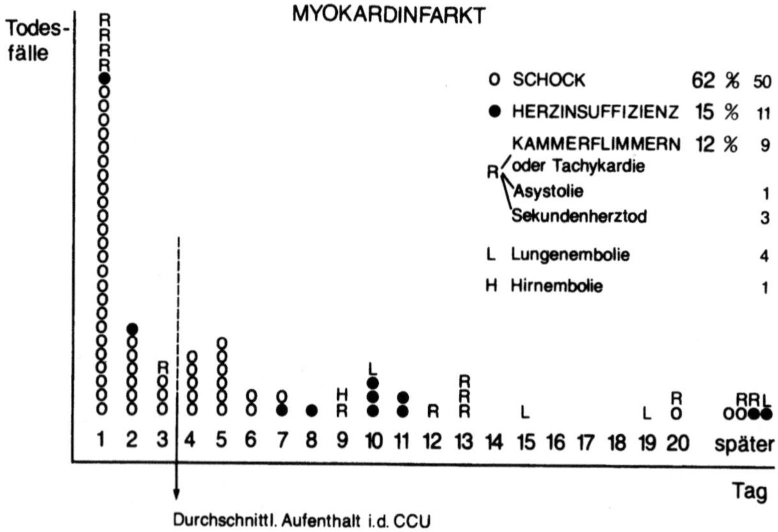

Abb. 6. Zeitliche Verteilung der Todesfälle und Todesursachen bei 79 Patienten einer koronaren Wachstation (CCU = Coronary Care Unit). (Nach NAGER et al. 1969)

Die Arrhythmien beim Herzinfarkt mit Schock sind im Vergleich zum unkomplizierten Infarkt relativ uniform: Zu Schockbeginn findet sich zumeist eine Sinustachykardie (in der Regel sympathiko-adrenerger Genese), die die Entwicklung heterotoper Reizbildungen unterdrückt. Im weiteren zeitlichen Verlauf kommt es dann zu einem Frequenzabfall, der mit einem Kreislaufzusammenbruch einhergeht. Der Sinusrhythmus wird sodann von nodalen oder idioventrikulären Ersatzrhythmen abgelöst; präterminal kommt es zu einer deutlichen Verbreiterung des Kammerkomplexes bzw. der QT-Dauer (BLEIFELD u. MERX 1970). Der typische zeitliche EKG-Verlauf ist in Abb. 5 wiedergegeben.

Die globale Häufigkeit von Kammerflimmern beim Infarkt mit Schock wird in einem Patientengut von 101 Krankheitsfällen (20 Patienten mit Schock, 81 Patienten ohne Schock) mit 90% angegeben, gegenüber 6% beim Infarkt ohne Schocksymptomatik. Polytope ventrikuläre Extrasystolen finden sich bei den Schockpatienten in 80% der Fälle gegenüber 16% beim unkomplizierten Infarkt (v. ARNIM et al. 1978). – NAGER et al. (1969) konnten in einem Erfahrungsbericht über 260 Infarktpatienten, die in einer Koronarwachstation behandelt wurden, die dominierende Bedeutung des Kammerflimmerns bzw. der Tachykardie als Todesursache beim schockierten Infarktpatienten in den ersten drei Tagen des Klinikaufenthalts nachweisen (vgl. Abb. 6).

Die prognostische Belastung von tachykarden Rhythmusstörungen beim Myokardinfarkt konnten NORRIS et al. (1972) in einer größeren Studie von insgesamt 735 Patienten zeigen. Demnach verstarben 26% der Infarktpatienten mit Sinustachykardie gegenüber 15% der normofrequenten Infarktkranken. Von den Infarktpatienten mit Sinusbradykardie verstarben nur 6%; so daß das Auftreten einer Sinusbradykardie im Rahmen des Herzmuskelinfarkts als ein prognostisch eher günstiges Zeichen zu werten ist (vgl. HILGER u. TAUCHERT 1979).

IV. Pharmakologisch-toxisch induziertes Myokardversagen

In Tabelle 3 sind Pharmaka und Substanzen aufgeführt, deren Fehlen oder Einwirkungen zu einem akuten Myokardversagen führen können. Aus der Fülle der möglichen Stoffe und Stoffgruppen sei besonders auf die Betarezeptorenblocker und Antiarrhythmika verwiesen, die im Rahmen der kardiovaskulären Funktionsstörungen beim Schock therapeutisch eingesetzt werden (weitere Einzelheiten s. RIECKER et al. 1978).

Für nahezu alle klinisch verwendeten Betarezeptorenblocker wurde eine – mehr oder weniger ausgeprägte – kardiodepressive Wirkung nachgewiesen. Beispielsweise konnte für Atenolol (im Unterschied zu Practolol und Propranolol) gezeigt werden, daß eine signifikante dosisabhängige Abnahme des Herzminutenvolumens auch dann eintritt, wenn die Herzfrequenz (mittels Vorhofstimulation) konstant gehalten wird (Abb. 7) (ROBINSON et al. 1978).

Ein zweiter wichtiger Gesichtspunkt ist die negativ inotrope Wirkung von Antiarrhythmika. Praktisch alle wesentlichen antiarrhythmischen Substanzen wirken zugleich kardiodepressiv. Es ist also vor der Anwendung eines Antiarrhythmikums im Einzelfall abzuwägen, inwieweit die hämodynamischen Vorteile durch die antiarrhythmische Wirkung die negativ inotropen Effekte aufwiegen. Eine kontraktionskraftmindernde Wirkung ist bekannt für die Substanzen Lidocain (gering), Procainamid, Chinidin, Ajmalin, Propafenon, Verapamil, Aprindin, Mexiletin, Disopyramid, Lorcainid und Amiodaron (BECK et al. 1977; CAMPBELL et al. 1978; CARMELIET et al. 1978; FERRER et al. 1948; GEORGES et al.

Tabelle 3. Pharmakologisch-toxisch induziertes Myokardversagen. (Nach RIECKER et al. 1978)

1. *Experimentell (in vivo, in vitro)*
   u.a. Äthanol (akut und chronisch)
   K-freie Extrazellulärflüssigkeit
   Ca-freie Extrazellulärflüssigkeit
   Katecholamin-Exzeß
   Linolsäure
   Schwermetalle (Co, Mn, Ni)
   Zyanwasserstoff
   Halogenwasserstoffe

2. *in der Klinik*
   u.a. β-Rezeptorenblocker (Pindolol < Toliprolol < Propranolol)
   Barbiturate
   Antiarrhythmika (Ajmalin > DPH > Lidocain)
   Inhalationsnarkotika (z.B. Halothan)
   Analgetika (z.B. Pethidin)
   Trizyklische Antidepressiva (z.B. Amitriptylin)
   Adriamycin
   Phenothiazine
   Calciumantagonisten (z.B. Prenylamin, Verapamil)
   Katecholamin-Exzeß
   Kohlenoxyd
   Kortikosteroide (chronisch)
   Äthanol

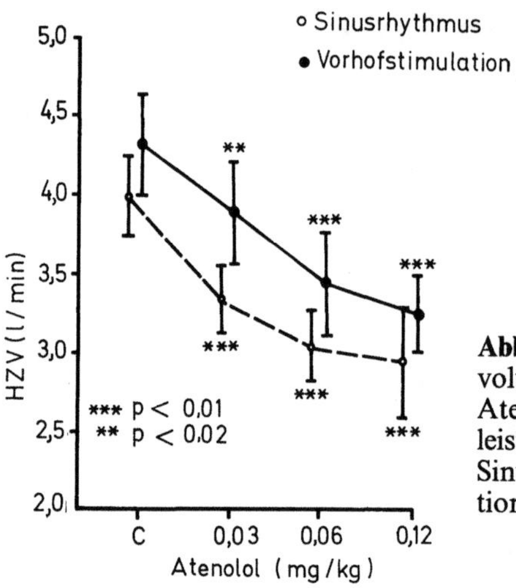

Abb. 7. Dosisabhängige Abnahme des Herzzeitvolumens nach intravenöser Applikation von Atenolol. Die Verminderung der Herzauswurfleistung zeigt sich (frequenzunabhängig) bei Sinusrhythmus ebenso wie bei atrialer Stimulation. (Nach ROBINSON et al. 1978)

1973; HEEG u. REUTER 1972; MCCLENDON et al. 1951; PODRID et al. 1980; RYDEN u. SAETRE 1971, SCHUMACHER et al. 1968; SINGH u. VAUGHAN WILLIAMS 1970; STEPHAN et al. 1978). Meist bewirken diese Substanzen zugleich eine periphere Vasodilatation, welche durch Senkung der Nachlast die Reduktion der Herzauswurfleistung mindert oder gar aufhebt. Dies gilt jedoch nicht für das Antiarrhythmikum Disopyramid, das nach intravenöser Gabe eine Vasokonstriktion des peripheren und des Koronargefäßsystems hervorruft (KÖTTER et al. 1980), als mögliche Ursache der ausgeprägten kardiodepressiven Wirkung dieser Substanz (PODRID et al. 1980; STEINBECK 1983). – Die negativ inotrope Wirkung von Disopyramid, die offenbar die anderer Antiarrhythmika übertrifft, kann in manchen Fällen – auch in oraler Form – zu einer kardialen Dekompensation mit akuter Rechts- und Linksherzinsuffizienz bzw. zum kardiogenen Schock führen (KEEFFE et al. 1979; PODRID et al. 1980; SILBERSCHMIDT 1981; vgl. LÜDERITZ, 1982).

V. Herzschrittmacher und Hämodynamik

Mit Hilfe der Äquilibrium-Radionuklid-Ventrikulographie lassen sich die hämodynamischen Auswirkungen einer individuellen Schrittmacherprogrammierung objektivieren; insbesondere unter dem Aspekt unterschiedlicher Stimulationsmodi wie der ventrikulären und der sequentiellen Elektrostimulation. Unabhängig vom kardialen Grundleiden (koronare Herzkrankheit, Myokarditis, Kardiomyopathie) nimmt das Herzzeitvolumen frequenzabhängig (zwischen 60 bzw. 70 und 120/min) kontinuierlich zu (NITSCH et al. 1982). Vergleicht man die ventrikuläre Stimulation mit der atrialen bzw. sequentiellen Elektrostimulation, so führen letztere bei gleicher Frequenz vielfach zu einem höheren Herzzeitvolumen (Abb. 8) (NITSCH et al. 1982).

Beim kardiogenen Schock infolge eines Hinterwandinfarkts mit totalem AV-Block ließ sich zeigen, daß die ausschließliche Anhebung der Kammerfrequenz (ventrikuläre Stimulation) keine Besserung der Symptomatik bewirkte, wohinge-

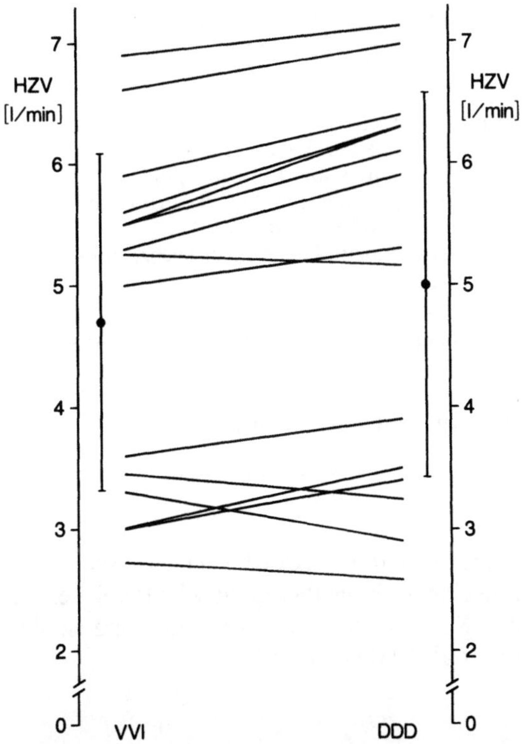

Abb. 8. Hämodynamische Auswirkungen von ventrikulärer und sequentieller Schrittmacherstimulation (Akutversuch) bei 15 Patienten mit gleicher Stimulationsfrequenz (72/min). Bei 11 von 15 Patienten kommt es zu einer Zunahme des Herzzeitvolumens und Verbesserung der klinischen Symptomatik bei sequentieller Stimulation unabhängig vom kardialen Grundleiden. Die Mittelwerte liegen nahe beieinander; da es sich jedoch um gepaarte (verbundene) Werte handelt, ergibt sich eine Signifikanz ($p < 0{,}01$) nach dem Wilcoxon-Test für gepaarte Werte (NITSCH et al. 1982)

gen es unter sequentieller Stimulation frequenzunabhängig zu einer deutlichen Zunahme von Herzindex und Harnzeitvolumen kam bei gleichzeitigem Abfall des Pulmonalarteriendrucks (KUPPER u. BLEIFELD 1980).

C. Therapie

Die Behandlung der kardiovaskulären Funktionsstörungen beim Schock gliedert sich in Sofortmaßnahmen (Herzmassage, Arrhythmiebehandlung, Steigerung der Herzkraft etc.) und Nachsorge bzw. Prophylaxe (Behandlung des Grundleidens, Therapie der Herzinsuffizienz, antiarrhythmische Langzeittherapie u.a.) (vgl. Tabelle 4) (s. auch SCHUSTER u. SCHÖLMERICH 1970).

Von besonderem Interesse ist in diesem Zusammenhang die Differentialtherapie ventrikulärer Herzrhythmusstörungen, die den höchsten Gefährdungsgrad für den Patienten beinhalten. Neben den konventionellen antiarrhythmischen Substanzen und der Elektrotherapie seien die neuen Antiarrhythmika Tocainid

Tabelle 4. Therapie kardiovaskulärer Funktionsstörungen im Schock

I. *Sofortmaßnahmen*
Herzmassage, ggf. Überdruckbeatmung
Arrhythmiebehandlung (medikamentös, elektrisch)
Steigerung der Herzkraft (Katecholamine, Glykoside, Vasodilatantien)
Spezielle Maßnahmen z.B. bei Herzinfarkt, Tamponade, Lungenembolie
Symptomatische Therapie z.B. Schmerzstillung, Sedierung, O_2, Plasmaexpander
Intensivpflege: Kontrolle der Vitalgrößen, Flüssigkeitsbilanz etc.
Behandlung von Komplikationen (z.B. Lungenödem, Niereninsuffizienz, Infektionen)

II. *Nachsorge/Prophylaxe*
Behandlung des Grundleidens
(Hypertonie, Hyperthyreose Herzklappenfehler, Myokarditis u.a.)
Behandlung einer Herzinsuffizienz
Spezielle Therapiemaßnahmen
z.B. Antiarrhythmika, Antikoagulantien, Antibiotika, Kortikosteroide
Intensivtherapeutische Maßnahmen

(Xylotocan), Flecainid (Tambocor) und Amiodaron (Cordarex) hervorgehoben, von denen vor allem das letztgenannte eine wichtige therapeutische Bereicherung in der Langzeitbehandlung maligner Kammerrhythmusstörungen darzustellen scheint (LÜDERITZ 1981a; STEINBECK et al. 1982) (s.S. 859).

D. Schlußfolgerungen

Unter dem Begriff „Schock" verstehen wir heute ein Multiorganversagen als Folge einer akuten unzureichenden nutritiven Versorgung des Organismus. Häufige *Ursachen* des kardiogenen Schocks sind ischämische Herzkrankheiten (z.B. akuter Myokardinfarkt, Hochdruckkrise), Herzmuskelerkrankungen (z.B. Myokarditiden, Kollagenosen), Spätstadien von Kardiomyopathien sowie pharmakologisch-toxische Substanzen (Betarezeptorenblocker, Äthanol, Antiarrhythmika u.a.) und Herzrhythmusstörungen. Die *Nosologie* des kardiovaskulären Schock-Syndroms umfaßt demnach vornehmlich Arrhythmien (z.B. Kammertachykardie), akute Herzinsuffizienzen (z.B. Herzinfarkt), Verlegung der Hauptstrombahn (z.B. Lungenembolie), Kompression der Ventrikel (z.B. Perikardtamponade), Verminderung des venösen Rückflusses (z.B. Orthostase) und die generalisierte Vasodilatation (z.B. akute Entfieberung).

Die *kardiovaskulären Funktionsstörungen* des Schocks beziehen sich auf das kritische Absinken des systolischen und diastolischen Blutdrucks, die Verminderung des Herzzeitvolumens, die Zunahme der Pulsfrequenz, die Erhöhung des Pulmonalarteriendrucks und des Gesamtwiderstands, die Zunahme der Atemfrequenz und auf die Verminderung des Harnzeitvolumens unter 20 ml/h (s. oben).

Von besonderer klinischer Bedeutung sind die *Herzrhythmusstörungen* im Schock, da sie zu einer unmittelbaren vitalen Bedrohung des Patienten führen. Die kardialen Rhythmusstörungen, die sowohl Schockursache wie Schockfolge sein können, umfassen Bradyarrhythmien (Sinusbradykardie, Bradyarrhythmia absoluta, sinuatriale-, atrioventrikuläre Blockierungen) und (häufiger) Tachyarrhythmien (Sinusbradykardie, supraventrikuläre-, ventrikuläre Extrasystolie und Tachykardie sowie Kammerflattern und Kammerflimmern). Letztere finden sich vorzugsweise beim frischen Myokardinfarkt, dessen Letalität in der Präspitalphase in erster Linie rhythmogen bedingt ist, wohingegen nach der späteren Hospitalisierung das myokardiale Pumpversagen als Todesursache dominiert. Geht der Herzinfarkt mit einer Schocksymptomatik einher (ca. 10–15% aller Infarktpatienten), so sind die Arrhythmien im Vergleich zum unkomplizierten Infarkt zunächst relativ uniform: zu Schockbeginn findet sich zumeist eine Sinustachykardie (meist sympathiko-adrenerg), die die Entwicklung heterotoper Reizbildungen unterdrückt. Im weiteren zeitlichen Verlauf kommt es dann zu einem Frequenzabfall, der mit einem Kreislaufzusammenbruch einhergeht. Der Sinusrhythmus wird sodann von nodalen oder idioventrikulären Ersatzrhythmen abgelöst; präterminal kommt es zu einer deutlichen Verbreiterung des Kammerkomplexes bzw. der QT-Dauer.

Die *Therapie* der kardiovaskulären Funktionsstörungen beim Schock gliedert sich in Sofortmaßnahmen (Herzmassage, Arrhythmiebehandlung, Steigerung der Herzkraft etc.) und Nachsorge bzw. Prophylaxe (Behandlung des Grundleidens, Therapie der Herzinsuffizienz, antiarrhythmische Langzeittherapie u.a.). – Trotz modernster intensivmedizinischer Maßnahmen ist die Prognose des Schocks mit einer Letalität von ca. 80% nach wie vor als außerordentlich belastet anzusehen.

E. Zusammenfassung

Die klinische Diagnose Schock beschreibt eine akute Verschlechterung im Allgemeinzustand des Patienten unter den Zeichen der peripheren Minderperfusion. – Das Syndrom des kardiogenen Schocks umfaßt eine in Minuten bis Stunden auftretende kritische Verminderung des Herzzeitvolumens als Ausdruck eines Pumpversagens. Das schockauslösende Moment setzt die Sauerstoffversorgung des Organismus herab durch Verminderung der nutritiven Durchblutung lebenswichtiger Organe. Ausmaß und Dauer des Pumpversagens bestimmen die Prognose der Gewebshypoxie bzw. des kardiogenen Schocks. – Häufige Ursachen des akuten Myokardversagens sind: ischämische Herzerkrankungen (vermindertes O_2-Angebot, z.B. akuter Myokardinfarkt; erhöhter O_2-Bedarf, z.B. Hochdruckkrisen), Kardiomyopathien, vor allem im Spätstadium der Erkrankung, pharmakologisch-toxische Substanzen (z.B. Betarezeptorenblocker, Barbiturate, Antiarrhythmika, Äthanol, Adriamycin) und Herzrhythmusstörungen. – Von speziellem Interesse sind für die Pathogenese des akuten Pumpversagens die Veränderungen der Herzfrequenz. Dies gilt für bradykarde und tachykarde Rhythmusstörungen unterhalb und oberhalb der sog. kritischen Herzfrequenz. – An der Pathogenese von myokardialem Kontraktionsverlust und der Arrhythmiegenese (speziell bei akutem Myokardinfarkt) sind auf zellulärer Ebene unterschiedliche Faktoren beteiligt: z.B. intrazelluläre Azidose, Verlust an energiereichen Phosphaten, zellulärer Kaliumverlust und extrazelluläre Kaliumzunahme, Enzymhemmung (Phosphofructokinase, Hexokinase, Phosphorylase-Kinase u.a.). – In therapeutischer Hinsicht vordringlich sind Maßnahmen, die den Energiebedarf des Herzens senken (Verminderung des afterloads, Suppression hämodynamisch wirksamer Arrhythmien, Hemmung der adrenergen Stimulation) sowie ferner die Beseitigung der arteriellen Hypoxämie und die Utilisation vorhandener Metaboliten.

Literatur

Arnim Th v, Schreiber MA, Bolte H-D (1978) Computergestützte Verlaufsbeobachtungen am Krankengut einer internistischen Intensivstation – unter besonderer Berücksichtigung des Myokardinfarktes. Intensivmed 15:14

Beck OA, Vogt J, Hochrein H (1977) Vergleichende Untersuchungen über die hämodynamischen Auswirkungen der Antiarrhythmika Propafenon, Lidocain und Ajmalin beim akuten Myokardinfarkt. Intensivmed 14:389

Benchimol A, Liggett MS (1966) Cardiac hemodynamics during stimulation of the right atrium, right ventricle, and left ventricle in normal and abnormal hearts. Circulation 33:933

Bigger Jr JT, Dresdale RJ, Heissenbuttel RH, Weld FM, Wit AL (1977) Ventricular arrhythmias in ischemic heart disease: Mechanism, prevalence significance, and management. Prog Cardiovasc Dis 19:255

Bleifeld W, Merx W (1970) Primäre und sekundäre Arrhythmien beim Herzinfarkt. Verh Dtsch Ges Inn Med 76:611

Campbell NPS, Kelly JG, Adgey JAA, Shanks RG (1978) The clinical pharmacology of mexiletine. Br J Clin Pharmacol 6:103

Campbell RWF (1979) The incidence, significance and prognosis of arrhythmias in acute myocardial infarction. Herz 4:445

Campbell RWF, Murray A, Julian DG (1978) Incidence, prevalence and significance of ventricular ectopic activity in acute myocardial infarction. In: Sandoe E, Julian DG, Bell JW (eds) Management of ventricular tachycardia, role of mexiletine. Excerpta Medica, Amsterdam Oxford

Carmeliet E, Janssen PAJ, Marsboom R, van Nuetten JM, Xhonneux R (1978) Antiarrhythmic, electrophysiologic and hemodynamic effects of lorcainide. Arch Int Pharmacodyn Ther 231:104

Corday E, Lang TW (1978) Altered physiology associated with cardiac arrhythmias. In: Hurst JW (ed) The heart, 4th edn. McGraw-Hill, New York

Corday E, Gold H, de Vera LB, Williams JH, Fields J (1959) Effect of the cardiac arrhythmias on the coronary circulation. Ann Intern Med 50:535

Eber LM, Berkovits BV, Matloff JM, Gorlin R (1974) Dynamic characterization of premature ventricular beats and ventricular tachycardias. Am J Cardiol 33:378

Ferrer MI, Harvey RM, Werkö L, Dresdale DT, Cournand A, Richards DW (1948) Some effects of quinidine sulfate on the heart and circulation in man. Am Heart J 36:816

Georges A, Hosslet A, Duvernay G (1973) Pharmacologic evaluation of aprindine (AC 1802), a new antiarrhythmic agent. Acta Cardiol (Brux) 28:166

Haan D (1968) Die Früherfassung des kardiogenen Schocks. Ther Umschau 7:363

Halter J (1975) Zur Pathogenese und Klinik der Herzrhythmusstörungen beim akuten Myokardinfarkt. Schweiz Rundschau Med 14:416

Heeg E, Reuter N (1972) Wirkung von Ajmalin, N-Propylajmalin und Chinidin auf Herz und Kreislauf narkotisierter Katzen. Naunyn-Schmiedebergs Arch Pharmakol 272:297

Hilger HH, Tauchert M (1979) Die Prognose des frischen Herzmuskelinfarktes. Verh Dtsch Ges Herz-Kreislaufforsch 45:126

Keeffe BO, Hyler AM, Holt DW, Medd RK (1979) Cardiac consequences and treatment of disopyramide intoxication: experimental evaluation in dogs. Cardiovasc Res 13:630

Kötter V, Linderer T, Schröder R (1980) Effects of disopyramide on systemic and coronary hemodynamics and myocardial metabolism in patients with coronary artery disease: comparison with lidocaine. Am J Cardiol 46:469

Kupper W, Bleifeld W (1980) Hämodynamische Auswirkungen von Herzrhythmusstörungen. Inn Med 7:173
Lister JW, Klotz DH, Jomain SL, Stuckey JH, Hoffman BF (1964) Effect of pacemaker site on cardiac output and ventricular activation in dogs with complete heart block. Am J Cardiol 14:494
Lown B, Wolf M (1971) Approaches to sudden death from coronary heart disease. Circulation 44:130
Lüderitz B (1981 a) Therapie der Herzrhythmusstörungen – Leitfaden für Klinik und Praxis. Springer, Berlin Heidelberg New York
Lüderitz B (Hrsg) (1981 b) Ventrikuläre Herzrhythmusstörungen – Pathophysiologie, Klinik, Therapie. Springer, Berlin Heidelberg New York
Lüderitz B (1982) Kardiovaskuläre Funktionsstörungen beim Schock. Verh Dtsch Ges Inn Med (Referat) 88
Lüderitz B, Naumann d'Alnoncourt C (1980) Herzrhythmusstörungen bei Myokardinfarkt. Internist 21:652
Lüderitz B, Naumann d'Alnoncourt C, Steinbeck G (1976) Effects of free fatty acids on electrophysiological properties of ventricular myocardium. Klin Wochenschr 54:309
McClendon RL, Hansen WR, Kinsman JM (1951) Hemodynamic changes following procaine amide administered intravenously. Am J Med Sci 222:375
Nager F, Rösli R, Albert H, Lichtlen P, Bühlmann A (1969) Behandlung des akuten Myokardinfarktes in einer Koronar-Wachstation. Erfahrungen mit 260 Patienten. Schweiz Med Wochenschr 99:309
Naumann d'Alnoncourt C, Cardinal R, Janse MJ (1981 a) Über die arrhythmogene Wirkung von Potentialdifferenzen im Ventrikelmyokard. In: Lüderitz B (Hrsg) Ventrikuläre Herzrhythmusstörungen – Pathophysiologie, Klinik, Therapie. Springer, Berlin Heidelberg New York
Naumann d'Alnoncourt C, Zierhut W, Lüderitz B (1981 b) Pathophysiology of ventricular arrhythmias with special reference to late depolarizations. In: Hombach V, Hilger HH (eds) Signal averaging technique in clinical cardiology. Schattauer, Stuttgart New York
Neuhof H, Lasch HG (1980) Pathophysiologie des Schocks nach Myokardinfarkt. Med Klin 75:251 (Nr 7)
Nitsch J, Seiderer M, Büll U, Lüderitz B (1982) Individuelle Schrittmacherprogrammierung durch Äquilibrium-Radionuklid-Ventrikulographie (ÄRNV). Z Kardiol 71: 240
Norris RM, Mercer CJ, Yeates SE (1972) Sinus rate in acute myocardial infarction. Br Heart J 34:901
Podrid PJ, Schoeneberger A, Lown B (1980) Congestive heart failure caused by oral disopyramide. N Engl J Med 302:614
Rahimtoola SH, Ehsani A, Sinno MZ, Loeb HS, Rosen KM, Gunnar RM (1975) Importance of atrial contraction to left ventricular function after myocardial infarction. Am J Cardiol 35:164
Riecker G, Habermann E, Effert S, Lasch G, Veragut UP, Gruber UF (1971) Aktuelle Probleme der Pathogenese und Therapie verschiedener Schockformen in der inneren Medizin (Symposium). Verh Dtsch Ges Inn Med 77:1249
Riecker G, Bolte H-D, Lüderitz B, Strauer BE (1978) Ätiologische und pathophysiologische Grundlagen des akuten Myokardversagens. Verh Dtsch Ges Kreislaufforsch 44:79
Riecker G, Bolte H-D, Lüderitz B, Strauer BE (1979) Akuter Myokardinfarkt: Herzinsuffizienz und kardiogener Schock. Verh Dtsch Ges Herz-Kreislaufforsch 45:39
Robinson C, Jackson G, Fisk C, Jewitt D (1978) Hemodynamic effects of atenolol in patients with coronary artery disease. Br Heart J 40:22
Rodman T, Pastor BH, Figueroa W (1966) Effect on cardiac output of conversion from atrial fibrillation to normal sinus mechanism. Am J Med 41:249
Ryden L, Saetre H (1971) The hemodynamic effect of verapamil. Eur J Clin Pharmacol 3:153
Samet P (1973) Hemodynamic sequelae of cardiac arrhythmias. Circulation 47:399

Scheidt S, Ascheim R, Killip T (1970) Shock after acute myocardial infarction. Am J Cardiol 26:556
Schlepper M, Thormann J (1978) Bradykardes und tachykardes Herzversagen. Verh Dtsch Ges Kreislaufforsch 44:99
Schumacher RR, Lieberson AD, Childress RH, Williams JF (1968) Hemodynamic effects of lidocaine in patients with heart disease. Circulation 37:965
Schuster H-P, Schölmerich P (1970) Zur Therapie und Prognose des kardiogenen Schocks. Therapiewoche 10:399
Silberschmidt U (1981) Disopyramidvergiftung. Schweiz Med Wochenschr 111:681
Singh BN, Vaughan Williams EM (1970) The effect of amiodarone, a new anti-anginal drug, on cardiac muscle. Br J Pharmacol 39:657
Sinno MZ, Gunnar RM (1976) Hemodynamic consequences of cardiac dysrhythmias. Med Clin North Am 60:69
Steinbeck G, Manz M, Lüderitz B (1982) Amiodaron bei ventrikulären Tachykardien. Münch Med Wochenschr 124:723
Steinbeck G (1983) Die rhythmogene Herzinsuffizienz. In: Riecker G (Hrsg) Handbuch der inneren Medizin, Bd. IX/2: Akute und chronische Herzinsuffizienz einschließlich Schock. Springer, Berlin Heidelberg New York
Stephan K, Musmann W, Hübner H (1978) Wirkung von 4 verschiedenen β-Rezeptorenblockern auf Kontraktilität und Hämodynamik beim Hund mit leistungsgemindertem Herzen. In: Mäurer W, Schömig A, Dietz R, Lichtlen PR (Hrsg) Beta-Blockade 1977. Thieme, Stuttgart
Vismara LA, de Maria AN, Amsterdam EA, Mason DT (1977) Sudden death: evaluation of ventricular arrhythmias in coronary artery disease. In: Mason DT (ed) Advances in heart disease, vol 1. Grune & Stratton, New York San Francisco London

Elektrotherapie von Herzrhythmusstörungen

KAPITEL 9A

Bradykarde Rhythmusstörungen

C. NAUMANN D'ALNONCOURT

Mit 36 Abbildungen und 11 Tabellen

A. Einleitung

Die Anfänge der elektrischen Behandlung bei Herzstillstand und Bradykardie liegen über 200 Jahre zurück. In den Schriften der Royal Human Society aus dem Gründungsjahr 1774 findet sich eine Abhandlung über die Wiederbelebung eines dreijährigen Kindes durch Applikation transthorakaler Stromstöße (GRAF 1974). In den elektromedizinischen Zeitabschnitten des Galvanismus und der Faradaysation ist wiederholt über die Anwendung elektrischer Stromimpulse durch den Brustkorb – auch in Verbindung mit „Aufblasen der Lunge" – berichtet worden. ALDINI publiziert 1804 experimentelle Untersuchungen, die er in Tur (Italien) durchgeführt hat und beschreibt die Elektrostimulation des Herzens Enthaupteter mittels der Volta-Säule.

Im Jahr 1882 wurden erstmals Ergebnisse systematischer Untersuchungen am elektrisch stimulierten Herzen publiziert. Aus dem „medizinisch-klinischen Institute zu München" teilte VON ZIEMSSEN „Beobachtungen an dem Herzen einer Frau, welches infolge einer Operation der directen Untersuchung zugänglich war" mit. Die Patientin war „von einem umfangreichen Ecchondrom der vorderen Brustwand linkerseits auf operativem Wege befreit" worden. Zwischen der 2. und 5. Rippe ist die „äußere Haut der Brustwand in diese Höhle hineingestülpt und überzieht innig sämmtliche die Wände des Cavum bildende Organe, nämlich das Herz (rechter und linker Ventrikel, linker Vorhof), die Pulmonalarterie ...". Der Autor benutzte zur elektrischen Stimulation eine „Doppelelektrode", die er auf die Kutis über der Herzvorderwand aufsetzte. „Als Elektricitätsquelle diente eine zuverlässige Krüger'sche Batterie von Daniell-Siemens-Elementen". „Schon die ersten Versuche mit höheren Stromintensitäten stellten die Thatsache fest, daß das Herz sehr exact durch den galvanischen Reiz in Energie und Form der Contraction sowie in Frequenz und Rhythmus der Schlagfolge beherrscht werden kann". Eine Abbildung „zeigt überzeugend die Umwandlung des normalen Herzrhythmus mit einer Frequenz von 80 Schlägen in eine willkürliche höhere Frequenz, hier von 140 in der Minute". Schließlich gelangt der Autor zu der Überzeugung, daß „eine therapeutische Verwerthung des galvanischen Reizes in Zuständen von Herzschwäche etc." möglich sei. Die schmerzhaften Skelettmuskelkontraktionen jedoch, die bei transthorakaler Stimulation am unversehrten Thorax anderer Patienten auftraten, standen der klinischen Anwendung der Elektrostimulation des Herzens im Weg (VON ZIEMSSEN 1882).

Erst 50 Jahre später war dieses Problem gelöst. 1929 referierte GOULD auf einem Ärztekongreß über einen von ihm entwickelten Herzstimulator mit einer teilisolierten positiven Nadelelektrode zur Punktion des Herzens und einer indifferenten Plattenelektrode zum Anlegen an die Thoraxwand (GOULD 1929, zit. nach HYMAN 1932).

Ein Gerät zur elektrischen Herzreizung durch periodische Stromimpulse wurde 1932 von dem New Yorker Arzt HYMAN beschrieben (HYMAN 1932). Der erste „Hymanator" bestand aus einem Gleichstromgenerator mit Stromunterbrecher und einer bipolaren Nadelelektrode zur transthorakalen Punktion des rechten Atriums und wurde von seinem Erfinder im Hinblick auf den natürlichen Taktgeber des Herzens als „künstlicher Schrittmacher" (artificial pacemaker) vorgestellt, eine Bezeichnung, die auch heute noch üblich ist. Der Stromunterbrecher für den Impulsgenerator wurde von einem Federmotor betrieben, der alle 6 min aufgezogen werden mußte.

ZOLL und Mitarb. entwickelten 1956 ein Schrittmachersystem mit einem elektronischen Detektor, der bei Unterschreiten einer wählbaren kritischen Herzfrequenz automatisch einen Impulsgenerator einschaltete (ZOLL u. LINENTHAL 1960). Das System war so dimensioniert, daß erstmalig eine Daueranwendung bei einem Patienten möglich wurde. Der erste komplett inkorporierbare Schrittmacher wurde am 8. Oktober 1958 im Karolinska Sjukhuset in Stockholm von dem Ingenieur ELMQUIST und dem Chirurgen SENNING bei einem Patienten mit rezidivierenden Adams-Stokes-Anfällen implantiert (ELMQUIST u. SENNING 1960).

Die Voraussetzungen für eine breite klinische Anwendung der elektrischen Schrittmachertherapie waren jedoch erst erfüllt, nachdem im Jahr 1963 durch LAGERGREN u. JOHANSSON (1963), SIDDONS u. DAVIES (1963) sowie CHARDACK (1964) die transvenöse endokardiale Stimulationselektrode eingeführt worden war. Damit konnten die Risiken einer Thorakotomie umgangen werden und die Schrittmacherimplantation in Lokalanästhesie erfolgen. Im Jahr 1962 wurde durch NATHAN et al. die Anwendung vorhofgesteuerter Schrittmacher inauguriert. Technische Probleme bei der Sondenfixierung im Vorhof verzögerten ihren Einsatz, bis PORSTMANN und Mitarb. erstmals 1968 eine von SCHALDACH entwickelte „Widerhakenelektrode" implantierten (SCHALDACH 1969; PORSTMANN et al. 1972). Seit 1965 stehen „Bedarfsschrittmacher" zur Verfügung (BERKOVITS 1969). Die Entwicklungen der letzten Jahre haben Fortschritte auf dem Gebiet der sequentiellen „atrioventrikulären" Herzschrittmacher, den multiprogrammierbaren Schrittmachersystemen und den implantierbaren antitachykarden Stimulatoren erbracht (OGAWA et al. 1978; NAUMANN D'ALNONCOURT et al. 1978; LÉVY et al. 1979; VERA et al. 1979; SUTTON et al. 1980; YASHAR et al. 1980; BAROLD et al. 1982).

B. Grundlagen der Elektrostimulation

I. Aktionspotential als physiologischer Reiz

Der physiologische Reiz für die Kontraktion der myokardialen Einzelfaser ist die Anhebung des Membranpotentials auf das Schwellenpotential mit anschließender rascher Depolarisation der Zellmembran durch einen transmembranären Influx von Natrium- und Calciumionen nach sprunghafter Leitfähigkeitszunahme der Zellmembran. Eine effiziente Herzkontraktion mit ausreichender Druckentwicklung der Ventrikel setzt eine zeitlich und räumlich koordinierte Aktion aller kontraktilen Elemente des Herzens voraus. Diese ist gewährleistet durch die besonderen erregungsleitenden Eigenschaften des myokardialen Zellverbandes. Das Signal – das Aktionspotential – wird gleichsam von Zelle zu Zelle weitergegeben und erfährt damit – abgesehen von strukturspezifischen Unterschieden – keine Veränderungen oder Verluste. Im elektrophysiologischen Sinn stellt das Aktionspotential zugleich Reiz und Reizantwort dar (NAUMANN D'ALNONCOURT u. LÜDERITZ 1979b).

Durch Depolarisation einer myokardialen Einzelfaser entsteht gegenüber den unerregten benachbarten Zellen eine Potentialdifferenz von $+30\,\text{mV}-(-90)\,\text{mV}=+120\,\text{mV}$, aufgrund der elektrisch leitenden Verbindung der Zellen (gap junction) fließt ein elektrischer Strom in Richtung der unerregten Zellen und vermindert das intrazelluläre Potential bis auf den Schwellenwert, so daß ein Aktionspotential ausgelöst wird. Damit sind diese Zellen ihrerseits zum Ausgangspunkt des Stromflusses in Richtung unerregter Fasern geworden, so daß die Erregungsleitung fortschreitet. Der Stromkreis zwischen benachbarten Zellregionen unterschiedlicher Polarität ist geschlossen durch einen extrazellulären entgegengesetzt gerichteten positiven Ladungsfluß. Die Potentialdifferenz, die Ursache dieses Stroms, wird als Elektrokardiogramm mit extrazellulären (Oberflächen-)Elektroden gemessen.

Die zeitliche und räumliche Ausbreitung der Erregungswelle im Myokard wird mitbestimmt durch den funktionellen Membranzustand – erregbar oder refraktär – und die passiven Membraneigenschaften Widerstand und Kapazität, charakterisiert durch die Membrankonstanten λ und τ. Die Längenkonstante λ gibt die Weglänge an, nach der das elektrotonische Potential im Myokard auf den e^{-1}-fachen Wert abgesunken ist und stellt somit ein Maß für die elektrische Interaktion benachbarter myokardialer Zellen dar. Die Zeitkonstante τ ist gleich der Zeit, während der die Ladung und die Spannung im Entladungskreis – also zwischen erregtem und nicht erregtem Myokard – auf den e^{-1}-fachen Wert abgesunken sind, τ stellt ein Maß für die Geschwindigkeit der Impulsweitergabe von einer Zelle zur nächsten dar.

Die Geschwindigkeit der Erregungsfortleitung hängt darüber hinaus von den aktiven Leistungen der Zellmembran ab: der Aufrechterhaltung der intra- und extrazellulären Ionenkonzentrationsgradienten. Diese Gradienten, insbesondere das Verhältnis von intra- zu extrazellulärer Kaliumkonzentration, determinieren die Höhe des Membranpotentials. Das Membranpotential selbst bestimmt das Ausmaß der Aktivierung der depolarisierenden transmembranären Fluxe von Natrium- und Calciumionen und den Typ der Erregungsfortleitung:

die schnelle Erregungsfortleitung von Aktionspotentialen vom „Fast-response"-Typ bei hohem Ruhemembranpotential, die vorwiegend von Natriumionen getragen wird und die langsame Erregungsleitung von Aktionspotentialen vom „Slow-response"-Typ bei niedrigem Ruhemembranpotential, die vorwiegend von Calciumionen getragen wird. Die Geschwindigkeit der Membrandepolarisation determiniert dabei die Entladungszeit der Membrankapazität des angrenzenden Areals. Auch die Amplitude des Aktionspotentials und die Höhe des Schwellenpotentials sind von Einfluß auf die Erregungsausbreitung: je größer die Amplituden an der Front der Erregungswelle, desto größer der in die unerregte Region fließende depolarisierende Strom und je niedriger das Schwellenpotential, desto rascher der Übergang der lokalen, elektrotonischen, in die fortgeleitete Erregung.

II. Elektrische Stimulation

Bei intrazellulärer Stimulation depolarisiert ein anodischer Stromfluß zwischen einer intra- und einer extrazellulären Elektrode die Zellmembran bis auf das Schwellenpotential und setzt die Erregung des gesamten Herzens in Gang.

Extrazelluläre elektrische Stimulation des Herzens ist mit unipolaren (anodal oder kathodal) oder mit bipolaren Elektroden möglich. Auch bei der unipolaren Stimulation enthält der Stimulationskreis natürlicherweise zwei Elektroden, die Anode und die Kathode, jedoch erfolgt die Erregung des Myokards unter der Elektrode mit der kleineren Oberfläche (F), da hier die größere Stromdichte (i:F) auftritt. Darüber hinaus wird bei der unipolaren Stimulation die indifferente Elektrode weit entfernt vom Reizort plaziert.

Die erregende Wirkung eines Reizstroms hängt nicht nur von seiner Flußrichtung, der Flußdauer (t) und der Stromstärke (i), sondern auch von seiner Anstiegsgeschwindigkeit (di/dt) ab.

Bei Stimulation mit Rechteckimpulsen verschiedener Dauer bedarf die Erregung einer um so kürzeren Stromflußdauer (Nutzzeit, t), je stärker der Strom (i) ist (Abb. 1). Quantitativen Aufschluß über die galvanische Erregbarkeit des Muskels gibt die Reizzeit – Stromstärkekurve oder Reizzeit – Spannungskurve. Die minimale Reizstromstärke, die bei maximaler Impulsdauer noch zu einer Erregung führt, wird als Rheobase bezeichnet; die Nutzzeit der doppelten Rheobase als Chronaxie. Da die Reizzeit-Stromstärkekurve annähernd eine Hyperbel darstellt, die der Gleichung

$$(i - Rh) \cdot t = \text{konstant}$$

folgt, läßt sich die Kurve bei Kenntnis der Rheobase bestimmen, dabei bedeuten i die Reizstromstärke, t die Dauer des Reizstroms und Rh die Rheobase.

Bei extrazellulärer Stimulation vermindert ein kathodaler Stromfluß die positive Ladung an der extrazellulären Seite der Zellmembran, woraus ein intrazellulärer Abfluß negativer Ladung resultiert. Bei ausreichendem Produkt von Stromstärke und Zeit (i · t) wird das Schwellenpotential erreicht.

Die Langzeitstimulation des Herzens mit implantierten Schrittmachern erfordert eine möglichst ökonomische Nutzung der Energiereserve der Batterie. Mehr

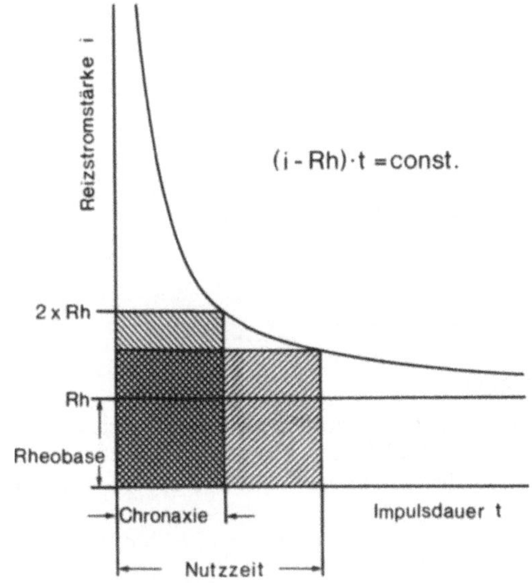

Abb. 1. Reizzeit-Stromstärkekurve bei Reizung des Myokards mit Rechteckimpulsen verschiedener Dauer. i: Reizstromstärke, t: Dauer des Rechteckreizes, Rh: Rheobase. Die Kurve hat annähernd die Form einer Hyperbel, deren Verlauf durch die Gleichung $(i-Rh)\cdot t=const.$ bestimmt wird. Die Rheobase ist – unabhängig von der Reizdauer – die minimale Reizstromstärke, bei der eine Erregung auftritt. Die Elektrizitätsmenge, die zur Erregung des Myokards aufgebracht werden muß, ergibt sich jeweils aus dem Produkt $i\cdot t$ (gleich der rechteckigen Flächen unter der Kurve) und besitzt ein Minimum für $d[(i-Rh)\cdot t]/dt=0$

als die Hälfte der Energie wird für den Stimulationsvorgang benötigt, so daß die Funktionsdauer des Schrittmachers wesentlich von der Energieabgabe pro Stimulationsimpuls abhängt, die wiederum von der Höhe der Reizschwelle des Myokards vorgegeben ist. Im klinischen Bereich ist die Reizschwelle definiert als die geringste elektrische Energie, die gerade eine fortgeleitete Erregung im Herzen auslöst. Die Reizschwelle wird in mA oder in V, also als Reizschwellenstromstärke oder als Reizschwellenspannung, angegeben und liegt bei 0,3–3 mA bzw. 0,5–2 V.

Die Reizschwelle steigt zunächst aufgrund der initialen Gewebsreaktion stark an und nimmt im weiteren Verlauf weniger ausgeprägt zu (Abb. 2). Die Reizschwelle hängt von der Dauer und Polarität des Stimulationsimpulses ab sowie von der Oberflächengröße, der Form und dem Material der Elektrode, aber auch von körpereigenen Bedingungen, wie Elektrolytkonzentrationen, Sauerstoffpartialdruck, hormonellen und medikamentösen Einflüssen.

Die initial ausgeprägte Zunahme der Reizschwelle ist auf Gewebsreaktionen am Implantationsort zurückzuführen. Schon wenige Stunden nach der Implantation lassen sich fibrinoide Ablagerungen am Elektrodenkopf nachweisen, die in den ersten Tagen zu einer netzigen Fibrinumhüllung anwachsen. Bis in die Mitte der zweiten Woche kommt es zunehmend zu Begleitreaktionen mit interstitiellem Ödem. Histologisch finden sich vermehrt Lymphozyten, Plasmazellen,

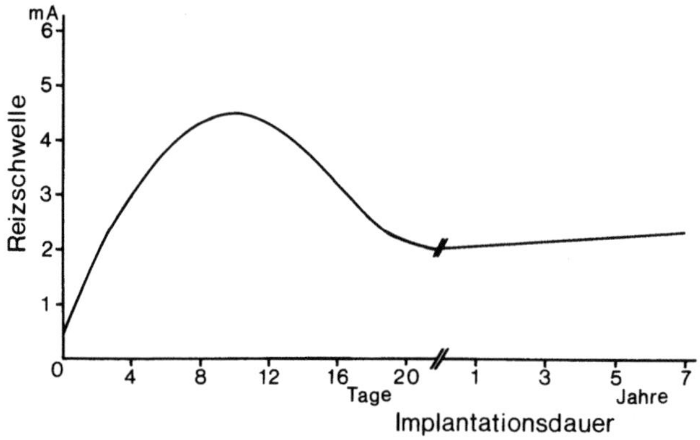

Abb. 2. Verlauf der Reizschwelle nach Elektrodenimplantation. Die akute Reizschwelle zeigt ihr Minimum bei Implantation, ist nach $1^1/_2$ Wochen bis auf einen Maximalwert angestiegen und erreicht nach etwa 3 Wochen die chronische Reizschwelle, die fast unverändert fortbesteht

Histiozyten, segmentkernige Leukozyten, daneben Zellkernpyknosen und Zellnekrosen in unterschiedlicher Ausdehnung. Nach ca. $1^1/_2$ Wochen beginnt die Organisation der Fibrinhülle mit Ersatz durch mesenchymale Strukturen und Einsprießen von Kapillaren. Zu diesem Zeitpunkt erreicht die Dicke der Elektrodenumhüllung ihr Maximum. In der dritten Woche nimmt die Bildung von Bindegewebsfasern rasch zu, bis nach etwa 2–3 Monaten ein festes Narbengewebe den Elektrodenkopf schließlich fest an die Herzinnenwand fixiert (BÜCHNER u. DRÄGERT 1973). Parallel zu der Gewebsreaktion am Implantationsort ändert sich die Reizschwelle (Abb. 2). Sie zeigt ein Minimum bei der Implantation (akute Reizschwelle), steigt bis zur maximalen Gewebsumhüllung der Elektrode auf einen Spitzenwert an und stabilisiert sich am Ende der dritten Woche auf den zwei- bis vierfachen Wert (chronische Reizschwelle) des Ausgangswerts. Die chronische Reizschwelle zeichnet sich bis auf eine geringfügige Zunahme von 2,4% pro Jahr durch große Stabilität aus (LUCERI et al. 1976). Nur vereinzelt liegen Berichte über ungewöhnliche, später progrediente Reizschwellenanstiege vor (GRÖGLER 1975).

Verkürzung der Impulsdauer um die Hälfte von 1,0 auf 0,5 ms hat eine Erhöhung der Reizschwellenstromstärke von weniger als 50% zur Folge. Für eine möglichst lange Funktionsdauer des Schrittmachers ist eine Impulsdauer von 0,5 ms daher als günstiger anzusehen. Die Reizschwelle ist für intramyokardiale Elektroden am niedrigsten. Epikardiale Stimulation erfordert eine höhere Energie als endokardiale Stimulation.

Die akute und die chronische Reizschwelle hängen von der Größe und Form der Elektrodenoberfläche ab. So sinkt die akute Reizstromschwelle bei Reduktion der Elektrodenoberfläche von 50 auf 10 mm^2 auf ungefähr ein Fünftel und die chronische Reizstromschwelle auf ungefähr ein Viertel des Ausgangswertes (TARJAN 1973). Je kleiner die Elektrodenoberfläche, desto größer die Stromdichte. Mit wachsender Stromdichte nehmen Polarisationserscheinungen an der Elektrodenoberfläche, die zu einer Zerstörung der Elektrode führen können, zu. Aufgrund des höheren Widerstandswerts von Elektroden mit kleiner Oberfläche nimmt die Sensing-Empfindlichkeit des Schrittmachers ab.

Die Reizschwelle wird nicht allein von der Stromdichte an der Elektrodenoberfläche bestimmt, sondern von der Stromdichte bzw. der elektrischen Feldstärke im intakten umgebenden myokardialen Gewebe. Dieses ist durch eine Bindegewebsschicht von ca. 1 mm Dicke von der Elektrodenoberfläche getrennt. Die effektive Elektrodenoberfläche ist also größer als der metallische Elektrodenkopf.

Theoretische Überlegungen und klinische Erfahrungen haben in den letzten Jahren zu einer Verminderung der Elektrodenoberfläche von 50 auf 8–4 mm^2 geführt. Auch die Oberflächenbeschaffenheit (glatt, porös) ist für die Reizschwelle von Bedeutung.

Bei einer Impulsdauer von 0,5–1 ms soll die Reizschwelle unter 1 V bzw. 1 mA liegen. Höhere Werte zeigen eine Dislokation der Elektrode oder eine ungünstige Plazierung, z.B. im Narbengewebe bei Zustand nach Myokardinfarkt, an. Die optimale Impulsdauer in Bezug auf den Energiegehalt eines Impulses ($E = i \cdot U \cdot t$) liegt zwischen 0,25 und 1 ms (Furman et al. 1977). Bei kürzeren oder längeren Impulsdauern steigt der Energieverbrauch an. Bei der heute üblichen spannungskonstanten Stimulation ist die Einsparung von Energie somit am wirksamsten über die Reduktion der Impulsdauer und der Stromstärke möglich.

Die Impedanz im Stimulationskreis steigt mit der Impulsdauer an. Diese Widerstandserhöhung kann durch die Polarisation, d.h. durch die Aufladung der Elektrode mit Behinderung des Stromflusses, erklärt werden. Der Effekt zeigt sich als verzögerter Spannungsanstieg bei konstantem Reizstrom und nimmt weiter mit der Stromdichte bis auf ein für jedes Metall charakteristisches Maximum zu.

Die Bezeichnung unipolare und bipolare Stimulation bezieht sich auf die Elektrodenlage in Bezug auf den Stimulationsort. Bei der unipolaren Stimulation liegt einer der Pole, und zwar bei derzeit verwendeten Schrittmachern ausschließlich die Kathode im Herzen, während die Anode herzfern plaziert wird und gewöhnlich vom Metallgehäuse des Schrittmachers gebildet wird. Das Größenverhältnis Kathode zu Anode beträgt bei unipolarer Stimulation ca. 1:1000, was an der Anode nur geringe Feldstärken und weitgehende Vermeidung von Skelettmuskelkontraktionen gewährleistet (vgl. S. 938).

Die Reizstromschwelle ist während der Diastole für unipolare kathodale und bipolare Stimulation gleich groß (Smyth et al. 1976). Die Reizspannungsschwelle jedoch ist bei bipolarer Stimulation aufgrund eines höheren Widerstands im Stimulationskreis geringfügig höher als die bei unipolarer (kathodaler) Stimulation. Dies ist u.a. auf die vergleichsweise kleinere Oberfläche der Anode, die damit zunehmende Elektrodenpolarisation und die zusätzliche Kabelleitung zur Anode zurückzuführen. Die Detektionsempfindlichkeit für das endokardiale Signal ist über die unipolare Elektrode größer als über die bipolare; damit ist die Empfindlichkeit gegenüber Störsignalen (elektromagnetische Wechselfelder, Muskelpotentiale) bei unipolaren Systemen erhöht. Der elektrische Widerstand des Systems Elektrode/Myokard liegt bei unipolarer Elektrode, je nach Elektrodenoberfläche, zwischen 300 und 1.200 Ohm.

Während der Repolarisationsphase des Myokards liegt die absolute Refraktärperiode für anodale und bipolare elektrische Impulse unter der für unipolare kathodale Stimuli. Ursache ist eine Beschleunigung der Repolarisation in der Umgebung der positiven Stimulationselektrode durch den hyperpolarisierenden Reiz. Dadurch wird für die anschließende Impulsflanke des Impulses die vorzeitige Erregungsauslösung möglich (Han 1973).

Die starke Verkürzung der Aktionspotentiale bzw. die vorzeitige örtlich begrenzte Rückführung des Membranpotentials auf das Ruhemembranpotential durch den hyperpolarisierenden anodischen Stromfluß wurde auch als Ursache für die bei anodischer und bipolarer Stimulation beobachteten hochfrequenten Rhythmusstörungen diskutiert. Bei Einfall eines starken positiven Impulses in die Erregungsrückbildungsphase kann der Repolarisationsvorgang in einem elektrodennahen Bereich vorzeitig beendet werden, während in benachbarten Fasern – aufgrund der raschen örtlichen Abnahme des elektrotonischen Potentials vom Ort der Stimulation – die Aktionspotentialdauer unverändert bleibt (Cranefield 1975). Es bestehen somit benachbarte Areale unterschiedlicher Polarisation, die ihre Potentialdifferenz auszugleichen suchen. Der zwischen dem noch erregten und dem durch den Stimulus vorzeitig repolarisierten Areal fließende Ausgleichsstrom führt zur Wiedererregung des vorzeitig repolarisierten Areals. Dieses wird gegenüber dem umgebenden, inzwischen repolarisierten Myokard zum Ausgangsort erneuter Erregung. Es kommt zu einer andauernden Phasenverschiebung von Depolarisation und Repolarisation in benachbarten Myokardbezirken, die durch den zwischen den Arealen unterschiedlichen Potentials fließenden Ausgleichsstrom aufrechterhalten wird; Kammertachykardie oder Kammerflattern können resultieren. Bei weiterer Fragmentierung der Erregungsausbreitung kann Kammerflattern in Kammerflimmern übergehen.

III. Künstliche Herzschrittmacher

Die zunehmende Kenntnis der Pathophysiologie und Pathogenese von Herzrhythmusstörungen durch Untersuchungen mit elektrischen Stimulationstechniken und intrakavitären Potentialableitungen sowie die Fortschritte auf dem Gebiet der allgemeinen Werkstoffkunde und Elektronik haben eine außerordentlich rasche Entwicklung der Schrittmachertechnologie begünstigt (Naumann d'Alnoncourt u. Lüderitz 1977; Vera et al. 1979; Buffet et al. 1982; Hartlaub 1982).

Die Abwendung von der diskreten Schalttechnik mit konventionellen Grundbausteinen, wie Widerstände, Kondensatoren, Spulen und herkömmliche Halbleiterelemente, führte über die Hybridschaltkreise – einer Kombination von diskreter und integrierter Schalttechnik – zu modernen monolithischen Funktionsblöcken der Planartechnologie (vgl. Abb. 3–5). Ausgangsmaterial ist das Siliziumchip, auf dem aktive und passive Bauelemente und die dazugehörigen Verbindungen in Epitaxie- und Diffusionsverfahren erzeugt werden. Dabei können bis zu 100 Bauelemente auf einer Fläche von weniger als 2,5 mm^2 in einer einzigen integrierten Schaltung enthalten sein. Praktische Vorteile dieser neuen Technik sind die erhebliche Reduktion des Stromverbrauchs der Schaltung um mehr als das 10fache auf 2–3 μA, die Herabsetzung von Volumen und Gewicht,

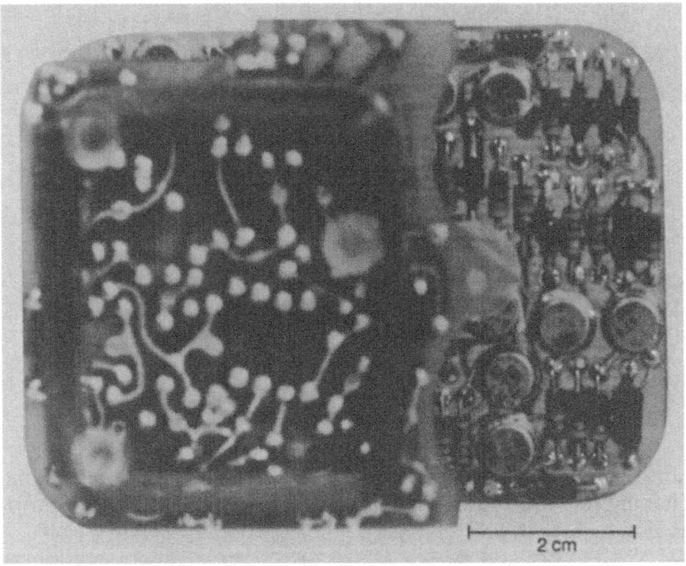

Abb. 3. Schrittmacher in diskreter Schalttechnik. Deutlich sichtbar sind die einzelnen Bauelemente in miniaturisierter Ausführung: Widerstände, Kondensatoren, Dioden, Transistoren sowie die Verbindungen in Form einer gedruckten Schaltung. In den Aussparungen rechts oben und unten liegt je eine Lithiumbatterie (SAFT-Zelle). Die eckig gewikkelte Spule im Vordergrund dient der induktiven Übermittlung von Daten für die telefonische Schrittmacherüberwachung

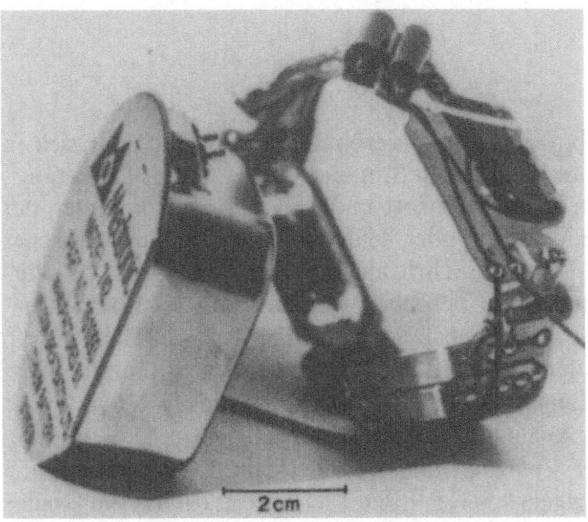

Abb. 4. Schrittmacher in Hybrid-Schalttechnik. Links die Lithium-Jodbatterie (WG 742). Rechts: Auf einer flexiblen Leiterbahn sind Verstärker- und Oszillatorschaltung sowie diskrete Komponenten angeordnet. Oben rechts sind die zwei Ausgangskondensatoren zu sehen, unten das Gehäuse, in dem die integrierten Schaltkreise sowie weitere diskrete Bauteile untergebracht sind

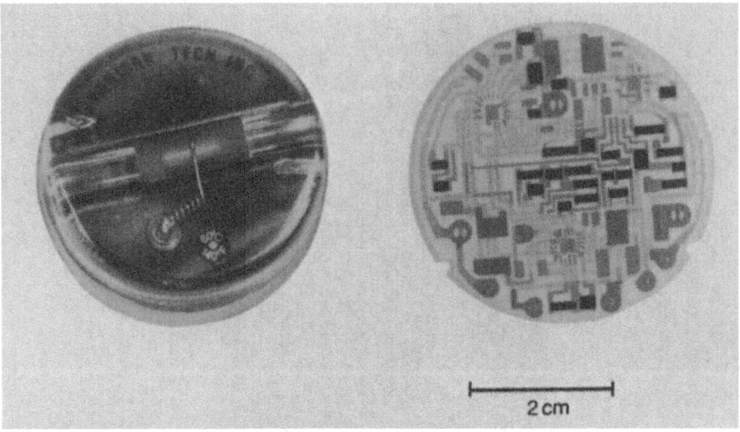

Abb. 5. Weitere Miniaturisierung des Schrittmachers durch Verwendung kleinerer Batterien hoher Energiedichte und besondere räumliche Aufteilung. Durchmesser des Schrittmachers 40 mm, Höhe 17 mm, Gewicht 47 g

Vermeidung von Lötverbindungen als potentielle Fehlerquellen und geringe Störanfälligkeit durch externe elektromagnetische Felder. Darüber hinaus läßt die räumliche Einsparung den zusätzlichen Einbau komplexer Funktionen, wie redundante Schaltungen und extern schaltbare Programmiereinheiten zur Änderung von Amplitude, Dauer und Frequenz des Stimulationsimpulses zu, und erlaubt die Integration spezieller Stimulations- und Detektionseinheiten nach Maßgabe einer individuellen Differentialtherapie von bradykarden und tachykarden Rhythmusstörungen.

Schrittmachertypen

Die Vielzahl der heute angebotenen implantierbaren Impulsgeber läßt sich in zehn Gruppen einteilen entsprechend ihrem Stimulationsort, ihrem Detektionsort und ihrer Betriebsart. Als Stimulationsort und Detektionsort kommen der rechte Vorhof und der rechte Ventrikel oder beide in Frage; der Schrittmacher kann entweder inhibiert (z.B. Demand-Schrittmacher) oder getriggert (z.B. vorhofgesteuerter Kammerschrittmacher) betrieben werden (Abb. 6). Ein international gebräuchlicher Code aus drei Buchstaben gibt über den Schrittmachertyp Auskunft. Dabei bezeichnet der 1. Buchstabe des Codes den Stimulationsort, der 2. Buchstabe den Detektionsort und der 3. Buchstabe die Betriebsart. V = rechter Ventrikel, A = rechtes Atrium, I = inhibiert, T = getriggert, D (= dual) = bezogen auf den Ort: rechter Ventrikel und rechtes Atrium, bezogen auf die Betriebsart: inhibiert und getriggert, O = entfällt, C = komplexes System (weder I noch T): Damit ergibt sich der in Tabelle 1 dargestellte Nomenklatur-Code für Herzschrittmacher, der von der „Inter-Society Commission for Heart Disease Resources" entwickelt wurde. In derzeit verwendeten Schrittmachern sind viele Stimulationsparameter auch nach Implantation programmierbar. So können die Impulsdauer, die Impulsamplitude, die Stimulationsfrequenz, das AV-

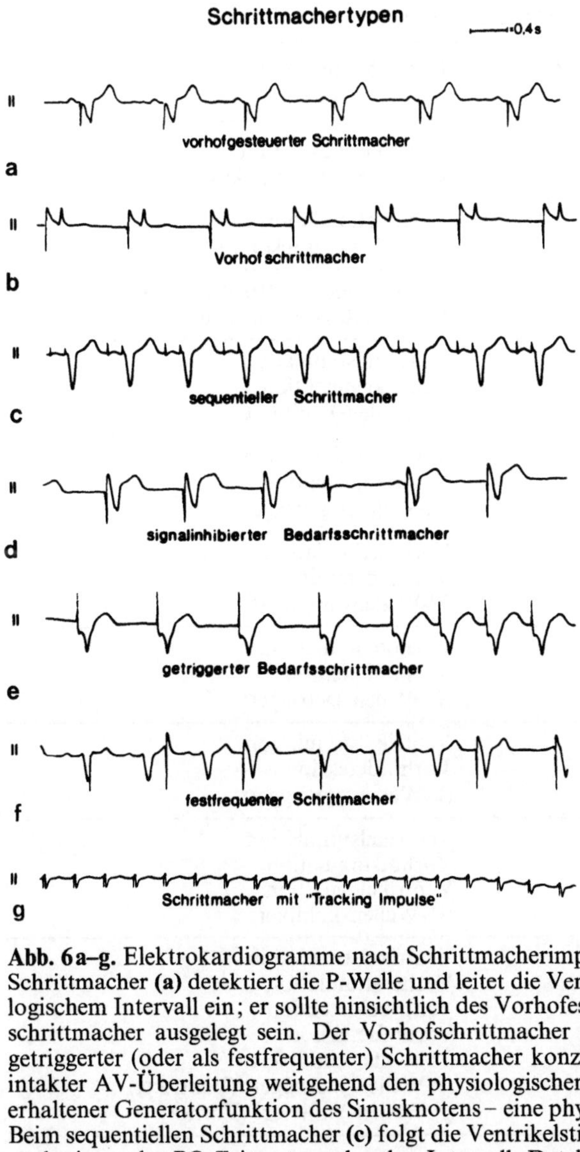

Abb. 6a–g. Elektrokardiogramme nach Schrittmacherimplantation. Der vorhofgesteuerte Schrittmacher **(a)** detektiert die P-Welle und leitet die Ventrikeldepolarisation mit physiologischem Intervall ein; er sollte hinsichtlich des Vorhofes und des Ventrikels als Bedarfsschrittmacher ausgelegt sein. Der Vorhofschrittmacher **(b)** kann als Demand- oder als getriggerter (oder als festfrequenter) Schrittmacher konzipiert sein und gewährleistet bei intakter AV-Überleitung weitgehend den physiologischen Kontraktionsablauf bzw. – bei erhaltener Generatorfunktion des Sinusknotens – eine physiologische Frequenzregulation. Beim sequentiellen Schrittmacher **(c)** folgt die Ventrikelstimulation der Vorhofstimulation nach einem der PQ-Zeit entsprechenden Intervall. Detektionseinheiten für Vorhof- und Ventrikelaktionen müssen gegeben sein. – Während der signalinhibierte Bedarfsschrittmacher **(d)** einzelne Eigenaktionen detektiert, worauf ein „reset" des Zeitgebers erfolgt, bedingt der festfrequente Schrittmacher bei Eigenaktionen eine Parasystolie **(f)**. Der getriggerte Bedarfsschrittmacher **(e)** stimuliert in seiner Grundfrequenz und gibt zusätzlich Impulse bei Detektion einer Eigenaktion oder auch eines extrakardialen Signals (wie in diesem Beispiel Brustwandstimulation) ab. Schrittmacher mit Markierungsimpulsen **(g)** positionieren in den QRS-Komplex der Eigenaktion einen kurzen unterschwelligen Impuls, der bei telefonischer Überwachung zur Erkennung von Eigenaktionen dient

Tabelle 1. Nomenklaturcode für Herzschrittmacher

Stimulations-ort	Detektions-ort	Betriebs-art	Herzschrittmacher
V	O	O	Ventrikelstimulation keine Detektionsfunktion
A	O	O	Vorhofstimulation Keine Detektionsfunktion
D	O	O	Vorhof- und Ventrikelstimulation Keine Detektionsfunktion
V	V	I	Ventrikelstimulation Ventrikeldetektion (R-Wellen-)inhibiert
V	V	T	Ventrikelstimulation Ventrikeldetektion (R-Wellen-)getriggert
A	A	I	Vorhofstimulation Vorhofdetektion (P-Wellen-)inhibiert
A	A	T	Vorhofstimulation Vorhofdetektion (P-Wellen-)getriggert
V	A	T	Ventrikelstimulation Vorhofdetektion (P-Wellen-)getriggert
D	V	I	Ventrikelstimulation Vorhofstimulation Ventrikeldetektion (R-Wellen-)inhibiert
D	D	D	Ventrikelstimulation Vorhofstimulation Ventrikeldetektion Vorhofdetektion (R-Wellen-)inhibiert (P-Wellen-)getriggert (Ventrikel) (P-Wellen-)inhibiert (Vorhof)

Intervall, die Refraktärzeit, die Hysterese und die Betriebsart des Schrittmachers stets den aktuellen Bedürfnissen angepaßt werden.

a) Vorhofgesteuerte Schrittmacher
Bei den vorhofgesteuerten Schrittmachersystemen sind der P-Wellen-inhibierte Vorhofschrittmacher (AAI) und der P-Wellen-getriggerte Kammerschrittmacher (VAT) zu unterscheiden.

Der P-Wellen-inhibierte Vorhofschrittmacher oder Vorhof-Demand-Schrittmacher (AAI) stimuliert den Vorhof mit seiner Basisfrequenz, sobald die Vorhofschlagfolge eine untere Grenzfrequenz unterschreitet. Der Schrittmacher besitzt eine Vorhofsonde, die zugleich der Stimulation des Vorhofs als auch der Detektion spontaner Vorhofsignale dient. Vorhofextrasystolen werden detektiert und führen zur Inhibierung des Schrittmachers, wenn sie außerhalb der Refraktärzeit liegen, ventrikuläre Extrasystolen dagegen werden nicht berücksichtigt. Voraussetzung für die Implantation dieses Schrittmachertyps ist eine intakte atrioventrikuläre Überleitung.

Der P-Wellen-getriggerte Kammerschrittmacher (VAT) besitzt zwei Sonden: eine Vorhofsonde, über die nur detektiert wird, und eine Ventrikelsonde, über die ausschließlich stimuliert wird. Die Vorhoftätigkeit dient dabei als Triggersignal und löst die Kammerstimulation mit einer Verzögerung von 120–200 ms aus. Bei komplettem AV-Block kann so die Kammertätigkeit weiter vom Sinusknoten gesteuert werden. Wie beim P-Wellen-inhibierten Vorhofschrittmacher bleibt der physiologische Kontraktionsablauf der Vorhöfe und Kammern, abgesehen von der vorzeitigen Erregung des rechten Ventrikels, erhalten. Sinkt die Vorhoffrequenz unter die Basisfrequenz ab, so stimuliert der Schrittmacher festfrequent im Ventrikel. Er berücksichtigt dabei ventrikuläre Extrasystolen nicht, ein weiterer Nachteil ist die mögliche kurzfristige Wiedererregung des Ventrikels durch retrograd zum Vorhof geleitete Ventrikelaktionen. Bei Vorhoffrequenzen, die eine obere Grenze überschreiten, wird die Ventrikelstimulationsfrequenz automatisch halbiert. Der VAT-Schrittmachertyp findet besonders bei totalem AV-Block und ungestörter sinuatrialer Reizbildung Anwendung. Die Verwendung zweier Elektroden und die aufwendige elektronische Schaltung erhöhen natürlich die Störanfälligkeit.

b) Sequentielle Schrittmacher

Die sequentiellen Schrittmacher sind mit einer Vorhofsonde und mit einer Ventrikelsonde ausgestattet und stimulieren, wenn weder im Vorhof noch im Ventrikel Spontanaktivität auftritt, Vorhof und Ventrikel nacheinander mit vorgegebener AV-Verzögerung. Zu unterscheiden sind der AV-sequentielle R-Wellen-inhibierte Schrittmacher (DVI) und der sog. „optimierte AV-sequentielle Schrittmacher“ (DDD).

Der DVI-Schrittmacher stimuliert sowohl den Vorhof als auch die Kammer und detektiert spontane Kammerdepolarisationen, worauf eine Inhibierung des Schrittmachers erfolgt. Diese Schrittmacher werden mit bipolaren Elektroden verwendet, um Interferenzen bei der Detektion möglichst zu vermeiden. Der Abstand zwischen Vorhof- und Ventrikelelektrode soll mindestens 4 cm betragen. Ventrikuläre Spontanaktivität führt zu einer gleichzeitigen Rückstellung des atrialen und des ventrikulären Zeitgebers. Da das atriale „Escape“-Intervall kürzer ist als das ventrikuläre „Escape“-Intervall, erscheint nach einer ventrikulären Extrasystole zunächst eine stimulierte Vorhofaktion, der nach einer definierten Verzögerung die Kammerstimulation folgt. Die AV-Verzögerung ist gleich der Differenz zwischen ventrikulärem „Escape“-Intervall und atrialem „Escape“-Intervall. Der Schrittmacher kann also vollständig inhibiert sein, nur den Vorhof oder sowohl den Vorhof als auch die Kammer stimulieren. Vorhofdepolarisationen werden von diesem Schrittmachertyp nicht berücksichtigt.

Der „optimierte AV-sequentielle Schrittmacher“ (FUNKE 1978, 1982) umfaßt die Stimulation des Vorhofs und der Kammer, die Detektion herzeigener Aktivitäten im Atrium und in der Kammer und die Inhibierung des atrialen und ventrikulären Stimulus durch spontane Aktionen sowie die Triggerung des ventrikulären Stimulus durch das Vorhofsignal. Daher kann der Schrittmacher vollständig inhibiert sein, als Vorhof-Demand-Schrittmacher, als P-Wellen-getriggerter Kammerschrittmacher mit R-Wellen-Inhibierung und als sequentieller Schrittmacher mit R-Wellen-Inhibierung arbeiten. Dieser Schrittmacher paßt sich automatisch an die jeweils vorherrschenden Bedingungen an, hält den natürlichen Kontraktionsablauf weitgehend aufrecht und beugt einer Parasystolie vor.

c) Kammergesteuerte Schrittmacher

Kammergesteuerte Schrittmacher stimulieren das Herz bei Absinken der Spontanfrequenz unter die Basisfrequenz des Schrittmachers. Zu unterscheiden sind die positiv R-Wellen-gesteuerten (VVT) und die negativ R-Wellen-gesteuerten Schrittmacher (VVI).

Der positiv R-Wellen-gesteuerte Schrittmacher oder R-Wellen-synchronisierte Schrittmacher (VVT) detektiert über die rechtsventrikuläre Stimulationssonde das intrakardiale Elektrogramm und gibt seinen Elektrostimulus synchron mit der R-Welle ab. Der Stimulus bleibt ohne Wirkung, da er in die absolute Refraktärperiode des Herzens fällt. Sinkt die Spontanfrequenz des Herzens unter die Basisfrequenz des Schrittmachers, so stimuliert der Schrittmacher in festfrequenter Betriebsart. Steigt die spontane Herzfrequenz über 120/min an, wird die Stimulationsfrequenz des Schrittmachers aufgrund seiner langen Refraktärzeit (400–500 ms) auf die Hälfte reduziert. Der positiv R-Wellen-gesteuerte Schrittmacher gestattet die Steuerung durch einen externen Impulsgeber. So kann auf nicht invasivem Weg programmierte Ventrikelstimulation durchgeführt werden, z.B. zur nicht invasiven Messung der Refraktärzeit des Herzens, zur Frequenzbelastung oder zur antitachykarden Stimulation (NAUMANN D'ALNONCOURT u. LÜDERITZ 1979a). Ein Nachteil dieses Schrittmachertyps ist der hohe Energieverbrauch, wenn die Spontanfrequenz des Herzens über der Basisfrequenz des Schrittmachers liegt.

Der negativ R-Wellen-gesteuerte Schrittmacher oder R-Wellen-inhibierte oder Demand-Schrittmacher (VVI) ist das z.Zt. am häufigsten implantierte Aggregat. Der Schrittmacher detektiert ebenfalls über eine rechtsventrikuläre Stimulationselektrode das intrakardiale Elektrogramm und blockiert die Impulsabgabe für eine Dauer, die der Zykluslänge der Basisfrequenz des Schrittmachers entspricht. Der Schrittmacher stimuliert das Herz in festfrequenter Betriebsart, sobald die spontane Herzfrequenz unter die Basisfrequenz des Schrittmachers absinkt. Bei Auftreten von Extrasystolen wird der Schrittmacher supprimiert, falls diese außerhalb der Schrittmacherrefraktärzeit einfallen. Ein Schrittmacher-Stimulus erscheint also nicht im EKG. Die Refraktärzeit der negativ R-Wellen-gesteuerten Schrittmacher liegt zwischen 200 und 300 ms. Parasystolien treten damit seltener auf als beim positiv R-Wellen-gesteuerten Schrittmacher. Bei positiv R-Wellen-gesteuertem Schrittmacher mit positiver Hysterese ist die Dauer des ersten Stimulationsintervalls nach vorübergehender Spontanaktivität auf 900–1100 ms verlängert.

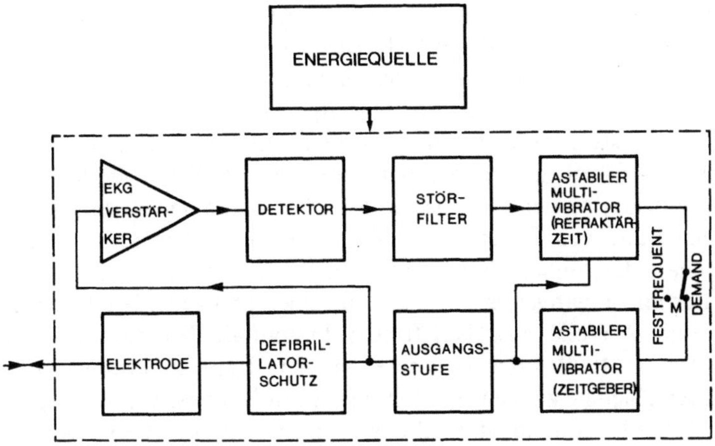

Abb. 7. Blockschaltbild eines signalinhibierten Bedarfsschrittmachers. Das intrakardiale Elektrogramm wird über die Stimulationselektrode, einen EKG-Verstärker und eine Detektionseinheit dem Zeitgeber zugeführt und stellt diesen jeweils an den Anfang des Stimulationszyklus zurück: „reset" (Demand-Funktion). Die Refraktärzeiteinheit verhindert die Rückstellung des Zeitgebers innerhalb der ersten 400 ms nach Stimulation und Detektion. Der Störfilter identifiziert elektrische und magnetische Wechselfelder und schaltet den Zeitgeber auf festfrequente Arbeitsweise um, bevor es zu Interferenzen mit der Detektionseinheit und Impulsunterdrückung kommen kann. Durch Betätigung des Reed-Schalters M mit Hilfe eines Magneten wird der Detektor umgangen, es resultiert festfrequente Stimulation

Beim positiv R-Wellen-gesteuerten Schrittmacher ist die Suppression der Impulsabgabe durch externe elektrische Impulse (Brustwandstimulation) möglich. Verschiedene Schrittmacher lassen sich auch durch magnetische Wechselfelder ausschalten. Durch Ausschalten des Schrittmachers können klinisch relevante Daten, wie die poststimulatorische Pause, die spontane Herzfrequenz, das artefaktfreie EKG und die Refraktärzeit des Schrittmachers gemessen werden. Eine passagere Schrittmacherunterdrückung kann auch bei Stimulations- und Detektionsdefekten (z.B. Detektion von Muskelpotentialen, Zwerchfellkontraktionen), bei „Schrittmacherrasen" mit erhaltener Sensing-Funktion und beim „runaway pacemaker" (Schrittmacher, der bei Batterieerschöpfung unkontrollierte Frequenzzunahme zeigt) als therapeutische Maßnahme vorgenommen werden. Bei einigen älteren Schrittmachertypen der Firmen Edwards Laboratories und Telectronics tritt bei Spontanaktionen im QRS-Komplex ein Markierungsimpuls (tracking impulse) auf. Dieser Impuls liegt weit unterhalb der myokardialen Reizschwelle und erlaubt bei der telephonischen Schrittmacherüberwachung eine Differenzierung von Spontanaktionen und schrittmacherinduzierten Aktionen.

Bei einer Spontanfrequenz, die oberhalb der Basisfrequenz liegt und die zu einer Inhibierung des Schrittmachers führt, kann der Demand-Mechanismus durch Auflegen eines Magneten (reed relay) ausgeschaltet werden. Der Schrittmacher wird so auf festfrequente Arbeitsweise umgeschaltet und seine Stimulationsfunktion kann überprüft werden. Eine vorsorgliche Umschaltung des

Schrittmachers mit einem Magneten sollte auch vorgenommen werden, wenn bei Behandlung mit dem Elektrokauter Interferenzen zu erwarten sind.

Abbildung 7 gibt das Blockschaltbild eines signalinhibierten Bedarfsschrittmachers wieder. Wesentliche Bausteine sind der Zeitgeber – ein astabiler Multivibrator, der die Ausgangsstufe triggert und damit den Stimulationsimpuls abruft – sowie die Detektionseinheit, die bei Registrierung einer R-Welle die astabile Kippstufe zurückstellt, so daß der Aktionszyklus (850 ms) von neuem eingeleitet wird. Die Differenzierung von R- und T-Welle erfolgt nach dem unterschiedlichen Frequenzgehalt der Signale (und ihrer Ableitung nach der Zeit) durch entsprechende Filter im Eingangskreis. Signale, die einen ähnlichen Frequenzinhalt aufweisen wie die R-Welle, z.B. Skelettmuskelpotentiale (WIRTZFELD et al. 1972; BERGER u. JACOBS 1979) oder externe elektrische Impulse, können vom Detektor nicht unterschieden werden, so daß eine Impulsunterdrückung resultiert. Neben der T-Welle können auch Polarisationspotentiale (GREATBATCH et al. 1969), die vorübergehend bei jeder Impulsabgabe an der Stimulationselektrode auftreten, zur Störung der Schrittmachersteuerung führen. Ein zweiter Multivibrator sorgt dafür, daß die Grundfrequenzkippstufe während einer Dauer von 400 ms – der Refraktärzeit des Schrittmachers – nach vorausgegangener Stimulation oder Detektion nicht zurückgestellt werden kann. Tritt eine Störung häufiger als 300- bis 400mal/min auf, so revertieren signalinhibierte Bedarfsschrittmacher mit speziellen Störfiltern auf festfrequente Arbeitsweise. Die Anwendung eines Defibrillators könnte bei Schrittmacherträgern zur Zerstörung der Elektronik des Schrittmachers führen. Eine Schaltung mit Zenerdiode soll als Defibrillationsschutz dienen und vermindert den schädlichen Gleichstrom. Die Mehrzahl der Bedarfsschrittmacher besitzt einen Magnetschalter (reed-relay), der eine intermittierende Umschaltung auf festfrequente Stimulation mit der Schrittmachertestfrequenz gestattet. Tabellen 2a und 2b geben eine Zusammenstellung derzeit gebräuchlicher Schrittmacher wieder (LÜDERITZ 1981).

d) Universal-Herzstimulatoren

Stimulatoren mit besonderen Detektionseigenschaften, wählbarer Impulsankoppelung und programmierbaren Stimulationsfolgen dienen der Messung elektrophysiologischer Parameter der Reizbildung und der Erregungsleitung im Herzen sowie der Differentialdiagnostik und Therapie bradykarder und tachykarder Rhythmusstörungen. Es handelt sich dabei um batteriebetriebene, externe, programmierbare Stimulatoren, die über einen akut eingeführten Elektrodenkatheter das Herz vom Vorhof, vom Sinus coronarius oder vom Ventrikel aus stimulieren und über dieselbe Elektrode vom Stimulationsort ein endokardiales Elektrogramm ableiten, das der Steuerung des Schrittmachers dient und über einen separaten Schrittmacherausgang aufgezeichnet werden kann.

Drei verschiedene Universal-Stimulatoren sollen im folgenden näher beschrieben werden (Tabelle 3): Das Leitungssystem-Analysegerät Medtronic 5325, der Universal-Herzstimulator Biotronik USM-30 und der Cardio-Stimulateur Orthorythmique Savita (ZACOUTO u. GUIZE 1976). Diese Schrittmacher sind als signalinhibierte Bedarfsschrittmacher (Savita und USM-30), als festfrequente Schrittmacher oder als Hochfrequenzstimulatoren mit Frequenzen bis zu 800 bzw. 1200 (Savita) pro Minute anwendbar. Weiterhin ist die Ankoppelung von Impulsen an einen stimulierten oder spontanen Basisrhythmus möglich. Die Ankoppelung der Impulse erfolgt beim USM-30 und beim Medtronic 5325 mit wählbarem Intervall, beim Savita-System kann das Kopplungsintervall darüber hinaus frequenzbezogen, in Prozent des vorangehenden RR-Intervalls („Orthorhythmisches Prinzip"), eingestellt werden. Bei den Schrittmachern können die Folgeimpulse entweder nach jeder einzelnen oder automatisch über einen Zähler nach jeder 8. oder manuell nach jeder beliebigen Herzaktion ausgelöst werden. Beim Savita-System ist die Auslösung auch nach jeder 2., 4. oder 8. Aktion möglich. Zusätzlich bietet der Savita-Schrittmacher die Möglichkeit, Folgeimpulse an – nach Anzahl und Vorzeitigkeit diskriminierbare – Extraaktionen (z.B. spontane ventrikuläre Extrasystolen) zu koppeln. Bei den Geräten Medtronic 5325 und Biotronik USM-30 können maximal zwei Folgeimpulse mit voneinander unabhängigem Intervall ausgelöst werden. Das erste Kopplungsintervall kann bis zu 999 ms betragen, der Abstand zwischen dem ersten und zweiten Folgestimulus ist gleichfalls bis 999 ms wählbar. Die Programmiereinheit des Savita-Schrittmachers sieht bis zu 10 Folgestimuli vor. Dabei ist das erste Kopplungsintervall variabel zwischen 50 und 800 ms, das zweite und die folgenden Kopplungsintervalle sind untereinander gleich und zwischen 20 und 700 ms wählbar. Auch bei diesem Stimulationsmodus können die Folgestimuli mit vorgegebenem oder frequenzbezogenem Kopplungsintervall an die Grundfrequenz oder an Extrasystolen, die vorher festzulegende Vorzeitigkeitskriterien erfüllen, angekoppelt werden.

Neben den eingangs erwähnten Stimulationsarten ist der Savita-Schrittmacher zusätzlich für Impulskettenstimulation vorgesehen. Es können 2, 3, 4, 5 oder 10 Impulse mit einem Intervall von minimal 20 ms aneinandergekoppelt werden, wodurch kurze Salven mit Frequenzen bis zu 3000/min erreicht werden. Die Ankoppelung der Impulskette kann mit einem Intervall von 50–800 ms an einen Grundrhythmus erfolgen, das Kopplungsintervall kann frequenzabhängig gewählt werden oder ereignisgesteuert nach 2–8 vom Grundrhythmus abweichenden Zusatzerregungen. Beispielsweise kann eine Impulskette von 10 Impulsen, die untereinander einen Abstand von 50 ms besitzen, mit einem Kopplungsintervall von 400 ms an eine spontane Extrasystole angekoppelt werden, falls diese in einem vorher festgelegten Intervall nach einer regelrechten Aktion auftritt. Dieses Intervall, die „kontrollierte Zone" (zone controllée) bestimmt somit, ob bereits bei spät einfallenden oder erst bei früh einfallenden Extrasystolen der programmierte Stimulationsmodus ausgelöst werden soll; der Extrasystolenzähler bestimmt darüber hinaus, ob die Auslösung schon nach einer oder erst nach 2, 4 oder 8 Extrasystolen vorgenommen wird.

Als Zusatzfunktion erfolgt beim USM-30 in der Betriebsart „Automatik" eine stufenförmige automatische Reduzierung des eingestellten Kopplungsintervalls des 1. Folgestimulus um jeweils 10 ms. Das Kopplungsintervall wird digital angezeigt. Außerdem ist der Stimulator mit einer Digitalanzeige des RR- oder PP-Intervalls in ms ausgestattet.

Zu bemerken bleibt, daß der Medtronic 5325 sowie der USM-30 Zusatzimpulse mit einem maximalen Intervall von 999 ms ankoppeln, bei einer Bradykardie z.B. mit einem PP-Abstand von 1200 ms kann das PP-Intervall somit nicht

Tabelle 2a. Technische Daten von unipolaren QRS-inhibierten Demand-Schrittmachern

Hersteller	Typ	Energiequelle	Gewicht g	Gehäusematerial	Abmessungen mm	Frequenz 1/min	Magnetfrequenz 1/min	Impulsamplitude
American Pacemaker Corporation	1600	Catalyst Research Li/J_2 (Lithiumjodid)	85	Edelstahl	63 × 47 × 16	72	84	8,2 mA
Arco (Produktion eingestellt)	-lith 2000	$Li/SOCl_2$ (Lithiumthionylchlorid)	65	Titanium	71 × 34 × 16	72 ± 4	4–15 über Grundfrequenz	6,0 ± 0,5 V
	-lith 4000	CRC 804B/23 Li/J_2 (Lithiumjodid)	49	Titanium	64 × 44 × 11	72 ± 2	72 ± 2	5,2 ± 0,2 V
	-lith 3022 Endura	WG 762M Li/J_2 (Lithiumjodid)	64	Titanium	63 × 52 × 12	72 ± 2	72 ± 2	5,2 ± 0,2 V
	-lith 3021 Selecta	WG 762M Li/J_2 (Lithiumjodid)	75	Titanium	63 × 52 × 13,5	55–119	wie Grundfrequenz	5,2 ± 0,2 V
Biotronik	Axios	SAFT Li/Ag_2CrO_4 (Lithiumsilberchromat)	53	Tikrutan	58 × 46 × 12	72 ± 2,5	72 ± 2,5	6,1 ± 0,2 V
	Chronos	SAFT Li/Ag_2CrO_4 (Lithiumsilberchromat)	77	Protasul	58 × 46 × 12	72 ± 2,5	72 ± 2,5	5,0 ± 0,2 V
	Isios	SAFT Li/Ag_2CrO_4 (Lithiumsilberchromat)	62	Tikrutan	58 × 46 × 12	72 ± 2,5	72 ± 2,5	6,1 ± 0,2 V
	Logos	WG 761/23 Li/J_2 (Lithiumjodid)	88	Protasul	60 × 50 × 12	72 ± 2,5	72 ± 2,5	4,9 ± 0,2 V
	Philos	WG 761/23 Li/J_2 (Lithiumjodid)	73	Tikrutan	60 × 50 × 12	72 ± 2,5	72 ± 2,5	4,9 ± 0,2 V
	Nomos	WG 761/23A Li/J_2 (Lithiumjodid)	91	Protasul	60 × 50 × 12	31–112	31–112	4,8 ± 0,1 7,3 ± 0,1
Cardiac Pacemakers	Microlith P 505	WG 755 Li/J_2 (Lithiumjodid)	75	Edelstahl	53 × 55 × 18	30–110	100	5,4 V
	Microlith D 507	WG 755 Li/J_2 (Lithiumjodid)	75	Edelstahl	53 × 55 × 18	72 ± 3	87	5,4 V
	Microthin D 520	WG 761/15 Li/J_2 (Lithiumjodid)	50	Edelstahl	50 × 53 × 11	72	88	5,4 V
	Microthin	WG 761/15 Li/J_2 (Lithiumjodid)	50	Edelstahl	50 × 53 × 11	30–119	100	5,4 V

mit Lithiumbatterien (Zusammenstellung nach Herstellerangaben). (Nach LÜDERITZ 1981)

Impuls-dauer	Detektions-schwelle mV	Refraktärzeit ms	Batterie-kapazität Ah	Kalkulierte Betriebs-zeit	Garan-tiezeit	Austauschkriterien	Programmierbar bzgl.
1±1	1,8±20%	210 nach Stim. 120 nach Detek.	2,4	über 10 J	6 J	Differenz Test-minus Grundfreq. 15–18/min	
0,9±0,1	2,5±1,4 mV	275	1,8		3 J	Freq.-Abfall um 4/min Differenz Magnet-/Grundfreq. reduziert sich auf 50% BOL-Werte	
0,5–0,55	3+2,5 (−1,5)	200±50 n.Stim. 230±50 n.Detek.	1,7		5 J	Freq.-Abfall um 7/min (Magnet- u. Grundfreq.)	
0,5–0,55	3±1,5 mV	200±50 n.Stim. 230±50 n.Detek.	2,5		8 J	Freq.-Abfall um 7/min (Magnet- u. Grundfreq.)	
0,6–1,2	1,0–5,0	270–390	2,5		5 J	Freq.-Abfall um 5%	Frequenz Impulsamplitude Impulsdauer Detekt.-schwelle Refraktärzeit Betriebsart
0,5±0,05	1,6±0,3	220±20	0,6	5 J	4 J	Magnetfreq. = 65/min	
0,75±0,1	1,6±0,3	230±30	1,2	8 J	6 J	Magnetfreq. = 65/min	
0,5±0,05			0,6	6 J	4 J	Freq. = 65/min	starrfrequent
0,75±0,1	1,6±0,3	230±30	2,5	12 J	8 J	Magnetfreq. = 65/min	
0,5±0,05	1,6±0,3	230±30	2,5	25 J		Freq. = 65/min	
0,13–1,0 ±0,1	1,3±0,2 0,9±0,2	300	2,5	20–4 J programm-abhängig		94% der programm. Frequenz	Frequenz Impulsamplitude Impulsdauer Detekt.-schwelle Hysterese
0,1–1,9	1,5	320 n.Stim. 256 n.Detek.	3,0	programm-abhängig	6 J	Magnetfreq. = 85/min	Frequenz Impulsdauer
0,6	1,5	330	3,0	15 J	8 J	Freq.-Abfall um 6/min	
0,6	1,5	330		6 J	4 J	Freq.-Abfall um 6/min	
0,1–1,9	1,5	320 n.Stim. 256 n.Detek.	3,0	programm-abhängig	4 J	Magnetfreq. = 85/min	Frequenz Impulsdauer

Tabelle 2a (Fortsetzung)

Hersteller	Typ	Energiequelle	Gewicht g	Gehäusematerial	Abmessungen mm	Frequenz 1/min	Magnetfrequenz 1/min	Impulsamplitude
Coratomic	L 500	Mallory LSA-900-6 Li/Pb	69	Titanium	64 × 51 × 19	72	88	5,7 V
Cordis	Lambda 188A	Li/CuS (Lithiumkupfersulfid)	90	Titanium	68 × 56 × 20	70±2	70±2	7,5 mA
	Theta 221B7	Li/CuS (Lithiumkupfersulfid)	68	Titanium	66 × 57 × 14	70±2	70±2	7,1 mA
	Theta 221A7	Li/CuS (Lithiumkupfersulfid)	68	Titanium	68 × 57 × 14	70±2	70±2	6,5 mA
	O-Gamma 334A	Li/CuS (Lithiumkupfersulfid)	41	Titanium	57 × 48 × 10	50–120	50–120	0,5–7,5 mA
	O-Lambda 215A	Li/CuS (Lithiumkupfersulfid)	94	Titanium	68 × 56 × 20	45–90	45–90	2–9 mA
	O-Lambda 208A	Li/CuS (Lithiumkupfersulfid)	96	Titanium	56 × 56 × 20	45–90	45–90	2–9 mA
	O-Lambda 235A	Li/CuS (Lithiumkupfersulfid)	98	Titanium	72 × 56 × 20	50–120	50–120	2–9 mA
	O-Lambda 190F	Li/CuS (Lithiumkupfersulfid)	94	Titanium	68 × 56 × 20	50–120	50–120	2–9 mA
	O-Theta 217A	Li/CuS (Lithiumkupfersulfid)	68	Titanium	66 × 57 × 14	50–120	50–120	0,5–7,5 mA
	O-Theta 237A	Li/CuS (Lithiumkupfersulfid)	68	Titanium	66 × 57 × 14	25–120	25–120	0,5–7,5 mA
ELA	Stilith 61	CRC 804/23 Li/J_2 (Lithiumjodid)	72	Titanium	60 × 50 × 16	72	72	5,5 V
	Stilith 120	WG 762 Li/J_2 (Lithiumjodid)	81	Titanium	60 × 50 × 16	72	72	5,5 V
	Stilith 128	WG 762 Li/J_2 (Lithiumjodid)	81	Titanium	60 × 50 × 16	72	72	5,5 V
	Unilith 7520	CRC 811/27 Li/J_2 (Lithiumjodid)	48	Titanium	54 × 50 × 11	72	72	5,0 V
	Unilith 7530	SAFT 355/6 Li/Ag_2CrO_4 (Lithiumsilberchromat)	48	Titanium	54 × 50 × 11	72	72	5,6 V

Impulsdauer	Detektionsschwelle mV	Refraktärzeit ms	Batteriekapazität Ah	Kalkulierte Betriebszeit	Garantiezeit	Austauschkriterien	Programmierbar bzgl.
0,5	2,5±1,5	300	0,9	10 J	10 J	Freq.-Abfall um 10%	
1,0	1,5±0,5	311	1,8	12 J	lebenslang	Freq.-Abfall um 10%	
1,25	1,5±0,5	311	1,8	13 J	lebenslang	Freq.-Abfall um 5%	
0,75	1,5±0,5	311	1,8	18 J	lebenslang	Freq.-Abfall um 5%	
1,25	1,5±0,5	321	0,88	7–13 J	lebenslang	Freq.-Abfall um 5%	Frequenz Impulsamplitude
1,7	0,5–1,0	380–441	1,8	8–11 J		Freq.-Abfall um 10%	Frequenz Impulsamplitude Betriebsart
0,85	0,5–1,0	289–326	1,8	12–21 J		Freq.-Abfall um 10%	Frequenz Impulsamplitude Betriebsart (VAT oder VOO)
1,7	0,7–1,3	289–326	1,8	8–11 J		Freq.-Abfall um 10%	Frequenz Impulsamplitude Betriebsart
1,7	1,5±0,5	289–326	1,8	8–11 J		Freq.-Abfall um 10%	Frequenz Impulsamplitude Betriebsart
1,25	1,5±0,5	321	1,8	14–26 J	lebenslang	Freq.-Abfall um 5%	Frequenz Impulsamplitude
1,25	1,0/2,0	321	1,8	14–26 J	8 J	Freq.-Abfall um 5%	Frequenz Impulsamplitude Detekt.-schwelle
0,5	2–3,5	300 n.Stim. 320 n.Detek.	1,7	6 J	4 J	Freq.-Abfall um 7/min	
0,5–0,8	2–3,5	300 n.Stim. 320 n.Detek.	2,5	10 J	5 J	Freq.-Abfall um 6/min	
0,5–0,8	2–3,5	300 n.Stim. 320 n.Detek.	2,7	9–12 J	8 J	Freq.-Abfall um 7/min	
0,5	2–3,5	280 n.Stim. 250 n.Detek.	1,6	10 J	80 Mon.	Freq.-Abfall um 6/min	
0,5	2–3,5	350	1,45	8 J	54 Mon.	Freq.-Abfall um 6/min	

Tabelle 2a (Fortsetzung)

Hersteller	Typ	Energiequelle	Gewicht g	Gehäusematerial	Abmessungen mm	Frequenz 1/min	Magnetfrequenz 1/min	Impulsamplitude
ESB Medcor	Lithicron III/70C	SAFT Li/Ag_2CrO_4 (Lithiumsilberchromat)	73	Titanium	75 × 49 × 14	72 ± 3	3–7 höher als Grundfrequenz	5,2 V
Edwards Laborat.	Micropuls 22U	SAFT Li210a Li/Ag_2CrO_4	86	Titanium	57 × 56 × 18	72	100	8 mA
(Produktion eingestellt)	Prolith 21S	SAFT Li210a Li/Ag_2CrO_4	91	Haynes Alloy 25	57 × 55 × 18	60–102	60–102	8 mA
	Prolith 23U	SAFT Li210a Li/Ag_2CrO_4	89	Titanium	57 × 56 × 18	51–100	51–100	8 mA
	28U	SAFT Li210a Li/Ag_2CrO_4	55	Titanium	51 × 56 × 13	72 ± 3	72 ± 3	8 mA
	30U	WG 762 Li/J_2 (Lithiumjodid)	55	Titanium	51 × 56 × 13	72 ± 3	72 ± 3	10 mA
Medtronic	Xyrel-V 5927/5972	Li/J_2 (Lithiumjodid)	80	Titanium	56 × 56 × 18	72 ± 2	72 ± 2	4,9 V (9,6 mA)
	Xyrel-VP 5995	Li/J_2 (Lithiumjodid)	87	Titanium	56 × 56 × 18	30–100	30–100	4,9 V (9,8 mA)
	Xyrel-AP 5995	Li/J_2 (Lithiumjodid)	87	Titanium	56 × 56 × 18	30–130	30–130	4,9 V (9,8 mA)
	Mirel-VM 5983	Li/J_2 (Lithiumjodid)	60	Titanium	53 × 53 × 15	72 ± 3	72 ± 3	4,9 V (9,7 mA)
	Mirel-VL 5989	Li/J_2 (Lithiumjodid)	60	Titanium	53 × 53 × 15	50–120	50–120	4,9 V (9,7 mA)
	Spectrax 5984/5985	Li/J_2 (Lithiumjodid)	45	Titanium	59 × 48/42 × 10	30–150	30–130	4,9 V/2,7 V
Pacesetter Systems	Vivalith-5 MDL-201A	CRC 810B/16 Li/J_2 (Lithiumjodid)	49	Titanium	64 × 47 × 12	71	71	5,3 V
	Vivalith-10	CRC 810B/16 Li/J_2 (Lithiumjodid)	63	Titanium	71 × 47 × 12	71	71	5,3 V
	Progra-malith 221	CRC 810B/23 Li/J_2 (Lithiumjodid)	65	Titanium	63 × 47 × 12	45–110	Grundfrequenz −5%	1,3/2,5/5,0 V

Impuls-dauer	Detektions-schwelle mV	Refraktärzeit ms	Batterie-kapazität Ah	Kalkulierte Betriebs-zeit	Garan-tiezeit	Austauschkriterien	Programmierbar bzgl.
0,5	2,4	325	1,2	8 J	6 J	Freq.-Abfall um 7/min	
0,6	1,7	310±40	1,4	9 J	5 J	Frequ.-Abfall um 8/min	
0,75	1,7	310±40	1,4	frequenz-abhängig 7–12 J	5 J	Freq.-Abfall um 11%	Frequenz
0,6	1,7	310±40	1,4	frequenz-abhängig 7–12 J	5 J	Freq.-Abfall um 11%	Frequenz
0,6	2,0	320±40	1,4	6 J	4 J	Freq.-Abfall um 10%	
0,6	2,1	320±40	2,5	15 J	lebens-lang	Freq.-Abfall um 10%	
0,5	2,0–3,7	325±55	0,8/1,1	7 J	4 J/6 J	Freq.-Abfall um 8±3/min Impulsdauerzun. +0,7 ms	
0,52	2,0–3,7	325±25	1,4		lebens-lang	Freq.-Abfall um 8±3/min Impulsdauerzun. +0,7 ms	Frequenz
0,52	0,75–1,35	400±50	1,4		lebens-lang	Freq.-Abfall um 8±3/min Impulsdauerzun. +0,7 ms	Vorhoffrequenz
0,52	2,0–3,5	325±55	1,8		5 J	Freq.-Abfall um 5–11/min Impulsdauerzun. 0,5–1,1 ms	
0,52	2,0–3,5	325±55	2,2		lebens-lang	Freq.-Abfall um 11±4% Impulsdauerzun. 0,5–1,1 ms	Frequenz
0,1–2,0	1,25/2,5/5,0	220/325/400	1,8		7 J	Freq.-Abfall um 10% Impulsdauerzun. um 100%	Frequenz Impulsamplitude Impulsdauer Refraktärzeit Detekt.-schwelle Hysterese Betriebsart
0,7	2,5±1	315±15	1,1	5,2 J		Freq.-Abfall um 10% Impulsdauerzun. auf 0,9 ms	
0,7	2,5±1	315±20	2,2	10,5 J		Freq.-Abfall um 10% Impulsdauerzun. auf 0,9 ms	
0,2–1,6	1/2/4/8	250–475	2,2	9,6 J		Freq.-Abfall um 10% Impulsdauerzun. um 25%	Frequenzen Impulsamplitude Impulsdauer Detekt.-schwelle Refraktärzeit Hysterese

Tabelle 2a (Fortsetzung)

Hersteller	Typ	Energiequelle	Gewicht g	Gehäusematerial	Abmessungen mm	Frequenz 1/min	Magnetfrequenz 1/min	Impulsamplitude
Siemens	447	SAFT Li210A Li/Ag_2CrO_4 (Lithiumsilberchromat)	53	Titanium	61 × 53 × 13	70 + 3/−1	100 ± 3	6,2 V
	677	CRC 810B/16 Li/J_2 (Lithiumjodid)	39	Titanium	53 × 42 × 13	70–74	100 ± 3	5,0 V
	668	CRC 810B/23 Li/J_2 (Lithiumjodid)	48	Titanium	53 × 49 × 13	30–150	100 ± 1	2,5/5/10 V
Vitatron Medical	C1122/ C1142	CRC 810B/16 Li/J_2 (Lithiumjodid)	46	Titanium	50 × 47 × 12	70 ± 2	100 ± 3	4,8 V
	C2121/ C2131	CRC 802/23 Li/J_2 (Lithiumjodid)	76	Titanium	67 × 47 × 15	70 ± 2	95 ± 2	4,8 V
	C4122/ C4142	CRC 810B/23 Li/J_2 (Lithiumjodid)	56	Titanium	57 × 47 × 12	70 ± 2	100 ± 3	4,8 V
	P1122/ 1142	CRC 810B/16 Li/J_2 (Lithiumjodid)	46	Titanium	50 × 47 × 12	50–125	100 ± 3	4,8 V
	P4122/ 4142	CRC 810B/23 Li/J_2 (Lithiumjodid)	56	Titanium	57 × 47 × 12	50–125	100 ± 3	4,8 V
	S3121/ S3131/ S6131	SAFT Li210 Li/Ag_2CrO_4 (Lithiumsilberchromat)	50 50 67	Titanium	57 × 47 × 12 67 × 47 × 12	70 ± 2	95 ± 2	5,7 V
Telectronics	161	CRC 804/23 Li/J_2 (Lithiumjodid)	49	Titanium	59 × 44 × 11	72	72	5,2 V
	182	WG 761/23 Li/J_2 (Lithiumjodid)	61	Titanium	67 × 47 × 12	72	72	5,2 V
	183	WG 761/15 Li/J_2 (Lithiumjodid)	49	Titanium	60 × 47 × 12	72	72	5,2 V
	171	CRC 810/23 Li/J_2	56	Titanium	65 × 47 × 12	60–110	60–110	2,6/5,2 V

Impuls- dauer	Detektions- schwelle mV	Refraktärzeit ms	Batterie- kapazität Ah	Kalkulierte Betriebs- zeit	Garan- tiezeit	Austauschkriterien	Programmierbar bzgl.
0,6	2,25 ± 0,25	330 ± 40	0,6	5 J		Magnetfreq. 85/min	
0,5	3,5	240–360	1,15	6,9 J		Magnetfreq. 85/min	
0,25–1,0	0,5–2,5	250/312/437	2,3	11 J programm- abhängig		Magnetfreq. 85/min Freq.-Abfall um 20% Impulsdauerzun. auf 1,5 ms	Frequenz Impulsamplitude Impulsdauer Detekt.-schwelle Refraktärzeit Hysterese
0,5 1,0	1,6 ± 0,4		1,2	9,3 J/ 5,9 J		Magnetfreq. 90/min Impulsdauerzun. um 12%	
0,5/ 1,0	1,7 ± 0,3	340 ± 20	2,3	20 J/ 14 J		Freq.-Abfall um 4/min Magnetfreq. 89/min Impulsdauerzun. um 15%	
0,5/ 1,0	1,6 ± 0,4		2,2	17 J/ 11 J		Magnetfreq. 90/min Impulsdauerzun. um 12%	
0,5/ 1,0	1,6 ± 0,4		1,2	9,3 J/ 5,9 J		Magnetfreq. 90/min Impulsdauerzun. um 12%	Frequenz
0,5/ 1,0	1,6 ± 0,4		2,2	17 J/ 11 J		Magnetfreq. 90/min Impulsdauerzun. um 12%	Frequenz
0,5/ 1,0/ 1,0	1,7 ± 0,3	340 ± 20	0,6	7,3 J/ 4,5 J/ 7,3 J		Freq.-Abfall um 4/min Magnetfreq. 89/min Impulsdauerzun. um 15%	
0,53	2,1	290 n.Stim. 310 n.Detek.	1,7	10 J	8 J	Freq.-Abfall auf 65/min Impulsdauer 0,58 ms	
0,53	2,1	290 n.Stim. 310 n.Detek.	2,5	13 J	lebens- lang	Freq.-Abfall auf 65/min Impulsdauer 0,58 ms	
0,53	2,1	290 n.Stim. 310 n.Detek.	1,3	6,5 J	6 J	Freq.-Abfall auf 65/min Impulsdauer 0,58 ms	
0,52	2,1	25% Stim.- intervall	2,0	8,2 J	8 J	Freq.-Abfall um 10%	Frequenz Impulsamplitude

Tabelle 2b. Programmierbare Schrittmacher (+ = programmierbar; – = nicht programmierbar) (vgl. Tabelle 2a). (Nach Lüderitz 1981)

Hersteller	Typ	Frequenz l/min	Impuls-amplitude	Impuls-dauer ms	Detektions-schwelle mV	Betriebsart	Hyste-rese	Refraktär-zeit ms
Arco (Produktion eingestellt)	-lith 3021 Selecta	55–119		0,6–1,2	1,0–5,0	demand/fixfrequent	+	270–390
Biotronik	Nomos	31–112	4,8/7,3 V	0,13–1,0	0,9/1,3	–	+	–
CPI	Microlith P505	30–110	–	0,1–1,9	–	–	–	–
	Microthin	30–119	–	0,1–1,9	–	–	–	–
Cordis	O-Gamma 334 A	50–120	0,5–7,5 mA	–	–	–	–	–
	O-Lambda 215 A	45– 90	2–9 mA	–	–	demand/fixfrequent	–	–
	O-Lambda 208 A	45– 90	2–9 mA	–	–	VAT/VOO	–	–
	O-Lambda 235 A	50–120	2–9 mA	–	–	demand/fixfrequent	–	
	O-Lambda 190 F	50–120	2–9 mA	–	–	demand/fixfrequent	–	–
	O-Theta 217 A	50–120	0,5–7,5 mA	–	–	–	–	–
	O-Theta 237 A	25–120	0,5–7,5 mA	–	1,0/2,0	–	–	–
Edwards Laborat. (Produktion eingestellt)	Prolith 21 S	60–102	–	–	–	–	–	–
	Prolith 23 U	51–100	–	–	–	–	–	–
Medtronic	Xyrel-VP	30–100	–	–	–	–	–	–
	5995/AP	30–130						
	Mirel-VL 5983	50–120	–	–	–	–	–	–
	Spectrax 5984/5985	30–150	2,7/4,9 V	0,1–2,0	1,25/2,5/5,0	demand/fixfrequent	+	220/325/400
Pacesetter Systems	Programalith 221	45–110	1,3/2,5/5,0 V	0,2–1,6	1/2/4/8	–	+	250–475
Siemens	668	30–150	2,5/5,0/10 V	0,25–1,0	0,5–2,5	–	+	250/312/437
Vitatron Medical	P 1122/1142	50–125	–	–	–	–	–	–
	P 4122/4142	50–125	–	–	–	–	–	–
Telectronics	171	60–110	2,6/5,2 V	–	–	–	–	–

Tabelle 3. Technische Daten von Universal-Herzstimulatoren

	Cardio-Stimulateur Orthorythmique Savita	Conduction System Analyzer Medtronic 5325	Universal Herzstimulator Biotronic USM-30
Festfrequente Stimulation			
Frequenz	25–400/min	30–180/min	20–600/min
Hochfrequenzstimulation			
Frequenz	bis 1200/min	bis 800/min	bis 800/min
Signalinhibierte Stimulation (Demand)			
Detektionsempfindlichkeit	regelbar min. 0,8 mV R- oder P-Wellen inhibiert	regelbar min. 0,5 mV	regelbar min. 0,5 mV R- oder P-Wellen inhibiert
Refraktärzeit für Detektion nach Stimulation oder Detektion	200–1200 ms	250 ms	200 ms
Digitale Anzeige des detektierten Intervalls	–	–	+
Gekoppelte Stimulation			
Kopplungsintervall	25–800 ms und in Prozent des vorangehenden RR-Intervalls regelbar	3–999 ms regelbar in Stufen von 1 ms	0–999 ms regelbar in Stufen von 1 ms
Stimulation mit Folgestimuli			
Verzögerung 1. Folgeimpuls	25–800 ms	3–999 ms	0–999 ms
Verzögerung 2. Folgeimpuls	20–700 ms	3–999 ms	0–999 ms
Impulskettenstimulation	2–19 Impulse im Abstand von 20–700 ms	–	–
Einzelimpulsauslösung			
Nach Beobachtungszeit von	–	max. 9 s	max. 9 s
Manuell	+	+	+
Automatik für Reduktion der Verzögerungszeit	–	–	in Stufen von 10 ms
Zähler mit gekoppelter Impulsauslösung			
Auslösung nach	2, 4 oder 8 Aktionen	8 Aktionen	8 Aktionen
Ausgang für endokardiales Elektrogramm vom Stim.-Ort	+	+	+
Stimulus			
Amplitude	0,3–14 mA	0,1–20 mA	0–10 mA wahlweise 0–10 V
Dauer	1 ms	1,8 ms	1 ms
Energieversorgung	2 Trockenbatterien à 9 V	6 Trockenbatterien à 1,5 V	1 Lithiumbatterie à 8 Ah

vollständig durchmessen werden, wie es für die Aufnahme von Meßreihen zur Bestimmung der sinuatrialen Leitungszeit notwendig wäre. Der Savita-Schrittmacher kann über die frequenzbezogene Funktion auch bei Bradykardie mit bis zu 100% des vorangehenden PP-Intervalls Extraaktionen mit ausreichend langer Vorzeitigkeit initiieren.

IV. Hystereseschaltung

Hysterese bedeutet „das Zurückbleiben". Gemeint ist in der Technik das Fortbestehen einer Wirkung nach Entfernen der Ursache. Auf die Schrittmachertechnologie angewandt: das Fortbestehen des Zustands „Schrittmacher-supprimiert" obwohl keine Eigenaktion auftritt; d.h. der Schrittmacher ist über sein Basisintervall hinaus supprimiert. Verlängerung des Stimulationsintervalls über das Basisintervall bezeichnet man als positive Hysterese, Verkürzung des Stimulationsintervalls als negative Hysterese (LÜDERITZ 1980).

Die Unsicherheit über die Bedeutung positiver bzw. negativer Hysterese beruht darauf, daß ein Teil der Autoren den Begriff Hysterese auf die Frequenz (DODINOT et al. 1973; PRESTON u. PRESTON 1978; AZULAY et al. 1979; RICKARDS 1979), ein anderer Teil auf das Intervall anwendet (GUIZE u. ZACOUTO 1972; ZACOUTO u. GUIZE 1976; LEVANDER-LINDGREN 1978; IRNICH et al. 1979; LÜDERITZ 1980). Im gegenwärtigen Sprachgebrauch bedeutet eine negative Frequenz-Hysterese eine positive Intervall-Hysterese. Da Hysterese das Beharren in einem Zustand, hier also im Zustand „Schrittmacher-supprimiert" bedeutet, ist es sinnvoll, Frequenzabnahme und Intervallverlängerung als positive Hysterese zu bezeichnen und Frequenzzunahme und Intervallverkürzung als negative Hysterese (Abb. 8).

Schrittmacher ohne Abweichung des Stimulationsintervalls vom Basisintervall nach Detektion besitzen eine Nullhysterese. Eine variable Hysterese ist im

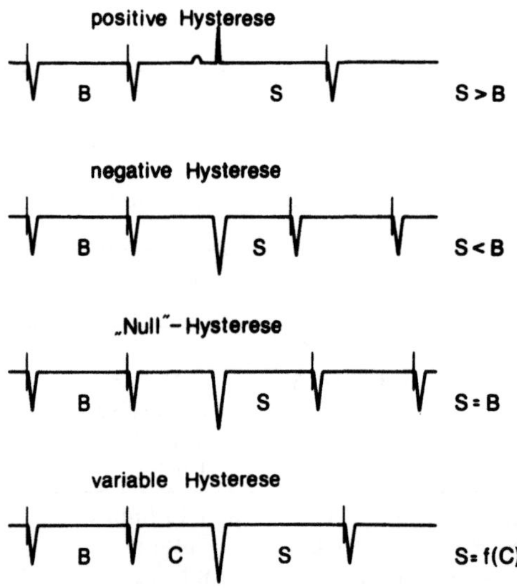

Abb. 8. Hysterese. B: Basisintervall des Schrittmachers, S: postdetektorisches Intervall, C: Kopplungsintervall einer Extrasystole

orthorhythmischen Schrittmacher verwirklicht. Die Hysterese ist hier programmierbar und die Dauer des Stimulationsintervalls nach Detektion ist frequenzabhängig (GUIZE u. ZACOUTO 1972; ZACOUTO u. GUIZE 1976).

Schrittmacher mit positiver Hysterese begünstigen die intrinsische Herzaktivität und werden sinnvoll bei Patienten eingesetzt, bei denen der natürliche Herzrhythmus häufig in der Nähe der Schrittmachergrundfrequenz liegt, d.h. besonders bei Sinusbradykardie. Diese Schrittmacher-Schaltung verhindert die Interferenz zwischen Spontanaktionen und schrittmacherinduzierten Aktionen. Der Schrittmacher setzt also erst ein, wenn die Herzfrequenz beispielsweise unter 50/min sinkt, stimuliert dann aber mit einer Frequenz von 70/min. Die Vorhofkontraktion bleibt somit bis in niedrige Frequenzbereiche erhalten.

Im Gegensatz dazu haben Schrittmacher mit negativer Hysterese die Tendenz, die intrinsische Aktivität des Herzens zu unterdrücken. Diese Schrittmacher werden besonders bei höhergradigen AV-Blockierungen mit ektopischer Reizbildung eingesetzt.

Der antitachykarde orthorhythmische Schrittmacher mit variabler Hysterese trägt der Tatsache Rechnung, daß das Stimulationsintervall zur Unterdrückung einer ventrikulären Extrasystole durch vorzeitige Elektrostimulation frequenzabhängig ist. Bei diesem Schrittmacher ist das wirksame Stimulationsintervall in Prozent der spontanen Zykluslänge programmierbar. Diese Hystereseschaltung wird speziell zur Prophylaxe und Unterbrechung von ventrikulären Tachykardien eingesetzt.

Folgende Komplikationen der Hystereseschaltungen sind denkbar. Bei früh einfallenden hämodynamisch unwirksamen ventrikulären Extrasystolen kann besonders bei 1:1-gekoppelten ventrikulären Extrasystolen bei positiver Hystereseschaltung ein peripheres Pulsdefizit resultieren. Entsprechendes gilt für die negative Hystereseschaltung: eine Extrasystolie kann zu einer unerwünschten Frequenzanhebung führen. Die adäquate Einstellung der Refraktärzeit des Schrittmachers kann in beiden Fällen zur Optimierung der Hysteresefunktion beitragen.

V. Schrittmacherbatterie

Die Einführung von Lithiumprimärelementen durch GREATBATCH brachte in den letzten Jahren eine entscheidende Verbesserung der Batterietechnik mit sich (Tabelle 4). Bei diesen Festkörperelementen besteht der Elektrolyt aus kristallinem Lithiumjodid, die Anode aus metallischem Lithium und die Kathode aus molekularem Jod, das in einer Matrix aus Polyvenylpyridin eingelagert ist. Der Vorgang der Elektrizitätserzeugung beruht auf der Wanderung von Lithiumionen durch Leerstellen des mit Calciumionen dotierten Lithiumjodid-Kristallgitters. Gleichzeitig werden an der Kathode durch Aufnahme von Elektronen Jodmoleküle produziert. Die positiven Lithiumionen wandern durch den Elektrolyten und verbinden sich mit Jodidionen zu Lithiumjodid (SOWTON 1977). Die Elektrodenreaktionen werden durch folgende Gleichungen beschrieben: Kathode: $M \cdot J_2 + 2e^- \rightarrow M + 2J^-$, Anode: $2Li \rightarrow 2\,(Li^+ + e^-)$ (M = Matrix).

Als Nebenprodukt entsteht bei der Zellentladung zusätzlich Lithiumjodid, so daß die innere Zellimpedanz linear mit der Entladung der Lithiumbatterie

Tabelle 4. Leistungskenndaten von Lithiumbatterien (Zusammenstellung nach Herstellerangaben)

Hersteller Modell	Typ	Spannung (V)	Kapazität (Ah)	Energie (VAh)	Gewicht (g)	Energiedichte (VAh/g)
Arco (Produktion eingestellt)						
Li-2	$Li/SOCl_2$	3,7	3,6	13,3	32	0,41
Li-3	$Li/SOCl_2$	3,7	1,8	6,7	16	0,42
Catalyst research						
801-35	Li/J_2	2,8	3,1	8,7	54	0,16
802-23	Li/J_2	2,8	1,5	4,2	34	0,12
802-35	Li/J_2	2,8	3,8	10,6	54	0,19
804-23	Li/J_2	2,8	1,2	3,4	21	0,16
Du Pont	Li/CuS	6,4	1,8	11,5	24	0,48
Greatbatch						
WG 702 E	Li/J_2	2,8	3,6	10,1	80	0,12
WG 742	Li/J_2	5,6	1,1	6,2	43	0,14
WG 752	Li/J_2	2,8	1,5	4,2	27	0,15
WG 762	Li/J_2	2,8	2,7	7,6	30	0,25
WG 766	Li/Br	3,5	3,5	12,3	27	0,45
Mallory						
LSA-900-6	Li/Pb	5,7	0,9	5,1	39	0,13
SAFT						
Li 210a	Li/Ag_2CrO_4	3,4	0,6	2,0	8	0,25

zunimmt. Diese spezielle Entladecharakteristik resultiert in einer langsamen, kontinuierlichen Abnahme der Klemmenspannung der Lithiumbatterie, die im Gegensatz zu dem raschen Spannungsabfall am Ende der Lebensdauer einer Quecksilberzelle steht.

Vorteile gegenüber der Mallory-Batterie sind die längere Lebensdauer, die äußerst geringe Selbstentladung der Lithiumbatterie, die fehlende Gasentwicklung, die Korrosionsbeständigkeit aufgrund des festen Elektrolyten sowie die absolute Dichtigkeit des Batteriegehäuses durch die Möglichkeit einer hermetischen Einkapselung. Zahlreiche positive Erfahrungen mit Lithiumschrittmachern belegen den klinischen Wert dieser Aggregate (FRIEDBERG et al. 1977).

Wegen der Explosionsgefahr der Lithiumbatterien bei hohen Temperaturen darf eine Feuerbestattung verstorbener Patienten mit Lithiumschrittmachern nicht erfolgen; d.h. vor der Einäscherung sind Schrittmacher ggf. zu entfernen. – In diesem Zusammenhang kommt der amtsärztlichen (zweiten) Leichenschau besondere Bedeutung zu, wobei auf einen implantierten Schrittmacher geachtet werden muß. Zudem soll in die Antragsformulare auf Leicheneinäscherung die Frage nach einer evtl. Schrittmacherimplantation aufgenommen werden.

Als praktisch weniger bedeutende Energiequellen für künstliche Herzschrittmacher sind die aufladbare Nickel-Kadmiumbatterie, die Radioisotopenbatterie

Tabelle 5. Indikation zur Schrittmachertherapie

Adams-Stokes-Anfall (bradykarde Form)
Pathologische Bradykardie
Sinuatriale Blockierungen
Bradyarrhythmia absoluta
Atrioventrikuläre Blockierungen II. Grades
Kompletter AV-Block
Faszikuläre Leitungsstörungen
Bradykarde Rhythmusstörungen bei Myokardinfarkt
Karotis-Sinus-Syndrom
Sinusknoten-Syndrom

(Plutonium 238, Promethium 147), die biogalvanischen Zellen und die piezoelektrischen Generatoren zu nennen.

Schrittmacher mit einer Isotopenbatterie, die ihre Energie aus einem Kernspaltungsprozeß beziehen, haben sich, obwohl die kalkulierte Lebensdauer mit über 20 Jahren angegeben wird, nicht durchsetzen können. Von Nachteil sind besonders die langen Halbwertszeiten der verwendeten Radionuklide, die besondere Probleme des Strahlenschutzes mit sich bringen.

VI. Indikation zur Schrittmachertherapie (Tabelle 5)

Diastolische Depolarisationsgeschwindigkeit, Schwellenpotential und Aktionspotentialdauer der Schrittmacherzellen im rechten Vorhof determinieren die Frequenz der Herzschlagfolge. Diese Parameter unterliegen den Einflüssen des autonomen Nervensystems und tragen zur Anpassung einer adäquaten Herzauswurfleistung bei.

Ursache einer Bradykardie können verzögerte Reizbildung (Abnahme der diastolischen Depolarisationsgeschwindigkeit, Zunahme des Schwellenpotentials) oder Störung der Erregungsfortleitung vom Sinusknoten zu den Herzkammern sein. Blockierungen der Erregungsleitung treten vorwiegend in präformierten Strukturen des Herzens wie dem His-Bündel und dem Tawara-System auf. Häufig sind auch sinuaurikuläres und atrioventrikuläres Überleitungsgewebe Orte eines Blocks. Die bevorzugte Lokalisation beruht auf den besonderen elektrophysiologischen Eigenschaften dieser Strukturen, die im wesentlichen in herabgesetzter Erregungsleitungsgeschwindigkeit und niedriger Aktionspotentialamplitude der Einzelfaser bestehen (Leitung mit Dekrement) (NAUMANN D'ALNONCOURT u. LÜDERITZ 1979c).

In der Folge einer pathologischen Bradykardie sind sowohl hämodynamische wie auch elektrophysiologische Störungen zu erwarten: Sie können in einem reduzierten Herzminutenvolumen mit konsekutiver Abnahme der zerebralen, koronaren, renalen, mesenterialen und muskulären Durchblutung – häufig mit kompensatorisch maximal gesteigertem Schlagvolumen – bestehen und mit einem erhöhten rechtsventrikulären sowie erhöhtem systolischen Pulmonalarteriendruck und erhöhtem systemischen Blutdruck (Volumenhochdruck) einhergehen.

Ektope Reizbildung bei Bradykardien ist im wesentlichen auf die Instabilität subsidiärer und idioventrikulärer Automatiemechanismen, mit wechselnden Lokalisationen und Periodendauern ektoper Foki, zurückzuführen. Ort der ektopen Reizbildung können das atriale Gewebe, das His-Purkinje-System und das Ventrikelmyokard sein. Folgende Rhythmusstörungen sind bei Bradykardien zu erwarten:

1. Verlängerung der Diastolendauer bei herabgesetzter Herzfrequenz erhöht die statistische Wahrscheinlichkeit des Auftretens ektoper Impulsbildung,
2. die Flimmerschwelle des Myokards ist frequenzabhängig und nimmt mit sinkender Herzfrequenz ab (HAN 1973),
3. die geringere Homogenität der Erregungsrückbildung bei niedrigen Herzfrequenzen birgt die Gefahr des Wiedereintritts der Erregungswelle mit Perpetuierung der Erregung (reentry) (HAN et al. 1966).

Das elektrokardiographische Bild bradykarder Rhythmusstörungen ist vielfältig. Es kann als Sinusbradykardie ($f<60$/min), als Sinusarrhythmie, als sinuaurikulärer Block II. und III. Grades, als Sinusknotenstillstand, als Vorhofextrasystolie mit kompensatorischer Pause, als Vorhofflimmern und -flattern, als einfache AV-Dissoziation, als Interferenzdissoziation, als AV-Block II. und III. Grades, als idioventrikulärer Rhythmus und als ventrikuläre Extrasystolie mit kompensatorischer Pause in Erscheinug treten (s.S. 549ff.).

1. Adams-Stokes-Anfall

Die bekanntesten klinischen Beschreibungen von Synkopen mit Pulslosigkeit basieren auf Beobachtungen von MORGAGNI, ADAMS und STOKES (ADAMS 1827). Pathophysiologisch handelt es sich beim Adams-Stokes-Anfall um die Folgen eines passageren akuten Kreislaufstillstands kardialer Genese. Ursächlich liegt eine verminderte oder eine gesteigerte Erregbarkeit des Herzens zugrunde. Führend kann eine ventrikuläre Asystolie in der Folge eines SA- oder AV-Blocks sein, eine pankardiale Asystolie oder ein Zustand mit Übererregbarkeit der Kammern mit Kammerflattern oder Kammerflimmern, aber auch eine hochfrequente Vorhof- oder AV-Knoten-Tachykardie. Nicht selten sind Mischformen von Asystolie, Bradysystolie und hochfrequenten Ektopien Ursache des akuten Kreislaufversagens.

Die bei weitem häufigste Ursache von Adams-Stokes-Anfällen und damit absolute Schrittmacherindikation ist der komplette Herzblock, d.h. die vollständige Unterbrechung atrioventrikulärer Erregungsleitung mit verzögertem Einsetzen eines subsidiären Automatie-Ersatzzentrums oder der AV-Block mit Übergang eines instabilen bradysystolischen Ersatzrhythmus in Kammerflattern und -flimmern. Die klinische Bedeutung einer unregelmäßigen AV-Überleitung ist hinsichtlich der Gefährdung des Patienten durch Adams-Stokes-Anfälle besonders schwerwiegend. Weniger bedrohlich ist jedoch ein AV-Block II. Grades mit Wenckebach-Periodik oder ein konstanter 2:1-Block. Ursachen für Adams-Stokes-Anfälle der pankardialen asystolischen Form sind der sinuatriale Block und der Sinusknoten-Stillstand.

Die Indikation zur Schrittmachertherapie ist bei klinisch begründetem Verdacht auf ein Adams-Stokes-Anfallsleiden auch gegeben, wenn im Routine-EKG

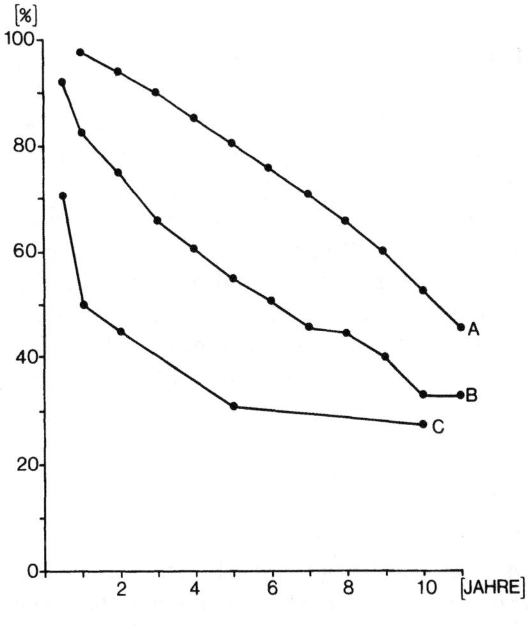

Abb. 9. Schrittmachertherapie: Prognose. Kumulative Überlebensrate von 941 Schrittmacherpatienten *(B)* im Vergleich mit 204 medikamentös behandelten Patienten mit komplettem AV-Block *(C)* und der natürlichen Überlebensrate *(A)*. (Nach SEIPEL et al. 1977)

nur inkomplette Herzblockformen (z.B. bifaszikulärer Block) nachweisbar sind. Zunehmende Bedeutung kommt in diesen Fällen dem bettseitigen Bandspeicher-EKG sowie der (Kassetten-)Langzeitelektrokardiographie zu; oft sichern erst diese die Verdachtsdiagnose. Häufig erbringen Provokationstests, wie Karotis-Druckversuch, Frequenzbelastung bei ergometrischen Untersuchungen oder atriale Elektrostimulation diagnostische Hinweise und therapeutische Entscheidungshilfen (s.S. 485ff.); Atropintest s.S. 511.

Die 5-Jahres-Überlebensrate von Patienten mit höhergradigen AV-Blockierungen konnte durch die Schrittmachertherapie von 30% auf 60% gesteigert werden (EDHAG u. SWAHN 1976; SEIPEL et al. 1977; SIMON u. ZLOTO 1978; GINKS et al. 1979). Unter ausschließlich medikamentöser Therapie war bereits 1 Jahr nach Auftreten des ersten Adams-Stokes-Anfalls die Hälfte der Patienten verstorben. Nicht so ausgeprägt sind die Unterschiede zwischen medikamentöser Therapie und Schrittmacherbehandlung nach einem 10 Jahre währenden Verlauf: Die kumulative Überlebensrate liegt bei Schrittmacherträgern nur noch 6% über der der medikamentös therapierten Patienten (Abb. 9). Die altersspezifische Mortalität der Schrittmacher-behandelten Patienten liegt jedoch immer noch über der entsprechenden Altersgruppe der Gesamtbevölkerung (SIMON u. ZLOTO 1978). Als Todesursache wird in der überwiegenden Zahl der Fälle die Progression der zugrundeliegenden kardialen Erkrankung angegeben, wobei ischämische und hypertensive Herzerkrankungen an erster Stelle stehen. Durch die Möglichkeit der modernen Schrittmachertherapie wird jedoch nicht nur der Gefahr des akuten Herzstillstands wirkungsvoll begegnet, sondern vielen Patienten wieder ein normales Leben (verbesserte Lebensqualität), ausgezeichnet durch das Fehlen klinischer Symptome, ermöglicht.

2. Pathologische Bradykardie

Der Begriff „pathologische Bradykardie" bezeichnet eine langsame Herzschlagfolge, die unter Belastung keine adäquate Frequenzzunahme zeigt und bei der auch bereits in Ruhe eine kritische Verminderung der Herzauswurfleistung besteht. Die klinischen Konsequenzen können in Leistungsminderung, Schwindelzuständen, Herzinsuffizienz, Angina pectoris und kardiogenem Schock manifest werden. Im Gegensatz zur paroxysmalen Asystolie, z.B. beim Adams-Stokes-Syndrom, ist hier die Kontinuität der Herzschlagfolge gewahrt, jedoch die Frequenz abnorm niedrig. Zu den potentiell bedrohlichen Bradykardien sind folgende Rhythmusstörungen zu rechnen: sinuatriale Blockierungen, Bradyarrhythmia absoluta, atrioventrikuläre Blockbilder und kompletter AV-Block. Die Differentialdiagnose von Bradyarrhythmien ist in den meisten Fällen durch das Oberflächen-Elektrogramm möglich. Treten die Rhythmusstörungen passager auf, so können Langzeitüberwachung, Provokationstests, Elektrostimulationsmethoden und His-Bündel-Elektrographie zur Sicherung der Diagnose erforderlich sein.

Ein wichtiger diagnostischer Hinweis für das Vorliegen einer gestörten Sinusknoten-Generatorfunktion kann durch den Atropintest erbracht werden. Ein Frequenzanstieg, der unter 25% liegt, sowie das Unterschreiten einer absoluten Herzfrequenz von 90/min nach Atropin-Applikation (1 mg i.v.) gilt als wichtiges Kriterium (LÜDERITZ 1978) (vgl. S. 512). Letztlich ist jedoch nicht schematisch zu entscheiden, bei welcher Grenzfrequenz eine Bradykardie bei einem älteren Patienten mit nomotoper Reizbildung und ungestörter AV-Überleitung als pathologisch zu bezeichnen ist. Stets ist die klinische Symptomatik des einzelnen Patienten bei der Indikationsstellung zur Schrittmachertherapie vorrangig zu berücksichtigen. Die Indikation zur Schrittmachertherapie ist darüber hinaus auch bei medikamentös bedingter Sinusbradykardie, z.B. im Gefolge einer Herzglykosid- oder Betarezeptorenbehandlung oder einer antiarrhythmischen Langzeittherapie zu stellen.

3. Sinuatriale Blockierungen

Sinuatriale Blockierungen (I., II. und III. Grades) sind gekennzeichnet durch eine Störung der Erregungsleitung vom Schrittmacherareal zum Vorhofmyokard. Im Oberflächen-EKG sind höhergradige Blockierungen durch Verdoppelung bzw. Vervielfachung der normalen Herzzyklen charakterisiert. Die exakte Differenzierung von intraatrialen Erregungsleitungsstörungen und Störungen der Reizbildung, also der Sinusknoten-Automatie, ist jedoch der invasiven Diagnostik vorbehalten (s.S. 503ff.). Bei entsprechender klinischer Symptomatik sind sinuatriale Blockierungen den Schrittmacherindikationen zuzurechnen. Der Erfolg der Schrittmachertherapie beruht bei diesen Patienten im Rückgang der klinischen Symptome (Schwindel, Palpitation, Dyspnoe) und der Prophylaxe von Synkopen (SKAGEN u. HANSEN 1975).

Die kumulative 5-Jahres-Überlebensrate liegt bei diesen Patienten um 65% und damit rund 20% unter der einer vergleichbaren Bevölkerungsgruppe ohne SA-Block (Abb. 10).

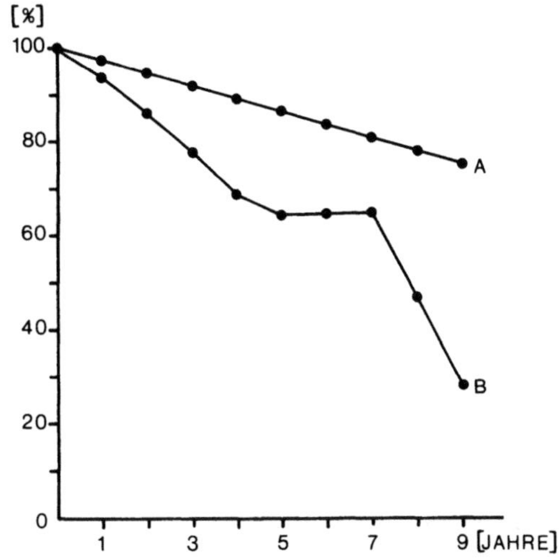

Abb. 10. Überlebensrate von 50 Schrittmacherpatienten mit höhergradigen SA-Blockierungen *(B)* im Vergleich zu der natürlichen Überlebensrate *(A)*. (Nach SKAGEN u. HANSEN 1975)

4. Bradyarrhythmia absoluta

Die absolute Bradyarrhythmie tritt in der überwiegenden Zahl der Fälle im Zusammenhang mit schwerwiegenden kardiovaskulären Erkrankungen auf. Koronare Herzkrankheit, Herzklappenvitien oder Kardiomyopathien sind dabei häufige Urachen einer manifesten Herzinsuffizienz mit allseitiger Dilatation des Herzens. Nach elektrischer Steigerung der Herzfrequenz durch Schrittmacherimplantation resultiert bei diesen Patienten, insbesondere auch in Verbindung mit einer optimalen Dosierung von Herzglykosiden, eine oft rasche klinische Besserung, verbunden mit Ödemausschwemmung, Verkleinerung des Herzens und Steigerung der körperlichen Belastbarkeit. Die günstige symptomatische Beeinflussung des Krankheitsgeschehens bei diesen Patienten darf jedoch nicht über die weiterhin ernste Prognose der genannten Grunderkrankungen hinwegtäuschen, deren Verlauf grundsätzlich von der Schwere des ursächlichen Leidens bestimmt wird (RETTIG et al. 1975) (Abb. 11).

5. Atrioventrikuläre Blockierungen II. Grades

Koronare Herzkrankheit und idiopathische Degeneration des Erregungsleitungssystems gelten als wesentliche Ursachen höhergradiger atrioventrikulärer Blockierungen (ROSENBAUM et al. 1970). Der AV-Block II. Grades vom Wenckebach-Typ (Mobitz-I-Typ) scheint in der Mehrzahl der Fälle proximal des His-Bündels gelegen zu sein. Beim sog. Mobitz-II-Typ (AV-Block II. Grades ohne Wenckebach-Periodik) liegt die Blockierung meist distal des His-Bündels (HECHT et al. 1973) (s.S. 567ff.).

Während AV-Blockierungen I. Grades hämodynamisch ohne wesentliche Bedeutung sind, kann es beim AV-Block II. Grades, besonders beim konstanten 2:1- oder 3:1-Block, zu einer erheblichen Abnahme des Herzzeitvolumens kommen; auch hier gilt, daß die Indikation zur Schrittmachertherapie, besonders wenn anamnestische Hinweise auf Synkopen vorliegen, großzügig gestellt wer-

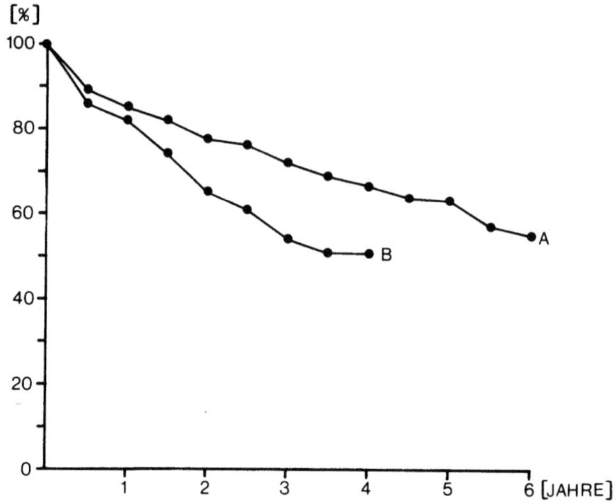

Abb. 11. Kumulative Überlebensrate von Schrittmacherpatienten. *A* Adams-Stokes-Anfälle, *B* Herzinsuffizienz (vorwiegend auf der Basis einer Bradyarrhythmia absoluta). (Nach RETTIG et al. 1975)

den kann, da das Risiko der Entwicklung eines totalen AV-Blocks bei höhergradiger AV-Überleitungsstörung mit bis zu 10% pro Jahr verhältnismäßig hoch ist (LEVITES u. HAFT 1974) (vgl. Kap. 6C).

AV-Blockierungen II. Grades stellen wegen der überleitungsverlängernden Wirkung von Digitalisglykosiden eine Kontraindikation für Herzglykoside dar, die nach Schrittmacherimplantation jedoch verordnet werden können.

6. Totaler AV-Block

Beim kompletten AV-Block kann die Unterbrechung der Erregungsleitung im AV-Knoten, im His-Bündel oder innerhalb der intraventrikulären Faszikel des Überleitungssystems lokalisiert sein. Wie bei den atrioventrikulären Leitungsstörungen niedrigeren Grades, sind auch hier ursächlich vor allem koronare Herzkrankheit und idiopathische Fibrosierung des Erregungsleitungssystems zu diskutieren; daneben kommen andere Primärerkrankungen, z.B. Myokarditis, Hämochromatose, Amyloidose, Lues oder der chirurgische, traumatische und angeborene Herzblock in Frage.

Bei komplettem AV-Block ist die Herzauswurfleistung in der Regel deutlich herabgesetzt. Die aufeinanderfolgenden Schlagvolumina sind je nach zeitlicher Assoziation von Vorhof- und Ventrikelkontraktion unterschiedlich. Die effektive Herzfrequenz wird durch die Automatie eines Ersatzzentrums distal der Blockierung bestimmt. Je peripherer das Automatie-Ersatzzentrum, desto niedriger wird die Kammerfrequenz gewöhnlich sein. Die Herzschlagfolge liegt meist zwischen 30 und 40/min, kann intermittierend noch weiter absinken oder gänzlich sistieren. Der komplette Herzblock stellt wegen seiner extremen Pulsverlangsamung und der Gefahr von Adams-Stokes-Anfällen eine Indikation zur

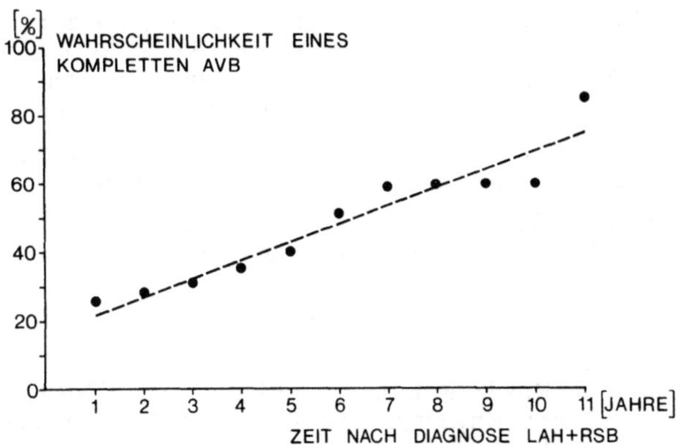

Abb. 12. Zunahme der Wahrscheinlichkeit eines kompletten AV-Blocks *(AVB)* mit der Zeit bei Patienten mit Rechtsschenkelblock *(RSB)* und linksanteriorem Hemiblock *(LAH)*. Nach Diagnosestellung nimmt die Wahrscheinlichkeit pro Jahr um 6% zu. (Nach Kulbertus 1973)

Schrittmacherimplantation dar. Besonders deutlich treten die klinischen Symptome schon bei geringfügigen körperlichen Belastungen des Patienten hervor, da eine adäquate Frequenzsteigerung des ektopen peripheren Automatie-Ersatzzentrums gewöhnlich nicht erfolgt.

Die für den Patienten spürbare Besserung der herabgesetzten Herzleistung sowie die objektiv meßbaren Kriterien der kardialen Rekompensation nach Pacemakerimplantation sind vielfach belegt (Rettig et al. 1975; Seipel et al. 1977; Simon u. Zloto 1978). Die Schrittmachertherapie beim AV-Block III. Grades ist jeder medikamentösen Behandlung überlegen und führt zu einer Verringerung der prognostischen Belastung der Grunderkrankung.

7. Faszikuläre Leitungsstörungen

Intraventrikuläre Erregungsleitungsstörungen werden je nach Ausmaß in unibzw. monofaszikuläre, bifaszikuläre und trifaszikuläre Blockierungen unterschieden. Unifaszikuläre Blockierungen treten als Rechtsschenkelblock, linksanteriorer oder linksposteriorer Hemiblock in Erscheinung (s.S. 587). Ohne zusätzliche Verlängerung der atrioventrikulären Überleitung und ohne Hinweise auf synkopale Anfälle besteht in diesen Fällen keine Indikation zur Schrittmacherimplantation.

Rechtsschenkelblock und gleichzeitig bestehender linksanteriorer Hemiblock mit zusätzlicher Verlängerung des H–V-Intervalls im His-Bündel-Elektrogramm sollten auch bei asymptomatischen Patienten Anlaß zur Implantation eines Schrittmachers sein. Diese Kombination wird als Vorstufe des trifaszikulären Blocks, der peripheren Form eines totalen atrioventrikulären Blocks aufgefaßt (Rosenbaum et al. 1970; Greven et al. 1972; Kulbertus 1973; Levites u. Haft 1974) (Abb. 12). Dagegen gelten Rechtsschenkelblock und linksanteriorer Hemiblock ohne H–V-Intervallverlängerung lediglich als relative Schrittmacherindikation (Tabelle 6). Gerade in diesen Fällen sollte jedoch besonders sorgfältig

Tabelle 6. Indikationen zur Schrittmachertherapie bei faszikulären Leitungsstörungen

Asymptomatische, unifaszikuläre Leitungsstörungen	Keine Indikation zur Schrittmachertherapie
Rechtsschenkelblock und linksanteriorer Hemiblock mit normalem H–V-Intervall ohne klinische Symptomatik	Relative Indikation zur Schrittmachertherapie
Rechtsschenkelbock und linksanteriorer Hemiblock mit signifikanter Verlängerung des H–V-Intervalls ohne klinische Symptomatik	Indikation zur Schrittmachertherapie

Tabelle 7. Myokardinfarkt: bradykarde Rhythmusstörungen bei fortlaufender Monitorüberwachung, *MW* Mittelwert. Bradykarde Rhythmusstörungen bei 2531 Patienten mit akutem Myokardinfarkt. (Nach ESCHER 1976)

	% der Fälle	MW %
SA-Block, Sinusbradykardie	11–26	20 (n=506)
AV-Block	12–39	17 (n=430)
AV-Block III. Grades	4– 8	6 (n=151)
Faszikulärer Block	13–18	15 (n=380)

nach Neigungen zu Adams-Stokes-Anfällen gefahndet werden, denn die Schrittmachertherapie hat ihre Bedeutung nicht allein in der Rezidiv-Behandlung, sondern hier auch in der Prophylaxe des ersten Anfalls.

Durch die His-Bündel-Elektrographie läßt sich die Entwicklung eines trifaszikulären Blocks näherungsweise abschätzen. Dabei soll eine Verlängerung des H–V-Intervalls bei hochfrequenter atrialer Stimulation oder unter dem Einfluß von Ajmalin (PROBST 1975) eine Entscheidungshilfe zur Frage der Schrittmachertherapie darstellen.

8. Myokardinfarkt

Sinusbradykardie, sinuatriale, atrioventrikuläre und intraventrikuläre Leitungsstörungen sind häufige Komplikationen des akuten Myokardinfarkts. Höhergradige Blockierungen der atrioventrikulären Überleitung treten in etwa 12–39%, ein totaler AV-Block in 4–8% der Fälle auf (ESCHER 1976) (Tabelle 7).

AV-Blockierungen bei Hinterwandinfarkt entwickeln sich in der Regel unter fortschreitender Zunahme der Erregungsleitungsstörung. Sie sind prognostisch günstiger einzuschätzen als AV-Blockierungen bei Vorderwandinfarkt und zeigen in 90% der Fälle eine spontane Rückbildung. Ursächlich wird dieser relativ günstigere Verlauf auf die Reversibilität einer vorübergehenden Ischämie bzw. eines hypoxischen Ödems im AV-Knotenbereich zurückgeführt. Aufgrund der proximalen suprabifurkalen Lokalisation des subsidiären Automatie-Ersatzzentrums stellt sich gewöhnlich wieder ein stabiler Rhythmus mit hämodynamisch ausreichender Frequenz und schmalen QRS-Komplexen ein.

Der weniger häufige und prognostisch stärker belastete AV-Block bei Verschluß des Ramus descendens anterior der linken Koronararterie ist Ausdruck einer ausgedehnten Infarzierung des Myokards im Bereich der Vorderwand und des Septums unter Beteiligung des Erregungsleitungssystems. In diesen Fällen ist die Blockierung im peripheren Erregungsleitungssystem lokalisiert. Es liegt das Bild eines Rechtsschenkelblocks mit linksanteriorem Hemiblock vor. Bei noch weiterer Ausdehnung des Infarkts in das interventrikuläre Septum kann ein trifaszikulärer Block auftreten. Das in diesem Falle weit distal liegende Automatie-Ersatzzentrum ist bradyfrequent und instabil, die Kammerkomplexe sind breit, die Neigung zu Adams-Stokes-Anfällen ist groß. Der AV-Block beim Vorderwandinfarkt stellt sich meist ohne prämonitorische Zeichen ein.

Die passagere Elektrostimulation ist beim Vorderwandinfarkt daher bei bereits geringfügigen Störungen der atrioventrikulären Erregungsleitung notwendig, während sie beim Hinterwandinfarkt erst bei höhergradigen AV-Blockierungen obligat ist.

Nach Angaben der Literatur liegt die Mortalität bei Vorderwandinfarkt mit atrioventrikulärem Block zwischen 29 und 90% (Mittelwert 61%), bei Hinterwandinfarkt mit der gleichen Komplikation zwischen 16 und 50% (Mittelwert 25%). Damit liegt bei Manifestation eines Herzblocks die Mortalität um das Doppelte bis Dreifache über der Gesamtsterblichkeit beim unkomplizierten Infarkt (Büchner u. Drägert 1973). Die hohe Inzidenz von letalem Krankheitsverlauf und AV-Block beim akuten Myokardinfarkt macht die Erwartungen verständlich, die sich für diese spezielle Indikation an die Elektrostimulation geknüpft hatten. Beim Vergleich der verschiedenen Patientengruppen zeigt sich aber nur ein geringfügiger Rückgang der Gesamtsterblichkeit bei Patienten mit akutem Infarkt und atrioventrikulären Blockierungen, so daß nicht der AV-Block, sondern die größere Ausdehnung des Infarkts die Prognose dieser Patienten überwiegend zu belasten scheint (Tabelle 8). Trotz dieser Einschränkungen haben aber die allgemeinen Regeln der Schrittmachertherapie für den akuten Myokardinfarkt Gültigkeit. Bei Bradykardie und intakter AV-Überleitung im Rahmen eines Myokardinfarkts sollten zur Gewährleistung einer optimalen Ventrikelfüllung Vorhofschrittmacher zur Anwendung kommen. Auch der Einsatz bifokaler und vorhofsynchroner Schrittmacher dürfte sich bei akut auftretender Herzinsuffizienz als günstiger erweisen. In vielen Fällen ist darüber hinaus die antibradykarde Stimulation beim Myokardinfarkt die Voraussetzung für den Einsatz potenter Antiarrhythmika zur Therapie begleitender Rhythmusstörungen. Erweisen sich diese als therapierefraktär, so kommen spezielle antitachykarde Stimulationstechniken zur Anwendung (s.S. 1013ff.). Erhöhte Komplikationsrisiken der Elektrostimulation resultieren aus der herabgesetzten Flimmerschwelle des frisch infarzierten Myokards. Aus diesem Grund sollten nur Bedarfsschrittmacher zur Anwendung kommen; die Stimulationsenergie sollte schwellennah eingestellt werden. Darüber hinaus ist die kathodale Stimulation der anodalen vorzuziehen, da die Flimmerschwelle des ischämischen Myokards bei kathodaler Stimulation höher liegt als bei anodaler (Han 1973). Gegenüber der bipolaren Stimulation weist das unipolare System eine höhere Empfindlichkeit der Detektionsfunktion auf, wodurch Störungen der Demand-Schaltung herabgesetzt werden, insbesondere dann, wenn der akute Infarkt mit einer Abnahme der Amplitude des endokardialen Elektrogramms verbunden ist.

Tabelle 8. Akuter Myokardinfarkt mit atrioventrikulären Leitungsstörungen mit und ohne Schrittmachertherapie. Gruppe A: Persistierender AV-Block III. Grades, Gruppe B: intermittierender AV-Block III. Grades, Gruppe C: AV-Bock II. Grades, Gruppe D: nicht klassifizierter AV-Block. Mortalität bei akutem Myokardinfarkt mit atrioventrikulären Überleitungsstörungen mit und ohne Schrittmachertherapie

	Studie	Mortalität unter Schrittmacher-therapie (%)	Mortalität ohne Schrittmacher-therapie (%)	Anzahl der Fälle
A	PAULK u. HURST (1966)	71		8
(persist.	PARSONNET et al. (1967)	86		10
AVB III°)	SUTTON et al. (1968)	89		18
	CHATTERJEE et al. (1969)	82		22
B	JULIAN et al. (1964)		37	8
(intermitt.	PAULK u. HURST (1966)	44		43
AVB III°)	RESTIEAUX et al. (1967)		33	9
	DAY (1968)		53	17
	SUTTON et al. (1968)	48		46
	CHATTERJEE et al. (1969)		45	29
	GRENDAHL u. SIVERTSSEN (1969)	49		53
	WATSON u. GOLDBERG (1971)	29		45
	SIMON et al. (1972)		64	45
	WOIE u. AKSNES (1972)		52	42
	BECK u. HOCHREIN (1976)	49		40
C	DAY (1968)		13	16
(AVB II°)	BROWN et al. (1969)		27	13
	SIMON et al. (1972)		41	29
D	SCOTT et al. (1967)	37	61	27
(AVB nicht	FRIEDBERG et al. (1968)	50	58	131
klass.)	LASSERS u. JULIAN (1968)	47		51
	BÜCHNER u. DRÄGERT (1973)	46		

9. Karotis-Sinus-Syndrom

Das Karotis-Sinus-Syndrom umfaßt einen Symptomenkomplex kardial oder vagovasal bedingter Schwindelerscheinungen und synkopaler Anfälle bei Hyperreflexie der Pressorrezeptoren des Karotis-Sinus (FRANKE 1963) (vgl. S. 592). Die klinischen Zeichen des Syndroms treten spontan bei zufälligem Druck auf die Karotisgabel auf, z.B. bei Kopfwendung oder Druck der Halsbekleidung. Stets findet sich beim Karotis-Sinus-Syndrom ein hypersensitiver Karotis-Sinus-Reflex. Der Reflex wird durch manuelle Karotis-Sinus-Massage (Czermak-Druckversuch) geprüft und kann mit passagerer Asystolie oder Bradykardie (vagalkardialer Typ) oder Blutdruckabfall (vasodepressorischer Typ) einhergehen. Nach SIGLER (1933) wird der experimentell ausgelöste Karotis-Sinus-Reflex in 4 Grade eingeteilt:

Grad 1: unbedeutende Bradykardie, kein Blutdruckabfall.

Grad 2: Abnahme der Herzfrequenz über 20/min, Asystolie bis 2 s, Blutdruckabfall 10–20 mmHg.

Tabelle 9. Karotis-Sinus-Syndrom: Prophylaxe synkopaler Anfälle durch Schrittmacherimplantation

	Synkopen		Anzahl der Fälle
	vor	nach	
	Schrittmacherimplantation		
Heinz et al. (1971)	+	–	4
Voss u. Magnin (1970)	+	–	1
Bahl et al. (1971)	+	–	1
Hacker et al. (1972)	+	–	15
Gadermann et al. (1973)	+	1	19
Kleinert (1974)	+	–	17

Grad 3: Abnahme der Herzfrequenz um 30–50%, Asystolie 2–3 s, Blutdruckabfall über 30 mmHg.

Grad 4: Asystolie 3–5 s, Blutdruckabfall auf unter 50 mmHg.

Karotis-Sinus-Reflexe der Grade 3 und 4 sind als pathologisch zu bewerten. Patienten mit Karotis-Sinus-Syndrom sind diesen Gruppen zuzurechnen, wobei die Anfälle spontan durch das Verhalten des Patienten selbst ausgelöst werden. Anamnestische Angaben über Schwindelerscheinungen sowie ein hypersensitiver Karotis-Sinus-Reflex legen somit den Verdacht auf das Vorliegen eines Karotis-Sinus-Syndroms nahe.

Die Therapie des Karotis-Sinus-Syndroms war vor der Schrittmacherära unbefriedigend. Als Mittel der Wahl gilt beim vagal-kardialen Typ Atropin bis zu 4 × 1 mg/die, eine Dosierung, die für Langzeitbehandlung nur selten toleriert wird. Über vollständige Heilung des Syndroms durch Röntgenbestrahlung des Karotis-Sinus wird in 30–44% berichtet. Bei der nicht risikolosen chirurgischen Therapie mit Durchtrennung des N. sinus carotici, soll die Erfolgsquote bei 70% liegen. Die Indikation zur Schrittmachertherapie bei der vagal-kardialen Form des Karotis-Sinus-Syndroms hat sich nunmehr jedoch zunehmend etabliert (Härtel u. Talvensaari 1975; Davies et al. 1979).

Es liegen zahlreiche Berichte vor, die den wirksamen und risikoarmen Einsatz dieser Behandlungsform belegen. Bei insgesamt 57 berichteten Fällen (Tabelle 9) traten nur in einem Fall weiterhin Synkopen auf. Der ausbleibende Erfolg wurde in diesem Einzelfall auf die spätere Demaskierung eines vasodepressorischen Typs des Karotis-Sinus-Syndroms nach Beseitigung der Asystolie bezogen.

Zur Erhaltung einer weitgehend physiologischen Frequenzregulation sowie der natürlichen Kontraktionssequenz von Vorhöfen und Kammern sollten beim Karotis-Sinus-Syndrom signalinhibierte Bedarfsschrittmacher (ventrikuläre Sondenlage) zur Anwendung kommen, deren Basisfrequenz unterhalb der individuellen Ruhefrequenz des Patienten liegt. Frequenzprogrammierbare Schrittmacher mit niedriger Minimalfrequenz (50/min), die zusätzlich eine Frequenzkorrektur erlauben, sind hier den nicht programmierbaren vorzuziehen.

10. Sinusknoten-Syndrom

Das Sinusknoten-Syndrom bezeichnet eine komplexe Gruppe oft auch nebeneinander bestehender supraventrikulärer Arrhythmien und tritt elektrokardiographisch als Sinustachykardie, sinuatriale Blockierung, Sinusknotenstillstand mit Ersatzrhythmus, supraventrikuläre Tachykardie sowie brady- oder tachysystolisches Vorhofflimmern und Vorhofflattern in Erscheinung. Die klinischen Symptome können bradykardie- oder tachykardiebedingt sein und reichen von allgemeiner Leistungsschwäche und Herzinsuffizienz bis zu Schwindelgefühl und Adams-Stokes-Anfall (Einzelheiten s. S. 503 u. 558).

Therapeutische Probleme ergeben sich häufig aus der Begünstigung der latenten Arrhythmieform bei Behandlung der vorherrschenden Rhythmusstörung. Ein Beispiel ist die Therapie einer Bradyarrhythmie mit Atropin oder Orciprenalin mit nachfolgender Auslösung einer Tachykardie.

Schrittmacher werden bereits seit längerer Zeit (ROKSETH u. HATLE 1974) zur Therapie des symptomatischen Sinusknoten-Syndroms eingesetzt. Ihre Bedeutung liegt bei der bradykarden Form des Syndroms mit passagerer Asystolie und bei verlängertem posttachykarden präautomatischen Pausen in der Aufrechterhaltung einer ausreichenden Herzfrequenz. Bei Vorherrschen der tachykarden Form und beim Bradykardie-Tachykardie-Syndrom ist häufig erst nach Pacemaker-Implantation eine wirksame medikamentöse Therapie möglich (Digitalis, Antiarrhythmika). Ein antitachykarder Effekt der Schrittmachertherapie ist bei hochfrequenten Rhythmusstörungen zu erwarten, die durch einen vorausgehenden Frequenzabfall getriggert werden.

Ventrikuläre und atriale Elektrostimulation sind vielfach erfolgreich beim Sinusknoten-Syndrom eingesetzt worden (WAN et al. 1972; AROESTY et al. 1974; HÄRTEL u. TALVENSAARI 1975; WOHL et al. 1976; KLEINERT u. BEER 1977; PAEPRER et al. 1977; LÜDERITZ et al. 1978; SHAW et al. 1980). Ohne gleichzeitig bestehende atrioventrikuläre Erregungsleitungsstörungen sollte ein Vorhofschrittmacher (SUTTON u. CITRON 1979) zur Anwendung kommen, besonders dann, wenn die Ventrikelfunktion eingeschränkt ist und der Ventrikel fehlende Vorhofaktionen nicht oder nur unvollständig zu kompensieren vermag. Darüber hinaus kann die Vorhofstimulation die Entwicklung atrialer Tachykardien durch Suppression fokaler Ektopien günstig beeinflussen.

Die Zuverlässigkeit der atrialen Stimulation hängt naturgemäß entscheidend von einer regelrechten atrioventrikulären Überleitung ab. Diese ist beim Sinusknoten-Syndrom mit hoher Inzidenz gestört. So fanden ROSEN et al. (1971) bei 53% ihrer Patienten mit Sinusknoten-Syndrom gleichzeitig bestehende atrioventrikuläre Überleitungsstörungen. In diesen Fällen kann ggf. ein bifokaler Schrittmacher implantiert werden.

Vergleichende Untersuchungen und prospektive Studien zeigen die Wirksamkeit der Schrittmachertherapie beim Sinusknoten-Syndrom zweifelsfrei auf. Übereinstimmend wird von den Autoren (vgl. Tabelle 10) eine Abnahme der klinischen Symptomatik beobachtet; zuvor bestehende synkopale Anfälle traten in keinem Fall mehr auf. Bei einem Teil der Patienten (bis zu 50%) sistierten paroxysmale Tachykardien allein nach Implantation eines Bedarfsschrittmachers; bei den übrigen Patienten war eine zusätzliche Therapie notwendig. Wenn

Tabelle 10. Sinusknoten-Syndrom: Mortalität unter Schrittmachertherapie. Die Mortalität der Patienten nach einer mittleren Beobachtungszeit von 19 Monaten liegt zwischen 42 und 20% (Mittelwert 30%) und damit deutlich über der für Schrittmacherpatienten mit AV-Block III. Grades (20%)

	Anzahl der Patienten	Mittlerer Beobachtungszeitraum (Monate)	Mortalität %
WAN et al. (1972)	15	14	20
AROESTY et al. (1974)	28	20	32
HÄRTEL u. TALVENSAARI (1975)	90	23	25
KRISHNASWAMI u. GERACI (1975)	33	13	33
WOHL et al. (1976)	39	25	42
Mittelwert		19	30

auch die klinischen Beschwerden der Patienten mit Sinusknoten-Syndrom nach Schrittmacher-Implantation rückläufig sind, so haben doch verschiedene Untersuchungen gezeigt, daß die Mortalität nicht signifikant gesenkt wird (SHAW et al. 1980) und nach einer Behandlungszeit von $1^1/_2$ Jahren um 10% über der von schrittmacherbehandelten Patienten mit höhergradigen AV-Blockierungen liegt (Tabelle 10). Nach einer vergleichenden Studie von KRISHNASWAMI war die kumulative Überlebensrate unter Schrittmachertherapie bei Patienten mit Sinusknoten-Syndrom sogar nur halb so groß wie die von Patienten mit AV-Block (KRISHNASWAMI u. GERACI 1975). Die Schrittmachertherapie ist bei Patienten mit symptomatischem Sinusknoten-Syndrom auch angesichts der genannten Einschränkungen absolut indiziert und erfüllt ihren Sinn vor allem auch in einer nachhaltigen Besserung der allgemeinen Lebensumstände des Patienten.

VII. Komplikationen der Schrittmachertherapie (Tabelle 11)

1. Operatives Vorgehen, intra- und postoperative Komplikationen

Als bevorzugte Methode wird heute bei der Schrittmacherimplantation die intraklavikuläre Position des Aggregats bei transvenöser Sondenlage gewählt. Die Elektrode wird unter Lokalanästhesie, vorzugsweise über die V. cephalica mit einem anschließend zu entfernenden Mandrin unter Bildwandlerkontrolle in die Spitze des rechten Ventrikels vorgeführt. Reizschwellenmessungen erlauben die günstigste Lokalisation des Elektrodenkopfs. Vom gleichen Hautschnitt aus wird das Aggregat unter das subkutane Fettgewebe plaziert. Die intraoperative Letalität lag bei einem repräsentativen Patientenkollektiv (3884 Erstimplantationen und Wiedereingriffe) um 0,25% (SCHAUDIG et al. 1977). Die intra- und postoperative Gesamtletalität (bis zum 15. postoperativen Tag) lag bei 1,26% (39 Todesfälle bei 3884 Eingriffen zwischen 1962 und 1975) (SCHAUDIG et al. 1977). Intraoperative Todesursachen waren überwiegend nicht beherrschbare Herzrhythmusstörungen (Kammerflimmern).

Tabelle 11. Therapie mit implantierbaren Schrittmachern: Komplikationen

Komplikationen beim operativen Eingriff
Herzrhythmusstörungen (Asystolie, Kammerflimmern)
Myokardperforation mit Herzbeuteltamponade
Primäre Infektion
Pneumothorax
Luftembolie
Hämatom
Postoperative und Spätkomplikationen
Wundheilungsstörungen
Drucknekrosen an der Schrittmachertasche und im Verlauf der Sonde
Hautperforation
Sekundärinfektion
Sepsis
Allergische Reaktion
Elektrodenbedingte Komplikationen
Elektrodendislokation
Reizschwellenerhöhung
Elektrodenfraktur
Isolationsdefekt
Adapterdiskonnektion
Myokardpenetration
Transseptale Penetration
Skelettmuskel- und Nervenstimulation
Venenthrombose und Thrombembolie
Schrittmachersystembedingte Komplikationen
Vorzeitige Batterieerschöpfung
Funktionsausfall durch Produktionsfehler
Schrittmacherinduzierte Rhythmusstörungen
Impulsunterdrückung durch intrinsische elektrische Störsignale (Muskelpotentiale) sowie galvanische und elektromagnetische Interferenzen
Steigerung der Impulsfrequenz durch galvanische und elektromagnetische Interferenzen
Interferenzen zwischen Impulsabgabe und Herzeigenaktionen

2. Elektroden

Die häufigste postoperative Komplikation, die zu einer Revision des Schrittmachersystems Anlaß gibt, ist die frühzeitig nach Implantation auftretende Elektrodendislokation; sie wird in bis zu 20% der Fälle angegeben (DOENECKE et al. 1972; FISCHER et al. 1976; SCHAUDIG et al. 1977). Die Abhängigkeit der Dislokationsrate vom verwendeten Elektrodentyp ist durch zahlreiche Untersuchungen belegt (KLEINERT 1977; BEYER et al. 1978). Elektrodenköpfe mit besonderen Haltevorrichtungen, Schraubelektroden (STRÖDTER et al. 1977; BISPING et al. 1980), Borstenelektroden (FUNKE u. SCHALDACH 1977), Widerhakenelektroden (SCHALDACH 1969) und Vorhofelektroden in J-Version (KLEINERT et al. 1977) sollen diesen hohen Prozentsatz senken.

Eine mit hoher Letalität belastete elektrodenbedingte Komplikation ist die intraoperative Myokardperforation; eine relativ günstigere Prognose weist die

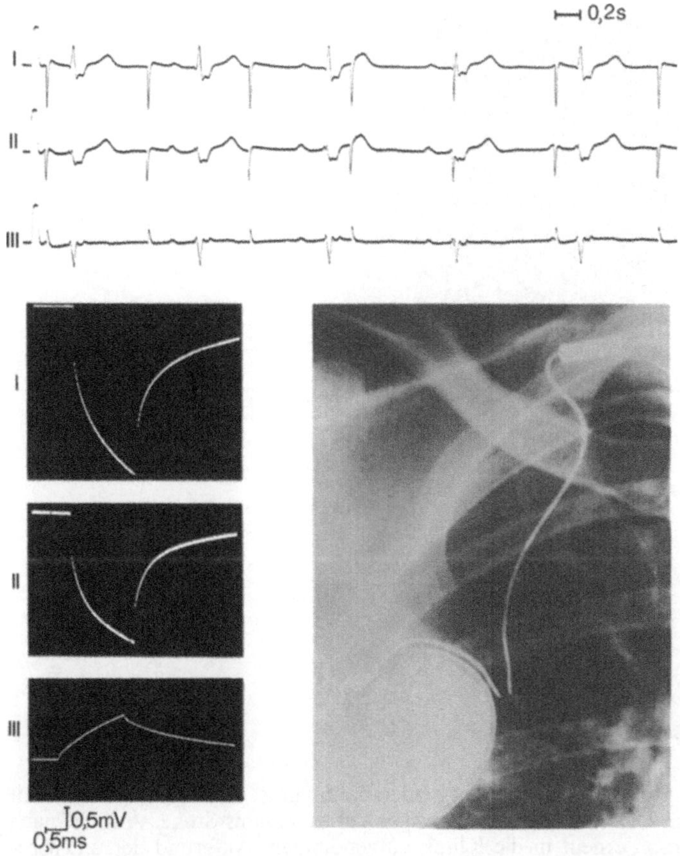

Abb. 13. EKG, Stimulationsartefakt und Röntgenbild bei kompletter Elektrodenfraktur. I, II, III: EKG-Extremitätenableitungen. Im EKG kommt die aufgehobene Stimulations- und Detektionsfunktion zur Darstellung. Das Oszillographenbild zeigt eine deutlich verminderte Artefaktamplitude mit trägem Anstieg und Abfall der Impulsflanken sowie eine Zunahme der Artefaktdauer. In der Röntgenaufnahme Sondenfraktur am Ort besonders starker Beanspruchung. Im Nebenbefund rechts oben Z.n. Sondenreparatur mittels Kopplungsstück (Schrittmachertyp: Omni-Stanicor λ)

allmähliche Penetration der Elektrode auf (Schaudig et al. 1977). Myokardpenetrationen können, abgesehen von der Ineffektivität der Myokardstimulation und dem gelegentlichen Auftreten von schrittmachersynchronen Zwerchfellkontraktionen, asymptomatisch bleiben. Ein Wandel vom Linksschenkelblock zum Rechtsschenkelblock im EKG kann Hinweis auf eine transseptale Penetration sein. Als frühzeitiges Zeichen ist das Auftreten eines endokardialen Geräuschbefunds („friction rub") möglich, der zu weiterführender Diagnostik und ggf. zur Sondenrevision Anlaß geben sollte. Die Herzbeuteltamponade ist eine eher seltene Komplikation der Myokardpenetration.

Weitere elektrodenbedingte Komplikationen sind Reizschwellenerhöhungen, die vorzugsweise in den ersten 4 Wochen nach Elektrodenimplantation auftre-

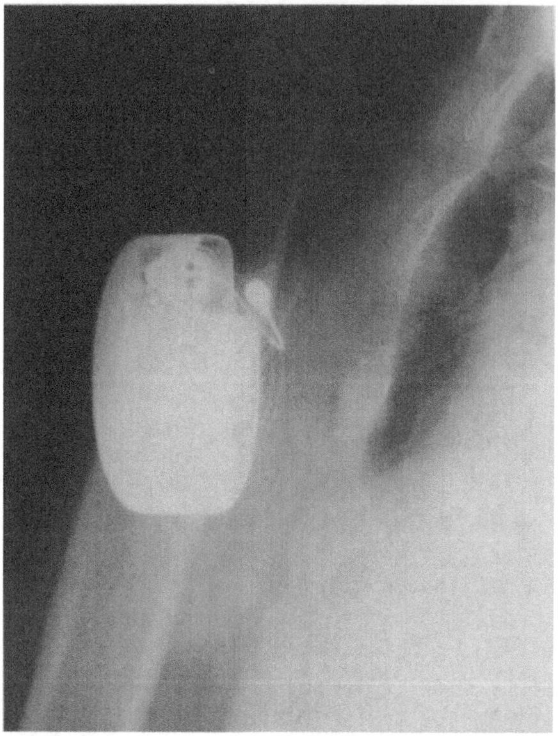

Abb. 14. Vollständige Adapterlösung. Röntgendetailaufnahme, 47jähriger Patient mit AV-Block III. Grades. Der Patient wurde wegen eines Adams-Stokes-Anfalls nach Schrittmacherimplantation erneut in die Klinik aufgenommen. Aufgrund der unterbrochenen Impulsübermittlung sistierte die Elektrostimulation des Herzens

ten. Eine Zunahme von Störungen der Detektionsfunktion ist bei zunehmender Verwendung kleinflächiger Elektrodenköpfe zu erwarten. Elektrodenfrakturen treten in 4,5% der Fälle auf (COUMEL et al. 1975; NORDECK et al. 1975) und können zu intermittierendem oder dauerndem Stimulationsausfall (TYERS et al. 1980) mit letalen Folgen führen. Im EKG können die frustranen Schrittmacherstimuli in der Basisfrequenz sichtbar bleiben (Abb. 13). In der Regel ist die Elektrodenfraktur auf einen Materialfehler zurückzuführen oder Folge einer natürlichen Materialermüdung durch unablässige, permanent wechselnde Druck-, Zug- und Torsionsspannungen. Prädilektionsstellen für Frakturen sind Elektrodenabschnitte mit maximaler Auslenkung oder in der Nachbarschaft fixierter Abschnitte. Dislokationen und Elektrodenfrakturen als Folge ausgeprägter Bewegungen bei körperlicher Arbeit sind beschrieben worden (OHM 1972). Eine weniger häufige Ursache des Stimulationsausfalls ist die Lösung des Elektrodenadapters vom Schrittmacheraggregat (Abb. 14).

Zur vollständigen Unterbrechung der Stimulation kann auch die Retraktion der Elektrode durch Rotation des Schrittmacheraggregats (pacemaker twiddler's syndrome) führen (MEYER et al. 1974; SCHULTEN et al. 1975) (Abb. 15).

a 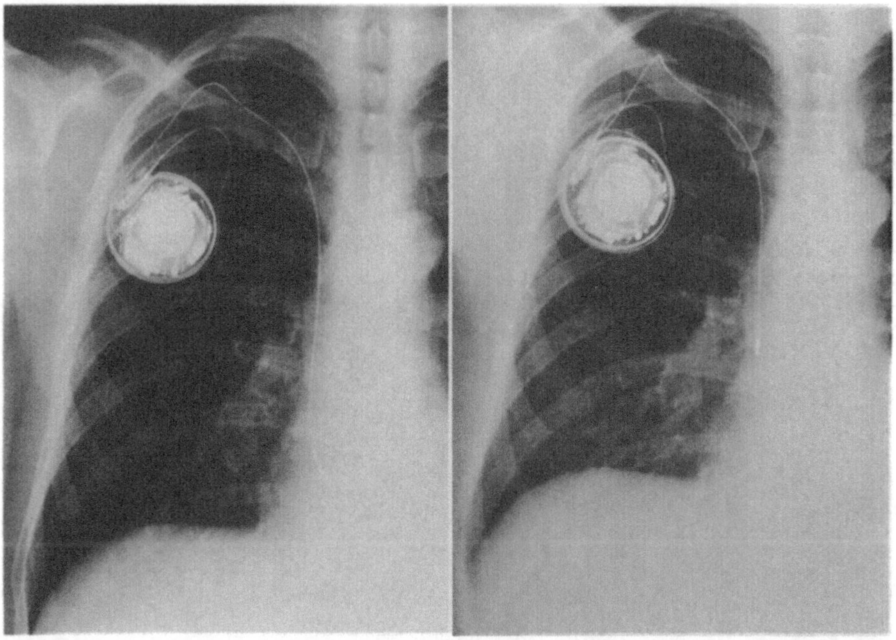 b

Abb. 15a, b. Retraktion der Elektrode durch Rotation des Schrittmacheraggregats mit nachfolgender Aufwickelung der Sonde (pacemaker twiddler's syndrome). Röntgenbild eines 48jährigen Patienten mit Sinusknoten-Syndrom. Durch Dislokation der Sonde sistierte die Elektrostimulation des Herzens. **a** Bei Entlassung, **b** bei Wiederaufnahme

3. Wundheilungsstörungen, Infektionen und Drucknekrosen

An zweiter Stelle der Häufigkeit von Komplikationen bei der Schrittmachertherapie stehen Wundheilungsstörungen, Infektionen und Drucknekrosen. Diese Komplikationen treten postoperativ sehr viel seltener auf als im späteren Verlauf und werden in der Literatur mit 1,5–13% angegeben (SIDDONS u. NOWAK 1975; CASTBERG 1977). Subakute Infektionen, bei denen die Kontamination schon bei der Implantation stattgefunden hat, können aufgrund der nur wenig pathogenen Hautkeime (häufig Staph. epidermidis) einen langen, symptomarmen Verlauf zeigen, bevor es, mitunter in Verbindung mit einer geringgradigen traumatischen Irritation, zu akuten Entzündungszeichen mit Abnahme der überdeckenden Gewebsschicht, lokalen Durchblutungsstörungen, Drucknekrosen und Perforation der Haut (Abb. 16) kommen kann. Hohes Gewicht und eckige Form des Schrittmachers begünstigen diesen Verlauf ebenso wie eine reduzierte subkutane Fettschicht, besonders bei älteren Patienten. Nicht selten findet sich zusätzlich ein Diabetes mellitus.

Taschenkomplikationen müssen meist operativ behandelt werden; bei zusätzlicher Infektion ist das System in toto zu entfernen und auf der kontralateralen Seite ein neues zu implantieren. Bei Infektion des Schrittmachersystems droht als weitere ernste Komplikation die Sepsis, die selten eintritt, aber häufig letal endet.

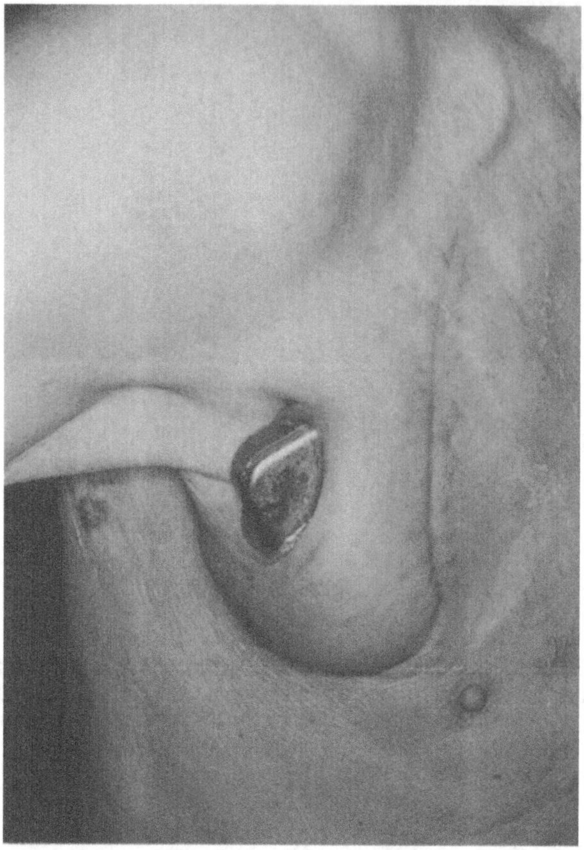

Abb. 16. Hautperforation nach Drucknekrose durch das Herzschrittmacheraggregat. 76jähriger Patient mit bradykarder Herzinsuffizienz. Nach Sturz auf die Schrittmachertasche war es zur Nekrose mit anschließender Hautperforation und Infektion der Schrittmachertasche gekommen. Die Schrittmacherfunktion war regelrecht. Das Schrittmachersystem wurde insgesamt entfernt und durch ein neues auf der kontralateralen Seite ersetzt

Außer Perforationen im Bereich des Schrittmacheraggregats können Drucknekrosen der Haut mit nachfolgender Fistelbildung auch im Verlauf der Elektrode auftreten, was im ungünstigsten Fall zur Endokarditis mit Streuung bakteriell infizierten thromboembolischen Materials in andere Organe führt. Nicht zuletzt aus diesen Gründen ist die Elektrodenführung zur rechten Herzkammer möglichst zentral, d.h. eher über die Vena cephalica als über die Vena jugularis externa zu wählen.

4. Galvanische und elektromagnetische Interferenzen

Elektrische Signale können zu einer Beeinträchtigung der Schrittmacherfunktion führen, wenn sie sich bei direktem Kontakt des Patienten mit einer Spannungsquelle (galvanischer Strom) oder durch Induktion aus elektrischen oder magnetischen Wechselfeldern in die elektronische Schrittmacherschaltung einkoppeln.

Störsignale gelangen entweder über die Stimulationselektrode – ähnlich wie das Nutzsignal (endokardiales Elektrogramm) – in den Schaltkreis des Schrittmachers oder werden unmittelbar in diesem induziert. Elektronische Filter im Eingangskreis der Schaltung sowie metallische Abschirmung des Aggregats vermögen das System gegen die Störungen nicht vollständig zu schützen. Als systemimmanent verbleiben darüber hinaus Betriebsstörungen von Bedarfsschrittmachern, solange die elektronische Diskriminierung von Stör- und Nutzsignal durch die Detektionseinheit nicht in jedem Fall exakt gewährleistet ist.

Die Reaktion eines implantierten Schrittmachers auf galvanische Ströme und elektrische oder magnetische Wechselfelder wird bestimmt durch den Schrittmachertyp, die Stärke und Frequenz des Stroms oder des Wechselfelds und den Abstand zum Schrittmacher. Neben der Grundfrequenz ist besonders die Modulation eines elektrischen Vorgangs für das Schrittmacherverhalten von Bedeutung. So wird ein negativ gesteuerter Bedarfsschrittmacher z.B. in der Nähe eines starken magnetischen Wechselfelds mit einer Frequenz von 300 Hz auf Störfrequenz umschalten und das Myokard festfrequent stimulieren; handelt es sich aber um einen amplituden- oder frequenzmodulierten („gepulsten") Vorgang, d.h. wird dieses Wechselfeld beispielsweise 100mal in der Minute ein- und ausgeschaltet, so kann die Impulsabgabe des Bedarfsschrittmachers unterdrückt werden (Abb. 17).

Der festfrequente Schrittmacher gilt als der betriebssicherste Pacertyp. Galvanische Ströme, die z.B. bei Berührung ungeerdeter oder defekter Haushaltsgeräte, bei Betätigung von Sensorschaltern [dabei können Ströme bis zu mehreren 100 μA durch den menschlichen Körper gegen Erde fließen (Bisping u. Irnich 1976)] oder auch Brustwandstimuli mit einer Amplitude von 20 mA in einer Frequenz von 800/min führen im allgemeinen nicht zu einer Beeinträchtigung der Funktion des festfrequenten Schrittmachers. Auch Elektrokauter, bei denen hochfrequente Wechselströme zwischen einer großflächigen indifferenten und einer kleinflächigen differenten Elektrode auftreten, können bei Patienten mit modernen, metallisch armierten starrfrequenten Schrittmachern angewendet werden. Erst extrem hohe Feldstärken und Frequenzen im MHz-Bereich vermögen, besonders bei nicht metallgekapselten Aggregaten, auf induktivem Wege in die elektronische Schaltung des Schrittmachers zu gelangen und seine Impulsfrequenz, -amplitude und -breite zu beeinflussen (Jones 1976). Hinsichtlich induktiver Störungen hoher Feldstärken verhalten sich Bedarfsschrittmacher ähnlich wie starrfrequente Schrittmacher: bei Einkoppeln eines repetitiven Signals können sämtliche Impulsparameter für die Dauer der Einwirkung verändert werden. Darüber hinaus können Signale, die in ihrer Frequenz und ihrem Frequenzinhalt dem endokardialen Elektrogramm ähneln, zu Schrittmacherfunktionsstörungen führen. Werden diese Signale über die Elektrode der Detektionseinheit des Schrittmachers zugeführt, so resultiert entweder eine Inhibierung (bei negativ gesteuerten Bedarfsschrittmachern) oder eine störsignalsynchrone Impulsauslösung (bei positiv gesteuerten Schrittmachern bis zu einer oberen Grenzfrequenz, die durch die Refraktärzeit des Schrittmachers definiert ist). Überschreitet das externe Störsignal eine kritische Frequenz, so schalten Bedarfsschrittmacher auf festfrequente Betriebsart um. Störsignale, die vom Schrittmacher wie Nutzsignale verarbeitet werden, können u.a. von „Wackel-

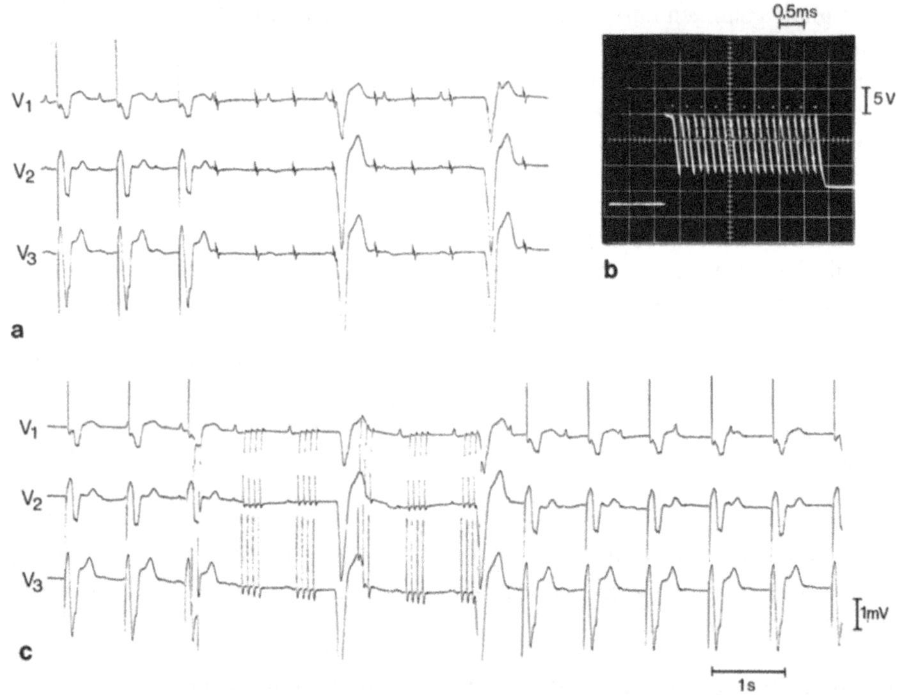

Abb. 17 a–c. Reaktion eines negativ gesteuerten Bedarfsschrittmachers auf ein hochfrequentes „gepulstes" elektromagnetisches **(a)** und elektrisches **(c)** Feld. V_1, V_2, V_3: Wilson-Ableitungen. Obwohl es sich um hochfrequente Störungen handelt, schaltet der Schrittmacher nicht auf festfrequente Betriebsart um, sondern wird aufgrund der ausgeprägten Modulation inhibiert. **b** Oszillographische Darstellung der hochfrequenten Störung in **(a)**

kontakten" bei Kontinuitätsstörungen am Adapter zwischen Aggregat und Elektrode (s.S. 980, Abb. 14), von unvollständiger Sondenfraktur und von der Berührung verschiedener im Herzen befindlicher Schrittmachersonden (TYERS et al. 1980) herrühren, ferner von Muskelkontraktionen (BERGER u. JACOBS 1979) und von gepulsten hochfrequenten galvanischen Strömen oder elektromagnetischen Feldern. Bei einem Stromsprung von 10 A in einem elektrischen Kabel bei einem Abstand von 30 cm von der Schrittmacherelektrode wird in dieser kurzzeitig ein Strom von ca. 0,1 mA induziert (OLLENDORFF 1976); dieser kann ausreichen, um die Detektionseinheit des Schrittmachers zu triggern.

Frequenz- und amplitudenkonstante Störungen, die den Schrittmacher auf festfrequente Arbeitsweise umstellen, können von elektromedizinischen Geräten (Diathermie: 0,6–1 MHz, Kurzwelle: 10–30 MHz, Hochfrequenztherapie: bis über 400 MHz) (GEBHARDT u. IRNICH 1979) Elektrokautern, Sensorschaltern und defekten Haushaltsgeräten, Zündanlagen und Schweißgeräten ausgelöst sein. Bei dieser gleichsam kalkulierten Schrittmacherbeeinflussung ist zwar durch Umschaltung auf Störfrequenz eine ausreichende Stimulationsfrequenz gewährleistet, rhythmologische Komplikationen können aber dennoch bei gleichzeitig

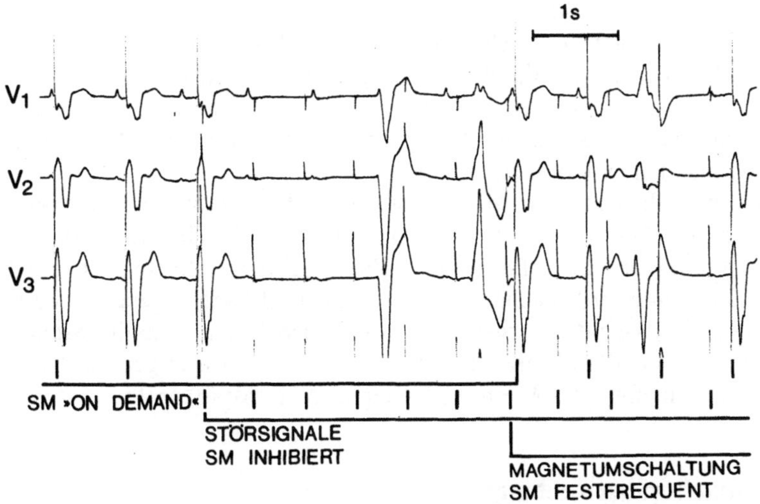

Abb. 18. Einschalten eines durch ein externes Störfeld inhibierten negativ gesteuerten Bedarfsschrittmachers mittels Testmagnet. V_1, V_2, V_3: Wilson-Ableitungen. Nach Aktivierung des Magnetschalters durch den Testmagneten resultiert trotz Fortbestehen des Störfelds eine festfrequente Stimulation des Herzens

bestehender Hypoxie oder Elektrolytstörung mit ventrikulären Extrasystolen und festfrequenter Stimulation eintreten.

Zeitlich veränderliche Magnetfelder vermögen nicht nur bei hohen Feldstärken durch Induktion von Strömen eine Schrittmacherfunktionsstörung hervorzurufen, sondern auch bei repetitiver Schaltung des reed-relay (Magnetschalter) einen vollständigen Impulsausfall zu verursachen (s.S. 991, Abb. 24). Bei Abschalten der Detektionseinheit des Schrittmachers durch Magnetschalterbetätigung erfolgt (außerhalb der Refraktärzeit) jeweils ein „reset" des Zeitgenerators. Der Schrittmacher produziert in diesem Fall das inhibierende Signal durch Kurzschlußstrom zwischen reed-relay und Detektionseinheit selbst.

Auch nach Einführung automatischer Störfrequenz-Umschalter, spezieller Filter (Sperrfilter) und Dioden (Zenerdioden) in den Eingangskreis der Schaltung, metallischer Armierung des Schrittmachers sowie nach der Zuwendung zur integrierten Schalttechnik kann die Reaktion eines Schrittmachers nicht immer verbindlich vorausgesagt werden. Über einen Fall unkontrollierter Frequenzzunahme des Schrittmachers bei Hochfrequenztherapie mit letalem Ausgang wurde berichtet (Effert u. Irnich 1977). Später durchgeführte Untersuchungen ergaben, daß ein Schrittmacher desselben Typs und des gleichen Herstellers unter gleichen Bedingungen ein völlig anderes Verhalten zeigte, ein dritter Schrittmacher mit vergleichbaren Betriebsdaten reagierte ebenfalls individuell unterschiedlich.

Elektrotherapeutische Eingriffe bei Schrittmacherpatienten sollten nur unter EKG-Kontrolle durchgeführt werden. Eine einwandfreie Erdung der Elektrogeräte muß gewährleistet sein. Elektrokauterisation sollte nach Möglichkeit nur fern vom Schrittmachersystem vorgenommen werden. Bei Anlegen der indifferenten Elektrode ist zu beachten, daß der Schrittmacher nicht im Stromkreis liegt. Wird die Impulsabgabe des Schrittmachers trotz Einhaltung dieser Regeln unterdrückt, so kann er mittels Testmagnet eingeschaltet werden (Abb. 18).

Bei Verwendung moderner Schrittmacher sind insgesamt ernste Bedrohungen durch Störeinflüsse aus der Umwelt des nicht speziell exponierten Schrittmacherträgers im allgemeinen kaum zu erwarten.

In besonderen Fällen müssen Messungen am Arbeitsplatz den Ausschluß einer Gefährdung des Schrittmacherträgers erbringen. Zahlreiche, noch vor wenigen Jahren als potentiell bedrohlich aufgeführte Elektrogeräte sind aufgrund der weiterentwickelten Schrittmachertechnologie als praktisch ungefährlich anzusehen, z.B. Rundfunkgeräte, Fernsehapparate, Sensortasten, Schallfernsteuerungen, drahtlose Infrarotkopfhörer, Haushaltsmaschinen, Rasiergeräte, Autozündanlagen, Radarmeßwagen, Mikrowellenherde, Waffenspürgeräte.

VIII. Schrittmacherüberwachung

Bei der Kontrolle implantierter Schrittmacher werden elektrokardiographische, elektronische, oszillographische und röntgenologische Untersuchungsmethoden angewandt. Das Elektrokardiogramm des Schrittmacher-gesteuerten Herzens erlaubt die Beurteilung der Stimulationsfunktion und der Detektionsfunktion des Schrittmachers sowie die Messung der Stimulationsfrequenz. Elektronische Digitalzähler messen bis auf Millisekunden genau das Stimulationsintervall und mit einer Genauigkeit von wenigen Mikrosekunden die Dauer des Stimulationsimpulses. Mit oszillographischen Methoden läßt sich im Oberflächen-Elektrogramm das Stimulationsartefakt optisch darstellen und nach photographischer Aufnahme analysieren. Durch röntgenologische Untersuchungen können Elektrodendislokationen, Elektrodenbrüche und Adapterdiskonnektionen nachgewiesen werden. Die röntgenologische Kontrolle des Ladungszustands von Quecksilberoxyd-Zink-Primärelementen konnte sich als quantitative Methode nicht durchsetzen und ist ohnehin bei dem heute bevorzugten Gebrauch metallisch armierter Aggregate nicht mehr durchführbar (NAUMANN D'ALNONCOURT u. LÜDERITZ 1979c).

Die apparativen Untersuchungsmethoden werden ergänzt durch Inspektion, Palpation und Auskultation. In der Phase der Wundheilung nach Schrittmacherimplantation ist auf die frühzeitige Erkennung entzündlicher Veränderungen im Bereich der Schrittmachertasche und des Sondenverlaufs besonderer Wert zu legen. Deutliche Schrittmacher-synchrone Muskelkontraktionen können durch unzureichende Isolation oder Dislokation der indifferenten oder der differenten Elektrode bei Kontakt mit der Pectoralismuskulatur oder des Zwerchfells hervorgerufen werden. Bei Auskultation des Schrittmacher-gesteuerten Herzens ist häufig als Nebenbefund bei unipolarer Stimulation ein kurzes präsystolisches Tonsegment registrierbar, das sich im Phonokardiogramm als synchron mit dem Stimulationsimpuls erweist. Es handelt sich um einen Muskelton, der durch Miterregung von Anteilen des Musculus pectoralis, der Interkostalmuskulatur oder des Zwerchfells entsteht. Dementsprechend ist dieser Ton auch bei Einfall des Stimulus während der Refraktärzeit des Herzens nachweisbar (Abb. 19).

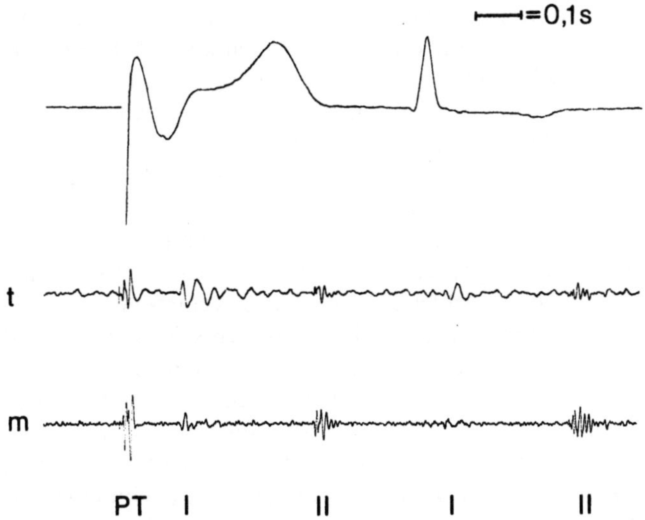

Abb. 19. Präsystolisches Tonsegment bei unipolarem Schrittmachersystem. *Oben:* EKG-Extremitätenableitung II. *Unten:* Phonokardiogramm; *PT* präsystolisches Tonsegment; *I, II* Herztöne; *t, m* tiefe, mittlere Frequenzen. Synchron mit dem Stimulationsimpuls und vor dem 1. Herzton tritt ein Tonsegment auf, das von der Kontraktion elektrodennaher Skelettmuskelanteile herrührt. Das Tonsegment ist bei Herzeigenaktionen nicht nachweisbar

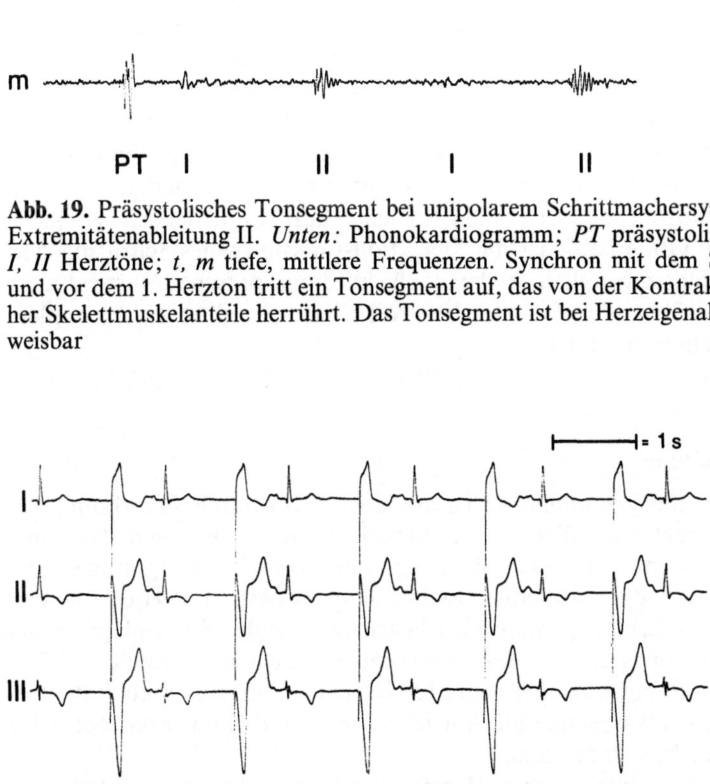

Abb. 20. Verdacht auf Schrittmacherversagen bei Parasystolie mit Pulsdefizit. I, II, III: EKG-Extremitätenableitungen. Es bestand der Verdacht auf frühzeitige Batterieerschöpfung: Die periphere Pulsfrequenz betrug 39/min. Bei Auskultation lag die Herzfrequenz um 80/min, das EKG zeigte regelrechte Stimulations- und Detektionsfunktion und ein normales postdetektorisches Stimulationsintervall

Die Palpation des peripheren Pulses kann einen ersten Anhalt für ineffektive Stimulation oder Frequenzabfall des Schrittmachers geben. Ergänzend erlaubt die Herzauskultation bei Registrierung einer erniedrigten peripheren Pulsfrequenz, die Differenzierung zwischen Absinken der Schrittmacherfrequenz und Extrasystolie oder Parasystolie mit Pulsdefizit (Abb. 20).

Neben den ärztlicherseits durchgeführten Kontrolluntersuchungen wirkt der Schrittmacherpatient selbst bei der Schrittmacherüberwachung mit. Die in diesem Zusammenhang geübten Methoden bestehen in der täglichen Pulszählung an einer peripheren Arterie oder in der Bestimmung der Schrittmacherfrequenz durch spezielle elektronische Geräte. Die Pulszählung ist in den ersten drei Monaten nach Implantation, also während der Phase der größten Dislokationshäufigkeit, der elektronischen Schrittmacherfrequenzbestimmung überlegen, da letztere die Effizienz des elektrischen Stimulus nicht berücksichtigt. Zunehmend werden Patienten-Kontrollgeräte angeboten, die das Elektrokardiogramm und den Schrittmacherimpuls gleichzeitig ableiten, die Signale verarbeiten und bei Absinken der Herzfrequenz Alarm auslösen. Ein peripheres Pulsdefizit wird jedoch nicht erkannt. Ob die Einbeziehung von Fingerpulsfrequenz, Herzfrequenz und Schrittmacherfrequenz als Kontrollgrößen zu einer für den Patienten unzumutbaren Komplizierung des Kontrollgeräts führt, muß sich noch erweisen.

Im Rahmen der Schrittmacherkontrolle kommt dem Elektrokardiogramm die zentrale Bedeutung zu. Mit elektrokardiographischen Aufzeichnungen ist es möglich, Reiz und Reizantwort zu objektivieren und, besonders auch bei sequentieller und vorhofgesteuerter Schrittmacherstimulation, den Erregungsablauf zu verfolgen. Ohne EKG ist die Detektionsfunktion eines Schrittmachers der Beurteilung nicht zugänglich. In der elektrokardiographischen Aufzeichnung ist die Information über alle relevanten kontrollierbaren Funktionen des implantierten Schrittmachers enthalten.

1. Stimulationsfunktion

Die Effizienz der Elektrostimulation ist aus dem EKG durch Zuordnung von Reiz und Reizantwort beurteilbar. Der elektrische Stimulus stellt sich als schmaler senkrechter Ausschlag dar und ist gefolgt von einem Erregungsmuster, das von der Lokalisation des differenten Elektrodenpols bestimmt wird. Entsprechend dem Ort des Erregungsursprungs liegen bei atrialer Sondenlage in der Regel ein normal konfigurierter Kammerkomplex und eine normale PQ-Zeit vor; das Bild eines Rechtsschenkelblocks ergibt sich bei linksventrikulärer Elektrodenfixation, ein linksschenkelblockartig deformierter Kammerkomplex bei rechtsventrikulärer Elektrodenlage.

Bei Vorliegen einer intrinsischen Herzfrequenz oberhalb der Schrittmachergrundfrequenz wird bei negativ gesteuerten Bedarfsschrittmachern die Stimulation unterbrochen. Mit Hilfe eines Dauermagneten (Testmagnet) lassen sich negativ gesteuerte Bedarfsschrittmacher über einen Magnetschalter (reed relay) auf festfrequente oder hochfrequente (bis 100/min) Arbeitsweise umschalten (Abb. 21). Die Überprüfung der Stimulationsfunktion bei inhibierten Schrittmachern ist häufig nach Frequenzreduktion durch Karotis-Sinus-Massage möglich. Die Reizantwort kann ausbleiben bei Elektrodendislokation, Elektrodenbruch, Adapterdiskonnektion, Reizschwellenerhöhung, Absinken der Ausgangsspannung unter die Reizschwelle, Verkürzung der Impulsdauer und Einfall des Stimulationsimpulses in die Refraktärzeit des Herzens. Das Artefakt des Stimulationsimpulses kann in allen diesen Fällen im EKG sichtbar bleiben.

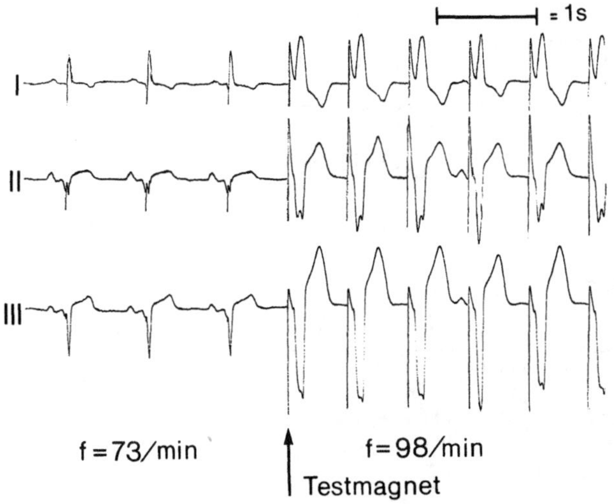

Abb. 21. Überprüfung der Stimulationsfunktion bei inhibiertem Bedarfsschrittmacher. I, II, III: EKG-Extremitätenableitungen. Durch Schalten des reed relay mit Hilfe eines Testmagneten revertiert der Schrittmacher in hochfrequente Arbeitsweise. Die links in den QRS-Komplexen erscheinenden Impulsartefakte liegen unterhalb der Reizschwelle und können der Erkennung von Eigenaktionen bei telefonischer Schrittmacherkontrolle dienen

2. Detektionsfunktion

Die Kontrolle der Detektionsfunktion (Ohm 1979) des Bedarfsschrittmachers ist durch Provokation von Herzeigenaktionen, z.B. durch körperliche Belastung oder auch Gabe von Atropin möglich. Elektrische Impulse, über Oberflächenelektroden an die Thoraxwand appliziert (Brustwandstimulation, ca. 1 mA), können als Triggersignale zur Ansteuerung der Detektionseinheit dienen. Diese Methode erlaubt es, durch Messung der Detektionsschwelle Aufschluß über die Eingangsempfindlichkeit des Schrittmachers (ca. 2 mV) und Hinweise auf Änderungen der Impedanz des Systems Brustwandelektroden-Gewebe-Schrittmacherelektroden zu gewinnen. Bei einigen programmierbaren Schrittmachern kann die Detektionsfunktion nach Umschaltung der Stimulation auf unterschwellige Ausgangsenergie oder nach Reduktion der Stimulationsfrequenz überprüft werden (s.S. 952ff., Tabellen 2a und 2b).

Die Detektion von elektrischen Signalen ist nur außerhalb der Refraktärzeit des Schrittmachers möglich. Die Dauer der Refraktärperiode beträgt etwa 300–400 ms und kann nach Stimulation und Detektion unterschiedlich lang sein. An das Ende der Refraktärzeit schließt sich die Störmeßzeit an; während dieses Intervalls gemessene Störsignale schalten den Schrittmacher auf festfrequente Betriebsart um.

Störungen der Detektionsfunktion können zu bradykarden und zu tachykarden Rhythmusstörungen führen. Wird ein QRS-Komplex nicht detektiert, so kann ein technischer Defekt im Schrittmacher vorliegen, oder die Amplitude des endokardialen Elektrogramms ist nicht ausreichend, um den Detektionskreis des Schrittmachers zu triggern („undersensing“, z.B. bei Dislokation der Elek-

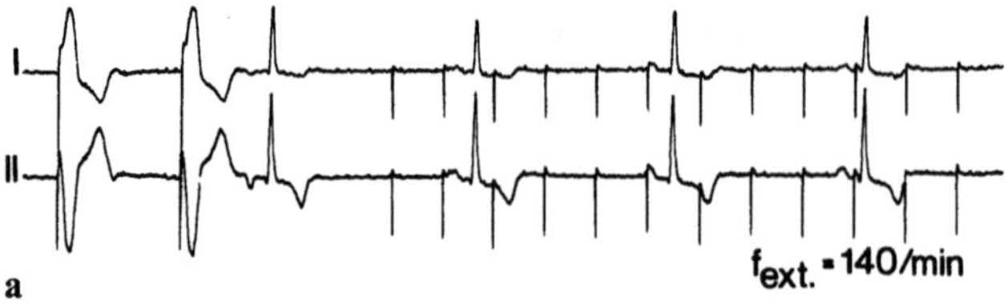

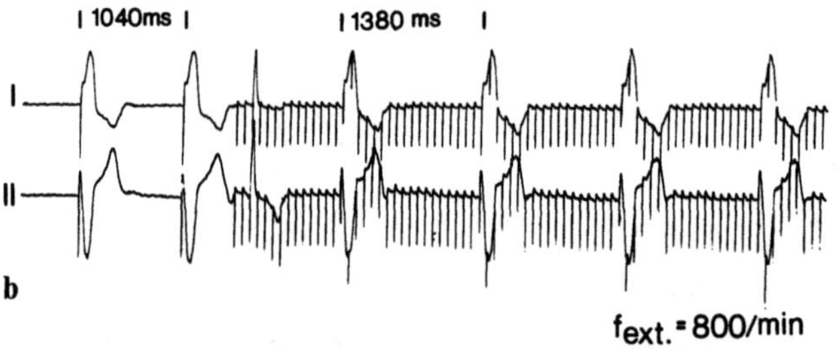

Abb. 22a, b. Detektion extrakardialer elektrischer Signale. Negativ gesteuerter Bedarfsschrittmacher (Schrittmacherfrequenz 60/min). I, II: EKG-Extremitätenableitungen. **a** Bei Detektion einer Impulsfolge mit einer Frequenz von 140/min (Brustwandstimulation) wird der Schrittmacher inhibiert. **b** Bei Überschreiten einer Grenzfrequenz der Impulsfolge (800/min) resultiert festfrequente Stimulation mit Störfrequenz (in diesem Beispiel 43/min)

trode oder nach Myokardinfarkt im Bereich der Elektrodenkontaktstelle (OHM 1980). Die Detektionsfunktion ist durch elektrische Brustwandstimulation zu überprüfen.

Detektionsstörungen sind bei weiterer Verkleinerung der Elektrodenoberfläche zu erwarten, da die über die Elektrode gemessene Amplitude des endokardialen Potentials mit Herabsetzung der Elektrodenoberfläche abnimmt.

Detektionsstörungen bei bipolaren, temporären Bedarfsschrittmachern können gelegentlich behoben werden, wenn das bipolare Elektrodensystem durch Fixierung der positiven Elektrode an der Thoraxwand in ein unipolares umgewandelt wird: Das endokardiale Potential weist bei unipolarer Ableitung eine höhere Amplitude auf als bei bipolarem Abgriff.

Führen P-Wellen oder T-Wellen zur Impulsunterdrückung des Bedarfsschrittmachers, so liegt ein sog. oversensing vor (BAROLD u. GAIDULA 1971). Auch Muskelpotentiale (BERGER u. JACOBS 1979) oder sprunghafte Spannungsänderungen, die bei einer Kontinuitätsstörung elektrischer Leitungen („Wackelkontakt") oder bei inkomplettem Elektrodenbruch oder bei Adapterdiskonnektion auftreten können, oder mechanische Kontakte der Stimulationssonde mit belassenen Elektrodenabschnitten können zur vorübergehenden Unterdrückung des Bedarfsschrittmachers führen.

Systemimmanent sind Störungen aufgrund der Detektion des sog. Schrittmachernachpotentials (BAROLD 1972).

Bei Detektion extrakardialer elektrischer Signale wird die Impulsabgabe negativ gesteuerter Schrittmacher bis zu einer kritischen Grenzfrequenz der Signale

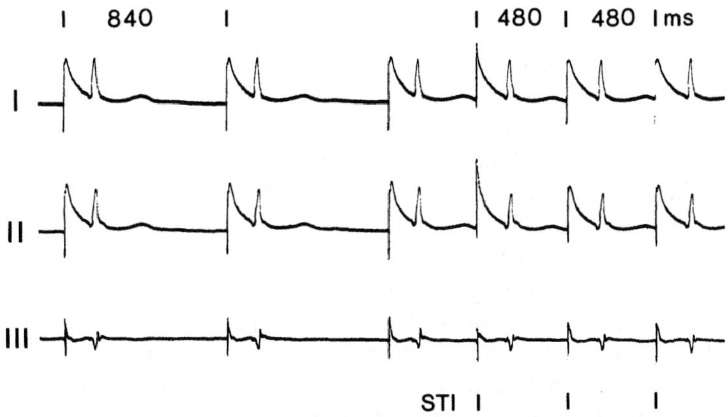

Abb. 23. Detektion extrakardialer elektrischer Signale. Positiv gesteuerter Bedarfsschrittmacher, atriale Sondenlage. I, II, III: EKG-Extremitätenableitungen, *STI* Brustwandstimuli. Bei Detektion von Brustwandstimuli (1 mA) erfolgt bei positiv gesteuertem Bedarfsschrittmacher eine Impulsauslösung

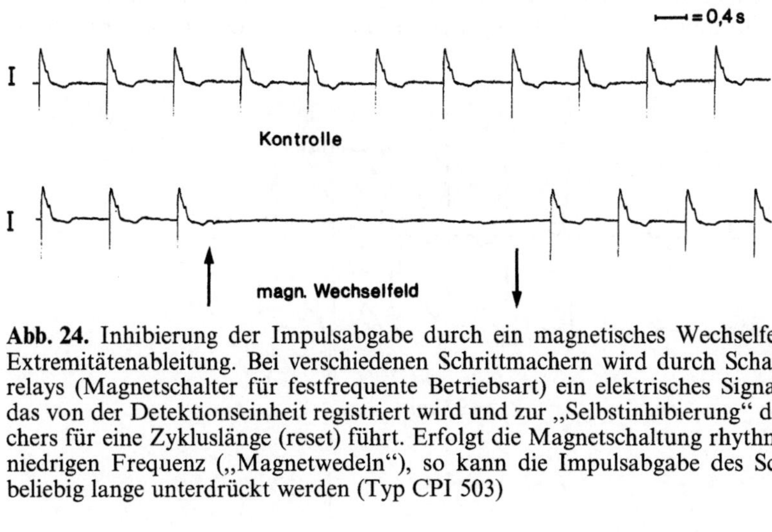

Abb. 24. Inhibierung der Impulsabgabe durch ein magnetisches Wechselfeld. I: EKG-Extremitätenableitung. Bei verschiedenen Schrittmachern wird durch Schalten des reed relays (Magnetschalter für festfrequente Betriebsart) ein elektrisches Signal abgegeben, das von der Detektionseinheit registriert wird und zur „Selbstinhibierung" des Schrittmachers für eine Zykluslänge (reset) führt. Erfolgt die Magnetschaltung rhythmisch in einer niedrigen Frequenz („Magnetwedeln"), so kann die Impulsabgabe des Schrittmachers beliebig lange unterdrückt werden (Typ CPI 503)

unterdrückt. Wird diese Grenzfrequenz überschritten, resultiert eine Umschaltung des Schrittmachers auf festfrequente Arbeitsweise; die Impulsabgabe erfolgt dann mit der Störfrequenz., d.h. der schrittmachereigenen Frequenz, auf die das Aggregat bei externen elektromagnetischen Störfeldern umschaltet (Abb. 22). Positiv gesteuerte Bedarfsschrittmacher geben bei Detektion eines elektrischen Signals, das außerhalb ihrer Refraktärzeit liegt, einen Stimulationsimpuls ab (Abb. 23). In manchen Fällen läßt sich die Impulsabgabe von Bedarfsschrittmachern auch durch ein magnetisches Wechselfeld unterdrücken (Abb. 24).

3. Schrittmacherfrequenz

Die Stimulationsfrequenz der gebräuchlichen Schrittmacher ist ein Indikator für die Energiereserve der Schrittmacherbatterie und stellt bei sonst störungsfreiem Verlauf der Schrittmachertherapie das wichtigste Kriterium für die Indikation zum Schrittmacheraustausch dar. Dementsprechend ist die Stimulationsfrequenz ein wesentlicher Parameter, an dessen Kontrolle der Patient, der Hausarzt und die Schrittmacherambulanz beteiligt sind. Die Frequenzkontrolle in der Klinik wird am besten mit einem 6fach-EKG-Schreiber mit eichbarem Papiervorschub und hohen Gleichlaufeigenschaften durchgeführt. Neben der Stimulationsgrundfrequenz wird bei Bedarfsschrittmachern nach Magnetumschaltung zusätzlich die Testfrequenz (meist auch festfrequente Betriebsart) bestimmt; diese liegt je nach Schrittmachertyp im Bereich der Basisfrequenz oder in höheren Frequenzbereichen (80–100/min). Genaue Angaben finden sich in den Datenblättern des jeweiligen Schrittmachers. Sollen hohe Testfrequenzen vermieden werden, so kann der Schrittmacher auch durch hochfrequente Brustwandstimulation (400/min) (Abb. 25) in die festfrequente Arbeitsweise bei Störfrequenz revertiert werden.

Frequenzmessungen werden im Rahmen der Funktionskontrolle von Schrittmachern durchgeführt, wie auch zur Erfassung des Zeitpunkts der beginnenden Batterieerschöpfung und zur Planung des Termins zum Schrittmacherwechsel.

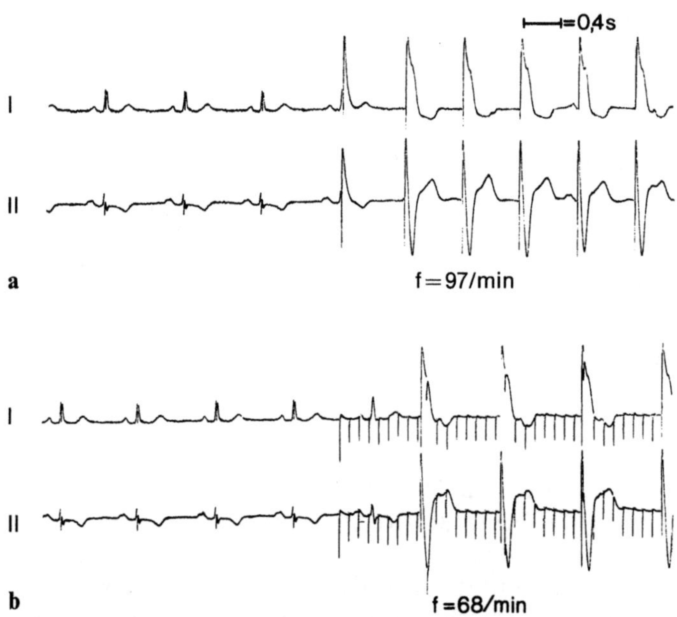

Abb. 25a, b. Einschalten des inhibierten Schrittmachers. I, II: EKG-Extremitätenableitungen. **a** Bei Einschalten des inhibierten Schrittmachers mit einem Testmagneten resultiert Stimulation mit der Testfrequenz: 97/min. **b** bei Einschalten desselben Schrittmachers mittels hochfrequenter Brustwandstimulation resultiert eine Schrittmacherstimulation mit der Störfrequenz: 68/min

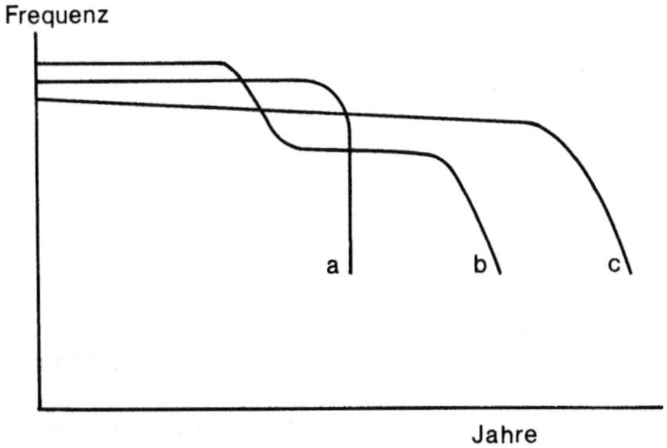

Abb. 26. Abnahme der Stimulationsfrequenz in Abhängigkeit von der Betriebsdauer des Schrittmachers. *a* Unvermittelter Frequenzabfall bei Schrittmachern mit herkömmlichen Quecksilberoxyd-Zink-Batterien. *b* Biphasischer Frequenzabfall bei Schrittmachern mit Lithium-Silberchromat- und Lithium-Kupfersulfid-Batterien. *c* Allmählicher Frequenzabfall bei Schrittmachern mit Lithium-Jod-Batterien (nach Herstellerangaben, vgl. Text)

Dazu sind bei Schrittmachern mit Quecksilberoxyd-Zink-Primärelementen nach dem 30. Monat 4wöchige Kontrollen angebracht. Bei Schrittmachern mit Lithiumbatterien sollten nach 60 Monaten Betriebszeit $^1/_4$- bis $^1/_2$jährliche Kontrollen durchgeführt werden. Verschiedene Lithiumbatterien sollen aufgrund stufenweise ablaufender elektrochemischer Reaktionen mehrere Entladungsebenen zeigen (WICKHAM 1977), so daß sich das Ende der Batteriebetriebszeit (E.O.L. = end of life) frühzeitig bei ausreichender Gangreserve ankündigt (Abb. 26). Ob sich diese aus theoretischen Überlegungen gewonnenen Entladungscharakteristiken auch in klinischen Langzeituntersuchungen in einem entsprechenden Frequenzverhalten der Schrittmacher bestätigen, ist nicht gesichert. Patienten, die bei den vorangehenden Kontrollen nach elektrischer Schrittmachersuppression (Brustwandstimulation) asystolisch waren oder Herzfrequenzen unter 35/min aufwiesen, sollten schon vor dem 60. Monat engmaschig überwacht werden. Dazu gehören regelmäßige Kontrollen durch den Hausarzt. Für die Eigenkontrolle des Patienten sind verschiedene elektronische Geräte entwickelt worden, die das Unterschreiten einer kritischen Grenzfrequenz anzeigen.

Als Indikation für den Schrittmacheraustausch gilt im allgemeinen ein Frequenzabfall von 5–10% bezogen auf die initiale Basisfrequenz. Die Austauschkriterien der unterschiedlichen Schrittmacher werden jeweils gesondert angegeben (s.S. 953).

Als Indikator wird auch die Zunahme der Differenz zwischen Testfrequenz und Basisfrequenz, oder das Absinken der Testfrequenz auf die Basisfrequenz angegeben. Plötzliche Frequenzabfälle von ca. 3/min können Hinweis auf den Ausfall eines Primärelements sein und sollten Anlaß zum Austausch des Aggregats geben. Die Frequenz eines Bedarfsschrittmachers liegt in der Regel bei 70/min. Geringfügige Abweichungen vor Erreichen eines stabilen Niveaus werden gelegentlich beobachtet. Ungerichtete Frequenzänderungen sprechen für die Instabilität der elektronischen Schaltung. Diese Frequenzänderungen bedürfen der Kontrolle, stellen aber, solange 5% des Ausgangswerts nicht überschrit-

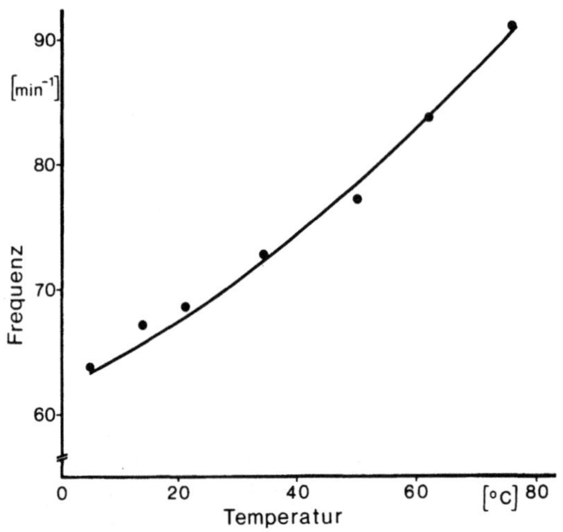

Abb. 27. Zunahme der Schrittmacherfrequenz mit der Betriebstemperatur. Zwischen 20 und 80 °C zeigt sich eine nahezu lineare Abhängigkeit der Stimulationsfrequenz von der Temperatur (Schrittmacher mit Lithium-Batterie, vor Implantation)

ten werden, keine Indikation zum Schrittmacherwechsel dar. Frequenzänderungen in Abhängigkeit von der Körpertemperatur werden besonders bei Lithium-Schrittmachern beobachtet; die Frequenz eines Lithium-Schrittmachers vor Implantation liegt bei Raumtemperatur 5–7/min unter der Basisfrequenz nach Implantation (Abb. 27).

Spontane bedrohliche Frequenzzunahme (Schrittmacherrasen) oder unkontrollierte Frequenzzunahme bei Abnahme der Energiereserve („runaway pacemaker") werden heute kaum noch beobachtet, da die Mehrzahl der modernen Schrittmacher mit Frequenzbegrenzungsschaltungen ausgestattet ist.

4. Impulsdauer

Die Dauer des Stromflusses bei Abgabe des elektrischen Stimulationsimpulses wird als Impulsdauer bezeichnet, sie beträgt bei derzeit verwendeten Schrittmachern 0,5–1,5 ms. Zugunsten einer möglichst langen Betriebsdauer des Schrittmachers sollte nach Stabilisierung der Reizschwelle bei der Folgeimplantation Aggregaten mit kurzen Impulsdauern der Vorzug gegeben werden.

Die Impulsdauer kann mit Hilfe eines Oszillographen ausgemessen oder mit speziellen Digitalzählern bestimmt werden, die den Meßwert aus der ersten Ableitung des Signals abgreifen und in Mikrosekunden anzeigen und in Kombination mit einem Schreiber ausdrucken. Die Dauer eines Schrittmacherimpulses ist definiert durch die Zeitkonstante eines RC-Glieds im Generatorausgangskreis und ändert sich im allgemeinen bei Abnahme der Batteriespannung nicht gerichtet. Bei einigen Schrittmachermodellen ist jedoch zusätzlich zur Abnahme der Schrittmacherfrequenz die Zunahme der Impulsdauer als weiterer Indikator für bevorstehende Batterieerschöpfung angegeben.

Änderungen der Impulsdauer können bei programmierbaren Schrittmachern spontan auftreten oder Folge eines Defekts im Ausgangskreis des Schrittmachers sein.

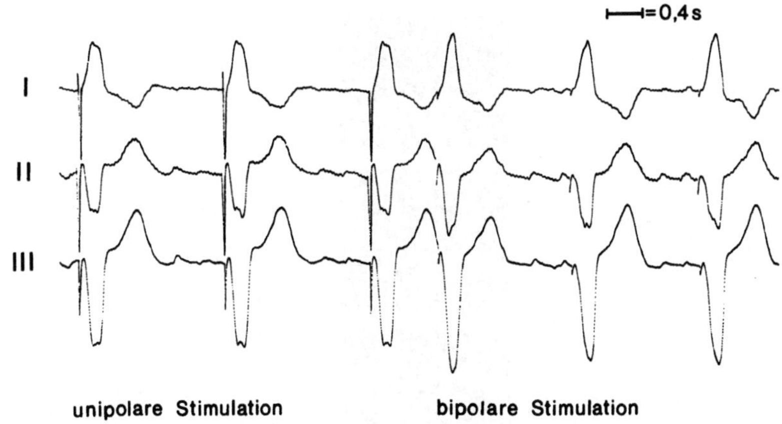

Abb. 28. Impulsamplitude. Amplitude des Stimulationsartefakts bei unipolarer und bipolarer Stimulation (gleiche Sondenlage). I, II, III: EKG-Extremitätenableitungen

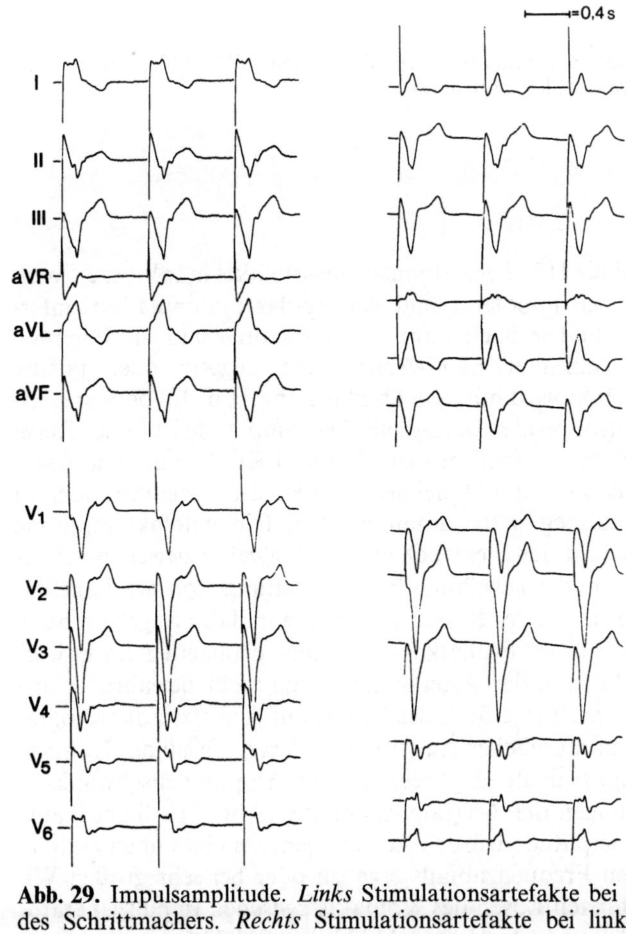

Abb. 29. Impulsamplitude. *Links* Stimulationsartefakte bei rechtsinfraklavikulärer Lage des Schrittmachers. *Rechts* Stimulationsartefakte bei linksinfraklavikulärer Lage des Schrittmachers (gleicher Patient, gleiche intrakardiale Sondenlage)

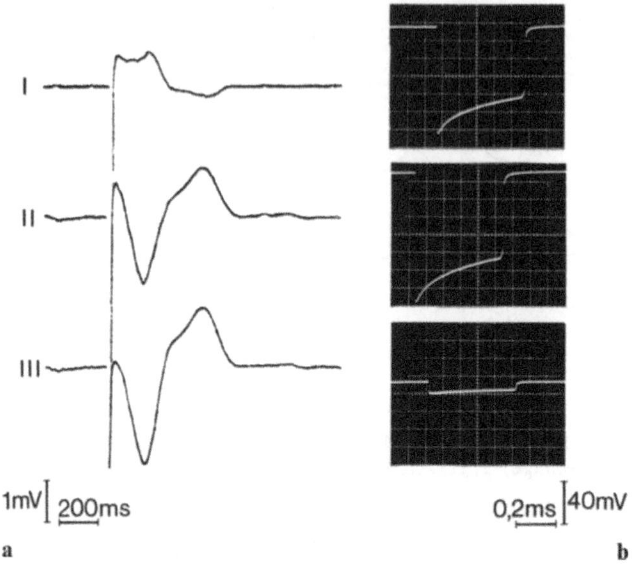

Abb. 30a, b. Impulsamplitude. **a** Stimulationsartefakt in den EKG-Ableitungen I, II, III. **b** Stimulationsartefakt im Oszillographenbild

5. Impulsamplitude

Als Impulsamplitude wird die Höhe des Stimulationsartefakts in mV bezeichnet. Die Impulsamplitude ist bei unipolarer und bei bipolarer Stimulation unterschiedlich hoch (Abb. 28) und je nach Lage des differenten und indifferenten Elektrodenpols in den einzelnen EKG-Ableitungen negativ oder positiv (Abb. 29). Das Impulsartefakt wird mit dem Oszilloskop (Abb. 30) oder speziellen Herzschrittmacherkontrollgeräten dargestellt. Die Amplitude ist in der Regel 20–500 mV hoch (also bis zu 500mal größer als das EKG-Signal) und kann an der aufsteigenden oder an der abfallenden Flanke des Artefakts oder in definierter Zeit nach Impulsbeginn bestimmt werden. Die Artefaktamplitude ist abhängig von der Impedanz der Elektrode und des Gewebes zwischen Stimulationsort und Ableitort, von der gewählten EKG-Ableitung, von der Lage des Patienten (aufrecht, liegend), von der Respirationsphase und der Lagebeziehung der Herzachse zum Thorax. Zur Früherkennung einer drohenden Batterieerschöpfung hat sich die Messung der Artefaktamplitude nicht bewährt, da die Amplitudenschwankungen der Projektion des Dipols auf eine elektrokardiographische Ableitung aufgrund räumlicher Änderungen (Zwerchfellstand, Respirationsphase, Körperhaltung) bedeutend größer sind als Amplitudenschwankungen aufgrund von Änderungen der Ausgangsspannung (Abb. 31). Signifikante Änderungen der Artefaktamplitude würden sich erst jenseits eines noch zu tolerierenden batteriebedingten Frequenzabfalls ergeben oder bei sehr großen Widerstandsänderungen, z.B. nach Lösen des Kontakts zwischen Impulsgenerator und Elektrode oder bei Elektrodenfraktur (vgl. Abb. 13, S. 979).

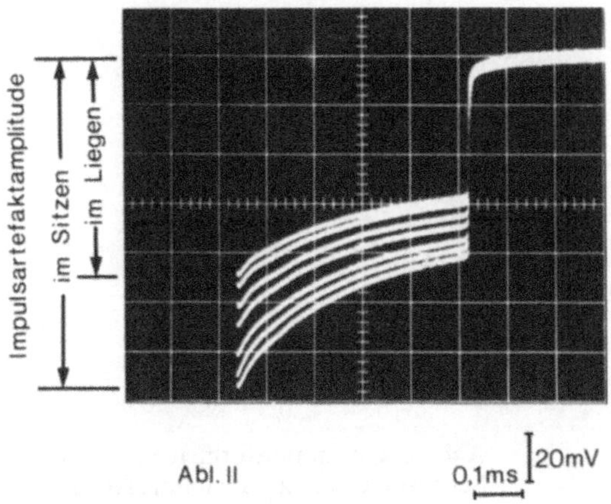

Abb. 31. Änderung der Impulsamplitude. Photographische Aufnahme vom Speicheroszillographen. Während des Aufrichtens aus der Horizontalen nimmt die Amplitude des Impulsartefakts aufgrund der veränderten Lagebeziehung des differenten und indifferenten Elektrodenpols zu

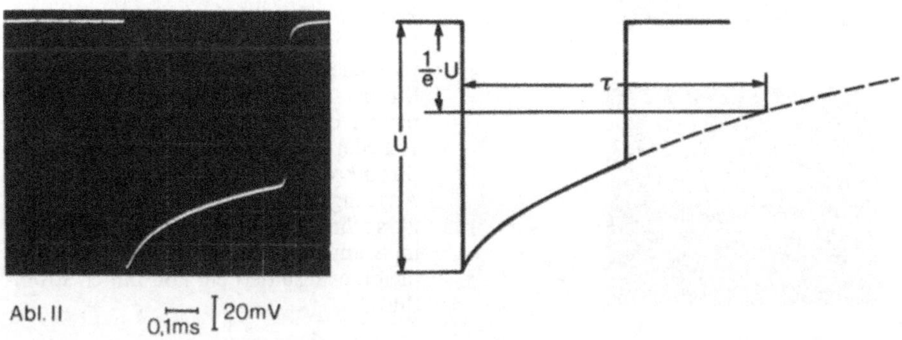

Abb. 32. Bestimmung der Zeitkonstante τ. Unter der Voraussetzung, daß die Abnahme der Impulsamplitude einer Exponentialfunktion entspricht, kann die Zeitkonstante graphisch aus dem Impulsartefakt ermittelt werden. Da $\tau = R \cdot C$ ist (R: Gesamtwiderstand im Patientenkreis, C: Kapazität des Ausgangskondensators des Schrittmachers), weist eine Änderung von τ (bei konstantem C) auf eine Änderung von R hin (Elektrodenbruch, Isolationsdefekt)

6. Zeitkonstante

Bei Stromfluß im Gewebe – während der Impulsdauer – nimmt die Gewebsimpedanz zu. Bei stromkonstanter Stimulation ist die Ausgangsimpedanz des Generators groß gegen die Gewebsimpedanzänderung, so daß ein praktisch konstanter Stromfluß resultiert. Bei spannungskonstanten Aggregaten liegt die Änderung der Gewebsimpedanz in der Größenordnung der Ausgangsimpedanz des Generators, es resultiert ein exponentieller Verlauf zwischen den Flanken des Impulsartefakts. Dieser Verlauf ist charakterisiert durch die Zeitkonstante τ; sie gibt die Zeit an, nach der die Artefaktamplitude auf den 1/e-fachen Wert abgefallen ist (Abb. 32). Liegt die Generatorausgangsimpedanz zwischen den vorgenannten Ausgangsimpedanzen, so ergibt sich initial ein konstanter Stromfluß, der anschließend gegen das Ende des Impulses hin abnimmt (Abb. 33). Die Zeitkon-

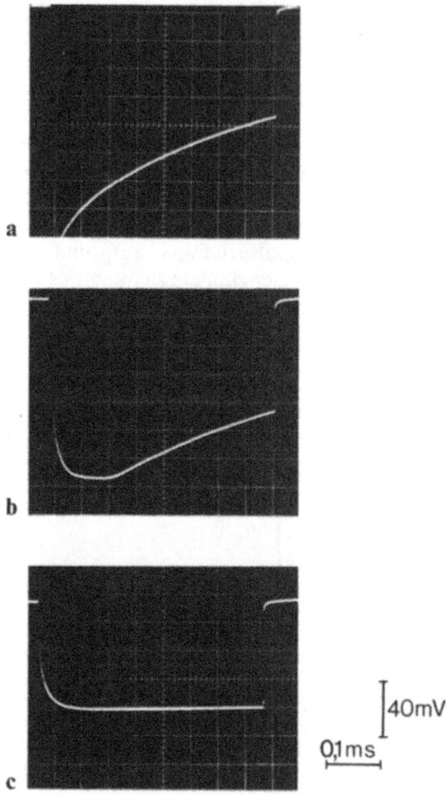

Abb. 33a–c. Impulsformen verschiedener Schrittmacher. **a** Spannungskonstanter Impulsgenerator: Der während der Impulsdauer fließende Strom nimmt bei zunehmender Impedanz im Stimulationskreis ab. Die Schrittmacherausgangsimpedanz ist niedrig. **b** Strombegrenzter Impulsgenerator: Der initial fließende hohe Strom wird begrenzt, anschließend nimmt der Stromfluß bei zunehmender Impedanz im Stimulationskreis ab. **c** Stromkonstanter Impulsgenerator: Die Ausgangsimpedanz des Impulsgenerators ist so hoch, daß die Impedanzänderung im Stimulationskreis nahezu wirkungslos bleibt, es resultiert ein konstanter Stromfluß

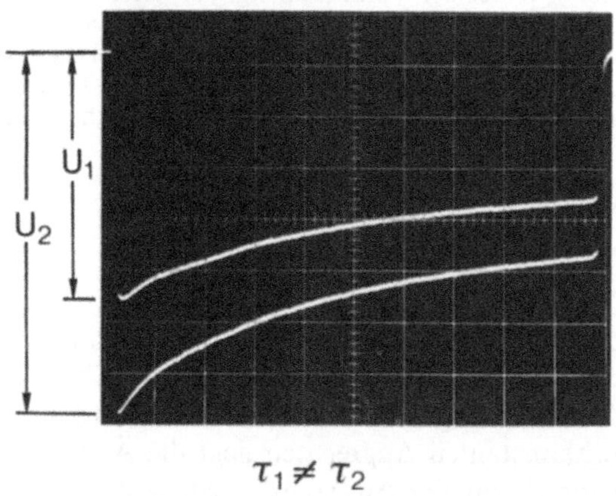

Abb. 34. Zeitkonstante. Bei horizontaler und aufrechter Körperhaltung ergeben sich unterschiedliche Werte für τ, wodurch die Streuung dieses Parameters vergrößert wird (vgl. Text)

stante kann entweder aus photographischen Aufnahmen vom oszillographisch dargestellten Stimulationsartefakt bestimmt werden oder mit speziellen Meßgeräten direkt in Millisekunden angezeigt werden. Bei bekannter Kapazität des Kondensators am Schrittmacherausgang läßt sich daraus (ohne Berücksichtigung der Imaginäranteile) der Gesamtwiderstand von Elektrode und Gewebe berechnen ($\tau = R \cdot C$; R: Gesamtwiderstand im Patientenkreis, C: Ausgangskondensator des Schrittmachers). R wird groß bei unvollständiger Elektroden- oder Adapterdiskontinuität, der Widerstand wird dagegen kleiner bei Isolationsdefekten im Bereich der Elektrode. Durch regelmäßige Kontrollmessung der Zeitkonstanten τ kann somit in Einzelfällen noch vor Manifestation eines Stimulationsausfalls die Diagnose einer gestörten Zuleitung des Stimulationsimpulses mit Widerstandsänderung im Stimulationskreis gestellt werden. Bei Wertung des Meßergebnisses ist zu berücksichtigen, daß die Zeitkonstante ähnlich wie die Impulsamplitude eine große Streuung aufweist (Abb. 34).

7. Stimulationsintervall

Der zeitliche Abstand zwischen Schrittmacherimpulsen wird als Stimulationsintervall bezeichnet und ist der Stimulationsfrequenz reziprok. Die Stimulationsintervalle der verschiedenen Betriebsarten des Schrittmachers, wie Stimulation bei Basisfrequenz, festfrequente Stimulation bei Testfrequenz oder Stimulation bei elektromagnetischer Interferenz (Störfeld) können große Unterschiede aufweisen. Die Messung des Intervalls erfolgt mit einem elektronischen Digitalzähler, der die Meßgröße in Millisekunden angibt und in Verbindung mit einem Schreiber ausdruckt.

Bei Abnahme der Grundfrequenz und der Testfrequenz nehmen die entsprechenden Stimulationsintervalle zu. Der Temperatureinfluß auf die Dauer des Stimulationsintervalls wird im Millisekundenbereich besonders deutlich, so daß Änderungen dieser Meßgröße nicht Ursache eines drohenden Generatorausfalls sein müssen. Bei den derzeitigen Schrittmachern sollte eine Änderung der Dauer des Stimulationsintervalls von 40–80 ms (entsprechend einer Frequenzänderung von 5–10%) Anlaß zum Austausch des Schrittmachers sein.

Der Betrag der Standardabweichung des Stimulationsintervalls vom statistischen Mittelwert läßt sich nicht mit der Abnahme der Batteriespannung korrelieren. Nur bei Schrittmachern, die eine Abhängigkeit des Stimulationsintervalls vom Lastwiderstand aufweisen, ist eine Zunahme der Standardabweichung bei intermittierenden Leitungsunterbrechungen („Wackelkontakt") während der Messung denkbar.

8. Refraktärzeit

Die Refraktärzeit eines Bedarfsschrittmachers ist definiert als das poststimulatorische Intervall, in dem eine Triggerung der Detektionseinheit des Schrittmachers durch elektrische Signale nicht erfolgt. Auch im Anschluß an einen Detektionsvorgang („reset" des Basisintervalls) ist die Triggerung des Bedarfsschrittmachers, d.h. die Detektion eines weiteren elektrischen Signals für eine bestimmte Zeit nicht möglich, so daß eine poststimulatorische und eine postdetektorische Refraktärzeit von unterschiedlicher Dauer gemessen werden können (Abb. 35). Die poststimulatorische Refraktärzeit ist ca. 300 bis 400 ms lang; während dieses Intervalls wird die Auslösung der Detektionseinheit des Schrittmachers durch Schrittmachernachpotentiale, durch T- oder P-Wellen oder durch Polarisationsvorgänge im Elektroden-Myokard-Interface verhindert.

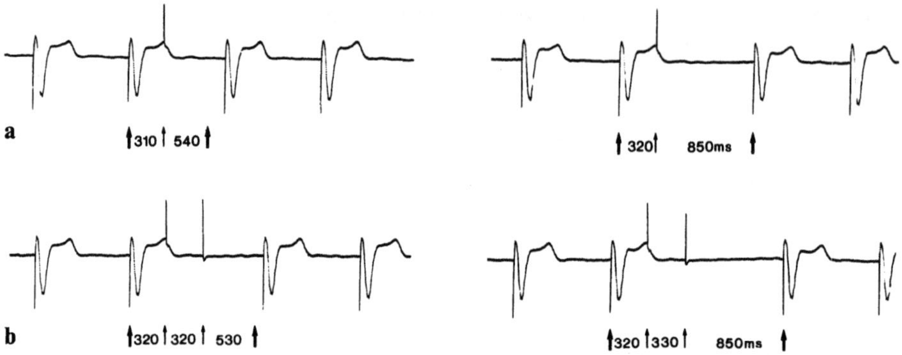

Abb. 35a, b. Messung der Refraktärzeit des implantierten Schrittmachers durch gekoppelte Brustwandstimulation mit einem externen Universalstimulator. **a** Poststimulatorische Refraktärzeit: Bei einem Kopplungsintervall von 310 ms erfolgt keine Detektion des Signals *(links)*. Bei einem Kopplungsintervall von 320 ms ist die Refraktärzeit überschritten, es resultiert ein reset des Zeitgebers (850 ms). **b** Ein zweiter Stimulus wird detektiert, wenn der Abstand zum vorausgehenden Signal mindestens 320 ms beträgt: postdetektorische Refraktärzeit

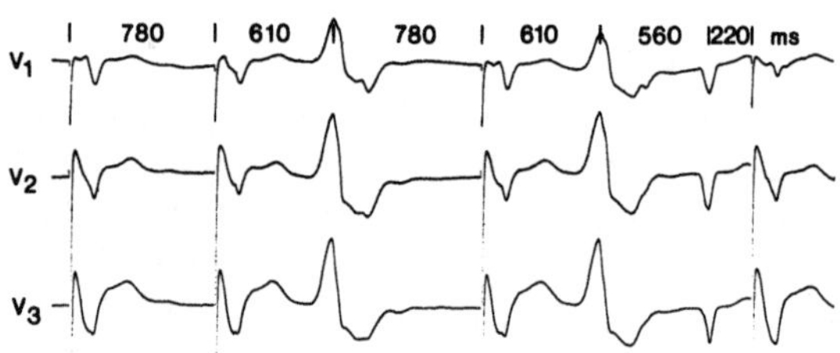

Abb. 36. Postdetektorische Refraktärzeit. V_1, V_2, V_3: Wilson-Ableitungen. Bei Einfall zweier ventrikulärer Extrasystolen wird die zweite nicht detektiert, da sie innerhalb der postdetektorischen Refraktärperiode des Schrittmachers (560 ms) liegt: Der nachfolgende Schrittmacherstimulus fällt frühzeitig (220 ms) in die Erregungsrückbildungsphase der ventrikulären Extrasystole ein

Die Messung der poststimulatorischen Refraktärzeit kann mit Hilfe eines externen triggerbaren Schrittmachers mit wählbarer Verzögerung der Impulsabgabe über Brustwandelektroden durchgeführt werden (Abb. 35). Die Refraktärzeit mancher Schrittmacher ist abhängig von der Impulsamplitude des externen Schrittmachers. Mitunter fällt bei dieser Untersuchung eine inkomplette Rückstellung des Zeitgebers mit verkürztem Stimulationsintervall auf. Die postdetektorische Refraktärzeit kann gemessen werden, indem an den ersten Triggerimpuls ein zweiter mit variabler Verzögerung angekoppelt wird und der Abstand zwischen beiden so lange vergrößert wird, bis der zweite Triggerimpuls vom internen Schrittmacher detektiert wird. Der Abstand zwischen dem ersten Triggerimpuls und dem folgenden Impuls des implantierten Schrittmachers stellt dann die Summe aus postdetektorischer Refraktärzeit und Schrittmachergrundzyklus dar. Die Bestimmung der Refraktärzeit des Schrittmachers hat für die Funktionskontrolle von Schrittmachern keine große Bedeutung erlangt. Sie ist jedoch für das Verständnis der Genese schrittmacherbedingter Arrhythmien von Relevanz (Abb. 36).

Literatur

Adams R (1827) Cases of diseases of the heart accompanied with pathological observations. Dublin Hosp Rep Communic in Med Surg 4:353

Aldini J (1804) Essai théorique et expérimental sur le galvanisme avec une série d'expériences. Fournier, Paris

Aroesty JM, Cohen SI, Morkin E (1974) Bradycardia-tachycardia syndrome: Results in 28 patients treated by combined pharmacologic therapy and pacemaker implantation. Chest 66:257

Azulay A, Vagnini FJ, Saha CK, Frantz SL (1979) Permanent prophylactic ventricular demand pacing with VVI extended negative rate/hysteresis. In: Meere C (ed) Proceedings of the VIth World Symposium on Cardiac Pacing. Pacesymp, Montreal, Canada

Bahl OP, Ferguson TB, Oliver GC, Parker BM (1971) Treatment of carotid sinus syncope with demand pacemaker. Chest 59:262

Barold SS (1972) Double reset of demand pacemakers. Am Heart J 84:262

Barold SS, Gaidula JJ (1971) Evaluation of normal and abnormal sensing function of demand pacemakers. Am J Cardiol 28:201

Barold SS, Ong LS, Falkoff MD, Heinle RA (1982) Programmable pacemakers: Clinical indications. In: Barold SS, Mugica J (eds) The third decade of cardiac pacing. Futura, Mount Kisco, New York

Beck OA, Hochrein H (1976) Die passagere Schrittmacherbehandlung beim akuten Herzinfarkt. Med Welt 27:683

Berger R, Jacobs W (1979) Myopotential inhibition of demand pacemakers: etiologic, diagnostic, and therapeutic considerations. PACE 2:596

Berkovits VB (1969) Demand pacing. Ann NY Acad Sci 167:891

Beyer J, Schaudig A, Thurmayr R, Zimmermann M (1978) Zur Zuverlässigkeit intrakardialer Schrittmachersonden unter Berücksichtigung elektrophysiologischer und mechanischer Kriterien. Herz/Kreisl 10:484

Bisping HJ, Irnich W (1976) Beeinflussung von implantierten Herzschrittmachern durch Fernseh- und Rundfunkgeräte. Dtsch Med Wochenschr 101:668

Bisping HJ, Kreuzer J, Birkenheier H (1980) Three-year clinical experience with a new endocardial screw-in lead with introduction protection for use in the atrium and ventricle. PACE 3:424

Brown RW, Hunt D, Sloman JG (1969) The natural history of atrioventricular conduction defects in acute myocardial infarction. Am Heart J 78:460

Büchner Ch, Drägert W (1973) Schrittmachertherapie des Herzens. Mannheimer Morgen

Buffet J, Gautier JP, Jacquet JP (1982) The Software pacemaker – Feasibility of recording pacemaker. In: Barold SS, Mugica J (eds) The third decade of cardiac pacing. Futura, Mount Kisco, New York

Castberg T (1977) Complications from the pacemaker pocket. Acta Med Scand [Suppl] 596:51

Chardack WM (1964) A myocardial electrode for long-term pacemaking. Ann NY Acad Sci 111:893

Chatterjee K, Harris A, Leatham A (1969) The risk of pacing after infarction and current recommendations. Lancet II:1061

Coumel P, Mugica J, Barold SS (1975) Demand pacemaker arrhythmias caused by intermittent incomplete electrode fracture. Am J Cardiol 36:105

Cranefield PF (1975) The conduction of the cardiac impulse. Futura, Mount Kisco, New York

Davies AB, Stephens MR, Davies AG (1979) Carotid sinus hypersensitivity in patients presenting with syncope. Br Heart J 42:583

Day HW (1968) Acute coronary care – a five year report. Am J Cardiol 21:252

Dodinot B, Saulnier JP, Neimann JL (1973) Electrocardiographic problems related to long term ventricular cardiac pacing. In: Thalen HJTh (ed) Cardiac pacing. Van Gorcum, Assen, The Netherlands
Doenecke P, Bette L, Harbauer G, Hoffmann W, Hofmeister G, Schieffer H (1972) Verminderung der Dislokationshäufigkeit durch Verwendung neuentwickelter transvenöser Schrittmacherelektroden. Z Kreisl Forsch 61:887
Edhag O, Swahn A (1976) Prognosis of patients with complete heart block or arrhythmic syncope who were not treated with artificial pacemakers. Acta Med Scand 200: 447
Effert S, Irnich W (1977) Schrittmacherrasen unter Hochfrequenz-Therapie. Dtsch Med Wochenschr 102:909
Elmquist R, Senning A (1960) An implantable pacemaker for the heart. In: Smyth CN (ed) Med Electronics 2. Int Conf Paris 1959, London
Escher DJW (1976) The use of artificial pacemakers in acute myocardial infarction. In: Chung EK (ed) Controversy in cardiology. Springer, New York Heidelberg Berlin
Fischer J, Reutter FW, Engel UR, Sege D, Gessner U (1976) Komplikationen endokardialer und epimyokardialer Elektroden bei 171 Patienten mit Herzschrittmachern. Schweiz Med Wochenschr 106:1574
Franke H (1963) Über das Carotis-Sinus-Syndrom und den sogenannten hyperaktiven Carotis-Sinus-Reflex. Schattauer, Stuttgart
Friedberg CK, Cohen H, Donoso E (1968) Advanced heart block as a complication of acute myocardial infarction. Prog Cardiovasc Dis 10:466
Friedberg HD, Lillehei RC, Mosharraffa M (1977) Long life pacemakers; 3-year study of Cardiac Pacemakers Inc., lithium pulse generators. In: Watanabe Y (ed) Cardiac pacing. Excerpta Medica, Amsterdam Oxford
Funke HD (1978) Die optimierte sequentielle Stimulation von Vorhof und Kammer – ein neuartiges Therapiekonzept zur Behandlung bradykarder Dysrhythmien. Herz/ Kreisl 10:479
Funke HD (1982) Cardiac pacing with the universal DDD pulse generator: Technological and electrophysiological considerations. In: Barold SS, Mugica J (eds) The third decade of cardiac pacing. Futura, Mount Kisco, New York
Funke HD, Schaldach M (1977) Eine einfach und zuverlässig im Vorhof anzubringende Herzschrittmacher-Elektrode. Dtsch Med Wochenschr 102:819
Furman S, Hurzeler T, Mehra R (1977) Cardiac pacing and pacemakers. IV. Threshold of cardiac stimulation. Am Heart J 94:115
Gadermann E, Heinz N, Saegler J (1973) Die Synkopen des Carotissinus-Syndroms und ihre Behandlung. Internist 14:502
Gebhardt U, Irnich W (1979) Störbeeinflussung von Herzschrittmachern durch Diathermie gemessen an verschiedenen Stimulationsmodellen. Biomed Tech (Berlin) 24:10
Ginks W, Leatham A, Siddons H (1979) Prognosis of patients paced for chronic atrioventricular block. Br Heart J 41:633
Graf H (1974) 200 Jahre elektrische Herzwiederbelebung. Electromedica 5:157
Greatbatch W, Piersma B, Shannon FD, Cathoon FW (1969) Polarisation phenomena relating to physiological electrodes. Ann NY Acad Sci 167:722
Grendahl H, Sivertssen E (1969) Endocardial pacing in acute myocardial infarction. Acta Med Scand 186:21
Greven G, Kley HK, Humann H (1972) Bifaszikuläre Blockformen als Vorstufe eines totalen AV-Blocks. Med Klin 67:1548
Grögler FM (1975) Reizschwellenveränderungen bei chronischer transvenöser Herzstimulierung. Langenbecks Arch Chir [Suppl] 35:8
Guize L, Zacouto F (1972) Conception et principe du pacemaker orthorythmique. Collection „Progrès de l'Homme", 16 rue de la Convention, Paris 15ème, dépôt légal 2ème trim
Hacker RW, Haasis R, Dittrich H (1972) Schrittmachertherapie beim spontanen vagalkardialen hypersensitiven Karotissinussyndrom. Med Welt 23:1971
Härtel G, Talvensaari T (1975) Treatment of sinoatrial syndrome with permanent cardiac pacing in 90 patients. Acta Med Scand 198:341

Han J (1973) Ventricular vulnerability to fibrillation. In: Dreifus LS, Likoff W (eds) Cardiac arrhythmias. Grune & Stratton, New York

Han J, Millet D, Chizzonitti D, Moe GK (1966) Temporal dispersion of recovery of excitability in atrium and ventricle as a function of heart rate. Am Heart J 71:481

Hartlaub J (1982) Pacemaker of the future. In: Barold SS, Mugica J (eds) The third decade of cardiac pacing. Futura, Mount Kisco, New York

Hecht H, Kossmann CE, Childers RW, Langendorf R, Lev M, Rosen KM, Pruitt RD, Truex RC, Uhley HN, Watt TB (1973) Atrioventricular and ventricular conduction. Am J Cardiol 31:232

Heinz H, Luckmann E, Saegler J, Westermann KW (1971) Schrittmachertherapie des Karotis-Sinus-Syndroms. Wiederbelebung, Organersatz und Intensivmedizin 8:1

Hyman AF (1932) Resuscitation of the stopped heart by intracardiac therapy. Arch Intern Med 50:283

Irnich W, Bleifeld W, Effert S (1972) Permanente transvenöse Elektrostimulation des Herzens mit einer myokardial-fixierten Elektrode. Thoraxchirurgie 20:440

Irnich W, Parsonnet V, Myers GH (1979) Compendium of pacemaker technology II. Definitions and glossary (part II). PACE 2:634

Jones SL (1976) Electromagnetic field interference and cardiac pacemakers. Phys Ther 56:1013

Julian DG, Valentine PA, Miller GG (1964) Disturbances of rate, rhythm, and conduction in acute myocardial infarction: A prospective study of 100 consecutive unselected patients with the aid of electrocardiographic monitoring. Am J Med 37:915

Kleinert M (1974) Zum Karotissinus-Syndrom und seine Behandlung mit QRS-programmierten Schrittmachern. Herz/Kreisl 6:387

Kleinert M (1977) Five-year clinical experiences with different permanent atrial electrodes. Herz/Kreisl 9:435

Kleinert M, Beer P (1977) Sinusknoten-Syndrom: Permanente Kammer- vs. Vorhofstimulation. Herz/Kreisl 9:701

Kleinert M, Bock M, Wilhelm F (1977) Einjährige Erfahrungen mit einer neuen Vorhofelektrode (J-Version) an 53 Patienten. Z Kardiol 66:66

Krishnaswami V, Geraci AR (1975) Permanent pacing in disorders of sinus node function. Am Heart J 89:579

Kulbertus HE (1973) The magnitude of risk of developing complete heart block in patients with LAD-RBBB. Am Heart J 86:278

Lagergren H, Johansson L (1963) Intracardiac stimulation for complete heart block. Acta Chir Scand 125:562

Lassers BW, Julian DG (1968) Artificial pacing in the management of complete heart block complicating acute myocardial infarction. Br Med J 2:142

Levander-Lindgren M (1978) ECG survey of various pacemaker modes. In: Thalen HJTh, Harthorne JW (eds) To pace or not to pace. Controversial subjects in cardiac pacing. Nijhoff, The Hague Boston London

Levites P, Haft JI (1974) Significance of first degree heart block (prolonged P–R interval) in bifascicular block. Am J Cardiol 34:259

Lévy S, Gérard R, Jausserau JM, Boyer C et al. (1979) Long-term results of permanent atrioventricular sequential demand pacing. PACE 2:175

Luceri RM, Furman S, Hurzeler P, Escher DJW (1976) Threshold behaviour in long-term ventricular pacing. Circulation [Suppl II] 54:32

Lüderitz B (1978) Fortschritte in der Differentialdiagnostik bradykarder Rhythmusstörungen. Internist 19:207

Lüderitz B (1980) Elektrische Stimulation des Herzens. Springer, Berlin Heidelberg New York

Lüderitz B (1981) Therapie der Herzrhythmusstörungen. Springer, Berlin Heidelberg New York

Lüderitz B, Steinbeck G, Naumann d'Alnoncourt C, Rosenberger W (1978) Relevance of diagnostic atrial stimulation for pacemaker treatment in sinoatrial disease. In: Bonke FIM (ed) The sinus node, structure, function and clinical relevance. Nijhoff, The Hague

Meyer AJ, Freuhan CT, Delmonico JE (1974) The pacemaker twiddler's syndrome. J Thorac Cardiovasc Surg 67:903
Nathan D, Center S, Wu C, Keller JW (1962) Synchronization of the ventricle and atrium in complete heart block by a self-contained implantable pacer. Circulation 26:767
Naumann d'Alnoncourt C, Lüderitz B (1977) Technischer Entwicklungsstand elektrischer Herzschrittmacher. Herz/Kreisl 9:728
Naumann d'Alnoncourt C, Beyer J, Lüderitz B (1978) Therapie von tachysystolischen Arrhythmien durch implantierbare Schrittmachersysteme. Intensivmedizin 15:196
Naumann d'Alnoncourt C, Lüderitz B (1979a) Diagnostic and therapeutic pacing in tachycardias by implantable pacemakers. In: Meere C (ed) Proceedings of the VIth World Symposium on Cardiac Pacing. Pace Symp, Montreal
Naumann d'Alnoncourt C, Lüderitz B (1979b) Grundlagen der Elektrostimulation. In: Lüderitz B Elektrische Stimulation des Herzens. Diagnostik und Therapie kardialer Rhythmusstörungen. Springer, Berlin Heidelberg New York
Naumann d'Alnoncourt C, Lüderitz B (1979c) Bradykarde Rhythmusstörungen. In: Lüderitz B Elektrische Stimulation des Herzens. Diagnostik und Therapie kardialer Rhythmusstörungen. Springer, Berlin Heidelberg New York
Nordeck E, Buckesfeld R, Kirchhoff PG, Neubaur J (1975) Elektrodenbedingte Komplikationen bei Herzschrittmachertherapie. Dtsch Med Wochenschr 100:1282
Ogawa S, Dreifus LS, Shenoy PN, Brockman SK, Berkovits BV (1978) Hemodynamic consequences of atrioventricular and ventriculoatrial pacing. PACE 1:8
Ohm OJ (1972) Displacement and fracture of pacemaker electrode during physical exertion. Acta Med Scand 192:33
Ohm OJ (1979) The interdependence between electrogram, total electrode impendance necessary to obtain adequate functioning of demand pacemakers. PACE 2:465
Ohm OJ (1980) Demand failures occurring during permanent pacing in patients with serious heart disease. PACE 3:44
Ollendorff F (1976) Über induktive Störungen am Herz-Taktgeber. Elektrotechn Z 97:113
Paeprer H, Thormann I, Nasseri M (1977) Cardiac pacing in the sick sinus syndrome. In: Watanabe Y (ed) Cardiac pacing. Excerpta Medica, Amsterdam Oxford
Parsonnet V, Zucker IR, Gilbert L, Rothfeld EI, Brief DK, Alpert J (1967) An evaluation of transvenous pacing of the heart in complete heart block following acute myocardial infarction. J Med Sci 3:306
Paulk EA, Hurst JW (1966) Complete heart block in acute myocardial infarction: A clinical evaluation of the intracardiac bipolar catheter pacemaker. Am J Cardiol 17:695
Porstmann W, Witte J, Dressler L et al. (1972) P-wave synchronous pacing using an anchored atrial electrode, implanted without thoracotomy. Am J Cardiol 30:72
Preston TA, Preston AW (1978) The automatic rate adjustment pacemaker. The possibility of rate hysteresis. PACE 1:178
Probst P (1975) Die Indikation zur prophylaktischen Schrittmacherimplantation bei hochgradigen atrioventrikulären Überleitungsstörungen. Z Kardiol 64:926
Restieaux N, Bray C, Bullard H, Murray M, Robinson J, Brigden W, McDonald L (1967) 150 patients with cardiac infarction treated in a coronary unit. Lancet 1:1285
Rettig G, Schieffer H, Doenecke P, Flöthner R, Drews H, Bette L (1975) Langzeitprognose bei Schrittmacherpatienten. Herz/Kreisl 7:497
Rickards AF (1979) Pacing modes and related hemodynamics. In: Thalen HJTH (ed) Fundamentals of cardiac pacing. Nijhoff, The Hague Boston London
Rokseth R, Hatle L (1974) Prospective study on the occurrence and management of chronic sinoatrial disease, with follow-up. Br Heart J 36:582
Rosen KM, Loeb HS, Sinno MZ, Rahimtoola SH, Gunnar RM (1971) Cardiac conduction in patients with symptomatic sinus node disease. Circulation 43:836
Rosenbaum MB, Elizari MV, Kretz A, Taratuto AL (1970) Anatomical basis of AV conduction disturbances. In: Sandoe E, Flensted-Jensen, Olesen KH (eds) Cardiac arrhythmias. Astra, Elsinore

Schaldach M (1969) Fortschritte in der Schrittmachertherapie. Verh Dtsch Ges Kreislaufforsch 35:268
Schaudig A, Zimmermann M, Thurmayr R, Beyer J (1977) Komplikationen der Schrittmachertherapie. Internist 18:25
Schulten KH, Mesnil de Rochemont W du, Jochem W, Baldus O, Grosser KD, Behrenbeck DW (1975) Störung der Schrittmacherstimulation durch Rotation der Batterie (Pacemaker-Twiddler's-Syndrome). Med Welt 26:1406
Scott ME, Geddes JS, Patterson GC, Adgey AA, Pantridge F (1967) Management of complete heart block complicating myocardial infarction. Lancet II:1382
Seipel L, Pietrek G, Körfer R, Loogen F (1977) Prognose nach Schrittmacherimplantation. Internist 18:21
Shaw DB Holman RR, Gowers J (1980) Survival in sinoatrial disorder (sick sinus syndrome). Br Med J 280:139
Siddons H, Davies JG (1963) A new technique for internal cardiac pacing. Lancet 2:1204
Siddons H, Nowak K (1975) Surgical complications of implanting pacemakers. Br J Surg 62:69
Sigler LH (1933) Clinical observations on the carotis sinus reflex. Am J Med Sci 186:118
Simon AB, Zloto AE (1978) Atrioventricular block: Natural history of permanent ventricular pacing. Am J Cardiol 41:500
Simon AB, Steinke WE, Curry JJ (1972) Atrioventricular block in acute myocardial infarction. Chest 62:156
Skagen K, Hansen JF (1975) The long-term prognosis for patients with sinoatrial block treated with permanent pacemaker. Acta Med Scand 199:13
Smyth NPD, Tajan PP, Chernoff E, Baker N (1976) The significance of electrode surface area and stimulating thresholds in permanent cardiac pacing. J Thorac Cardiovasc Surg 71:559
Sowton E (1977) Energy sources for pacemakers. In: Watanabe Y (ed) Cardiac pacing. Excerpta Medica, Amsterdam Oxford
Strödter D, Mulch J, Wick E (1977) Erfahrungen mit neuen transvenösen Schraubelektroden. Herz/Kreisl 9:955
Sutton R, Citron P (1979) Electrophysiological and haemodynamic basis for application of new pacemaker technology in sick sinus syndrome and atrioventricular block. Br Heart J 41:600
Sutton R, Chatterjee K, Leathem A (1968) Heart block following acute myocardial infarction. Lancet II:645
Sutton R, Perrins J, Citron P (1980) Physiological cardiac pacing. PACE 3:207
Tarjan P (1973) Engineering aspects of implantable cardiac pacemakers. In: Samet P (ed) Cardiac pacing. Grune & Stratton, New York
Tyers GFO, Larrien AJ, Nishimura A, Williams EH, Kurusz M, Brownlee RR (1980) Suppression of a demand pacemaker in the presence of redundant transvenous right ventricular leads. PACE 3:84
Vera Z, Klein RC, Mason DT (1979) Recent advances in programmable pacemakers: Considerations of advantages, longlivety and future expectations. Am J Med 66:473
Voss DM, Magnin GE (1970) Demand pacing and carotid sinus syncope. Am Heart J 79:544
Wan SH, Lee GS, Toh CCS (1972) The sick sinus syndrome. A study of 15 cases. Br Heart J 34:942
Watson CC, Goldberg MJ (1971) Evaluation of pacing for heart block in myocardial infarction. Br Heart J 33:120
Wickham GG (1977) A lithium-silver chromate powered pacer. In: Watanabe Y (ed) Cardiac pacing. Excerpta Medica, Amsterdam Oxford
Wirtzfeld A, Lampadius M, Ruprecht EO (1972) Inhibierung von Demandschrittmachern durch Muskelpotentiale. Dtsch Med Wochenschr 97:61
Wohl AJ, Laborde NJ, Atkins JM, Blomqvist CG, Mullins CB (1976) Prognosis of patients permanently paced for sick sinus syndrome. Arch Intern Med 136:406
Woie L, Aksnes EG (1972) Mortality of heart block complicating acute myocardial infarction managed without artificial pacemakers. Acta Med Scand 191:379

Yashar JJ, Kitzes DL, Arif M, Carleton RA, Goldberg M, Barnard RJ, Burnard RJ, Weyman AK, Yashar J (1980) Atrioventricular sequential pacemakers: indications, complications and long term follow-up. Ann Thorac Surg 29:91

Zacouto F, Guize L (1976) Fundamentals of orthorhythmic pacing. In: Lüderitz B (ed) Cardiac pacing, diagnostic and therapeutic tools. Springer, Berlin Heidelberg New York

Ziemssen H von (1882) Studien über die Bewegungsvorgänge am menschlichen Herzen sowie über die mechanische und elektrische Erregbarkeit des Herzens und des Nervus phrenicus, angestellt an dem freiliegenden Herzen der Catharina Serafin. Arch Klin Med 3:270

Zoll PM, Linenthal AJ (1960) Long term electric pacemakers for Stokes-Adams-disease. Circulation 20:341

KAPITEL 9B

Tachykarde Rhythmusstörungen

B. LÜDERITZ

Mit 39 Abbildungen und 5 Tabellen

Einleitung

Tachykarde Rhythmusstörungen gehören zu den gefürchteten Komplikationen zahlreicher Erkrankungen und sind häufig Ursache eines letalen Krankheitsverlaufs. Hierbei sind die Arrhythmien naturgemäß nicht ihrer selbst wegen therapiepflichtig, sondern wegen ihrer hämodynamischen Auswirkungen; d.h. der kritischen Verminderung der Herzauswurfleistung wegen, bei Überschreitung einer bestimmten Herzfrequenz. Als gravierende und damit therapiebedürftige tachykarde Rhythmusstörungen gelten die atriale Tachykardie – speziell in der paroxysmalen Form mit AV-Blockierung bei Digitalisintoxikation –, AV-Knotentachykardien, Vorhofflattern (mit der Gefahr der 1:1-Überleitung) sowie Vorhofflimmern mit hoher Kammerfrequenz; ventrikuläre Extrasystolen, insbesondere bei salvenartigem Auftreten und bei frühzeitigem Einfall, können Vorläufer einer ventrikulären Tachykardie sein; Kammerflattern und Kammerflimmern stellen als Ausdruck eines hämodynamischen Kreislaufstillstands eine vital bedrohliche Situation dar.

Die klinische Relevanz der Tachyarrhythmien macht meist ein sofortiges therapeutisches Eingreifen erforderlich. Neben der konventionellen medikamentösen Behandlung haben besonders in der Notfalltherapie elektrotherapeutische Maßnahmen heute ihren festen Platz. Dies gilt für die Defibrillation bei Kammerflimmern ebenso wie neuerdings für die Elektrostimulation bei bestimmten Formen repetitiver supraventrikulärer und ventrikulärer Tachykardien (vgl. Tabelle 1) (LÜDERITZ 1981).

Zur Pathogenese tachykarder Rhythmusstörungen s. Kap. 2B.

A. Elektroschock

a) Prinzip

Die Terminierung tachykarder Rhythmusstörungen durch einen transthorakal applizierten Stromstoß wird als Elektrokonversion (Elektrokardioversion, Elektroreduktion) bezeichnet. Bei Vorliegen von Vorhofflimmern und Kammerflimmern spricht man von Defibrillation. Das nunmehr seit etwa 20 Jahren weltweit verbreitete Verfahren verdankt seine routinemäßige klinische Anwendung im wesentlichen den Untersuchungen von LOWN et al. (1962, 1963), die experimen-

Tabelle 1. Elektrotherapie tachykarder Rhythmusstörungen

Indikationen	Methoden
I. *Elektroschock*	I. *Elektroschock*
Vorhofflimmern	Defibrillation
Vorhofflattern	Kardioversion
Supraventrikuläre Tachykardie	
Kammertachykardie	
Kammerflimmern	
II. *Schrittmacherstimulation*	II. *Schrittmacherstimulation*
Vorhofflattern	„overdrive pacing"
Supraventrikuläre Tachykardie	Kompetitive Stimulation:
(Präexzitationssyndrome)	– Fixes Kopplungsintervall
Ventrikuläre Extrasystolie	– Frequenzbezogenes Kopplungsintervall
Kammertachykardie	– Progressives Kopplungsintervall
	– Randomisiertes Kopplungsintervall
	Hochfrequenzstimulation

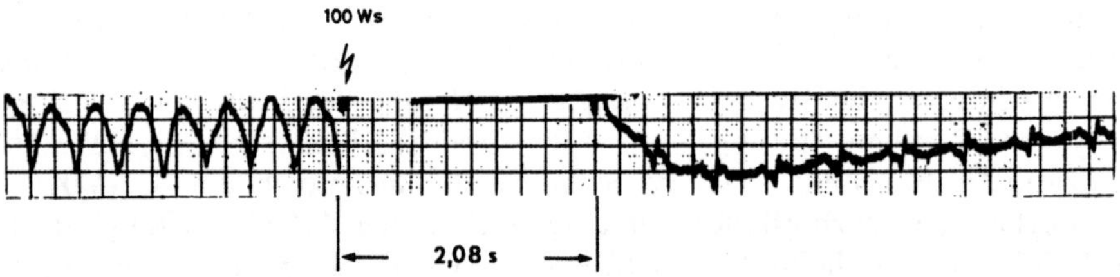

Abb. 1. Elektrokonversion einer Kammertachykardie. Eine Kondensatorentladung von 100 Ws stellt wieder Sinusrhythmus her. Der erste normale QRS-Komplex erscheint nach einer asystolischen Pause von 2,08 s (LOWN 1962)

tell und klinisch zeigen konnten, daß durch kurze intensive Gleichstromstöße Vorhof- und Kammertachykardien ohne wesentliche Komplikationen beseitigt werden können. Bei rhythmisch schlagendem Herzen beinhaltet ein Stromstoß in der Phase der Kammerrepolarisation die Gefahr der Auslösung von Kammerflimmern. Von LOWN wurde daher ein R-zackengesteuerter Defibrillator entwikkelt, der die sichere Applikation des Elektroschocks außerhalb der gefährlichen Kammerrepolarisationsphase gewährleistet (Abb. 1).

Nach Untersuchungen von ANTONI (1972b) kann als Wirkungsmechanismus der elektrischen Defibrillation eine synchrone Reizung aller nichtrefraktären Myokardbezirke angenommen werden. Es kommt darauf an, daß der gesamte Myokardzellverband gleichzeitig gereizt wird, was eine ausreichende Stromdichte in allen Teilen voraussetzt. Im nicht-refraktären Myokard treten hierbei neue Erregungen auf, die sich jedoch wegen der Depolarisation der übrigen Myokardareale nicht ausbreiten können. Somit sistiert das Flimmern, und der Sinusrhythmus kann wieder die Kontrolle über die Herzschlagfolge übernehmen. Die elektrische Unterdrückung ektopischer Automatiezentren spielt im Rahmen der Defibrillation wahrscheinlich nur eine geringe Rolle. Die elektrische Defibril-

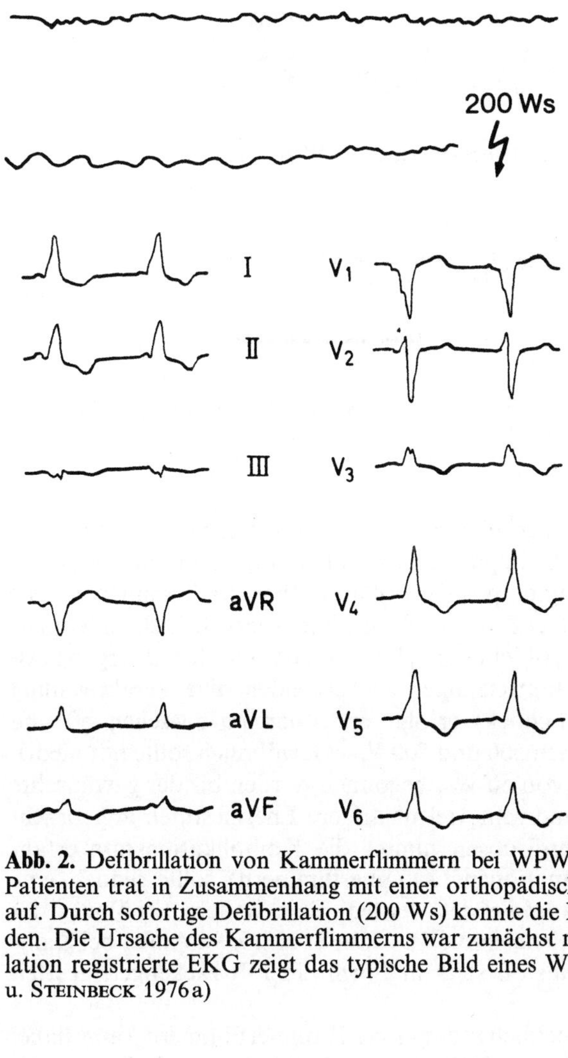

Abb. 2. Defibrillation von Kammerflimmern bei WPW-Syndrom. Bei einem 41jährigen Patienten trat in Zusammenhang mit einer orthopädischen Operation Kammerflimmern auf. Durch sofortige Defibrillation (200 Ws) konnte die Rhythmusstörung terminiert werden. Die Ursache des Kammerflimmerns war zunächst nicht bekannt. Das nach Defibrillation registrierte EKG zeigt das typische Bild eines WPW-Syndroms Typ B (LÜDERITZ u. STEINBECK 1976a)

lation ist um so aussichtsreicher, je homogener der elektrische Strom einwirken kann (ANTONI 1972b).

b) Anwendung

Die elektrische Defibrillation wird angewandt im Rahmen der Reanimation bei Kammerflimmern. Die Elektrokonversion, die charakterisiert ist durch R-synchronisierte Abgabe des Stromstoßes und Verwendung kleinerer Stromstärken, findet Anwendung bei bedrohlichen Tachykardien (Notkardioversion) und als geplante Konversion (zum Zeitpunkt der Wahl) von Vorhofflimmern und Vorhofflattern (s. Abb. 2, 3).

Der Elektroschock wird gemeinhin in Kurznarkose [z.B. 500 mg Propanidid (Epontol) oder 10 mg Diazepam (Valium) i.v.; maximal 20 mg Valium i.v.] durchgeführt. Diazepam führt meist nicht zu einem vollkommenen Bewußtseins-

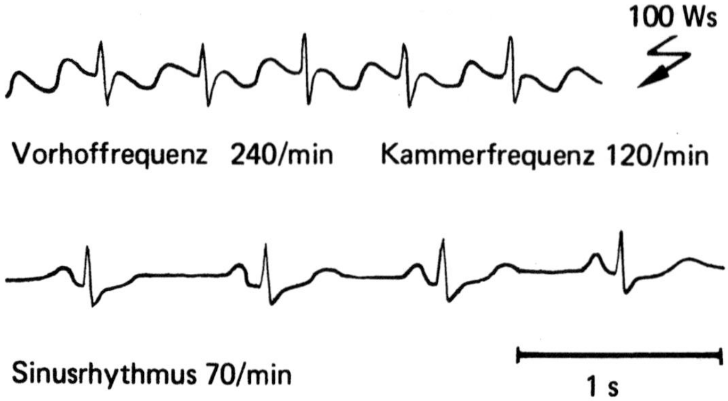

Abb. 3. Elektrische Defibrillation von Vorhofflattern mit 2:1-Überleitung (100 Ws); anschließend besteht regelmäßiger Sinusrhythmus (AVENHAUS 1975)

verlust, bedingt jedoch in der Regel eine retrograde Amnesie. Beim bewußtlosen Patienten unter Reanimationsbedingungen entfällt naturgemäß eine Narkose. Zur Prophylaxe hypoxiebedingter postdefibrillatorischer Arrhythmien ist die Gabe von Sauerstoff sinnvoll. Der Stromstoß wird über spezielle Elektrodenplatten appliziert, die mit Elektrolyt-Gel beschichtet werden, um den Übergangswiderstand zu reduzieren und Hautreizungen zu vermeiden. Die Verabreichung von Gleichstromstößen (DC-Schock) erfolgt mit Energien zwischen 50 und 100 Ws bei Spannungen zwischen 500 und 700 V. – Gewöhnlich sollte mit niedrigen Energiestufen, ausgehend von 50 Ws, begonnen werden bis der gewünschte Erfolg eintritt. Bei Kindern sind sehr viel niedrigere Energiestufen angebracht (20–50 Ws). Bei höheren Energiedosen nimmt die Komplikationsrate erfahrungsgemäß zu. In Notfallsituationen (Kammerflimmern) sollte jedoch eine hohe Energiestufe (400 Ws) angewendet werden. Eine weitere Erhöhung der Energiedosis erscheint jedoch nicht sinnvoll (ADGEY et al. 1979). Außer bei Kammerflimmern erfolgt der Stromstoß stets in Form einer R-zackengetriggerten Kondensatorentladung.

Der Erfolg der Elektroschockbehandlung bei Kammerflimmern kann dabei sehr variieren. Im Einzelfall wird die Effizienz des Verfahrens durch die zeitliche Verzögerung bis zur Durchführung des ersten Elektroschocks (Abb. 4), ferner durch Azidose und Hypoxie nachteilig beeinflußt. Keine signifikanten Auswirkungen auf den Erfolg der Defibrillation scheinen Körpergewicht, Herzgewicht sowie die Energiedosis/kg Körpergewicht bzw. pro Gramm Herzgewicht zu haben (KERBER u. SARNAT 1979).

Patienten mit akutem Myokardinfarkt und primärem Kammerflimmern oder ohne Koronarkrankheit lassen sich leichter defibrillieren als solche mit akutem Myokardinfarkt und sekundärem Kammerflimmern ohne Koronarkrankheit. Terminales (agonales) Kammerflimmern ist naturgemäß schwerer zu beeinflussen als Kammerflimmern unter anderen klinischen Bedingungen (GASCHO et al. 1979).

Bei Kammertachykardien beträgt die Erfolgsquote der Elektrokonversion bis zu 97% (RESNEKOW 1973). Bei der Elektrokonversion von Vorhoftachykar-

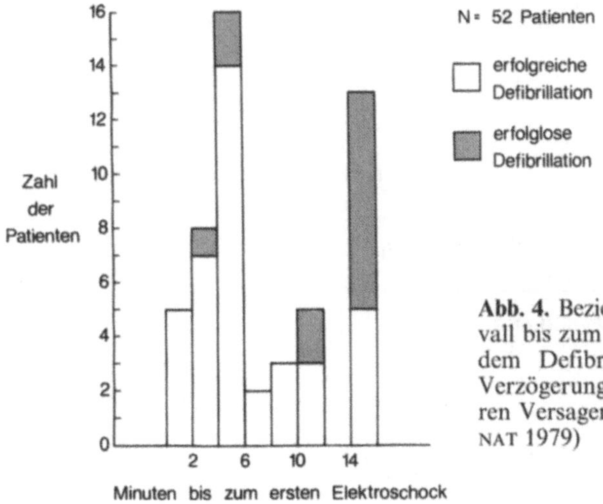

Abb. 4. Beziehung zwischen dem Zeitintervall bis zum ersten DC-Elektroschock und dem Defibrillationserfolg. Eine zeitliche Verzögerung geht mit einer deutlich höheren Versagerquote einher (KERBER u. SARNAT 1979)

dien ist zu beachten, daß kurz zuvor gegebene Antiarrhythmika unmittelbar nach dem Elektroschock zu Asystolie bzw. kritischer Bradykardie führen können. Hier sollte für eine sofortige Schrittmacherstimulation Sorge getragen werden. Bei Vorhofflattern liegt der Soforterfolg der Elektrokonversion über 90%. Nach 2 Jahren besteht nur noch bei etwa 40% der Patienten ein Sinusrhythmus (KÄGI et al. 1969) (Abb. 5). Bei Vorhofflimmern sollte eine Defibrillation grundsätzlich nur dann vorgenommen werden, wenn Aussicht auf eine erfolgreiche Rhythmisierung besteht. Bei einem seit mehr als 5 Jahren bestehenden Vorhofflimmern, vor einer geplanten Herzoperation und bei erheblicher linker Vorhofdilatation sowie im höheren Lebensalter sollte von einem Konversionsversuch Abstand genommen werden. Als Kontraindikationen gelten Hypokaliämie und Digitalisintoxikation, da hierbei infolge der Erniedrigung der Flimmerschwelle die Auslösung von Kammerflimmern möglich ist.

Die Elektrokonversion kann – wie die klinische Erfahrung zeigt – auch während der Schwangerschaft ohne fötale Schädigung angewendet werden (SCHROEDER u. HARRISON 1971).

Vor jeder Elektrokonversion sollten Digitalisglykoside sicherheitshalber abgesetzt werden. Ferner ist auf eine normale Serum-Kalium-Konzentration zu achten (s. oben). Nach unseren Erfahrungen führt eine Reanimation häufiger zur Hypokaliämie. – Eine Chinidinvorbehandlung kann die Erfolgsquote bei der Regularisierung erhöhen. Besonderer Wert ist auf die Antikoagulation zur Prophylaxe thromboembolischer Komplikationen zu legen. Wir führen bei der geplanten Defibrillation von Vorhofflimmern drei Wochen vor dem Termin eine Antikoagulation durch und setzen diese Therapie für ca. 2 Monate nach erfolgreicher Konversion fort (LÜDERITZ 1979).

c) Komplikationen

Grundsätzlich ist die Elektrokonversion bzw. Defibrillation in Relation zu ihrem klinischen Nutzen als risikoarme Methode anzusehen. – An harmlosen Kompli-

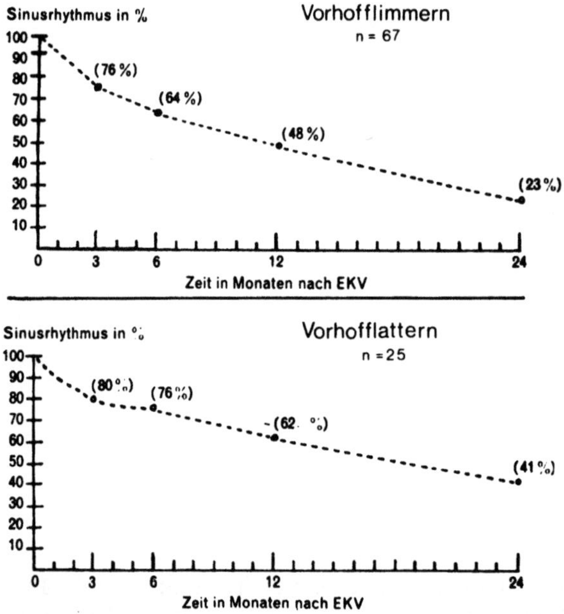

Abb. 5. Sofort- und Späterfolge nach Elektrokonversion (*EKV*). Anteil der Patienten mit Sinusrhythmus (in Prozent der gesamthaft Kontrollierten) 3, 6, 12 und 24 Monate nach erfolgreicher Erst-Elektrokonversion von Vorhofflimmern (*oben*) und Vorhofflattern (*unten*) (KÄGI et al. 1969)

kationen sind Hautreizungen bzw. Verbrennungen an den Auflageflächen der Elektroden und ein flüchtiger Anstieg der Serumenzyme (CPK, GOT, LDH) zu nennen, deren Herkunft auf die Interkostalmuskulatur bezogen wird. Von größerer klinischer Bedeutung ist das postdefibrillatorische Auftreten von Extrasystolen, Kammertachykardien oder sogar Kammerflimmern, das bei falscher Triggerung (sehr selten!) und bei Patienten, die Herzglykoside erhalten, gelegentlich beobachtet werden kann. – Das Auftreten einer Asystolie nach Elektrokonversion infolge fehlender oder unzureichender Spontanautomatie droht beim Sinusknoten-Syndrom. Die Gefahr arterieller Embolien kann durch eine effektive prophylaktische Antikoagulantientherapie vermindert werden.

d) Automatische implantierbare Defibrillatoren

In neuerer Zeit haben – zumindest an einem kleinen Patientenkollektiv – automatische implantierbare Defibrillatoren Verwendung gefunden. – Im einzelnen handelt es sich um ein Aggregat, das etwa die Ausmaße früherer Schrittmacher hat. Es wiegt 250 g bei einem Rauminhalt von 145 cm^3. Der Schrittmacher ist in Titan gefaßt und durch Laserverschweißung hermetisch verschlossen. Das Aggregat besitzt zwei defibrillierende Elektroden, von denen eine in der oberen Hohlvene am Übergang zum rechten Vorhof lokalisiert ist. Die zweite (schalenförmige) Elektrode wird extraperikardial über der Herzspitze angebracht. Das System wird durch Lithiumbatterien betrieben und hat eine geschätzte Lebensdauer von etwa 3 Jahren bzw. 100 Defibrillationsschocks. Ein Detektionssystem erkennt Kammerflattern oder Kammerflimmern über eine elektrophysiologische Funktionskontrolle des linken Ventrikels. Ein Elektroschock entspricht 25 J über 15–20 s nach Auftreten der Tachyarrhythmie. Eine Steigerung der Stärke der Elektroschocks auf 30 bzw. 35 J ist möglich.

Nach ausgedehnten tierexperimentellen Untersuchungen wurden bislang 19 Patienten – zwischen Februar 1980 und Mai 1981 – mit einem automatischen Defibrillator versehen. 4 Patienten sind zwischenzeitlich verstorben. Die bisherigen Erfahrungen scheinen ermutigend. Über die klinische Praktikabilität ist derzeit noch kein abschließendes Urteil möglich (MIROWSKI et al. 1978, 1981a, b).

B. Schrittmachertherapie bei Tachykardien

I. Einleitung

Trotz vielfältiger Vorteile stellt die Elektrokonversion bzw. Defibrillation nicht für alle medikamentös therapieresistenten tachykarden Rhythmusstörungen das Mittel der Wahl dar. Der Elektroschock ist kontraindiziert bei Digitalisvormedikation bzw. -intoxikation und Hypokaliämie sowie beim Sinusknoten-Syndrom (s. oben). Fernerhin ist die Elektrokonversion nicht zur repetitiven Anwendung geeignet. Angesichts dieser Einschränkungen gewinnt die Elektrostimulation bei entsprechender Indikation zunehmende Bedeutung. Die Schrittmachertherapie kann erfolgreich eingesetzt werden bei extrasystolischen Arrhythmien, bei Vorhofflattern, supraventrikulären und ventrikulären Tachykardien (vgl. Tabelle 2).

Bei der Anwendung der Elektrostimulation bei Tachyarrhythmien sind Stimulationsort, Stimulationsfrequenz und Dauer der Stimulation von Bedeutung. Grundsätzlich dienen die verschiedenen Stimulationsformen der Prophylaxe wie der Therapie von Tachyarrhythmien. Die Tachykardieprophylaxe setzt in aller Regel eine längerfristige Stimulation voraus in einer Frequenz, die höher ist als die Spontanfrequenz, aber niedriger als die potentiell zu supprimierende Herzschlagfolge. Die Terminierung von Tachykardien erfordert demgegenüber meist nur eine sehr kurze Stimulation von Sekunden oder Minuten Dauer (BAROLD 1975).

Tabelle 2. Antitachykarde Stimulation vs. Elektroschock (BAROLD 1975)

Vorteile:
- Keine Vollnarkose
- Geringe Patientenbelastung
- Keine postdefibrillatorischen ventr. Arrhythmien
- Digitalis: keine Kontraindikation
- Therapie digitalogener Arrhythmien
- Stimulation: schnell, einfach, wiederholbar
- Induzierbares Vorhofflimmern
- Diagnostik durch intrakardiale Ableitung

Nachteile:
- Durchleuchtung erforderlich
- Elektrodendislokation – Ventrikelirritation
- Induktion von ventr. Arrhythmie (kompetitive Stimulation)

II. Mechanismus der Stimulationstherapie tachykarder Rhythmusstörungen

Die Unterbrechung (sowie Auslösung) von Tachykardien durch Elektrostimulation bezieht sich – zumindest theoretisch – auf die Beeinflussung sog. kreisender Erregungen.

Für die Entstehung einer kreisenden Erregung müssen folgende Voraussetzungen erfüllt sein:

1. unidirektionale Blockierung des Impulses in einer oder in mehreren Herzregionen,
2. Erregungsfortleitung über eine alternative Leitungsbahn,
3. verzögerte Erregung distal der Blockierung,
4. Wiedererregung der proximal des Blocks gelegenen Bezirke (MINES 1914).

Das Auftreten einer unidirektionalen Blockierung wird begünstigt durch die bereits physiologischerweise vorhandene Inhomogenität der Depolarisation benachbarter Myokardareale (HAN u. MOE 1964), die durch funktionelle und/oder organische Veränderungen weiter zunehmen kann. Fällt eine spontane Extrasystole so vorzeitig ein oder wird sie durch elektrische Stimulation des Herzens derart induziert, daß sie auf teilweise noch refraktäres Myokard trifft (unidirektionaler Block), jedoch entlang anderer bereits wieder erregbar gewordener Myokardareale fortgeleitet wird, so kann daraus Reentry resultieren (vgl. ALLESSIE et al. 1976). Zur Perpetuierung der Erregung auf einer Kreisbahn muß gewährleiset sein, daß die Erregungsfront stets in ein Gebiet gelangt, das nicht refraktär ist. Abhängig von der Größe des Reentry-Kreises, der Leitungsgeschwindigkeit und der Refraktärzeit der beteiligten Myokardstrukturen sind bestimmte Myokardareale jeweils absolut refraktär, relativ refraktär bzw. wieder erregbar. Letzteres wird bezeichnet als sog. erregbare Lücke einer Kreiserregung. Ziel einer Elektrostimulation zur Unterbrechung einer Tachykardie durch Reentry ist nun die vorzeitige Depolarisation dieser erregbaren Lücke, die sich dann gegenüber der folgenden Kreiserregung refraktär verhält (WELLENS et al. 1972) (Abb. 6).

Der Erfolg einer Stimulation zur Unterbrechung einer Kreiserregung ist u.a. von folgenden Faktoren abhängig:

1. Tachykardiefrequenz,
2. Größe des Reentry-Kreises,
3. Entfernung zwischen Stimulationsort und Reentry-Kreis,
4. elektrophysiologische Eigenschaften des Myokards zwischen Stimulationsort und Reentry-Kreis (JOSEPHSON et al. 1978; WELLENS 1978).

Je schneller die Erregung kreist und je kleiner der Erregungskreis bis zu der Situation, daß gar keine erregbare Lücke besteht, wie im „Leading-circle"-Konzept von ALLESSIE et al. (1977), um so schwieriger ist es für den Schrittmacherimpuls, diese erregbare Lücke zu treffen. Die Unterbrechbarkeit wird ebenfalls erschwert durch eine relativ große Distanz bzw. ungünstige elektrophysiologische Eigenschaften (langsame Leitungsgeschwindigkeit, lange Refraktärzeit) zwischen Stimulationsort und Ort der kreisenden Erregung. Diese Zusammenhänge machen verständlich, warum es unmöglich sein kann, eine Tachykardie durch die Elektrostimulation zu unterbrechen, ohne daß damit ein Reentry als der der Tachykardie zugrundeliegende Mechanismus auszuschließen ist. Beweist

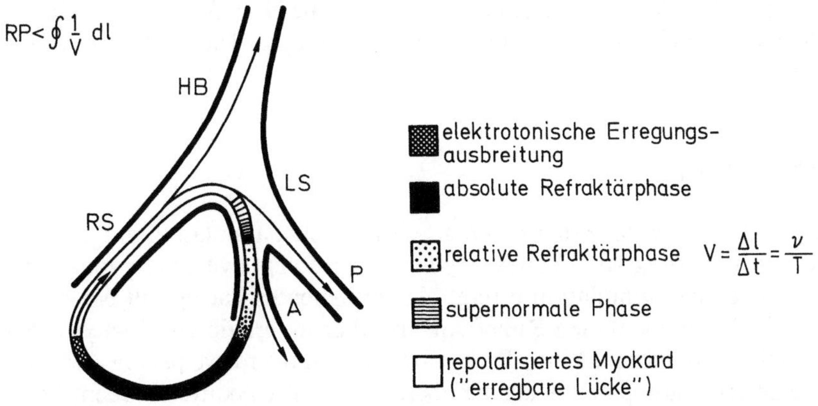

Abb. 6. Schematische Darstellung einer Reentry-Tachykardie bei antegradem Rechtsschenkelblock. *Schwarzes Areal:* Länge des absolut refraktären Teilabschnitts des Leitungswegs (Dauer von absoluter Refraktärzeit multipliziert mit Leitungsgeschwindigkeit). Die Erregung verläuft in diesem Modell über den anterioren (*A*) und posterioren (*P*) Faszikel des linken Tawara-Schenkels (*LS*) und erregt retrograd den rechten Tawara-Schenkel (*RS*). *HB* His-Bündel. Es erfolgt ein Wiedereintritt der Erregung in das linke Tawara-System vor Eintreffen der nächsten retrograd übergeleiteten Sinuserregung. Somit resultiert die Perpetuierung einer kreisenden Erregung. Hierbei ist die Refraktärperiode (*RP*) kleiner als das Kreisintegral von 1/V (*V* Leitungsgeschwindigkeit) der Kreisbahn multipliziert mit der differentiellen Weglänge der Kreisbahn (*dl*): $RP < \oint 1/V \times dl$

andererseits die Tatsache, daß es gelingt, durch geeignete Stimulationsverfahren Tachykardien zu induzieren, einen Reentry-Mechanismus?

Cranefield et al. (1973) und Wit u. Cranefield (1976) konnten in tierexperimentellen Untersuchungen zeigen, daß an verschiedenen isolierten Strukturen des Herzens unter geeigneten Inkubationsbedingungen Aktionspotentiale von unterschwelligen sog. „Nachpotentialen" (after-depolarizations) gefolgt sind. Wird in dieser Situation ein vorzeitiger Impuls elektrisch induziert, so nimmt die Amplitude dieser Nachpotentiale zu, so daß die Schwelle zu einer fortgeleiteten Erregung erreicht und „getriggerte Aktivität" induziert wird. Ebenso wie Reentry, kann „getriggerte Aktivität" auch durch vorzeitige Erregung wieder unterbrochen werden (Wit u. Cranefield 1976). Diese Befunde machen deutlich, daß mit der Reaktion auf eine Elektrostimulation Aussagen zum Pathomechanismus einer Tachykardie begrenzt sind; indirekte Beobachtungen scheinen dennoch auf die größere Bedeutung von Reentry als Ursache von Tachykardien auf supraventrikulärer und ventrikulärer Ebene hinzuweisen (Allessie u. Wit 1981; Josephson et al. 1978; Wellens 1978; vgl. Steinbeck et al. 1981b).

III. Stimulationsmethoden

Bei der antitachykarden Schrittmachertherapie kommen im wesentlichen 3 Stimulationsmethoden zur Anwendung: overdrive pacing, zur Prävention von Reentry-Phänomenen und automatischer Reizbildung sowie zur Terminierung automatischer Reizbildung, kompetitive Stimulation zur Unterbrechung einer

Tachykardie mit Hilfe eines Einzelimpulses und atriale Hochfrequenzstimulation zur Konversion von Vorhofflattern in Vorhofflimmern (s. Tabelle 1) (vgl. LÜDERITZ 1976, 1979).

1. Overdrive Pacing

Die Steigerung der Herzfrequenz durch Schrittmacherstimulation zur Prävention oder Terminierung von Tachyarrhythmien wird als „overdrive pacing" bezeichnet. Präventive Stimulation erfolgt als permanentes Pacing mit einer Frequenz oberhalb der spontanen Ruhefrequenz, aber unterhalb der Tachykardiefrequenz. Die Terminierung einer Tachykardie durch overdrive pacing erfordert dagegen eine Stimulationsfrequenz, die oberhalb der Tachykardiefrequenz liegt; die Stimulationsdauer beträgt einige Sekunden, kann aber auch im Bereich von Minuten liegen.

Overdrive pacing kann im Vorhof oder im Ventrikel angewendet werden. Bei der präventiven Stimulation ist – bei intakter atrioventrikulärer Überleitung – die permanente atriale Stimulation zur Prophylaxe ventrikulärer Ektopien denkbar. Vorteile sind Erhaltung des atrialen Transportmechanismus sowie Vermeidung von mechanischer Irritation des Ventrikels, zwei Gesichtspunkte, die zumindest bei intermittierender antitachykarder Schrittmachertherapie bei akuten Herzerkrankungen eine Rolle spielen dürften.

Eine Vielzahl theoretischer Überlegungen und experimenteller Befunde werden zur Erklärung der Prävention und Terminierung von Tachyarrhythmien durch overdrive pacing herangezogen:

1. Die Verkürzung der Diastolendauer setzt die statistische Wahrscheinlichkeit des Auftretens anfallsauslösender Extrasystolen herab.

2. Die Steigerung der Herzfrequenz führt zu einer Zunahme der Schwelle der Auslösung fortgeleiteter Aktionspotentiale in Purkinje-Fasern (TEN EICK et al. 1968).

3. Elektrogener Natriumefflux nimmt bei steigender Stimulationsfrequenz in Purkinje-Fasern zu, erhöht das Ruhemembranpotential, vermindert so die Differenz zwischen Ruhemembranpotential und Kaliumgleichgewichtspotential und verzögert die diastolische Depolarisation (CARPENTIER u. VASSALLE 1971).

4. Steigerung der Herzfrequenz führt zur Veränderung aller frequenzabhängigen elektrophysiologischen Größen im Herzen und kann so durch Veränderung des kritischen Gleichgewichts zwischen Refraktärzeit und Leitungszeit einen Reentry-Mechanismus unterbrechen. Auf der gleichen Grundlage können bestehende unidirektionale Blockierungen aufgehoben oder in bidirektionale Blockierungen umgewandelt werden.

Inwieweit die stimulationsbedingte Änderung des Erregungsausbreitungsmusters zur Prävention oder Terminierung einer Tachyarrhythmie beitragen kann, ist bisher nicht untersucht. Über Zunahme der Flimmerschwelle und „Homogenisierung" des Repolarisationsprozesses bei Steigerung der Herzfrequenz wurde von HAN et al. (1966) berichtet. Diese Befunde werden nicht selten im Zusammenhang mit der antiarrhythmischen Wirkung der Frequenzsteigerung diskutiert. Neuere Befunde weisen darauf hin, daß jedoch unter pathologischen Bedingungen, wie z.B. akute regionale Ischämie, eine Frequenzsteigerung zu einer Abnahme der Kammerflimmerschwelle und zu weiterer Desynchronisation des Repolarisationsprozesses führt (JANSE et al. 1971).

2. Kompetitive Stimulation

Die kompetitive Stimulation wird zur Unterbrechung von supraventrikulären und ventrikulären Reentry-Tachykardien angewendet. Die Depolarisation des Myokards wird durch einen Einzelstimulus gleichsam vorverlegt, so daß die pathologische Erregungswelle auf refraktäres Gewebe trifft und blockiert wird. Das effektive Stimulationsintervall kann experimentell durch gekoppelte Stimulation bestimmt werden, eine entsprechende Programmierung des Schrittmachers ermöglicht dann die repetitive Anwendung. Erweist sich das effektive Stimulationsintervall als frequenzabhängig, so kann der sog. orthorhythmische Schrittmacher eingesetzt werden, der das Stimulationsintervall in Beziehung zur momentanen Zykluslänge der Herzschlagfolge einstellt (vgl. LÜDERITZ et al. 1975).

Beim „scanning pacemaker“ nimmt das Kopplungsintervall progressiv schrittweise ab, bis das zur Unterbrechung führende effektive Intervall auftritt (SPURRELL 1975). – Bei der festfrequenten kompetitiven Stimulation stellt sich das zur Unterbrechung der Tachykardie führende Intervall mit kurzer Latenz spontan ein. Dieser Stimulationsmodus kann bedarfsgesteuert oder als festfrequente Dauerstimulation erfolgen. Bei permanenter Stimulation wird die Schrittmacherfrequenz oberhalb der Ruhefrequenz eingestellt. Der Vorteil dieses Vorgehens liegt in der Kombination zweier Stimulationsmodi: overdrive pacing im Intervall, kompetitive Stimulation während der Tachykardie.

Die Wirksamkeit der vorzeitigen elektrischen Stimulation hängt von folgenden Gegebenheiten ab:

1. Anatomische Ausdehnung und Lage des Leitungsweges der pathologischen Erregungswelle.
2. Differenz von Refraktärzeit und Leitungszeit im pathologischen Leitungsweg.
3. Abstand zwischen Stimulationsort und pathologischem Leitungsweg und elektrophysiologische Eigenschaften des dazwischenliegenden Myokards.
4. Änderung von Refraktärzeit und Leitungsgeschwindigkeit durch die elektrisch initiierte Herzaktion.

3. Hochfrequenzstimulation

Die atriale Hochfrequenzstimulation wird zur Terminierung supraventrikulärer Tachykardien – ausgenommen Tachykardien bei akzessorischen atrioventrikulären Verbindungen mit kurzer Refraktärzeit (s. unten) – angewandt. Auch über die ventrikuläre Hochfrequenzstimulation liegen erste Berichte vor (FURMAN et al. 1977). Hochfrequenzstimulation kann als overdrive pacing, als kompetitive Stimulation oder als Stimulation zur Initiierung von Flimmern durchgeführt werden.

Die Mechanismen, die bei der Terminierung einer supraventrikulären Tachykardie durch Hochfrequenzstimulation beobachtet werden, sind unterschiedlich:

1. Initiierung von Vorhofflimmern durch Stimulation während der Erregungsrückbildung (HAFT et al. 1968): Bei Stimulation während der Erregungsrückbildungsphase mit einer hochfrequenten Impulsfolge tritt mit hoher Wahrscheinlichkeit einer der Impulse zu einem Zeitpunkt auf, zu dem – vom Stimulationsort in Ausbreitungsrichtung der normalen Erregungsfront gesehen – noch Refraktärität herrscht, während in entgegengesetzter Richtung die Fasern bereits wieder erregbar sind. Besonders bei Stimulation mit weit überschwelliger Stromstärke, die ausreicht, auch weiter entfernt liegende Orte im zurückliegenden Erregungsausbreitungsweg zu depolarisieren, kann es zur Initiierung einer zusätzlichen Erregungswelle kommen, die der normalen Erregungswelle, die ungestört weiter verläuft, entgegengerichtet ist. Die folgenden Impulse der hochfrequenten Stimulation werden weitere zusätzliche Erregungswellen initiieren, so daß es schließlich zu einer vollständigen Desynchronisation des Erregungsablaufs kommt, die nach Abschalten der Hochfrequenzstimulation als Vorhofflimmern auf der Basis multipler Reentry-Erregungen fortbesteht. Verkürzung der Refraktärzeit und Abnahme der Leitungsgeschwindigkeit auf Grund der hohen Reizfrequenz begünstigen diesen Mechanismus. Die Reversion von Vorhofflimmern in Sinusrhythmus ereignet sich spontan. Sie beruht auf dem zunehmenden Mißverhältnis von Leitungszeit und Leitungsweg bei zunehmender Aufsplitterung der multiplen pathologischen Erregungswellen.

Die Bedeutung der Größe der Myokardmasse für das Fortbestehen des Flimmerns wurde bereits 1914 von GARREY erkannt. Dies offenbart sich auch in der klinischen Erfahrung, wenn Vorhofflimmern spontan, Kammerflimmern jedoch nicht spontan sistiert. Tierexperimentelle Befunde an Ventrikeln kleiner und großer Versuchstiere bestätigen diese Beobachtung. Die Erfolgsquote der atrialen Hochfrequenzstimulation zur Initiierung von Vorhofflimmern liegt bei 70% (BAROLD 1975).

Folgende Bedingungen können die Initiierbarkeit von Vorhofflimmern begünstigen: anodale Stimulation, lange Dauer der einzelnen Impulse, gleichzeitige vagale Stimulation (z.B. Karotissinus-Massage), Acetylcholin, Betarezeptorenblocker (ANTONI 1975).

2. Als ein weiterer Mechanismus zur Terminierung einer supraventrikulären Tachykardie durch atriale Hochfrequenzstimulation ist die Konversion einer stabilen Ektopie in eine andere instabile anzusehen, die häufig mit einer initialen Frequenzzunahme und Änderung des Erregungsausbreitungsmusters verbunden ist.

Eine Reduktion der Ventrikelfrequenz kann auch durch hochfrequente Vorhofreizung und Initiierung eines funktionellen unvollständigen atrioventrikulären Blocks erreicht werden. Mitunter kommt es auch im Anschluß an die Hochfrequenzstimulation sofort ohne intermittierendes Vorhofflimmern zum Übergang in einen normofrequenten Herzrhythmus. Overdrive suppression oder Unterbrechung eines Reentry-Kreises mögen hier der zugrundeliegende Mechanismus sein. – Zur Suppression der Reizbildung und Initiierung von Vorhofflimmern können zusätzlich auch vegetative Effekte der Hochfrequenzstimulation beitragen (NAUMANN D'ALNONCOURT u. LÜDERITZ 1980).

IV. Klinische Anwendung

1. Temporäre antitachykarde Stimulation

a) Overdrive Pacing

Die Frequenzanhebung zur Unterdrückung von ektopischer Aktivität (ventrikulär oder supraventrikulär) wird als „overdriving“ bezeichnet (SOWTON et al. 1964). Die Stimulationsfrequenz muß hierbei naturgemäß über der Spontanfrequenz liegen; sie kann aber deutlich niedriger als die zu supprimierende ektopische Frequenz sein. Oft genügt bereits eine Frequenz, die nur ganz geringfügig über der spontanen liegt. Insbesondere bei extrasystolischen Arrhythmien läßt sich diese Stimulationstechnik erfolgreich einsetzen (vgl. Abb. 7). Das overdrive pacing eignet sich bei entsprechender Indikation zur Überbrückung akuter Situationen über Stunden evtl. auch Tage und kann insbesondere bei kardiochirurgischen Patienten – vorzugsweise mit epikardialer Elektrodenlage – und Infarkt-

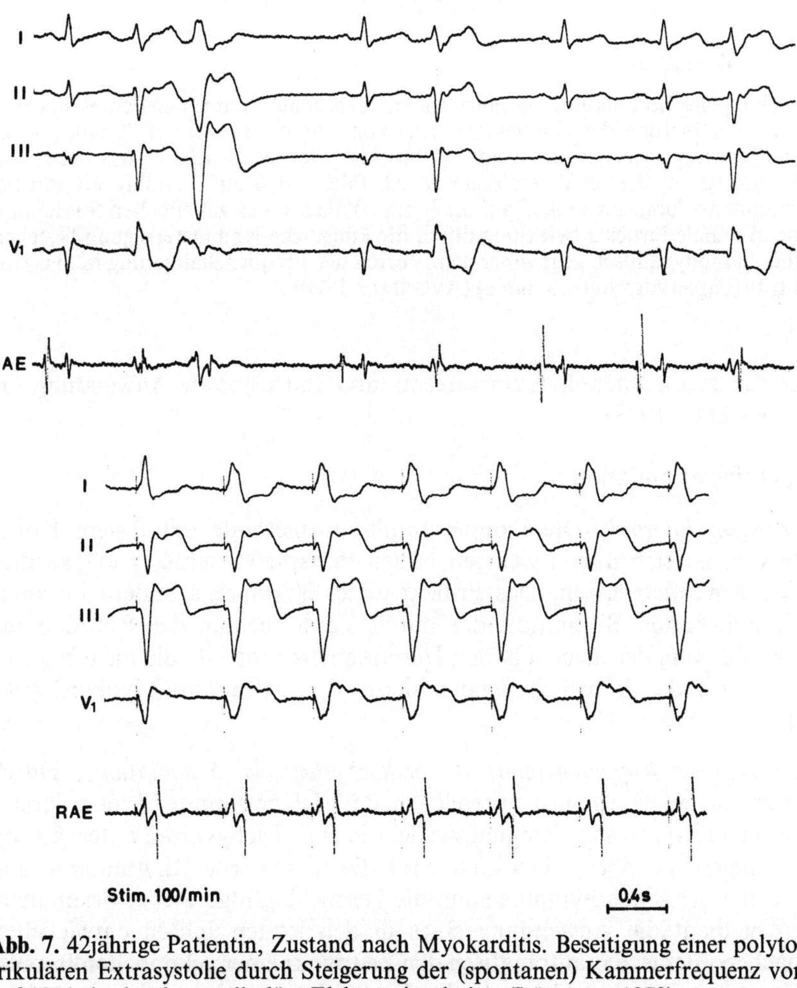

Abb. 7. 42jährige Patientin, Zustand nach Myokarditis. Beseitigung einer polytopen ventrikulären Extrasystolie durch Steigerung der (spontanen) Kammerfrequenz von 90/min auf 100/min durch ventrikuläre Elektrostimulation (LÜDERITZ 1979)

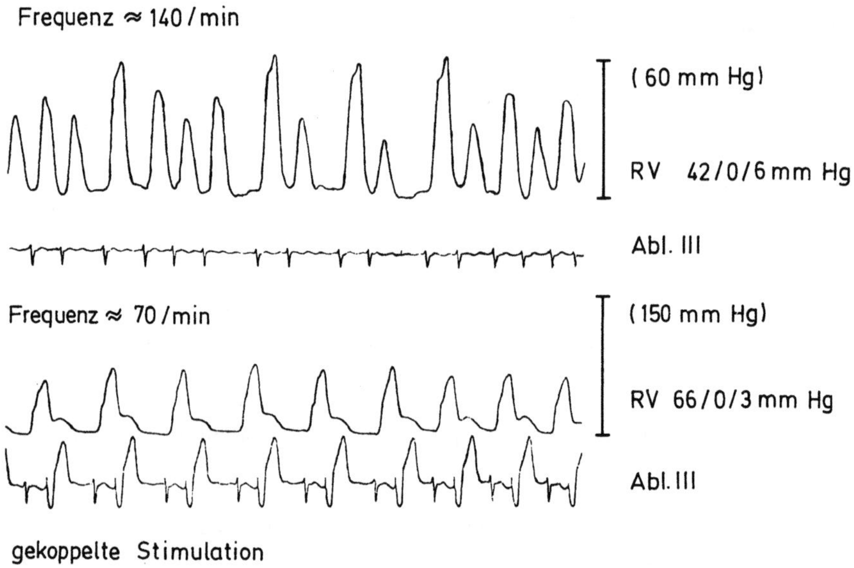

Abb. 8. Gekoppelte Stimulation bei einer therapieresistenten paroxysmalen Flimmerarrhythmie mit Halbierung der Kammerfrequenz von 140/min (*oben*) auf 70/min (*unten*). Simultane Druckregistrierung im rechten Ventrikel: Der systolische Druck steigt von 42 auf 66 mmHg an, der enddiastolische Druck fällt von 6 auf 3 mmHg ab. Anstieg des Herzminutenvolumens von 3,65 auf 5,1 l/min. Während der gekoppelten Stimulation bleibt eine minimale Druckentwicklung durch die künstliche Kammererregung bestehen, welche aber hämodynamisch gegenüber dem Vorteil der Frequenzhalbierung in den Hintergrund tritt (Papiervorschub 25 mm/s) (AVENHAUS 1970)

patienten mit medikamentös therapierefraktärer Extrasystolie Anwendung finden (COOPER et al. 1978).

b) Kompetitive Stimulation

Fixes Kopplungsintervall. Die Doppelstimulationsmethode mit festem Kopplungsintervall hat sich nur in wenigen Fällen therapieresistenter Tachykardien erfolgreich anwenden lassen. Das Prinzip dieses Verfahrens besteht in einem elektrisch induzierten Bigeminus, der durch Verdoppelung der Refraktärzeit zu einer Halbierung der mechanischen Herzfrequenz führt, da die nachfolgende Eigenaktion auf das künstlich depolarisierte, d.h. refraktäre Myokard trifft (Abb. 8).

Frequenzbezogenes Kopplungsintervall (orthorhythmische Stimulation). Durch eine kritische Depolarisation ist zu erreichen, daß sich bestimmte Myokardareale gegenüber einer atypischen Erregungswelle, die eine Tachykardie unterhält, refraktär verhalten (s. oben). Dadurch wird die tachykarde Rhythmusstörung terminiert und der Sinusrhythmus kann die Herzschlagfolge wieder bestimmen. Diesem Ziel dient die Anwendung eines in den letzten Jahren entwickelten Schrittmachersystems, das automatisch den Zeitpunkt einer gekoppelten Impulsabgabe als Funktion des Abstands der beiden letzten Herzaktionen variiert

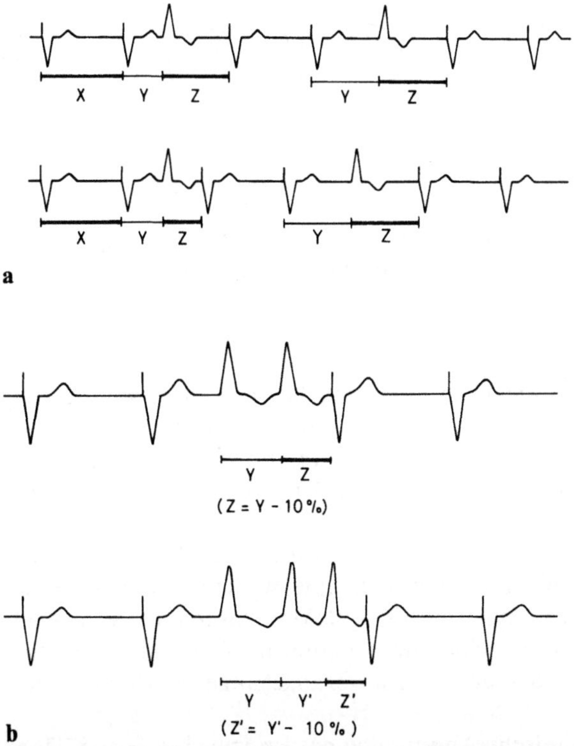

Abb. 9. a Schematische Darstellung unterschiedlicher Stimulationsprinzipien bei Schrittmachergrundrhythmus. *Obere Reihe:* Stimulationsschaltung eines konventionellen Bedarfsschrittmachers: Unabhängig vom Zeitpunkt des Einfalls einer Extrasystole erfolgt die Impulsabgabe nach einem konstanten Intervall (*Z*). *Untere Reihe:* Prinzip der frequenzbezogenen Stimulation: Bei Auftreten einer Extrasystole interveniert der Pacemaker mit einer Verzögerung, die als Funktion des Abstands der beiden vorangegangenen Kammeraktionen regelbar ist. Z ist variabel. **b** Suppression ventrikulärer Extrasystolen durch intervallbezogene Einzelstimulation bei wechselndem RR-Abstand. Y bzw. Y′ entsprechen dem RR-Intervall bei unmittelbar vorangegangener Extrasystole. Z bzw. Z′ bezeichnen das Stimulationsintervall (LÜDERITZ et al. 1975)

und damit programmierbar frequenzbezogen arbeitet (GUIZE et al. 1971; LÜDERITZ et al. 1973; ZACOUTO et al. 1973). Hierbei wird ein konventioneller Stimulationskatheter mit atrialer oder ventrikulärer Elektrodenlage an einen sog. orthorhythmischen Pacemaker angeschlossen (Fa. Vitatron), der die Funktion eines konventionellen Stand-by-Pacemakers besitzt und zusätzlich mit einem Computer ausgerüstet ist, der eine automatische intervallbezogene Einzel- und Mehrfachstimulation ermöglicht. Außerdem ist das Gerät für die serielle und kontinuierliche Hochfrequenzstimulation ausgerüstet. Eine permanente Detektionskontrolle der atrialen bzw. ventrikulären Herzaktionen ist gewährleistet.

Während bei der herkömmlichen gekoppelten Stimulation das Interventionsintervall in Abhängigkeit zur vorausgehenden Herzaktion gewählt wird, berücksichtigt das neue Schrittmachersystem das jeweils vorangegangene Intervall und arbeitet damit programmierbar frequenzbezogen (Abb. 9a). Bei Auftreten einer

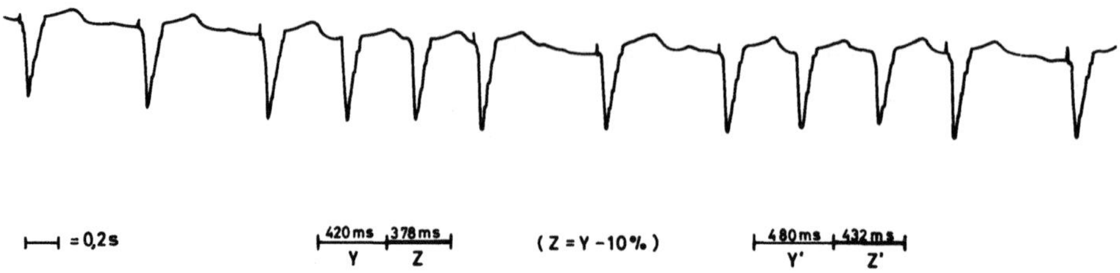

Abb. 10. Programmierte Stimulationsschaltung Z = Y − 10%. Der Pacemaker interveniert in einem Intervall, das 10% kleiner ist als der Abstand der beiden vorangegangenen Herzaktionen (Einzelheiten s. Text)

Extrasystole interveniert der künstliche Schrittmacher mit einer Verzögerung (Z), die als Funktion des Abstands der beiden vorausgegangenen Herzaktionen (Y) regelbar ist. – Bei 2 konsekutiven Extrasystolen (Abb. 9b) erfolgt die Intervallstimulation, z.B. in einem Abstand (Z), der 10% kleiner ist als der der beiden vorangegangenen Extrasystolen (Y): Z = Y − 10%. Eine im gleichen Abstand folgende Extrasystole würde in die stimulationsbedingte Refraktärzeit fallen und damit unwirksam bleiben. Wenn aber eine weitere Extrasystole der programmierten Schrittmacherstimulation (Y − 10%) zuvorkommt, so reagiert der Schrittmacher automatisch mit einer Intervention im Abstand Z′, welcher wiederum 10% kleiner ist als der der beiden vorangegangenen Extrasystolen (Y′): Z′ = Y′ − 10%.

Abbildung 10 zeigt eine klinische Anwendung des Prinzips bei einer 87jährigen Patientin mit schwerer Herzinsuffizienz bei generalisiertem Gefäßleiden, absoluter Arrhythmie und rezidivierender ventrikulärer Extrasystolie. Das System ist programmiert auf ein Interventionsintervall von Y − 10%. Es ist zu erkennen, daß jeweils Y (Abstand der Kammereigenaktionen) variiert. Dementsprechend unterscheidet sich Z, das jedoch stets Y − 10% beträgt.

Die programmierte Intervallstimulation wurde von verschiedenen Arbeitsgruppen bei Patienten mit medikamentös therapierefraktären Tachykardien, die unabhängig vom Grundleiden auftraten, eingesetzt (GUIZE u. ZACOUTO 1974; LÜDERITZ et al. 1975; GURTNER et al. 1975). Im einzelnen handelte es sich um supraventrikuläre Tachykardien, Vorhofflattern und ventrikuläre Tachykardien sowie ventrikuläre Extrasystolen als Vorläufer von Kammertachykardien.

Die intervallbezogene Stimulation wurde auch im Rahmen diagnostischer Herzkatheterisationen angewandt, bei denen wegen der Gefahr bradykarder Rhythmusstörungen bereits eine Reizsonde gelegt worden war. Hierbei wurde die Suppression ventrikulärer Extrasystolen bzw. Tachykardien angestrebt, die bei Linksherzkatheterisierung und bei Laevokardiographien sowie bei selektiver Koronarangiographie auftreten. Eine effektive Schrittmacherintervention wurde dann angenommen, wenn die Terminierung einer ventrikulären Tachykardie oder einer Salve ventrikulärer Extrasystolen mit einer stimulationsbedingten Kammeraktion zusammenfiel, die entsprechend der vorprogrammierten Intervallschaltung ausgelöst worden war (LÜDERITZ et al. 1977).

In Abb. 11 ist die programmierte Stimulation während der Herzkatheteruntersuchung eines 46jährigen Patienten mit koronarer Herzkrankheit dargestellt.

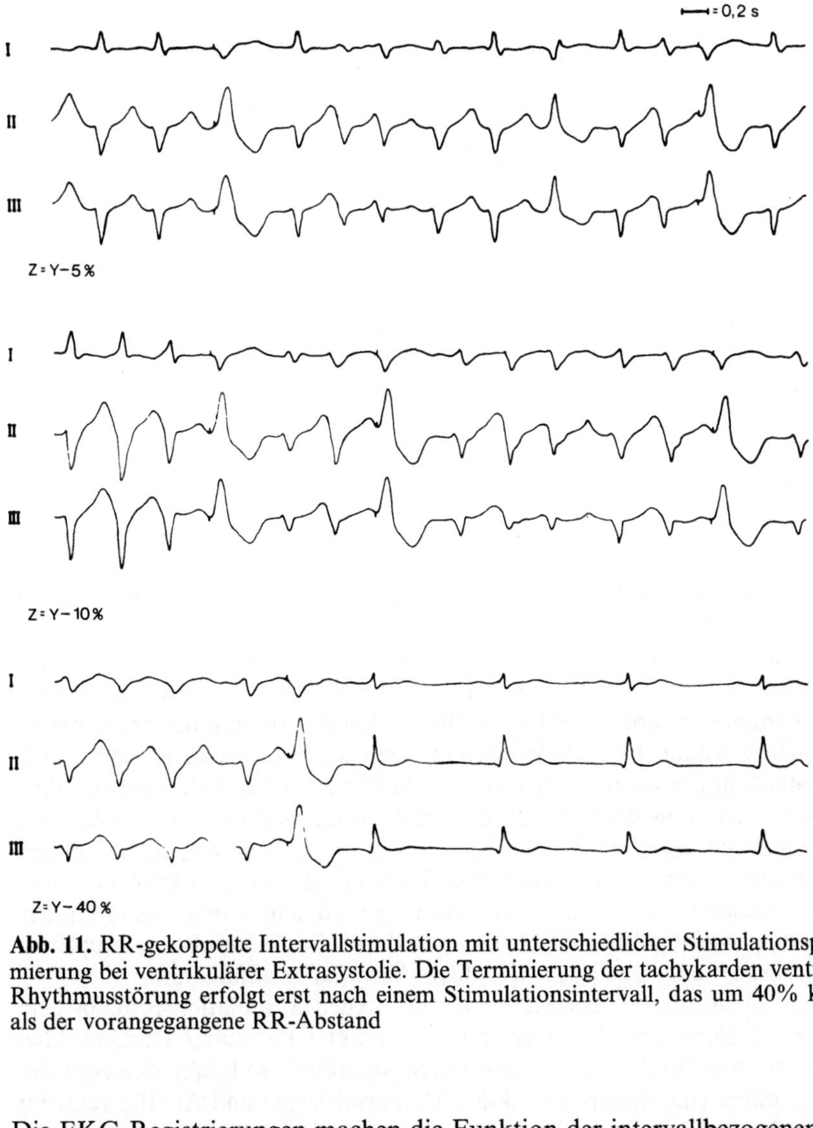

Abb. 11. RR-gekoppelte Intervallstimulation mit unterschiedlicher Stimulationsprogrammierung bei ventrikulärer Extrasystolie. Die Terminierung der tachykarden ventrikulären Rhythmusstörung erfolgt erst nach einem Stimulationsintervall, das um 40% kürzer ist als der vorangegangene RR-Abstand

Die EKG-Registrierungen machen die Funktion der intervallbezogenen Einzelstimulation bei unterschiedlicher Vorprogrammierung deutlich. Die Standardableitungen im oberen Teil der Abbildung zeigen die Pacemaker-Intervention nach einer programmierten Verzögerung von Z = Y − 5%, d.h. das Stimulationsintervall ist 5% kürzer als der vorangegangene RR-Abstand. Bei dieser Intervallprogrammierung ist es nicht möglich, die salvenartig auftretenden polytopen Extrasystolen zu supprimieren. Auch bei einer Intervallschaltung von Z = Y − 10% (Bildmitte) bleibt die ventrikuläre Extrasystolie bestehen, wie mehrfache Stimulationsversuche demonstrieren. Erst bei einem Interventionsintervall, das um 40% kürzer ist als der vorangegangene RR-Abstand, (Z = Y − 40%) gelingt es, die ventrikuläre Extrasystolie zu terminieren. Im Anschluß daran besteht Sinusrhythmus.

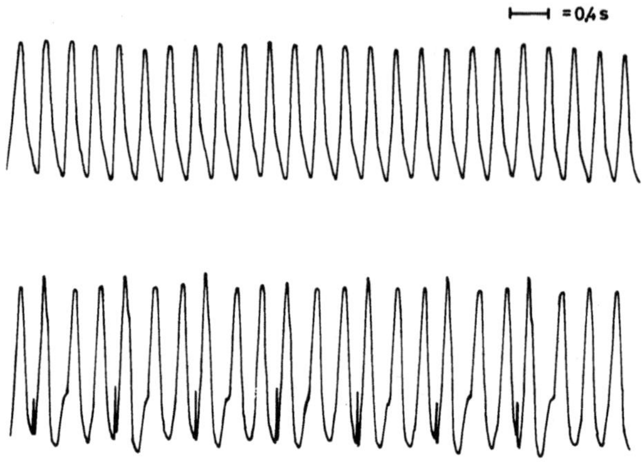

Abb. 12. Erfolgloser Therapieversuch mit frequenzbezogener Stimulation bei ventrikulärer Tachykardie (vgl. Text)

Eine andere Beobachtung läßt hingegen die erfolglose Intervention des Schrittmachersystems erkennen (Abb. 12): Es handelt sich um eine 68jährige Patientin mit rezidivierenden therapierefraktären ventrikulären Tachykardien im Anschluß an einen Vorderwandinfarkt. Die Stimuli induzieren zwar einen Kammerkomplex, es kommt jedoch nicht zur Unterbrechung der Tachykardie. Der zeitliche Abstand bis zum Wiedereinsetzen der ventrikulären Tachykardie war konstant länger als der normale RR-Abstand während der ventrikulären Tachykardie als möglicher Ausdruck einer kompensatorischen Pause. Man könnte dieses Versagen als Hinweis dafür werten, daß es sich nicht um eine Reentry-bedingte, sondern um eine fokale Tachykardie mit Eintrittsblock gehandelt habe. Andererseits gelingt es erfahrungsgemäß sehr selten, hochfrequente Tachykardien (gleichgültig welcher Genese) durch Einzelimpulse zu supprimieren. Meist bedarf es hierzu einer Mehrfach- bzw. Salvenstimulation.

Ein eindrucksvolles Therapieergebnis des neuen Stimulationsprinzips zeigt der Fall eines 66jährigen Patienten mit ausgeprägter koronarer Herzkrankheit (Abb. 13). Im Anschluß an einen schweren Myokardinfarkt hatten sich ein Herzwandaneurysma, eine therapierefraktäre Herzinsuffizienz und Anfälle ventrikulärer Tachykardien entwickelt. Durch zeitlich abgestimmte, vorzeitig einfallende Stimuli bei der Programmierung von $Z=Y-27\%$ bzw. $Z=Y-30\%$ wurden die rezidivierenden ventrikulären Tachykardien beseitigt. Unter permanentem Einsatz des Pacemakers konnte schließlich erfolgreich eine Aneurysmektomie vorgenommen werden (GUIZE et al. 1974).

c) Intervallbezogene Mehrfachstimulation

Gegenüber der programmierten, frequenzbezogenen Einzelstimulation kann sich ein großer Teil der Tachykardien – sowohl der spontan aufgetretenen wie der im Rahmen von Herzkatheteruntersuchungen hervorgerufenen – therapierefraktär verhalten. Davon ausgehend wurde versucht, durch frequenzbezogene Mehrfachstimulation die Wirksamkeit dieses programmierten elektrotherapeutischen

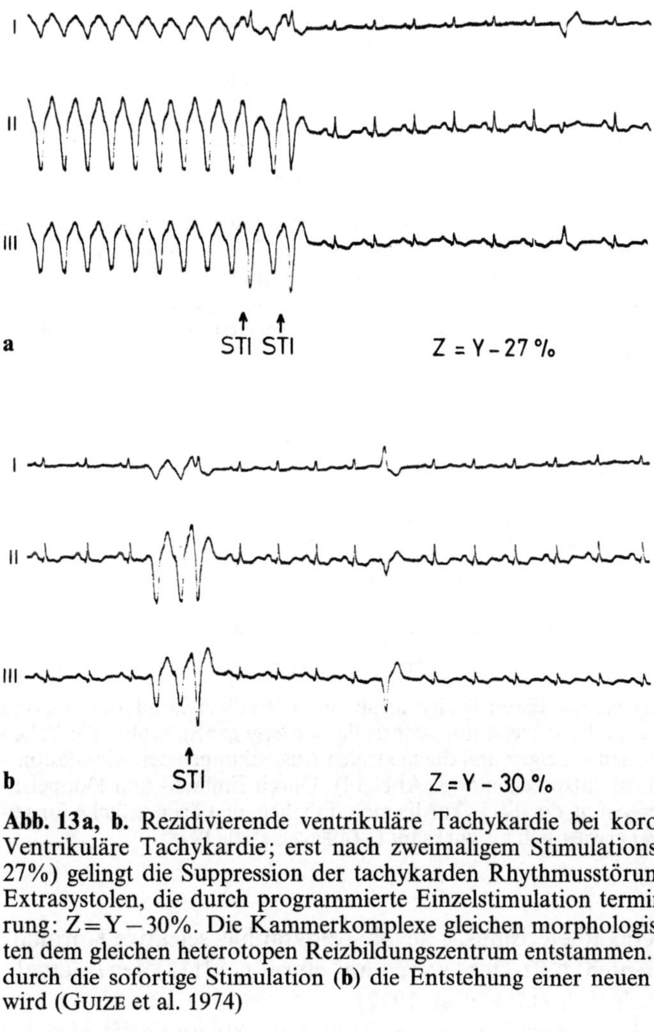

Abb. 13a, b. Rezidivierende ventrikuläre Tachykardie bei koronarer Herzkrankheit. **a** Ventrikuläre Tachykardie; erst nach zweimaligem Stimulationsversuch (*STI*) (Z=Y−27%) gelingt die Suppression der tachykarden Rhythmusstörung. **b** Salve ventrikulärer Extrasystolen, die durch programmierte Einzelstimulation terminiert wird. Programmierung: Z=Y−30%. Die Kammerkomplexe gleichen morphologisch denen in **a** und dürften dem gleichen heterotopen Reizbildungszentrum entstammen. Es ist anzunehmen, daß durch die sofortige Stimulation (**b**) die Entstehung einer neuen Tachykardie verhindert wird (GUIZE et al. 1974)

Verfahrens zu erhöhen. Abbildung 14 zeigt die Suppression einer ventrikulären Tachykardie durch ventrikuläre Doppelstimulation, nachdem sich die Einzelstimulation als ineffektiv erwiesen hatte.

In einigen Fällen ist es erst nach einer über die Doppelstimulation hinausgehenden salvenförmigen Mehrfachstimulation und entsprechenden Verlängerung der stimulationsbedingten Refraktärperiode möglich, die mutmaßlich kreisende Erregung als Ursache einer Tachykardie zu unterbrechen (Abb. 15).

Von insgesamt mehr als 1100 Stimulationen bei 76 Patienten waren in den Fällen, die spontan Kammerextrasystolen und Tachykardien aufwiesen, etwa die Hälfte (54%) der Schrittmacherstimulationen wirksam, d.h. es erfolgte meist nach mehreren Stimulationsversuchen in unterschiedlicher Intervallprogrammierung jeweils eine Terminierung der ventrikulären Extrasystolie bzw. Tachykardie. Bei tachykarden Kammerarrhythmien, die im Rahmen von Herzkatheterun-

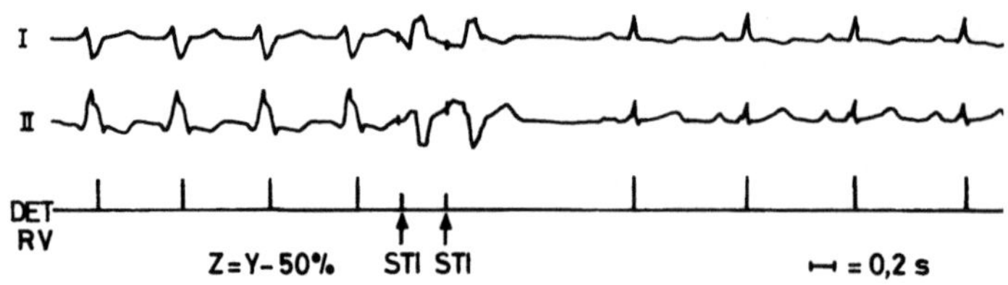

Abb. 14. Terminierung einer ventrikulären Tachykardie durch intervallbezogene Doppelstimulation mit der Programmierung Z = Y − 50%, d.h. beide Stimulationsintervalle sind gleichermaßen um die Hälfte verkürzt gegenüber dem vorangegangen RR-Abstand. *DET* Detektionskontrolle im rechten Ventrikel (*RV*): Die hohen Ausschläge zeigen die Eigenaktionen an, während die niedrigen Auslenkungen den stimulationsbedingten Kammeraktionen entsprechen (LÜDERITZ et al. 1976)

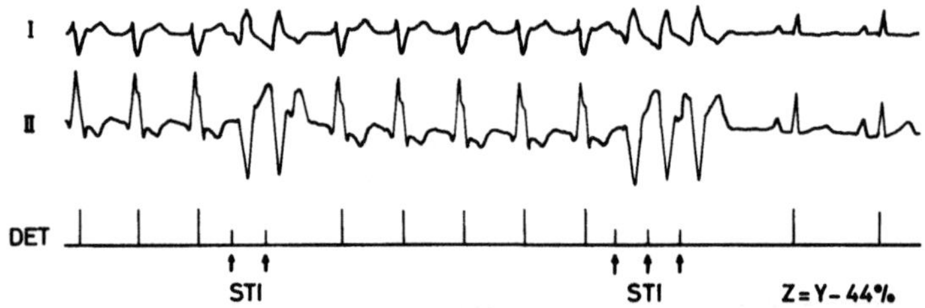

Abb. 15. Suppression einer ventrikulären Tachykardie durch Dreifachstimulation. Es sind zwei Standardableitungen und die Detektionskontrolle wiedergegeben, wobei die hohen Ausschläge die Eigenaktionen anzeigen und die niedrigen Auslenkungen den stimulationsbedingten Kammeraktionen entsprechen (vgl. Abb. 14). Durch Einfach- und Doppelstimulation war die Unterbrechung der Tachykardie nicht möglich, erst die dreifache Einzelstimulation (Z = Y − 44%) erwies sich als wirksam (LÜDERITZ et al. 1975)

tersuchungen (Linksherzkatheterismus, Laevokardiographie, selektive Koronarangiographie) (20 Patienten) auftraten, waren nur etwa $^1/_5$ (21%) der Intervallstimulationen erfolgreich (LÜDERITZ et al. 1977).

Die Erfolgsquote der intervallbezogenen Stimulationstherapie ist also bei spontan auftretenden Kammerarrhythmien deutlich höher als bei tachykarden ventrikulären Rhythmusstörungen im Rahmen von Herzkatheteruntersuchungen. Die Ursache für diesen Befund dürfte in der jeweils unterschiedlichen Genese der Rhythmusstörungen liegen oder in den Eigenschaften des speziellen Pacemaker-Systems, auf die Unterbrechung Reentry-bedingter Tachykardien ausgerichtet zu sein.

Bei den ektopischen Erregungen außerhalb der normalen Schrittmacher ist zwischen fokaler Aktivität und kreisender Aktivität zu unterscheiden (s. oben). Dabei könnte ein Reentry-Mechanismus im Prinzip sowohl durch die kreisende Erregung (circus movement) eines Impulses auf alternativen Leitungsbahnen aufrechterhalten werden als auch durch eine fokale Reexzitation (vgl. HAN 1971).

Aufgrund der relativ hohen Effektivität der gekoppelten Intervallstimulation bei spontan auftretenden tachykarden Arrhythmien bei arteriosklerotischem Herzleiden und Myokardiopathien wäre anzunehmen, daß diese Rhythmusstörungen überwiegend auf einer kreisenden Erregung beruhen. Die elektrische Beeinflussung ektopischer Zentren ist nach Auffassung von ANTONI (1972a, b) nur mit Impulsstärken möglich, die das Myokard irreversibel schädigen. Die geringe Erfolgsquote dieses neuen Stimulationsprinzips bei ventrikulären Extrasystolen und Tachykardien bei Herzkatheteruntersuchungen weist darauf hin, daß diese Rhythmusstörungen überwiegend durch einen Fokus bedingt sein dürften. Ursächlich ist eine mechanische Irritation des Ventrikelmyokards durch die Katheterspitze und die Injektion des Kontrastmittels bei Angiographie anzunehmen.

Aufgrund tierexperimenteller Befunde ist bekannt, daß eine Dehnung von Purkinje-Fäden zu einer Beschleunigung der Entladungsfrequenz führt. Papillarmuskeleinzelfasern gewinnen unter dem Einfluß der Dehnung vorübergehend Schrittmachereigenschaften und erfahren somit einen Funktionswandel (ANTONI 1968). Die Dehnungseffekte sind wenige Sekunden nach Entdehnung vollständig reversibel. Ein ähnlicher Mechanismus ist bei der Entstehung von Extrasystolen bzw. ventrikulären Tachykardien im Rahmen von Herzkatheteruntersuchungen vorstellbar. Die intervallbezogene Stimulationsmethode kann somit in beschränktem Maß im Rahmen der Schrittmachertherapie zur Differentialdiagnose tachykarder Rhythmusstörungen herangezogen werden (LÜDERITZ et al. 1976).

Die Beobachtung, daß bei Patienten mit chronisch rezidivierenden ventrikulären Tachykardien durch eine zeitgerechte Stimulation die Tachykardie reproduzierbar zu beseitigen ist, schafft besonders gute Voraussetzungen für die Prüfung antiarrhythmischer Pharmaka. In Abb. 16 ist die EKG-Registrierung eines 15jährigen Patienten mit rezidivierenden supraventrikulären Tachykardien wiedergegeben. Es bedurfte einer zehnfachen Stimulation in engem Abstand (entsprechend einer Stimulationsfrequenz von 666/min), um die Tachykardie zu beseitigen (Abb. 16a). Nach intravenöser Applikation von Aprindin (20 mg Amidonal i.v.) (Abb. 16b) genügen 3 Einzelimpulse im Abstand von je 90 ms, um die Tachykardie zu terminieren. Die aprindinbedingte Frequenzerniedrigung der Tachykardie weist darauf hin, daß es zugleich zu einer Verlangsamung der Leitungsgeschwindigkeit im Reentry-Kreis gekommen ist. – Ähnliche Befunde wurden nach Gabe von Procainamid und Propranolol beobachtet (WELLENS 1975).

Auch bei medikamentös therapierefraktären supraventrikulären Tachykardien kann sich die frequenzbezogene Stimulation als wirksam erweisen. Ein derartiges Beispiel ist in Abb. 17 wiedergegeben. Bei intraatrialer Elektrodenlage wird eine paroxysmale Vorhoftachykardie auf Reentry-Basis durch atriale Doppelstimulation unterbrochen. Nach zwei Schrittmacherinterventionen resultiert wieder Sinusrhythmus. Die effektive Programmierung entspricht $Z = Y - 50\%$, d.h. das Stimulationsintervall (Z) beträgt 50% des Abstands der beiden vorangegangenen Vorhofaktionen (Y).

Bei retrograder Leitung ventrikulär applizierter Stimulationsimpulse ist die Möglichkeit der Suppression suprabifurkaler und supraventrikulärer Tachykardien bei intrakavitärer Sondenlage (rechter Ventrikel) gegeben (Abb. 18). Hierbei ist es gelegentlich erst nach sequentieller Mehrfachstimulation und entsprechender Verlängerung der stimulationsbedingten Refraktärperioden möglich,

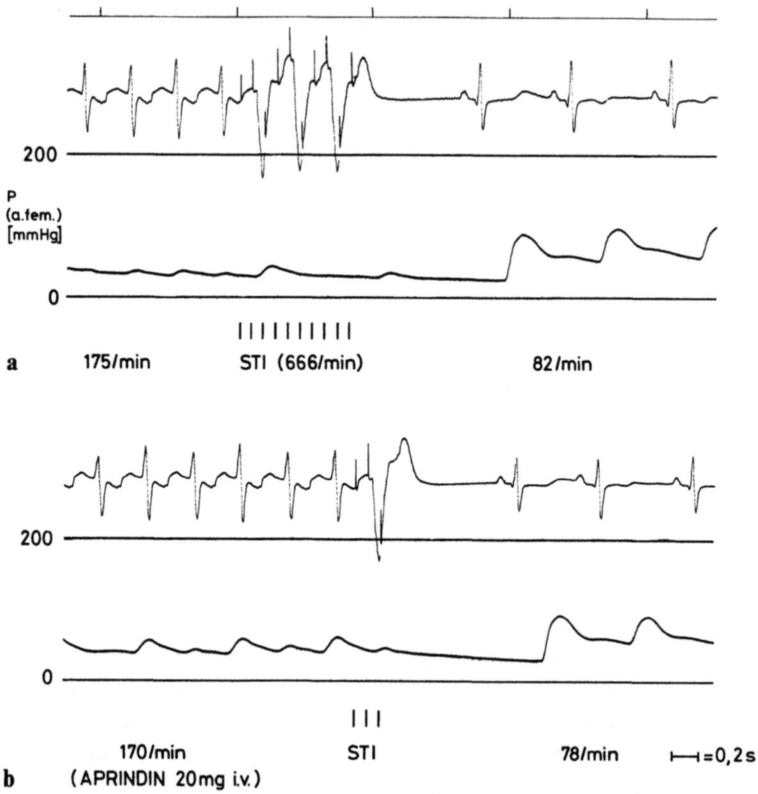

Abb. 16a, b. 15jähriger Patient mit rezidivierenden supraventrikulären Tachykardien bei Zustand nach Myokarditis. **a** Die medikamentös therapieresistente Tachykardie läßt sich durch rechtsventrikuläre Serienstimulation (3 Kammeraktionen; 10 Impulse, entsprechend einer Frequenz von 666/min) terminieren. Im Anschluß daran besteht wieder Sinusrhythmus. Die untere Registrierung gibt den arteriellen Blutdruck (A. femoralis) wieder. **b** Nach Gabe von Aprindin (Amidonal) 20 mg i.v. kommt es zu einer geringfügigen Frequenzabnahme der tachykarden Rhythmusstörungen. Es sind nurmehr 3 Impulse (Abstand je 90 ms; 1 Kammeraktion) notwendig, um die Tachykardie zu beseitigen. Die posttachykarde Sinusfrequenz ist geringfügig niedriger als vor Aprindinapplikation (LÜDERITZ 1978)

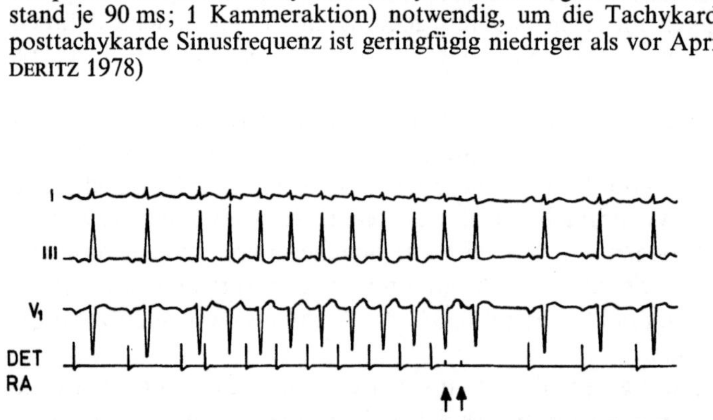

Abb. 17. Unterbrechung einer paroxysmalen supraventrikulären Tachykardie durch programmierte Doppelstimulation (Z=Y−50%), *DET RA* entspricht der Detektionskontrolle im rechten Vorhof (GUIZE u. ZACOUTO 1974)

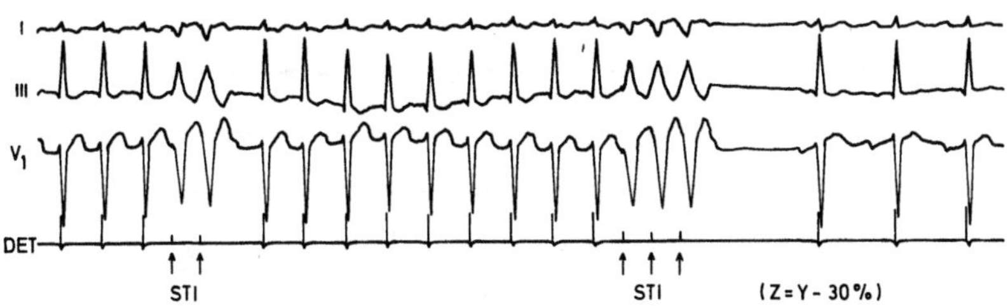

Abb. 18. Suppression einer paroxysmalen supraventrikulären Tachykardie durch intraventrikuläre Dreifachstimulation. Es sind die Standardableitungen I und III sowie V_1 wiedergegeben, ferner die Detektionskontrolle (*DET*) des rechten Ventrikels. Durch Einfach- und Doppelstimulation war die Unterbrechung der Tachykardie nicht möglich. Erst die dreifache Einzelstimulation der Programmierung Z=Y−30% erwies sich als effektiv (GUIZE et al. 1974)

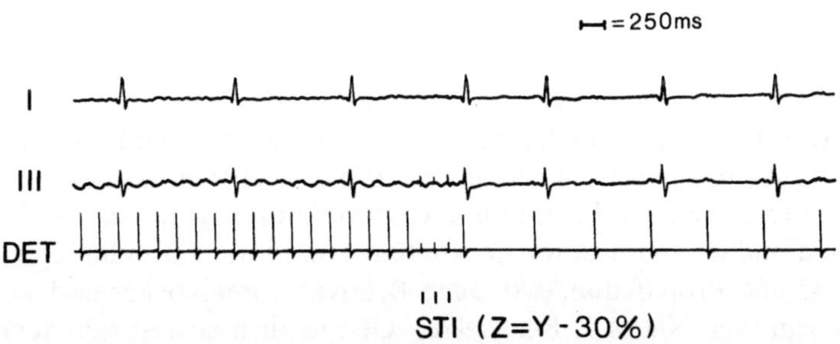

Abb. 19. Terminierung von Vorhofflattern durch intervallbezogene Dreifachstimulation. Die Registrierung gibt die Standardableitungen I und III und die Detektionskontrolle wieder. Es besteht regelmäßiges Vorhofflattern mit atrioventrikulärer Blockierung. Nach Beendigung des Flatterns durch drei Stimuli in gleichem Abstand (Z=Y−30%) folgt Sinusrhythmus bei AV-Block II. Grades (Mobitz II) (GUIZE et al. 1974)

die mutmaßliche kreisende Erregung als Ursache einer Tachykardie zu unterbrechen. – Diese Befunde zeigen, daß in bestimmten Fällen durch atriale und ventrikuläre intervallbezogene Sequentialstimulation die Suppression von Tachykardien möglich ist, die sich durch Einfach- und Doppelstimulation nicht terminieren lassen.

Bei intraatrialer Elektrodenlage ist es mit Hilfe der programmierten Intervallstimulation möglich, auch Vorhofflattern zu terminieren. Die erfolgreichen Stimulationsversuche sind jedoch auf die Fälle beschränkt, in denen ein vergleichsweise grobes Vorhofflattern mit entsprechend hohen atrialen Potentialen eine Detektion der Vorhofaktionen durch den im Vorhof gelegenen Stimulationskatheter ermöglicht (Abb. 19).

d) Frequenzbezogene Stimulation beim Wolff-Parkinson-White-Syndrom

Beim WPW-Syndrom haben tachykarde Anfälle die größte klinische Relevanz (Einzelheiten s.S. 643ff.). Nur sehr selten können echte Kammertachykardien beobachtet werden.

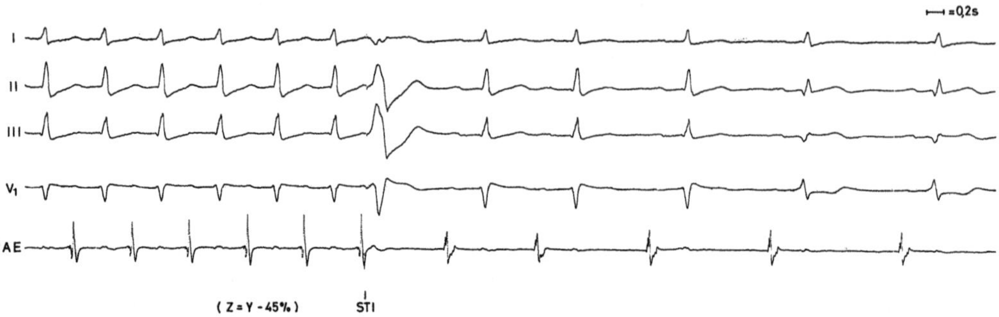

Abb. 20. 44jährige Patientin mit WPW-Syndrom und rezidivierenden Reentry-Tachykardien. Durch eine zum kritischen Zeitpunkt vorzeitig ausgelöste Stimulation (*STI*) (Programmierung: Z=Y−45%) gelingt es, die Tachykardie zu terminieren. *RAE* Elektrogramm des rechten Atriums. Nach 3 WPW-typischen Herzaktionen folgt wieder der vorbestehende Erregungsablauf von Vorhöfen und Kammern bei Sinusrhythmus

Therapeutisch kommt es beim WPW-Syndrom darauf an, die Leitungsgeschwindigkeit und Refraktärzeit der Überleitung via AV-Knoten und/oder akzessorischer Leitungsbahn zu beeinflussen, um die Blockierung des vorhandenen Reentry-Kreises zu erreichen. In diesem Sinn können Antiarrhythmika wie Ajmalin, Procainamid und Chinidin, sowie neuere Substanzen wie Aprindin, Disopyramid, Lorcainid und Propafenon, evtl. auch Betarezeptorenblocker und Verapamil wirksam sein (vgl. NEUSS u. BUSS 1978). Gelegentlich erweist sich auch eine Schrittmachertherapie als notwendig. Neben der sog. paradoxen Anwendung eines Demand-Schrittmachers (s. unten) kann naturgemäß auch die frequenzbezogene Intervallstimulation wirksam sein. Abbildung 20 zeigt einen derartigen Fall.

e) Orthorhythmische Stimulation beim Sinusknoten-Syndrom

Die wichtigsten rhythmologischen Kriterien des Sinusknoten-Syndroms bestehen in einer gestörten Impulsbildung des Sinusknotens oder einer gestörten Erregungsleitung vom Sinusknoten zum Vorhof, wie auch in häufig zusätzlichen atrioventrikulären Überleitungsstörungen (Einzelheiten zum Sinusknoten-Syndrom s. Kap. 6B u. 6C). Für das sog. Tachykardie-Bradykardie-Syndrom im Sinn von KAPLAN et al. (1973) gilt der Wechsel zwischen bradykarden und tachykarden Frequenzen als typisch. Eine im Einzelfall gebotene Notfalltherapie muß sich sowohl auf die Suppression der Tachykardien beziehen als auch auf die Prävention bzw. Überbrückung posttachykarder asystolischer oder bradykarder Phasen, die Adams-Stokes-Anfälle bedingen wie auch die Auslösung neuer Tachykardien begünstigen können. Die antitachykarde und antibradykarde Stimulationsfunktion des frequenzbezogenen Pacemakers ist am Beispiel eines Sinusknoten-Syndroms bei einem 53 Jahre alten Patienten in Abb. 21–23 dargestellt.

Bei dem Patienten bestand ein Tachykardie-Bradykardie-Syndrom bei angiographisch nachgewiesener koronarer Herzkrankheit. Die maximale Sinusknotenerholungszeit war mit 2660 ms verlängert; eine deutliche Verlängerung zeigte auch die sog. einfache sinuatriale Leitungszeit. Mithin handelte es sich um eine ausgeprägte Störung der Sinusknoten-

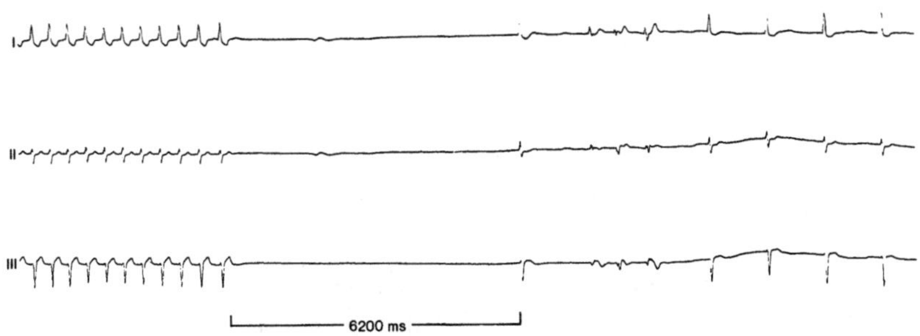

Abb. 21. 53jähriger Patient mit Bradykardie-Tachykardie-Syndrom und hypersensitivem Karotissinus-Reflex. Supraventrikuläre Tachykardie mit einer Frequenz von 180/min. Nach Karotisdruck tritt eine Asystolie von 6200 ms mit Adams-Stokes-Symptomatik auf. Erst nach mehreren Ersatzschlägen stellt sich wieder ein normaler Rhythmus ein

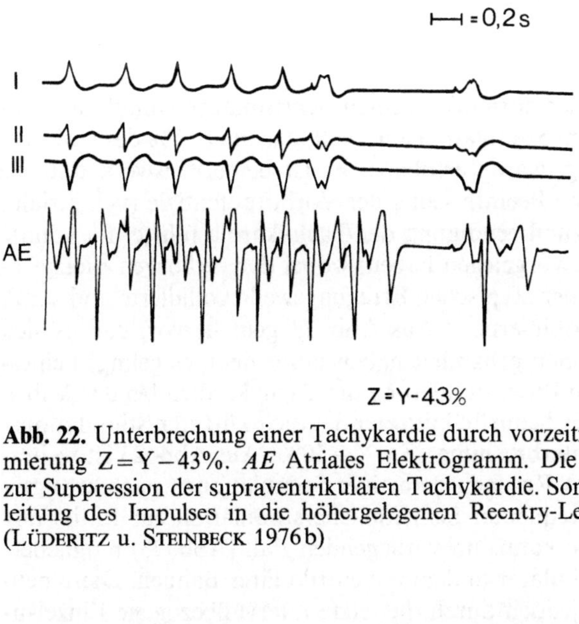

Abb. 22. Unterbrechung einer Tachykardie durch vorzeitige Einzelstimulation. Programmierung Z = Y − 43%. *AE* Atriales Elektrogramm. Die ventrikuläre Stimulation führt zur Suppression der supraventrikulären Tachykardie. Somit dürfte es sich um eine Rückleitung des Impulses in die höhergelegenen Reentry-Leitungsbahnen gehandelt haben (Lüderitz u. Steinbeck 1976b)

automatie bei zusätzlicher sinuatrialer Überleitungsstörung. Das Beschwerdebild bestand im wesentlichen in repetitiven anfallsartigen Paroxysmen von Herzjagen, die mit brennenden Schmerzen in der Herzgegend einhergingen. Nach Beendigung des Anfalls, die durch den Patienten selbst mittels Karotisdruck herbeigeführt wurde, traten Schwindelgefühl und Schwarzwerden vor den Augen auf. Elektrokardiographisch zeigte sich eine supraventrikuläre Tachykardie mit Frequenzen um 180/min. Nach dem Karotisdruck bestand eine mehr als 6 s währende Asystolie, die erst nach einigen Ersatzschlägen unterschiedlicher Reizbildungszentren wieder von einem Sinusrhythmus gefolgt war (Abb. 21).

Im Rahmen der notwendigen Sofortbehandlung erwies sich bei diesem Patienten die Doppelfunktion des orthorhythmischen Schrittmachersystems als erfolgreich (Abb. 22). Bei vorzeitiger Einzelstimulation mit der Programmierung Z = Y − 43% (d.h. ein um 43% kürzeres Stimulationsintervall als der vorangegangene RR-Abstand) konnte die Tachykardie unterbrochen werden. Im An-

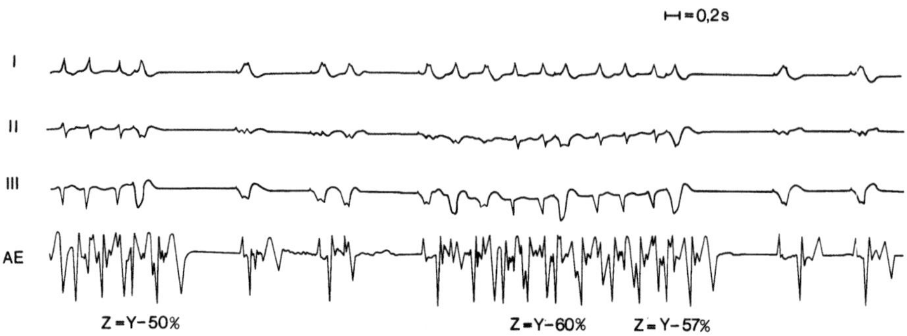

Abb. 23. Suppression einer supraventrikulären Tachykardie mit vorzeitiger ventrikulärer Einzelstimulation (Z = Y − 50%). Normofrequente Schrittmacherstimulation und Initiierung einer neuen Tachykardie über ventrikuläre und supraventrikuläre Leitungsbahnen, die mit der Stimulationsprogrammierung Z = Y − 57% erfolgreich terminiert werden konnte, wohingegen sich die Programmierung Z = Y − 60% als erfolglos erwies. *AE* Atriales Elektrogramm (vgl. Text) (LÜDERITZ u. STEINBECK 1976b)

schluß daran bedurfte es einer normofrequenten Schrittmacherstimulation. Interventionsversuche mit einem Stimulationsintervall, das über 57% des vorangegangenen RR-Abstandes lag, waren erfolglos. Es ist bemerkenswert, daß die ventrikuläre Stimulation ohne Beeinflussung der Vorhofpotentiale (vgl. atriales Elektrogramm in Abb. 22) zur Beendigung der Tachykardie führte. Es könnte hier eine Knotentachykardie vorgelegen haben, wobei der verborgen rückgeleitete ventrikuläre Impuls mit der atypischen Erregungswelle kollidierte und somit die Reentry-Tachykardie terminierte. – Aus Abb. 23 geht hervor, daß es sich um wechselnde Reentry-Bahnen gehandelt haben muß; denn es gelingt keineswegs immer, mit der gleichen Programmierung die Tachykardien bei demselben Patienten zu unterbrechen. Es bedurfte mitunter deutlich kürzerer Stimulationsintervalle zur Tachykardieunterbrechung: Z = Y − 50%. Aus Abb. 23 ist weiterhin zu entnehmen, daß es im Rahmen derartiger Stimulationen nach erfolgter Unterbrechung und normofrequenter Schrittmacherstimulation zur Initiierung neuer Tachykardien kommen kann: im vorliegenden Fall (Abb. 23) möglicherweise unter Einschluß ventrikulärer und supraventrikulärer Bahnen. Diese neuerliche Tachykardie konnte jedoch durch die letzte intervallbezogene Einzelstimulation wieder beendet werden.

Im weiteren zeitlichen Verlauf erwies sich Verapamil als effektiv zur Unterbrechung der rezidivierenden Tachykardien. Es bestand jedoch zugleich die Notwendigkeit zu intermittierender normofrequenter Schrittmacherstimulation. Dem Patienten wurde daher ein permanenter Pacemaker mit Stand-by-Funktion implantiert bei Perpetuierung der Verapamilmedikation (160 mg täglich p.o.) (LÜDERITZ u. STEINBECK 1976b).

Bei vorsichtiger Beurteilung der beschriebenen Therapieergebnisse ist die Anwendung der frequenzbezogenen Intervallstimulation bei Auftreten medikamentös resistenter ventrikulärer und supraventrikulärer Tachykardien gerechtfertigt, ebenso bei salvenartig auftretenden Kammerextrasystolen als Vorläufern lebensbedrohlicher Kammertachykardien, unabhängig vom Grundleiden. Ein

Behandlungsversuch erscheint insbesondere zur Beherrschung tachykardiebedingter bedrohlicher Situationen bei kardiochirurgischen Patienten und im Anschluß an einen Myokardinfarkt sinnvoll. Gegenüber der elektrischen Defibrillation hat dieses Verfahren den Vorteil der nahezu unbeschränkt wiederholbaren automatischen Anwendung.

Gelegentlich ist dieses Schrittmacherprinzip mit intraventrikulär liegender Reizsonde bei supraventrikulären Tachykardien im Rahmen eines WPW-Syndroms indiziert; nicht anwendbar ist es bei Kammerflattern und Kammerflimmern sowie bei Vorhofflimmern. Bei medikamentös therapieresistentem Vorhofflattern kann ein Behandlungsversuch mit der programmierten Intervallstimulation jedoch durchaus erfolgreich sein. Durch frequenzbezogene Salvenstimulation wird die Suppression von Tachykardien möglich, die sich durch Einfach- oder Doppelstimulation nicht terminieren lassen.

Als seltene Komplikation der frequenzbezogenen Stimulation ist die Auslösung heterotoper Reizbildung durch die mechanische Irritation der Schrittmachersonde oder die Entstehung ektopischer Rhythmen im Gefolge der elektrischen Stimulation möglich. In einem Fall von ätiologisch ungeklärter Kardiomyopathie und zwei Fällen mit akutem Myokardinfarkt und Kammertachykardie trat während der Regularisierungsversuche Kammerflimmern auf, das durch elektrische Defibrillation beseitigt werden konnte. Der Einsatz der programmierten Intervallstimulation sollte daher nur unter Intensivstationsbedingungen mit Defibrillationsmöglichkeit vorgenommen werden (Lüderitz 1979).

Progressives Kopplungsintervall. Von Spurrell wurde ein „scanning pacemaker“ zur temporären Stimulation beschrieben, welcher durch ventrikuläre Stimulation bei supraventrikulären Tachykardien auf Reentry-Basis wirksam ist. Dieses System trägt dem Umstand Rechnung, daß der zur Terminierung einer Tachykardie adäquate Stimulationszeitpunkt eine Variation bis zu 30 ms aufweisen kann. Somit wäre eine exakte Vorprogrammierung schwer möglich. Das Scanning-System setzt nun automatisch ein, wenn eine supraventrikuläre Tachykardie auftritt und gibt Einzel- oder Doppelimpulse nach bestimmten zeitlichen Intervallen ab. Der erste Stimulus erfolgt innerhalb der Refraktärzeit der stimulierten Kammer; 1 s später fällt ein zweiter Impuls mit einer Verzögerung von 5 ms ein. Im folgenden werden die künstlichen Impulse mit jeweils 5 ms Verzögerung abgegeben, bis 400 ms durchmessen sind. Bei Beendigung der Tachykardie sistiert die Stimulation (s. Abb. 24).

Randomisiertes Kopplungsintervall. Als paradoxe Anwendung eines Demand-Pacemakers wird die Umschaltung eines ventrikulären Bedarfsschrittmachers auf starrfrequente Stimulation bei tachykarden Rhythmusstörungen bezeichnet. Ryan et al. (1968) konnten durch Magnetumschaltung mit diesem Verfahren höherfrequente supraventrikuläre (Reentry-)Tachykardien beim WPW-Syndrom unterbrechen. Ursächlich ist eine randomisierte Depolarisation der sog. erregbaren Lücke eines Reentry-Kreises anzunehmen. Krikler et al. (1976) berichteten über den Einsatz von automatisch umschaltbaren Serien-Pacemakern bei zwei Patienten mit repetitiven Knotentachykardien bei WPW-Syndrom. Das Schrittmachersystem arbeitet als herkömmlicher Demand-Pacemaker und schaltet bei Auftreten einer Tachykardie selbständig auf eine starrfrequente Stimula-

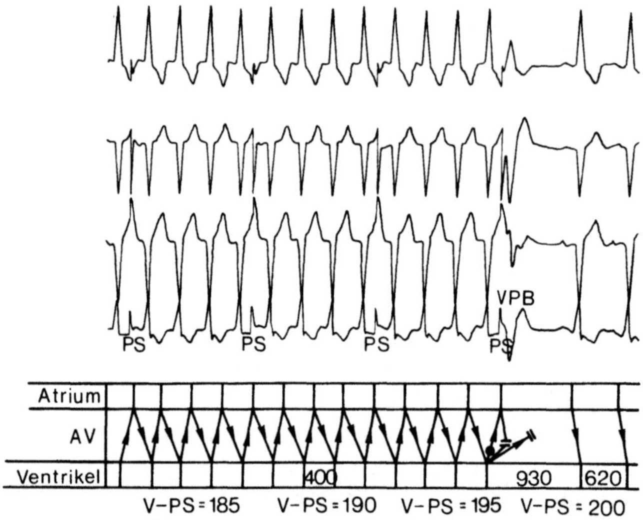

Abb. 24. Terminierung einer supraventrikulären Tachykardie durch einen „scanning pacemaker". *PS* Vorzeitige Stimulation; *VPB* vorzeitige Kammerdepolarisation. Bei einem automatisch zunehmenden Kopplungsintervall (*V-PS*) kommt es bei einem Intervall von 200 ms zur Auslösung einer vorzeitigen Ventrikeldepolarisation (VPB), die die Tachykardie beendet. Anschließend besteht wieder Sinusrhythmus (SPURRELL 1975)

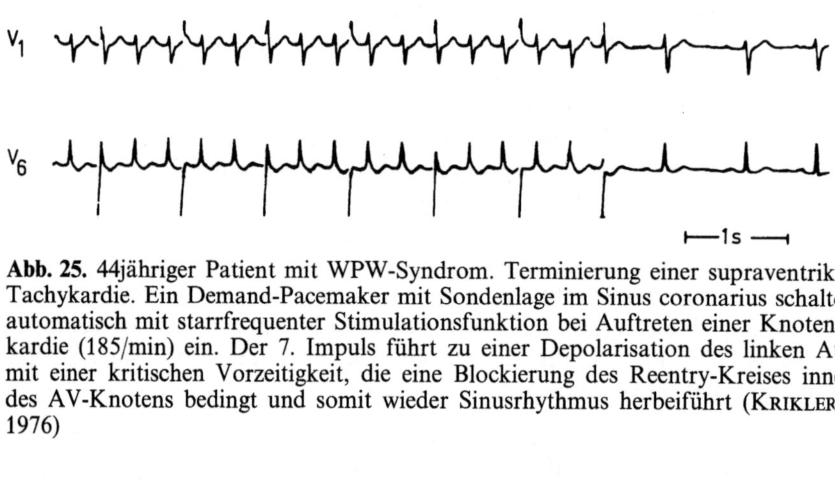

Abb. 25. 44jähriger Patient mit WPW-Syndrom. Terminierung einer supraventrikulären Tachykardie. Ein Demand-Pacemaker mit Sondenlage im Sinus coronarius schaltet sich automatisch mit starrfrequenter Stimulationsfunktion bei Auftreten einer Knotentachykardie (185/min) ein. Der 7. Impuls führt zu einer Depolarisation des linken Atriums mit einer kritischen Vorzeitigkeit, die eine Blockierung des Reentry-Kreises innerhalb des AV-Knotens bedingt und somit wieder Sinusrhythmus herbeiführt (KRIKLER et al. 1976)

tionsfunktion um und bewirkt somit die Unterbrechung des Reentry-Kreises, der der Tachykardie zugrunde liegt. Nach Beseitigung der Tachykardie arbeitet der Schrittmacher wieder in Demand-Funktion (Abb. 25).

Eine derartige Anwendung setzt naturgemäß eine subtile elektrophysiologische Diagnostik der anderweitig intraktablen Tachykardie und ihrer Beeinflußbarkeit durch Elektrostimulation voraus. Hierbei ist insbesondere auch die optimale Lokalisation der Reizelektrode zu bestimmen. In einem der mitgeteilten Fälle mit WPW-Syndrom Typ A war die fixfrequente Stimulation am effektiv-

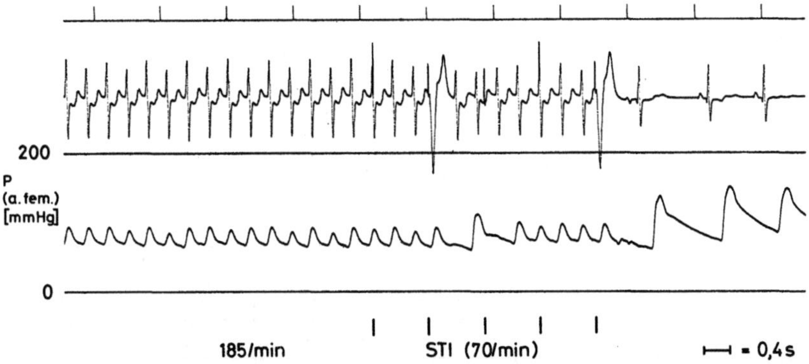

Abb. 26. Paroxysmale supraventrikuläre Tachykardie bei Myokarditis. Durch passagere rechtsventrikuläre, festfrequente Stimulation kann die Tachykardie (185/min) terminiert werden. Der 2. Impuls führt bereits zu einer Kammerdepolarisation ohne jedoch die Tachykardie zu beeinflussen. Erst der 5. Impuls bedingt eine zeitlich kritische Depolarisation, die die der Tachykardie zugrundeliegende (pathologische) Leitungsbahn blockiert. Die untere Registrierung gibt das Blutdruckverhalten in der Arteria femoralis wieder

sten bei rechtsventrikulärer Sondenlage (und retrograder Impulsleitung). Im anderen Fall wurde bei einer im Sinus coronarius lokalisierten Elektrode die günstigste Wirkung erzielt.

Der Einsatz der passageren starrfrequenten Stimulation mit randomisiertem Kopplungsintervall ist übrigens nicht auf supraventrikuläre Tachykardien im Rahmen eines Präexzitations-Syndroms beschränkt. Abbildung 26 zeigt das Beispiel einer effektiven Tachykardieterminierung durch festfrequente Stimulation bei einem Patienten mit supraventrikulärer Tachykardie bei Myokarditis. Es genügen 5 elektrische Impulse (entsprechend einer Frequenz von 70/min), um die Rhythmusstörung zu beseitigen.

Eine spezielle durch starrfrequente Stimulation therapierbare tachykarde Rhythmusstörung konnte von uns bei einem 20jährigen Patienten beobachtet werden. Hierbei handelte es sich um eine sich selbst terminierende rezidivierende Tachykardie, die bei progressiver Verkürzung der RR- und Zunahme der AV-Intervalle zu einer retrograden Blockierung der ventrikulo-atrialen Leitungsbahn führte. Bei einer kritischen Stimulationsfrequenz von 90/min war es möglich, permanent eine Blockierung der pathologischen Leitungsbahnen zu erreichen und durch Unterbrechung der als subjektiv belastend empfundenen Tachykardie eine normofrequente Herzschlagfolge zu gewährleisten (Abb. 27).

Simultane Vorhof- und Kammererregung. Von COUMEL u. Mitarb. wurde ein Schrittmachersystem entwickelt, das durch simultane Vorhof- und Kammerstimulation bestimmte supraventrikuläre Tachykardien, die durch einen unidirektionalen Block bei zwei funktionell unterschiedlichen Leitungsbahnen zustande kommen, beherrschen kann. Der Schrittmacher interveniert durch Auftreten der P-Welle bei Beginn einer Tachykardie und stimuliert zugleich verzögerungsfrei den Ventrikel entsprechend einer artifiziellen Präexzitation. Durch verborgene Rückleitung in die beiden der kreisenden Erregung dienenden AV-Leitungsbahnen wird eine Reentry-Tachykardie verhindert (COUMEL 1970).

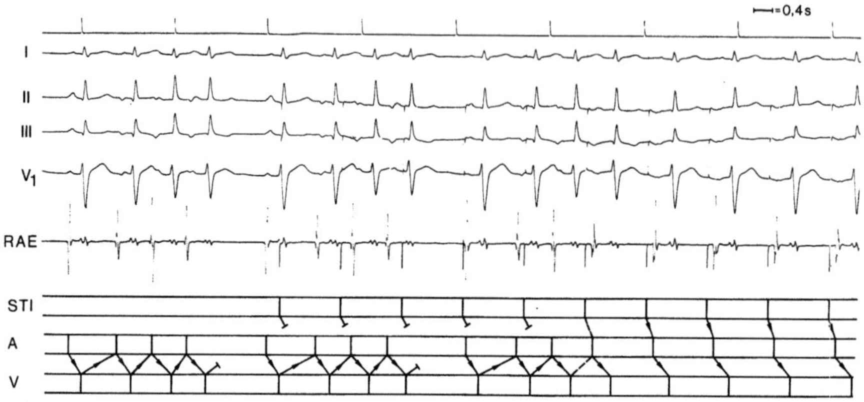

Abb. 27. Unterbrechung einer Reentry-Tachykardie durch festfrequente Vorhofstimulation. *I, II, III, V_1* Oberflächenableitungen, *RAE* rechtsatriales Elektrogramm, *STI* Stimulationsimpuls, *A* Vorhofaktion, *V* Ventrikelaktion. *Linke Bildhälfte:* Die rezidivierenden Reentry-Tachykardien führen durch progressiv sich verkürzende RR-Intervalle (bei zunehmenden PQ-Intervallen) zur Selbstterminierung durch Blockierung des vermutlich atypischen (Reentry-)Leitungswegs. *Rechte Bildhälfte:* Durch kritische atriale Stimulation mit einer Frequenz von 90/min gelingt es, eine normofrequente Herzschlagfolge zu gewährleisten (NAUMANN D'ALNONCOURT et al. 1978)

f) Hochfrequenzstimulation

Atriale Hochfrequenzstimulation. Die intraatriale Hochfrequenzstimulation stellt eine wirksame elektrotherapeutische Maßnahme bei Vorhofflattern, atrialen und junktionalen Tachykardien dar.

Vorhofflattern mit schneller Überleitung kann, unabhängig vom Grundleiden, eine bedrohliche Situation herbeiführen durch die Gefahr der 1:1-Überleitung auf die Kammern. – Die konventionelle Therapie besteht in der schnellen oder mittelschnellen Digitalisierung mit dem Ziel der Überführung in einen Sinusrhythmus oder in Vorhofflimmern mit langsamer Kammerfrequenz. Ist eine Digitalisierung kontraindiziert und kommt eine Kardioversion (Elektroreduktion) nicht in Frage, z.B. bei Digitalisüberdosierung, so bietet die schnelle intraatriale Stimulation (MASSUMI et al. 1967) eine Alternativmethode, die im Unterschied zur Kardioversion ohne Narkose durchgeführt werden kann und damit besonders bei älteren Patienten oder bei Kranken mit schlechtem Allgemeinzustand von Vorteil ist, zumal die Digitalismedikation beibehalten werden kann. – Bei dieser Methode wird ein bipolarer Stimulationskatheter transvenös unter Röntgenkontrolle in den rechten Vorhof eingeführt und möglichst wandständig angelegt. Eine ventrikuläre Stimulation (z.B. durch Veränderung der Elektrodenlage) muß sicher ausgeschlossen sein. Kurzfristig (wenige Sekunden oder Minuten) erfolgt eine hochfrequente Stimulation über einen Impulsgenerator. Die effektive Frequenz liegt gewöhnlich zwischen 150 und 600/min; vereinzelt sind Frequenzen bis zu 2000/min angewandt worden (BAROLD 1975). Dieses Vorgehen kann mehrmals wiederholt werden. Das simultan registrierte EKG gibt z.B. die Konversion von Vorhofflattern in Vorhofflimmern zu erkennen, das häufig nach kurzer Zeit spontan in Sinusrhythmus umschlägt.

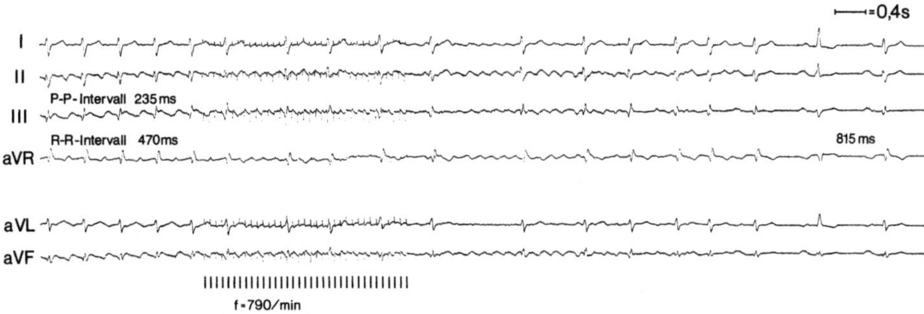

Abb. 28. Erfolgreiche Unterbrechung von Vorhofflattern mit 2:1-AV-Überleitung. 57jähriger Patient mit paroxysmalem Vorhofflattern. Registriert sind I, II, III, aVR, aVL, aVF. Atriale Hochfrequenzstimulation über einen im rechten Vorhof plazierten Elektrodenkatheter mit einer Frequenz von 790/min für eine Dauer von 2,5 s. Das Vorhofflattern geht über in Vorhofflimmern, das wenige Sekunden später sistiert. Es resultiert Sinusrhythmus

Es bedarf jedoch keineswegs stets einer Minuten währenden atrialen Hochfrequenzstimulation, um Sinusrhythmus zu erzielen. Sehr effektiv ist nach unseren Erfahrungen auch die Stimulation mit einer Salve hochfrequenter Einzelimpulse (vgl. Abb. 28).

Die intraatriale Hochfrequenzstimulation hat sich als wirksame und risikoarme Methode bewährt, die vielfach der klassischen DC-Defibrillation vorzuziehen ist. Die Erfolgsrate der schnellen atrialen Stimulation (definiert als Konversion in Sinusrhythmus oder Vorhofflimmern) liegt bei 70%. Der Umschlag in Sinusrhythmus innerhalb von Sekunden oder Minuten findet sich in ca. 50% der erfolgreich behandelten Patienten. Der Zeitpunkt der Konversion kann aber auch erst nach mehreren Stunden oder Tagen eintreten, wenngleich in der Mehrzahl der Fälle innerhalb von 48 Stunden ein Sinusrhythmus auftritt (BAROLD 1975).

Bei Vorhofflimmern ist die intraatriale Stimulation unwirksam. Supraventrikuläre Tachykardien (abgesehen von Vorhofflimmern) können außer durch schnelle atriale Stimulation auch durch programmierte Einzelstimulation (s. oben) sowie durch Stimulation in einer Frequenz, die unter der der Tachykardie liegt, erfolgreich angegangen werden.

Erfolgversprechend erscheinen auch die sog. Radio-Frequenz-Stimulationssysteme (DAVIDSON et al. 1971; FREUHAN et al. 1974; KAHN u. CITRON 1976). – Die letztgenannten Autoren berichteten über ein patientengesteuertes implantierbares Pacemaker-System zur Suppression supraventrikulärer Tachykardien, das auf dem Prinzip extern auslösbarer passagerer atrialer Hochfrequenzstimulation beruht. Das System besteht aus einem implantierten Empfänger, der mit einer bipolaren Vorhofelektrode verbunden ist, und einem externen batteriebetriebenen, durch den Patienten zu bedienenden Sender (Abb. 29). Die erfolgreiche Anwendung dieses Systems setzt eine genaue Abklärung der zu behandelnden Tachykardie durch vorhergehende Stimulation voraus, ferner normale atrioventrikuläre Überleitungsverhältnisse sowie ein hohes Maß an Kooperationsfähigkeit des Patienten, die sich auf die Erkennung wie auf die Terminierung

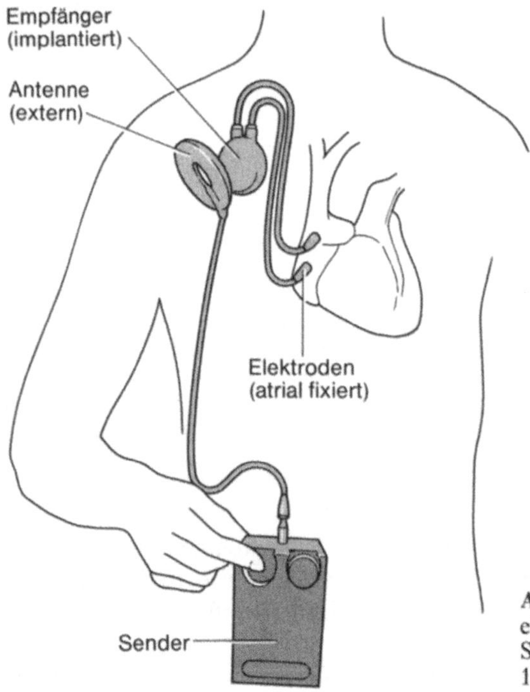

Abb. 29. Schematische Darstellung eines Radio-Frequenz-Schrittmacher-Systems (vgl. Text) (KAHN u. CITRON 1976)

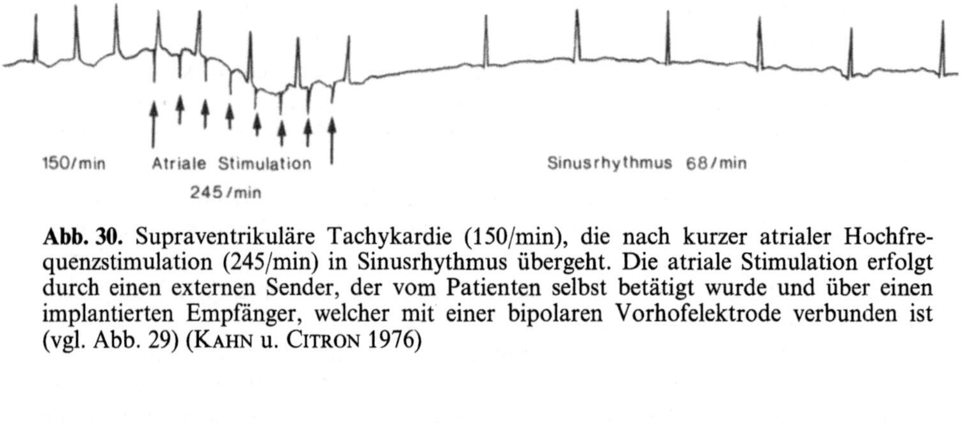

Abb. 30. Supraventrikuläre Tachykardie (150/min), die nach kurzer atrialer Hochfrequenzstimulation (245/min) in Sinusrhythmus übergeht. Die atriale Stimulation erfolgt durch einen externen Sender, der vom Patienten selbst betätigt wurde und über einen implantierten Empfänger, welcher mit einer bipolaren Vorhofelektrode verbunden ist (vgl. Abb. 29) (KAHN u. CITRON 1976)

der tachykarden Anfälle beziehen muß. Die Autoren beobachteten in 15 von 18 Fällen die erfolgreiche Konversion von medikamentös therapierefraktären supraventrikulären Tachykardien anhand von annähernd 10.000 patienteninduzierten Anwendungen dieses neuen Stimulationssystems (Abb. 30).

Über die transösophageale Vorhofstimulation liegen erst begrenzte Erfahrungen vor. Die ersten Berichte sind ermutigend. Die Vorteile dieses Verfahrens liegen vor allem in dem einfachen, nicht invasiven Vorgehen und der zu entbehrenden Durchleuchtungskontrolle bei notfallsmäßiger Anwendung (MONTOYO et al. 1973).

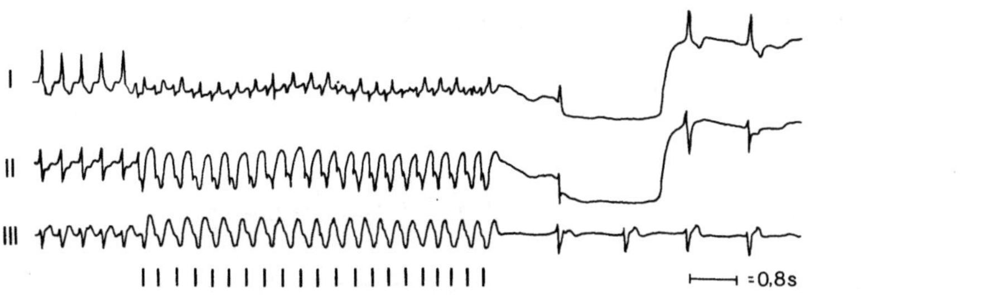

Abb. 31. Terminierung einer medikamentös therapierefraktären AV-Knotentachykardie (Frequenz 170/min). Eine passagere rechtsventrikuläre Hochfrequenzstimulation (Frequenz 182/min) terminiert die Tachykardie

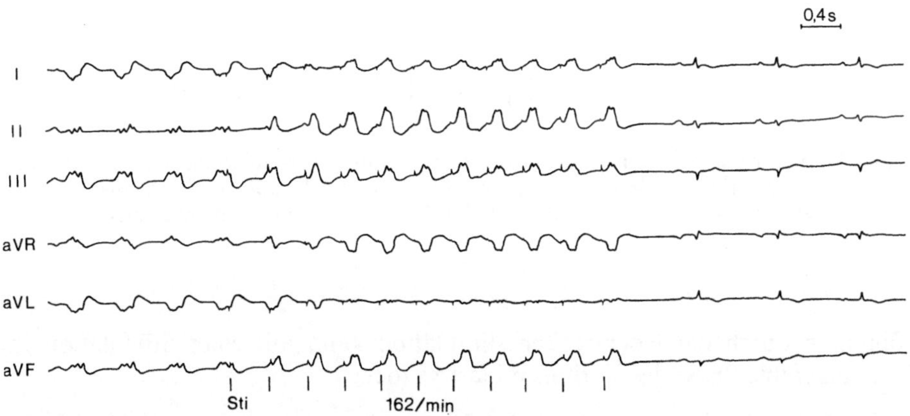

Abb. 32. Ventrikuläre Hochfrequenzstimulation bei Kammertachykardie. Bei einem 67jährigen Patienten mit Zustand nach Vorderwandinfarkt bestand eine ventrikuläre Tachykardie mit einer Frequenz von 125/min, die medikamentös nicht beherrschbar war. Durch kurzfristige rechtsventrikuläre tachyfrequente Stimulation (162/min) wurde die Tachykardie dauerhaft terminiert

Von STERZ et al. (1978) wurde über die erfolgreiche transösophageale schnelle Stimulation des linken Vorhofs bei ektopen tachykarden Vorhofrhythmusstörungen in 7 von 9 Fällen berichtet. Als Therapieerfolg wurde die Induzierung von Vorhofflimmern mit Umschlagen in Sinusrhythmus (6 Fälle) bzw. die Persistenz eines bradyfrequenten Vorhofflimmerns gewertet. Ähnlich gute Erfahrungen wurden von STRÖDTER u. SCHWARZ (1980) bei 14 Patienten mit Vorhofflattern oder atrialen bzw. junktionalen Tachykardien mitgeteilt. Auch zur Frequenzbelastungsprüfung bei koronarer Herzkrankheit wurde die transösophageale Elektrostimulation mit guten Ergebnissen eingesetzt (DITTRICH u. LAUTEN 1972).

Der Mechanismus der Konversion in Sinusrhythmus durch atriale Hochfrequenzstimulation ist noch nicht endgültig geklärt. In vielen Fällen dürfte die Unterbrechung einer Reentry-Tachykardie stattfinden. Andererseits ist auch die Suppression eines automatischen Fokus denkbar. Die Initiierung von Vorhof-

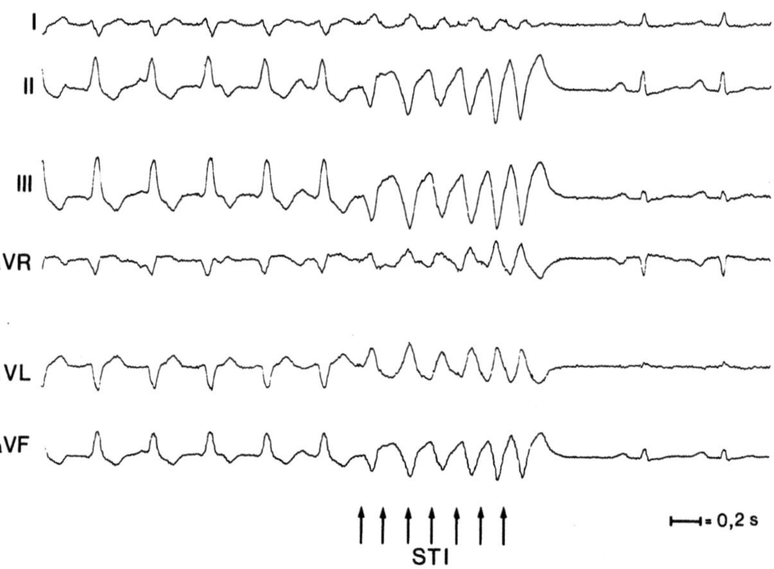

Abb. 33. Ventrikuläre Tachykardie. Frequenz 163/min. Terminierung der Tachykardie durch rechtsventrikuläre Salvenstimulation (7 Stimuli im Abstand von je 150 ms, entsprechend einer Frequenz von 400/min); poststimulatorisch besteht Sinusrhythmus

flimmern durch die Hochfrequenzstimulation kann mit einer Stimulation in die vulnerable Phase des Vorhofs erklärt werden.

Ventrikuläre Hochfrequenzstimulation. Durch passagere intraventrikuläre Hochfrequenzstimulation ist es möglich, bei entsprechender retrograder Überleitung supraventrikuläre Reentry-Tachykardien zu terminieren. Abbildung 31 zeigt ein entsprechendes Beispiel bei einem Patienten mit Sinusknoten-Syndrom und rezidivierenden medikamentös therapierefraktären AV-Knotentachykardien. – Bei ventrikulären Tachykardien wird die Hochfrequenzstimulation bislang nur vereinzelt angewendet (ventrikuläre Hochfrequenzstimulation mit antitachykarden Schrittmachern s. unten).

Bei einem 67jährigen Patienten mit ventrikulären Tachykardien im Rahmen einer koronaren Herzkrankheit und einem 5 Monate zurückliegenden Vorderwandinfarkt gelang es, durch rechtsventrikuläre tachyfrequente Schrittmacherstimulation eine ventrikuläre Tachykardie dauerhaft zu terminieren (Abb. 32). Die effektive tachykarde Ventrikelstimulation kann gelegentlich auch sehr kurz sein (Abb. 33) bzw. nur aus einer Stimulationssalve bestehen.

g) Permanente antitachykarde Stimulation mit implantierten Schrittmachern

Die Terminierung medikamentös therapierefraktärer Tachyarrhythmien durch extern anwendbare Stimulationsmethoden ist klinisch und experimentell gut belegt (vgl. LÜDERITZ 1979) und hat zur Entwicklung implantierbarer antitachykarder Schrittmachersysteme geführt. Bislang liegen jedoch über derartige Ag-

Tabelle 3. Behandlung medikamentös therapierefraktärer Tachykardien durch implantierbare Schrittmacher bei 12 Patienten (13 antitachykarde Aggregate, 14 Programmierungen). ↓=Abnahme; – =keine Änderung; *SVT* supraventrikuläre Tachykardie; *AF* Vorhofflattern; *VT* ventrikuläre Tachykardie; *KHK* koronare Herzkrankheit; *WPW* Wolff-Parkinson-White-Syndrom (Lüderitz 1981)

		Stim.-Ort	Stim.-Modus Frequenz	Steuerung der Impulsabgabe	Stim.-Dauer	Rhythmusstörung	Grunderkrankung	Anfallsdauer	Anfallshäufigkeit
S.K.	♂ 57a	Re Vorhof	Hochfrequenz 400/min	Pat.-gesteuert	Wählbar	SVT	KHK	↓	–
H.H.	♀ 50a	Re Vorhof	Hochfrequenz 1016/min	EKG-gesteuert	5,6 s	AF	Kardiomyopathie	↓	–
G.E.	♂ 53a	Re Vorhof	Kompetitiv 75/min	EKG-gesteuert	2 s	AF	KHK	↓	–
Z.E.	♂ 20a	Re Vorhof	Kompetitiv 90/min	–	Permanent	SVT	Z.n. Myokarditis	↓	↓
H.J.	♀ 63a	Re Vorhof	„Overdrive" 80/min	–	Permanent	SVT	WPW-Syndrom	↓	↓
G.J.	♂ 50a	Re Ventrikel	Kompetitiv 90/min	–	Permanent	VT	Kardiomyopathie	↓	↓
S.J.	♂ 65a	Re Ventrikel	Kompetitiv 70/min	Pat.-gesteuert	Wählbar	VT	KHK	↓	↓
S.A.	♂ 15a	Re Ventrikel	Kompetitiv 80/min	–	Permanent	SVT	Z.n. Myokarditis	↓	↓
W.W.	♂ 63a	Re Vorhof	Elektiv 70–400/min	Fremdgesteuert	Wählbar	AF	KHK	↓	↓
–	66a	Re Vorhof	Hochfrequenz 720/min	EKG-gesteuert	4 s	AF	KHK	↓	↓
S.S.	♂ 41a	Re Vorhof	Hochfrequenz 714/min	Pat.-gesteuert	Wählbar	SVT	WPW-, Sinus-Knotensyndrom	↓	↓
S.E.	♀ 29a	Re Vorhof	Hochfrequenz 800/min	EKG-gesteuert	8,5 s	SVT	Z.n. Myokarditis	↓	↓
M.G.	♂ 66a	Re Ventrikel	Hochfrequenz 156/min	Pat.-gesteuert	3,4 s	VT	KHK	↓	–
		Re Ventrikel	Kompetitiv/ Hochfrequenz 210/min	Pat.-gesteuert	2,3 s	VT	KHK	↓	–

Tabelle 4. Antitachykarde Therapie mit implantierbaren Schrittmachern. * Implantierbare Ausführung in der Entwicklung; f_{stim} Stimulationsfrequenz; f_{tach} Frequenz der im Einzelfall vorherrschenden Tachykardie

Ort der Stimulation	*Steuerung der Impulsabgabe*
Rechter Vorhof	Patientengesteuert
Rechter Ventrikel	Magnetschalter
Rechter Vorhof und Ventrikel	induktive Kopplung
Sinus coronarius	Fremdgesteuert
Impulsfrequenz und Stimulationsmodus	externe Triggerung
Gekoppelte Einzelimpulse	EKG-gesteuert
fixe Kopplung	Tachykardiedetektion
frequenzbezogene Kopplung*	automatische Impulsabgabe
progressives Kopplungsintervall*	Permanente Stimulation: keine
Overdrive-Pacing, $f_{stim} > f_{tach}$	*Dauer der Impulsabgabe*
Kompetitive Stimulation, $f_{stim} < f_{tach}$	Bedarfsgesteuerte Kurzzeitstimulation
Hochfrequenzstimulation, f_{stim} 250–1200/min	Permanente Stimulation

gregate zur antitachykarden Langzeittherapie erst vereinzelte Berichte vor (CITRON u. DUFFIN 1979; FISHER et al. 1978; HYMAN 1979).

NEUMANN et al. (1977) berichteten über die Behandlung einer supraventrikulären Reentry-Tachykardie bei WPW- und Sick-Sinus-Syndrom mit permanenter schneller Vorhof- und QRS-inhibierter Kammerstimulation.

Als Zukunftsvision wird von ZIPES (1981) ein multiprogrammierbarer antitachykarder Schrittmacher vorgestellt, der prophylaktisch wirksam ist und zugleich – wenn nötig – computergesteuert eine intrakardiale Defibrillation ermöglicht (vgl. S. 1012).

Bei 12 Patienten wurden von uns insgesamt 13 antitachykarde Schrittmachersysteme implantiert, die individuell an die jeweilige Rhythmusstörung adaptiert waren (NAUMANN D'ALNONCOURT u. LÜDERITZ 1979; LÜDERITZ 1981) (Tabelle 3). Während der vorangegangenen diagnostischen Stimulation waren bei spontanem Auftreten oder nach Auslösung der Rhythmusstörung der effektive Stimulationsmodus, der optimale Stimulationsort, die wirksame Stimulationsfrequenz sowie die Art der Schrittmachersteuerung und die Dauer der Impulsabgabe bestimmt worden (Tabelle 4). Als Stimulationsmodus kamen die Overdrive-Stimulation, die kompetitive Stimulation (Abb. 34) und die atriale Hochfrequenzstimulation (Abb. 35, 36) zur Anwendung. Die atriale Hochfrequenzstimulation wurde bei supraventrikulärer Tachykardie und bei tachysystolischem Vorhofflattern eingesetzt. Bei 4 Patienten erfolgte die Impulsauslösung patientengesteuert durch Auflegen eines Magneten. Dieser Magnet betätigt einen Magnetschalter (Reed Relay) im implantierten Schrittmacher und aktiviert so den Stimulationskreis. Bei dem Orthocor-II-System ist eine zusätzliche patienteninitiierte Burst-Auslösung möglich. Bei 3 anderen Patienten mit supraventrikulären Tachykardien setzte die Impulsauslösung automatisch EKG-gesteuert ein. Bei der EKG-Steuerung überwacht der Schrittmacher über den Elektrodenkatheter ständig den Abstand aufeinanderfolgender EKG-Signale und löst bei Unterschreiten einer kritischen Zykluslänge und Überschreiten einer kritischen Anzahl

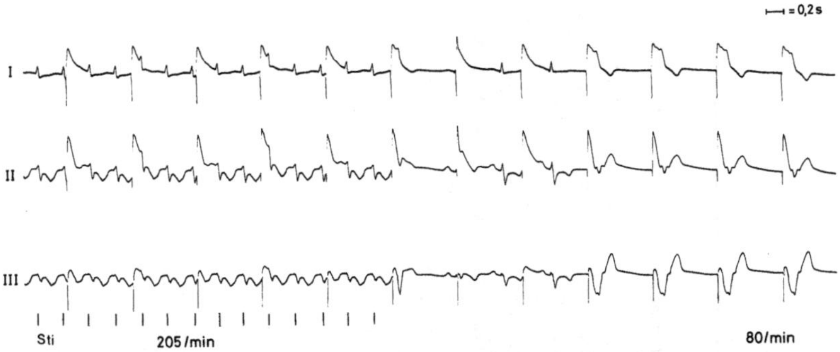

Abb. 34. 18jähriger Patient, Zustand nach Myokarditis. Terminierung einer supraventrikulären Tachykardie nach Schrittmacherimplantation durch kompetitive Ventrikelstimulation (*I, II, III* Extremitätenableitungen, Δt = effektives Stimulationsintervall). Bei festfrequenter rechtsventrikulärer Schrittmacherstimulation war eine Tachykardie mit einer Frequenz von 205/min aufgetreten. Nach kurzer Latenz unterbricht eine zeitgerecht kritisch initiierte Ventrikeldepolarisation (Δt: 210 ms) die Rhythmusstörung. Es folgt nach einigen interpolierten Eigenaktionen ein regelmäßiger Schrittmacherrhythmus

aufeinanderfolgender kurzer Intervalle die vorprogrammierte Impulsfolge aus. Nach Beendigung der Stimulation beginnt erneut – nach einer vorgegebenen Latenz – die Überwachung der Herzzyklen. Das überwachungsfreie Intervall nach Stimulation verhindert die vorzeitige Wiederholung der Stimulation falls – wie nicht selten beobachtet – die Tachykardie erst einige Sekunden nach Beendigung der Stimulation sistiert. Bei den 7 Patienten lag die wirksame Stimulationsdauer bei 2–8,5 s, die Stimulationsfrequenz zwischen 210 und 1016/min.

Bei 6 Patienten mit supraventrikulären und ventrikulären Tachykardien wurde ein Aggregat zur kompetitiven Stimulation implantiert, zweimal als patientengesteuerte Ausführung, wobei die Aktivierung des Schrittmachers bei Bedarf über einen Magnetschalter erfolgte und viermal als festfrequente Dauerstimulatoren. Die Stimulationsfrequenzen lagen zwischen 53 und 90/min. Anhand der folgenden Krankheitsverläufe sollen einige Besonderheiten der antitachykarden Schrittmachertherapie dargestellt werden:

Kasuistik I (S.S., m., 42 J.)

Seit 1970 rezidivierende Tachykardien mit Kollapszuständen, einmalige Bewußtlosigkeit. Seit 8 Jahren arbeitsunfähig. Diagnose eines Wolff-Parkinson-White-(WPW-)Syndroms. Therapieresistenz der Tachykardien gegenüber den üblichen medikamentösen Antiarrhythmika einschließlich Ajmalin. Koronarangiographie: ohne pathologischen Befund. Zuweisung wegen persistierender Tachykardien.

Elektrophysiologische Erstuntersuchung: WPW-Syndrom mit akzessorischer Leitungsbahn zwischen rechtem Vorhof und rechter Kammer sowie Reentry-Tachykardie mit einer Frequenz von 215/min. Regelmäßige Unterbrechung der supraventrikulären Reentry-Tachykardie durch atriale Hochfrequenzstimulation. Ajmalin (75 mg i.v.) führte zu einer Frequenzabnahme der Tachykardie, vorwiegend über eine Verzögerung der Impulsleitung via AV-Überleitung. Persistenz der Delta-Welle während Sinusrhythmus unter Ajmalin. Deutliche Verlängerung der maximalen Sinusknotenerholungszeit (2880 ms); Diagnosen: WPW-Syndrom Typ B, Sinusknoten-Syndrom.

Elektrophysiologische Nachuntersuchung nach oraler Propafenontherapie (900 mg/Tag): Persistenz der Delta-Welle; keine signifikante Änderung von Tachykardiefrequenz, Echozone zur Auslösung von Tachykardien, atrialer und ventrikulärer Refraktärzeit so-

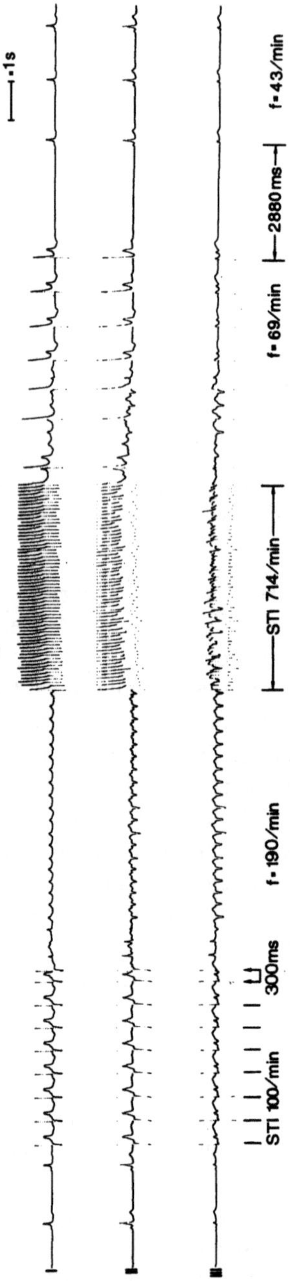

Abb. 35. 41jähriger Patient mit WPW- und Sinusknoten-Syndrom und supraventrikulären Tachykardien. Fortlaufende Registrierung während der Implantation eines antitachykarden Schrittmachers mit rechtsatrialer Sondenlage, *I*, *II*, *III* Extremitätenableitungen. Durch Ankoppelung eines vorzeitigen Impulses in einem Intervall von 300 ms bei rechtsatrialer Basisstimulation von 100/min Auslösung einer supraventrikulären Reentry-Tachykardie mit einer Frequenz von 190/min, Auslösung einer Burst-Stimulation durch Magnetauflage (Reed-Relay) (Frequenz 714/min) für 5,3 s: Terminierung der Tachykardie; nach einigen Herzaktionen übernimmt der Schrittmacher entsprechend der Demand-Frequenz von 69/min die Herzschlagfolge. Eine passagere Diskonnektion der Reizsonde von der Batterie führt zu einer Asystolie bzw. Sinusknotenerholungszeit von 2880 ms, entsprechend des zugleich bestehenden Sinusknoten-Syndroms. Danach besteht ein bradyfrequenter Sinusrhythmus (Frequenz 43/min)

wie Refraktärzeit der akzessorischen AV-Überleitung. Regelhafte Unterbrechungsmöglichkeit der induzierten supraventrikulären Tachykardie durch festfrequente rechtsventrikuläre Stimulation. Bei fortlaufender Ventrikelstimulation jedoch erneute Auslösung supraventrikulärer Tachykardien. – Da im Beobachtungszeitraum von 4 Wochen keine Tachykardien unter Propafenon (3 × 150 mg Rytmonorm/Tag) und eine arrhythmiefreie Belastbarkeit von 125 W gegeben war, zunächst neuerlicher medikamentöser Behand-

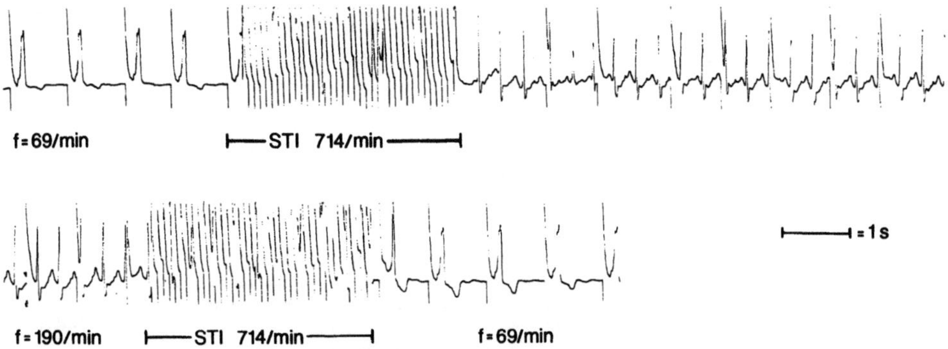

Abb. 36. 41jähriger Patient mit WPW- und Sinusknoten-Syndrom (vgl. Abb. 35) und supraventrikulären Tachykardien nach Implantation eines patientengesteuerten antitachykarden Schrittmachers. Fortlaufende Monitorregistrierung. Herzfrequenz 69/min, entsprechend der Demand-Frequenz des Schrittmacheraggregats. Durch versehentliches Magnetauflegen bzw. Auslösen einer atrialen Hochfrequenzstimulation (Frequenz 714/min) Initiierung einer supraventrikulären Tachykardie (Frequenz 190/min). Eine erneute patienteninduzierte Hochfrequenzstimulation führt zur Beseitigung der Tachykardie. Die vorbestehende Herzschlagfolge ist wieder hergestellt (Lüderitz et al. 1981)

lungsversuch. Da trotz Propafenongabe im weiteren Verlauf bedrohliche Tachykardien auftraten, die dreimal durch Defibrillation terminiert werden mußten, erfolgte die erneute stationäre Aufnahme. In Anbetracht der Therapierefraktärität entschlossen wir uns zur Implantation eines antitachykarden Schrittmachers mit rechtsatrialer Sondenlage (vgl. Tabelle 3): IDP 64 (Sonderanfertigung der Fa. Biotronic Berlin) mit einer Demand-Frequenz (69/min) wegen des gleichzeitig bestehenden Sinusknoten-Syndroms.

Die durch Magnetauflage auslösbare Burst-Frequenz lag bei 714 Impulsen/min. Die während (Abb. 35) und nach der Implantation durchgeführten Kontrolluntersuchungen zeigten, daß durch den Schrittmacher die artifiziell ausgelösten ebenso wie die spontan auftretenden Tachykardien regelmäßig terminiert wurden. Ein versehentliches Auflegen des Magneten bzw. Auslösen der Burst-Stimulation führte zur Initiierung einer supraventrikulären Tachykardie, die jedoch durch erneute Hochfrequenzstimulation sofort wieder unterbrochen wurde (Abb. 36). Die Begleitmedikation bestand in 3 × 40 mg Propranolol täglich und 3 × 100 mg Disopyramid täglich.

In dem bisherigen Beobachtungszeitraum (36 Monate) zeigte sich eine deutliche subjektive und objektive Besserung des Allgemeinbefindens des Patienten durch Abnahme der Tachykardiedauer und Tachykardieinzidenz. – In diesem Fall wurde also der antitachykarden Schrittmachertherapie der Vorzug gegenüber einer risikobelasteten operativen Intervention gegeben. – Grundsätzlich wäre auch eine festfrequente ventrikuläre Schrittmacherstimulation in Frage gekommen, die sich jedoch wegen der ständigen Selbstauslösung neuer Tachykardien verbot.

Kasuistik II (W.W., m., 68 J.)

Bei einem anderen Patienten wurde ein neuartiges multiprogrammierbares automatisches System implantiert (Cyber Tach 60; Intermedics).

Seit 5 Jahren Tachysystolie bei paroxysmalem Vorhofflattern; koronare Herzkrankheit. Tachykardie mehrmals täglich mit Stenokardie und Schwindel. Globale Herzinsuffizienz und Ruhedyspnoe und prätibialen Ödemen. Vorhoffrequenz um 280/min, Kammerfrequenz bis 190/min. Bei diesem Patienten erfolgte die Implantation des Cyber-Tach-60-Systems (vgl. Abb. 37), das nach vorangegangener diagnostischer Stimulation wie folgt programmiert wurde: Nach 8 s detektierter Vorhofflatterwellen erfolgt die Stimulation mit einer Frequenz von 720/min über 4 s und initiiert Vorhofflimmern, das kurze Zeit

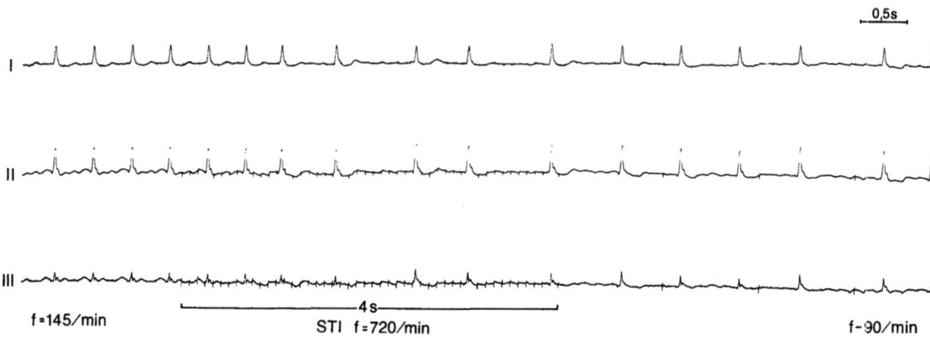

Abb. 37. Terminierung von tachysystolischem Vorhofflattern. 66jähriger Patient mit einer effektiven Kammerfrequenz von 145/min bei Vorhofflattern. Das implantierte multiprogrammierbare Aggregat Cyber Tach 60 (Intermedics) interveniert nach 8 detektierten Vorhofflatterwellen mit einer Stimulationsfrequenz von 720/min (über 4 s) und initiiert Vorhofflimmern mit einer Kammerfrequenz von 90/min, das kurze Zeit später in Sinusrhythmus übergeht

später in Sinusrhythmus revertiert. Die effektive Kammerfrequenz wird bereits mit Auftreten des Vorhofflimmerns auf ca. 90/min reduziert.

Kasuistik III (M.G., m., 66 J.)

Spezielle Probleme ergaben sich bei einem 66jährigen Patienten mit medikamentös therapierefraktären Kammertachykardien. Zustand nach 2 Myokardinfarkten (Vorderwand, Hinterwand). Seit 8 Jahren rezidivierende Ventrikeltachykardien, wiederholt Krankenhausaufenthalte wegen rezidivierender Kammertachykardien. Medikamentöse Therapieresistenz gegenüber Ajmalinbitartrat, Propranolol, Lidocain, Chinidin, Propafenon, Aprindin, Metoprolol, Disopyramid und deren Kombinationen. Frequenz der Kammertachykardien bis 170/min. Insgesamt waren zehnmalige Elektroschockbehandlungen notwendig (50–100 Ws). Der Patient wurde niemals synkopal. An Begleitkrankheiten ist ein Diabetes mellitus erwähnenswert. Das vor stationärer Aufnahme abgeleitete Langzeit-EKG ließ Bigeminie, salvenartiges Auftreten ventrikulärer Extrasystolen und Kammertachykardien mit Frequenzen zwischen 130–170/min bei rechtsschenkelblockartiger Deformierung der Kammerkomplexe erkennen. Herzkatheteruntersuchung einschließlich Koronarangiographie: HZV 3,45 l/min, Herzindex 1,72 l/min/m^2, Auswurffraktion 32%. Hypo- bis Akinesie der Hinterwand, Stenose des Ramus interventricularis anterior von 60; subtotale Stenose des 1. Diagonalastes, 60%ige Stenose der rechten Herzkranzarterie.

Die programmierte Vorhof- und Ventrikelstimulation (Aprindin 100 mg/Tag, Betamethyldigoxin 2 × 0,1 mg/Tag, Metoprolol 2 × 25 mg/Tag) ergab die leichte Auslösbarkeit einer Kammertachykardie niedriger Frequenz (120/min).

Die elektrophysiologische Nachuntersuchung unter Disopyramid: 3 × 150 mg, Betamethyldigoxin 2 × 0,1 mg und Metoprolol 2 × 25 mg/Tag ergab eine erschwerte Auslösbarkeit einer niedrigfrequenten Kammertachykardie (120/min). Es erfolgte eine regelhafte Terminierung durch Overdrive-Suppression. Eine weitere elektrophysiologische Nachuntersuchung unter Amiodaron 3 × 200 mg/Tag erbrachte eine leichte Induzierbarkeit einer Kammertachykardie (Frequenz 136/min) durch programmierte Ventrikelstimulation. – Wir entschlossen uns in Anbetracht dieser Ergebnisse zur Implantation eines antitachykarden Schrittmachersystems (Omni-Orthocor IIa Overdriver) nach Einleitung einer Disopyramidmedikation (vgl. Abb. 38). Der multiprogrammierbare Overdriver wird durch Magnetauflage auf den implantierten Omni-Orthocor-Schrittmacher umgeschaltet entsprechend einer (programmierten) Demand-Frequenz von 53/min in starrfrequentem Stimulationsmodus. Durch Auslösung einer vorprogrammierten Salvenstimulation am Overdrive-Gerät (hier: 10 Impulse entsprechend einer Frequenz von 156/min) erfolgte die Suppression der Ventrikeltachykardie. Es folgt ein normaler Sinusrhythmus.

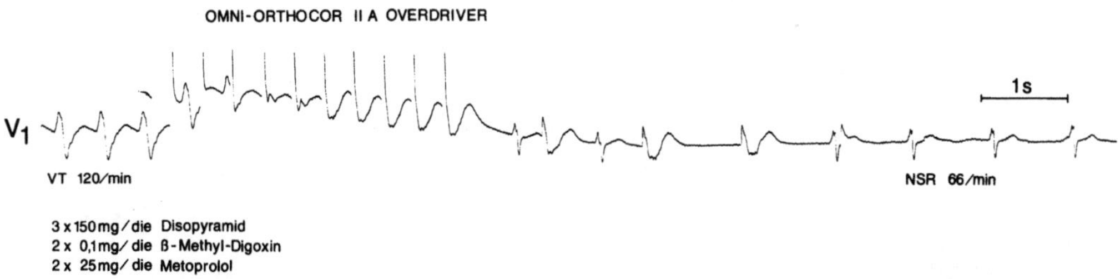

Abb. 38. Antitachykarde Schrittmacherstimulation bei einem 66jährigen Patienten mit ventrikulärer Tachykardie (*VT*) auf der Grundlage einer koronaren Herzkrankheit. Unter der o.g. Therapie Verminderung der Tachykardiefrequenz von ca. 150/min auf 120/min. Durch Magnetauflage (Orthocor-Overdriver IIa) auf den implantierten Omni-Orthocor-Schrittmacher Umschlag auf starrfrequente Stimulation (53/min). Durch Auslösung der vorprogrammierten Salvenstimulation am Overdrive-Gerät (10 Impulse entsprechend einer Frequenz von 156/min) Suppression der ventrikulären Tachykardie. Es folgt ein normaler Sinusrhythmus (*NSR*) mit einer Schlagfolge von 66/min

Nach Überprüfung der regelhaften und sicheren Unterbrechbarkeit rezidivierender Kammertachykardien durch das implantierte System wurde der Patient in die häusliche Pflege entlassen. Innerhalb der folgenden 2 Monate wendete der Patient das System achtmal mit Erfolg an. Es erfolgte jeweils eine (prompte) Unterbrechung der Kammertachykardie. Drei Monate später erwies sich eine neu aufgetretene Tachykardie als elektrotherapeutisch resistent. Es war eine DC-Defibrillation notwendig. Unter Erhöhung der Disopyramidmedikation auf 4 × 150 mg/Tag bestand Beschwerdefreiheit über einen kurzen Zeitraum. Eine abermals aufgetretene Kammertachykardie wurde durch zusätzliche Injektion von 50 mg Ajmalin i.v. unterbrochen.

Eine weitere elektrophysiologische Untersuchung unter Ajmalinbitartrat 3 × 20 mg, Betamethyldigoxin 2 × 0,1 mg und Metoprolol 2 × 25 mg/Tag ergab eine wesentliche Veränderung im Vergleich zum Vorbefund: Es waren zwei unterschiedliche Tachykardien durch programmierte Ventrikelstimulation auslösbar. Eine Tachykardie wies eine Frequenz von 220/min bei rechtsschenkelblockartiger Deformierung der Kammerkomplexe auf. Durch Überstimulation war die schnelle Form der Tachykardie terminierbar. Eine andere Tachykardieform (ebenfalls rechtsschenkelblockartig) zeigte eine Frequenz von 130/min. Weder durch starrfrequente (kompetitive) Stimulation noch durch Hochfrequenzstimulation gelang die Terminierung. Die ventrikuläre Hochfrequenzstimulation führte zu einer Akzeleration der Kammertachykardie mit einer Frequenzzunahme auf 275/min. Diese Tachykardieform machte eine elektrische Defibrillation (50 Ws) notwendig.

Eine Wiederholungsuntersuchung unter der Therapie von Disopyramid 4 × 150 mg, Mexiletin 6 × 100 mg, Betamethyldigoxin 2 × 0,1 mg und Metoprolol 2 × 25 mg/Tag (jeweils p.o.) führte wiederum zur Auslösung von zwei verschiedenen Tachykardieformen. Eine Tachykardie zeigte bei rechtsschenkelblockartiger Deformierung eine Frequenz von 200/min, eine zweite Tachykardie eine niedrigere Frequenz von 110–120/min. Beide Tachykardieformen (insgesamt 15malige Auslösung) konnten nach Mehrfachintervention mit dem Omnicor-Overdriver supprimiert werden. Es erfolgte keine Akzeleration und keine Degeneration der Kammertachykardie (Abb. 39).

Eine abschließende Re-Investigation ohne jedwede Therapie erbrachte die leichte Auslösbarkeit einer Kammertachykardie mit einer Frequenz von 155/min, die elektrostimulatorisch nicht terminierbar war. Erst nach Injektion von 25 mg Ajmalin und Frequenzreduktion auf 118/min erwies sich die Tachykardie als durch Überstimulation mit einer Frequenz zwischen 170 und 210/min terminierbar. Eine „versehentliche" Auslösung der Stimulation (Starrfrequenz, Overdriving) führte zu keiner Tachykardie und erwies sich somit als ungefährlich.

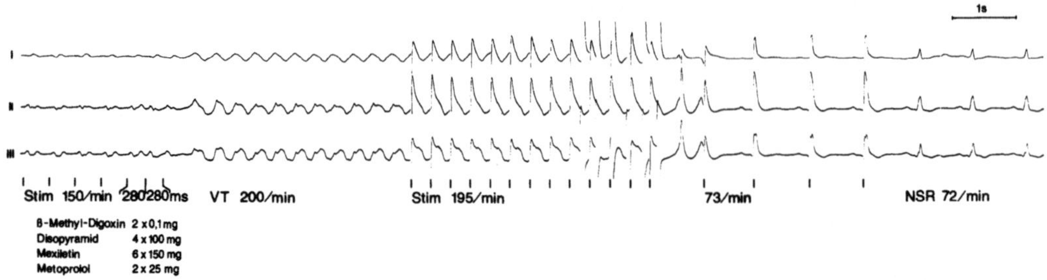

Abb. 39. Gleicher Patient wie in Abb. 38. Nach 9 Wochen Auftreten einer elektrotherapeutisch refraktären ventrikulären Tachykardie. Bei diagnostischer Stimulation unter der im Text genannten medikamentösen Begleittherapie Auslösung einer höherfrequenten Kammertachykardie (200/min), die eine Umprogrammierung des Aggregates (Orthocor-Overdriver IIa) erforderlich macht. Unter der Stimulationsfrequenz von 200/min erfolgt nach Impulsabgabe die Unterbrechung der Tachykardie. Es wird die (unerwartete) positive QRS-Steuerung des Aggregats erkennbar. Es ist davon auszugehen, daß sich im zeitlichen Verlauf von 9 Wochen (Zeitabstand zweichen Abb. 38 und Abb. 39) das elektrophysiologische Muster der Ventrikeltachykardie des Patienten geändert hat (Einzelheiten s. Text)

Zusammenfassend ist festzustellen, daß sich bei dem genannten Patienten eine Änderung des elektrophysiologischen Bildes innerhalb von zwei Monaten ergeben hatte, das zu einer erschwerten elektrostimulatorischen Unterbrechbarkeit der Kammertachykardien geführt hatte. Unter der kombinierten Behandlung einer leitungsverzögernden Substanz (Disopyramid) und leitungsverkürzenden (Mexiletin) (Abb. 39) erfolgte nach Umprogrammierung des Aggregats (Burst-Frequenz 210/min) die Entlassung des Patienten in die häusliche Pflege (LÜDERITZ 1981).

Fazit: Bei allen 12 Patienten (mit insgesamt 13 Aggregaten bei 14 verschiedenen Stimulationsprogrammierungen) war nach Implantation des antitachykarden Schrittmachers mithin eine signifikante klinische Besserung der Arrhythmien mit Reduktion der Anfallsdauer und/oder Anfallshäufigkeit zu erreichen (Tabelle 3). Bei Patienten mit EKG-gesteuerten Aggregaten oder kompetitiv stimulierenden Schrittmachern wurde die Dauer der Tachykardie auf wenige Sekunden reduziert. Bei Patienten mit fremdgesteuerten und patientengesteuerten Schrittmachern dauerte die Tachykardie naturgemäß bis zur Durchführung der Stimulation an. Bei Patienten mit antitachykarden Schrittmachern und zusätzlicher Basisstimulation mit einer Frequenz, die 10–20% über der Ruhe-Eigenfrequenz lag, wurde auch die Häufigkeit der Tachykardieanfälle reduziert.

Mit Ausnahme eines Falls wurde bei allen Patienten eine zusätzliche medikamentöse Therapie durchgeführt, die zur Abnahme der Tachykardiefrequenz um 5–25% führte (vgl. LÜDERITZ et al. 1981).

Komplikationen und Kontraindikationen. Ebenso wie Tachyarrhythmien durch die Elektrostimulation zu unterbrechen sind, können diese auch provoziert werden (BREITHARDT et al. 1979; vgl. FISHER et al. 1982; s. auch Kap. 6D u. 7C). Dies gilt für supraventrikuläre ebenso wie für ventrikuläre Tachykardien. In dieser Tatsache liegen mögliche Komplikationen begründet, die gerade bei der permanenten antitachykarden Stimulation zu berücksichtigen sind. Unter den kontrollierten Bedingungen der temporären Stimulation (meist auf der Intensivstation oder im Herzkatheterlabor) ist ein relevantes Risiko in der Regel nicht gegeben.

Im Rahmen der antitachykarden temporären und permanenten Stimulation ist unseres Wissens bisher kein tödlicher Zwischenfall berichtet worden (vgl. auch Tabelle 5).

Tabelle 5. Antitachykarde permanente Stimulation: Komplikationen

Änderung des Erregungsmusters (2/13)
Akzeleration der Tachykardie (1/13)
Degeneration in Kammerflimmern (–)
Nebenwirkungen der Begleitmedikation (1/13)

Bei der temporären Stimulation spielt die Änderung des Erregungsmusters mit einer konsekutiven Therapieresistenz der Tachykardie keine große Rolle, da der Stimulationsmodus rasch in eine effektive Form geändert werden kann. Die Akzeleration der Tachykardiefrequenz wurde von uns während temporärer Stimulation aus antitachykarder Indikation in 5 von 850 Episoden beobachtet.

Die Degeneration in Kammerflimmern erfolgte im Rahmen von Regularisierungsversuchen bei 4 tachykarden Episoden. Bei sämtlichen Patienten war eine DC-Defibrillation erfolgreich. Unter Einbeziehung des Patientenguts, das einer programmierten Ventrikelstimulation zur Diagnostik und (medikamentösen) Therapieeinstellung unterzogen wurde (s. Kap. 7C), lag der Prozentsatz der Akzeleration der Tachykardiefrequenz deutlich höher: in unserem Krankengut bei 18% (3/17 Patienten) (Steinbeck et al. 1981a). – Eine geringere Häufigkeit der Akzeleration wird von Fisher et al. (1978) angegeben: Bei 573 Episoden (23 Patienten) von ventrikulärer Tachykardie, die durch schnelle ventrikuläre Stimulation behandelt wurden, kam es nur in 3% (16 Episoden) zu einer Akzeleration der Tachykardiefrequenz. Nur in 1% (6 Patienten) kam es zu Kammerflimmern, das jeweils durch DC-Kardioversion terminiert werden konnte. [Die Erfolgsquote der schnellen ventrikulären Stimulation wird von den Autoren dabei mit 89% (512 Episoden) angegeben].

Prinzipiell ist bei der Akzeleration von Tachykardien bzw. der Auslösung von Kammerflimmern ein ähnlicher Auslösemechanismus denkbar, wie er – als außerordentlich seltene Komplikation – bei der Funktionsprüfung von Demand-Schrittmachern durch asynchrone Stimulation beschrieben wurde mit konsekutiv artifizieller Auslösung von R- auf T-Phänomenen (Eberle et al. 1979; Seipel et al. 1975).

Nebenwirkungen der Begleitmedikation sind bei der temporären Stimulation von untergeordneter Bedeutung, da diese meist sofort berücksichtigt bzw. behoben werden können.

Die Komplikationen bei der antitachykarden permanenten Stimulation (12 Patienten, 13 antitachykarde Aggregate) sind in der Tabelle 5 wiedergegeben. Demnach beobachteten wir in zwei Fällen eine Therapieresistenz infolge eines veränderten elektrophysiologischen Erregungsmusters: einmal im Rahmen einer Myokarditis, die die vorübergehende Aufnahme des Patienten auf die Intensivstation erforderlich machte (Pat. S.A.), einmal infolge einer fortschreitenden koronaren Herzkrankheit (Pat. M.G.). Die Therapieresistenz verschwand bei dem erstgenannten Patienten spontan, bei dem zweitgenannten war eine Umprogrammierung des antitachykarden Schrittmachers notwendig, die die Supprimierbarkeit der Kammertachykardien wieder herstellte. Bei dem letztgenannten Patienten war es auch zu einer Akzeleration der Tachykardie vor der Umprogrammierung gekommen. Die Degeneration zu Kammerflimmern wurde in keinem Fall beobachtet. Schwerwiegende Nebenwirkungen der Begleitmedikation traten bei einem Patienten auf (W.F.): Die unverzichtbare Amiodaronmedikation führte zu einer Hyperthyreose mit Struma und Tracheakompression, so daß eine Strumektomie erforderlich wurde. Im weiteren Verlauf wurde Amiodaron toleriert.

Als Kontraindikationen für die antitachykarde Stimulation müssen gelten: die nachgewiesene Neigung zu Tachykardieakzelerationen bzw. zur Degeneration in Kammerflimmern. Von der Implantation antitachykarder Systeme sollte Abstand genommen werden, wenn kein reproduzierbares Erregungsmuster nachweisbar ist, keine eingehende invasive diagnostische Exploration möglich ist, die entsprechende klinische Kontrolle fehlt oder wenn die Patienten-Compliance in Frage steht.

C. Perkutane His-Bündel-Ablation

Die perkutane His-Bündel-Durchtrennung stellt ein neues erfolgversprechendes Verfahren bei therapierefraktären supraventrikulären Tachykardien dar (GALLAGHER et al. 1982; MANZ et al. 1983a).

In einer aktuellen Studie wurde bei 4 Patienten mit therapierefraktärer supraventrikulärer Tachykardie eine perkutane Durchtrennung (Ablation) bzw. Koagulation des His-Bündels vorgenommen (MANZ et al. 1983b). Die zugrundeliegende Rhythmusstörung waren permanente junktionale bzw. paroxysmale AV-Knoten-Tachykardien und rezidivierendes Vorhofflattern. Nach invasiver elektrophysiologischer Diagnostik wurde in einer zweiten Sitzung die Durchtrennung in Kurznarkose durchgeführt: Mit einem 4poligen Katheter wurde ein möglichst hohes, vorhofnahes His-Potential abgeleitet. Mittels einer Hochspannungsumschalteinheit war die endständige Elektrode des intrakardialen Katheters mit dem kathodalen, eine großflächige Rückenelektrode mit dem anodalen Ausgang eines Defibrillators verbunden. Nach jeweils einer Defibrillatorentladung wurde ein AV-Block III. Grades herbeigeführt; es trat kein Rezidiv der vorbestehenden supraventrikulären Tachykardien auf. Bei allen Patienten konnte ein suprabifurkaler Ersatzrhythmus mit einer Frequenz zwischen 45/min und 60/min registriert werden. Einzelheiten s. MANZ et al. (1983a).

Schlußbemerkung

Bei der antitachykarden Schrittmachertherapie kommen im wesentlichen drei Stimulationsmethoden zur Anwendung:

1. *Overdrive Pacing* zur Prävention und Terminierung automatischer Reizbildung und kreisender Erregung. Die präventive Stimulation erfolgt als permanentes Pacing mit einer Frequenz oberhalb der spontanen Ruhefrequenz, aber unterhalb der Tachykardiefrequenz. Die Terminierung einer Tachykardie durch overdrive pacing erfordert dagegen eine Stimulationsfrequenz, die oberhalb der Tachykardiefrequenz liegt. Overdrive pacing kann auf Vorhof- oder auf Ventrikelebene angewendet werden.

2. *Kompetitive Stimulation* zur Unterbrechung von Tachykardien durch Einzelimpulse. Diese Stimulationsform dient vorzugsweise der Terminierung supraventrikulärer und ventrikulärer Reentry-Tachykardien (kreisende Erregung). Die Depolarisation des Myokards erfolgt durch eine Einzelstimulation so vorzeitig, daß die pathologische Erregungswelle auf refraktäres Gewebe trifft und blockiert wird.

3. (Atriale) *Hochfrequenzstimulation* zur Terminierung supraventrikulärer Tachykardien und zur Konversion von Vorhofflattern in Vorhofflimmern bzw. Sinusrhythmus. In speziellen Fällen ist auch eine ventrikuläre Hochfrequenzstimulation zur Suppression von Kammertachykardien möglich.

Zum Stellenwert der antitachykarden Elektrostimulation ist folgendes festzuhalten:

Die atriale Hochfrequenzstimulation ist Mittel der Wahl bei der paroxysmalen atrialen Tachykardie im Gefolge einer Digitalisintoxikation. Darüber hinaus kommt die schnelle atriale Stimulation – transösophageal oder intrakardial – bei medikamentös refraktärem Vorhofflattern sowie atrialen oder junktionalen Tachykardien in Frage. Für diese Indikation hat die früher häufiger angewandte Elektroschockbehandlung an Bedeutung verloren. Die programmierte ventrikuläre Elektrostimulation hat in der Diagnostik und Therapieeinstellung von Kammertachykardien inzwischen einen festen Platz erworben. Für die antiarrhythmische Anwendung ist nach wie vor die Indikation streng zu stellen und auf anderweitig therapierefraktäre Kammerarrhythmien zu begrenzen.

Die positiven Ergebnisse, die mit den temporären, externen Stimulationsverfahren erzielt wurden, haben denn auch zur Entwicklung permanenter (implantierbarer) antitachykarder Schrittmachersysteme für die Langzeittherapie supraventrikulärer und ventrikulärer Tachyarrhythmien geführt. Erste Verlaufsbeobachtungen dokumentieren, daß derartige Stimulationssysteme eine wirksame und risikoarme Alternative zu der nicht standardisierten letalitätsbelasteten antiarrhythmischen Kardiochirurgie bei medikamentös intraktablen Tachykardien darstellen (Lüderitz 1981). Indikationsbezogene Vorteile sind von der perkutanen His-Bündel-Durchtrennung bei therapierefraktären supraventrikulären Tachykardien zu erwarten (vgl. Manz et al. 1983a).

Literatur

Adgey AAJ, Patton JN, Campbell NPS, Webb SW (1979) Ventricular defibrillation: Appropriate energy levels. Circulation 60:219

Allessie MA, Bonke FIM, Schopman FJG (1976) Circus movement in rabbit atrial muscle as a mechanism of tachycardia. II. The role of nonuniform recovery of excitability in the occurrence of unidirectional block, as studied with multiple microelectrodes. Circ Res 39:168

Allessie MA, Bonke FIM, Schopman FJG (1977) Circus movement in rabbit atrial muscle as a mechanism of tachycardia. III. "The leading circle" concept: A new model of circus movement in cardiac tissue without the involvement of an anatomical obstacle. Circ Res 41:9

Allessie MA, Wit AL (1981) Epikardiales Mapping bei ventrikulären Tachyarrhythmien 3 bis 7 Tage nach akutem Myokardinfarkt. In: Lüderitz B (Hrsg) Ventrikuläre Herzrhythmusstörungen, Pathophysiologie – Klinik – Therapie. Springer, Berlin Heidelberg New York

Antoni H (1968) Die Entstehung ektopischer Schrittmacher durch Funktionswandel des nicht-automatischen Arbeitsmyokards. In: Holzmann M (Hrsg) Herzrhythmusstörungen. Schattauer, Stuttgart New York
Antoni H (1972a) Physiologische Grundlagen bei der Erzeugung und Unterbrechung von Vorhof- und Kammerflimmern des Herzens durch elektrischen Strom. Herz/Kreisl 4:342
Antoni H (1972b) Physiologische Grundlagen der Elektrostimulation und der Elektrokonversion des Herzens. Intensivmed 9:166
Antoni H (1975) Wirkung des elektrischen Stroms auf die Grundprozesse der Erregung im Herzen. Bull Schweiz Akad Med Wiss 31:17
Avenhaus H (1970) Das schrittmachergesteuerte Herz – elektrophysiologische und hämodynamische Untersuchungen. Habilitationsschrift, Universität Göttingen
Avenhaus H (1975) Rhythmusstörungen des Herzens. In: Riecker G (Hrsg) Klinische Kardiologie. Springer, Berlin Heidelberg New York
Barold SS (1975) Therapeutic use of cardiac pacing in tachyarrhythmias. In: Narula OS (ed) His bundle electrocardiography and clinical electrophysiology. Davis, Philadelphia
Breithardt G, Seipel L, Abendroth R-R, Haerten K, Loogen F (1979) Initiierung und Terminierung ventrikulärer Tachykardien durch Elektrostimulation. Z Kardiol 68:575
Carpentier R, Vassalle M (1971) Enhancement and inhibition of a frequency-activated electrogenic sodium pump in cardiac Purkinje fibers. In: Kao FF, Koizumi K, Vassalle M (eds) Research in physiology: A liber memoralis in honor of Dr Chandler Mc Cusky Brooks. Aulo Gaggi, Bologna
Citron P, Duffin E (1979) Implantable pacemakers for management of tachyarrhythmias. Herz 4:269
Cooper TB, MacLean WAH, Waldo AL (1978) Overdrive pacing for supraventricular tachycardia: A review of theoretical implications and therapeutic techniques. Pace 1:196
Coumel P (1970) Management of paroxysmal tachycardia. In: Sandoe E, Flensted-Jensen E, Olsen KH (eds) Symposium on Cardiac Arrhythmias. Astra, Elsinore
Cranefield PF, Wit AL, Hoffman BF (1973) Genesis of cardiac arrhythmias. Circulation 47:190
Davidson RM, Wallace AG, Sealey WC, Gordon MS (1971) Electrically induced atrial tachycardia with block. A therapeutic application of permanent radiofrequency atrial pacing. Circulation 44:1014
Dittrich P, Lauten A (1972) Transösophageale Elektrostimulation des Herzens. Dtsch Gesundheitswesen 43:2018
Eberle F, Schmitt C-G, Köhler F (1979) Kammerflimmern während der Funktionsprüfung eines Demand-Schrittmachers. Herz/Kreisl 11:585
Fisher JD, Mehra R, Furman S (1978) Termination of ventricular tachycardia with bursts of rapid ventricular pacing. Am J Cardiol 41:94
Fisher JD, Kim SG, Furman S, Matos JA (1982) Role of implantable pacemakers in control of recurrent ventricular tachycardia. Am J Cardiol 49:194
Freuhan CT, Meyer JA, Klie JH, Johnson LW, Obeid AI, Smulyan H, Eich RH (1974) Refractory paroxysmal supraventricular tachycardia. Treatment with patient controlled permanent radiofrequency atrial pacemaker. Am Heart J 87:229
Furman S, Fisher J, Mehra R (1977) Ectopic ventricular tachycardia treated with bursts of ventricular pacing at 300 per minute. In: Watanabe Y (ed) Cardiac pacing. Excerpta Medica, Amsterdam Oxford
Gallagher JJ, Svenson RH, Kasell JH, German LD, Bardy GH, Broughton A, Critelli G (1982) Catheter technique for closed-chest ablation of the atrioventricular conduction system: A therapeutic alternative for the treatment of refractory supraventricular tachycardia. N Engl J Med 306:194
Garrey W (1914) The nature of fibrillary concentration of the heart. – Its relation to tissue mass and form. Am J Physiol 33:397

Gascho JA, Crampton RS, Cherwek ML, Sipes JN, Hunter FP, O'Brien WN (1979) Determinants of ventricular defibrillation in adults. Circulation 60:231
Guize L, Zacouto F (1974) Principle and applications of the orthorhythmic pacemaker. Eur Soc Artific Organs 1:77
Guize L, Zacouto F, Lenègre J (1971) Un nouveau stimulateur du coeur: le pacemaker orthorythmique. Presse Méd 79:2071
Guize L, Zacouto F, Meilhac B, Le Pailleur C, Di Mattéo J (1974) Stimulations endocardiaques orthorythmiques. Nouv Presse Méd 3:2083
Gurtner HP, Gertsch M, Zacouto F (1975) Orthorhythmischer Herzschrittmacher und salvenförmige Herzstimulation. Schweiz Med Wochenschr 105:33
Haft JI, Lau SH, Stein E, Kosowsky BD, Damato AN (1968) Atrial fibrillation produced by atrial stimulation. Circulation 37:70
Han J (1971) The concepts of reentrant activity responsible for ectopic rhythms. Am J Cardiol 28:253
Han J, Moe KG (1964) Nonuniform recovery of excitability in ventricular muscle. Circ Res 14:44
Han J, Millet D, Chizzonitti B, Moe GK (1966) Temporal dispersion of recovery of excitability in atrium and ventricle as a function of rate. Am Heart J 71:481
Hyman AL (1979) Permanent programmable pacemakers in the management of recurrent tachycardias. Pace 2:28
Janse MJ, Capelle FJL, van Freud GE, Durrer D (1971) Circus movement within the AV node as a basis of supraventricular tachycardia as shown by multiple microelectrode recording in the isolated rabbit heart. Circ Res 28:403
Josephson ME, Horowitz LN, Farshidi A, Kastor JA (1978) Recurrent sustained ventricular tachycardia. I. Mechanisms. Circulation 57:431
Kägi M, Gertsch M, Minder F (1969) Ergebnisse mit der Kardioversion von Herzrhythmusstörungen. Schweiz Med Wochenschr 99:1546
Kahn AR, Citron P (1976) Patient initiated rapid atrial pacing to manage supraventricular tachycardia. In: Lüderitz B (ed) Cardiac pacing, diagnostic and therapeutic tools. Springer, Berlin Heidelberg New York
Kaplan BM, Langendorf R, Lev M, Pick A (1973) Tachycardia-bradycardia syndrome (so-called "sick sinus syndrome"). Am J Cardiol 31:497
Kerber RE, Sarnat W (1979) Factors influencing the success of ventricular defibrillation in man. Circulation 60:226
Krikler DM, Curry P, Buffet J (1976) Dual-demand pacing for reciprocating atrioventricular tachycardia. Br Med J 1:1114
Lown B, Amarasingham R, Neumann J (1962) New method for terminating cardiac arrhythmias. Use of synchronized capacitor discharge. JAMA 182:548
Lown B, Perlroth MG, Kaidberg S, Abe T, Harken DE (1963) "Cardioversion" of atrial fibrillation. A report of treatment of 65 episodes in 50 patients. N Engl J Med 269:325
Lüderitz B (ed) (1976) Cardiac pacing, diagnostic and therapeutic tools. Springer, Berlin Heidelberg New York
Lüderitz B (1978) Differentialtherapie tachykarder Rhythmusstörungen. Herz 3:62
Lüderitz B (1979) Elektrische Stimulation des Herzens, Diagnostik und Therapie kardialer Rhythmusstörungen. Springer, Berlin Heidelberg New York
Lüderitz B (1981) Antitachykarde temporäre und permanente Stimulation. Verh Dtsch Ges Herz-Kreislaufforsch 47:111
Lüderitz B, Steinbeck G (1976a) Rhythmusstörungen beim Wolff-Parkinson-White-Syndrom. Münch Med Wochenschr 118:377
Lüderitz B, Steinbeck G (1976b) The use of programmed rate-related premature stimulation in managing tachyarrhythmias. In: Lüderitz B (ed) Cardiac pacing, diagnostic and therapeutic tools. Springer, Berlin Heidelberg New York
Lüderitz B, Zacouto F, Guize L, Steinbeck G, Riecker G (1973) Ein neues Schrittmacherprinzip zur Suppression ventrikulärer Tachykardien. Verh Dtsch Ges Kreislaufforsch 39:319

Lüderitz B, Steinbeck G, Guize L, Zacouto F (1975) Schrittmachertherapie tachykarder Rhythmusstörungen durch frequenzbezogene Intervallstimulation. Dtsch Med Wochenschr 14:730
Lüderitz B, Guize L, Zacouto F, Steinbeck G (1976) Suppression tachykarder Rhythmusstörungen durch programmierte Schrittmacherstimulation. Herz/Kreisl 4:168
Lüderitz B, Steinbeck G, Zacouto F (1977) Significant reduction of recurrent tachycardias by programmed rate-related premature stimulation. In: Watanabe Y (ed) Cardiac pacing. Excerpta Medica, Amsterdam Oxford
Lüderitz B, Naumann d'Alnoncourt C, Steinbeck G, Beyer J (1981) Therapie von Tachyarrhythmien mit implantierten Schrittmachern. In: Lüderitz B (Hrsg) Ventrikuläre Herzrhythmusstörungen, Pathophysiologie – Klinik – Therapie. Springer, Berlin Heidelberg New York
Manz M, Steinbeck G, Lüderitz B (1983a) His-Bündel-Ablation: Eine neue Methode zur Therapie bedrohlicher supraventrikulärer Herzrhythmusstörungen. Internist 24, Heft 2
Manz M, Steinbeck G, Lüderitz B (1983b) Perkutane His-Bündel-Durchtrennung bei Patienten mit therapierefraktärer supraventrikulärer Tachykardie. Verh Dtsch Ges Herz- Kreislaufforsch 1983, Z Kardiol 72, Heft 3
Massumi RA, Kistin AD, Tawakkol AA (1967) Termination of reciprocating tachycardia by atrial stimulation. Circulation 36:637
Mines GR (1914) On circulating excitations in heart muscles and their possible relation to tachycardia and fibrillation. Trans R Soc Canad, Sec 4.8, 3:43
Mirowski M, Mower MM, Langer A, Heilman MS, Schreibman J (1978) A chronically implanted system for automatic defibrillation in active conscious dogs. Experimental model for treatment of sudden death from ventricular fibrillation. Circulation 58:90
Mirowski M, Reid PR, Mower MM, Watkins L, Griffith LSC (1981a) Clinical evaluation study of the automatic implantable defibrillation. Circulation II, 64:IV-299
Mirowski M, Reid PR, Watkins L, Weisfeldt ML, Mower MM (1981b) Clinical treatment of life-threatening ventricular tachyarrhythmias with the automatic implantable defibrillator. Am Heart J 102:265
Montoyo JV, Angel J, Valle V, Gausi C (1973) Cardioversion of tachycardias by transesophageal atrial pacing. Am J Cardiol 32:85
Naumann d'Alnoncourt C, Lüderitz B (1979) Diagnostic and therapeutic pacing in tachycardias by implantable pacemakers. In: Meere C (ed) Proceedings of the VIth World Symposium on Cardiac Pacing. Pace Symp, Montreal
Naumann d'Alnoncourt C, Lüderitz B (1980) Elektrostimulation bei Tachyarrhythmien – Pathophysiologie und Therapie. Herz/Kreisl 12:145
Naumann d'Alnoncourt C, Beyer J, Lüderitz B (1978) Therapie von tachysystolischen Arrhythmien durch implantierbare Schrittmachersysteme. Intensivmed 15:196
Neumann G, Funke H, Wagner J, Simon H, Aulepp H, Richter R, Schaede A (1977) Behandlung einer supraventrikulären Re-entry-Tachykardie bei WPW- und Sick-Sinus-Syndrom mit permanenter schneller Vorhof- und QRS-inhibierter Kammerstimulation. Dtsch Med Wochenschr 102:351
Neuss H, Buss J (1978) Wirkungsspektrum neuer Antiarrhythmika. Internist (Berlin) 19:234
Resnekow L (1973) Present status of electroversion in the management of cardiac dysrhythmias. Circulation 47:1356
Ryan GF, Easley RM, Zaroff LI, Goldstein S (1968) Paradoxical use of a demand pacemaker in treatment of supraventricular tachycardia due to the Wolff-Parkinson-White-syndrome: Observation on termination of reciprocal rhythm. Circulation 38:1037
Schroeder JS, Harrison DC (1971) Repeated cardioversion during pregnancy. Treatment of refractory paroxysmal atrial tachycardia during 3 successive pregnancies. Am J Cardiol 27:445
Seipel L, Bub E, Driwas S (1975) Kammerflimmern bei Funktionsprüfung eines Demand-Schrittmachers. Dtsch Med Wochenschr 100:2439

Sowton E, Leatham A, Carson P (1964) The suppression of arrhythmia by artificial pacing. Lancet II:1098
Spurrell RAJ (1975) Artificial cardiac pacemakers. In: Krikler DM, Goodwin JD (eds) Cardiac arrhythmias. Saunders, London
Steinbeck G, Manz M, Lüderitz B (1981a) Möglichkeiten und Risiken der programmierten Ventrikelstimulation bei Patienten mit chronisch rezidivierenden Kammertachykardien. Klin Wochenschr 59:111
Steinbeck G, Manz M, Lüderitz B (1981b) Elektrostimulation bei tachykarden Rhythmusstörungen – Pathophysiologie und klinische Anwendung. In: Lüderitz B (Hrsg) Ventrikuläre Herzrhythmusstörungen, Pathophysiologie – Klinik – Therapie. Springer, Berlin Heidelberg New York
Sterz H, Prager H, Koller H (1978) Transösophageale rasche Stimulation des linken Vorhofes zur Elektrotherapie ektoper, tachykarder Vorhofrhythmusstörungen. Z Kardiol 67:136
Strödter D, Schwarz F (1980) Diagnostische und therapeutische Möglichkeiten bei transösophagealer Vorhofstimulation. Herz/Kreisl 4:163
Ten Eick RE, Hoffman BF, Cranefield PF (1968) The direct measurement of changes in threshold potential with changes in driving rate. Circulation [Suppl IV] 38:194
Wellens HJJ (1975) Pathophysiology of ventricular tachycardia in man. Arch Intern Med 135:473
Wellens HJJ (1978) Value and limitations of programmed electrical stimulation of the heart in the study and treatment of tachycardias. Circulation 57:845
Wellens HJJ, Schuilenburg RM, Durrer D (1972) Electrical stimulation of the heart in patients with ventricular tachycardia. Circulation 146:216
Wit AL, Cranefield PF (1976) Triggered activity in cardiac muscle fibers of the simian mitral valve. Circ Res 38:85
Zacouto F, Guize L, Maurice P, Gerbaux A (1973) Orthorhythmic pacing in arrhythmias. Am J Cardiol 31:165
Zipes DD (1981) A new approach to antiarrhythmic therapy. N Engl J Med 304:475

KAPITEL 10

Operative Therapie von Herzrhythmusstörungen

L. SEIPEL, J. OSTERMEYER und G. BREITHARDT

Mit 24 Abbildungen und 1 Tabelle

A. Einleitung

Seit der Entdeckung von WENCKEBACH im Jahre 1914, daß Chinin bei einem Malariapatienten zu einer Unterdrückung von Herzarrhythmien führte, ist die Behandlung von Herzrhythmusstörungen eine Domäne der medikamentösen Therapie. Leider ist auch heute noch die medikamentöse antiarrhythmische Behandlung in einem Teil der Fälle erfolglos oder mit intolerablen Nebenwirkungen belastet. Hieraus ergibt sich die Notwendigkeit alternativer Therapieformen. Eine dieser alternativen Möglichkeiten stellt die chirurgische Therapie von Herzrhythmusstörungen dar. Ein chirurgisches Vorgehen wurde erst möglich, nachdem die bis dahin nur experimentell durchgeführte Technik der direkten Potentialableitungen von freigelegten Herzen auch intraoperativ bei Menschen angewandt werden konnten. Solche Untersuchungen erfolgten schon relativ früh insbesondere zur Klärung elektrophysiologischer Fragen als Grundlage der Interpretation des Oberflächen-EKGs beim Menschen (GROEDEL u. BORCHARDT 1948; MCGREGOR 1950; CAROUSO et al. 1952; BRUSCA u. MAGRI 1956; BLOUNT et al. 1957; BARBATO et al. 1959; WASSERBURGER et al. 1959; JOUVE et al. 1960; DURRER et al. 1964, 1966; BOINEAU et al. 1968). Praktische Bedeutung erhielt dieses Vorgehen zunächst für die intraoperative Lokalisation des His-Bündels, um bei der Operation angeborener Herzfehler eine Verletzung des spezifischen Leitungssystems zu vermeiden (STUCKEY u. HOFFMAN 1962). Einige Jahre später wurde diese Technik erstmals dazu benutzt, das His-Bündel gezielt zu unterbrechen und auf diese Weise intraktable Reentry-Tachykardien beim WPW-Syndrom zu beseitigen (DREIFUS et al. 1968; EDMONDS et al. 1969). Die entscheidende Voraussetzung für die chirurgische Behandlung von Arrhythmien war allerdings erst gegeben, als man daran ging, auch beim Menschen intraoperativ den Erregungsablauf über das Herz mittels multipler Ableitungen an zahlreichen Punkten des Epikards (epikardiales „Mapping") zu analysieren (BARBATO et al. 1958, 1959; JOUVE et al. 1960; SEIDENSTEIN et al. 1962; ROOS et al. 1968). Auf diese Weise gelang es auch erstmalig, eine akzessorische Bahn bei einem Patienten mit WPW-Syndrom zu lokalisieren (BURCHELL et al. 1967; DURRER u. ROOS 1967). Nach der ersten erfolgreichen Durchtrennung einer solchen akzessorischen Verbindung (COBB et al. 1968) wurde dieses Verfahren bald von verschiedenen Gruppen routinemäßig angewandt (SEALY et al. 1969; BOINEAU u. MOORE

1970; COLE et al. 1970; IWA et al. 1970). Die gleiche Technik wurde auch benutzt, um bei der Aneurysmektomie pathologisch veränderte Gewebsabschnitte vom normalen Myokard abgrenzen zu können (KAISER et al. 1970). Auf diese Weise lokalisierten französische Arbeitsgruppen auch erstmalig intraoperativ den epikardialen Ursprung von ventrikulären Tachykardien (PETITIER et al. 1971; FONTAINE et al. 1973, 1974). Mit Hilfe dieses Verfahrens konnte der „arrhythmogene“ Bereich operativ ausgeschaltet werden. Dieses gezielte Vorgehen zur Therapie ventrikulärer Tachykardien wurde kurz darauf auch von anderen Gruppen durchgeführt (GALLAGHER et al. 1975b; SPURRELL et al. 1975). Zusätzlich zum epikardialen Mapping erwiesen sich endokardiale Ableitungen als entscheidend für eine exakte Lokalisation des Tachykardieursprungs (WITTIG u. BOINEAU 1975). Auf gleiche Weise waren auch atriale Arrhythmien einer elektrophysiologischen Analyse beim Menschen zugänglich (WELLENS et al. 1971) und wurden in Einzelfällen chirurgisch angegangen (COUMEL et al. 1973). Bald wurden diese Verfahren routinemäßig an verschiedenen kardiologischen-kardiochirurgischen Zentren durchgeführt.

B. Indikation zur chirurgischen Therapie

Die Indikation zur chirurgischen Therapie erfolgt bisher nicht nach einheitlichen Richtlinien. Im Einzelfall müssen bei der Indikationsstellung zur Operation das Risiko und die Erfolgsaussichten des Eingriffs gegenüber dem spontanen Verlauf bei konservativer Therapie abgewogen werden. Beim derzeitigen Stand der Dinge erscheint eine Indikation nur dann gegeben, wenn die Herzrhythmusstörungen potentiell lebensbedrohlich und medikamentös wirklich intraktabel sind. Die potentielle Gefährdung eines Patienten kann einmal aus der Anamnese abgeleitet werden (Synkopen, Reanimation bzw. Defibrillation) als auch aus dem Befund bei der präoperativen invasiven Diagnostik (s. unten). Von seltenen Ausnahmen abgesehen handelt es sich dabei praktisch immer entweder um ventrikuläre Tachykardien oder um Vorhofflimmern/-flattern mit schneller Überleitung über die akzessorische Bahn beim WPW-Syndrom. Als intraktabel kann eine Arrhythmie nur dann gelten, wenn unter kontrollierten Bedingungen (!) alle verfügbaren Antiarrhythmika versagt haben. Bei der unterschiedlichen Indikationsstellung verschiedener Gruppen ist auch zu berücksichtigen, daß die Zahl der verfügbaren Antiarrhythmika in verschiedenen Ländern unterschiedlich ist. Ein wichtiges Kriterium für die Effektivität bzw. Ineffektivität einer Substanz ist das Ergebnis der Provokationstests mittels Stimulation, mit denen sich das Langzeitergebnis recht gut voraussagen läßt (WU et al. 1977; BENDITT et al. 1978; JOSEPHSON 1978; BREITHARDT et al. 1980b; DENES et al. 1980; HOROWITZ et al. 1980d; RUSKIN et al. 1980).

Als entscheidende Voraussetzung ist selbstverständlich, daß die Rhythmusstörung einer chirurgischen Therapie zugänglich ist, d.h. ein umschriebenes morphologisches Substrat als Ursache der Arrhythmie vorliegt, das chirurgisch ausgeschaltet werden kann. Daher scheiden prinzipiell Patienten mit Arrhythmien aufgrund systemischer Erkrankungen etwa im Rahmen des QT-Syndroms aus. (Hinsichtlich neurochirurgischer Operationen s. Abschnitt G.II) Wenn auch in

Einzelfällen Patienten mit kongestiver Kardiomyopathie erfolgreich operiert wurden (FONTAINE et al. 1978; SPURRELL u. CAMM 1978), so stellt diese Situation wegen der diffusen Art der Erkrankung keine günstige Voraussetzung für eine Operation dar.

Andere Arbeitsgruppen stellen speziell beim WPW-Syndrom die Operationsindikation wesentlich großzügiger (GALLAGHER et al. 1980; GUIRAUDON et al. 1981). Sie argumentieren, daß auch nicht vital bedrohliche Arrhythmien den Patienten sehr belästigen können und Antiarrhythmika zahlreiche Nebenwirkungen aufweisen. Daher sei es besser, unter Inkaufnahme eines geringen Operationsrisikos den Fehler zu beseitigen, als den Patienten lebenslang medikamentös zu behandeln. Hierüber ist zur Zeit eine lebhafte Diskussion im Gang.

C. Präoperative Diagnostik

Vor jedem chirurgischen Eingriff zur Beseitigung einer Rhythmusstörung sind präoperativ intensive kardiologische Voruntersuchungen erforderlich. Diese Untersuchungen haben einmal zum Ziel, das morphologische Substrat, das der Rhythmusstörung zugrunde liegt, so weit wie möglich abzuklären. Außerdem müssen die elektrophysiologischen Bedingungen für die Entstehung der Rhythmusstörungen analysiert werden.

Zur Klärung der einer Rhythmusstörung zugrundeliegenden morphologischen Veränderungen tragen besonders die Ultraschall-Echokardiographie, die Computertomographie, die Myokardszintigraphie und die Angiokardiographie bei. Bei ventrikulären Arrhythmien sollte in jedem Fall nicht nur eine angiographische Darstellung des linken, sondern auch des rechten Ventrikels erfolgen. In einigen Fällen mit diesen Rhythmusstörungen wurde ein dysplastischer rechter Ventrikel gefunden (FONTAINE et al. 1978). Die Koronarographie dient nicht nur zur Abklärung von Koronarveränderungen, die u.U. eine „Bypass“-Operation erforderlich machen können, sondern auch zur Abklärung abnormer Gefäßversorgungen etwa bei arrhythmogenen Herztumoren. Hier können auch die Echokardiographie und die Computertomographie einen wichtigen diagnostischen Beitrag leisten. Bei den Patienten mit WPW-Syndrom haben die genannten Untersuchungen keine entscheidende Bedeutung, wenn auch im Ultraschall-Echokardiogramm ein abnormer Kontraktionsablauf der Ventrikel dokumentiert werden kann. Diese Untersuchungsmethode ist allerdings sehr wertvoll zur Diagnostik zusätzlicher Anomalien (z.B. Ebstein-Syndrom), die bei Patienten mit WPW-Syndrom häufiger als in der Normalbevölkerung gefunden werden.

Bei der präoperativen elektrophysiologischen Untersuchung wird einmal geprüft, ob die Tachykardie durch Stimulation ausgelöst und terminiert werden kann. Zum anderen wird eine möglichst weitgehende Lokalisation der am Zustandekommen der Tachykardie beteiligten Strukturen angestrebt. Die Frage der Auslösbarkeit einer Tachykardie hat insofern praktische Bedeutung, als es für die intraoperative Diagnostik ganz entscheidend ist, daß die Rhythmusstörung auch während des Mappings am freigelegten Herzen induziert werden kann. Insbesondere bei Patienten mit ventrikulären Tachykardien ohne koronare Herzerkrankung kann die fehlende intraoperative Auslösbarkeit eine exakte Lokalisation und damit ein gezieltes chirurgisches Vorgehen unmöglich machen. Hierbei wird angenommen, daß den induzierbaren Tachykardien eine kreisende Erregung (reentry) zugrunde liegt und die nicht-induzierbaren Rhythmusstörungen fokalen Ursprungs sind. Dieses Konzept ist einmal prinzipiell elektrophysiologisch nicht haltbar, da auch fokale Arrhythmien induzierbar sein können („triggered activity"). Zum anderen ist es durchaus möglich, daß Reentry-Tachykardien aus methodischen Gründen nicht durch Stimulation induziert werden können, wenn etwa der Ort der Stimulation nicht optimal zum Ort der kreisenden Erregung gelegen ist. Dennoch sollen die obigen Begriffe im folgenden aus praktischen Gründen weiter entsprechend den genannten Definitionen benutzt werden, da für die Klinik die Auslösbarkeit von größerer Bedeutung ist als die elektrophysiologischen Grundlagen.

Aus der präoperativen Lokalisationsdiagnostik im Katheterlabor mittels multipler endokardialer Ableitungen (endokardiales „Kathetermapping") kann in bestimmten Fällen schon etwas über das operative Vorgehen, das Risiko und die Erfolgsaussichten ausgesagt werden. Dies gilt insbesondere für die Lokalisation der akzessorischen Bahn beim WPW-Syndrom (s. unten). Anhand des Oberflächen-EKGs ist eine solche Lokalisation nicht mit ausreichender Sicherheit möglich (TONKIN et al. 1975b; BECKER et al. 1978). Außerdem muß präoperativ sichergestellt werden, daß die akzessorische Bahn wirklich am Zustandekommen der Tachykardie beteiligt ist, da beim WPW-Syndrom auch andere Tachykardien (z.B. AV-Knoten-Reentry) vorkommen können (ROSEN 1973; WELLENS u. DURRER 1975). Solche Tachykardien sind durch die Unterbrechung der akzessorischen Bahn nicht zu beseitigen. Inwieweit eine exakte präoperative Lokalisationsdiagnostik auch bei ventrikulären Tachykardien notwendig ist, kann bisher noch nicht entschieden werden. Die Lokalisationsdiagnostik erfordert meist auch ein linksventrikuläres endokardiales „Kathetermapping" während der Tachykardie (JOSEPHSON et al. 1978; WALDO et al. 1981). In einigen Fällen läßt sich allerdings schon bei rechtsventrikulären Ableitungen ein septaler Ursprung wahrscheinlich machen. Abgesehen davon, daß bei hochfrequenten Tachykardien diese von den Patienten meist nicht über längere Zeit toleriert werden, können zusätzliche Komplikationen wie etwa arterielle Thrombembolien bei der Sondierung eines linksventrikulären Aneurysmas auftreten. Das Ergebnis eines solchen präoperativen endokardialen „Kathetermapping" kann u.U. von Bedeutung sein, wenn es intraoperativ nicht gelingt, die Tachykardie zu induzieren (WALDO et al. 1981).

Eine weitere wichtige Untersuchung bei Patienten mit ventrikulären Arrhythmien betrifft den Nachweis oder Ausschluß von sog. Spätpotentialen im Oberflächen-EKG mittels „Averaging"-Technik (BREITHARDT et al. 1980a, 1981; FONTAINE et al. 1980; HOMBACH et al. 1980; SIMSON et al. 1980; ROZANSKI et al. 1981). Patienten, bei denen solche Spätpotentiale nachweisbar sind, scheinen besonders günstige Voraussetzungen für die chirurgische Therapie zu bieten (s. Abb. 17, S. 1084).

Auf die präoperative Diagnostik soll im Rahmen dieses Beitrags nicht weiter eingegangen werden. Sie ist auch bei der postoperativen Erfolgskontrolle von entscheidender Bedeutung.

D. Intraoperative elektrophysiologische Untersuchungen

Die intraoperativen elektrophysiologischen Untersuchungen dienen dem Ziel einer möglichst exakten Lokalisation der „arrhythmogenen Strukturen", um sie operativ gezielt angehen zu können. Zur Durchführung dieser Untersuchungen müssen bestimmte technische Voraussetzungen gegeben sein (FONTAINE et al. 1972; BOINEAU et al. 1975; GALLAGHER et al. 1978a; OSTERMEYER et al. 1979b). Insgesamt hält sich aber der apparative Aufwand auch finanziell in Grenzen. Zudem können fertig käufliche Geräte benutzt werden, so daß die Eigenleistung praktisch nur die Schaltungstechnik und Kabellegung betrifft. Größer ist eigentlich der personelle Aufwand einer solchen Untersuchung. Neben dem Untersucher am Operationstisch, der das Mapping durchführt, sind mindestens noch drei Mitarbeiter zur Registrierung und direkten Auswertung erforderlich, damit der Chirurg sofort die notwendige Information erhält. Eine automatische Auswertung mittels aufwendiger Computertechnik ist heute zwar weitgehend möglich, erfolgt aber praktisch nie „on line".

I. Technische Voraussetzungen

Normalerweise werden beim intraoperativen Mapping mittels einer frei beweglichen Tastelektrode (AMER et al. 1960) lokale Nahpotentiale konsekutiv an verschiedenen Stellen des Epi- und Endokards abgeleitet und mit einem Referenzsignal sowie dem Oberflächen-EKG verglichen (Abb. 1). Die Ableitung lokaler Potentiale kann unipolar oder bipolar erfolgen. Die früher fast ausschließlich verwendeten unipolaren Ableitungen eignen sich besonders für formale Analysen der De- und Repolarisation. Im Gegensatz zur bipolaren Ableitung werden nicht nur Nahpotentiale sondern auch Fernpotentiale vom gesamten Herzen registriert. Bei den monopolaren Ableitungen hängt die Form und Polarität

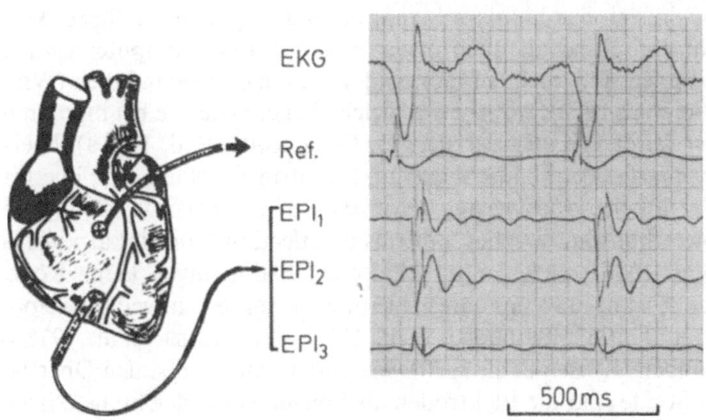

Abb. 1. Schematische Darstellung des intraoperativen epikardialen Mapping. Die mittels einer multipolaren Tastelektrode an verschiedenen Stellen des Epikards abgeleiteten Elektrogramme (EPI_{1-3}) werden simultan mit dem Signal einer fixierten Referenzelektrode (*Ref.*) und dem Oberflächen-EKG aufgezeichnet

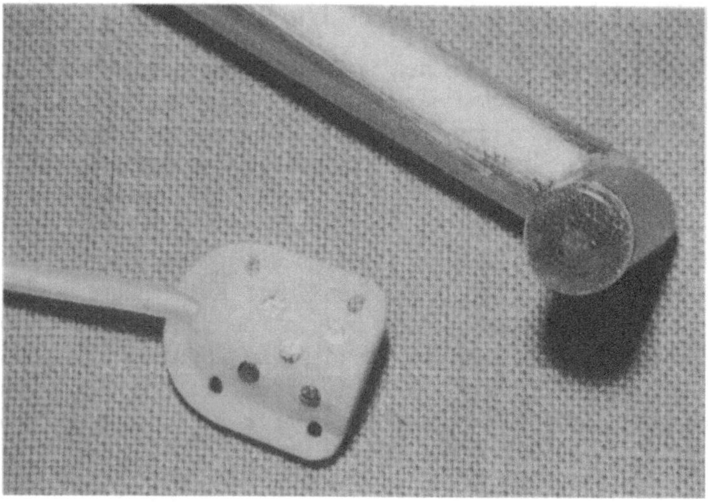

Abb. 2. Spitze einer tripolaren Tastelektrode sowie einer fünfpoligen Referenzelektrode für das intraoperative Mapping

des Signals wie bei den Brustwandableitungen nach WILSON von der Lage der Sonde zur Erregungsausbreitungsrichtung ab. Befindet sich die Sonde am Ausgangspunkt der Erregung, entsteht ein überwiegend negatives Signal (tiefes Q bzw. S), da sich die Erregungswelle vom Ableitungsort fortbewegt und damit der Vektor von der Elektrode wegzeigt. Umgekehrt sind positive (R) bzw. biphasische Ausschläge (Rh, rS) zu erwarten, wenn die Erregung an einem vom Ableitungspunkt entfernten Ort entsteht und auf die Elektrode zuläuft (HOFFMAN u. CRANEFIELD 1960). Daher kann der monopolaren Ableitung eine diagnostische Bedeutung etwa in der Lokalisation akzessorischer Bahnen oder des Ursprungs einer Tachykardie zukommen (s. unten). Heute wird das Potential meist bipolar abgeleitet, da sich das bipolare Signal besonders gut für zeitliche Ausmessungen sowohl von Hand als auch insbesondere mittels Computer eignet. Zeitliche Ausmessungen sind auch bei monopolaren Ableitungen möglich (WILSON 1951; CAROUSO et al. 1952), wobei etwa gleiche Ergebnisse wie bei bipolaren Ableitungen erzielt werden (KUPERSMITH 1976; GALLAGHER et al. 1978a). Hierbei entspricht der scharfe obere Umschlagspunkt („intrinsic deflection") in etwa dem Zeitpunkt der lokalen Aktivierung (HOFFMAN u. CRANEFIELD 1960). Die beobachteten Abweichungen zwischen „intrinsic deflection" und lokaler Aktivierung (SANO et al. 1956) spielen unter klinischen Bedingungen keine Rolle. Als Tastelektroden für uni- und bipolare Ableitungen werden entweder zweipolige (SEIDENSTEIN et al. 1962; SPURRELL et al. 1975; GALLAGHER et al. 1978a) oder dreipolige Sonden (KAISER et al. 1970) verwendet. An der distalen Oberfläche der tripolaren Sonde sind die Elektroden als Spitzen eines gleichschenkligen Dreiecks mit einem Abstand von etwa 1,5 mm angeordnet (Abb. 2). Der Vorteil einer solchen tripolaren Elektrode besteht darin, daß das Signal simultan in drei verschiedenen Ableitungsebenen erfaßt werden kann. Hierdurch wird vermieden, daß ein sehr kleines Signal dadurch vorgetäuscht wird, daß der Vektor

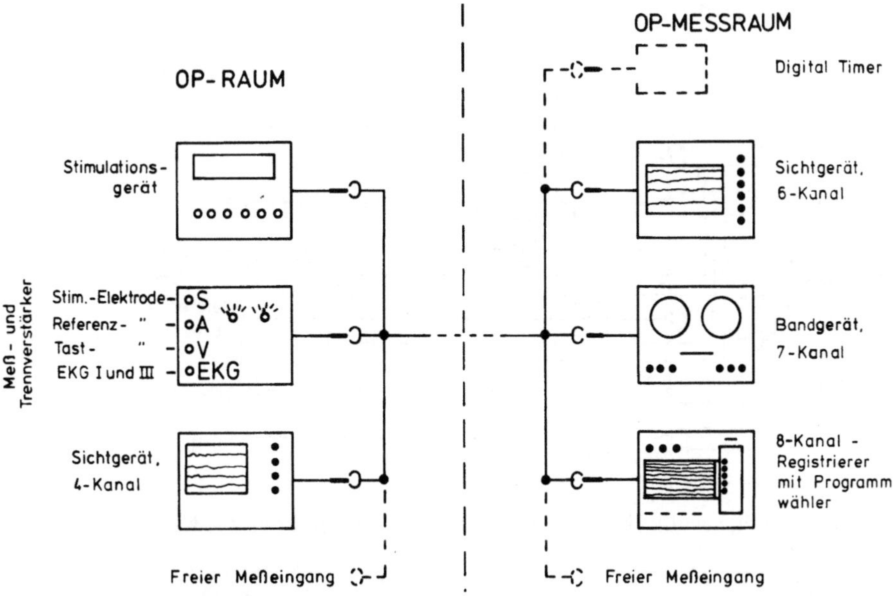

Abb. 3. Schematische Darstellung des Meßplatzes zur intraoperativen elektrophysiologischen Untersuchung

der abgeleiteten Erregung ungünstig (d.h. senkrecht) zu einer bestimmten bipolaren Ableitungsebene verläuft (Kaiser et al. 1970; Kupersmith 1976). Die Tastelektrode wird von Hand geführt., Zusätzlich wird eine Referenzelektrode am erwarteten „Quellpunkt" der epikardialen Erregung (s. unten), bei bestimmten Fragestellungen u.U. auch an anderer Stelle auf dem Epikard durch Naht fixiert. Hierbei werden häufig drei- oder fünfpolige Plattenelektroden verwendet, wobei die Silberelektroden in Acrylharz eingebettet sind (Seidenstein et al. 1962; Lister et al. 1967). Als Referenzsignale werden auch endokardiale Ableitungen benutzt (Wellens et al. 1974; Spurrell et al. 1975). Endokardiale oder intramyokardiale Stichelektroden wie sie für bestimmte elektrophysiologische Fragestellungen benutzt wurden (Roos et al. 1968; van Dam et al. 1972; Wittig u. Boineau 1975; Kasell u. Gallagher 1977), finden heute bei der Rhythmusanalyse kaum noch Verwendung. Dasselbe gilt auch für Mikroelektroden, mit denen schon beim Menschen Ableitungen monophasischer Aktionspotentiale durchgeführt wurden (Woodbury et al. 1957). Die Signale der Referenz- und Tastelektrode werden einem Meßverstärker eingespeist. Dieser ist zusammen mit einem Kontroll-Oszilloskop im Operationssaal untergebracht, um zu lange Elektrodenleitungen (kapazitive Ströme!) zu vermeiden (Abb. 3). Der Meßverstärker besitzt eine Phasenumkehr- und Additionsschaltung (Schatz et al. 1977) (Abb. 4). Diese Schaltung führt einmal zu einem unidirektionalen (positiven) Signal, eine wichtige Voraussetzung insbesondere für die automatische Auswertung. Außerdem können neben den drei bipolaren Einzelsignalen von der Tastelektrode auch ein algebraisches Summationssignal abgeleitet werden, was zu einem verbesserten Verhältnis Signal – Störpegel führt. Ein bipolares Elektrogramm von

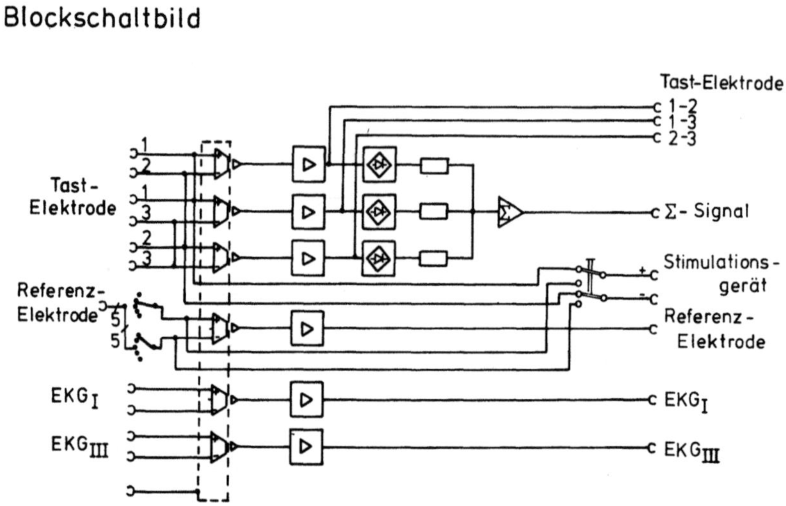

Abb. 4. Vereinfachtes Blockschaltbild des in Abb. 3 aufgeführten Meßverstärkers. Erklärung s. Text

einer beliebigen Elektrodenkombination der Referenzelektrode wird am Verstärker angewählt, je nachdem welche Ableitungsebene das beste Signal liefert. Einige Arbeitsgruppen filtern die Signale, um niederfrequente Schwingungen zu eliminieren (KAISER et al. 1970; FONTAINE et al. 1972; KUPERSMITH et al. 1973; GALLAGHER et al. 1978a). Hier besteht u.U. die Gefahr, daß niederfrequente Signale von pathologischen Bezirken unterdrückt werden (WALDO et al. 1981). Außerdem werden ein oder mehrere Oberflächenelektrokardiogramme eingespeist. Der Meßverstärker besitzt zusätzliche Eingänge für den Anschluß an das Stimulationsgerät. Für die intraoperative Stimulation werden dieselben programmierbaren Stimulationsgeräte wie für die präoperative Diagnostik verwendet (SEIPEL 1978; LÜDERITZ 1979). Die Stimulationsimpulse können hierbei sowohl über die Tastelektrode als auch über die Referenzelektrode geschaltet werden. Aus Sicherheitsgründen ist jeder Kanal mit Trennverstärkern ausgestattet. Im Meßverstärker werden die Signale entsprechend der IRIG-Norm auf 1,4 V gebracht und dem Registrierer zugeführt. Die Registrierung der verschiedenen Signale von Tast- und Referenzelektrode simultan mit dem Oberflächen-EKG erfolgt mit einem achtkanaligen Düsen-Direktschreiber. Außerdem können die gesamten Registrierungen auf Band gespeichert werden. Die Registriereinheit befindet sich außerhalb des Operationsraums. Der optische Kontakt wird dabei durch eine Glastrennwand gewahrt, die akustische Verständigung erfolgt über eine Gegensprechanlage.

Die Auswertung der Signale erfolgt normalerweise von Hand während der Untersuchung. Es werden auch Geräte zur automatischen Signalerkennung („digital timer“) (BOINEAU et al. 1975; KASELL u. GALLAGHER 1981) und zur computerisierten Signalverarbeitung benutzt (FONTAINE et al. 1976; GRESSARD et al. 1979; IDEKER et al. 1979). Diese Computer-Systeme können aber bisher nicht „on line“ arbeiten und daher nicht die unmittelbare Auswertung während der

Operation ersetzen. Möglicherweise sind weiterentwickelte Systeme einmal in der Lage, zumindestens den mühsamen Prozeß der Endauswertung solcher Registrierungen zu erleichtern. Solche Computer-Systeme zur Auswertung sind unerläßlich, wenn simultane (!) Ableitungen an verschiedenen Stellen durchgeführt werden. Systeme für multiple Simultanableitungen wurden bisher fast nur experimentell benutzt, sind aber auch schon bei Patienten eingesetzt worden (BLEIFELD u. IRNICH 1973; EL SHERIF et al. 1977a; GALLAGHER 1978; IDEKER et al. 1979; KLEIN et al. 1979; HARRISON et al. 1980). Hierdurch wird eine komplette Aktivierungsanalyse auch bei nur kurzdauernden Tachykardien ermöglicht. Die praktischen Probleme und der technische Aufwand sind allerdings noch erheblich.

II. Analyse der kardialen Erregungsausbreitung

Die Kenntnis der normalen Erregungsausbreitung des Herzens ist eine entscheidende Voraussetzung für die Erkennung pathologischer Verhältnisse. Schon relativ früh wurde die normale Erregungsausbreitung am menschlichen Herzen untersucht (JOUVE et al. 1960; ROOS et al. 1968). Der hierbei ermittelte Erregungsablauf entspricht im wesentlichen dem schon beim Säugetierherzen beschriebenen Ausbreitungsmodus (SODI-PALLARES u. CALDER 1956).

1. His-Bündel-Ableitung

Wird die Tastelektrode endokardial am Septum in der Nähe des His-Bündels aufgesetzt, läßt sich das typische Aktionspotential dieser Struktur ableiten (Abb. 5). Die hierbei gefundenen Leitungszeiten vom His-Bündel bzw. rechtem Schenkel bis zur Depolarisation des Septummyokards entsprechen den bei der His-Bündel-Elektrographie ermittelten Werten (KUPERSMITH et al. 1973). Die Höhe des Potentials des His-Bündels nimmt exponentiell ab, wenn die Tastelektrode nur wenige Millimeter neben der Struktur plaziert wird (MYERBURG et al. 1972; DICK et al. 1976). Potentiale vom AV-Knoten können mit dieser Technik nicht abgeleitet werden (KUPERSMITH et al. 1973). Zur exakten topographischen Lokalisation des His-Bündels mit dieser Methode wird von einigen Untersuchern ein spezielles Ableitungsschema benutzt (KRONGRAD et al. 1974a). Abnorme Verhältnisse sowohl hinsichtlich der Lage des His-Bündels als auch der Leitungszeiten können bei verschiedenen angeborenen Herzfehlern auftreten (WALDO et al. 1973, 1975; KRONGRAD et al. 1974b; MALONEY et al. 1975; KUPERSMITH 1976; DICK et al. 1979; OSTERMEYER et al. 1979a; DICK et al. 1979, 1981). In diesen Fällen ist die intraoperative Ableitung eine wesentliche Hilfe zur Vermeidung von Läsionen dieser Struktur bei der Korrektur solcher Fehler (Abb. 6). Allerdings läßt sich heute aufgrund der Ergebnisse der genannten Untersuchungen die Lage des His-Bündels bei bestimmten Herzfehlern relativ genau voraussagen. Dennoch sind insbesondere bei komplexen Mißbildungen unerwartete Positionsanomalien möglich. Bei der chirurgischen Therapie von Herzrhythmusstörungen wird dieses Verfahren benutzt zur gezielten Unterbrechung der AV-Leitungsbahn (s. unten).

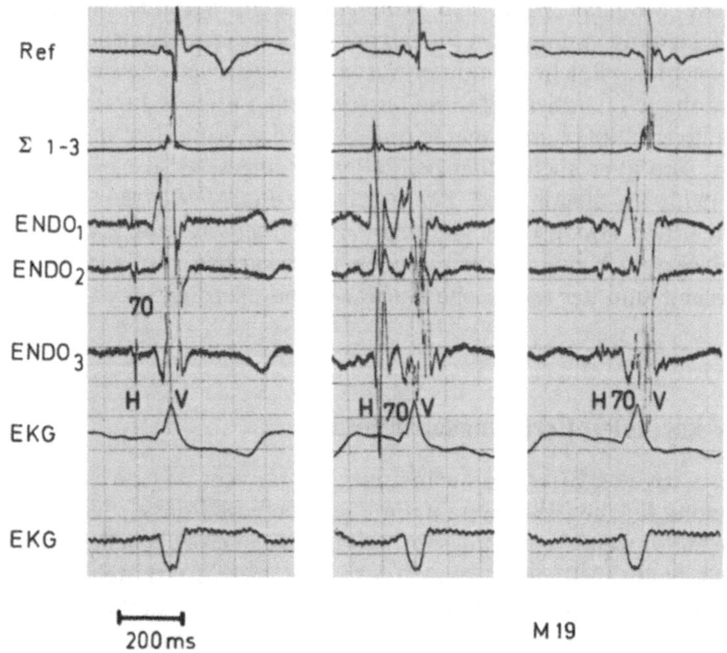

Abb. 5. Endokardiale intraoperative His-Bündel-Ableitung. Schon bei minimaler Positionsänderung wird das Signal vom His-Bündel wesentlich kleiner (*rechts* und *links*) gegenüber der Ableitung direkt über der Stuktur (*Mitte*)

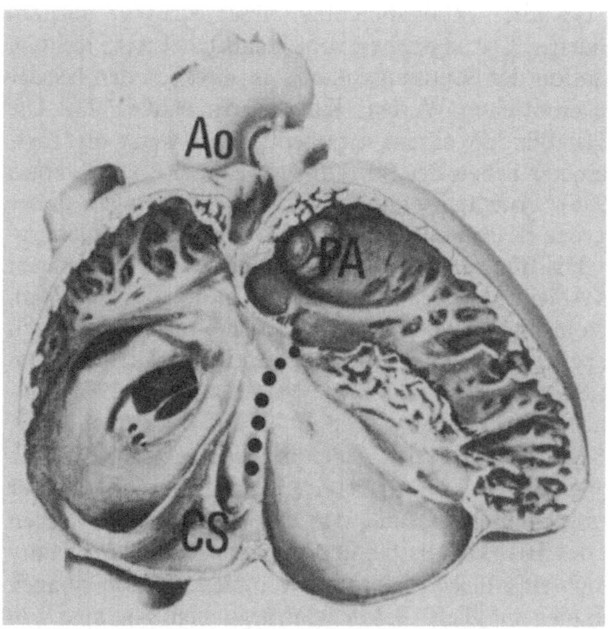

Abb. 6. Intraoperative Lokalisation des Verlaufs des His-Bündels (*Punkte*) bei einem Patienten mit Ebstein-Syndrom mittels endokardialer Ableitung. *CS* Koronarsinus, *PA* Pulmonalarterie, *Ao* Aorta

Falls eine Unterbrechung des His-Bündels angestrebt wird, kann auch die Cryotechnik indirekt zur Lokalisation der AV-Verbindung beitragen. Wenn vor der endgültigen Vereisung das Gewebe an der vermuteten Stelle unterkühlt wird und hierbei ein totaler AV-Block resultiert, kann man sicher sein, das His-Bündel lokalisiert zu haben (HARRISON et al. 1977; CAMM et al. 1980).

2. Atriale Ableitungen

Über intraoperative Untersuchungen des atrialen Erregungsablaufs mittels epikardialem Mapping liegen bisher nur wenige Mitteilungen vor (HECHT 1946; WITTIG et al. 1977). Auch über endokardiale Ableitungen mittels „Kathetermapping“ existieren nur wenige Befunde (JOSEPHSON et al. 1977; BREITHARDT u. SEIPEL 1978; SEIPEL et al. 1979). Zusätzlich wurde die atriale Aktivierung am isolierten menschlichen Herzen untersucht (DURRER et al. 1970; BRUSCA u. ROSETTANI 1973). Nach diesen Befunden breitet sich bei Sinusrhythmus die Erregung vom anterioren rechten Vorhof (Sinusknoten) zum basalen rechten Vorhof und (über das Bachmann-Bündel) zum hohen linken Vorhof aus. Der basale linke Vorhof wird zuletzt erregt. Dieser Erregungsablauf entspricht im Prinzip tierexperimentellen Befunden (PUECH et al. 1954). Intraoperativ wurde auch die retrograde Erregungsausbreitung unter ektopischer Vorhofstimulation mittels endokardialer und epikardialer Ableitung beim Menschen untersucht (WALDO et al. 1977). Hierbei ergaben sich Befunde, wie sie bei ektopischen atrialen Tachykardien zu erwarten sind.

3. Ventrikuläre Ableitungen

Der Erregungsablauf im Ventrikel kann mittels endo- und epikardialen sowie intramyokardialen Ableitungen analysiert werden. Hierbei haben für die klinische Diagnostik nur die beiden ersten Techniken praktische Bedeutung.

Für das epikardiale Mapping benutzen die meisten Arbeitsgruppen ein Koordinatensystem zur topographischen Orientierung, das ähnlich den Längen- und Breitengraden einer Landkarte aufgebaut ist (BOINEAU et al. 1975; FONTAINE et al. 1976, 1980; GALLAGHER et al. 1978a; OSTERMEYER et al. 1979b). Abbildung 7 zeigt ein solches ideelles Koordinatensystem über beiden Ventrikeln, wobei die insgesamt 80 Ableitungspunkte jeweils durch eine Buchstaben-Zahlenkombination determiniert sind. [Praktisch wird die Zahl der Ableitungspunkte dadurch verringert, daß einige Ableitungen (Reihe H und Q, Reihe 5) örtlich zusammenfallen.] Abbildung 8 zeigt eine eindimensionale Darstellung des gleichen Koordinatensystems ähnlich einer Landkarte, die zur einfacheren Orientierung benutzt wird. Bei der intraoperativen Schnellauswertung werden die gemessenen Aktivierungszeiten in die entsprechenden Felder einer solchen Vorlage eingetragen. Für das endokardiale Mapping wird nach Ventrikulotomie die Tastelektrode in das Ventrikelkavum eingeführt. Das Endokard wird dann kreisförmig um die Ventrikulotomieöffnung abgetastet, wobei man zur Orientierung Zahlenangaben wie beim Ziffernblatt einer Analoguhr benutzt (z.B. Kreis I, 12.30 Uhr). Auf diese Weise werden mehrere Kreise mit immer größerem Durchmesser abgegriffen (Abb. 9). Für die Ableitung am Septum und im Bereich der Basis orientiert man sich zusätzlich an den anatomischen Strukturen.

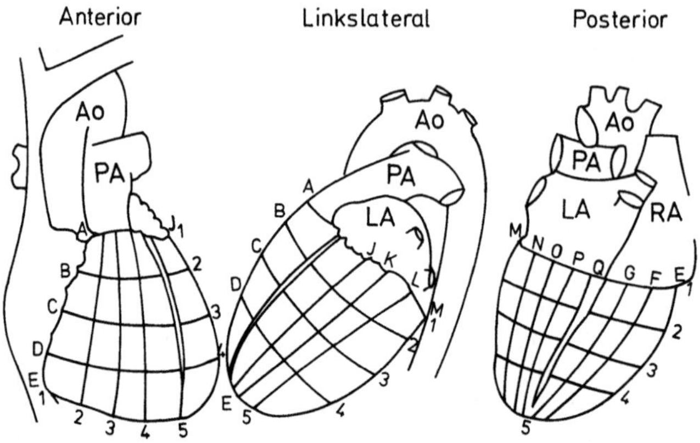

Abb.7. Schematische Darstellung des gedachten Koordinatensystems zur topographischen Orientierung beim epikardialen ventrikulären Mapping. *LA* Angrenzender linker Vorhof, *RA* angrenzender rechter Vorhof

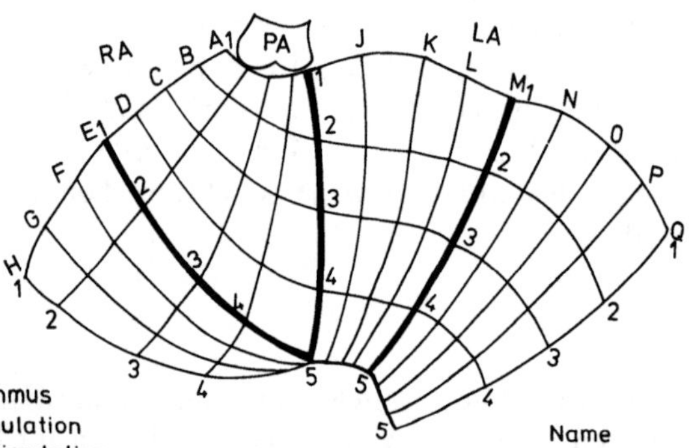

Abb. 8. Eindimensionale Darstellung des in Abb. 7 abgebildeten Koordinatensystems

Die normale epikardiale Aktivierungssequenz bei Patienten ohne Störungen der intrakardialen Erregungsausbreitung wurde in mehreren Arbeiten untersucht (ROOS et al. 1968; GALLAGHER et al. 1978a; ABENDROTH et al. 1979; WYNDHAM et al. 1979b; OSTERMEYER 1981). Zusätzlich liegt eine Untersuchung am isolierten menschlichen Herzen vor (DURRER et al. 1970). Danach erfolgt bei Sinusrhythmus mit normaler Überleitung die epikardiale Depolarisation primär an der Vorderseite des rechten Ventrikels in Septumnähe. Von diesem „Quellpunkt" breitet sich die Erregung radial über beide Ventrikel aus. In der Spätphase kann noch ein zweiter „Quellpunkt" septumnah im Hinterwandbereich auftreten (Abb. 10). Als letztes werden der Ausflußtrakt des rechten Ventrikels und posterior-basale Anteile des linken Ventrikels erregt. Dies liegt an der spärlichen Versorgung mit Purkinje-Fasern in diesem Gebiet (LEV 1964), da die Aktivierung des Ventrikels über das Purkinje-System von endokardial nach epikardial erfolgt (DURRER et al. 1970). In Abb. 10 fällt auf, daß die gesamte epikardiale Aktivierungszeit kürzer ist als die normale Dauer des Kammerkomplexes.

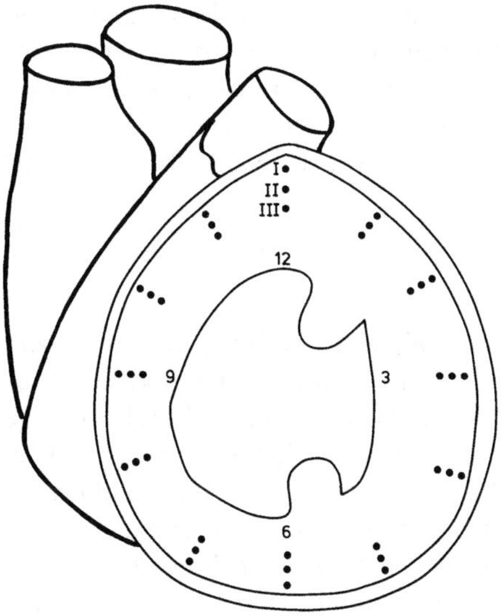

Abb. 9. Schematische Darstellung des gedachten Ableitungssystems für das endokardiale Mapping nach Eröffnung eines Aneurysmas. Die Ableitungspunkte entsprechend dem Zifferblatt einer Analoguhr können beliebig vermehrt werden (Zahl der Kreise, Halb- und Viertelstunden)

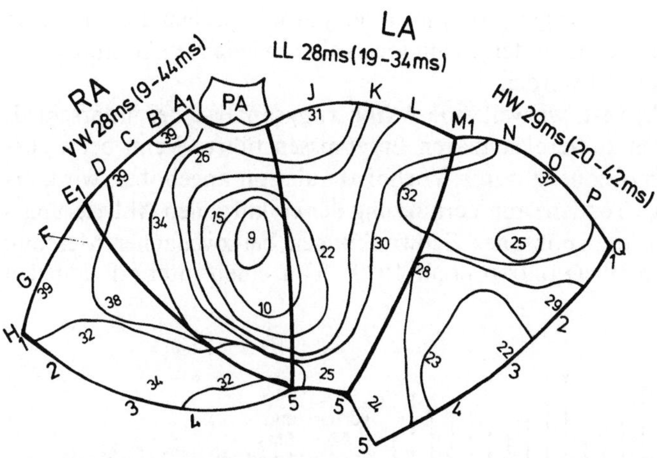

Abb. 10. Epikardiale Erregungsausbreitung über den rechten und linken Ventrikel bei 10 Patienten ohne intraventrikuläre Leitungsstörung während einer Vorhofstimulation von 100/min. Angaben in ms

Die Ursache hierfür kann einmal methodisch bedingt sein, als möglicherweise nicht genau am Punkt der spätesten epikardialen Aktivierung abgeleitet wurde, sondern nur an den Punkten des beschriebenen Koordinatensystems. Darüber hinaus ist dies aber auch insofern zu erwarten, als die Aktivierung des Septums und der Papillarmuskeln vor der Erregung des Epikards erfolgt (Sodi-Pallares u. Calder 1956; Durrer et al. 1970). Entsprechend liegt die früheste epikardiale Aktivierung zeitlich nach dem Beginn des Kammerkomplexes hinter der Q-Zacke. Das Aktivierungsmuster entspricht im wesentlichen – von einigen anatomisch bedingten Abweichungen (Purkinje-Versorgung) abgesehen – tierexperimentellen Befunden (SODI-PALLARES u. CALDER 1956). Beim Menschen liegen außerdem noch eine Reihe von Untersuchungen über die Änderung der epikardialen Aktivierungssequenz bei verschiedenen intraventrikulären Leitungsstörungen (Schenkelblock, Hemiblock) sowie bei muskulärer Hypertrophie vor (DURRER et al. 1966; VAN DAM et al. 1972; KAWASUJI u. IWA 1978; WYNDHAM et al. 1979a, 1980b).

4. Methodische Probleme

Obwohl das intraoperative Mapping schon seit einer Reihe von Jahren von verschiedenen Gruppen routinemäßig durchgeführt wird, sind methodische Probleme dieses Verfahrens bisher kaum bearbeitet worden. Eine praktisch wichtige Frage betrifft die Reproduzierbarkeit der Meßergebnisse bei mehrfacher epikardialer Ableitung (ABENDROTH et al. 1980a; OSTERMEYER 1981). Abbildung 11 zeigt das Ergebnis einer Zweifachmessung bei insgesamt 13 Patienten. Es zeigt sich, daß im Einzelfall Abweichungen von ±15 ms auftreten können, was dadurch bedingt ist, daß der Untersucher nicht zweimal exakt von der gleichen Stelle ableitet. (Es darf hierbei wohl vorausgesetzt werden, daß die ventrikulären Aktivierungszeiten als solche sich nicht von Schlag zu Schlag ändern.) Diese Abweichungen sind aber geringer, als die unter pathologischen Bedingungen gemessenen Veränderungen (s. unten). Dennoch sollte in jedem Falle ein zweifaches Mapping durchgeführt werden.

Ein weiteres Problem ist, wieweit eine Aktivierungsanalyse bei unterschiedlichen Grundfrequenzen zu vergleichbaren Ergebnissen führt. Wenn beim gleichen Patienten die Herzfrequenz durch Vorhofstimulation angehoben wird, ergibt sich eine eindeutige Tendenz zur Verkürzung der epikardialen Aktivierungszeiten, die nicht durch die spontanen Schwankungen bei zweifacher Messung erklärt werden können (ABENDROTH et al. 1979). Um einen interindividuellen

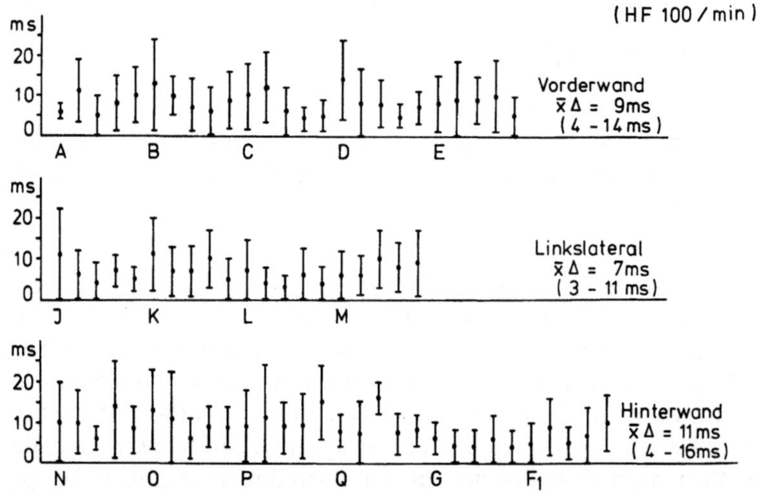

Abb. 11. Mittlere Differenz epikardialer Aktivierungszeiten an den einzelnen Meßpunkten des Koordinatensystems bei zweifacher Ableitung (13 Patienten, Grundfrequenz 100/min)

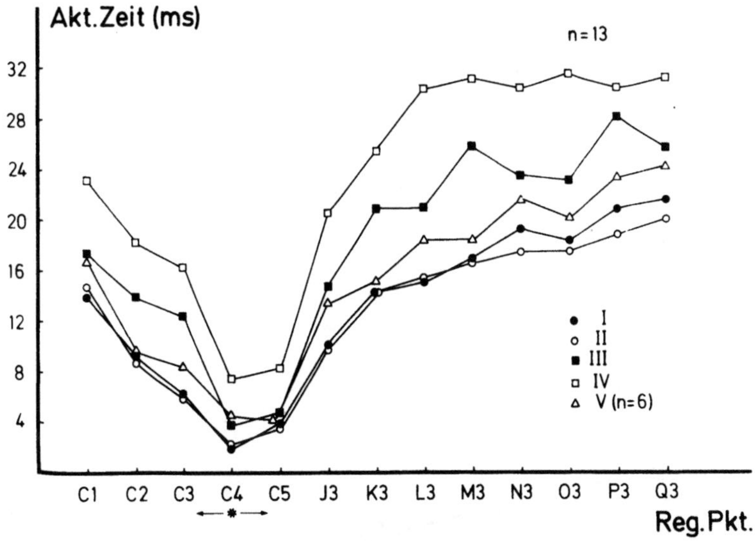

Abb. 12. Veränderungen der epikardialen Aktivierungszeiten (Akt. Zeit) an den verschiedenen Registrierpunkten (Reg. Pkt.) unter kardiopulmonalen Bypass-Bedingungen gegenüber der normalen Kreislaufsituation (*I*). *II* Normotherm, *III* 32 °C, *IV* 30 °C, *V* nach Wiedererwärmung

Vergleich zu ermöglichen, sollte daher außer bei Sinusrhythmus auch immer bei einer konstanten stimulierten Grundfrequenz bei allen Patinten untersucht werden.

Die intraoperativen Untersuchungen müssen häufig unter den Bedingungen des totalen kardiopulmonalen „Bypass" durchgeführt werden, da die induzierten Tachykardien hämodynamisch nicht toleriert werden. Hierbei ist bisher nicht untersucht worden, ob sich die elektrophysiologischen Eigenschaften des Herzens unter „Bypass"-Bedingungen ändern. Hierzu wurden im Tierexperiment Leitungs- und Refraktärzeiten bei Sinusrhythmus und unter Vorhofstimulation am Herzen in situ während normaler Pumpfunktion ohne Unterstützung sowie unter totalem kardiopulmonalem Bypass bei verschiedenen Temperaturen geprüft (Ostermeyer 1981). Abbildung 12 zeigt das Verhalten der Aktivierungszeiten an den einzelnen epikardialen Meßpunkten. Hiernach ist die Erregungsausbreitung unter normothermen „Bypass"-Bedingungen identisch mit denen beim spontan auswerfenden Herzen. Mit Senkung der Temperatur des Perfusats kommt es dann erwartungsgemäß entsprechend experimentellen Untersuchungen (Hoffman u. Cranefield 1960) zu einer Verlangsamung der Leitungszeiten, die nach Aufwärmen wieder reversibel ist. Das gleiche gilt für die Refraktärzeiten (Abb. 13). Die Leitungsgeschwindigkeit im His-Bündel scheint hierbei relativ wenig temperaturabhängig zu sein (Kupersmith et al. 1973). Insgesamt können die Meßergebnisse unter „Bypass"-Bedingungen durchaus mit denen unter normalen Kreislaufverhältnissen verglichen werden. Wichtig ist nur, daß die Untersuchung unter normothermen Bedingungen durchgeführt wird. Dies ist auch von besonderer Bedeutung für die Auslösung von Tachykardien während der Operation. Bei hypothermen Bedingungen lassen sich die Rhythmusstö-

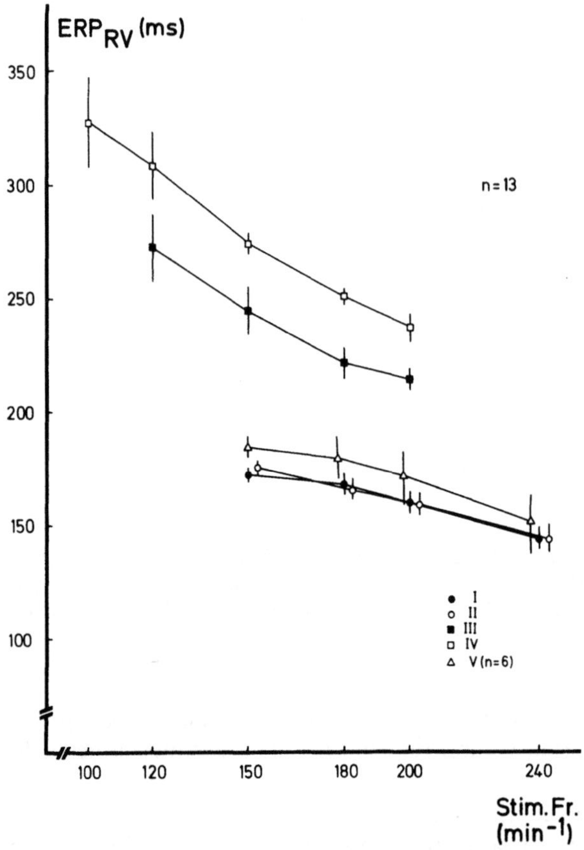

Abb. 13. Veränderungen der rechtsventrikulären effektiven Refraktärzeit (ERP$_{RV}$) bei verschiedenen stimulierten Grundfrequenzen unter gleichartigen Bedingungen wie Abb. 12

rungen wegen der Veränderung der Leitungs- und Refraktärzeiten häufig nicht mehr durch Stimulation induzieren.

Systematische Untersuchungen über den Einfluß der Narkose auf das Ergebnis des Mappings liegen bisher nicht vor. Da bekannt ist, daß Anästhetika elektrophysiologische Effekte haben, sind solche Einflüsse zu erwarten. Wir führen eine Fentanyl-Enflurane-Narkose bei Relaxierung mit Pancuronium durch, da Enflurane die intraventrikuläre Erregungsleitung weniger beeinflußt als etwa Halothan (ATLEE u. RUSY 1972, 1977).

E. Therapie supraventrikulärer Arrhythmien

Atriale Arrhythmien sind bisher nur selten operativ angegangen worden, obwohl sie häufig medikamentös nicht einstellbar sind. Die Ursache hierfür ist einmal die klinische Erfahrung, daß supraventrikuläre Arrhythmien nur extrem selten lebensbedrohlich sind, wenn kein Präexzitationssyndrom vorliegt (s. unten). Zudem liegt einer Reihe von atrialen Arrhythmien, beispielsweise dem Vorhofflimmern, normalerweise eine diffuse Erkrankung der Vorhöfe zugrunde, die prinzipiell durch einen chirurgischen Eingriff nicht zu beeinflussen ist. Hier besteht u.U. die Chance einer chirurgischen Therapie der Arrhythmie, wenn ein operabler Herzfehler wie etwa ein Mitralvitium als Ursache der Rhythmusstörung vorliegt. Ansonsten bleibt nur die Möglichkeit, die normale AV-Verbindung zu unterbrechen und den Ventrikel mittels Schrittmacher zu stimulieren (vgl. S. 1050).

I. Intraoperative Dianostik

Intraoperative Mapping-Studien bei Patienten mit supraventrikulären Tachykardien sind bisher nur ganz vereinzelt durchgeführt worden. WELLENS et al. (1971) analysierten bei einem Patienten mit Vorhofflimmern intraoperativ die atriale epikardiale Erregungsausbreitung. Aufgrund ihrer Untersuchungen kamen sie zu dem Schluß, daß am ehesten ein ektopischer atrialer Fokus für die Rhythmusstörung verantwortlich sei. Diese Auffassung widerspricht allerdings den Erkenntnissen subtiler Aktivierungsanalysen mit multiplen epikardialen Simultanableitungen im Tierexperiment, die eher einem Reentry-Mechanismus entsprechen (RYTAND 1966; BOINEAU et al. 1980). Außerdem wurde bei wenigen Patienten mit intraktablen atrialen Tachykardien jeweils ein ektopischer Fokus entweder im Bereich des rechten oder linken Atriums oder im vorhofnahen Anteil einer Lungenvene lokalisiert (COUMEL et al. 1973; WYNDHAM et al. 1980a; GILLETTE et al. 1981). In einem Fall von AV-Knoten Reentry-Tachykardie wurde ein atriales endokardiales Mapping intraoperativ durchgeführt, um den AV-Knoten als Ausgangspunkt der Tachykardie zu sichern. Hier war die früheste atriale Aktivierung im rechten Vorhof septumnah, allerdings anterior vom AV-Knoten nachweisbar (PRITCHETT et al. 1978).

Ansonsten beschränken sich die meisten Untersucher auf die Identifikation des His-Bündels in der Absicht, die AV-Überleitung zu unterbrechen (SEALY et al. 1977; PRITCHETT et al. 1978; KLEIN et al. 1980). Hierbei wurde, wie schon erwähnt, auch die temporäre Unterkühlung (Cryotechnik) zur Lokalisation des His-Bündels benutzt (HARRISON et al. 1977; CAMM et al. 1980). Die Lokalisation des His-Bündels mit anschließender Unterbrechung bei supraventrikulären Tachykardien wurde auch schon transvenös ohne Thorakotomie durchgeführt (MITSUI et al. 1978).

II. Chirurgische Therapie

Wie schon im vorangehenden Abschnitt erwähnt, ist bisher nur selten der Versuch gemacht worden, eine atriale Rhythmusstörung chirurgisch anzugehen. Bei den Patienten mit Tachykardie-Ursprung im Bereich der Lungenvene wurde eine Elektrokoagulation wegen der Unmöglichkeit der Resektion durchgeführt. Zusätzlich wurde in diesem Fall das Vorhofseptum reseziert und durch einen „Patch" ersetzt (COUMEL et al. 1973). In dem Fall mit der atrialen Tachykardie, deren Ursprung an der Basis des rechten Herzohrs lokalisiert worden war, wurde eine Exzision des gesamten Herzohrs durchgeführt (WYNDHAM et al. 1980a).

Bei 3 Kindern wurde auch die Cryotechnik erfolgreich eingesetzt (GILLETTE et al. 1981).

Ansonsten beschränken sich die chirurgischen Maßnahmen auf die Unterbrechung der normalen AV-Verbindung. Dies gilt sowohl für atriale Arrhythmien, insbesondere Vorhofflimmern und -flattern als auch für AV-Knoten Tachykardien. Die Unterbrechung des His-Bündels nach entsprechender elektrophysiologischer Identifikation erfolgt hierbei entweder mit dem Skalpell oder mittels Cryotechnik (HARRISON et al. 1977; SEALY et al. 1977; PRITCHETT et al. 1979; KLEIN et al. 1980). Versuche, das His-Bündel chirurgisch zu unterbrechen, sind auch ohne elektrophysiologische Lokalisationsdiagnostik nach anatomischen Anhaltspunkten durchgeführt worden (SLAMA et al. 1971).

III. Ergebnisse

Von den beiden beschriebenen Fällen mit atrialer Tachykardie konnte der eine durch Resektion des Herzohres geheilt werden (WYNDHAM et al. 1980a). Im zweiten Fall wurde die Tachykardie durch Elektrokoagulation nur passager beseitigt. Postoperativ trat wieder eine Tachykardie allerdings mit langsamerer Kammerfrequenz auf. Einige Monate später trat jedoch Sinusrhythmus ein, möglicherweise als Folge der Fibrose am Ort der Elektrokoagulation (COUMEL et al. 1973).

Der Versuch, das His-Bündel nach elektrophysiologischer Lokalisation zu unterbrechen, führt in etwa 80% der Fälle zum Erfolg, wenn die relativ kleinen Zahlen der genannten Autoren zusammengerechnet werden. Ohne vorherige elektrophysiologische Diagnostik scheint die Erfolgsquote niedriger zu liegen (SLAMA et al. 1971). Das Problem dieser Methode liegt darin, daß die Besserung bzw. Beseitigung der Rhythmusstörung mit einem totalen AV-Block erkauft wird. In der Literatur existiert nur ein Fall, wo bei einem Patienten mit einer AV-Knoten Tachykardie der erfolglose Versuch, das His-Bündel zu unterbrechen, zur Beseitigung der Tachykardie bei erhaltener AV-Überleitung führte (PRITCHETT et al. 1979). Von einem solchen Zufallserfolg abgesehen kann der Patient mit dem chirurgisch induzierten totalen AV-Block schrittmacherbedürftig werden. Bei einigen Patienten ist die Frequenz des Ersatzrhythmus so gering, daß eine unmittelbare Schrittmacherabhängigkeit besteht. In vielen Fällen resultiert ein His-Bündel-Ersatzrhythmus mit ausreichender Ruhefrequenz. Nachuntersuchungen solcher Patienten haben allerdings ein Absinken der Frequenz des sekundären Schrittmacherzentrums im Lauf der Zeit ergeben (KLEIN et al. 1980). Zudem steigt unter Belastung in einer Reihe von Fällen die Frequenz kaum an. Daher ist aus Sicherheitsgründen praktisch immer die Indikation zur gleichzeitigen Schrittmacherimplantation gegeben. Da wegen der atrialen Rhythmusstörung die Implantation eines Vorhof-gesteuerten Schrittmachers nicht sinnvoll ist, ist auch nach Schrittmacherimplantation die Belastungsfähigkeit wegen des fehlenden Frequenzanstieges eingeschränkt. Unter Berücksichtigung dieser Konsequenzen sollte die Unterbrechung des His-Bündels zur Behandlung einer supraventrikulären Tachykardie nur in besonderen Ausnahmefällen durchgeführt werden (ROSEN et al. 1980).

F. Therapie der Präexzitationssyndrome

Von den zahllosen Theorien zur Erklärung der Präexzitationssyndrome hat sich letztlich die Vorstellung einer akzessorischen AV-Verbindung („Bypass") als Ursache für die elektrokardiographischen Veränderungen als richtig erwiesen (s. SHERF u. NEUFELD 1978). Diese Erkenntnis über die anatomische Abnormalität als Grundlage des Präexzitationssyndroms schaffte die Voraussetzung für eine chirurgische Therapie. Wenn auch die ersten Versuche, eine solche akzessorische Bahn mittels elektrophysiologischer Methoden zu lokalisieren und zu unterbrechen, nicht erfolgreich waren (BURCHELL et al. 1967; DURRER u. ROOS 1967), so war hierdurch doch prinzipiell der richtige Weg aufgezeigt, der bald von zahlreichen Gruppen beschritten wurde (s. Einleitung).

I. Intraoperative Diagnostik

Die exakte Lokalisation der akzessorischen AV-Verbindung(en) ist die entscheidende Voraussetzung für eine erfolgreiche Unterbrechung dieser Struktur. Hierzu wurde schon sehr früh das epikardiale Mapping benutzt. Direkte Potentialableitungen von der akzessorischen Bahn (BOINEAU u. MOORE 1970; DURRER et al. 1980) dürften in der klinischen Praxis kaum gelingen. Falls der Bypass in der freien Wand des rechten oder linken AV-Klappenrings liegt, läßt sich mit dieser Methode meist schon bei Sinusrhythmus eine vorzeitige Erregung der in der Nähe der Verbindung liegenden basisnahen Ventrikelareale nachweisen (Abb. 14a). Manchmal ist eine ausgeprägte Präexzitation dieser Wandabschnitte allerdings nur dann nachweisbar, wenn die Vorhoffrequenz durch Stimulation erhöht wird, da sich hierbei die Überleitung über das normale System im Bereich des AV-Knotens verlängert, so daß die Präexzitation relativ zur normalen Aktivierung zunimmt. Von Ausnahmen mit langsam leitender akzessorischer Bahn einmal abgesehen, ist die Präexzitation normalerweise so ausgeprägt, daß schon mit wenigen Ableitungspunkten die Stelle der abnormen Verbindung in etwa ausgemacht werden kann. In diesem Bereich erfolgt dann eine besonders sorgfältige Ableitung mit vielen Punkten unabhängig von dem beschriebenen Koordinatensystem zur genauen Lokalisation. Die früheste ventrikuläre Aktivierung liegt dabei kurz vor der Delta-Welle oder fällt mit dem Beginn der Delta-Welle im Oberflächen-EKG zusammen. Das Signal der Tastelektrode an diesem Punkt wird dabei deutlich vor dem Referenzsignal registriert, wenn letzeres an der Vorderwand des rechten Ventrikels angebracht wurde, wo der epikardiale „Quellpunkt" bei normaler nodaler Ventrikelerregung zu erwarten ist. Besonders ausgeprägt ist dies bei rechtsseitigen akzessorischen Bahnen wegen der relativ kurzen Leitungszeit gegenüber der nodalen Leitung im Vergleich zu linksseitigen abnormen Verbindungen (BURCHELL et al. 1967; DURRER u. ROOS 1967, 1980; COBB et al. 1968; BOINEAU u. MOORE 1970; COLE et al. 1970; IWA et al. 1970; LINDSAY et al. 1971; DUNAWAY et al. 1972; FONTAINE et al. 1972; BOINEAU et al. 1973, 1975; NEUTZE et al. 1973; SVENSON et al. 1974; WALLACE et al. 1974; WELLENS et al. 1974; GALLAGHER et al. 1975a, 1978a, 1980; FRANK et al. 1977; SHOJI u. IKESHITA 1978; WARD et al. 1979b; ABENDROTH et al. 1981).

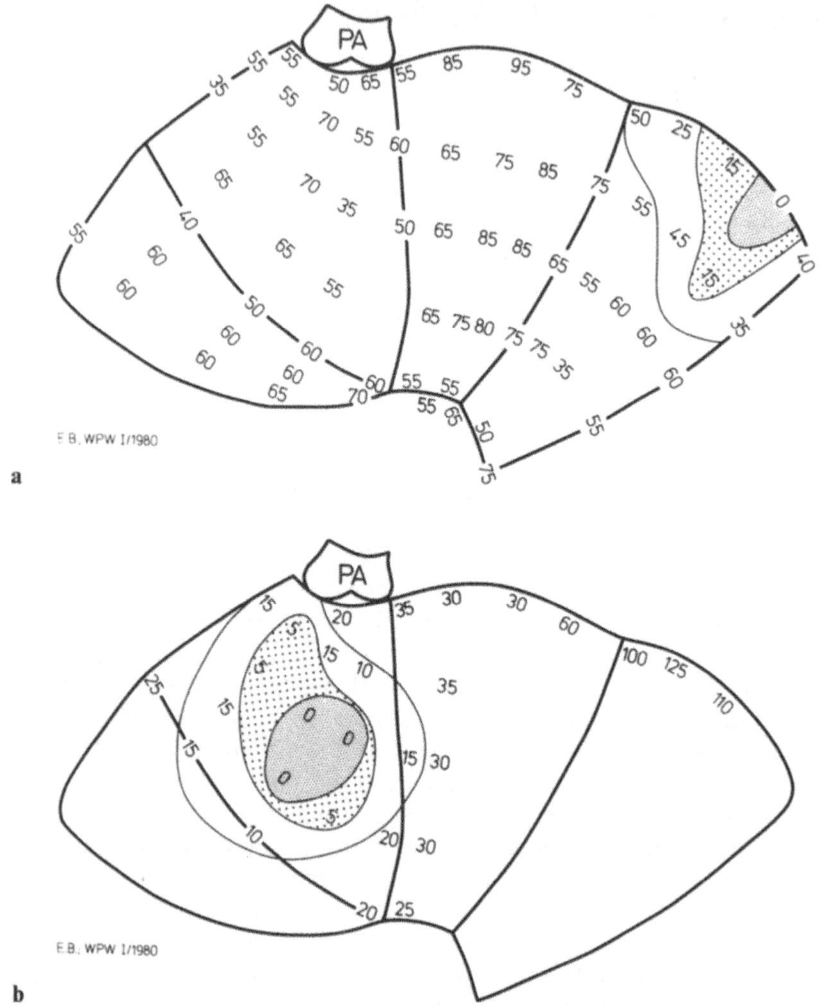

Abb. 14. a Epikardiale ventrikuläre Aktivierungszeiten während Sinusrhythmus bei einem Patienten mit WPW-Syndrom Typ A und links-posterior gelegener akzessorischer Bahn. An der Bypass-Mündung wird die früheste Erregung registriert (*schraffiert*). Angaben in ms. **b** Nach Durchtrennung der akzessorischen Bahn resultiert ein normales epikardiales Ausbreitungsmuster

Bei Patienten mit konstantem Vorhofflimmern können insofern Schwierigkeiten beim ventrikulären Mapping auftauchen, als von Schlag zu Schlag unterschiedliche Grade der Präexzitation, im Extremfall Wechsel zwischen ausschließlicher Leitung über die nodale und die akzessorische Bahn vorkommen können. Hier kann die Delta-Welle im simultan registrierten Oberflächen-EKG als Beurteilungskriterium herangezogen werden (Abb. 15). In vielen Fällen mit Vorhofflimmern resultiert aber eine fast konstante maximale Präexzitation, so daß die akzessorische Bahn leicht lokalisiert werden kann (NICOLAI et al. 1977; GALLAGHER et al. 1978a).

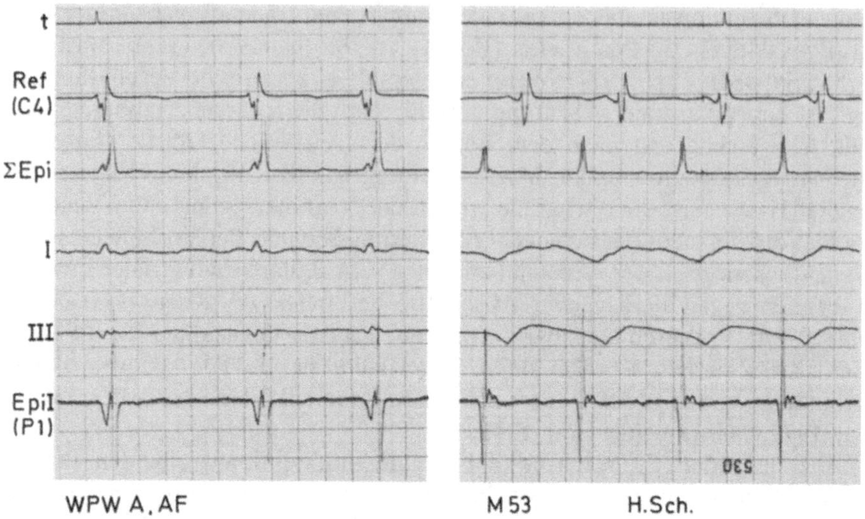

Abb. 15. Unterschiedliche atrioventrikuläre Leitungsverhältnisse bei einem Patienten mit WPW-Syndrom während Vorhofflimmern, wobei phasenweise schmale Kammerkomplexe (*links*) und phasenweise verbreiterte Komplexe (*rechts*) im Oberflächen-EKG (*I, III*) registriert werden. Während der Kammererregungen mit schmalen QRS-Komplexen wird das epikardiale Signal bei Ableitung in der Nähe der vermuteten akzessorischen Bahn (*Epi*) nach dem Referenzsignal auf der Vorderseite des rechten Ventrikels (*Ref*) gemessen. Beim Auftreten von verbreiterten Kammerkomplexen wird das epikardiale Signal an gleicher Stelle deutlich vor dem Referenzsignal und simultan mit Beginn der Delta-Welle im EKG registriert

Soweit histologische Untersuchungen von Patienten mit WPW-Syndrom vorliegen, bei denen ein intraoperatives Mapping durchgeführt wurde, zeigen sie eine gute Übereinstimmung mit der elektrophysiologischen Lokalisation des Bypass (Boineau et al. 1973; Rossi et al. 1978; Untereker et al. 1980). Allerdings wurden auch Diskrepanzen gefunden (Cole et al. 1970). Bei lateralen akzessorischen Verbindungen können solche Diskrepanzen u.U. damit erklärt werden, daß der Bypass mehr subendokardial gelegen ist und daher bei rein epikardialer Ableitung die früheste ventrikuläre Aktivierung nicht exakt erfaßt wird (Sealy et al. 1978). In dieser Situation kann eine Hilfe bei der exakten Lokalisation der akzessorischen Bahn die formale Analyse monopolarer Ableitungen sein. Eine QS-Morphologie bei der Ableitung am frühesten epikardialen Aktivierungspunkt spricht für eine mehr epikardial gelegene akzessorische Bahn, eine rS-Morphologie mehr für eine primär endokardiale Aktivierung des Ventrikels an dieser Stelle (Gallagher et al. 1978a, 1980; Durrer et al. 1980). In solchen Fällen kann ein endokardiales Mapping im Bereich der vermuteten Lokalisation der akzessorischen Verbindung eine zusätzliche Information erbringen.

Es ist wohl kein Zufall, daß in dem beschriebenen Fall (Cole et al. 1970) die mittels epikardialem Mapping nicht richtig lokalisierte akzessorische Verbindung im Septum verlief, wo die exakte Lokalisationsdiagnostik und Abgrenzung gegenüber der normalen nodalen Bahn (His-Bündel) besonders schwierig sind.

In dieser Situation ist das epikardiale Mapping naturgemäß nicht in der Lage, den Bypass exakt zu lokalisieren (BOINEAU u. MOORE 1970; GALLAGHER et al. 1978a; SVENSON et al. 1974). Wenn eine septale akzessorische Verbindung vorliegt, ist bei epikardialer Ableitung auffällig, daß die früheste erfaßbare epikardiale Aktivierung erst nach dem Beginn der Delta-Welle auftritt. Außerdem wird bei monopolarer epikardialer Ableitung ein rS-Komplex registriert. Ein weiterer Hinweis ist die retrograde epikardiale Vorhoferregung unter Ventrikelstimulation, die mehr der normalen Aktivierungssequenz der Vorhöfe entspricht mit deutlichem zeitlichem Abstand zwischen ventrikulärer und atrialer Erregung im Bereich gegenüberliegender Abschnitte des freien AV-Rings (GALLAGHER et al. 1978a). Praktisch unlösbar werden die Probleme der exakten Identifikation einer akzessorischen septalen Bahn, wenn keine paranodale atrioventrikuläre Verbindung, sondern eine nodoventrikuläre Bahn („Mahaim") vorliegt (WARD et al. 1979a; GALLAGHER et al. 1981a).

Eine besondere Situation besteht bei nur unidirektional leitenden akzessorischen Bahnen. In den meisten Fällen handelt es sich hierbei um eine nur retrograd leitende akzessorische Verbindung (sog. retrogrades Präexzitationssyndrom). Hierbei ist während Sinusrhythmus oder unter Vorhofstimulation die ventrikuläre Aktivierung völlig normal, da sie ausschließlich über das nodale System erfolgt. Die abnorme AV-Verbindung kann nur durch atriales Mapping bei Ventrikelstimulation erfaßt werden. Hierbei läßt sich eine frühzeitige Erregung eines Vorhofbezirks im Bereich des AV-Rings nachweisen, der nicht durch eine normale retrograde Aktivierung der Vorhöfe über das nodale Leitungssystem im Septum zu erklären ist. Dieselbe vorzeitige Vorhofaktivierung läßt sich auch nach Auslösung einer Reentry-Tachykardie nachweisen, die antegrad (AV) über das nodale System und retrograd (VA) über die akzessorische Bahn läuft (TONKIN et al. 1975a; DENES et al. 1976; SLAMA et al. 1976; PRITCHETT et al. 1978; GILLETTE et al. 1980). Sehr viel seltener ist dagegen eine nur in antegrader (A–V) Richtung leitende akzessorische Bahn bei retrograder kompletter Blockierung. Unseres Wissens ist bisher nur ein solcher Fall mittels epikardialem Mapping untersucht worden (SEIPEL et al. 1980). Es ließ sich hierbei nachweisen, daß bei typischem WPW-Syndrom mit antegrader Leitung über eine linkslateral gelegene Zusatzverbindung die retrograde Leitung auch bei linksventrikulärer Stimulation unmittelbar in der Nähe des Bypass komplett blockiert war, so daß eine typische Parasystolie resultierte (Abb. 16).

Ein besonderes Problem stellen Patienten mit multiplen akzessorischen Verbindungen dar. Hier kann der Operationserfolg in Frage gestellt werden, wenn trotz Durchtrennung einer akzessorischen Bahn Tachykardien aufgrund einer zusätzlichen Kurzschlußverbindung, die nicht erfaßt wurde, weiterhin möglich sind (GALLAGHER et al. 1976; KLEIN et al. 1978; IWA et al. 1980a). Hierbei kann die atriale oder ventrikuläre Stimulation u.U. insofern irreführen, als naturgemäß über den Bypass geleitet wird, der dem Stimulationsort am nächsten liegt. Eine auf der gegenüberliegenden Seite liegende zusätzliche akzessorische Verbindung kann durch die atriale oder ventrikuläre Leitungsverzögerung maskiert werden (GALLAGHER et al. 1976). Aus diesem Grund sollte nach dem chirurgischen Eingriff nicht nur ein atriales oder ventrikuläres Mapping unter Sinusrhythmus und Stimulation durchgeführt werden (s. Abb. 14b), sondern auch

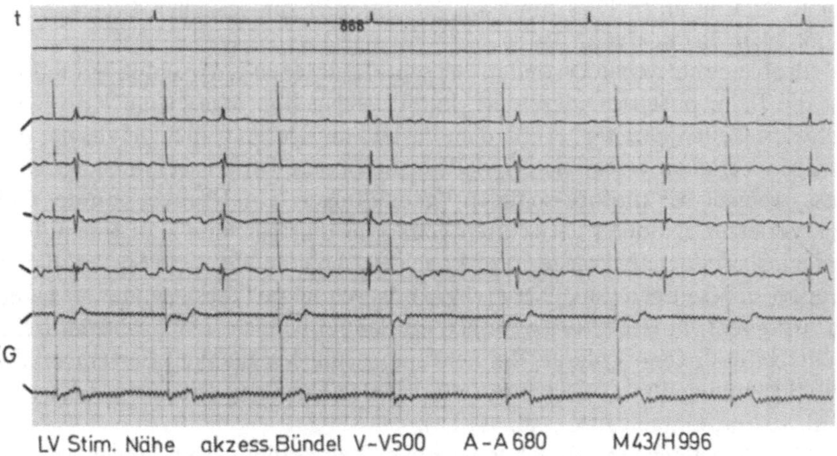

Abb. 16. Intraoperative Prüfung der retrograden (V-A-)Leitung bei WPW-Syndrom mit ausschließlich antegrad leitender akzessorischer Bahn. Während Stimulation des linken Ventrikels an der Mündung des Bypass erfolgt keine retrograde Leitung auf den linken Vorhof (*LA*), der weiterhin antegrad vom Sinusknoten erregt wird

geprüft werden, ob eine Tachykardie noch auslösbar ist, die u.U. einen anderen akzessorischen Weg benutzt.

Daß auch mittels der Cryotechnik durch temporäre Unterkühlung eine indirekte Lokalisationsdiagnostik durch Blockierung der akzessorischen Bahn möglich ist (GALLAGHER et al. 1977; CAMM et al. 1980), wird im chirurgischen Teil weiter abgehandelt werden.

II. Chirurgische Therapie

Der Zugang zum Herzen bei der Operation des WPW-Syndroms erfolgt heute praktisch immer über eine mediane Sternotomie unabhängig von der Lokalisation des Bypass. In der Anfangszeit wurde versucht, die chirurgische Unterbrechung der akzessorischen Bahn von der epikardialen Seite her durchzuführen (COBB et al. 1968; SEALY et al. 1969). Aufgrund ihrer Erfahrungen ging die Arbeitsgruppe von SEALY später zur endokardialen Inzision über (SEALY et al. 1976, 1978). Im Fall eines lateral gelegenen Bypass wird hierbei an der elektrophysiologisch determinierten Stelle transatrial das Endokard oberhalb des Anulus der entsprechenden AV-Klappe und parallel zu diesem breit inzidiert. Wichtig ist, daß das gesamte Gewebe zwischen Vorhof und Kammer bis zum Epikard durch stumpfe Präparation gelöst wird. Bei entsprechend vorsichtigem Vorgehen ist das Risiko einer Verletzung der Koronargefäße gering. Diese komplette Durchtrennung aller Schichten ist wichtig, da die akzessorische Bahn nicht nur subendokardial, sondern auch im Fettgewebe bzw. subepikardial verlaufen kann (BECKER et al. 1978; SEALY et al. 1978; UNTEREKER et al. 1980). Bei linksseitig gelegenen akzessorischen Verbindungen können diese so nah am Anulus fibrosus liegen, daß mit der beschriebenen Operationstechnik der Bypass selbst gar nicht unterbrochen wird, sondern nur die zuführende Vorhofmuskulatur („atrial input"). Dies führt aber funktionell zum gleichen Ergebnis (SEALY et al. 1976; BECKER et al. 1978).

Probleme entstehen besonders bei septal gelegenen Kurzschlußverbindungen. Ist die Bahn posterior lokalisiert, kann die Nachbarschaft zum Koronarsinus Schwierigkeiten bereiten. Außerdem besteht immer die große Gefahr der gleichzeitigen Verletzung des His-Bündels, insbesondere bei posteriorer Lage des Bypass, weniger bei anterior-septalen Verbindungen. Unabhängig von der Gefahr der Verletzung anderer Strukturen gelingt es darüber hinaus in einem Teil der Fälle insbesondere bei posteriorer Lage des Bypass nicht, die Präexzitation chirurgisch zu beseitigen (SEALY et al. 1978). Ist schon die Durchtrennung paranodaler atrio-ventrikulärer Verbindungen im Septumbereich sehr problematisch, besteht bei nodoventrikulären Bahnen kaum eine Möglichkeit der chirurgischen Durchtrennung ohne Verletzung des normalen Erregungsleitungssystems (WARD et al. 1979a; GALLAGHER et al. 1981a).

Gerade bei der Unterbrechung septaler Kurzschlußverbindungen scheint die Cryotechnik Vorteile zu bieten (GALLAGHER et al. 1977; SEALY et al. 1978; CAMM et al. 1980). Hierbei kann zunächst die Sondenspitze auf den Gefrierpunkt abgekühlt werden. Bei diesen Temperaturen kommt es zu einer reversiblen Blockierung der Erregungsleitung in dem umschriebenen Bereich, wo die Probe dem Gewebe aufliegt. Falls auf diese Weise die akzessorische Bahn durch temporäre Leitungsblockade genau lokalisiert ist, kann die Struktur durch weiteres Abkühlen bis auf $-60°$ irreversibel zerstört werden. Der Vorteil des Verfahrens ist neben der zusätzlichen Lokalisationsmöglichkeit, daß nur eine sehr umschriebene Nekrose gesetzt wird und daher Verletzungen anderer Strukturen als der akzessorischen Bahn vermieden werden (MIKAT et al. 1977).

Falls es nicht gelingt, die akzessorische Bahn zu durchtrennen, kann in Fällen mit intraktablen Reentry-Tachykardien versucht werden, die normale AV-Verbindung (His-Bündel) zu lokalisieren und zu durchtrennen (DREIFUS et al. 1968; EDMONDS et al. 1969; COLE et al. 1970; LATOUR et al. 1970; COUMEL et al. 1972; DUNAWAY et al. 1972; MEIJNE et al. 1973; DENES et al. 1976; SEALY et al. 1976; WARD et al. 1979b).

Die chirurgischen Probleme beim Vorliegen zusätzlicher kardialer Anomalien wie etwa Ebstein-Syndrom sollen hier nicht besprochen werden (SEALY et al. 1976; KUGLER et al. 1978; BENSON et al. 1980; IWA et al. 1980b; DICK et al. 1981).

III. Ergebnisse

Schon intraoperativ ist von entscheidender Bedeutung, daß das Ergebnis der Operation nach versuchter Durchtrennung der akzessorischen Bahn überprüft wird. Hierzu gehört, wie bei der elektrophysiologischen Untersuchung vor der Durchtrennung, die Prüfung der antegraden und retrograden Leitungsverhältnisse sowie der Versuch, mittels programmierter Stimulation Tachykardien auszulösen. Hiermit läßt sich schon der Operationserfolg weitgehend voraussagen. Dies ist von besonderer Bedeutung bei Patienten mit multiplen akzessorischen Verbindungen (s. intraoperative Diagnostik). Das „Übersehen" einer weiteren akzessorischen Bahn kann den Operationserfolg zunichte machen. In solchen

Fällen mußte schon eine Reoperation zur Beseitigung der verbliebenen Kurzschlußverbindungen wegen erneut auftretender intraktabler Arrhythmien durchgeführt werden (MEIJNE et al. 1973; IWA et al. 1980a). Je nach den Leitungseigenschaften der verbliebenen zusätzlichen akzessorischen Bahn kann aber dennoch die Operation klinisch erfolgreich im Sinn der Beseitigung der Rhythmusstörungen sein (KLEIN et al. 1978).

Intra- und postoperative Nachuntersuchungen von Patienten mit WPW-Syndrom nach Durchtrennung der paranodalen Bahn haben teilweise recht kurze Leitungszeiten von Vorhof zum His-Bündel ergeben (GALLAGHER et al. 1976). Dies kann einmal eine zusätzliche atrio-nodale Kurzschlußverbindung bedeuten oder nur ein schnell leitender AV-Knoten („kleiner AV-Knoten"). Hier können u.U. noch relativ hohe Kammerfrequenzen beim Auftreten von Vorhofflimmern trotz Beseitigung der akzessorischen Bahn resultieren. Diese sind aber normalerweise medikamentös gut zu beeinflussen.

Die Durchtrennung der normalen nodalen Bahn (His-Bündel) an Stelle der akzessorischen Verbindung kann in jedem Fall nur als Notlösung angesehen werden. Nach Unterbrechung des His-Bündels bleibt normalerweise die AV-Leitung über die verbleibende akzessorische Bahn erhalten; entsprechend resultiert das elektrokardiographische Bild einer maximalen Präexzitation (DREIFUS et al. 1968; EDMONDS et al. 1969; COLE et al. 1970; COUMEL et al. 1972; DUNAWAY et al. 1972; MEIJNE et al. 1973). Sicherheitshalber wurde dennoch von einigen Autoren ein Schrittmacher implantiert. Durch diese Maßnahme lassen sich Reentry-Tachykardien verhindern, da eine Bahn des Erregungskreises zwischen Vorhof und Ventrikel – in diesem Falle das His-Bündel – unterbrochen wurde. Allerdings sind die potentiell lebensgefährlichen Arrhythmien bei Patienten mit WPW-Syndrom nicht die Reentry-Tachykardien, sondern das Auftreten von Vorhofflimmern und -flattern mit antegrader schneller Leitung über die akzessorische Bahn. Dies kann durch die Unterbrechung des His-Bündels nicht verhindert werden. Erwartungsgemäß wurden solche Fälle mit WPW-Syndrom und gefährlichen Tachyarrhythmien nach Durchtrennung ausschließlich der nodalen Bahn schon vereinzelt beobachtet (LATOUR et al. 1970). Anders liegt die Situation beim sog. retrograden WPW-Syndrom. Hier kann durch Unterbrechung des His-Bündels die Reentry-Tachykardie unmöglich gemacht werden, ohne daß der Patient beim Auftreten von Vorhofflimmern gefährdet ist, da die akzessorische Bahn nur retrograd (ventrikuloatrial) leitet (DENES et al. 1976; PRITCHETT et al. 1978).

Faßt man die operativen Ergebnisse der Arbeitsgruppe in Durham, die die größte Zahl von Patienten operiert hat, zusammen, so ergibt sich folgendes Bild (GALLAGHER et al. 1981b): Von insgesamt 200 operierten Patienten verstarben 5, davon 2 unter den letzten 100 Fällen. Bei diesen letzten 100 Patienten konnten 66 von insgesamt 68 lateralen akzessorischen Verbindungen durchtrennt werden sowie 41 von 45 septalen Bündeln. In 5 Fällen mit septalen akzessorischen Bahnen wurde das His-Bündel ungewollt unterbrochen, in insgesamt 3 Fällen bewußt durchtrennt. In Paris wurden insgesamt 32 Patienten mit WPW-Syndrom operiert (GUIRAUDON et al. 1981). Von den ersten 15 Patienten verstarben 3 postoperativ. In 28 Fällen konnte die akzessorische Bahn durchtrennt werden. Insgesamt hatten 30 Patienten nach der Operation keine Tachykardien mehr. Im eigenen Krankengut wurden bisher 5 Patienten mit WPW-Syndrom intraoperativ elektrophysiologisch untersucht, bei denen aus anderen Gründen (z.B. Klappenersatz) eine Operationsindikation gegeben war. In 3 Fällen wurde eine links-lateral gelegene akzessorische Bahn erfolgreich durchtrennt (BIRCKS et al. 1981). In einem der beiden Fälle mit septalem Bypass wurde 1977 nur ein epikardiales Mapping durchgeführt (SEIPEL et al. 1978). Im zweiten Fall lagen His-Bündel und akzessorische Bahn so nahe zusammen, daß eine isolierte Unterbrechung des Bypass nicht möglich erschien. Da der Patient bisher keine bedeutsamen Tachykardien aufwies, wurde auf eine chirurgische Intervention verzichtet.

G. Therapie ventrikulärer Arrhythmien

Ventrikuläre Arrhythmien sind die häufigste Ursache für den plötzlichen Herztod (SCHAFFER u. COBB 1975; ISERI et al. 1978). Gleichzeitig stellen diese Rhythmusstörungen auch das größte therapeutische Problem dar, da sie häufig medikamentös nicht befriedigend eingestellt werden können. Zudem ist der Einsatz antitachykarder Schrittmacher bei ventrikulären Arrhythmien sehr viel problematischer als bei supraventrikulären (s. Elektrotherapie). Daher stellt sich hier die Frage einer alternativen Therapie besonders dringlich.

Für die chirurgische Therapie von tachykarden Rhythmusstörungen gibt es verschiedene Ansatzpunkte. Eine Möglichkeit, auf die hier nicht weiter eingegangen werden soll, sind neurochirurgische Operationen (Sympathektomie) zur Behandlung ventrikulärer Tachykardien besonders im Rahmen des QT-Syndroms (ESTES u. IZLAR 1961; ZIPES et al. 1968; MOSS u. MCDONALD 1971; NITTER-HAUGE u. STORSTEIN 1973; LLOYD et al. 1974). Eine weitere Möglichkeit ist die Revaskularisation stenosierter Koronargefäße, wenn akute oder chronische Ischämien der auslösende Mechanismus für Arrhythmien sind. In einer Reihe von Fällen konnten lebensbedrohliche ventrikuläre Tachyardien bei koronarer Herzerkrankung durch eine aortokoronare Bypass-Operation beseitigt werden (NAJAFI et al. 1970; ECKER et al. 1971; HUTCHINSON et al. 1971; LAMBERT et al. 1971; NAKJAVAN et al. 1971; BRYSON et al. 1973; MUNDTH et al. 1973; ALEXANDER et al. 1974; NORDSTROM et al. 1975; SHUBROOKS et al. 1975). Bei einzelnen Patienten mit Mitralklappenprolaps und ventrikulären Arrhythmien wurden diese durch Implantation einer Mitralprothese beseitigt (COBBS u. KING 1977). Die direkte Exzision eines pathologisch-anatomisch faßbaren „arrhythmogenen Herdes“ bietet sich bei Patienten mit Herztumoren und bei Ventrikelaneurysmen an. So wurden in Einzelfällen Herztumoren als auslösende Ursache für Herzrhythmusstörungen diagnostiziert und erfolgreich exstirpiert (ENGLE et al. 1974; BIRCKS et al. 1981). Schon früh wurden Versuche unternommen, durch Aneurysmektomie nach anatomischen Gesichtspunkten ohne elektrophysiologische Untersuchungen lebensbedrohliche ventrikuläre Arrhythmien zu beseitigen (COUCH 1959; FAVALORO et al. 1968; HUNT et al. 1969; KREMER et al. 1969; MAGIDSON 1969; RITTER 1969; BROUSTET et al. 1970; LETAC et al. 1970; KLUGE et al. 1971; MALOY et al. 1971; SCHLESINGER et al. 1971; THIND et al. 1971; BARRY et al. 1972; WARDEKAR et al. 1972; BASTA et al. 1973; GRA-

HAM et al. 1973; KENAAN et al. 1973; MUNDTH et al. 1973; WELCH et al. 1973; BETT et al. 1974; HAIAT et al. 1974; LIOTTA et al. 1974; TESLER u. LEMOLE 1975; ATLAS et al. 1976; RICKS et al. 1977; TANAKA et al. 1978; SAMI et al. 1978; WOLNER et al. 1978; SCHULTE et al. 1979). Diese Operationen waren zwar in einem Teil der Fälle von Erfolg gekrönt, das Ergebnis war aber insgesamt mehr zufällig als voraussagbar. Nur BUDA et al. (1979) sowie WALD et al. (1979) berichten über gute Langzeiterfolge bei einer größeren Zahl von operierten Patienten. Die Nachuntersuchungen hinsichtlich Rhythmusstörungen waren allerdings unvollständig. Postoperative Kontrollen mittels Langzeit-EKG, die von anderen Autoren durchgeführt wurden, ergaben in vielen Fällen noch gefährliche ventrikuläre Arrhythmien (SAMI et al. 1978; KLEIN et al. 1979a). Prospektive Studien mit postoperativer Ventrikelstimulation oder mit kontrollierten Langzeitergebnissen liegen nicht vor. Eine Wende in der chirurgischen Therapie ventrikulärer Arrhythmien brachte erst die intraoperative Anwendung elektrophysiologischer Techniken am freigelegten Herzen (s. Einleitung).

I. Intraoperative Diagnostik

Bei vielen Patienten mit ventrikulären Tachykardien lassen sich schon bei normalem Sinusrhythmus abnorme Befunde in der ventrikulären Erregungsausbreitung erheben. In Fällen mit ventrikulären Rhythmusstörungen auf dem Boden einer koronaren Herzerkrankung sind im Bereich des ischämisch geschädigten Myokards eine Abnahme der Potentialamplitude, Aufsplitterung des Potentials und verspätete Aktivierung gegenüber dem normalen Myokard nachweisbar. Im Zentrum eines fibrösen Aneurysmas kann auch jegliche elektrische Aktivität fehlen. Die Zone, in der abnorme Potentiale registriert werden, kann durchaus über den makroskopisch sichtbaren Narbenbereich hinausgehen. Bei monopolarer Ableitung werden in diesem Breich tiefe Q-Zacken registriert (KAISER et al. 1970; FONTAINE et al. 1973, 1978; KUPERSMITH 1976; FRANK et al. 1977; GALLAGHER et al. 1975b; WALDO et al. 1981). Entsprechende Befunde wurden auch tierexperimentell erhoben (DURRER et al. 1964; DANIEL et al. 1971; EL SHERIF et al. 1977a; HOPE et al. 1980). Die lokale Aktivierung in einem solchen geschädigten Myokardbezirk kann auch so spät erfolgen, daß das Potential erst nach dem Ende des QRS-Komplexes registriert wird. Solche Spätpotentiale („late potentials“) werden intraoperativ besonders bei Patienten mit ventrikulären Tachykardien und Aneurysmen bei koronarer Herzerkrankung gefunden (GALLAGHER et al. 1975b; FONTAINE et al. 1978, 1980; KLEIN et al. 1979b; MASON et al. 1981; WALDO et al. 1981). Ein entsprechendes Bild zeigt Abb. 17. Manchmal wird auch eine kontinuierliche Aktivität während der gesamten Diastole in solchen Arealen beobachtet. Gleichartige Spätpotentiale während epikardialer Ableitung wurden auch bei Patienten mit ventrikulären Tachykardien ohne koronare Herzerkrankung beschrieben. Sie sind der charakteristische Befund beim „arrhythmogenen dysplastischen rechten Ventrikel“ (FONTAINE et al. 1976, 1978, 1980). Fragmentierte und verspätete Erregung im Bereich der „arrhythmogenen Zone“ wurde auch bei Patienten mit ventrikulären Tachykardien nach Operation angeborener Herzfehler beobachtet (HOROWITZ et al. 1980b). Die Bedeutung der Spätpotentiale für die Entstehung ventrikulärer Tachykar-

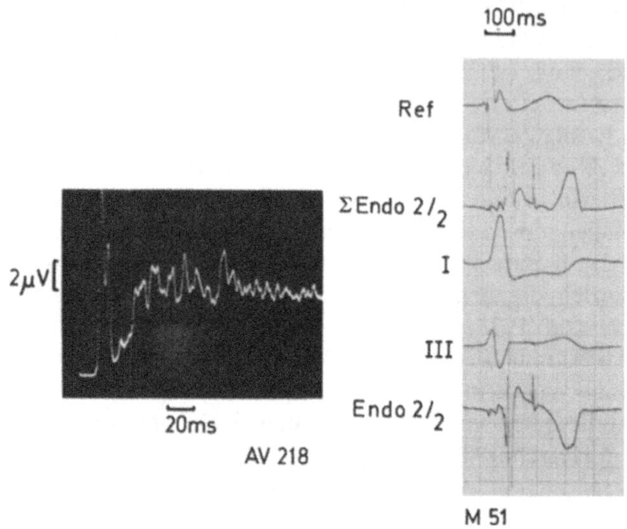

Abb. 17. Nachweis von Spätpotentialen bei einem Patienten mit koronarer Herzkrankheit und ventrikulären Tachykardien. Bei endokardialer intraoperativer Ableitung (*Endo*) lassen sich in einem auch morphologisch veränderten Bezirk typische Spätpotentiale nach dem Kammerkomplex nachweisen (*rechte Seite*). Präoperativ konnten diese Spätpotentiale schon im Oberflächen-EKG mittels "averaging" festgestellt werden (*linke Seite*). Bei der Oberflächenableitung erkennt man mehrere Zacken zu Beginn der ST-Strecke, die dadurch zustande kommen, daß in verschiedenen Gewebsabschnitten die Leitungsverzögerung unterschiedlich ist und damit die verschiedenen lokalen Spätpotentiale in unterschiedlichem Abstand zum QRS-Komplex auftreten und sich entsprechend beim „averaging" an unterschiedlicher Stelle der ST-Strecke projizieren

dien ist z.Z. noch umstritten (vgl. Kap. 2B u. 6A). Experimentelle Untersuchungen (EL SHERIF et al. 1977b; KAPLINSKY et al. 1979; HOPE et al. 1980) haben ergeben, daß solche Spätpotentiale als Auslösemechanismus für Arrhythmien in Frage kommen. Allerdings gibt es auch Befunde beim Menschen, die einen solchen Mechanismus bei ventrikulären Tachykardien nicht nachweisen konnten (WAXMAN u. SUNG 1980). Trotz dieser nicht ganz einheitlichen Auffassungen können endo- oder epikardiale Spätpotentiale als „Marker" für potentiell arrhythmogene Bezirke in die therapeutischen Überlegungen miteinbezogen werden. Dies gilt insbesondere dann, wenn sich intraoperativ keine Tachykardien auslösen lassen. Möglicherweise kann in diesen Fällen sogar auf die Auslösung von ventrikulären Tachykardien verzichtet werden (WALDO et al. 1981). Hierüber liegen aber noch keine Erfahrungsberichte vor.

Anschließend sollte in jedem Fall versucht werden, mit einem Stimulationsprogramm entsprechend der präoperativen Untersuchung die ventrikuläre Tachykardie zu induzieren. Dies kann in manchen Fällen recht schwierig sein und längere Stimulationsphasen mit höheren Frequenzen („warming up"), multiple Zusatzimpulse und Wechsel des Stimulationsorts erforderlich machen.

Führt man nach Induktion der Tachykardie erneut ein epikardiales Mapping durch, stimmt der früheste epikardiale Erregungspunkt („Quellpunkt") der Ta-

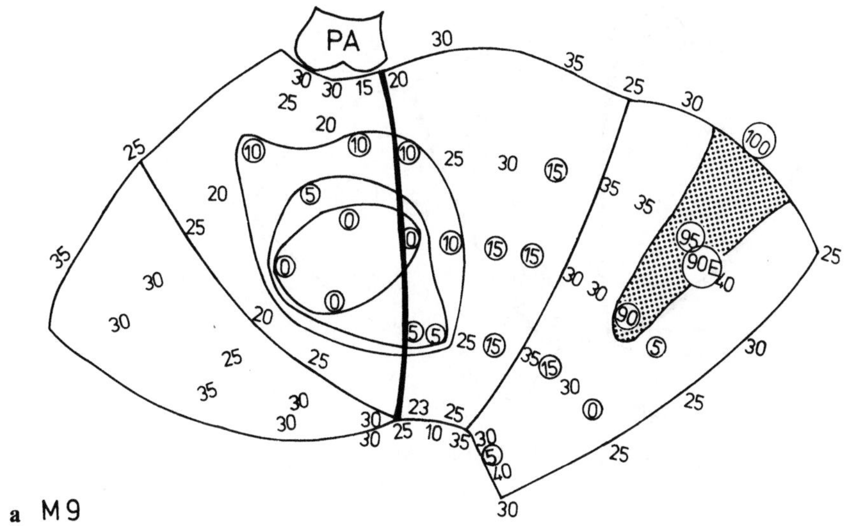

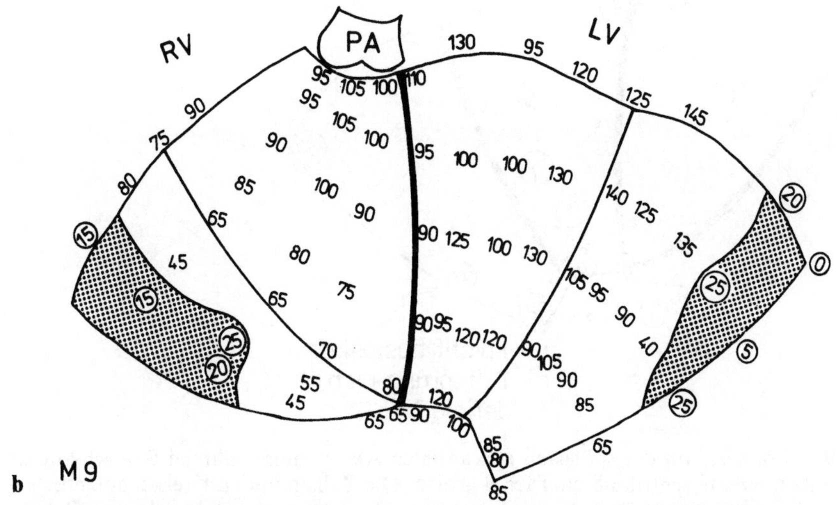

Abb. 18. a Epikardiale Ableitung während Sinusrhythmus bei einem Patienten mit ventrikulären Tachykardien. In einem Bereich der linksventrikulären Hinterwand erfolgt eine deutlich verspätete Depolarisation (*gepunktetes Areal*). Angaben in ms. **b** Nach Induktion der ventrikulären Tachykardie bei demselben Patienten ist die früheste epikardiale Erregung im gleichen Bezirk zu finden (0 = „Quellpunkt" der Tachykardie)

chykardie recht häufig mit dem Areal der spätesten Aktivierung bei Sinusrhythmus überein (SPURRELL et al. 1975; FONTAINE et al. 1978, 1980; ABENDROTH et al. 1981). Abbildung 18 demonstriert ein solches Beispiel bei einem Patienten mit koronarer Herzerkrankung. Allerdings zeigen keineswegs alle Patienten eine solche Übereinstimmung (Abb. 19). Sie scheint bei Patienten mit arrhythmogenem dysplastischem Ventrikel besonders gut zu sein (FONTAINE et al. 1978, 1980).

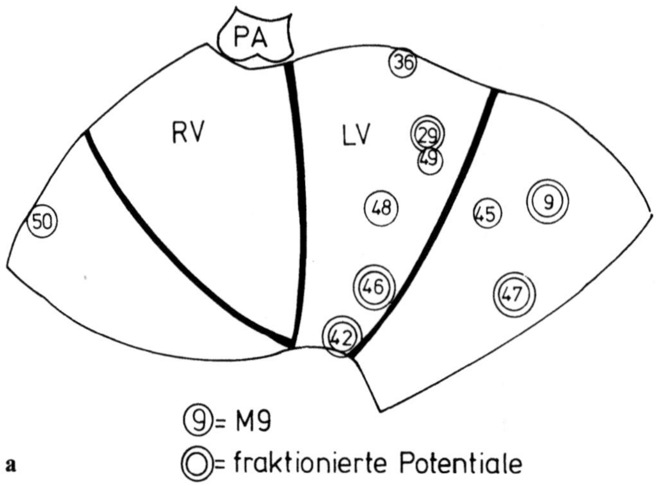

a

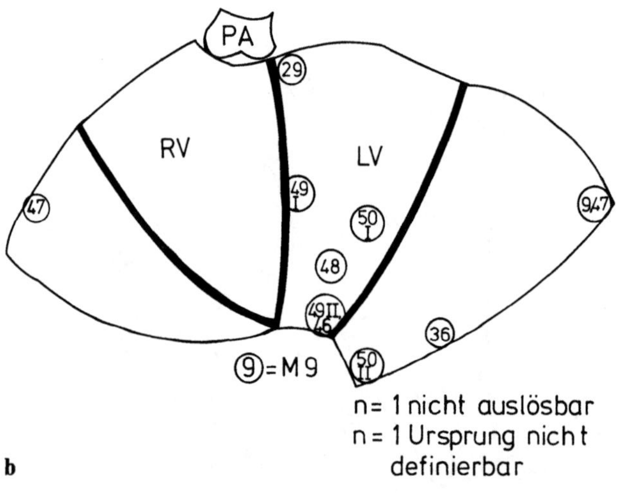

b

Abb. 19. **a** Lokalisation der spätesten epikardialen Aktivierung während Sinusrhythmus bei 10 Patienten mit ventrikulären Tachykardien. Die Zahlen in den Kreisen entsprechen dem jeweiligen Patientencode. **b** Frühester epikardialer Ursprung bei den gleichen Patienten während der induzierten ventrikulären Tachykardie

Ein gleichartiger Befund wurde bei einem Patienten mit intraktablen Arrhythmien im Bereich eines in der Wand des linken Ventrikels wachsenden Tumors erhoben (ABENDROTH et al. 1980b). Vergleicht man die am epikardialen Quellpunkt der Tachykardie registrierten lokalen Potentiale mit dem simultanen QRS-Komplex im Oberflächen-EKG, so fällt in vielen Fällen auf, daß diese frühesten epikardialen Signale erst nach dem Beginn des QRS-Komplexes oder nach Beginn eines endokardialen Referenzsignales auftreten (SPURRELL u. CAMM 1978; SMITH et al. 1979; CAMM et al. 1980; HOROWITZ et al. 1980a). Dies ist ein indirekter Hinweis dafür, daß der eigentliche Ursprung der Tachykardie

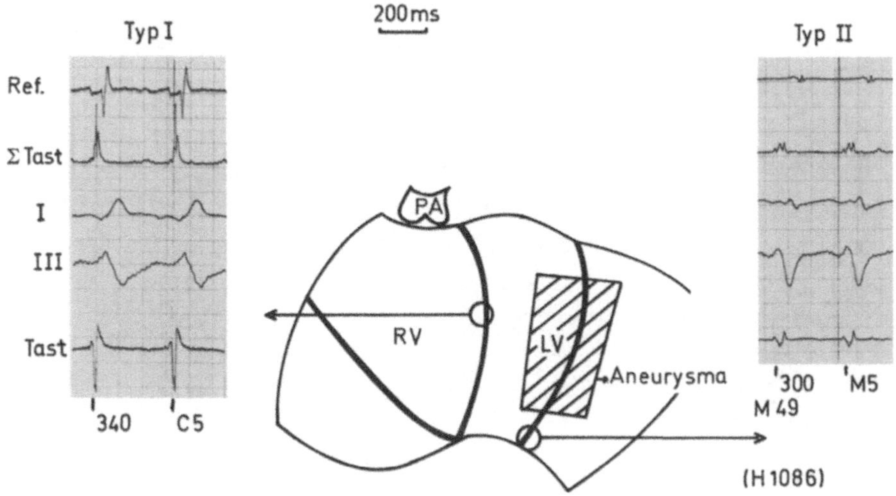

Abb. 20. Unterschiedliche ventrikuläre Tachykardien aufgrund von unterschiedlichen epikardialen „Quellpunkten" (*Kreise*) bei gleichem endokardialem Ursprung. Patient mit koronarer Herzerkrankung und linksventrikulärem Aneurysma

an anderer Stelle z.B. im Bereich des Septums liegt. Falls die früheste epikardiale Erregung vor dem QRS-Komplex liegt, kann eine Entstehung der ventrikulären Tachykardie in diesem Bereich angenommen werden. Im Einzelfall kann es sehr schwer sein, den Ort der frühesten ventrikulären Aktivierung anzugeben, besonders bei sehr schnellen Tachykardien, bei denen die Zuordnung eines lokalen diastolischen Potentials zur vorangehenden oder folgenden Kammeraktion kaum möglich ist (MASON et al. 1981).

Das entscheidende Problem bei den Patienten mit koronarer Herzerkrankung liegt darin, daß die Arrhythmien primär nicht epikardial, sondern subendokardial entstehen. Daher wird mit dem epikardialen Mapping nur die Spitze des Eisbergs erfaßt. Sowohl experimentelle (WITTIG et al. 1975; SPEAR et al. 1977; SPIELMAN et al. 1978) als auch klinische Untersuchungen (SPIELMAN et al. 1978; HOROWITZ et al. 1980a) haben gezeigt, daß im Einzelfall erhebliche örtliche Differenzen zwischen endokardialem Entstehungsort und epikardialem Quellpunkt der Tachykardie bestehen können. Die endo- und epikardiale Lokalisationsdiagnostik stimmt noch am ehesten überein, wenn der Entstehungsort der Tachykardie im Bereich der freien Wand des Ventrikels liegt. Kommt die Tachykardie dagegen wie in vielen Fällen aus dem subendokardialen Septumbereich, sind Diskrepanzen zum epikardialen Quellpunkt zu erwarten. Selbst unterschiedliche Tachykardien mit anderen epikardialen Quellpunkten und entsprechend anderen EKG-Befunden können den gleichen septalen Ursprung haben und umgekehrt (Abb. 20). In manchen Bezirken des Epikards kann während der Tachykardie sogar ein Eintrittsblock resultieren (Abb. 21). Daher ist in allen Fällen mit koronarer Herzerkrankung ein endokardiales Mapping unerläßlich (s. ventrikuläre Ableitungen). Diese Untersuchung wird zunächst bei Sinusrhythmus und anschließend während der induzierten ventrikulären Tachykardie

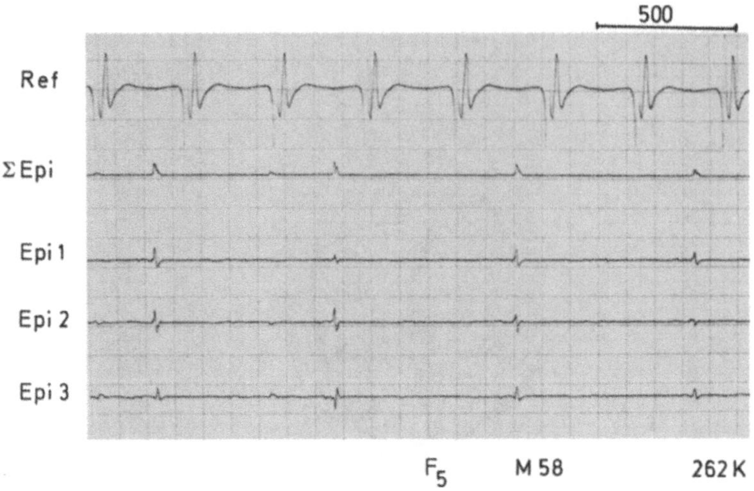

Abb. 21. Lokaler epikardialer Block während einer ventrikulären Tachykardie. Die in der Referenzableitung (*Ref*) dokumentierte Tachykardie wird im Bereich des abgeleiteten Epikardareals (*Epi*) nur 2:1 übergeleitet. Gleichzeitig sind die Potentialamplituden in diesem Bereich klein

durchgeführt. Die Auslösung der Tachykardie ist normalerweise auch nach Ventrikulotomie möglich, falls diese im Bereich der zentralen Narbe (Aneurysma) durchgeführt wurde. Dieser zentrale fibröse Aneurysmaanteil ist naturgemäß an der Entstehung der Tachykardie nicht beteiligt. Während der Tachykardie werden am endokardialen Ursprungsort lokale Potentiale registriert, die dem QRS-Komplex im Oberflächen-EKG zeitlich vorangehen (Abb. 22).

Die Beurteilung der Wertigkeit des endokardialen bzw. epikardialen Mapping in der Lokalisationsdiagnostik ventrikulärer Tachykardien ist z.Z. noch unterschiedlich. Während einige Autoren nach wie vor an der Bedeutung des epikardialen Mapping festhalten, führen andere Gruppen praktisch nur noch endokardiale Ableitungen durch. Unbestritten ist allerdings der Wert der epikardialen Ableitung bei Patienten ohne koronare Herzerkrankung. Bei Patienten mit ischämischer Herzerkrankung sollte immer ein endokardiales Mapping zusätzlich durchgeführt werden, wenn auch im Einzelfall bei diesen Patienten erfolgreich ausschließlich mit Hilfe des epikardialen Mappings operiert wurde (FONTAINE et al. 1974, 1978; WITTIG et al. 1975; MORAN et al. 1977; GALLAGHER et al. 1978b; SPURRELL u. CAMM 1978; GUIRAUDON et al. 1980; BIRCKS et al. 1981). In diesen Fällen mit koronarer Herzerkrankung ist allerdings noch nicht entschieden, ob durch die Anwendung der neuen Operationstechniken nach rein morphologischen Aspekten (sichtbare Vernarbung) nicht gleichartige Ergebnisse ohne Hilfe elektrophysiologischer Untersuchungen erzielt werden können (WALDO et al. 1981). Falls sich dies erweisen sollte, könnte natürlich auch auf die Auslösung einer ventrikulären Tachykardie und entsprechende präoperative Diagnostik verzichtet werden. Diese Untersuchungen sind allerdings unerläßlich bei Patienten mit ventrikulären Tachykardien ohne koronare Herzer-

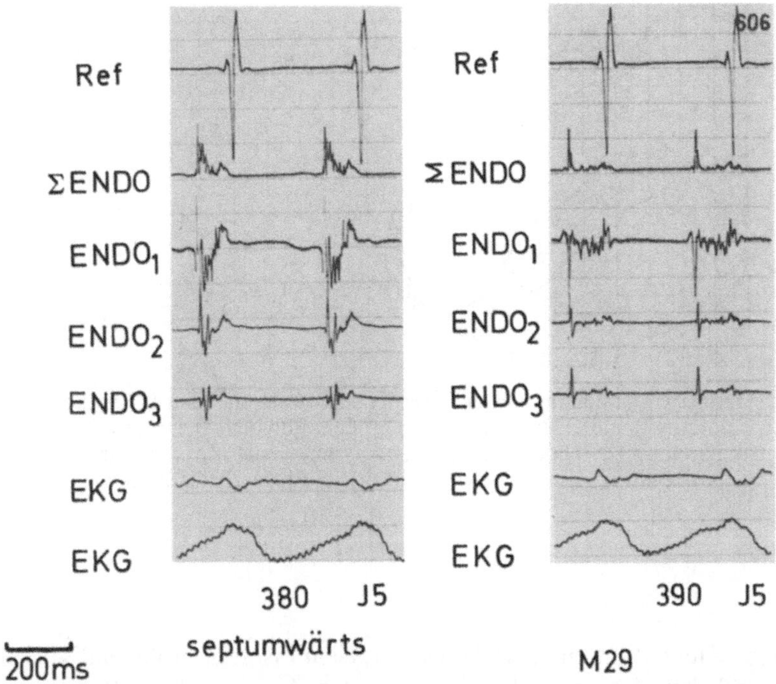

Abb. 22. Septumnahe endokardiale Ableitung (*Endo*) während einer ventrikulären Tachykardie. Die lokalen Aktionspotentiale treten deutlich vor dem Referenzsignal (*Ref.*) mit Beginn der deformierten Kammerkomplexe im EKG auf

krankung, da in dieser Situation der Chirurg ohne elektrophysiologische Untersuchungen keinen sicheren anatomischen Anhaltspunkt für die Entstehung der Tachykardie hat. Entsprechend ist in diesen Fällen das Ergebnis unbefriedigend, wenn sich intraoperativ keine Tachykardie auslösen läßt (GUIRAUDON et al. 1980).

Eine weitere Möglichkeit besteht in der Stimulation von Arealen, die als Ursprung der Tachykardie in Frage kommen. Hierbei wird ein gleichartiges Aktivierungsmuster im EKG wie während der Tachykardie erwartet, wenn der Stimulationsort mit dem Ursprungsort der Tachykardie identisch ist. Dieses „Pace-Mapping“ kann zu Hilfe genommen werden, wenn es nicht gelingt, stabile Tachykardien intraoperativ auszulösen (CURRY et al. 1979). Problematisch ist sicher hierbei, daß die intraoperativ bei offenem Thorax abgeleiteten Oberflächen-Elektrogramme nicht mit dem präoperativen EKG vergleichbar sind, so daß eine formale Übereinstimmung zwischen präoperativer Tachykardie und intraoperativem Kammerkomplex bei Stimulation nur schwer zu beurteilen sein dürfte.

II. Chirurgische Therapie

Das Ziel der chirurgischen Therapie ist die Ausschaltung „arrhythmogener“ Myokardbezirke. Dies kann einmal durch eine Resektion erfolgen. Bei Patienten

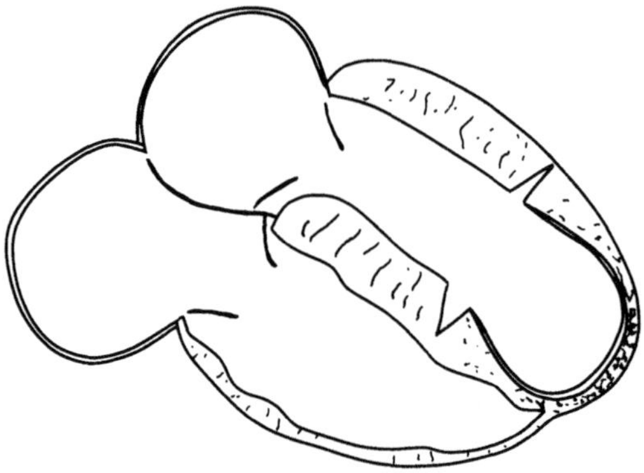

Abb. 23. Schematische Darstellung der endokardialen zirkulären Ventrikelinzision („encircling ventriculotomy") von GUIRAUDON. Dem großen, fibrösen Aneurysma im Bereich der linksventrikulären Spitze schließt sich eine „arrhythmogene" Zone mit fibrösem Gewebe und Myokardinseln an. Dieser gesamte Bezirk wird durch die zirkuläre Inzision ausgeschaltet

mit koronarer Herzerkrankung ist dieses Vorgehen insofern problematisch, als die bei der üblichen Aneurysmektomie entfernten Aneurysmaanteile nicht für die Rhythmusstörung verantwortlich sind, da rein fibröses Gewebe elektrisch inert ist. Die Arrhythmien entstehen normalerweise in den Randpartien solcher Aneurysmen, wo neben Narbengewebe überlebende Myokard- und Purkinje-Fasern anzutreffen sind. Diese Bezirke sind aber bei Patienten mit koronarer Herzkrankheit häufig so ausgedehnt, daß eine vollständige Entfernung aus anatomischen Gründen praktisch nicht möglich ist. Daher wurden verschiedene chirurgische Techniken entwickelt, um solche arrhythmogenen Areale auszuschalten, ohne sie zu entfernen. Eine heute von den meisten Arbeitsgruppen benutzte Methode ist die sog. zirkuläre endokardiale Ventrikulotomie (GUIRAUDON et al. 1978, 1980). Abbildung 23 zeigt schematisch, wie durch eine tiefgreifende Inzision von endokardial her das gesamte veränderte Gewebe vom normalen Myokard isoliert wird. Allerdings sind auch dieser Technik etwa im Bereich des Septums oder der Papillarmuskeln Grenzen gesetzt. Alternativ wurde von JOSEPHSON et al. (1979) eine Technik der endokardialen Exzision entwickelt, wo das Endokard und subendokardiale Gewebe im Bereich des Ursprungs der Tachykardie relativ großflächig abgetragen wird. Bei Patienten mit ventrikulären Tachykardien ohne koronare Herzerkrankung kann der arrhythmogene Bezirk einmal exzidiert werden. Zum anderen kann auch bei Patienten ohne starke morphologische Veränderungen eine einfache epikardiale Inzision im Bereich des Ursprungs der Tachykardie erfolgreich sein (FONTAINE et al. 1974, 1978; SPURRELL et al. 1975; GUIRAUDON et al. 1980; BIRCKS et al. 1981). Auch die Cryotechnik wurde schon zur Beseitigung von ventrikulären Tachykardien durch Devitalisierung arrhythmogener Myokardbezirke bei Patienten ohne koronare Herzerkrankung eingesetzt (GALLAGHER et al. 1977; CAMM et al. 1979, 1980).

III. Ergebnisse

Eine Erfolgsbeurteilung nach Operation eines Patienten mit ventrikulären Tachyarrhythmien erfordert einen ähnlichen diagnostischen Aufwand wie vor der Operation. Intraoperative Kontrollstimulationen unmittelbar nach dem Eingriff erscheinen nach den bisherigen Erfahrungen wenig sinnvoll. Zur postoperativen Kontrolle gehört einmal ein Belastungs- und Langzeit-Elektrokardiogramm nach Mobilisierung des Patienten. Hierbei sind in vielen Fällen postoperativ noch komplexe ventrikuläre Extrasystolen nachweisbar, was einen Therapieerfolg im Sinn einer Rezidivfreiheit von ventrikulären Tachykardien nicht ausschließt (HERLING et al. 1980). Außerdem sollte postoperativ nach Spätpotentialen gefahndet werden, falls solche präoperativ noch nachweisbar waren (s. Abb. 17). Erste Untersuchungen weisen darauf hin, daß nach erfolgreicher Operation auch die Spätpotentiale verschwinden (BREITHARDT et al. 1981, 1982; ROZANSKI et al. 1981). Abbildung 24 zeigt das postoperative Verhalten von präoperativ nachweisbaren Spätpotentialen im eigenen Krankengut in Abhängigkeit von der Operationstechnik. Zusätzlich ist vor der Entlassung aus dem Krankenhaus eine Kontrollstimulation erforderlich, um den Operationserfolg abschätzen zu können (KASTOR 1979; HERLING et al. 1980; SEIPEL et al. 1981). Nicht in allen bisher veröffentlichten Ergebnisberichten nach chirurgischer Therapie ventrikulärer Tachyarrhythmien sind diese postoperativen Kontrolluntersuchungen konsequent durchgeführt worden. Letztlich entscheidend ist natürlich das Langzeitergebnis im weiteren Verlauf.

Faßt man die bisher vorliegenden postoperativen Ergebnisse zusammen, so ergibt sich folgendes Bild (Tabelle 1): Von insgesamt 147 Patienten verstarben 19 (13%) intra- oder postoperativ. Rezidivierende ventrikuläre Tachykardien wurden bei unterschiedlicher postoperativer Beobachtungszeit in 12 Fällen (9%)

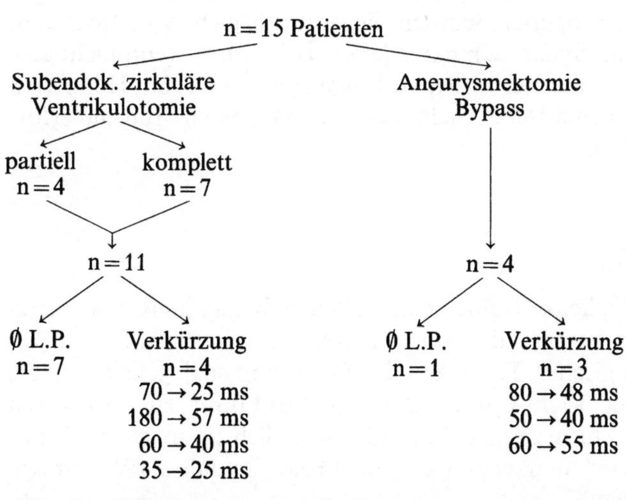

Abb. 24. Verhalten von ventrikulären Spätpotentialen bei Patienten mit ventrikulären Tachykardien in Abhängigkeit von der Operationstechnik. Präoperativ waren in allen Fällen solche Potentiale nachweisbar. ∅L.P. = keine Spätpotentiale mehr nachweisbar

Tabelle 1. Ergebnisse nach operativer Behandlung ventrikulärer Tachykardien (*VT*)

Autor	Patienten	Op-Früh-Letalität	VT-Rezidiv
BIRCKS et al. (1981)	17[d]	0	3[a]
GUIRAUDON et al. (1980)	34[d]	6	3
HOROWITZ et al. (1981)	39	3	1[b]
KLEIN (1981)	17	3	1
MASON et al. (1981)	20	4[c]	2
WALDO et al. (1981)	21	3	1
gesamt	148	19 (13%)	11 (9%)[e]

[a] 1 Patient: VT mittels Stimulation auslösbar
[b] 5 Patienten: VT auslösbar
[c] Angabe fehlt im Originalbeitrag, zit. nach Übersicht von HOROWITZ et al. (1980d)
[d] Patienten mit und ohne KHK
[e] Prozentualer Anteil der Überlebenden

beobachtet. In den meisten Fällen waren diese Tachykardien aber im Gegensatz zu präoperativen Situationen medikamentös einstellbar. Vergleicht man Patienten mit ventrikulären Tachykardien, die mit und ohne Mapping operiert wurden, so ergibt sich ein deutlich günstigeres Ergebnis für die Gruppe, bei der die elektrophysiologischen Techniken intraoperativ zur Lokalisationsdiagnostik eingesetzt wurden (MASON u. STINSON 1980; BIRCKS et al. 1981; HOROWITZ et al. 1981). Ein solcher Vergleich ist aber insofern problematisch, als nicht beide Patientengruppen mit gleicher Technik im gleichen Zeitraum randomisiert operiert wurden.

Systematische hämodynamische Untersuchungen nach endokardialen Inzisionen oder Resektionen bei größeren Kollektiven von Patienten, die wegen ventrikulärer Tachykardien operiert wurden, liegen noch nicht vor. Insgesamt scheint die Operation hämodynamisch gut toleriert zu werden, wenn nicht eine extrem schlechte Ausgangssituation vorliegt (GUIRAUDON et al. 1980; HOROWITZ et al. 1980c). Hier sind systematische Nachuntersuchungen noch dringend erforderlich (WALDO et al. 1981).

H. Schlußbetrachtung

Die früher utopische Möglichkeit einer chirurgischen Behandlung von Herzrhythmusstörungen ist im letzten Jahrzehnt eine Realität geworden. Durch Anwendung elektrophysiologischer Techniken im Operationssaal gelingt es, die am Zustandekommen der Tachykardie beteiligten Strukturen zu lokalisieren und entsprechend einem chirurgischen Eingriff zugänglich zu machen. Damit haben die experimentellen Untersuchungen von MINES im Jahre 1912 direkte klinische Relevanz erhalten.

Dennoch ist heute die Chirurgie kein Allheilmittel gegen Herzrhythmusstörungen. Einmal ist sie nur bei bestimmten Formen von Tachykardien anwendbar, zum anderen haben diese Eingriffe ein gewisses Risiko und sind nicht immer erfolgreich. Daher muß im Augenblick die Indikation zu solchen Maßnahmen noch sehr sorgfältig abgewogen werden. Es ist möglich, daß mit zunehmender Erfahrung bei größeren Patientenzahlen die Indikation zu solchen Operationen großzügiger gestellt werden kann und entsprechend mehr und mehr Zentren diese Methoden durchführen werden.

Literatur

Abendroth RR, Ostermeyer J, Breithardt G, Seipel L, Bircks W (1979) Normale epikardiale Aktivierungszeiten beim Menschen bei unterschiedlichen Frequenzen. Z Kardiol 68:404

Abendroth RR, Ostermeyer J, Breithardt G, Seipel L, Bircks W (1980a) Reproducibility of local activation times during intraoperative epicardial mapping. Circulation 62:75

Abendroth RR, Ostermeyer J, Breithardt G, Seipel L, Bircks W (1980b) Chirurgische Behandlung ventrikulärer Tachykardien mit Hilfe intraoperativen „mappings" (Abstr). Z Kardiol 69:716

Abendroth RR, Ostermeyer J, Breithardt G, Kovenbach L, Seipel L, Bircks W (1981) Chirurgische Behandlung tachykarder Herzrhythmusstörungen. Pharmakotherapie 4:42

Alexander S, Makar Y, Ellis FH (1974) Recurrent ventricular fibrillation. Treatment by emergency aortocoronary saphenous vein bypass. JAMA 228:70

Allen WB, Maloney JD, Hatzler GO, Homes DR, Puga FJ (1980) Resection of ventricular aneurysm modified by electrophysiologic assessment in patients with intractable ventricular tachycardia and left ventricular aneurysm (Abstr). Am J Cardiol 44:417

Amer NS, Stuckey JM, Hoffman BF, Capelletti RR, Domingo RT (1960) Activation of the interventricular septal myocardium studied during cardiopulmonary bypass. Am Heart J 59:224

Atlas P, Yahini JH, Deutsch V, Eshchar Y, Lieberman Y, Neufeld HN (1976) Left ventricular aneurysmectomy for refractory tachyarrhythmias: report in 11 postinfarction patients. Acta Cardiol (Brux) 31:445

Atlee JL, Rusy BF (1972) Halothane depression of A–V conduction studied by electrograms of the bundle of His in dogs. Anesthesiology 36:112

Atlee JL, Rusy BF (1977) Atrioventricular conduction times and atrioventricular nodal conductivity during enflurane anesthesia in dogs. Anesthesiology 47:498

Barbato E, Pileggi F, Debes AC, Fujioka T, Magalhaes MS, Tranchesi J, San Juam E, Dècourt LV (1958) Study of the sequence of ventricular activation and the QRS complex of the normal human heart using direct epicardial leads. Am Heart J 55:867

Barbato E, Debes AC, Fujioka T, Pileggi F, de Jesus Zerbini E, Dècourt LV (1959) Direct epicardial and thoracic leads: Their relationship in man. Am Heart J 58:238

Barker PS, Mac Leod AG, Alexander J (1930) The excitatory process observed in the exposed human heart. Am Heart J 5:720

Barry WH, Alderman EL, Daily PO, Harrison DC (1972) Diagnosis and treatment for a case of recurrent ventricular tachycardia. Am Heart J 84:235

Basta LL, Takeshita A, Theilen EO, Ehrenhaft JL (1973) Aneurysmectomy in treatment of ventricular and supraventricular tachyarrhythmias in patients post infarction and traumatic ventricular aneurysms. Am J Cardiol 32:693

Becker AE, Anderson RH, Durrer D, Wellens HJJ (1978) The anatomical substrates of Wolff-Parkinson-White syndrome. A clinicopathologic correlation in seven patients. Circulation 57:870

Benditt DG, Gallagher JJ, Pritchett ELC (1978) Recurrent ventricular tachycardia in man: evaluation of antiarrhythmic drug therapy by programmed intracardiac stimulation. In: Sandoe E, Julian DG, Bell JW (eds) Management of ventricular tachycardia – role of mexiletine. Excerpta Medica, Amsterdam, p 497

Benson DW, Gallagher JJ, Oldham HN, Sealy WC, Sterda R, Spach MS (1980) Corrected transposition with severe intracardiac deformities with Wolff-Parkinson-White syndrome in a child. Circulation 61:1256
Bett JHN, Cooper E, Mushin G, Saltups A, Stafford G (1974) Ventricular aneurysmectomy for recurrent tachyarrhythmias. Aust NZ J Med 4:253
Bircks W, Ostermeyer J, Breithardt G, Seipel L (1981) Chirurgische Möglichkeiten der Therapie tachykarder Arrhythmien (operative Methoden, Risiken und Ergebnisse). Verh Dtsch Ges Kreisl Forsch 47:80
Bleifeld W, Irnich W (1973) Methode zur epikardialen EKG-Registrierung. Z Kardiol 62:424
Blount SG, Munyan EA, Hoffman MS (1957) Hypertrophy of the right ventricular outflow tract. Am J Med 22:784
Boineau JP, Hill JD, Spach MS, Moore EN (1968) Basis of the electrocardiogram in right ventricular hypertrophy. Am Heart J 76:605
Boineau JP, Moore EN (1970) Evidence for propagation of activation across an accessory atrioventricular connection in types A and B preexcitation. Circulation 41:375
Boineau JP, Moore EN, Spear JF, Sealy WC (1973) Basis of static and dynamic electrocardiographic variations in Wolff-Parkinson-White syndrome. Am J Cardiol 32:32
Boineau JP, Moore EN, Sealy WC, Kasell JH (1975) Epicardial mapping in Wolff-Parkinson-White syndrome. Arch Intern Med 135:422
Boineau JP, Schuessler RB, Mooney CR, Miller CB, Wylds AC, Hudson RD, Borremans JM, Brockus CW (1980) Natural and evoked atrial flutter due to circus movement in dogs. Am J Cardiol 45:1167
Breithardt G, Seipel L (1978) Sequence of atrial activation in patients with atrial echo beats. In: Bonke FIM (ed) The sinus node. Nijhoff, The Hagu, p 389
Breithardt G, Becker R, Seipel L (1980a) Non-invasive recording of late ventricular activation in man (Abstr). Circulation [Suppl III] 62:320
Breithardt G, Seipel L, Abendroth RR, Loogen F (1980b) Serial electrophysiological testing of antiarrhythmic drug efficacy in patients with recurrent ventricular tachycardia. Eur Heart J 1:11
Breithardt G, Becker R, Seipel L, Abendroth RR, Ostermeyer J (1981) Non-invasive detection of late potentials in man – a new marker for ventricular tachycardia. Eur Heart J 2:1
Breithardt G, Seipel L, Ostermeyer J, Karbenn U, Abendroth RR, Yeh HL, Bircks W (1982) Effect of surgery on late ventricular potentials recorded by precordial signal averaging in patients with ventricular tachycardia. Am Heart J 104:996
Broustet P, Bricaud H, Fontan F, Besse P, Baudet E, Simoneau J, Broustet JP, Choussat A, Debecq M (1970) Sur un cas d'infarctectomie pour troubles du rythme graves. Arch Mal Coeur 63:765
Brusca A, Magri G (1956) Direct epicardial electrocardiography from the exposed human heart in cases of right bundle branch block. Acta Cardiol (Brux) 11:274
Brusca A, Rosettani E (1973) Activation of the human fetal hart. Am Heart J 86:79
Bryson AL, Parisi AF, Schechter E, Wolfson S (1973) Lifethreatening ventricular arrhythmias induced by exercise. Cessation after coronary bypass surgery. Am J Cardiol 32:995
Buda AJ, Stinson EB, Harrison DC (1979) Surgery for lifethreatening ventricular tachyarrhythmias. Am J Cardiol 44:1171
Burchell HB, Freye RL, Anderson MW, McGoon DC (1967) Atrioventricular and ventriculoatrial excitation in Wolff-Parkinson-White syndrome (type B). Temporary ablation at surgery. Circulation 36:663
Camm J, Ward DE, Cory-Pearce R, Rees GM, Spurrell RAJ (1979) The successful cryosurgical treatment of paroxysmal ventricular tachycardia. Chest 75:621
Camm J, Ward DE, Spurrell RAJ, Rees GM (1980) Cryothermal mapping and cryoablation in the treatment of refractory cardiac arrhythmias. Circulation 62:67
Carouso GJ, Chevalier HA, Latscha BI, Lenègre J (1952) Epicardial electrocardiograms recorded in the course of seven cases of heart surgery. Circulation 5:48

Cobb FR, Blumenschein SD, Sealy WC, Boineau JP, Wagner GS, Wallace AG (1968) Successful surgical interruption of the bundle of Kent in a patient with Wolff-Parkinson-White syndrome. Circulation 38:1018

Cobbs BW, King SB (1977) Ventricular buckling: a factor in the abnormal ventriculogram and peculiar hemodynamics associated with mitral valve prolaps. Am Heart J 93:741

Cole JS, Wills RE, Winterscheid LC, Reichenbach DD, Blackmon JR (1970) The Wolff-Parkinson-White syndrome: Problems in evaluation and surgical therapy. Circulation 42:111

Couch DA (1959) Cardiac aneurysm with ventricular tachycardia and subsequent excision of aneurysm: case report. Circulation 20:251

Coumel P, Waynberger M, Fabiato A, Slama R, Aigueperse J, Bouvrain Y (1972) Wolff-Parkinson-White syndrome: Problems in evaluation of multiple accessory pathway and surgical therapy. Circulation 45:1216

Coumel P, Aigueperse J, Perrault MA, Fantoni A, Slama R, Bouvrain Y (1973) Repérage et tentative d'éxerèse chirurgicale d'une foyer ectopic auriculaire gauche avec tachycardie rebelle. Evolution favorable. Ann Cardiol Angéiol 22:189

Curry PVL, O'Keefe DBO, Pitcher D, Sowton E, Deverall PD, Yates AK (1979) Localisation of ventricular tachycardia by a new technique – pacemapping (Abstr). Circulation [Suppl II] 60:25

Dam RTh van, Roos JP, Durrer D (1972) Electrical activation of ventricles and interventricular septum in hypertrophic obstructive cardiomyopathy. Br Heart J 34:100

Daniel TM, Boineau JP, Sabiston DC (1971) Comparison of human ventricular activation with a canine model in chronic myocardial infarction. Circulation 44:74

Denes P, Wyndham CRC, Rosen KM (1976) Intractable paroxysmal tachycardia caused by a concealed retrogradely conducting Kent bundle. Br Heart J 38:758

Denes P, Wu D, Wyndham C, Dhingra R, Bauernfeind R, Swiryn S, Rosen KM (1980) Chronic longterm electrophysiologic study of paroxysmal ventricular tachycardia. Chest 77:478

Dick M, Krongrad E, Antar RE, Ross S, Bowman FO, Malm JR, Hoffman BF (1976) Intraoperative recording of the His bundle electrogram in man. An assessment of its precision. Circulation 53:224

Dick M, Norwood WI, Chipman C, Cataneda AR (1979) Intraoperative recording of specialized atrioventricular conduction tissue electrograms in 47 patients. Circulation 59:150

Dick M, Behrendt DM, Jochim KE, Castaneda AR (1981) Electrophysiologic delineation of the intraventricular His bundle in two patients with endocardial cushion type of ventricular septal defect. Circulation 63:225

Dick M, Behrendt DM, Byrum CJ, Sealy WC, Stern AM, Hees P, Rosenthal A (1981) Tricuspid atresia and the Wolff-Parkinson-white syndrome: Evaluation methodology and successful surgical treatment of the combined disorders. Am Heart J 101:496

Dreifus LS, Nicholas N, Morse D, Watanabe Y, Tures R (1968) Control of recurrent tachycardia of Wolff-Parkinson-White syndrome by surgical ligature of the A–V bundle. Circulation 38:1030

Dunaway MC, King SB, Hatcher CR, Logue RB (1972) Disabling supraventricular tachycardia of Wolff-Parkinson-White syndrome (type A) controlled by surgical A–V block and demand pacemaker after epicardial mapping studies. Circulation 45:522

Durrer D, Roos JP (1967) Epicardial excitation of the ventricles in a patient with Wolff-Parkinson-White syndrome (type B). Circulation 35:15

Durrer D, van Lier AAW, Büller J (1964) Epicardial and intramural excitation in chronic myocardial infarction. Am Heart J 68:765

Durrer D, Roos JP, van Dam RTh (1966) The genesis of the electrocardiagram of patients with ostium primum defects (ventral atrial septal defects). Am Heart J 71:642

Durrer D, van Dam T, Freud GE, Janse MJ, Meijler FL, Arzbacher RC (1970) Total excitation of the isolated human heart. Circulation 41:899

Durrer D, Janse MJ, van Dam RTh, van Capelle FJL, Moulijn A, Meyne NG (1980) Electrophysiologic observations during cardiac surgery of patients with the Wolff-

Parkinson-White syndrome. In: Bircks W, Loogen F, Schulte HD, Seipel L (eds) Medical and surgical management of tachyarrhythmias. Springer, Berlin Heidelberg New York, p 106

Ecker RR, Mullins CB, Grammer JC, Rea WJ, Atkins JM (1971) Control of intractable ventricular tachycardia by coronary revascularisation. Circulation 44:666

Edmonds JH, Ellison RG, Crews TL (1969) Surgically induced atrioventricular block as treatment for recurrent atrial tachycardia in Wolff-Parkinson-White syndrome. Circulation [Suppl I] 39:105

El-Sherif NE, Scherlag BJ, Lazzara R, Hope RR (1977a) Re-entrant ventricular arrhythmias in the late myocardial infarction period. I. Conduction characteristics in the infarction zone. Circulation 55:686

El-Sherif N, Hope RR, Scherlag BJ, Lazzara R (1977b) Re-entrant ventricular arrhythmias in the late myocardial infarction period. 2. Patterns of initiation and termination of reentry. Circulation 55:702

Engle MA, Ebert PA, Redo SF (1974) Recurrent ventricular tachycardia due to resectable cardiac tumor. Circulation 50:1052

Estes EH, Izlar HL (1961) Recurrent ventricular tachycardia, a case successfully treated by bilateral cardiac sympathectomy. Am J Med 31:493

Favaloro RG, Effler DB, Groves LK, Westcott RN, Suarez E, Lozada J (1968) Ventricular aneurysma – Clinical experience. Ann Thorac Surg 6:227

Fontaine G, Guiraudon G, Bonnet M, Bruhat M, Grosgogeat Y, Cabrol A et C (1972) Section d'un faisceau du Kent dans un cas de syndrome de Wolff-Parkinson-White de type A–B. II. Cartographies épicardiques. Arch Mal Coeur 65:925

Fontaine G, Frank R, Bonnet M, Cabrol C, Guiraudon G (1973) Méthode d'étude expérimentale et clinique des syndromes de Wolff-Parkinson-White et d'ischémie myocardique par cartographie de la dépolarisation ventriculaire épicardique. Coeur Méd Interne 12:105

Fontaine G, Frank R, Guiraudon G, Vedel J, Grosgogeat Y, Cabrol C (1974) Surgical treatment of resistant reentrant ventricular tachycardia by ventriculotomy: The new application of epicardial mapping. Circulation [Suppl III] 50:319

Fontaine G, Frank R, Guiraudon G, Gallais-Hamonno F, Champarnaud JF, Grosgogeat Y (1976) Intérêt d'un mini-ordinateur pour le tracé des cardiographies épicardiques dans le traitement chirurgical de la tachycardie ventriculaire. Ann Cardiol Angéiol (Paris) 25:343

Fontaine G, Guiraudon G, Frank R, Vedel J, Grosgogeat Y, Cabrol C (1978) Modern concepts of ventricular tachycardia. Eur J Cardiol 8:565

Fontaine G, Guiraudon G, Frank R, Filette F, Tonet J, Grosgogeat Y (1980) Correlations between latest delayed potentials in sinus rhythm and earliest activation during chronic ventricular tachycardia. In: Bircks W, Loogen F, Schulte HD, Seipel L (eds) Medical and surgical management of tachyarrhythmias. Springer, Berlin Heidelberg New York, p 138

Frank R, Haiat R, Fontaine G, Grosgogeat Y, Guiraudon (1975) Ventricular epicardial mapping in a case of left ventricular conduction disturbances due to an old myocardial infarction. In: Cerqueira-Gomes M (ed) Recent advances in ventricular conduction. Karger, Basel, p 87

Frank R, Fontaine G, Guiraudon G, Grosgogeat Y, Facquet J (1977) Etude par cartographie épicardique de la séquence d'activation ventriculaire dans le syndrome de Wolff-Parkinson-White. Arch Mal Coeur 70:433

Gallagher JJ (1978) Surgical treatment of arrhythmias: Current status and future directions. Am J Cardiol 41:1035

Gallagher JJ, Gilbert M, Svenson RH, Sealy WC, Kasell J, Wallace AG (1975a) Wolff-Parkinson-White syndrome. The problem, evaluation, and surgical correction. Circulation 51:767

Gallagher JJ, Oldham HN, Wallace AG, Peter RH, Kasell J (1975b) Ventricular aneurysm with ventricular tachycardia. Report of a case with epicardial mapping and successful resection. Am J Cardiol 35:696

Gallagher JJ, Sealy WC, Kasell J, Wallace AG (1976) Multiple accessory pathways in patients with the preexcitation syndrome. Circulation 54:571

Gallagher JJ, Sealy WC, Anderson RW, Kasell J, Millar R, Campbell RWF, Harrison L, Pritchett ELC, Wallace AG (1977) Cryosurgical ablation of accessory atrioventricular connections. A method for correction of the pre-excitation syndrome. Circulation 55:471

Gallagher JJ, Kasell J, Sealy WC, Pritchett ELC, Wallace AG (1978a) Epicardial mapping in the Wolff-Parkinson-White syndrome. Circulation 57:854

Gallagher JJ, Anderson RW, Kasell J (1978b) Cryoablation of drugresistent ventricular tachycardia in a patient with a variant of scleroderma. Circulation 57:190

Gallagher JJ, Sealy WC, Kasell JH (1980) Intraoperative localization and division of accessory pathways associated with the Wolff-Parkinson-White syndrome. In: Bircks W, Loogen F, Schulte HD, Seipel L (eds) Medical and surgical management of tachyarrhythmias, Springer, Berlin Heidelberg New York, p 114

Gallagher JJ, Smith WM, Kasell JH, Benson DW, Sterba R, Grand AO (1981a) Role of Mahaim fibers in cardiac arrhythmias. Circulation 64:176

Gallagher JJ, Sealy WC, Cox JL, Kasell JH (1981b) Results of surgery for preexcitation in 200 cases (Abstr). Circulation [Suppl 64] IV:146

Gillette PC, Garson A, Kugler JD, Cooley DA, Zinner A, McNamara DG (1980) Surgical treatment of supraventricular tachycardia in infants and children. Am J Cardiol 46:281

Gillette PC, Garson A, Cooley DA, McNamara DC (1981) Definitive surgical treatment of atrial automatic focus (Abstr). Circulation [Suppl IV] 64:225

Graham AF, Miller DC, Stinson EP, Daily PO, Fogarty TJ, Harrison DC (1973) Surgical treatment of refractory life-threatening ventricular tachycardia. Am J Cardiol 32:909

Gressard A, Rolland C, Munsch R, Touboul P (1979) Intérêt d'un chronomètre automatique dans la réalisation de cartographies épicardiques. Arch Mal Coeur 72:301

Groedel FM, Borchardt PL (1948) Direct electrocardiography of the human heart. Brooklin Med Press, New York

Guiraudon G, Frank R, Fontaine G (1974) Intérêt des cartographies dans le traitement chirurgical des tachycardies ventriculaires rebelles récidivants (letter). Nouv Presse Med 3:221

Guiraudon G, Fontaine G, Frank R, Escade G, Etievent Ph, Vignes R, Mattei MF, Cabrol A, Cabrol Ch (1978) La ventriculotomie circulaire d'exclusion. Arch Mal Coeur 71:1255

Guiraudon G, Fontaine G, Frank R, Pavie A, Grosgogeat Y, Cabrol C (1980) Is the reentry concept a guide to the surgical treatment of chronic ventricular tachycardia. In: Bircks W, Loogen F, Schulte HD, Seipel L (eds) Medical and surgical management of tachyarrhythmias. Springer, Berlin Heidelberg New York, p 155

Guiraudon G, Frank R, Fontaine G, Coumel P, Slama R, Grosgogeat Y, Cabrol C (1981) Surgical treatment of Wolff-Parkinson-White syndrome. In: Bircks W, Ostermeyer J, Schulte HD (eds) Cardiovascular surgery. Springer, Berlin Heidelberg New York, p 155

Haiat R, Guermonprez JL, Phillippe B, Chiche P (1974) Selective coronary arteriography during permanent ventricular tachycardia. Am Heart J 87:800

Harrison L, Gallagher JJ, Kasell J, Anderson RH, Mikat E, Hackel DB, Wallace AG (1977) Cryosurgical ablation of the A–V node – His bundle. A new method for producing A–V block. Circulation 55:463

Harrison L, Ideker RE, Smith WM, Kein GJ, Kasell J, Wallace AG, Gallagher JJ (1980) The sock electrode array: A tool for determinating global epicardial activation during unstable arrhythmias. Pace 3:531

Hecht HH (1946) Potential variations of the right auricular and ventricular cavities in man. Am Heart J 32:39

Herling IM, Horowitz LN, Josephson ME (1980) Ventricular ectopic activity after medical and surgical treatment for recurrent substained ventricular tachycardia. Am J Cardiol 45:633

Hoffman BF, Cranefield PF (1960) Electrophysiology of the heart. McGraw-Hill, New York 1960
Hombach V, Höpp H-W, Braun V, Behrenbeck DW, Tauchert M, Hilger HH (1980) Die Bedeutung von Nachpotentialen innerhalb des ST-Segmentes im Oberflächen-EKG bei Patienten mit koronarer Herzkrankheit. Dtsch Med Wochenschr 105:1457
Hope RR, Scherlag BJ, Lazzara R (1980) Excitation of ischemic myocardium: altered properties of conduction, refractoriness, and excitability. Am Heart J 99:753
Horowitz LN, Josephson ME, Harken AH (1980a) Epicardial and endocardial activation during sustained ventricular tachycardia in man. Circulation 61:1227
Horowitz LN, Vetter VL, Harken AH, Josephson ME (1980b) Electrophysiologic characteristics of sustained ventricular tachycardia occurring after repair of tetralogy of Fallot. Am J Cardiol 46:446
Horowitz LN, Harken AH, Kastor JA, Josephson ME (1980c) Ventricular resection guided by epicardial and endocardial mapping for treatment of recurrent ventricular tachycardia. N Engl J Med 302:590
Horowitz LN, Josephson ME, Kastor JA (1980d) Intracardiac electrophysiologic studies as a method for the optimization of drug therapy in chronic ventricular arrhythmia. Prog Cardiovasc Dis 23:81
Horowitz LN, Harken AH, Josephson ME, Kastor JA (1981) Surgical treatment of ventricular arrhythmias in coronary artery disease. Ann Intern Med 95:88
Hunt D, Sloman G, Westlake G (1969) Ventricular aneurysmectomy for recurrent tachycardia. Br Heart J 31:264
Hutchinson JE, Kemp HG, Schwarz MJ (1971) Emergency treatment of cardiac arrest in coronary heart disease with coronary bypass graft (letter). JAMA 216:1645
Ideker RE, Smith WM, Wallace AG, Kasell J, Harrison LA, Klein GJ, Kinicki RE, Gallagher JJ (1979) A computerized method for the rapid display of ventricular activation during the intraoperative study of arrhythmias. Circulation 59:449
Iseri LS, Humphrey SB, Siner EJ (1978) Prehospital brady-asystolic cardiac arrest. Ann Intern Med 88:741
Iwa T, Kazui T, Sugh S, Wada J (1970) Wolff-Parkinson-White syndrome: Surgical treatment. Jpn J Thorac Surg 23:513
Iwa T, Magara T, Watanabe Y, Kawasuji M, Misaki T (1980a) Interruption of multiple accessory conduction pathways in the Wolff-Parkinson-White syndrome. Ann Thorac Surg 30:313
Iwa T, Teranaka M, Tsuchiya K, Misaki T, Watanabe Y (1980b) Simultaneous surgery for Wolff-Parkinson-White syndrome combined with Ebstein's anomaly. Thorac Cardiovasc Surgeon 28:41
Josephson ME (1978) Paroxysmal supraventricular tachycardia: An electrophysiologic approach. Am J Cardiol 41:1123
Josephson ME, Scharf DL, Kastor JA, Kitchen JG (1977) Atrial endocardial activation in man. Am J Cardiol 39:972
Josephson ME, Horowitz LN, Farshidi A, Spear JF, Kastor JA, Moore EN (1978) Recurrent sustained ventricular tachycardia. 2. Endocardial mapping. Circulation 57:440
Josephson ME, Harken AH, Horowitz LN (1979) Endocardial excision: A new surgical technique for the treatment of recurrent ventricular tachycardia. Circulation 60:1430
Josephson ME, Horowitz LN, Spielman SR, Greenspan AL, Vandepol C, Harken AH (1980a) Comparison of endocardial catheter mapping with intraoperative mapping of ventricular tachycardia. Circulation 61:395
Josephson ME, Horowitz LN, Harken AH, Kastor JA (1980b) Hemodynamic and electrocardiographic changes produced by endocardial resection and aneurysmectomy for ventricular tachycardia (Abstr). Circulation [Suppl III] 62:320
Jouve A, Corriol J, Torresani J, Benyamine R, Velasque P, Peytavy R (1960) Epicardial leads in man. Am Heart J 59:856
Kaiser, GA, Waldo AL, Bowman FO, Hoffman BF, Malm JR (1970) The use of ventricular electrogram in operation for coronary artery disease and its complications. Ann Thorac Surg 10:153

Kaplinsky E, Ogawa S, Kmetzo J, Dreifus LS (1979) Patterns of activation in ventricular arrhythmias of late myocardial infarction in dogs. Eur J Cardiol 10:405

Kasell J, Gallagher JJ (1977) Construction of a multipolar needle electrode for activation study of the heart. Am J Physiol 233:312

Kasell JH, Gallagher JJ (1981) A digital timer for on-line interval measurement. Pace 4:497

Kastor JA (1979) How should refractory ventricular tachycardia be treated? Am J Cardiol 44:1213

Kawasuji M, Iwa T (1978) Spread of the epicardial excitation in right bundle branch block pattern. Jpn Circ J 42:1041

Kenaan G, Mendez AM, Zubiate P, Gray R, Kay JH (1973) Surgery for ventricular tachycardia unresponsive to medical treatment. Chest 64:574

Klein GJ, Ideker RE, Smith WM, Harrison LA, Kasell J, Wallace AG, Gallagher JJ (1979) Epicardial mapping of the onset of ventricular tachycardia initiated by programmed stimulation in the canine heart with chronic infarction. Circulation 60: 1375

Klein GJ, Sealy WC, Pritchett ELC, Harrison L, Hackel DB, Davis D, Kasell J, Wallace AG, Gallagher JJ (1980) Cryosurgical ablation of the atrioventricular node-His bundle: Long-term follow-up and properties of the functional pacemaker. Circulation 61:8

Klein H (1981) Elektrische versus chirurgische Therapie bei medikamentös intraktablen tachykarden Rhythmusstörungen. Verh Dtsch Ges Herz-Kreislforsch 47:251

Klein H, Schuilenburg RM, Janse MJ, van Dam RTH, Meijne NG, Rathsack P, Lichtlen PR (1978) Chirurgische Unterbrechung des akzessorischen Bündels bei einem Fall von WPW-Syndrom mit permanenter supraventrikulärer Tachykardie durch Sinusknoten-Suppression. Z Kardiol 67:365

Klein H, Bethge KP, Frank G, Borst HG, Lichtlen PR (1979a) Das Verhalten ventrikulärer Arrhythmien nach Aneurysmektomie. Z Kardiol 68:10

Klein H, Karp RB, Kouchoukos NT, James RN, Waldo AL (1979b) Ventricular mapping of abnormal myocardium in patients with and without arrhythmias (Abstr). Circulation [Suppl II] 60:24

Kluge TH, Ullal SR, Hill JD, Kerth WJ, Gerbode F (1971) Dyskinesia and aneurysm of the left ventricle. Surgical experience in 36 patients. J Cardiovasc Surg (Torino) 12:273

Kremer R, Chalant C, Ponlot R, Lavenne F (1969) Tachycardie ventriculaire récidivante guérie par résection d'un aneurysme pariétal du ventricule gauche. Acta Cardiol (Brux) 24:523

Krongrad E, Malm JR, Bowman FO, Hoffman BF, Kaiser GA, Waldo AL (1974a) Electrophysiological delineation of the specialized atrioventricular conduction system in patients with congenital heart disease. I. Delineation of the His bundle proximal to the membranous septum. J Thorac Cardiovasc Surg 67:875

Krongrad E, Malm JR, Bowman FO, Hoffman BF, Waldo AL (1974b) Electrophysiological delineation of the specialized A-V conduct system in patients with congenital heart disease. II. Delineation of the distal His bundle and right bundle branch. Circulation 49:1232

Kugler JD, Gillette PC, Duff DF, Cooley DA, McNamara DG (1978) Selective mapping and surgical division of the bundle of Kent in a patient with Ebstein's anomaly who required tricuspid valve replacement. Am J Cardiol 41:602

Kupersmith J (1976) Electrophysiologic mapping during open heart surgery. Prog Cardiovasc Dis 19:167

Kupersmith J, Krongrad E, Waldo AL (1973) Conduction intervals and conduction velocity in the human cardiac conduction systems. Studies during open heart surgery. Circulation 47:776

Lambert CJ, Adam M, Geisler GF, Verzosa E, Nazarian M, Mitchel BF (1971) Emergency myocardial revascularisation for impending infarctions and arrhythmias. J Thorac Cardiovasc Surg 62:522

Latour H, Puech P, Grolleau R, Chaptal PA, Dufoix D (1970) Le traitement chirurgical des accès de tachycardie paroxystique graves du syndrome de WPW et ses limites. Arch Mal Cœur 63:977

Letac B, Hazan E, Gerbaux A, Pascal PY, Block G, Mathey J, Lenègre J (1970) Deux cas d'infarctus myocardique récent avec actasie pariétale compliqués de trouble du rythme sévères et opérés d'urgence avec succès. Arch Mal Cœur 63:258

Lev M (1964) The normal anatomy of the conduction system in man and its pathology in atrioventricular block. Ann NY Acad Sci 11:817

Lindsay AE, Nelson RM, Abildskov JA, Wyatt R (1971) Attempted surgical division of the preexcitation pathway in the Wolff-Parkinson-White syndrome. Am J Cardiol 28:581

Liotta D, Ferrari H, Pisanu A, Pujadas G, Oliveri R, Donato O (1974) Medically uncontrollable recurrent ventricular tachyarrhythmia in association with ventricular aneurysm (letter). Am J Cardiol 33:693

Lister JW, Delman AJ, Stein E, Grunwald R, Robinson G (1967) The dominant pacemaker of the human heart. Circulation 35:22

Lloyd R, Okada R, Stagg J, Anderson R, Hattler B, Marcus F (1974) The treatment of recurrent ventricular tachycardia with bilateral cervico thoracic sympathetic ganglionectomy. Circulation 50:382

Lüderitz B (1979) Elektrische Stimulation des Herzens. Springer, Berlin Heidelberg New York

Magidson O (1969) Resection of post myocardial infarction ventricular aneurysm for cardiac arrhythmia. Dis Chest 56:211

Maloney JD, Ritter DG, McGoon DC, Danielson GK (1975) Identification of the conduction system in corrected transposition and common ventricle at operation. Mayo Clin Proc 50:387

Maloy WC, Arrants JE, Sowell BF, Hendrix GH (1971) Left ventricular aneurysm of uncertain etiology with recurrent ventricular arrhythmias. N Engl J Med 285:662

Mason JW, Winkle RA (1980) Accuracy of the ventricular tachycardia-induction study for predicting long-term efficacy and inefficacy of antiarrhythmic drugs. N Engl J Med 303:1073

Mason JW, Stinson EB (1980) Comparison of efficacy of map-guided to blind myocardial resection for recurrent ventricular tachycardia (Abstr). Circulation [Suppl III] 62:263

Mason JW, Stinson EB, Derb G, Griffin JC, Winkle RA, Ross DL, Oyer PE, Harrison DC (1981) Advantages of intraoperative sequence mapping for recurrent ventricular tachycardia. In: Harrison DC (ed) Cardiac arrhythmias. Hall Med Publ, Boston, p 533

McGregor M (1950) The genesis of the electrocardiogram of right ventricular hypertrophy. Br Heart J 12:351

Meijne NG, Mellink HM, van Dam RTh, Durrer D (1973) Surgical treatment of ventricular preexcitation. J Cardiovasc Surg 14:232

Mikat EM, Hackel DB, Harrison LH, Gallagher JJ, Wallace AG (1977) Reaction of the myocardium and coronary arteries to cryosurgery. Lab Invest 37:632

Mines GR (1913) On dynamic equilibrium in the heart. J Physiol 46:349

Mitsui T, Ijima H, Okamura K, Hori M (1978) Transvenous electrocautery of the atrioventricular connection guided by the His electrogram. Jpn Circ J 42:313

Moran JM, Talano JV, Euler D, Moran JF, Montoya A, Pifarré R (1977) Refractory ventricular arrhythmia: The role of intraoperative electrophysiological study. Surgery 82:809

Moss AJ, McDonald J (1971) Unilateral cervico-thoracic sympathetic ganglionectomy for the treatment of the long Q-T interval syndrome. N Engl J Med 285:903

Mundth ED, Buckley MJ, de Sanctis RW, Dagett WM, Austen WG (1973) Surgical treatment of ventricular irritability. J Thorac Cardiovasc Surg 66:943

Myerburg RJ, Nilsson C, Zoble RG (1972) Relationship of surface electrogram recordings to activity in the underlying specialized conducting tissue. Circulation 45:420

Najafi H, Escamilla HA, Clark JG (1970) Acute coronary insufficiency and life-threatening cardiac arrhythmias eight month after triple valve replacement. Surg Clin North Am 50:1119

Nakhjavan FK, Morse DP, Nichols HT, Goldberg H (1971) Emergency aorto-coronary bypass. Treatment of ventricular tachycardia due to ischemic heart disease. JAMA 216:2138

Neutze JM, Kerr AR, Whitlock RML (1973) Epicardial mapping in a variant of type A Wolff-Parkinson-White syndrome. Circulation 48:662

Nicolai P, Medvedowsky JL, Delaage M, Barnay C, Blache E, Guiraudon G, Frank R, Fontaine G (1977) Fibrillation auriculaire à haute fréquence ventriculaire. Section chirurgical d'un faisceau de Kent latéral gauche. Arch Mal Cœur 70:1173

Nitter-Hauge S, Storstein O (1973) Surgical treatment of recurrent ventricular tachycardia. Br Heart J 35:1132

Nordstrom LA, Lillehei JP, Adicoff A, Sako Y, Gobel FL (1975) Surgical management of life-threatening ventricular arrhythmias in patients with variant angina. Am Heart J 89:236

Ostermeyer J (1981) Tierexperimentelle und klinische Untersuchungen zur Elektrophysiologie des Herzens während kardio-chirurgischer Eingriffe. Habilitationsschrift, Universität Düsseldorf

Ostermeyer J, Breithardt G, Kolvenbach R, Körfer R, Seipel L, Schulte HD, Bircks W (1979a) Intraoperative electrophysiologic mapping during cardiac surgery. Thorac Cardiovasc Surg 27:260

Ostermeyer J, Breithardt G, Kolvenbach R, Abendroth RR, Seipel L, Bircks W (1979b) Methode und Technik des intraoperativen Mapping. Z Kardiol 68:320

Petitier H, Polu JM, Dodinot B, Sommelet P, Mathieu P, Faivre G (1971) Tachycardie ventriculaire irréductible. Traitement par électrocoagulation après localisation du foyer. Arch Mal Cœur 64:331

Pritchett ELC, Gallagher JJ, Sealy WC, Anderson R, Campbell RWF, Sellers TD, Wallace AG (1978) Supraventricular tachycardia dependent upon accessory pathways in the absence of ventricular preexcitation. Am J Med 64:214

Pritchett ELC, Anderson RW, Benditt DG, Kasell J, Wallace AG, Sealy WC, Gallagher JJ (1979) Reentry within the atrioventricular node: Surgical cure with preservation of atrioventricular conduction. Circulation 60:440

Puech P, Esclavissat M, Sodi-Pallares D, Cisneros F (1954) Normal auricular activation in the dog's heart. Am Heart J 47:174

Ricks WB, Winkle RA, Shumway NE, Harrison DC (1977) Surgical management of life-threatening ventricular arrhythmias in patients with coronary artery disease. Circulation 56:38

Ritter ER (1969) Intractable ventricular tachycardia due to ventricular aneurysm with surgical cure. Ann Intern Med 71:1155

Roos JP, van Dam RTh, Durrer D (1968) Epicardial and intramural excitation of normal heart in six patients 50 years of age and older. Br Heart J 30:630

Rosen KM (1973) A-V nodal reentrance. An unexpected mechanism of paroxysmal tachycardia in a patient with preexcitation. Circulation 47:1267

Rosen KM, Dhingra RC, Wyndham CRC (1980) Trading arrhythmia for atrioventricular block. Circulation 61:16

Rossi L, Thiene G, Knippel M (1978) A case of surgically corrected Wolff-Parkinson-White syndrome. Clinical and histological data. Br Heart J 40:581

Rozanski JJ, Mortara D, Myerburg RJ, Castellanos A (1981) Body surface detection of delayed depolarizations in patients with recurrent ventricular tachycardia and left ventricular aneurysm. Circulation 63:1172

Ruskin JN, DiMarco JP, Garan H (1980) Out-of-hospital cardiac arrest. Electrophysiologic observations and selections of long-term antiarrhythmic therapy. N Engl J Med 303:607

Rytand DA (1966) The circus movement (entrapped circuit wave) hypothesis and atrial flutter. Ann Intern Med 65:125

Sami M, Chaitman BR, Bourassa MG, Charpin D, Chabot M (1978) Long-term follow-up of aneurysmectomy for recurrent ventricular tachycardia or fibrillation. Am Heart J 96:303

Sano T, Ono M, Shimamoto T (1956) Intrinsic deflections, local excitation and transmembrane action potentials. Circulation Res 6:444
Schaffer WA, Cobb LA (1975) Recurrent ventricular fibrillation and modes of death in survivors of out-of-hospital ventricular fibrillation. N Engl J Med 293:260
Schatz J, Ross S, Krongrad E, Bowman FO, Malm JR, Hoffman BF (1977) Signal enhancement for detection of specialized atrioventricular conduction system electrograms during open-heart surgery. J Thorac Cardiovasc Surg 73:583
Schlesinger Z, Lieberman Y, Neufeld HN (1971) Ventricular aneurysmectomy for severe rhythm disturbances. J Thorac Cardiovasc Surg 61:602
Schulte HD, Bircks W, Ostermeyer J, Seipel L (1979) Surgery for life-threatening ventricular tachyarrhythmias associated with ventricular aneurysm. Thorac Cardiovasc Surg 27:124
Sealy WC, Hattler BG, Blumenschein SD, Copp FR (1969) Surgical treatment of Wolff-Parkinson-White syndrom. Ann Thorac Surg 8:1
Sealy WC, Gallagher JJ, Wallace AG (1976) The surgical treatment of Wolff-Parkinson-White syndrome: Evolution of improved methods for identification and interruption of the Kent bundle. Ann Thorac Surg 22:443
Sealy WC, Anderson RW, Gallagher JJ (1977) Surgical treatment of supraventricular tachyarrhythmias. J Thorac Cardiovasc Surg 73:51
Sealy WC, Gallagher JJ, Pritchett ELC (1978) The surgical anatomy of Kent bundles based on electrophysiological mapping and surgical exploration. J Thorac Cardiovasc Surg 76:804
Seidenstein M, Hoffman BF, Stuckey JH, Venrose RS, Michaels L (1962) Activation of the epicardial surface of the left ventricle following left ventriculotomy and left bundle branch block. Am J Cardiol 10:101
Seipel L (1978) His-Bündel Elektrographie und intrakardiale Stimulation. Thieme, Stuttgart
Seipel L, Breithardt G (1979) Die Analyse des atrialen Erregungsablaufs mittels multipler Ableitungen („atriales Mapping"). Z Kardiol 68:390
Seipel L, Breithardt G, Loogen F (1978) Intrakardiale Elektrokardiographie. Verh Dtsch Ges Kreislaufforsch 44:49
Seipel L, Ostermeyer J, Abendroth RR, Bircks W, Breithardt G, Gleichmann U (1980) Intraoperative elektrophysiologische Untersuchung bei antegradem Präexzitationssyndrom mit komplettem retrogradem Block. Z Kardiol 69:593
Seipel L, Ostermeyer J, Breithardt G, Bircks W, Abendroth RR (1981) Chirurgische Therapie von Herzrhythmusstörungen – Indikation und elektrophysiologische Voraussetzungen. Verh Dtsch Ges Kreislaufforsch 47:58
Sherf L, Neufeld HN (1978) The preexcitation syndrome: Facts and theories. Yorke Medical Books, New York, p 227
Shoji T, Ikeshita M (1978) Surgical treatment of tachyarrhythmias. Jpn Circ J 42:279
Shubrooks SJ, Bete JM, Hutter AM, Block PC, Buckley MJ, Dagget WM, Mundth ED (1975) Variant angina pectoris: clinical anatomic spectrum and results of coronary bypass surgery. Am J Cardiol 36:142
Simson M, Horowitz L, Josephson M, Moore EN, Kastor J (1980) A marker for ventricular tachycardia after myocardial infarction (Abstr). Circulation [Suppl III] 62:262
Slama P, Coumel P, Motte G, Blondeau P, Aigueperse J, Piwnica A, Cachera JP, Bouvrain Y (1971) Section volontaire du faisceau de His pour troubles du rythme graves (Réflexions à propos de 6 observations). Arch Mal Cœur 64:27
Slama R, Attuel P, Falammang D, Coumel P, Guiraudon G (1976) Traitement d'une tachycardie paroxystique jonctionelle sans syndrome de Wolff-Parkinson-White patent par section d'un faisceau de Kent gauche inapparent. Arch Mal Cœur 69:1131
Smith WM, Smith WM, Harrison L, Jasell J, Wallace AG, Gallagher JJ, Ideker RE (1979) Localization of septal pacing site by epicardial mapping (Abstr). Circulation [Suppl II] 60:87
Sodi-Pallares D, Calder RM (1956) New basis of electrocardiography. Mosby, St Louis, p 358

Spear JF, Michelson EL, Spielman SR, Moore EN (1977) The origin of ventricular arrhythmias 24 hours following experimental anterior septal coronary artery occlusion. Circulation 55:844

Spielman SR, Michelson EL, Horowitz LN, Spear JF, Moore EN (1978) The limitations of epicardial mapping as a guide to the surgical therapy of ventricular tachycardia. Circulation 57:666

Spurrell RAJ, Yates AK, Thorburn CW, Sowton GE, Deuchar DC (1975) Surgical treatment of ventricular tachycardias after epicardial mapping studies. Br Heart J 37:115

Spurrell RAJ, Camm AJ (1978) Surgical treatment of ventricular tachycardia. Br Heart J [Suppl] 40:38

Stuckey JH, Hoffman BF (1962) Open heart surgery. The prevention of injury to the specialized conducting system. Arch Surg 85:64

Svenson RH, Gallagher JJ, Sealy WC, Wallace AG (1974) An electrophysiologic approach to the surgical treatment of the Wolff-Parkinson-White syndrome. Circulation 44:799

Tanaka N, Wada J, Sugiki K, Kaneko S, Kazui T, Komatsu S (1978) The effect of emergency aortocoronary bypass, infarctectomy and ventricular aneurysmectomy on arrhythmias in patients with acute and chronic myocardial infarction. Jpn Circ J 42:319

Tesler UF, Lemole GM (1975) The surgical treatment of post infarction left ventricular aneurysm. Eur J Cardiol 2:407

Thind GS, Bakemore WS, Ainsser HF (1971) Ventricular aneurysmectomy for the treatment of recurrent ventricular tachyarrhythmia. Am J Cardiol 27:690

Tonkin AM, Gallagher JJ, Svenson RH, Wallace AG, Sealy WC (1975a) Antegrade block in accessory pathway with retrograde conduction in reciprocating tachycardia. Eur J Cardiol 3:143

Tonkin AM, Wagner GS, Gallagher JJ, Cope GD, Kasell J, Wallace AG (1975b) Initial forces of ventricular depolarization in the Wolff-Parkinson-White syndrome. Circulation 52:1030

Untereker WJ, Litwak RS, Mindich BP, Wiemann G, Goldberg S, Gorlin R, Kupersmith J (1980) Superficial accessory pathway in the Wolff-Parkinson-White syndrome – Electrophysiological, surgical and histologic examination. J Electrocardiol 13:393

Wald RW, Waxman MB, Corey PN, Gunstensen J, Goldman BS (1979) Management of intractable ventricular tachyarrhythmias after myocardial infarction. Am J Cardiol 44:329

Waldo AL, Kaiser GA, Bowman FO, Malm JR (1973) Etiology of prolongation of the P-R interval in patients with an endocardial cushion defect. Circulation 48:19

Waldo AL, Pacifico AD, Bargeron LM, James TN, Kirklin JW (1975) Electrophysiological delineation of the spezialized A-V conduction system in patients with corrected transposition of the great vessels and ventricular septal defect. Circulation 52:435

Waldo AL, MacLean WAH, Karp RB, Kouchoukos NT, James RN (1977) Sequence of retrograde atrial activation of the human heart. Br Heart J 39:634

Waldo AL, Arciniegas JG, Klein H (1981) Surgical treatment of lifethreatening ventricular arrhythmias: The role of intraoperative mapping and consideration of the presently available surgical techniques. Prog Cardiovasc Dis 23:247

Wallace AG, Sealy WC, Gallagher JJ, Svenson RH, Strauss HC, Kasell J (1974) Surgical correction of anomalous left ventricular preexcitation Wolff-ParkinsonWhite (Type A). Circulation 44:206

Ward DE, Camm J, Cory-Pearce R, Fuenmayor I, Rees GM, Spurrell RA (1979a) Ebstein's anomaly in association with anomalous nodoventricular conduction. Preoperative and intra-operative electrophysiological studies. J Electrocardiol 12:227

Ward DE, Camm AJ, Pearce RC, Spurrell RAJ, Rees GM (1979b) Incessant atrioventricular tachycardia involving an accessory pathway: Preoperative and intraoperative electrophysiologic studies and surgical correction. Am J Cardiol 44:428

Wardekar A, Son B, Goasynie CD, Bercu B (1972) Recurrent ventricular tachycardia sucessfully treated by excision of ventricular aneurysm. Chest 62:505

Wasserburger RH, Siebecker K, Freeman DJ, King JT, Young WP (1959) Direct epicardial potentials in right ventricular preponderance. Am Heart J 57:578
Waxman HL, Sung RJ (1980) Significance of fragmented ventricular electrograms observed using intracardiac recording techniques in man. Circulation 62:1349
Welch TG, Fontana ME, Vasco JS (1973) Aneurysmectomy for recurrent ventricular tachyarrhythmias. Am Heart J 85:685
Wellens HJJ, Durrer D (1975) The role of an accessory atrioventricular pathway in reciprocal tachycardia. Circulation 52:58
Wellens HJJ, Janse MJ, van Dam RTh, Durrer D (1971) Epicardial excitation of the atria in a patient with atrial flutter. Br Heart J 33:233
Wellens HJJ, Janse MJ, van Dam RTh, van Capelle FJL, Meijne NG, Mellink HM, Durrer D (1974) Epicardial mapping and surgical treatment in Wolff-Parkinson-White syndrome type A. Am Heart J 88:69
Wenckebach KF (1914) Die unregelmäßige Herztätigkeit und ihre klinische Bedeutung. Leipzig
Wilson FN (1951) The activation of the interventricular septum. Am Heart J 41:569
Wittig JH, Boineau JP (1975) Surgical treatment of ventricular arrhythmias using epicardial, transmural and endocardial mapping. Ann Thorac Surg 20:117
Wittig JH, de Leval MR, Stark J (1977) Intraoperative mapping of atrial activation before, during, and after the mustard Operation. J Thorac Cardiovasc Surg 73:1
Wolner E, Deutsch M, Domanig E, Hertz H, Navratil J (1978) Chirurgische Therapie der postinfarktischen Tachyarrhythmie. Thoraxchirurgie 26:270
Woodbury JW, Lee J, Brady AJ, Merendino KA (1957) Transmembrane potentials from the human heart. Circulation Res 5:179
Wu D, Amat-y-Leon F, Simpson RJ, Latif P, Wyndham CRC, Denes P, Rosen KM (1977) Electrophysiological studies with multiple drugs in patients with atrioventricular re-entrant tachycardias utilizing an extranodal pathway. Circulation 56:727
Wyndham CR, Meeran MK, Smith T, Engelman RM, Levitsky S, Rosen KM (1979a) Epicardial activation in human left anterior fascicular block. Am J Cardiol 44:638
Wyndham CR, Meeran MK, Smith T, Saxena A, Engelman RM, Levitsky S, Rosen KM (1979b) Epicardial activation of the intact human heart without conduction defect. Circulation 59:161
Wyndham ChRC, Arnsdorf MF, Levitsky S, Smith TC, Dhingra RC, Denes P, Rosen KM (1980a) Successful surgical excision of focal paroxysmal atrial tachycardia. Circulation 62:1365
Wyndham CRC, Smith T, Meeran MK, Mammana R, Levitsky S, Rosen KM (1980b) Epicardial activation in patients with left bundle branch block. Circulation 61:696
Zipes DP, Festoff B, Schaal SF, Cox C, Sealy WC, Wallace AG (1968) Treatment of ventricular arrhythmia by permanent atrial pacemaker and cardiac sympathectomy. Ann Intern Med 68:591

Sachverzeichnis

GPSR Compliance

The European Union's (EU) General Product Safety Regulation (GPSR) is a set of rules that requires consumer products to be safe and our obligations to ensure this.

If you have any concerns about our products, you can contact us on ProductSafety@springernature.com

In case Publisher is established outside the EU, the EU authorized representative is:

Springer Nature Customer Service Center GmbH
Europaplatz 3
69115 Heidelberg, Germany

Batch number: 10683525

Printed by Printforce, the Netherlands

Handbuch der inneren Medizin

Begründet von L. Mohr und R. Staehelin
Fortgeführt von H. Schwiegk
Herausgegeben von E. Buchborn

Herzrhythmusstörungen

Bearbeitet von

G. Breithardt · B. Brisse · E. Jähnchen · W. Kasper · H.-J. Knieriem
E.-R. von Leitner · B. Lüderitz · P. Matthiesen · D. Mecking
T. Meinertz · C. Naumann d'Alnoncourt · H. Nawrath · H. Neuss
J. Ostermeyer · M. Schlepper · L. Seipel · G. Steinbeck · K. Theisen
J. Thormann · D. Trenk · H.A. Tritthart

Herausgegeben von

B. Lüderitz

Mit 410 Abbildungen und 106 Tabellen

Springer-Verlag Berlin Heidelberg GmbH 1983

Handbuch der inneren Medizin

Band IX: Herz und Kreislauf
Fünfte, völlig neu bearbeitete und erweiterte Auflage
Teil 1: Herzrhythmusstörungen

ISBN 978-3-642-68873-7 ISBN 978-3-642-68872-0 (eBook)
DOI 10.1007/978-3-642-68872-0

CIP-Kurztitelaufnahme der Deutschen Bibliothek
Handbuch der inneren Medizin/begr. von L. Mohr u. R. Staehelin. Fortgef. von H. Schwiegk.
Hrsg. von E. Buchborn. – Berlin; Heidelberg; New York: Springer
Teilw. hrsg. von H. Schwiegk
NE: Mohr, Leo [Begr.]; Schwiegk, Herbert [Hrsg.]; Buchborn, Eberhard [Hrsg.]
Bd. 9. Herz und Kreislauf Teil 1. → Herzrhythmusstörungen
Herzrhythmusstörungen/bearb. von G. Breithardt... Hrsg. von B. Lüderitz. –
5., völlig neu bearb. u. erw. Aufl. – Berlin; Heidelberg; New York: Springer, 1983.
(Handbuch der inneren Medizin; Bd. 9, Teil 1)

Gesamtherstellung: Universitätsdruckerei H. Stürtz AG, Würzburg
2122/3130-543210

Mitarbeiterverzeichnis

LÜDERITZ, B., Professor Dr., Medizinische Universitätsklinik, Innere Medizin – Kardiologie, Sigmund-Freud-Str. 25, D-5300 Bonn

BREITHARDT, G., Professor Dr., Medizinische Klinik B der Universität, Moorenstr. 5, D-4000 Düsseldorf

BRISSE, BETTY, Professor Dr., Medizinische Klinik und Poliklinik der Universität, Domagkstr. 3, D-4400 Münster

JÄHNCHEN, E., Professor Dr., Pharmakologisches Institut der Universität, Obere Zahlbacher Str. 67, D-6500 Mainz

KASPER, W., Privatdozent Dr., II. Medizinische Klinik der Universität, Langenbeckstr. 1, D-6500 Mainz

KNIERIEM, H.-J., Professor Dr., Evangelisches Krankenhaus Bethesda, Institut für Pathologie, Heerstr. 219, D-4100 Duisburg 1

LEITNER, E.-R. VON, Privatdozent Dr., Universitätsklinikum Steglitz, Medizinische Klinik und Poliklinik, Hindenburgdamm 30, D-1000 Berlin 45

MATTHIESEN, P., cand. med., II. Medizinische Klinik der Universität, Langenbeckstr. 1, D-6500 Mainz

MECKING, D., Dr., Evangelisches Krankenhaus Bethesda, Institut für Pathologie, Heerstr. 219, D-4100 Duisburg 1

MEINERTZ, T., Professor Dr., II. Medizinische Klinik der Universität, Langenbeckstr. 1, D-6500 Mainz

NAUMANN D'ALNONCOURT, C., Dr., Ludwig-Maximilians-Universität München, Klinikum Großhadern, Medizinische Klinik I, Marchioninistr. 15, D-8000 München 70

NAWRATH, H., Professor Dr., Pharmakologisches Institut der Universität, Obere Zahlbacher Str. 67, D-6500 Mainz

NEUSS, H., Privatdozent Dr., Kerckhoff-Klinik, Benekestr. 4–6, D-6350 Bad Nauheim

OSTERMEYER, J., Privatdozent Dr., Chirurgische Klinik B der Universität, Moorenstr. 5, D-4000 Düsseldorf

SCHLEPPER, M., Professor Dr., Kerckhoff-Klinik, Benekestr. 4–6, D-6350 Bad Nauheim

SEIPEL, L., Professor Dr., Medizinische Klinik, Abteilung Innere Medizin III, Otfried-Müller-Straße, D-7400 Tübingen 1

STEINBECK, G., Privatdozent Dr., Ludwig-Maximilians-Universität München, Klinikum Großhadern, Medizinische Klinik I, Marchioninistr. 15, D-8000 München 70

THEISEN, K., Professor Dr., Medizinische Klinik Innenstadt der Universität, Ziemssenstr. 1, D-8000 München 2

THORMANN, J., Privatdozent Dr., Kerckhoff-Klinik, Benekestr. 4–6, D-6350 Bad Nauheim

TRENK, D., Dr., Pharmakologisches Institut der Universität, Obere Zahlbacher Str. 67, D-6500 Mainz

TRITTHART, H.A., Professor Dr., Institut für Medizinische Physik und Biophysik der Universität, Harrachgasse 21, A-8010 Graz

Vorwort

Das Handbuch der inneren Medizin aus dem Springer-Verlag hat eine lange und gute Tradition. Galt es doch für Internisten und Angehörige anderer Fachdisziplinen gleichermaßen im deutschen Sprachraum als das kompetente Nachschlagewerk. Mit dem gewaltigen und rasch zunehmenden Wissenszuwachs, der nach dem zweiten Weltkrieg vor allem aus den angelsächsischen Ländern auf uns zukam, und mit der veränderten wissenschaftlichen Kommunikation (Zunahme der Publikationsorgane, Symposien und wissenschaftlichen Kongresse) wurde eine konzeptionelle Änderung des klassischen Handbuchs der inneren Medizin notwendig. So war es nur folgerichtig, wenn sich der Verlag entschloß, von der geschlossenen, alle internistischen Subspezialitäten umfassenden Herausgabe abzugehen und die separate und damit aktuellere Erscheinungsweise thematisch zugeordneter Handbuchbände zu ermöglichen, die nach Inhalt und Ausstattung den publikatorischen Notwendigkeiten unserer Zeit entsprechen. Als ein Beispiel dieser neuen Handbuchgeneration mag der vorliegende Band „Herzrhythmusstörungen" gelten, der von einem Kollegium jüngerer, noch aktiv in der experimentellen und klinischen Forschung stehender Autoren verfaßt wurde.

Die kaum übersehbare Flut an Veröffentlichungen auf dem Gebiet der Herzrhythmusstörungen machte eine Auswahl unvermeidlich, und somit kann dieses Buch – vielleicht im Unterschied zu früheren Zeiten – auch nicht mehr „alles über Herzrhythmusstörungen" enthalten, wie auch das Literaturverzeichnis notwendigerweise auf die wichtigsten Original- und Übersichtsarbeiten beschränkt werden mußte. – Auf der anderen Seite ließ sich der Herausgeber von dem Gedanken leiten, alles *grundsätzlich Wichtige* auf dem Gebiet der Herzrhythmusstörungen zusammenzutragen und in Hinblick auf die Belange der inneren Medizin kritisch zu ordnen und zu bewerten mit dem Ziel einer pathophysiologisch begründeten Differentialdiagnostik und Differentialtherapie. Durch die ausführliche Darstellung elektrophysiologischer und elektropharmakologischer Grundlagen sollte es dem Leser möglich sein, neuere Entwicklungen und Tendenzen in der Rhythmologie selbst zu beurteilen und ihren Stellenwert für die praktisch-klinische Tätigkeit zu erkennen. So sind denn auch die antiarrhythmischen Substanzen sowohl unter experimentellen wie unter klinischen Aspekten dargestellt.

Besonderer Wert wurde auf Aktualität gelegt. Die Autoren – Morphologen, Pharmakologen, Physiologen und klinische Kardiologen – haben versucht, den jeweils letzten und gültigen Kenntnisstand in ihrem Gebiet wiederzugeben. In diesem Sinne ist zu hoffen, daß das vorliegende Buch über die Bedeutung eines Nachschlagewerkes hinaus auch eine breite praktische Nutzanwendung bei allen Kolleginnen und Kollegen, die mit Herzrhythmusstörungen befaßt sind, finden wird. Diesem Anliegen hat auch der Verlag durch eine zügige Drucklegung, eine handliche und lesegerechte Ausstattung und nicht zuletzt durch eine akzeptable Preisgestaltung Rechnung getragen.

Mein Dank gilt dem Gesamtherausgeber des Handbuchs der inneren Medizin, Herrn Professor Dr. E. Buchborn, für die umfassende Förderung unseres Vorhabens und Herrn Professor Dr. G. Riecker, dessen Klinik (Medizinische Klinik I der Universität München, Klinikum Großhadern) Herausgeber und mehrere Koautoren entstammen. In seinem Hause wurden zahlreiche der wiedergegebenen Originalbefunde erarbeitet. Zu besonderem Dank sind wir allen Mitarbeitern verpflichtet, die sich in freundschaftlicher Aufgeschlossenheit dem arbeitsintensiven Unterfangen, einen Handbuchband neuen Stils zu verfassen, gewidmet haben. Es bleibt uns zu wünschen, daß die vielfältige Mühewaltung durch eine freundliche Aufnahme des Buches im Kollegenkreis zu einer nachträglich angenehmen Erinnerung wird. Anregungen und konstruktive Kritik aus der Leserschaft werden wir gern entgegennehmen.

Der Springer-Verlag hat uns, wie in der Vergangenheit, sachkundig beraten und ist unseren Wünschen in großzügiger Weise entgegengekommen.

Bonn B. Lüderitz

Inhaltsverzeichnis

KAPITEL 1

Pathophysiologische Grundlagen

KAPITEL 2A

KAPITEL 2B

Elektrophysiologie und Pharmakologie antiarrhythmischer Substanzen

KAPITEL 3A

KAPITEL 5

Differentialdiagnose der Herzrhythmusstörungen

KAPITEL 6A

KAPITEL 6B

KAPITEL 6C

KAPITEL 7B

KAPITEL 7C

KAPITEL 7D

KAPITEL 8

Elektrotherapie von Herzrhythmusstörungen

KAPITEL 9A

KAPITEL 10

KAPITEL 1

Anatomie und pathologische Anatomie des spezifischen Reizbildungs- und Erregungsleitungssystems sowie des kontraktilen Myokards

H.-J. KNIERIEM und D. MECKING

Mit 28 Abbildungen

A. Historischer Überblick

Die Geschichte der Erforschung des spezifischen Reizbildungs- und Erregungsleitungssystems reicht etwa dreihundert Jahre zurück. 1669 beobachtete RICHARD LOWER nach Durchtrennung des Nervus vagus den Stillstand schlagender Herzen. Hundert Jahre später meinte ALBRECHT VON HALLER (1756), daß das Herz die Bedingungen seiner Tätigkeit in sich selbst trage. JOHANNES MÜLLER (1834) konnte durch seine Untersuchungen nachweisen, daß die Autonomie des Herzschlages durch den Sympathicus beeinflußt wird. 1845 entdeckte JOHANN E. PURKINJE zytoplasmareiche, „knorpelähnliche" Zellen in den subendokardialen Schichten des Herzmuskels, deren wahre Bedeutung er aber nicht erkannte. 1875 konnte TH.W. ENGELMANN am Froschherzen zeigen, daß durch muskulären Kontakt die Herzmuskelzellen physiologisch leitend sind. W. GASKELL (1881) war der erste, der im Kaltblüterherzen muskuläre atrioventrikuläre Faserzüge nachwies. Die Befunde von ENGELMANN und GASKELL begründeten die sog. myogene Theorie der Erregungsleitung des Herzens. Für das Säugetierherz nahm man aber zunächst weiterhin eine nervale (neurogene) Impulstheorie an. 1893 entdeckten unabhängig voneinander W. HIS jun. und A.F.S. KENT eine muskuläre Brücke zwischen Vorhof- und Kammermyokard des Kaltblüterherzens. 1905 beschrieben ASCHOFF und TAWARA die spezifischen Zellstrukturen des AV-Knotens, des His-Bündels und der beiden Schenkel und faßten 1906 diese Strukturen mit den Purkinje-Fasern als ein „Reizleitungssystem" zusammen. 1907 fanden KEITH und FLACK bei vergleichenden anatomischen Studien Rudimente eines Muskelringes, den sie als „sinu-auricular node" beschrieben. Von W. KOCH (1907, 1909a, b) stammt die Bezeichnung „Sinusknoten".

Im Verlauf der Erforschung des Erregungsleitungssystems stellte sich auch die Frage der möglichen Leitungswege zwischen den beiden Knoten und zusätzlicher Verbindungen zwischen Vorhof und Kammer. Schon 1907 beschrieb WENCKEBACH eine internodale, atriale Verbindung entlang der Hinterwand des rechten Vorhofs. 1909 hat THOREL eine weitere Verbindung zwischen Sinus- und AV-Knoten nachgewiesen. Das von BACHMANN (1916) beschriebene Bündel stellt eine Verbindung zwischen rechtem und linkem Vorhof dar. Von diesem Bündel kann eine dritte, mehr nach ventral gelegene, über das Vorhofseptum ziehende, internodale Verbindung abgehen (James 1963). Neuerdings wird die Existenz internodaler Verbindungen von Anderson und Becker (1981) in Zweifel gezogen. Darüber hinaus sind zahlreiche andere, inkonstante Verbindungswege beschrieben und diskutiert worden. Mit dem Vorkommen akzessorischer atrioventrikulärer Nebenverbindungen haben sich besonders Kent (1913b, 1914b, d) und Mönckeberg (1908–1924) beschäftigt. Nach Mahaim (1931) soll es folgende Nebenwege geben: 1. zwischen dem His-Bündel und dem Kammerseptum, 2. zwischen den beiden Schenkeln und dem Kammerseptum, 3. zwischen Vorhof und Kammerseptum als unmittelbare Nebenschlüsse des His-Bündels. Schon 1935 hat sich Meessen auf Anregung von Aschoff kritisch mit der Existenz solcher Nebenverbindungen auseinandergesetzt. Die atrioventrikulären, muskulären Verbindungen, die im Bereich der Tricuspidalklappe verlaufen, werden auch als Paladino-Bündel bezeichnet (Paladino 1876).

Auch nach der Entdeckung des His-Bündels und der detaillierten Beschreibung des Erregungsleitungssystems durch zahlreiche voneinander unabhängige Forscher bestreiten einige Autoren die Existenz und die Bedeutung des muskulären Erregungsleitungssystems. Seit 1940 halten Glomset u. Glomset (1940b) die spezifischen Muskelfasern für unzureichende Überträger elektrischer Impulse. Auch Field (1951b), Rossi (1955) und Hirsch (1962) stellen eine nervale und damit neurogene Impulsübermittlung in den Vordergrund. Nach Doerr u. Schiebler (1963) sollte zwischen myogener und neurogener Therapie nicht alternativ entschieden werden. Die Existenz des Reizbildungs- und Erregungsleitungssystems ist nicht zu bestreiten, ebensowenig der Einfluß des Nervensystems bei der Steuerung der Erregung. Die pathologische Histologie des Erregungsleitungssystems ist aber vorwiegend eine der Muskelfasern und weniger eine des Nervengewebes (Doerr u. Schiebler 1963).

Von der Vielzahl der verschiedenen Störungen des Reizbildungs- und Erregungsleitungssystems stellt die komplette Unterbrechung der atrioventrikulären Erregungsüberleitung die klinisch bedeutsamste Rhythmusstörung dar. Das Krankheitsbild des totalen AV-Blocks, das mit plötzlichem Bewußtseinsverlust, sog. synkopalen Anfällen einhergehen kann, ist seit dem 18. Jahrhundert bekannt. Eine Krankheit mit sehr langsamem Pulsschlag, die mit „epileptiformen" oder auch apoplektiformen Anfällen ohne nachfolgende Lähmung begleitet ist, wurde 1719 von Marcus Gerbezius beobachtet. Eine erste ausführliche Beschreibung dieses Krankheitsbildes finden wir 1761 in den Episteln des Handbuches „De Sedibus et Causis Morborum" von Giovanni Battista Morgagni. Detaillierte Schilderungen der klinischen Symptomatik gab 1827 Robert Adams und 1846 William Stokes. Diese Autoren bezogen erstmals das Auftreten der synkopalen Anfälle auf eine Erkrankung des Herzens.

Die unmittelbare Beziehung zwischen Störung (bzw. Unterbrechung) der atrioventrikulären Muskelfasern und dem Auftreten einer totalen Arrhythmie erkannte bereits His jun. (1893, 1895), als er diese Muskelbrücke durchtrennte. Diese bahnbrechenden experimentellen Ergebnisse von His jun. wurden später durch zahlreiche weitere experimentelle Untersuchungen und Modelle bestätigt, vielfach variiert und insbesondere durch elektrokardiographische Untersuchungen kontrolliert (Übersicht bei WENCKEBACH u. WINTERBERG 1927). Erste ausführliche Beschreibungen der patho-morphologischen Befunde am Erregungsleitungssystem wurden von MÖNCKEBERG schon 1908, 1921 und 1924, und von MAHAIM 1931 vorgelegt.

B. Normale Anatomie des Erregungsleitungssystems

I. Embryologie

Schon bei vier bis sechs Tage alten Hühnerembryonen können zwei verschiedene Zelltypen in der Herzanlage nachgewiesen werden (CAVENAUGH 1955). Neun Prozent der in der Gewebekultur isolierten Herzmuskelzellen zeigen eine spontane kontraktile Aktivität; nach weiteren zwei bis drei Tagen kann der Anteil der autonom schlagenden Zellen sogar auf fünfzig Prozent ansteigen, wobei durch Zellkontakt eine Synchronisation der Kontraktion durch die Zellgruppen mit der höchsten Eigenfrequenz einsetzt. Die Myokardzellen der Vorhöfe schlagen auch in der Gewebekultur schneller als die der Ventrikel. Von DE HAAN (1963, 1965) wurde die Vorstellung entwickelt, daß sich diese beiden unterschiedlichen Zelltypen – nämlich Pacemakerzellen und kontraktile Myokardzellen – aus einer gemeinsamen Stammzelle ableiten (vgl. auch LIEBERMANN 1970). Durch exogene Faktoren, insbesondere Veränderung und Verschiebung der Elektrolytkonzentrationen, kann der Anteil der pulsatilen Zellen und die Schlagfrequenz dieser Zellen beeinflußt werden (DE HAAN 1965; MARK u. STRASSER 1966).

Die Ausdifferenzierung des spezifischen Muskelsystems erfolgt an verschiedenen Stellen des embryonalen Herzschlauches. Diese fügen sich sehr wahrscheinlich erst im Verlauf der fetalen Entwicklung zu einem System zusammen. Der Sinusknoten entsteht im Bereich des Sinus venosus und wird schon früh von reichlich kollagenem Bindegewebe umgeben. Der morphologische Nachweis des Sinusknotens gelingt meist erst bei menschlichen Embryonen ab 20 mm Länge (WALLS 1947). Elektrophysiologische Pacemaker-Funktionen sind schon wesentlich früher (im 13. Somitenstadium) nachweisbar (MEDA u. FERRONI 1959). Die vom Sinusknoten unabhängige Entwicklung des AV-Knotens und des His-Bündels kann schon bei Embryonen von 8–10 mm Länge beobachtet werden (TAWARA 1906; MÖNCKEBERG 1908; WALLS 1947; FIELD 1951a). Erste spezifische Zellhaufen finden sich unter dem dorsalen Endokardkissen oder an der hinteren Wand des Atrioventrikularkanals. DAVIES (1942) und WALLS (1947) nehmen an, daß sich AV-Knoten und His-Bündel als einheitliche Struktur durch aktive Proliferation entwickeln und ausbreiten. Nach WAHLIN (1935), CALCAGNO (1941) und JAMES (1970) sollen sich die Teile des AV-Systems von verschiedenen Knospen ableiten und sich später vereinigen. Dagegen nimmt FIELD (1951a) eine direkte Differenzierung in situ an (vgl. auch ROSSI 1978).

II. Topographische Anatomie

Das spezifische Muskelsystem, das für die Reizbildung und Erregungsleitung verantwortlich ist, besteht aus dem Sinusknoten, den internodalen atrialen Verbindungen, dem AV-Knoten, dem His-Bündel, den beiden Tawara-Schenkeln

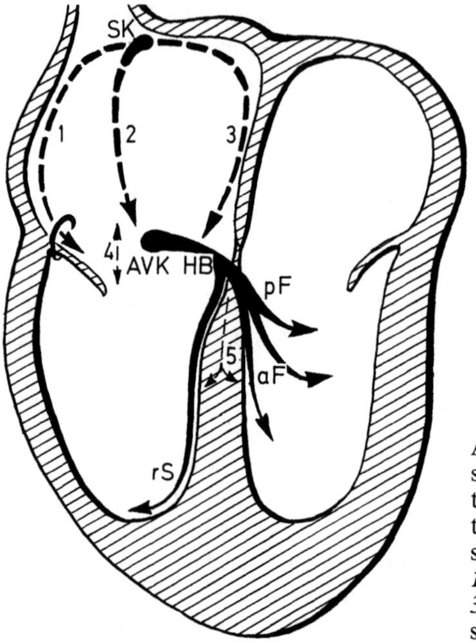

Abb. 1. Schema des Erregungsleitungssystems. *SK* Sinusknoten, *AVK* Atrioventrikularknoten, *HB* His-Bündel, *rS* rechter Schenkel, *aF* anteriorer Faszikel, *pF* posteriorer Faszikel des linken Schenkels. *1* Thorel-Bündel, *2* Wenckebach-Bündel, *3* James-Bündel, *4* Kent- und Paladino-Fasern, *5* Mahaim-Fasern

sowie dem ventrikulären Netzwerk der Purkinje-Fasern. Abbildung 1 gibt schematisch die topographischen Verhältnisse dieses Systems wieder.

Der Sinusknoten liegt am Übergang der Vena cava superior in den rechten Vorhof im Sulcus terminalis. Sein zentraler Anteil ist oval geformt und läuft zu beiden Seiten in die Vorhofmuskulatur aus. Die Größe des Sinusknotens ist sehr variabel, als mittleres Maß wird eine Größe von 15:5:2 mm angegeben (JAMES 1961 b; DOERR u. SCHIEBLER 1963; MERIDETH u. TITUS 1969; ROSSI 1978).

Bei den atrialen Verbindungen zwischen Sinusknoten und Atrioventrikularknoten unterscheiden wir heute neben einer größeren Anzahl inkonstanter „Bündel" nach MEREDITH u. TITUS (1968) im wesentlichen drei internodale Faserzüge: 1. das Thorel-Bündel (1910), das in einem rechts-dorsolateralen Bogen zum AV-Knoten zieht; 2. das Wenckebach-Bündel (1907), das über die Hinterwand des rechten Vorhofs zum AV-Knoten gelangt, und 3. das James-Bündel (1963) entlang des Vorhofseptums als kürzeste Verbindung zwischen Sinus- und AV-Knoten. Das Bachmann-Bündel (1916) stellt keine internodale, sondern eine interatriale Verbindung dar, die die Erregungsleitung vom rechten zum linken Vorhof ermöglicht. Vom Bachmann-Bündel zweigt das genannte James-Bündel ab, das ventral vom Foramen ovale nach kaudal zieht. Eine ausführliche, kritische Darstellung der verschiedenen Ausbreitungswege des Sinusknotens findet sich bei CHUAQUI (1972).

Der Atrioventrikularknoten (ASCHOFF u. TAWARA 1905, 1906) liegt am unteren Rand der hinteren, rechten Vorhofwand, neben der Mündung des Sinus coronarius, dicht oberhalb des septalen Trikuspidalsegels (Abb. 2a). Der AV-Knoten ist etwa 6:4:2 mm groß und liegt dem Septum fibrosum unmittelbar an. Von ZAHN (1913) wurde im Bereich des Koronarsinusbodens ein eigenes

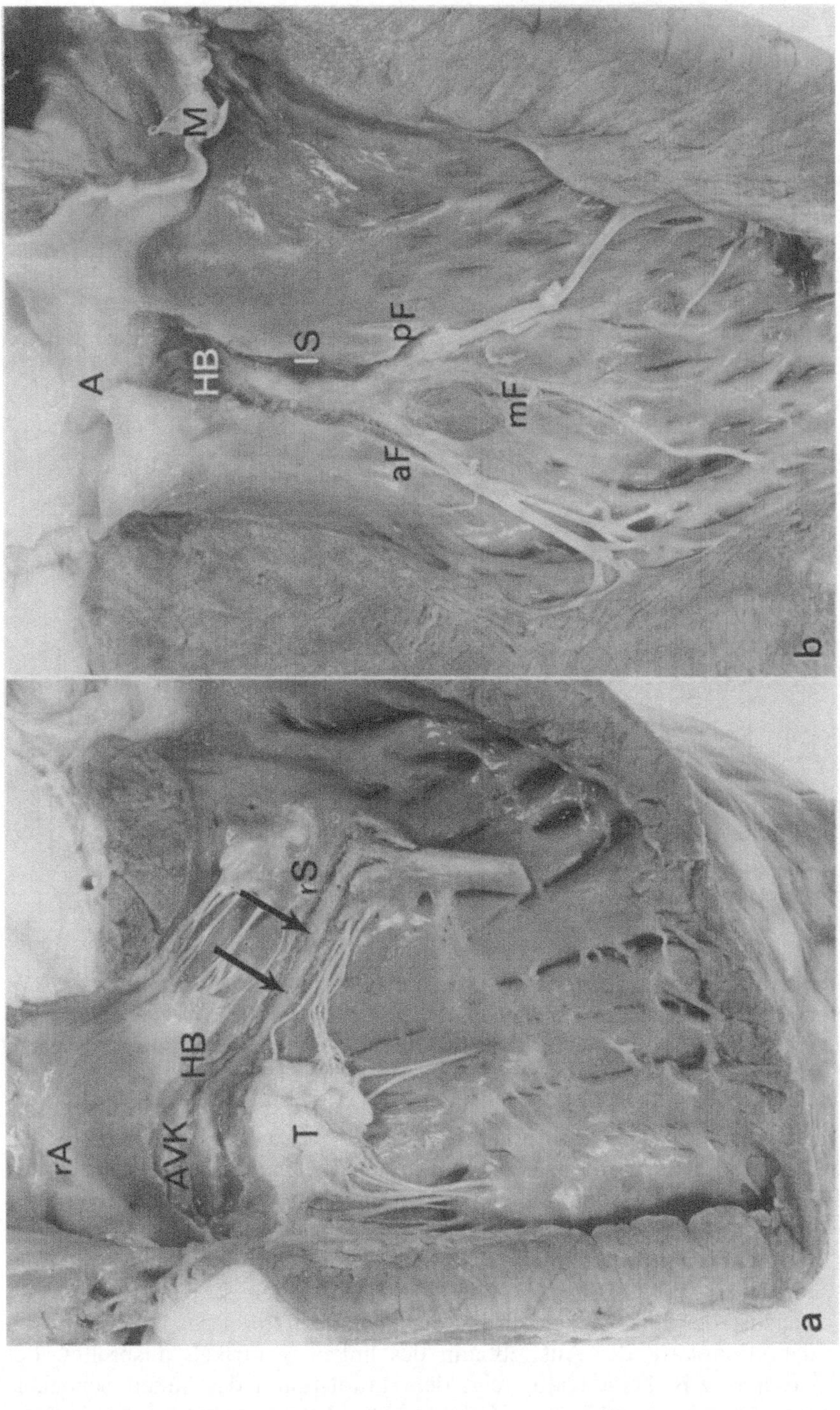

Abb. 2a, b. Makroskopische Darstellung des Erregungsleitungssystems. Kalbsherz. **a** Blick auf den rechten Ventrikel, **b** Blick auf die Ausflußbahn des linken Ventrikels. *rA* rechtes Atrium, *AVK* AV-Knoten, *HB* His-Bündel, *rS* rechter Schenkel, *T* Trikuspidalklappe, *A* Aortenklappe, *M* Mitralklappe, *lS* Hauptstamm des linken Schenkels, *aF* anteriorer Faszikel, *pF* posteriorer Faszikel, *mF* medialer Faszikel

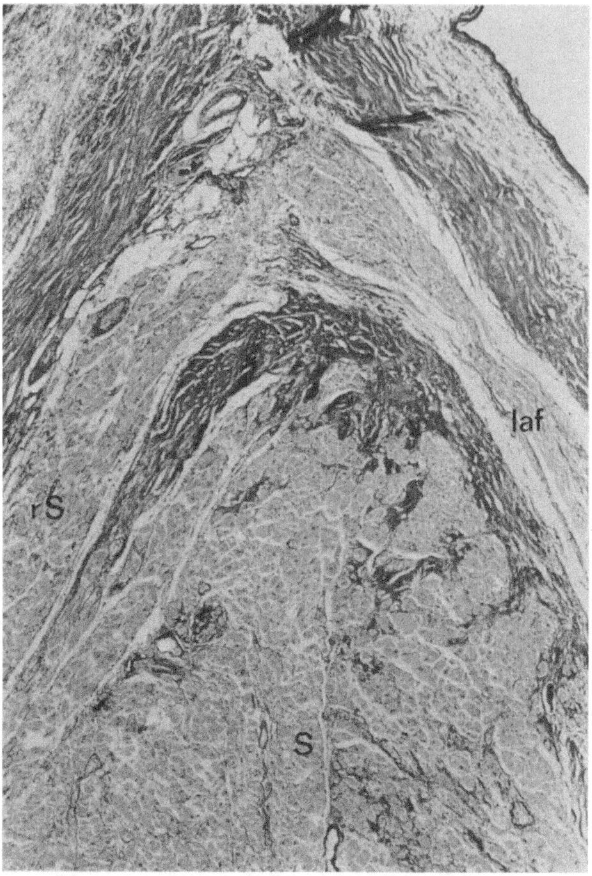

Abb. 3. Darstellung der Bifurkation des His-Bündels mit Abgang des rechten Schenkels (*rS*) und des anterioren Faszikels (*laf*) des linken Schenkels. *S* Kammerseptum

Knotengewebe beschrieben, das von KOCH (1922) auch als Vorhofteil des AV-Knotens bezeichnet wurde (vgl. auch KUNG 1930). DOERR u. SCHIEBLER (1963) haben aber darauf hingewiesen, daß aus entwicklungsgeschichtlicher Sicht eine solche Unterteilung nicht gerechtfertigt erscheint.

Im distalen Abschnitt geht der AV-Knoten in das His-Bündel über, das unterhalb der Pars membranacea auf der Spitze des Kammerseptums die Atrioventrikulargrenze durchstößt. Das His-Bündel wird von einem derb-fibrösen Bindegewebe umscheidet, hat eine Länge von 6–7 mm und ist im Durchmesser etwa 3–4 mm groß. Der proximale, 0,5–1 mm lange Anteil wird entweder als Crus commune oder im angloamerikanischen Schrifttum als „penetrating portion" bezeichnet. Vom distalen Teil des His-Bündels, der „branching portion", geht zunächst der linke Schenkel ab, der sich beim Menschen fächerförmig unter dem Endokard der Ausflußbahn des linken Ventrikels ausbreitet. Bei den Huftieren, z.B. beim Kalb, zeigt der Hauptstamm des linken Schenkels dagegen einen mehr geschlossenen Verlauf (Abb. 2b). Am linken Schenkel unterscheiden wir einen posterioren Faszikel, von dem sich noch ein medialer Faszikel abspalten kann, und einen anterioren Faszikel, der meist gleichzeitig mit dem rechten Schenkel vom His-Bündel abgeht. Nach ROSENBAUM et al. (1970b) soll es eine echte Bifurkation des His-Bündels nicht geben. Demgegenüber konnten wir auf unseren Schnitten durch das anteriore Kammerseptum in der Regel eine Aufteilung des His-Bündels tatsächlich nachweisen, wenn sich nämlich der linksanteriore Faszikel und der rechte Schenkel nahezu gleichzeitig und gleichstark abspalten (Abb. 3).

Im Gegensatz zum dicht unterhalb des Endokards verlaufenden linken Schenkel zieht der etwa 1 mm dicke rechte Schenkel als solider Strang im oberen Anteil des Kammerseptums schräg durch die Triebmuskulatur („mimetischer Teil") und gelangt erst relativ spät unter das Endokard, wo er im Bereich des Musculus Lancisi das Moderatorband erreicht. An der Basis des rechten anterolateralen Papillarmuskels teilt er sich in meist drei kleinere terminale Äste.

Beide, der rechte und der linke Schenkel, verzweigen sich im Bereich der beiden Ventrikel in das subendokardiale Netzwerk der Purkinje-Fasern. Diese Purkinje-Fasern können auch innerhalb sogenannter „falscher Sehnenfäden" verlaufen.

III. Histologie und Elektronenmikroskopie

Sowohl bei der lichtmikroskopischen als auch bei der elektronenmikroskopischen Untersuchung unterscheiden sich die Zellen des spezifischen Muskelsystems von denen der Arbeitsmuskulatur in vielfacher Weise. Die Zellen des Sinusknotens messen nur 3–4,5 µm im Durchmesser und sind demnach wesentlich kleiner als die gewöhnlichen Myokardzellen (10–12 µm). Der Sinusknoten wird von einem dichten Netz von kollagenen und stellenweise auch elastischen Bindegewebsfasern durchzogen. Der Bindegewebsanteil im Sinusknoten beträgt nach WEDLER (1964) und KNODT (1970) ca. 58%. Elektronenmikroskopisch unterscheiden wir Pacemaker-(P-)Zellen mit hellem, sarkoplasmareichem Zytoplasma und dunklere, myofibrillenreichere Transitional-(T-)Zellen sowie gewöhnliche Myokardzellen des Vorhofes (Abb. 4a, 5, 6). Innerhalb des lockeren Sarkoplasmas der P-Zellen liegen relativ wenige, diffus verteilte Mitochondrien mit einfacher Struktur der Cristae und spärlichen Myofibrillen mit einzelnen Z-Streifen, aber ohne regelmäßige Ausbildung von Sarkomeren (Abb. 5). Die P-Zellen werden häufig von Transitionalzellen umgeben, die eine Zwischenstufe (Übergang) zu gewöhnlichen Myokardzellen darstellen. Die Myofibrillen der Transitionalzellen sind länger und lassen deutliche Sarkomeren erkennen. Der Anteil des Sarkoplasmas ist aber noch größer als in den Zellen der Triebmuskulatur. Während die P-Zellen untereinander nur durch einfache Desmosomen („gap junctions") verbunden sind, finden sich kleinere Glanzstreifen mit Maculae adhaerentes („tight junctions") vorwiegend bei Transitionalzellen und ihren Zellverbindungen zu Myokardzellen (Abb. 5). Die P-Zellen haben nur ein spärliches, wenig organisiertes, sarkoplasmatisches Retikulum. Ein typisches transversales tubuläres System fehlt. Die elektronenmikroskopischen Befunde des Sinusknotens sind bei den verschiedenen Spezies sehr ähnlich, z.B. beim Schaf (CAESAR et al. 1958), bei der Ratte (VIRAGH u. PORTE 1961a), beim Hund

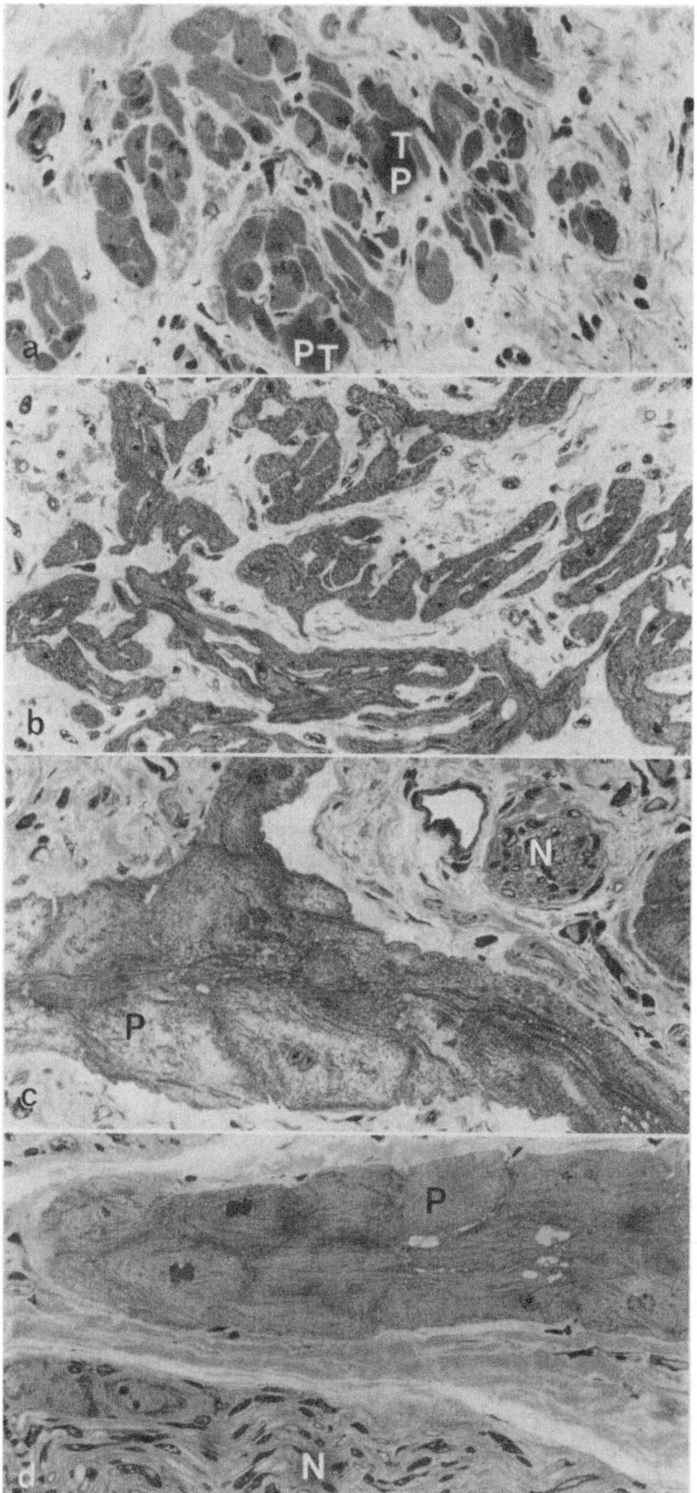
T
P
P T
a
b
N
P
c
P
N
d

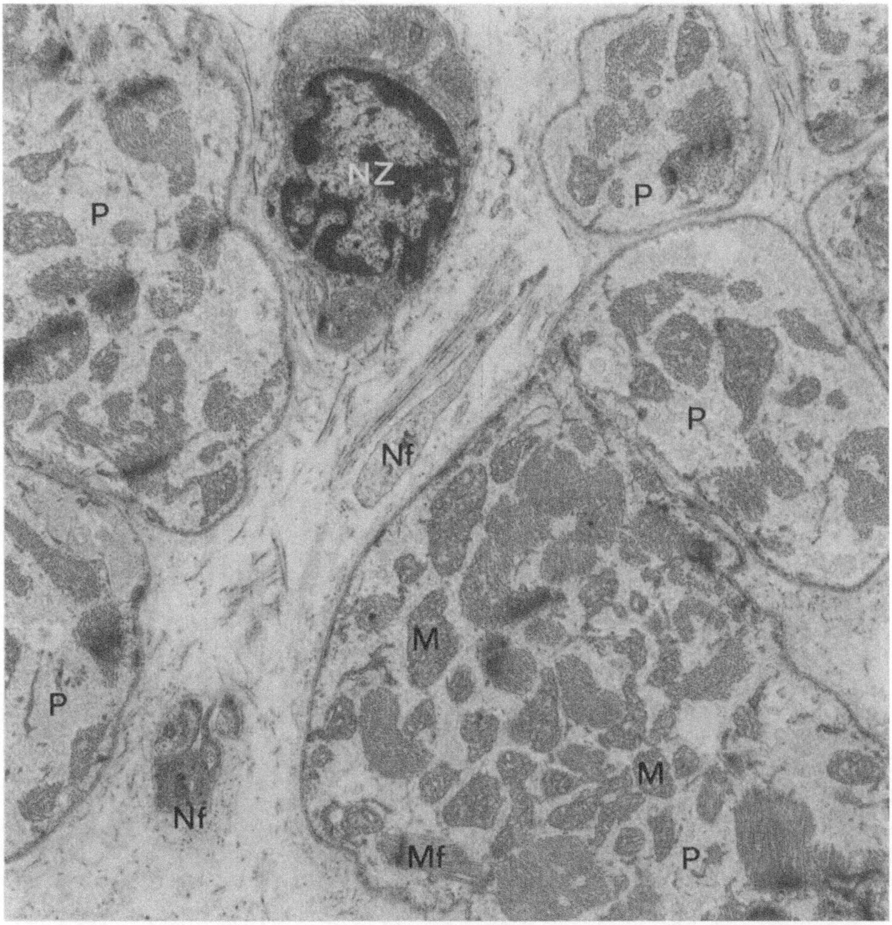

Abb. 5. Sinusknoten. Kalbsherz. Mehrere Pacemakerzellen (*P*) mit aufgelockertem Sarkoplasma, spärlichen Mitochondrien (*M*) und wenigen Myofibrillen (*Mf*). Im Interstitium eine terminale Nervenzelle (*NZ*) und schmale Terminalfasern (*Nf*). El.-opt. Vergr. ×5000; Abb.-Vergr. ×12000

(Kawamura 1961), beim Kaninchen (Trautwein u. Uchizono 1963) und beim Menschen (James 1966, 1970).

Im Bereich des AV-Knotens finden wir eine charakteristische ring- oder mäanderförmige Anordnung der spezifischen Muskelfasern (Abb. 4b). Die Zellen des AV-Knotens messen ähnlich wie im Sinusknoten nur 3–5 µm im Durchmesser und sind ebenfalls von zahlreichen kollagenen Bindegewebsfasern umge-

Abb. 4a–d. Lichtmikroskopische Darstellung des Reizbildungs- und Erregungsleitungssystems. Kalbsherz. **a** Sinusknoten mit helleren P- und dunkleren T-Zellen. **b** AV-Knoten mit typischen ring- und arkadenförmigen Strukturen der spezifischen Muskelfasern. **c** His-Bündel mit großen Purkinjefasern und kleinen Nerven (*N*) in der Nachbarschaft. **d** Ausschnitt aus dem linken Schenkel mit Purkinjefasern und einer größeren Nervenfaser (*N*). ×310

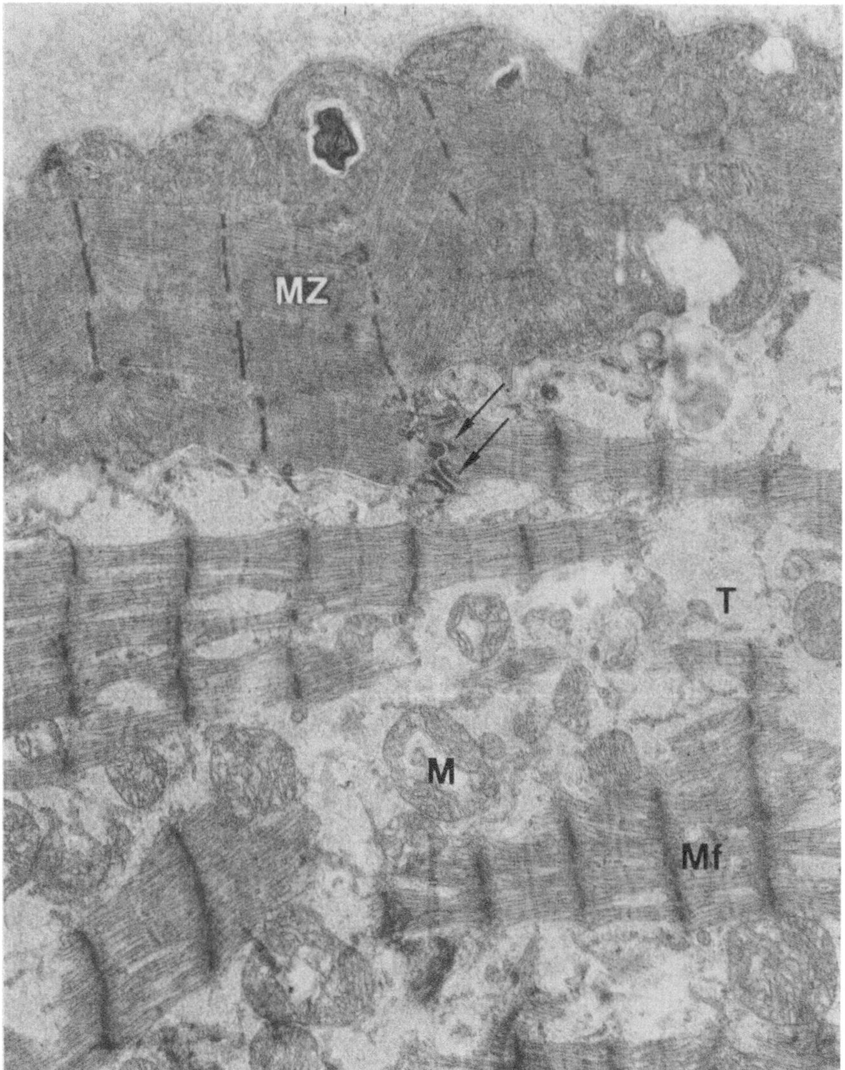

Abb. 6. Sinusknoten. Kalbsherz. Unmittelbar neben einer Transitionalzelle (*T*) Anteile einer Myokardzelle (*MZ*) mit sehr dicht beieinanderliegenden Myofibrillen (*Mf*). Mitochondrien (*M*), Glanzstreifen (↙ ↙). El.-opt. Vergr. ×6000; Abb.-Vergr. ×14000

ben. Elektronenmikroskopisch entsprechen die Zellen des AV-Knotens denen der Transitionalzellen des Sinusknotens (Abb. 7). Insgesamt können wir im AV-Knoten vier Zellformen unterscheiden: P-Zellen, überwiegend T-Zellen, einige Purkinje-Zellen sowie gewöhnliche Myokardzellen (JAMES und SHERF 1968). P-Zellen können gelegentlich in der Nachbarschaft des AV-Knotens, besonders im Grenzbereich zum Sinus venosus coronarius beobachtet werden. Nach unseren Untersuchungen am Kalbsherzen ist das eigentliche AV-Knoten-Gebiet frei

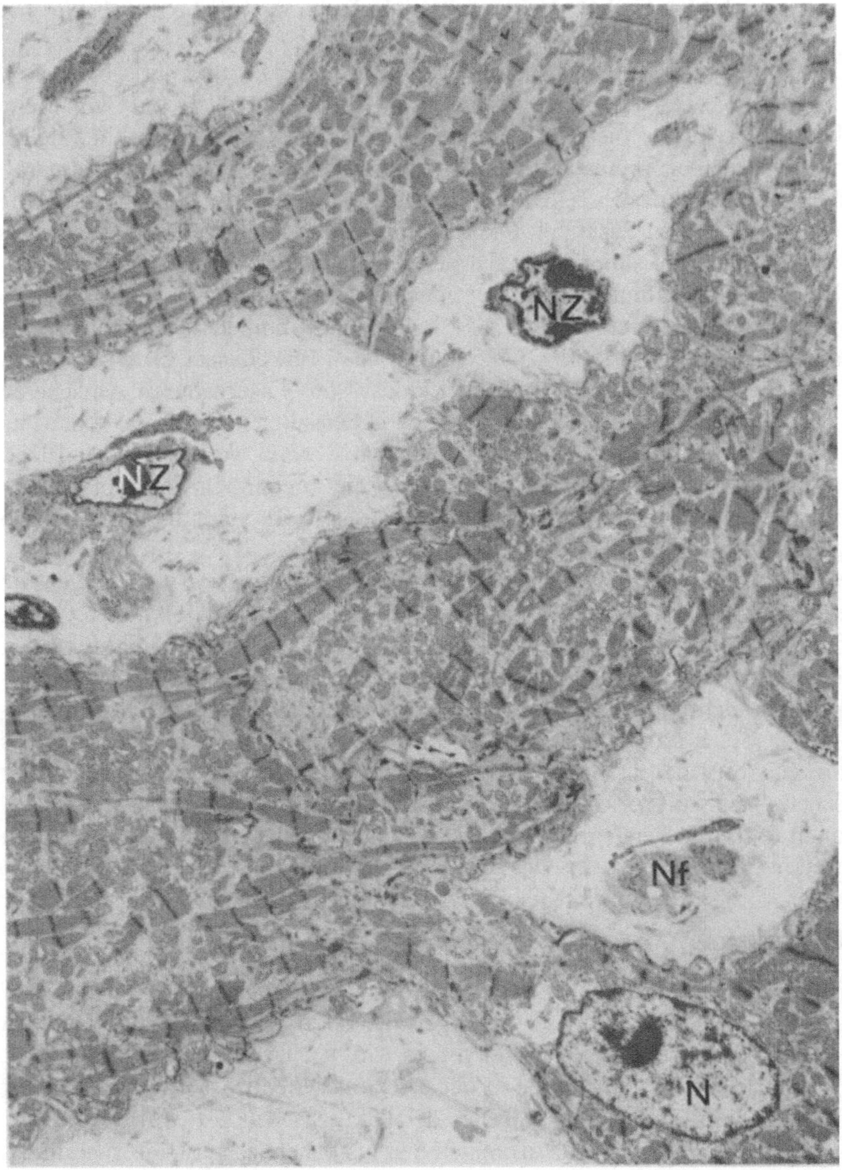

Abb. 7. Atrioventrikularknoten. Kalbsherz. Ausschnitt aus mehreren spezifischen Muskelzellen, die ringförmig angeordnet sind. *N* Zellkern, *NZ* terminale Nervenzellen, *Nf* Terminalfaser. El.-opt. Vergr. ×2000; Abb.-Vergr. ×4000

von P-Zellen. Im distalen AV-Knoten, d.h. im Übergangsbereich zum His-Bündel, grenzen T-Zellen und große, glykogenreiche Purkinje-Zellen aneinander. Während der Sinusknoten ganz für die Reizbildung verantwortlich ist, steht die Funktion des AV-Knotens im Dienste der Filterung der ankommenden Reize und Erregungen. Diese Verlangsamung der Erregung wird durch das Fehlen von voll ausgebildeten Glanzstreifen mit „tight junctions“ und Nexus begünstigt (De Felice u. Challice 1969).

Das His-Bündel besteht aus breiten, glykogenreichen und sarkoplasmareichen Purkinje-Zellen mit einer durchschnittlichen Breite von 9–11 µm (beim Rind kann die Breite bis zu 30 µm betragen). Die einzelnen Purkinje-Zellen sind von einer feinen bindegewebigen Hülle umgeben (Abb. 4c). Die meist parallel angeordneten Purkinje-Zellen des His-Bündels unterscheiden sich nur wenig von denen der beiden Schenkel. Die Purkinje-Zellen im Bereich des Ventrikels und insbesondere die subendokardial gelegenen Purkinje-Zellen sind noch wesentlich größer und können einen Durchmesser von 18 µm beim Menschen (von 40 µm beim Rind) erreichen (Abb. 4d). Bei der morphometrischen Analyse des His-Bündels zählte Doerr (1972) 115 spezifische Muskelfasern im Querschnitt. In der Peripherie der Schenkel nimmt die Zahl der Fasern durch Ausscheren und Verschmelzung ab. Mit zunehmendem Lebensalter kann die Vermehrung des Bindegewebes im His-Bündel auch quantitativ erfaßt werden (Hecht 1972). Elektronenmikroskopisch finden wir in den sehr breiten, sarkoplasmareichen Purkinje-Zellen meist unregelmäßig verteilte, kleine Mitochondrien mit ebenso unregelmäßig angeordneten Myofibrillen mit wechselnder Zahl von Sarkomeren (Abb. 8). Die wichtigsten Kennzeichen der Purkinje-Zellen sind – im Gegensatz zu den Zellen des Sinus- und AV-Knotengewebes – die voll ausgebildeten Glanzstreifen und zahlreichen „tight junctions“ und Nexus. Die Zellkontakte stellen die Grundlage der erheblich beschleunigten Erregungsleitung dar. Elektronenmikroskopische Befunde an den Purkinje-Zellen des Kalbes (Poche 1956) entsprechen denen des Schafes (Caesar et al. 1958), der Katze, des Hundes und des Kaninchens (Sommer u. Johnson 1968; Bencosme et al. 1969) sowie denen des Menschen (James u. Sherf 1971). In den Purkinje-Zellen des His-Bündels läßt sich auch mit Hilfe der Peroxydasetechnik kein transversales tubuläres System nachweisen (Sommer u. Johnson 1968b).

IV. Histochemie

Die Zellen des Erregungsleitungssystems haben einen hohen Gehalt an Glykogen (Nagayo 1910). Dabei soll das Glykogen der spezifischen Muskelfasern von dem des Arbeitsmyokards verschieden sein (Schiebler 1955; Schiebler et al. 1956). Der Gehalt an Natrium ist in der erregungsleitenden Muskelfaser höher als in der gewöhnlichen Myokardzelle; der Quotient Kalium/Natrium beträgt weniger als 1 (Davies et al. 1952a). Nach den histochemischen Untersuchungen von Schiebler (1961) kommen die Enzyme der anaeroben Glykolyse, wie z.B. die Milchsäuredehydrogenase, in den Purkinje-Zellen reichlicher vor als in der Arbeitsmuskulatur. Dagegen sind die Enzyme der aeroben Energiegewinnung, wie die Zytochromoxydase und die Succinodehydrogenase, deutlich vermindert. Morales u. Fine (1965) haben im Vorhof- und AV-Knotengewebe einen im Gegensatz zur Ventrikelmuskulatur erhöhten Gehalt an Adenosindi- und Adenosintriphosphatase beschrieben. Nach den biochemischen Untersuchungen von Kübler et al. (1969) und Roggendorf (1973) zeigt dagegen das Erregungsleitungssystem eine starke Verminderung kalziumaktivierbarer ATPasen und erklärt dadurch einen im Gegensatz zum Arbeitsmyokard erniedrigten Energiebe-

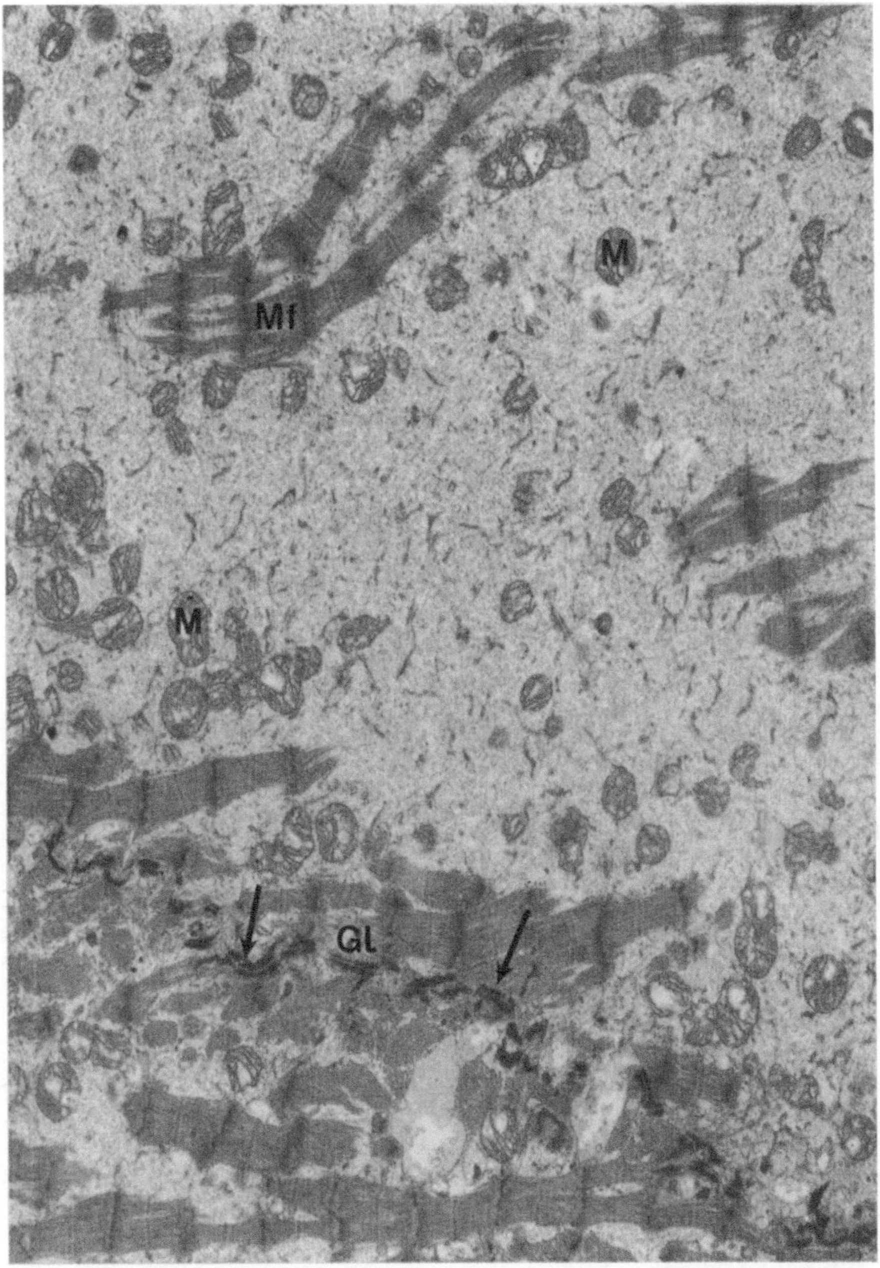

Abb. 8. His-Bündel. Kalbsherz. Ausschnitt aus zwei benachbarten Purkinjezellen mit lockerem Sarkoplasma, kleinen Mitochondrien (*M*) und unregelmäßig angeordneten Myofibrillen (*Mf*). Glanzstreifen (*Gl*) mit zahlreichen Desmosomen (Maculae adhaerentes ↙ ↙). El.-opt. Vergr. ×3900; Abb.-Vergr. ×9400

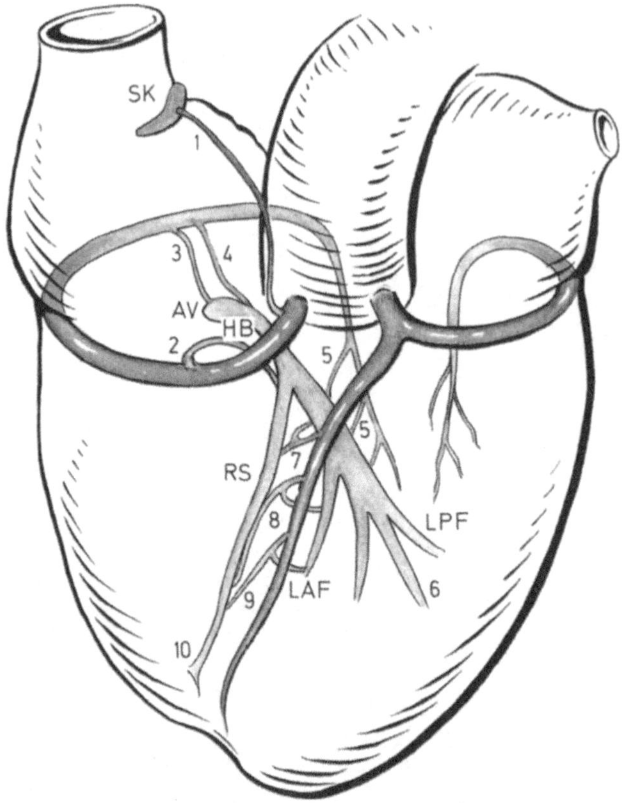

Abb. 9. Schema der Gefäßversorgung des Erregungsleitungssystems. *SK* Sinusknoten, *AV* AV-Knoten, *HB* His-Bündel, *RS* rechter Schenkel, *LAF* linksanteriorer Faszikel, *LPF* linksposteriorer Faszikel. Äste der rechten Koronararterie: *1* Ramus ostii venae cavae superioris, *2* Ramus cristae supraventricularis, *3* Ramus septi fibrosi, *4* Ramus septi interventricularis, *5* Rami perforantes posteriores, *6* Rami intramyocardiales. Äste der linken Koronararterie: *7* Ramus anterior perforans I, *8* Ramus limbi dextri, *9* Ramus anterior perforans III, *10* Rami intramyocardiales

darf. Das Verhältnis von oxydativer zu anaerober glykolytischer Energiebereitstellung ist in der spezifischen Muskulatur zugunsten der Glykolyse verschoben. Die Fasern des Erregungsleitungssystems enthalten ferner eine spezifische Cholinesterase, die ähnlich aufgebaut ist wie in den peripheren Nerven (MOMMAERTS et al. 1953; CARBONELL 1956; ISAACSON u. BOUCEK 1968).

V. Gefäßversorgung

Die Sinusknotenarterie durchzieht den Sinusknoten der Länge nach und versorgt ein reiches Kapillargebiet innerhalb der Knotenregion. Nach VERHAGE und V.D. HAUWAERT (1967) verliert die Sinusknotenarterie ihre äußere longitudinale Muskellage der Media beim Eintritt in den Sinusknoten, dessen Gewebe auch die Adventitia ersetzt. Die Sinusknotenarterie entspringt in der Mehrzahl der Fälle

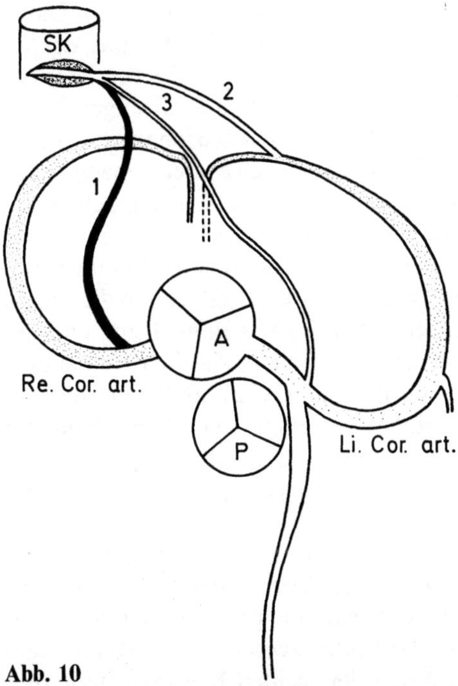

Abb. 10

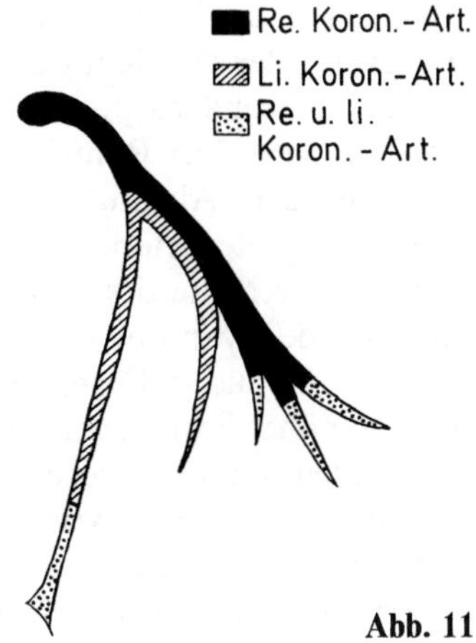

Abb. 11

Abb. 10. Schema zur Gefäßversorgung des Sinusknotens (*SK*). *1* Häufigster Typ des Abgangs der Sinusknotenarterie aus dem Hauptstamm der rechten Koronararterie. *2* Abgang der Sinusknotenarterie aus dem distalen R. circumflexus der linken Koronararterie. *3* Seltener Abgang der Sinusknotenarterie aus dem Hauptstamm der linken Koronararterie. *A* Aortenklappe, *P* Pulmonal-Klappe

Abb. 11. Schema der Gefäßversorgung des Erregungsleitungssystems. Die peripheren Anteile des rechten oder linken Schenkels können je nach Versorgungstyp von der dominierenden Koronararterie versorgt werden

1–3 cm distal des Ostiums der rechten Koronararterie als Ramus ostii venae cavae superioris (James 1961b; Lippestad u. Marton 1967; McAlpine 1975). Sie verläuft im subepikardialen Fettgewebe unterhalb des rechten Herzohres zur Mündung der oberen Hohlvene (Abb. 9). Die linke Herzkranzarterie ist ebenfalls häufig Ursprung der Sinusknotenarterie (in etwa 40–52% der Fälle). Sie kann entweder direkt nach Abgang des Ramus descendens anterior oder distal vom Ramus circumflexus der linken Koronararterie ausgehen (Abb. 10).

Zum Atrioventrikularknoten ziehen der Ramus septi fibrosi und zum His-Bündel der Ramus septi ventriculorum, zwei nahezu parallel verlaufende Gefäßäste der rechten Koronararterie (Abb. 9). dagegen erhalten die Bifurkation des His-Bündels, der linksanteriore Faszikel und der rechte Schenkel ihr Blut durch die septalen Äste des Ramus descendens anterior der linken Herzkranzarterie. Der linksposteriore Faszikel wird direkt vom Ramus descendens posterior der rechten Koronararterie versorgt. Auf diese unterschiedliche Blutversorgung hat schon Mahaim (1931) hingewiesen. In etwa 90% entspringt der Ramus septi fibrosi aus der rechten und nur in 10% aus der linken Herzkranzarterie (James

1961a, 1965a; CLARKE 1965; ROMHILT et al. 1968; FRINK u. JAMES 1973). Dieser Ursprung der AV-Knotenarterie entspricht etwa der Häufigkeit, mit der die Arteria descendens posterior von der jeweils dominierenden Herzkranzarterie gebildet wird. Der Ramus septi fibrosi entspringt aus einem U-förmigen Bogen zwischen dem Abgang der beiden hinteren absteigenden Koronararterienäste. Die AV-Knotenarterie tritt von dorsal in das Knotengewebe ein, macht dann etwa in der Mitte des Knotens einen scharfen Knick und zieht danach in das umgebende Vorhofmyokard. Sinus- und AV-Knoten zeigen ein charakteristisches Gefäßbild in Form irregulärer Plexus, wobei die Kapillardichte im Sinusknoten höher liegt als im AV-Knoten, im Vorhofmyokard jedoch nie die Dichte der beiden Knotengewebe erreicht (CLARKE 1965). Im His-Bündel sind dagegen parallel angeordnete Arteriolen charakteristisch. Die Kapillardichte entspricht hier der des AV-Knotens. VAN DEN HAUWAERT et al. (1972) fanden im dorsalen Anteil des AV-Knotens eine zehnfach größere Arterien- und Arteriolendichte als im Hauptstamm des His-Bündels. PAPE et al. (1969) stellten eine Kapillardichte im Arbeitsmyokard und im linken Schenkel des Erregungsleitungssystems im Verhältnis von 4:1 fest.

Anastomosen der AV-Knotenarterie bestehen mit den Rami perforantes der anterioren oder den rechts- bzw. linksposterioren Vorhofseptumarterien. VAN DEN HAUWAERT et al. (1972) konnten nach selektiver, postmortaler Koronarangiographie zwar Anastomosen an der Herzspitze zwischen dem Ramus descendens der linken und den posterioren Ästen der rechten Koronararterie darstellen, aber in keinem Fall Anastomosen im oberen Septumanteil zwischen dem Ramus septi fibrosi und Ästen der Rami perforantes der linken Koronararterie. Nach diesen Befunden soll nur der dorsale Anteil des AV-Knotens ausreichend mit Gefäßen versorgt sein. Der distale Anteil des AV-Knotens und das His-Bündel zeigen dagegen eine spärliche Vaskularisation; sie sollen daher bei Ischämien besonders gefährdet sein.

Die mittleren Anteile des rechten Schenkels und des linksanterioren Faszikels werden aus der linken Koronararterie vom Ramus limbi dextri und Rami perforantes anteriores, der linksposteriore Faszikel aus der rechten Herzkranzarterie durch Rami perforantes posteriores versorgt (Abb. 9). Die ganz peripher gelegenen Teile der beiden Tawaraschenkel erhalten ihr Blut von intramyokardialen Koronararterienästen, die auch für die Blutversorgung der umgebenden Triebmuskulatur verantwortlich sind. Diese Gefäßäste können je nach Versorgungstyp wahlweise von der linken oder rechten Koronararterie stammen. Eine schematische Darstellung dieser unterschiedlichen Gefäßversorgung ist in Abb. 11 wiedergegeben.

Zwischen den spezifischen Muskelfasern des Erregungsleitungssystems und in seiner unmittelbaren Umgebung finden sich zahlreiche venöse Sinusoide (TRUEX u. SCHWARTZ 1951; KENNEL et al. 1973). Der Abfluß des Blutes erfolgt über Venen, die parallel zu den Arterien verlaufen und in den Sinus coronarius oder direkt in den rechten Vorhof münden. Darüber hinaus bestehen im Bereich des rechten Schenkels und seiner Aufzweigungen Lymphgefäße, die auch als Curran-Scheide (1909) oder als Eberth-Belajeff-Spalträume (1866) bezeichnet werden. Diese Lymphgefäße können durch Tuscheinjektionen (WAHLIN 1928, 1932) oder durch Tantalsuspensionen (OSTERMEYER 1973) dargestellt werden.

VI. Nervale Versorgung

Bei der nervalen Versorgung des Herzens können wir postganglionäre sympathische und parasympathische sowie sensible Nerven unterscheiden. Nach TCHENG (1951) überwiegen die sympathischen Fasern (68%) gegenüber den parasympathischen (29%) und den sensiblen Fasern (3%). Die postganglionären sympathischen Fasern besitzen vorwiegend Beziehungen zu den Zervikalganglien und den fünf oberen Thorakalganglien (TRUEX 1961; JANSEN 1963). Die parasympathischen postganglionären Axone stammen von intrakardialen Ganglien, die ihre Impulse von praeganglionären vagalen Fasern erhalten. Die Nervenbündel folgen den Koronararterien und dringen in verschiedenen Höhen in das Myokard ein (TCHENG 1951). Nervenfasern und Ganglienzellen lassen sich in besonderer Dichte in der dorsalen Wand des Vorhofs und im Bereich der beiden Knoten des Erregungsleitungssystems nachweisen (STIENON 1926; SHANER 1929; HIRSCH et al. 1964; ROSSI 1978). SCHIEBLER u. DOERR (1963) unterscheiden folgende Ganglienzellansammlungen im Bereich des Erregungsleitungssystems: in der Gegend des Sinusknotens das Ganglion sinuatriale (Remak-Ganglion), an der Hinterwand der Vorhöfe das Ganglion atrioventrikulare (Ludwig-Ganglion) und in der Umgebung des Aortenbulbus das Ganglion bulbi aortici (Bidder-Ganglion).

Bei der parasympathischen Innervation des Erregungsleitungssystems soll der rechte Nervus vagus bevorzugt den Sinusknoten, der linke den AV-Knoten versorgen (TRUEX 1961). STOTLER u. MCMAHON (1947) fanden beim Menschen zahlreiche Nervenfasern, die von der subepikardialen Oberfläche in das Sinusknotengewebe eindringen und dort ein dichtes Geflecht bilden. Auch durch elektronenmikroskopische Untersuchungen kann der Reichtum an feinen Nervenfasern belegt werden (Abb. 5). Mit Hilfe der Cholinesterasereaktion können sympathische und parasympathische Nervenfasern differenziert werden (JAMES u. SPENCE 1966). ANGELAKOS et al. (1969) stellten im Sinus- und AV-Knoten einen erhöhten Dopamingehalt fest und schlossen auf eine stärkere adrenerge Innervation. Nach DOERR (1969) sollen im Sinusknoten weniger cholinerge Fasern vorkommen als im AV-Knoten.

Auch im AV-Knoten wurden zahlreiche Nervenfasern beobachtet (TAWARA 1906; TRUEX u. COPENHAVER 1947; TCHENG 1951; FIELD 1951b; ABRAHAM 1964; JAMES 1967; ROSSI 1978; HIRSCH 1970). WENSING konnte 1965 mittels der Acetylcholinesterase und der Silberimprägnation Nervenplexus im AV-Knoten nachweisen, die sich in beide Schenkel verfolgen ließen. Nach ABRAHAM u. ERDÉLY (1958) soll wegen der unterschiedlichen Cholinesteraseaktivität im Sinus- und AV-Knoten im sinuaurikulären System dagegen der Einfluß des Parasympathicus größer sein.

Dichte Nervengeflechte begleiten sowohl das His-Bündel als auch die beiden Tawara-Schenkel (TAWARA 1906; ROSSI u. BASSI 1962; JAMES 1967; HIRSCH 1970). Wir selbst fanden bei unseren elektronenmikroskopischen Untersuchungen am Kalbsherzen zahlreiche Nervenfasern in der unmittelbaren Nachbarschaft der spezifischen Muskelfasern des Reizbildungs- und Erregungsleitungssystems (Abb. 5, 7, 12). Dabei sahen wir neben großen, markhaltigen Nervenfasern (Abb. 12) besonders zahlreiche terminale Nervenfasern mit langen

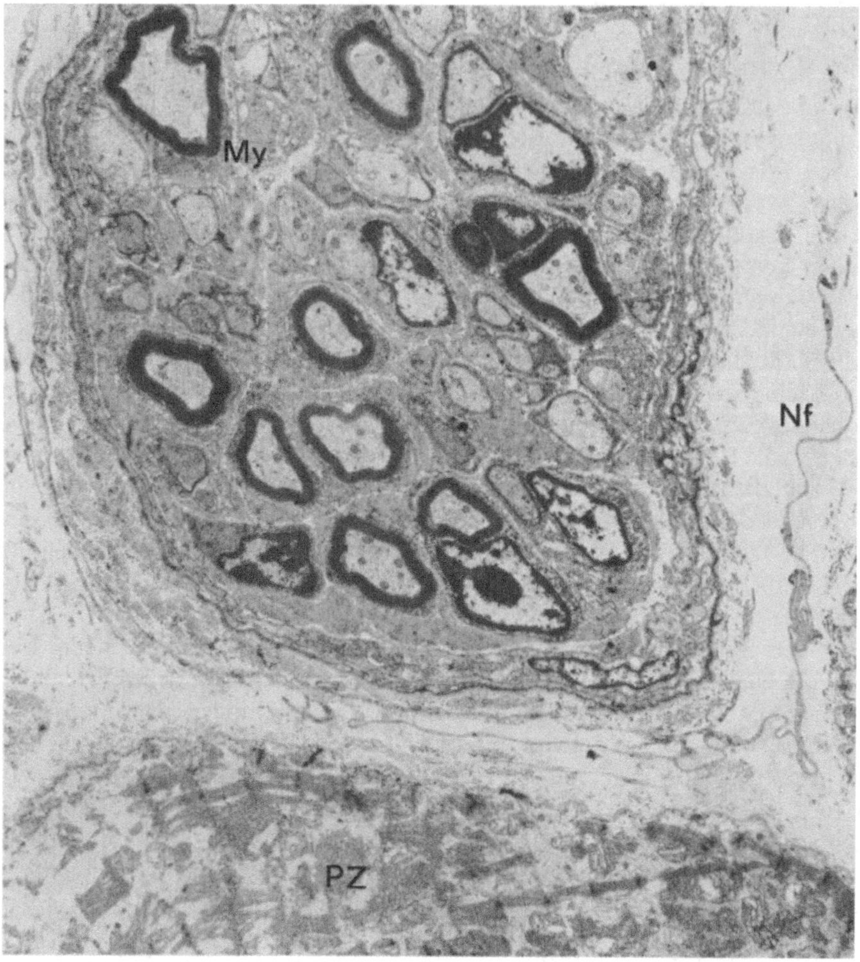

Abb. 12. Rechter Schenkel. Kalbsherz. Ausschnitt aus einem markhaltigen Nerven mit Myelinscheiden (*My*). Daneben zarte Terminalfasern (*Nf*). Anschnitt einer großen Purkinjezelle (*PZ*). El.-opt. Vergr. ×2400; Abb.-Vergr. ×5760

Fortsätzen, die bis an die Zellgrenzen der spezifischen Muskelfasern heranreichten. Wegen ihres Gehaltes an kleinen Vesikeln handelt es sich überwiegend um adrenerge Fasern. Durch fluoreszenzmikroskopische Untersuchungen konnte ihr Gehalt an Noradrenalin belegt werden (BORCHARD u. KNIERIEM 1974; BORCHARD 1978).

Zur Frage der Synapse im Erregungsleitungssystem ist häufig Stellung genommen worden. Feinste Nervenendigungen an der Oberfläche der Reizleitungsfasern sind von ASCHOFF (1910), BLAIR u. DAVIES (1935) sowie von DAVIES et al. (1952b) und POCHE (1956) beschrieben worden. Knopfartige nervöse Endigungen haben auch VIRAGH u. PORTE (1961) beobachtet. Den elektronenoptisch engen Kontakt zwischen marklosen Nervenfasern und spezifischen Muskelzellen

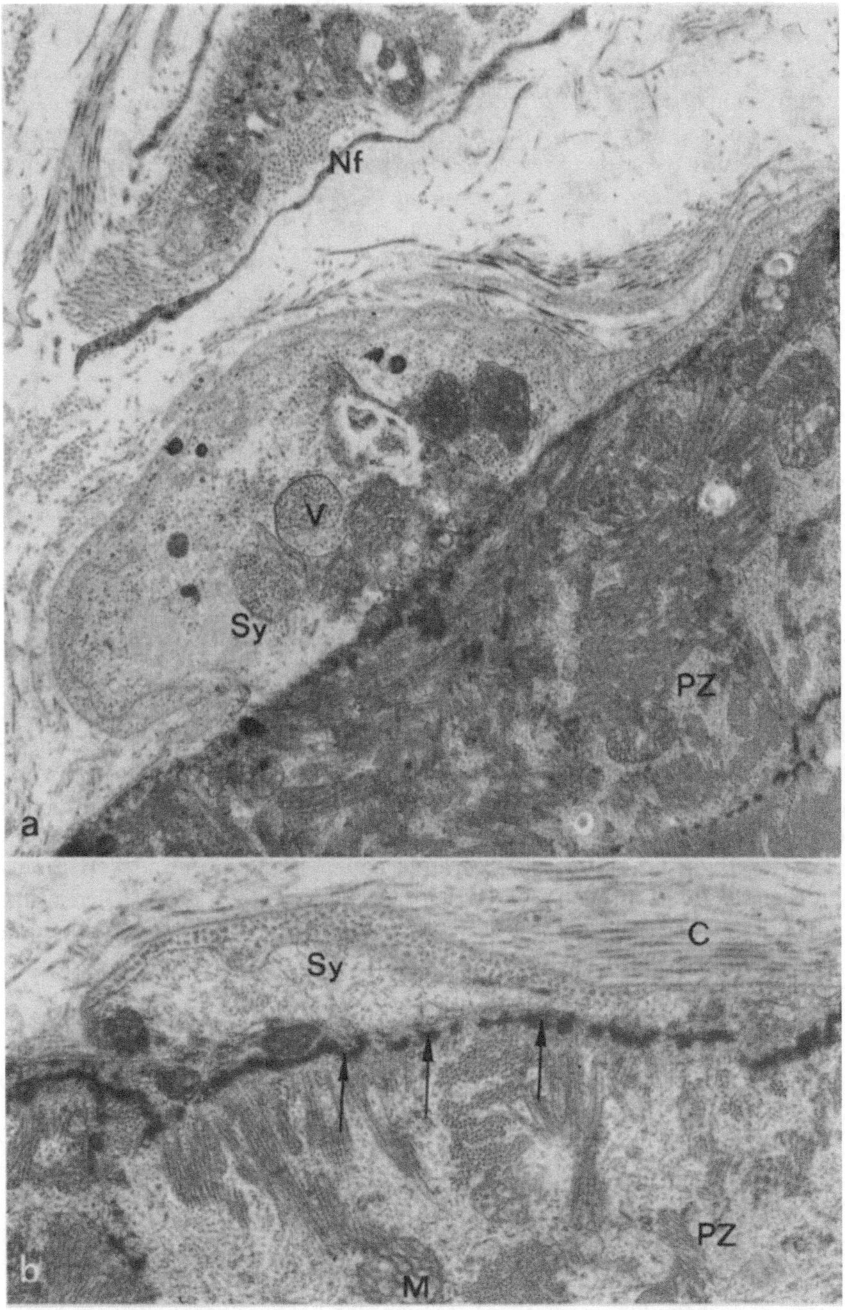

Abb. 13 a, b. Synaptische Nervenendigungen im His-Bündel. Kalbsherz. **a** Große Synapse (*Sy*) mit zahlreichen Vesikeln, die z.T. von einer Membran umgeben sind (*V*). Oberhalb davon eine Terminalfaser (*Nf*). Purkinjezelle (*PZ*). El.-opt. Vergr. ×4000; Abb.-Vergr. ×9600. **b** Eine andere Synapse (*Sy*) mit zahlreichen desmosomenartigen Verdichtungen an der äußeren Zellmembran (↙ ↙) der Purkinjezelle (*PZ*). Mitochondrien (*M*), kollagene Fibrillen (*C*). El.-opt. Vergr. ×6000; Abb.-Vergr. ×14400

haben Kawamura (1961), Rossi u. Bassi (1962), Trautwein u. Uchizono (1963) sowie Phillips (1965) gesehen. Trotzdem hielten Schiebler u. Doerr (1963) sowie Doerr (1969) diese morphologischen Befunde nicht für eindeutig genug, um Synapsen im Reizbildungs- und Erregungsleitungssystem als gesichert ansehen zu können. Wir konnten erstmalig am Kalbsherzen elektronenmikroskopisch eindeutig Synapsen im Bereich des His-Bündels nachweisen (Knieriem 1974c). Abbildung 13 zeigt zwei synaptische Nervenendigungen im Bereich der äußeren Zellmembran der Purkinje-Zellen des His-Bündels. Charakteristisch sind auch hier die zahlreichen Vesikel in der Synapse sowie die desmosomenartigen, kondensatorplattenähnlichen Verdichtungen an der äußeren Zellmembran der Purkinje-Zelle.

C. Allgemeine Untersuchungsmethoden

Neben der nur wenig verläßlichen makroskopischen Beurteilung sind es in erster Linie lichtmikroskopische histologische Untersuchungen anhand von Serienschnitten, die für die Befunderhebung und die Lokalisation der Veränderungen wichtig sind. Elektronenmikroskopische Untersuchungen können beim Menschen wegen des häufig zu langen Intervalls zwischen Tod und möglicher Bearbeitung nur selten und nur bedingt angewandt werden. Neben den Serienschnittuntersuchungen des Reizbildungs- und Erregungsleitungssystems sind auch die übrigen Obduktionsbefunde, insbesondere die histologischen Befunde der Arbeitsmuskulatur des Herzens sowie der extra- und intramuralen Koronararterienäste, für die Gesamtbeurteilung heranzuziehen (Knieriem u. Finke 1974). Davies (1971) stellte vier Regeln für die Untersuchung des menschlichen Erregungsleitungssystems auf: 1. Serienschnittuntersuchung, 2. Nachweis eindeutiger elektrokardiographischer Veränderungen, 3. Vergleich der pathologischen Befunde mit normalen Herzen der gleichen Altersgruppe, 4. Korrelation der morphologischen Befunde mit der klinischen Symptomatik und Anpassung der Untersuchungstechnik an klinische Fragestellungen (z.B. beim WPW-Syndrom).

Die Entnahme der Gewebeblöckchen wird von verschiedenen Autoren (Lev u. Watne 1954; Hudson 1960; James 1961a, 1965a; Davies 1967, 1971; Knieriem u. Finke 1974) in unterschiedlicher Weise angegeben. Der Verlauf des Erregungsleitungssystems kann sowohl an Querschnitten des Herzens als auch an Längsschnitten durch das Vorhof- und Kammerseptum untersucht werden. Die letztere Methode wird am häufigsten benutzt.

Zur Untersuchung des Sinusknotens wird bei der Obduktion von der Vorderwand der Vena cava superior aus ein trapezförmiger Gewebsblock von 4:3 cm so entnommen, daß das Herzohr mitangeschnitten wird. Dieser Gewebsblock wird fünf- bis sechsmal längsgeteilt, es ergeben sich bei der anschließenden histologischen Serienschnittuntersuchung Querschnitte durch den Sinusknoten. Bei WPW- oder LGL-Syndrom ist die vollständige Aufarbeitung des Septum interatriale bzw. beider atrioventrikulärer Klappenebenen notwendig (Davies 1971).

Für den Bereich des AV-Knotens und des His-Bündels sowie der Anfänge der beiden Schenkel und intraventrikulären Faszikel wird in der Regel aus dem

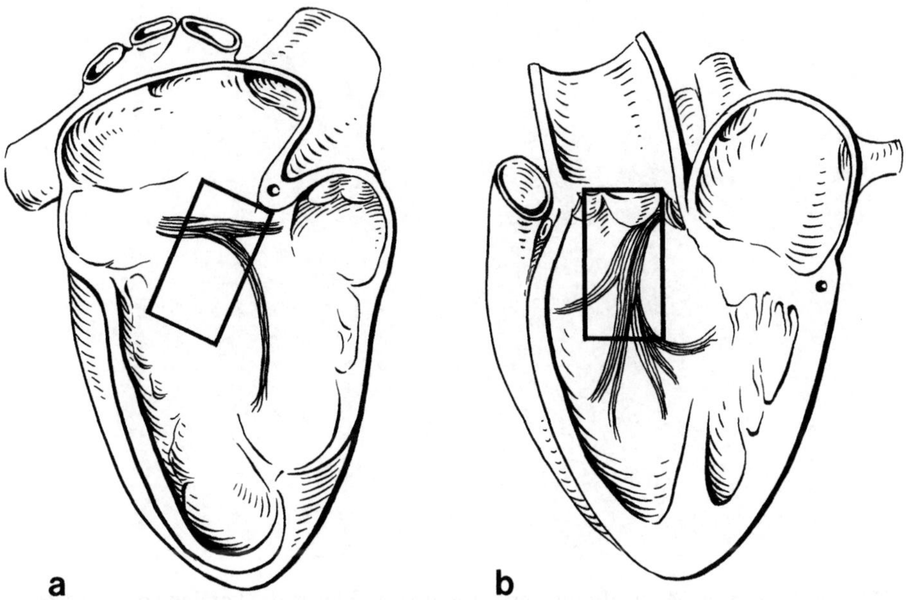

Abb. 14a, b. Schematische Darstellung der Schnittführung zur Entnahme des Gewebsblockes für die Serienschnittuntersuchung des Erregungsleitungssystems. **a** Blick auf den rechten Ventrikel, **b** Blick auf den linken Ventrikel

Bereich des Vorhof- und Kammerseptums nach Fixierung ein zentraler Gewebsblock mit den Anteilen des spezifischen Muskelsystems entnommen (Abb. 14a, b). Bei intraventrikulären Leitungsstörungen kann je nach klinischem Befund gemäß dem Verlauf der Bündel selektiv Gewebsmaterial entnommen werden. Bei der Serienschnittuntersuchung sollte die Schnittdicke ca. 4–6 µm betragen. Es genügt zunächst, jeden zehnten Schnitt aufzuziehen und zu färben, so daß pro Fall ca. 200–300 Schnitte zu beurteilen sind. Als Färbungen zur mikroskopischen Beurteilung haben sich neben der HE-Färbung insbesondere die Elastica-van-Gieson-Methode und die Färbung nach Masson als geeignet erwiesen.

D. Pathomorphologie des Erregungsleitungssystems

I. Störungen der Sinusknotenfunktion

1. Syndrom des kranken Sinusknotens

Die Diagnose der Sinusknotenerkrankung wird klinisch, insbesondere elektrokardiographisch gestellt. Im deutschsprachigen Raum wird häufig der Begriff des Sinusknoten-Syndroms verwandt. Elektrokardiographisch ist das Bild gekennzeichnet durch verschiedene Rhythmusstörungen: ausgeprägte Sinusbradykardie, Sinusknotenstillstand und intermittierende supraventrikuläre Tachykardien im Sinne eines sogenannten Tachy-Bradykardie-Syndroms. Von manchen Autoren wird auch die langsame Form des Vorhofflimmerns hinzugerechnet

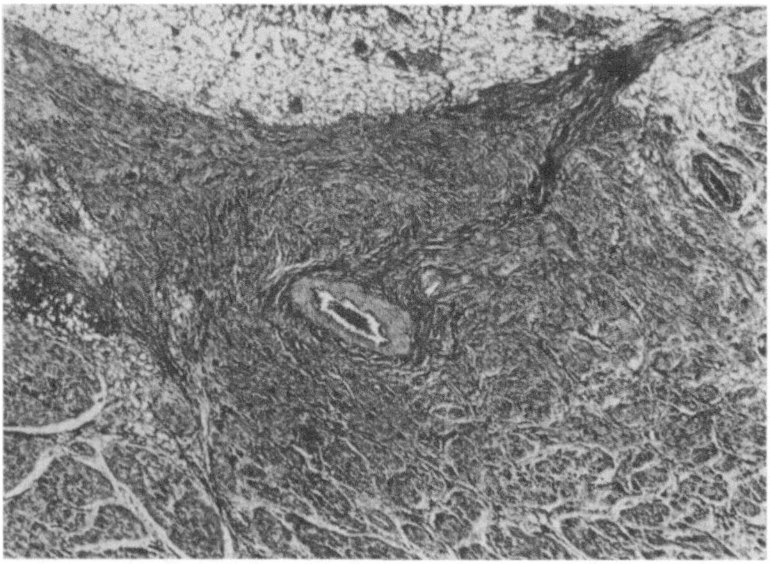

Abb. 15. 30jähriger Mann. Brady- und Tachyarrhythmien bei kombiniertem Aortenvitium. Deutliche interstitielle Fibrose des Sinusknotens mit Atrophie der spezifischen Muskelfasern. Keine entzündlichen Infiltrate. ×25

(Ferrer 1968). Allerdings ist die Zuordnung umstritten, da die Kammerfrequenz bei Vorhofflimmern nicht mit dem Sinusknoten, sondern mit dem Funktionszustand des AV-Knotens zusammenhängt. Gelegentlich wird auch das hypersensitive Karotissinussyndrom zur Sinusknotenerkrankung hinzugezählt; andererseits muß dieses Syndrom auch als eigenständige Erkrankung angesehen werden (s. Kap. 6C).

Aus klinischer, pathophysiologischer und elektrokardiographischer Sicht betrachtet, beruht das Sinusknotensyndrom auf einer Schädigung der spezifischen Schrittmachermuskulatur sowie teilweise auch auf einer Mitbeteiligung der Vorhofmuskulatur und des peripheren vegetativen Nervensystems. Histologisch findet sich in allen Fällen von Sinusknotensyndrom eine deutliche perivaskuläre und interstitielle Fibrose bei gleichzeitigem Verlust bzw. Atrophie der spezifischen Muskelzellen (Abb. 15). Auch Doerr (1975) beschreibt die Pathologie des Sinusknotens als eine der „Narbenbildung". Die Diagnose einer Fibrose des Sinusknotens bedarf aber einer kritischen Beurteilung, da schon der normale Sinusknoten einen mittleren Bindegewebsgehalt von 58–60% (Knodt 1970) aufweist. Die Fibrose soll im Alter zunehmen (Lev 1954; Davies u. Pomerance 1972). Nach den Untersuchungen von Wedler (1964) und Knodt (1970) soll der Bindegewebsgehalt des Sinusknotens während des ganzen Lebens bei gesunden Patienten relativ konstant bleiben oder eine nur leichte, nicht signifikante Schwankung um den Normalwert erkennen lassen. Von einer Fibrose des Sinusknotens sollte nach diesen Autoren nur gesprochen werden, wenn mehr als 70% des Sinusknotens durch Bindegewebe ersetzt sind. Mit der Fibrose geht stets eine Atrophie der Schrittmacherzellen einher (Schneider 1981). Demoulin

u. KULBERTUS (1977) weisen darauf hin, daß das kollagene Bindegewebe die Verbindung des Sinusknotens mit der Vorhofmuskulatur, insbesondere im Bereich der internodalen Bündel, unterbricht und so die Sinusknotenfunktionsstörungen hervorruft. Allerdings finden sich die gleichen Veränderungen (Fibrose und Atrophie) auch bei Zellen ohne typisches oder voll ausgebildetes Sinusknotensyndrom (s. Abschnitt D.I.2). Über die Bedeutung der Koronararteriensklerose in der Pathogenese des Sinusknotensyndroms bestehen unterschiedliche Auffassungen. Aufgrund koronarangiographischer Untersuchungen von ENGEL et al. (1975) wird für das Sinusknotensyndrom eine ursächliche Bedeutung arteriosklerotischer Veränderungen der Sinusknotenarterie verneint. Auf der anderen Seite kann ein Sinusknotenstillstand experimentell durch Ligatur der Sinusknotenarterie erreicht werden (BOTTI et al. 1957a, b; JAMES u. HERSHEY 1962; BILETTE 1973). BOTTI fand nach Unterbindung der Sinusknotenarterie bei Hunden Mikroinfarkte der Vorderwand des rechten Vorhofs sowie degenerative Veränderungen im Bereich des Sinusknotens. BILETTE (1973) beschrieb eine Verlangsamung der Sinusknotenfunktion durch experimentelle Ischämie der Sinusknotenregion. WINTERNITZ u. SELYE (1929) sowie LIPPESTAD u. MARTON (1967) beschrieben Thrombosen der Sinusknotenarterie oder der rechten Koronararterie, die eine Sinusbradykardie oder gar einen Sinusstillstand hervorriefen. VOIGT (1968) beobachtete drei Fälle eines plötzlichen Herzstillstands durch Stenose oder Hypoplasie der Sinusknotenarterie. Auch nach herzchirurgischen Eingriffen, bei denen die Sinusknotenarterie verletzt wird, kann es postoperativ zur Ausbildung eines Sinusknotensyndroms kommen. Bei der Resektion des rechten Herzohres kann im Einzelfall die Sinusknotenarterie unterbunden werden, wenn sie aus der rechten Koronararterie entspringt und die Vena cava superior im Uhrzeigersinn umläuft. Entspringt sie dagegen aus der linken Herzkranzarterie, so kann es zu Störungen der Sinusknotenfunktion beim Einsetzen einer künstlichen Mitralklappe oder auch einer Aortenklappe sowie auch bei Resektion des linken Herzohres kommen (MCALPINE 1975). Ferner werden ischämische Veränderungen der Sinusknotenregion auch im Gefolge einer Panarteriitis nodosa beobachtet (JAMES 1966; KNIERIEM et al. 1978; MECKING 1980). Eine besondere Bedeutung für die Störungen der Sinusknotenfunktion haben entzündliche Prozesse des Epi- und Perikards. Schon KEITH u. FLACK (1907) haben bei der Erstbeschreibung des Sinusknotens darauf hingewiesen, daß der Sinusknoten in einer Art Sickergrube des Herzens liegt. Bei entzündlichen Prozessen des Herzbeutels sowie bei der Resorption von Perikardergüssen ist der Sinusknoten häufig mitbetroffen. In 14 eigenen Fällen fanden sich sechsmal entzündliche Rundzellinfiltrate im Bereich des subepikardialen Fettgewebes (MECKING 1980). Deutliche Entzündungszeichen fanden sich in einem Fall mit chronischer Peri- bzw. Epikarditis und in einem Fall einer frischen fibrinösen Perikarditis (Abb. 16). SCHÖNBERG (1908) und HEDINGER (1910) fanden angeblich immer entzündliche Infiltrate in der Sinusknotenregion bei Fällen mit „chronischer Arrhythmie". KOCH (1909b, 1910) glaubte dagegen, daß schüttere Rundzellinfiltrate allein keine pathogenetische Bedeutung für die Störung der Sinusknotenfunktion hätten. 1962 hat JAMES wiederum das Sinusknotensyndrom als Folge einer entzündlichen Schädigung des Sinusknotens bei Perikarditis beschrieben. MARTON u. LIPPESTAD (1969) beobachteten bei einem Sinusknotensyndrom ein peri- bzw.

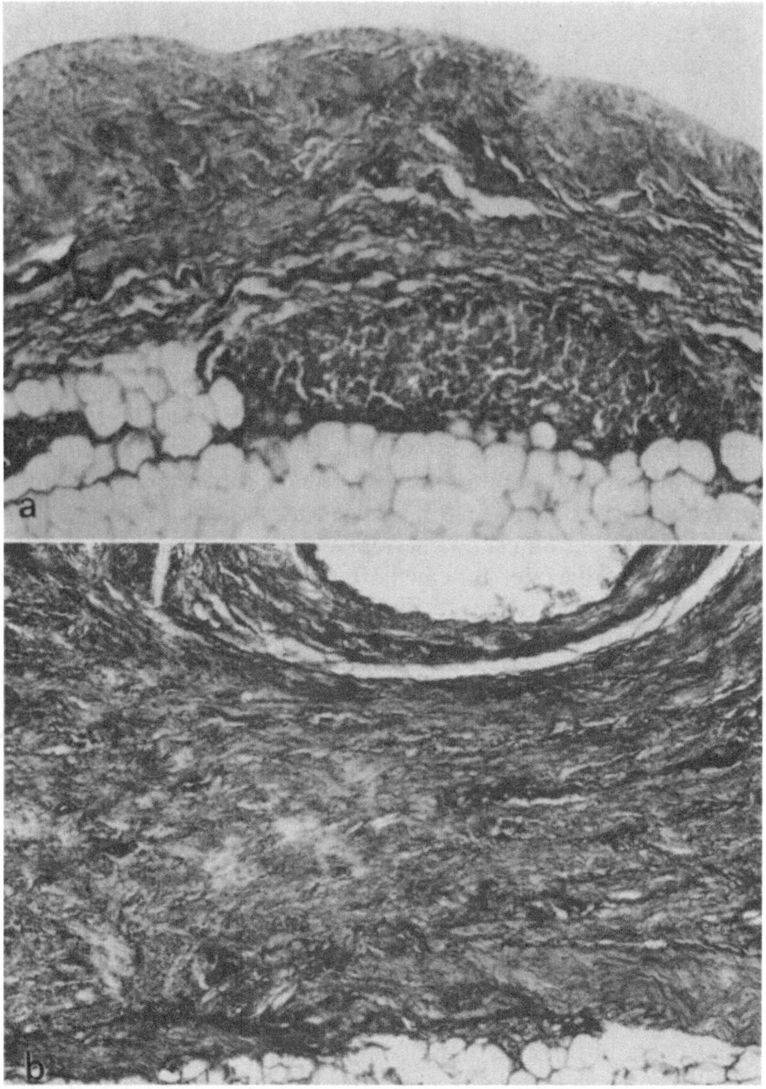

Abb. 16 a, b. 63jähriger Mann. Tachy-Bradykardie-Syndrom bei chronischer Peri- und Epikarditis. **a** deutliche Perikardfibrose mit lymphozytären Infiltraten im Fettgewebe oberhalb des Sinusknotens. × 75. **b** Ausgeprägte Fibrose des Sinusknotens mit spärlichen atrophischen spezifischen Muskelfasern. × 75

epikarditisches hämorrhagisches entzündliches Infiltrat. DOERR (1975) berichtete ebenfalls über einen Fall eines Sinusknotensyndroms bei chronischer Myokarditis. Nach unserer Erfahrung finden sich die entzündlichen Infiltrate im Bereich der Sinusknotenregion häufig auch im Bereich der benachbarten peripheren Nerven und Ganglien und erklären die wechselnden, oft nur passageren Funktionsstörungen des Sinusknotens. Neben einer Fibrose und Atrophie findet sich

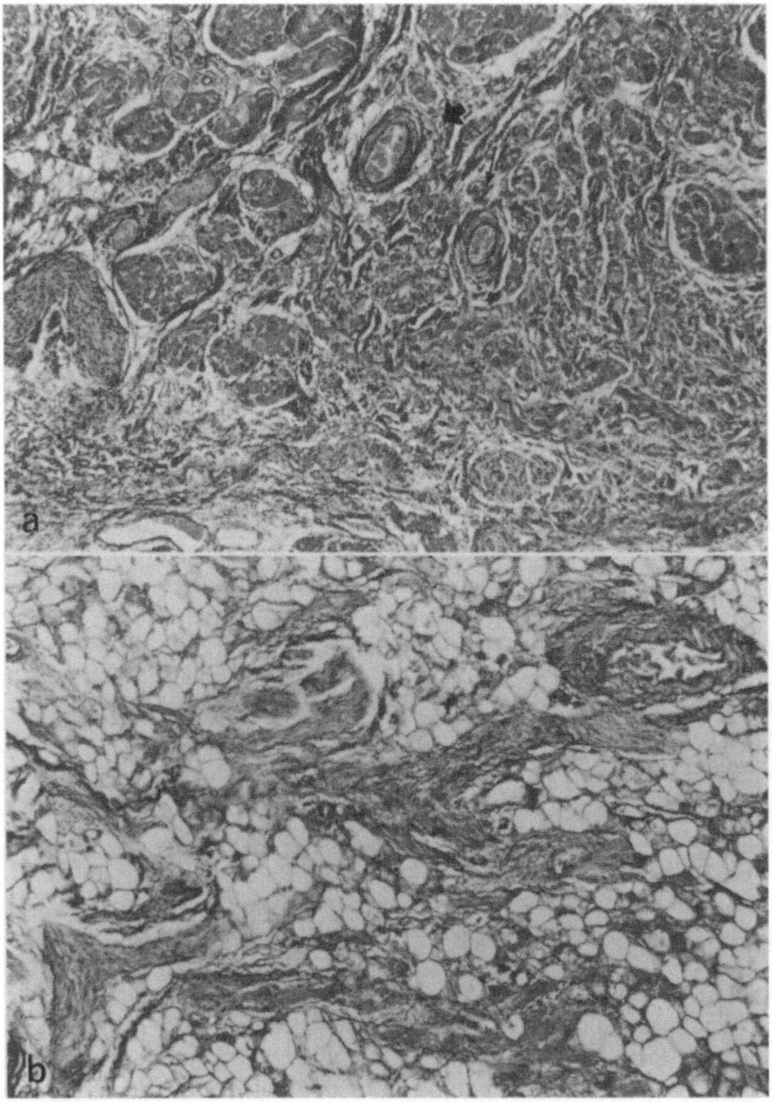

Abb. 17. a 11jähriger Junge. Tachy-Bradykardie-Syndrom bei hypertrophischer, nicht obstruktiver Kardiomyopathie. Abnormer Sinusknoten um ungewöhnlich kleine Äste einer Sinusknotenarterie und diffuser interstitieller Fibrose. ×80. **b** 47jährige Frau. Tachy-Bradykardie-Syndrom, Schrittmacherimplantation bei kongestiver Kardiomyopathie. Deutliche interstitielle Fibrose und Lipomatose des Sinusknotens mit Atrophie der spezifischen Muskelfasern. ×75

häufig auch im Bereich des Sinusknotens eine Lipomatose, insbesondere bei starker Adipositas cordis. Hypertrophie und insbesondere Dilatation der Vorhöfe können ebenfalls zu Sinusknotenfunktionsstörungen führen. Nach LAAS (1962) soll es sich dabei nicht um die Ursache, sondern die Folge der Sinusknotenfunktionsstörungen handeln im Sinne eines „Kompensationsmechanismus".

Bei Fällen mit hypertrophischer, nicht obstruktiver Kardiomyopathie wurden von uns Störungen der Architektur der Sinusknotenregion beobachtet und als Zeichen der allgemeinen Texturstörung der Herzmuskulatur bei diesen Formen der hypertrophischen Kardiomyopathie gedeutet (Knieriem et al. 1978; Mecking 1980). Ähnliche Texturstörungen der Sinusknotenregion haben wir auch im Fall einer kongestiven Kardiomyopathie beobachtet (Abb. 17).

Das Sinusknotensyndrom kann auch familiär gehäuft auftreten. Caralis u. Varghee (1976) beschrieben ein Sinusknotensyndrom als familiäre Erbkrankheit mit dominantem Erbgang. Nach Ansicht der Autoren soll ein erhöhter Vagustonus vererbt werden, der die Aktivität der P-Zellen schwächt und so zu einer Bradykardie führt. Ein chronisch erhöhter Vagustonus könnte über einen Gewöhnungsmechanismus auch Brady-Tachykardien bedingen.

2. Andere Sinusknotenfunktionsstörungen (Sinusknotenstillstand und Sinusknotenblock, Sinusknotentachykardie)

Teilstörungen der Sinusknotenfunktion, wie z.B. ein Sinusknotenstillstand oder Sinusknotenblock sowie eine Sinusknotentachykardie, werden elektrokardiographisch häufig beobachtet, ohne daß ein vollständig ausgeprägtes Sinusknotensyndrom vorliegt. In diesen Fällen sind die pathomorphologischen, insbesondere histologischen Veränderungen häufig ähnlich denen, die auch beim Sinusknotensyndrom gefunden werden.

Diese, in der Regel unspezifischen, morphologischen Veränderungen lassen nur selten Hinweise zur unmittelbaren Ätiologie der Sinusknotendysfunktion zu. Es ist auch nicht in jedem Falle möglich, die histologischen Befunde immer eindeutig den elektrokardiographischen Befunden zuzuordnen, da gleichartige morphologische Veränderungen bei Fällen mit und ohne voll ausgebildetes Sinusknotensyndrom gefunden werden können. Dagegen glaubt Hudson (1960), in 14 von 15 Fällen mit Arrhythmie immer eine eindeutige Zuordnung aufgrund der histologischen Befunde treffen zu können. Die Frage, ob eine systematische vollständige Aufarbeitung und feingewebliche Untersuchung des gesamten rechten Vorhofes, und damit auch aller internodalen Verbindungen und fraglicher sekundärer Schrittmacherzentren im Einzelfall eine genauere Korrelation ermöglichen könnte, läßt sich zur Zeit nicht beantworten, da solche aufwendigen Untersuchungen bisher nicht durchgeführt wurden. Auch wurde bisher die Bedeutung des peripheren vegetativen Nervensystems in Bezug auf die Funktionsstörungen der Sinusknotenregion nicht ausreichend bearbeitet (s. auch Knieriem 1974C; Borchard 1978).

II. Störungen der sinu-atrioventrikulären Überleitung (WPW-Syndrom, LGL-Syndrom)

1930 berichteten Wolff et al. über elf Patienten, bei denen sie wiederholt paroxysmale tachykarde Phasen beobachtet hatten (vgl. Kap. 6E). Aufgrund der elektrokardiographischen Befunde wurde ein Typ A (sternal positiv) von einem Typ B (sternal negativ) unterschieden. Die Häufigkeit dieser Erkrankung wurde mit etwa 2‰ angegeben, bei Patienten mit paroxysmaler Tachykardie zwischen 5 und 25%. 1952 beschrieben LOWN, GANONG u. LEVINE ein ähnliches Syndrom, bei dem jedoch im Elektrokardiogramm der Kammerkomplex schmal ist.

HOLZMANN u. SCHERF versuchten 1932, das WOLFF-PARKINSON-WHITE-Syndrom als Folge einer vorzeitigen Erregung des Ventrikels durch eine zusätzliche, schnelleitende AV-Brücke unter Umgehung der Bremsfunktion des AV-Knotens zu erklären. Diese Hypothese wurde durch die Befunde von KENT (1913a, b, 1914a, b) gestützt, der zwischen dem Vorhof und Ventrikel eine Brücke aus spezifischen Muskelfasern beschrieb. HUNTER et al. (1940) vermuteten zwei unabhängige Schrittmacher. PRINZMETAL et al. (1952) sah die Ursache in einer Störung bzw. Fehlanlage des AV-Knotens. 1943 wurden von WOOD et al. bei einem 16jährigen Jungen drei zusätzliche Verbindungen zwischen Vorhof und Kammermuskulatur beschrieben. Auch LEV et al. (1955, 1963, 1966), ROSSI u. ROVELLI (1955; s. auch ROSSI 1978), MAHAIM et al. (1941, 1947) haben in zahlreichen Einzeluntersuchungen abnorme Muskelbrücken zwischen Vorhof- und Kammermuskulatur nachweisen können. Andererseits haben in nahezu ebensovielen Fällen SÖDERSTROM (1942), MAHAIM u. BOGDANOVIC (1948), LANGENDORF et al. (1952), PRINZMETAL et al. (1952), JAMES (1961a), MEREDITH u. TITUS (1968), SCHUMANN (1970) auch bei sorgfältiger histologischer Aufarbeitung der Atrioventrikularregion keine zusätzlichen Verbindungen nachweisen können. Die in letzter Zeit veröffentlichten Befunde von DAVIES (1971), LEV (1973), BRECHENMACHER et al. (1975, 1977) und auch die chirurgisch-elektrokardiographischen Studien von COBB et al. (1968 – epikardiales Mapping mit anschließender Inzision der abnormen Leitungsbahnen) lassen aber die Vorstellung abnormer Muskelbrücken als richtig erscheinen.

Das LOWN-GANONG-LEVINE-Syndrom (LGL-Syndrom) wurde bisher pathologisch-anatomisch nur in zwei Fällen von BRECHENMACHER et al. (1974, 1976) untersucht. Offenbar wird diese Funktionsstörung durch Muskelbrücken hervorgerufen, die vom Vorhof zum His-Bündel ziehen.

Die anomalen Verbindungen zwischen Vorhof- und Kammermuskulatur können in Anlehnung an die Vorschläge von KENT (1914), MAHAIM u. GANDER (1947) und JAMES (1961) sowie nach ANDERSON et al. (1975) wie folgt unterschieden werden (vgl. Abb. 18):

1. Die sog. Kent-Bündel (direkte akzessorische Verbindungen) verbinden die Vorhöfe direkt mit der Arbeitsmuskulatur der Kammer. Diese Verbindungen finden sich sowohl im linken als auch im rechten Herzen (parietal) sowie durch die Vorhofkammersepten (septal). Am häufigsten wird das sogenannte rechte Vorhofbündel (Paladino-Bündel) beobachtet. Diese Verbindungen bestehen überwiegend aus normaler Herzmuskulatur, in die z.T. Purkinje-artige Zellen eingelagert sind. Bei Patienten ohne Herzrhythmusstörungen werden diese Fasern selten gefunden. Nach TRUEX et al. (1958) finden sich diese Fasern noch bei Föten und Neugeborenen bis zu sechs Monaten. Angeblich sollen diese Fasern normalerweise durch Fibrosierung des AV-Ringes während des Alterns unterbrochen werden und sich zurückbilden.

2. Die sog. Mahaim-Fasern sind Verbindungen, die vom AV-Knoten, His-Bündel oder intraventrikulären Erregungsleitungsfasern direkt zur Ventrikelmuskulatur ziehen (nodo-ventrikuläre oder faszikulo-ventrikuläre Fasern). Ma-

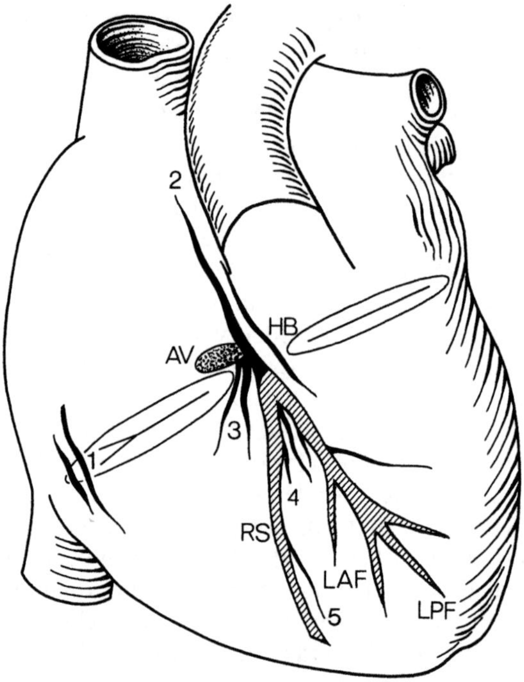

Abb. 18. Schematische Darstellung der akzessorischen atrioventrikulären Muskelfasern. *1* Kent-Bündel, *2* James-Fasern, *3* obere Mahaim-Fasern, *4* mittlere Mahaim-Fasern, *5* untere Mahaim-Fasern. *AV* AV-Knoten, *HB* His-Bündel, *RS* rechter Schenkel, *LAF* linksanteriorer Faszikel, *LPF* linksposteriorer Faszikel

haim-Fasern bestehen aus spezifischen und/oder transitionalen Herzmuskelzellen.

3. James-Fasern (atrio-faszikuläre Verbindungen) sind Umgehungen des AV-Knotens, die im Gegensatz zum Kent-Bündel dem atrialen Erregungsleitungssystem entspringen. Meist entstammen sie dem Thorel-Bündel. Sie ziehen zum His-Bündel, aber auch direkt zu den Faszikeln. Die James-Fasern bestehen vorzugsweise aus Vorhofmuskulatur und/oder Purkinje-ähnlichen Herzmuskelzellen.

Beim WPW-Syndrom werden in der Mehrzahl der Fälle Kent-Bündel (insbesondere die Paladino-Brückenfasern) und Mahaim-Fasern beobachtet. Hingegen scheint beim LGL-Syndrom die Existenz von James-Fasern im Vordergrund zu stehen.

Abschließend bleibt die Frage, warum es bei beiden Syndromen nur zwischenzeitlich zu tachykarden Phasen kommt, wenn doch die anomalen Brükken anatomisch vorgegeben sein sollen. Was gibt den Anstoß zu derartigen Entgleisungen der Erregungsleitung? Welche pathologisch-anatomischen Störungen liegen vor, wenn keine abnormen Leitungsverbindungen nachgewiesen werden können, oder wenn nach chirurgisch korrekter Durchtrennung der durch Mapping gefundenen Muskelbrücken die WPW-Symptomatik bestehen bleibt? Weitere sorgfältige kombinierte und korrelierte elektrophysiologische, chirurgische und histopathologische Untersuchungen dieser seltenen Krankheitsbilder sind hier erforderlich.

III. Atrioventrikuläre Überleitungsstörungen und Blockierungen

1. Kongenitaler AV-Block

Der Begriff des kongenitalen AV-Blocks ist nicht einheitlich definiert. In der Regel werden aber heute alle Blockformen als kongenital bezeichnet, die entweder schon vor, bei oder unmittelbar nach der Geburt beobachtet werden, und bei denen eine Myokarditis, ein Trauma oder ein Tumor ausgeschlossen werden können. Mit Hilfe des sog. fetalen Elektrokardiogramms können heute komplette Herzblöcke ante partum gesichert werden (erste Beschreibungen von LARKS u. LONGO 1960; WYSS u. TÖNDURY 1963). Beim kongenitalen Herzblock unterscheiden wir: a) isolierte Unterbrechungen der AV-Überleitung an einem sonst regelrecht entwickelten Herzen, b) AV-Blockierungen, die mit kongenitalen Mißbildungen des Herzens kombiniert sind und schließlich c) Fälle von sogenanntem familiären Block (vgl. auch KANGOS et al. 1967; GRIFFITHS 1971). Nach LEV (1972) können die verschiedenen Formen des kongenitalen AV-Blocks – unabhängig davon, ob sie isoliert oder mit anderen Vitien kombiniert vorkommen – auch nach dem Sitz der morphologisch nachweisbaren Leitungsunterbrechung unterschieden werden: 1. Leitungsunterbrechung zwischen Vorhof (AV-Knoten oder atrialer Teil des His-Bündels) und penetrierendem Teil des His-Bündels, 2. Leitungsunterbrechung im mittleren und distalen Bereich des His-Bündels, 3. Störungen der AV-Überleitung bei aberrierendem Erregungsleitungssystem. Mit Hilfe des His-Bündel-Elektrokardiogramms läßt sich der Ort einer Unterbrechung im Erregungsleitungssystem bestimmen. Häufig wird eine Blockierung proximal des His-Bündels beobachtet (ROSEN et al. 1971; KELLY et al. 1972; HOLZMANN 1972).

Von den isolierten kongenitalen Defekten und Störungen des Erregungsleitungssystems sind nur Einzelbeobachtungen mitgeteilt worden. GOCHBERG (1964) fand unter 76000 Geburten nur drei Fälle mit kongenitalem AV-Block. Das Fehlen des AV-Knotens wurde von LEV et al. (1958) und von LATTA u. CRITTENDEN (1954) in je einem Fall beschrieben. Eine Aplasie von Teilen des AV-Systems haben REEMTSMA u. COPENHAVER (1958) beobachtet. Über Defekte des His-Bündels berichteten PLANT u. STEVEN (1945), GLOMSET u. CROSS (1952) sowie CLARKE u. WHITE (1952). Herdförmige Fibrosen, die das Erregungsleitungssystem am Übergang vom Vorhof zum Kammerseptum unterbrochen hatten, wurden von YATER et al. (1929, 1934) gesehen. Auch bei einer Fibroelastose des Herzens können AV-Blockierungen auftreten, wenn die Endomyokardfibrose auf die Leitungsbahn des spezifischen Muskelsystems übergreift (STADLER et al. 1950; ROTEM 1950; DOERR 1959; MOLTHAN et al. 1962; LEV et al. 1971). In einem Fall von angeborenem AV-Block haben FERRIS u. PARKIN (1973) einen organisierten thrombotischen Verschluß der AV-Knotenarterie gesehen. Eine Ursache für diese Gefäßthrombose konnten die Autoren nicht angeben.

Über die Kombination von angeborenen Herzfehlern und AV-Block liegen die klinischen Befunde von WALLGREN u. WINBLAD (1938), CAMPBELL u. THORNE (1956), PAUL et al. (1958) sowie von NAKAMURA u. NADAS (1964) vor. Ein kompletter Herzblock kann in etwa 0,5% der Fälle mit kongenitalen Vitien gefunden werden (DONOSO et al. 1956). Pathologisch-anatomische und histologische Untersuchungen an Serienschnitten sind in Fällen von Ventrikelseptumdefekt von YATER et al. (1933), TURPIN et al. (1947), HUNTINGFORD (1960), LEV (1960a), RICHTER (1960), URUMOVA (1959), ROSSI (1964) sowie von VISIOLI et al. (1962) durchgeführt worden. Das AV-Bündel liegt dann gewöhnlich auf der linken, der mittleren oder der rechten Seite der hinteren Wand des Defektes. Änderungen des Verlaufes des Erregungsleitungssystems in Fällen von Vorhofdefekten sind von LEV (1958) und in Fällen von Fallotscher Tetralogie von LEV (1959) beschrieben worden. Entwicklungsstörungen des Erregungsleitungssystems sind besonders von GOERTTLER (1960) bearbeitet worden. Die häufigsten Mißbildungen des Herzens, die mit einer Störung des Erregungsleitungssystems im Sinne eines AV-Blocks begleitet sein können, sind nach LEV (1964b, c) der Vorhofseptumdefekt (Fossa ovalis-Typ und das Ostium primum persistens), der Ventrikelseptumdefekt (HUNTINGFORD 1960), das Fehlen des Vorhofseptums (YATER et al. 1934), das Aneurysma der Pars membranacea (CLARKE u. WHITE 1952; DAVIES 1971), die Inversion der Vorhöfe (YATER 1929), die Inversion der Ventrikel (UHER 1936), die Fallotsche Tetralogie (BERNREITER u. O'CONNEL 1952), die vollständige Transposition der Gefäße mit gemeinsamem Ventrikel und Pulmonalatresie (WILSON u. GRANT 1926), die komplette Transposition der Gefäße mit Trikuspidalstenose oder -atresie (DICKSON u. JONES 1948), der persistierende Canalis atrioventricularis communis (FELDT et al. 1970), das Cor triloculare biatriatum (LINDER et al. 1965), die Trikuspidalstenose oder -atresie, die Aortenisthmusstenose (WENDKOS u. STUDY 1947) und die isolierte Trikuspidalinsuffizienz (BELOBRADEK et al. 1959).

Unter 100 Fällen mit totalem AV-Block fanden KNIERIEM u. FINKE (1974) fünf Fälle mit kongenitalem Vitium cordis (eine Trikuspidalatresie mit Ventrikelseptumdefekt, zweimal eine Fallotsche Tetralogie, ein hochsitzender Ventrikelseptumdefekt sowie ein Ostium primum persistens), aber in keinem der Fälle war eine direkte angeborene AV-Überleitungsstörung beobachtet worden. Vielmehr trat bei diesen Herzen der AV-Block erst während oder unmittelbar nach der operativen Korrektur auf. Offenbar wurde in diesen Fällen durch den abnormen Verlauf des Erregungsleitungssystems das Auftreten der operativ bedingten atrio-ventrikulären Überleitungsstörung begünstigt.

In Fällen eines Coelothelioms des AV-Knotens oder des His-Bündels handelt es sich um dysontogenetische Tumoren, das heißt um Abkömmlinge bzw. Fehlbildungen des meso- bzw. entodermalen Blastems. Unter diesem Aspekt einer angeborenen Fehlbildung im Bereich des Erregungsleitungssystems könnten die Fälle mit Coelotheliom bzw. Endotheliom oder Mesotheliom auch als kongenital bedingte Blockformen angesehen werden (vgl. Abschnitt D.III.6).

Fälle von kongenitalem Herzblock können auch in einzelnen Familien gehäuft vorkommen (WENDKOS u. STUDY 1947; CANABAL u. DIGHIERO 1951; STEPHAN 1954; WRIGHT et al. 1954; WALLGREN u. AGIORO 1960; LYNCH u. ENGLE 1961; VÉREL u. CHANDRASEKHAR 1970). NAKAMURA u. NADAS (1964) beobachteten von 61 Fällen sechs Kinder mit familiärer Disposition zur Störung des Erregungsleitungssystems. LATTA u. CRITTENDEN (1964) sowie CRITTENDEN et al. (1964) berichten von einer Mutter mit acht Kindern, von denen fünf einen AV-Block entwickelten; vier Kinder starben. Morphologisch fanden sich herdförmige Verkalkungen, Fibrosen und Reste entzündlicher Veränderungen. GAZES et al. (1965) berichten von einer Familie, in der bei elf Mitgliedern aus vier Generationen kongenitale Überleitungsstörungen festgestellt wurden. In diesen Fällen nahmen die Autoren an, daß der Defekt durch eine autosomal dominante Anlage mit inkompletter Penetranz übertragen wurde. Schließlich haben SCHAAL et al. (1972) bei 45 Familienmitgliedern aus fünf Generationen bei 24 Angehörigen Störungen des Erregungsleitungssystems nachweisen können. BÜCHNER (1970, 1971) untersuchte acht Mitglieder einer Familie mit Kardiomyopathie und AV-Überleitungsstörungen, bei denen in drei Fällen ein totaler AV-Block aufgetreten war. Eine Übersicht über histologische Veränderungen beim kongenitalen Herzblock findet sich bei CARTER et al. (1974).

2. Posttraumatischer AV-Block

Der posttraumatische Herzblock ist Folge penetrierender Verletzungen mit direkter Zerstörung des Erregungsleitungssystems oder bei stumpfen Thoraxtraumen mit indirekter Schädigung der spezifischen Muskelfasern. KOETZLE (1914) und LEA (1917) beobachteten einen totalen AV-Block bei jungen Soldaten, deren Herzen von einer Revolverkugel oder von Splittern eines Schrapnellgeschosses getroffen wurden. MINTZ (1921) berichtete von einer transseptalen Gewehrschußverletzung mit totalem AV-Block bei einem jungen Mann. Von COFFEN (1929) wurde ein Herzblock nach stumpfem Thoraxtrauma bei einem 10jährigen Kind beschrieben, das im Alter von 3 Jahren vom Baum gefallen war und sich dabei eine Brustkorbprellung zugezogen hatte. KAMPMANN (1935) erwähnt den Fall eines 34jährigen Mannes, der beim Anwerfen eines Omnibus-Motors durch Rückschlag der Handkurbel mitgerissen wurde und einen temporären kompletten AV-Block mit Adams-Stokes-Syndrom davontrug. ASCHOFF et al. (1925) haben bei der Obduktion eine traumatische Durchtrennung des His-Bündels bei drei Patienten festgestellt, deren Brustkorb von einem Hufschlag getroffen wurde. Auch eine Zerreißung des Erregungsleitungssystems als Folge des Anhebens einer 8-Zentner-Last mit Adams-Stokes-Syndrom wurde von PANJEWSKI (1942) mitgeteilt. Eine ähnliche traumatische Zerreißung des His-Bündels sahen SIMS u. GEDDES (1969) bei einem 24jährigen Mann nach einem Sturz aus 20 m Höhe. Weitere Fälle von traumatischem AV-Block bzw. Schenkelblock sind von COFFEN et al. (1941) und von CUCHY u. BOWMAN (1946) sowie von PAULIN u. RUBIN (1946) mitgeteilt worden. Schließlich sind von LEVINE et al. (1962) ein Riß der linken Aortenklappentasche und eine Ruptur des Kammerseptums mit nachfolgendem Herzblock bei einem Mann nach schwerer Kontusion des Brustkorbes beschrieben worden. Vorübergehende Schenkelblockbilder wurden häufiger bei relativ geringen Thoraxtraumen beobachtet (HARRIS 1969; JACKSON 1969).

3. Chirurgischer AV-Block

Mit der Einführung der offenen Herzchirurgie sind auch operativ bedingte Verletzungen des Erregungsleitungssystems bedeutungsvoll geworden. Die Gefahr, das spezifische Muskelsystem, insbesondere das His-Bündel, zu verletzen, ist besonders groß bei der Korrektur von hochsitzenden Ventrikelseptumdefekten,

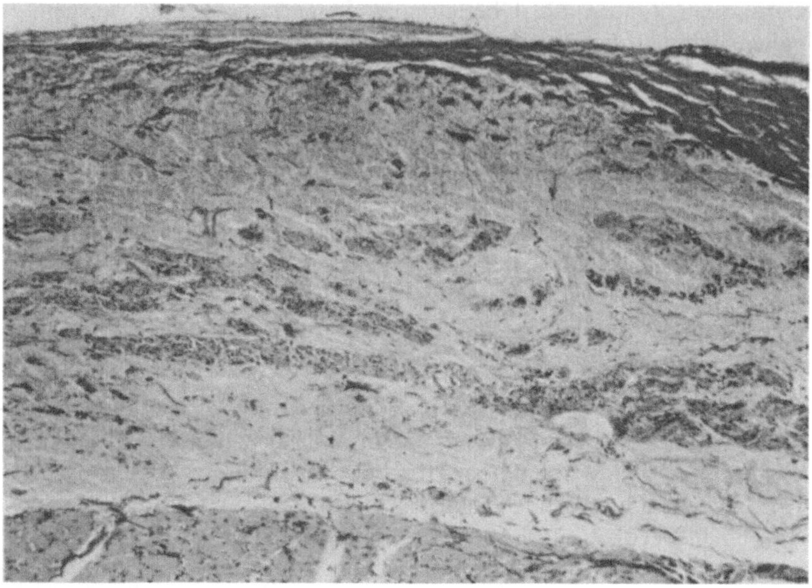

Abb. 19. 12jähriger Junge. Chirurgischer AV-Block. Ausgedehnte frische Blutung im Bereich des Abgangs des linken Schenkels mit Nekrosen der auseinandergetriebenen und komprimierten spezifischen Muskelfasern. ×125

beim Ostium primum persistens, beim Einsetzen von künstlichen Aortenklappen und bei der Resektion des Muskelwulstes bei subvalvulärer Aortenstenose bzw. obstruktiver hypertrophischer Kardiomyopathie (LILLEHEI 1963; GERBODE et al. 1963; MCGOON et al. 1964; LEV et al. 1964; GADBOYS u. LITWAK 1964; GANNON et al. 1966). Nach den Untersuchungen von REEMTSMA et al. (1960), LEV (1960b, 1964b, 1968a, b), TITUS et al. (1963) und HUDSON (1967) handelt es sich dabei vorwiegend um Verletzungen des His-Bündels und der beiden Schenkel und weniger des AV-Knotens. Nähte direkt durch die spezifische Muskulatur wurden selten beobachtet, in den meisten Fällen waren ausgedehnte Hämorrhagien entlang der Curranschen Scheide aufgetreten, die die Erregungsleitungsfasern auseinandertrieben und lokalisierte Nekrosen der spezifischen Muskelzellen verursachten (THUNG et al. 1962). KNIERIEM u. FINKE (1974) beobachteten acht Fälle von AV-Block nach chirurgischen Eingriffen. Bei einem Fall nach Einnähen einer Teflon-Prothese bei Ventrikelseptumdefekt führte die Naht unmittelbar durch das His-Bündel. Schwere diffuse Blutungen in das His-Bündel und in die Curran-Scheide des linken Schenkels fanden sich im Fall eines 10jährigen Jungen nach Operation nach BLALOCK-TAUSSIG (Abb. 19). Infolge Ligatur der versorgenden Gefäße, z.B. des Ramus septi fibrosi der rechten Koronararterie, können auch umschriebene Infarkte des AV-Knotens und des His-Bündels auftreten. Mit Verbesserung der chirurgischen Technik konnte die Häufigkeit des intraoperativen Herzblocks deutlich gesenkt werden. In zwei Fällen führte die Resektion der Aortenklappen und die Implantation eines Kugelventils wegen Aortenstenose zum AV-Block. Morphologisch fand sich in allen Fällen eine interstitielle Fibrose des Erregungsleitungssystems. Bei zwei Männern im Alter von 44 Jahren wurde zusätzlich eine mittelgradige Koronarsklerose beobachtet, so daß zusätzliche ischämische Störungen möglicherweise für das Auftreten des kompletten AV-Blocks mitverantwortlich waren.

4. Akuter und chronischer erworbener AV-Block

Der erworbene und meist permanente (nicht chirurgische oder posttraumatische) Herzblock stellt die klinisch wichtigste und häufigste Form der kompletten atrioventrikulären Überleitungsstörung dar. Die meist akut auftretenden AV-Leitungsstörungen werden durch Entzündungen (z.B. durch eine Myokarditis oder durch eine akute Ischämie beim frischen Herzinfarkt) ausgelöst. Bei den chronischen Blockformen stehen die degenerativen Gefäßveränderungen, die stenosierende Koronarsklerose und die Koronarinsuffizienz im Vordergrund. Dementsprechend wird der chronisch erworbene AV-Block am häufigsten bei älteren Menschen beobachtet. Das Häufigkeitsmaximum liegt zwischen dem 50. und 80. Lebensjahr. Das männliche Geschlecht ist häufiger betroffen als das weibliche. Wir können nach ätiologischen Gesichtspunkten die AV-Überleitungsstörungen in entzündlich und toxisch bedingte, ischämisch-degenerative, idiopathische und tumorbedingte Blockformen einteilen.

a) Myokarditis, Endokarditis, infektiös-toxische Schädigungen

Jede Form der Myokarditis oder Endokarditis kann zu Störungen und Veränderungen des spezifischen Muskelsystems führen. Eine Einteilung nur nach der Lokalistion der Veränderungen (nodal, faszikulär oder peripher) erscheint wenig sinnvoll. Die entzündlichen Schädigungen des Erregungsleitungssystems sollten wenn möglich nach ätiologischen Kriterien vorgenommen werden.

Bei der heute extrem selten gewordenen diphtherischen Myokarditis sind nicht nur Nekrosen der spezifischen Muskelfasern des AV-Knotens, des His-Bündels und der beiden Schenkel, sondern auch degenerative Veränderungen an den Ganglien und Nerven beschrieben worden (Mönckeberg 1908; Flemming u. Kennedy 1910; Mahaim 1931; James u. Reynolds 1963). Störungen des Erregungsleitungssystems mit AV-Block sind bei Masern (Clark 1948), Mumps (Rosenberg 1945) sowie Scharlach (Mönckeberg 1908; Paul et al. 1946) und bei Fällen mit Pneumonie (Swift u. Smith 1937) beobachtet worden. Von den spezifischen Entzündungen sind in erster Linie die syphilitischen (gummösen) Zerstörungen des AV-Knotens und des His-Bündels zu erwähnen (Luce 1902; Ashton et al. 1907; Mönckeberg 1908; Bridgman u. Schweisser 1919; Staemmler u. Wohlenberg 1927; Kung 1930; Mahaim 1931; Braunstein et al. 1940; Ramamoorthy et al. 1967; Davies 1971). Auch bei tuberkulöser Myokarditis kann es zu granulomatösen Veränderungen im Bereich des Erregungsleitungssystems kommen (Tabora u. Tilp 1908; Meyer u. Oberling 1923; Koch 1943; Menon u. Rao 1945). Bei einem Drittel der Fälle mit myokardialer Sarkoidose (Morbus Boeck) kann ein AV-Block auftreten (Porter 1960). Veränderungen der spezifischen Muskulatur beim Morbus Boeck haben auch Doerr (1959), Botti u. Young (1959) und Phinney (1961) beschrieben. Die wichtigste parasitäre Erkrankung des Herzens, die mit einem AV-Block oder

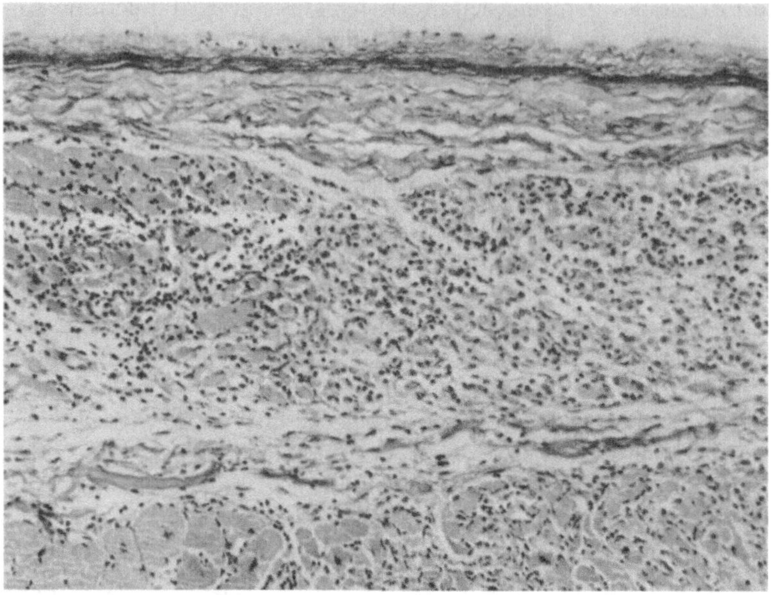

Abb. 20. 24jährige junge Frau. Akute interstitielle Virusmyokarditis. Dichte, vorwiegend lymphozytäre Infiltrate im linken Schenkel. ×125

anderen Rhythmusstörungen (vorwiegend einem Rechtsschenkelblock) einhergeht, ist die Chagasmyokarditis (ROSENBAUM u. ALVAREZ 1955; KÖBERLE 1957; ROSENBAUM 1964). Schließlich werden sowohl im akuten als auch im chronischen Stadium der rheumatischen Entzündung des Myokards Störungen und morphologische Veränderungen des Erregungsleitungssystems beobachtet (MÖNCKEBERG 1908; MAHAIM 1931, 1935; GROSS u. FRIED 1936; CRAWFORD u. DIGREGORIO 1947; FRANCO 1951; HARRIS 1970; DAVIES 1971). Relativ häufig ist das Erregungsleitungssystem bei Fällen mit interstitieller Myokarditis befallen. Dabei spielen ätiologisch vor allem virale Infektionen eine Rolle (Coxsackie-Viren der Gruppe B, Adeno-Viren, Influenza A und B). Bevorzugt sind das His-Bündel und die beiden Schenkel, seltener der AV-Knoten und nur vereinzelt der Sinusknoten befallen (LEV u. UNGER 1955; LEV 1960b, 1964a, b; DOERR u. SCHIEBLER 1963; HARRIS 1969; DAVIES 1971). Histologisch handelt es sich überwiegend um lymphozytäre Infiltrate mit multiplen Herzmuskelnekrosen. Wird der frische myokarditische Prozeß, der in wenigen Tagen zum Tode führen kann, überlebt, so können schwere diffuse Fibrosen der Arbeitsmuskulatur und der spezifischen Muskelfasern resultieren.

In unserem Beobachtungsgut (KNIERIEM u. FINKE 1974) war siebenmal eine Myokarditis Ursache eines totalen AV-Blocks. In fünf Fällen fand sich eine chronische, einmal eine akute interstitielle und einmal eine rheumatische Myokarditis. Serologisch konnte in einem Fall eine Infektion mit Coxsackie-Viren der Gruppe B nachgewiesen werden (Abb. 20).

Bei der bakteriellen oder rheumatischen Endokarditis der Aortenklappe, geringer der Mitral- und selten der Trikuspidalklappe können das His-Bündel, der linke Schenkel und gelegentlich auch der AV-Knoten mit in den entzündlichen Krankheitsprozeß einbezogen werden (MÖNCKEBERG 1908; MAHAIM 1931; ROSSI u. BASSI 1962; LEV 1960b).

Auch infektiös-toxische und rein toxische Schädigungen können das spezifische Muskelsystem treffen. Störungen der Erregungsleitung bis zum kompletten Herzblock wurden nach Gabe hoher Dosen von Morphin, Adrenalin und Digitalis beobachtet (MICKEL 1953; FRIEDBERG et al. 1964; FISCH et al. 1960; CASTELLANOS u. LEMBERG 1963; SCHWARTZ u. SCHWARTZ 1964; DOERR 1975). KNIERIEM u. FINKE (1974) haben einen totalen AV-Block in zwei Fällen als Folge einer Tetanus-Infektion beschrieben, die möglicherweise durch eine Schädigung der autonomen Herznerven durch das neurotrope Exotoxin der Clostridien hervorgerufen wurde.

b) Ischämisch-degenerativer AV-Block

Durch MÖNCKEBERG (1908), KUNG (1930), MAHAIM (1931) sowie von YATER et al. (1936) wurde die stenosierende Koronararteriensklerose als wichtiger ätiologischer Faktor bei der Entstehung der totalen atrioventrikulären Überleitungsstörungen herausgestellt. Auch zahlreiche klinische Arbeiten weisen auf die Bedeutung der Koronarsklerose einschließlich der durch Hypertonie bedingten Veränderungen des Herzens für die Genese kompletter Überleitungsstörungen hin (vgl. Kap. 4). Dagegen nehmen MOREAU et al. (1963), ZOOB u. SMITH (1963), BLONDEAU u. LENÈGRE (1964), HARRIS et al. (1965, 1968, 1969) und DAVIES (1967, 1971) bei 40–60% ihrer Fälle mit totalem AV-Block essentielle, primäre oder idiopathisch-degenerative Veränderungen als Ursache des totalen AV-Blocks an (vgl. Abschnitt D.III.5).

Die wichtigsten morphologischen Befunde am Erregungsleitungssystem bei Arteriosklerose der epikardialen und intramuralen Koronararterienäste lassen sich in fünf Punkten zusammenfassen: 1. Es finden sich immer eine mehr oder weniger stark ausgeprägte interstitielle Fibrose oder Sklerose des Erregungsleitungssystems mit Verlust spezifischer Muskelfasern, 2. herdförmige Degeneration der spezifischen Muskulatur mit leeren Sarkolemmschläuchen und Reduzierung der noch intakten spezifischen Muskelbündel, 3. eine Infiltration mit Fettgewebe im Sinne einer Vakatfettwucherung nach Untergang spezifischer Muskelbündel, 4. Vernarbungen der benachbarten Arbeitsmuskulatur und 5. Verkalkungen des Anulus fibrosus und des oberen Kammerseptums mit Kompression des His-Bündels und der proximalen Anteile der beiden Schenkel (Abb. 21).

5. Idiopathischer AV-Block

Ein idiopathischer Herzblock liegt dann vor, wenn die atrioventrikulären Überleitungsstörungen nicht auf eine bekannte Grunderkrankung des Herzens zurückgeführt werden können. Da das Reizbildungs- und Erregungsleitungssystem in die Textur des Herzmuskels eingebettet ist und an der gemeinsamen Gefäß- und Nervenversorgung teilnimmt, kann es zwangsläufig bei Erkrankungen des Herzens miterfaßt werden. Echte idiopathische, d.h. primäre Veränderungen des Erregungsleitungssystems müssen daher selten sein und sind sicher nur für wenige Fälle anzunehmen. Im Gegensatz dazu haben die Arbeitsgruppen um

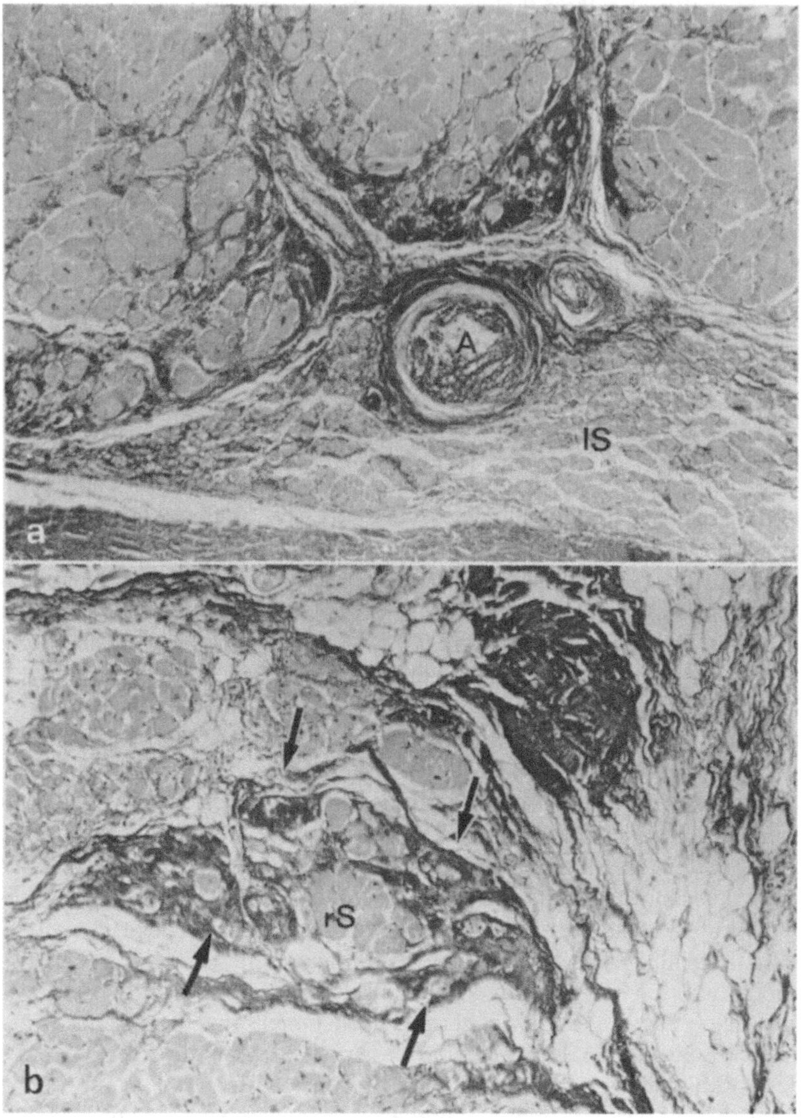

Abb. 21 a, b. 65jähriger Mann. AV-Block bei Koronarsklerose und Hypertonie. **a** Ausgeprägte Arteriolosklerose (*A*) im Bereich des Abgangs des linken Schenkels (*lS*). ×80. **b** Schwere Fibrose des rechten Schenkels (*rS*). ×125

Lenègre (1963, 1964), Davies (1967, 1969, 1971) und Harris (1965, 1968, 1969) die Ansicht vertreten, der totale AV-Block sei in über der Hälfte der Fälle Folge einer idiopathischen oder primären Degeneration der spezifischen Muskulatur. Dieser Auffassung haben sich die Kliniker Zoob u. Smith (1963), Evans (1964), Narula et al. (1970a, b), Rosenbaum (1970) und Friedberg (1972) zum Teil angeschlossen. Der Anteil der ischämiebedingten Blockformen wurde mit nur 30–40% angegeben und auf Fälle eingeschränkt, bei denen im Elektrokardiogramm Zeichen eines Infarktes gefunden wurden. Es ist aber sicher nicht berechtigt, die Koronarsklerose nur dann als ätiologischen Faktor für eine ischämische Schädigung des Herzmuskels anzuerkennen, wenn sie bereits zum Infarkt geführt hat (SPANG 1964). Ferner ist es bemerkenswert, daß auch bei den genannten Autoren Lebensalter und Altersgipfel der Fälle mit sog. idiopathischer Degeneration des Erregungsleitungssystems mit den Fällen mit Koronarsklerose übereinstimmen. Nach den histologischen Befunden von LENÈGRE und DAVIES sollen bei der idiopathischen Degeneration die beiden sklerosierten Schenkel des Erregungsleitungssystems von einem völlig intakten Arbeitsmyokard umgeben sein. Beim Studium der Arbeiten von LENÈGRE et al. (1963a, b), von ZOOB u. SMITH (1963), HARRIS et al. (1969) sowie DAVIES (1971) fällt aber auf, daß bei der Beschreibung der Befunde auch Fibrosen der Triebmuskulatur und Intimaveränderungen an den Gefäßen erwähnt und auf zahlreichen Abbildungen dokumentiert werden. Auch der Faktor der Hypertonie ist bei den genannten Autoren vorhanden. Die Herzgewichte der Fälle von DAVIES (1971) liegen in der Mehrzahl der Fälle zwischen 450 und 600 g. Es ist deshalb vom morphologischen Standpunkt nicht einzusehen, warum LENÈGRE und DAVIES die vielfältigen pathologischen Befunde nicht berücksichtigt haben. Unseres Erachtens ist daher die Diagnose eines echten primären, „idiopathischen" AV-Blocks bei Patienten mit einem Lebensalter von 59 bis 83 Jahren nicht belegt. Wir sind vielmehr im Gegensatz zu LENÈGRE, DAVIES, HARRIS und anderen der begründeten Auffassung, daß die Veränderungen an dem spezifischen Muskelsystem nicht isoliert vom Zustand des Arbeitsmyokards und der versorgenden Herzkranzgefäße betrachtet werden können. In Übereinstimmung mit BÜCHNER (1961), BÜCHNER u. WEYLAND (1968) und LINZBACH (1972) sehen wir auch die diffuse oder fleckige Vernarbung des Herzmuskels und die Veränderungen an den kleinen Koronararterienästen im höheren Lebensalter nicht als „altersbedingt", sondern als Folge von Durchblutungsstörungen an.

Häufig reicht eine makroskopisch grob abschätzende Beurteilung der Koronarsklerose nicht aus. Auch die postmortale Koronarangiographie allein vermag nicht immer den diffusen Intimaprozeß bei der glatten Koronarsklerose zu erfassen. Wir haben deshalb von zahlreichen Herzen Lumen, Intima und Media der Koronararterien systematisch quantitativ vermessen, um nicht nur das Ausmaß der Koronarsklerose quantitativ zu ermitteln, sondern auch in Relation zum Herzgewicht den Grad der Koronarinsuffizienz zu bestimmen (KNIERIEM 1974a; FREUDENBERG et al. 1974). Bei sieben Fällen mit schweren erworbenen Herzklappenfehlern war der totale AV-Block erst im Alter von 60 bis 84 Jahren aufgetreten. In diesen Fällen wirkte der Einfluß einer gleichzeitig bestehenden, schweren Koronarsklerose mit der Koronarinsuffizienz infolge des stark erhöhten Herzgewichtes zusammen. Auch im Fall einer idiopathischen Herzhypertrophie mit einem Herzgewicht von 1300 g war die Koronarinsuffizienz für den kurz vor dem Tode auftretenden Herzblock verantwortlich. Ferner wird die Arteriosklerose der intramuralen Äste der Koronararterien in der Literatur, insbesondere von den Autoren, die die primäre idiopathische Degeneration des Erregungsleitungssystems ganz in den Vordergrund stellen, vernachlässigt oder überhaupt nicht berücksichtigt, obgleich ZANCHI u. LENÈGRE (1955) ausdrücklich betont haben, daß die Sklerose der kleinen arteriellen Gefäße die Pathologie des Reizleitungssystems beherrsche.

Da ein spezifischer Anfangsbefund bei den Fällen mit idiopathischer Fibrose des Erregungsleitungssystems nicht bekannt ist, sind die Endzustände in Form einer hyalinisierten Sklerose der beiden Schenkel und des His-Bündels von anderen ausgedehnten Fibrosen (z.B. nach Ischämie oder Myokarditis) nicht abzugrenzen. Die Diagnose einer „idiopathischen Degeneration" der spezifischen Muskulatur muß daher eine Diagnose per Ausschluß sein und setzt voraus, daß am übrigen Myokard nichts gefunden wird. Die Veröffentlichungen Lenègres und seiner Mitarbeiter haben aber die Frage nach der Pathoklise des Erregungsleitungssystems (Meessen 1964) erneut stellen lassen. Schon Mönckeberg faßte 1908 seine Beobachtungen am spezifischen Muskelsystem mit den Worten zusammen, daß dieses Muskelsystem zwar von verschiedenen Schädlichkeiten betroffen werden kann, diese Schädlichkeiten aber eines gemeinsam haben, nämlich keine selbständigen Erkrankungen des Erregungsleitungssystems sind. Diese Auffassung wurde von Sternberg im Jahre 1910 mit den Worten bekräftigt: „Eine selbständige Pathologie des Reizleitungssystems existiert nicht". Wir sind nach unseren eigenen, ausführlichen Untersuchungen an der spezifischen Arbeitsmuskulatur des Herzens bei 100 Fällen mit totalem AV-Block zu der Überzeugung gekommen und bestätigen damit erneut die schon 1966 gemeinsam mit Effert vertretene Auffassung, daß eine isolierte Erkrankung des Erregungsleitungssystems bei jungen Menschen in seltenen Fällen vorkommen kann (Abb. 22), daß aber die große Mehrzahl der Fälle mit kompletten Überleitungsstörungen durch die Durchblutungsstörungen der extra- und intramuralen Äste der Koronararterien bedingt wird.

Von Schneider (1981) wurde in Anlehnung an die Befunde von Lenègre (1962) die Vorstellung entwickelt, daß es sich beim idiopathischen AV-Block im jugendlichen Alter um eine kongenitale Anomalie handeln könne. Das Erregungsleitungssystem des normalen Menschen sei z.T. das Resultat eines Rückbildungsvorganges präexistenter atrio-ventrikulärer Muskelbrücken, der erst nach der Geburt zum Stillstand komme. Schneider schließt aus der Möglichkeit akzessorischer Muskelfasern auf eine Labilität dieses Entwicklungsprozesses und nimmt für den idiopathischen Block umgekehrt infolge einer überschießenden Rückbildung einen verstärkten Faserabbau an (Abb. 23). Als Beleg für seine Theorie weist Schneider auf das Vorkommen fadenförmiger Faserresiduen hin, die auch bei Kindern nachgewiesen werden können. Allerdings lassen sich ähnliche fadenförmige Faserstrukturen, die überwiegend aus leeren Sarkolemmschläuchen bestehen, auch bei sehr alten Patienten mit Koronarsklerose beobachten (Abb. 24) (vgl. Knieriem u. Finke 1974; Schneider 1981). Schneider sieht im postnatalen Faserverlust die Möglichkeit eines latenten kongenitalen AV-Blocks, so daß z.B. durch eine Ischämie der vorbestehende Fasermangel zu einer sogenannten „Drei-Viertel-Läsion" ergänzt und manifest gemacht wird. Unseres Erachtens gibt es keinen Zweifel an der Existenz der von verschiedenen Autoren und auch von uns beschriebenen histologischen Veränderungen; es bestehen lediglich verschiedene Auffassungen in der Deutung dieser Befunde. Die isolierte „idiopathische Fibrose" des Erregungsleitungssystems (Knieriem u. Effert 1966; Knieriem u. Finke 1974) ist sicher als ein eigenständiger, unge-

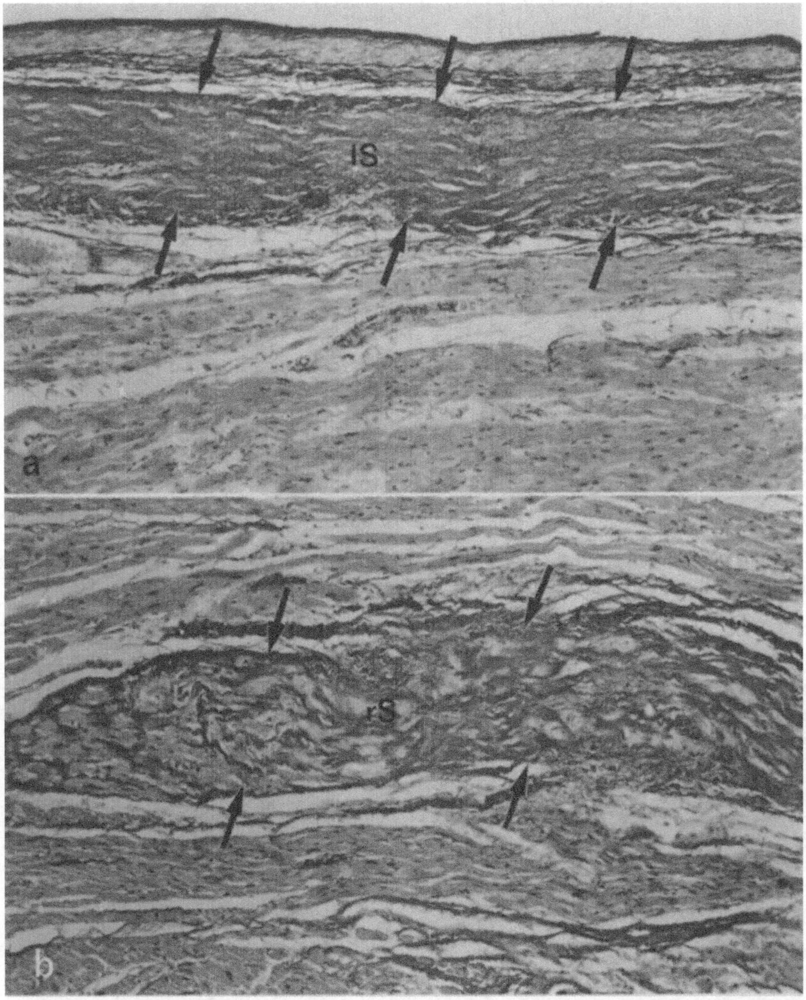

Abb. 22 a, b. 22jährige junge Frau. AV-Block bei idiopathischer Fibrose des Erregungsleitungssystems. **a** Komplette Sklerose und Fibrose des gesamten linken Schenkels (*lS*). × 80. **b** Weitgehende Fibrose des rechten Schenkels (*rS*). × 80

klärter Krankheitsprozeß aufzufassen und von den von SCHNEIDER herausgestellten „fadenförmigen Faserdegenerationen" zu unterscheiden. Nach unserer Erfahrung sollte bei den gewöhnlich herdförmig vorkommenden Faserdegenerationen im Erregungsleitungssystem auch an die Möglichkeit einer „neurogenen Faseratrophie" gedacht werden. Die Bedeutung des peripheren Nervensystems für die Entstehung der AV-Überleitungsstörungen ist bisher stark vernachlässigt und kaum ausreichend analysiert worden. Unsere Befunde zeigen in einzelnen Fällen eine Beziehung sowohl zur Koronarsklerose, z.B. beim Diabetes mellitus, als auch zu verschiedenen neurologischen Symptomen und Krankheitsbildern (KNIERIEM u. FINKE 1974). Diese histologischen Veränderungen wurden zwar von uns beschrieben, aber nicht als eigenständige Erkrankungsform des spezi-

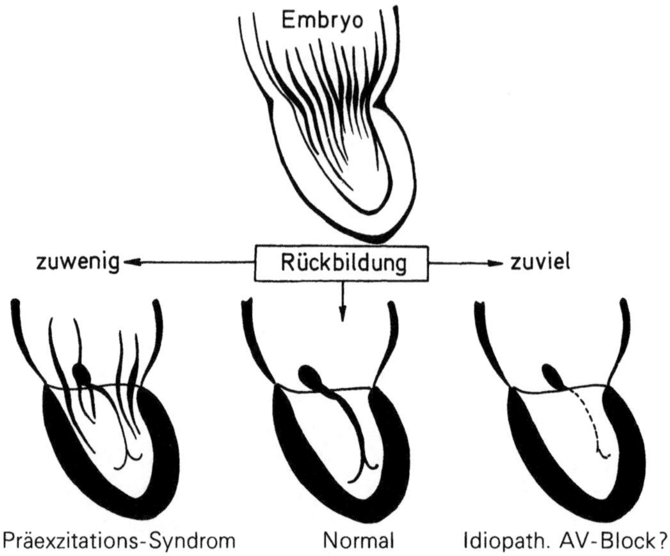

Abb. 23. Schematische Darstellung des Rückbildungsvorganges akzessorischer atrioventrikulärer Muskelbrücken an der AV-Grenze. (Aus Schneider 1981)

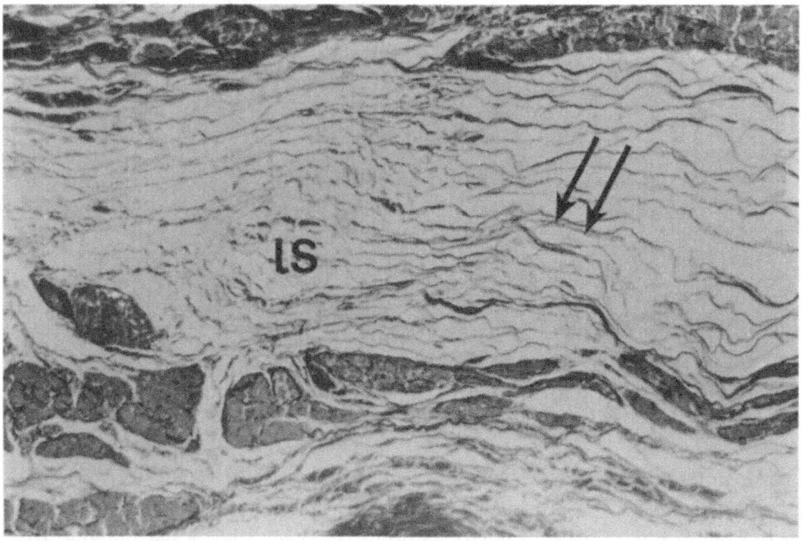

Abb. 24. 70jährige Frau. AV-Block bei Koronarsklerose, Ulcus ventriculi, Leberzirrhose, Bronchopneumonie, Demenz und chronischem Alkoholismus. Weitgehende Degeneration und Atrophie des linken Schenkels (*lS*) mit zahlreichen leeren Sarkolemmschläuchen (↙). ×125

fischen Muskelsystems herausgestellt. Wichtig erscheint uns, daß der Begriff des „idiopathischen" AV-Blocks nur im Einzelfall verwendet werden sollte, wenn tatsächlich keine zusätzlichen, morphologisch faßbaren Veränderungen am übrigen Myokard und an den Koronararterien nachweisbar sind.

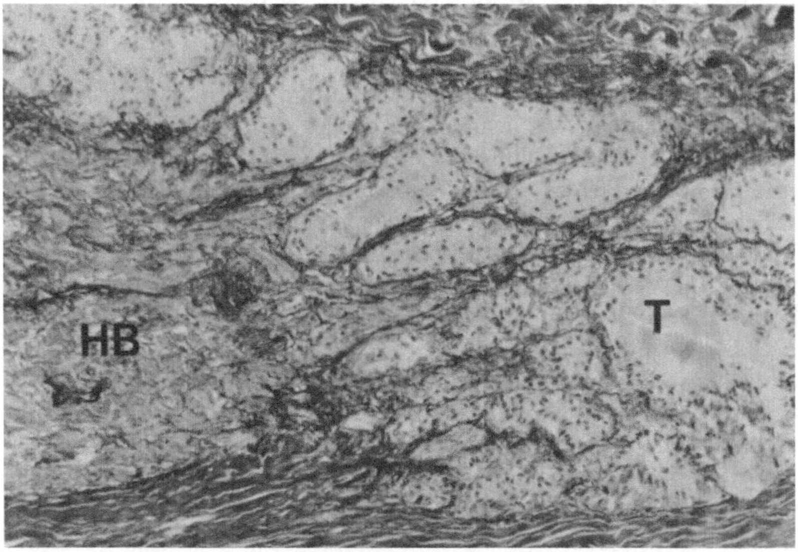

Abb. 25. 45jährige Frau. AV-Block bei Coelotheliom bzw. Mesotheliom. Weitgehende Zerstörung des His-Bündels (*HB*) durch ein klein-zystisches Tumorgewebe (*T*). ×125

6. Tumoren des Erregungsleitungssystems

Tumoren des Erregungsleitungssystems sind sehr selten. 1911 beschrieben erstmals ARMSTRONG u. MÖNCKEBERG einen umschriebenen, zystischen Tumor, der den AV-Knoten eines 5 Jahre alt gewordenen Kindes zerstört und zum Herzblock geführt hatte. Ähnliche, meist nur wenige Millimeter große, kleinzystische Geschwülste im Bereich des Erregungsleitungssystems beobachteten auch LLOYD (1929), PERRY u. ROGERS (1934), MAHAIM (1931, 1945), LEICHER (1948), WOLF u. BING (1965), KAMINSKY et al. (1967) sowie BARR u. POLLOCK (1968), PICOFF u. PETENYI (1970), FINE u. MORALES (1971), SOPHER u. SPITZ (1971). Diese Geschwülste werden als dysontogenetische Tumoren aufgefaßt, die sich von Resten des Meso- und/oder des entodermalen Blastems ableiten und als Mesotheliome, Angio-Endotheliome oder Coelotheliome bezeichnet. Diese Tumoren können als Anlagestörung Ursache eines kongenitalen AV-Blocks sein. Ein anderer, primärer Tumor des Herzens, der das Erregungsleitungssystem zerstören kann, ist das extrem seltene primäre Sarkom des Herzens (LENÈGRE et al. 1963b; ROSSI 1978; KNIERIEM u. FINKE 1974). Dagegen werden Tumormetastasen im Herzen, die auch das spezifische Muskelsystem infiltrieren, häufiger beobachtet. Bekannt geworden sind Metastasen und Proliferationen beim Bronchialcarcinom (BUCKBERG u. FOWLER 1961), beim Retikulosarkom (KELLAWAY u. GARDENER 1959), beim Neurofibrosarkom (DOERR u. SCHIEBLER 1963), bei Leukosen (MAHAIM u. ROSSIER 1950), bei der Lymphogranulomatose (GOGGIO et al. 1961), beim Plasmozytom (ARDUINE et al. 1959), und beim Karzinoid (DOERR 1972). KNIERIEM u. FINKE (1974) und FINKE u. KNIERIEM (1975) haben vier bzw. fünf Fälle beobachtet, bei denen der AV-Block durch einen Tumor hervorgerufen wurde. Viermal handelte es sich um ein Coelotheliom bzw. Mesotheliom (Abb. 25) und einmal um ein primäres Spindelzellsarkom des Herzens.

IV. Störungen der intraventrikulären Erregungsleitung

Die intraventrikulär verlaufenden Abschnitte des Erregungsleitungssystems können auch unabhängig von den höhergelegenen Zentren einzeln oder zusammenhängend geschädigt werden. Wir kennen hier die sog. Schenkelblockbilder, wobei isoliert und/oder zusammenhängend der rechte Schenkel, der linksanteriore und der linksposteriore Schenkel bzw. Faszikel betroffen sein können. In den Fällen mit Schenkelblockbildern sieht man neben einer Fibrose im Verlauf der Schenkel und einer Atrophie der spezifischen Muskelfasern häufig auch folgendes Phänomen: Im Verlauf der Schenkel erscheinen herdförmig leere Sarkolemmschläuche, die durch ihren herdförmigen Ausfall an neurogene Myopathien erinnern (vgl. auch Abschnitt D.III.5).

Intraventrikuläre tertiäre und quartäre Erregungsrückbildungszentren sind insbesondere im Bereich von Narben und Aneurysmen nach Myokardinfarkten bekannt und führen durch vorzeitig einfallende Ventrikelaktionen zu vielfältigen Rhythmusstörungen. Aus pathomorphologischer Sicht kann hier allenfalls eine Unterbrechung bzw. die Irritation der regulären Leitungsbahnen durch fibrosiertes Gewebe zur Erklärung herangezogen werden. Oft mögen hier auch funktionelle Veränderungen auch im Bereich der biochemischen Vorgänge in der spezifischen Muskelfaser, insbesondere der großen, glykogenreichen Purkinje-Zellen eine Rolle spielen, die bei lichtmikroskopischer Untersuchung bisher nicht faßbar sind.

V. Störungen der Erregungsleitung bei Erkrankungen des Myokards

1. Myokardinfarkt

Im Gefolge eines frischen Herzinfarkts treten verschiedene Störungen des Herzrhythmus auf, die ebenso wie die Ausdehnung des Herzinfarkts einen Einfluß auf die Frühletalität dieser Myokardschädigungen haben. Bei nahezu der Hälfte aller Patienten treten Vorhofarrhythmien auf, die von einzelnen Extrasystolen über Vorhoftachykardie, Vorhofflattern bis hin zum Vorhofflimmern führen können. Vorhofflimmern wird beim frischen Infarkt bei bis zu 20% der Patienten gefunden (Julian et al. 1964). Bei den ventrikulären Arrhythmien steht an erster Stelle die vorzeitig einfallende ventrikuläre Extrasystole, die bei nahezu $^2/_3$ aller Patienten mit frischem Infarkt gefunden wird. Darüber hinaus kann es zu ventrikulären Tachykardien und auch zum Kammerflimmern kommen. Aber nicht nur schnelle Rhythmusstörungen und vorzeitige Erregungen, sondern auch die Bradykardie findet sich im Gefolge eines frischen Myokardinfarkts. Neben der Sinusbradykardie sind es hier vor allen Dingen Überleitungsstörungen im AV-Brückenbereich bis hin zum totalen AV-Block.

Die verschiedenartigen Störungen der Erregungsleitung beim frischen Herzinfarkt hängen ab von der Lokalisation des Gefäßverschlusses. Hiernach unterscheiden wir fünf verschiedene Schädigungstypen bzw. -muster (Davies 1971; Lev u. Unger 1955; Mahaim 1931; Knieriem et al. 1975, 1978):

1. Bei Verschluß der rechten Koronararterie, proximal des Abganges des Ramus septi fibrosi mit ausgedehntem Hinterwandinfarkt, kommt es zu einer

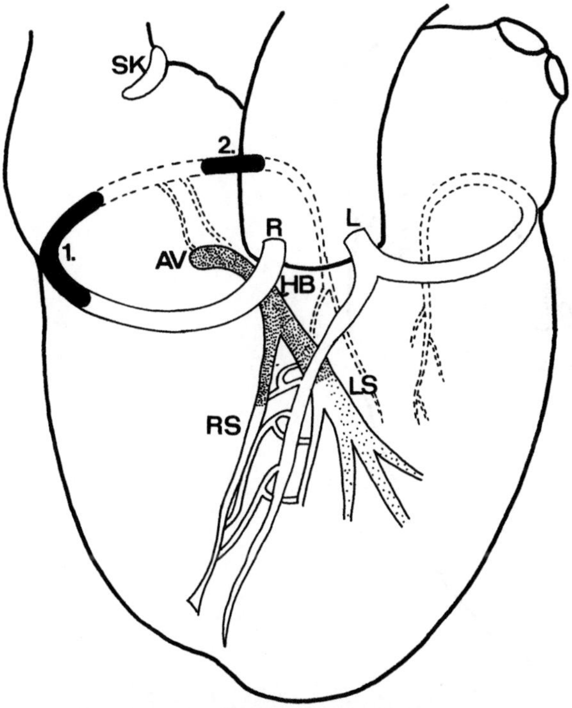

Abb. 26. Schema der Schädigungsmuster bei verschiedenen Lokalisationen der Gefäßverschlüsse. *Typ 1* Hinterwand-Septuminfarkt bei Verschluß proximal des Ramus septi fibrosi der rechten Koronararterie. *Typ 2* Hinterwandinfarkt bei Verschluß distal des Ramus septi fibrosi

ischämischen Schädigung des AV-Knotens, des His-Bündels und der oberen Anteile der beiden Schenkel (Abb. 26).

2. Die Verschlüsse distal des Ramus septi fibrosi mit einem kleineren, umschriebenen Hinterwandinfarkt führen zu Störungen im posterioren Anteil des linken Schenkels.

3. Ischämische Veränderungen im Bereich des rechten Schenkels und des linksanterioren Faszikels sind meist Folge eines Verschlusses des proximalen Ramus descendens anterior der linken Herzkranzarterie und gehen mit einem ausgedehnten Vorderwand-Septuminfarkt einher (Abb. 27).

4. Bei einem Verschluß der rechten Koronararterie, unmittelbar distal des Ostiums mit Verlegung des Abganges der Sinusknotenarterie, kann bei großem Hinterwandinfarkt mit zusätzlichem rechtsseitigen Vorhofinfarkt eine Störung der Sinusknotenfunktion auftreten.

5. In sehr seltenen Fällen mit ausgeprägtem Linksversorgungstyp finden wir ischämische Schädigungen des AV-Knotens und des His-Bündels sowie des linksposterioren Faszikels infolge eines Verschlusses des Ramus circumflexus der linken Herzkranzarterie, der in diesem Fall zu einem Hinterwandinfarkt führt.

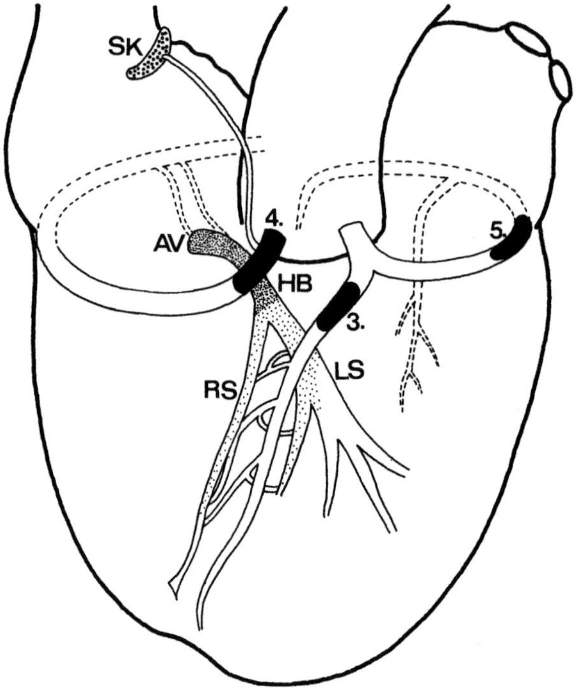

Abb. 27. Schema der Schädigungsmuster bei verschiedenen Lokalisationen der Gefäßverschlüsse. *Typ 3* Vorderwand-Septuminfarkt bei Verschluß des Ramus descendens anterior der linken Koronararterie. *Typ 4* Großer Hinterwand-Septuminfarkt mit Infarkt des rechten Vorhofs bei Verschluß der rechten Koronararterie unmittelbar hinter dem Ostium. *Typ 5* Hinterwand-Septuminfarkt bei Linksversorgungstyp und Verschluß des Ramus circumflexus der linken Koronararterie

Ischämische Veränderungen des Erregungsleitungssystems, die mit einem schwergradigen oder auch totalen AV-Block einhergehen, sind bei Hinterwand-Septuminfarkten doppelt so häufig wie bei Vorderwand-Septuminfarkten (DAVIES 1971; KNIERIEM u. FINKE 1974).

Lichtmikroskopisch finden wir einige Stunden nach Infarktbeginn wechselnd stark ausgeprägte Hämorrhagien, die sich entlang der Curran-Scheide des linken Schenkels ausbreiten können. Etwa 6–8 Stunden später treten fokale Nekrosen im Bereich des His-Bündels, z.T. auch in beiden Schenkeln auf. Eine leukozytäre Reaktion ist meist noch nicht nachweisbar (Abb. 28a). Nach etwa 12–14 Stunden sehen wir erste Nekrosen der Arbeitsmuskulatur mit leukozytären Infiltraten. Die benachbarte spezifische Muskulatur zeigt eine charakteristische ödematöse Schwellung der Purkinje-Fasern mit deutlichem Glykogenverlust, aber noch keine Nekrosen. Das unterschiedliche Reaktions- und Schädigungsmuster der Arbeits- und spezifischen Muskulatur nach Ischämie ist Folge der unterschiedlichen Enzymausstattung der beiden Muskelsysteme. 24–26 Stunden nach Infarktbeginn lassen sich dann jedoch dichte leukozytäre Infiltrate und ausgedehnte Nekrosen der spezifischen Muskelfasern nachweisen, hauptsächlich im Bereich des linken Schenkels bei ausgedehntem Vorderwandseptuminfarkt

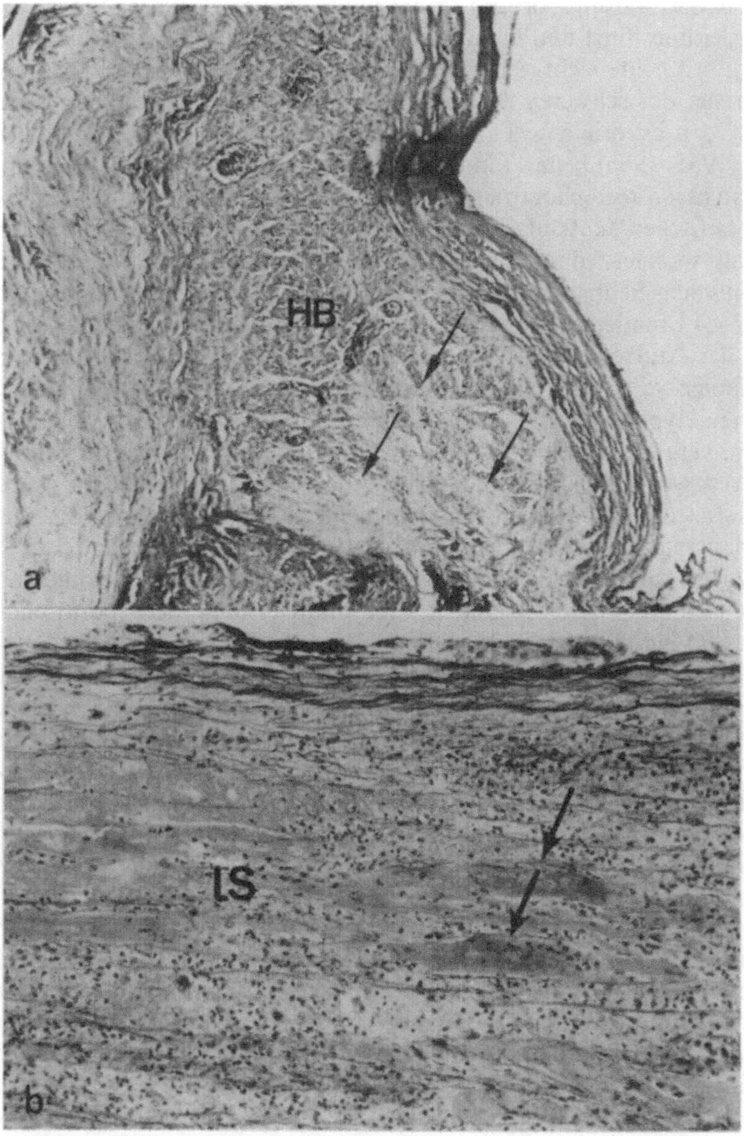

Abb. 28 a, b. 67jährige Frau. AV-Block bei Koronarsklerose, Hypertonie und frischem Herzinfarkt. **a** Frische fokale Nekrosen der spezifischen Muskelfasern im His-Bündel (*HB*). **b** Frische ischämische Nekrosen der spezifischen Muskelfasern mit ausgeprägter leukozytärer Reaktion im linken Schenkel (*lS*). ×125

(Abb. 28b). Morphologische Veränderungen am Erregungsleitungssystem bei frischem Infarkt lassen sich in etwa 20–25% der Fälle, insbesondere bei den Fällen mit Hinterwand- und Hinterwandseptuminfarkt, nicht nachweisen, hingegen finden sich fokale Nekrosen des AV-Knotens, des His-Bündels oder der Schenkel in 36–40% der Fälle, insbesondere bei ausgedehntem Vorderwandseptuminfarkt.

Der genaue Mechanismus, der zur Entwicklung der verschiedenen Störungen der Erregungsleitung führt und damit auch das Auftreten eines AV-Blocks bei Infarkt bedingt, ist heute nicht sicher geklärt. Die Hypoxie als alleinige Ursache für das Auftreten der schweren AV-Überleitungsstörungen reicht sicher nicht aus. Auch bei den experimentellen Untersuchungen von Hashiba und seinen Mitarbeitern (1965, 1966) beim Hund ließen sich elektronenmikroskopisch nur reversible hypoxische Mitochondrienveränderungen und ein Verlust an Glykogen in den spezifischen Muskelfasern nachweisen, obgleich der AV-Block beim Hund innerhalb weniger Minuten nach Ligatur der Septumarterie eintrat. Entsprechend klinischen Beobachtungen, wonach AV-Blockierungen beim frischen Infarkt oft 12–24 Stunden nach Beginn des Infarktereignisses beobachtet werden, ist auch das Auftreten von Nekrosen im spezifischen Muskelsystem beim Menschen deutlich verzögert. Diese Befunde lassen daran denken, daß andere Faktoren als die Hypoxie allein für die ischämischen Störungen des Erregungsleitungssystems verantwortlich sind. Nach experimentellen Befunden beim Hund wurde von Jackrel et al. (1967) auf einen erhöhten Kaliumgehalt im spezifischen Muskelsystem hingewiesen. Unzureichend geklärt sind ferner die verschiedenen Schutzmechanismen, die das Erregungsleitungssystem beim frischen Herzinfarkt vor ischämischen Schäden bewahren können. Hier spielen die von der Arbeitsmuskulatur unterschiedliche Enzymausstattung der spezifischen Muskelfasern und die günstigere, doppelte Gefäßversorgung durch Anastomosen und Kollateralen von beiden Herzkranzarterien eine entscheidende Rolle (Romhilt et al. 1968; Schiebler u. Doerr 1963; Schiebler et al. 1956). Auch der Einfluß der nervalen Versorgung des spezifischen Muskelsystems und die besondere Erregbarkeit durch neurogene Transmitter beim frischen Infarkt sowie die Bedeutung von Behinderungen im Bereich der venösen und lymphogenen Abflußwege sind bisher nicht oder nur unzureichend bearbeitet worden (Hirsch et al. 1964; Jewitt et al. 1967; Lüderitz 1979; Rossi 1978; Truex u. Schwartz 1951).

Aufgrund der klinischen und morphologischen Befunde können wir beim Herzinfarkt zwei wesentliche Schlußfolgerungen ziehen:

1. In der Mehrzahl der Fälle mit Hinterwandinfarkt sind die Störungen im Erregungsleitungssystem häufiger, aber meist reversibel. Die morphologischen Veränderungen an der spezifischen Muskulatur sind nur gering oder können gar nicht nachweisbar sein.

2. Beim Vorderwand-Septuminfarkt sind die Störungen des Erregungsleitungssystems seltener, wenn sie aber auftreten, sind sie Folge ausgedehnter Nekrosen und Zerstörungen im Bereich des linken oder der beiden Schenkel des Erregungsleitungssystems und erklären dann die schlechte Prognose sowie die entsprechend höhere Mortalität.

2. Kardiomyopathien

Unter dem Begriff der „Kardiomyopathie“ werden heute alle Erkrankungen des Herzmuskels, die nicht durch eine Koronarsklerose, eine Hypertonie im großen oder kleinen Kreislauf oder durch ein Herzvitium bedingt sind, verstanden (Goodwin 1970; Loogen et al. 1972; Loogen u. Kuhn 1977) (s. auch Kap. 4). Bei den primären, idiopathischen Kardiomyopathien unterschieden wir im wesentlichen zwei Formen: 1. die hypertrophischen Kardiomyopathien mit und ohne Obstruktion der Ausflußbahn des linken Ventrikels und 2. die kongestive oder dilatative Kardiomyopathie (Kuhn u. Loogen 1981).

Bei den primären Kardiomyopathien stehen krankheitsbestimmend und damit lebensbegrenzend Störungen in Textur und Funktion des Arbeitsmyokards, insbesondere der Ventrikel, im Vordergrund. Als Nebenbefunde finden sich auch Störungen des Herzrhythmus, ohne daß in allen Fällen charakteristische EKG-Veränderungen gefunden werden. Die elektrokardiographischen Veränderungen selbst sind sehr mannigfaltig, auch hier überwiegen die Zeichen der Herzhypertrophie und der entsprechenden koronaren Mangelversorgung. An Herzrhythmusstörungen finden sich neben einer absoluten Arrhythmie bei Vorhofflimmern vor allem ventrikuläre Extrasystolen, ventrikuläre und supraventrikuläre Tachykardien, selten ein WPW-Syndrom, AV-Blockierungen verschiedener Schweregrade, wenn auch selten höheren Grades. Bemerkenswert ist, daß bei allen Kardiomyopathien auch ein unauffälliges, normales Elektrokardiogramm beobachtet werden kann. Diagnostisch verwertbar sind bei der kongestiven Kardiomyopathie ein typischer Linksschenkelblock und bei der hypertrophischen, nicht obstruktiven Kardiomyopathie gleichschenkelig negative bzw. spitzwinklig negative T-Wellen.

Über pathomorphologische Befunde bei Kardiomyopathien ist in der Literatur bisher kaum berichtet worden. Es überwiegen die Veränderungen des Arbeitsmyokards, die insbesondere durch die Technik der Myokardbiopsie mit anschließender elektronenmikroskopischer Aufarbeitung (Knieriem et al. 1975; Kuhn et al. 1975; Knieriem 1978; Kaltenbach et al. 1978; Bolte 1980; Sekiguchi u. Olsen 1980) auch diagnostische Bedeutung gewonnen haben. Die Texturstörungen bei Kardiomyopathien müssen allerdings nicht auf die Arbeitsmuskulatur des linken Ventrikels beschränkt sein, sondern können auch auf die Muskulatur des gesamten Herzens übergreifen. In einigen von uns untersuchten Fällen mit hypertrophischer und kongestiver Kardiomyopathie konnten wir unabhängig vom elektrokardiographischen Erscheinungsbild eine Mitbeteiligung der spezifischen Herzmuskulatur an dieser übergeordneten, anlagebedingten Texturstörung des Herzens beobachten. Anstelle des dreizipfeligen Sinusknotens fanden wir einen unregelmäßig begrenzten Bereich mit wirr verzweigten Fasern. In einem Fall war der Sinusknoten sogar vom Vorhofmyokard nur unscharf getrennt und statt der Sinusknotenarterie fand sich eine Anzahl kleinerer Gefäßäste (Knieriem et al. 1975; Knieriem et al. 1978; Mecking 1980).

Aufgrund der mannigfaltigen Rhythmusstörungen, die im Gefolge von insbesondere progredienten Kardiomyopathien auftreten können, erscheint es sinnvoll, in weiteren Untersuchungen die pathomorphologischen Veränderungen des Erregungsleitungssystems bei primären Kardiomyopathien systematisch aufzuarbeiten und mit den klinischen Befunden zu korrelieren.

3. Andere Myokarderkrankungen

Störungen der Erregungsleitung sind auch bei allen entzündlichen, nutritiv-toxischen, metabolischen sowie infiltrativen Herzmuskelerkrankungen bekannt. Die entsprechenden pathomorphologischen Veränderungen sind in den Abschnitten D.I und D.III unter dem Begriff des jeweiligen Blockbildes detailliert beschrieben worden.

Über morphologische Veränderungen des Erregungsleitungssystems bei Amyloidose berichten JAMES (1966), ROSSI (1978) und DAVIES (1971) sowie bei Hämochromatose und Hämosiderose (DOERR u. SCHIEBLER 1963; JAMES 1964; SCHELLHAMMER et al. 1967). AV-Blockierungen wurden ferner bei Sklerodermie (ORAM u. STOKES 1961; LEV et al. 1966), beim Lupus erythematodes (MOFFIT 1965; JAMES et al. 1966) sowie in je einem Fall von Dermatomyositis (SIGUIR et al. 1962) und thrombozytopenischer Purpura (JAMES u. MONTO 1966; JAMES 1970) beobachtet.

E. Veränderungen des Erregungsleitungssystems und des Arbeitsmyokards nach Schrittmacherimplantation

Der Behandlung der verschiedenen, insbesondere bradykarden Herzrhythmusstörungen durch künstliche elektrische Schrittmacher kommt heute eine entscheidende klinische Bedeutung zu. Zur Behandlung des totalen AV-Blocks wurden von ELMQUIST u. SENNING (1959) sowie von CHARDACK et al. (1960) implantierbare elektrische Mikroschrittmacher entwickelt, denen in den vergangenen 22 Jahren zahlreiche weitere Schrittmachertypen folgten (s. auch SYKOSCH 1973; SYKOSCH et al. 1968; EFFERT 1969; EFFERT et al. 1964; SCHALDACH 1969, 1972; REIDEMEISTER et al. 1972; LOOGEN 1973; CH. BÜCHNER et al. 1965, 1973). Durch die Elektrostimulation ist die Letalität besonders bei langdauernden Adams-Stokes-Anfällen deutlich gesenkt worden. Ferner ist durch diese meist langjährige Therapie der chronische Krankheitsprozeß bei Erkrankungen des Erregungsleitungssystems, insbesondere beim totalen AV-Block, auch histologisch erforschbar geworden.

Die histologische Beurteilung der Veränderungen am Erregungsleitungssystem ist naturgemäß dadurch erschwert, daß Vergleichsbefunde vor Einsetzen des Schrittmachers nicht vorliegen. In den meisten Fällen kommt es zu einer progredienten Zerstörung der spezifischen Muskulatur, die stellenweise auch durch Fettgewebe bzw. durch gefäßreiches Granulationsgewebe ersetzt wird. Wir nehmen an, daß sich während der langjährigen Schrittmacherbehandlung die Fibrosierungsprozesse in der spezifischen Muskulatur weiter ausdehnen konnten, da durch die künstliche elektrische Stimulation die kausal entscheidende Ischämie nicht beseitigt wurde, sondern auf das Myokard und das Erregungsleitungssystem weiterwirken konnte (KNIERIEM u. FINKE 1974).

Außer den Befunden am Erregungsleitungssystem sind pathomorphologische Veränderungen am Reizort zu beobachten. Nach der Lokalisation der permanent implantierten Pacemaker-Elektroden unterscheiden wir zwischen myokardialen und intrakardialen (transvenös eingeführten) Schrittmachersonden. Bei den myokardial implantierten Elektroden überwiegen die Herzmuskelnekrosen im Bereich der Fixierung sowie die schwielige Vernarbung des Epikards mit dem parietalen Perikard. Histologisch kommt es über eine lokale fibrinöse Entzündung zur gefäßarmen Vernarbung des Elektrodenbettes. Nach transvenöser Implantation von Schrittmachersonden sieht man entlang des Schrittmacherkabels fast regelmäßig kleine umschriebene, frische oder organisierte parietale Thromben. Diese Thromben finden sich sowohl im Bereich der Vena subclavia als auch in der Vena cava superior und führen durch die Adhärenz mit dem Trabekelwerk, besonders des rechten Ventrikels, zu einer Fixierung der Schrittmachersonde. Komplikationen dieser Implantationsmethode stellen rezidivierende Mikroembolien mit kleinen hämorrhagischen Lungeninfarkten dar. Narbige Einscheidungen im Bereich der Schrittmacherverankerungen können zu einer Erhöhung des Stimulationspotentials führen. Bei einer Infektion des Schrittmachersondenkanales kann es auch zu einer eitrigen Thrombophlebitis und einer Sepsis kommen. Pathologisch-anatomische Befundberichte finden sich u.a. bei DIETZEL u. FRIESE (1963), MENGES et al. (1963), ANDRUSZKO (1965), NOESKE u. KNOTHE (1965), KINDERMANN (1966), LAGERGREEN et al. (1966), HIRSCH et al. (1967), FURMAN u. ESCHER (1968), HAGER et al. (1968), ELKADI et al. (1969), HEYMER et al. (1969) sowie WEGENER (1969) und KNIERIEM u. FINKE (1974).

Literatur

Abraham A (1964) Die mikroskopische Innervation des Herzens und der Blutgefäße von Vertebraten. In: Das Reizleitungssystem. Verlag Akad Wiss, Budapest, S 122

Abraham A, Erdélyi L (1958) Localization of acetylcholinesterase in the cardiac conduction system of ungulata. Acta Morphol Acad Sci Hung 8:403

Adams R (1827) Cases of diseases of the heart accompanied with pathological observations. Dublin Hosp Rep 4:396

Anderson RH, Becker AE (1981) Persönliche Mitteilung. Vgl. auch Davies MJ, Anderson RH, Becker AE (1983) The conduction system of the heart. Butterworths, London Boston Durban Singapore Sydney Toronto Wellington

Anderson RH, Becker AE, Brechenmacher C, Davies M, Rossi L (1975) Ventricular preexcitation. A proposed nomenclature for its substrates. Eur J Cardiol 3:27

Andruszko M (1965) Morphologische Befunde am Herzen nach elektrischer Reizung mittels verschiedener Schrittmacher. Inaug Diss, Heidelberg

Angelakos ET, King MP, Millard RW (1969) Regional distribution of catecholamines in the heart of various species. Ann NY Acad Sci 156:219

Arduini U, Botti G, Visioli O (1959) Etude anatomo-clinique d'un cas de syndrome de Morgagni-Adams-Stokes. Acta Cardiol (Brux) 14:255

Armstrong H, Mönckeberg JG (1911) Herzblock, bedingt durch primären Herztumor bei einem 5jährigen Kinde. Dtsch Arch Klin Med 102:144

Aschoff L (1905) Bericht über die Untersuchungen des Herrn Dr. Tawara, die „Brückenfasern" betreffend, und Demonstration der zugehörigen mikroskopischen Präparate. Muench Med Wochenschr 52:1904

Aschoff L (1910) Nervengeflechte des Reizleitungssystems des Herzens. Dtsch Med Wochenschr 36:104

Aschoff L, Nagayo M (1908) Über den Glykogengehalt des Reizleitungssystems des Säugetierherzens. Verh Dtsch Ges Pathol 12:150

Aschoff L, Tawara S (1906) Die heutige Lehre von den pathologisch-anatomischen Grundlagen der Herzschwäche. Fischer, Jena

Aschoff L, Gierke K, Bleckvenn R (1925) Herzschädigung durch stumpfe Gewalteinwirkung. In: Grosse-Brockhoff F, Kaiser K (Hrsg) Handbuch der inneren Medizin, 4. Aufl, Bd IX. Springer, Berlin Göttingen Heidelberg

Ashton T, Norris G, Lavenson R (1907) Adams-Stokes disease due to gumma in the intraventricular septum. Am J Med Sci 133:28

Bachmann G (1916) The interauricular time interval. Am J Physiol 4141:309

Barr JR, Pollock P (1968) Inclusion cyst of the myocardium in a patient with complete heart block. Can Med Assoc J 98:52
Belobradek Z, Herint V, Jurkovic V (1959) Isolated tricuspid insufficiency combined with Adams-Stokes syndrome. Acta Cardiol (Brux) 14:486
Bencosme SA, Trillo A, Alanis J, Benitez D (1969) Correlative ultrastructural and electrophysiological study of the Purkinje system of the heart. J Electrocardiol 2:27
Bernreiter M, O'Connel F (1952) Congenital heart block. Report of a case. JAMA 150:792
Bilette J (1973) Sinus slowing produced by experimental ischaemia of the sinus node in dogs. Am J Cardiol 31:331
Blair DM, Davies F (1935) Observations on the conducting system of the heart. J Anat 69:303
Blondeau M, Lenègre J (1964) Bloc de branche auriculoventriculaire complet. Arch Mal Cœur 57:1
Bocher AE, Anderson RH, Durrer D, Wellens HJJ (1978) The anatomical substrates of Wolff-Parkinson-White syndrome. A clinicopathologic correlation in seven cases. Circulation 57:870
Bolte H-D (ed) (1980) Myocardial biopsy. Springer, Berlin Heidelberg New York
Borchard F (1978) The adrenergic nerves of the normal and the hypertrophied heart. Normale und pathologische Anatomie, vol 33. Thieme, Stuttgart
Borchard F (1982) Pathologische Anatomie der autonomen Herznerven und des Erregungsleitungssystems. In: Brisse B, Bender F (Hrsg) Autonome Innervation des Herzens. Steinkopff, Darmstadt, S 14
Borchard F, Knieriem H-J (1974) Morphologische Befunde bei bradykarden Herzrhythmusstörungen. Rhein Aerztebl 28:60
Botti G, Visioli O, Uleri L, Contorni L (1957a) Effeti immediate della legatura arteria del nodo del seno su la funzione ritmica sinusale nel cane. Rass Fisiopatol Clin Terapeut 29:149
Botti G, Visioli O, Uleri L, Contorni L (1957b) Effeti a distanza della legatura dell'arteria del nodo del seno su la funzione ritmica sinusale nel cane. Rass Fisiopatol Clin Terapeut 29:179
Botti RE, Young FE (1959) Myocardial sarcoid, complete heart block and aortic stenosis. Ann Intern Med 51:811
Braunstein AL, Bass JB, Thomas S (1940) Gummatous myocarditis and aneurysm of the left ventricle, with nodal tachycardia, and subsequently bundle branch block; report of a case. Am Heart J 19:622
Brechenmacher C (1975) Atrio-His bundle tracts. Br Heart J 37:853
Brechenmacher C, Caham J, Iris L, Gerlaux A, Lenègre J (1974) Etude histologique des voies anormales de conduction dans un syndrome des Wolff-Parkinson-White et dans un syndrome des Lown-Ganong-Levine. Arch Mal Cœur 67:507
Brechenmacher C, Contradon M, Jourde M, Germia JC, Cheynel J, Voegtlin R (1976) Syndrome de Wolff-Parkinson-White par association de fibres atrio-Hisiennes et de fibres de Mahaim. Arch Mal Cœur 69:1275
Brechenmacher C, Connel P, Fauchier JP, Cachera JP, James TN (1977) De subitaneis mortibus XXII. Intractable paroxysmal tachycardias proved fatal in type A Wolff-Parkinson-White syndrome. Circulation 55:408
Bridgman EW, Schmeisser HC (1919) Heart block caused by a gumma of the septum. John Hopkins Hosp Rep 18:90
Buckberg GD, Fowler NO (1961) Complete atrio-ventricular block due to cardiac metastases of bronchiogenetic carcinoma. Circulation 24:657
Büchner Ch, Overbeck W, Blümchen G (1965) Der elektrische Schrittmacher. Ther Ggw 6:751
Büchner Ch, Drägert W, Schlosser V, Arnod Th, Nuber B (1973) Schrittmacher-Therapie des Herzens, For cardiol 14. Boehringer, Mannheim
Büchner F (1961) Die allgemeine Pathologie des Blutkreislaufes. In: Handbuch der allgemeinen Pathologie, Bd V, 1. Teil. Springer, Berlin Göttingen Heidelberg, S 791
Büchner F (1970) Die Koronarinsuffizienz in alter und neuer Sicht. Sonderausgabe d Reihe For cardiol Boehringer, Mannheim

Büchner F, Onishi S (1968) Der Herzmuskel bei akuter Koronarinsuffizienz im elektronenmikroskopischen Bild. Urban & Schwarzenberg, München Berlin Wien
Büchner F, Weyland R (1968) Die Insuffizienz des hypertrophierten Herzmuskels im Lichte seiner Narbenbilder. Urban & Schwarzenberg, München Berlin Wien
Büchner M (1970) Clinical observations on cardiomyopathy in one family. 3rd Ann Meeting Intern Study Group for Res in Cardiac Metabolism. Stowe/Vermont, USA
Büchner M (1971) Familiäre Kardiomegalie. Verh Dtsch Ges Inn Med 77:255
Caesar R, Edwards GA, Ruska H (1958) Electron microscopy of the impulse conducting system of the sheep heart. Z Zellforsch 48:698
Calcagno IR (1941) Desarollo del sistema de conducción atrio-ventricular. Prensa Med Argent 28:906
Campbell M, Thorne MG (1956) Congenital heart block. Br Heart J 18:90
Canabal EJ, Dighiero J (1951) Bradycardia familial congenita, pro bloqueo auriculoventricular complete (enfermedad de Morqio). Rev Argent Cardiol 18:50
Caralis DG, Varghee PJ (1976) Familial sinoatrial node dysfunction. Br Heart J 38:951
Carbonell LM (1956) Esterases of the conduction system of the heart. J Histochem Cytochem 4:87
Carter JB, Blieden LC, Edwards JW (1974) Congenital heart block. Arch Pathol 97:51
Castellanos A, Lemberg L (1963) The relationship between digitalis and A-V nodal tachycardia with block. Am Heart J 66:597
Cavenaugh MW (1955) Pulsation, migration and division in dissociated chick embryo heart cells. J Exp Zool 128:573
Chardack WM, Gage AA, Greatbatch W (1960) A transistorized, self-contained, implantable pacemaker for the long-term correction of complete heart block. Surgery 48:643
Chuaqui BJ (1972) Über die Ausbreitungsbündel des Sinusknotens. Virchows Arch [Pathol Anat] 355:179
Clark NS (1948) Complete heart block in children. Report of three cases possibly attributable to measles. Arch Dis Child 23:156
Clark RJ, White PD (1952) Congenital aneurysmal defect of the membranaceous portion of the ventricular septum associated with heart block, ventricular flutter, Adams-Stokes syndrome and death. Circulation 5:725
Clarke JA (1965) An X-ray microscopic study of the atrial supply to the conduction system of the human heart. Br Heart J 27:879
Cobb FR, Blumenschein SF, Sealy WC, Boineau JP, Wagner GS, Wallace AG (1968) Successful surgical interruption of the bundle of Kent in a patient with WPW syndrome. Circulation 38:1018
Coffen TH (1929/30) Complete heart block of seven years duration in a child, resulting from injury. Am Heart J 5:667
Coffen TH, Rush HP, Miller RF (1941) Traumatic complete heart block of 18 years duration with review of literature. Northw Med 40:195
Crawford JH, DiGregorio NJ (1947) Complete heart block in younger age groups. Am Heart J 34:540
Crittenden IH, Latta H, Ticinoviv DA (1964) Familial congenital heart block. Am J Dis Child 108:104
Cuchy und Bowman (1946) Herzschädigung bei stumpfer Gewalteinwirkung. In: Grosse-Brockhoff F, Kaiser K (Hrsg) Handbuch der inneren Medizin, 4. Aufl, Bd IX. Springer, Berlin Göttingen Heidelberg
Curran EJ (1909) A constant bursa in relation with the bundle of His; with studies of the auricular connections of the bundle. Anat Rec 3:618
Davies F (1942) The conducting system of the vertebrate heart. Br Heart J 4:66
Davies F, Davies RE, Francis ETB, Francis R, Whittam R (1952a) The sodium and potassium content of cardiac and other tissues of the ox. J Physiol 118:276
Davies F, Francis ETB, King TS (1952b) Neurological studies of the cardiac ventricles of mammals. J Anat 86:130
Davies MJ (1967) A histological study of the conduction system in complete heart block. J Pathol Bact 94:351
Davies MJ (1971) Pathology of conducting tissue of the heart. Butterworths, London

Davies MJ, Harris A (1969) Pathological basis of primary heart block. Br Heart J 31:219
Davies MJ, Pomerance A (1972) Quantitative study of ageing changes in the human sinoatrial node and internodal tracts. Br Heart J 34:150
Davies MJ, Redwood D, Harris A (1967) Heart block and coronary artery disease. Br Med J 3:342
Davies MJ, Anderson RH, Becker AE (1983) The conduction system of the heart. Butterworths, London Boston Durban Singapore Sydney Toronto Wellington
DeFelice LJ, Challice CE (1969) Anatomical and ultrastructural study of the electrophysiological A-V node of the rabbit. Circ Res 24:457
DeHaan RL (1963) Regional organization of pre-pacemaker cells in the cardiac primordia of the early chick embryo. J Embryol Exp Morphol 11:65
DeHaan RL (1965) Development of pacemaker tissue in the embryonic heart. Ann NY Acad Sci 127:7
Demoulin JC, Kulbertus HE (1977) Pathological correlates of atrial arrhythmias. In: Re-entrant arrhythmias. MTP Press, Lancaster
Dickson RW, Jones JP (1948) Congenital heart block in an infant with associated multiple congenital cardiac malformations. Am J Dis Child 75:81
Dietzel PB, Friese G (1963) Zum Thema der langfristigen elektrischen Reizung des Herzens: Die geweblichen Veränderungen in der Umgebung der Herzmuskelelektrode. Z Kreislaufforsch 52:1
Doerr W (1959) Histopathologie des Reizbildungs- und Reizleitungssystems des Herzens. Verh Dtsch Ges Inn Med 65:459
Doerr W (1969) Normale und pathologische Anatomie des reizbildenden und erregungsleitenden Gewebes. Verh Dtsch Ges Kreislaufforsch 35:1
Doerr W (1972) Zur normalen und pathologischen Anatomie des impulsgebenden und impulsleitenden Gewebes. Intensivmed 9:145
Doerr W (1975) Morphologische Äquivalente bei Rhythmusstörungen des Herzens. Verh Dtsch Ges Inn Med 81:36
Doerr W, Schiebler TH (1963) Pathologische Anatomie des Reizleitungssystems. In: Bargmann W, Doerr W (Hrsg) Das Herz des Menschen. Thieme, Stuttgart
Donoso E, Braunwald E, Jick S, Grishman A (1956) Congenital heart block. Am J Med 20:869
Eberth CA, Belajeff A (1866) Über die Lymphgefäße des Herzens. Virchows Arch 37:124
Effert S, Sykosch HJ, Pulver KD (1964) Langfristige Therapie mit implantierbaren elektrischen Schrittmachern. Dtsch Med 89:654
Effert S (1969) Elektrische Stimulation des Herzens. Med Klin 64:671
Effert S (1972) Plötzlicher Herztod. Mechanismen und Ätiologie. Verh Dtsch Ges Inn Med 78:975
Elkadi A, Helmer F, Wolner E (1969) Frühgewebsreaktion nach Schrittmacherimplantation. Thoraxchirurgie 17:67
Elmquist R, Senning A (1959) An implantable pacemaker for the heart. Med Electronics 2. Int Conf Paris. Smyth, London (1960)
Engel TR, Meister SG, Feitosa GS, Fischer HA, Franke WS (1975) Appraisal of sinus node artery disease. Circulation 52:286
Engelmann ThW (1875a) Kontraktilität und Doppelbrechung. Pfluegers Arch 11:432
Engelmann ThW (1875b) Über die Leitung der Erregung im Herzmuskel. Pfluegers Arch 9:465
Evans W (1964) Diseases of the heart and arteries. Williams & Wilkins, Baltimore, Livingston London
Feldt RH, Du Shane JW, Titus JL (1970) The atrioventricular conduction system in persistent common atrioventricular canal defect. Circulation 42:437
Ferrer MJ (1968) The sick sinus syndrome in atrial disease. JAMA 206:645
Ferris JAJ, Parkin JM (1973) Occlusion of the atrioventricular nodal artery in congenital heart block. Beitr Pathol 149:311
Field EJ (1951a) The development of the conduction system in the heart of sheep. Br Heart J 13:129
Field EJ (1951b) The nervous component of the atrioventricular bundle. J Anat 85:105

Fine G, Morales AR (1971) Mesothelioma of the atrioventricular node. Arch Pathol 92:402
Finke E, Knieriem H-J (1975) Über Tumoren des Erregungsleitungssystems des Herzens. Zentralbl Allg Pathol 119:482
Fisch C, Martz L, Priebe FH (1960) Enhancement of K induced atrioventricular block by toxic doses of digitalis drugs. J Clin Invest 39:1885
Flemming GB, Kennedy AM (1910) A case of complete heart block in diphtheria with an account of postmortem finding. Heart 2:77
Franco PM (1951) Studio anatomo-istologico di un caso aritmia atriale, blocco atrioventriculare e blocco di branca destro da sepsi reumatica in corso di gravidanza. Cuore Circol 35:193
Frank G (1981) X. Jahrestag der Deutschen Gesellschaft für Thorax-, Herz- und Gefäßchirurgie, Bad Nauheim
Freudenberg H, Knieriem H-J, Möller C, Janzen Ch (1974) Quantitative morphologische Untersuchungen zur Koronarsklerose und Koronarinsuffizienz. Basic Res Cardiol, Arch Kreislaufforsch 69:161
Friedberg CK (1972) Störungen der Erregungsleitung: AV-Block und Schenkelblock. In: Friedberg CK (Hrsg) Erkrankungen des Herzens, Bd I. Thieme, Stuttgart, S 600
Friedberg CK, Cohen H, Donoso E (1968) Advanced heart block as a complication of acute myocardial infarction. Role of pacemaker therapy. Prog Cardiovasc Dis 10:466
Friedberg CK, Donoso E, Stein WG (1964) Non-surgical acquired heart block. Ann NY Acad Sci 111:835
Frink RJ, James TN (1973) Normal blood supply to the human His bundle and proximal bundle branches. Circulation 47:8
Furman S, Escher DJW (1968) Retained endocardial pacemaker electrodes. J Thorac Cardiovasc Surg 55:737
Gadboys HL, Litwak RS (1964) Experimental and clinical aspects of surgical heart block. Prog Cardiovasc Dis 6:566
Gannon PG, Sellers RD, Kanjuh VI, Edwards JE, Lillehei CW (1966) Complete heart block following replacement of the aortic valve. Circulation 33:152
Gaskell W (1881) Observations on the innervation of the heart. On the sequence of the contractions of the different positions of the heart. Br Med J 2:572
Gaskell W (1883) On the innervation of the heart with especial reference to the heart of the tortoise. J Physiol 4:43
Gazes PC, Culler RM, Taber E, Kelly TE (1965) Congenital familial cardiac conduction defects. Circulation 32:32
Gerbezius M (1719) Appendix ad Ephemeridium Academiae. Caesario-Leopoldino-Carolinae Naturae curiosum in Germania. Centuriae 7 et 8:23
Gerbode F, Kerth WJ, Keen G, Ogata T, Popper RW, Osborn JJ (1963) Surgical heart block. Arch Surg 86:890
Glomset DJ, Cross KR (1952) Morphologic study of the cardiac conduction system, part VI. The intrinsic nervous system of the heart. Arch Intern Med 89:923
Glomset DJ, Glomset ATA (1940a) A morphologic study of the cardiac conduction system in ungulates, dog and man, part I. The sinoatrial node. Am Heart J 20:389
Glomset DJ, Glomset ATA (1940b) A morphologic study of the cardiac conduction system in ungulates, dog and man, part II. The Purkinje system. Am Heart J 20:677
Gochberg SH (1964) Congenital heart block. Am J Obstet Gynecol 88:238
Goodwin JF (1970) Congestive and hypertrophic cardiomyopathies. Lancet 1:731
Goerttler K (1960) Normale und pathologische Entwicklung des Herzens, einschließlich des Reizleitungssystems. 2. Chirurg. Symposium 1958. Thoraxchirurgie 7:469
Goggio AF, Harkness JT, Palmer WS (1961) Stokes-Adams syndrome in Hodgkins granuloma. 176:687
Griffiths SP (1971) Congenital complete heart block. Circulation 43:615
Gross L, Fried BM (1936) Lesions in the auriculoventricular conduction system occuring in rheumatic fever. Am J Pathol 12:31
Hager W, Wink K (1970) Langzeiterfahrungen mit der Implantation elektrischer Schrittmacher des Herzens. Z Kreislaufforsch 59:289

Hager W, Hienz HA, Düwell JH (1968) Morphologische Veränderungen am Herzmuskel und an der Gefäßwand nach elektrischer Reizung des Herzens mit myokardialen und transvenös intrakardialen Elektroden. Thoraxchirurgie 16:143
Haller A de (1756) Deux mémoires sur le mouvement du sang et sur les effets de la saignée. Bousquet, Lausanne
Harris A, Bluestone R, Busby E, Davies G, Leatham A, Siddons H, Sowton E (1965) The management of heart block. Br Heart J 27:469
Harris A, Redwood D, Davies M, Davies G (1968) Causes of death in patients with complete heart block and artificial pacemakers. Br Heart J 30:14
Harris A, Davies MJ, Redwood D, Leatham A, Siddons H (1969) Aetiology of chronic heart block. A clinico-pathological correlation in 65 cases. Br Heart J 31:206
Harris LK (1969) Transient right bundle branch block following blunt chest trauma. Am J Cardiol 23:884
Harris M (1970) Rheumatoid heart disease with complete heart block. J Clin Pathol 23:623
Harris R, Siew S, Lev M (1969) Smoldering myocarditis with intermittent complete A-V block and Stokes-Adams syndrome. Am J Cardiol 24:280
Hashiba K (1966) Effect of ischaemia on A-V conduction in the dog. Jpn Circ J 30:151
Hashiba K, Katayama T, Tekahashi A, Ono A, Matsuo S, Fujita J, Yamaguchi Y, Tazima N, Yoshika M, Miara K (1965) Atrioventricular block produced by ligation of septal arteries in the dog. Jpn Heart J 6:256
Hauwaert LG van de, Stroobandt R, Verhaeghe L (1972) Arterial blood supply of the atrioventricular node and main bundle. Br Heart J 34:1045
Hecht M (1972) Über den Bindegewebsgehalt des Hisschen Bündels. Inaug Diss, Heidelberg
Hedinger (1910) Über die Herzbefunde bei Arrhythmia perpetua. Frankf Z Pathol 5:296
Heymer B, Wuttke H, Kreutzberg B (1969) Histologische Untersuchungen der Endokardkontaktstellen an intrakardial implantierten Schrittmacherelektroden. Thoraxchirurgie 17:59
Hirsch EF (1962) Innervation of human heart. III. Conductive system. Arch Pathol 74:427
Hirsch EF (1970) The innervation of the vertebrate heart. Thomas, Springfield/Illinois
Hirsch EF, Kaiser GC, Cooper T (1964) Experimental heart block in the dog. Arch Pathol 78:523
Hirsch HH, Roettger P, Eisenbach J, Pocai BP, Scior H (1967) Klinische Ergebnisse und morphologische Befunde der Herzschrittmacherbehandlung bei 50 Patienten. Bruns Beitr Klin Chir 215:129
His W jr (1893) Die Tätigkeit des embryonalen Herzens und dessen Bedeutung für die Lehre von der Herzbewegung beim Erwachsenen. Arb an der Med Klin Leipzig, Bd 14. Vogel, Leipzig
His W jr (1895) Rhythmik der Herztätigkeit. Zentralbl Physiol 9:469
Hochrein H, Helwing HP, Hennersdorf G, Krämer K, Kult J (1969) Erregungsstörungen und myokardialer Elektrolytstoffwechsel. Verh Dtsch Ges Kreislaufforsch 35:207
Holzmann M (1972) Der sinuatriale und ventrikuläre Block. Intens Med 9:177
Holzmann M, Scherf D (1932) Über Elektrokardiogramme mit verkürzter Vorhof-Kammer-Distanz und positiven T-Zacken. Z Klin Med 121:404
Hudson REB (1960) The human pacemaker and its pathology. Br Heart J 22:153
Hudson REB (1967) Surgical pathology of the conducting system of the heart. Br Heart J 29:646
Hunter A, Papp C, Parkinson J (1940) Syndrome of short P-R interval, apparent bundle branch block and associated paroxysmal tachycardia. Br Heart J 2:107
Huntingford PJ (1960) The etiology and significance of congenital heart block. Report of a case studied by serial sections of the heart. J Obstet Gynaecol Br Emp 67:259
Isaacson R, Boucek RJ (1968) The atrioventricular conduction system of the dog. Histochemical properties; influence of electric shock. Am Heart J 75:206
Jackrel J, Miller JA, Schechter FG, Minkowitz S, Stuckey JH (1967) A study of factors determining the development and persistance of A-V conduction defects following ligation of the anterior septal artery. Bull NY Acad Med 43:1214

Jackson DH (1969) Transient post traumatic right bundle branch block: report of two cases. Am Heart J 23:887
James TN (1961a) Morphology of the human atrioventricular node, with remarks to its electrophysiology. Am Heart J 62:756
James TN (1961b) Anatomy of the human sinus node. Anat Rec 141:109
James TN (1962) Observations on the cardiovascular involvement including cardiac conduction system in progressive muscular dystrophy. Am Heart J 63:48
James TN (1963) The connecting pathways between the sinus node and A-V node and between the right and the left atrium in the human heart. Am Heart J 66:498
James TN (1964) Pathology of the cardiac conduction system in haemochromatosis. N Engl J Med 271:92
James TN (1965a) Anatomy of the coronary arteries in health and disease. Circulation 32:1020
James TN (1965b) Pathology of the cardiac conduction system in systemic lupus erythematosis. Ann Intern Med 63:402
James TN (1966) Pathology of the cardiac conduction system in amyloidosis. Ann Intern Med 65:28
James TN (1967) Anatomy of the cardiac conduction system in the rabbit. Circulation 20:638
James TN (1970) Cardiac conduction system: Fetal and postmortal development. Am J Cardiol 25:213
James TN, Birk RE (1966) Pathology of the cardiac conduction system in polyarteriitis nodosa. Arch Intern Med 117:561
James TN, Hershey EA (1962) Experimental studies on the pathogenesis of atrial arrhythmias in myocardial infarction. Am Heart J 63:196
James TN, Monto RW (1966) Pathology of the cardiac conduction system in thrombotic thrombocytopenic purpura. Ann Intern Med 65:37
James TN, Reynolds EW (1963) Pathology of the cardiac conduction system in a case of diphtheria associated with arrhythmias and heart block. Circulation 23:263
James TN, Sherf L (1968) Ultrastructure of the human atrioventricular node. Circulation 37:1049
James TN, Sherf L (1971) Fine structure of His bundle. Circulation 44:9
James TN, Spence CA (1966) Distribution of cholinesterase within the sinus node and A-V node of the human heart. Anat Rec 155:151
James TN, Sherf L, Fine G, Morales AR (1966) Comparative ultrastructure of the sinus node in man and dog. Circulation 34:139
Jansen HH (1963) Innervation des Herzens. In: Bargmann W, Doerr W (Hrsg) Das Herz des Menschen, Bd I. Thieme, Stuttgart, S 228
Jewitt DE, Balcon R, Raftery EB, Oram S (1967) Incidence and management of supraventricular arrhythmias after acute myocardial infarction. Lancet 2:734
Julian DG, Valentine PA, Miller GG (1964) Disturbances of rate rhythm and conduction in acute myocardial infarction. Am Heart J 37:915
Kaltenbach M, Loogen F, Olsen EGJ (eds) (1978) Cardiomyopathy and myocardial biopsy. Springer, Berlin Heidelberg New York
Kaminsky NI, Killip T, Alonso DR, Hagstrom JWC (1967) Heart block and mesothelioma of the atrioventricular node. Am J Cardiol 20:248
Kampmann W (1935) Ein Fall von isolierter Schußverletzung des Herzreizleitungssystems. Muench Med Wochenschr 82:129
Kangos JJ, Griffiths SP, Blumenthal S (1967) Congenital complete heart block. Am J Cardiol 20:632
Kawamura K (1961) Electron microscopic studies on the conduction system of the dog. II. The sinoatrial and atrioventricular nodes. Jpn Circ J 25:973
Keith A, Flack M (1907) The form and the nature of the muscular connections between the primary divisions of the vertebrate heart. J Anat Physiol 41:172
Kellaway H, Gardner DL (1959) Metastatic reticulum cell sarcoma of the heart causing complete heart block. Scott Med J 4:575
Kelly DT, Brodsky S, Mirowski M, Krovetz LJ, Rowe RD (1972) Bundle of His recordings in congenital complete heart block. Circulation 45:277

Kennel AJ, Titus BD, McCallister BD, Pruitt RD (1973) The vasculature of the atrioventricular conduction system in heart block. Am Heart J 85:593
Kent AFS (1893) Researches on the structure and function of the mammalian heart. J Physiol 14:233
Kent AFS (1913a) Observations on the auriculo-ventricular junction of the mammalian heart. Q J Exp Physiol 7:193
Kent ASF (1913b) The structure of the cardiac tissue at the auriculo-ventricular junction. J Physiol 47:17
Kent ASF (1914a) The right lateral auriculo-ventricular junction of the heart. 22. Proc Physiol Soc Lond
Kent ASF (1914b) A conduction path between the right auricle and the external wall of the right ventricle in the heart of the mammal. 57. Proc Physiol Soc Lond
Kent ASF (1914c) Illustrations of the right lateral auriculoventricular junction in the heart. 63. Proc Physiol Soc Lond
Kent ASF (1914d) Some problems in cardiac physiology; contributions to a study of the relations which exist between the various chambers of the mammalian heart. Lancet II:220
Kindermann L (1966) Die Morphologie der Implantationsstellen der Elektroden von künstlichen Schrittmachern. Inaug Diss, Düsseldorf
Knieriem H-J (1978) Electron-microscopic findings in congestive cardiomyopathy. In: Kaltenbach, Loogen, Olsen (eds) Cardiomyopathy and myocardial biopsy. Springer, Berlin Heidelberg New York
Knieriem H-J (1979) Reizleitungssystem beim frischen Infarkt. Verh Dtsch Ges Herz Kreislaufforsch 45:16–22
Knieriem H-J, Effert S (1966) Morphologische Befunde beim kompletten Herzblock. Klin Wochenschr 44:349
Knieriem H-J (1974a) Quantitative morphologische Untersuchungen zur Koronarsklerose und Koronarinsuffizienz. In: Roskamm H, Reindell H (Hrsg) Das chronisch kranke Herz. Schattauer, Stuttgart
Knieriem H-J (1974b) Morphologie und Bedeutung der Infarktnarbe. In: Keil J (Hrsg) Koronarsklerose und Herzinfarkt. Boehringer, Mannheim
Knieriem H-J (1974c) Über das Vorkommen von Synapsen im distalen AV-Knoten und Hisschen Bündel und ihre Bedeutung. Verh Dtsch Ges Kreislaufforsch 40:360
Knieriem H-J, Finke E (1974) Morphologie und Ätiologie des totalen AV-Blocks. Urban & Schwarzenberg, München Berlin Wien
Knieriem H-J, Stroobandt R, Meyer H, Bourgeois M (1975) Hypertrophic nonobstructive cardiomyopathy caused by disorder of the myofiber texture. Virchows Arch [Pathol Anat] 367:209
Knieriem H-J, Mecking D, Seipel L (1978) Zur Morphologie des Sinusknotens beim Sinusknotensyndrom und anderen Herzrhythmusstörungen. Z Kardiol [Suppl] 5:32
Knodt M (1970) Die Bindegewebsmessung des menschlichen Sinusknotens und ihre Beziehung zum Alter desselben. Inaug Diss, Heidelberg
Koch W (1907) Über das Ultimum moriens des menschlichen Herzens. Beitrag zur Frage des Sinusgebietes. Beitr Pathol Anat 42:203
Koch W (1909a) Über die Struktur des oberen Cavatrichters und seine Beziehung zum Pulsus irregularis perpetuus. Dtsch Med Wochenschr 429
Koch W (1909b) Weitere Mitteilungen über den Sinusknoten des Herzens. Verh Dtsch Ges Pathol 13:85
Koch W (1910) Zur pathologischen Anatomie der Rhythmusstörungen des Herzens. Berl Klin Wochenschr 47:1108
Koch W (1922) Der funktionelle Bau des menschlichen Herzens. Urban & Schwarzenberg, München
Koch W (1943) Über den plötzlichen Tod bei spezifischer (Riesenzellen-)Myokarditis; Herzmuskeltuberkulose und Herzsyphilis und die Beziehungen zum Reizleitungssystem. Beitr Pathol Anat 108:482
Köberle F (1957) Die chronische Chagaskardiopathie. Virchows Arch [Pathol Anat] 330:267

Koetzle (1914) Herzblock und Herzschuß. Muench Med Wochenschr 61:2064
Kübler W, von Smekal P, Schumacher K, Gerhard W (1969) Vergleichende Untersuchungen über das Enzymverteilungsmuster im Reizleitungssystem und im Arbeitsmyokard. Verh Dtsch Ges Kreislaufforsch 35:169
Kuhn H, Loogen F (1981) Kardiomyopathie. In: Krayenbühl HP, Kübler W (Hrsg) Kardiologie in Klinik und Praxis. Thieme, Stuttgart New York
Kuhn HG, Breithardt G, Knieriem H-J, Loogen F, Both A, Schmidt WA, Stroobandt R, Gleichmann U (1975) Die Bedeutung der endomyokardialen Katheterbiopsie für die Diagnostik und Beurteilung der Prognose bei kongestiver Kardiomyopathie. Dtsch Med Wochenschr 100:717
Kung SK (1930) Über die normale Histologie des Reizleitungssystems und pathologisch-histologische Befunde an blockierten Herzen des Menschen. In: Kung SK, Mobitz W (Hrsg) Herzblockstudien, I. Teil. Naunyn-Schmiedebergs Arch Pharmakol 155:294
Laas E (1962) Arrhythmieherz. Ref Zentralbl Allg Pathol Anat 103:552
Lagergreen H, Dahlgren S, Nordenstam H (1966) Cardiovascular tissue response to mitralcardial pacemaking. Acta Chir Scand 132:696
Langendorf F, Lev M, Pick R (1952) Auricular fibrillation with anomalous A-V conduction (W-P-W syndrome) imitating ventricular paroxysmal tachycardia. Acta Cardiol 7:241
Larks SD, Longo L (1960) Fetal electrocardiograms showing cardiac malformations including heart block. JAMA 173:1217
Latta H, Crittenden JH (1964) Acquired lesions of the conduction system in familial congenital heart block. Lab Invest 13:214
Lea CE (1917) A shell wound of the heart causing complete heart block. Lancet 493
Leicher F (1948) Zur Pathogenese der primären epithelialen Tumoren im Reizleitungssystem des Menschen. Z Kreislaufforsch 37:105
Lenègre J (1962) Les blocs auriculo-ventriculaires complets chroniques. Etude des causes et des lésions à propos de 37 cas. Mal Cardiovasc 3:311
Lenègre J, Moreau Ph (1963a) Le bloc auriculo-ventriculaire chronique. Etude anatomique, clinique et histologique. Arch Mal Cœur 56:867
Lenègre J, Moreau Ph, Iris L (1963b) Deux cas de bloc auriculoventriculaire complet par sarcome primitif du cœur. Arch Mal Cœur 56:361
Lev M (1954) Aging changes in the human sinoatrial node. J Gerontol 9:1
Lev M (1958) The architecture of the conduction system in congenital heart disease. I. Common atrioventricular orifice. Arch Pathol 65:174
Lev M (1959) The architecture of the conduction system in congenital heart disease. II. Tetralogy of Fallot. Arch Pathol 67:572
Lev M (1960a) The architecture of the conduction system in congenital heart disease. III. Ventricular septal defect. Arch Pathol 70:529
Lev M (1960b) The conduction system. In: Gould SE (ed) Pathology of the heart, 2nd edn. Thomas, Springfield/Ill, p 132
Lev M (1964a) Anatomic basis for atrioventricular block. Am J Med 37:742
Lev M (1964b) The normal anatomy of the conduction system in man and its pathology in atrioventricular block. Ann NY Acad Sci 111:817
Lev M (1964c) The pathology of complete atrio-ventricular block. Prog Cardiovasc Dis 317
Lev M (1968a) Conduction system in congenital heart disease. Am J Cardiol 21:619
Lev M (1968b) The conduction system. In: Gould S (ed) Pathology of the heart and blood vessels, 3rd edn. Thomas, Springfield/Ill, p 280
Lev M (1972) Pathogenesis of congenital atrioventricular block. Prog Cardiovasc Dis 15:145
Lev M (1973) Anatomic considerations of the Wolff-Parkinson-White syndrome. In: Dreifus LS, Likoff W (eds) Cardiac arrhythmias. Grune & Stratton, New York
Lev M, Unger PN (1955) Pathology of the conducting system in acquired heart disease. I. Severe atrioventricular block. Arch Pathol 60:502
Lev M, Watne AL (1954) A method for the routine histopathologic study of the sinus node. Arch Pathol 57:168

Lev M, Benjamin JE, White PD (1958) A histopathologic study of the conduction system in a case of complete heart block of 42 years duration. Am Heart J 55:198

Lev M, Sidi Pallares D, Friedland C (1963) A histopathologic study of the atrioventricular communications in a case of WPW with incomplete left bundle branch block. Am Heart J 66:399

Lev M, Fell EH, Arcilla R, Weinberg MH (1964) Surgical injury to the conduction system in ventricular septum defect. Am J Cardiol 14:464

Lev M, Landowne M, Matchar JC, Wagner JA (1966) Systemic scleroderma with complete heart block. Report of a case with comprehensive study of the conduction system. Am Heart J 72:13

Lev M, Paul MH, Cassels DE (1967) Complete atrioventricular block associated with atrial septal defect of the fossa ovalis (secundum) type. Am J Cardiol 19:266

Lev M, Kinare SG, Pick A (1970) The pathogenesis of atrioventricular block in coronary disease. Circulation 42:409

Lev M, Cuadros H, Paul MH (1971) Interruption of the atrioventricular bundle with congenital atrioventricular block. Circulation 43:703

Levine RJ, Roberts WC, Morrow AG (1962) Traumatic aortic regurgitation. Am J Cardiol 10:752

Liebermann M (1970) Physiologic development of impulse conduction in embryonic cardiac tissue. Am J Cardiol 25:279

Lillehei C (1963) The chronic postsurgical complete heart block. Thorac Cardiovasc Surg 46:436

Linder E, Landtmann B, Tuuteri L, Hjelt L (1965) Congenital complete heart block. II. Histology of the conduction system. Ann Paediatr Fenn 11:11

Linzbach AJ (1972) Das Altern des menschlichen Herzens. In: Handbuch der allgemeinen Pathologie, Bd IV, 4. Teil. Springer, Berlin Heidelberg New York, S 369

Lippestad CTh, Marton F (1967) Sinus arrest in proximal right coronary artery occlusion. Am Heart J 74:551

Lloyd PC (1929) Heart block due to primary lymphangioendothelioma of the atrioventricular node. Bull H Hopkins Hosp 44:149

Loogen F, Kuhn H, Kübler W (1972) Klinik der idiopathischen Kardiomyopathien. Therapiewoche 31:2420

Loogen F (1973) Indikation zur Schrittmachertherapie und Langzeitergebnisse. Rhein Aerztebl 27:820

Loogen F, Kuhn H (1977) Classification and natural history of primary cardiomyopathies. In: Riecker G, Weber A, Goodwin J (eds) Myocardial failure. Springer, Berlin Heidelberg New York

Lower R (1669) Tractatus de corde item de motu et colore sanguinis et chyli in eum transitu. Daniel Elzevirium, Amsterodami

Lown B, Ganong WF, Levine SA (1952) The syndrome of short P-R interval, normal QRS complex and paroxysmal rapid heart action. Circulation 5:693

Luce H (1902) Zur Klinik und pathologischen Anatomie des Adams-Stokesschen Symptomenkomplexes. Dtsch Arch Klin Med 74:370

Lüderitz B (1979) Zur Arrhythmiegenese beim akuten Myokardinfarkt. Herz/Kreisl 11:165

Lüderitz B (1981) Therapie der Herzrhythmusstörungen. Springer, Berlin Heidelberg New York

Lynch RJ, Engle MA (1961) Familial congenital complete heart block. Am J Dis Child 102:210

Mahaim I (1931) Les maladies organiques du faisceau de His-Tawara. Masson, Paris

Mahaim I (1935) Nouvelles recherches sur les lésions du faisceau des His-Tawara; le bloc de branche gauche et sa pathogénie; la septite mitrale. Ann Méd 38:185

Mahaim I (1945) Les tumeurs et les polypes du cœur. Masson et Roth, Paris

Mahaim I, Bogdanovic P (1948) Un cas mortel de syndrome de Wolff-Parkinson-White. Lésions inflammatoires chroniques du faisceau des His-Tawara. Acta Med Jugosl 2:137

Mahaim I, Gander G (1947) Cancer de branche droite avec propagation à l'oreillette droite. Helo Med Acta 14:95

Mahaim I, Rossier PH (1950) Leucémie myéloide aigue, diathèse hémorragique, bloc auriculo-ventriculaire. Lésions du tissu spécifique. Cardiologia 15:196
Mahaim I, Winston MA (1941) Récherchés d'anatomie comparé et de pathologie experimental sur les connexions hautes du faisceau de His-Tawara. Cardiologia 5:189
Mark GW, Strasser FF (1966) Pacemaker activity and mitosis in cultures of the new born rat heart ventricle cells. Exp Cell Res 44:217
Marton PF, Lippestad CT (1969) Sick sinus node. Nord Med 81:33
McAlpine W (1975) Heart and coronary arteries. Springer, Berlin Heidelberg New York
McGoon DC, Ongley PA, Kirklin JW (1964) Surgical induced heart block. Ann NY Acad Sci 111:810
Mecking D (1980) Zur Pathomorphologie des Sinusknotens beim Sinusknotensyndrom und anderen Herzrhythmusstörungen. Inaug Diss, Düsseldorf
Meda D, Ferroni A (1959) Early functional differentiation of heart muscle cells. Experientia 15:427
Meessen H (1935) Zur normalen Histologie des Reizleitungssystems und zu seinen Störungen. Z Kreislaufforsch 27:42
Meessen H (1964) Strukturelle Veränderungen bei Herzstillstand und Herzstillegung. Verh Dtsch Ges Kreislaufforsch 30:34
Menges H, Portheine H, Mohr HJ, Honkomp J, Esch R, Backmann L (1963) Experimentelle und klinische Untersuchungen bei der Implantation von Herzschrittmachern. Thoraxchirurgie 11:150
Menon TB, Rao CKP (1945) Tuberculosis of the myocardium causing complete heart block. Am J Pathol 21:1193
Meredith J, Titus JL (1968) The anatomic artrial connections between sinus and AV-node. Circulation 37:566
Meyer P, Oberling C (1923) Myocardite tuberculeuse avec syndrome d'Adams-Stokes. Ann Med 14:368
Mickel D (1953) AV-Blockierung bis zum Auftreten von Adams-Stokes-Anfällen als Folge therapeutischer Digitalisdosen. Aerztl Wochenschr 8:913
Mintz W (1921) Schußverletzungen des His-Tawaraschen Bündels. Dtsch Med Wochenschr 47:180
Mönckeberg JG (1908) Untersuchungen über das Atrioventrikularbündel im menschlichen Herzen. Fischer, Jena
Mönckeberg JG (1910) Zur Frage der besonderen muskulären Verbindung zwischen Sinus- und Atrioventrikularknoten des Herzens. Zentralbl Herz Gefäßkr 1:1
Mönckeberg JG (1910) Beiträge zur normalen und pathologischen Anatomie des Herzens. Verh Dtsch Ges Pathol 14:64
Mönckeberg JG (1921) Das spezifische Muskelsystem im menschlichen Herzen. Erg Allg Pathol 19:328
Mönckeberg JG (1924) Die Erkrankungen des Myokards und des spezifischen Muskelsystems, In: Handbuch der speziellen pathologischen Anatomie, Bd II. Springer, Berlin, S 290
Moffit GR (1965) Complete atrio-ventricular dissociation with Stokes-Adams attack due to disseminated lupus erythematosus: Report of a case. Ann Intern Med 63:508
Molthan ME, Miller RA, Hastreiter AR, Paul MH (1962) Congenital heart block with fatal Adams-Stokes attacks in childhood. Pediatr 30:32
Mommaerts WFHM, Khairallah PA, Dickens MF (1953) Acetylcholinesterase in the conductive tissue of the heart. Circ Res 1:460
Morales AR, Fine G (1965) Enzyme histochemistry of the sinus and atrio-ventricular nodes of the human heart. Lab Invest 14:321
Moreau P, Gerbaux J, Lenègre L (1963) L'étiologies des blocs auriculo-ventriculaires. Arch Mal Cœur 56:600
Morgagni GB (1761) De sedibus et causis morborum. I.
Müller J (1834) Ursachen der Herztätigkeit, In: Müller J (Hrsg) Handbuch der Physiologie des Menschen, Bd I. Hölscher, Coblenz, S 177
Nagayo M (1910) Der Glykogenbefund des Sinusknotens. Mitt Med Ges (Tokyo) 24:2. Vgl. auch Aschoff L, Nagayo M (1908)

Nakamura EF, Nadas AS (1964) Complete heart block in infants and children. N Engl J Med 270:1261
Narula OS, Cohen LS, Samet P, Lister JW, Scherlag B, Hildner FJ (1970a) Localization of A-V conduction defects in man by recording of the His bundle electrogram. Am J Cardiol 25:228
Narula OS, Scherlag BJ, Javier RP, Hildner FJ, Samet P (1970b) Analysis of the A-V conduction defect in complete heart block utilizing His bundle electrograms. Circulation 41:437
Noeske K, Knothe W (1965) Pathologische Herzveränderungen im Bereich der Schrittmacherelektroden. Thoraxchirurgie 13:381
Oram S, Stokes W (1961) The heart in scleroderma. Br Heart J 23:243
Ostermeyer J (1973) Attempt to visualize the ventricular conduction system intra vitam. Virchows Arch [Pathol Anat] 361:321
Paladino G (1876) Contribuzione all'anatomia, istologia e fisiologia des cuore. Movim Med Chir Napoli 8
Paniewski (1942) Herzschädigung durch stumpfe Gewalteinwirkung. In: Kaiser F, Kaiser K (Hrsg) Handbuch der inneren Medizin, 4. Aufl, Bd IX. Springer, Berlin Göttingen Heidelberg
Pape C, Kübler W, Smekal P von (1969) Morphometrie am Reizleitungssystem und Arbeitsmyokard des Kalbsherzens. Beitr Pathol Anat 140:23
Paul WD, Rhomberg C, Cole J (1946) Transitory A-V block occuring in scarlet fever. Am Heart J 31:138
Paul MH, Rudolph M, Nadas AS (1958) Congenital complete atrioventricular block, problems of clinical assessment. Circulation 18:183
Paulin C, Rubin IL (1956) Complete heart block with perforated interventricular septum following contusion of the chest. Am Heart J 52:940
Perry CB, Rogers H (1934) Lymphangioendothelioma of the heart causing complete heart block. J Pathol Bact 39:281
Phillips SJ (1965) Innervation of the heart and major vessels. In: Shock and hypotension. Grune & Stratton, New York
Phinney AO (1961) Sarcoid of the myocardial septum with complete heart block. Report of 2 cases. Am Heart J 62:270
Picoff RC, Petenyi C (1970) Primary mesothelioma of the auriculoventricular node. Arch Pathol 89:84
Plant RK, Steven RA (1945) Complete A-V block in fetus. Case report. Am Heart J 30:615
Poche R (1956) Elektronenmikroskopische Befunde vom Reizleitungssystem des Kalbes. Vortrag im Anschl an die Verh Dtsch Ges Pathol
Porter GH (1960) Sarcoid heart disease. N Engl J Med 263:1350
Prinzmetal M, Kennamer R, Corday E, Osborne JA, Fields J, Smith LA (1952) Accelerated conduction. The Wolff-Parkinson-White syndrome and related conditions. Grune & Stratton, New York
Prinzmetal M, Kennamer R (1957) Anomalous atrioventricular excitation. Ann NY Acad Sci 65:852
Purkinje JE (1845) Mikroskopisch-neurologische Beobachtungen. Muellers Arch 12:281
Ramamoorthy K, Sahier KH, Golwalla AF (1967) Complete atrioventricular heart block due to gumma of the interventricular septum. Am J Cardiol 10:879
Reemtsma K, Copenhaver WM (1958) Anatomic studies of the cardiac conduction system in congenital malformations of the heart. Circulation 17:271
Reemtsma K, Delgado JP, Creech O (1960) Heart block following intracardial surgery; localization of conducting tissue injury. J Thorac Cardiovasc Surg 39:688
Reidemeister JC, Marx E, Schulte HD, Kreuzer H, Gleichmann U, Schorn A (1972) Erste Erfahrungen mit Isotopen-Schrittmachern. Thoraxchirurgie 20:435
Richter M (1960) Topographie des Ventrikelseptumdefektes und seine Beziehung zum Reizleitungssystem. Thoraxchirurgie 7:456
Roggendorf H (1973) Untersuchungen über das Enzymaktivitätsmuster im Reizleitungssystem und in verschiedenen Abschnitten des Arbeitsmyokards des Kalbsherzens. Inaug Diss, Düsseldorf

Romhilt DW, Hackel DB, Estes EH (1968) Origin of blood supply to sinoauricular and atrioventricular node. Am Heart J 75:279

Rosen KM, Rahimtoola SH, Gunnar RM, Lev M (1971) Site of block diagnosed by His bundle recording – pathological correlations. Circulation [Suppl II] 44:64

Rosenbaum MB, Alvarez AJ (1955) The electrocardiogram in chronic Chagas myocarditis. Am Heart J 50:492

Rosenbaum MB (1964) Chagasic myocardiopathy. Prog Cardiovasc Dis 7:199

Rosenbaum MB, Mauricio B, Elizari MV, Lazzari JO, Nau GJ, Levi RJ, Halpern MS (1969) Intraventricular trifascicular blocks. Review of the literature and classification. Am Heart J 78:450

Rosenbaum MB (1970) The hemiblocks: diagnostic criteria and clinical significance. Mod Concepts Cardiovasc Dis 39:141

Rosenbaum MB, Elizari MV, Lazzari JO (1970a) The hemiblocks. Tampa Tracings, Oldsmar/Florida

Rosenbaum MB, Elizari MV, Kreitz A, Taratuto AL (1970b) Anatomical basis of A-V conduction disturbances. Geriatrics 25:132

Rosenberg DH (1945) Electrocardiographic changes in epidemic parotitis (mumps). Proc Soc Exp Biol Med 58:9

Rossi L (1955) Atrioventricular conduction system and nerves in the human heart. Sci Med Ital 3:514

Rossi L (1964) Histologic study of the pathogenesis of A-V block in 10 cases and observations on the A-V system in 5 hearts with congenital malformations. Minerva Cardioangiol 12:329

Rossi L (1978) Histopathologic features of cardiac arrhythmias, 2nd edn. Casa Editrice Ambrosiana, Milano

Rossi L, Bassi M (1962) Le sous-endocarde gauche du septum ventriculaire chez le cobaye. Etude au microscope électronique. Arch Mal Cœur 55:919

Rossi L, Rovelli F (1955) Anomalia del sistema atrioventriculare in un caso de sindrome di Wolff-Parkinson-White. Riv Anat Patol Oncol 9:160

Rotem J (1950) Über einen Fall von kongenitalem Herzblock mit fetaler Wand-Endokarditis. Ann Paediatr 175:65

Schaal SF, Seidensticker JF, Goodman RM, Wooley CF (1972) Heritable cardiac conduction disease: left axis deviation, right bundle branch block, complete heart block and early death. Am J Cardiol 29:290

Schaldach M (1969) Fortschritte in der Schrittmachertherapie. Verh Dtsch Ges Kreislaufforsch 35:268

Schaldach M (1972) Der Herzschrittmacher – Technischer Stand. Dtsch Ärztebl 28:1929

Schellhammer PF, Engle MA, Hagstrom JW (1967) Histochemical studies of the myocardium and conduction system in acquired iron storage disease. Circulation 35:631

Schiebler TH (1955) Herzstudie. II. Histologische, histochemische und experimentelle Untersuchungen am Atrioventrikularsystem von Huf- und Nagetieren. Z Zellforsch 43:243

Schiebler TH (1961) Histochemische Untersuchungen am Reizleitungssystem tierischer Herzen. Naturwissenschaften 48:502

Schiebler TH, Doerr W (1963) Orthologie des Reizleitungssystems. In: Bargmann W, Doerr W (Hrsg) Das Herz des Menschen, Bd I. Thieme, Stuttgart, S 166

Schiebler TH, Starck M, Caesar R (1956) Die Stoffwechselsituation des Reizleitungssystems. Klin Wochenschr 34:181

Schneider J (1981) Der plötzliche Herztod als Folge einer Reizleitungsstörung. Schweiz Med Wochenschr 111 (24):888

Schönberg S (1908) Über Veränderungen im Sinusgebiet des Herzens bei chronischer Arrhythmie. Frankf Z Pathol 2:153

Schumann G (1970) Über das erworbene WPW-Syndrom. Z Kreislaufforsch 59:1081

Schwartz LS, Schwartz SP (1964) Adams-Stokes syndrome during atrial fibrillation with A-V Block. Observations on toxic reactions to digitalis. Am J Cardiol 14:483

Sekiguchi M, Olsen EGJ (eds) (1980) Cardiomyopathy, clinical, pathophysiological and theoretical aspects. University Park Press, Baltimore

Shaner RF (1929) The development of the atrioventricular node, bundle of His, and

sino-atrial node in the calf; with a description of a third embryonic node-like structure. Anat Res 44:85
Siguier F, Binet P, Godeau P, Levy R, Harmida B (1962) Dermatomyosite compliquée de bloc A-V complet avec syndrome Adams-Stokes. Implantation d'un stimulateur interne. Bull Mem Soc Med (Paris) 113:1126
Sims BA, Geddes JS (1969) Traumatic heart block. Br Heart J 31:140
Söderström N (1943) Observation on the significance of shorted P-Q interval in the electrocardiogram. Cardiol 7:1
Sommer JR, Johnson EA (1968a) Cardiac muscle – a comparative study of Purkinje fibres and ventricular fibres. J Cell Biol 36:497
Sommer JR, Johnson EA (1968b) Purkinje fibres of the heart examined with the peroxidase reaction. J Cell Biol 37:570
Sopher IM, Spitz WU (1971) Endodermal inclusions of the heart. So-called mesotheliomas of the atrioventricular node. Arch Pathol 92:180
Spang K (1964) Formen, Ursachen und klinische Auswirkungen des akuten Herzstillstandes. Verh Dtsch Ges Kreislaufforsch 30:56
Stadler HE, Reid CA, Friedmann HP (1950) Prenatal fibroelastosis (fetal endocarditis) manifested clinically by total heart block. J Paediatr 36:370
Staemmler M, Wohlenberg W (1927) Reizbildungs- und Reizleitungsstörungen im Herzen. Z Klin Med 106:425
Stephan E (1954) Bloc auriculoventriculaire chez trois membres d'une même famille. Rev Med Mov Orient II:246
Sternberg C (1910) Beitrag zur Pathologie des AV-Bündels. Verh Dtsch Ges Pathol 14:102
Stiénon L (1926) Recherches sur l'origine du nœud sinusal dans le cœur des mammifères. Arch Biol (Liege) 36:523
Stokes W (1846) Observation on some case of permanently low pulse. Dublin Q J Med Sci 2:73
Stotler WA, McMahon RA (1947) The innervation and structure of the conductive system of the human heart. J Comp Neurol 87:57
Swift EV, Smith HL (1937) Complete heart block associated with pneumonia and peritonitis. JAMA 109:2038
Sykosch HJ (1973) Cardiac pacing in W-Germany, Austria and Switzerland. IVth Int Symp on Cardiac Pacing, Groningen, The Netherlands
Sykosch HJ, Büchner M, Effert S (1968) Sechs Jahre Schrittmachertherapie. Dtsch Med Wochenschr 93:777
Tabora, v Tilp (1908) Zur Kasuistik der Herztuberkulose. Straßburger Med Ztg 5:3
Tawara S (1906) Das Reizleitungssystem des Säugetierherzens. Eine anatomisch-histologische Studie über das Atrioventrikularbündel und die Purkinjeschen Fäden. Fischer, Jena
Tcheng KT (1951) Innervation of the dog's heart. Am Heart J 41:512
Thorel Ch (1909) Vorläufige Mitteilung über eine besondere Muskelverbindung zwischen der Cava superior und dem Hisschen Bündel. Muench Med Wochenschr 56:2159
Thung N, Damman JF, Diaz-Perez R, Thompson W, San Marco M, Mehegan C (1962) Hypoxia as the cause of hemorrhage into the cardiac conduction system, arrhythmia and sudden death. J Thorac Cardiovasc Surg 44:687
Titus JL, Daugherty GW, Edwards JE (1963) Anatomy of the normal human atrioventricular conduction system. Am J Anat 113:407
Trautwein W, Uchizono K (1963) Electron microscopic and electrophysiologic study of the pacemaker in the sino-atrial node of the rabbit heart. Z Zellforsch 61:96
Truex RC (1961) Comparative anatomical and functional considerations of the cardiac conduction system. In: Paes de Carvalho A, Mello WC de, Hoffman BF (eds) The specialized tissues of the heart. Elsevier, Amsterdam
Truex RC, Copenhaver WM (1947) Histology on the moderator band in man and other mammals with special reference to the conduction system. Am J Anat 80:173
Truex RC, Hoffmann EL (1958) Accessory A-V bundles of the developing human heart. Anat Rec 131:45

Truex RC, Schwartz MJ (1951) Venous system of the myocardium with special reference to the conduction system. Circulation 4:881
Turpin RJ, Lenègre J, Chassagne P (1947) Etude anatomo-clinique d'un cas de dissociation auriculo-ventriculaire chez un nourrisson de 7 mois. Arch Fr Pediatr 4:617
Uher V (1935/36) Zur Pathologie des Reizleitungssystems bei kongenitalen Herzanomalien. Frankf Z Pathol 49:349
Urumova E (1959) Der Verlauf des Reizleitungssystems beim Ventrikelseptumdefekt. Arch Kreislaufforsch 31:1
Vérel D, Chandrasekhar KP (1971) Congenital complete heart block in siblings. Cardiology 55:242
Verhaege L, Hauwaert L van den (1967) Aterial blood supply of the human sinus node. Br Heart J 29:801
Viragh S, Porte A (1961 a) Structure fine du tissu vecteur dans le cœur de rat. Z Zellforsch 55:263
Viragh S, Porte A (1961 b) Eléments nerveux intracardiaques et innervation du myocarde. Etude au microscope électronique dans le cœur de rat. Z Zellforsch 55:282
Visioli O, Baragan J, Lenègre J (1962) I disturbi di condusione postoperatori nella chirurgia dei difetti settali congeniti. Stadio anatomo-elettrico. Congr Soc Ital Cardiol 23:1
Voigt J (1968) Untersuchungen über das Reizleitungssystem des Herzens in einem gerichtsmedizinischen Obduktionsgut. Dtsch Z Gerichtl Med 63:199
Wahlin B (1928) Das Reizleitungssystem des Herzens. Upsala Läk-Fören. Förh N F 34:769
Wahlin B (1932) Die intraventrikulären Verbindungen im Reizleitungssystem des Herzens. Upsala Läk-Fören 38:1
Wahlin B (1935) Das Reizleitungssystem und die Nerven des Säugetierherzens. Inaug Diss, Uppsala
Wallgren AJ, Agorio E (1960) Congenital complete A-V block in 3 siblings. Acta Paediatr 49:49
Wallgren AJ, Winblad S (1938) Congenital heart block. Acta Paediatr 20:175
Walls EW (1947) The development of the specialized conducting tissue of the human heart. J Anat 81:93
Wedler HI (1964) Über Altersveränderungen des menschlichen Sinusknotens. Inaug Diss, Heidelberg
Wegener K (1969) Pathologisch-anatomische Befunde an menschlichen Herzen nach Schrittmacher-Implantation. Verh Dtsch Ges Kreislaufforsch 35:246
Wegner G, Büchner Ch (1968) Die feingeweblichen Reaktionen am Nidationsort intracardialer Schrittmacher-Elektroden. Verh Dtsch Ges Pathol 52:499
Wenckebach KF (1907) Beiträge zur Kenntnis der menschlichen Herztätigkeit. Arch Anat Physiol 1
Wenckebach HF, Winterberg H (1927) Die unregelmäßige Herztätigkeit. Engelmann, Leipzig
Wendkos MH, Study RS (1947) Familial congenital complete A-V block. Am Heart J 34:138
Wensing CJG (1965) Evidence for neurogenic conduction in the mammalian heart. Nature 207:1375
Wilson JG, Grant RT (1925/26) Congenital malformation of the heart in an infant associated with partial heart block. Heart 12:295
Winternitz M, Selye H (1929) Ein Fall von Sinusbradykardie durch Sinusarterienthrombose. Wien Arch Inn Med 16:337
Wolf PL, Bing R (1965) The smallest tumour which causes sudden death. JAMA 194:675
Wolff L, Parkinson J, White PD (1930) Bundle branch block with short P-R interval in healthy young people prone to paroxysmal tachycardia. Am Heart J 5:685
Wood FL, Wolferth CC, Geckeber GD (1943) Histological demonstration of accessory muscular communications between auricle and ventricle in a case of short PR interval and prolonged QRS complex. Am Heart J 25:454
Wright JC, Hejtmancik MR, Herrmann GR (1956) A clinical study of complete heart block. Am Heart J 52:369

Wyss S, Töndury G (1963) Zum kongenitalen totalen Atrioventrikular-Block (Mitteilung eines pränatal diagnostizierten Falles). Z Kreislaufforsch 52:478
Yater WM (1929) Congenital heart block. Review of literature; report of a case with incomplete heterotaxy; the electrocardiogram in dextrocardia. Am J Dis Child 38:112
Yater WM, Lyon JA, McNabb PE (1933) Congenital heart block; review and report of the second case of complete heart block studied by serial sections through the conduction system. JAMA 100:1831
Yater WM, Leaman WG, Cornell VH (1934) Congenital heart block: Report of the third case in complete heart block studied by serial sections through the conduction system. JAMA 102:1660
Yater WM, Cornell VH, Claytor T (1936) Auriculo-ventricular heart block due to bilateral bundle branch lesions; review of literature and report of three cases with detailed histopathologic studies. Arch Intern Med 57:132
Zahn A (1912) Experimentelle Untersuchungen über Reizbildung im Atrioventrikularknoten und Sinus coronarius. Zentralbl Physiol 26:12
Zahn A (1913) Experimentelle Untersuchungen über Reizbildung und Reizleitung im Atrioventrikularknoten. Pfluegers Arch Ges Physiol 151:247
Zanchi M, Lenègre J (1955) Les lésions histologiques du système des Tawara-His et de ses branches. Cardiology 27:1
Zoob M, Smith K (1963) The aetiology of complete heart block. Br Med J 2:1149

Pathophysiologische Grundlagen

KAPITEL 2A

Elektrophysiologie der Zellmembran

C. NAUMANN D'ALNONCOURT und B. LÜDERITZ

Mit 17 Abbildungen und 2 Tabellen

Elektrophysiologische Grundlagen

I. Zellmembran

Die Zellmembran ist eine anatomisch, biochemisch und physiologisch definierbare Struktureinheit zwischen Zelle und Umgebung. Stofftransport und selektive Ionenpermeabilität sind wesentliche Funktionen der Zellmembran. Enzymsysteme, Antigene und Rezeptoren determinieren ihre weiteren funktionellen Eigenschaften.

Untersuchungen der Feinstruktur tierischer, pflanzlicher und mikrobieller Zellmembranen führten zur Entwicklung des Modells der „Einheitsmembran" von DANIELLI u. DAVSON (DAVSON 1964). Elektronenoptisch stellt sich die molekulare Membranarchitektur als zwei dichte Linien dar, entsprechend den polaren hydrophilen Enden zweier paralleler Phospholipidschichten. Zwischen ihnen liegt eine weniger dichte Zone von 40 Å Breite, sie entspricht den nach innen gerichteten unpolaren hydrophoben Enden der Phospholipide.

Innen- und Außenseite der Membran sind von einem Netz von Proteinen bedeckt, funktionelle Bestandteile des Systems. Der Proteinanteil beträgt etwa 60%, die Phospholipidkomponente 40%.

Eine Weiterentwicklung des bimolekularen Danielli-Davson-Modells stellt das „fluid mosaic model" von SINGER u. NICOLSEN (1972) dar. Kleinere Proteinmoleküle liegen an oder in der Außen- und Innenschicht der Membran, größere durchdringen die gesamte Doppelschicht und bilden eine Verbindung zwischen Innen und Außen (Abb. 1).

Es wird angenommen, daß die funktionellen Proteine in der Membran nicht ortsgebunden lokalisiert sind, sondern in dieser wie in einer Flüssigkeit schwimmen. Die Viskosität der Membran bestimmt die Beweglichkeit der Proteine und ist abhängig u.a. vom Cholesteringehalt der Membran, von der Anzahl der Doppelbindungen in der Fettsäurekette der Phospholipide und dem Ausmaß ihrer Verzweigung (JAIN 1972). Die Viskosität der Membran wird weiterhin bestimmt von der Packungsdichte der Fettsäureanteile der Phospholipide.

Die Packungsdichte nimmt zu bei Verminderung der elektrostatischen Abstoßungskräfte zwischen den polaren Anteilen der Membran, z.B. bei Erhöhung der extrazellulären Calcium- oder Magnesiumionenkonzentration.

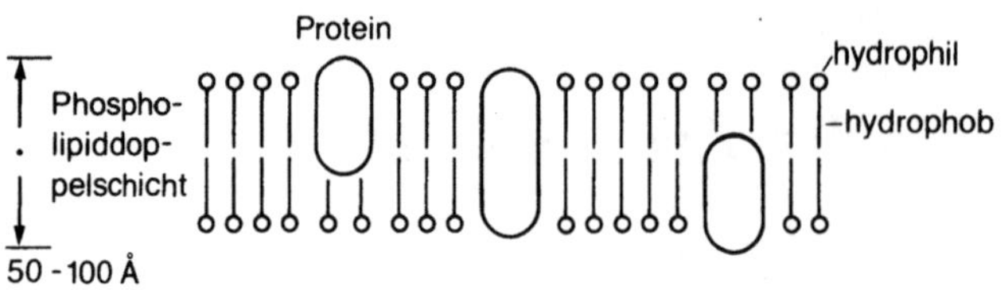

Abb. 1. „Fluid mosaic model" der Zellmembran von SINGER u. NICOLSON (1972). Große Proteinmoleküle „schwimmen" als Ionenkanäle in der Phospholipiddoppelschicht. Die Membran besteht aus hydrophilen Anteilen, die der wäßrigen Phase zu beiden Seiten zugewandt sind und aus unpolaren, hydrophoben Anteilen, die in das Membraninnere weisen. Die Beweglichkeit der Protein-Ionenkanäle in der Membran hängt von der Viskosität der Doppelschicht ab, die durch die Dichte und den Verzweigungsgrad der Fettsäureketten und den Abstand der hydrophilen Gruppen voneinander bestimmt wird

Während der transmembranäre Transport ungeladener Moleküle von hoher Fettlöslichkeit weitgehend den Gesetzen der Diffusion folgt, gelangen polare Substanzen, insbesondere Ladungsträger wie Natrium-, Kalium-, Calcium- oder Chloridionen durch selektive Kanäle mit spannungs- und zeitabhängigen „Gating-Mechanismen" durch die Zellmembran.

Es ist denkbar, daß polare Wirkstoffe und Ionen über eine Beeinflussung der elektrostatischen Kräfte zwischen den äußeren Schichten der Membran die Transporteigenschaften der Zellmembran verändern und regulieren. Derartige polare Substanzen sind beispielsweise Lokalanästhetika. Ihre Wirkung beruht u.a. auf einer Herabsetzung der Leitfähigkeit der Membran für Natrium-, Kalium- oder Calciumionen.

Die Kapazität der Doppelschicht-Zellmembran liegt für alle biologischen Membranen in der gleichen Größenordnung und beträgt 1 $\mu F/cm^2$. Berechnet man die Dicke der Lipidmembran nach der Formel

$$C \sim \varepsilon \frac{F}{d}$$

und setzt für ε die Dielektrizitätskonstante von Ölen, ca. 5 ein, so errechnet sich die Dicke d der Zellmembran zu 60 Å (vgl. JAIN 1972). C ist die Kapazität der Zellmembran, F die Membranfläche.

Der elektrische Widerstand der Zellmembran ist ein Maß für den Nettoionenfluß durch die Zellmembran in einem elektrischen Feld. Für die elektrische Feldstärke ergibt sich bei einer Potentialdifferenz von 100 mV nach

$$E = \frac{U}{d}$$

2×10^5 Volt/cm. E ist die elektrische Feldstärke, U die Potentialdifferenz über der Zellmembran und d die Membrandicke. Der spezifische Widerstand der Einheitslipiddoppelschicht ohne funktionelle Proteine ist extrem hoch und beträgt bis zu 10^{10} $Ohm \cdot cm^2$. Durch das Einfügen von Ionencarrier und Ionenkanälen (Ionophoren) kann dieser Wert experimentell bis auf 10^3 $Ohm \cdot cm^2$ ge-

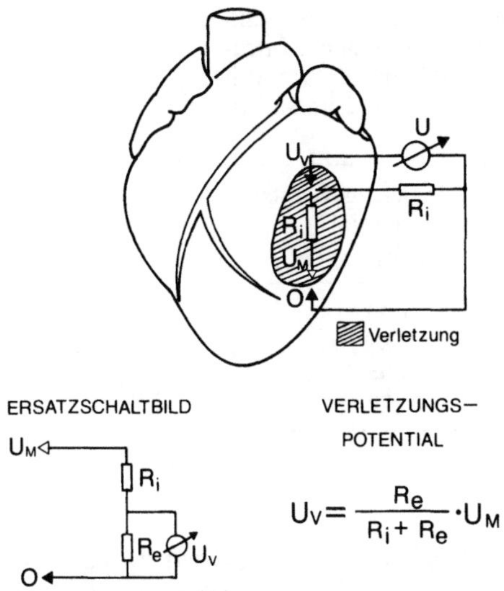

Abb. 2. Das Verletzungspotential ist dem Ruhemembranpotential proportional. Eine Elektrode hat Kontakt mit dem verletzten Myokard und leitet gegen Null das Verletzungspotential U_v ab. Die Größe des gemessenen Verletzungspotentials wird durch das Verhältnis von extrazellulärem Widerstand R_e zu intrazellulärem Widerstand R_i bestimmt. Je größer R_e gegen R_i, desto näher liegt das Verletzungspotential am Ruhemembranpotential

senkt werden. Dieser Wert entspricht dem Widerstand biologischer Membranen (MUELLER u. RUDIN 1963). Ionophoren bestehen aus makrozyklischen Polypeptiden, die in der Zellmembran wassergefüllte Kanäle bilden und gerade groß genug sind, ein hydratisiertes Ion aufzunehmen.

II. Ruhemembranpotential

Die ersten Beobachtungen elektrischer Potentialschwankungen an der Körperoberfläche synchron zur Herztätigkeit gehen auf WALLER (1887) zurück. Durch die Erfindung des Saitengalvanometers konnte EINTHOVEN 1913 erstmalig systematische Aufzeichnungen des Elektrokardiogramms vornehmen. Die Messung des Verletzungspotentials zwischen geschädigten und normalen Myokardbezirken mit extrazellulären Elektroden ermöglichte eine erste Abschätzung des Ruhemembranpotentials. Durch Zerstörung der Zellmembran steht eine der Elektroden mit dem Intrazellulärraum in Verbindung und zeigt gegenüber einer extrazellulären Elektrode einen Wert proportional dem transmembranären Potential an (Abb. 2).

Ursache der transmembranären Potentialdifferenz ist die unterschiedliche Konzentration der Ionen des Intra- und Extrazellulärraumes. Die intra- und extrazellulären Ionenkonzentrationen sind in Tabelle 1 zusammengestellt. Extrazellulär liegen hohe Konzentrationen von Natrium- und Chloridionen und niedrige Konzentrationen von Kalium- und Calciumionen vor. Dagegen sind die intrazellulären Konzentrationen von Natrium- und Chloridionen niedrig und die intrazelluläre Kaliumkonzentration hoch. Die intrazelluläre Konzentration an freiem Calcium liegt unter 10^{-7} M, während der Kontraktion steigt die Calciumkonzentration auf 10^{-5} bis 10^{-4} M an. Der größte Anteil des gesamten intrazellulären Calciums ist an Proteine gebunden oder findet sich in Mitochondrien und im sarkoplasmatischen Retikulum.

Tabelle 1. Extrazelluläre und intrazelluläre Ionenkonzentrationen und Gleichgewichtspotentiale im Herzmuskelgewebe. Die gesamte intrazelluläre Calciumkonzentration beträgt etwa 2 mM, der größte Teil liegt gebunden vor und findet sich in Mitochondrien und im sarkoplasmatischen Retikulum

Ion	Extrazelluläre Konzentration [mM]	Intrazelluläre Konzentration [mM]	Gleichgewichts-potential [mV]
Na^+	145	15	+60
Cl^-	120	5	−83
K^+	4	150	−94
Ca^{++}	2	10^{-10}	+129

Die ungleiche Verteilung intra- und extrazellulärer Ionen wird durch stoffwechselabhängige aktive Transportmechanismen aufrechterhalten, die das entsprechende Ion entgegen seinem Konzentrationsgefälle oder entgegen einem elektrochemischen Gradienten transportieren. Die sog. Natrium-Kalium-Pumpe transportiert Natrium in den Extrazellulärraum und gleichzeitig Kalium in den Intrazellulärraum. Das Verhältnis der Anzahl der transportierten Natrium- und Kaliumionen zueinander ist variabel und liegt zwischen $3\,Na^+:3\,K^+$ und $3\,Na^+:2\,K^+$. In kaliumfreiem Inkubationsmedium findet kein Natriumauswärtstransport statt. Ist pro Zeiteinheit die Anzahl der Natriumionen und Kaliumionen, die aus der Zelle bzw. in die Zelle transportiert wird, gleich, so ist die Natrium-Kalium-Pumpe elektroneutral, werden dagegen mehr Natriumionen aus der Zelle transportiert als Kaliumionen hinein, so handelt es sich um eine elektrogene Pumpe: Das Membranpotential wird negativer und liegt unterhalb des Kaliumdiffusionspotentials. Wird die intrazelluläre ATP-Konzentration, z.B. durch Ischämie oder Hypoxie gesenkt oder ist die Energieversorgung der Pumpe durch Hemmung der Na-K-ATPase mit Glykosiden nicht mehr gewährleistet, so nimmt das hohe Membranpotential der Zellen langsam zu mehr positiven Werten hin ab. Hohe intrazelluläre Natriumkonzentrationen bewirken die Aktivierung der Natrium-Kalium-Pumpe. Erhöhung der Kontraktionsfrequenz muß ebenfalls eine Aktivierung der Natrium-Kalium-Pumpe zur Folge haben, nur so kann der pro Zeiteinheit gesteigerte Natriumeinstrom ausgeglichen werden. Die Na-K-ATPase (SKOU 1957; SCHWARZ 1962) wird durch Natrium, Kalium und Magnesium aktiviert und durch Calcium (und Barium) gehemmt. ATP, Magnesium und Natrium müssen an der Innenseite der Zellmembran in ausreichender Konzentration vorhanden sein. Erhöhung der intrazellulären Kaliumkonzentration oder der extrazellulären Natriumkonzentration entfalten eine hemmende Wirkung auf die ATPase. Die Na-K-ATPase wird durch Digitalisglykoside gehemmt, diese wirken an der Außenseite der Membran.

Chloridionen verteilen sich an der Herzmuskelzellmembran passiv, entsprechend dem transmembranären Potential. Eine Chloridpumpe scheint nicht zu existieren. Aufgrund des negativen Potentials ist die intrazelluläre Chloridionenkonzentration niedrig, 5 mM, sie nimmt jedoch während eines Aktionspotentials entsprechend der Potentialänderung und der Leitfähigkeit der Membran auf ca. 40 mM zu.

Die intra- und extrazellulären Calciumgradienten werden durch mindestens zwei Calciumpumpen aufrechterhalten. Eine Calciumpumpe ist in der Wand des sarkoplasmatischen Retikulums lokalisiert und transportiert das freigesetzte myoplasmatische Calcium zurück in den sarkoplasmatischen Raum. Dieser Transportmechanismus wird von einer calciumaktivierbaren ATPase gesteuert. Mit jedem Aktionspotential fließt zusätzlich Calcium in den Intrazellulärraum. Dieser Anteil des intrazellulären Calciums wird mit Hilfe der sog. „Calcium-Natrium-exchange-Reaktion" über die Zellmembran zurück transportiert (BAKER u. GLITSCH 1973). Dabei wird ein intrazelluläres Calciumion gegen zwei extrazelluläre Natriumionen transportiert. Kommt es unter pathologischen Bedingungen zu einer Akkumulation von Natriumionen intrazellulär, so nimmt auch die intrazelluläre Calciumkonzentration zu, da der Natriumeinwärtstransport gegenüber dem Natriumauswärtstransport (Aktivierung der Natrium-Kalium-Pumpe bei intrazellulärer Natriumakkumulation) herabgesetzt wird. Unter der Einwirkung von Herzglykosiden, die die Na-K-ATPase hemmen, nimmt die intrazelluläre Natriumkonzentration zu, der Calciumauswärtstransport wird herabgesetzt, die intrazelluläre Calciumkonzentration nimmt zu und bewirkt einen signifikanten positiv inotropen Effekt. Eine ähnliche intrazelluläre Zunahme der Natrium- und Calciumkonzentration ergibt sich bei Ischämie, der fehlende positiv inotrope Effekt kann durch die gleichzeitige Abnahme der intrazellulären ATP-Konzentration erklärt werden.

1. Diffusion und Permeabilität

Sind zwei Lösungen von ungeladenen Molekülen mit unterschiedlicher Konzentration durch eine für den gelösten Stoff durchlässige Membran getrennt, so ist die Stoffmenge, die pro Zeiteinheit aus der Lösung höherer Konzentration in die Lösung niedrigerer Konzentration übertritt, proportional dem Konzentrationsgefälle und der Membranfläche. Die dem Konzentrationsgefälle folgende Bewegung der Moleküle beruht auf der regellosen molekularen Brown-Bewegung. Aufgrund der höheren Teilchenzahl auf einer Seite treffen bei der regellosen Bewegung pro Zeiteinheit mehr Moleküle auf die Membran, so daß bis zum Konzentrationsausgleich mehr Teilchen in das Gebiet niedriger Konzentration gelangen. Die in Richtung des Konzentrationsgefälles je Zeiteinheit und Querschnitt abfließende Stoffmenge, der Diffusionsflux J (in $\frac{\text{Mol}}{\text{s}\cdot\text{cm}^2}$), ist nach FICK (1855) proportional dem Konzentrationsgefälle $-dc/dx$ ($-dc$ ist die Abnahme der Konzentration auf einer Strecke dx), also

$$J = -D \cdot \frac{dc}{dx}.$$

D ist der Diffusionskoeffizient, eine Materialkonstante, die in Flüssigkeiten, nach STOKES, der inneren Reibung des Mediums und dem Radius der diffundierenden Moleküle umgekehrt proportional ist.

In biologischen Membranen wird der Diffusionskoeffizient mitbestimmt von der Lipidlöslichkeit und Teilchengröße des gelösten Stoffes. Bei Division des Diffusionskoeffizienten durch die Dicke der Membranschicht Δx erhält man den Permeabilitätskoeffizienten p

$$p=\frac{D}{\Delta x}.$$

Für die Zelle gilt dann, mit c_i für die Konzentration im Zellinnenraum und c_e im Extrazellulärraum, für den Diffusionsflux J

$$J=-p(c_e-c_i).$$

Handelt es sich dabei um geladene Teilchen in einem elektrischen Feld, so wird nach KATZ (1966) die Konzentration mit dem Ausdruck

$$\frac{EF}{RT}:(1-e^{-\frac{EF}{RT}})$$

multipliziert und es ergibt sich für den Ionen-Nettofluß

$$J=-p\cdot\frac{E\cdot F}{R\cdot T}\cdot\frac{c_e-c_i}{1-e^{-\frac{EF}{RT}}}.$$

Dabei bedeutet E die transmembranäre Potentialdifferenz, F die Faraday-Konstante, R die Gaskonstante und T die absolute Temperatur. Dieser passive Nettofluß eines Ions entlang dem elektrochemischen Gradienten (E_m-E_i) (E_m = Membranpotential, E_i = Gleichgewichtspotential) muß für Gleichgewichtsbedingungen durch aktive Transportmechanismen ausgeglichen werden. Das Minuszeichen in der Gleichung gibt die Richtung des Ionenflusses an, hier in Richtung niedrigerer Konzentrationen. Aus dieser Gleichung läßt sich entnehmen, daß z.B. der Kaliumauswärtsstrom bei Erhöhung der Membranpermeabilität, des Membranpotentials oder der Kaliuminnenkonzentration ($[K^+]_i > [K^+]_e$) zunimmt, bei Erhöhung der Kaliumaußenkonzentration dagegen abnimmt.

Mit

$$J=\frac{I}{z\cdot F},$$

z = Wertigkeit des Ions, ergibt sich für den transmembranären elektrischen Strom I

$$I=-p\cdot\frac{z\cdot E\cdot F^2}{R\cdot T}\cdot\frac{c_e-c_i}{1-e^{-\frac{EF}{RT}}}.$$

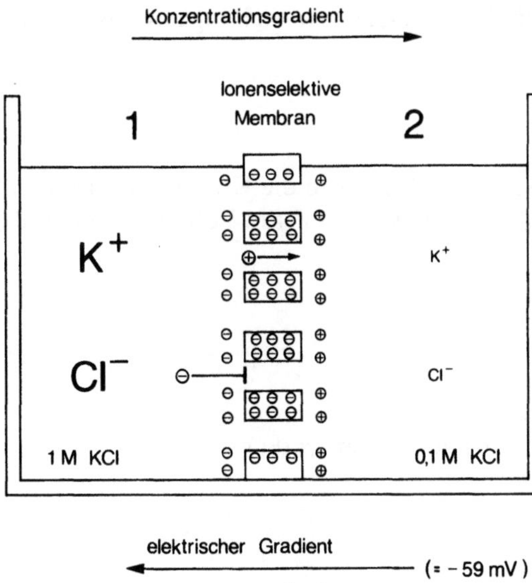

$$E = -\frac{RT}{F} \cdot \ln \frac{[K^+]_1}{[K^+]_2}$$

$$E = -0{,}059\ V \cdot \log \frac{c_1}{c_2}$$

Abb. 3. Physikochemisches Modell zur Entstehung eines Membranpotentials. Über einer Membran, die nur für Kaliumionen permeabel ist, bildet sich entsprechend dem Konzentrationsgradienten ein gleich großer elektrischer Gradient aus, der diesem entgegengesetzt gerichtet ist. Negative Festladungen in den Kanälen der Membran verhindern den Durchtritt der Chloridionen. Die Potentialdifferenz zwischen 1 und 2 ist Folge der Ladungstrennung. Zur Ableitung der Nernst-Gleichung wird davon ausgegangen, daß nach Einstellen eines Gleichgewichts zwischen 1 und 2 zur Wiederherstellung der Ausgangssituation die elektrische Arbeit (Transport von Ladungsträgern im elektrischen Feld) der Konzentrationsarbeit (Transport von Teilchen entgegen ihrem Konzentrationsgefälle) dem Betrag nach gleich ist

2. Äquilibriumpotential

Das Membranpotential ist Folge ungleicher Verteilung von Kationen und Anionen aufgrund unterschiedlicher Durchlässigkeit der Zellmembran für verschiedene Ionenarten. Sind zwei wäßrige Lösungen unterschiedlicher Kaliumchloridkonzentrationen durch eine ausschließlich kationenpermeable Membran getrennt, so werden sich die Kationen entsprechend dem Konzentrationsgefälle vom Gebiet höherer Konzentration in das niedrigerer Konzentration begeben. Jedes Kaliumion, das durch die Membran in Richtung seines Konzentrationsgradienten tritt, trägt eine positive Ladung, so daß sich zwischen beiden Lösungen ein elektrisches Potential ausbildet. Die Seite mit der höheren Kaliumchloridkonzentration wird elektronegativ. Das entstandene elektrische Feld wirkt dem Konzentrationsgradienten entgegen und verhindert den Ausgleich der Kaliumkonzentrationen beider Lösungen (Abb. 3). Gleichgewicht herrscht, wenn der elektrische Gradient gleich groß, aber entgegengesetzt dem Konzentrationsgradienten gerichtet ist, d.h. wenn die zur Herstellung der Konzentrationsdifferenz erforderliche Arbeit A_{konz} gleich der Arbeit zur Herstellung des elektrischen Gradienten A_{el} ist, wenn also

$$A_{konz} = A_{el}.$$

In Analogie zur Zustandsgleichung idealer Gase kann die Konzentrationsarbeit berechnet werden. Für Gase gilt mit A für Arbeit, V für Volumen und p für Druck

$$dA = Vdp$$

mit

$$V = \frac{RT}{p} \quad (R = \text{Gaskonstante, } T = \text{absolute Temperatur})$$

$$dA = RT \cdot \frac{dp}{p}.$$

Die Arbeit für die Kompression vom Druck p_1 auf p_2 ist daher pro Mol

$$A = RT \cdot \int_{p_1}^{p_2} \frac{dp}{p}$$

$$A = RT\,(\ln p_2 - \ln p_1)$$

$$A = RT \cdot \ln \frac{p_2}{p_1}.$$

In verdünnten Lösungen ist die Konzentration dem Druck von Gasen analog. Es ist daher

$$A_{konz} = R \cdot T \cdot \ln \frac{c_2}{c_1}.$$

Die elektrische Arbeit für den Transport von 1 Mol z-wertiger Ionen ist

$$A_{el} = E \cdot z \cdot F,$$

nach Gleichsetzen von A_{konz} und A_{el} ist daher

$$E \cdot z \cdot F = R \cdot T \cdot \ln \frac{c_2}{c_1}$$

und

$$E = \frac{RT}{zF} \cdot \ln \frac{c_2}{c_1}.$$

Diese Gleichung wurde erstmals von Nernst abgeleitet und gibt das Gleichgewichtspotential zwischen zwei Lösungen verschiedener Ionenkonzentrationen wieder, die durch eine Membran getrennt sind, welche nur für eine Ionenart (Kationen oder Anionen) permeabel ist.

Die Zellmembran besitzt für fast alle Ionen, die sich im Intra- und Extrazellulärraum befinden, endliche Permeabilität. Für jedes dieser Ionen stellt sich ein Gleichgewichtspotential ein. Die Summe ergibt schließlich das Membranpotential. Zum Membranpotential tragen besonders diejenigen Ionen bei, für die intra- und extrazellulär ein großer Konzentrationsunterschied besteht, also Natrium, Kalium, Calcium und Chloridionen. GOLDMAN, HODGKIN und KATZ haben unter Berücksichtigung der intra- und extrazellulären Natrium-, Kalium- und Chloridkonzentrationen folgende Erweiterung der Nernst-Gleichung vorgenommen (GOLDMAN 1943).

$$E_m = -\frac{RT}{F} \cdot \ln \frac{p_K\,[K^+]_i + p_{Na}[Na^+]_i + p_{Cl}[Cl^-]_e}{p_K[K^+]_e + p_{Na}[Na^+]_e + p_{Cl}[Cl^-]_i}.$$

Unter der Annahme passiver Verteilung von Chloridionen (eine „Chloridionenpumpe“ existiert nicht, d.h. Chloridionen verteilen sich entsprechend dem Membranpotential) und nach Umformung der Gleichung ergibt sich

$$E_m = -60\,\text{mV} \cdot \log \frac{[K^+]_i + \frac{p_{Na}}{p_K} \cdot [Na^+]_i}{[K^+]_e + \frac{p_{Na}}{p_K} \cdot [Na^+]_e}.$$

Das Ruhemembranpotential wird im wesentlichen vom Kaliumkonzentrationsgradienten und vom Verhältnis der Natrium- und Kaliumpermeabilitätskoeffizienten bestimmt. Der Kaliumpermeabilitätskoeffizient bzw. die Kaliumpermeabilität der Zellmembran sind von der extrazellulären Kaliumkonzentration abhängig und nehmen mit steigender extrazellulärer Kaliumkonzentration zu. Für eine extrazelluläre Kaliumkonzentration von 4 mM und eine intrazelluläre Kaliumkonzentration von 150 mM, eine extrazelluläre Natriumkonzentration von 150 mM und intrazelluläre Natriumkonzentration von 15 mM ergibt sich bei einem Verhältnis der Permeabilitätskoeffizienten von Natrium zu Kalium von 0,01 ein Ruhemembranpotential von −85 mV. Bei Erniedrigung der Kaliumpermeabilität (z.B. durch Erniedrigung der extrazellulären Kaliumkonzentration unter 2 mM oder durch mechanische Dehnung der Myokardfasern) resultiert Abnahme des Ruhemembranpotentials. Für ein Verhältnis der Permeabilitätskoeffizienten von Natrium zu Kalium von 0,1 beträgt das Ruhemembranpotential −60 mV. Mit zunehmendem Verhältnis von Natriumpermeabilitätskoeffizient zu Kaliumpermeabilitätskoeffizient, nimmt der Einfluß der Natriumkonzentration auf das Membranpotential zu, der Nenner in der Gleichung wird größer, so daß das Ruhemembranpotential abnimmt. Purkinje-Fasern besitzen eine vergleichsweise hohe Ruhenatriumleitfähigkeit, Verminderung der extrazellulären Kaliumkonzentration führt zu einer ausgeprägten Abnahme des Mem-

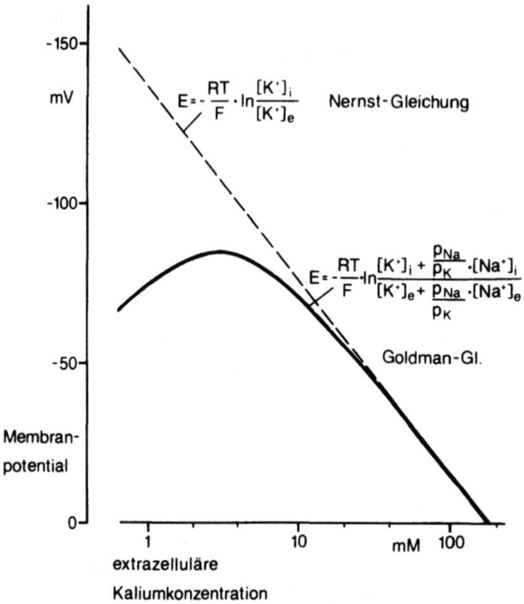

Abb. 4. Wirkung der extrazellulären Kaliumkonzentration auf das Ruhemembranpotential kardialer Purkinje-Fasern. Die Gerade entspricht der Nernst-Gleichung bei Annahme einer intrazellulären Kaliumkonzentration von 150 mM. Bei Senkung der extrazellulären Kaliumkonzentration unter 2 mM depolarisiert die Faser. Die experimentell gewonnenen Werte für das Ruhemembranpotential entsprechen den nach der Goldman-Gleichung errechneten

branpotentials, da die Kaliumpermeabilität abnimmt und das Verhältnis der Natriumpermeabilität zur Kaliumpermeabilität zunimmt. Das Membranpotential besitzt für die extrazellulären Kaliumkonzentrationen 1 mM und 13 mM den gleichen Wert, nämlich -60 mV (vgl. Abb. 4). Die elektrophysiologische Zellantwort der Purkinje-Faser auf äußere Einflüsse ist unter beiden Bedingungen jedoch unterschiedlich. Fasern des atrialen und ventrikulären Arbeitsmyokards depolarisieren bei Erniedrigung der extrazellulären Kaliumkonzentration unter 2 mM weniger ausgeprägt.

Die Vorstellung vom Ruhemembranpotential als einem Kaliumpotential wird bestätigt durch Messungen des Membranpotentials bei unterschiedlichen extrazellulären Kaliumkonzentrationen. Eine zehnfache Änderung der Kaliumkonzentration ändert das Membranpotential um 60 mV. Dabei bleibt selbst in chronischen Untersuchungen die intrazelluläre Kaliumkonzentration nahezu konstant (PAPPANO u. SPERELAKIS 1969). Bei extrazellulärer Kaliumkonzentration unter 10 mM weicht die Kurve von der theoretischen Kurve, die durch die Nernst-Gleichung beschrieben wird, ab. Bei physiologischer Kaliumkonzentration von 4 mM ist das Ruhemembranpotential (-80 mV) um 15 mV niedriger (positiver) als nach der Nernst-Gleichung (-95 mV). Diese Abweichung wird durch die Goldman-Gleichung nahezu exakt beschrieben. Das gemessene Ruhemembranpotential liegt jedoch etwas weiter im Negativen, da die Leitfähigkeit und der Permeabilitätskoeffizient der Membran für Kaliumionen bei Erhö-

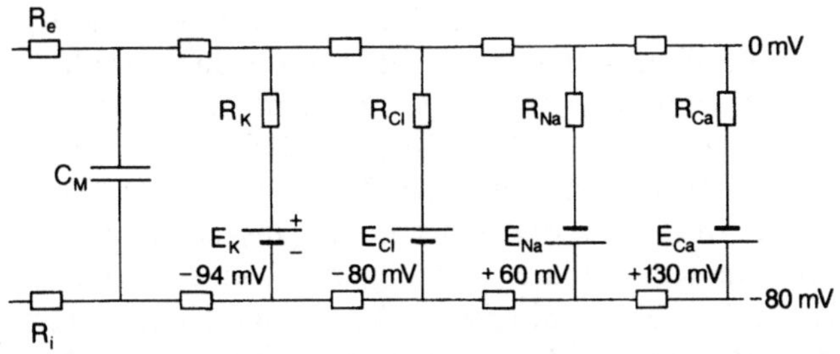

Abb. 5. Ersatzschaltbild der elektrischen Eigenschaften der Herzmuskelfasermembran. Die Widerstände R_e und R_i entsprechen dem extrazellulären bzw. dem intrazellulären elektrischen Widerstand. C bedeutet die Membrankapazität. R_K, R_{Cl}, R_{Na} und R_{Ca} symbolisieren die entsprechenden Leitfähigkeiten der Membran (Leitfähigkeit = 1/Membranwiderstand). E_K, E_{Cl}, E_{Na} und E_{Ca} bilden die Gleichgewichtspotentiale der entsprechenden Ionen

hung der extrazellulären Kaliumkonzentration zunehmen (Carmeliet et al. 1976).

Auch die extrazelluläre Natriumkonzentration beeinflußt das Ruhemembranpotential. Bei Erniedrigung der extrazellulären Natriumkonzentration wird der Nenner in der Goldman-Gleichung kleiner. Bei konstanter extrazellulärer Kaliumkonzentration und gegebenem Verhältnis der Natrium- und Kaliumpermeabilitätskoeffizienten resultiert somit Hyperpolarisation. Daneben bewirkt die Senkung der extrazellulären Natriumkonzentration eine Abnahme des Natriuminfluxes; die Verminderung dieses depolarisierenden Stroms trägt zur Hyperpolarisation der Membran bei. Entsprechend dem Gleichgewichtspotential für Kaliumionen berechnen sich nach der Nernst-Gleichung die Gleichgewichtspotentiale für Natrium, Calcium und Chlorid:

$$E_{Na} = -60\ \text{mV} \cdot \log \frac{15\ \text{mM}}{150\ \text{mM}}$$

$$E_{Na} = +60\ \text{mV}$$

$$E_{Ca} = -\frac{60}{2}\ \text{mV} \cdot \log \frac{1 \times 10^{-7}\ \text{M}}{2 \times 10^{-3}\ \text{M}}$$

$$E_{Ca} = +129\ \text{mV}$$

$$E_{Cl} = +60\ \text{mV} \cdot \log \frac{120\ \text{mM}}{5.5\ \text{mM}}$$

$$E_{Cl} = -80\ \text{mV}.$$

Mit diesen Spannungen kann das Ersatzschaltbild der elektrischen Eigenschaften der Herzmuskelfaser dargestellt werden (Abb. 5). Die Batterien E_K, E_{Cl}, E_{Na} und E_{Ca} stellen die Gleichgewichtspotentiale dieser Ionen dar, die sich aus dem

Konzentrationsgefälle zwischen Intra- und Extrazellulärraum ergeben. R_K, R_{Cl}, R_{Na} und R_{Ca} repräsentieren die Widerstände der Membran für das betreffende Ion. C_M ist die Membrankapazität, R_i der interne longitudinale Widerstand und R_e der externe longitudinale Widerstand. R_e ist dabei klein gegenüber R_i. Der spezifische Widerstand des Myoplasmas liegt bei 200 Ohm·cm. Im Ersatzschaltbild der erregten Membran müssen die Widerstände (ausgenommen R_{Cl}) als Potentiometer gezeichnet werden, um ihrer Abhängigkeit vom Membranpotential Rechnung zu tragen. Für alle Stromkreise, außer für den Kaliumstromkreis, erhöht Repolarisation die Ionenleitfähigkeit. Für die erregte Membran müßte der Kaliumstromkreis in zwei Leitungswege aufgeteilt werden, wobei der eine anomale oder einwärts gerichtete Gleichrichtung und der andere auswärts gerichtete Gleichrichtung (d.h. der Kaliumausstrom erfolgt über diesen Kanal leichter als der Kaliumeinstrom) aufweisen würde. Außerdem wäre neben dem „schnellen" ein weiterer „langsamer" Natriumkanal zu berücksichtigen, daneben ein langsamer Calciumkanal sowie ein langsamer Kanal für Natrium- und Calciumionen. Die Verteilung der Chloridionen erfolgt passiv entsprechend dem Ruhemembranpotential, es findet kein aktiver Chloridtransport statt. Somit entspricht dem Betrag nach das Chloridgleichgewichtspotential dem Ruhemembranpotential, ist ihm jedoch entgegengerichtet. Die Kraft, die auf ein Ion ausgeübt wird, ist proportional der Differenz zwischen Ruhemembranpotential und Gleichgewichtspotential, für Natrium also $-80\,\text{mV}-(+60\,\text{mV})=-140\,\text{mV}$, für Calciumionen $-80\,\text{mV}-(+130\,\text{mV})=-210\,\text{mV}$, für Kaliumionen $-80\,\text{mV}-(-93\,\text{mV})=+13\,\text{mV}$, für Chlorid $-80\,\text{mV}+(+80\,\text{mV})=0\,\text{mV}$.

Unter Vernachlässigung der Calcium- und Chloridströme sind somit in der ruhenden Membran, wenn der Natriumeinstrom gleich dem Kaliumausstrom ist, die Produkte aus Leitfähigkeit und treibender Kraft für Natrium- und Kaliumionen gleich. Da das Verhältnis der treibenden Kräfte durch

$$g_K(E_m-E_K)=g_{Na}(E_m-E_{Na})$$

$$\frac{E_m-E_{Na}}{E_m-E_K}=\frac{g_K}{g_{Na}}$$

mit 140:14 gegeben ist, ist die Leitfähigkeit der ruhenden Membran für Kaliumionen zehnmal größer als die für Natriumionen.

3. Natrium-Kalium-Pumpe

Wie bereits erwähnt, ist die Aufrechterhaltung der Ionenkonzentrationsgradienten Voraussetzung für ein konstantes Ruhemembranpotential. Die Natrium-Kalium-Pumpe gleicht durch aktiven Nettotransport von Natrium- und Kaliumionen den ständigen Natriumioneneinstrom in die Zelle sowie den Kaliumefflux, die entsprechend ihren Konzentrationsgradienten erfolgen, aus. Übertrifft der Natriumauswärtstransport den Kaliumeinwärtstransport, so liegt ein elektrogener Natriumtransport vor, der eine Hyperpolarisation der Membran zur Folge hat. Die Größe des Natriumpumppotentials kann durch Blockierung der Natrium-Kalium-Pumpe mit Ouabain gemessen werden. Mit der Blockierung der

Pumpe ist, abhängig vom Fasertyp, eine Depolarisation der Zellmembran von 2–8 mV (unter pathophysiologischen Bedingungen bis zu 30 mV) verbunden. Da Ouabain keinen direkten Einfluß auf die Leitfähigkeit der Zellmembran ausübt, muß die glykosidbedingte Abnahme des Membranpotentials auf einer Abnahme des Natriumpumppotentials beruhen. Die Höhe des Pumppotentials hängt in besonderem Maße von der intrazellulären Natriumkonzentration ab und nimmt mit dieser zu. Die Natrium-Kalium-Pumpe kann durch Temperatursenkung (KERNAN 1970) verzögert werden, so daß der Pumpstrom abnimmt und intrazellulärer Kaliumverlust sowie intrazelluläre Natriumakkumulation resultieren. Bei anschließender Normalisierung der Temperatur tritt vorübergehend eine ausgeprägte Hyperpolarisation der Zellmembran auf. Die vorübergehende Hyperpolarisation kann durch Glykoside gehemmt werden. Bei hochfrequenter Stimulation resultiert ebenfalls intrazelluläre Natriumakkumulation, die nachfolgende Aktivierung der Natrium-Kalium-Pumpe und ihr elektrogener Effekt werden durch Glykoside supprimiert (VASSALLE 1970). Auch bei Erhöhung der intrazellulären Natriumkonzentration durch Injektion von Natrium in den Intrazellulärraum, erfolgt durch Ouabain hemmbare Hyperpolarisation der Faser (LÜTTGAU u. GLITSCH 1976).

Der Transport der Natrium- und Kaliumionen findet unter Hydrolisierung von ATP über einen Carrier-Mechanismus statt. Der Carrier nimmt an der Membraninnenseite pro Molekül ATP 3 Natriumionen auf und gibt sie an der Membranaußenseite ab, wo er gleichzeitig Kaliumionen aufnimmt und in den Intrazellulärraum transportiert. Je nach Anzahl der aufgenommenen Kaliumionen ist der Transport elektroneutral (3 Na^+ : 3 K^+) oder elektrogen (3 Na^+ : 2 K^+, oder 3 Na^+ : 1 K^+). Das Natrium-Kalium-Kopplungsverhältnis ist variabel und hängt von der intrazellulären Natriumkonzentration ab. Nimmt die extrazelluläre Kaliumkonzentration ab, so wird die Natrium-Kalium-Pumpe zunehmend blockiert. Bei Erhöhung der extrazellulären Kaliumkonzentration wird sie aktiviert.

III. Aktionspotential

Das Aktionspotential stellt die elektrophysiologische Reaktion der kardialen Faser auf einen adäquaten Reiz dar. Die Auslenkung des Ruhemembranpotentials und der anschließende charakteristische Potentialverlauf beruhen auf verschiedenen zelleinwärts und zellauswärts gerichteten Ionenströmen. Der rasche Anstieg des Aktionspotentials innerhalb Millisekundendauer ist Folge eines raschen Natriumeinstroms, der das Membranpotential in die Nähe des Natriumgleichgewichtspotentials bringt. Gleichzeitige Aktivierung von langsamen Calciumströmen und langsamen Natriumströmen halten das Potential für Bruchteile von Sekunden oberhalb der Null-Linie. Anschließend kehrt es, im wesentlichen aufgrund der Inaktivierung der langsamen Ströme sowie zunehmender auswärtsgerichteter Kaliumströme wieder auf das ursprüngliche Ruhemembranpotential zurück. Das zeitliche Zusammenspiel sowie die Amplitude der verschiedenen Einzelströme sind eine Funktion des augenblicklichen Membranpotentials und werden von den Permeabilitätseigenschaften der Zellmembran mitbestimmt.

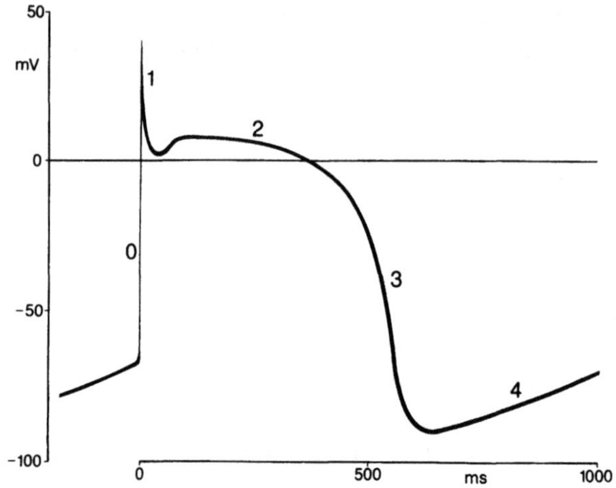

Abb. 6. Die fünf Phasen des Aktionspotentials der kardialen Purkinje-Faser. Phase 0: schnelle Depolarisation; Phase 1: frühe Repolarisation; Phase 2: Plateau; Phase 3: schnelle Repolarisation; Phase 4: diastolische Depolarisation

Aktionspotentiale von Herzmuskelfasern unterscheiden sich besonders hinsichtlich ihrer Dauer von Aktionspotentialen des Skelettmuskels oder der Nervenfaser. Depolarisation und Repolarisation an Skelettmuskelfasern und Nervenzellen erfolgen innerhalb weniger Millisekunden, während das Aktionspotential der Herzmuskelfaser mehrere hundert Millisekunden währt. Das Aktionspotential der Herzmuskelfaser kann in fünf Phasen unterteilt werden: Phase 0 – die rasche Depolarisation, Phase 1 – die frühe Repolarisation, Phase 2 – das Plateau, Phase 3 – die rasche Repolarisation und Phase 4 – die diastolische Depolarisation (Abb. 6).

Aktionspotentiale des Sinusknotens und des atrioventrikulären Knotens sind in ihrer Anstiegsgeschwindigkeit (Phase 0) um fast zwei Größenordnungen langsamer als Aktionspotentiale des Arbeitsmyokards von Vorhof und Kammer, Purkinje-Fasern erreichen die höchsten Anstiegsgeschwindigkeiten. Eine weitere Besonderheit zeigen Schrittmacherzellen des Sinusknotens und Purkinje-Fasern, sie sind zur spontanen Impulsbildung befähigt und beginnen erneut zu depolarisieren, sobald die Phase 3 (rasche Repolarisation) abgeschlossen ist. Unter pathologischen Bedingungen ändert sich der Verlauf der Aktionspotentiale, so können geschädigte Purkinje-Fasern Aktionspotentiale produzieren, die in ihrer Form den Aktionspotentialen von Sinusknoten-Schrittmacherzellen sehr ähnlich sind.

1. Hodgkin-Huxley-Modell

Treibende elektrische Kraft für den Ionenflux durch die Zellmembran ist die Differenz zwichen dem aktuellen Membranpotential und dem Gleichgewichtspotential des betreffenden Ions n. Der Ionenstrom, der von einem Ion n getragen wird, ist

$$i_n = k_n \cdot f(E_m - E_n).$$

Der Kinetikfaktor k_n moduliert den Strom gemäß den spannungsabhängigen Leitfähigkeitseigenschaften der Zellmembran. Er ist abhängig vom Membranpotential, dem er mit einer zeitlichen Verzögerung, die durch eine Zeitkonstante τ_n gekennzeichnet ist, folgt. E_m ist das Membranpotential und E_n das Gleichgewichtspotential des Ions n. Der Kinetikfaktor k_n ist eine Funktion des Membranpotentials und der Zeit:

$$k_n = f(E_m, t).$$

Diese Zusammenhänge zwischen Ionenstrom, Membranpotential und Leitfähigkeitskinetik der Zellmembran wurden erstmals von HODGKIN u. HUXLEY (1952) angegeben. Auf ihren Überlegungen gründet sich das Modell der Membrankanäle und „Gate"-Mechanismen für Ionenfluxe durch Zellmembranen. Nach dieser Modellvorstellung erfolgt der Ionenflux durch Kanäle in der Zellmembran, die mit Toren („gates") versehen sind. Ein Tor könnte beispielsweise aus einem großen Molekül bestehen, in dem feste Ladungsträger integriert sind. In Abhängigkeit vom Membranpotential richtet sich das Molekül im elektrischen Feld aus und öffnet oder schließt so den Ionenkanal (Abb. 7). Position α des Moleküls soll dem geöffneten Tor und Position β dem geschlossenen Tor entsprechen. Beträgt der Anteil der Tore (bezogen auf die Gesamtzahl) im α-Zustand (offen) x, dann beträgt der Anteil der Tore im β-Zustand $1-x$ (geschlossen). Mit der Öffnungskonstanten α_x (Dimension: Zeit^{-1}) und der Schließungskonstanten β_x ergibt sich für die zeitliche Änderung des Anteils der offenen Tore

$$\frac{dx}{dt} = \alpha_x (1-x) - \beta_x \cdot x.$$

Im Gleichgewicht, wenn sich der Anteil der geöffneten und geschlossenen Tore entsprechend dem Membranpotential eingestellt hat, wenn also

$$\frac{dx}{dt} = 0$$

ist, dann ist

$$x_\infty = \frac{\alpha_x}{\alpha_x + \beta_x},$$

wobei x_∞ dem Anteil der offenen Tore im Gleichgewichtszustand entspricht.

Die Funktion, nach der sich ein neues Gleichgewicht nach Änderung des Membranpotentials einstellt, ergibt sich zu

$$x = x_\infty + (x_0 - x_\infty) \cdot e^{-(\alpha_x + \beta_x) \cdot t},$$

x_0 ist dabei der Ausgangswert von x zur Zeit der Potentialänderung und t ist die Zeitdauer nach Potentialänderung. Die Änderung des Anteils der offenen

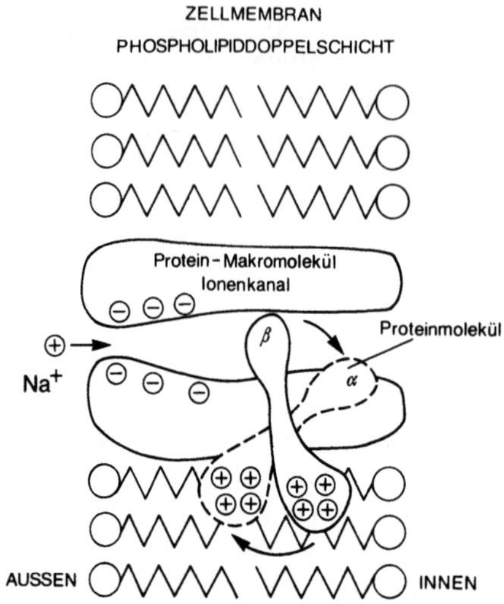

Abb. 7

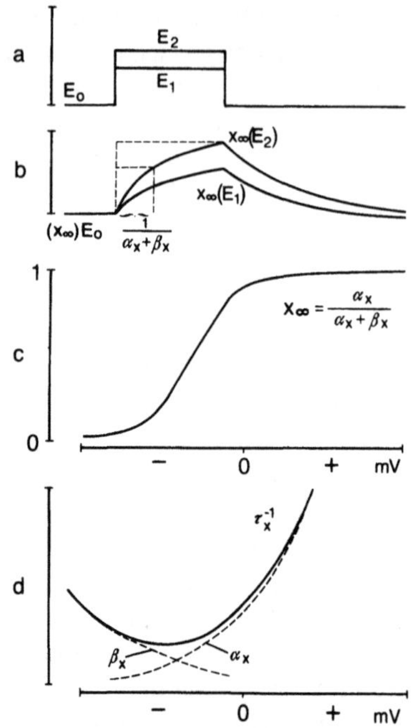

Abb. 8

Abb. 7. Modell eines Natriumkanals der Zellmembran. Der Eingang des Natriumkanals läßt aufgrund seiner negativen Festladung und seiner vorgegebenen Größe nur Natriumionen (oder ähnlich große positive Ionen, z.B. Lithium) passieren. Die Öffnung des Kanals erfolgt durch Konformationsänderung des Tor-Proteinmoleküls bei Änderung des elektrischen Feldes (Depolarisation). (Nach DUDEL 1980)

Abb. 8a–d. Diagrammatische Darstellung des Hodgkin-Huxley-Modells für transmembranäre Ionenströme. Bei sprunghafter Spannungsänderung an der Zellmembran (**a**) nimmt die Zahl der offenen Tore (**b**) bei Aktivierung des Ionenkanals zeit- und potentialabhängig zu. Die „Steady-state"-Aktivierungskurve (**c**) gibt für jedes Membranpotential den Anteil der geöffneten Tore an. Die Öffnungskonstante α_x, die Schließungskonstante β_x und die Aktivierungszeitkonstante sind potentialabhängige Größen (**d**). (Nach NOBLE 1975)

Tore folgt bei Potentialänderung einer Exponentialfunktion mit einer Zeitkonstanten

$$\tau_x = \frac{1}{\alpha_x + \beta_x}.$$

Somit kann aus der Änderung des Membranstroms, da dieser der Änderung der Fraktion der offenen Tore proportional ist, bei aufgeprägter sprunghafter Änderung des Membranpotentials (Spannungsklemme) τ_x ermittelt werden, α_x und β_x sind somit rechnerisch bestimmbar:

$$\alpha_x = \frac{x_\infty}{\tau_x} \text{ und } \beta_x = \frac{1 - x_\infty}{\tau_x}.$$

Hieraus ergibt sich dann die Aktivierungskurve (Abb. 8)

$$x_\infty = \frac{\alpha_x}{\alpha_x + \beta_x}.$$

Sie zeigt sigmoidale Form und verläuft für ihren charakteristischen Potentialbereich zwischen 1 und 0. Die Inaktivierung der Kanäle erfolgt nach den gleichen Gesetzmäßigkeiten. Nach dem Hodgkin-Huxley-Modell besteht der Kinetikfaktor k_n aus einem Anteil u^p für das Öffnen der Tore bei Depolarisation (Aktivierung) und einem Anteil v^q für das Schließen von Kanaltoren bei Depolarisation (Inaktivierung). p und q geben die Anzahl der in Serie geschalteten Tore an. Der Nettostrom einer Ionenart n durch die Membran wird durch folgende Gleichung beschrieben:

$$i_n = k_n \cdot i_{n\,max}(E_m - E_n)$$

$$k_n = u^p \cdot v^q$$

$$\frac{du}{dt} = \alpha_u\,(1-u) - \beta_u \cdot u$$

$$\frac{dv}{dt} = \alpha_v\,(1-v) - \beta_v \cdot v.$$

Aktivierung (Zunahme von u) und Inaktivierung (Zunahme von v) stehen im Gleichgewicht mit Deaktivierung (Abnahme von u) und der Erholungsphase von der Inaktivierung (Abnahme von v).

2. Spannungsklemme (Voltage-clamp-Methode)

Zur Messung der Ionenströme, die während des Aktionspotentials durch die Zellmembran fließen, sind verschiedene „Voltage-clamp“-Methoden entwickelt worden. Die wichtigsten sind die Zweimikroelektrodentechnik und die „Sucrose-gap“-Technik. Ziel der Voltage-clamp-Methoden ist die Messung der potential- und zeitabhängigen Ionenströme während der verschiedenen Phasen des Aktionspotentials. Nach sprunghafter Änderung des Membranpotentials auf einen konstanten gewünschten Wert lassen sich die entsprechenden transmembranären Ionenströme in ihrer Zeitabhängigkeit und Amplitude darstellen. Aufgrund ihrer Größe und kabelähnlichen Struktur sind Purkinje-Fasern für Voltage-clamp-Studien besonders geeignet und daher auch am besten untersucht. Die Identifizierung der Ionenart, die einen transmembranären Strom trägt, gelingt durch Änderung der Ionenkonzentration im Inkubationsmedium und durch wahlweise Blockierung von Ionenkanälen mit spezifischen „Kanalblockern“.

Um den transmembranären Ionenstrom messen zu können, ist es erforderlich, die Potentialdifferenz über die Zeit und den Zellmembranabschnitt, durch den dieser Ionenstrom fließt, konstant zu halten.

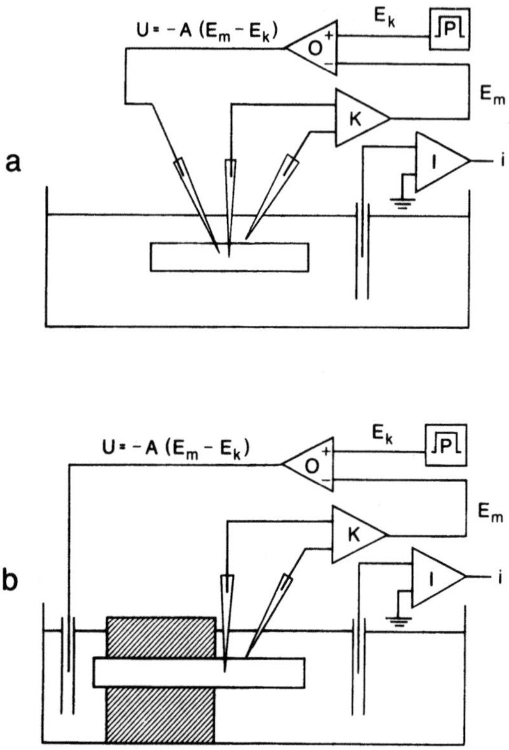

Abb. 9 a, b. Voltage-clamp-Methoden. **a** Zwei-Mikroelektroden-Technik. Das Membranpotential E_m eines kurzen Purkinje-Faserpräparats wird über einen Kathodenfolger (*K*) in einen Operationsverstärker (*O*) mit dem Verstärkungsfaktor A eingegeben. Das Klemmsignal vom Pulsgenerator (*P*) wird an den zweiten Eingang des Operationsverstärkers gelegt. Solange $(E_m - E_k)$ nicht Null ist, liegt ein Potential U an der Stromelektrode, so daß ein Strom i in die Zelle fließt, der über die Membran in den Extrazellulärraum gelangt und mit dem Stromspannungskonverter (*I*) gemessen wird. Aus dem zeitlichen Verlauf dieses Stroms können die Kinetikparameter der verschiedenen transmembranären Ströme bestimmt werden. **b** „Sucrose-gap"-Methode. Der mittlere Abschnitt der Purkinje-Faser befindet sich in einer elektrisch nicht leitenden Saccharose-Lösung, die auch in den Extrazellulärraum des Präparats dringt. Liegt eine Spannung U an der Elektrode im linken Kompartiment, so fließt ein Strom in den Intrazellulärraum und über die Zellmembran. Dieser Strom wird mit dem Spannungskonverter (*I*) gemessen

Die Voltage-clamp-Technik ist erstmals am Riesenaxon des Tintenfisches angewandt worden. Die Meßanordnung besteht aus zwei langen Drahtelektroden, die axial in das Axon eingeführt werden. Mit Hilfe der einen Elektrode wird das intrazelluläre Potential gegenüber dem Extrazellulärraum gemessen. Die zweite Elektrode dient der Zufuhr von Strom in das Axon. Strom wird von einem Regelverstärker geliefert, der das aktuelle Membranpotential mißt und mit einem vorgegebenen Sollwert (Klemmspannung) vergleicht. Solange das Membranpotential von vorgegebenen Wert abweicht, liegt eine endliche Spannung

$$U = A\,(E_m - E_k)$$

am Ausgang des Regelverstärkers und es fließt Strom in die Zelle (A = Verstärkungsfaktor). Dieser Klemmstrom ist gleich dem transmembranären Gesamtionenstrom für das entsprechende Klemmpotential.

Bei der Zweimikroelektrodentechnik wird zur Strominjektion eine Glaselektrode, die mit dreimolarer KCl-Lösung gefüllt ist und einen Spitzendurchmesser von 0,5 μm besitzt, intrazellulär positioniert. Eine zweite Glaselektrode dient der Potentialmessung und muß so nahe wie möglich an den Ort der Strominjektion gebracht werden. Um den Anteil des injizierten Stroms, der über den axialen Widerstand abfließt und somit nicht zum Strom durch die Membran beiträgt, möglichst niedrig zu halten, muß das Präparat hinreichend klein sein. Zur Verbesserung der Homogenität des Stromflusses werden Purkinje-Fasern für Voltage-clamp-Untersuchungen auf eine Länge von 1 mm gebracht. Durch „healing over" weisen die Enden des Purkinje-Fadens den erforderlichen hohen axialen Widerstand auf (Abb. 9a).

Bei der „Sucrose-gap"-Technik befindet sich das Präparat in einer Dreikompartimentkammer, die durch Gummimembranen unterteilt ist. Das mittlere Kompartiment wird mit isotoner Saccharoselösung perfundiert. Aufgrund der geringen elektrischen Leitfähigkeit der Saccharoselösung fließt der Klemmstrom, der durch extrazelluläre Elektroden in die äußeren Kompartimente appliziert wird, vom Extrazellulärraum in den Intrazellulärraum und damit über die Zellmembran. Im Testkompartiment wird mit einer intrazellulären Mikroelektrode das Membranpotential gemessen, dem Regelverstärker zugeführt, der das Potential mit der vorgegebenen Klemmspannung vergleicht und an seinem Ausgang eine Spannung A $(E_m - E_k)$ aufweist, solange E_m ungleich E_k ist. Der Ausgang des Regelverstärkers ist mit der extrazellulären Stromelektrode verbunden (Abb. 9b).

3. Schnelle Depolarisationsphase – Phase 0

Bei Aktivierung der Myokardfaser nimmt das Leitfähigkeitsverhältnis von Natrium- zu Kaliumionen sprunghaft von etwa 0,01 auf 10 zu. Natrium strömt rasch in den Intrazellulärraum, das Membranpotential strebt dem Natriumgleichgewichtspotential entgegen und nimmt vorübergehend positive Werte an. Inaktivierung des Natriumeinstroms und eine komplexe Vielfalt einwärts- und auswärtsgerichteter transmembranärer Ionenströme folgen dieser initialen Phase. Die Geschwindigkeit des raschen Natriumeinstroms ist neben der Aktionspotialdauer eine wichtige elektrophysiologische Größe. Sie bestimmt wesentlich die Erregungsleitungsgeschwindigkeit und ist von großer Bedeutung für die Genese von Herzrhythmusstörungen. Unter pathophysiologischen Bedingungen ändert sich die maximale Anstiegsgeschwindigkeit auf charakteristische Weise und ist durch pharmakologisch definierte Wirkstoffe beeinflußbar. Die maximale Anstiegsgeschwindigkeit der Phase 0 des Aktionspotentials ist eine Funktion des Ruhemembranpotentials (WEIDMANN 1955). Je negativer das Ruhemembranpotential, desto größer ist die maximale Anstiegsgeschwindigkeit $(dV/dt)_{max}$. Schon eine geringfügige Abnahme des Ruhemembranpotentials (z.B. durch geringfügige Erhöhung der extrazellulären Kaliumkonzentration) führt zu ausgeprägter Reduktion von $(dV/dt)_{max}$ und damit zu einer Abnahme der

Erregungsausbreitungsgeschwindigkeit. Bei einem Ruhemembranpotential von −50 mV hat $(dV/dt)_{max}$ fast bis auf den Wert Null abgenommen. Überschreitet bei Hyperpolarisation das Ruhemembranpotential einen Grenzwert, so resultiert Leitungsblockierung, wenn das Membranpotential so weit im negativen Bereich liegt, daß bei Depolarisation das Schwellenpotential zur Auslösung des Aktionspotentials nicht mehr erreicht wird.

Folgende experimentelle Befunde sprechen dafür, daß die schnelle Depolarisationsphase Null des Aktionspotentials von Natriumionen getragen wird:

1. Der schnelle Einstrom verschwindet, wenn Natriumionen im Inkubationsmedium durch impermeable Ionen (z.B. Saccharose) ersetzt werden (DECK u. TRAUTWEIN 1964).

2. Das Potential am Umkehrpunkt des Membranstroms entspricht nahezu dem Natriumgleichgewichtspotential (BEELER u. REUTER 1970). Umkehrpunkt des Membranstroms bezeichnet die Umkehr der Richtung des Klemmstroms. Diese Umkehr erfolgt, wenn das Klemmpotential das Gleichgewichtspotential für das entsprechende Ion, für Natrium etwa zwischen 40 und 60 mV, erreicht hat.

3. Bei Änderung der extrazellulären Natriumkonzentration ändert sich das Membranpotential entsprechend der Nernst-Gleichung (BEELER u. REUTER 1970).

4. Tetrodotoxin, ein Wirkstoff, der selektiv den Natriumkanal blockiert, reduziert den schnellen Einwärtsstrom (DUDEL et al. 1967).

Mit Hilfe der Voltage-clamp-Technik ist es gelungen, einige quantitative Aussagen über die Potentialabhängigkeit und die Kinetik des schnellen Natriumeinstroms zu gewinnen. In Purkinje-Fasern steigt der Natriumeinstrom unmittelbar nach Anlegen eines Klemmpotentials, beispielsweise auf 0 mV, innerhalb von 0,1–0,2 ms auf ein Maximum an und fällt danach in ca. 0,7 ms auf etwa $^1/_3$ seines Maximalwertes ab. Aktivierung und Inaktivierung des Natriumsystems sind also relativ rasche Vorgänge. Die Aktivierungskonstante sowie die Inaktivierungskonstante und die maximale Amplitude des Stroms hängen vom Klemmpotential ab. Ein maximaler Natriumeinstrom wird bei −10 mV gemessen. Höhere und niedrigere Klemmpotentiale ergeben kleinere Amplituden. Am Gleichgewichtspotential und unterhalb des Schwellenpotentials für die Aktivierung des Natriumsystems ist die Amplitude des Natriumstromes Null. Wie am Riesenaxon des Tintenfisches folgt an der Purkinje-Faser die Abhängigkeit der Leitfähigkeit vom Membranpotential einer Funktion mit sigmoidalem Verlauf.

Nach dem Hodgkin-Huxley-Modell läßt sich die Kinetik des transmembranären Natriumflusses mit Hilfe von vier verschiedenen Toren in den Natriumkanälen beschreiben: 3 m-Tore (Aktivierung) und 1 h-Tor (Inaktivierung). In der ruhenden Membran sind die m-Tore geschlossen, die h-Tore offen. Bei Erreichen eines Schwellenpotentials nimmt der Anteil der offenen Tore zu (Aktivierung). Bereits nach 1 ms schließen die h-Tore (Inaktivierung) und schalten den Natriumstrom ab. Wären beispielsweise die m-Tore bei einem bestimmten Membranpotential für die Hälfte der Zeit offen, bei gleichzeitig geöffnetem h-Tor, so ist die Wahrscheinlichkeit, daß alle Tore gleichzeitig geöffnet sind $0{,}5 \times 0{,}5 \times 0{,}5 \times 1 = 0{,}125$. Die Leitfähigkeit betrüge also in diesem Fall 12,5% des maximalen Wertes.

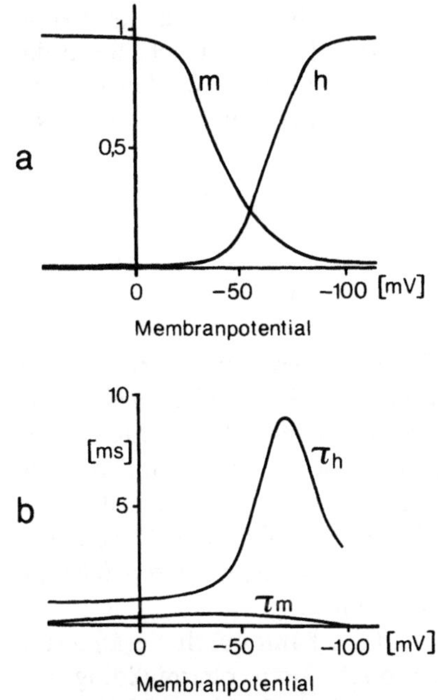

Abb. 10 a, b. Gleichgewichts- und Kinetikparameter des schnellen Natriumkanals. **a** Die Gleichgewichtswerte von der Aktivierungsvariablen m und der Deaktivierungsvariablen h sind als Funktion des Membranpotentials aufgetragen und liegen zwischen 0 und 1. Beim Ruhemembranpotential -90 mV ist das h-Tor geöffnet ($h=1$), das m-Tor jedoch geschlossen ($m=0$), d.h. Natriumionen können den Kanal nicht passieren. An der depolarisierten Membran sind die m-Tore geöffnet und die h-Tore geschlossen. Der dem Potential zugeordnete Gleichgewichtswert für den Anteil der geöffneten und geschlossenen Tore stellt sich nicht augenblicklich ein, sondern mit einer zeitlichen Verzögerung, die durch die Zeitkonstanten τ_h und τ_m charakterisiert ist. **b** Die Zeitkonstanten τ_h und τ_m als Funktion des Membranpotentials. Die m-Tore weisen im Vergleich zu den h-Toren eine kurze Zeitkonstante auf, d.h. die Öffnung der m-Tore bei Depolarisation erfolgt sehr viel rascher als die Schließung der h-Tore, so daß bei regelrechter Depolarisation der Faser von -90 mV aus, innerhalb 1 ms ein maximaler Natriumeinstrom stattfindet. Liegt das Ruhemembranpotential bei -70 mV (K^+_e:9,0 mM), so ist das h-Tor „von vornherein" nur halb geöffnet, so daß bei Depolarisation, d.h. Öffnung des m-Tors, nur ein geringer Natriumeinstrom und ein Aktionspotential mit niedriger Anstiegsgeschwindigkeit $(dV/dt)_{max}$ resultieren. (Nach Bigger u. Weld 1976)

Die Gleichgewichtswerte von m und h sind eine Funktion des Membranpotentials. Die Geschwindigkeit, mit der sich die Gleichgewichtswerte bei Änderung des Membranpotentials einstellen, bestimmt den Erregunsgsablauf an der kardialen Zellmembran.

Die Gleichgewichtsparameter von m und h sind in Abb. 10 dargestellt. m- und h-Tore liegen in den Natriumkanälen in Serie. Bei normalem Ruhemembranpotential ist das h-Tor fast vollständig geöffnet und die m-Tore sind geschlossen. Wird das Membranpotential auf -30 mV eingestellt (Voltage clamp), sind bis zur Einstellung des Gleichgewichtszustandes die m-Tore geöffnet und das h-Tor ist geschlossen. Im Gleichgewichtszustand sind beide Tore geschlossen. Natriumionen können bei Erregung der Membran durch die Natriumkanäle gelangen, weil die m-Tore schneller öffnen, als die h-Tore schließen, wenn das Membranpotential vom Ruhemembranpotential zu positiven Werten gelangt. Mit dem Kinetikfaktor $k_{Na} = m^3 \cdot h$ ergibt sich für den transmembranären Natriumstrom

$$i_{Na} = k_{Na} \cdot g_{Na} \cdot (E_m - E_{Na})$$

$$i_{Na} = m^3 \cdot h \cdot g_{Na\ max} \cdot (E_m - E_{Na}).$$

$g_{Na\ max}$ ist der Maximalwert der Natriumleitfähigkeit, wenn alle Natriumkanäle aktiviert sind. Abbildung 11 zeigt die Natriumleitfähigkeit und den Natriumstrom bei fünf verschiedenen Voltage-clamp-Stufen von -90 mV aus. Wenn das Membranpotential in positiver Richtung verschoben wird, nimmt die Natriumleitfähigkeit mehr und mehr zu. Der Natriumstrom nimmt zunächst gleichfalls zu, dann nimmt er jedoch ab und wechselt schließlich das Vorzeichen, d.h. der Strom fließt nicht mehr einwärts, sondern auswärts, wenn das Klemmpotential über dem Natriumgleichgewichtspotential liegt.

Die maximale Anstiegsgeschwindigkeit $(dV/dt)_{max}$ kann durch Veränderungen der extrazellulären Kaliumkonzentration oder durch pharmakologische Wirkstoffe beeinflußt werden. Natriumionen, als Träger des depolarisierenden Einwärtsstroms, können durch Lithiumionen ersetzt werden (CARMELIET 1964). Erhöhung der extrazellulären Kaliumkonzentration hat keinen direkten Einfluß auf die Natriumkinetik, entfaltet aber aufgrund depolarisierender Wirkung zunehmende Inaktivierung des Natriumkanals.

Tetrodotoxin setzt spezifisch die Natriumleitfähigkeit herab, ohne die Kinetikparameter der Natriumkanäle zu verändern (NARAHASHI et al. 1964).

In Konzentrationen größer als 2×10^{-5} M bewirkt Lidocain eine Verschiebung der „Steady-state"-Inaktivierungskurve zu negativen Werten, d.h. das Ausmaß der Lidocainwirkung nimmt mit Depolarisation der Zelle – z.B. durch Erhöhung der extrazellulären Kaliumkonzentration – zu. Gleichzeitig wird die Erholung von der Inaktivierung deutlich herabgesetzt. Das Intervall im Anschluß an ein Kontrollaktionspotential, nachdem ein Aktionspotential mit gleicher maximaler Anstiegsgeschwindigkeit ausgelöst werden kann, nimmt zu (CHEN et al. 1975; WELD u. BIGGER 1975).

Chinidin hat keinen Einfluß auf den Verlauf der Inaktivierungskurve oder auf den Erholungsprozeß von der Inaktivierung. Unter der Wirkung von Chinidin nimmt die maximale Anstiegsgeschwindigkeit dosisabhängig ab (CHEN et al. 1975).

Neben seiner blockierenden Wirkung auf Beta-Rezeptoren besitzt Propranolol auch lokalanästhetische Eigenschaften. Die „Steady-state"-Inaktivierungskurve wird gleichfalls zu mehr negativen Werten hin verschoben. Die Erholung von der Inaktivierung ist verlängert (TARR et al. 1973).

a) Langsamer Einwärtsstrom

Die Vermutung, daß neben dem schnellen Natriumeinstrom zusätzlich ein langsamer Einstrom von Calciumionen und Natriumionen erfolgt, wurde bereits

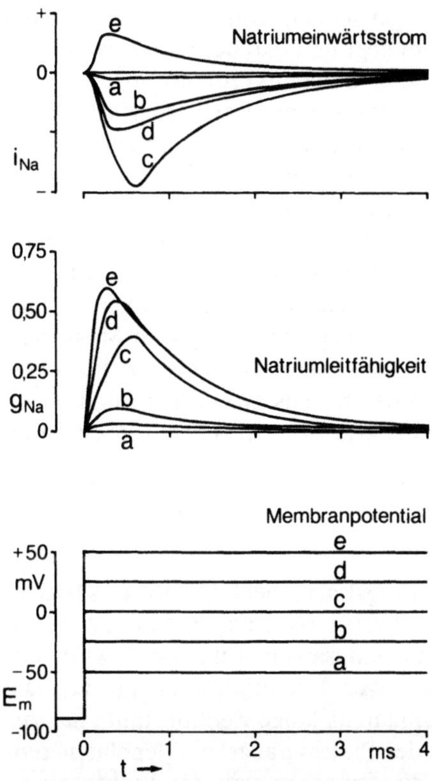

Abb. 11. Beziehung zwischen Natriumeinwärtsstrom, Natriumleitfähigkeit und Membranpotential nach Untersuchungen mit der Voltage-clamp-Methode. Amplitude und Zeitverlauf des Natriumeinwärtsstroms i_{Na} (*oben*) sind für fünf verschiedene Voltage-clamp-Stufen E_m (*a–e, unten*) dargestellt. Bei Klemmsprüngen vom Haltepotential −90 mV aus in Richtung positiver Werte des Membranpotentials E_m nimmt die Leitfähigkeit der Zellmembran für Natriumionen g_{Na} zu und erreicht ihren Maximalwert zunehmend früher (*Mitte*). Gleichzeitig nimmt der Natriumeinwärtsstrom i_{Na} zu (*a–c*). Nähert sich das Klemmpotential jedoch dem Natriumgleichgewichtspotential (ca. +45 mV) und wird damit die treibende Kraft für die Natriumionen durch die Membran kleiner, so resultiert Abnahme des Natriumeinstroms (*d*). Liegt das Membranpotential oberhalb des Natriumgleichgewichtspotentials, so kehren sich Richtung und Vorzeichen des Natriumeinwärtsstroms um (*e*). (Nach Bigger u. Weld 1976)

1963 von Niedergerke ausgesprochen. Eine genauere Analyse dieses langsamen Stroms erfolgte mit der „Voltage-clamp"-Technik (Reuter 1967; Rougier et al. 1969; New u. Trautwein 1972). Der langsame Einwärtsstrom ist an der Purkinje-Faser und am Ventrikelmyokard bei ausreichender Calciumkonzentration auch in natriumfreier Inkubationslösung nachweisbar. Die Schwelle zur Auslösung des langsamen Einwärtsstroms bzw. die Aktivierung des langsamen Membrankanals liegt bei −40 bis −30 mV, also ca. 30 mV positiver als die Schwelle zur Auslösung des schnellen Natriumstroms. Im Vergleich zum schnellen Einwärtsstrom ist die Amplitude des maximal fließenden Stroms ca. 10mal kleiner. Das Umkehrpotential dieses Stroms liegt bei +20 mV. Es gibt Hinweise dafür, daß über den langsamen Kanal nicht nur Calciumionen, sondern auch Natriumionen fließen. Dafür spricht, daß das Gleichgewichtspotential, nach der Nernst-Gleichung berechnet, unter dem für Calcium liegt und daß das Umkehrpotential nicht nur mit Änderungen der extrazellulären Calciumkonzentration, sondern auch mit Änderung der extrazellulären Natriumkonzentration variiert. Bei Blokkierung des schnellen Kanals mit Tetrodotoxin und im calciumfreien Inkubationsmedium fließt weiterhin ein kleiner Einwärtsstrom.

Der Kinetikfaktor für die Aktivierung und Deaktivierung beträgt $k_{si} = d \cdot f$, d.h. nach dem Hodgkin-Huxley-Modell ergibt sich ein Tor für die Aktivierung und ein Tor für die Inaktivierung des langsamen Kanals (REUTER u. SCHOLZ 1977). Die „Steady-state"-Aktivierungskurve zeigt einen sigmoidalen Verlauf und wird 1 bei etwa 0 mV. Die Aktivierungszeit liegt, abhängig vom Membranpotential, für Purkinje-Fasern zwischen 20 und 50 ms (GIBBONS u. FOZZARD 1975), die Zeitkonstante der Deaktivierung des Kanals zwischen 15 und 50 ms (REUTER u. SCHOLZ 1977). Der langsame Einwärtsstrom wird beschrieben durch die Gleichung

$$i_{si} = i_{si\ max} \cdot d \cdot f.$$

Die Schwelle der „Steady-state"-Inaktivierungskurve liegt bei etwa +10 mV, bei −50 mV nähert sich die Kurve dem Wert 1 (REUTER u. SCHOLZ 1977). Die Zeitkonstante der Inaktivierung des langsamen Einstroms wird mit 50–200 ms angegeben, sie nimmt nach positiven Potentialwerten hin zu. Die im Vergleich zur Inaktivierung des Natriumkanals lange Zeitkonstante hat zur Folge, daß während langer Zeit (während der Plateaudauer) ein depolarisierender Strom fließt. Die Zeitkonstante für die Erholung von der Inaktivierung des langsamen Kanals liegt für Myokardfaserpotentiale im Bereich des Ruhemembranpotentials um 50–100 ms und ist damit in Myokardfasern sehr viel kürzer als in Purkinje-Fasern (GETTES u. REUTER 1974). Für weniger negative Potentialwerte nehmen die Dauern der Zeitkonstanten zu.

Calciumionen können durch Bariumionen oder Strontiumionen als Ladungsträger ersetzt werden (BERNARD et al. 1974). Magnesium, Nickel, Kobalt und Lanathum blockieren den langsamen Einwärtsstrom. Mangan führt zu einer Teilblockierung. Über den langsamen Kanal soll auch ein geringer Kaliumefflux über die Zellmembran erfolgen (REUTER u. SCHOLZ 1977). Intrazelluläre Injektion von Calciumionen vergrößert den langsamen Calciumeinstrom (ISENBERG 1977). In Purkinje-Fasern wird der langsame Einwärtsstrom durch Strophanthidin (10^{-6} M) vorübergehend vergrößert (KASS et al. 1977). Adrenalin, Noradrenalin und Dopamin erhöhen den maximalen langsamen Einwärtsstrom und verschieben seine Schwelle in Richtung negativer Werte. Dieser Effekt wird durch Beta-Rezeptoren vermittelt, die an der Außenseite der Zellmembran lokalisiert sind. Der Anstieg des langsamen Einwärtsstroms durch Adrenalin kann durch Propranolol antagonisiert werden. Phosphodiesteraseblocker entfalten ähnliche Wirkungen wie Adrenalin, was auf eine Beteiligung des zyklischen AMP hinweist. Carbachol und Azetylcholin reduzieren den langsamen Einwärtsstrom. Atropin inhibiert diesen Effekt. Verapamil, Nifedipin, Diltiazem und D 600 blockieren den langsamen Kanal, haben aber auch Einfluß auf repolarisierende Einwärtsströme (KASS u. TSIEN 1975; NAWRATH et al. 1977) (Tabelle 2).

Tabelle 2. Wirkungen verschiedener Antiarrhythmika auf elektrophysiologische Parameter isolierter kardialer Strukturen. (Nach MORGAN u. MATHISON 1976). PF Purkinje-Faser, VM Vorhofmyokard, KM Kammermyokard, 0 = keine Wirkung, ? = Wirkung nicht bekannt, ↓ = Abnahme, ↑ = Zunahme

Wirkstoff	Struktur	Ruhemembranpotential	Aktionspotentialamplitude	dV/dt max	Membrane responsiveness	Leitungsgeschwindigkeit	Aktionspotentialdauer	Refraktärperiode	Automatie
Ajmalin	Hund, PF, VM, KM	0	↓	↓	↓	↓	↑[c], ↓[d]	?	↓
Amiodaron[e]	Kaninchen, VM, KM	0	0	0	0	0	↑	↑	↓
Aprindin	Hund, PF	↓	↓	↓	↓	↓	↓	↑	↓
Bretylium	Ratte, VM, KM	0	↓	↓	↓	?	↑	↑	?
Chinidin	Hund, PF	0	↓	↓	↓	↓	↑	↑	↓
Disopyramid	Hund, PF	0	0	↓	↓	↓	↑	↑	↓
Lidocain	Hund, PF	0	↓	↓	↓	↓	↓	↓	↓
Mexiletin	Kaninchen, VM, KM	0	↓	↓	↓	↓	0	↑	0
Phenytoin	Hund, PF	0	0	0, ↑[a]	↓[a], 0, ↑[b]	0, ↓[c]	↓	↓	↓
Phenytoin	Kaninchen, VM, KM	0	0	↓	↓	↓	0	?	↓
Procainamid	Hund, PF	0	↓	↓	↓	↓	↑	↑	↓
Propranolol	Hund, PF	0	↓	↓	↓	↓	↓	↓	↓
Verapamil	Hund, PF	0	0	0	0, ↓	?	0, ↑[a]	0, ↑[a]	↓

[a] Nur bei hoher Wirkstoffkonzentration
[b] In akut geschädigten Fasern
[c] Vorhofmyokard und Kammermyokard
[d] Purkinje-Fasern
[e] Nach sechswöchiger Behandlung des Tieres

b) Depolarisationsphase im Vorhof- und Kammermyokard

Auch für Fasern des Kammer- und Vorhofmyokards beruht die schnelle Depolarisationsphase auf einem raschen Natriumeinstrom in die Zelle. Jedoch ist die maximale Anstiegsgeschwindigkeit im Vergleich zur Purkinje-Faser niedrig, sie liegt zwischen 30 und 250 V/s. Die maximale Anstiegsgeschwindigkeit hängt vom intra-/extrazellulären Natriumkonzentrationsgradienten sowie von der Höhe des Ruhemembranpotentials ab. Hinweis auf eine rasche Erholung von der Inaktivierung des Natriumsystems im Bereich des Ruhemembranpotentials ist die weitgehende Übereinstimmung von Refraktärperiode und Aktionspotentialdauer (CHEN u. GETTES 1976). Die Erholung von der Inaktivierung ist abhängig vom Ruhemembranpotential bzw. von der extrazellulären Kaliumkonzentration. Bei hohen Stimulationsfrequenzen resultiert Abnahme von $(dV/dt)_{max}$ aufgrund der Akkumulation extrazellulärer Kaliumionen und intrazellulärer Natriumionen. Calciumionen sind für die terminale schnelle Depolarisationsphase von besonderer Bedeutung. Sie tragen einen Einwärtsstrom, der Amplitude und Höhe des Plateaus des Aktionspotentials wesentlich mitbestimmt. Auch bei Blockierung des schnellen Einwärtsstroms durch Tetrodotoxin oder durch Erniedrigung des Ruhemembranpotentials durch hohe extrazelluläre Kaliumkonzentration oder durch depolarisierenden Strom und im natriumfreien Inkubationsmedium ist eine Depolarisationsphase nachweisbar. Diese entspricht dem langsamen Kanal. Unter dem Einfluß von Katecholaminen, die zu einer Erhöhung der Calciumleitfähigkeit führen, nimmt der langsame Einstrom zu. Auch Reduktion repolarisierender Auswärtsströme – z.B. Herabsetzung der Kaliumleitfähigkeit durch Tetraäthylammonium-Chlorid – begünstigt die langsame Depolarisation (Aronson u. Cranefield 1973).

c) Depolarisationsphase im AV-Knoten

Die Fasern des AV-Knotens weisen ein Ruhemembranpotential von −60 bis −50 mV auf und zeichnen sich durch eine niedrige maximale Anstiegsgeschwindigkeit von 5–30 V/s aus. Die Depolarisationsphase wird durch den langsamen Kanal vermittelt. Die Aufstrichgeschwindigkeit ist durch Tetrodotoxin nicht beeinflußbar und wird unterdrückt durch Manganionen und Verapamil. Katecholamine beschleunigen die Aufstrichgeschwindigkeit, Azetylcholin setzt sie herab. Möglicherweise erhöht Azetylcholin die Kaliumleitfähigkeit und somit den Kaliumauswärtsstrom und vermindert den Einwärtsstrom über den langsamen Kanal (Matsuda et al. 1958). Vom Zentrum des atrioventrikulären Knotens in Richtung auf den Vorhof und das His-Bündel nimmt die maximale Anstiegsgeschwindigkeit bis auf Werte über 200 V/s zu.

d) Depolarisationsphase im Sinusknoten

Die Depolarisationsphase (Phase 0) von Fasern des Sinusknotens ist langsamer als die von AV-Knoten-Fasern und beträgt 2–6 V/s. Das Membranpotential während der diastolischen Depolarisation ist niedrig und nicht konstant, sondern nimmt während der Diastole ab, bis der Schwellenwert für den Aufstrich des Aktionspotentials erreicht ist. Der „overshoot" des Aktionspotentials liegt im positiven Potentialbereich nahe bei 0 mV. Zwischen den Aktionspotentialen der „wahren" Schrittmacherzellen und den Aktionspotentialen des Vorhofmyokards existieren fließende Übergänge hinsichtlich der elektrophysiologischen Parameter: Das Membranpotential nimmt in Richtung auf das Vorhofmyokard zu, die Anstiegsgeschwindigkeit nimmt zu, der „overshoot" nimmt zu, die Geschwindigkeit der diastolischen Depolarisation und die Aktionspotentialdauer nehmen ab. Der Aufstrich der „wahren" Schrittmacherzelle ist Ausdruck der Aktivierung eines langsamen Kanals für einwärtsfließende Ionenströme. Der frühe Teil beruht auf einem langsamen Natriumeinstrom, der terminale Teil des Aufstrichs auf einem Calciumeinstrom. Für den Calciumeinstrom als wesentlichen Träger der Depolarisation spricht die supprimierende Wirkung von Mangan, Nickel, Kobalt und Verapamil. Diese Substanzen setzen die Aufstrichgeschwindigkeit herab oder unterdrücken sie gänzlich (Kohlhardt et al. 1976). Durch Katecholamine resultiert Zunahme der Depolarisationsgeschwindigkeit. Erhöhung der Calciumkonzentration beschleunigt die maximale Depolarisationsgeschwindigkeit und vergrößert den „overshoot". Bei Senkung der extrazellulären Natriumkonzentration wird die Aufstrichphase verlangsamt. In natriumfreier Inkubationslösung sistiert die Aktivität. Wie bei anderen kardialen Strukturen ist die maximale Anstiegsgeschwindigkeit vom Membranpotential abhängig. Die Amplitude des Aktionspotentials sowie die maximale Anstiegsgeschwindigkeit nehmen bei Erhöhung der extrazellulären Kaliumkonzentration jedoch nicht ab. Spontanaktivität bleibt bis zu einer extrazellulären Kaliumkonzentration von 20 mM erhalten. Bei diesen hohen Kaliumkonzentrationen ist das Vorhofmyokard bereits weit depolarisiert und unerregbar (HOFFMAN 1959).

4. Repolarisation

Im Vergleich zu anderen erregbaren Strukturen wie Nervenfasern oder Skelettmuskelfasern verläuft der Repolarisationsprozeß der Herzmuskelfaser extrem langsam. Das Membranpotential bleibt für mehrere hundert Millisekunden nahe 0 mV. Die Plateauphase im Vorhofmyokard, Ventrikelmyokard und in Purkinje-Fasern ist unterschiedlich lang. Die Repolarisationsphase wird in drei Abschnitte eingeteilt: Phase 1 die schnelle oder initiale Repolarisation, die bei der Purkinje-Faser besonders ausgeprägt ist. Sie entspricht dem Abschnitt von der Spitze des Aktionspotentials bis zum Beginn des Plateaus. Phase 2 bezeichnet die Plateauphase und Phase 3 die terminale rasche Repolarisation. Während der Phase 3 erreicht das Membranpotential wieder das Ruhemembranpotential bzw. bei Fasern, die zur spontanen Reizbildung befähigt sind, das maximale diastolische Potential. Die funktionelle Bedeutung der langen Aktionspotentialdauer liegt in der Vermeidung frühzeitiger Wiedererregung sowie in der Steuerbarkeit von Amplitude und Dauer der Kontraktion der Herzmuskelfaser.

Der Nettostrom über die Zellmembran, der während der Repolarisation fließt, stellt die potential- und zeitabhängige Summe von Einwärts- und Auswärtsströmen dar:

$$i_{ges} = i_{Na} + i_{Ca} + i_K + i_{Cl}.$$

In Purkinje-Fasern ist die Aktivierung von drei Kaliumauswärtsströmen i_{K1}, i_{K2} und i_{x1} die wesentliche Ursache der Repolarisation. Die drei entsprechenden Kaliumkanäle weisen einwärtsgerichtete Gleichrichtung auf, was Abnahme der Kaliumleitfähigkeit bei Depolarisation bewirkt und die repolarisierenden Kaliumauswärtsströme im Bereich des Plateaus sehr klein hält. Einwärtsgerichtete Gleichrichtung vermindert den Kaliumauswärtsstrom, der andernfalls die Repolarisation der Faser rasch herbeiführen würde (HAAS u. KERN 1966).

An der Nervenfaser nimmt die Kaliumleitfähigkeit bei Depolarisation zu und bewirkt somit eine schnelle Repolarisation. Im Ventrikelmyokard spielt dagegen die Inaktivierung von Einwärtsströmen für die Repolarisation eine größere Rolle. Insbesondere trägt der langsame Einwärtsstrom mit seiner hohen Inaktivierungszeitkonstanten von 50–100 ms (im Gegensatz zur Inaktivierungskonstanten für den schnellen Natriumeinstrom von 1–2 ms) zu einer beträchtlichen Dauer der Plateauphase bei.

Aufgrund der großen Entfernung der Plateauphase vom Kaliumgleichgewichtspotential liegt für Kaliumionen eine große treibende Kraft vor, infolge der niedrigen Kaliumleitfähigkeit im Potentialbereich um 0 mV ist die Repolarisation jedoch stark verzögert. Die rasche Repolarisation der Phase 1, die Bestandteil des „spikes" des Aktionspotentials ist, beruht auf der raschen Inaktivierung des schnellen Natriumsystems während weniger Millisekunden und auf der Aktivierung eines Auswärtsstroms. Dieser initiale Auswärtsstrom ergibt sich bei Clamppotentialen positiver als −20 mV. Der Strom ist in chloridfreier Lösung nicht vorhanden, nimmt mit Erhöhung der extrazellulären Calciumkonzentration zu und ist unabhängig von der extrazellulären Kaliumkonzentration. Verschiedene Hinweise sprechen dafür, daß es sich bei diesem Strom am ehesten um einen Chloridstrom handelt (PEPER u. TRAUTWEIN 1968). Er tritt ausschließlich in Purkinje-Fasern auf und nimmt mit zunehmender Depolarisation zu. Das Gleichgewichtspotential liegt zwischen −40 und −20 mV, oberhalb dieses Wertes nimmt der Chloridstrom linear zu (FOZZARD u. HIRAOKA 1973). Die Aktivierungszeit beträgt 10–20 ms und ist vergleichbar der des langsamen Kanals. Die Kinetik des Chloridstroms, die Aktivierungs- und Inaktivierungsparameter werden mit q und r bezeichnet (FOZZARD u. HIRAOKA 1973), so daß sich ergibt

$$i_{Cl} = i_{Cl\,max} \cdot q \cdot r.$$

Der initiale rasche Repolarisationsprozeß der Phase 1 geht durch den anhaltenden langsamen Einstrom von Calcium- und Natriumionen in die Plateauphase 2 über. Dabei ist die Kaliumleitfähigkeit niedrig und der Kaliumauswärtsstrom klein. In Purkinje-Fasern vom Hund, Schaf, Schwein, Kalb und Kaninchen sind Phase 1 und 2 durch eine ausgeprägte Stufenbildung (notch) voneinander abgesetzt. Diese Stufenbildung wird durch Katecholaminzugabe verstärkt. An der Purkinje-Faser des Meerschweinchenherzens ist diese Stufenbildung nur wenig ausgeprägt.

Während der Repolarisationsphase 2 wird ein Kaliumauswärtsstrom i_x aktiviert, der aus zwei Komponenten i_{x1} und i_{x2} besteht (NOBLE u. TSIEN 1969). Der Anteil i_{x1} zeigt einwärtsgerichtete Gleichrichtung, jedoch im Unterschied zu i_{K2} ohne negative Steigung. Der Anteil i_{x2} beschreibt einen linearen Verlauf. Das Umkehrpotential für i_{x1} liegt nahe dem Kaliumgleichgewichtspotential, so daß es sich um einen reinen Kaliumstrom handeln dürfte. Der Kanal für i_{x2} scheint weniger spezifisch zu sein. Sein Umkehrpotential beträgt −40 bis −20 mV. Für i_{x1} und i_{x2} beträgt die „Steady-state"-Aktivierung bei Potentialen negativer als −50 mV Null, d.h. bei ca. −45 mV liegt die Schwelle für die Aktivierung des Kaliumauswärtsstroms. Bei +20 mV sind beide Kanäle voll aktiviert. Die Ströme unterscheiden sich hauptsächlich hinsichtlich ihrer Zeitkonstanten im Potentialbereich des Plateaus (0 bis −40 mV), die für i_{x1} bei 50–500 ms liegen. Die i_{x2}-Komponente wird dagegen sehr langsam aktiviert, ihre Zeitkonstante beträgt etwa 4 s. i_{x2} trägt also nur wenig zur Repolarisation von normalen Aktionspotentialen bei (Abb. 12).

In myokardialen Muskelfasern beginnt die Plateauphase nach Abschluß des Aufstrichs, ein „spike" wie bei der Purkinje-Faser ist nicht vorhanden. Dieser rasche Übergang von Phase 0 in Phase 2 deutet auf eine schnelle Aktivierung des Calciumsystems hin bzw. auf eine extrem niedrige Kaliumleitfähigkeit in

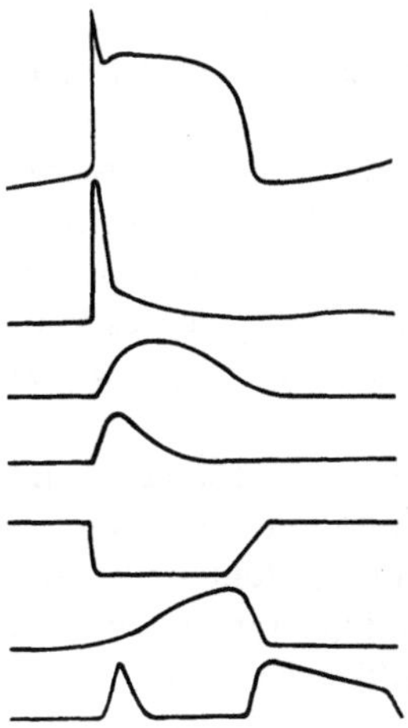

Abb. 12. Diagramm der Ionenleitfähigkeiten während eines Aktionspotentials der Purkinje-Faser. *AP* Aktionspotential, g_{Na} Leitfähigkeit des schnellen Natriumkanals, g_{Ca-Na} Leitfähigkeit des langsamen Kanals, g_{Cl} Leitfähigkeit für Chloridionen, g_{K1} Leitfähigkeit für Kaliumionen, g_{x1} Leitfähigkeit für den repolarisierenden Kaliumionenstrom i_{x1}, g_{K2} Leitfähigkeit für den Schrittmacherstrom i_{K2}. (Nach CORABOEUF 1971)

diesem Potentialbereich und ein Fehlen des dynamischen Chloridstroms. Im Vergleich zur Purkinje-Faser sind im Ventrikelmyokard zeitabhängige Auswärtsströme weniger ausgeprägt vorhanden. Anstelle des verzögerten Auswärtsstroms i_x ist im Ventrikelmyokard ein vergleichsweise langsamer Auswärtsstrom i_K nachgewiesen worden. Auch i_K zeigt einwärtsgerichtete Gleichrichtung ohne negative Steigung. Das Umkehrpotential liegt bei −100 mV bei 3 mM extrazellulärer Kaliumkonzentration und steigt auf −55 mV bei 20 mM extrazellulärer Kaliumkonzentration. Danach handelt es sich um einen reinen Kaliumstrom (McDONALD u. TRAUTWEIN 1978). Er wird im Potentialbereich zwischen −60 und +20 mV aktiviert. Unter −90 mV wird eine Zeitkonstante von 150 ms und bei −25 mV von 500 ms gemessen, bei +40 mV hat die Zeitkonstante wieder auf 300 ms abgenommen.

Eine wesentliche Komponente für die Repolarisation ist der sog. auswärtsgerichtete Hintergrundstrom. Hintergrundströme sind zeitunabhängige Ströme und zeigen demnach keine Aktivierung oder Inaktivierung (NOBLE 1975). Auch der Natriumpumpstrom ist ein Hintergrundstrom. Der gesamte Hintergrundstrom setzt sich aus Einwärts- und Auswärtsströmen zusammen und wird von Kalium-, Natrium-, Calcium- und Chloridionen getragen. Als Auswärtsstrom im gesamten Bereich des Aktionspotentials ist der Kaliumhintergrundstrom i_{K1} für die Repolarisation von Bedeutung. Der Strom i_{K1} ist eine nicht lineare Funktion des Membranpotentials. Der Strom, der bei schrittweiser Depolarisation der Membran gemessen wird, ist kleiner als erwartet und unterliegt, wie der gesamte Auswärtsstrom, einwärtsgerichteter Gleichrichtung.

Die terminale Repolarisationsphase 3 verläuft rascher als Phase 2. Zwei Mechanismen sind für diese Phase verantwortlich: Die Inaktivierung des langsamen Calcium- und Natriumkanals, die eine Verminderung des Einwärtsstroms positiver Ladungen bewirkt, und die Deaktivierung des Kaliumauswärtsstroms i_{x1}, der positive Ionen aus der Zelle transportiert. i_{K1} steigt zum Ende der Repolarisationsphase hin an, so daß das Aktionspotential von einem Strom abgeschlossen wird, der lediglich vom Membranpotential abhängt. Der Membrankondensator wird durch einen auswärtsgerichteten Strom aufgeladen.

Isoproterenol und Noradrenalin verschieben das Plateau zu mehr positiven Werten und bewirken eine Abnahme der Aktionspotentialdauer (Giotti et al. 1973). Diese Effekte sind durch Propranolol antagonisierbar. Zunahme des langsamen Einwärtsstroms dürfte der Plateauzunahme, Zunahme des Auswärtsstroms i_{x1} der Aktionspotentialverkürzung zugrunde liegen. Acetylcholin oder Vagusstimulation führen, außer im Ventrikelmyokard, zu einer Verkürzung der Aktionspotentialdauer. Die Verkürzung resultiert aus einer Zunahme des Hintergrundstroms i_{K1} und einer Abnahme des zeitabhängigen langsamen Einwärtsstroms.

Am Ventrikelmyokard führt Ischämie zu einer Verkürzung der Plateaudauer und der Refraktärzeit. Im späten Stadium der Ischämie nimmt die Refraktärzeit zu. Die gleichzeitig beobachtete Abnahme des Ruhemembranpotentials könnte auf die Blockierung der elektrogenen Natrium-Kaliumpumpe hindeuten. Die Verkürzung der Aktionspotentialdauer, die auch durch Stoffwechselhemmer (2,4 Dinitrophenol) herbeigeführt werden kann, beruht auf einer Erniedrigung des langsamen Einwärtsstroms sowie auf einer Vergrößerung des auswärtsgerichteten Hintergrundstroms. Unter Hypoxiebedingungen nimmt die Kaliumpermeabilität für den Hintergrundstrom i_{K1} zu, d.h. der Kaliumefflux ist gesteigert. Der gleichzeitige Anstieg der intrazellulären Calciumkonzentration scheint die Ursache der Kaliumleitfähigkeitszunahme zu sein (Isenberg 1977; Vleugels u. Carmeliet 1976). Der Kaliumefflux im hypoxischen Präparat kann durch hohe extrazelluläre Glukosekonzentration zurückgedrängt werden (McDonald u. MacLeod 1973).

In Purkinje-Fasern führt eine Steigerung der extrazellulären Kaliumkonzentration zu einer Verkürzung des Aktionspotentials, die durch Katecholamine aufhebbar ist. Die Verkürzung ist am Ventrikelmyokard bedeutend weniger ausgeprägt. Das unterschiedliche Verhalten der Aktionspotentialdauer von Purkinje-Faser und Ventrikelfaser hängt von der unterschiedlichen Bedeutung des Hintergrundstroms i_{K1} für die Plateauphasen der beiden Strukturen ab. Je weiter die Plateauphase im positiven Potentialbereich verläuft, desto unempfindlicher wird der Hintergrundsstrom i_{K1} gegenüber Erhöhung der extrazellulären Kaliumkonzentration (Carmeliet u. Vereecke 1969).

Erhöhung der Calciumkonzentration führt zu einer Zunahme der Plateauhöhe in Purkinje-Fasern und zu einer Verkürzung der Aktionspotentialdauer. Im Ventrikelmyokard resultiert bei Erhöhung der extrazellulären Calciumkonzentration eine Verkürzung der Aktionspotentialdauer bei hohen Stimulationsfrequenzen und eine Verlängerung der Aktionspotentialdauer bei niedrigen Stimulationsfrequenzen. Erhöhung der extrazellulären Calciumkonzentration vergrößert den langsamen Einwärtsstrom, steigert den Auswärtsstrom i_{K1} und verschiebt i_{x1} zu mehr positiven Werten (Kass u. Tsien 1976). Das Ausmaß der Veränderung der Aktionspotentialdauer hängt von der Summe dieser Einzelfaktoren ab. So ist es durchaus möglich, daß bei Erhöhung der Calciumkonzentration eine Zunahme der Aktionspotentialdauer resultiert, wenn die calciumbedingte Zunahme des langsamen Einstroms größer ist als die calciumbedingte Zunahme des Kaliumauswärtsstroms. Die Beeinflußbarkeit des Kaliumstroms i_{K1} durch Calcium hängt dabei von der Höhe der Plateauphase des Aktionspotentials ab, die ihrerseits mit der extrazellulären Calciumkonzentration zunimmt.

Erniedrigung der extrazellulären Calciumkonzentration führt zur Verlängerung der Aktionspotentialdauer und zur Absenkung des Plateaus (ORKAND u. NIEDERGERKE 1964). In calciumfreier Lösung werden Aktionspotentiale extrem lang, overshoot und Ruhemembranpotential nehmen ab. Wird die intrazelluläre Calciumkonzentration durch Injektion von Calciumionen erhöht, so wird das Aktionspotential verkürzt und die Membran hyperpolarisiert. Dieser Effekt wird auf eine Zunahme des Hintergrundstroms i_{K1} in Auswärtsrichtung zurückgeführt (ISENBERG 1977).

Die Aktionspotentialdauer zeigt ausgeprägte Frequenzabhängigkeit (TRAUTWEIN u. DUDEL 1954). Bei Frequenzzunahme über 60/min nimmt die Aktionspotentialdauer ab. Bei niedrigen Stimulationsfrequenzen bleibt die Aktionspotentialdauer fast konstant. Bei Steigerung der Frequenz nimmt die Höhe des Plateaus in Purkinje-Fasern zu, die Repolarisationsgeschwindigkeit während der Phase 3 nimmt ebenfalls zu. Vorzeitig ausgelöste Aktionspotentiale sind kürzer als das entsprechende Kontrollaktionspotential. Die Dauer des vorzeitigen Aktionspotentials nimmt um so mehr ab, je kürzer das Kopplungsintervall an das vorausgehende Aktionspotential ist. Bei Wechsel von langsamer zu schneller Stimulationsfrequenz stellt sich erst nach einiger Zeit ein neues Gleichgewicht ein. Als Erklärung für die Verkürzung eines vorzeitig ausgelösten Aktionspotentials können zwei, die Repolarisation begünstigende Faktoren genannt werden. Der repolarisierende Strom i_{x1} ist noch teilweise aktiviert, der langsame Kanal ist noch teilweise inaktiviert. Daneben könnte die elektrogene Natriumpumpe durch den kurz zuvor stattgehabten Natriumeinstrom aktiviert sein. Aufgrund extrazellulärer Kaliumakkumulation durch das vorangehende Aktionspotential kann der repolarisierende Strom i_{K1} erhöht sein.

5. Schrittmachermechanismen

Rhythmische Aktivität ist eine Eigenschaft des Herzens aller Wirbeltiere sowie einiger wirbelloser Tiere. In Säugetier- und Vogelherzen geht die Schrittmacheraktivität vom Sinusknoten und vom Purkinje-Fasersystem aus. Der Sinusknoten stellt aufgrund seiner höheren Frequenz den Schrittmacher des Herzens. Spontanaktivität beruht auf einer komplexen Interaktion von einwärts- und auswärtsgerichteten transmembranären Ionenströmen während der Diastole. Der diastolische Potentialverlauf liegt für Purkinje-Fasern zwischen −90 und −60 mV, für Fasern des Sinusknotens zwischen −60 und −40 mV.

Die Frequenz des menschlichen Herzens unterliegt neuraler und hormoneller Steuerung und kann durch eine große Zahl pharmakologischer Wirkstoffe beeinflußt werden. Sie steigt unter körperlicher oder psychischer Belastung und bei Erhöhung der Körpertemperatur an. Im Warmblüterherzen existieren für Purkinje-Fasern und Fasern des Sinusknotens unterschiedliche Schrittmachermechanismen (vgl. Tabelle 2, S. 91).

a) Purkinje-Faser

Ähnlich der schnellen Depolarisationsphase (Phase 0, Aufstrich) beruht die langsame Depolarisationsphase (Phase 4, diastolische Depolarisation) auf zeit- und potentialabhängigen Ionenfluxen über die Zellmembran. Das diastolische Poten-

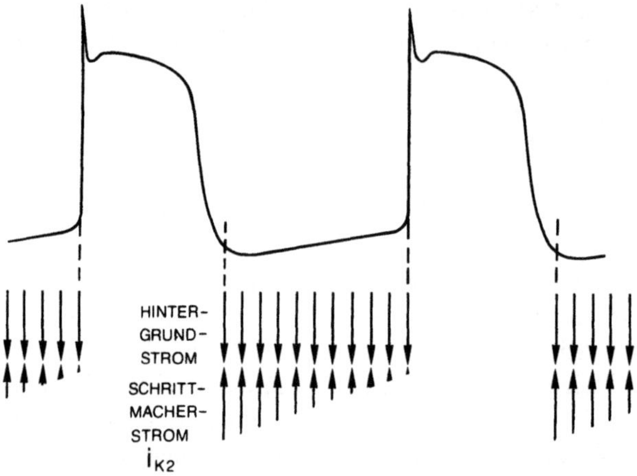

Abb. 13. Physiologischer Schrittmachermechanismus in kardialen Purkinje-Fasern. Diastolische Depolarisation (Phase 4) erfolgt bei Deaktivierung eines Kaliumauswärtsstroms i_{K2} (Schrittmacherstrom) bei gleichzeitig konstantem einwärtsgerichtetem Hintergrundstrom. Bei Erreichen der Schwelle für die Aktivierung des schnellen Natriumkanals wird ein Aktionspotential ausgelöst

tial kann konstante Steigung aufweisen, S-förmig verlaufen oder konkav geformt sein. Die diastolische Depolarisation erfolgt bei Deaktivierung eines Kaliumauswärtsstroms i_{K2} bei gleichzeitig bestehendem stetig einwärtsfließenden Hintergrundstrom (NOBLE u. TSIEN 1968). Aufgrund seiner Schlüsselrolle für die spontane Reizbildung wird dieser Strom auch als Schrittmacherstrom bezeichnet. Umkehrpotential und das Verhalten des Schrittmacherstroms entsprechend der Nernst-Gleichung bei Änderung der extrazellulären Kaliumkonzentration identifizieren den Schrittmacherstrom als einen reinen Kaliumstrom (COHEN et al. 1976) (Abb. 13).

Die Kinetik des Schrittmacherstroms i_{K2} ist vergleichsweise einfach und besitzt wie andere Kaliumströme einen einzigen Membrankanal mit nur einer Torvariablen. Während der Depolarisation ist das Tor geöffnet, also aktiviert und während der Repolarisation und Hyperpolarisation geschlossen, also deaktiviert. Inaktivierung findet bei diesem Prozeß nicht statt (NOBLE u. TSIEN 1968). Somit kann der Strom als

$$i_{K2} = i_{K2\,max} \cdot s$$

beschrieben werden. Das diastolische Potential der Purkinje-Faser verläuft vom maximalen diastolischen Potential (−90 mV) im Anschluß an das vorausgehende Aktionspotential bis −60 mV, dem Schwellenwert zur Auslösung des folgenden Aktionspotentials.

Im Plateaubereich ist der Strom i_{K2} bereits 50 ms nach der Phase 0 voll aktiviert, seine Amplitude jedoch aufgrund der ausgeprägten Einwärtsgleichrichtung nur sehr klein, so daß i_{K2} nur wenig zur Repolarisation der Zellmembran beiträgt. Im Bereich des maximalen diastolischen Potentials ist i_{K2} maximal und nimmt langsam ab (Zeitkonstante 800 ms), der Kanal wird langsam deaktiviert, bis die Schwelle für den raschen Natriumeinstrom erreicht ist.

Spontanaktivität der Purkinje-Faser kann durch Beeinflussung des Stroms i_{K2}, des Hintergrundstroms oder der Schwelle für den schnellen Natriumeinstrom beeinflußt werden. Katecholamine bewirken eine Frequenzzunahme. Propranolol antagonisiert diesen Effekt.

In Untersuchungen an Purkinje-Fasern vom Hund konnte bei niedrigen Konzentrationen von Epinephrin auch eine verlangsamende Wirkung nachgewiesen werden, was einer Stimulation der α-Rezeptoren entspräche (ROSEN et al. 1977). Aus Voltage-clamp-Untersuchungen ist bekannt, daß die positiv chronotrope Wirkung von Adrenalin auf einer schnelleren Deaktivierung des Stroms i_{K2} beruht (TSIEN 1974). Die gleichzeitig auftretende Zunahme des maximalen diastolischen Potentials ist wahrscheinlich Folge der Aktivierung der Natrium-Kalium-Pumpe mit elektrogenem Natriumefflux durch Adrenalin. Auch Frequenzbeschleunigung per se führt über eine Zunahme der intrazellulären Natriumkonzentration zur Stimulation der elektrogenen Natrium-Kalium-Pumpe.

Lidocain reduziert die Spontanaktivität durch Abflachung der diastolischen Depolarisationsphase. Die Schwelle für den schnellen Natriumeinstrom wird zu mehr positiven Werten verschoben. Die Wirkung von Lidocain auf die Depolarisationsphase 4 wird mit einer Zunahme des zeitunabhängigen Hintergrundstroms i_{K1} und einer Reduktion der Amplitude von i_{K2} erklärt (WELD u. BIGGER 1976).

Unter der Einwirkung von Ouabain in einem Konzentrationsbereich von 10^{-7} M nimmt das maximale diastolische Potential ab, die diastolische Depolarisationsgeschwindigkeit nimmt jedoch zu. Die Depolarisation erfolgt bei hohen Stimulationsfrequenzen schneller. Bei Ouabainkonzentrationen $>10^{-6}$ M depolarisiert die Purkinje-Faser auf -50 bis -40 mV (VASSALLE et al. 1962). Es treten Oszillationen des Membranpotentials auf. Die Depolarisation der Zelle wird durch Hemmung der Natrium-Kalium-Pumpe und somit Blockierung des elektrogenen Natriumausstroms erklärt. Die Oszillationen und Nachpotentiale beruhen möglicherweise auf einem vorübergehenden Natriumeinstrom. Die Leitfähigkeit des Kanals wird durch intrazelluläre Calciumkonzentrationsänderungen modifiziert.

Erhöhung der extrazellulären Kaliumkonzentration führt zu Abnahme der Frequenz der Spontanaktivität in Purkinje-Fasern. Es kommt zu einer Abflachung des diastolischen Potentialverlaufs und zu einer Abnahme des maximalen diastolischen Potentials. Die Depolarisation wird mit einer Abnahme des Gleichgewichtspotentials und die Abflachung der Phase 4 mit einer Zunahme des auswärtsgerichteten Kaliumhintergrundstroms i_{K1} erklärt. Bei extrazellulärer Kaliumkonzentration unter 2 mM depolarisieren Purkinje-Fasern bis in den Potentialbereich von -20 bis -30 mV und zeigen Oszillationen. Die Repolarisation ist gestört, i_{x1} und i_{K1} reichen nicht aus, den depolarisierenden einwärtsgerichteten Hintergrundstrom zu überwinden (HAUSWIRTH et al. 1969).

Erhöhung der extrazellulären Calciumkonzentration bewirkt Frequenzabnahme in Purkinje-Fasern. Die frühe Depolarisationsphase 4 ist beschleunigt durch Veränderung der i_{K2}-Kinetik, die späte Depolarisationsphase ist jedoch verzögert, da der Hintergrundstrom i_{K1} zunimmt. Die Schwelle für den schnellen Natriumeinstrom ist zu mehr positiven Werten verschoben (WEIDMANN 1955).

Bei Senkung der Temperatur nimmt die Frequenz der Spontanaktivität in Purkinje-Fasern ab. Der Effekt wird auf eine Zunahme der Zeitkonstanten für

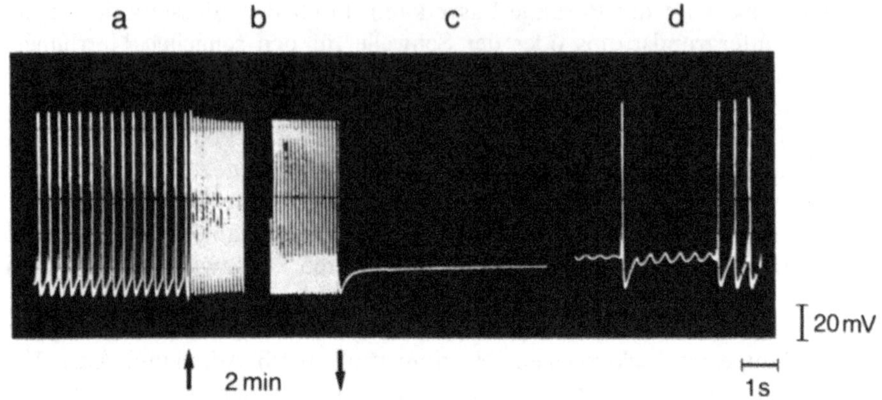

Abb. 14a–d. Suppression ektoper Reizbildung im Vorhof durch overdrive pacing. Intrazelluläre Potentialableitung vom isolierten rechten Vorhof. Das nomotope Reizbildungszentrum (Sinusknoten) wurde aus dem Präparat entfernt. **a** Automatiezyklus des subsidiären Reizbildungszentrums, f = 198/min (Epinephrin 0,1 μg/ml). **b** Overdrive pacing, f = 540/min, Beginn bei ↑. **c** Nach 2 min Ende der Stimulation bei ↓; es resultiert overdrive suppression. **d** Nach weiteren 1,5 min Wiederkehr der Automatie, zunächst unterschwellige Oszillationen, dann regelmäßige Impulsbildung. Im weiteren Verlauf wurde die Ausgangsfrequenz wieder erreicht

die Deaktivierung des Kaliumausstroms i_{K2} sowie eine Abnahme seiner Amplitude zurückgeführt (COHEN et al. 1976).

Bei elektrischer Stimulation einer spontan aktiven Purkinje-Faser mit einer Frequenz, die oberhalb der Spontanfrequenz liegt, resultiert nach Beendigung der Stimulation Unterdrückung der Reizbildung. Anschließend wird über eine Periode ansteigender Frequenz der Kontrollwert vor Stimulation schließlich wieder erreicht. Während der Overdrive-Stimulation tritt initial Depolarisation auf. Sie wird auf Akkumulation von Kaliumionen an der extrazellulären Seite der Zellmembran zurückgeführt. Die anschließende Hyperpolarisation, Ursache der Overdrive-Suppression, wird auf eine Ouabain-hemmbare Steigerung des elektrogenen Natriumauswärtstransports bezogen (VASSALLE 1970) (Abb. 14).

Bei Depolarisation der Purkinje-Faser auf einen Wert zwischen −70 und 0 mV durch depolarisierenden Strom (TRAUTWEIN u. KASSEBAUM 1961) oder herabgesetzte Kaliumaußenkonzentration (<2 mM) (WEIDMANN 1956), durch pH-Senkung (DAVIS et al. 1976), unter der Einwirkung von Tetraäthylammoniumchlorid (ARONSON u. CRANEFIELD 1973), Barium (CRANEFIELD 1975) oder Ouabain (VASSALLE et al. 1962) oder Ischämie (NAUMANN D'ALNONCOURT et al. 1981 a) (Abb. 15) tritt hochfrequente Reizbildung auf. Im Bereich des Plateaus besteht diese hochfrequente Aktivität in Oszillationen mit niedriger Amplitude, die durch Verapamil supprimierbar sind (CRANEFIELD et al. 1974). Die Amplitude der hochfrequenten Aktivität nimmt mit zunehmend negativem Potential zu. Die schnelle Depolarisationsphase (Phase 0) ist im Potentialbereich um −70 mV durch Lidocain supprimierbar, jedoch nicht im Potentialbereich um 40 mV (NAUMANN D'ALNONCOURT et al. 1981 a). Durch Depolarisation induzierte hochfrequente Schrittmacheraktivität wird durch die Deaktivierung eines

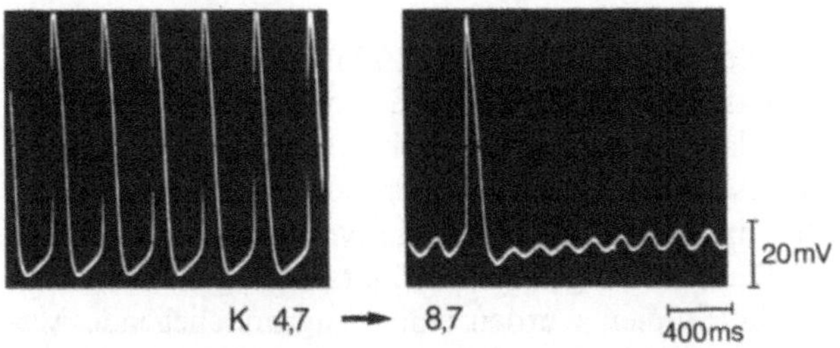

Abb. 15. Die ischämiegeschädigte Purkinje-Faser zeigt hochfrequente abnorme Reizbildung. Bei Erhöhung der extrazellulären Kaliumkonzentration nimmt die ischämiebedingte Depolarisation zu, so daß zunehmende Blockierung einwärts gerichteter Ionenströme resultiert. Anstelle abnormer Reizbildung treten hochfrequente unterschwellige Membranoszillationen auf

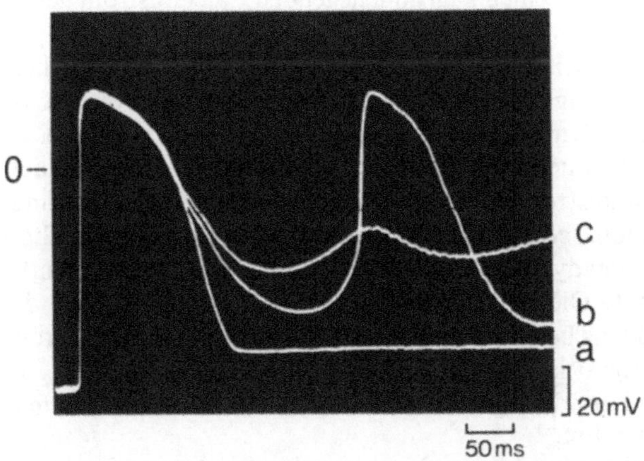

Abb. 16. Bei intrazellulärer Injektion eines konstanten Stromes in die Faser des Ventrikelmyokards kommt es nicht zur vollständigen Repolarisation der Faser. Je nach Stromstärke resultieren: konstante Depolarisation (*a*) repetitive Reizbildung (*b*), Oszillationen (*c*)

Auswärtsstroms erklärt (HAUSWIRTH et al. 1969). Inwieweit zeitabhängige Einwärtsströme eine Rolle spielen, ist nicht geklärt. Oszillationen in Purkinje-Fasern im Plateaubereich werden auf Veränderungen des Auswärtsstroms i_{x1} bezogen. Dieser Strom wird im Bereich −40 bis −10 mV aktiviert und ist für die initiale Repolarisation verantwortlich. Reduktion des Hintergrundstroms i_{K1} begünstigt die Aktivität in depolarisierten Purkinje-Fasern (HAUSWIRTH et al. 1969).

Strominduzierte Depolarisation im Ventrikel- und Vorhofmyokard (Abb. 16) (LENFANT et al. 1972; KATZUNG 1975) verleihen diesen Strukturen Schrittmachereigenschaften. Diese induzierte Schrittmacheraktivität kann durch Kaliumerhöhung im Extrazellulärraum unterdrückt werden und durch Calciumerhöhung oder Katecholaminzusatz beschleunigt werden.

b) Sinusknoten

Auf die Repolarisationsphase des Sinusknotens folgt, ähnlich wie bei der Purkinje-Faser, die Phase der langsamen diastolischen Depolarisation. Aufgrund der höheren diastolischen Depolarisationsgeschwindigkeit stellt der Sinusknoten den primären Schrittmacher des Herzens dar. Im Vergleich zur Purkinje-Faser liegt das diastolische Potential im Bereich weniger negativer Werte und verläuft zwischen −60 und −40 mV. Durch Voltage-clamp-Untersuchungen, Ionensubstitution und pharmakologische Studien wurden einige zugrundeliegende Mechanismen der Schrittmacheraktivität in Sinusknotenzellen geklärt. Es fanden sich erhebliche Unterschiede zum Schrittmachermechanismus der Purkinje-Faser. Erhöhung der extrazellulären Calciumkonzentration führt, im Gegensatz zu der frequenzsenkenden Wirkung in Purkinje-Fasern zu einer Beschleunigung der Schrittmacheraktivität (SEIFEN et al. 1964). Als Träger des depolarisierenden Einwärtsstroms während der Diastole spielen Calciumionen eine wesentliche Rolle. Mangan, Kobalt und Nickel sowie Verapamil setzen diesen Einwärtsstrom herab, was als Hinweis auf einen zugrundeliegenden Calciumstrom gelten kann.

Aus Voltage-clamp-Untersuchungen ist bekannt, daß für den Schrittmachermechanismus die Deaktivierung eines Auswärtsstroms mitverantwortlich ist (NOMA u. IRISAWA 1976). Das Umkehrpotential dieses Stroms liegt beim Gleichgewichtspotential für Kaliumionen. Ähnlich wie in der Purkinje-Faser handelt es sich um einen reinen Kaliumstrom. Er zeigt einwärtsgerichtete Gleichrichtung. Die Stromspannungsbeziehung besitzt jedoch keinen Teilbereich negativer Steigung. Die Schwelle der „Steady-state"-Aktivierungskurve liegt bei −50 mV. Sie geht bei 20 mV gegen 1. Die Zeitkonstanten für die Aktivierung und die Deaktivierung betragen 300 ms bei −40 mV und 100 ms bei 0 mV. Die Zeitkonstanten sind um den Faktor 6 kleiner als die des Schrittmacherstroms i_{K2} in Purkinje-Fasern und weisen auf die höhere intrinsische Frequenz der Schrittmacheraktivität im Sinusknoten hin.

Katecholamine oder Stimulation kardialer sympathischer Nervenfasern erhöhen die Reizbildungsfrequenz im Sinusknoten, dabei bleiben das maximale diastolische Potential und das Schwellenpotential für die Aufstrichphase unverändert (TODA 1969). Als zugrundeliegender Mechanismus kommt eine Zunahme des langsamen Einwärtsstroms sowie die Deaktivierung eines Auswärtsstroms in Betracht.

Azetylcholin oder Vagusstimulation haben einen negativen chronotropen Effekt. Daneben kommt es zu einer ausgeprägten Hyperpolarisation. Der Kaliumauswärtsstrom wird stark erhöht, die Aktivität supprimiert (HARRIS u. HUTTER 1956).

Frequenz und maximales diastolisches Potential bleiben durch Erhöhung der Kaliumkonzentration im Extrazellulärraum unbeeinflußt. Es kommt lediglich zu einer Synchronisation von Schrittmacherzellen, so daß die Ausdehnung des Schrittmacherareals zunimmt (NAUMANN D'ALNONCOURT u. LÜDERITZ 1977). Schrittmacheraktivität kann selbst bei extrazellulären Kaliumkonzentrationen von 20 mM erhalten sein. Erst bei herabgesetzter Natriumkonzentration führt die Erhöhung der Kaliumkonzentration zu Frequenzsenkung (NOMA u. IRISAWA 1975) (Abb. 17).

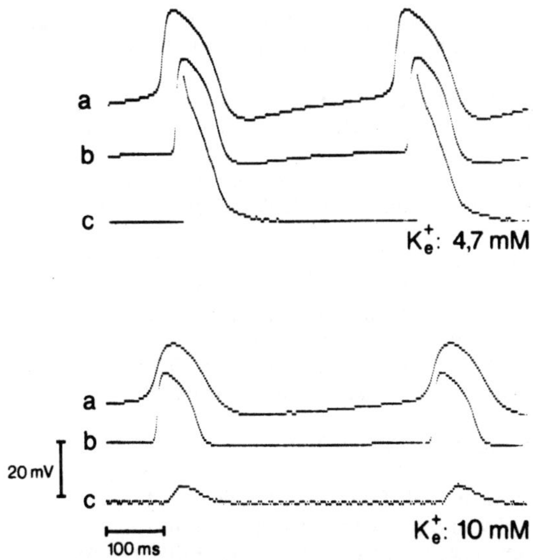

Abb. 17. Simultane Ableitung intrazellulärer Potentiale vom Sinusknoten (*a*), einer latenten Schrittmacherzelle (*b*) sowie von der Crista terminalis (*c*). Bei Erhöhung der extrazellulären Kaliumkonzentration auf 10 mM werden die Fasern des Vorhofmyokards unerregbar, die Aktionspotentiale des Sinusknotens weisen nur geringfügige Veränderungen auf. Auch bei elektrischer Stimulation an der Crista terminalis konnte unter der hohen Kaliumkonzentration kein Aktionspotential ausgelöst werden

Wie an der Purkinje-Faser führt Overdrive-Stimulation am Sinusknotenpräparat zu temporärer Frequenzsenkung. Dieser Effekt ist auch unter gleichzeitiger Einwirkung von Atropin nachweisbar, was gegen die Annahme einer Frequenzsenkung aufgrund stimulationsbedingter Azetylcholinfreisetzung spricht (Lu et al. 1965). Wie in Purkinje-Fasern soll Overdrive-Suppression am Sinusknoten auch auf Stimulation der Natriumpumpe mit Zunahme eines elektrogenen Natriumauswärtstransports beruhen (Noma u. Irisawa 1974).

Literatur

Aronson RS, Cranefield PF (1973) The electrical activity of canine cardiac Purkinje fibers in sodium-free, calcium-rich solutions. J Gen Physiol 61:786

Baker PF, Glitsch GH (1973) Does metabolic energy participate directly in the Na^+-dependent extrusion of Ca^{2+} ions from squid giant axons? J Physiol (Lond) 233:44P

Beeler GW Jr, Reuter H (1970) Voltage clamp experiments on ventricular myocardial fibres. J Physiol (Lond) 207:165

Bernard C, Sassine A, Gargouil YM (1974) Actions of Ca^{2+}, Sr^{2+} and Ba^{2+} on the electrical properties of cardiac membrane. Bioelectrochem Bioenergetics 1:200

Bigger JT Jr, Weld FM (1976) Arrhythmias and antiarrhythmic drugs. In: Vassalle M (ed) Cardiac physiology for the clinician. Academic Press, New York

Carmeliet EE (1964) Influence of lithium ions on the transmembrane potential and cation content of cardiac cells. J Gen Physiol 47:501

Carmeliet E, Vereecke J (1969) Adrenaline and the plateau phase of the cardiac action potential. Pflügers Arch Eur J Physiol 313:300

Carmeliet EE, Horres CR, Lieberman M, Vereecke JS (1976) Developmental aspects of potassium flux and permeability of the embryonic chick heart. J Physiol (Lond) 254:673
Chen CM, Gettes LS, Katzung BG (1975) Effect of lidocaine and quinidine on steady-state characteristics and recovery kinetics of $(dV/dt)_{max}$ in guinea pig ventricular myocardium. Circ Res 37:20
Chen CM, Gettes LS (1976) Combined effects of rate, membrane potential, and drugs on maximum rate of rise (V_{max}) of action potential upstroke of guinea pig papillary muscle. Circ Res 38:464
Cohen I, Daut J, Noble D (1976) The effects of potassium and temperature on the pace-maker current, i_{K_2}, in Purkinje fibres. J Physiol (Lond) 260:55
Coraboeuf E (1971) Courants ioniques transmembranaires dans les cellules cardiaques: applications à la pharmacologie. Actual Pharmacol (Paris) 24:153
Cranefield PF, Aronson RS, Wit AL (1974) Effect of verapamil on the normal action potential and on a calcium-dependent slow response of canine cardiac Purkinje fibers. Circ Res 34:204
Cranefield PF (1975) Conduction of the cardiac impulse. Futura, Mt Kisco/NY
Davis LD, Helmer PR, Ballantyne III F (1976) Production of slow responses in canine cardiac Purkinje fibers exposed to reduced pH. J Mol Cell Cardiol 8:61
Davson H (1964) Textbook of general physiology. Little, Brown, Boston
Deck KA, Trautwein W (1964) Ionic currents in cardiac excitation. Pfluegers Arch Ges Physiol 280:63
Dudel J (1980) Funktion der Nervenzelle. In: Schmidt RF, Thews G (Hrsg) Physiologie des Menschen. Springer, Berlin Heidelberg New York, S 17
Dudel J, Peper K, Rüdel R, Trautwein W (1967) The effect of tetrodotoxin on the membrane current in cardiac muscle (Purkinje fibers). Pfluegers Arch Ges Physiol 295:213
Fozzard HA, Hiraoka M (1973) The positive dynamic current and its inactivation properties in cardiac Purkinje fibres. J Physiol (Lond) 234:569
Gettes LS, Reuter H (1974) Slow recovery from inactivation of inward currents in mammalian myocardial fibres. J Physiol (Lond) 240:703
Gibbons WR, Fozzard HA (1975) Slow inward current and contraction of sheep cardiac Purkinje fibers. J Gen Physiol 65:367
Giotti A, Ledda F, Mannaioni PF (1973) Effects of noradrenaline and isoprenaline, in combination with α- and β-receptor blocking substances, on the action potential of Purkinje fibers. J Physiol (Lond) 229:99
Goldman DE (1943) Potential, impedance and rectification in membranes. J Gen Physiol 27:37
Haas HG, Kern R (1966) Potassium fluxes in voltage clamped Purkinje fibres. Pfluegers Arch Ges Physiol 291:69
Harris EJ, Hutter OF (1956) The action of acetylcholine in the movements of potassium ions in the sinus venosus of the heart. J Physiol (Lond) 133:58P
Hauswirth O, Noble D, Tsien RW (1969) The mechanism of oscillatory activity at low membrane potentials in cardiac Purkinje fibres. J Physiol (Lond) 200:255
Hodgkin A, Huxley AF (1952) A quantitative description of membrane current and its application to conduction and excitation in nerve. J Physiol (Lond) 117:500
Hoffman BF (1959) Electrophysiology of single cardiac cells. Bull NY Acad Med 35:689
Isenberg G (1977) Cardiac Purkinje fibres. The slow inward current component under the influence of modified (Ca^{2+}). Pfluegers Arch Eur J Physiol 371:61
Isenberg G (1977) Cardiac Purkinje fibres $(Ca^{2+})_i$ controls steady state potassium conductance. Pfluegers Arch Eur J Physiol 371:71
Isenberg G (1977) Cardiac Purkinje fibres $(Ca^{2+})_i$ controls the potassium permeability via the conductance components g_{K_1} and g_{K_2}. Pfluegers Arch Eur J Physiol 371:77
Jain MK (1972) The bimolecular lipid membrane: A system. Van Nostrand, New York
Kass RS, Tsien RW (1975) Multiple effects of calcium antagonists on plateau currents in cardiac Purkinje fibers. J Gen Physiol 66:169
Kass RS, Tsien RW (1976) Control of action potential duration by calcium ions in cardiac Purkinje fibers. J Gen Physiol 67:599

Kass RS, Tsien RW, Weingart R (1977) Strophanthidin can increase the slow inward current and alter its repriming kinetics. Biophys J 17:4a
Katz B (1966) Nerve, muscle, and synapse. McGraw-Hill, New York
Katzung BG (1975) Effects of extracellular calcium and sodium on depolarization-induced automaticity in guinea-pig papillary muscle. Circ Res 37:118
Kernan RP (1970) Electrogenic or linked transport. In: Bittar EE (ed) Membranes and ion transport, vol 1. Wiley, New York, p 395
Kohlhardt M, Figulla HR, Tripathi O (1976) The slow membrane channel as the predominant mediator of the excitation process of the sinoatrial pacemaker cell. Basic Res Cardiol 71:17
Lenfant J, Mironneau J, Aka J-K (1972) Activité répétitive de la fibre sino-auriculaire de grenouille: analyse des courants membranaires responsables de l'automatisme cardiaque. J Physiol (Paris) 64:5
Lu H, Lange HG, Brooks C McC (1965) Factors controlling pacemaker action in cells of the sinoatrial node. Circ Res 17:460
Lüttgau HC, Glitsch HG (1976) Membrane physiology of nerve and muscle fibres. Fischer, Stuttgart
Matsuda K, Hoshi T, Kameyama S (1958) Action of acetylcholine and adrenaline upon the membrane potential of the atrio-ventricular node (Tawara). Tohoku J Exp Med 68:16
McDonald TF, MacLeod DP (1973) Metabolism and the electrical activity of anoxic ventricular muscle. J Physiol (Lond) 229:559
McDonald TF, Trautwein W (1978) The potassium current underlying delayed rectification in cat ventricular muscle. J Physiol (Lond) 274:217
Morgan PH, Mathison IW (1976) Arrhythmias and antiarrhythmic drugs: mechanism of action and structure – activity relationships I. J Pharm Sci 65:468
Mueller D, Rudin DO (1963) Induced excitability in reconstituted cell membrane structure. J Theor Biol 4:268
Narahashi T, Moore JW, Scott WR (1964) Tetrodotoxin blockage of sodium conductance increase in lobster giant axons. J Gen Physiol 47:965
Naumann d'Alnoncourt C, Lüderitz B (1977) Einfluß von Kalium auf die nomotope Reizbildung des Herzens. Verh Dtsch Ges Kreislaufforsch 43:366
Naumann d'Alnoncourt C, Zierhut W, Lüderitz B (1981a) Effects of cobalt, diltiazem and 4-aminopyridine on oscillatory potentials and triggered activity in ischemic Purkinje fibers, part II. Circulation 64(IV):125
Naumann d'Alnoncourt C, Cardinal R, Janse MJ (1981b) Über die arrhythmogene Wirkung von Potentialdifferenzen im Ventrikelmyokard. In: Lüderitz B (Hrsg) Ventrikuläre Herzrhythmusstörungen – Pathophysiologie, Klinik, Therapie. Springer, Berlin Heidelberg New York, S 70
Nawrath H, TenEick RE, McDonald DF, Trautwein W (1977) On the mechanism underlying the action of D-600 on slow inward current and tension in mammalian myocardium. Circ Res 40:408
New W, Trautwein W (1972) Inward membrane currents in mammalian myocardium. Pfluegers Arch Eur J Physiol 334:1
Niedergerke R (1963) Movements of Ca in beating ventricles of the frog. J Physiol 167:551
Noble D (1975) The initiation of the heartbeat. Clarendon, Oxford
Noble D, Tsien RW (1968) The kinetics and rectifier properties of the slow potassium current in cardiac Purkinje fibres. J Physiol (Lond) 195:185
Noble D, Tsien RW (1969) Outward membrane currents activated in the plateau range of potentials in cardiac Purkinje fibres. J Physiol (Lond) 200:205
Noma A, Irisawa H (1974) Electrogenic sodium pump in rabbit sinoatrial node cell. Pfluegers Arch Eur J Physiol 351:177
Noma A, Irisawa H (1975) Effects of Na^+ and K^+ on the resting membrane potential of the rabbit sinoatrial node cell. Jpn J Physiol 25:287
Noma A, Irisawa H (1976) A time- and voltage-dependent potassium current in the rabbit sinoatrial node cell. Pfluegers Arch Eur J Physiol 366:251

Orkand RK, Niedergerke R (1964) Heart action potential: dependence on external calcium and sodium ions. Science 146:1176

Pappano AJ, Sperelakis N (1969) Low K^+ conductance and low resting potentials of isolated single cultured heart cells. Am J Physiol 217:1076

Peper K, Trautwein W (1968) A membrane current related to the plateau of the action potential of Purkinje fibers. Pfluegers Arch Eur J Physiol 303:108

Reuter H (1967) The dependence of slow inward current in Purkinje fibres on the extracellular calcium concentration. J Physiol (Lond) 192:479

Reuter H, Scholz H (1977) A study of the ion selectivity and the kinetic properties of the calcium dependent slow inward current in mammalian cardiac muscle. J Physiol (Lond) 264:17

Rosen MR, Hordof AJ, Ilvento JP, Danilo P (1977) Effects of adrenergic amines on electrophysiological properties and automaticity of neonatal and adult canine Purkinje fibers. Evidence for α- and β-adrenergic actions. Circ Res 40:390

Rougier O. Vassort G, Garnier D, Gargouil Y-M, Coraboeuf E (1969) Existence and role of a slow inward current during the frog atrial action potential. Pfluegers Arch Eur J Physiol 308:91

Schwartz A (1962) A sodium and potassium stimulated ATPase from cardiac tissue. I. Preparation and properties. Biochem Biophys Res Commun 9:301

Seifen E, Schaer H, Marshall JM (1964) Effects of calcium on the membrane potentials of single pacemaker fibres and atrial fibres in isolated rabbit atria. Nature 202:1223

Singer SJ, Nicolson GL (1972) The fluid mosaic model of the structure of cell membranes. Science 175:720

Skou JC (1957) The influence of some cations on an adenosine triphosphatase from peripheral nerves. Biochim Biophys Acta 23:394

Tarr M, Luckstead EF, Jurewicz PA, Haas HG (1973) Effect of propranolol on the fast inward sodium current in frog atrial muscle. J Pharmacol Exp Ther 181:599

Toda N (1969) Electrophysiological effects of potassium and calcium ions in the sinoatrial node in response to sympathetic nerve stimulation. Pfluegers Arch Eur J Physiol 310:45

Trautwein W, Dudel J (1954) Aktionspotential und Mechanogramm des Warmblüterherzmuskels als Funktion der Schlagfrequenz. Pfluegers Arch Ges Physiol 260:24

Trautwein W, Kassebaum DG (1961) On the mechanism of spontaneous impulse generation in the pacemaker of the heart. J Gen Physiol 45:317

Tsien RW (1974) Effects of epinephrine on the pacemaker potassium current of cardiac Purkinje fibers. J Gen Physiol 64:293

Vassalle M, Karis J, Hoffman BF (1962) Toxic effects of ouabain on Purkinje fibers and ventricular muscle fibers. Am J Physiol 203:433

Vassalle M (1970) Electrogenic suppression of automaticity in sheep and dog Purkinje fibers. Circ Res 27:361

Vleugels A, Carmeliet E (1976) Hypoxia increases potassium efflux from mammalian myocardium. Experientia 32:483

Weidmann S (1955) The effect of the cardiac membrane potential on the rapid availability of the sodium-carrying system. J Physiol (Lond) 127:213

Weidmann S (1956) Elektrophysiologie der Herzmuskelfaser. Huber, Bern

Weld FM, Bigger JT (1975) Effect of lidocaine on the early inward transient current in sheep cardiac Purkinje fibers. Circ Res 37:630

Weld FM, Bigger JT (1976) The effect of lidocaine on diastolic transmembrane currents determining pacemaker depolarization in cardiac Purkinje fibers. Circ Res 38:203

KAPITEL 2B

Pathogenese von Herzrhythmusstörungen

C. NAUMANN D'ALNONCOURT

Mit 29 Abbildungen und 1 Tabelle

A. Einleitung

Der Begriff „Herzrhythmusstörung" umfaßt Abweichungen der Herzschlagfolge von der normalen Frequenz und einem regelmäßigen Rhythmus sowie Abweichungen des Ursprungsortes der Herzaktion vom nomotopen Reizbildungszentrum, dem Sinusknoten. Eine weitere Differenzierung in bezug auf Frequenz, Rhythmus und Ort kann in Bradykardie und Tachykardie, Arrhythmie und ventrikuläre sowie supraventrikuläre ektope Reizbildung erfolgen. Manche Erregungsleitungsstörungen, wie z.B. der AV-Block I. Grades, werden ebenfalls den Herzrhythmusstörungen zugerechnet. Störungen des Herzrhythmus können von den Vorhöfen, vom atrioventrikulären Überleitungsgewebe oder von den Kammern des Herzens ausgehen. Vorhofflattern und Kammerflattern bezeichnen besonders hohe Frequenzen einer tachykarden Rhythmusstörung, Vorhofflimmern und Kammerflimmern zeigen elektrokardiographisch eine weitere Steigerung der Frequenz an, ihnen liegt darüber hinaus ein besonderer pathogenetischer Mechanismus zugrunde.

Herzrhythmusstörungen können auf Störungen der Reizbildung, Störungen der Erregungsleitung oder Störungen der Erregungsrückbildung zurückgeführt werden. Kammertachykardie, atrioventrikulärer Block und QT-Syndrom sind entsprechende Beispiele. Aus dem Oberflächen-Elektrokardiogramm und selbst aus endokardialen Elektrogrammen sind häufig nicht mit Sicherheit die zugrundeliegenden Mechanismen von Herzrhythmusstörungen zu diagnostizieren. Programmierte Stimulation und hochauflösende elektrokardiographische Verfahren sowie Average-Techniken signalisieren hier einen Fortschritt. Die Vorstellungen von den pathogenetischen Prinzipien kardialer Rhythmusstörungen basieren im wesentlichen auf tierexperimentellen Untersuchungen mit der Mikroglaselektrodentechnik, der Voltage-clamp-Methode und den simultanen epikardialen Mehrfachableitungen („Mapping"). Elektrophysiologische Untersuchungen tierexperimenteller Modellarrhythmien, die Herzrhythmusstörungen bei Patienten vergleichbar sind, haben das Verständnis der Arrhythmogenese erweitert, wenngleich der Erkenntnisschritt vom pathologischen EKG zum Pathomechanismus auf zellulärer Ebene – Voraussetzung für eine gezielte therapeutische Maßnahme – im Einzelfall noch nicht vollzogen werden kann.

B. Normale und abnorme Reizbildung

Reizbildung beruht auf der Abnahme des diastolischen intrazellulären Membranpotentials bis zu einem Schwellenwert, an dem ein Aktionspotential ausgelöst wird. Unter normalen Bedingungen ist die Reizbildungsfrequenz im Sinusknoten am höchsten, so daß ektope Reizbildungsmechanismen nicht in Erscheinung treten. Die Fähigkeit zur normalen Reizbildung besitzen außer den Fasern des Sinusknotens einige atriale Fasern (latente Schrittmacherzellen), der distale AV-Knoten, das His-Bündel, die Tawara-Schenkel und die Purkinje-Fasern. Von diesen Strukturen aus erfolgt in absteigender Frequenzabstufung die Reizbildung, wenn der primäre Schrittmacher ausfällt.

Abnorme Reizbildung ist eine besondere hochfrequente Form der Automatie bei erniedrigtem Membranpotential. Sie kann in allen Strukturen des Herzens durch kontrollierte experimentelle Bedingungen erzeugt werden und gleicht in ihrem Erscheinungsbild manchen beim Menschen auftretenden Rhythmusstörungen. Abnorme Automatie tritt auf unter der Einwirkung von Akonitin, Barium, Ouabain und ähnlichen Substanzen, unter den Bedingungen der Ischämie, bei Verwendung von Inkubationsmedien mit besonderen Elektrolytzusammensetzungen sowie bei Injektion konstanten elektrischen Stroms in die myokardiale Faser. Unter den genannten Bedingungen treten stets auch Nachpotentiale auf, das sind intrazelluläre Potentialschwankungen, die die Schwelle zur Auslösung eines vollständigen Aktionspotentials nicht erreichen. Getriggerte Aktivität beruht auf Nachpotentialen, die stets die Schwelle zur Auslösung eines weiteren Aktionspotentials erreichen, daher folgt einem initialen Aktionspotential anhaltende Reizbildung über längere Zeit.

I. Normale Automatie

Normale automatische Reizbildung in Purkinjefasern ist der am längsten bekannte ektope Reizbildungsmechanismus im Herzen. In einem Inkubationsmedium, das sauerstoffgesättigt ist, und serumgleiche Elektrolytkonzentrationen aufweist, ist die isolierte Purkinje-Faser des Herzens nicht spontan aktiv. Erst durch Senkung der extrazellulären Kaliumkonzentration (<3 mM) oder bei Zugabe von Adrenalin (0,1 μg/ml) wird sie zur Spontanaktivität angeregt. Beide Maßnahmen verringern die Kaliumpermeabilität der Zellmembran. Offensichtlich ist ein Kaliumionenstrom für den Schrittmachermechanismus von Bedeutung. Nach den vorliegenden Befunden steigt die Kaliumleitfähigkeit der Zellmembran vom Ruhewert während der Repolarisationsphase des Aktionspotentials an. Dadurch strebt das Membranpotential in Richtung des Kaliumgleichgewichtspotentials und erreicht das maximale diastolische Potential. Da die Kaliumpermeabilität potentialabhängig ist, nähert sie sich jetzt wieder ihrem Ruhewert, nimmt also ab, das Membranpotential entfernt sich mehr und mehr vom Kaliumgleichgewichtspotential. Die diastolische Depolarisation beruht aber nicht allein auf der Abnahme eines Kaliumauswärtsstroms, sondern darüber hinaus auf einem kontinuierlichen Natriumeinwärtsstrom in Ruhe, der besonders in Purkinje-Fasern nachweisbar ist. Dieser Hintergrundstrom vermindert das diastolische Potential, bis die Schwelle zur Auslösung eines Aktionspoten-

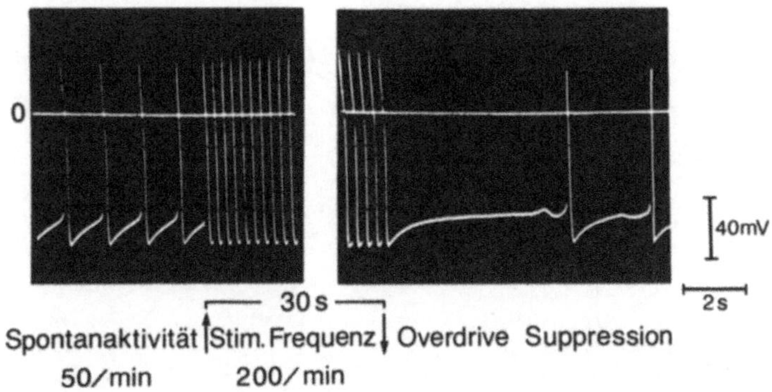

Abb. 1. Suppression ektoper Reizbildung durch Overdrive-Stimulation. Intrazelluläre Ableitung vom Purkinje-Faserpräparat. Nach 30 s Stimulation mit einer Frequenz von 200/min sistiert die Reizbildung für über 5 s. Anschließend wird innerhalb einer Minute die Ausgangsfrequenz wieder erreicht (Warming-up-Effekt)

tials erreicht wird. Im Kammermyokard ist die Ruhepermeabilität für Natriumionen so gering, daß Senkung der Kaliumpermeabilität durch Kaliumsenkung oder Adrenalinzugabe nicht zu Spontanaktivität führt (Wit et al. 1974).

Herzrhythmusstörungen können also auf einem normalen Reizbildungsmechanismus beruhen und zwar dann, wenn der primäre Schrittmacher, der Sinusknoten und nachfolgende Reizbildungszentren ausfallen und die Purkinje-Faser als subsidiärer Schrittmacher in Erscheinung tritt. Hypoxie und Katecholaminausschüttung sind sicherlich beim Adams-Stokes-Anfall bei AV-Block III. Grades an der funktionellen Wandlung der Purkinje-Fasern zu Reizbildungszentren beteiligt. Andererseits können Herzrhythmusstörungen resultieren, wenn die Reizbildungsfrequenz in Purkinje-Fasern die des Sinusknotens übertrifft. Lokale Katecholaminfreisetzung oder regionale Hypoxie können Ursachen von Tachykardien sein, die auf beschleunigter diastolischer Depolarisation basieren. In vitro ist dieser Mechanismus charakterisiert durch ein hohes maximales diastolisches Potential von mehr als −65 mV. Ein weiteres Kennzeichen der normalen Automatie in Purkinje-Fasern ist die Supprimierbarkeit der Reizbildung durch Overdrive-Stimulation (Vassalle 1977) (Abb. 1).

Ein zweiter Mechanismus normaler spontaner diastolischer Depolarisation existiert in Fasern des Sinusknotens und benachbarten atrialen Fasern und im distalen Anteil des AV-Knotens. Die spontane diastolische Depolarisation erscheint hier in einem vergleichsweise niedrigen Potentialbereich. Das maximale diastolische Potential ist kleiner als −60 mV, der schnelle Natriumkanal ist in diesen Strukturen inaktiviert. Im Gegensatz zu den „Fast-response"-Potentialen der Purkinje-Faser mit hoher Aufstrichgeschwindigkeit handelt es sich um „Slow-response"-Aktionspotentiale mit niedriger Aufstrichgeschwindigkeit. Als Träger des depolarisierenden diastolischen Einwärtsstroms am Sinusknoten spielen Kalziumionen die entscheidende Rolle (Noma et al. 1978). Ähnlich wie an der Purkinje-Faser beruht die Abnahme des diastolischen Potentials auf der langsamen Abnahme der Kaliumleitfähigkeit während der Phase 4.

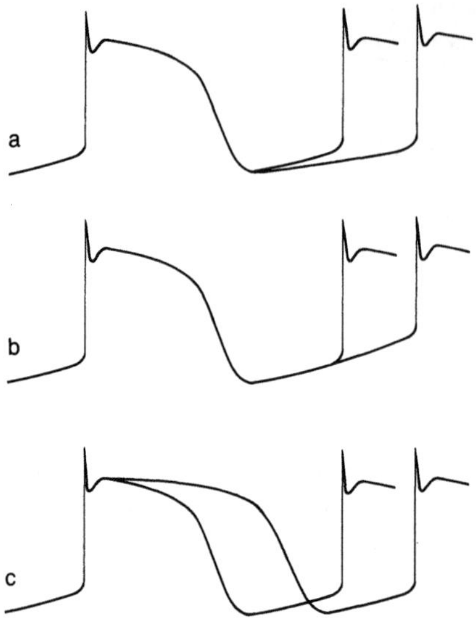

Abb. 2a–c. Diastolische Anstiegssteilheit (**a**), Schwellenpotential (**b**) und Aktionspotentialdauer (**c**) bestimmen die Reizbildungsfrequenz

Die Reizbildungsfrequenz spontanaktiver Fasern wird von 3 Größen bestimmt: Der diastolischen Depolarisationsgeschwindigkeit, der Differenz zwischen dem maximalen diastolischen Potential und dem Schwellenpotential und der Aktionspotentialdauer (Abb. 2). Normalerweise besteht hinsichtlich der Reizbildungsdominanz, vom Sinusknoten ausgehend, eine graduelle Abstufung, da die Geschwindigkeit der diastolischen Depolarisation im Erregungsleitungssystem in Richtung auf die peripheren Purkinje-Fasern abnimmt. Darüber hinaus werden die subsidiären Schrittmachermechanismen aufgrund des „Overdrive"-Effekts der höheren Sinusknotenfrequenz supprimiert.

Der Sinusknoten unterliegt der Einwirkung des autonomen Nervensystems. Die Frequenzregulation erfolgt über die kreislaufregulierenden Zentren der Medulla oblongata, mit dem er über die efferenten Fasern des Sympathikus und Vagus verbunden ist. An physiologischen Frequenzänderungen sind immer beide Herznerven beteiligt. Die pharmakologische Blockade des Vagus oder Sympathikus bewirkt eine deutliche Erhöhung bzw. Senkung der Reizbildungsfrequenz. In Ruhe überwiegt die frequenzsenkende Wirkung des Vagus.

Die vom Vagus freigesetzte Transmittersubstanz Acetylcholin bewirkt am Sinusknoten eine Erhöhung der Leitfähigkeit für Kaliumionen (HUTTER u. TRAUTWEIN 1956). Es resultiert eine Zunahme des Kaliumstroms aus dem Intrazellulärraum mit nachfolgender Abnahme der Aktionspotentialdauer und Hyperpolarisation der Zellmembran. Die Hyperpolarisation ist die Ursache der Frequenzabnahme. Adrenalin und Noradrenalin, die Transmittersubstanzen des Sympathikus, entfalten ihren positiv chronotropen Effekt durch Verringerung der Kaliumleitfähigkeit der Zellmembran (HUTTER u. TRAUTWEIN 1956). Die diastolische Depolarisation wird beschleunigt.

Das Erregungsleitungssystem der Ventrikel unterliegt nicht der negativ chronotropen Wirkung des Vagus. Ein erhöhter Vagotonus kann somit die Reizbildung im Sinusknoten supprimieren ohne gleichzeitig Einfluß auf die subsidiären

Schrittmacher der Kammern zu nehmen. Die an diesen Strukturen überwiegende Sympathikuswirkung kann so zur Ausbildung von Extrasystolen und Kammertachykardien beitragen.

II. Abnorme Automatie

Kardiale Fasern mit erniedrigtem Membranpotential können Reizbildungsmechanismen entwickeln, die sich von den normalen Depolarisationsmechanismen in spontanaktiven Strukturen unterscheiden. Sie sind charakterisiert durch hohe Reizbildungsfrequenz, abweichende pharmakologische Beeinflußbarkeit und ihr Verhalten bei elektrischer Stimulation.

Bei Depolarisation der Zellmembran durch einen konstanten Gleichstrom kann in allen kardialen Strukturen abnorme Reizbildung induziert werden (IMANISHI u. SURAWICZ 1976; NAUMANN D'ALNONCOURT et al. 1981a). Depolarisation durch ischämische Schädigung kann Ursache abnormer Reizbildung in atrialen Fasern und Purkinje-Fasern sein (NAUMANN D'ALNONCOURT et al. 1981b). Ischämische Schädigung des Ventrikelmyokards führt nicht zu abnormer Reizbildung. Bei Depolarisation kardialer Fasern durch hohe Konzentrationen von Herzglykosiden tritt abnorme Reizbildung ebenfalls in allen Strukturen des Herzens auf. Jedoch führt nicht jede Senkung des Membranpotentials zu repetitiver Reizbildung. Depolarisation normaler Purkinje-Fasern, beispielsweise durch hohe extrazelluläre Kaliumkonzentration, resultiert nicht in abnormer Reizbildung.

1. Abnorme Reizbildung in ischämischen Purkinje-Fasern

Ein Arrhythmiemodell von besonderer klinischer Bedeutung ist der hochfrequente abnorme Reizbildungsmechanismus in ischämiegeschädigten Purkinje-Fasern (NAUMANN D'ALNONCOURT et al. 1982a). Getriggerte Aktivität, Nachpotentiale und oszillierende Membranpotentiale, wie sie ausführlich von CRANEFIELD und WIT bei Inkubation von Purkinje-Fasern in stark modifizierten Tyrodelösungen gefunden worden sind, kennzeichnen diesen abnormen Reizbildungsmechanismus (CRANEFIELD 1975). Purkinje-Fasern aus ischämischen Herzen weisen in normaler oxygenierter Krebsringerlösung hochfrequente abnorme Reizbildung auf. Die beobachteten Frequenzen liegen zwischen 150 und 300/min, das max. diastolische Potential ist niedrig (um -60 mV), die Anstiegsgeschwindigkeit der Phase 0 ist herabgesetzt (<30 V/s) (Abb. 3). Die Dauer der Ischämie hat auf diese Größen deutlichen Einfluß. Bei Ischämiedauern von über 1 h ist die Reizbildung vollständig erloschen. Bei Ischämiedauer bis zu einer halben Stunde erholen sich die ischämiegeschädigten Purkinje-Fasern in normaler Krebsringerlösung weitgehend und weisen nach ca. 20 min hinsichtlich Frequenz und max. diastolischem Potential nahezu normale elektrophysiologische Werte auf (Abb. 4).

Hochfrequente abnorme Reizbildung kann über viele Stunden unverändert fortbestehen, wenn die ischämiegeschädigten Purkinje-Fasern in modifizierter Krebsringerlösung inkubiert werden. Die Krebsringerlösung weist eine Kaliumkonzentration von 8–9 mM auf, besitzt einen niedrigen Sauerstoffpartialdruck

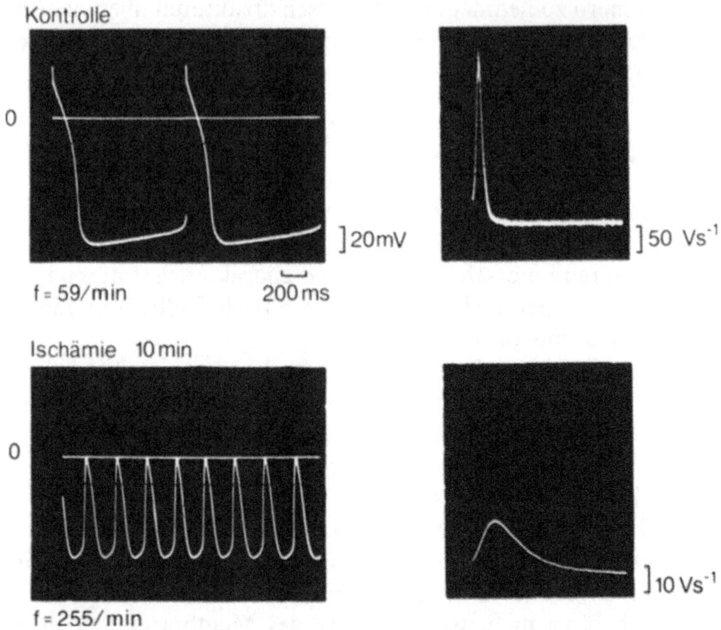

Abb. 3. Aktionspotentiale, Reizbildungsfrequenz und maximale Anstiegsgeschwindigkeit in normalen (*oben*) und ischämischen (*unten*) Purkinje-Fasern. Ischämische Purkinje-Fasern zeigen hochfrequente Reizbildung bei erniedrigtem max. diastolischen Potential und niedriger Anstiegsgeschwindigkeit der Phase 0

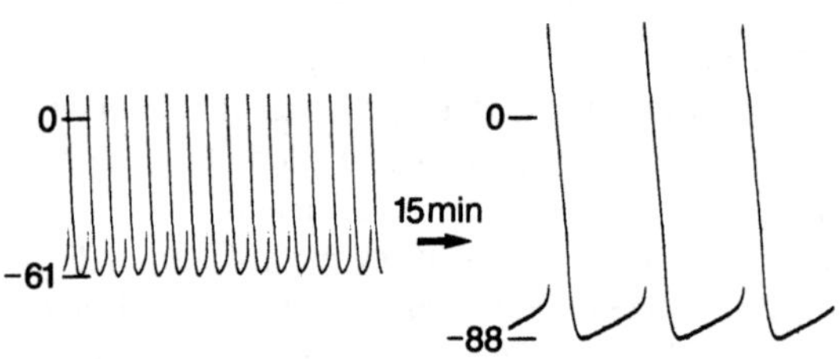

Abb. 4. Membranpotential und Reizbildungsfrequenz ischämischer Purkinje-Fasern normalisieren sich bei Inkubation in physiologischer Krebsringerlösung innerhalb weniger Minuten

(<40 mm Hg), ist glukosefrei und azidotisch (pH <7,0), darüber hinaus liegen serumgleiche Elektrolytkonzentrationen vor. Diese Umgebungsbedingungen sind denen bei regionaler Ischämie nach akutem Koronarverschluß in mancherlei Hinsicht vergleichbar (HIRCHE et al. 1980), so daß eine Beziehung zwischen ektoper Reizbildung bei akutem Myokardinfarkt und abnormen Reizbildungsmechanismen in ischämiegeschädigten Purkinje-Fasern wahrscheinlich ist.

Wird die Kaliumkonzentration in modifizierter Krebsringerlösung von 4,7 auf 9 mM erhöht, nimmt die Reizbildungsfrequenz zu. In normalen Purkinje-Fasern dagegen nimmt die Reizbildungsfrequenz mit steigender extrazellulärer Kaliumkonzentration signifikant ab (Abb. 5). Bei Kaliumkonzentrationen über 5 mM ist in normalen Purkinje-Fasern keine Spontanaktivität nachweisbar. Im Sinusknotenareal, dem nomotopen Schrittmacher des Herzens, hat die extrazel-

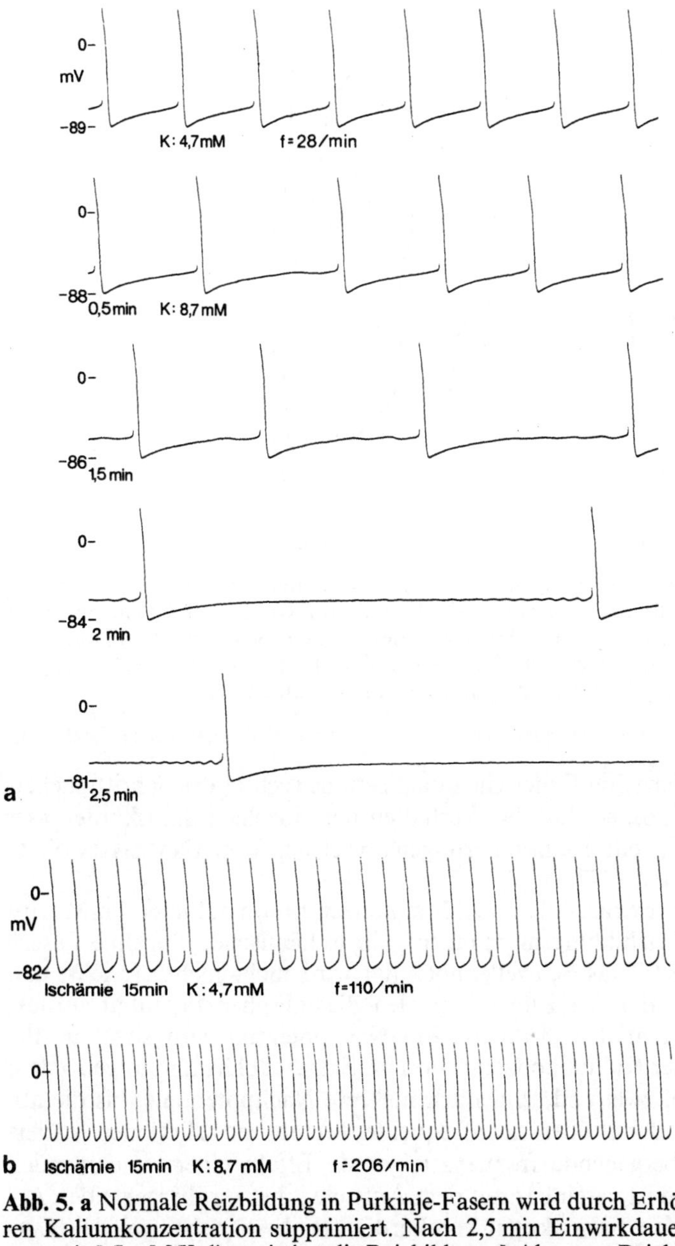

Abb. 5. **a** Normale Reizbildung in Purkinje-Fasern wird durch Erhöhung der extrazellulären Kaliumkonzentration supprimiert. Nach 2,5 min Einwirkdauer einer Krebsringerlösung mit 8,7 mM Kalium sistiert die Reizbildung. **b** Abnorme Reizbildung in ischämischen Purkinje-Fasern wird durch Erhöhung der extrazellulären Kaliumkonzentration beschleunigt

luläre Kaliumkonzentration eine andersartige Wirkung. Die Reizbildungsfrequenz ist durch die extrazelluläre Kaliumkonzentration in weiten Grenzen nur wenig zu beeinflussen, sie nimmt geringfügig zu bei Kaliumkonzentrationserhöhungen bis über 10 mM und ist erst bei Konzentrationen über 20 mM vollstän-

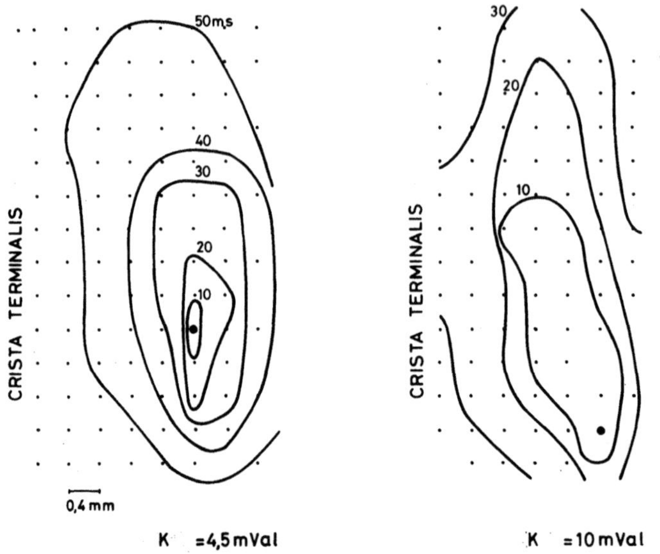

Abb. 6. Am nomotopen Reizbildungszentrum, dem Sinusknoten, resultiert bei Erhöhung der extrazellulären Kaliumkonzentration ein Lokalisationswechsel des Schrittmachers nach kaudal, gleichzeitig nimmt das Schrittmacherareal an Größe zu; die Reizbildungsfrequenz verändert sich kaum merklich. Dargestellt sind die Synchronen nach Mapping der Erregungsausbreitung im Vorhofpräparat des Kaninchenherzens

dig supprimiert, gleichzeitig findet ein Lokalisationswechsel des Schrittmacherzentrums statt (Abb. 6), so daß das Verhalten der einzelnen Sinusknotenfaser gegenüber Kaliumkonzentrationsänderungen abweichen kann (NAUMANN D'ALNONCOURT u. LÜDERITZ 1977).

Bei Erhöhung der extrazellulären Kaliumkonzentration auf über 9 mM wird der pathologische Reizbildungsmechanismus in ischämischen Purkinje-Fasern gleichsam decouvriert: Das Schwellenpotential wird nicht mehr erreicht, und das Membranpotential kehrt zum maximalen diastolischen Potential zurück, ohne ein Aktionspotential auszulösen: Ein Nachpotential wird sichtbar. Bei weiterer Erhöhung der Kaliumkonzentration im Extrazellulärraum folgen jedem Aktionspotential ein, zwei und schließlich mehrere Nachpotentiale, bis die abnorme Reizbildung dann über hochfrequente Membranoszillationen sistiert (Abb. 7). Der vorübergehende frequenzsteigernde Effekt einer zunehmenden Kaliumkonzentration ist vereinbar mit dem Auftreten der vorübergehenden Arrhythmiephase I, wie sie beim akuten Myokardinfarkt beschrieben wurde (HARRIS 1950). Diese Phase wird am Herzen in situ auf den intrazellulären Kaliumverlust mit nachfolgender Zunahme der extrazellulären Kaliumkonzentration im ischämischen Gebiet bezogen. Erreicht die mit speziellen Elektroden im ischämischen Myokard gemessene extrazelluläre Kaliumkonzentration Werte über 10 mM, so nimmt die Arrhythmiehäufigkeit deutlich ab, bis schließlich keine Arrhythmien mehr nachweisbar sind.

Die Kaliumabhängigkeit der abnormen Reizbildung in der ischämischen Purkinje-Faser und der Befund, daß ausschließlich in ischämiegeschädigten Pur-

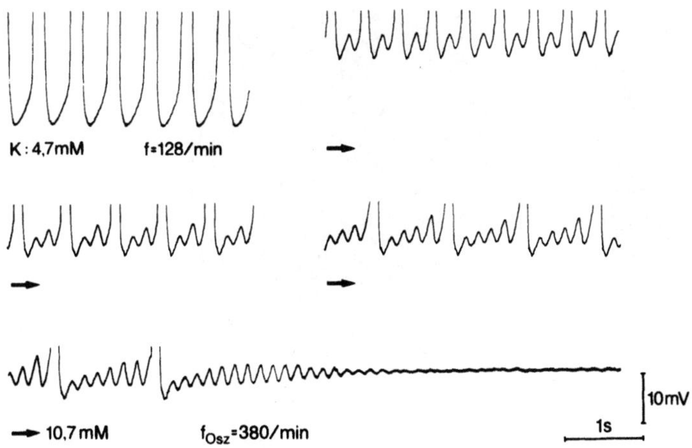

Abb. 7. Der abnorme Reizbildungsmechanismus in ischämischen Purkinje-Fasern beruht auf späten Nachpotentialen im Anschluß an das vorangehende Aktionspotential. Bei Erhöhung der extrazellulären Kaliumkonzentration über 9–11 mM werden Nachpotentiale und schließlich Membranoszillationen sichtbar. Die Frequenz der Aktionspotentiale nimmt ab, die Frequenz der Membranoszillationen nimmt zu. Dargestellt sind nur die unteren Anteile der Aktionspotentiale

kinje-Fasern bei Kaliumerhöhung gesteigerte Reizbildung auftritt, sind Argumente für ihre Bedeutung bei der Pathogenese von Herzrhythmusstörungen beim akuten Myokardinfarkt. Die Reversibilität der ischämiebedingten elektrophysiologischen Veränderungen in normaler Krebsringerlösung ist ebenfalls mit der Normalisierung der elektrischen Signale und der Herzschlagfolge bei Reperfusion im ischämischen Myokard nach Abklingen der initialen Reperfusionsarrhythmien kompatibel.

Die experimentellen Untersuchungen von Janse et al. (1980) und El-Sherif et al. (1982) weisen daraufhin, daß der Ursprungsort initialer Aktionen einer Tachykardie bei akuter regionaler Ischämie das Purkinje-Fasersystem ist; die Perpetuierung der Tachykardie erfolgt dagegen über Reentrymechanismen. Somit käme der ischämischen Purkinje-Faser während der Phase-I-Arrhythmien beim akuten Myokardinfarkt die entscheidende Rolle als Auslöser maligner Rhythmusstörungen zu.

Im Gegensatz zur normalen spontanen Reizbildung in ungeschädigten Purkinje-Fasern kann abnorme Reizbildung in ischämischen Purkinje-Fasern getriggert werden. Das heißt, ein elektrischer Einzelstimulus kann mehr als ein Aktionspotential, eine Salve oder langanhaltende hochfrequente Reizbildung auslösen (Abb. 8). Voraussetzung ist, daß das Nachpotential eines Aktionspotentials stets den Schwellenwert zur Auslösung eines folgenden Aktionspotentials erreicht. Die Amplitude des Nachpotentials ist abhängig vom maximalen diastolischen Potential und zeigt in einem bestimmten Potentialbereich ein Maximum. Wie in Abb. 9 dargestellt, kommt es bei wiederholter Stimulation der ruhenden ischämischen Purkinje-Faser zu einer progressiven Zunahme des maximalen diastolischen Potentials und des Nachpotentials bis bei ausreichender Amplitude hochfrequente getriggerte Aktivität resultiert. Durch vorzeitige Sti-

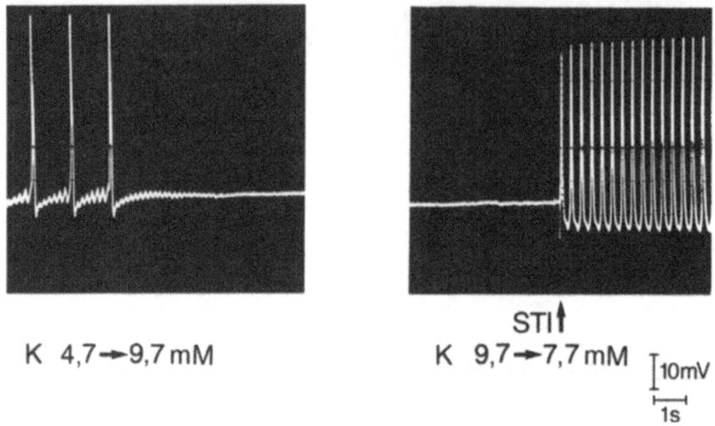

Abb. 8. Nach Terminierung abnormer Reizbildung ischämischer Purkinje-Fasern durch Kaliumerhöhung über 9 mM (*links*) und anschließender Senkung der extrazellulären Kaliumkonzentration auf 7,7 mM kann in der ruhenden Purkinje-Faser hochfrequente anhaltende Reizbildung durch einen elektrischen Einzelstimulus getriggert werden (*rechts*). *STI* Elektrischer Stimulus

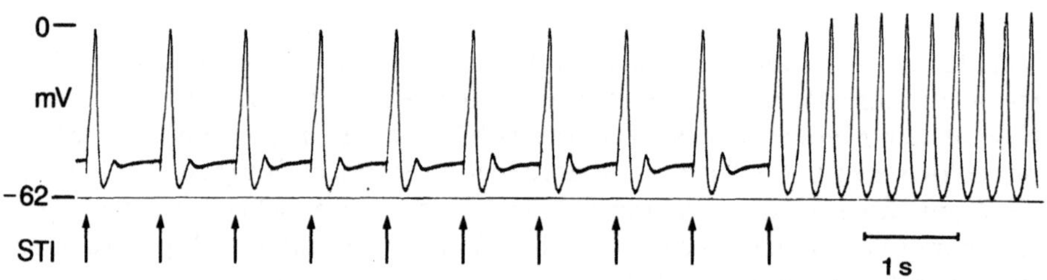

Abb. 9. In stark geschädigten ischämischen Purkinje-Fasern nimmt bei wiederholter elektrischer Stimulation die Amplitude des späten Nachpotentials zu, gleichzeitig nimmt das max. diastolische Potential zu. Bei Erreichen eines Schwellenwerts resultiert getriggerte Aktivität

mulation können das maximale diastolische Potential und das Nachpotential so weit in ihrer Amplitude reduziert werden, daß die Reizbildung durch einen vorzeitigen Einzelstimulus terminiert wird (Abb. 10). Zwischen Kopplungsintervall und Amplitude des Nachpotentials besteht eine positive Korrelation, je kürzer das Kopplungsintervall desto kleiner ist die Amplitude des Nachpotentials. Abnorme Reizbildung zeigt somit ein Verhalten gegenüber elektrischer Einzelstimulation, wie es bisher als charakteristisch für Reentrymechanismen galt.

Auch hinsichtlich Overdrive-Stimulation verhält sich der abnorme Reizbildungsmechanismus abweichend vom normalen spontanen Reizbildungsmechanismus. In ungeschädigten Purkinje-Fasern wird die Reizbildung durch Overdrive-Stimulation supprimiert, in ischämischen Purkinje-Fasern dagegen kann die Reizbildung beschleunigt, unbeeinflußt bleiben oder supprimiert werden. Das Ergebnis einer Overdrive-Stimulation hängt vom maximalen diastolischen

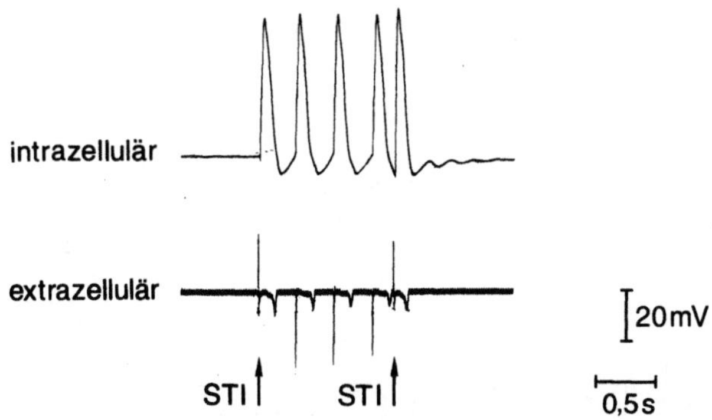

Abb. 10. Terminierung getriggerter Aktivität in ischämischen Purkinje-Fasern durch einen elektrischen Einzelstimulus. *Oben:* Intrazelluläre Ableitung, *unten:* extrazelluläres Elektrogramm. Die letzte elektrisch initiierte Aktion (*STI*) ist von unterschwelligen Membranoszillationen gefolgt

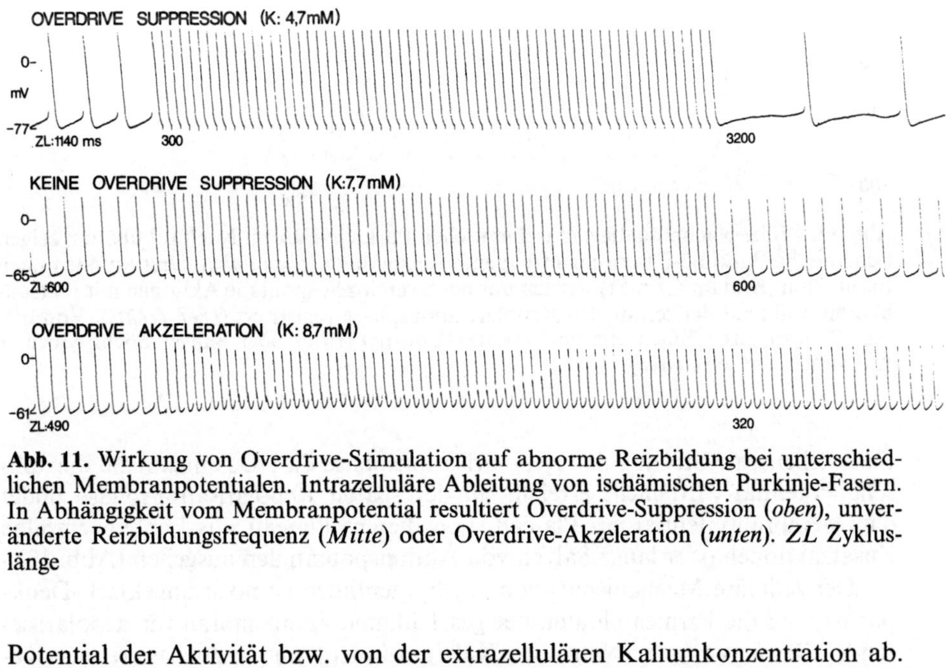

Abb. 11. Wirkung von Overdrive-Stimulation auf abnorme Reizbildung bei unterschiedlichen Membranpotentialen. Intrazelluläre Ableitung von ischämischen Purkinje-Fasern. In Abhängigkeit vom Membranpotential resultiert Overdrive-Suppression (*oben*), unveränderte Reizbildungsfrequenz (*Mitte*) oder Overdrive-Akzeleration (*unten*). *ZL* Zykluslänge

Potential der Aktivität bzw. von der extrazellulären Kaliumkonzentration ab. Stark depolarisierte Fasern werden durch Overdrive-Stimulation in ihrer Reizbildung beschleunigt (Overdrive-Akzeleration), weniger depolarisierte Fasern weisen nach Overdrive-Stimulation die Ausgangsfrequenz auf oder zeigen bei nur geringer Depolarisation eine Frequenzabnahme (Overdrive-Suppression) (Abb. 11).

Neben späten Nachpotentialen können in ischämiegeschädigten Fasern auch frühe Nachpotentiale beobachtet werden. Sie treten auf, wenn die geschädigten Fasern in hypoxischer, azidotischer und glukosefreier Krebsringerlösung mit normaler Kaliumkonzentration (4,7 mM) inkubiert werden. Frühe Nachpoten-

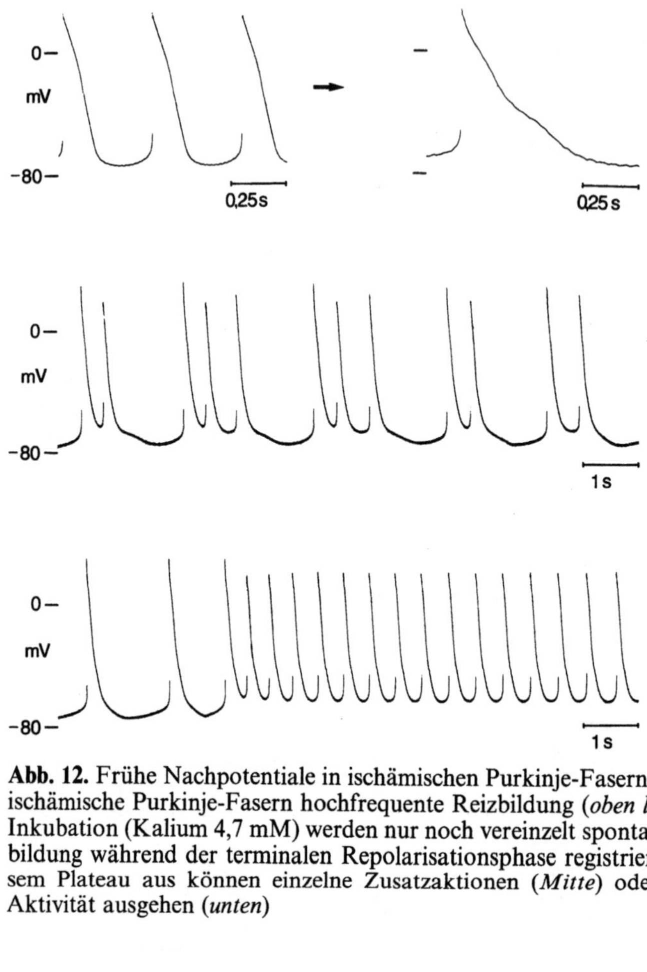

Abb. 12. Frühe Nachpotentiale in ischämischen Purkinje-Fasern. Nach Inkubation zeigen ischämische Purkinje-Fasern hochfrequente Reizbildung (*oben links*). Drei Stunden nach Inkubation (Kalium 4,7 mM) werden nur noch vereinzelt spontane Aktionen mit Plateaubildung während der terminalen Repolarisationsphase registriert (*oben rechts*). Von diesem Plateau aus können einzelne Zusatzaktionen (*Mitte*) oder Salven hochfrequenter Aktivität ausgehen (*unten*)

tiale stellen eine Störung der Repolarisationsphase dar. Das maximale diastolische Potential wird nicht erreicht, in der späten Repolarisationsphase bildet das Membranpotential ein Plateau, von diesem Plateau aus können einzelne Zusatzaktionen oder lange Salven von Aktionspotentialen ausgehen (Abb. 12).

Der zelluläre Mechanismus von Nachpotentialen ist noch ungeklärt. Denkbar ist, daß die Permeabilitäten der geschädigten Zellmembran für depolarisierende Einwärtsströme (Natrium-, Kalzium-Ionen) und repolarisierende (Kalium-Ionen) Auswärtsströme zunehmen oder abnehmen oder daß die Kinetik des Kaliumstroms eine grundlegende Änderung erfährt.

2. Abnorme Reizbildung bei Depolarisation durch Strom

Neben der abnormen Reizbildung in ischämiegeschädigten Purkinje-Fasern sind bei akuter regionaler Ischämie weitere Arrhythmiemechanismen diskutiert worden. Neuere tierexperimentelle Befunde von JANSE et al. (1980) weisen auf die Bedeutung des ischämischen Verletzungsstroms zwischen normalem und

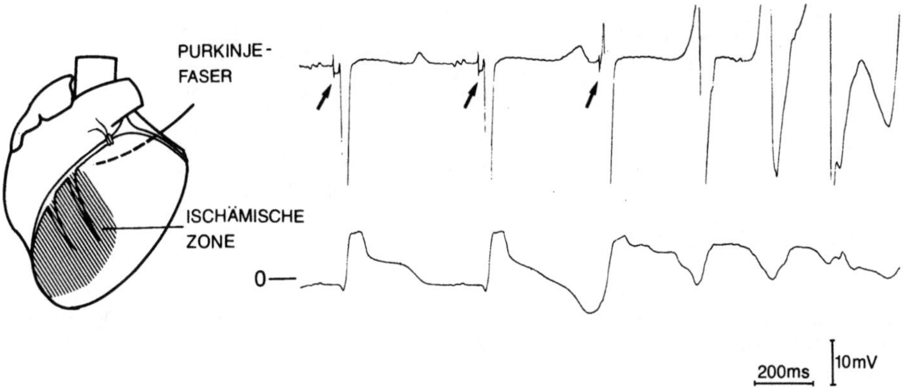

Abb. 13. Die initiale Aktion einer Tachykardie bei akutem Koronarverschluß tritt während tiefer negativer T-Wellen im lokalen Elektrogramm der ischämischen Zone auf; d.h. während maximaler Potentialdifferenz zwischen ischämischem und normalem Myokard. *Links:* Schema des isolierten Herzens nach Verschluß der LAD. Das obere Elektrogramm wurde (extrazellulär) von einer endokardialen Purkinje-Faser im Bereich des Septums abgeleitet. Dem QRS-Komplex geht ein „Purkinje-Spike" (*Pfeil*) voraus. Das untere Elektrogramm wurde epikardial in der ischämischen Zone abgeleitet. Während der tiefen T-Welle der zweiten Aktion tritt die initiale Extrasystole auf, die eine Tachykardie einleitet

ischämischem Myokard hin. Ursache des ischämischen Verletzungsstroms ist die intrazelluläre Potentialdifferenz zwischen den Fasern des infarzierten und des normalen Myokards. Sie beruht auf der unterschiedlichen Höhe der Membranpotentiale zu beiden Seiten der ischämischen Grenzzone und beträgt während der Diastole bis zu 25 mV. Im unipolaren extrazellulären Elektrogramm der ischämischen Zone tritt sie als TQ-Senkung in Erscheinung. Mit zunehmender Depression der Erregungsleitung in das ischämische Gebiet kann die Erregungswelle derart verzögert sein, daß sie im Infarktareal erst auftritt, wenn die Repolarisation im normalen Myokard bereits abgeschlossen ist. Zu diesem Zeitpunkt treten im Intrazellulärraum über der ischämischen Grenzzone Potentialdifferenzen bis zu 80 mV auf; im extrazellulären Elektrogramm werden tiefe negative T-Wellen registriert (Abb. 13). Eine intrazelluläre Potentialdifferenz von 80 mV in benachbarten Myokardfasern ist unter normalen Bedingungen bei weitem ausreichend, um einen transmembranären Strom zu erzeugen, der die Fasern vom Ruhemembranpotential bis an das Schwellenpotential depolarisiert. Dieser kurzfristig fließende Strom könnte als direkter Stimulus wirken und eine Extrasystole initiieren. Ein gewichtiges Argument für diesen pathogenetischen Mechanismus ist der Befund, daß initiale Aktionen von Reentrytachykardien nach akutem experimentellen Verschluß einer Koronararterie in überwiegender Häufigkeit zum Zeitpunkt tiefer negativer T-Wellen, d.h. zum Zeitpunkt der maximalen Potentialdifferenz zwischen ischämischem und normalem Myokard auftreten (JANSE et al. 1980). Der Ursprungsort der Ektopie liegt dabei stets auf der „normalen" Seite der ischämischen Grenzzone, d.h. auf der Seite, auf die das ischämische Areal während einer negativen T-Welle depolarisierende Wirkung ausübt.

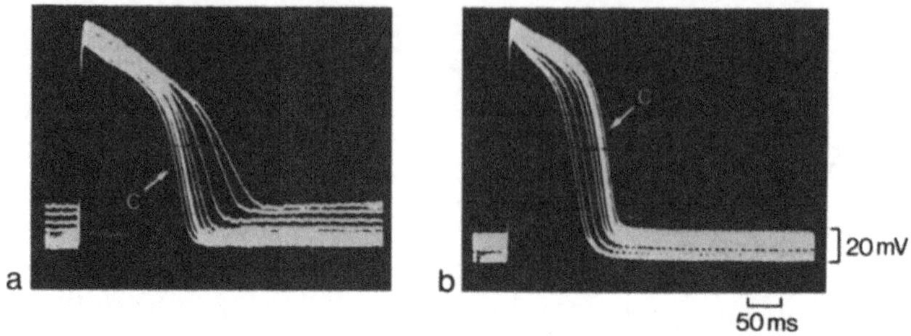

Abb. 14a, b. Injektion eines positiven Stroms in eine Myokardfaser bewirkt Depolarisation und Aktionspotentialverlängerung (**a**), ein negativer Strom führt zu gegensinnigen Veränderungen (**b**). *c* Kontrolle

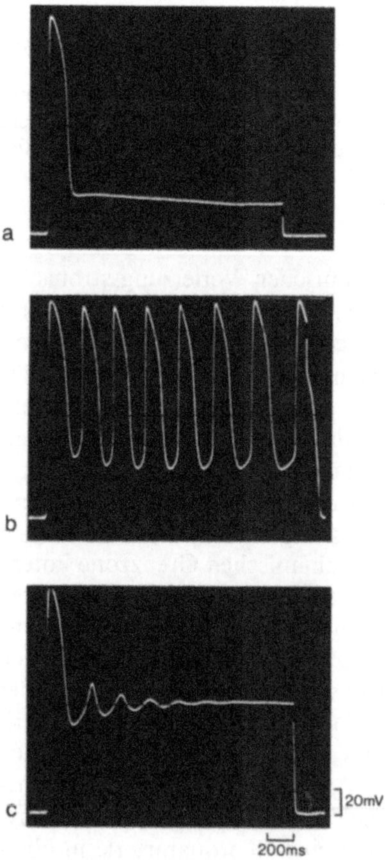

Abb. 15a–c. Bei ausreichender Depolarisation myokardialer Fasern durch einen positiven intrazellulär applizierten Strom kann repetitive Reizbildung resultieren (**a, b**). Die Reizbildung sistiert bei Depolarisation auf −30 mV (**c**)

Während der Diastole fließt zwischen ischämischem und normalem Myokard ein konstanter Strom, dem ebenfalls arrhythmogene Wirkung zugeschrieben wird (NAUMANN D'ALNONCOURT et al. 1981 a). Bei intrazellulärer Injektion eines konstanten positiven Stroms kann in allen kardialen Strukturen für die Dauer

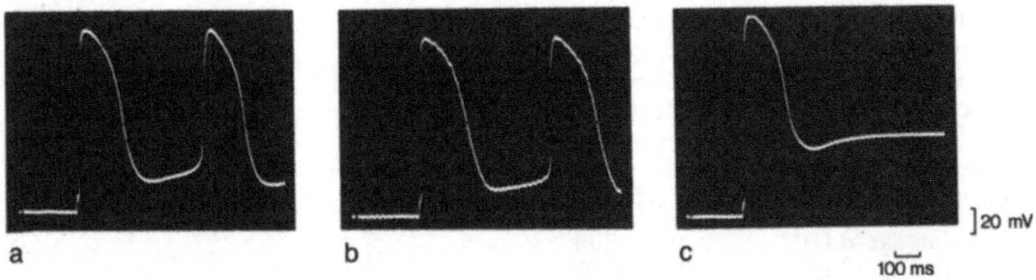

Abb. 16a–c. Strominduzierte repetitive Aktivität in myokardialen Fasern ist durch Verapamil supprimierbar, nicht aber durch Lidocain. **a** Kontrolle, **b** Lidocain 5 μg/ml, **c** Verapamil 2 μg/ml

des Stromflusses repetitive Reizbildung ausgelöst werden. Abbildung 14 zeigt die Wirkungen eines intrazellulär applizierten positiven und negativen Stroms in die Myokardfaser. Mit zunehmender Höhe des positiven Stroms kommt es zur Depolarisation der Faser sowie zu einer Aktionspotentialverlängerung, Injektion eines negativen Stroms resultiert in Hyperpolarisation sowie Aktionspotentialverkürzung. Mit zunehmender Stromstärke wird bei Depolarisation auf ein Schwellenpotential (−60 mV) in der myokardialen Faser repetitive Reizbildung induziert. Bei Steigerung der Depolarisation nimmt die Frequenz der Reizbildung zu, bis sie schließlich (bei −30 mV) sistiert und nur noch Membranoszillationen registriert werden (Abb. 15).

Vergleichbare Befunde ergeben sich an der ruhenden Purkinje-Faser. Die Schwelle für strominduzierte Reizbildung liegt jedoch um die Hälfte niedriger als in Myokardfasern. Strominduzierte Reizbildung tritt bereits im Potentialbereich zwischen −90 und −70 mV auf, sie sistiert ebenfalls bei einem Membranpotential von −30 mV.

In pharmakologischen Untersuchungen konnte gezeigt werden, daß strominduzierte Automatie in Purkinje-Fasern im Potentialbereich −90 bis −70 mV durch Lidocain und im Potentialbereich −50 bis −30 mV durch Verapamil supprimiert werden kann (Naumann d'Alnoncourt et al. 1981a). Strominduzierte Automatie im Ventrikelmyokard konnte durch Lidocain nicht beeinflußt werden, war aber durch Verapamil unterdrückbar (Abb. 16).

Die ähnliche pharmakologische Beeinflußbarkeit von abnormer Reizbildung bei Ischämie und strominduzierter Reizbildung im Ventrikelmyokard könnte als Hinweis dafür gelten, daß beiden Reizbildungsmechanismen ähnliche transmembranäre Ionenströme zugrunde liegen.

C. Störungen der Erregungsleitung

Wird an einem beliebigen Ort im Herzen ein Aktionspotential ausgelöst, so breitet sich eine Erregungswelle über das gesamte Herz aus. Dieser Vorgang wird als Erregungsleitung bezeichnet. Aufgrund des niedrigen elektrischen Widerstands des Zytoplasmas im Vergleich zur Zellmembran fließt der Strom durch das Zytoplasma in Richtung auf unerregte Faserabschnitte. Der Stromfluß entlädt die Kapazität distaler Membrananteile und bewirkt eine Anhebung des

Tabelle 1. Leitungsgeschwindigkeit in kardialen Strukturen. *K* Kaninchen, *H* Hund

Struktur	Leitungsgeschwindigkeit (m/s)
Sinusknoten (K)	0,05
Vorhofmyokard (H)	0,80–1,00
Vorhofmyokard (K)	0,45–0,60
Crista terminalis (K)	0,8–1,0
AV-Knoten (K)	0,02–0,05
AV-Knoten (H)	0,2
His-Bündel (H)	1,0–1,5
Purkinje-Fasern (H)	2,0–3,5
Arbeitsmyokard (H)	0,9–1,0

Membranpotentials auf das Schwellenpotential. Am Schwellenpotential fällt der Membranwiderstand rasch ab, die Natriumpermeabilität nimmt zu, so daß der einwärtsgerichtete Natriumstrom weitere Anteile der Faser depolarisiert. Kardiale Fasern bilden eine Synzytium und sind durch Kontaktstellen mit niedrigem elektrischen Widerstand miteinander gekoppelt (Weidmann 1969). Über diese Verbindungsstellen fließt der erregende Strom zur benachbarten Faser. Die Geschwindigkeit der Erregungsleitung (Tabelle 1) wird durch die Größe und Geometrie der Fasern, durch die Anzahl der interzellulären Verbindungen, durch das Schwellenpotential, die Amplitude des Aktionspotentials und die Anstiegsgeschwindigkeit der Phase 0 des Aktionspotentials bestimmt. Die normalerweise verspätete Erregung des Ventrikels nach der Vorhofaktion beruht auf einer Verzögerung der Erregungsleitung im AV-Knoten. Direkte Messungen der Aktionspotentiale am Säugetierherzen zeigen, daß der AV-Knoten in drei funktionelle Abschnitte eingeteilt werden kann. Den atrionodalen Anteil (AN), den Knotenanteil (N) und den Knoten-His-Anteil (NH) (Mendez u. Moe 1972). Die Erregungsleitungsgeschwindigkeit ist in der mittleren, der N-Region, am niedrigsten. Die Aktionspotentiale der N-Region zeigen langsame Aufstrichgeschwindigkeit, besitzen keinen „Overshoot" und sind unempfindlich gegenüber Natriumkanalblockern. Sie weisen nur wenige interzelluläre Verbindungen mit niedrigem elektrischen Widerstand auf, sind vergleichsweise klein und von Bindegewebszellen durchsetzt. Die besonderen morphologischen und elektrophysiologischen Charakteristika dieser Fasern sind Ursache der Leitungsverzögerung im atrioventrikulären Überleitungsgewebe.

Nehmen aufgrund äußerer Störungen die Aktionspotentialamplitude oder die Anstiegsgeschwindigkeit des Aktionspotentials von Purkinje-Fasern oder Myokardfasern ab, so wird die Erregungsausbreitung gestört. Dabei kann die Amplitude der fortschreitenden Erregungswelle auf ihrem Weg weiter abnehmen, so daß schließlich kein ausreichender Strom zur Erregung weiterer Fasern vorhanden ist. Die pathologische Erregungsleitung mit abnehmender Amplitude der Erregungsfront wird als „Leitung mit Dekrement" bezeichnet und der „verlustlosen" Leitung in normalen kardialen Strukturen gegenübergestellt. Hat die

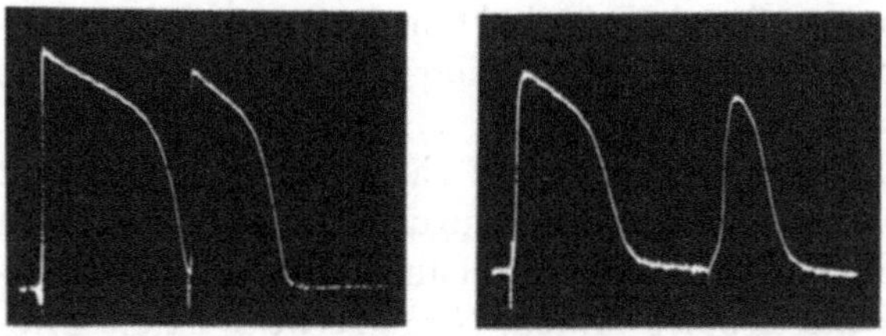

Abb. 17. Aktionspotentialdauer und Refraktärperiode der Myokardfaser nach Suppression des Natriumkanals mit Tocainid 500 µg/ml. Wiedererregbarkeit und Leitungskapazität werden durch Unterdrückung der „fast response" herabgesetzt, ein Leitungsblock kann die Folge sein

Amplitude der Erregungsfront so weit abgenommen, daß der regenerative Aktivierungsprozeß der Zellmembran nicht mehr stattfindet, so breitet sich die Erregung nur noch elektrotonisch aus, d.h. der weitere Stromfluß wird nur durch die passiven elektrischen Eigenschaften der Faser bestimmt. Diese elektrotonische Leitung kann immer noch ausreichen, um ein bis zwei Millimeter distal eines Blocks liegende normal erregbare Zellen zu aktivieren. Werden keine normal erregbaren Fasern erreicht, so tritt ein Leitungsblock auf.

Niedrige Leitungsgeschwindigkeiten finden sich in Myokardarealen mit pathologisch erniedrigtem Ruhemembranpotential. Im Bereich von −60 bis −50 mV ist der schnelle Natriumkanal inaktiviert und die Depolarisation der Faser erfolgt über den langsamen Calciumkanal. Wenn auch der Sicherheitsfaktor, mit der die Erregungswelle sich in einem derart veränderten Myokardareal ausbreitet, sehr klein ist, so kann die Erregungswelle doch über eine gewisse Entfernung geleitet werden, ohne daß ein Leitungsblock auftritt. Kennzeichnend für die Leitung bei supprimiertem Natriumkanal („depressed fast response") ist eine ausgeprägte Zunahme der Leitungsverzögerung bei Frequenzbelastung. Die Dauer der Erholungsphase nach Erregung kann länger als das Aktionspotential selbst sein, so daß Refraktärzeitverlängerung auftritt (Abb. 17). Die Wiedererregbarkeit ist dann nicht nur potentialabhängig, sondern auch zeitabhängig.

„Depressed-fast-response"-Aktionspotentiale finden sich in Purkinje-Fasern und im Ventrikelmyokard bei Ischämie, Hypoxie, bei erhöhten extrazellulären Kaliumkonzentrationen und bei exzessiv erhöhtem extrazellulärem Kalium bei gleichzeitiger Adrenalineinwirkung. Auch Myokardfasern aus chronisch erkranktem Myokardgewebe können ihre Fähigkeit zur „fast response" verlieren und eine Umwandlung in „Slow-response"-Fasern erfahren.

Störungen der Erregungsleitung können als Leitungsverzögerung, Leitungsblock, Reentry und Reflexion auftreten. Ein Leitungsblock liegt vor, wenn die Erregungswelle im Herzen nicht weiter fortgeleitet wird. Das kann auf Unerregbarkeit der Fasern oder einer unzureichenden Amplitude der Erregungsfront beruhen. Schädigung des Reizleitungssystems und der Myokardfasern durch Ischämie und Hypoxie mit Zellnekrosen beim akuten Infarkt oder fibrotische Veränderungen bei chronischem Verlauf sind die häufigste Ursache. Dabei kann es sich um einen unidirektionalen oder einen bidirektionalen, einen frequenzbedingten oder kompletten Block handeln. Erreicht nur jede zweite oder dritte Erregungswelle ihren Bestimmungsort, so liegt ein 2:1- oder 3:1-Block vor. Kommt es zur progressiven Leitungsverzögerung in das erregte Areal, so liegt eine Wenckebach-Periodik vor. Leitungsverzögerungen sind im AV-Knoten physiologisch und können bei hochfrequenter Vorhofstimulation zu PQ-Verlängerung und schließlich zum Leitungsblock führen. Normalerweise ist die Erregungsleitungsgeschwindigkeit in Purkinje-Fasern dreimal höher als im Ventrikelmyokard, sie beträgt 3 m/s und kann unter pathologischen Bedingungen um den Faktor 100 herabgesetzt sein, dadurch wird es möglich, daß eine stark verzögerte Erregungswelle Wiedereintritt in zuvor erregtes Myokard erlangt und so vorzeitige Herzaktionen initiiert. Der Wiedereintritt der gleichen Erregungswelle in zuvor depolarisierte kardiale Strukturen wird als Reentry bezeichnet.

I. Reentry

Erstmalig wurde das Konzept der Kreiserregung 1906 von MAYER formuliert, der kreisende Erregung in der Hydromeduse sowie in Ringen von Taubenherzen darstellte. MAYER erkannte, daß als Voraussetzung einer Kreiserregung die Leitungszeit länger sein muß als die Refraktärzeit an einem beliebigen Ort im Leitungsweg und daß die Erregungsausbreitung unidirektional erfolgen muß. Er wies auch darauf hin, daß durch einen fokalen Mechanismus mit unidirektionaler Fortleitung Reentry imitiert werden kann. 1913 beschrieb MINES das Phänomen des Echos oder der Umkehrsystole. Er stellte fest, daß durch einen zeitgerecht einfallenden Vorhof- oder Ventrikelstimulus eine Tachykardie unterbrochen werden kann. Eine Erregungsumkehr über den AV-Knoten war für ihn nur durch die Annahme eines funktionellen Blocks eines Teils der Überleitungsfasern denkbar. Die atrioventrikuläre Leitung erfolgte nur über einen Teil der AV-Knoten-Fasern, die restlichen Fasern waren aufgrund der hohen Frequenzbelastung noch refraktär, nachdem die Erregungswelle jedoch die Kammern erreicht hatte, war ausreichend Zeit vergangen, die Fasern hatten ihre Wiedererregbarkeit zurückgewonnen und die ventrikuläre Erregungswelle konnte den Vorhof erneut erreichen.

Das Reentry-Konzept wurde nicht nur zur Erklärung von Tachykardien herangezogen, sondern von GARREY 1914 auch als Ursache von Vorhof- und Kammerflimmern diskutiert. Dabei stellte er fest, daß für das Fortbestehen des Flimmerns eine kritische Masse von Herzgewebe notwendig ist. Kleine Herzen von Ratten oder Meerschweinchen oder die menschlichen Vorhöfe entflimmern spontan, während die Kammern des menschlichen Herzens nicht spontan entflimmern.

Das Reentry-Konzept gewann weiter an Bedeutung als SCHMITT u. ERLANGER 1928 funktionelle Längsdissoziation im Myokard experimentell darstellen konnten. In ihren Untersuchungen inkubierten sie Myokardstreifen von Taubenherzen in einer Perfusionskammer, die durch dünne Gummimembranen mit entsprechenden Ausschnitten in mehrere Kompartimente geteilt war. Ein Teil des Präparats wurde mit normaler Krebsringerlösung versorgt, in benachbarten Abschnitten wurde die Erregungsausbreitung durch mechanischen Druck, nied-

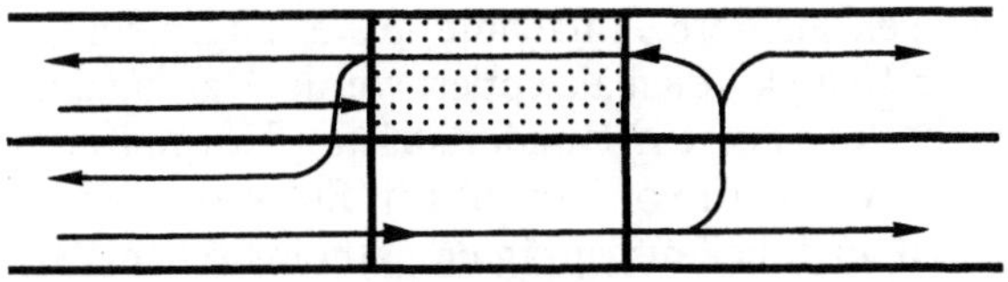

Abb. 18. Reentry bei funktioneller Längsdissoziation. Das Diagramm zeigt den möglichen Weg einer Erregungswelle im Myokard bei Vorliegen benachbarter Zonen mit unterschiedlichen Leitungseigenschaften. Im oberen Leitungsweg befindet sich eine Zone mit unidirektionaler Blockierung und herabgesetzter Leitungsgeschwindigkeit. Im unteren Leitungsweg liegen normale Leitungsverhältnisse vor. Die nach rechts gerichteten Pfeile stellen die ankommende Erregungswelle dar, die nach links gerichteten Pfeile demonstrieren wie durch Reentry eine Extrasystole entstehen kann. (Nach SCHMITT u. ERLANGER 1928)

rige Temperatur oder hohe Kaliumkonzentration weitgehend supprimiert. In diesem Präparat fanden sich niedrige Erregungsausbreitungsgeschwindigkeiten neben normalen Geschwindigkeiten sowie unidirektionale Leitung und die besondere Form des Wiedereintritts der Erregungswelle, bei der die Erregung rasch über normales Myokard fortgeleitet wird und über eine langsame benachbarte Bahn wieder an ihren Ausgangsort zurückkehrt (Abb. 18). Die Befunde bestätigten die Vermutung von MINES (1913) daß Tachykardien auf einer funktionellen Längsdissoziation im atrioventrikulären Überleitungsgewebe beruhen könnten, einem Gewebe, das bereits unter Normalbedingungen langsame Erregungsleitung und unidirektionale Blockierung aufweisen kann, so daß für die Entwicklung einer Tachykardie nur noch eine gewisse Asymmetrie der Erregungsausbreitung notwendig ist.

Ausgeprägte Inhomogenität in der Erregungsausbreitung liegt beim akuten Myokardinfarkt vor und bereits 1945 legten ASHMAN u. HULL der Arrhythmogenese beim Infarkt das Reentry-Konzept zugrunde. Ausgangspunkt ist die Annahme eines umschriebenen Myokardareals mit herabgesetzter Erregungsausbreitung. Die Myokardinsel wird von einer Seite aus bei regelrechter Herzschlagfolge erregt, an der restlichen Randzone besteht ein unidirektionaler Block. Die Erregungswelle erreicht die Myokardinsel und wandert die Randzone entlang, bis sie über die Seite mit weitgehend ungestörter Erregungsausbreitung Zugang findet. Die Erregung breitet sich stark verzögert über die Myokardinsel aus und erreicht die unidirektional blockierte Randzone von innen her. Wird die Randzone erreicht, nachdem die Erregungsrückbildung im normalen Myokard abgeschlossen ist, folgt eine ventrikuläre Extrasystole. Die Wiedererregung wird begünstigt durch die kurzen Aktionspotentialdauern der von außen auf die unidirektional blockierte Randzone zulaufende Erregungswelle (vgl. Abb. 21). ASHMAN und HULL hatten bereits erkannt, daß Reentry nur auftritt, wenn regional ein unidirektionaler Block vorliegt. Wird die Myokardinsel von allen Seiten aus erregt, so breitet sich die Erregung langsam vom Rand zum Zentrum hin aus. Hier treffen die zentripetalen Erregungswellen aufeinander und löschen sich aus, so daß keine Wiedererregung stattfinden kann. Der Nachweis regional verzögerter Erregung ist zwar eine notwendige, aber keine hinreichende Bedingung für das Auftreten von Reentry. Obwohl das Reentrykonzept schon frühzeitig formuliert worden war, vergingen mehrere Jahrzehnte, bis es allgemein als pathogenetischer Mechanismus für Tachykardien akzeptiert wurde. Das lag daran, daß Leitungsgeschwindigkeiten, die nur ein Hundertstel des Normalwerts betragen sollten – experimentell im Myokard von SCHMITT u. ERLANGER schon 1928 dargestellt – im Herzen in situ auch bei ausgeprägten pathologischen Veränderungen nur schwer vorstellbar waren.

Die Untersuchungen von CRANEFIELD, HOFFMAN und WIT in den frühen 70er Jahren an relativ kurzen Schleifen von Purkinje-Fasern mit der Mikroglaselektrodentechnik zeigten, daß die Erregungsleitungsgeschwindigkeit bei hohen Kaliumkonzentrationen und Adrenalingabe tatsächlich in diesem Bereich lag (CRANEFIELD 1975). Einschränkend gaben die Autoren bei ihrer Beschreibung von Reentry-Phänomenen zu bedenken, wie schwierig es sei, auch in einem relativ einfachen System das Vorliegen eines Reentry-Mechanismus streng zu beweisen, wie bei allen komplexen Vorgängen sei es immer möglich, auch alternative Erklärungen zu finden. Es ist auffallend, daß gerade unter den experimentellen Bedingungen niedrige Leitungsgeschwindigkeiten auftreten, die auch für abnorme Automatie notwendig sind. Für einen Reentry-Mechanismus in supprimierten Purkinje-Faserschleifen sprachen der Nachweis langsamer Erregungsleitung und unidirektionale Blockierung sowie der Befund, daß nach Durchtrennen des Rings keine Aktivität mehr ausgelöst werden konnte.

1. Reentry mit präformiertem Leitungsweg

Das einfachste Beispiel kreisender Erregung als Ursache einer Tachykardie ist das WPW-Syndrom. Bei Patienten mit einer lateralen akzessorischen AV-Verbindung (Kent-Bündel) sieht man im EKG eine kurze PQ-Zeit und einen trägen Anstieg des QRS-Komplexes (Delta-Welle) sowie einen breiten QRS-Komplex. Beim WPW-Syndrom kann die Erregung vom Vorhof zum Ventrikel entweder über die normale AV-Verbindung geleitet werden oder zum Teil über die normale und zum Teil über die akzessorische Bahn (deutliche Delta-Welle) oder nur über die akzessorische Bahn (ausgeprägte Veränderung der QRS-Morphologie und der Erregungsrückbildung). Bei paroxysmalen supraventrikulären Reentrytachykardien bei WPW-Syndrom wird die atriale Erregung meistens antegrad über den AV-Knoten und retrograd über die akzessorische Bahn geleitet. Voraussetzung für das Ingangkommen einer Tachykardie ist, daß eine vorzeitige Vorhofaktion in dem Moment auftritt, in dem die akzessorische Leitungsbahn noch von der vorangegangenen Erregung refraktär ist. Die vorzeitige Vorhoferregung wird über den AV-Knoten auf die Ventrikel übergeleitet und erreicht die akzessorische Verbindung von der ventrikulären Seite her, so daß der Vorhof über die akzessorische Leitungsbahn wieder erregt wird. Die Erregung setzt ihre Kreisroute über den AV-Knoten fort und initiiert eine weitere Ventrikelaktion. Die Erregung folgt einer Kreisbahn, die durch die Anatomie vorgegeben ist. Als weitere Beispiele für anatomisch vorgegebene Kreisbahnen als Grundlage einer Reentry-Tachykardie werden beim Lown-Ganong-Levine-Syndrom atriofaszikuläre Verbindungen (James-Bündel) und akzessorische faszikulo-ventrikuläre Leitungsbahnen (Mahaim-Bündel) diskutiert. Für ventrikuläre Reentrytachykardien kommen als anatomisches Substrat infarziertes oder fibrotisches

Kammermyokard (Aneurysma) oder die Tawara-Bündel und das Purkinje-Fasersystem in Betracht. AV-Knoten-Reentry auf der Grundlage einer funktionellen Längsdissoziation im AV-Überleitungsgewebe werden heute allgemein zur Erklärung junktionaler Tachykardien beim Menschen herangezogen. Für Vorhofflattern sollen ebenfalls vorgegebene anatomische Strukturen Voraussetzung sein: Die Erregung kreist dabei um die Einmündungen der Pulmonalvenen oder der oberen oder unteren Hohlvene in den rechten Vorhof. Die Initiierung der Reentrytachykardie soll auf einem fokalen Mechanismus beruhen.

Auch unter Einschluß des Sinusknotens, in dessen Umgebung schon unter physiologischen Bedingungen langsame Leitungsgeschwindigkeiten vorliegen und unidirektionale Blockierungen auftreten können, werden kreisende Erregungen als Ursache von Reentrytachykardien angenommen.

2. Reentry ohne präformierten Leitungsweg

Neben kreisender Erregung in einem anatomisch vorgegebenen Leitungskreis oder um ein anatomisches Hindernis wird in neuerer Zeit die Kreiserregung um ein funktionelles Hindernis als Ursache von Vorhoftachykardien und Vorhofflattern diskutiert (ALLESSIE et al. 1976, 1977) (Abb. 19). In tierexperimentellen Untersuchungen konnten ALLESSIE et al. zeigen, daß im isolierten rechten Vorhof des Herzens durch vorzeitige Stimulation eine kreisende Erregungswelle ausgelöst werden kann. Dabei kreist die Erregungswelle um ein funktionelles Hindernis, das aus refraktärem Vorhofmyokard besteht. Die Länge der Kreisbahn liegt unter 3 cm entsprechend einem Durchmesser der refraktären Zone von 6–8 mm. Der kleinstmögliche Kreis, auf den die Erregungsfront geleitet wird, ist definiert durch die „führende" Kreisbahn, den „leading circle". Von dieser Kreisbahn aus erfolgt die Erregung von jedem Ort aus in Richtung auf das Kreiszentrum, wo die zentripetalen Erregungswellen von allen Seiten kommend miteinander kollidieren. Auf diese Weise etabliert sich ein funktionelles Hindernis, das den Kurzschluß der zirkulierenden Erregung verhindert. Der führende Erregungskreis ist der kleinstmögliche, so daß zwischen Erregungsfront und Erregungsrückbildung keine Lücke besteht. Die Länge der „führenden" Kreisbahn ist somit gleich dem Produkt aus Leitungsgeschwindigkeit und Refraktärperiode. Außerhalb der führenden Kreisbahn wird das Vorhofmyokard von zentrifugalen Erregungswellen depolarisiert. Lage und Größe des führenden Kreises sind nicht konstant. Bei Verkürzung der Refraktärzeit z.B. durch einen pharmakologischen Wirkstoff wird ein kleinerer Erregungskeis möglich, bei Zunahme der Leitungsgeschwindigkeit muß der Kreis größer werden. Im Unterschied zur Kreiserregung in anatomisch vorgegebenen Leitungsbahnen wird die Kreisfrequenz einer funktionell determinierten Kreisbahn von der Refraktärperiode und nicht von der Leitungsgeschwindigkeit bestimmt. Einer Änderung der Leitungsgeschwindigkeit folgt eine Änderung des Kreisdurchmessers.

Ein Kurzschluß des Kreises, der zu einer Selbstterminierung der Kreiserregung führen würde, wäre möglich, wenn die Leitungsgeschwindigkeit so stark abnähme, daß die Leitungszeit in Richtung auf das Zentrum die Refraktärzeit der gegenüberliegenden Fasern überträfe. Unterbrechung der kreisenden Erregung durch einen vorzeitig einfallenden Elektrostimulus konnte am Vorhofprä-

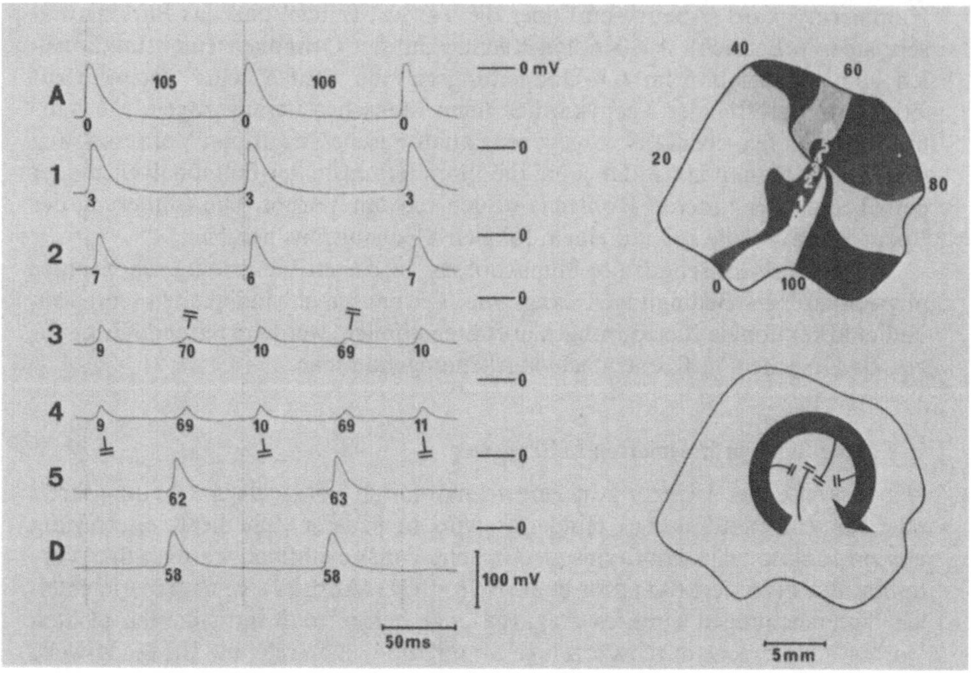

Abb. 19. Reentry ohne präformierten Leitungsweg. Konzept des „leading circle". „Mapping" der Erregungsausbreitung am isolierten rechten Vorhof des Kaninchenherzens während einer Tachykardie. Die Erregungsausbreitung wurde aus Ableitungen von Aktionspotentialen von 94 Fasern rekonstruiert. Die Erregungswelle kreist im Uhrzeigersinn mit einer Zyklusdauer von 105 ms. Links sind Aktionspotentiale von 7 Fasern (*A, D, 1–5*) dargestellt, die auf einer Geraden im Zentrum der Kreiserregung liegen. Die Registrierungen demonstrieren die Aktivierung des Zentrums durch zentripetale Erregungswellen. Die Fasern im Kreiszentrum (*3* und *4*) weisen niedrige Aktionspotentialamplituden auf, die im Zentrum blockiert werden, so daß ein Kurzschluß des Leitungskreises verhindert wird. Die Erregungswelle kreist um ein funktionelles Hindernis aus refraktären Fasern. Unter der Aktivierungs-„Map" ist die Erregungsausbreitung schematisch dargestellt. Das Schema stellt den „leading circle" dar, von dem zentripetal Erregungswellen ausgehen, die im Zentrum kollidieren. Die Doppelbalken kennzeichnen einen Leitungsblock, die Zahlen geben den Zeitpunkt der Aktivierung in ms an (ALLESSIE et al. 1977)

parat demonstriert werden. Zur Erklärung der Unterbrechung muß eine erregbare Lücke angenommen werden, so daß die vorzeitige Zusatzerregung einen Teil der Kreisbahn depolarisieren kann und die Front der Erregungswelle auf refraktäres Gewebe trifft. Voraussetzung ist, daß die Zusatzerregung an die Kreisbahn geleitet wird und dort auf eine erregbare Lücke zwischen Anfang und Ende der Erregungswelle trifft.

II. Reflexion

Wird eine Erregungswelle elektrotonisch durch eine Region stark verminderter Erregbarkeit geleitet und trifft distal wieder auf normal erregbares Myokard, so kann die elektrotonische Wirkung der Erregungswelle distal des Blocks durch

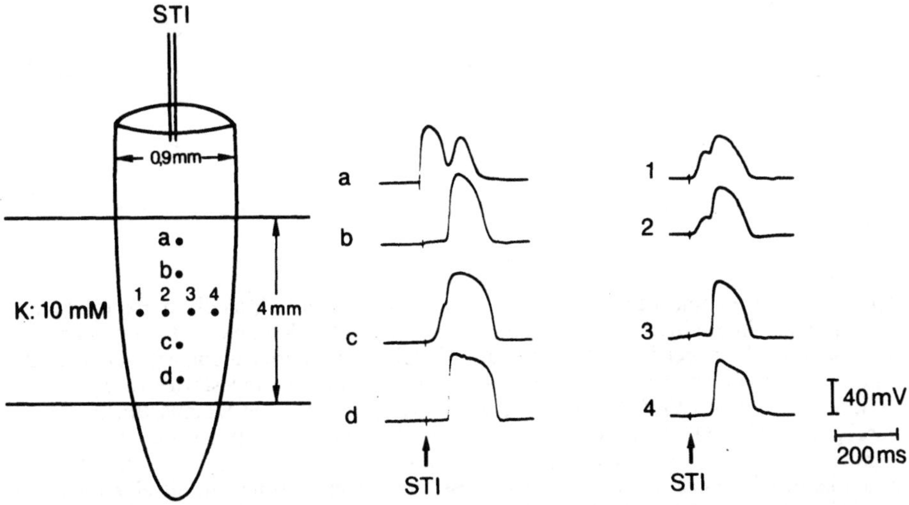

Abb. 20. Reflexion der Erregungswelle als Ursache einer Extrasystole. *Links:* Experimentelle Anordnung. Ein Papillarmuskel befindet sich in einer Drei-Kompartiment-Kammer. Im mittleren Kompartiment ist die Erregungsausbreitung durch hohe Kaliumkonzentration supprimiert. *a–d* und *1–4* bezeichnen die Ableitorte (intrazelluläre Ableitung). An der Basis des Muskels befindet sich die Stimulationselektrode (*STI*). Nach Stimulation breitet sich die Erregung von *a* nach *d* aus und wird über *c* und *b* nach *a* reflektiert (NAUMANN D'ALNONCOURT u. JANSE 1980, unveröffentlicht

Summation das elektrotonische Potential in der blockierten Region so weit anheben, daß die Schwelle zur Auslösung von Aktionspotentialen erreicht wird, die dann zu einer Wiedererregung proximal des Blocks führen. Dieses Phänomen, die Umkehr der Erregungswelle zu ihrem Ausgangsort über einen identischen Leitungsweg für antegrade und retrograde Erregungsausbreitung wird Reflexion genannt (Abb. 20). Voraussetzung für die Reflexion der Erregungswelle ist die Existenz eines passiv (elektrotonisch oder „unterschwellig") leitenden Abschnitts zwischen zwei Myokardarealen normaler Erregbarkeit. Die Region mit passiver Erregungsleitung wirkt dabei als Verzögerungsglied der retrograden Erregung, so daß ein Wiedereintritt nach Abschluß der Repolarisation in zuvor erregtes Myokard möglich wird. Die Verkürzung der Aktionspotentialdauer vor einem Leitungsblock begünstigt die Wiedererregung (Abb. 21). Normalerweise wird retrograde Erregung durch die lange Refraktärperiode im Leitungsweg verhindert, im „unterschwellig" oder elektrotonisch „erregten" Myokard gibt es keine Refraktärität, antegrade und retrograde „unterschwellige" oder elektrotonische Potentiale summieren sich auf und können so ggf. ein Schwellenpotential erreichen oder in ihrer Amplitude ausreichen elektrotonisch distal entferntere Myokardareale an die Schwelle zur Depolarisation zu bringen.

Reflexion kann als Sonderfall des Reentry aufgefaßt werden, wobei Hin- und Rückleitung der Erregung über denselben Leitungsweg erfolgen. Erstmalig wurde dieser Mechanismus von CRANEFIELD (1975) beschrieben. Bei Inkubation eines isolierten Purkinje-Fadens in einer Dreikompartimentkammer, deren mittleres Kompartiment mit Krebsringerlösung hoher Kaliumkonzentration perfun-

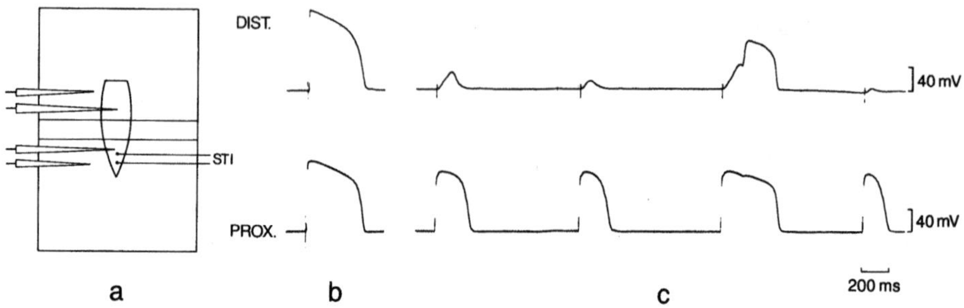

Abb. 21 a–c. Abnahme der Aktionspotentialdauer bei Leitungsblock. **a** Experimentelle Anordnung. Ein Papillarmuskel befindet sich in einer Drei-Kompartiment-Kammer. Die Stimulation erfolgt bei STI. Proximal und distal des mittleren Kompartiments werden Aktionspotentiale abgeleitet. In **b** sind Aktionspotentiale bei ungestörter Erregungsausbreitung dargestellt. Wird die Erregungsausbreitung im mittleren Kompartiment kritisch herabgesetzt (Kalium 10 mM), so tritt ein unvollständiger Leitungsblock auf (**c**). Bei komplettem Block wird distal eine elektrotonische Deflexion registriert, das Aktionspotential proximal des Blocks ist verkürzt. Bei erhaltener Leitung tritt distal ein Aktionspotential mit verzögerter Anstiegsphase auf, das Aktionspotential proximal ist verlängert (NAUMANN D'ALNONCOURT u. JANSE 1980, unveröffentlicht)

diert war, stellte er fest, daß die Depolarisationsphase 0 im supprimierten Segment erst nach Erregungsausbreitung distal des Blocks auftrat. Reflexion der Erregungswelle kann in einem linearen unverzweigten Leitungsweg stattfinden und Ursache einer Extrasystole sein. Andauernde Aktivität aufgrund wiederholter Reflexionen derselben Erregungswelle wurde nicht beobachtet und ist schwer vorstellbar.

Zwei weitere Mechanismen der Reflexion einer Erregungswelle sind theoretisch möglich. Bekanntlich ist der Verletzungsstrom zwischen normalen und geschädigten Fasern ausreichend, ein Aktionspotential auszulösen. Es ist gut vorstellbar, daß eine Erregungswelle, die auf ein ischämisch geschädigtes Myokardareal auftrifft, dadurch reflektiert wird, daß der Verletzungsstrom nach Repolarisation gerade groß genug ist, das Membranpotential auf die Schwelle anzuheben und das normale Myokard retrograd zu depolarisieren. Die Wiedererregung wird begünstigt durch eine supernormale Phase im Anschluß an das Aktionspotential oder Nachpotentiale, die ohne die zusätzliche Wirkung des Verletzungsstroms unterschwellig blieben.

Der dritte Mechanismus einer Reflexion der Erregungswelle in einer Einzelfaser könnte auf einer ausgeprägten örtlichen Verkürzung von Aktionspotentialen beruhen. Ist eine Region normaler Aktionspotentialdauern mit einem Myokardareal benachbart, in dem die Aktionspotentialdauer nur halb so lang ist, so kann dieses Gebiet durch das Areal mit langer Aktionspotentialdauer retrograd wiedererregt werden. Nach HOFFMAN und SWAIN kann am Vorhofpräparat in kaliumfreier Krebsringerlösung die Aktionspotentialdauer der atrialen Fasern stark verlängert sein. Während der langen Plateauphase der atrialen Fasern zeigen die Sinusknotenfasern repetitive Depolarisation, Folge des anhaltenden Stromflusses aus den umgebenden atrialen Fasern (CRANEFIELD 1975).

Bei experimenteller akuter regionaler Ischämie kommt es innerhalb weniger Minuten zum Auftreten hochfrequenter Arrhythmien. Dem Fortbestehen der malignen Rhythmusstörung liegen Reentrymechnismen zugrunde, für ihre Auslösung, also die erste Extrasystole, sollen jedoch fokale Mechanismen verantwortlich sein. Nach neueren Mapping-Untersuchungen von JANSE et al. (1980) mit über 60 simultanen Ableitungen an der ischämischen Zone kommt dem Verletzungsstrom zwischen dem ischämischen und normalen Myokard Arrhythmie auslösende Bedeutung zu. Dabei wirkt das ischämische Areal wie eine extrazelluläre Kathode auf das normale Myokard. Das ischämische Myokard wird verzögert repolarisiert, im extrazellulären Elektrogramm tritt eine tiefe negative T-Welle auf, die von einer Extrasystole gefolgt ist. Zu diesem Zeitpunkt fließt ein intrazellulärer Strom von 2 $\mu A/mm^3$ vom ischämischen zum normalen Myokard und depolarisiert dieses. Der Strom könnte ausreichen, normales Myokard an die Schwelle der Erregbarkeit zu depolarisieren oder die Phase 4 von Purkinje-Fasern zu beschleunigen, so daß eine vorzeitige Aktion resultiert. Ist zwischen ischämischem und normalem Myokard eine Zone supprimierter Erregbarkeit als notwendiges zeitverzögerndes Glied, in dem Summationen unterschwelliger Depolarisation stattfinden können, gelegen, so sind die Bedingungen für eine Reflexion erfüllt. In Untersuchungen am isolierten Schweineherzen konnten JANSE u. VAN CAPELLE (1982) diesen Mechanismus wahrscheinlich machen. Darüber hinaus haben die Autoren die Bedingungen für Reflexion an der ischämischen Grenzzone in Computermodellen untersucht und festgestellt, daß neben einem passiv leitenden Element zwischen geschädigtem und ungeschädigtem Myokard latente Schrittmachereigenschaften im proximalen Element vorliegen müssen, damit Reflexion der Erregungswelle eintritt. Diese latente Schrittmacheraktivität liegt in Purkinje-Fasern in der Randzone eines Infarkts vor und wird weiter gesteigert durch hohe Kaliumkonzentration und vermehrte Katecholaminfreisetzung.

D. „Torsade-de-pointes"-Kammertachykardie

Hochfrequente ventrikuläre Ektopien mit periodischer Änderung der Amplitude und Richtung der Kammerkomplexe werden als „Torsade-de-pointes"-Kammertachykardien bezeichnet. Eine ausführliche Beschreibung dieser bedrohlichen Rhythmusstörung findet sich bei DESSERTENNE et al., die auch den Namen „torsade de pointes" (Spitzenumkehr) prägten (DESSERTENNE 1966). Der Pathomechanismus dieser ventrikulären Rhythmusstörung ist nicht geklärt. Wesentliche Voraussetzung soll eine verlängerte QT-Zeit mit asynchroner Erregungsrückbildung in benachbarten Myokardarealen sein. „Torsade-de-pointes"-Tachykardien wurden bei Hypokaliämie, Hypomagnesämie, bei akuter Ischämie, beim chronischen Myokardinfarkt, bei Myokarditis und unter der Einwirkung verschiedener antiarrhythmischer Substanzen, wie Chinidin, Phenotiazin, Lidocain, Mexiletin und Propafenon beschrieben. „Torsade-de-pointes"-Tachykardien sind nicht Ausdruck einer einheitlichen Ätiologie, ihr charakteristisches elektrokardiographisches Muster legt jedoch die Vermutung eines speziellen Pathomechanismus nahe.

Im folgenden wurde der Frage nachgegangen, in welcher Weise experimentell „Torsade-de-pointes"-Tachykardien erzeugt werden können und welche Hin-

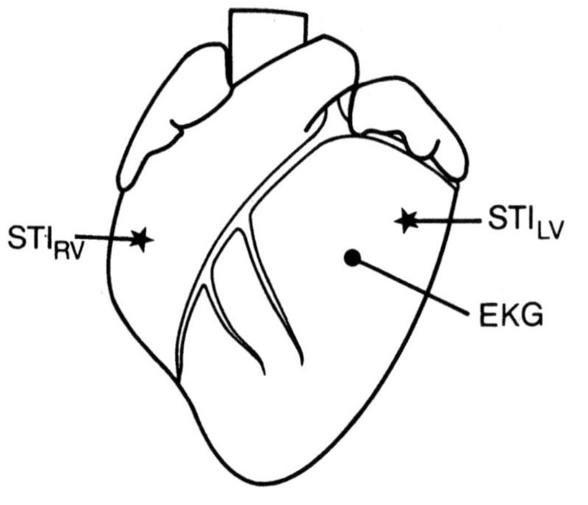

Abb. 22. Anordnung der Stimulationselektroden und der Ableitelektrode am isolierten Schweineherzen (Langendorff-Perfusion) zur Darstellung einer „Torsade-de-pointes"-Tachykardie. STI_{RV} Stimulationsort am rechten Ventrikel, STI_{LV} Stimulationsort am linken Ventrikel. *EKG* Ableitort am linken Ventrikel

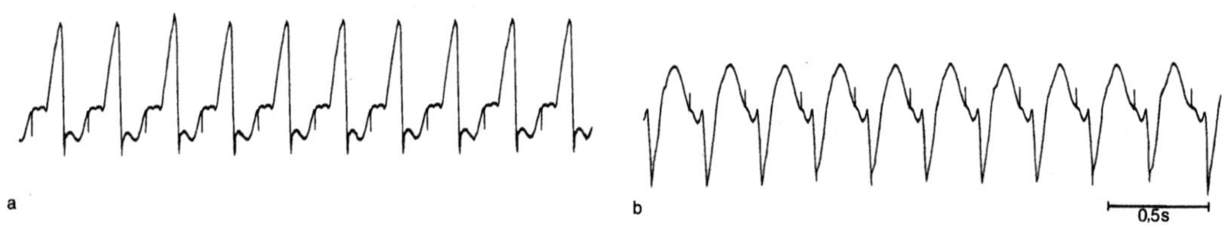

Abb. 23a, b. Bei Stimulation am rechten Ventrikel ergeben sich am Ableitort hohe R-Wellen (**a**), bei Stimulation am linken Ventrikel tiefe S-Zacken (**b**)

weise sich für ihren Pathomechanismus ergeben (NAUMANN D'ALNONCOURT et al. 1982b).

Die Untersuchungen wurden an isolierten Schweineherzen durchgeführt. Die Stimulation erfolgte epikardial über zwei unabhängige Reizgeneratoren mit $1^1/_2$facher diastolischer Stromstärke. Elektrogramme wurden unipolar mit nichtpolarisierbaren Baumwoll-Elektroden vom Epikard abgeleitet (Abb. 22).

Bei Stimulation des Herzens vom rechten Ventrikel aus zeigte das Elektrogramm im Bereich der linken Koronararterie eine „Spitze" in positiver Richtung (R-Zacke); bei Stimulation vom linken Ventrikel aus war die Hauptausschlagsrichtung am selben Ableitort nach unten gerichtet (S-Zacke) (Abb. 23); bei Stimulation vom rechten und linken Ventrikel aus ergab sich bei geeigneter Wahl des zeitlichen Abstands der zwei Stimuli die Aufhebung der Kammerkomplexe, so daß die Amplitude des resultierenden Elektrogramms annähernd mit der isoelektrischen Linie übereinstimmte. Wurde der rechte Ventrikel mit einem konstanten Intervall stimuliert und der zeitliche Abstand des zweiten Stimulus (linker Ventrikel) variiert, so konnten zwischen dem maximalen negativen Ausschlag und dem maximalen positiven Ausschlag alle Zwischenwerte der EKG-Amplitude eingestellt werden. Bei kontinuierlicher Zunahme des zeitlichen Abstands der gekoppelten Stimuli von den Basisstimuli ergab sich die allmähliche Abnahme der Amplitude der Kammerkomplexe bis auf Null, die Umkehrung der Amplitudenrichtung und die Zunahme der Amplitude bis auf einen maximalen negativen Wert. Wurde der zeitliche Abstand wieder vergrößert, so nahm

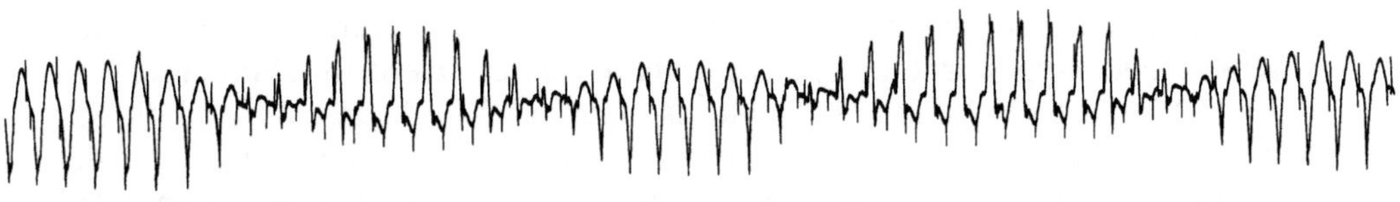

Abb. 24. Elektrokardiogramm bei gleichzeitiger Stimulation am rechten und am linken Ventrikel. Wird der linke Ventrikel mit konstanter Frequenz stimuliert [Zykluslänge (ZL): 245 ms] und der rechte Ventrikel mit einer ähnlichen, jedoch periodisch wechselnden Frequenz (ZL: 230–260 ms) so ergibt sich am Ableitort das Bild der „Torsade de pointes"

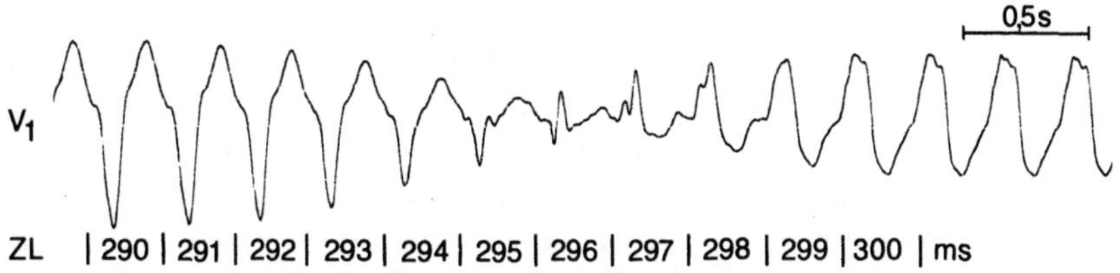

Abb. 25. Bei Patienten mit Kammertachykardien vom Rechtsschenkelblocktyp kann das Muster der „Torsade de pointes" induziert werden, wenn rechtsventrikulär mit zunehmendem Intervall stimuliert wird. Das Linksschenkelblockbild geht allmählich in ein Rechtsschenkelblockbild über

die Amplitude der S-Zacke ab, wurde 0 und ging erneut in eine R-Zacke über (Abb. 24).

Die Ergebnisse sprechen dafür, daß „Torsade-de-pointes"-Kammertachykardien auf fokaler Reizbildung und Interferenz zweier räumlich getrennter Ektopiezentren mit unterschiedlichen Reizbildungsfrequenzen beruhen. Liegen diese Reizbildungszentren im linken oder im rechten Ventrikel, so ergibt sich am Ableitort entweder das Bild des Rechtsschenkelblocks oder des Linksschenkelblocks. Bei Aktivität beider Zentren stellt das resultierende Elektrogramm die Summe dieser Einzelelektrogramme dar. Erfolgt die Reizbildung im linken Ventrikel, so geht bei geringer Frequenzzunahme des rechtsventrikulären Fokus das Rechtsschenkelblockbild allmählich in ein Linksschenkelblockbild über: Es erfolgt eine Spitzenumkehr.

Von anderen Autoren wird ein Reentry-Mechanismus als ursächlich für die „Torsade-de-pointes"-Kammertachykardien angenommen (KRIKLER u. CURRY 1976). Unsere Hypothese wäre allenfalls mit der Annahme zweier räumlich getrennter Mikro-Reentry vereinbar, die wechselseitig den Erregungsablauf im Herzen bestimmen.

Eine fokale Genese der „Torsade-de-pointes"-Tachykardie setzt eine Übererregbarkeit des Herzens voraus. Diese ist sicherlich unter den Bedingungen der Hypokaliämie oder der frühen Ischämieperiode zu finden, also unter Bedingungen, unter denen „Torsade-de-pointes"-Tachykardien beobachtet worden sind.

Bei Durchsicht der EKG-Beispiele der „Torsade-de-pointes"-Kammertachykardien in der Fachliteratur fällt auf, daß in vielen Fällen einer „Torsade" vereinzelte polymorphe ventrikuläre Extrasystolen vorausgehen, die sowohl das Bild des Linksschenkelblocks als auch des Rechtsschenkelblocks zeigen.

In Untersuchungen bei Patienten mit Kammertachykardien vom Rechtsschenkelblocktyp wurde mittels rechtsventrikulärer Overdrive-Stimulation das EKG-Muster eines Linksschenkelblocks induziert. Wurde anschließend die Stimulationsfrequenz gesenkt, so resultierte eine Abnahme der Amplitude des Kammerkomplexes und eine Umkehr der Hauptausschlagsrichtung im EKG (Abb. 25). Diese Befunde sind vereinbar mit der Annahme eines bifokalen Mechanismus von „Torsade-de-pointes"-Kammertachykardien beim Menschen.

E. Spätpotential und intrinsische Deflexion

Spätpotentiale sind elektrokardiographische Potentialschwankungen, die am Ende des QRS-Komplexes, während der ST-Strecke, der T-Welle oder des diastolischen Intervalls auftreten. Erste Beobachtungen wurden 1960 von ZUCKERMANN mitgeteilt, der Spätpotentiale im Oberflächen-EKG eines Patienten mit Ebstein-Anomalie registrierte. In Analogie zur Präexzitation bei den Präexzitationssyndromen bezeichnete er sie als „Postexzitation" und deutete sie als verzögerte Erregung eines umschriebenen Myokardareals (ZUCKERMANN 1960). Breiteres Interesse fanden die Spätpotentiale, nachdem verschiedene Autoren aufgrund tierexperimenteller Untersuchungen ihre pathophysiologische Bedeutung für die Genese von Herzrhythmusstörungen in Erwägung gezogen hatten. Gegenwärtig wird in klinischen Untersuchungen überprüft, inwieweit Spätpotentiale mit dem Auftreten von Herzrhythmusstörungen korrelieren und welche prognostische Bedeutung ihnen zukommt.

Bei akuter regionaler Ischämie tritt als Folge der herabgesetzten Erregungsausbreitungsgeschwindigkeit eine Verspätung der maximalen Negativitätsbewegung im örtlichen Elektrogramm auf. Diese erstmals von LEWIS u. ROTHSCHILD 1915 beschriebene „intrinsische Deflexion" gilt als Ausdruck der Erregung des Myokards unmittelbar unter der Ableitelektrode. Es liegt nahe, einen Zusammenhang zwischen Spätpotential und verspäteter intrinsischer Deflexion zu vermuten, da beide Ausdruck verzögerter Erregung sind.

In den folgenden Untersuchungen wurden Spätpotentiale bei akuter regionaler Ischämie abgeleitet und ihr zeitliches Auftreten mit der verzögerten intrinsischen Deflexion im infarzierten Myokardareal korreliert.

Die Untersuchungen wurden am isolierten perfundierten Schweineherzen (Langendorff-Präparat) durchgeführt. Durch Okklusion des R. interventricularis anterior (LAD) der linken Herzkranzarterie entstand im Bereich septumnaher Anteile der linken Ventrikelwand ein gut abgrenzbares Gebiet regionaler Ischämie. Die elektrischen Signale wurden unipolar mit Baumwoll-Elektroden vom Epikard abgeleitet und über Gleichstromverstärker einem konventionellen EKG-Tintenschreiber (Frequenzgang 0–1250 Hz) zugeführt. Abweichend von der klinischen Methode zur Ableitung von Spätpotentialen wurden in diesen Untersuchungen keine Signalmittlungstechniken, keine Signalfilterung und keine extrem hohen Signalverstärkungen angewandt. Dieser experimentelle Ansatz erlaubt eine „beat to beat" Registrierung bei nur 5- bis 10facher elektronischer Verstärkung des Signals unter Erhaltung aller Gleichstromanteile des Elektrogramms. Eine direkte Ableitung des Signals schließt schwierig zu inter-

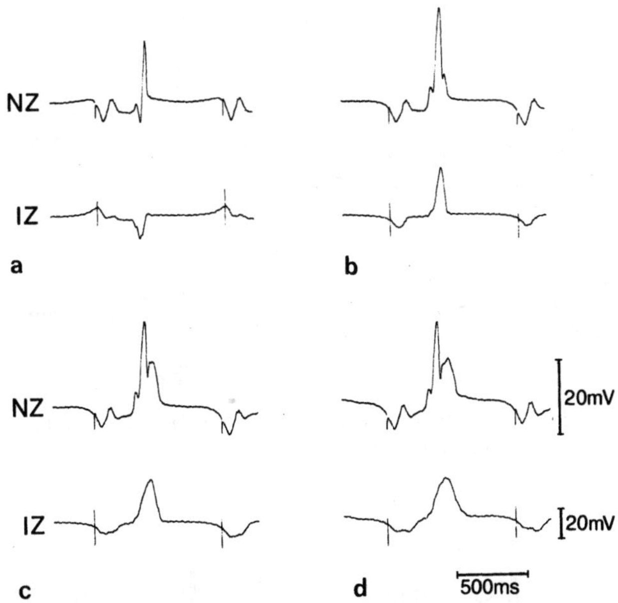

Abb. 26a–d. Korrelation von intrinsischer Deflexion und Spätpotential. Epikardiale Elektrogramme vom isolierten Schweineherzen (Langendorff-Perfusion) aus der normalen Zone (*NZ*) und aus der ischämischen Zone (*IZ*). Vor LAD-Okklusion liegt die intrinsische Deflexion der ischämischen Zone innerhalb des QRS-Komplexes der normalen Zone (**a**). Zwei Minuten nach LAD-Okklusion tritt gleichzeitig mit der intrinsischen Deflexion in der ischämischen Zone ein Spätpotential im Anschluß an den QRS-Komplex der normalen Zone auf (**b**), im weiteren Verlauf rücken beide Deflexionen weiter in die ST-Strecke hinein (**c, d**)

pretierende Artefakte, wie sie durch Filterung und ungünstiges Rausch-Signalverhältnis entstehen können, weitgehend aus.

Nach LAD-Verschluß wird im ischämischen Areal innerhalb weniger Minuten die intrinsische Deflexion im örtlichen Elektrogramm verzögert. Übertrifft die Verzögerung die Breite des QRS-Komplexes des vom normalen Myokard abgeleiteten EKG, so tritt neben dem QRS-Komplex eine weitere Deflexion in Erscheinung. Diese Deflexion oder Postexzitation rückt weiter nach distal in die ST-Strecke hinein, wenn die Leitungsverzögerung im ischämischen Areal zunimmt (Abb. 26). In den ersten Minuten nach Okklusion der LAD treten häufig sog. Alternationen im Elektrogramm des ischämischen Areals auf, d.h. 2:1-Blockierungen der Erregungswelle in die ischämische Zone. Unter diesen Bedingungen ist nur in jedem 2. Kammerkomplex eine intrinsische Deflexion nachweisbar. Im Fall des Blocks resultiert ein monophasischer Kammerkomplex, der lediglich die Erregung des übrigen normalen Myokards anzeigt. Auch die zusätzliche Deflexion im Elektrogramm des normalen Myokards zeigt dieses 2:1-Verhalten und entspricht im zeitlichen Auftreten exakt der intrinsischen Deflexion in der ischämischen Zone (Abb. 27). Da die Erregungsausbreitungsgeschwindigkeit frequenzabhängig ist, kann durch vorzeitige Kammerstimulation die Erregung des infarzierten Gebietes weiter verzögert werden. Damit einher

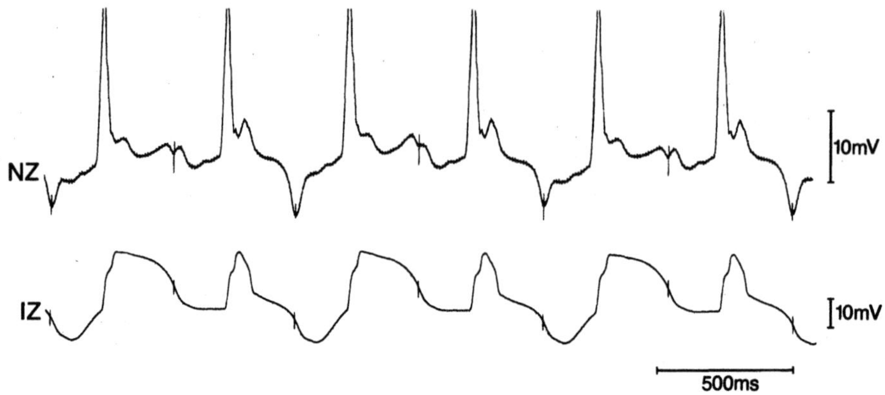

Abb. 27. Beim Auftreten eines 2:1-Blocks in die ischämische Zone (*IZ*) ist nur jeder 2. QRS-Komplex von einem Spätpotential gefolgt (*NZ*)

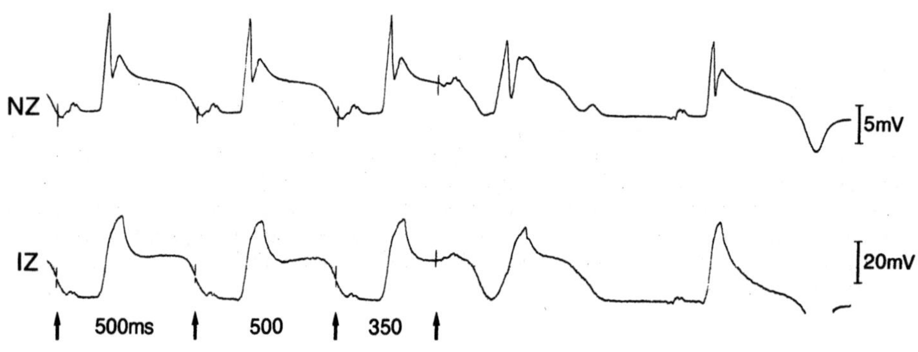

Abb. 28. Nach vorzeitiger Stimulation (Kopplungsintervall 350 ms) tritt das Spätpotential im Anschluß an den QRS-Komplex der normalen Zone (*NZ*) verzögert auf und korreliert mit der intrinsischen Deflexion der ischämischen Zone (*IZ*)

geht eine weitere Vergrößerung des Abstands zwischen QRS-Komplex und Zusatzdeflexion im Elektrogramm der Normalzone (Abb. 28). Bei gekoppelter Stimulation mit geeigneter Vorzeitigkeit kann bei regionaler Ischämie eine Tachykardie induziert werden. Abbildung 29 zeigt eine während der Basisstimulation nahe am QRS-Komplex gelegene verzögerte Deflexion. Nach vorzeitiger Stimulation tritt diese zunehmend verzögert auf und liegt unmittelbar vor der ersten Aktion einer Tachykardie. Im Verlauf der Tachykardie erfolgt die Erregung der ischämischen Zone deutlich nach der des normalen Myokards, so daß weiterhin verzögerte intrinsische Deflexionen in der ischämischen Zone und verzögerte Zusatzdeflexionen im Elektrogramm des normalen Myokards registriert werden.

Das regelhaft synchrone Auftreten von intrinsischer Deflexion in der ischämischen Zone und einer Zusatzdeflexion während der ST-Strecke im Elektrogramm der normalen Zone legt die Vermutung nahe, daß die Zusatzdeflexion Ausdruck der verzögerten Erregung des ischämischen Myokardareals darstellt und daß es sich dabei um die bereits von ZUCKERMANN beschriebene Postexzita-

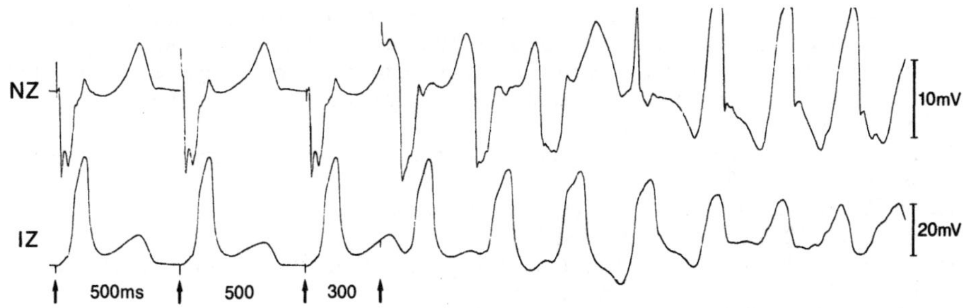

Abb. 29. Bei vorzeitiger Stimulation mit einem Kopplungsintervall von 300 ms wird eine ventrikuläre Tachykardie ausgelöst. Der ersten Spontanaktion geht ein Spätpotential voraus

tion, also ein Spätpotential handelt. Dieses Spätpotential ist Ausdruck eines extrazellulär fließenden Stroms zwischen ischämischem und normalem Myokard, der auf das normale Myokard depolarisierende Wirkung ausübt und damit potentiell arrhythmogen ist. Solange die Refraktärperiode im normalen Myokard nicht abgeschlossen ist, führt der depolarisierende Strom nur elektrotonisch zu einer Auslenkung in der ST-Strecke und wird als Spätpotential sichtbar. Wird dieses Spätpotential jedoch so weit verzögert, daß es nach Abschluß der Repolarisationsphase im normalen Myokard auftritt, kann es zu einer Senkung der intra-extrazellulären Potentialdifferenz kommen, es resultiert eine Extrasystole, die eine Tachykardie in Gang setzen kann.

Literatur

Allessie MA, Bonke FIM, Schopman FJG (1976) Circus movement in rabbit atrial muscle as a mechanism of tachycardia II. Circ Res 39:168

Allessie MA, Bonke FIM, Schopman FJG (1977) Circus movement in rabbit atrial muscle as a mechanism of tachycardia III. Circ Res 41:9

Ashman R, Hull E (1945) Essentials of electrocardiography. Macmillan, New York

Cranefield PF (1975) The conduction of the cardiac impulse. Futura, Mount Kisco

Dessertenne F (1966) La tachycardie ventriculaire à deux foyers opposés variables. Arch Mal Coeur 59:263

El-Sherif N, Mehra R, Gough WB, Zeiler RH (1982) Ventricular activation patterns of spontaneous and induced ventricular rhythms in canine one-day-old myocardial infarction. Circ Res 51:152

Garrey W (1914) The nature of fibrillary contraction of the heart-Its relation to tissue mass and form. Am J Physiol 33:397

Harris AS (1950) Delayed development of ventricular ectopic rhythms following experimental coronary occlusion. Circulation 1:1318

Hirche HJ, Franz C, Bös L, Bissig R, Lang R, Schramm M (1980) Myocardial extracellular K^+ and H^+ increase and noradrenaline release as possible cause of early arrhythmias following acute coronary artery occlusion in pigs. J Molec Cell Cardiol 12:579

Hutter OF, Trautwein W (1956) Vagal and sympathetic effects on the pacemaker fibres in the sinus venosus of the heart. J Ges Physiol 39:715

Imanishi S, Surawicz B (1976) Automatic activity in depolarized guinea pig ventricular myocardium. Characteristics and mechanisms. Circ Res 39:751

Janse MJ, Capelle FJL van (1982) Electrotonic interactions across an inexcitable region as a cause of ectopic activity in acute regional myocardial ischemia. Circ Res 50:527

Janse MJ, Capelle FJL van, Morsink H, Kléber AG, Wilms-Schopman F, Cardinal R, Naumann d'Alnoncourt C, Durrer D (1980) Flow of injury current and patterns of excitation during early ventricular arrhythmias in acute regional myocardial ischemia in isolated porcine and canine hearts. Evidence for two different arrhythmogenic mechanisms. Circ Res 47:151
Krikler DM, Curry PVL (1976) Torsade de pointes, an atypical ventricular tachycardia. Br Heart J 38:117
Lewis T, Rothschild MA (1915) The excitatory process in the dog's heart. Part II. The ventricles. Philos Trans B 206:181
Mayer AG (1906) Rhythmical pulsation in scyphomedusae. Washington, Carnegie Institution of Washington, Publication No 47
Mendez C, Moe GK (1972) Atrioventricular transmission. In: De Mello WC (ed) Electrical phenomena in the heart. Academic Press, New York
Mines GR (1913) On dynamic equilibrium in the heart. J Physiol (Lond) 46:349
Naumann d'Alnoncourt C, Lüderitz B (1977) Einfluß von Kalium auf die nomotope Reizbildung des Herzens. Verh Dtsch Ges Kreislaufforsch 43:366
Naumann d'Alnoncourt C, Cardinal R, Janse MJ (1981a) Über die arrhythmogene Wirkung von Potentialdifferenzen im Ventrikelmyokard. In: Lüderitz B (Hrsg) Ventrikuläre Herzrhythmusstörungen. Pathophysiologie, Klinik, Therapie. Springer, Berlin Heidelberg New York
Naumann d'Alnoncourt C, Zierhut W, Lüderitz B (1981b) Effects of cobalt, diltiazem and 4-aminopyridine on oscillatory potentials and triggered activity in ischemic Purkinje fibers. Circulation 64(II, IV):125
Naumann d'Alnoncourt C, Zierhut W, Lüderitz B (1982a) Effects of high potassium concentrations on impulse formation in ischemic Purkinje fibers. Circulation 66(II):1428
Naumann d'Alnoncourt C, Zierhut W, Lüderitz B (1982b) „Torsade de pointes" tachycardia: Reentry or focal activity? Br Heart J 48:213
Noma A, Yanagihara K, Irisawa H (1978) Ionic currents in rabbit sinoatrial node cells. In: Bonke FIM (ed) The sinus node. Structure, function and clinical relevance. Martinus Nijhoff, The Hague, Boston, London
Schmitt FO, Erlanger (1928) Directional differences in the conduction of the impulse through heart muscle and their possible relation to extrasystolic and fibrillary contractions. Am J Physiol 87:326
Vassalle M (1977) Cardiac automaticity and its control. Am J Physiol 223:H625
Weidmann S (1969) Electrical coupling between myocardial cells. In: Abert K, Waser PG (eds) Mechanisms of synaptic transmission. Elsevier, New York
Wit AL, Rosen MR, Hoffman BF (1974) Electrophysiology and pharmacology of cardiac arrhythmias. II. Relationship of normal and abnormal electrical activity of cardiac fibers to the genesis of arrhythmias. A. Automaticity. Am Heart J 88:515
Zuckermann R (1960) Postexzitation. Z Kreislaufforsch 30:654

Elektrophysiologie und Pharmakologie antiarrhythmischer Substanzen

Kapitel 3 A

Wirkungsspektren von Antiarrhythmika und Betarezeptorenblockern

H.A. TRITTHART

Mit 2 Abbildungen

A. Antiarrhythmika

I. Einleitung

Herzrhythmusstörungen bleiben eine Erkrankung von wesentlicher Bedeutung für die Gesundheit der Bevölkerung und ihre Therapie eine Herausforderung für den Arzt. Die Probleme in Diagnose und Therapie sind zahlreich, und groß war und ist deshalb der Wunsch nach einer rationalen Basis für die Therapie. In den letzten 20 Jahren ist die Zahl jener Arbeiten rapide angewachsen, welche sich mit der Entstehung von Herzrhythmusstörungen und mit der Wirkungsweise von Antiarrhythmika auseinandersetzen. Weiter konnten vor 20 Jahren fast 90% der heute möglichen Verordnungen nicht ausgeführt werden, weil das Angebot an Arzneimitteln sehr viel kleiner war. Beide raschen Entwicklungen können für die Therapie nur dann echte Vorteile bringen, wenn sie auch zur Verbreiterung der rationalen Basis der Therapie mit Antiarrhythmika beitragen. In der Therapie mit Antiarrhythmika haben deshalb neben der subjektiven Erleichterung des Patienten und der klinisch objektivierbaren Besserung des Befundes experimentelle Ergebnisse mit pharmakologischen, physiologischen und biophysikalischen Methoden das besondere Interesse des Klinikers gefunden. Molekulare und zelluläre Effekte werden bevorzugt herangezogen, um die biologische Wirkung bzw. die recht unterschiedlichen Wirkungsspektren der Antiarrhythmika zu beschreiben und klinische Ergebnisse theoretisch zu untermauern.

II. Entstehung von Herzrhythmusstörungen

Herzrhythmusstörungen sind bekanntlich zumeist transiente Episoden, die auch bei Gesunden vorkommen (Zusammenfassung bei BJERREGARD 1980) und beim Patienten unbemerkt bleiben oder irrtümlich angegeben werden können (ZELDIS et al. 1980). Sie sind selbst bei großem Aufwand zur Objektivierung (z.B. Langzeit-EKG) noch kein sehr zuverlässiges Kriterium für die Wirksamkeit eines Medikamentes (WINKLE 1978). Es ist deshalb üblich und wichtig für die Beurteilung der Wirkungsweise eines Antiarrhythmikums Effekte auf tierexperimentelle

Arrhythmien sowie Einflüsse auf das gesunde Myokard, bestimmt mittels intrakardialer Ableitungen oder im In-vitro-Tierexperiment, mitheranzuziehen. Die Ursachen von Rhythmusstörungen können aber bei verschiedenen Spezies, unterschiedlicher Herzgröße und Kreislaufregulation, sowie vegetativer Ausgangslage völlig verschieden sein. Die engen Grenzen der Extrapolation solcher Befunde auf die klinische Situation sind offensichtlich und sollten bei allen entsprechenden Aussagen in Erinnerung bleiben. Die pathophysiologischen Mechanismen der Entstehung von Herzrhythmusstörungen werden in den Kapiteln 1, 2B und 4 ausführlich besprochen.

Aus der Sicht der Biophysik ist die Ursache jeder Herzrhythmusstörung leicht zu definieren: Es fließt durch die Membran der Herzmuskelzellen ein Strom zur falschen Zeit, an falschem Ort oder in falscher Größe. Die Rückwirkungen auf die Fähigkeit zur Erregungsbildung der einzelnen Zelle und auf die Ausbreitung der Erregungswelle im Zellverband lassen sich in mathematischen Modellen beschreiben (Krause u. Tritthart 1975; Katholi et al. 1977; Krinsky 1978).

Zwei Besonderheiten sind neben den in den Kapiteln 2B und 4 ausgeführten speziellen Ursachen wichtig für das Verständnis der Entstehung solcher pathologischer Membranstrom- bzw. Potentialveränderungen und der Wirkungsweise der Antiarrhythmika:

1. Der große Einfluß von Faktoren des extrazellulären Milieus auf die elektrischen Arbeitsbedingungen des Myokards. Bekanntlich ist die normale elektrische Tätigkeit der Herzmuskelzelle und die funktionelle bioelektrische Hierarchie im Herzen und damit die normale Erregungsbildung und -ausbreitung auch dann empfindlich zu stören, wenn keine kardiale Erkrankung vorliegt, aber das extrazelluläre Ionenmilieu verändert ist (Bellet 1966; Fisch 1973; Dreifus et al. 1974; Chung 1977).

2. Die Einsicht, daß erniedrigtes Membranpotential langsame Ausbreitung der Erregung, Abkürzung des Aktionspotentials und erhöhte Automatieneigung primitiven Formen der elektrischen Aktivität entsprechen (Tritthart 1981). Es ist so verständlich, daß Myokardzellen, die durch eine Schädigung Funktionseinbußen erlitten, auf diesem elektrophysiologisch primitiveren Niveau arbeiten müssen oder solche Stadien während des Absterbens durchlaufen. Entdifferenzierte Zellen des Arbeitsmyokards haben dann ein reduziertes Membranpotential (Ten Eick u. Singer 1979), verzögern die Erregungsleitung und die normale Stabilität ihres Membranpotentials ist verändert. Sie können so zur Ursache dysrhythmischer Aktivität im Herzen werden. Bei Schädigung potentieller Schrittmacherzellen, besonders im AV-Knoten und in der sinoatrialen Übergangszone (T-Zone) steht die Störung der Erregungsleitung im Vordergrund. Bei einer Schädigung von Myokardzellen spielen auch spezifische Milieuveränderungen eine wichtige, z.T. noch wenig untersuchte Rolle, z.B. Adenosin (Schrader et al. 1978; Belardinelli et al. 1980), Kalium Ionen (Senges et al. 1979), Acidose (Marrannes et al. 1979; Coraboeuf et al. 1980), freie Fettsäuren (vgl. Kap. 7D, 3B, 4; Kurien et al. 1971; Ravens u. Jipp 1972; Simonsen u. Kjekshus 1978; Bayer u. Forster 1979 u.a.).

Diese und die in den Kapiteln 2B und 4 vorgestellten Besonderheiten der Entstehung von Herzrhythmusstörungen machen auch verständlich, daß eine therapeutische Maßnahme auf mehreren Ebenen wirksam werden kann. Neben einer Beseitigung der schädigenden Ursache selbst, die – soweit möglich – immer mit Vorrang angestrebt wird, kann die Normalisierung der äußeren Arbeitsbedingungen der Myokardzelle (z.B. Ionenmilieu, pH, mechanische Faktoren, O_2-Zufuhr, freie Fettsäuren etc.) eine ebenso wichtige rhythmisierende Maßnahme sein, wie die direkten Membranwirkungen von Antiarrhythmika. Viele Pharmaka wie z.B. Diuretika, Herzglykoside, u.v.a. haben so potentielle rhythmisierende Effekte. Auch die Normalisierung des nervösen Einflusses auf das Herz (Atropin, Betarezeptorenblocker) kann als derartige Maßnahme zur Normalisierung der Arbeitsbedingungen des Myokards verstanden werden. Die Antiarrhythmika im engeren Sinne modifizieren die transmembranären Ionenströme und beeinflussen so direkt den Potentialablauf an den Myokardmembranen bei Bildung, Ausbreitung und Rückbildung der Erregung im Herzen. Diese Wirkung sollte im Idealfall die pathophysiologisch entscheidende Änderung der Membranfunktion antagonisieren, derzeit sind aber zumeist weder Ort noch Ursache des Geschehens mit der gewünschten Genauigkeit zu treffen. Die rasch anwachsende Zahl von Stoffen mit derartigen direkt rhythmisierenden Membranwirkungen macht es besonders wichtig, eine Klassifizierung der Pharmaka vorzunehmen.

III. Einteilung antiarrhythmischer Pharmaka

1. Allgemeine Gesichtspunkte

Unter dem Überbegriff Antiarrhythmika im engeren Sinne werden sehr unterschiedliche und zum Teil gegensinnig wirksame Stoffe mit direkt rhythmisierenden Effekten, Einfluß auf die transmembranären Ionenströme und Angriff an der Membran der Myokardzellen zusammengefaßt. Eine Unterteilung dieser Stoffgruppe ist selbstverständlich notwendig und sie soll den klinischen Erfordernissen und den pharmakologischen Gegebenheiten Rechnung tragen. Die Rhythmusstörungen lassen sich in verschiedener Weise klassifizieren und eine Orientierung der Klassifizierung der Antiarrhythmika am klinischen Erscheinungsbild wäre differentialtherapeutisch wünschenswert und ist in Grenzen auch möglich. Aber gleiche Rhythmusstörungen können unterschiedlichste Ursachen haben. Eine Unterteilung bzw. Beurteilung der Wirksamkeit von Antiarrhythmika anhand der Bedrohlichkeit der Rhythmusstörungen hätte ebenfalls einige Argumente für sich. Herangezogen hierfür wurde z.B. die Unterteilung der ventrikulären Rhythmusstörungen, die von LOWN u. WOLF 1971 vorgeschlagen wurde. Sie soll „von besonderem Wert zur Bestimmung der Wirksamkeit von Antiarrhythmika" (LOWN u. GRABOYS 1977) und auch für tierexperimentelle Untersuchungen geeignet sein (LOWN et al. 1975). Die Erfahrungen damit sind aber noch wenig ermutigend und wesentliche Verbesserungen unvermeidlich (BIGGER u. WELD 1980). Ob überhaupt eine Orientierung am Schweregrad von Rhythmusstörungen unter Berücksichtigung der Pathogenese zielführend sein kann, ist derzeit zumindest fraglich.

Naheliegend ist es, die klassischen pharmakologischen Kriterien für eine Unterteilung heranzuziehen und sich möglichst am molekularen Wirkungsmodus von Antiarrhythmika zu orientieren. In diesem Zusammenhang ist zu fragen nach der therapeutischen Breite, der Wechselwirkung mit anderen Pharmaka, den pharmakokinetischen Kenngrößen, der Applikationsform u.v.a. (vgl. Kap. 7C) und vor allem nach der Spezifität, d.h. auf welcher speziellen Pharmakon-Rezeptor-Interaktion die biologischen Effekte von Antiarrhythmika beruhen. Diese Information über die Wirkungsweise der Antiarrhythmika ist in ihrem Wert aber auch abhängig davon, welche Kenntnisse über die Veränderung der biophysikalischen Membranfunktionen bei Rhythmusstörungen vorliegen und inwieweit klinisch, mittels EKG und den anderen diagnostischen Methoden die spezielle elektropathologische Ursache und Form der Störung auf zellulärer Ebene erkannt werden kann (JANSE 1979). Die Kenntnisse der speziellen elektropathologischen Veränderungen biophysikalischer Membranfunktionen bei Rhythmusstörungen ist rudimentär und in wesentlichen Teilen hypothetischer Natur. Auch klinisch ist eine klare Zuordnung von erhebbaren Befunden zu Form und Ursache der Störung der elektrischen Zellfunktion nicht möglich, wenn auch die intrakardialen Ableitverfahren einen wesentlichen Schritt nach vorne ermöglicht haben (SCHERLAG 1980).

2. Spezifität der Wirkung

Trotz dieser ungünstigen Konstellation ist es sinnvoll und wichtig, zuerst nach der Spezifität der Wirkung von Antiarrhythmika im engeren Sinne zu fragen, deren Angriffspunkt an der Myokardmembran liegt. In der Myokardmembran liegen auch jene Strukturen, die als sog. Ionenkanäle die variable Energiebarriere für die transmembranäre Diffusion von Ionen während der Membranströme der Erregung sind. Bekanntlich beruht der Einfluß des Nervensystems auf die Myokarderregung letztlich auf der Einflußnahme intrazellulärer Wirkungsvermittler [second messenger, wie zyklisches AMP-Adenosinmonophosphat (Adenylsäure), GMP-Guanosinmonophosphat (Guanylsäure)] auf die Funktion dieser Ionenkanäle. In dieser Weise werden chronotrope, dromotrope und auch inotrope Einflüsse auf die Myokarderregung vermittelt. Die Rezeptor-Neurotransmitter-Interaktion an der Membranoberfläche ist dabei ein zeitlich, kausal, funktionell und strukturell vorgeschalteter Schritt. Für Antiarrhythmika im engeren Sinne wird eine direkte Einflußnahme auf die Ionenkanäle angenommen. Die Einführung von antiarrhythmisch wirksamen Substanzen mit selektiver Hemmwirkung auf einzelne Ionenstromkomponenten, wie der Ca^{2+}-Antagonisten (vgl. 3C; FLECKENSTEIN 1977) und des Amiodaron (CHARLIER et al. 1968; SINGH u. VAUGHAN WILLIAMS 1970; ROSENBAUM et al. 1976), eines Hemmers des Kalium-Stroms, haben es zunehmend wahrscheinlicher gemacht, daß der Angriff der Antiarrhythmika an den Ionenkanälen zu suchen ist. Ionenkanäle sind weitgehend selektiv, d.h. jeweils so gebaut, daß sie nur für eine Ionenart durchlässig sind, aber die Ausstattung der Myokardmembranen mit solchen Ionenkanälen ist nach Kanaldichte und Kanaltypen weder einheitlich noch notwendigerweise eine konstante Größe. Gleiche spezifische Hemmwirkungen auf einen Kanaltyp können also je nach Bauart bzw. Funktionszustand der Membran unterschiedliche Effekte ausüben. Es sei hier nur an die großen Unterschiede in der Funktion der Zellen entlang der Erregungsausbreitung im Herzen erinnert und an die entsprechenden Unterschiede in der Ausprägung von Antiarrhythmika-Wirkungen. Aber auch innerhalb des Arbeitsmyokards lassen sich z.B. bei Ischämie wesentlich verstärkte Antiarrhythmika-Effekte nachweisen (HONDEGHEM u. COTNER 1978). Der Angriffspunkt (Rezeptor) der Wirkung von Antiarrhythmika könnte im Ionenkanal selbst liegen oder in einem, die Ionendiffusion durch den Kanal bestimmenden Kompartiment, z.B. der Glykokalix der Membran (LANGER 1978). Auch eine Hemmung der Effekte von Feldstärke bzw. transmembranärem Potential bei der Steuerung der Kanalfunktionen durch Antiarrhythmika wäre möglich.

In Analogie zu Befunden mit Lokalanästhetika an Nervenfasern (HILLE 1977) nimmt man vereinfachend an, daß der Ionenkanal Rezeptor- bzw. Anlagerungsstellen besitzt, die von einem Antiarrhythmikum besetzt werden können. Dabei muß es vom Grad der Lipophilie abhängen, inwieweit neben dem Zugang von der Membranaußenseite auch eine Wirkung im Kanal und von der Innenseite zum Tragen kommt, die auch unabhängig von einer Öffnung bzw. Aktivierung des Kanals eintreten könnte (HONDEGHEM u. KATZUNG 1977). Ein Ionenkanal mit einem durch ein Antiarrhythmikum besetzten Rezeptor soll für Ionen undurchlässig sein. Die Zahl der so verstopften Ionenkanäle hat Einfluß auf die Zahl der in Ruhe und während der Erregung offenen bzw. aktivierbaren Kanäle und damit auf die Stromdichte. Bekanntlich hängt die Durchlässigkeit der Membran für Ionen davon ab, welche Energiebarriere die Membran für die Bewegung hydratisierter Ionen darstellt. Diese Energiebarriere ist wahrscheinlich nur an definierten Stellen der Membran, den Ionenkanälen, so niedrig, daß ein Ionendurchtritt durch den offenen Kanal entsprechend dem Aktivitäts- bzw. Konzentrationsgefälle möglich ist. Die Zahl der offenen Kanäle pro Membranfläche und die Leitfähigkeit pro Kanal bestimmt dann die Größe der Diffusionsbarriere, wenn zwischen offenem und geschlossenem Zustand des Kanals keine durchlässigen Zwischenstufen existieren und jeder Kanal etwa gleiche Beiträge zur Gesamtpermeabilität beisteuert. Die Steuerung der transmembranären Ionenströme erfolgt durch Änderung der statistischen Verteilung der verschiedenen funktionellen Zustände der Membrankanäle (vgl. Kap. 2A und Abb. 1). Die Hemmwirkung eines Antiarrhythmikums auf einen Kanal, z.B. den Na^+-Kanal der Myokardfaser, hängt dann davon ab, wie viele Kanäle es verstopfen und für den Na^+-Einstrom ausfallen lassen kann. Dies wiederum wird bestimmt durch das sich einstellende Gleichgewicht von Assoziation und Dissoziation zwischen Antiarrhythmikum und Rezeptoren, welches von der Konzentration, der Affinität, dem Zugangsweg zum Rezeptor, dem Funktionszustand des Kanals und anderen Faktoren abhängt (HONDEGHEM u. KATZUNG 1980; TRITTHART 1981). Würde ein Antiarrhythmikum an seinen Rezeptor z.B. nur bei geöffnetem Kanal herankommen, so könnte es an der ruhenden Membran nur wenige Kanäle blockieren, da die meisten Kanäle geschlossen und aktivierbar sind, nur wenige sind aus thermodynamischen Gründen in statistischer Verteilung im offenen Zustand. Ein solches Antiarrhythmikum wäre auf die Öffnung vieler Kanäle für die Entfaltung seiner Wirkung angewiesen, wie sie bei der Membrandepolarisation eintritt. Die Hemmwirkung würde von der Zahl und der Dauer der Depolarisationen also von der Erregungsfrequenz abhängen bzw. bei ständiger Verringerung des Membranpotentials (Kalium-Ionen, Hypoxie etc.) verstärkt ausfallen

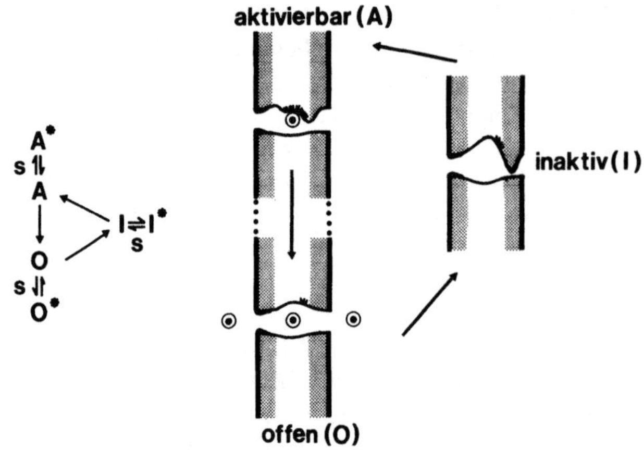

Abb. 1. Skizze der drei funktionellen Zustände eines ionendurchlässigen Membrankanals (*rechts*). Im reaktionskinetischen Schema (*links*) sind mögliche Interaktionen zwischen einem Antiarrhythmikum (*S*) und dem Ionenkanal in den verschiedenen Funktionszuständen (*A, O, I*) aufgezeigt. Nach Interaktion mit dem Antiarrhythmikum (*A*, O*, I**) ist die Stromleitung in dem Kanal blockiert, doch kann diese Hemmwirkung durch Dissoziation zwischen Antiarrhythmikum und hypothetischen Rezeptor im Ionenkanal (z.B. bei hinreichend lipophilen und kleinen Molekülen) rasch abklingen

können. Nimmt man für Antiarrhythmika an, daß es eine von Stoff zu Stoff unterschiedliche Affinität zu den an der Erregung beteiligten Ionenkanälen, unterschiedliche Verteilungen bzw. Zugangswege zu den Rezeptoren, unabhängige Assoziations- und Dissoziationskonstanten für die verschiedenen Funktionszustände des Kanals gibt (vgl. Abb. 1), so resultiert eine außergewöhnliche Vielzahl von möglichen spezifischen Pharmakonwirkungen.

Diese und ähnliche attraktive Hypothesen sind auf die Myokardmembran nicht ohne Vorbehalt übertragbar. Denn die Membranströme an der Myokardmembran, die bestimmende Größe normaler wie dysrhythmischer Aktivität sind derzeit in vivo überhaupt nicht, in vitro- vor allem unter den interessierenden pathologischen Einflüssen – nicht hinreichend exakt zu messen, noch ist die biophysikalische Basis der Permeabilitätsänderung zu analysieren (STEVENS 1977). Mehr als erste ermutigende Ergebnisse derartiger biophysikalischer Experimente liegen zur Zeit noch nicht vor (COLATSKY u. TSIEN 1979; LEE et al. 1981). Weiter sind diese Befunde an Nervenfasern mit Konzentrationen von Antiarrhythmika erhoben worden, die zumeist jenseits jeder klinischen Relevanz um rund 3 Größenordnungen über den üblichen Plasmaspiegeln lagen. Wie wenig Befunde an Nervenfasern übertragbar sind auf das Myokard – auch wenn es sich um einfache Grundfunktionen handelt – mag das Beispiel des Tetrodotoxins zeigen, welches als hochselektiver Blocker des Na^+-Kanals in Nervenfasern am Na^+-Kanal der Myokardmembran erst in exzessiv hohen Dosen wirksam ist.

Es ist derzeit – trotz noch zu besprechender funktioneller Indizien und erster Befunde – keineswegs bewiesen, daß der membranstabilisierenden Hemmwirkung von Antiarrhythmika durchwegs eine derartige spezifische Einflußnahme auf die Funktion der Ionenkanäle zugrunde liegt. Eine erhöhte Energiebarriere für die Diffusion der Ionen durch die Membran und eine Stromhemmung könnte auch auf verschiedene andere Weisen zustande kommen, z.B. durch die Erhöhung der festen Ladungen an der Membranoberfläche, oder durch Erhöhung der Viskosität der Glykokalix oder der Festigkeit der Membran selbst usw. Derartige Effekte würden keine Stromkomponente bzw. Ionenart selektiv inhibieren können. Für eine unspezifische Hemmwirkung spricht, daß sehr unterschiedliche Stoffgruppen derartige Wirkungen besitzen, eine einfache Struktur-Wirkungsbeziehung noch nicht aufgedeckt wurde und keine Organselektivität vorliegt. Antiarrhythmika wie Lokalanästhetika hemmen die Erregung im Herzen, in Nervenfasern und in anderen erregbaren Strukturen. Die Zahl der Stoffe mit membranstabilisierenden Nebenwirkungen, die nicht nur bei Intoxikation zu berücksichtigen sind, ist außerordentlich groß (STIMMEL 1975; HEIDRICH 1978; GRANT et al. 1978; ARLOCK et al. 1978; KESTELOOT 1979; WANG u. JAMES 1979; BRENNAN 1980; ELKAYAM u. FRISHMAN 1980; WELD u. BIGGER 1980 u.v.a.). Antiarrhythmika sind durchweg reich an Nebenwirkungen (SINGH 1977; WEIDNER u. ENGELS 1978), ihre therapeutische Breite ist relativ gering. Selbst bestimmte Lösungsvermittler haben antiarrhythmische Effekte bei besserem therapeutischem Quotienten (YASAKA et al. 1979). Weiter ist z.B. die membrandepressive Nebenwirkung von Betarezeptorenblockern auf Herz, Nerven, glatte Muskulatur und Zentralnervensystem nicht stereospezifisch und in ihrer Stärke direkt mit den lipophilen Eigenschaften der Moleküle korreliert. Auch die Membranwirkungen des klassischen Antiarrhythmikums Chinidin lassen sich durchwegs als eine unspezifische Hemmwirkung auf alle transmembranäre Ionenströme erklären.

3. Membranwirkungen von Chinidin

Würde Chinidin in unspezifischer Weise alle transmembranären Ionenströme verringern, so müßte sich eine solche Wirkung – nach der im Kapitel 2A vorgestellten Ionentheorie des Aktionspotentials – in folgender Weise zeigen:

1. Reduktion des Na^{+}-Einstroms: mindert die Anstiegsgeschwindigkeit des Aktionspotentials, die Erregbarkeit und die Ausbreitungsgeschwindigkeit der Erregung im Arbeitsmyokard von Vorhof und Kammer (ausgenommen sind Bereiche mit sehr niedrigem Membranpotential wie Sinus- und AV-Knoten). Im EKG resultiert eine QRS-Verbreiterung in Korrelation zum Plasmaspiegel (HEISSENBUTTEL u. BIGGER 1970).

2. Reduktion des Ca^{2+}-Einstroms: reduziert die Kontraktionskraft und die Positivität des Plateaus des Aktionspotentials. Im Arbeitsmyokard ist der langsame Ca^{2+}-Einstrom auf die Plateauphase des Aktionspotentials beschränkt, in Sinus- und AV-Knoten wird eine Mitbeteiligung des Ca^{2+}-Einstroms an der langsamen Depolarisation während der Diastole und während der Anstiegsphase des Aktionspotentials angenommen. Die Automatieneigung und die Ausbreitungsgeschwindigkeit der Erregung sollte unter Chinidin abnehmen. Bekanntlich hat Chinidin aber eine vagolytische Wirkung, die zu gegensinnigen Effekten auf den Ca^{2+}-Einstrom führt. Deshalb ist die Gesamtwirkung auf die Automatieneigung in Sinus- und AV-Knoten in der Regel Null oder schwach

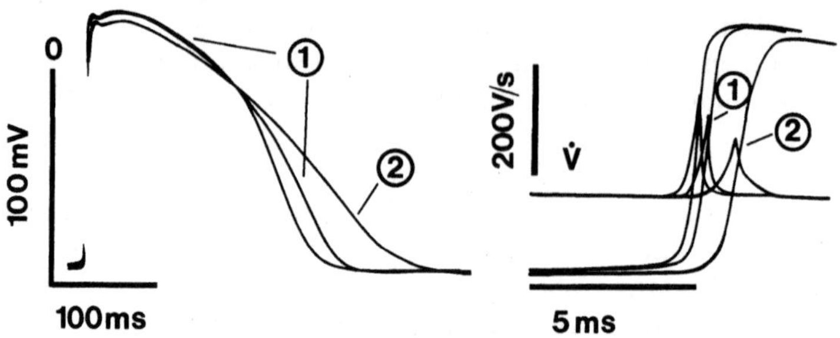

Abb. 2. Der Einfluß von Chinidin auf das Aktionspotential des Ventrikelmyokards der Katze. Die Wirkung von 3 µg/ml (*1*) und 10 µg/ml (*2*) Chinidin auf das Plateau und die Repolarisationsphase des Aktionspotentials ist links, die Hemmwirkung auf die Anstiegsphase des Aktionspotentials in der rechten Bildhälfte mit erhöhter Strahlgeschwindigkeit dargestellt. Chinidin verringert die Geschwindigkeit des Aktionspotentialanstiegs (vgl. Potentialableitung $\dot{V}$), welcher von der Größe des Na^+-Einstroms abhängt, flacht in hoher Dosierung das Plateau des Aktionspotentials geringfügig ab, welches vom langsamen Ca^{2+}-Einstrom beeinflußt wird und protrahiert die vom K^+-Ausstrom abhängende Repolarisation des Aktionspotentials. Diese chinidinbedingten Veränderungen weisen auf eine Reduktion der an der normalen Erregung des Ventrikelmyokards beteiligten Ionenströme hin

positiv und die Leitung der Erregung durch den AV-Knoten wird nicht wie im His-Purkinje-System (Na^+-Hemmwirkung) verlangsamt (JOSEPHSON et al. 1974b). Die Minderung der Kontraktionskraft im Vorhof ist überlagert von einer positiv inotropen Wirkung, die mit der Aktionspotentialverlängerung korreliert (NAWRATH 1981).

3. Reduktion des K^+-Ausstroms: verzögert die Repolarisation vor allem in ihrem raschen Teil nach dem Plateau. Die Refraktärphase wird durch die verzögerte Repolarisation (potentialabhängig) und zusätzlich durch die Minderung des Na^+-Einstroms (potentialunabhängig) verlängert. Diese Aktionspotentialverlängerung zeigt sich im EKG als Verlängerung der Q-T-Dauer, die verlangsamte Repolarisation könnte sich in einer Amplitudenabnahme der T-Welle ausdrücken. Am Vorhof hat Chinidin durch seine vagolytische Wirkung via Aktionspotentialverlängerung noch eine zusätzliche Refraktärzeit-verlängernde Wirkung, worauf das bessere Ansprechen supraventrikulärer Arrhythmien auf Chinidin beruhen könnte. Die Wirkung auf die Aktionspotentialdauer ist gering ausgeprägt, wenn die Aktionspotentialdauer bereits lang ist, z.B. in Experimenten mit niedriger Reizfrequenz. So werden die unterschiedlich langen Aktionspotentiale entlang der Erregungsleitung durch das Purkinje-Fasersystem durch Chinidin annähernd gleich lang gemacht und so die Inhomogenitäten in der Repolarisation vermindert (WANG u. PARKER 1980). Die Verlängerung der Aktionspotentialdauer von Purkinje-Fasern durch Chinidin schlägt um in eine Verkürzung, wenn mit Isoproterenol und Acetylcholin vorbehandelt wurde (MIRRO et al. 1980).

Abbildung 2 zeigt in Übereinstimmung mit zahlreichen Befunden in der Literatur, daß durch Chinidin tatsächlich die Anstiegsgeschwindigkeit verringert, das Plateau etwas abgeflacht und die Dauer des Aktionspotentials verlängert wird. Eine derartige, offensichtlich uniforme Hemmung aller Kationenbewegungen während des normalen Aktionspotentials konnte auch für das menschliche Myokard nachgewiesen werden (NAWRATH u. ECKEL 1979). Sie ist aber keineswegs allen Antiarrhythmika zu eigen, deren Wirkung – nach den unterschiedlichsten Kriterien – als chinidinartig bezeichnet wird. Vielmehr scheint hier jede Substanz ihr eigenes charakteristisches Wirkungsprofil zu besitzen und die Ausprägung der Hemmwirkungen auf die einzelnen Ionenströme vom Versuchsobjekt, der Substanz, der Dosis, dem extrazellulären Milieu, den Einflüssen des Nervensystems und anderen Faktoren abzuhängen. In niedriger Dosierung von Chinidin ist z.B. eine Hemmwirkung auf das Plateau des Aktionspotentials nicht mehr nachweisbar (vgl. Abb. 2; NAWRATH 1981). Sicher besteht keine einheitliche Korrelation zwischen dem Ausmaß der Na^+-antagonistischen Hemmung der Erregbarkeit und den Ca^{2+}-antagonistischen Effekten, z.B. hat Procainamid vernachlässigbare Ca^{2+}-antagonistische, Verapamil vernachlässigbare Na^+-antagonistische Effekte und die Abgrenzung der Gruppe der Ca^{2+}-antagonistischen Antiarrhythmika ist heute selbstverständlich (vgl. Kap. 3C).

4. Methodenkritik

Eine exakte Analyse des Wirkungsprofils der Antiarrhythmika erfordert zu allererst eine kritische Bewertung der dafür eingesetzten Methoden. Es wurde bereits einleitend auf die zahlreichen Schwierigkeiten hingewiesen, die mit dem Versuch verbunden sind, aus Veränderungen der normalen elektrischen Aktivität, beobachtet im Tierexperiment, auf die Wirkungsweise von Antiarrhythmika zu schließen. Aber auch die Messung und Interpretation solcher Veränderungen wirft im Detail eine Reihe von Problemen auf, die kurz besprochen werden sollen:

a) Na^+-Einstrom
Anders als am Nervenaxon sind am Herzmuskel die Schwierigkeiten den Na^+-Strom zu messen außerordentlich groß (TRAUTWEIN 1973; FOZZARD u. BEELER 1975) und mehr als erste Ergebnisse liegen derzeit nicht vor (COLATSKY u. TSIEN 1979; LEE et al. 1981). Deshalb wird fast durchweg die maximale Depolarisationsgeschwindigkeit [$\dot{V}_{max}$ – maximale Depolarisationsgeschwindigkeit bzw. Maximalwert der ersten Ableitung ($\dot{V}$) des Aktionspotentials] der Anstiegsphase des Aktionspotentials als Maß der maximalen Na^+-Leitfähigkeit der Membran verwendet, obwohl es ein indirektes und nicht-lineares Maß ist (SCHWARZ et al. 1973; COHEN u. STRICHARTZ 1977; WALTON u. FOZZARD 1979). Die Na^+-Leitfähigkeit der Membran wird beeinflußt durch einen raschen, potentialabhängigen Aktivierungsschritt und einen langsamen Inaktivierungsprozeß (vgl. Abb. 1). Die Verfügbarkeit von Na^+-Kanälen für die Erregung (membrane responsiveness) zeigt sich, wenn $\dot{V}_{max}$ gegen das Membranpotential aufgetragen wird, als eine sigmoide Kurve (auch als Na^+-Inaktivierung bezeichnet). Diese Kurve wird durch Na^+-antagonistische Antiarrhythmika zu mehr negativen Membranpotentialen verlagert, d.h. bei gegebenem Membranpotential sinkt $\dot{V}_{max}$ als Ausdruck der Verminderung des Na^+-Einstroms und die Erregbarkeit und Leitungsgeschwindigkeit werden reduziert (die Leitungsgeschwindigkeit wird noch durch andere Faktoren in komplexer Weise bestimmt) (JACK et al. 1975; SCHOENBERG

et al. 1975; Fozzard 1977). Während Chen et al. (1975) keine Chinidin-bedingte Verlagerung der Werte von $\dot{V}_{max}$ fanden, bestätigen direkte Strommessungen (Lee et al. 1981) diese bereits seit 1955 bestehende und vielfach bestätigte Hypothese über die Wirkungsweise membranstabilisierender Pharmaka (Weidmann 1955). Schon lange ist eine starke Frequenzabhängigkeit der Hemmwirkung auf $\dot{V}_{max}$ aufgefallen (Johnson u. MacKinnon 1957; Heistracher 1971; Tritthart et al. 1971). Nach eigenen Befunden hemmen einige Substanzen den Na^+-Strom bzw. $\dot{V}_{max}$ lediglich dosisabhängig (z.B. Procainamid, Ajmalin, Spartein u.a.) um für alle Frequenzen annähernd gleiche Beträge. Andere Pharmaka hemmen dagegen $\dot{V}_{max}$ um so stärker, je höher die Erregungsfrequenz ist (z.B. Lidocain und verwandte Stoffe, Prenylamin aber auch Propranolol u.a.). Solche Antiarrhythmika können in Konzentrationen, die im Bereich physiologischer Frequenzen $\dot{V}_{max}$ nicht reduzieren, schon deutlich rhythmisierende Wirkungen entfalten. Denn erst bei Erhöhung der Frequenz wird dieser Hemmeffekt wirksam und unterdrückt so pathologisch hohe Frequenzen oder vorzeitig einfallende Erregungen (Frequenzfiltereffekt, Tritthart et al. 1971; Tritthart 1977). Diese Wirkungsunterschiede finden ihr Analogon im Nervenaxon, für welches zwei getrennte Rezeptoren vermutet werden, einer für eine ständige (tonische) und einer für eine Frequenz-abhängige Blockade des Na^+-Kanals (Cahalan u. Almers 1979). Diese Wirkungsunterschiede machen einen einfachen Dosis-Wirkungsvergleich der Na^+-antagonistischen Wirkung verschiedener Antiarrhythmika auf $\dot{V}_{max}$ unmöglich. Die Beziehung zwischen maximaler Anstiegsgeschwindigkeit und Membranpotential wird nicht einfach zu mehr negativen Potentialen verlagert und $\dot{V}_{max}$ wird reduziert, sondern es zeigt sich je nach Substanz, Dosis und Erregungsfrequenz ein anderes Bild (Tritthart 1977; Hondeghem u. Katzung 1980; Courtney 1980). Die direkte Strommessung (Lee et al. 1981) spricht aber nicht dafür, daß durch die Messung von $\dot{V}_{max}$ diese unterschiedlichen Hemmwirkungen auf den Na^+-Strom auch nur qualitativ richtig erfaßt werden können. Auch die Beziehung zwischen $\dot{V}_{max}$ und dem Membranpotential ist nur eingeschränkt gültig, denn es ist nicht gleichgültig, ob niedrigere Potentialwerte spontan (z.B. in Purkinje-Fäden), durch extrazelluläre Kaliumanreicherung oder durch Hypoxie erreicht werden. Diphenylhydantoin hat z.B. an normalen Purkinje-Fasern keinen Einfluß auf $\dot{V}_{max}$ (Bigger et al. 1968), erhöht aber die Anstiegsgeschwindigkeit, wenn sie Hypoxie-bedingt verringert ist (Basset et al. 1970), und senkt sie in hoher Dosierung stärker, wenn die extrazelluläre Kalium-Konzentration erhöht ist (Jensen u. Katzung 1970).

b) Ca^{2+}-Einstrom

Die physiologische und pathophysiologische Rolle des Ca^{2+}-Stroms wird im Kapitel 2 ausführlich erläutert. Der Ca^{2+}-Strom ist schon normalerweise stark frequenzabhängig, massiv cholinerg und Beta-adrenerg beeinflußt, von metabolischen und Milieu-Faktoren (z.B. Adenosin) stark abhängig, aber einer direkten Messung leichter zugänglich (Trautwein 1973; Fozzard u. Beeler 1975). Indirekte Messungen des Ca^{2+}-Stroms via $\dot{V}_{max}$ von sog. Ca^{2+}-Aktionspotentialen (slow response) haben dieselben zuvor für den Na^+-Strom ausgeführten Limitationen und können zusätzlich durch gleichzeitige Änderungen der K^+-Leitfähigkeit erheblich verfälscht werden. Da die Ca^{2+}-antagonistische Wirkungskomponente alleine ungeeignet ist zur Abschätzung des hämodynamischen Risikos und von vielen anderen Einflüssen überlagert sein kann (bei Chinidin z.B. durch die anticholinerge Förderung des Ca^{2+}-Stroms), liegt wenig Gewicht auf einer exakten Quantifizierung dieses Stroms. Wichtiger sind Fragen der Organselektivität (glatte Muskulatur, Koronarien, Sinusknoten, AV-Knoten etc.) und qualitativer Wirkungsunterschiede, wie z.B. Frequenz-abhängiger Hemmung und Veränderung der Aktionspotentialdauer, mit möglicher Bedeutung für die antiarrhythmische Wirksamkeit (vgl. Kap. 2). Aber der grundsätzliche Unterschied im Angriffspunkt der Wirkung von Antiarrhythmika mit Na^{+}- oder mit Ca^{2+}-antagonistischen Effekten zeigt sich auch in klinischen Beispielen. Besteht z.B. neben der normalen, langsamen Erregungsleitung durch den AV-Knoten noch eine konkurrierende Faserverbindung zwischen Vorhof und Kammer mit rascher Na^{+}-abhängiger Erregungsleitung, so ist die Leitung über die akzessorische Bahn durch Na^{+}-antagonistische, jene (retrograde) über den AV-Knoten durch Ca^{2+}-antagonistische Antiarrhythmika zu erschweren (WELLENS 1978).

Wenig ist bekannt über die Natur und die Rolle der schwachen Einströme an der Membran, die für die langsame diastolische Depolarisation erforderlich sind und so die Spontanfrequenz in aktuellen und die Automatieneigung in latenten Schrittmachern mitbestimmen. Die meist an Purkinje-Fäden erhobenen Befunde sind auf die pathologisch gesteigerte Automatieneigung (vgl. Kap. 2B) sowie auf den Sinus- und AV-Knoten kaum übertragbar, außerdem überwiegt dort der nervale Einfluß soweit, daß die direkten Effekte der Antiarrhythmika selten ins Gewicht fallen. Antiarrhythmika mit membranstabilisierender Hemmwirkung auf Na^{+}- und Ca^{2+}-Einströme mindern die Automatieneigung und diese Wirkung in der Diastole kann vermutlich in Zusammenhang gebracht werden mit der membranstabilisierenden Hemmwirkung auf die transmembranären Ionenströme während der Erregung. Antiarrhythmika mit Ca^{2+}-antagonistischer Wirkung könnten vermutlich auch indirekt – via Reduktion der Ca^{2+}-Aktivität an der Membraninnenseite bzw. resultierender Steigerung der Leitfähigkeit im K^{+}-Kanal – gleichsinnige Hemmeffekte entfalten (ISENBERG 1977).

c) K^{+}-Ausstrom

Die letzte Stromkomponente des Aktionspotentials, der K^{+}-Ausstrom während der Repolarisation fand bisher nicht jenes Interesse, welches den depolarisierenden Einströmen zuteil wurde. Hemmwirkungen auf diesen Ausstrom wurden nahezu ausschließlich indirekt erfaßt z.B. anhand der Verzögerung der Repolarisation. Diese Verzögerung der Repolarisation führt zu einer Verlängerung der Refraktärphase, die abhängig ist von der Art und dem Ausmaß der Aktionspotentialverlängerung, aber in der Regel auch durch eine gleichzeitige Minderung des Na^{+}-Einstroms und ein verzögertes Wiedererwachen der Erregbarkeit überlagert und zusätzlich verlängert ist. Die Verlängerung des Aktionspotentials ist eine wenig verläßliche Größe, sie ist abhängig von der Spezies und dem Zelltyp, der Erregungsfrequenz, nervalen Einflüssen, der K^{+}-Konzentration, dem Sauerstoffangebot u.s.w. Schon die für Chinidin ausgeführten Wirkungen zeigen, welche Probleme selbst mit dieser indirekten Messung solcher K^{+}-antagonistischer Effekte verbunden sind. Chinidin und noch ausgeprägter Ajmalin verlängern nicht nur das Aktionspotential, sondern verhindern auch weitgehend die normale Verkürzung bei Frequenzanstieg. Unter der Wirkung von Procainamid, welches ebenfalls K^+-antagonistische Effekte aufweist (JOSEPHSON et al. 1974a; ARNSDORF u. BIGGER 1976; HOFFMAN et al. 1975) kommt es sogar zu einer Umkehr des normalen Verhaltens, die Aktionspotentialdauer ist bei höheren Frequenzen nicht kürzer, sondern sogar länger und die maximale Reizfolgefrequenz entsprechend stark reduziert (TRITTHART 1981). Auch die Hemmwirkung auf den K^+-Strom kann sich nach diesen Befunden um so stärker äußern, je höher die Erregungsfrequenz ist, und eine einfache Dosis-Wirkungsbeziehung für die K^+-Hemmwirkung und die Aktionspotentialverlängerung ist deshalb ebensowenig zu erwarten wie für den Na^+-Strom. Weiter hat eine Ca^{2+}-Stromänderung notwendigerweise Einfluß auf den Potentialverlauf der Plateauphase und auf diesem Wege wiederum Einfluß auf die Aktivierung des nachfolgenden K^+-Stroms und die Inaktivierung des Ca^{2+}- und die Aktivierung des K^+-Stroms überlappen sich zeitlich.

Grundsätzlich ist zu fragen, ob für die antiarrhythmische Therapie eine Hemmwirkung auf die K^+-Leitfähigkeit, falls sie alle Komponenten des K^+-Stromes (vgl. Kap. 2A) erfaßt, erwünscht wäre. Denn neben der erwähnten Aktionspotentialverlängerung würde auch eine Abnahme des Ruhepotentials und eine Erhöhung der Automatieneigung die (unerwünschte) Folge sein. Auch der Hinweis auf das Syndrom der langen Q-T-Dauer zeigt, wie kontrovers diese Frage ist. Eine Erhöhung der K^+-Leitfähigkeit ist für Lidocain und für Diphenylhydantoin wahrscheinlich gemacht worden (BIGGER et al. 1968; JENSEN u. KATZUNG 1970; BASSETT et al. 1970; KABELA 1973; WELD u. BIGGER 1976; ARNSDORF u. BIGGER 1975) und dürfte für die Hemmwirkung auf die Automatie (ARNSDORF 1977) und die repolarisierende und die Erregungsleitung restituierende Wirkung verantwortlich sein (ARNSDORF 1977; BIGGER u. MANDEL 1970). Gleichzeitig kommt es zur Verkürzung der Aktionspotentialdauer, die um so größer ist, je länger die Kontroll-Aktionspotentiale waren (BIGGER et al. 1968; STRAUSS et al. 1968; JENSEN u. KATZUNG 1970; BASSETT et al. 1970; ROSEN et al. 1975). Eine selektive Hemmwirkung auf den repolarisierenden K^+-Ausstrom ist für Amiodaron wahrscheinlich gemacht worden und führt zu ausgeprägter Verlängerung der Aktionspotentiale in Vorhof- und Kammermuskulatur, sowie im His-Purkinje-System (CHARLIER et al. 1968; SINGH u. VAUGHAN WILLIAMS 1970; ROSENBAUM et al. 1976; GOUPIL u. LENFANT 1976; STEINBECK et al. 1981).

Es bleibt festzustellen, daß nicht nur die Messung der Einflüsse von Antiarrhythmika auf die K^+-Ströme des Myokards schwierig ist, sondern daß gleicherweise hemmende wie fördernde Wirkungen auf die K^+-Ströme für antiarrhythmische Effekte in ähnlichen Situationen verantwortlich gemacht werden.

Eine Arrhythmie des Ventrikels verursacht durch eine kreisende Erregung bei unidirektionalem Block könnte z.B. antagonisiert werden durch Substanzen, die die Refraktärdauer verlängern oder abkürzen, oder die Leitungsgeschwindigkeit erhöhen oder vermindern (PAMINTUAN et al. 1970; KOCH-WESER 1979). Die Wahrscheinlichkeit von Rhythmusstörungen wird bei einer Verlängerung der Refraktärdauer durch Hemmung des K^+-Stroms dann nicht mehr in einfacher Weise verringert, wenn gleichzeitig Einflüsse auf die Herzfrequenz vorliegen (etwa durch die Hemmung des K^+-Stroms in der Diastole). Eine einfache Hochrechnung zeigt, daß z.B. durch einen Frequenzanstieg von 1 auf 2 Hz trotz gleichzeitiger Verkürzung der Refraktärdauer von 300 auf 250 Millisekunden sich die unerregbare Gesamtdauer während einer Minute von 18 auf 30 s erhöht, die Wahrscheinlichkeit, daß ein zeitlich mit Zufallsverteilung einfallender Reiz vom Myokard beantwortet würde, sich also wesentlich vermindert.

IV. Klassifizierungsvorschläge

Die aufgezeigten und aus der Sicht der Biophysik gravierenden methodischen Probleme mit der exakten Erfassung der Membranwirkungen von Antiarrhythmika ändern nichts daran, daß die Grundwirkung dieser Stoffe in einer Einflußnahme auf die transmembranären Ionenströme zu suchen ist. Dieses moderne Konzept erinnert an die sehr alten Vorstellungen der „Solidarpathologie" des Asklepiades (120–30 v. Chr.), die hinter einem Krankheitsprozeß eine Störung oder Stockung der Bewegungsvorgänge von Atomen in Gewebeporen, sowie die Beteiligung von Spannungs- und Erschlaffungszuständen der Poren vermutete. Dieser Hinweis mag den bisher erzielten Fortschritt relativieren. Sicher ist es folgerichtig, die zelluläre und molekulare Wirkung von Antiarrhythmika unter Orientierung an diesen Membranwirkungen zu unterteilen und zu klassifizieren. Die Argumentationskette von diesen Grundwirkungen bis hin zu der differentialtherapeutischen Abwägung des Einsatzes eines Antiarrhythmikums in einer gegebenen klinischen Situation ist aber lang und in wesentlichen Teilen offensichtlich lückenhaft. Auch die elektrophysiologische Grundwirkung selbst ist für viele Stoffe nur in geringem Umfang untersucht. Die Kriterien, welche für die verschiedenen Klassifizierungsvorschläge Verwendung finden, mögen für differentialtherapeutische Überlegungen wertvoll sein, sie bringen aber vor allem Ordnung in die große Zahl von Stoffen mit antiarrhythmischen Wirkungen (auf Verabreichungsform, Wirkungsdauer und mögliche Wechselwirkungen mit anderen Pharmaka wird in Kapitel 3 B eingegangen).

Die Wirkung von Antiarrhythmika auf das menschliche Myokard in situ bei intrakardialer Ableitung und programmierter Stimulierung wird von Touboul (1980) zur Klassifizierung in folgender Art und Weise vorgeschlagen:

Klasse I: Hemmwirkungen auf den AV-Knoten (Verlängerung des A-H-Intervalls, der effektiven und funktionellen Refraktärdauer), Herzglykoside, Betarezeptorenblocker, Verapamil.

Klasse II: Einfluß auf das His-Purkinje-System.

IIa: H-V-Intervall verlängert
Mit Verlängerung der Refraktärdauer: z.B. Chinidin, Procainamid, Disopyramid.
Mit Verkürzung der Refraktärdauer: z.B. Ajmalin.

IIb: H-V-Intervall unverändert.
Mit Verlängerung der Refraktärdauer: Bretylium.
Mit Verkürzung der Refraktärdauer: Lidocain, Mexiletin, Diphenylhydantoin.

Klasse III: Einfluß auf AV-Knoten und His-Purkinje-System. (A-H-Intervall verlängert, AV-Knoten-Refraktärdauer verlängert), Aprinidin mit Leitungsverzögerung im His-Purkinje-System, Amiodaron nur mit Verlängerung der Refraktärdauer im His-Purkinje-System.

Diese Klassifizierung ist zwar in wesentlichen Punkten lückenhaft (Sinusknoten, Vorhof, Kammermyokard, Einfluß des Nervensystems) und in ihrer inneren Logik angreifbar, sie argumentiert aber in der Terminologie der klinischen Elektrophysiologie und nicht mit physiologischen und biophysikalischen Kenngrößen, deren Übertragbarkeit auf diese Meßwerte der klinischen Elektrophysiologie keineswegs immer einfach ist und für die Humansituation nicht belegt ist. Deshalb ist es wahrscheinlich, daß Klassifizierungen auf dieser Basis in der Zukunft größere Verwendung finden werden.

Derzeit am verbreitetsten ist die Klassifizierung der Wirkung von Antiarrhythmika nach VAUGHAN WILLIAMS (1970, 1975):

1. „Class I Action": oft als „Chinidin-ähnlich" bezeichnet. $\dot{V}_{max}$ sinkt, die effektive Refraktärperiode wird verlängert. Auch Lidocain, Procainamid, Diphenylhydantoin sollen durch diese Wirkung ihre antiarrhythmischen Effekte ausüben.

2. „Class II Action": Eine große Zahl von Herzrhythmusstörungen, nicht nur bei hyperkinetischem Herzsyndrom und Myokardinfarkt, beruht auf Hyperaktivität des sympathischen Nervensystems. Stoffe dieser Gruppe dämpfen die Effekte des sympathischen Nervensystems entweder durch Besetzung der Rezeptoren (Betarezeptorenblocker) oder durch Hemmung der Freisetzung von Transmittern aus den Nervenendigungen (Bretylium). (Zur „Chinidin-ähnlichen" Wirkung von Betarezeptorenblocker vgl. Abschnitt V und Kap. 7C.)

3. „Class III Action": Selektive Verlängerung des Aktionspotentials. Der relative Mangel an Rhythmusstörungen bei hypothyreoter Stoffwechsellage und die dabei beobachtete Verlängerung der Aktionspotentialdauer (FREEDBERG et al. 1970) sind die Basis für diese Stoffgruppe, deren bisher einzig klinisch wichtiger Vertreter das Amiodaron ist.

4. „Class IV Action": Ca^{2+}-antagonistische Wirkung nach Art des Verapamils (AV-Leitung und Refraktärzeit verlängert, vgl. Kap. 3C).

Der Vorzug dieser Klassifizierung liegt sicher darin, daß die Orientierung an den wichtigsten Stromkomponenten der Erregung eine einfache Zuordnung Na^+-antagonistischer (I), Ca^{2+}-antagonistischer (IV), K^+-antagonistischer (III) und Betarezeptoren-blockierender Substanzen (II) ermöglicht. Zu einer ähnlichen Einteilung kommt HEEG (1978). Aber eine Hemmwirkung auf die Automatieneigung könnte z.B. durch Stoffe mit Wirkungen der Klasse I, II und IV verursacht sein, eine Verlängerung der Refraktärphase von Wirkungen der Gruppe I, III und IV usw. Auch die Wirkung von Stoffen die nach dieser Klassifizierung zur Klasse I gehören, ist mit sehr hoher Wahrscheinlichkeit nicht einheitlich hinsichtlich der Reduktion von $\dot{V}_{max}$ (JOHNSON u. MCKINNON 1957; TRITTHART et al. 1971; COURTNEY 1980). Es gibt mehrere Vorschläge die von diesem Grundkonzept ausgehend eine Verbesserung bzw. Ergänzung anstreben (HOFFMAN u. BIGGER 1971; BASSETT u. HOFFMAN 1971; GETTES u. SURAWICZ 1972; SINGH u. HAUSWIRTH 1974; SASYNIUK u. OGILVIE 1975; DREIFUS et al.

1975; KATZ 1977; SINGH 1978; TRITTHART 1978; GETTES 1979; EDVARDSSON 1980). Von ARNSDORF u. HSIE (1978) wird z.B. vorgeschlagen die Na^+-antagonistische Hemmwirkung (Class I) in anderer Weise zu unterteilen:

Gruppe I: Hauptwirkung auf die Na^+-Leitfähigkeit, mögliche Nebenwirkungen auf den Ca^{2+}-Strom, indirekte Effekte auf das Nervensystem (Procainamid, Chinidin).

Gruppe II: Lidocain, Diphenylhydantoin.
Mechanismus 1: Erhöhung der K^+-Leitfähigkeit im Kammermyokard.
Mechanismus 2: Verstärkte Hemmung des Na^+-Stroms in depolarisiertem Myokard und bei frequenter Erregung, zentralnervöse Wirkungen von Diphenylhydantoin.

Es wird weiter die „Class II Action" in Betarezeptorenblocker (III) und Bretylium (IV) unterteilt und als Gruppe (VI) die der Herzglykoside angeführt. Von BECK u. HOCHREIN (1980) wird eine ähnliche modifizierte Einteilung vorgeschlagen. Die Gruppe 1a umfaßt sog. Chinidin-ähnliche Substanzen, 1b Lidocain und Diphenylhydantoin, 2 die Betarezeptorenblocker, zur Gruppe 3 gehören die Substanzen Bretylium und Amiodaron, Gruppe 4 die Kalziumantagonisten, vor allem Verapamil. SCHMITZ (1980) lehnt sich an die von KATZ (1977) vorgeschlagene Unterteilung an, die neben Substanzen zur Behandlung von Bradyarrhythmien (1) solche zur Behandlung von Extrasystolen und Tachyarrhythmien (2) weiter unterteilt in:

2.1.1. Chinidin, Procainamid, Ajmalin
2.1.2. Lidocain, Diphenylhydantoin
2.2. Betarezeptorenblocker
2.3. sog. Kalzium-Antagonisten (z.B. Verapamil)

Eine Reihe neuer Antiarrhythmika lassen sich nach diesen Befunden (SCHMITZ 1980) folgendermaßen einordnen: Disopyramid (2.1.1.); Aprinidin, Lorcainid und Tocainid (2.1.2.); unklar bleibt die Zuordnung von Mexilitin und Propafenon.

B. Betarezeptorenblocker

Im Gegensatz zur Membranwirkung der Antiarrhythmika im engeren Sinne (vgl. Abschnitt III) ist die erregungshemmende Hauptwirkung der sog. Betarezeptorenblocker eindeutig einem definierten Rezeptor mit bekanntem Agonisten zuzuordnen. Der Ausdruck Betarezeptorenblockade hat sich eingebürgert, obwohl es sich um einen kompetitiven Antagonismus, also um eine reversible Wechselwirkung zwischen Pharmakon und Rezeptor handelt, die durch eine Konzentrationssteigerung des Agonisten im Sinne des Massen-Wirkungsgesetzes aufgehoben werden kann, ein für die Therapie wichtiger Vorzug. Die Wirkung der Betarezeptorenblocker ist ein vorzügliches Beispiel für die Gültigkeit des Konzepts des pharmakologischen Rezeptors („Corpora non agunt nisi fixata", EHRLICH 1913) und für Struktur-Wirkungsbeziehungen (ARIENS 1966; MUSCHOLL u. RAHN 1968; SAAMELI 1972; BARRETT 1975; GROBECKER 1978). Aus der umfangreichen Gesamtwirkung dieser Stoffe werden einige, für Herzrhythmusstörungen wesentliche Aspekte erwähnt, im übrigen muß auf die Kapitel 2, 4 und 7C und auf Übersichtsarbeiten verwiesen werden (BACHMANN 1972; FURCHGOTT 1972; FITZGERALD 1972; KÖHLER 1972; SAAMELI 1972; ABRAMS u. DAVIES 1973; NOSEDA 1973; SINGH u. JEWITT 1974; BARRETT 1975; WIT et al. 1975a, b, c; CONOLLY et al. 1976; JOHNSON u. REGARDH 1976; HARMS 1977; LÜDERITZ 1977; WOLFSON u. COHEN 1977; GROBECKER 1978; KERSTING et al. 1979; OPIE 1980).

Bekanntlich konnte AHLQUIST bereits 1948 zwei Klassen von adrenergen Rezeptoren, die Alpha- und Betarezeptoren unterscheiden, 1972 wurde eine dritte Klasse, die dopaminergen Rezeptoren abgegrenzt (GOLDBERG 1972; FURCHGOTT 1972; NICKERSON 1973). Weiter unterteilen läßt sich die Klasse der Betarezeptoren nach Befunden von LANDS et al. (1967) in Beta-1- und in Beta-2-Rezeptoren. Diese Unterteilung ist in einigen Aspekten, wie z.B. der geforderten Organselektivität, nicht unwidersprochen (ÅBLAD et al. 1975; CONOLLY et al. 1976), aber durch die Entwicklung selektiver Antagonisten (β_1: Practolol, DUNLOP u. SHANKS 1968; BARRETT et al. 1973; bzw. β_2: Butoxamine, WASSERMANN u. LEVY 1974) bestätigt worden. Die Beta-1-Untergruppe an Myokardzellen vermittelt die chronotropen, dromotropen und inotropen Sympathikuseffekte, Beta-2-Rezeptoren die Dilatation von Gefäß- und Bronchialmuskulatur. Das ursprünglich einfache Rezeptor-Konzept ist nicht nur durch die weitgehende Unterteilung kompliziert worden, die zur therapeutisch sinnvollen Unterscheidung von kardioselektiven (β_1) und nicht selektiven (β_1 und β_2) Betarezeptorenblockern geführt hat. Eine Vielzahl neuerer Befunde, deren klinische Relevanz noch nicht abzusehen ist, belebt die Diskussion. Neben postsynaptischen Betarezeptoren an den Myokardzellen gibt es auch präsynaptische Betarezeptoren mit Einfluß auf die Transmitterfreisetzung. Auch Alpharezeptoren sind für Myokardzellen nachgewiesen worden, ihre funktionelle Bedeutung – vor allem unter Betarezeptorenblockade – ist offen. Doch sei daran erinnert, daß Stimulation der Alpharezeptoren am isolierten Myokard die Automatieneigung senkt, die Dauer von Aktionspotential und Refraktärdauer verlängert. Besonders die Regulation und Veränderung der Dichte und der Sensitivität der Beta-1-Rezeptoren der Myokardzellen unter dem Einfluß verschiedener hormoneller und pathologischer Faktoren findet breites Interesse. Das dynamische Gleichgewicht der Rezeptoren kann durch viele Faktoren, z.B. auch durch die Transmitterkonzentration, beeinflußt, Rezeptoren aus einem hochaffinen in ein Stadium mit verringerter Affinität zu Agonisten verwandelt werden. Vor allem aber ist unbestritten, daß die Adenylatzyklase, das entscheidende Bindeglied zwischen Rezeptor-Pharmakon Interaktion und Veränderung der elektrischen Membranfunktion, zugleich eine Stelle ist, in der sich eine Reihe von anderen Einflüssen, z.B. metabolische und hormonelle, summieren können. In dieser Weise kann die Beta-adrenerge Wirkung des Sympathikus entscheidend und den Gegebenheiten der einzelnen Zelle entsprechend modifiziert werden. Eine Übersicht über den derzeitigen Stand der Diskussion bietet ein aktueller Kongreßbericht (GROBECKER et al. 1981).

Für das Wirkungsspektrum der Betarezeptorenblocker, nicht nur für den Einsatz bei Herzrhythmusstörungen, sind substanzspezifische Eigenschaften wichtig und die Grundlagen der Klassifizierung (FITZGERALD 1972; PRICHARD

1978). Dazu zählen neben der bereits erwähnten Kardioselektivität auch eine eventuelle Beta-sympathikomimetische Eigenwirkung, der Grad der Lipophilie, bzw. die Ausprägung membranstabilisierender Nebenwirkungen und die pharmakokinetischen Kenngrößen.

Das Dichlor-Isoprenalin (DCI), die erste Beta-blockierende Substanz (POWELL u. SLATER 1958; MORAN u. PERKINS 1958) und dem Isoproterenol chemisch besonders nahe verwandt, hat eine ausgeprägte stimulierende Wirkung auf die Beta-adrenergen Rezeptoren (MORAN u. PERKINS 1958; BARRETT u. CARTER 1970; WALE u. BILSKI 1978). Zahlreiche Beta-Sympatholytika wurden nach DCI für den klinischen Einsatz entwickelt und verallgemeinernd kann man sagen, daß die Art der Substitution am aromatischen Ring des Katecholamin-Grundgerüsts diese sympathomimetische Eigenwirkung (engl. „intrinsic sympathomimetic activity", oft abgekürzt: ISA) bestimmt, während die Seitenkette für die Affinität zum Rezeptor ausschlaggebend ist. Das Ausmaß der Beta-sympathomimetischen Eigenwirkung muß in Relation zur Betarezeptoren blockierenden Potenz einer Substanz gesehen werden und die Angaben schwanken, je nach Bestimmungsmethode (ÅBLAD et al. 1975; KAUMANN et al. 1978; WALE u. BILSKI 1978; OPIE 1980; BARRETT u. CARTER 1970; CRUICKSHANK 1980). Doch lassen sich die gebräuchlichen Substanzen nach abnehmender „intrinsic activity" in folgender Weise gruppieren (vgl. Kap. 7C):

Mit ISA:	Dichlorisoproterenol
	Pindolol
	Pronethalol
	Practolol
Geringe ISA:	Alprenolol
	Oxprenolol
	Acebutolol
	Toliprolol
	Bunitrolol
	Timolol
Ohne ISA:	Propranolol
	Atenolol
	Bupranolol
	Metoprolol
	Nadolol
	Sotalol
	Tolamolol

In dieser Aufstellung sind die kardioselektiven Betarezeptorenblocker kursiv, wobei die Kardioselektivität natürlich auch eine Frage der Konzentration ist. Die theoretisch und experimentell vorhandenen Vorteile einer sympathomimetischen Eigenwirkung, d.h. einer Blockade des variablen Sympathikusantriebs bei abgeschwächter Zurücknahme des Sympathikotonus sind klinisch für den Einsatz bei Herzrhythmusstörungen – ebenso wie die Kardioselektivität – von z.T. fraglichem Gewicht (vgl. Kap. 7C).

Betarezeptorenblocker haben mit Lokalanaesthetika, Antiarrhythmika, Antihistaminika und anderen Stoffen folgende wesentliche Struktur-Gemeinsamkeit: 1. eine hydrophile Amino-Gruppe, 2. einen lipophilen aromatischen Teil, der 3. durch eine zwischengeschaltete Kette verbunden ist. Je nach Substitution kann die Lipo- bzw. Hydrophilie verändert werden (in der Regel durch den Verteilungskoeffizienten in Oktanol/Wasser definiert). Hydrophile Betarezeptorenblocker wie z.B. Practolol, Atenolol, Sotalol und Nadolol werden im allgemeinen relativ schlecht resorbiert, haben aber geringe individuelle Schwankungen des Plasma-Spiegels, lange Plasma-Halbwertszeiten, eine geringe Aufnahme in das Gehirn und in die Lunge. Sie werden kaum metabolisiert, haben unabhängig von Alter und Leberfunktion annähernd gleiche Wirkung und werden hauptsächlich durch die Niere ausgeschieden (JOHNSON u. REGARDH 1976; SHAND 1977; CRUICKSHANK 1980). Der Grad der Hydrophilie bzw. Lipophilie eines Betarezeptorenlockers ist deshalb für viele therapeutischen Aspekte wichtig. Die Lipophilie ist weiter eine Voraussetzung für die verbreitete membranstabilisierende und lokalanaesthetische Wirkung, die aber nicht – wie die Betarezeptoren blockierende Wirkung – stereospezifisch ist (SMITH 1982).

Als Nebenwirkung verstandene, membranstabilisierende Effekte von Betarezeptorenblockern waren bereits für die ersten klinisch eingesetzten Substanzen bekannt und wurden als „Chinidin-artige" Wirkungskomponente mitverantwortlich gemacht für die antiarrhythmische Wirkung dieser Stoffe (SEKIYA u. VAUGHAN-WILLIAMS 1963; LUCCHESI 1965; MORALES-AGUILERA u. VAUGHAN-WILLIAMS 1965; BARRETT u. CULLUM 1968; BENDER 1968; DAVIES u. TEMTE 1968; GREEFF 1969; WAGNER 1970; CHOI et al. 1972; ABRAMS u. DAVIES 1973; WIT et al. 1975b; LÜDERITZ 1977). Diese Wirkungskomponente hat anfänglich ein sehr großes Interesse gefunden und durch den experimentellen Einsatz von Stereo-Isomeren mit bzw. ohne Betarezeptor-blockierender Wirkung konnte die Rolle Beta-adrenerger Einflüsse in der Entstehung verschiedenartiger Rhythmusstörungen wesentlich exakter definiert werden. Unter Orientierung an den therapeutisch erforderlichen Plasmaspiegeln ist es zunehmend wahrscheinlicher geworden, daß die membranstabilisierende Nebenwirkung der Beta-Blocker eine geringe oder zu vernachlässigende Bedeutung für die antiarrhythmische Wirkung besitzt (BLINKS 1967; COLTART u. SHAND 1970; FITZGERALD 1972; SOMBERG et al. 1979) bis hin zu der Aussage, daß diese membranstabilisierende Wirkung überhaupt nur gut sei für die Verwirrung, die sie angestiftet hat (PRICHARD 1976). In diesem Zusammenhang muß – unter Hinweis auf die Ausführungen in Abschnitt III.2 – daran erinnert werden, daß die lokalanästhetischen Wirkungen nicht mit den membranstabilisierenden und kardiodepressiven Herzwirkungen gleichgesetzt werden können. Chinidin selbst besitzt nur eine mäßig lokalanästhetische Wirkung (DAWES 1946) die etwa jener von Oxprenolol entspricht und von Propranolol übertroffen wird (BARRETT 1975). Es ist weiter wegen der auch für Betarezeptorenblocker nachweisbaren Frequenzabhängigkeit der membranstabilisierenden Wirkung, die z.B. bei Propranolol und Pronethalol jene von Chinidin übertrifft (TRITTHART 1977), schwierig diese Wirkung exakt zu beurteilen und eine fälschliche Unterbewertung ist naheliegend. Flux-Analysen zeigten, daß Propranolol den Na^+-Durchtritt durch die Myokardmembran in ähnlicher Weise wie Chinidin hemmt, aber den K^+-Einstrom erhöht und den K^+-Efflux vermindert (CHOI et al. 1972). Auch gibt es elektrophysiologische Hinweise auf unterschiedliche Hemmwirkungen auf die Stromkomponenten der Myokarderregung, z.B. wirkt Pindolol (in hohen Dosen) rein Na^+-antagonistisch und ist ohne Einfluß auf die Repolarisation (LÜDERITZ 1977), während Sotalol bevorzugt die Aktionspotentialdauer verlängert (KAUMANN u. ARMENDIA 1968). Auf eine unspezifische Ca^{2+}-antagonistische Wirkungskomponente haben FLECKENSTEIN et al. bereits 1968 hingewiesen. Diese Wirkung kann nicht nur im Zusammenhang mit den negativ inotropen kardiodepressiven Effekten gesehen werden, sondern auch in einem – ebenfalls schwer differenzierbaren – Zusammenhang mit den antiarrhythmischen Wirkungen der Betarezeptorenblocker. Ist doch deren spezifische Hauptwirkung ebenfalls in einer Minderung des Beta-adrenerg stimulierten Ca^{2+}-Einstroms zu sehen und die Analogie zur Wirkung Ca^{2+}-antagonistischer Antiarrhythmika (vgl. Kap. 3C) offensichtlich.

Grundsätzlich gelten die Aussagen über die membranstabilisierenden Wirkungen der Antiarrhythmika im engeren Sinn (Abschnitt III) auch für die analoge Nebenwirkung der Betarezeptorenblocker, aber durch die Vielzahl der verfügbaren Substanzen und die verbreitete Meinung von der Belanglosigkeit dieser Nebenwirkung im Rahmen der antiarrhythmischen Therapie, ist die vorhandene Information relativ gering. In der letzten Zeit hat der große Einfluß der Beta-Sympathikolyse auf den hormonellen und metabolischen Status verstärktes klinisches Interesse gefunden. Auch für Herzrhythmusstörungen sind die ausgeprägten Effekte von Betarezeptorenblockern auf die Glykogenolyse, Lipolyse und Wachstumshormon-Ausschüttung, die vor allem für die nicht selektiven Substanzen nachzuweisen sind, nicht ohne Bedeutung (DAY 1975; RAPTIS et al. 1981). Ein erhöhter Spiegel an freien Fettsäuren fordert mehr Sauerstoff zur Verwertung im Herzen (CHALLONER u. STEINBERG 1966; MJØS 1971; IMURA et al. 1971) und ist vermutlich von Bedeutung für die Arrhythmieneigung (KURIEN u. OLIVER 1970; vgl. auch Kap. 7D).

Der überragende Platz, den Betarezeptorenblocker in der Therapie bestimmter Herzrhythmusstörungen einnehmen (vgl. Kap. 7C) beruht auf ihrer spezifischen Wirkung, auf ihrer Fähigkeit das Herz vor Rhythmusstörungen zu schützen, die ausgelöst sind durch erhöhten Katecholaminspiegel im Blut, vermehrte Noradrenalinfreisetzung im Myokard oder erhöhte Empfindlichkeit gegenüber Katecholaminen.

Literatur

Åblad B, Carlsson E, Dahlöf C, Ek L (1975) Some aspects on the pharmacology of adrenergic β-receptor blockers. In: Berglund G, Hansson L, Werkö L (eds) Pathophysiology and management of arterial hypertension. Lindgen & Söner, Mölndal, Sweden, pp 152–166

Abrams WB, Davies RO (1973) The antiarrhythmic mechanisms of betaadrenergic blocking agents. In: Dreifus LS, Likoff W (eds) Cardiac arrhythmias. Grune & Stratton, New York, p 517

Ahlquist RP (1948) A study of adrenotropic receptors. Am J Physiol 153:586

Ariens EJ (1966) Receptor theory and structure-action relationship In: Harper NY, Simmonds AB (eds) Advances in drug research. Academic Press, London New York, p 235

Arlock P, Gullber B, Olsson SOR (1978) Cardiac physiology of four neuroleptics: melperone, haloperidol, thioridazine and chlorpromazine. Naunyn Schmiedebergs Arch Pharmacol 304/1:27–36

Arnsdorf MF (1977) The effect of antiarrhythmic drugs on triggered sustained rhythmic activity in cardiac Purkinje fibers. J Pharmacol Exp Ther 201/3:689–700
Arnsdorf MF, Bigger JT (1975) The effects of lidocaine on components of excitability in long mammalian cardiac Purkinje fibers. J Pharmacol Exp Ther 195:206
Arnsdorf MF, Bigger JT (1976) The effect of procain amide on components of excitability in long mammalian cardiac Purkinje fibers. Circ Res 38:115
Arnsdorf MF, Hsieh YY (1978) Pharmacology of cardiovascular drugs: B. Antiarrhythmic agents. In: Hurst, Logue, Schlant, Wenger (eds) The heart, 4th edn. McGraw-Hill, New York
Bachmann GW (1972) Beta-Sympathicolyse als therapeutisches Prinzip. Kurzmonographien Sandoz 7:17
Barrett AM (1975) A survey of the pharmacological properties of adrenergic beta-receptor antagonists. In: Lydtin H, Meesmann W (Hrsg) Kardiale Sympathikolyse als therapeutisches Prinzip. Thieme, Stuttgart
Barrett AM, Carter J (1970) Comparative chronotropic activity of β-adrenoceptive antagonists. Br J Pharmacol 40:373–381
Barrett AM, Cullum VA (1968) The biological properties of the optical isomers of propranolol and their effects on cardiac arrhythmias. Br J Pharmacol 34:43
Barrett AM, Carter J, Fitzgerald JD, Hull R, LeCount D (1973) A new type of cardioselective adrenoceptive blocking drug. Br J Pharmacol 48:340
Bassett AL, Hoffman B (1971) Antiarrhythmic drugs: Electrophysiologic actions. Ann Rev Pharmacol 11:143
Bassett AL, Bigger J, Hoffman B (1970) "Protective" action of diphenylhydantoin on canine Purkinje fiber during hypoxia. J Pharmacol Exp Ther 173:336
Bayer BL, Forster W (1979) Actions of prostaglandin precursors and other unsaturated fatty acids on conduction time and refractory period in the cat heart in situ. Br J Pharmacol 66/2:191–195
Beck OA, Hochrein H (1980) Medikamentöse Therapie von Herzrhythmusstörungen. In: Hochrein H (Hrsg) Herzrhythmusstörungen. Springer, Berlin Heidelberg New York
Belardinelli L, Belloni FL, Rubio R, Berne RM (1980) Atrioventricular conduction disturbances during hypoxia. Possible role of Adenosine in rabbit and guinea pig heart. Circ Res 47/5:684–691
Bellet S (1966) Electrolyte disorders in the genesis of cardiac arrhythmias. In: Dreifus LS, Likoff W (eds) Mechanism and therapy of cardiac arrhythmias. Grune & Stratton, New York
Bender F (1968) Behandlung von Herzrhythmusstörungen mit Beta-Rezeptorenblockern. Wien Med Wochenschr 118:820
Bigger JT, Mandel W (1970) Effect of lidocaine on conduction in canine Purkinje fibers and at the ventricular muscle – Purkinje fiber junction. J Pharmacol Exp Ther 172:239
Bigger JT, Weld FM (1980) Shortcomings of the Lown grading system for observational or experimental studies in ischemic heart disease. Am Heart J 100/6/2:1081
Bigger J, Bassett A, Hoffman B (1968) Electrophysiological effects of diphenylhydantoin on canine Purkinje fibers. Circ Res 22:221
Bjerregaard P (1980) Prevalence of variability of cardiac arrhythmias in healthy subjects. In: Chamberlain DA, Kulbertus H, Mogensen L, Schlepper M (eds) Cardiac arrhythmias in the active population. Hässle, Mölndal, Sweden
Blinks JR (1967) Evaluation of the cardiac effects of several beta adrenergic blocking agents. Ann NY Acad Sci 139:673
Brennan FJ (1980) Electrophysiologic effects of imipramine and doxepin in normal and depressed cardiac purkinje fibers. Am J Cardiol 46/4:599–606
Cahalan MD, Almers W (1979) Interactions between quarternary lidocaine, the sodium channel gates, and tetrodotoxin. Biophys J 27:39–56
Challoner DR, Steinberg D (1966) The effects of free fatty acids on the oxygen consumption of the perfused rat heart. Am J Physiol 210:280–286
Charlier R, Deltour G, Baudine A, Chaillet F (1968) Pharmacology of amiodarone, an anti-anginal drug with a new biological profile. Arzneimittel-Forsch 18:1408

Chen C, Gettes LS, Katzung BG (1975) Effect of lidocaine and quinidine on steady-state characteristics and recovery kinetics of $(dV/dt)_{max}$ in guinea pig ventricular myocardium. Circ Res 37:19–29

Choi SJ, Roberts J, Kelliher GJ (1972) The effect of propranolol and quinidine on ^{22}Na- and ^{42}K-exchange in the cat papillary muscle. Eur J Pharmacol 20:20

Chung EK (1977) Electrolyte imbalance and cardiac arrhythmias. In: Principles of cardiac arrhythmias. Williams & Wilkins, Baltimore

Cohen IS, Strichartz GR (1977) On the voltage-dependent actions of Tetrodotoxin. Biophys J 17:275–279

Colatsky TJ, Tsien RW (1979) Sodium channels in rabbit cardiac purkinje fibers. Nature (London) 278/5701:265–268

Coltart DJ, Shand DG (1970) Plasma propranolol levels in the quantitativ assessment of β-adrenergic blockade in man. Br Med J 3:731

Conolly ME, Kersting F, Dollery CT (1976) The clinical pharmacology of beta-adrenoceptor blocking drugs. Prog Cardiovasc Dis 19:203

Coraboeuf E, Deroubaix E, Coulombe A (1980) Acidosis-induced abnormal repolarization and repetitive activity in isolated dog Purkinje fibers. J Physiol (Paris) 76/2:97–106

Courtney KR (1980) Interval-dependent effects of small antiarrhythmic drugs on excitability of guinea-pig myocardium. J Mol Cell Cardiol 12:1273–1286

Cruickshank JM (1980) The clinical importance cardioselectivity and lipophility in betablockers. Am Heart J 100:160–178

Davis LD, Temte JV (1968) Effects of propranolol on the transmembrane potentials of ventricular muscle and Purkinje fibers of the dog. Circ Res 22:661

Dawes GS (1946) Synthetic substitute for quinidine. Br J Pharmacol 1:90

Day JL (1975) The metabolic consequences of adrenergic blockade: a review. Metabolism 24:978–966

Dreifus LS, Azevedo IM de, Watanabe Y (1974) Electrolyte and antiarrhythmic drug interaction. Am Heart J 88:95

Dreifus LS, Azevedo IM de, Katz MR (1975) New antiarrhythmic drugs. In: Donoso E (ed) Current cardiovascular topics. Drugs in cardiology, part I. Thieme, Stuttgart, p 106

Dunlop D, Shanks RG (1968) Selective blockade of adrenoceptive beta receptors in the heart. Br J Pharmacol Chemother 32:207–218

Edvardsson N (1980) Electrophysiology classification of anti-arrhythmic drugs and betablockers. Curr Ther Res Clin Exp [Suppl] 28/1:113–118

Ehrlich P (1913) Proc 17th Intern Congr Med

Elkayam U, Frishman W (1980) Cardiovascular effects of phenothiazines. Am Heart J 100/3:397–401

Fisch C (1973) Relation of electrolyte disturbances to cardiac arrhythmias. Circulation 47:408

Fitzgerald JD (1972) Beta adrenergic blocking drugs. Present position and future developments. Acta Cardiol [Suppl] 15:199–216

Fleckenstein A (1977) Specific pharmacology of calcium in myocardium, cardiac pacemakers, and vascular smooth muscle. Ann Rev Pharmacol Toxicol 17:149

Fleckenstein A, Döring HJ, Kammermeier H (1968) Einfluß von β-Rezeptorenblockern und verwandten Substanzen auf Erregung, Kontraktion und Energiestoffwechsel der Myokardfaser. Klin Wochenschr 46:343

Fozzard HA (1977) Excitability and passive electrical properties. Prog Cardiovasc Dis 14:343

Fozzard HA, Beeler GW (1975) The voltage clamp and cardiac electrophysiology. Circ Res 37:403

Freedberg AS, Papp JG, Vaughan-Williams EM (1970) The effect of altered thyroid state on atrial intracellular potentials. J Physiol (London) 207:357

Furchgott RF (1972) The classification of adrenoceptors (adrenergic receptors). An evaluation from the standpoint of receptor theory. In: Blaschko H, Muscholl E (eds) Catecholamines. Handbook of experimental pharmacology, vol 33. Springer, Berlin Heidelberg New York, pp 283–335

Gettes LS (1979) On the classification of antiarrhythmic drugs. Med Conc Cardiovasc Dis 48/3:13–18
Gettes LS, Surawicz B (1972) Principles of antiarrhythmic therapy in patients with acute myocardial infarction. In: Maeltzer LE, Dunning AJ (eds) Textbook of coronary care. Charles, Philadelphia Amsterdam, p 263
Goldberg JJ (1972) Cardiovascular and renal actions of dopamine: potential clinical applications. Pharmacol Rev 24:1
Greeff K (1969) Pharmakologische und toxikologische Begleiterscheinungen der antifibrillatorischen Substanzen. Verh Dtsch Ges Kreislaufforsch 35:88
Grobecker H (1978) Experimentelle Untersuchungen zum Wirkungsmechanismus von Beta-Sympatholytika und ihre Bedeutung für die Behandlung des Blutdruckes. In: Lichtlen PR, Mäurer W, Schömig A, Dietz R (Hrsg) Betablockade. Thieme, Stuttgart
Grobecker H, Delius W, Kübler W (eds) (1981) Catecholamines and the heart. Recent advances in experimental and clinical research. Springer, Berlin Heidelberg New York
Goupil N, Lenfant J (1976) The effects of amiodarone on the sinus node activity of the rabbit heart. Eur J Pharmacol 39:23
Grant AO, Hondeghem LM, Katzung BG (1978) Effects of droperidol on depolarization-induced automaticity. maximum upstroke velocity ($\dot{V}_{(max)}$) and the kinetics of recovery of $\dot{V}_{(max)}$ in guinea pig ventricular myocardium. J Pharmacol Exp Ther 205/1:193–203
Harms HH (1977) Cardioselective beta-adrenoceptor blocking argents: human and animal studies in vitro and in vivo. Thesis, Amsterdam, Europrint, Rijswijk, pp 115–127
Heeg E (1978) Pharmakodynamische Aspekte rhythmisierender Substanzen. In: Antoni H, Bender F, Gerlach E, Schlepper M (Hrsg) Herzrhythmusstörungen. Schattauer, Stuttgart New York
Heidrich H (1978) Myokardschäden und Herzrhythmusstörungen bei exogenen Intoxikationen. Med Welt 78/10:375–377
Heissenbuttel PH, Bigger JT (1970) The effects of oral quinidine on intraventricular conduction in man: correlation of plasma quinidine with changes in QRS duration. Am Heart J 80:453
Heistracher P (1971) Mechanism of action of antifibrillatory drugs. Naunyn Schmiedebergs Arch Exp Pathol Pharmacol 269:199–212
Hille B (1977) Local anaesthetics: hydrophylic and hydrophobic pathways for drug receptor reactions. J Gen Physiol 69:497
Hoffman BF, Bigger JT (1971) Antiarrhythmic drugs. In: Palma D (ed) Drill's pharmacology in medicine, 4th edn. McGraw-Hill, New York, p 824
Hoffman BF, Rosen MG, Wit AL (1975) Electrophysiology and pharmacology of cardiac arrhythmias. VII. Cardiac effects of quinidine and procainamide. Am Heart J 89:804–808, 90:117–122
Hondeghem LM, Cotner CL (1978) Reproducible and uniform cardiac ischemia: effects of antiarrhythmic drugs. Am J Physiol 4/5:H574–H580
Hondeghem LM, Katzung BG (1977) Time and voltage-dependent interactions of antiarrhythmic drugs with cardiac sodium channels. Biochim Biophys Acta 472:373
Hondeghem LM, Katzung BG (1980) Test of a model of antiarrhythmic drug action. Circulation 61:1217–1226
Imura H, Kato Y, Ikeda M, Morimoto M, Yawate M (1971) Effect of adrenergic blocking or stimulating agents on plasma growth hormone, immuno reactive insulin, and blood free fatty acid levels in man. J Clin Invest 50:1069–1079
Isenberg G (1977) Cardiac Purkinje fibers. $(Ca^{2+})_i$ controls steady state potassium conductance. Pflügers Arch Ges Physiol 37:71
Jack JJB, Noble D, Tsien RW (1975) Electric current flow in excitable cells. Clarendon Press, Oxford
Janse MJ (1979) Clinical relevance of experimentally obtained electrophysiologic data on antiarrhythmic drugs. Herz 4/4:323–329
Jensen R, Katzung B (1970) Electrophysiological actions of diphenylhydantoin on rabbit atria. Circ Res 26:17
Johnson EA, MacKinnon MG (1957) Differential effect of quinidine and pyrilamine on the myocardial action potential at various rates of stimulation. J Pharmacol Exp Ther 120:460

Johnsson G, Regårdh CG (1976) Clinical pharmacokinetics of β-adrenoceptor blocking drugs. Clin Pharmacokinet 1:233–263
Josephson ME, Caracta AR, Ricciutti MA, Lau SH, Damato AN (1974a) Electrophysiological properties of procaine amide in man. Am J Cardiol 33:596
Josephson ME, Seides SF, Batsford WP, Weisfogel GM, Akhtar M, Caracta AR, Lau SH, Damato AM (1974b) The electrophysiological effect of intramuscular quinidine on the atrioventricular conducting system in man. Am Heart J 87:55
Kabela E (1973) The effect of lidocaine on potassium efflux from various tissues of dog heart. J Pharmacol Exp Ther 184:611
Katholi CR, Urthaler F, Macy JJR, James TN (1977) A mathematical model of automaticity in the sinus node and AV junction based on weakly coupled relaxation oscillators. Comput Biomed Res 10/6:529–543
Katz AM (1977) Physiology of the heart. Raven Press, New York, pp 372–379
Kaumann AJ, Aramendia P (1968) Prevention of ventricular fibrillation induced by coronary ligation. J Pharmacol Exp Ther 164:326–332
Kaumann AJ, Birnbaumer L, Wittmann R (1978) Heart β-adrenoceptors. In: O'Malley BW, Birnbaumer L (eds) Hormone receptors. Academic Press, New York
Kersting F, Kasper W, Meinertz T (1979) 15 Jahre Therapie mit β-Rezeptorenblockern. Med Klin 74:1179–1188
Kesteloot H (1979) Cardiac toxicity of drugs. Excerpta Medica 470:639–640
Koch-Weser J (1979) Drug therapy: disopyramide. N Engl J Med 300:957–962
Köhler E (1972) β-Rezeptorenblocker: Pharmakologie und Therapie. Herz Kreisl 4:12–18
Krause H, Tritthart H (1975) The role of myocardial membrane leakage channels in the production of fibrillation: studies with an analog computer model. In: Basic functions of cations in myocardial activity. Recent advances in studies on cardiac structure and metabolism, vol 5. University Park, Baltimore, p 295
Krinsky VI (1978) Mathematical models of cardiac arrhythmias (spiral waves). Pharmacol Ther Part B 3/4:539–555
Kurien VA, Oliver MF (1970) A metabolic cause for arrhythmias during acute myocardial infarction. Lancet 1:813
Kurien VA, Yates PA, Oliver MF (1971) The role of free fatty acids in production of ventricular arrhythmias after acute coronary artery occlusion. Eur J Clin Invest 1:225
Lands AM, Arnold A, McAuliff JP, Luduena FP, Brown TG (1967) Differentiation of receptor systems activated by sympathomimetic amines. Nature 214:577–598
Langer GA (1978) The structure and function of the myocardial cell surface. Am J Physiol 235:H 461
Lee KS, Hume JR, Giles W, Brown AM (1981) Sodium current depression by lidocain and quinidine in isolated ventricular cells. Nature 291:325–327
Lown B, Graboys TB (1977) Management of patients with malignant ventricular arrhythmias. Am J Cardiol 39:910
Lown B, Wolf M (1971) Approaches to sudden death from coronary heart disease. Circulation 44:130
Lown B, Calvert AF, Armington R, Ryan M (1975) Monitoring for serious arrhythmias and high risk of sudden death. Circulation 52:111–189
Lucchesi BR (1965) The effects of pronethalol and its dextroisomer upon experimental cardiac arrhythmias. Pharmacol Exp Ther 148:94–99
Lüderitz (1977) Die Behandlung von Herzrhythmusstörungen mit Betarezeptorenblockern. Herz Kreisl 9, 10:541–548
Marrannes R, Hemptinne A de, Leusen I (1979) Influence of lactate and other organic ions on conduction velocity in mammalian heart fibres depressed by "metabolic" acidosis. J Mol Cell Cardiol 11/4:359–374
Mirro MJ, Watanabe AM, Bailey JC (1980) Electrophysiological effects of disopyramide and quinidine on guinea pig atria and canine cardiac Purkinje fibers. Dependence on underlying cholinergic tone. Circ Res 46/5:660–668
Mjøs OD (1971) Effect of free fatty acids on myocardial function and oxygen consumption in intact dogs. J Clin Invest 50:1386–1389

Morales-Aguilera A, Vaughan-Williams EM (1965) The effects on cardiac muscle of beta-receptor antagonists in relation to their activity as local anaesthetics. Br J Pharmacol 24:332

Moran NC, Perkins ME (1958) Adrenergic blockade of the mammalia heart by a dichloro-analogue of isoproterenol. J Pharmacol Exp Ther 124:223

Muscholl E, Rahn KH (1968) Adrenerge alpha- und beta-Rezeptoren und ihre spezifischen Hemmstoffe. Klin Wochenschr 46:113

Nawrath H (1981) Action potential, membrane currents and force of contraction in mammalian heart muscle fibres treated with quinidine. J Pharmacol Exp Ther 216/1:176–182

Nawrath H, Eckel L (1979) Electrophysiological study of human ventricular heart muscle treated with quinidine: interaction with isoprenalin. J Cardiovasc Pharmacol 1/4:415–425

Nickerson M (1973) Adrenergic receptors. Circ Res 32/33:53–60

Noseda G (1973) Betablocker und Herzrhythmusstörungen. Schweiz Rundschau Med 32:983

Opie LH (1980) Drugs and the heart: I. Betablocking agents. Lancet I:693–698

Pamintuan JC, Dreifus LS, Watanabe Y (1970) Comparative mechanism of antiarrhythmic agents. Am J Cardiol 26:512–519

Powell CE, Slater JH (1958) Blocking of inhibitory adrenergic receptors by a dichloro-analogue of isoproterenol. J Pharmacol Exp Ther 122:480

Prichard BNC (1976) The use of beta adrenergic blocking drugs in cardiovascular disease. Scott Med J 21:182–187

Prichard BNC (1978) Beta adrenergic blocking drugs and the treatment of high blood pressure. In: Rahn KH, Schrey A (Hrsg) Betablocker. Urban & Schwarzenberg, München Wien Baltimore

Raptis S, Rosenthal J, Welzel D, Moulopoulos S (1981) Effects of cardioselective and non-selective beta-blockade on adrenaline-induced metabolic and cardiovascular responses in man. Eur J Clin Pharmacol 20:17–22

Ravens KG, Jipp P (1972) Konzentrationsänderungen der freien Fettsäuren in der Frühphase nach einem Myokardinfarkt. Verh Dtsch Ges Inn Med 78:1033

Rosen MR, Hoffman BF, Wit AL (1975) Electrophysiology and pharmacology of cardiac arrhythmias: V. Cardiac antiarrhythmic effects of lidocaine. Am Heart J 89:526

Rosenbaum MB, Chiale PA, Halpern MS (1976) Clinical efficacy of amidarone as an antiarrhythmic agent. Am J Cardiol 38:934

Saameli K (1972) Die pharmakologische Charakterisierung β-symphatikolytischer Substanzen. In: Dengler HJ (Hrsg) Die therapeutische Anwendung β-sympathikolytischer Stoffe. Schattauer, Stuttgart New York

Sasyniuk BI, Ogilvie RI (1975) Antiarrhythmic drugs: Electrophysiological and pharmacokinetic considerations. Ann Rev Pharmacol 15:131

Scherlag BJ (1980) The contribution of new intracardiac techniques to the understanding of human electrophysiology. In: Befeler B (ed) Selected topics in cardiac arrhythmias. Futura, Mount Kisco, New York, pp 9–23

Schmitz W (1980) Klassifizierung neuer Antiarrhythmika nach elektrophysiologischen Gesichtspunkten. Klin Wochenschr 58:907–918

Schoenberg M, Dominguez G, Fozzard HA (1975) Effect of diameter on membrane capacity and conductance of sheep cardiac Purkinje fibers. J Gen Physiol 65:441

Schrader J, Baumann G, Gerlach E (1978) Katecholamin-antagonistische Wirkungen von Adenosin am Herzen. In: Antoni H, Bender F, Gerlach E, Schlepper M (Hrsg) Herzrhythmusstörungen. Schattauer, Stuttgart New York, S 161–170

Schwarz JR, Ulbricht W, Wagner HH (1973) The rate of action of tetrodotoxin on myelinated nerve fibers of Xenopus laevis and Rana esculenta. J Physiol 233:167–194

Sekiya A, Vaughan-Williams EM (1963) A comparison of the antifibrillatory action and effects on intracellular cardiac potentials of pronethalol, disopyramide and quinidine. Br J Pharmacol 21:473

Senges J, Brachmann J, Pelzer D (1979) Effects of some components of ischemia on electrical activity and reentry in the canine ventricular conducting system. Circ Res 44/6:864–872

Shand DG (1977) Pharmacokinetic properties of the beta-adrenoceptor blocking drugs. Cardiovascular drugs, vol 2: Betaadrenoceptor blocking drugs. Adis, Australasia PTY, pp 41–54

Simonsen S, Jekshus JK (1978) The effect of free fatty acids on myocardial oxygen consumption during pacing and catecholamine infusion in man. Circulation 58/3:484–491

Singh BN (1977) Side effects of antiarrhythmic drugs. Pharmacol Ther C 2:151

Singh BN (1978) Rational basis of antiarrhythmic therapy: clinical pharmacology of commonly used antiarrhythmic drugs. Angiology 29:206–242

Singh BN, Hauswirth O (1974) Comparative mechanisms of action of antiarrhythmic drugs. Am Heart J 87:367–382

Singh BN, Jewitt DE (1974) Beta-adrenergic receptor blocking drugs in cardiac arrhythmias. Drugs 7:426

Singh BN, Vaughan-Williams EM (1970) The effect of amiodarone, a new antianginal drug, on intracellular potentials and other properties of isolated cardiac muscle. Br J Pharmacol 39:675–687

Smith HJ (1982) The need to redefine membrane stabilizing activity of beta-adrenergic receptor antagonists. J Mol Cell Cardiol 14:495–500

Somberg JC, Bounous H, Levitt B (1979) The antiarrhythmic effects of quinidine and propranolol in the ouabain-intoxicated spinally transsected cat. Eur J Pharmacol 54, 1–2:161–166

Steinbeck G, Manz M, Lüderitz B (1981) Kontrolle der medikamentösen Arrhythmiebehandlung (Mexiletin, Amiodarone) durch programmierte Ventrikelstimulation bei Patienten mit chronisch rezidivierenden Kammertachykardien. In: Lüderitz B (Hrsg) Ventrikuläre Herzrhythmusstörungen. Springer, Berlin Heidelberg New York

Stevens Ch F (1977) Study of membrane permeability changes by fluctuation analysis. Nature 270:391

Stimmel B (1975) The effects of mood-altering drugs on the heart. In: Donoso E (ed) Current cardiovascular topics, vol I, Drugs in cardiology. Thieme, Stuttgart, pp 203–234

Strauss HC, Bigger JT, Bassett AL, Hoffman BF (1968) Action of diphenylhydantoin on the electrical properties of isolated rabbit and canine atria. Circ Res 23:463

Ten Eick RE, Singer DH (1979) Electrophysiological properties of diseased human atrium. Low diastolic potential and altered cellular response to potassium. Circ Res 44/4:545–557

Touboul P (1980) Recent concepts in electrophysiology of antiarrhythmic drugs in man. In: Befeler B (ed) Selected topics in cardiac arrhythmias. Futura, Mount Kisco, New York

Trautwein W (1973) Membrane currents in cardiac muscle fibers. Physiol Rev 53:793

Tritthart H (1977) Die medikamentöse Therapie der Erregungsbildungs- und -leitungsstörungen: Die elektrophysiologischen Grundlagen. In: Reindell H, Roskamm H (Hrsg) Herzkrankheiten. Springer, Berlin Heidelberg New York

Tritthart H (1979) Über das Wirkungsspektrum der Antiarrhythmika. In: Antoni H, Bender F, Gerlach E, Schlepper M (Hrsg) Herzrhythmusstörungen. Schattauer, Stuttgart New York, S 313–325

Tritthart H (1981) Wirkungsspektren von Antiarrhythmika. In: Lüderitz B (Hrsg) Ventrikuläre Herzrhythmusstörungen. Springer, Berlin Heidelberg New York

Tritthart H, Fleckenstein B, Fleckenstein A (1971) Some fundamental actions of antiarrhythmic drugs on the excitability and the contractility of single myocardial fibers. Naunyn Schmiedebergs Arch Exp Pathol Pharmacol 269:212

Vaughan-Williams EM (1970) Classification of antiarrhythmic drugs. In: Sandøe E, Flenstedt-Jensen E, Olesen KH (eds) Symposium on cardiac arrhythmias. Södertälje, Astra, Sweden, pp 449–471

Vaughan-Williams EM (1975) Classification of antidysrhythmic drugs. Pharmacol Ther B 1:115

Wagner J (1970) Beitrag zur Pharmakologie der Beta-Adrenolytika. Dtsch Med Wochenschr 48:2442

Wale JL, Bilski A (1978) Intrinsic sympathomimetic activity and myocardial contractility – experimental studies. In: Mäurer W, Schönig A, Dietz R, Lichtlen PR (Hrsg) Beta-Blockade. Thieme, Stuttgart

Walton M, Fozzard HA (1979) The relation of V_{max} to F_{Na}, G_{Na} and in a model of the cardiac Purkinje fiber. Biophys J 25:407–420

Wang CM, James CA (1979) An analysis of the direct effect of chlorodiazepoxide on mammalian cardiac tissues and crayfish and squid giant axons: possible basis of antiarrhythmic activity. Life Sci 24/15:1357–1365

Wang CM, Parker CH (1980) Reassessment of the electrophysiological effects of the antiarrhythmic agent quinidine in canine Purkinje fibers. Life Sci 27/8:663–670

Wasserman MA, Levy B (1974) Selective beta adrenergic receptor antagonism in the anesthetized dog. J Pharmacol Exp Ther 188:357–367

Weidmann SJ (1955) Effects of calcium ions and local anaesthetics on electrical properties of Purkinje fibers. J Physiol 129:568–582

Weidner A, Engels I (1978) Nebenwirkungen rhythmisierender Pharmaka. In: Antoni H, Bender F, Gerlach E, Schlepper M (Hrsg) Herzrhythmusstörungen. Schattauer, Stuttgart New York, S 387–402

Weld FM, Bigger JT (1976) The effect of lidocaine on diastolic transmembrane currents determining pacemaker depolarizations in cardiac Purkinje fibers. Circ Res 38:203

Weld FM, Bigger JT (1980) Electrophysiological effects of imipramine on bovine cardiac Purkinje and ventricular muscle fibers. Circ Res 46/2:167–175

Wellens HJJ (1978) The electrophysiologic properties of the accessory pathway of the Wolff-Parkinson-White syndrome. In: Wellens HJJ, Lie M, Janse MJ (eds) The conduction system of the heart. Martinus Nijhoff, The Hague, p 567

Winkle RA (1978) Antiarrhythmic drug effect mimicked by spontaneous variability of ventricular ectopy. Circulation 57/6:1116–1121

Wit AL, Hoffman BF, Rosen MR (1975a) Electrophysiology and pharmacology of cardiac arrhythmias: IX. Cardiac electrophysiologic effects of beta adrenergic receptor stimulation and blockade. Am Heart J A 90:521

Wit AL, Hoffman BF, Rosen MR (1975b) Electrophysiology and pharmacology of cardiac arrhythmias: IX. Cardiac electrophysiologic effects of beta adrenergic receptor stimulation and blockade. Am Heart J B 90:665

Wit AL, Hoffman BF, Rosen MR (1975c) Electrophysiology and pharmacology of cardiac arrhythmias: IX. Cardiac electrophysiologic effects of beta adrenergic receptor stimulation and blockade. Am Heart J C 90:795

Wolfson S, Cohen LS (1975) Beta-adrenergic blocking agents: a clinical appraisal. In: Donoso E (ed) Current cardiovascular topics, vol. I, Drugs in cardiology, part 1. Thieme, Stuttgart, p 165

Yasaka WJ, Eichbaum FW, Oga S (1979) Antiarrhythmic effects of solvents. II. Effects of propylene glycol and benzyl alcohol on the effective refractory period of isolated rabbit atria. Cardiovasc Res 13/12:711–716

Zeldis SM, Levine BJ, Michelson EL, Morgenroth J (1980) Cardiovascular complaints. Correlation with cardiac arrhythmias on 24-hour electrocardiographic monitoring. Chest 78/3:456–462

KAPITEL 3B

Pharmakokinetische Prinzipien und spezielle Pharmakokinetik der Antiarrhythmika

E. JÄHNCHEN und D. TRENK

Mit 9 Abbildungen

Eine wissenschaftlich fundierte Arzneimitteltherapie setzt die Beachtung genereller pharmakokinetischer Prinzipien voraus. Das gilt insbesondere für die antiarrhythmische Therapie, da einerseits therapeutische und toxische Wirkungen der Antiarrhythmika in einer direkten Beziehung zur Konzentration dieser Pharmaka im Blut oder Plasma stehen, und andererseits nur ein sehr enger Konzentrationsbereich existiert, innerhalb dessen Grenzen eine effektive Therapie möglich ist.

Obwohl die Grenzen dieses therapeutischen Konzentrationsbereiches nicht scharf abzustecken sind und von Patient zu Patient variieren können, bietet er eine zuverlässigere therapeutische Orientierungshilfe als der entsprechende Dosisbereich, der innerhalb weitaus größerer Grenzen variiert und somit eine wesentlich schwächere Korrelation zu therapeutisch erwünschten und unerwünschten Wirkungen aufweist. Der Grund hierfür ist, daß die Konzentration eines Pharmakons im Blut nicht nur von der Dosis, sondern auch von verschiedenen pharmakokinetischen Prozessen (wie z.B. Resorption, Bindung und Verteilung des Pharmakons im Organismus, Metabolismus, renale Ausscheidung) abhängig ist. Diese wiederum weisen beträchtliche interindividuelle Unterschiede auf und können durch Erkrankungen oder gleichzeitig verabreichte Pharmaka in unterschiedlicher Weise und in unterschiedlichem Ausmaß beeinflußt werden. So überschreitet die Variationsbreite der Plasmakonzentrationen, die in verschiedenen Patienten nach Einnahme der gleichen Dosis auftreten, bei weitem die Breite des therapeutisch erforderlichen Konzentrationsbereiches. Unzureichende oder fehlende antiarrhythmische Wirksamkeit einerseits und toxische Wirkungen andererseits sind häufig die Folge einer Unter- bzw. Überschreitung des therapeutischen Konzentrationsbereiches. Der Beitrag, den die Pharmakokinetik zur antiarrhythmischen Therapie leisten kann, erstreckt sich somit auf die Ermittlung einer Dosierung, die geeignet ist, bei dem betreffenden Patienten diesen therapeutisch notwendigen Konzentrationsbereich aufrechtzuerhalten.

Im ersten Teil dieses Artikels sollen daher zunächst die generellen pharmakokinetischen Prinzipien dargelegt werden, die das notwendige Rüstzeug zur Erreichung dieses Zieles darstellen. Für die konkrete Anwendung sind jedoch Kenntnisse der speziellen Pharmakokinetik der verwendeten Antiarrhythmika erforderlich, die dann im zweiten Teil dargestellt werden.

A. Pharmakokinetische Prinzipien

Nach Injektion oder nach abgeschlossener Resorption wird die Plasmakonzentration eines Pharmakons durch zwei pharmakokinetische Prozesse bestimmt: Elimination und Verteilung.

Die Elimination wird durch die totale Clearance (Cl) charakterisiert. Diese ist die Summe der Clearancewerte aller eliminierenden Organe, in erster Linie Leber (Cl_H) und Niere (Cl_R). Da die Clearance die Dimension einer Flußgeschwindigkeit hat (Volumen/Zeit), kann diese direkt zur Blutflußgeschwindigkeit durch die eliminierenden Organe in Beziehung gesetzt werden. Wenn z.B. ein Pharmakon ausschließlich durch Metabolismus in der Leber eliminiert wird, ist die totale Clearance mit der hepatischen Clearance identisch ($Cl = Cl_H$), und der maximal erreichbare Wert wird durch den Leberblutfluß (im Mittel etwa 1 500 ml/min) begrenzt. Eine Clearance von 1 500 ml/min für ein hepatisch eliminiertes Pharmakon würde bedeuten, daß die auf dem Blutweg angebotene Pharmakonmenge während einer Passage vollständig von der Leber extrahiert wird. Dementsprechend bedeutet eine Clearance von 750 ml/min, daß nur 50% extrahiert werden. Der mittlere renale Blutfluß beträgt 1 200 ml/min und begrenzt somit die renale Clearance eines ausschließlich über die Niere eliminierten Pharmakons. Um die Clearance eines Pharmakons mit der Organdurchblutung in Beziehung zu setzen, ist es notwendig, die Clearance bezogen auf Vollblut (Blutclearance) zu ermitteln. Aus technischen Gründen wird aber meistens die Konzentration eines Pharmakons im Plasma gemessen, und man erhält dementsprechend die Plasmaclearance. Die Blutclearance kann aus der Plasmaclearance ermittelt werden, wenn das Blut/Plasma-Konzentrationsverhältnis (B:P) bekannt ist:

$$\text{Blutclearance} = \frac{\text{Plasmaclearance}}{\text{B:P}}$$

Viele Antiarrhythmika vom Typ der Lokalanästhetika haben ein Blut/Plasma-Konzentrationsverhältnis zwischen 0,75 und 1,0, so daß die Plasmaclearance annähernd identisch oder etwas geringer als die Blutclearance ist. Für die praktische Therapie ist die Kenntnis der Clearance eines Pharmakons wichtig, da sie bei pro Zeiteinheit gleichbleibender Arzneimittelzufuhr (durch Infusion oder durch wiederholte orale oder intravenöse Verabreichung) die Plasmakonzentration im Steady-state (C_{ss}) bestimmt:

$$\text{nach intravenöser Infusion:} \quad C_{ss} = \frac{I}{Cl} \qquad (1)$$

oder

$$\text{nach wiederholter Zufuhr:} \quad \bar{C}_{ss} = \frac{D/\tau}{Cl} \qquad (2)$$

(I = Infusionsgeschwindigkeit; D = Dosis; τ = Dosierungsintervall).

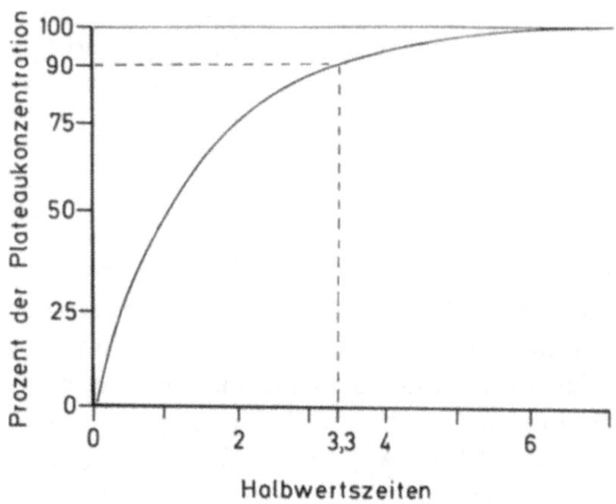

Abb. 1. Zeitverlauf der Plasmakonzentration eines Arzneimittels nach konstanter intravenöser Infusion. Die Plasmakonzentration ist in % der Plateaukonzentration, die Zeit in Eliminationshalbwertszeiten angegeben.

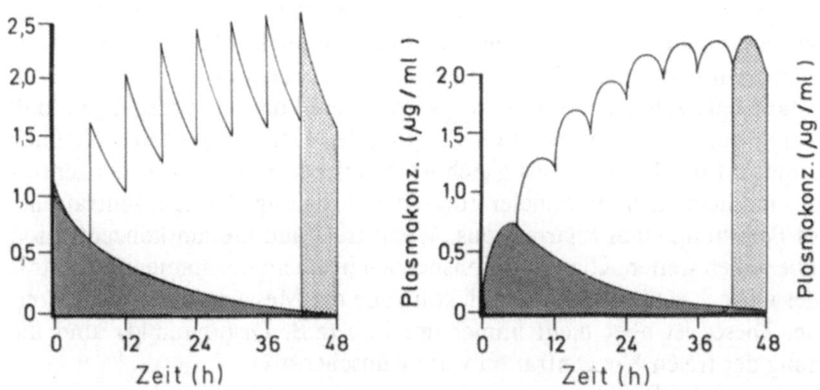

Abb. 2. Plasmakonzentration eines Arzneimittels nach intravenöser (*links*) oder oraler Verabreichung (*rechts*) von 300 mg alle 8 h. Das Pharmakon hat eine Halbwertszeit von 12 h. Nach oraler Gabe ist die Bioverfügbarkeit vollständig (100%). Die Fläche unter einem Dosisintervall im Steady-state ist identisch mit der Gesamtfläche nach einer Einzeldosis. Unterschiede zwischen intravenöser und oraler Verabreichung bestehen allein im Ausmaß der Schwankungen zwischen C_{min} und C_{max}. Nach oraler Verabreichung sind diese infolge des länger dauernden Resorptionsprozesses in der Regel geringer, sind aber von der Resorptionsgeschwindigkeit abhängig. Die durchschnittlichen Steady-state-Plasmakonzentrationen ($\bar{C}_{ss}$) sind bei vollständiger Bioverfügbarkeit nach oraler und nach intravenöser Verabreichung gleich, da die Flächen unter dem Dosisintervall gleich sind

Während sich bei der intravenösen Infusion ein konstanter Steady-state-Spiegel einstellt (Abb. 1), schwanken bei wiederholter Zufuhr die Plasmakonzentrationen zwischen einem maximalen (nach Verabreichung) und einem minimalen (am Ende des Dosierungsintervalls) Wert (Abb. 2). Daher läßt sich bei wiederholter Zufuhr nur eine mittlere Plasmakonzentration ($\bar{C}_{ss}$) angeben. Diese mittlere Pasmakonzentration ist mit dem arithmetischen Mittel von minimaler und maximaler Plasmakonzentration nicht völlig identisch, sondern ergibt sich aus der Fläche unter der Plasmakonzentrations-Zeit-Kurve eines Dosierungsintervalls dividiert durch das Dosierungsintervall (Abb. 2).

Die Verteilung eines Pharmakons im Organismus wird durch das Verteilungsvolumen (V) charakterisiert. Das Verteilungsvolumen ist kein physiologisches Volumen, sondern ein Proportionalitätsfaktor, der Plasmakonzentration (C) und Arzneimittelmenge (M) im Organismus miteinander in Beziehung setzt:

$$M = V \cdot C \tag{3}$$

Die Größe des Verteilungsvolumens ist durch das Verhältnis der Verteilung oder Bindung des Pharmakons im Gewebe zu der im Blut oder Plasma bestimmt. Das Verteilungsvolumen ist für ein Pharmakon, das sich überwiegend im Blut oder Plasma verteilt, nur wenig größer als das Blut- oder Plasmavolumen, während es für Pharmaka ohne Plasmaprotein- oder Gewebsbindung etwa dem Volumen des Gesamtkörperwassers (ca. 42 l/70 kg) entspricht. Andererseits kann es für Pharmaka mit starker Gewebsbindung Werte von 1000 l oder darüber annehmen. Viele Antiarrhythmika haben Verteilungsvolumina, die größer als das Körpervolumen sind. Dies ist Ausdruck einer relativ höheren Bindung an Gewebsbestandteile verglichen mit der Bindung an Blutbestandteile. Während der prozentuale Anteil der Bindung eines Pharmakons im Blut und im Gewebe stark unterschiedlich sein kann, wird generell davon ausgegangen, daß die freie, ungebundene Konzentration im gesamten Organismus (einschließlich Wirkort und Ort der Elimination) gleich ist. Somit wird diese freie Konzentration zum entscheidenden Parameter für die Beurteilung der Konzentrations-Wirkungs-Beziehung eines Pharmakons. Wenn freie und Gesamtkonzentration im Blut über einen weiten Konzentrationsbereich in einem konstanten Verhältnis zueinander stehen, genügt zur Therapiekontrolle die Messung der Gesamtkonzentration. Dieses ist aber nicht immer der Fall (z.B. Disopyramid), und die Bestimmung der freien Konzentration wäre wünschenswert.

Entsprechend der Beziehung

$$C = \frac{M}{V} \tag{4}$$

ist somit die Konzentration eines Arzneimittels zu einer bestimmten Zeit t nach der Verabreichung (C_t) vom Verteilungsvolumen und der Arzneimittelmenge im Organismus abhängig. Diese wird sowohl durch die verabreichte Dosis als auch durch die eliminierte Menge bestimmt. Da für die meisten Pharmaka die Eliminationsgeschwindigkeit proportional zur Konzentration ist (Prozeß 1. Ordnung), repräsentiert die Clearance (Cl) unter diesen Bedingungen einen konstanten Anteil (k) des Verteilungsvolumens (V):

$$k = \frac{Cl}{V}. \tag{5}$$

Dieser konstante Anteil k wird als Geschwindigkeitskonstante der Elimination bezeichnet und hat die Dimension $Zeit^{-1}$. Sie gibt somit den prozentualen Anteil der im Organismus vorhandenen Arzneimittelmenge an, der pro Zeiteinheit eliminiert wird. Die Geschwindigkeitskonstante k ist der Halbwertszeit eines Pharmakons ($T_{1/2}$) umgekehrt proportional:

$$k=\frac{0{,}693}{T_{1/2}}. \qquad (6)$$

Da $k=\frac{Cl}{V}$, ergibt sich für die Halbwertszeit:

$$T_{1/2}=\frac{V\cdot 0{,}693}{Cl}. \qquad (7)$$

Aus dieser Beziehung wird deutlich, daß der primäre Parameter der Elimination eines Pharmakons die Clearance ist, wogegen $T_{1/2}$ sowohl vom Verteilungsvolumen als auch von der Clearance abhängig ist.

Sowohl bei kontinuierlicher Zufuhr eines Pharmakons durch Infusion (Abb. 1) als auch bei wiederholter Zufuhr in gleichen Zeitintervallen (Abb. 2) nimmt die Arzneimittelmenge im Organismus und die Plasmakonzentration stetig zu, bis ein Steaty-state-Zustand erreicht wird. Unter Steady-state-Bedingungen ist die Zufuhrgeschwindigkeit gleich der Eliminationsgeschwindigkeit. Die Zeit bis zum Erreichen dieses Zustandes wird als Kumulationsphase bezeichnet. Während die Höhe der Steady-state-Plasmakonzentration (synonym mit Plateaukonzentration oder C_{ss}) von der Dosis und der Clearance eines Pharmakons abhängt, wird die Zeit bis zum Erreichen von C_{ss} allein von der Halbwertszeit des Arzneimittels bestimmt. So werden 50% von C_{ss} nach einer Halbwertszeit, 75% nach zwei Halbwertszeiten und 99% erst nach etwa 7 Halbwertszeiten erreicht. Für praktische Belange wird es als ausreichend genau angesehen, wenn 90% von C_{ss} erreicht werden. Das ist nach 3,3 Halbwertszeiten der Fall (Abb. 1).

I. Intravenöse Infusion

Die intravenöse Infusion ermöglicht eine konstante Arzneimittelzufuhr und damit die Aufrechterhaltung eines konstanten Plasmaspiegels. Da 90% des Plateauspiegels (C_{ss}) nach 3,3 Halbwertszeiten erreicht werden, kumuliert das Pharmakon über diesen Zeitraum (Abb. 1). So werden in einem Patienten mit einer Lidocain-Halbwertszeit von 90 min 90% von C_{ss} nach etwa 5 h erreicht. Eine Abkürzung dieser Zeit läßt sich durch Verabreichung einer Bolusinjektion zu Beginn der Dauerinfusion erreichen. Die Größe der Bolusinjektion hat keinen Einfluß auf die Höhe der Steady-state-Konzentration, sondern verkürzt nur die Zeit bis zum Erreichen derselben. Bei der Wahl der geeigneten Bolusinjektion, die vom Beginn der Dauerinfusion an einen konstanten Steady-state-Plasmaspiegel gewährleisten sollte, treten jedoch im Fall der Antiarrhythmika Schwierigkeiten auf. Diese ergeben sich aus dem biexponentiellen Abfall der Plasmakonzentrations-Zeit-Kurve, die am Beispiel von Lidocain in Abb. 3 dargestellt ist. Der initiale, schnelle Abfall der Plasmakonzentration (α-Phase oder Verteilungsphase) ist hierbei durch einen raschen Abstrom des Pharmakons

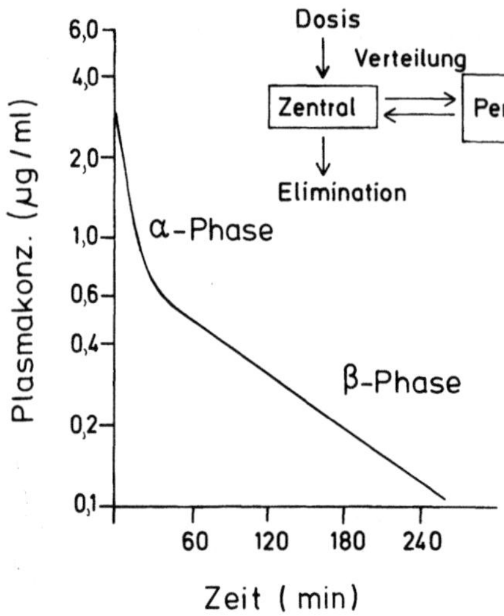

Abb. 3. Zeitverlauf der Plasmakonzentration von Lidocain nach einer intravenösen Bolusinjektion von 1,4 mg/kg. Im halblogarithmischen Maßstab dargestellt, zeigt der Abfall der Plasmakonzentration einen biphasischen Verlauf

aus dem Blut in das Gewebe bedingt. So nimmt das initiale Verteilungsvolumen kurz nach der Injektion über den Zeitraum dieser Verteilungsphase kontinuierlich zu, bis ein Gleichgewichtszustand zwischen Blut und Gewebe erreicht ist. Dies ist nach Erreichen der β-Phase oder Eliminationsphase der Fall (Abb. 3). Der Abfall der Plasmakonzentration in der β-Phase reflektiert die Geschwindigkeit der Arzneimittelelimination. Da jetzt Verteilungsgleichgewicht besteht, fallen Plasma- und Gewebekonzentration mit der gleichen Geschwindigkeit ab. Das unter diesen Bedingungen gemessene Verteilungsvolumen (V_β) ist im Fall von Lidocain zwei- bis dreifach größer als das initiale Verteilungsvolumen. Für praktische Belange entspricht V_β dem Verteilungsvolumen im Steady-state bzw. dem Verteilungsvolumen (V) der Gleichungen (3), (4), (5) und (7). Die Arzneimittelkumulation nach kontinuierlicher Zufuhr wird von der Geschwindigkeit des Abfalls der β-Phase (charakterisiert durch die Geschwindigkeitskonstante β oder $T_{1/2,\ \beta}$) bestimmt. Somit läßt sich die Pharmakokinetik der meisten Antiarrhythmika modellhaft mit einem sog. offenen Zwei-Kompartiment-System beschreiben (Abb. 3). Hierbei verhält sich der Organismus gegenüber dem Pharmakon, als ob er aus einem zentralen und einem peripheren Kompartiment bestünde. Ersteres beinhaltet das Blut und alle sehr schnell equilibrierenden Organe (im Fall von Lidocain auch Herz und Gehirn), während das periphere Kompartiment die langsamer equilibrierenden Organe umfaßt. Kurz nach der Injektion befindet sich das Pharmakon zunächst im zentralen Kompartiment. Das Volumen dieses Kompartiments entspricht dem initialen Verteilungsvolumen. Da die Elimination aus diesem Kompartiment langsamer als der Abstrom in das periphere Kompartiment verläuft, wird ein Zeitpunkt erreicht, zu dem sich ein Verteilungsgleichgewicht zwischen dem zentralen und dem peripheren Kompartiment eingestellt hat (Steady-state). Ab diesem Zeitpunkt fällt die Konzentration in beiden Kompartimenten mit der gleichen Geschwindigkeit ab. Die Geschwindigkeit des Abfalls wird von der Eliminationsgeschwindigkeit aus dem zentralen Kompartiment bestimmt. Das Verteilungsvolumen im Steady-state entspricht in etwa der Summe der Volumina beider Kompartimente.

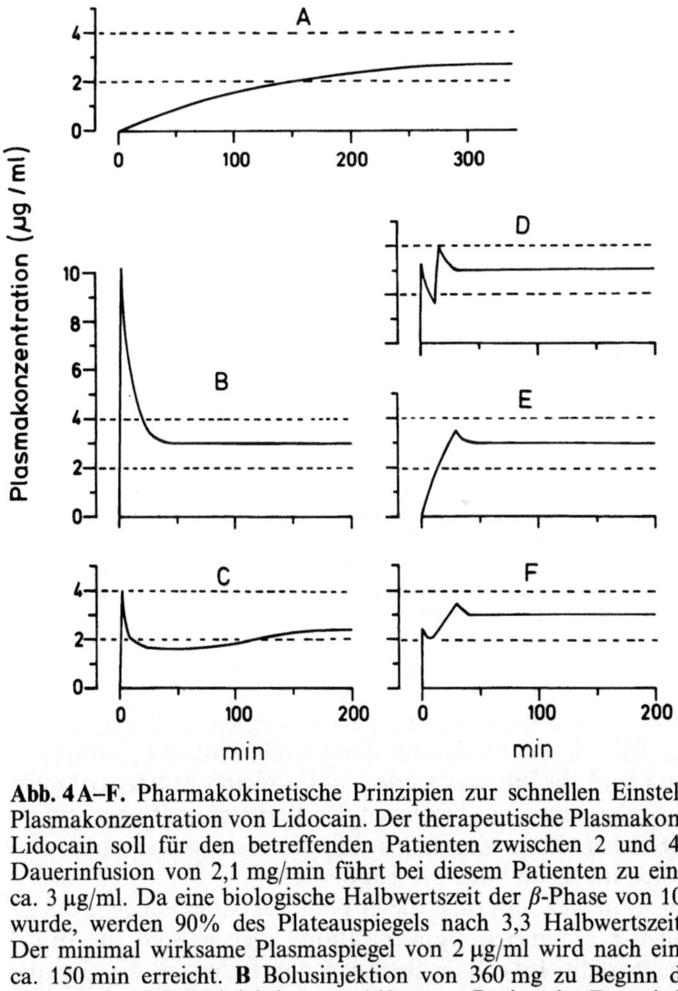

Abb. 4A–F. Pharmakokinetische Prinzipien zur schnellen Einstellung der Steady-state-Plasmakonzentration von Lidocain. Der therapeutische Plasmakonzentrationsbereich von Lidocain soll für den betreffenden Patienten zwischen 2 und 4 µg/ml liegen. **A** Eine Dauerinfusion von 2,1 mg/min führt bei diesem Patienten zu einem Plateauspiegel von ca. 3 µg/ml. Da eine biologische Halbwertszeit der β-Phase von 100 min zugrunde gelegt wurde, werden 90% des Plateauspiegels nach 3,3 Halbwertszeiten (330 min) erreicht. Der minimal wirksame Plasmaspiegel von 2 µg/ml wird nach einer Infusionsdauer von ca. 150 min erreicht. **B** Bolusinjektion von 360 mg zu Beginn der Dauerinfusion von 2,1 mg/min. **C** Bolusinjektion von 140 mg zu Beginn der Dauerinfusion von 2,1 mg/min. **D** Bolusinjektionen von 100 mg und 70 mg im Abstand von 20 min zu Beginn der Dauerinfusion von 2,1 mg/min (multiple Bolusinjektionstechnik). **E** Schnelle Infusion von 8,4 mg/min über 30 min und anschließende Dauerinfusion von 2,1 mg/min (Doppelinfusionstechnik). **F** Bolusinjektion von 70 mg zu Beginn einer schnellen Infusion von 6,3 mg/min über 30 min. Anschließend Dauerinfusion von 2,1 mg/min (Doppelinfusionstechnik mit Bolusinjektion)

Wäre diese Verteilungsphase nicht vorhanden, d.h. das Verteilungsgleichgewicht würde sich sofort nach der Injektion einstellen (solche Pharmaka haben sog. Ein-Kompartiment-Charakteristik, weil das periphere Kompartiment in Abb. 3 entfällt, und sie an einem monoexponentiellen Abfall der Plasmakonzentrations-Zeit-Kurve erkenntlich sind), dann ließe sich die geeignete Bolusdosis, die von Beginn an die gewünschte Steady-state-Plasmakonzentration ergibt, leicht ermitteln. Entsprechend Gleichung (3) sollte diese gleich dem Produkt aus gewünschter Steady-state-Plasmakonzentration und Verteilungsvolumen

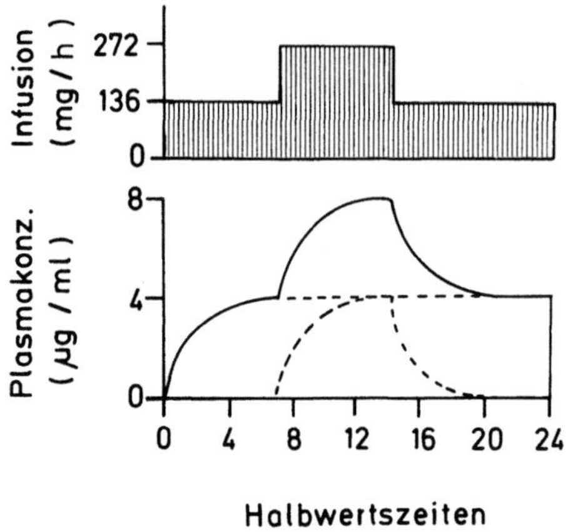

Abb. 5. Plasmakonzentration von Procainamid in Abhängigkeit von der Infusionsgeschwindigkeit. Zunächst wurde Procainamid mit einer Infusionsgeschwindigkeit von 136 mg/h bis zum Erreichen der Steady-state-Konzentration von 4 µg/ml infundiert. Eine Verdoppelung der Infusionsgeschwindigkeit auf 272 mg/h ergibt eine identische Konzentrations-Zeit-Kurve mit einem Ausgangswert von 4 µg/ml. Diese Kurve ist die Summe zweier Infusionskurven von 136 mg/h, die Steady-state-Konzentration ist somit verdoppelt (8 µg/ml). (Nach ROWLAND u. TOZER 1980)

sein (Bolusdosis $= C_{ss} \cdot V$). Für Pharmaka mit Zwei-Kompartiment-Charakteristik wie z.B. Lidocain und die überwiegende Zahl anderer Antiarrhythmika würde diese Beziehung aber erst nach Erreichen des Verteilungsgleichgewichtes zutreffen. Bis zum Erreichen dieses Zustandes sind die Plasmakonzentrationen aber zunächst wesentlich höher und ändern sich rasch.

Die Schwierigkeiten, die sich aufgrund dieser pharmakokinetischen Charakteristik für die Wahl der geeigneten Bolusinjektion ergeben, sind in Abb. 4 schematisch zusammengestellt. Eine Bolusinjektion von Lidocain, die geeignet wäre, schon kurz nach Infusionsbeginn den gewünschten Steady-state-Plasmaspiegel zu unterhalten, führt zu toxischen Konzentrationsspitzen (Abb. 4B), während eine niedrigere Bolusinjektion, die solche Konzentrationsspitzen im toxischen Bereich vermeidet, für eine gewisse Zeit nach der Injektion mit subtherapeutischen Plasmakonzentrationen einhergeht (Abb. 4C). Daher müssen kurz aufeinanderfolgende kleine Bolusdosen (Abb. 4D), eine Doppelinfusion mit anfänglich größerer Infusionsgeschwindigkeit (Abb. 4E) oder, falls ein sofortiger Wirkungseintritt erforderlich ist, zusätzlich eine Bolusinjektion zu Beginn der Doppelinfusion verabreicht werden (Abb. 4F).

Der klinische Status der Patienten ändert sich häufig unter der Therapie und macht eine entsprechende Dosisanpassung notwendig. Ist ein höherer Steady-state-Plasmaspiegel zur Unterdrückung der Arrhythmien erforderlich, muß die Infusionsgeschwindigkeit erhöht werden. Eine Verdoppelung der Infusionsgeschwindigkeit führt – solange die Clearance unverändert bleibt – auch zu einer Verdoppelung der Plateauplasmakonzentration (Abb. 5). Es vergehen jedoch wieder 3,3 Halbwertszeiten, ehe der neue Plateauspiegel erreicht ist, d.h.

im Fall von Lidocain ca. 5 h, im Fall von Procainamid mit einer Halbwertszeit von 3 h sogar 10 h. Auch in dieser Situation führt eine Bolusinjektion zu Beginn der Erhöhung der Infusionsgeschwindigkeit zu einer schnelleren Einstellung der neuen Steady-state-Konzentration. Erfordert andererseits der Zustand des Patienten eine Reduktion der Infusionsgeschwindigkeit, so wird der neue und entsprechend niedrigere Plateauspiegel wiederum nach 3,3 Halbwertszeiten erreicht (Abb. 5).

II. Orale Verabreichung

Bei der oralen Verabreichung von Pharmaka muß die Bioverfügbarkeit als zusätzlicher Faktor berücksichtigt werden. Sie ist definiert als der Dosisanteil, der die systemische Zirkulation erreicht. Wenn die Bioverfügbarkeit eines Pharmakons unvollständig ist, muß bei allen pharmakokinetischen Berechnungen die Dosis mit dem Bioverfügbarkeitsfaktor (F) korrigiert werden. Hierbei bedeutet z.B. $F=1,0$ vollständige und $F=0,5$ eine 50%ige Bioverfügbarkeit. Eine unvollständige Bioverfügbarkeit kann einerseits auf einer unvollständigen Resorption beruhen, andererseits kann das Arzneimittel bereits vor Erreichen der systemischen Zirkulation in der Leber oder auch schon in der Darmwand metabolisiert werden (First-pass-Metabolismus). Ein ausgeprägter First-pass-Metabolismus ist vor allem bei Pharmaka mit hoher hepatischer Clearance (>500 ml/min) nachweisbar (z.B. Lidocain, Lorcainid, Propranolol, Verapamil). Da bei der oralen Verabreichung (Abb. 2) im Unterschied zur intravenösen Dauerinfusion (Abb. 1) die Arzneimittelzufuhr diskontinuierlich erfolgt, schwanken die Plasmakonzentrationen innerhalb eines Dosisintervalls zwischen maximaler (C_{max}) und minimaler Plasmakonzentration (C_{min}). Die durchschnittliche Steady-state-Plasmakonzentration ($\bar{C}_{ss}$) liegt zwischen C_{min} und C_{max}. Das Ausmaß dieser Schwankungen hängt vom Verhältnis des Dosisintervalls (τ) zur Halbwertszeit des betreffenden Pharmakons ($T_{1/2}$) ab. Wenn $\tau/T_{1/2}=1$ ist (d.h. die Dosierung erfolgt nach jeweils einer Halbwertszeit), unterscheiden sich maximale und minimale Plasmakonzentrationen um den Faktor 2. Ist das Verhältnis $\tau/T_{1/2}=2$ (z.B. wenn Procainamid mit einer Halbwertszeit von ca. 4 h alle 8 h verabreicht wird), unterscheiden sich C_{min} und C_{max} um den Faktor 4. Da die therapeutische Breite der Antiarrhythmika nur etwa 2- bis 4fach ist, sollte ein Dosisintervall gewählt werden, das nicht länger als die Halbwertszeit ist ($\tau/T_{1/2}\leqq 1$).

Die Resorption der meisten Antiarrhythmika erfolgt rasch, und maximale Plasmakonzentrationen treten zwischen 60 und 90 min nach der Verabreichung auf. Durch den Anstieg der Plasmakonzentrationen in der Resorptionsphase wird nach oraler Gabe der schnelle Abfall der Plasmakonzentration in der frühen Verteilungsphase (Abb. 1) weitgehend kompensiert und kann für die praktische Therapie vernachlässigt werden. Eine alleinige Änderung der Resorptionsgeschwindigkeit beeinflußt lediglich die maximalen Plasmakonzentrationen. Eine Abnahme der Resorptionsgeschwindigkeit vermindert die maximalen Plasmakonzentrationen und verzögert die Zeit bis zum Erreichen derselben und vice versa. Sie hat dagegen keinen Einfluß auf die Höhe der durchschnittlichen Steady-state-Plasmakonzentration ($\bar{C}_{ss}$). Diese ist entsprechend Gleichung (2) allein von der Dosis (D), die für die Bioverfügbarkeit (F) korrigiert werden muß, der Clearance (Cl) und dem Dosisintervall (τ) abhängig:

$$\bar{C}_{ss} = \frac{F \cdot D}{Cl \cdot \tau}. \tag{8}$$

Auch für die Arzneimittelkumulation gilt das bereits vorher genannte Prinzip, daß 90% von $\bar{C}_{ss}$ erst nach 3,3 Halbwertszeiten erreicht werden.

Für Antiarrhythmika mit langer Halbwertszeit ist daher zum raschen Erreichen des Steady-state-Plasmaspiegels (C_{ss}) oft eine höhere Initialdosis (ID) erforderlich. Diese kann aus dem Verteilungsvolumen (V) und der gewünschten Steady-state-Plasmakonzentration errechnet werden:

$$ID = V \cdot C_{ss}. \tag{9}$$

Die Erhaltungsdosis (ED) mit der die Therapie fortgeführt wird, ist das Produkt aus Clearance und Steady-state-Plasmakonzentration:

$$ED = Cl\ (l/24\ h) \cdot C_{ss}\ (mg/l). \tag{10}$$

Sowohl die Initialdosis als auch die Erhaltungsdosis müssen dabei entsprechend der Bioverfügbarkeit korrigiert werden. Sollte aufgrund der Ineffektivität einer Therapie oder dem Auftreten dosisabhängiger, unerwünschter Wirkungen eine Erhöhung oder Reduktion der Dosis erforderlich sein, so gilt auch hier, daß die neuen höheren bzw. niedrigeren Steady-state-Plasmakonzentrationen erst nach 3,3 Halbwertszeiten erreicht werden.

III. Intramuskuläre Injektion

Obwohl einige Antiarrhythmika wie z.B. Lidocain (Fehmers u. Dunning 1972; Lie et al. 1978) oder Mexiletin (Bradbrock et al. 1981) nach intramuskulärer Gabe schnell und vollständig resorbiert werden, hat diese Verabreichungsart keine breite Anwendung gefunden. Besonders in unklaren akuten Situationen wird durch den Anstieg der Kreatinphosphokinase die Diagnostik eines Herzinfarktes beeinträchtigt. Auch im Hinblick auf eine nachfolgende Heparin- oder Streptokinasetherapie sollte die intramuskuläre Injektion nach Möglichkeit vermieden werden. Im Fall von Lidocain wurde die intramuskuläre Injektion für Situationen empfohlen, in denen keine Dauerinfusion aufrechterhalten werden kann (z.B. längere Transportwege in die Klinik ohne Begleitung durch medizinisches Personal). Nach Injektion einer Dosis von ca. 300 mg Lidocain werden therapeutische Plasmaspiegel nach etwa 15 min erreicht und für ca. 90 min aufrechterhalten (Fehmers u. Dunning 1972; Lie et al. 1978). Hierbei ist die Injektion in den Musculus deltoideus zu bevorzugen, da die Resorption schneller als nach intraglutealer Injektion erfolgt (Schwartz et al. 1974). Es ist jedoch zu beachten, daß bei Zuständen mit verminderter peripherer Mikrozirkulation mit einer Verzögerung der Resorption gerechnet werden muß (Lie et al. 1977).

Die intramuskuläre Injektion von Chinidin ist schmerzhaft und die Resorption variabel (GREENBLATT et al. 1977), da Chinidin möglicherweise am Injektionsort ausfällt und anschließend nur langsam wieder in Lösung geht.

Somit bleibt die intramuskuläre Injektion nur Situationen vorbehalten, die eine sofortige therapeutische Intervention erfordern und in denen ein intravenöser Zugang aufgrund technischer Schwierigkeiten nicht herzustellen ist. Sie bleibt damit auch auf Pharmaka beschränkt, die zur Akuttherapie ventrikulärer Arrhythmien geeignet sind.

B. Therapeutischer Plasmakonzentrationsbereich

Für die meisten Antiarrhythmika läßt sich ein Plasmakonzentrationsbereich angeben, innerhalb dessen Grenzen die Wahrscheinlichkeit einer antiarrhythmischen Wirksamkeit groß und die des Auftretens von schwereren unerwünschten Wirkungen gering ist. Dieser Bereich wird als „therapeutischer Plasmakonzentrationsbereich“ bezeichnet. Er wird an einem Patientenkollektiv ermittelt, bei dem die Häufigkeit von Therapieerfolg und Nebenwirkungen in Abhängigkeit von der Plasmakonzentration analysiert wird.

Ein Beispiel hierfür ist in Abb. 6 dargestellt, wo in mehr als 3000 Plasmaproben von 291 Patienten der therapeutische Bereich von Procainamid bestimmt wurde (KOCH-WESER 1973). Die Häufigkeit (in % der untersuchten Plasmaproben) einer ineffektiven Therapie nimmt mit steigender Plasmakonzentration ab, die einer effektiven Therapie zu. Ab einer bestimmten Plasmakonzentration nimmt auch die Frequenz von leichteren und schwereren Nebenwirkungen zu.

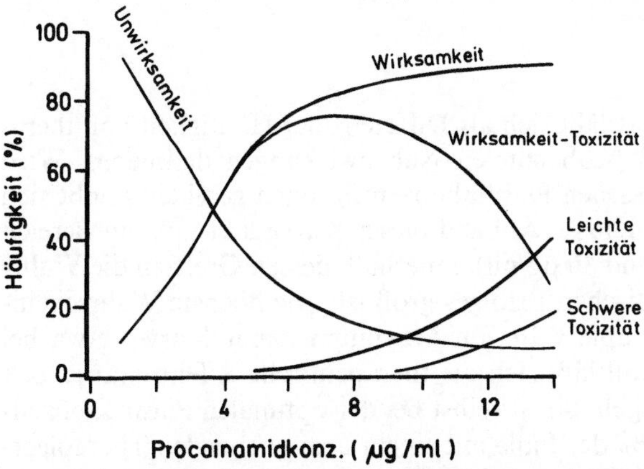

Abb. 6. Schematische Darstellung der Häufigkeit einer unwirksamen Therapie, einer wirksamen Therapie sowie leichter und schwererer Nebenwirkungen in Abhängigkeit von der Serumkonzentration von Procainamid. „Therapeutische Effektivität“ wurde als Differenz zwischen der Häufigkeit einer wirksamen Therapie und der Häufigkeit von toxischen Wirkungen definiert. Die Wahrscheinlichkeit einer „therapeutischen Effektivität“ ist im Bereich zwischen 4 und 10 µg/ml Procainamid relativ groß (Häufigkeit >50%), am größten jedoch bei einer Serumkonzentration von etwa 7 µg/ml. (Daten von KOCH-WESER 1973; modifizierte Darstellung nach ROWLAND u. TOZER 1980)

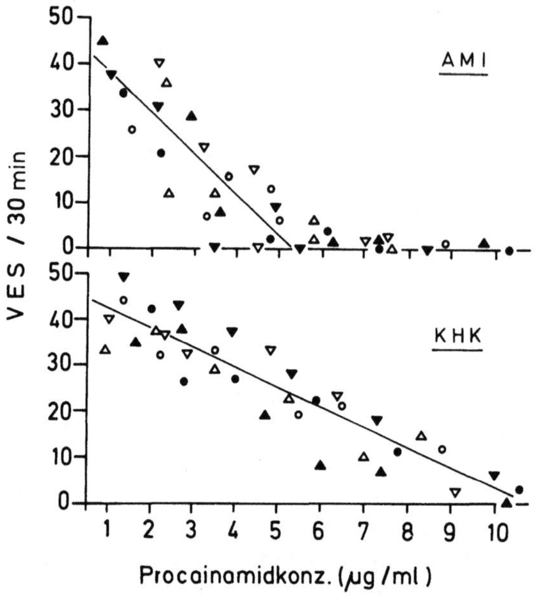

Abb. 7. Antiarrhythmische Wirkung von Procainamid auf ventrikuläre Extrasystolen beim akuten Myokardinfarkt (AMI, *oben*) und bei chronisch ischämischer Herzerkrankung (KHK, *unten*) in Abhängigkeit von der Plasmakonzentration von Procainamid. Bei etwa gleicher Ausgangsfrequenz der ventrikulären Extrasystolen in beiden Patientengruppen verläuft die Konzentrations-Wirkungs-Beziehung bei Patienten mit akutem Myokardinfarkt steiler. Eine 85%ige Unterdrückung der Extrasystolen konnte bei Patienten mit akutem Myokardinfarkt mit einer Plasmakonzentration von 5,0 ± 0,5 µg/ml Procainamid erreicht werden. Bei Patienten mit chronisch ischämischer Herzerkrankung waren hierzu wesentlich höhere Plasmakonzentrationen (9,3 ± 0,7 µg/ml) erforderlich. (Nach MYERBURG et al. 1981)

Die therapeutische Effektivität läßt sich als Differenz der Häufigkeit von therapeutischer Wirksamkeit und beobachteten Nebenwirkungen definieren. Wird diese Differenz für alle gemessenen Plasmakonzentrationen gebildet, ergibt sich eine Häufigkeits-Verteilungs-Kurve. Anhand dieser Kurve läßt sich ein Bereich definieren (etwa zwischen 4 und 10 µg/ml), innerhalb dessen Grenzen die Wahrscheinlichkeit eines therapeutischen Erfolges groß ist. Die höchste Wahrscheinlichkeit einer effektiven Therapie wäre am Maximum dieser Kurve (etwa bei 7 µg/ml) gegeben. Im Einzelfall läßt sich die therapeutische Effektivität jedoch nicht mit Sicherheit voraussagen. So ist selbst bei der optimalen Plasmakonzentration von 7 µg/ml in ca. 15% der Fälle mit einem unzureichenden Therapieerfolg und in ca. 10% bereits mit leichteren Nebenwirkungen zu rechnen. Andererseits kann selbst mit Plasmakonzentrationen unter 4 µg/ml das therapeutische Ziel erreicht werden; die Wahrscheinlichkeit eines solchen Erfolges ist jedoch vergleichsweise gering. Insofern lassen sich die Grenzen des therapeutischen Bereichs nicht scharf abstecken und machen in jedem Fall eine Therapie entsprechend den individuellen Erfordernissen notwendig. Da diese jedoch bei Therapiebeginn meist nicht bekannt sind, muß die erste Abschätzung der therapeu-

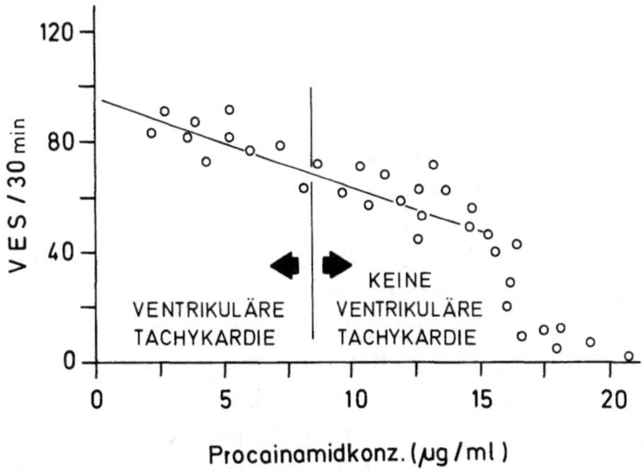

Abb. 8. Antiarrhythmische Wirkung von Procainamid in Abhängigkeit von der Plasmakonzentration bei 6 Patienten mit ventrikulären Extrasystolen und spontanen Episoden symptomatischer, ventrikulärer Tachykardien, die mindestens zweimal täglich auftraten. Die mittlere Plasmakonzentration von Procainamid, die das Auftreten der tachykarden Phasen verhinderte, betrug 9,1 ± 3,4 µg/ml. Mit dieser Plasmakonzentration ließ sich die Frequenz der ventrikulären Extrasystolen nur um ca. 36% reduzieren. Für eine 85%ige Unterdrückung dieser Extrasystolen war eine mittlere Procainamidkonzentration von 14,9 ± 3,8 µg/ml notwendig. (Nach MYERBURG et al. 1981)

tischen Plasmakonzentration anhand solcher Wahrscheinlichkeitsbetrachtungen erfolgen.

Die Ursachen für die unscharfen Grenzen des therapeutischen Bereichs sind vielseitig. So wurde dieser Bereich häufig an einer kleinen Patientenpopulation mit stabilen und reproduzierbaren Arrhythmien ermittelt. Da unterschiedliche Arrhythmieformen auch eine unterschiedliche Empfindlichkeit gegenüber einem Antiarrhythmikum aufweisen können, braucht die so gewonnene Information im Einzelfall nicht unbedingt zuzutreffen. So konnte z.B. nachgewiesen werden (MYERBURG et al. 1981), daß ventrikuläre Extrasystolen nach akutem Myokardinfarkt bereits durch wesentlich niedrigere Plasmakonzentrationen von Procainamid zu unterdrücken sind als ventrikuläre Extrasystolen auf dem Boden einer chronischen ischämischen Herzerkrankung (Abb. 7). Andererseits konnte bei Patienten mit ventrikulären Extrasystolen und Episoden von ventrikulärer Tachykardie das Auftreten der tachykarden Phasen bereits bei einer Plasmakonzentration von Procainamid verhindert werden, bei der erst eine geringgradige Reduktion der ventrikulären Extrasystolen zu verzeichnen war (Abb. 8). Zur vollständigen Unterdrückung dieser Extrasystolen wurde eine mehr als doppelt so hohe Plasmakonzentration benötigt.

Obwohl die Plasmakonzentrations-Wirkungs-Beziehung unabhängig vom Ausmaß der Resorption und von der Elimination ist, könnten pharmakokinetische Einflußgrößen wie z.B. Unterschiede im Ausmaß der Plasmaproteinbindung oder die Bildung aktiver Metabolite dennoch zur interindividuellen Variabilität dieser Beziehung beitragen. Der Einfluß von interindividuellen Unterschieden in der Plasmaproteinbindung ließe sich eliminieren, wenn der therapeutische Bereich für die freie, ungebundene Konzentration ermittelt würde. Hierauf wird aufgrund des damit verbundenen technischen Aufwandes häufig verzichtet, obwohl es für einige Antiarrhythmika (Phenytoin, Disopyramid) sicherlich wünschenswert wäre. Der Beitrag aktiver Metabolite zu den interindividuellen Unterschieden in der Konzentrations-Wirkungs-Beziehung ließe sich durch gleichzeitige Quantifizierung von Ausgangssubstanz und Metabolit ermitteln. Auch das geht mit einer Zunahme des technischen Aufwandes einher.

Der Einfluß anderer, gleichzeitig verabreichter Pharmaka auf die Wirkung von Antiarrhythmika und insbesondere Änderungen des Elektrolythaushalts müssen als weitere Ursachen für die großen interindividuellen Unterschiede im therapeutischen Plasmakonzentrationsbereich in Betracht gezogen werden.

Trotz aller Einschränkungen ist die Kenntnis der Plasmakonzentrations-Wirkungs-Beziehung ein wesentlich sichererer Parameter zur Beurteilung der Wirksamkeit eines Antiarrhythmikums als die Dosis-Wirkungs-Beziehung, da sich hierdurch einige für den therapeutischen Erfolg maßgebliche pharmakokinetische Einflußgrößen wie Resorption, First-pass-Metabolismus, Elimination und z.T. auch arzneimittel- und krankheitsbedingte Änderungen in den pharmakokinetischen Parametern, die beträchtlichen interindividuellen Variationen unterliegen können, eliminieren lassen.

C. Kontrolle der antiarrhythmischen Therapie anhand der Plasmakonzentration

Die Einstellung und Aufrechterhaltung des therapeutischen Plasmakonzentrationsbereiches läßt sich in optimaler Weise erreichen, wenn die pharmakokinetischen Parameter für das betreffende Antiarrhythmikum bei dem zu behandelnden Patienten bekannt sind. Das ist aber meistens nicht der Fall. In der Regel wird zu Beginn der Therapie die Dosis anhand von durchschnittlichen pharmakokinetischen Parametern, die in einer mehr oder weniger großen Patientenpopulation gewonnen wurden, ermittelt. Hierbei werden entsprechend dem klinischen Status des Patienten auch Erkenntnisse über krankheitsbedingte oder arzneimittelbedingte Änderungen der Pharmakokinetik berücksichtigt.

Durch solche Überlegungen zu Beginn der Therapie läßt sich der Umgang mit diesen Arzneimitteln rationalisieren und die Wahrscheinlichkeit eines therapeutischen Erfolges erhöhen. Trotzdem kann aufgrund der interindividuellen Variabilität in den pharmakokinetischen Parametern (insbesondere wenn andere Begleiterkrankungen wie z.B. Herzinsuffizienz, Lebererkrankungen oder Niereninsuffizienz vorliegen) nicht davon ausgegangen werden, daß das therapeutische Ziel aufgrund solcher Wahrscheinlichkeitsbetrachtungen bei allen Patienten erreicht wird. In diesem Fall kann die "Feed-back"-Information über die Höhe der Plasmakonzentration eine wichtige Entscheidungshilfe darstellen. Das ist insbesondere dann hilfreich, wenn sich bei ausbleibendem Therapieerfolg die Frage einer Dosissteigerung oder eines Therapieversuchs mit einem anderen Antiarrhythmikum stellt. So könnte der Mißerfolg einerseits auf pharmakokinetischen Ursachen beruhen, die bei dem betreffenden Patienten eine subtherapeutische Steady-state-Plasmakonzentration zur Folge haben, andererseits könnten sich die Arrhythmien auch gegenüber dem gewählten Antiarrhythmikum als refraktär erweisen. Während im ersten Fall die Dosis zu erhöhen wäre, ist im zweiten Fall ein Therapieversuch mit einem anderen Antiarrhythmikum angezeigt. Das Ausmaß der Dosissteigerung ergibt sich aus der gemessenen Plasmakonzentration und der Kenntnis des pharmakokinetischen Profils des betreffenden Pharmakons. Auch beim Auftreten toxischer Wirkungen läßt sich durch die Bestimmung der Plasmakonzentration feststellen, ob eine erhöhte Sensibilität des Patienten gegenüber diesen Wirkungen vorliegt oder ob es sich um konzentrationsbedingte toxische Wirkungen bei normaler Sensibilität handelt.

Andererseits kann die Kenntnis der Plasmakonzentration ein wichtiger, objektiver Parameter sein, an dem sich die Wahrscheinlichkeit des therapeutischen Erfolgs abschätzen läßt. Diese Situation ergibt sich, wenn Antiarrhythmika prophylaktisch verabreicht werden (z.B. zur Prophylaxe des plötzlichen Herztodes bei besonders gefährdeten Patienten oder zur Prophylaxe von paroxysmalen Tachykardien etc.). Auch für die Langzeittherapie ventrikulärer Arrhythmien kann die Kontrolle der Plasmakonzentration wertvolle Dienste leisten. Infolge der Spontanvariabilität solcher Arrhythmien ist die klinische Kontrolle der Therapie zeitaufwendig, da sie eine 24stündige Registrierung der Arrhythmien und anschließend deren Auswertung erfordert. Obwohl die Effektivität der antiarrhythmischen Therapie nur anhand der klinischen Kontrolle zu verifizieren ist, könnte sich durch die Messung der Plasmakonzentration die Häufigkeit solcher aufwendiger Kontrollen reduzieren lassen. Diese Situation könnte gegeben sein, wenn durch Langzeit-EKG und simultane Messung der Plasmaspiegel der individuelle therapeutische Bereich einmal ermittelt wurde und kein Hinweis besteht, daß sich der klinische Zustand des Patienten etwa durch ein rasches Fortschreiten der Grunderkrankung oder zusätzlich auftretende Erkrankungen geändert hat, und somit anzunehmen ist, daß sich auch Art, Häufigkeit und Empfindlichkeit der Arrhythmien im Lauf der Therapie nicht wesentlich verändert haben.

Es besteht heute kein Zweifel, daß sich durch die Kontrolle der Plasmakonzentration die antiarrhythmische Therapie effektiver gestalten läßt. Dieses ist aber nur der Fall, wenn diese Konzentrationswerte als Zusatzinformation für die Therapie und nicht als Ersatz für notwendige klinische Kontrollmaßnahmen verwendet werden. Die Konzentrations-Wirkungs-Beziehungen der Antiarrhythmika beinhalten zahlreiche, bisher nicht im einzelnen bekannte, sowohl pharmakokinetische Variablen (wie z.B. der Einfluß von Erkrankungen oder der Verabreichungsart, Änderungen der Bindung, Stereoselektivität bei optisch aktiven Verbindungen, aktive Metabolite usw.) als auch pharmakodynamische Variablen (wie z.B. unterschiedliche Empfindlichkeit in Abhängigkeit von der Arrhythmieform und der Grunderkrankung), so daß die Messung der Plasmakonzentration nur als therapeutische Orientierungshilfe zu verstehen ist.

D. Kombinationstherapie

Infolge der geringen therapeutischen Breite der Antiarrhythmika und der zahlreichen pharmakodynamischen und pharmakokinetischen Interaktionsmöglichkeiten ist die antiarrhythmische Therapie im Regelfall eine Monotherapie.

Bei der Vielzahl der zur Verfügung stehenden Substanzen gelingt es meistens, ein Pharmakon herauszufinden, das den therapeutischen Erfordernissen des betreffenden Patienten gerecht wird. Es ist eine allgemeine klinische Erfahrung, daß Rhythmusstörungen, die sich gegenüber mehreren Antiarrhythmika als „resistent" erwiesen haben, mit einem anderen Antiarrhythmikum erfolgreich zu behandeln sind.

Es gibt jedoch Situationen, die eine Kombinationstherapie rechtfertigen oder notwendig machen. Das ist zum einen der Fall, wenn mit den zur Verfügung stehenden Antiarrhythmika nur ein partieller Therapieerfolg zu erzielen ist. Zum anderen kann sich eine Substanz als prinzipiell wirksam erweisen, der erwünschte Therapieerfolg geht jedoch mit dosisabhängigen unerwünschten Wirkungen einher.

Für eine solche Kombinationstherapie kommen daher Antiarrhythmika mit unterschiedlichen Angriffspunkten und unterschiedlichen Spektren unerwünschter Wirkungen in Frage. In der Literatur sind sowohl Hinweise für synergistische antifibrillatorische Wirkungen von Antiarrhythmika als auch Hinweise für eine bessere Verträglichkeit solcher Kombinationen bekannt. In einigen Fällen gelingt es z.B. durch Kombination mit Beta-Adrenozeptorenblockern die notwendige antiarrhythmische Wirksamkeit zu erreichen, ohne daß auch gleichzeitig die unerwünschten Wirkungen zunehmen. So wurde u.a. über eine erfolgreiche Behandlung von therapierefraktären Tachykardien durch kombinierte Anwendung von Chinidin und Propranolol (Dreifus et al. 1968) oder von Mexiletin und Propranolol (Leahey et al. 1980) berichtet. Die unerwünschten Wirkungen von Mexiletin konnten durch diese Kombinationstherapie reduziert werden. Auch die Konversion von chronischem Vorhofflimmern zum Sinusrhythmus war mit einer Kombination von Propranolol und Chinidin möglich (Stern 1967). Bei ventrikulären Tachykardien, die durch Ventrikelstimulation induziert wurden, erwies sich die Kombination von Disopyramid und Mexiletin bei einigen Patienten als wirkungsvoller als eine Monotherapie mit diesen Pharmaka (Breithardt et al. 1981).

Therapeutisch sinnvoll erscheint eine Kombinationstherapie besonders in solchen Fällen, in denen das Zweitpharmakon nicht nur zum Zweck der Erhöhung der antiarrhythmischen Wirksamkeit des Erstpharmakons verabreicht wird, sondern wo dieses eine darüber hinausgehende eigenständige therapeutisch erwünschte Wirkung entfaltet (z.B. Beta-Adrenozeptorenblocker zur gleichzeitigen Prophylaxe von Angina-pectoris-Anfällen bei Patienten mit ventrikulären Arrhythmien auf dem Boden einer koronaren Herzerkrankung).

Die kombinierte Anwendung von Antiarrhythmika beinhaltet aber prinzipiell auch die Gefahr der Addition unerwünschter Wirkungen. Insbesondere bei der Kombination von chinidinartig wirkenden Substanzen mit Beta-Adrenozeptorenblockern oder Calciumantagonisten muß mit einer additiven, hemmenden Wirkung auf die A-V-Überleitung gerechnet werden, die durch gleichzeitige Digitalistherapie noch weiter verstärkt werden könnte.

Eine fixe Kombination von Antiarrhythmika ist dagegen keine Alternative zur Monotherapie. Die therapeutische Situation, die eine Dosierung entsprechend der in dieser Kombination enthaltenen Komponenten notwendig macht, ist nur in seltenen Einzelfällen gegeben. Für eine solche Kombination wird häufig das Argument einer besseren Compliance herangezogen. Hier sollte man sich bewußt sein, daß eine Therapie mit Antiarrhythmika infolge der geringen therapeutischen Breite dieser Pharmaka und ihrer oft lebensbedrohlichen unerwünschten Wirkungen (insbesondere kardiale Nebenwirkungen) immer Zuverlässigkeit sowohl von Seiten des Patienten als auch von Seiten der ärztlichen Überwachung voraussetzt. Wenn diese Zuverlässigkeit nicht gewährleistet ist, muß die Indikation einer solchen Therapie noch enger als normalerweise üblich gestellt werden. Im Zweifelsfall kann unter diesen Bedingungen von einer solchen Therapie Abstand genommen werden. Andererseits ist bekannt, daß Patienten mit symptomatischen Rhythmusstörungen, die als belästigend oder sogar als lebensbedrohlich empfunden werden, eine hohe Compliance aufweisen. Fixe Kombinationen von Antiarrhythmika mit Pharmaka anderer Substanzklassen (z.B. Sedativa, Schlafmittel, gefäßerweiternde Mittel oder Digitalis) erschweren eine sachgerechte antiarrhythmische Therapie oder machen diese sogar unmöglich.

E. Spezielle Pharmakokinetik der Antiarrhythmika

Dieser Teil soll einen Überblick über die Pharmakokinetik der zur Zeit in der Bundesrepublik Deutschland auf dem Markt befindlichen Antiarrhythmika geben (vgl. Kap. 7C). Hierbei wurden in erster Linie Substanzen berücksichtigt, deren primäres Indikationsgebiet die Behandlung von Herzrhythmusstörungen ist. Neben der Darstellung der Pharmakokinetik der einzelnen Substanzen wird auf bisher bekannte Faktoren (wie z.B. Erkrankungen, Arzneimittelinteraktionen, Lebensalter, genetische Defekte) eingegangen, die das normale pharmakokinetische Profil beeinflussen können und deshalb bei der Festsetzung der Dosierung zu beachten sind. Auf andere Übersichten zu diesem Gebiet (HARRISON et al. 1977; WOOSLEY u. SHAND 1978; KLEIN u. WIRTZFELD 1980; RONFELD 1980; SINGH et al. 1981; BROWN u. SHAND 1982) sei hingewiesen.

I. Chinidin

Die in jüngster Zeit entwickelten spezifischen Bestimmungsmethoden für Chinidin haben die Kenntnisse zur Pharmakokinetik dieses Antiarrhythmikums wesentlich erweitert (OCHS et al. 1980a). Die früher verwendeten analytischen Methoden erfaßten auch Metabolite und das ebenfalls wirksame Verunreinigungsprodukt Dihydrochinidin mit.

Die Elimination von Chinidin erfolgt überwiegend durch Metabolismus in der Leber. Es wurden vier Metabolite identifiziert, von denen einige ebenfalls antiarrhythmisch wirksam sind (PALMER et al. 1969; DRAYER et al. 1977, 1978, 1980; BONARA et al. 1979; GUENTERT et al. 1979). Unter Dauertherapie mit Chinidin kann die freie Plasmakonzentration dieser Metabolite die des unveränderten Pharmakons erreichen, so daß anzunehmen ist, daß die Metabolite für die therapeutischen und die toxischen Effekte mitverantwortlich sind (DRAYER et al. 1978, 1980). Etwa 20% der verabreichten Dosis werden unverändert im Urin ausgeschieden (UEDA et al. 1976). Als mittlere Plasmaclearance wurde bei

Patienten mit Rhythmusstörungen ohne Herzinsuffizienz ein Wert von 4,7 ml/min/kg ermittelt (Ueda et al. 1976). Vergleichbare Ergebnisse (4,0 ml/min/kg) wurden bei gesunden Probanden erhalten (Greenblatt et al. 1977). Die Halbwertszeit wird mit 6–7 h, das Verteilungsvolumen mit 2,4–3,0 l/kg angegeben (Ueda et al. 1976; Greenblatt et al. 1977). Etwa 75–90% der im Plasma vorhandenen Gesamtkonzentration liegt an Plasmaproteine gebunden vor (Affrime u. Reidenberg 1975; Hughes et al. 1975; Perez-Mateo u. Erill 1977; Nilson et al. 1978; Ochs et al. 1980b). Eine Abnahme der Albuminkonzentration führt zu einer Reduktion dieser Bindung (Woo u. Greenblatt 1979). Bei Anwendung spezifischer analytischer Methoden dürfte der therapeutische Plasmakonzentrationsbereich von Chinidin für die Behandlung supraventrikulärer und auch ventrikulärer Arrhythmien zwischen 1 und 5 µg/ml liegen (Heissenbüttel u. Bigger 1970; Kessler et al. 1974; Carliner et al. 1980) und somit niedriger als der früher mit unspezifischen Methoden ermittelte Konzentrationsbereich sein. Als Ausdruck der Verzögerung der intraventrikulären Erregungsausbreitung nehmen QRS-Dauer und QT_c-Intervall mit steigender Plasmakonzentration zu (Heissenbuttel u. Bigger 1970; Holford et al. 1981).

Die intravenöse Verabreichung von Chinidin galt lange Zeit als äußerst gefährlich, da Hypotension, Zunahme der Arrhythmien, Schock und Todesfälle beschrieben wurden. Eine kritische Überprüfung dieser Anwendungsform ergab jedoch, daß das Risiko einer kontrollierten und langsamen intravenösen Infusion (0,3–0,4 mg/kg/min) nicht wesentlich höher als das einer extravaskulären Verabreichung einzuschätzen ist (Woo u. Greenblatt 1978; Ochs et al. 1980b).

Die Bioverfügbarkeit der meisten Chinidinpräparate wird nach oraler Verabreichung mit 70% und höher angegeben (Ochs et al. 1980a). Die Geschwindigkeit der Resorption und somit die Zeit bis zum Auftreten maximaler Plasmaspiegel (T_{max}) hängt vom verabreichten Chinidinsalz und der galenischen Zubereitung ab. Chinidinsulfat wird schneller resorbiert (T_{max} ca. 1,5 h) als Chinidingluconat (T_{max} ca. 4 h; Greenblatt et al. 1977). Retardformen weisen ebenfalls eine verzögerte Resorption mit T_{max}-Werten von etwa 4–5 h auf (Regårdh et al. 1977; Frigo et al. 1977; Covinsky et al. 1979; Eriksson et al. 1979). Die langsamere Resorptionsgeschwindigkeit dieser Arzneiformen bietet gegenüber dem konventionellen Chinidinsulfat den Vorteil einer weniger häufigen Dosierung. So läßt sich mit Retardformen der therapeutische Plasmaspiegel mit einer 8- bis 12stündlichen Verabreichung aufrechterhalten, während das Dosierungsintervall für Chinidinsulfat 5–8 h betragen sollte.

Einflußfaktoren

Es bestehen Hinweise, daß das Lebensalter einen modifizierenden Einfluß auf die Pharmakokinetik von Chinidin hat. In älteren Probanden und Patienten fand sich gegenüber jüngeren eine reduzierte Clearance und eine verlängerte Halbwertszeit von Chinidin (Ochs et al. 1978a; Drayer et al. 1980). Danach würden ältere Patienten eine geringere Chinidindosis als jüngere Patienten benötigen. Bei Patienten mit Herzinsuffizienz soll die Clearance von Chinidin ebenfalls vermindert sein (Ueda u. Dzindzio 1978).

Da die Leber das Haupteliminationsorgan für Chinidin ist, könnten Erkrankungen dieses Organs die Elimination von Chinidin verzögern. Bisher vorliegende Befunde ergaben eine verlängerte Halbwertszeit (KESSLER et al. 1978) und eine verminderte Proteinbindung für Chinidin (AFFRIME u. REIDENBERG 1975; PEREZ-MATEO u. ERILL 1977; KESSLER et al. 1978). Eine Reduktion der Dosis erscheint daher bei Lebererkrankungen angemessen. Demgegenüber scheint bei eingeschränkter Nierenfunktion die Pharmakokinetik von Chinidin nicht wesentlich verändert zu sein (KESSLER et al. 1974, 1979; DRAYER et al. 1978).

Gleichzeitige Therapie mit Phenobarbital oder Phenytoin führt zu einer beschleunigten Elimination von Chinidin, die sich erst zwei Wochen nach Absetzen der interferierenden Pharmaka wieder normalisiert (DATA et al. 1976). Diese Interaktion ist die Folge einer Enzyminduktion in der Leber und dürfte auch für andere induzierende Pharmaka (Barbiturate, Rifampicin) zu erwarten sein. Daher sollte die gleichzeitige Verabreichung dieser Arzneimittel vermieden werden oder, falls unbedingt erforderlich, zu einer Erhöhung der Chinidindosis bzw. zu einer Verkürzung des Dosierungsintervalls veranlassen. Bei einem Absetzen dieser Pharmaka ist zu beachten, daß es mit abklingendem Induktionszustand über zwei Wochen zu einer Kumulation von Chinidin kommt. Die gleichzeitige Verabreichung von Propranolol scheint die Pharmakokinetik von Chinidin nicht wesentlich zu beeinflussen (OCHS et al. 1978b; KATES u. BLANFORD 1979). Chinidin selbst reduziert andererseits die Clearance und das Verteilungsvolumen von Digoxin (EJVINSSON 1978; LEAHEY et al. 1978b; DOERING 1979; HAGER et al. 1979; DAHLQVIST et al. 1980; HOOYMANS et al. 1980), so daß die Plasmaspiegel von Digoxin bei gleichzeitiger Behandlung mit Chinidin ansteigen.

II. Procainamid

Im Procainamid ist die Estergruppe des Procainmoleküls durch eine Amidstruktur ersetzt. Damit wird die schnelle Hydrolyse durch Plasmaesterasen verhindert. Die antiarrhythmischen Eigenschaften von Procainamid sind denen des Chinidins sehr ähnlich.

Bei gesunden Probanden erfolgt die Elimination von Procainamid nach intravenöser Verabreichung im Mittel mit einer Halbwertszeit von etwa 3 h (KOCH-WESER 1971; GIBSON et al. 1975; KARLSSON u. MOLIN 1975). Die totale Clearance liegt im Bereich von 0,7–0,85 l/min (GALEAZZI et al. 1976; GIBSON et al. 1977), das Verteilungsvolumen im Steady-state beträgt etwa 1,0–2,0 l/kg (GRAFFNER et al. 1975; GALEAZZI et al. 1976). Procainamid wird nur zu etwa 15% an die Plasmaproteine gebunden.

Es wird zu etwa gleichen Teilen hepatisch und unverändert renal eliminiert (MARK et al. 1951; KOCH-WESER 1971; SIMONS et al. 1975). In der Leber wird Procainamid zum größten Teil zu N-Acetylprocainamid metabolisiert; so können 10–30% einer verabreichten Dosis in Form dieses Metaboliten im Urin nachgewiesen werden (GIBSON et al. 1975; GRAFFNER et al. 1977). Die Geschwindigkeit dieser N-Acetylierung zeigt eine bimodale Verteilung, man unterscheidet infolgedessen schnelle von langsamen Acetylierern (REIDENBERG et al. 1975). Das gebildete N-Acetylprocainamid wirkt ebenfalls antiarrhythmisch, die Wirkungsstärke ist mit der der Muttersubstanz vergleichbar (DRAYER et al. 1974; ELSON et al. 1975; LEE et al. 1976). Zwischen 2 und 10% einer verabreichten Dosis werden zu p-Aminobenzoesäure hydrolysiert.

Nach oraler Verabreichung von Procainamid werden maximale Plasmaspiegel innerhalb einer Stunde erreicht, die Bioverfügbarkeit ist mit 75–95% hoch (KOCH-WESER u. KLEIN 1971; MANION et al. 1977). Es bestehen jedoch sehr große (d.h. bis zu zehnfache) interindividuelle Unterschiede im Plasmaspiegel nach oraler Verabreichung der gleichen Dosis von Procainamid (KOCH-WESER u. KLEIN 1971).

Als therapeutischer Bereich werden in der Regel Plasmakonzentrationen zwischen 4 und 10 µg/ml angegeben (BELLET et al. 1952; ENSELBERG u. LIPKIN 1952; KOCH-WESER u. KLEIN 1971; GIARDINA et al. 1973). Mit einer hohen Inzidenz von unerwünschten Wirkungen ist bei Plasmaspiegeln über 10 µg/ml zu rechnen (KOCH-WESER u. KLEIN 1971). Nach neueren Untersuchungen scheint der therapeutische Bereich auch von der Grunderkrankung und der Art der Rhythmusstörung abhängig zu sein (MYERBURG et al. 1981) (Abb. 7, 8). So waren zur Unterdrückung von ventrikulären Extrasystolen nach akutem Herzinfarkt geringere Plasmakonzentrationen ($5,5 \pm 0,5$ µg/ml) notwendig als zur Unterdrückung ventrikulärer Extrasystolen auf dem Boden einer chronisch ischämischen Herzerkrankung ($9,3 \pm 0,7$ µg/ml Procainamid) (Abb. 7). Auch ließen sich bei Patienten mit ventrikulären Extrasystolen und Episoden von ventrikulären Tachykardien letztere bereits durch niedrigere Plasmakonzentrationen unterdrücken als die gleichzeitig vorhandenen ventrikulären Extrasystolen (Abb. 8).

Einflußfaktoren

Bei Funktionsstörungen der Leber ist mit einer Beeinträchtigung des Metabolismus von Procainamid (Acetylierung und Hydrolyse) zu rechnen (DUSOUICH u. ERILL 1977). Außerdem wurde bei Patienten mit Leberzirrhose (insbesondere mit gleichzeitigem Aszites) eine verminderte Resorption von Procainamid beschrieben (DUSOUICH u. ERILL 1977).

Erkrankungen, die die Auswurfleistung des Herzens vermindern, führen zu einer Verkleinerung des Verteilungsvolumens und der systemischen Clearance von Procainamid (KOCH-WESER u. KLEIN 1971). Dadurch kommt es zu einem Anstieg der Steady-state-Plasmakonzentration, und eine Dosisreduktion ist angebracht. Bei Patienten mit akutem Myokardinfarkt kann die Resorption von oral verabreichtem Procainamid sehr variabel sein (KOCH-WESER u. KLEIN 1971).

Bei eingeschränkter Nierenfunktion ist die renale Clearance von Procainamid entsprechend dem Grad der Funktionseinschränkung reduziert, und es kommt zu einer Verlängerung der Eliminationshalbwertszeit von Procainamid (GIBSON et al. 1977). Zusätzlich kumuliert das ebenfalls antiarrhythmisch wirksame N-Acetylprocainamid, da dieses zum überwiegenden Anteil (ca. 80%) unverändert renal eliminiert wird (STRONG et al. 1975). Eine Reduktion der Dosis ist daher bei Patienten mit Nierenfunktionsstörungen notwendig. Variationen des Urin-pH-Wertes und des Urinflusses beeinflussen die renale Clearance von Procainamid nicht (MEYER et al. 1974; GALEAZZI et al. 1976).

Klinisch relevante pharmakokinetische Arzneimittelinteraktionen wurden für Procainamid bisher nicht beschrieben. Auch scheint die Elimination von Digoxin durch Procainamid nicht beeinflußt zu werden (LEAHEY et al. 1978a).

III. Disopyramid

Disopyramid ist ein Antiarrhythmikum mit ähnlichen elektrophysiologischen Eigenschaften wie Chinidin.

Oral verabreichtes Disopyramid ist zu etwa 80–90% bioverfügbar. Die Resorption erfolgt jedoch relativ langsam, und maximale Plasmakonzentrationen werden erst 2–3 h nach der Verabreichung erreicht (CUNNINGHAM et al. 1977; BRYSON et al. 1978; DUBETZ et al. 1978). Etwa 55% der verabreichten Dosis werden unverändert im Urin ausgeschieden (HINDERLING u. GARRETT 1976a; CUNNINGHAM et al. 1977), während 45% in der Leber metabolisiert werden. Der Hauptmetabolit ist N-Desalkyl-disopyramid. Die Konzentration dieses Metaboliten im Plasma beträgt etwa ein Drittel der Konzentration der Ausgangssubstanz (FORSSELL et al. 1980), könnte jedoch bei Patienten mit Niereninsuffizienz ansteigen. N-Desalkyl-disopyramid besitzt ca. 25% der antiarrhythmischen Wirkung der Ausgangssubstanz (GRANT et al. 1978). Die anticholinerge Wirkung ist demgegenüber etwa zwanzigfach stärker als die von Disopyramid (BAINES et al. 1976), so daß diese unerwünschte Wirkung zumindest teilweise auf den Metaboliten zurückgeführt werden könnte.

Die Halbwertszeit von Disopyramid beträgt ca. 5–8 h, das Verteilungsvolumen im Steady-state etwa 0,8 l/kg, die totale Clearance ca. 1,5 ml/min/kg und die renale Clearance ungefähr 0,8 ml/min/kg (HINDERLING u. GARRETT 1976a; BRYSON et al. 1978). Die renale Clearance nimmt mit steigender Plasmakonzentration von Disopyramid zu (CUNNINGHAM et al. 1977; MEFFIN et al. 1979). Die Ursache hierfür liegt in der konzentrationsabhängigen Plasmaproteinbindung von Disopyramid, die mit steigender Plasmakonzentration abnimmt (HINDERLING u. GARRETT 1976a; MEFFIN et al. 1979). So steigt der freie Anteil im Plasma über einen Konzentrationsbereich von 2–8 μg/ml von 19 auf 46% an. Da nur das freie, nicht gebundene Arzneimittel eliminiert werden kann, nimmt die Clearance mit steigendem freien Anteil zu. Durch diesen kompensatorischen Mechanismus kommt es zu keiner Änderung der freien Konzentration (CUNNINGHAM et al. 1978; MEFFIN et al. 1979). Somit besteht eine proportionale Beziehung zwischen der Dosis und der Plasmakonzentration nur für die freie, nicht aber für die Gesamtkonzentration im Plasma.

Der therapeutische Plasmakonzentrationsbereich von Disopyramid ist bisher nur unzureichend definiert. NIARCHOS (1976) ermittelte bei 16 Patienten mit verschiedenen Arrhythmieformen einen Bereich zwischen 2,8 und 7,5 μg/ml und DANILO und ROSEN (1976) einen engeren Bereich von 2–4 μg/ml.

Mit steigender Plasmakonzentration kommt es zu einer proportionalen Zunahme des QT_c-Intervalls (HINDERLING u. GARRETT 1976b; BRYSON et al. 1978). Nach oraler Verabreichung reflektiert die Änderung dieses Parameters den Zeitverlauf der Plasmakonzentration, während nach intravenöser Injektion in der Verteilungsphase das QT_c-Intervall zunächst mit fallender Plasmakonzentration zunimmt, bis Verteilungsgleichgewicht zwischen Wirkort und Plasma erreicht ist. Die Änderung des QT_c-Intervalls kann somit zur Bestimmung der Compliance der Patienten herangezogen werden.

Einflußfaktoren

Bei Patienten mit akutem Myokardinfarkt (Rangno et al. 1976; Ilett et al. 1979) und bei Patienten mit Herzinsuffizienz (Landmark et al. 1981) nimmt die Halbwertszeit von Disopyramid zu. Diese Zunahme könnte durch eine Reduktion der Clearance oder durch eine Vergrößerung des Verteilungsvolumens bedingt sein. Die Bioverfügbarkeit von Disopyramid ist im Postinfarkt-Stadium vermindert (Ward u. Kinghorn 1976).

Da die renale Clearance von Disopyramid ca. 50% zur totalen Clearance beiträgt, wird bei eingeschränkter Nierenfunktion die Elimination verzögert, und die Dosis muß entsprechend reduziert werden (Whiting u. Elliot 1977; Johnston et al. 1980). Eine Enzyminduktion durch gleichzeitige Verabreichung von Rifampicin oder Phenytoin führt zu einer Zunahme der hepatischen Clearance von Disopyramid (Aito u. Vuorenmaa 1980; Aito et al. 1981). Eine Verdoppelung der hepatischen Clearance würde eine Erhöhung der Dosis um etwa 50% erfordern.

IV. Lidocain

Lidocain ist das Antiarrhythmikum der Wahl zur Akutbehandlung ventrikulärer Arrhythmien insbesondere nach Myokardinfarkt. Infolge der nur kurz anhaltenden Wirksamkeit ist die bevorzugte und am besten steuerbare Verabreichungsart die intravenöse Infusion. In Ausnahmesituationen kann es auch intramuskulär verabreicht werden. Wirksame Plasmakonzentrationen werden nach intramuskulärer Injektion von 300 mg Lidocain innerhalb von 15 min erreicht und bleiben für etwa 90 min aufrechterhalten (Fehmers u. Dunning 1972; Lie et al. 1978). Der propagierte prophylaktische Wert einer intramuskulären Injektion von 300 mg Lidocain in der frühen Prähospitalphase des akuten Myokardinfarkts (Valentine et al. 1974) ist umstritten (Lie et al. 1978).

Für die orale Therapie ist Lidocain einerseits aufgrund seines ausgeprägten First-pass-Metabolismus, dem 70–80% der Dosis unterliegen (Boyes et al. 1971), und andererseits aufgrund seiner kurzen Halbwertszeit von etwa 100 min (Rowland et al. 1971; Tucker u. Boas 1971; Boyes et al. 1971) nicht geeignet. Infolge des extensiven First-pass-Metabolismus müßten große orale Dosen (d.h. ca. 4- bis 5fach höher als die entsprechenden äquieffektiven intravenösen Dosen) verabreicht werden. Diese hohen Dosen verursachen gewöhnlich gastrointestinale Beschwerden. Zudem wird durch die dann ebenfalls in größerer Konzentration entstehenden Metabolite die zentralnervöse Toxizität von Lidocain potenziert.

Die Elimination von Lidocain erfolgt fast ausschließlich durch Biotransformation in der Leber. Weniger als 3% der Dosis werden unverändert im Urin ausgeschieden (Mather u. Thomas 1972). Zahlreiche Metabolite wurden identi-

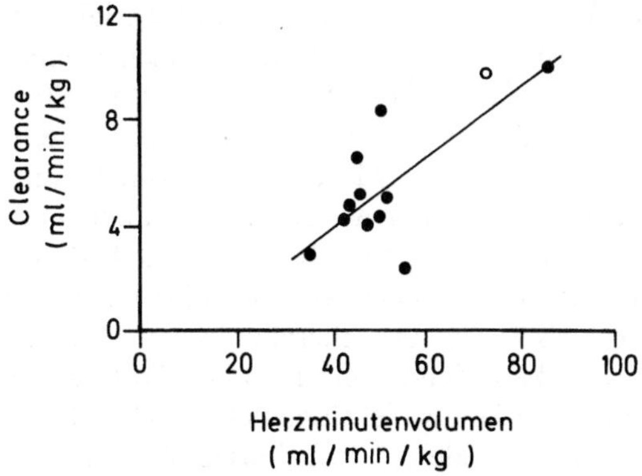

Abb. 9. Beziehung zwischen Lidocainclearance und Herzminutenvolumen bei Patienten mit Herzinsuffizienz (*geschlossene Symbole*) und gesunden Probanden (*offenes Symbol* repräsentiert den Mittelwert). (Nach THOMSON et al. 1973)

fiziert (MATHER u. THOMAS 1972), wobei zwei dieser Metabolite – Monoethylglycinxylidid (MEGX) und Glycinxylidid (GX) – hinsichtlich ihrer pharmakologischen Wirkungen eingehender untersucht wurden. MEGX besitzt antiarrhythmische, konvulsive und emetische Eigenschaften (SMITH u. DUCE 1971), GX potenziert die konvulsive Wirkung von MEGX und Lidocain (BLUMER et al. 1973).

Die totale Clearance von Lidocain ist identisch mit der hepatischen Clearance und beträgt ca. 10 ml/min/kg, das Verteilungsvolumen im Steady-state ca. 1,5 l/kg (ROWLAND et al. 1971; TUCKER u. BOAS 1971; BOYES et al. 1971). Die hohe hepatische Clearance von Lidocain erklärt einerseits den ausgeprägten First-pass-Metabolismus und andererseits die Abhängigkeit der Eliminationsgeschwindigkeit vom Leberblutfluß (Abb. 9) (ROWLAND et al. 1971; STENSON et al. 1971). Die Plasmaproteinbindung von Lidocain beträgt 60–80% (ROUTLEDGE et al. 1980a, b). Diese Bindung erfolgt einerseits an Albumin, zum überwiegenden Teil jedoch an saures α_1-Glycoprotein (PIAFSKY u. KNOPPERT 1978). Wenn die Konzentration dieses Glycoproteins bei verschiedenen pathologischen Zuständen, einschließlich Herzinfarkt, ansteigt, nimmt auch die Bindung von Lidocain zu (ROUTLEDGE et al. 1981).

Nach intravenöser Bolusinjektion von Lidocain fällt die Plasmakonzentration biexponentiell ab. Zunächst erfolgt eine rasche Verteilung in das Gewebe. Die Halbwertszeit dieser schnellen Verteilungsphase beträgt 6–10 min (ROWLAND et al. 1971; BOYES et al. 1971). Nach Erreichen des Verteilungsgleichgewichtes fallen die Plasmakonzentrationen entsprechend der Eliminationsgeschwindigkeit mit einer Halbwertszeit von ungefähr 100 min ab. Diese letztere Eliminationshalbwertszeit bestimmt die Kumulation von Lidocain bei kontinuierlicher Zufuhr. Die Wirkungsdauer einer Bolusinjektion wird dagegen weitgehend von der Verteilungshalbwertszeit bestimmt, da sich die Konzentrationen im Blut und am Wirkort offenbar sehr schnell miteinander ins Gleichgewicht setzen. Dadurch sind antiarrhythmische Wirkung und Plasmaspiegel bereits in der Verteilungsphase korreliert. Das gleiche trifft für die zentralnervösen Nebenwirkungen zu. Entsprechend Abb. 3 sollten damit sowohl der Ort der antiarrhythmischen Wirkung als auch der der zentralnervösen Nebenwirkungen im zentralen Kompartiment lokalisiert sein.

Aus diesem pharmakokinetischen Verhalten ergeben sich die Schwierigkeiten bei der Wahl einer geeigneten Bolusdosis, die zum schnellen Erreichen eines Steady-state-Plasmaspiegels notwendig ist, da bei kontinuierlicher Zufuhr 90% des Steady-state-Plasmaspiegels erst nach 3,3 Eliminationshalbwertszeiten (d.h. nach 330 min) erreicht werden (Abb. 4A). Eine Bolusdosis, die die schnelle Einstellung eines Steady-state-Plasmaspiegels gestatten würde, führt jedoch kurz nach der Injektion zu toxischen Konzentrationsspitzen (Abb. 4B). Eine Bolusinjektion, bei der diese Konzentrationsspitzen vermieden werden, führt nach dem Abklingen der Wirkung der Bolusdosis zu einer „therapeutischen Lücke" (Abb. 4C), die sich über 1–3 h erstrecken kann (Greenblatt et al. 1976). Dieses Problem läßt sich nur durch Gabe multipler Bolusinjektionen (Abb. 4D), durch eine Doppelinfusion mit anfänglich schnellerer Infusionsgeschwindigkeit (Abb. 4E) oder, falls ein sehr schneller Wirkungseintritt erforderlich ist, durch die Gabe einer Bolusinjektion zu Beginn einer Doppelinfusion (Abb. 4F) überkommen.

Der heute allgemein akzeptierte therapeutische Plasmakonzentrationsbereich liegt zwischen 1,5 und 5,0 µg/ml (Gianelly et al. 1967; Bernstein et al. 1972; Alderman et al. 1974; Benowitz 1974). Toxische Wirkungen sind zu erwarten, wenn die Plasmakonzentration etwa 5,5 µg/ml übersteigt (Foldes et al. 1960; Buckman et al. 1980), obwohl starke Überschneidungen zwischen toxischem und therapeutischem Bereich beschrieben wurden. So können bei einigen Patienten toxische Lidocainwirkungen bereits bei Plasmakonzentrationen unter 3 µg/ml beobachtet werden (Benowitz 1974; Buckman et al. 1980).

Einflußfaktoren

Bei Patienten mit akutem Myokardinfarkt kommt es unter einer konstanten Dauerinfusion zu einer lang anhaltenden Kumulation von Lidocain im Plasma (Prescott et al. 1976; LeLorier et al. 1977; Routledge 1980b). Die Ursache hierfür ist nicht genau bekannt. Jüngste Befunde zeigen, daß bei diesen Patienten auch die Konzentration von saurem α_1-Glycoprotein im Plasma ansteigt und mit einer proportionalen Zunahme der Plasmaproteinbindung von Lidocain einhergeht (Routledge et al. 1981). Diese Zunahme der Plasmaproteinbindung könnte zu einer Reduktion der Plasmaclearance und einem entsprechenden Anstieg der Plasmakonzentration führen. Trotz erhöhter Gesamtkonzentration von Lidocain im Plasma ändert sich aufgrund der stärkeren Bindung die freie, für die Wirksamkeit entscheidende Plasmakonzentration kaum (Routledge et al. 1981). Aus diesem Grund läßt sich nur schwer abschätzen, ob trotz höherer Gesamtkonzentration von Lidocain im Plasma eine entsprechende Reduktion der Infusionsgeschwindigkeit notwendig ist.

Bei Patienten mit Herzinsuffizienz sind Clearance, initiales und Steady-state-Verteilungsvolumen von Lidocain beträchtlich reduziert. Die Halbwertszeit ist infolge der proportionalen Abnahme von Clearance und Verteilungsvolumen aber nicht verändert (Halkin et al. 1975). Gleichzeitig steigt die Konzentration der aktiven Metabolite im Plasma an (Halkin et al. 1975). Die Reduktion der Clearance ist proportional zur verminderten kardialen Auswurfleistung (Abb. 9) und des dementsprechend verminderten Leberblutflusses (Stenson et al. 1971;

THOMSON et al. 1973). Hieraus resultiert, daß die Plasmakonzentrationen umgekehrt proportional zur kardialen Auswurfleistung ansteigen. Als Anhaltspunkt für die Therapie kann gelten, daß bei Patienten mit Herzinsuffizienz die Infusionsgeschwindigkeit von Lidocain nur etwa 50% der normalen Infusionsgeschwindigkeit betragen sollte. Das reduzierte Verteilungsvolumen bei diesen Patienten erfordert ebenfalls eine Reduktion der Bolusinjektion.

Bei Patienten mit eingeschränkter Leberfunktion ist die Clearance von Lidocain ebenfalls um etwa 50% geringer als bei lebergesunden Probanden. Das initiale Verteilungsvolumen und auch das Verteilungsvolumen im Steady-state sind nicht vermindert, die Halbwertszeit aber zwei- bis dreifach länger (THOMSON et al. 1973). Auch bei diesen Patienten sollte daher die Erhaltungsinfusion um etwa die Hälfte reduziert werden. Da das initiale Verteilungsvolumen nicht verändert ist, können diese Patienten die normale Bolusinjektion erhalten.

Eine Einschränkung der Nierenfunktion scheint keinen wesentlichen Einfluß auf die Pharmakokinetik von Lidocain zu haben (COLLINSWORTH et al. 1975). Allerdings können die renal eliminierten Metabolite im Plasma kumulieren. Es ist bisher nicht bekannt, ob diese Kumulation der Metabolite von praktisch-therapeutischer Bedeutung ist.

Pharmakokinetische Wechselwirkungen mit Lidocain sind von Pharmaka zu erwarten, die den Leberblutfluß beeinflussen. Bisher ist dokumentiert, daß die gleichzeitige Verabreichung von Propranolol die Clearance von Lidocain reduziert und die Steady-state-Plasmakonzentration einer Lidocain-Dauerinfusion um etwa 30% ansteigen läßt (OCHS et al. 1980c). Ob diese Reduktion der Clearance allein die Folge der durch Propranolol verminderten Leberdurchblutung ist, oder ob Propranolol darüber hinaus auch den Metabolismus von Lidocain hemmt, muß derzeit offen bleiben. Über diese pharmakokinetische Wechselwirkung hinaus besteht die Möglichkeit einer pharmakodynamischen Interaktion mit β-Blockern. So könnte die kurz nach einer Bolusinjektion von Lidocain gelegentlich beobachtete Depression der Sinus- oder AV-Knotenfunktion unter β-Blockertherapie potenziert werden (WOOSLEY u. SHAND 1978). Im Tierversuch führte die gleichzeitige Verabreichung von Pharmaka, die den Leberblutfluß erhöhen, wie z.B. Isoproterenol (BENOWITZ et al. 1974) oder Glucagon (BRANCH et al. 1973) wie auch eine Enzyminduktion mit Phenobarbital (DIFAZIO u. BROWN 1972), zu einer Zunahme der Lidocainclearance. Die Relevanz dieser Befunde für den Menschen ist unklar.

V. Phenytoin

Die Anwendung von Phenytoin in der Kardiologie ist heute weitgehend auf die Behandlung von Arrhythmien als Folge einer Digitalis-Intoxikation und – als Mittel letzter Wahl – auf die Anwendung bei sonst refraktären Arrhythmien beschränkt.

Die Pharmakokinetik von Phenytoin zeigt große interindividuelle Unterschiede. Die Elimination erfolgt zum überwiegenden Teil (50–76%) durch Hydroxylierung in der Leber (BUTLER 1957; GLAZKO et al. 1969). Das gebildete 5-Hydroxy-5-parahydroxy-phenylhydantoin wird konjugiert und über die Niere ausgeschieden (GLAZKO et al. 1969). Nur 5% einer verabreichten Dosis finden sich unverändert im Urin. Die Halbwertszeit von Phenytoin beträgt im Mittel 17–19 h (GUGLER et al. 1976); sie ist aber von der Höhe der Plasmakonzentration abhängig, da die Elimination einer Michaelis-Menten-Kinetik folgt (GERBER u. WAGNER 1972). So kann bereits im therapeutischen Plasmakonzentrationsbereich dieser Eliminationsschritt gesättigt werden. Die Mehrzahl der Patienten kann nicht mehr als etwa 8–10 mg/kg/Tag Phenytoin metabolisieren (KUTT 1971; LUDDEN et al. 1977). Daneben weisen einige Patienten einen offenbar genetisch bedingten Defekt in der p-Hydroxylierung auf (KUTT et al. 1964a). Bei anderen wiederum ist die metabolische Kapazität dieses Enzymsystems ungewöhnlich hoch (KUTT et al. 1966a). Für die dosis- und konzentrationsabhängige Kinetik von Phenytoin läßt sich ein K_m-Wert (Michaelis-Menten-Konstante) angeben. Diese Konstante ist als diejenige Plasmakonzentration, bei der die halbmaximale Eliminationsgeschwindigkeit erreicht wird, definiert. Dieser K_m-Wert liegt im Mittel bei $8{,}5 \pm 1{,}9$ µg/ml Plasma (LUDDEN et al. 1977). Bei einer Plasmakonzentration oberhalb dieses K_m-Wertes führt eine weitere Dosiserhöhung zu einer mehr als proportionalen Zunahme der Plasmakonzentration. Im Plasma sind 89–93% des Phenytoins an Albumin gebunden (LUNDE et al. 1970; HOOPER et al. 1974), das Verteilungsvolumen beträgt etwa 0,64 l/kg (JUSKO et al. 1976).

Der therapeutische Bereich zur Therapie von Rhythmusstörungen wird im allgemeinen mit 10–20 µg/ml angegeben (BIGGER et al. 1968). Aufgrund der langen Halbwertszeit werden therapeutische Plasmaspiegel am schnellsten durch Gabe multipler Bolusinjektionen erreicht. So können z.B. intravenöse Injektionen von jeweils 50 oder 100 mg Phenytoin alle 5 min verabreicht werden, bis die angestrebte antiarrhythmische Wirkung erreicht ist oder erste Anzeichen von Toxizität auftreten. Eine Gesamtdosis von 1000 mg/Tag sollte nicht überschritten werden (BIGGER et al. 1968). Mit gewissen Vorbehalten können aus den auftretenden unerwünschten Wirkungen Rückschlüsse auf die erreichte Plasmakonzentration von Phenytoin gezogen werden. So wird bei Plasmakonzentrationen von ca. 14 µg/ml häufig ein Exanthem der Haut beobachtet (WILSON et al. 1978). Zentralnervöse Störungen treten in der Regel bei Plasmaspiegeln über 20 µg/ml in Form von Nystagmus (>20 µg/ml), Ataxie (>30 µg/ml) und Lethargie (>40 µg/ml) auf (KUTT et al. 1964b; WILSON et al. 1978). Wie bei vielen anderen Antiarrhythmika ist auch für Phenytoin mit einer beträchtlichen Überschneidung von therapeutischem und toxischem Plasmaspiegelbereich zu rechnen (REYNOLDS 1978; WILSON et al. 1978).

Nach oraler Gabe von 200–400 mg/Tag werden maximale Plasmakonzentrationen nach 2,5–9,0 h erreicht (GUGLER et al. 1976; LUDDEN et al. 1977). Die Bioverfügbarkeit ist nach Einmalgabe im Mittel ca. 70%, unter Dauertherapie mit 85–98% praktisch vollständig (GUGLER et al. 1976; JUSKO et al. 1976). Aufgrund der Michaelis-Menten-Kinetik von Phenytoin muß immer damit gerechnet werden, daß bereits kleine Änderungen der Dosis große Änderungen im Plasmaspiegel nach sich ziehen.

Einflußfaktoren

Ob Erkrankungen der Leber per se die Plasmakonzentrationen von Phenytoin wesentlich verändern, ist umstritten (KUTT et al. 1964a; BLASCHKE et al. 1975).

Da Phenytoin zu etwa 90% an Albumin gebunden vorliegt, können jedoch Lebererkrankungen, die mit einer Hypoalbuminämie einhergehen, die Proteinbindung von Phenytoin herabsetzen (BOSTON COLLABORATIVE DRUG SURVEILLANCE PROGRAM 1973). In diesem Fall kann die freie Plasmakonzentration zunehmen, obwohl die Gesamtplasmakonzentration im Vergleich zu Lebergesunden nicht verändert oder sogar erniedrigt ist.

Bei Nierenerkrankungen (REIDENBERG et al. 1971) und beim nephrotischen Syndrom (GUGLER et al. 1975) muß ebenfalls mit einer verminderten Proteinbindung von Phenytoin und einer zumindest vorübergehenden Zunahme der freien Konzentration gerechnet werden.

Für Phenytoin sind zahlreiche pharmakokinetische Wechselwirkungen mit anderen Arzneimitteln beschrieben. Die Resorption von Phenytoin wird durch Antazida, die Calciumcarbonat enthalten (GARRATT et al. 1979), durch das Antibiotikum Oxacillin (FINCHAM et al. 1976) und durch antineoplastische Arzneimittelkombinationen (FINCHAM u. SCHOTTELIUS 1979; PERUCCA 1982) verringert. Durch Diazoxid (ROE et al. 1975), verschiedene Sulfonamide (LUNDE et al. 1970; KURATA u. WILKINSON 1974) und durch Heparin (GIACOMINI et al. 1980) wird Phenytoin aus der Plasmaproteinbindung verdrängt, wodurch vorübergehend die freie Konzentration von Phenytoin ansteigen kann. Valproinsäure (MATTSON et al. 1978; PERUCCA et al. 1980; BRUNI et al. 1980; RODIN et al. 1981), Phenylbutazon (NEUVONEN et al. 1979) und Tolbutamid (WESSELING u. MOLS-THÜRKOW 1975) verdrängen Phenytoin ebenfalls aus der Proteinbindung und hemmen zusätzlich den Stoffwechsel dieses Pharmakons. Eine Inhibition des Metabolismus von Phenytoin ist daneben auch für Oxyphenbutazon (SODA u. LEVY 1975), verschiedene Sulfonamide (LUMHOLTZ et al. 1975; HANSEN et al. 1979) und insbesondere für Isoniazid (KUTT et al. 1966b, 1970; BRENNAN et al. 1970) beschrieben. Phenobarbital stimuliert und inhibiert gleichzeitig den Metabolismus von Phenytoin, wodurch die Auswirkungen dieser Interaktion nicht vorhersehbar sind (KUTT 1972). Ob die gleichzeitige Verabreichung von Cimetidin oder von Benzodiazepinen zu Veränderungen der Clearance von Phenytoin führt, ist nach den bisher vorliegenden Befunden nicht eindeutig zu beurteilen (PERUCCA u. RICHENS 1980; HETZEL et al. 1981; PERUCCA 1982).

Andererseits kann Phenytoin den Stoffwechsel anderer Pharmaka sowohl induzieren als auch inhibieren. Die Wirkung von Warfarin und möglicherweise auch von Phenprocoumon wird durch Phenytoin infolge einer Stoffwechselhemmung deutlich verstärkt (NAPPI 1979). Demgegenüber wird über eine Stoffwechselinduktion die Wirkung von oralen Kontrazeptiva abgeschwächt (HEMPEL u. KLINGER 1976). Generell muß mit einem biphasischen Effekt von Phenytoin auf den Stoffwechsel anderer Pharmaka gerechnet werden. Akute Gabe von Phenytoin scheint den Metabolismus anderer Arzneimittel eher zu hemmen, während eine Dauertherapie mit Phenytoin zu einer Enzyminduktion und dadurch zu einer beschleunigten Elimination anderer hepatisch eliminierter Pharmaka führt.

VI. Mexiletin

Mexiletin besitzt hinsichtlich chemischer Struktur, elektrophysiologischer Wirkungen und antiarrhythmischem Spektrum viele Ähnlichkeiten mit Lidocain.

Der Vorteil gegenüber Lidocain ist im pharmakokinetischen Verhalten begründet. Mexiletin unterliegt keinem First-pass-Metabolismus und besitzt dementsprechend eine hohe Bioverfügbarkeit von 80–90% (PRESCOTT et al. 1977; CAMPBELL et al. 1978b; HÄSELBARTH et al. 1981). Außerdem gestattet die längere Halbwertszeit eine dreimalige tägliche Verabreichung. Die in der Literatur angegebenen mittleren Halbwertszeiten reichen von 6,5–12 h für gesunde Probanden (PRESCOTT et al. 1977; CAMPBELL et al. 1978a, b; HÄSELBARTH et al. 1981) und von 12–17 h für Patienten mit koronarer Herzerkrankung und Myokardinfarkt (PRESCOTT et al. 1977; CAMPBELL et al. 1978a). Maximale Blutspiegel treten zwischen 1,5 und 4 h nach oraler Gabe auf (CAMPBELL et al. 1978b; HÄSELBARTH et al. 1981). Die Elimination erfolgt in erster Linie durch Biotransformation in der Leber. Der im Urin unverändert ausgeschiedene Anteil beträgt ca. 8–20% (PRESCOTT et al. 1977). Dieser Anteil ist variabel und ändert sich mit dem pH-Wert des Urins. So nimmt bei einem pH-Wert von 5 dieser Anteil auf etwa 50% der Dosis zu, während er bei einem pH von 8 auf ca. 1% abnimmt (KIDDIE et al. 1974). Spontane Schwankungen im pH des Urins könnten zumindest teilweise für die beträchtlichen interindividuellen Unterschiede in der Pharmakokinetik von Mexiletin verantwortlich sein (JOHNSTON et al. 1979).

Die mittlere totale Clearance beträgt ca. 7 ml/min/kg, das Verteilungsvolumen 6–9 l/kg (CAMPBELL et al. 1978a, b; PAALMAN et al. 1977; PRESCOTT et al. 1977). Im Blut wird Mexiletin zu 55–70% an Plasmaproteine gebunden (BAUDINET et al. 1980).

Der therapeutische Plasmakonzentrationsbereich von Mexiletin reicht von 0,5–2,0 µg/ml (TALBOT et al. 1973; CAMPBELL et al. 1973). Bei Patienten, die auf eine Behandlung mit Mexiletin ansprachen, wurde über diesen Konzentrationsbereich eine lineare Beziehung zwischen dem Logarithmus der Plasmakonzentration und der Reduktion ventrikulärer Arrhythmien nachgewiesen (MEINERTZ et al. 1982). Wie auch bei anderen Antiarrhythmika überlappen sich therapeutischer und toxischer Konzentrationsbereich. So fanden CAMPBELL et al. (1978c), daß schwere Nebenwirkungen bei einer Plasmakonzentration von im Mittel 2,1 µg/ml auftraten, bei 20% der Patienten aber schon bei Plasmakonzentrationen von über 1,5 µg/ml zu verzeichnen waren. NIMMO (1977) beobachtete leichtere Nebenwirkungen bei Plasmakonzentrationen zwischen 0,8 und 3,0 µg/ml (im Mittel 1,9 µg/ml) und schwere Nebenwirkungen zwischen 1,0 und 4,4 µg/ml (im Mittel 3,0 µg/ml) Mexiletin.

Einflußfaktoren

Bei Patienten mit akutem Myokardinfarkt kann es zu einer Verlängerung der Halbwertszeit und zu einer Reduktion des Verteilungsvolumens von Mexiletin kommen. Hieraus resultieren, insbesondere nach intravenöser Verabreichung, höhere Steady-state-Plasmakonzentrationen (PRESCOTT 1978). Nach oraler Verabreichung wurde bei diesen Patienten aber eine verzögerte und verminderte Resorption – insbesondere nach gleichzeitiger Gabe von Morphin – beobachtet (POTTAGE et al. 1978). Hieraus resultierten dann subtherapeutische Plasmaspiegel. Die beeinträchtigte Resorption von Mexiletin läßt sich teilweise mit einer Abnahme der Magenentleerungsgeschwindigkeit durch Morphin erklärt. Eine verzögerte Resorption von Mexiletin wurde auch bei gleichzeitiger Gabe von Atropin (WING et al. 1980) und nach Einnahme eines Antazidums (Magnesium-Aluminium-Silikathydrat) beobachtet (HERZOG et al. 1982). Beide Pharmaka verzögern ebenfalls die Magenentleerung. Da in beiden Fällen die Bioverfügbarkeit von Mexiletin unbeeinflußt war, ergeben sich aus diesen Arzneimittelinteraktionen keine Konsequenzen für die Langzeittherapie mit Mexiletin. Metoclopramid beschleunigt andererseits die Magenentleerung und führt somit auch zu einer beschleunigten Resorption von Mexiletin (WING et al. 1980). Auch dieser Interaktion dürfte keine wesentliche Bedeutung für die praktische Therapie zukommen. Die gleichzeitige Verabreichung von Cimetidin reduziert die metabolische Clearance von Mexiletin, und es kommt zu einem beträchtlichen Anstieg der Steady-state-Plasmakonzentration von Mexiletin. Diese Interaktion war bei Patienten mit Leberinsuffizienz besonders ausgeprägt (NITSCH u. LÜDERITZ 1982). Bei Patienten mit Niereninsuffizienz ist die Pharmakokinetik einer intravenösen Einzeldosis von Mexiletin nicht verändert (BAUDINET et al. 1980).

VII. Aprindin

Aprindin ist ein tertiäres Amin mit lokalanästhetischen Eigenschaften, das in elektrophysiologischer Hinsicht gewisse Ähnlichkeit mit Lidocain aufweist.

Nach intravenöser Verabreichung beträgt die Eliminationshalbwertszeit bei gesunden Probanden im Mittel etwa 30 h, wobei mit beträchtlichen interindividuellen Unterschieden von 12–66 h gerechnet werden muß (DELCROIX et al. 1974; FASOLA u. CARMICHAEL 1974; MURPHY 1974). Die Plasmaclearance beträgt etwa 2,5 ml/min/kg, das Verteilungsvolumen im Steady-state ca. 3,7 l/kg (FASOLA u. CARMICHAEL 1974). Im Plasma werden 85–97% an Plasmaproteine gebunden (FASOLA u. CARMICHAEL 1974; ANDREASEN et al. 1980).

Die Elimination von Aprindin erfolgt fast ausschließlich durch Biotransformation in der Leber; nur 1% einer verabreichten Dosis werden unverändert im Urin ausgeschieden. In der Leber wird Aprindin nur zum geringeren Teil zum ebenfalls antiarrhythmisch wirksamen Desalkyl-aprindin metabolisiert. Der weitaus größte Teil wird hydroxyliert und an Glucuronsäure gekoppelt. Die Metabolite werden dann zu 65% renal und zu 35% biliär eliminiert (FASOLA u. CARMICHAEL 1974; MURPHY 1974).

Nach oraler Verabreichung werden maximale Blutspiegel nach etwa 2 h erreicht (FASOLA u. CARMICHAEL 1974). Die Bioverfügbarkeit beträgt 70–80%. Der systemisch nicht verfügbare Anteil soll bereits während der ersten Leberpassage abgebaut werden (DODION et al. 1974; RONFELD 1980).

Der therapeutische Plasmakonzentrationsbereich von Aprindin liegt nach den bisher vorliegenden Untersuchungen zwischen 0,75 und 2,0 µg/ml (FASOLA u. CARMICHAEL 1974; VAN DURME et al. 1974). Zentralnervöse Nebenwirkungen in Form von Schwindel treten bei Plasmaspiegeln von über 2 µg/ml auf und manifestieren sich bei Spiegeln über 3 µg/ml in Form von Ataxie, Tremor und Halluzinationen (FASOLA u. CARMICHAEL 1974).

Aufgrund der langen Halbwertszeit von Aprindin wird nach wiederholter Zufuhr gleicher Dosen die Steady-state-Plasmakonzentration erst nach etwa

4 Tagen erreicht. Daher sollte die Therapie mit einer Bolusdosis (300 bis maximal 400 mg am ersten Tag der Therapie in fraktionierten Dosen) begonnen werden (KESTELOOT et al. 1973; KESTELOOT 1974). Als Erhaltungsdosis reichen dann in der Regel 100 mg einmal täglich gegeben aus (BENDER et al. 1974; VAN DURME et al. 1974; FREYLAND et al. 1975).

Einflußfaktoren

In der Postinfarktperiode wird die Resorptionsgeschwindigkeit von Aprindin nach oraler Verabreichung beträchtlich verlangsamt (VAN DURME et al. 1974; HAGEMEIJER 1975). Die Halbwertszeit ist bei diesen Patienten etwa doppelt so lang wie bei gesunden Probanden, wobei allerdings wieder mit beträchtlichen Unterschieden gerechnet werden muß (DELCROIX et al. 1974; HAGEMEIJER 1975).

Da Aprindin nahezu ausschließlich durch Biotransformation in der Leber eliminiert wird, könnten Leberfunktionsstörungen mit einer Reduktion der Clearance einhergehen.

Über pharmakokinetische Arzneimittelinteraktionen liegen bisher keine Befunde vor. Es ist jedoch zu erwarten, daß die gleichzeitige Verabreichung von Arzneimitteln, die den Stoffwechsel der Leber im Sinne einer Enzyminduktion oder -inhibition beeinflussen, die metabolische Clearance von Aprindin erhöhen bzw. reduzieren.

VIII. Tocainid

Tocainid ist ein primäres Amin und in seiner chemischen Struktur Lidocain sehr ähnlich. Aufgrund der fehlenden Diäthylamino-Gruppierung unterliegt es jedoch nach oraler Verabreichung keinem First-pass-Metabolismus in der Leber und besitzt damit – im Unterschied zu Lidocain – eine hohe Bioverfügbarkeit.

Die Elimination von Tocainid erfolgt sowohl durch Biotransformation in der Leber als auch durch renale Exkretion der unveränderten Substanz. Im Mittel werden etwa 60% einer verabreichten Dosis metabolisiert (LALKA et al. 1976; GRAFFNER et al. 1980). Im Plasma konnten die Metabolite N-Carboxytocainid und Lactoxylidid nachgewiesen werden, die in tierexperimentellen Untersuchungen aber weder antiarrhythmische noch zentralnervöse Wirkungen zeigten (ELVIN et al. 1980; RONFELD et al. 1980). Tocainid besitzt eine relativ lange Eliminationshalbwertszeit von ca. 11–13 h (LALKA et al. 1976; WINKLE et al. 1976; GRAFFNER et al. 1980). Die totale Clearance liegt im Bereich von 2,2–2,6 ml/min/kg und reflektiert somit zu etwa 60% die metabolische Clearance von Tocainid. Im Blut wird es zu etwa 50% an die Plasmaproteine gebunden, und das Verteilungsvolumen beträgt etwa das Zweifache des Körpergewichtes (2 l/kg; LALKA et al. 1976; GRAFFNER et al. 1980).

Nach oraler Gabe ist die Bioverfügbarkeit von Tocainid annähernd vollständig (LALKA et al. 1976). Maximale Plasmakonzentrationen werden innerhalb von 60–90 min nach der Verabreichung erreicht (LALKA et al. 1976; WINKLE et al. 1976).

Der therapeutische Plasmakonzentrationsbereich von Tocainid liegt zwischen 5 und 10 μg/ml (WINKLE et al. 1976; WOOSLEY et al. 1977). Bei Plasmakonzentrationen über 10 µg/ml ist insbesondere mit zentralnervösen Nebenwirkungen zu rechnen (WINKLE et al. 1976; WOOSLEY et al. 1977). Die interindividuellen Unterschiede in der Empfindlichkeit ventrikulärer Arrhythmien gegenüber Tocainid scheinen jedoch größer als die interindividuellen Unterschiede in der Pharmakokinetik zu sein. So wurden in einer Studie etwa zweifache interindividuelle Unterschiede in der Steady-state-Plasmakonzentration beobachtet, die Unterschiede in der Plasmakonzentration, die für eine 50%ige Reduktion der Arrhythmien erforderlich war, waren jedoch zehnfach (MEFFIN et al. 1977). Hiermit läßt sich erklären, daß andere Autoren innerhalb eines Patientenkollektivs mit ventrikulären Rhythmusstörungen keine Korrelation zwischen antiarrhythmischer Wirksamkeit und der Plasmakonzentration von Tocainid fanden (KUCK et al. 1979).

Ein schneller Wirkungseintritt läßt sich mit einer intravenösen Kurzinfusion von 750 mg Tocainid über 15 min und anschließender oraler Verabreichung von 800 mg erreichen (GRAFFNER et al. 1980). In der Regel wird die Therapie dann mit oralen Erhaltungsdosen von 400 mg in achtstündlichen Abständen fortgeführt.

Einflußfaktoren

Bei Patienten mit akutem Myokardinfarkt waren die pharmakokinetischen Parameter von Tocainid gegenüber gesunden Probanden nicht verändert (GRAFFNER et al. 1980).

Bei niereninsuffizienten Patienten fand sich entsprechend dem Grad der Funktionseinschränkung eine verzögerte Elimination von Tocainid (WIEGERS et al. 1980). Die Halbwertszeit von Tocainid war bei anurischen Patienten auf etwa 30 h verlängert und die totale Clearance mit 63 ml/min gegenüber Literaturwerten auf etwa ein Drittel reduziert (WIEGERS et al. 1980). Nach den bisher vorliegenden Daten erscheint es daher angemessen, bei einer Kreatininclearance von 10 ml/min die Dosis von Tocainid um etwa 50% zu reduzieren. Bei kompletter Niereninsuffizienz ist eine noch stärkere Reduktion der Dosis vorzunehmen, da hier möglicherweise auch die metabolische Clearance von Tocainid eingeschränkt ist.

IX. Ajmalin, Prajmalium-Bitartrat

Ajmalin ist ein Alkaloid aus Rauwolfia serpentina mit chinidinähnlichen antiarrhythmischen Eigenschaften.

Die Pharmakokinetik ist bisher nicht ausreichend dokumentiert. Nach intravenöser Injektion von 50 mg Ajmalin werden kurz nach der Injektion maximale Plasmaspiegel zwischen 1 und 3 µg/ml gemessen (KLEINSORGE u. GAIDA 1962; SAETRE et al. 1974). Somit sollte das initiale Verteilungsvolumen 16–50 l betragen. Die Plasmaspiegel fallen anschließend innerhalb von Minuten ab. Auch die kurz nach der Injektion auftretenden EKG-Veränderungen (Zunahme der PQ-Zeit, Verbreiterung des QRS-Komplexes) bilden sich innerhalb von Minuten zurück. Die Elimination dürfte in erster Linie auf hepatischem Wege (Metabolismus und/oder biliäre Exkretion) erfolgen, da 12 h nach der Injektion nur etwa

4% der Dosis unverändert im Urin wiedergefunden wurden (KLEINSORGE u. GAIDA 1961). Untersuchungen zur Bioverfügbarkeit nach oraler Gabe liegen beim Menschen nicht vor. Untersuchungen an Hunden ergaben aber eine Bioverfügbarkeit von ca. 90% (ANTTILA et al. 1978). Somit sollte die geringe Wirksamkeit von Ajmalin nach oraler Gabe durch die im Vergleich zur Resorptionsgeschwindigkeit wesentlich schnellere Eliminationsgeschwindigkeit bedingt sein (Flip-flop-Kinetik).

In gleicher Weise lassen sich die im Vergleich zur intravenösen Injektion wesentlich geringeren Plasmakonzentrationen nach intramuskulärer Verabreichung erklären (KLEINSORGE u. GAIDA 1962).

Prajmaliumbitartrat ist ein N-Propyl-Derivat von Ajmalin und besitzt gegenüber Ajmalin den Vorteil einer besseren peroralen Wirksamkeit. Die Bioverfügbarkeit dürfte etwa 50% oder höher sein (SCHAUMLÖFFEL 1974). Nach oraler Gabe von 0,5 mg/kg radioaktiv markierter Substanz wurden maximale Serumkonzentrationen zwischen 0,17 und 0,38 µg/ml etwa 1 h nach der Verabreichung gemessen. Danach fielen die Plasmakonzentrationen bis zur 8. Stunde mit einer Halbwertszeit von etwa 4 h ab (SCHAUMLÖFFEL 1974). Diese im Vergleich zum Ajmalin langsamere Eliminationsgeschwindigkeit dürfte für die bessere perorale Wirksamkeit von Prajmaliumbitartrat verantwortlich sein.

Neben geringen Anteilen von hydrophilen Metaboliten wurde im Plasma ein lipophiler Metabolit nachgewiesen, der etwa in gleichen Konzentrationen wie die Ausgangssubstanz vorlag. Die terminale Halbwertszeit der Gesamtradioaktivität, die in erster Linie der Halbwertszeit dieser Metabolite entsprechen dürfte, betrug 15–18 h (SCHAUMLÖFFEL 1974).

Die Elimination erfolgt hauptsächlich durch Biotransformation in der Leber und biliäre Exkretion. Etwa 8% der Dosis werden unverändert im Urin ausgeschieden. Die renale Gesamtausscheidung (unveränderte Substanz und Metabolite) beträgt ca. 26% der Dosis (SCHAUMLÖFFEL 1974).

In ähnlicher Weise wie beim Ajmalin nehmen PQ-Zeit und QRS-Dauer dosisabhängig zu.

Die quartäre Ammoniumverbindung Prajmaliumbitartrat besteht aus zwei stereoisomeren Verbindungen, die in der galenischen Zubereitung zu etwa gleichen Teilen (55:45%) vorhanden sind. Nach oraler Dauermedikation mit dreimal täglich 20 mg für 6 Tage wurde bei zehn Patienten im Plasma ein Verhältnis der Stereoisomere von 30:70% gemessen. Die Änderung dieses Verhältnisses im Organismus läßt sich mit stereoselektiven Unterschieden in der Pharmakokinetik erklären (GRUNDEVIK u. PERSSON 1982). Bisher ist nicht bekannt, ob diese Stereoisomere auch unterschiedlich stark antiarrhythmisch wirksam sind. In diesem Fall könnte diesen Befunden auch praktische Bedeutung zukommen. Die mittlere Steady-state-Plasmakonzentration von Prajmaliumbitartrat (Summe beider Stereoisomere) betrug 0,38 µg/ml mit interindividuellen Unterschieden von 0,15–0,99 µg/ml.

Einflußfaktoren

Untersuchungen über den Einfluß von Erkrankungen oder anderen Arzneimitteln auf die Pharmakokinetik von Prajmaliumbitartrat liegen bisher nicht vor.

Andererseits soll die Pharmakokinetik von β-Methyldigoxin durch gleichzeitige Therapie mit Prajmaliumbitartrat nicht beeinflußt werden (HAASIS et al. 1980).

X. Spartein

Spartein ist das Hauptalkaloid des Besenginsters. Die chemische Grundstruktur ist das Chinolizidin. Es besitzt chinidinähnliche antifibrillatorische Eigenschaften und übt eine kontraktionsfördernde Wirkung auf den puerperalen und graviden Uterus aus, aufgrund derer es in den USA auch vorübergehend zur Geburtseinleitung verwendet wurde.

Die Pharmakokinetik von Spartein wurde erstmals von DENGLER et al. (1970) bei sieben gesunden Probanden charakterisiert. Danach wird die Substanz zu etwa 35% unverändert im Urin ausgeschieden, während der Rest in der Leber metabolisiert wird. Hierbei ist der erste Schritt die Oxydation zum Spartein-N_1-oxid. Anschließend erfolgt unter Wasserabspaltung die Bildung von 2,3- und 5,6-Dehydrospartein (DENGLER u. EICHELBAUM 1977). Die totale Clerarance beträgt ca. 0,77 l/min und reflektiert nur zum geringen Teil die renale, überwiegend jedoch die metabolische Clearance von Spartein. Die Plasmaspiegel fallen mit einer Halbwertszeit von 2 h ab, das Verteilungsvolumen beträgt 120 l und die Plasmaproteinbindung etwa 50%.

Nach oraler Verabreichung treten die maximalen Plasmakonzentrationen nach etwa 45 min auf, und die Bioverfügbarkeit beträgt ca. 70% (DENGLER et al. 1970).

Die Messung der Urinausscheidung von Spartein an einem größeren Kollektiv von 144 Probanden erbrachte ähnliche Ergebnisse, die Mehrzahl der Probanden schied 10–35% der Dosis unverändert im Urin aus (DENGLER u. EICHELBAUM 1977). Bei etwa 5% dieser Probanden wurde ein hiervon abweichendes Eliminationsprofil von Spartein beobachtet. Diese schieden über 95% der Dosis unverändert im Urin aus. Eine eingehende Charakterisierung einiger dieser Probanden zeigte, daß außerdem die Elimination von Spartein verzögert war (DENGLER u. EICHELBAUM 1977; EICHELBAUM et al. 1979). Die totale Clearance, die bei diesen Probanden identisch mit der renalen Clearance von Spartein ist, war auf etwa ein Drittel reduziert und die Halbwertszeit ca. dreifach länger. Der Grund hierfür scheint ein genetischer Defekt in der N-Oxidation von Spartein zu sein (EICHELBAUM et al. 1979a). Dieser Abbauschritt kann von diesen Probanden nicht ausgeführt werden. Sie wurden deshalb auch als „Nichtmetabolisierer" bezeichnet. Da keine alternativen metabolischen Abbauwege von Spartein existieren dürften, muß es renal eliminiert werden. Da Spartein nicht nur glomerulär filtriert, sondern auch tubulär sezerniert wird und der tubuläre Sekretionsmechanismus offenbar eine begrenzte Kapazität für Spartein besitzt, überschreitet bei diesen Patienten die Plasmakonzentration die Schwellenkonzentration für die tubuläre Sekretion, und demzufolge wird die Elimination von Spartein verzögert. Für die praktische Therapie wäre es wünschenswert, diese „Nichtmetabolisierer" vor Therapiebeginn zu identifizieren. So wurden bei zwei dieser „Nichtmetabolisierer", die täglich 4 × 300 mg eines Retardpräparates von Sparteinsulfat einnahmen, etwa vier- bis fünffach höhere Steady-state-Plasmakonzentrationen als bei „Metabolisierern“ beobachtet. Gleichzeitig traten erhebliche unerwünschte Wirkungen auf (DENGLER u. EICHELBAUM 1977).

Einflußfaktoren

Untersuchungen über den Einfluß von Erkrankungen auf die Pharmakokinetik von Spartein und Angaben über pharmakokinetische Arzneimittelinteraktionen fehlen. Es ist jedoch zu erwarten, daß in erster Linie Lebererkrankungen die Pharmakokinetik von Spartein beeinflussen. Für die „Nichtmetabolisierer“ sollten andererseits Nierenfunktionsstörungen mit einer verzögerten Elimination von Spartein einhergehen.

XI. Propafenon

Propafenon ist ein Antiarrhythmikum vom Typ der Lokalanästhetika mit chinidinähnlichen elektrophysiologischen Eigenschaften.

Nach den bisher vorliegenden Daten erfolgt die Elimination von Propafenon durch Biotransformation in der Leber mit einer hepatischen Clearance von etwa 1,0 l/min (HOLLMANN 1982). Hieraus folgt, daß die Clearance von Propafenon in erster Linie eine Funktion des Leberblutflusses ist, und daß nach oraler Verabreichung ein großer Anteil der Dosis (66%, wenn eine hepatische Clearance von 1,0 l/min zugrunde gelegt wird) einem hepatischen First-pass-Metabolismus unterliegt. Jedoch scheint das Ausmaß des First-pass-Metabolismus dosisabhängig zu sein und mit steigenden Dosen abzunehmen (HOLLMANN, persönliche Mitteilung). So wurde für eine orale Einzeldosis von 300 mg eine Bioverfügbarkeit von 25%, für eine orale Dosis von 600 mg aber eine Bioverfügbarkeit von 50% ermittelt. Unter oraler Dauertherapie könnte die Bioverfügbarkeit noch weiter zunehmen.

Nach oraler Verabreichung werden maximale Plasmakonzentrationen nach etwa 2 h erreicht. Danach fallen diese mit einer Halbwertszeit von 3–4 h ab (KELLER et al. 1978). Die Plasmaproteinbindung ist mit ca. 95% hoch. Das ebenfalls große Verteilungsvolumen von 200–300 l impliziert, daß die Affinität zu den Gewebsproteinen noch größer als die zu den Plasmaproteinen sein dürfte.

Mit steigender Plasmakonzentration von Propafenon kommt es zu einer Zunahme der PQ-Zeit und der QRS-Dauer (KELLER et al. 1978; MEYER-ESTORF et al. 1978; BLANKE et al. 1979). Nach oraler Gabe reflektiert die Änderung dieser Parameter die Plasmakonzentration von Propafenon, und die Rückbildung erfolgt mit der gleichen Halbwertszeit wie der Abfall der Plasmakonzentration (KELLER et al. 1978).

Der therapeutische Plasmakonzentrationsbereich von Propafenon ist bisher nicht ausreichend definiert. Bei 16 Patienten mit ventrikulären Extrasystolen, die auf eine Therapie mit Propafenon ansprachen, kam es mit steigender Plasmakonzentration zu einem monoexponentiellen Abfall der Arrhythmiehäufigkeit (BLANKE et al. 1979). Die Patienten, die nach Verabreichung von 600–750 mg Propafenon täglich völlig extrasystolenfrei waren, hatten eine mittlere Plasmakonzentration von $0{,}78 \pm 0{,}14$ µg/ml, während Patienten, bei denen mit der gleichen Dosis nur eine teilweise Reduktion der Extrasystolen erreicht wurde, Plasmakonzentrationen von 0,35±0,07 µg/ml aufwiesen (BLANKE et al. 1979). In einer anderen Studie wurden bei 29 Patienten mit supraventrikulären und ventrikulären Arrhythmien nach einer mittleren Tagesdosis von 600–750 mg Propafenon und einer Behandlungsdauer von mehr als einem Jahr Plasmakonzentrationen zwischen 0,3 und 3,0 µg/ml gemessen (WIEBRINGHAUS et al. 1977). Die mittleren Plasmakonzentrationen von Propafenon waren bei erfolgreich behandelten Patienten, Patienten mit teilweisem Therapieerfolg und Therapieversagern nicht unterschiedlich und lagen im Mittel zwischen 0,92 und 1,0 µg/ml. Auch die extrakardialen Nebenwirkungen von Propafenon wie Schwindel, gastrointestinale Beschwerden, Augensymptome und Tremor zeigten keine sichere Konzentrationsabhängigkeit und wurden schon bei Plasmakonzentrationen unter 1 µg/ml beobachtet (WIEBRINGHAUS et al. 1977).

Nach diesen Ergebnissen bestehen große interindividuelle Unterschiede in der Empfindlichkeit der Patienten sowohl hinsichtlich der antiarrhythmischen Wirkung als auch der extrakardialen Nebenwirkungen von Propafenon.

Der untere therapeutische Konzentrationsbereich dürfte nach den bisher vorliegenden Untersuchungen bei etwa 0,5 µg/ml liegen (BLANKE et al. 1979).

Einflußfaktoren

Über den Einfluß von Erkrankungen auf die Pharmakokinetik von Propafenon und über pharmakokinetische Wechselwirkungen liegen zur Zeit noch keine gut dokumentierten Befunde vor. Bei drei Patienten mit eingeschränkter Nierenfunktion und bei einer Patientin mit Hepatitis fanden sich keine auffälligen, krankheitsbedingten Änderungen der Plasmakonzentration von Propafenon (BLANKE et al. 1979). Es ist jedoch zu erwarten, daß Leberfunktionsstörungen sowie Erkrankungen oder Arzneimittel, die die Leberdurchblutung ändern, auch die metabolische Clearance von Propafenon beeinflussen. Bei Lebererkrankungen mit großem Shuntvolumen ist eine Zunahme der Bioverfügbarkeit zu erwarten. Eine Induktion der abbauenden Enzyme der Leber sollte dagegen die Bioverfügbarkeit von Propafenon vermindern.

XII. Lorcainid

Lorcainid ist ein Antiarrhythmikum vom Typ der Lokalanästhetika mit bevorzugter Wirksamkeit auf ventrikuläre Arrhythmien (AMERY et al. 1981).

Die Elimination von Lorcainid erfolgt nahezu vollständig durch Metabolismus in der Leber (KLOTZ et al. 1978; JÄHNCHEN et al. 1979). Metabolische Abbauschritte beinhalten die N-Desalkylierung zu Norlorcainid und die aromatische Hydroxylierung zu verschiedenen stellungsisomeren Katecholmetaboliten sowie teilweiser O-Methylierung (HEYKANTS 1981). Die hydroxylierten Metabolite werden überwiegend als wasserlösliche Glucuronsäurekonjugate im Urin (62%) und in den Fäzes (35%) ausgeschieden. Während die Hauptmetabolite im Urin Hydroxy- und Hydroxy-methoxy-lorcainid sind, läßt sich im Plasma nur Norlorcainid nachweisen. Dieser Metabolit wird langsamer als Lorcainid selbst ausgeschieden und besitzt ebenfalls antiarrhythmische Wirksamkeit (MEINERTZ et al. 1979). Nach intravenöser Verabreichung von Lorcainid fallen die Plasmakonzentrationen infolge Verteilung ins Gewebe zunächst sehr schnell mit einer Halbwertszeit von etwa 45 min und anschließend dann mit einer Eliminationshalbwertszeit von ca. 8 h ab. Das Verteilungsvolumen überschreitet bei weitem das Körpergewicht und beträgt etwa 10 l/kg. Dies deutet auf eine starke Bindung an Gewebsstrukturen hin. Nur ein geringer Anteil der Dosis verbleibt im Blut. Hier wird Lorcainid überwiegend an Plasmaproteine (ca. 70–85%), zum geringeren Teil auch an Erythrozyten gebunden. Die Plasmaclearance von Lorcainid ist hoch (ca. 1,0–1,5 l/min) und entspricht etwa dem Leberblutfluß von ca. 1,5 l/min (KLOTZ et al. 1978; JÄHNCHEN et al. 1979). Pharmakokinetisch läßt sich Lorcainid somit als ein Arzneimittel mit hoher hepatischer Clearance klassifizieren, dessen Eliminationsgeschwindigkeit vom Leberblutfluß abhängig und durch diesen limitiert ist.

Nach oraler Verabreichung unterliegt Lorcainid einem ausgeprägten First-pass-Metabolismus, der sich durch hohe Dosen und unter Dauertherapie sättigen läßt. So ist die Bioverfügbarkeit einer Einzeldosis von 100 mg geringer als 5%, unter Dauertherapie dagegen fast vollständig (KLOTZ et al. 1978; JÄHNCHEN et al. 1979). Ursächlich hierfür ist die Sättigung des abbauenden Enzymsystems in der Leber nach chronischer Therapie. Unter oraler Dauertherapie kumuliert Norlorcainid im Plasma und erreicht bzw. überschreitet die Plasmakonzentration von Lorcainid, da unter diesen Bedingungen die Bildungsgeschwindigkeit von Norlorcainid größer als seine Eliminationsgeschwindigkeit ist. Das ist nach intravenöser Verabreichung nicht der Fall, da hier die Bildungsgeschwindigkeit von Norlorcainid durch die Blutflußgeschwindigkeit durch die Leber limitiert wird. Damit wird nach oraler Verabreichung die antiarrhythmische Wirksamkeit teilweise auch durch Norlorcainid mitbestimmt (MEINERTZ et al. 1979). PQ-Zeit und QRS-Dauer nehmen linear mit dem Logarithmus der Plasmakonzentrationen zu (MEINERTZ et al. 1979). Eine antiarrhythmisch wirksame Therapie geht meistens mit einer geringgradigen Zunahme dieser Parameter einher.

Der therapeutische Plasmakonzentrationsbereich von Lorcainid liegt nach den bisherigen Erfahrungen zwischen 0,12 und 0,40 µg/ml. Die Norlorcainidkonzentration bei einer effektiven oralen Dauertherapie reicht von etwa 0,1–1,0 µg/ml (MEINERTZ et al. 1979; KLOTZ et al. 1979a). Dieser therapeutische Plasmakonzentrationsbereich wird gewöhnlich mit oralen Dosen von 2- bis 4mal 100 mg Lorcainid pro Tag oder im Fall einer intravenösen Infusion mit Infusionsgeschwindigkeiten von 0,18–0,27 mg/kg/h erreicht (KLOTZ et al. 1979b). Infolge der relativ langen Halbwertszeit von etwa 8 h ist zu Beginn der Infusion eine Bolusinjektion notwendig. Mit einer Bolusinjektion von 1–2 mg/kg über 10 min verabreicht (KESTELOOT u. STROOBAND 1977; BÄR et al. 1978; COCCO u. STROZZI 1978) werden von Beginn der Infusion an wirksame Plasmakonzentrationen erreicht und aufrechterhalten (KLOTZ et al. 1979b). Wenn kein sofortiger Wirkungseintritt notwendig ist, kann die erforderliche Initialdosis mit multiplen Bolusinjektionen von jeweils 25 mg alle 15 min austitriert werden (SOMANI 1981).

Einflußfaktoren

In der Pharmakokinetik von Lorcainid bestehen altersabhängige Unterschiede. So nimmt mit steigendem Lebensalter die Halbwertszeit von Lorcainid zu (KLOTZ et al. 1979c). Die Ursache hierfür ist die gleichzeitige Zunahme des Verteilungsvolumens, während für die Clearance ein altersbedingter Einfluß nicht zu bestehen scheint (KLOTZ et al. 1979c). Aus diesem Befund allein ergeben sich keine wesentlichen Konsequenzen für die Therapie, da die Steady-state-Plasmakonzentration hierdurch nicht beeinflußt wird. Es ist lediglich mit einer längeren Kumulationsphase nach kontinuierlicher Zufuhr zu rechnen.

Erkrankungen, die mit einer Reduktion des Leberblutflusses einhergehen (Herzinsuffizienz, Leberzirrhose), können dagegen zu einer teilweise beträchtlichen Abnahme der Clearance führen (KLOTZ et al. 1979c). Bei Patienten mit Leberzirrhose ist weiterhin zu berücksichtigen, daß die sonst geringe Bioverfügbarkeit zu Beginn der Therapie praktisch vollständig sein kann (WIEGAND et al. 1982).

Bisher existieren keine Hinweise dafür, daß Nierenerkrankungen die Pharmakokinetik von Lorcainid beeinflussen.

Auch über Arzneimittelinteraktionen mit Lorcainid liegen bisher keine Beobachtungen vor. Diese sind aber bei Verabreichung von enzyminduzierenden Pharmaka (Barbiturate, Antiepileptika, Rifampicin) zu erwarten. Tierexperimentelle Untersuchungen haben gezeigt, daß eine Enzyminduktion mit Phenobarbital infolge eines gesteigerten First-pass-Metabolismus zu einer zwei- bis dreifachen Reduktion der Bioverfügbarkeit von Lorcainid führt (PLÄNITZ et al. 1980). Desgleichen sollten Pharmaka, die den Leberblutfluß herabsetzen, die Clearance von Lorcainid reduzieren. Beta-Adrenozeptorenblocker hatten in einer bisher durchgeführten Studie keinen wesentlichen Einfluß auf die Elimination von Lorcainid (TJANDRAMAGA et al. 1981).

XIII. Verapamil

Die Wirksamkeit dieses Calciumantagonisten bei supraventrikulären Arrhythmien ist seit langem erwiesen. Die elektrophysiologischen Mechanismen, die dieser Wirkung zugrunde liegen, wurden eingehend untersucht (vgl. Kap. 3C u. 7C). Demgegenüber existieren detaillierte Kenntnisse zur Pharmakokinetik erst seit einigen Jahren.

Die Elimination von Verapamil erfolgt nahezu vollständig durch Biotransformation in der Leber, und nur geringe Mengen (<5% der Dosis) werden unverändert im Urin ausgeschieden (SCHOMERUS et al. 1976). Der Hauptmetabolit im Plasma ist Nor-Verapamil (SCHOMERUS et al. 1976), das nach oraler Gabe von Verapamil ähnliche oder sogar höhere Plasmakonzentrationen wie die Muttersubstanz erreicht (WOODCOCK et al. 1980; KATES et al. 1981). Die Metabolite zeigen im Tierversuch geringere hämodynamische Wirksamkeit als Verapamil selbst (NEUGEBAUER 1978). Nach oraler Verabreichung wird Verapamil vollständig resorbiert (MCILHENNY 1971; SCHOMERUS et al. 1976; EICHELBAUM et al. 1979b), die systemische Verfügbarkeit beträgt aber nur etwa 20% (KOIKE et al. 1979; EICHELBAUM et al. 1981). Die Ursache hierfür ist ein ausgeprägter First-pass-Metabolismus, der überwiegend oder ausschließlich in der Leber erfolgt (WOODCOCK et al. 1981). Die totale Clearance dieses nahezu vollständig hepatisch eliminierten Pharmakons ist mit der hepatischen Clearance weitgehend identisch und liegt mit Werten von 1,25 l/min (EICHELBAUM et al. 1981) nur geringfügig unterhalb des normalen Leberblutflusses von im Mittel 1,5 l/min. Somit bestimmt und limitiert der Leberblutfluß die Clearance von Verapamil.

Die Eliminationshalbwertszeit beträgt im Mittel 4–6 h und das Verteilungsvolumen im Steady-state etwa 4–6 l/kg (EICHELBAUM et al. 1981; KATES et al. 1981). Verapamil wird im Blut zu einem großen Anteil (ca. 90%) an Plasmaproteine gebunden (SCHOMERUS et al. 1976; KEEFE et al. 1981). Unter oraler Dauertherapie wurde eine 2- bis 2,5fach stärkere Kumulation von Verapamil im Plasma gemessen, als aufgrund der pharmakokinetischen Daten einer Einzelinjektion vorhersehbar war (KATES et al. 1981; SHAND et al. 1981). Offenbar werden unter oraler Dauertherapie die abbauenden Enzyme in der Leber gesättigt, der First-pass-Metabolismus hierdurch reduziert, und die systemische Verfügbarkeit dementsprechend erhöht (SHAND et al. 1981).

Das P-R-Intervall nimmt mit steigender Plasmakonzentration von Verapamil zu. Nach intravenöser Injektion wird eine Zunahme um 10 ms bei einer Plasmakonzentration von ca. 15 ng/ml Verapamil beobachtet, während nach oraler Verabreichung aber eine Plasmakonzentration von etwa 40 ng/ml erforderlich ist (EICHELBAUM et al. 1980a). Diese geringere Wirksamkeit nach oraler Verabreichung wird mit einem stereoselektiven First-pass-Metabolismus erklärt, der für das ca. acht- bis zehnfach stärker wirksame L-Isomer ausgeprägter als für das weniger wirksame D-Isomer sein soll. Demzufolge sollte nach intravenöser Verabreichung das Verhältnis von L- zu D-Verapamil größer als nach oraler Verabreichung sein (EICHELBAUM et al. 1980a). Die bisher verwendeten analytischen Methoden erfassen aber nur das Razemat und erlauben keine Differenzierung zwischen den Isomeren.

Für die orale Dauertherapie hypertropher obstruktiver Kardiomyopathien wurden Plasmakonzentrationen zwischen 100 und 400 ng/ml als wirksam erachtet (WOODCOCK et al. 1980).

Einflußfaktoren

Patienten mit Leberzirrhose zeigen eine um mehr als 50% verringerte totale Clearance von Verapamil (SOMOGYI et al. 1981; WOODCOCK et al. 1981). Das Verteilungsvolumen von Verapamil ist etwa verdoppelt, die Halbwertszeit ungefähr vierfach länger, und die Bioverfügbarkeit bei dekompensierter Zirrhose zwei- bis dreifach höher als bei lebergesunden Probanden (SOMOGYI et al. 1981). Es wurde daher empfohlen, daß bei Patienten mit Leberzirrhose die intravenöse Dosis nur ca. 50% und die orale Dosis bei fortgeschrittenen Zirrhosestadien nur etwa 20% der normalen Dosis betragen soll (SOMOGYI et al. 1981). Die stärkere Reduktion der oralen Dosis ergibt sich zum einen aus der reduzierten totalen Clearance und zum anderen aus der gleichzeitig erhöhten Bioverfügbarkeit von Verapamil, so daß bei diesen Patienten mit etwa fünffach höheren Steady-state-Plasmakonzentrationen zu rechnen ist.

Eine annähernd vollständige Bioverfügbarkeit von Verapamil wurde bei Patienten mit meso-kavalem Shunt festgestellt, da hier der First-pass-Metabolismus in der Leber weitgehend umgangen wird (EICHELBAUM et al. 1980b). Bei diesen Patienten ist die orale Dosis ebenfalls drastisch zu reduzieren.

Bei intensiv-medizinisch versorgten Patienten wurde sowohl eine Zunahme als auch eine Abnahme der Clearance beobachtet (WOODCOCK et al. 1981). Die Zunahme der Clearance über den normalen Leberblutfluß hinaus wurde mit einer Zunahme der Lebermasse und einer entsprechenden Erhöhung des Leberblutflusses unter Intensivbehandlung erklärt (WOODCOCK et al. 1981).

Das pharmakokinetische Verhalten von Verapamil läßt erwarten, daß Krankheitszustände (z.B. Herzinsuffizienz) oder auch Pharmaka, die den Leberblutfluß verringern, auch die totale Clearance von Verapamil reduzieren. Andererseits scheint bei Patienten mit Vorhofflimmern und -flattern und gleichzeitiger Herzinsuffizienz die Ansprechbarkeit gegenüber Verapamil herabgesetzt. Bei diesen Patienten sind wesentlich höhere Plasmakonzentrationen zur Reduktion der Kammerfrequenz erforderlich als bei nichtinsuffizienten Patienten (DOMINIC et al. 1979). Diese verminderte Ansprechbarkeit ist wahrscheinlich die Folge des erhöhten Sympathikotonus der herzinsuffizienten Patienten, der die hemmende Wirkung von Verapamil auf die A-V-Überleitung antagonisiert.

Eine Behandlung mit Enzyminduktoren sollte mit einer Verringerung, eine gleichzeitige Verabreichung von Arzneimitteln, die um die abbauenden Enzyme mit Verapamil konkurrieren, jedoch mit einer Zunahme der Bioverfügbarkeit einhergehen. Verapamil reduziert die Clearance und das Verteilungsvolumen von Digoxin. Die gleichzeitige Behandlung mit beiden Pharmaka führt zu höheren Steady-state-Plasmaspiegeln von Digoxin (PEDERSEN et al. 1981). Die pharmakodynamischen Auswirkungen dieser Interaktion sind bisher nicht bekannt. Einzelheiten s. Kap. 7B.

XIV. Amiodaron

Amiodaron ist ein Benzofuranderivat. Es enthält pro Molekül 2 Jodatome, und somit bestehen gewisse strukturelle Ähnlichkeiten mit Thyroxin. Ursprünglich wurde es aufgrund seiner antianginösen Wirkung zur Therapie der Angina pectoris verwendet. Erst später wurde seine antiarrhythmische Wirksamkeit erkannt.

Die Pharmakokinetik von Amiodaron zeichnet sich nach den bisher vorliegenden Erkenntnissen durch eine sehr langsame Elimination und somit – bei kontinuierlicher Zufuhr – durch eine lang anhaltende Kumulationsphase aus.

Nach intravenöser Injektion von Amiodaron fallen die Plasmaspiegel in den ersten ein bis zwei Stunden sehr schnell und dann anschließend wesentlich langsamer ab (ANDREASEN et al. 1981). Der schnelle Abfall dürfte auf Verteilungsprozessen beruhen. Im Anschluß an diese Verteilungsphase kommt es bei einigen Patienten zum erneuten Anstieg der Plasmakonzentration, der mit einer enterohepatischen Zirkulation erklärt wird (ANDREASEN et al. 1981). Aufgrund dieser Charakteristik und der bisher nicht ausreichend empfindlichen analytischen Methoden war eine exakte Bestimmung der Halbwertszeit nach Verabreichung einer Einzelinjektion nicht möglich.

Nach oraler Gabe von 3 × 200 mg täglich war bis zu 30 Tagen nach Therapiebeginn eine Kumulation feststellbar. Aus dieser Kumulationscharakteristik könnte eine Halbwertszeit von mindestens 9 Tagen abgeschätzt werden. Nach Absetzen der Dauertherapie fielen die Plasmakonzentrationen in einem Patienten mit einer Halbwertszeit von etwa 14 Tagen ab (ANDREASEN et al. 1981). Es ist daher anzunehmen, daß die Halbwertszeit von Amiodaron im Bereich von etwa zwei Wochen liegt. Hierfür spricht auch die lang anhaltende Wirksamkeit von Amiodaron nach Absetzen der Therapie (ROSENBAUM et al. 1976).

Die Elimination von Amiodaron dürfte in erster Linie durch Metabolismus in der Leber erfolgen. Bisher wurde ein Metabolit nachgewiesen (FLANAGAN et al. 1980). Außerdem wird Amiodaron im Organismus teilweise dejodiert und das Jod in Form von Jodid im Urin ausgeschieden. Diese Ausscheidung läßt sich noch Wochen nach Absetzen der Therapie nachweisen (STÄUBLI et al. 1981). Die Plasmaproteinbindung von Amiodaron konnte aufgrund der Instabilität des Moleküls in wäßriger Lösung bisher nicht quantifiziert werden, dürfte aber sehr hoch sein (ANDREASEN et al. 1981).

Die Resorption von Amiodaron erfolgt nach oraler Gabe langsam, und maximale Plasmaspiegel werden etwa nach 7 h erreicht. Der Dosisanteil, der während des ersten Tages nach einer oralen Einzeldosis systemisch verfügbar ist und in etwa der Bioverfügbarkeit entsprechen sollte, wird mit ca. 50% angegeben (BROEKHYSEN et al. 1969; ANDREASEN et al. 1981), wobei sich aber interindividuelle Unterschiede von 10–90% fanden (ANDREASEN et al. 1981).

Der therapeutische Plasmakonzentrationsbereich von Amiodaron ist bisher nicht bekannt. Bei 7 Patienten mit paroxysmalem Vorhofflimmern oder paroxysmalen ventrikulären Tachykardien, die 600 mg Amiodaron täglich erhielten, konnte in drei Patienten nach 10 bzw. 30 Tagen ein therapeutischer Erfolg erzielt werden. Die Serumkonzentrationen lagen zu diesem Zeitpunkt zwischen etwa 1 und 3 μg/ml.

Amiodaron kann intravenös und oral verabreicht werden. Ausreichende antiarrhythmische Wirksamkeit kann in den meisten Patienten mit einer intravenösen Bolusdosis von 5 mg/kg erreicht werden. Andere Autoren bevorzugen eine Kurzinfusion über 1–2 h (STÄUBLI u. STUDER 1981). Eine Dosis von 10 mg/kg geht mit einer negativ inotropen Wirkung einher (MARCUS et al. 1981).

Die orale Therapie sollte infolge der langen Halbwertszeit mit einer Sättigungsdosis eingeleitet werden. Hierzu werden in der ersten Woche 600 mg täglich verabreicht. Anschließend wird die Therapie mit einer Erhaltungsdosis von 200–400 mg pro Tag fortgeführt (MARCUS et al. 1981).

Einflußfaktoren

Über den Einfluß von Erkrankungen oder anderen Arzneimitteln auf die Pharmakokinetik von Amiodaron liegen bisher keine Befunde vor. Andererseits wurde eine Verstärkung der gerinnungshemmenden Wirkung von Warfarin unter Amiodarontherapie beobachtet (REES et al. 1981).

Zur Frage einer pharmakokinetischen Interaktion von Amiodaron und Digoxin existieren widersprüchliche Befunde (MOYSEY et al. 1981; ACHILLI u. SERRA 1981).

F. Schlußfolgerungen

Antiarrhythmika besitzen eine geringe therapeutische Breite, und die Therapie mit diesen Pharmaka erfordert eine individuelle Dosierung. Um die für den betreffenden Patienten adäquate Dosierung abzuschätzen, müssen pharmakokinetische Faktoren, die zu einer Unter- oder Überschreitung des therapeutischen Konzentrationsbereiches führen können, berücksichtigt werden. So ist bei einer Herzinsuffizienz die Dosis der meisten Antiarrhythmika um 30–50% zu reduzieren. Der Einfluß von Leber- und Nierenerkrankungen auf die Pharmakokinetik hängt vom Eliminationsweg der Antiarrhythmika und vom Grad der Funktionseinschränkung ab. Für Substanzen, die überwiegend hepatisch eliminiert werden, sollte die Dosis bei Lebererkrankungen initial ebenfalls um 30–50% reduziert werden. Das Ausmaß der Dosisreduktion bei Nierenerkrankungen läßt sich aus dem renal eliminierten Anteil des betreffenden Antiarrhythmikums und dem Grad der Funktionseinschränkung abschätzen. Weiterhin muß berücksichtigt werden, daß andere gleichzeitig verordnete Pharmaka mit der Pharmakokinetik der Antiarrhythmika interferieren können. Im Fall eines unzureichenden therapeutischen Erfolges oder beim Auftreten toxischer Wirkungen kann die Messung der Plasmakonzentration wichtige therapeutische Orientierungshilfe leisten.

Literatur

Achilli A, Serra N (1981) Amiodarone increases plasma digoxin concentrations. Br Med J 282:1630

Affrime M, Reidenberg MM (1975) The protein binding of some drugs in plasma from patients with alcoholic liver disease. Eur J Clin Pharmacol 8:167–269

Aito ML (1981) The effect of enzyme induction on the metabolism of disopyramide in man. Br J Clin Pharmacol 11:279–285

Aito ML, Vuorenmaa T (1980) Enhanced metabolism and diminished efficacy of disopyramide by enzyme induction? Br J Clin Pharmacol 9:149–152

Alderman EL, Kerber RE, Harrison DC (1974) Evaluation of lidocaine resistance in man using intermittent large-dose infusion technique. Am J Cardiol 34:342–349

Amery WK, Heykants JJP, Xhonneux R, Towse G, Oettel P, Gough DA, Janssen PAJ (1981) Lorcainide (R 15889), a first review. Acta Cardiol 36:207–234

Andreasen F, Husted S, Jakobsen P, Jensen EB (1980) The binding of aprindine to serum proteins with statistical considerations concerning the analysis of binding data. Acta Pharmacol Toxicol (Kbh) 46:105–112

Andreasen F, Agerbaek H, Bjerregaard P, Gøtzsche H (1981) Pharmacokinetics of amiodarone after intravenous and oral administration. Eur J Clin Pharmacol 19:293–299

Anttila M, Tikkanen R, Nieminen L (1978) Pharmacokinetic studies of the antiarrhythmic drugs ajmaline and N-propylajmaline bitartrate in dogs. Arzneim-Forsch/Drug Res 28:397–399

Bär F, Farré J, Gorgels A, Wellens H (1978) Electrophysiological effects of lorcainide, a new antiarrhythmic drug, in man. Circulation [Suppl 57] II:966 (Abstr)

Baines MW, Davies JE, Kellett DN, Munt PL (1976) Some pharmacological effects of disopyramide and a metabolite. J Int Med Res [Suppl I] 4:5–7

Baudinet G, Henrard L, Quinaux N, el Allaf D, de Lendsheere C, Carlier J, Dresse A (1980) Pharmacokinetics of mexiletine in renal insufficiency. Acta Cardiol (Brux) [Suppl] 25:55–65

Bellet S, Zelman SE, Hirsh SA (1952) The intramuscular use of pronestyl (Procain amide). Am J Med 13:145–157

Bender F, Brisse B, Biechl E (1974) Aprindin, eine neue Substanz zur Behandlung von Extrasystolen. Med Klin 69:1124–1129
Benowitz N (ed) (1974) Clinical applications of the pharmacokinetics of lidocaine. In: Melmon. Cardiovascular drug therapy. Davis, Philadelphia, pp 77–101
Benowitz N, Forsyth RP, Melmon KL, Rowland M (1974) Lidocaine disposition in monkey and man. II. Effects of hemorrhage and sympathomimetic drug administration. Clin Pharmacol Ther 16:99–109
Bernstein V, Bernstein M, Griffiths J, Peretz DI (1972) Lidocaine intramuscularly in acute myocardial infarction. JAMA 219:1027–1031
Bigger JT, Schmidt DH, Kutt H (1968) Relationship between the plasma level of diphenylhydantoin sodium and its cardiac antiarrhythmic effects. Circulation 38:363–374
Blanke H, Aschbrenner B, Karsch KR, Kreuzer H (1979) Plasmaspiegel-Wirkungs-Beziehung und Organverteilung von Propafenon. Dtsch Med Wochenschr 104:587–591
Blaschke TF, Meffin PJ, Melmon KL, Rowland M (1975) Influence of acute viral hepatitis on phenytoin kinetics and protein binding. Clin Pharmacol Ther 17:685–691
Blumer J, Strong JM, Atkinson AJ (1973) The convulsant potency of lidocaine and its N-dealkylated metabolites. J Pharmacol Exp Ther 180:31–36
Bonara MR, Guentert TW, Upton RA, Riegelman S (1979) Determination of quinidine and metabolites in urine by reverse-phase high-pressure liquid chromatography. Clin Chim Acta 91:277–284
Boston Collaborative Drug Surveillance Program (1973) Diphenylhydantoin side effects and serum albumin levels. Clin Pharmacol Ther 14:529–532
Boyes RN, Scott DB, Jebson PJ, Goodman MJ, Julian DG (1971) Pharmacokinetics of lidocaine in man. Clin Pharmacol Ther 12:105–116
Bradbrook ID, Feldschreiber P, Morrison PJ, Rogers HJ, Spector RG (1981) Plasma mexiletine concentrations following combined oral and intramuscular administration. Eur J Clin Pharmacol 19:301–304
Branch RA, Shand DG, Wilkinson GR, Nies AS (1973) The reduction of lidocaine clearance by d,l-propranolol: an example of hemodynamic drug interaction. J Pharmacol Exp Ther 184:515–519
Breithardt G, Seipel L, Abendroth R-R (1981) Comparison of the antiarrhythmic efficacy of disopyramide and mexiletine against stimulus-induced ventricular tachycardia. J Cardiovasc Pharmacol 3:1026–1037
Brennan RW, Dehajia H, Kutt H, Verebely K, McDowell F (1970) Diphenylhydantoin intoxication attendant to slow inactivation of isoniazid. Neurology 20:687–693
Broekhuysen J, Laruel R, Sion R (1969) Recherches dans la série des benzufuranes. XXXVII. Etude comparée du transit et du métabolisme de l'amiodarone chez diverses espèces animales et chez l'homme. Arch Int Pharmacodyn Ther 177:340–359
Brown JE, Shand DG (1982) Therapeutic drug monitoring of antiarrhythmic agents. Clin Pharmacokinet 7:125–148
Bruni J, Gallo JM, Lee CS, Perchalski RJ, Wilder BJ (1980) Interactions of valproic acid with phenytoin. Neurology 30:1233–1236
Bryson SM, Whiting B, Lawrence JR (1978) Disopyramide serum and pharmacologic effect kinetics applied to the assessment of bioavailability. Br J Clin Pharmacol 6:409–419
Buckman K, Claiborne K, deGuzman M, Walberg CB, Haywood LJ (1980) Lidocaine efficacy and toxicity assessed by a new, rapid method. Clin Pharmacol Ther 28:177–181
Butler TC (1957) The metabolic conversion of 5,5-diphenylhydantoin to 5-(p-hydroxyphenyl)5-phenyl-hydantoin. J Pharmacol Exp Ther 119:1–11
Campbell NPS, Chaturvedi NC, Kelly JG, Strong JE, Shanks RG, Pantridge JF (1973) Mexiletine (Kö 1173) in the management of ventricular dysrhythmias. Lancet 2:404–407
Campbell NPS, Kelly JG, Adgey AAJ, Shanks RG (1978a) The clinical pharmacology of mexiletine. Br J Clin Pharmacol 6:103–108
Campbell NPS, Kelly JG, Adgey AAJ, Shanks RG (1978b) Mexiletine in normal volunteers. Br J Clin Pharmacol 6:372–373

Campbell NPS, Pantridge JF, Adgey AAJ (1978c) Long-term oral antiarrhythmic therapy with mexiletine. Br Heart J 40:796–801
Carliner NH, Fisher ML, Crouthamel WG, Narang PK, Plotnick GD (1980) Relation of ventricular premature beat suppression to serum quinidine concentration determined by a new and specific assay. Am Heart J 100:483–489
Cocco G, Strozzi C (1978) Initial clinical experience of lorcainide, a new antiarrhythmic agent. Eur J Clin Pharmacol 14:105–109
Collinsworth KA, Strong JM, Atkinson AJ, Winkle RA, Perlroth F, Harrison DC (1975) Pharmacokinetics and metabolism of lidocaine in patients with renal failure. Clin Pharmacol Ther 18:59–64
Covinsky JO, Russo J, Kelly KL, Cashman J, Amick EN, Mason WD (1979) Relative bioavailability of quinidine gluconate and quinidine sulfate in healthy volunteers. J Clin Pharmacol 19:261–269
Cunningham JL, Shen DD, Shudo I, Azarnoff DL (1977) The effects of urine pH and plasma protein binding on the renal clearance of disopyramide. Clin Pharmacokin 2:373–383
Cunningham JL, Shen DD, Shudo I, Azarnoff DL (1978) The effect of non-linear disposition kinetics on the systemic availability of disopyramide. Br J Clin Pharmacol 5:343–346
Dahlqvist R, Ejvinsson G, Schenk-Gustafsson K (1980) Effect of quinidine on plasma concentration and renal clearance of digoxin. A clinically important drug interaction. Br J Clin Pharmacol 9:413–418
Danilo P, Rosen MR (1976) Cardiac effects of disopyramide. Am Heart J 92:532–536
Data JL, Wilkinson JR, Nies AS (1976) Interaction of quinidine with anticonvulsant drugs. N Engl J Med 294:699–702
Delcroix C, Martin L, van Durme JP, Kesteloot H, Hagemeijer F, Mbuyamba P, Deblecker M (1974) Model for exchange kinetics of aprindine in man after single and multiple doses. Acta Cardiol (Brux) [Suppl] 18:177–194
Dengler HJ, Eichelbaum M (1977) Polymorphismen und Defekte des Arzneimittelstoffwechsels als Ursache toxischer Reaktionen. Arzneim-Forsch/Drug Res 27:1836–1844
Dengler HJ, Eichelbaum M, Hengstmann J, Wieber J (1970) Pharmacokinetic studies in man with sparteine. Pharmacol Clin 2:189–195
Difazio CA, Brown RF (1972) Lidocaine metabolism in normal and phenobarbital pretreated dogs. Anaesthesiology 36:238–243
Dodion L, De Suray JM, Deblecker M, Georges A (1974) Caractéristiques pharmacocinétiques et biodégradation de l'aprindine chez l'homme. Thérapie 29:221–232
Doering W (1979) Quinidine – digoxin interaction: Pharmacokinetics, underlaying mechanisms, and clinical implications. N Engl J Med 301:400–404
Dominic J, McAllister RG, Kuo C-S, Reddy CP, Surawicz B (1979) Verapamil plasma levels and ventricular rate response in patients with atrial fibrillation and flutter. Clin Pharmacol Ther 26:710–714
Drayer DE, Reidenberg MM, Sevy RW (1974) N-acetylprocainamide: An active metabolite of procainamide. Proc Soc Exp Biol Med 146:358–363
Drayer DE, Restivo KM, Reidenberg MM (1977) Specific determination of quinidine and (3S)-3-hydroxyquinidine in human serum by high pressure liquid chromatography. J Lab Clin Med 90:816–822
Drayer DE, Löwenthal DT, Restivo KM, Schwartz A, Cooke CE, Reidenberg MM (1978) Steady-state serum levels of quinidine and active metabolites in cardiac patients with various degrees of renal function. Clin Pharmacol Ther 24:31–39
Drayer DE, Hughes M, Lorenzo B, Reidenberg MM (1980) Prevalence of high (3S)-3-hydroxyquinidine/quinidine ratios in serum, and clearance of quinidine in cardiac patients with age. Clin Pharmacol Ther 27:72–75
Dreifus LS, Lim HF, Watanabe Y, McKnight E, Frank MN (1968) Propranolol and quinidine in the management of ventricular tachycardia. JAMA 204:190–191
Dubetz DK, Braun NN, Hooper WD, Eadie MJ, Tyrer JH (1978) Disopyramide pharmacokinetics and bioavailability. Br J Clin Pharmacol 6:279–281

Du Souich P, Erill S (1977) Metabolism of procainamide and p-aminobenzoic acid in patients with chronic liver disease. Clin Pharmacol Ther 22:588–595
Eichelbaum M, Spannbrucker N, Dengler HJ (1979a) Influence of the defective metabolism of sparteine on its pharmacokinetics. Eur J Clin Pharmacol 16:189–194
Eichelbaum M, Ende M, Remberg G, Schomerus M, Dengler HJ (1979b) The metabolism of D,L-(^{14}C)-verapamil in man. Drug Metab Dispos 7:145–148
Eichelbaum M, Birkel P, Grube E, Gütgemann U, Somogyi A (1980a) Effects of verapamil on P-R-intervals in relation to verapamil plasma levels following single iv and oral administration and during chronic treatment. Klin Wochenschr 58:919–925
Eichelbaum M, Albrecht M, Kliems G, Schäfer K, Somogyi A (1980b) Influence of meso-caval shunt surgery on verapamil kinetics, bioavailability and response. Br J Clin Pharmacol 10:527–529
Eichelbaum M, Somogyi A, von Unruh GE, Dengler HJ (1981) Simultaneous determination of the intravenous and oral pharmacokinetic parameters of D,L-verapamil using stable isotope-labeled verapamil. Eur J Clin Pharmacol 19:133–137
Ejvinsson G (1978) Effect of quinidine on plasma concentrations of digoxin. Br Med J 1:279–280
Elson J, Strong JM, Lee WK, Atkinson AJ (1975) Antiarrhythmic potency of N-acetylprocainamide. Clin Pharmacol Ther 17:134–140
Elvin AT, Keenaghan JB, Byrnes EW, Tenthorey PA, McMaster PD, Takman BH, Lalka D, Manion CV, Baer TD, Wolshin EM, Meyer MB, Ronfeld RA (1980) Tocainide conjugation in humans: Novel biotransformation pathway for a primary amine. J Pharm Sci 69:47–49
Enselberg CD, Lipkin M (1952) The intramuscular administration of procainamide: A safe and effective method for the treatment of cardiac arrhythmias. Am Heart J 44:781–786
Eriksson J-E, Hanson A, Hörlin R, Johansson BW, Ohlsson O, Otto U, Syren G (1979) Evaluation of quinidine lipettes – a sustained release preparation. Acta Med Scand 205:53–59
Fasola AF, Carmichael R (1974) The pharmcology and clinical evaluation of aprindine a new antiarrhythmic agent. Acta Cardiol (Brux) [Suppl] 18:317–333
Fehmers MCO, Dunning AJ (1972) Intramusculary and orally administered lidocaine in the treatment of ventricular arrhythmias in acute myocardial infarction. Am J Cardiol 29:514–519
Fincham RW, Schottelius DD (1979) Decreased phenytoin levels in antineoplastic therapy. Ther Drug Monitor 1:277–283
Fincham RW, Wiley DE, Schottelius DD (1976) Use of phenytoin serum levels in a case of status epilepticus. Neurology 26:879–881
Flanagan RJ, Storey GCA, Holt DW (1980) Rapid high-performance liquid chromatographic method for the measurement of amiodarone in blood plasma or serum at the concentrations attained during therapy. J Chromatogr 187:391–398
Foldes FF, Molloy R, McNall PG, Koukal LR (1960) Comparison of toxicity of intravenously given local anaesthetic agents in man. JAMA 172:1493–1498
Forssell G, Graffner C, Nordlander R, Nyquist O (1980) Comparative bioavailability of disopyramide after multiple dosing with standard capsules and controlled-release tablets. Eur J Clin Pharmacol 17:209–213
Freyland MD, Steffel D, Hilger HH (1975) Klinische Erfahrungen mit dem neuen Antiarrhythmicum Aprindin anhand von Langzeit-Trendanalysen. Dtsch Med Wochenschr 100:1764–1767
Frigo GM, Perucca E, Teggia-Drighi M, Gatti G, Mussini A, Salerno J (1977) Comparison of quinidine plasma concentration curves following oral administration of some short- and long-acting formulations. Br J Clin Pharmacol 4:449–454
Galeazzi RL, Benet LZ, Sheiner LB (1976) Relationship between the pharmacokinetics and pharmacodynamics of procainamide. Clin Pharmacol Ther 20:278–289
Garratt WR, Carter BL, Pellock JM (1979) Bioavailability of phenytoin administered with antacids. Ther Drug Monitor 1:435–437
Gerber N, Wagner JG (1972) Explanation of dose-dependent decline of diphenylhydan-

toin plasma levels by fitting to the integrated form of the Michaelis-Menten equation. Res Commun Chem Pathol Pharmacol 3:455–466

Giacomini K, Giacomini J, Blaschke T (1980) Heparin decreases plasma protein binding of drugs. Clin Pharmacol Ther 27:256

Gianelly R, von der Groeben JO, Spivack AP, Harrison DC (1967) Effect of lidocaine on ventricular arrhythmias in patients with coronary heart disease. N Engl J Med 277:1215–1219

Giardina EGV, Heissenbüttel RH, Bigger JT (1973) Intermittent intravenous procainamide to treat ventricular arrhythmias: Correlation of plasma concentration with effect on arrhythmia, electrocardiogram, and blood pressure. Ann Intern Med 78:183–193

Gibson TP, Atkinson AJ, Matusik E, Nelson LD, Briggs WA (1977) Kinetics of procainamide and N-acetylprocainamide in renal failure. Kidney Int 12:422–429

Gibson TP, Matusik J, Matusik E, Nelson HA, Wilkinson J, Briggs WA (1975) Acetylation of procainamide in man and its relationship to isonicotinic acid hydrazide acetylation phenotype. Clin Pharmacol Ther 17:395–399

Glazko AJ, Chang T, Baukema J, Dill WA, Goulet JR, Buchanan RA (1969) Metabolic disposition of diphenylhydantoin in normal human subjects following intravenous administration. Clin Pharmacol Ther 10:498–504

Graffner C, Johnsson G, Sjögren J (1975) Pharmacokinetics of procainamide intravenously and orally as conventional and slow-release tablets. Clin Pharmacol Ther 17:414–423

Graffner C, Jansson R-M, Lagerstrom P-O, Persson B-A (1977) Disposition of procainamide and its N-acetylated metabolite after acute IV infusion in man determined by high speed liquid chromatography. Eur J Drug Metab Pharmacokin 1:29–36

Graffner C, Conradson T-B, Hofvendahl S, Rydén L (1980) Tocainide kinetics after intravenous and oral administration in healthy subjects and in patients with acute myocardial infarction. Clin Pharmacol Ther 27:64–71

Grant AM, Marshall RJ, Ankier SI (1978) Some effects of disopyramide and its N-dealkylated metabolite on isolated nerve and cardiac muscle. Eur J Pharmacol 49:389–394

Greenblatt DJ, Bolognini V, Koch-Weser J, Harmatz JS (1976) Pharmacokinetic approach to the clinical use of lidocaine intravenously. JAMA 236:273–277

Greenblatt DJ, Pfeifer HJ, Ochs HR, Franke K, MacLaughlin DS, Smith DW, Koch-Weser J (1977) Pharmacokinetics of quinidine in humans after intravenous, intramuscular and oral administration. J Pharmacol Exp Ther 202:365–378

Grundevik I, Persson BA (1982) Assay of n-propylajmaline in blood plasma by ion-pair liquid-liquid chromatography. J Liq Chromatogr 5:141–150

Guentert TW, Coates PE, Upton RA, Combs DL, Riegelman S (1979) Determination of quinidine and its major metabolites by high-performance liquid chromatography. J Chromatogr 162:59–70

Gugler R, Shoeman DW, Huffman DH, Cohlmia JB, Azarnoff DL (1975) Pharmacokinetics of drugs in patients with the nephrotic syndrome. J Clin Invest 55:1182–1189

Gugler R, Manion CV, Azarnoff DL (1976) Phenytoin: Pharmacokinetics and bioavailability. Clin Pharmacol Ther 19:135–142

Haasis R, Mikulla A, Roth W (1980) Klinische Studie zur Interaktion zwischen Prajmaliumbitartrat und β-Methyldigoxin. Med Welt 43:1560–1562

Häselbarth V, Doevendans JE, Wolf M (1981) Kinetics and bioavailability of mexiletine in healthy subjects. Clin Pharmacol Ther 29:729–736

Hagemeijer F (1975) Absorption, half-life, and toxicity of oral aprindine in patients with acute myocardial infarction. Eur J Clin Pharmacol 9:21–25

Hager WD, Fenster P, Mayerson M, Perrier D, Graves P, Marcus FI, Goldman S (1979) Digoxin – quinidine interaction: Pharmacokinetic evaluation. N Engl J Med 300:1238–1241

Halkin H, Meffin P, Melmon KL, Rowland M (1975) Influence of congestive heart failure on blood levels of lidocaine and its active monodeethylated metabolite. Clin Pharmacol Ther 17:669–676

Hansen JM, Kampmann JP, Siersbaek-Nielsen K, Lumholtz IB, Arrøe M, Abildgaard V, Skovsted L (1979) The effect of different sulfonamides on phenytoin metabolism in man. Acta Med Scand [Suppl] 624:106–110
Harrison DC, Meffin PJ, Winkle RA (1977) Clinical pharmacokinetics of antiarrhythmic drugs. Prog Cardiovasc Dis 20:217–242
Heissenbuttel RH, Bigger JT (1970) The effect of oral quinidine on intraventricular conduction in man: Correlation of plasma quinidine with changes in QRS duration. Am Heart J 80:453–462
Hempel E, Klinger W (1976) Drug stimulated biotransformation of hormonal steroid contraceptives: Clinical implications. Drugs 12:442–448
Herzog P, Holtermüller KH, Kasper W, Meinertz T, Trenk D, Jähnchen E (1982) Absorption of mexiletine after treatment with gastric antacids. Br J Clin Pharmacol 14:746–747
Hetzel DJ, Bochner F, Hallpike JF, Shearman DJC, Hann CS (1981) Cimetidine interaction with phenytoin. Br Med J 282:1512
Heykants J (1981) Comparative pharmacokinetics of lorcainide in rats, dogs and man. In: Jähnchen E, Meinertz T, Towse G (eds) Prognosis and pharmacotherapy of life-threatening arrhythmias. Royal Society of Medicine. Int Congress and Symposium Series No 49. Academic Press, London, pp 35–39
Hinderling PH, Garrett ER (1976a) Pharmacokinetics of the antiarrhythmic disopyramide in healthy humans. J Pharmacokin Biopharm 4:199–230
Hinderling PH, Garrett ER (1976b) Pharmacokinetics of the antiarrhythmic disopyramide in healthy humans: Correlation of the kinetics of the drug and its effects. J Pharmacokin Biopharm 4:231–242
Holford NHG, Coates PE, Guentert TW, Riegelman S, Sheiner LB (1981) The effect of quinidine and its metabolites on the electrocardiogram and systolic time intervals: Concentration – effect relationships. Br J Clin Pharmacol 11:187–195
Hollmann B (1982) Pharmacokinetics of propafenone. In: Schlepper M (Hrsg) 1. Internationaler Rytmonorm-Kongreß, München. Springer, Berlin Heidelberg New York
Hooper WD, Bochner F, Eadie MJ, Tyrer JH (1974) Plasma protein binding of diphenylhydantoin. Effects of sex hormones, renal and hepatic disease. Clin Pharmacol Ther 15:276–282
Hooymans P, Holford N, Massie B, Witt M, Pluym B, Merkus F (1980) Quinidine decreases both renal and metabolic clearance of digoxin. Am J Cardiol 45:453
Hughes IE, Ilett KF, Jeilert LB (1975) The distribution of quinidine in human blood. Br J Clin Pharmacol 2:521–525
Ilett KF, Madson BW, Woods JD (1979) Pharmacokinetics of disopyramide in patients with acute myocardial infarction. Clin Pharmacol Ther 26:1–7
Jähnchen E, Bechtold H, Kasper W, Kersting F, Just H, Heykants J, Meinertz T (1979) Lorcainide I. Saturable presystemic elimination. Clin Pharmacol Ther 26:187–195
Johnston A, Burgess CD, Warrington SJ, Wadsworth J, Hamer NAJ (1979) The effect of spontaneous changes in urinary pH on mexiletine plasma concentrations and excretion during chronic administration to healthy volunteers. Br J Clin Pharmacol 8:349–352
Johnston A, Henry JA, Warrington SJ, Hamer NAJ (1980) Pharmacokinetics of oral disopyramide phosphate in patients with renal impairment. Br J Clin Pharmacol 10:245–248
Jusko WJ, Koup JR, Alvan G (1976) Nonlinear assessment of phenytoin bioavailability. J Pharmacokin Biopharm 4:327–336
Karlsson E, Molin L (1975) Polymorphic acetylation of procainamide in healthy subjects. Acta Med Scand 197:299–302
Kates RE, Blanford MF (1979) Disposition kinetics of oral quinidine when administered concurrently with propranolol. J Clin Pharmacol 19:378–383
Kates RE, Keefe DLD, Schwartz J, Harapat S, Kirsten EB, Harrison DC (1981) Verapamil disposition kinetics in chronic atrial fibrillation. Clin Pharmacol Ther 30: 44–51
Keefe DLD, Yee Y-G, Kates RE (1981) Verapamil protein binding in patients and in normal subjects. Clin Pharmacol Ther 29:21–26

Keller K, Meyer-Estorf G, Beck OA, Hochrein H (1978) Correlation between serum concentration and pharmacological effect on atrioventricular conduction time of the antiarrhythmic drug propafenone. Eur J Clin Pharmacol 13:17–20

Kessler KM, Löwenthal DT, Warner H, Gibson T, Briggs W, Reidenberg MM (1974) Quinidine elimination in patients with congestive heart failure or poor renal function. N Engl J Med 290:706–709

Kessler KM, Humphries WC, Black M, Spann JF (1978) Quinidine pharmacokinetics in patients with cirrhosis or receiving propranolol. Am Heart J 96:627–635

Kessler KM, Leech RC, Spann JF (1979) Blood collection techniques, heparin and quinidine protein binding. Clin Pharmacol Ther 25:204–210

Kesteloot H (1974) General aspects of anti-arrhythmic treatment with aprindine. Acta Cardiol (Brux) [Suppl] 18:303–316

Kesteloot H, Stroobandt R (1977) Clinical experience with lorcainide (R 15889), a new anti-arrhythmic drug. Arch Int Pharmacodyn Ther 230:225–234

Kesteloot H, van Mieghem W, de Geest H (1973) Aprindine (AC 1802), a new anti-arrhythmic drug. Acta Cardiol (Brux) 28:145–165

Kiddie MA, Kaye CM, Turner P, Shaw TRD (1974) The influence of urinary pH on the elimination of mexiletine. Br J Clin Pharmacol 1:229–232

Klein G, Wirtzfeld A (1980) Pharmakokinetik der gebräuchlichen Antiarrhythmika Chinidin – Lidocain – Propafenon – Disopyramid – Mexiletin – Ajmalin – N-Propyl-Ajmalin – Aprindine – Verapamil. Pharmakotherapie 3:272–288

Kleinsorge H, Gaida P (1961) Ausscheidungsmengen und -geschwindigkeiten des Rauwolfia-Alkaloids Ajmalin nach verschiedenen Applikationsformen. Arzneim-Forsch/Drug Res 11:1100–1102

Kleinsorge H, Gaida P (1962) Das Verhalten des Serumspiegels nach intravenöser Injektion von Ajmalin. Klin Wochenschr 3:149–151

Klotz U, Müller-Seydlitz P, Heimburg P (1978) Pharmacokinetics of lorcainide in man: A new antiarrhythmic agent. Clin Pharmacokin 3:407–418

Klotz U, Müller-Seydlitz P, Heimburg P (1979a) Disposition and antiarrhythmic effect of lorcainide. Int J Clin Pharmacol Ther 26:152–158

Klotz U, Müller-Seydlitz P, Heimburg P (1979b) Lorcainide infusion in the treatment of ventricular premature beats (VPB). Eur J Clin Pharmacol 16:1–6

Klotz U, Fischer C, Müller-Seydlitz P, Schultz J, Müller WA (1979c) Alterations in the disposition of differently cleared drugs in patients with cirrhosis. Clin Pharmacol Ther 26:221–227

Koch-Weser J (1971) Pharmacokinetics of procainamide in man. Ann NY Acad Sci 179:370–382

Koch-Weser J, Klein SW (1971) Procainamide dosage schedules, plasma concentrations and clinical effects. JAMA 215:1454–1460

Koike Y, Shimamura N, Shudo I, Saito H (1979) Pharmacokinetics of verapamil in man. Res Commun Chem Pathol Pharmacol 24:37–47

Kuck KH, Hanrath P, Lubda J, Mathey D, Bleifeld W (1979) Die antiarrhythmische Wirkung von Tocainid bei ventrikulären Herzrhythmusstörungen. Dtsch Med Wochenschr 104:1701–1705

Kurata D, Wilkinson GR (1974) Erythrocyte uptake and plasma binding of diphenylhydantoin. Clin Pharmacol Ther 16:355–362

Kutt H (1971) Biochemical and genetic factors regulating Dilantin metabolism in man. Ann NY Acad Sci 179:704–722

Kutt H (1972) Diphenylhydantoin. Interactions with other drugs in man. In: Woodbury et al. (eds) Antiepileptic drugs. Raven Press, New York, pp 169–180

Kutt H, Wolk M, Scherman R, McDowell F (1964a) Insufficient parahydroxylation as a cause of diphenylhydantoin toxicity. Neurology 14:542–548

Kutt H, Winters W, Kokenge R, McDowell F (1964b) Diphenylhydantoin metabolism. blood levels and toxicity. Arch Neurol 11:642–648

Kutt H, Haynes J, McDowell F (1966a) Some causes of ineffectiveness of diphenylhydantoin. Arch Neurol 14:489–492

Kutt H, Winters W, McDowell FH (1966b) Depression of parahydroxylation of diphenylhydantoin by antituberculosis chemotherapy. Neurology 16:594–602

Kutt H, Brennan R, Dehajia H, Verebely K (1970) Diphenylhydantoin intoxication. A Complication of isoniazid therapy. Am Rev Respir Dis 101:377–384
Lalka D, Meyer MB, Duce BR, Elvin AT (1976) Kinetics of the oral antiarrhythmic lidocaine congener, tocainide. Clin Pharmacol Ther 19:757–766
Landmark K, Bredesen JE, Thanlow E, Simonsen S, Amlie PJ (1981) Pharmacokinetics of disopyramide in patients with imminent to moderate cardiac failure. Eur J Clin Pharmacol 19:187–192
Leahey EB, Giardina EGV, Reiffel JA, Bigger JT (1978a) Serum digoxin concentrations during quinidine and procainamide administration. Circulation [Suppl II] 58:101
Leahey EB, Reiffel JA, Drusin RE, Heissenbüttel RH, Lovejoy WP, Bigger JT (1978b) Interaction between quinidine and digoxin. JAMA 240:533–534
Leahey EB, Heissenbüttel RH, Giardina EGV, Bigger JT (1980) Combined mexiletine and propranolol treatment of refractory ventricular tachycardia. Br Med J 2:358–359
Lee WK, Strong JM, Kehoe RF, Dutcher JS, Atkinson AJ (1976) Antiarrhythmic efficacy of N-acetylprocainamide in patients with premature ventricular contractions. Clin Pharmacol Ther 19:508–514
LeLorier J, Grenon D, Latour Y, Caille G, Dumont G, Brosseau A, Solignac A (1977) Pharmacokinetics of lidocaine after prolonged intravenous infusions in uncomplicated myocardial infarction. Ann Intern Med 87:700–702
Lie KI, Liem KL, Durrer D (1977) Double-blind randomised study of intramuscular lidocaine in preventing primary ventricular fibrillation. Am J Cardiol 39:275
Lie KI, Liem KL, Louridtz WJ, Janse MJ, Durrer D, Willebrands AF (1978) Efficacy of lidocaine in preventing primary ventricular fibrillation within one hour after a 300 mg intramuscular injection. A double-blind randomized study of 300 hospitalized patients with acute myocardial infarction. Am J Cardiol 42:486–488
Ludden TM, Allen JP, Valutsky WA, Vicuna AV, Nappi JM, Hoffman SF, Wallace JE, Lalka D, McNay JL (1977) Individualization of phenytoin dosage regimens. Clin Pharmacol Ther 21:287–293
Lumholtz B, Siersbaek-Nielsen K, Skovsted L, Kampmann J, Hansen JM (1975) Sulfamethiazole-induced inhibition of diphenylhydantoin, tolbutamide, and warfarin metabolism. Clin Pharmacol Ther 17:731–734
Lunde PKM, Rane A, Yaffe SJ, Lund L, Sjöqvist F (1970) Plasma protein binding of diphenylhydantoin in man. Clin Pharmacol Ther 11:846–855
Manion CV, Lalka D, Baer TD, Meyer MB (1977) Absorption kinetics of procainamide in humans. J Pharm Sci 66:981–984
Marcus FI, Fontaine GH, Frank R, Grosgogeat Y (1981) Clinical pharmacology and therapeutic applications of the antiarrhythmic agent, amiodarone. Am Heart J 101:480–493
Mark LC, Kayden HJ, Steele JM, Cooper JA, Berlin I, Rowenstine EA, Brodie BB (1951) The physiological disposition and cardiac effects of procainamide. J Pharmacol Exp Ther 102:5–15
Mather LD, Thomas J (1972) Metabolism of lidocaine in man. Life Sci 11:915–919
Mattson RH, Cramer JH, Williamson PC, Novelly RA (1978) Valproic acid in epilepsy: Clinical and pharmacological effects. Ann Neurol 3:20–25
McIlhenny HM (1971) Metabolism of (^{14}C)-verapamil. J Med Chem 14:1178–1184
Meffin PJ, Winkle RA, Blaschke TF, Fitzgerald J, Harrison DC, Harapat SR, Bell PA (1977) Response optimization of drug dosage: Antiarrhythmic studies with tocainide. Clin Pharmacol Ther 22:42–57
Meffin PJ, Robert EW, Winkle RA, Harapat S, Peters FA, Harrison DC (1979) Role of concentration-dependent plasma protein binding in disopyramide disposition. J Pharmacokin Biopharm 7:29–46
Meinertz T, Kasper W, Kersting F, Just H, Bechtold H, Jähnchen E (1979) Lorcainide II. Plasma concentration – effect relationship. Clin Pharmacol Ther 26:196–204
Meinertz T, Kasper W, Stengel E, Waldecker B, Löllgen H, Jähnchen E, Bechtold H, Just H (1982) Comparison of the antiarrhythmic activity of mexiletine and lorcainide on ventricular arrhythmias. Z Kardiol 71:35–38
Meyer W, Kaye CM, Turner P (1974) A study of the influence of pH on the buccal absorption and the renal excretion of procainamide. Eur J Clin Pharmacol 7:287–289

Meyer-Estorf G, Keller K, Beck OA, Hochrein H (1978) Antiarrhythmische Wirksamkeit von Propafenon in Abhängigkeit von Serumkonzentration und Erregungsleitungshemmung. Z Kardiol 67:353–356
Moysey JO, Jaggarao NSV, Grundy EN, Chamberlain DA (1981) Amiodarone increases plasma digoxin concentrations. Br Med J 282:272
Murphy PJ (1974) Metabolic pathways of aprindine. Acta Cardiol (Brux) [Suppl] 18:131–142
Myerburg RJ, Kessler KM, Kiem I, Pefkaros K, Conde C, Cooper D, Castellanos A (1981) Relationship between plasma levels of procainamide, suppression of premature ventricular complexes and prevention of recurrent ventricular tachycardia. Circulation 64:280–290
Nappi J (1979) Warfarin and phenytoin interaction. Ann Intern Med 90:852
Neugebauer G (1978) Comparative cardiovascular actions of verapamil and its major metabolites in the anaesthetised dog. Cardiovasc Res 12:247–254
Neuvonen PJ, Lehtovaara R, Bardy A, Elonen E (1979) Antipyrine analgesics in patients on antiepileptic drug therapy. Eur J Clin Pharmacol 15:263–268
Niarchos AP (1976) Disopyramide-serum level and arrhythmia conversion. Am Heart J 92:57–64
Nilson OG, Leren P, Aakesson I, Jacobsen S (1978) Binding of quinidine in sera with different levels of triglycerides, cholesterol, and orosomucoid protein. Biochem Pharmacol 27:871–876
Nimmo J (1977) The development of mexiletine in the treatment of cardiac arrhythmias. Postgrad Med J [Suppl 1] 53:120–123
Nitsch J, Lüderitz B (1982) Interaktion von Mexiletin und Cimetidin – verzögerte Elimination eines Antiarrhythmikums. Verh Dtsch Ges Inn Med 88, Bergmann, München
Ochs HR, Greenblatt DJ, Woo E, Smith TW (1978a) Reduced quinidine clearance in elderly persons. Am J Cardiol 42:481–485
Ochs HR, Greenblatt DJ, Woo E, Franke K, Smith TW (1978b) Effect of propranolol on pharmacokinetics and acute electrocardiographic changes following intravenous quinidine in humans. Pharmacology 17:301–306
Ochs HR, Greenblatt DJ, Woo E (1980a) Clinical pharmacokinetics of quinidine. Clin Pharmacokin 5:150–168
Ochs HR, Grulse E, Greenblatt DJ, Woo E, Bodem G (1980b) Intravenous quinidine: Pharmacokinetic properties and effects on left ventricular performance in humans. Am Heart J 99:468–475
Ochs HR, Carstens G, Greenblatt DJ (1980c) Reduction in lidocaine clearance during continous infusion and by coadministration of propranolol. N Engl J Med 303:373–377
Paalman ACA, Roos JC, Siebelink J, Dunning AJ (1977) Development of a dosage scheme for simultaneous intravenous and oral administration of mexiletine. Postgrad Med J [Suppl 1] 53:128–133
Palmer KH, Martin B, Baggett B, Wall ME (1969) The metabolic fate of orally administered quinidine gluconate in humans. Biochem Pharmacol 18:1845–1860
Pedersen KE, Dorph-Pedersen A, Hvidt S, Klitgaard NA, Nielsen-Kudsk F (1981) Digoxin – verapamil interaction. Clin Pharmacol Ther 30:311–316
Perez-Mateo M, Erill S (1977) Protein binding of salicylate and quinidine in plasma from patients with renal failure, chronic liver disease and respiratory insufficiency. Eur J Clin Pharmacol 11:225–231
Perucca E (1982) Pharmacokinetic interactions with antiepileptic drugs. Clin Pharmacokin 7:57–84
Perucca E, Richens A (1980) Anticonvulsant drug interactions. In: Tyrer (ed) The treatment of epilepsy. MTP Press, Lancaster, pp 95–128
Perucca E, Hebdige S, Gatti G, Lecchini S, Frigo GM, Crama A (1980) Interaction between phenytoin and valproic acid: Plasma protein binding and metabolic effects. Clin Pharmacol Ther 28:779–789
Piafsky KM, Knoppert D (1978) Binding of local anaesthetics to α_1 acid glycoprotein. Clin Res 26:836A
Plänitz V, Grönniger J, Jähnchen E (1980) First-pass metabolism of lorcainide in rats

with portacaval shunt and following pretreatment with phenobarbital. Naunyn Schmiedebergs Arch Pharmacol [Suppl] 311:R 3
Pottage A, Campbell RWF, Achuff SC, Murray A, Julian DG, Prescott LF (1978) The absorption of oral mexiletine in coronary care patients. Eur J Clin Pharmacol 13:393–400
Prescott LF (1978) Pharmacokinetic abnormalities in myocardial infarction. In: Sandøe E, Julian DG, Bell JW (eds) Management of ventricular tachycardia – role of mexiletine. Excerpta Medica, Amsterdam Oxford, pp 465–471
Prescott LF, Adjepon-Yamoah KK, Talbot RG (1976) Impaired lignocaine metabolism in patients with myocardial infarction and cardiac failure. Br Med J 1:939–941
Prescott LF, Pottage A, Clements JA (1977) Absorption, distribution and elimination of mexiletine. Postgrad Med J [Suppl 1] 53:50–55
Rangno RE, Warnica W, Ogilvie RI, Kreeft J, Bridger E (1976) Correlation of disopyramide pharmacokinetics with efficacy in ventricular tachyarrhythmia. J Int Med Res [Suppl I] 4:54–58
Rees A, Dalal JJ, Reid PG, Henderson AH, Lewis MJ (1981) Dangers of amiodarone and anticoagulant treatment. Br Med J 282:1756–1757
Regårdh C-G, Johnsson G, Lundborg P, Persson B-A (1977) Bioavailability of quinidine in slow-release form. Arzneim-Forsch/Drug Res 27:1716–1718
Reidenberg MM, Odar-Cederlöf I, von Bahr C, Borgå O, Sjöqvist F (1971) Protein binding of diphenylhydantoin and desmethylimipramine in plasma from patients with poor renal function. N Engl J Med 285:264–267
Reidenberg MM, Drayer DE, Levy M, Warner H (1975) Polymorphic acetylation of procainamide in man. Clin Pharmacol Ther 17:722–730
Reynolds EH (1978) Drug treatment of epilepsy. Lancet 2:721–725
Rodin EA, De Sousa G, Haidukewych D, Lodhi R, Berchou RC (1981) Dissociation between free and bound phenytoin levels in presence of valproate sodium. Arch Neurol 38:240–242
Roe TF, Podosin RL, Blaskovics ME (1975) Drug interaction: Diazoxide and diphenylhydantoin. J Pediatr 9:285
Ronfeld RA (1980) Comparative pharmacokinetics of new antiarrhythmic drugs. Am Heart J 100:978–983
Ronfeld RA, Wolshin EM, Block AJ (1980) Tocainide and metabolites: Human pharmacokinetics and animal pharmacology. Clin Pharmacol Ther 27:282
Rosenbaum MB, Chiale PA, Nau GJ, Przybylski J, Levi RJ, Lazzari JO, Elizari MV (1976) Clinical efficacy of amiodarone as an antiarrhythmic agent. Am J Cardiol 38:934–944
Routledge PA, Barchowsky A, Bjornssen TD, Kitchell BB, Shand DG (1980a) Lidocaine plasma protein binding. Clin Pharmacol Ther 27:347–351
Routledge PA, Stargel WW, Wagner GS, Shand DG (1980b) Increased alpha-1-acid glycoprotein and lidocaine disposition in myocardial infarction. Ann Intern Med 93:701–704
Routledge PA, Shand DG, Barchowsky A, Wagner G, Stargel WW (1981) Relationship between α_1-acid glycoprotein and lidocaine disposition in myocardial infarction. Clin Pharmacol Ther 30:154–157
Rowland M, Thomson PD, Guichard A, Melmon KL (1971) Disposition kinetics of lidocaine in normal subjects. Ann NY Acad Sci 179:383–398
Rowland M, Tozer TN (1980) Clinical pharmacokinetics: Concepts and applications. Lea & Febiger, Philadelphia, USA
Saetre H, Ahlmark G, Ahlberg G (1974) Haemodynamic effects of ajmaline in man. Eur J Clin Pharmacol 7:253–257
Schaumlöffel E (1974) Pharmakokinetische Studien mit radioaktiv markiertem N-Propyl-ajmalinium-hydrogentartrat an Ratte und Mensch. Med Welt 25:2008–2014
Schomerus M, Spiegelhalder B, Stieren B, Eichelbaum M (1976) Physiological disposition of verapamil in man. Cardiovasc Res 10:605–612
Schwartz ML, Meyer MB, Covino BG, Narang RM, Sethi V, Schwartz AJ, Kamp P

(1974) Antiarrhythmic effectiveness of intramuscular lidocaine: Influence of different injection sites. J Clin Pharmacol 14:77–83

Shand DG, Hammill SC, Aanonsen L, Pritchell ELC (1981) Reduced verapamil clearance during long-term oral administration. Clin Pharmacol Ther 30:701–703

Simons KJ, Levy RH, Cutler RE, Christopher GT, Lindner A (1975) The pharmacokinetics of procainamide in normal subjects using a specific gas chromatographic assay. Res Commun Chem Pathol Pharmacol 11:173–185

Singh BN, Cho YW, Kuemmerle HP (1981) Clinical pharmacology of antiarrhythmic drugs: a review and overview. Int J Clin Pharmacol Ther Toxicol 19:139–151, 185–199

Smith ER, Duce BR (1971) The acute antiarrhythmic and toxic effects in mice and dogs of 2-ethylamino-2′6′-acetoxylidine (I-86) a metabolite of lidocaine in man. J Pharmacol Exp Ther 179:580–585

Soda DM, Levy G (1975) Inhibition of drug metabolism by hydroxylated metabolites: Cross-inhibition and specificity. J Pharm Sci 64:1928–1931

Somani P (1981) Pharmacokinetics of lorcainide, a new antiarrhythmic drug, in patients with cardiac rhythm disorders. Am J Cardiol 48:157–163

Somogyi A, Albrecht M, Kliems K, Schäfer K, Eichelbaum M (1981) Pharmacokinetics, bioavailability and ECG response of verapamil in patients with liver cirrhosis. Br J Clin Pharmacol 12:51–60

Stäubli M, Studer H (1981) Behandlung der Arrhythmien mit Amiodaron. Schweiz Med Wochenschr 111:460–465

Stäubli M, Bischof P, Wimpfheimer C, Studer H (1981) Amiodaron (Cordarone) und Schilddrüse. Schweiz Med Wochenschr 111:1590–1596

Stenson RE, Constantino RT, Harrison DC (1971) Interrelationships of hepatic blood flow, cardiac output, and blood levels of lidocaine in man. Circulation 43:205–211

Stern S (1967) Conversion of chronic atrial fibrillation to sinus rhythm with combined propranolol and quinidine treatment. Am Heart J 74:170–172

Strong JM, Dutcher JS, Lee WK, Atkinson AJ (1975) Pharmacokinetics in man of the N-acetylated metabolite of procainamide. J Pharm Biopharm 3:223–235

Talbot RG, Clark RA, Nimmo J, Neilson JMM, Julian DG, Prescott LF (1973) Treatment of ventricular arrhythmias with mexiletine (Kö 1173). Lancet 2:399–404

Thomson PD, Melmon KL, Richardson JA, Cohn K, Steinbrunn W, Cudihee R, Rowland M (1973) Lidocaine pharmacokinetics in advanced heart failure, liver disease, and renal failure in humans. Ann Intern Med 78:499–508

Tjandramaga TB, Verbesselt R, De Schepper PJ (1981) Disposition of intravenous lorcainide in patients on maintenance oral therapy with β-adrenoceptor blocking agents. In: Jähnchen E, Meinertz T, Towse G (eds) Prognosis and pharmacotherapy of life-threatening arrhythmias. Royal Society of Medicine. Int Congress and Symposium Series No 49. Academic Press, London, pp 51–55

Tucker GT, Boas RA (1971) Pharmacokinetic aspects of intravenous regional anaesthesia. Anaesthesiology 34:538–550

Ueda CT, Dzindzio BS (1978) Quinidine kinetics in congestive heart failure. Clin Pharmacol Ther 23:158–164

Ueda CT, Hirschfeld DS, Scheinman MM, Rowland M, Williamson BJ, Dzindzio BS (1976) Disposition kinetics of quinidine. Clin Pharmacol Ther 19:30–36

Valentine PA, Frew JL, Mashford ML, Sloman JG (1974) Lidocaine in the prevention of sudden death in the prehospital phase of acute infarction. A double-blind study. N Engl J Med 291:1327–1331

Van Durme JP, Bogaert MG, Rousseel M-T (1974) Therapeutic effectiveness and plasma levels of aprindine, a new antidysrhythmic drug. Eur J Clin Pharmacol 7:343–346

Ward JW, Kinghorn GR (1976) The pharmacokinetics of disopyramide following myocardial infarction with special reference to oral and intravenous dose regimens. J Int Med Res [Suppl I] 4:49–53

Wesseling H, Mols-Thürkow I (1975) Interaction of diphenylhydantoin (DPH) and tolbutamide in man. Eur J Clin Pharmacol 8:75–78

Whiting B, Elliott HL (1977) Disopyramide in renal impairment. Lancet 2:1363

Wiebringhaus E, Seipel L, Breithardt G, Loogen F (1977) Langzeitergebnisse mit dem neuen Antiarrhythmikum Propafenon unter Berücksichtigung der Plasmaspiegel. Z Kardiol 66:625–632
Wiegand U-W, Nitsche T, Just H, Bechtold H, Meinertz T (1982) The pharmacokinetics of lorcainide in patients with liver disease. Naunyn Schmiedebergs Arch Pharmacol [Suppl] 319:R 83
Wiegers U, Kuck KH, Hanrath P, Pottage A, Augustin J, Bleifeld W (1980) Pharmakokinetik von Tocainide bei Patienten mit Niereninsuffizienz. Z Kardiol 10:717
Wilson JT, Hojer B, Tomson G, Rane A, Sjöqvist F (1978) High incidence of a concentration dependent skin reaction in children treated with phenytoin. Br Med J 1:1583–1586
Wing LMH, Meffin PJ, Grygiel JJ, Smith KJ, Birkett DJ (1980) The effect of metoclopramide and atropine on the absorption of orally administered mexiletine. Br J Clin Pharmacol 9:505–509
Winkle RA, Meffin PJ, Fitzgerald JW, Harrison DC (1976) Clinical efficacy and pharmacokinetics of a new orally effective antiarrhythmic, tocainide. Circulation 54:884–889
Woo E, Greenblatt DJ (1978) Reevaluation of intravenous quinidine. Am Heart J 96:829–832
Woo E, Greenblatt DJ (1979) Pharmacokinetic and clinical implications of quinidine protein binding. J Pharm Sci 68:466–470
Woodcock BG, Hopf R, Kaltenbach M (1980) Verapamil and Norverapamil plasma concentrations during long-term therapy in patients with hypertrophic obstructive cardiomyopathy. J Cardiovasc Pharmacol 2:17–23
Woodcock BG, Rietbrock I, Vöhringer HF, Rietbrock N (1981) Verapamil disposition in liver disease and intensive-care patients: Kinetics, clearance, and apparent blood flow relationships. Clin Pharmacol Ther 29:27–34
Woosley RL, Shand DG (1978) Pharmacokinetics of antiarrhythmic drugs. Am J Cardiol 41:986–995
Woosley RL, McDevitt DG, Nies AS, Smith RF, Wilkinson GR, Oates JA (1977) Suppression of ventricular ectopic depolarizations by tocainide. Circulation 56:980–984

KAPITEL 3C

Wirkungsspektrum der Calciumantagonisten*

H. NAWRATH

Mit 3 Abbildungen

A. Einleitung

Calciumantagonisten sind eine heterogene Gruppe von Substanzen unterschiedlicher Struktur und pharmakologischer Wirkungen. Sie hemmen calciumabhängige Prozesse an verschiedenen biologischen Strukturen durch eine Hemmung der Calciumaufnahme. Wichtigste Vertreter sind Verapamil (Isoptin), Nifedipin (Adalat) und Diltiazem (Dilzem). Der Begriff Calciumantagonismus geht auf FLECKENSTEIN (1967) zurück, der als erster erkannte, daß es sich bei den von LINDNER (1960) und von HAAS u. HÄRTFELDER (1962) als Koronardilatatoren eingeführten Substanzen Prenylamin (Segontin) bzw. Verapamil nicht, wie zunächst von mehreren Autoren (HAAS u. HÄRTFELDER 1962; MELVILLE u. BENFEY 1965; BAROUSCH 1967) vermutet, um β-Rezeptoren blockierende Substanzen handelte, sondern um eine neue Gruppe von Pharmaka mit direktem Angriff an der Zellmembran. Entsprechend der Schlüsselrolle von Ca^{++} bei zahlreichen biologischen Vorgängen (RASMUSSEN u. GOODMAN 1977) kann man eine Vielzahl pharmakologischer Wirkungen von Calciumantagonisten vermuten. Möglicherweise aufgrund der Affinität von Calciumantagonisten zu bestimmten Geweben stehen die Wirkungen an der glatten Muskulatur und am Herzen im Vordergrund (FLECKENSTEIN 1977). Calciumabhängige Prozesse in neuronalen Strukturen werden wenig oder in klinisch relevanten Konzentrationen überhaupt nicht beeinflußt (HAGIWARA u. BYERLY 1981). Klinische Anwendung finden Calciumantagonisten bisher bei der Therapie der Angina pectoris, der arteriellen Hypertonie, beim Myokardinfarkt, der hypertrophen Kardiomyopathie und bei bestimmten Herzrhythmusstörungen (ANDERSSON et al. 1978; ELLRODT et al. 1980; HENRY 1980). Antiarrhythmische Wirkungen sind hierbei im wesentlichen für Verapamil belegt worden. Im vorliegenden Beitrag werden die elektrophysiologischen Grundlagen und Befunde für die antiarrhythmischen Wirkungen von Verapamil besprochen und deren Bedeutung für die klinische Anwendung in der Behandlung von Rhythmusstörungen beleuchtet.

* Herrn Prof. Dr. A FLECKENSTEIN zum 65. Geburtstag gewidmet

B. Elektrophysiologische Befunde in vitro

I. Wirkungen auf Membranpotentiale

Die während des Aktionspotentials in die Myokardfaser fließenden Ionenströme von Na^+ und Ca^{++} beruhen auf der Existenz zweier unterschiedlicher Systeme von Ionenkanälen (REUTER 1979). Man unterscheidet einen schnellen Na^+-Einstrom von einem langsamen Einwärtsstrom, der hauptsächlich von Ca^{++} getragen wird; vereinfachend unterscheidet man Na^+- von Ca^{++}-Kanälen. Der Na^+-Kanal ist Voraussetzung für die schnelle Depolarisationsphase (Phase 0) des Aktionspotentials und die rasche Erregungsausbreitung in Vorhof und Kammer (fast response). Der Ca^{++}-Kanal ist Voraussetzung für die Plateauphase (Phase 2) des Aktionspotentials und die langsame Depolarisationsphase bzw. Erregungsausbreitung am Sinus- und AV-Knoten (slow response). Durch den Ca^{++}-Kanal können unter physiologischen Bedingungen auch Na^+ (NOMA et al. 1977; REUTER u. SCHOLZ 1977), unter experimentellen Bedingungen auch andere Ionen wie Sr^{++}, Ba^{++} oder Mg^{++} passieren (KOHLHARDT et al. 1973). Calciumantagonisten hemmen den langsamen Einwärtsstrom während der Erregung unabhängig von der Ionenspezies, die den Einwärtsstrom verursacht. Diese begriffliche Unschärfe führt immer wieder zu neuen Wortschöpfungen (slow channel inhibitors, calcium entry blockers, calcium blocking agents etc.), die kaum dazu geeignet sind, die von FLECKENSTEIN (1967) eingeführte Benennung zu verdrängen. Verapamil bzw. Methoxyverapamil (D600, Gallopamil) haben in Konzentrationen bis etwa 10^{-6} Mol/l keinen signifikanten Einfluß auf die schnelle Depolarisationsphase von Purkinjefäden, der Vorhof- oder Kammermuskulatur. Demgegenüber wird die Plateauphase des Aktionspotentials verkürzt, während die Gesamtdauer des Aktionspotentials entweder verkürzt oder verlängert sein kann. Die langsame diastolische Depolarisation an Purkinjefäden wird verzögert. Diese Wirkungen auf die Konfiguration verschiedener Aktionspotentiale sind in zahlreichen Untersuchungen belegt worden (SINGH u. VAUGHAN WILLIAMS 1972; CRANEFIELD et al. 1974; ROSEN et al. 1974; WIT and CRANEFIELD 1974; BAYER et al. 1975; KASS u. TSIEN 1975; OKADA 1976; NAWRATH et al. 1977; KECSKEMÉTI et al. 1978; YAMIGUCHI et al. 1978; HIRATA et al. 1979; COLATSKY u. HOGAN 1980; DANILO et al. 1980; DERSHAM u. HAN 1981). Amplitude und Frequenz von Slow-response-Aktionspotentialen des Sinus- und AV-Knotens werden bereits in niedrigen Konzentrationen von Verapamil deutlich vermindert (WIT u. CRANEFIELD 1974; BAYER et al. 1975; IIJIMA u. TAIRA 1976; NARIMATSU u. TAIRA 1976; OKADA 1976; TUGANOWSKI et al. 1977; KOHLHARDT u. WAIS 1979; KOHLHARDT u. HAAP 1981). Ähnliche Wirkungen wie für Verapamil bzw. D600 sind auch für Nifedipin (REFSUM 1975; NARIMATSU u. TAIRA 1976; REFSUM u. LANDMARK 1976; BAYER et al. 1977; DANGMAN u. HOFFMAN 1980; KOHLHARDT u. HAAP 1981; MOTOMURA u. TAIRA 1981) und Diltiazem (NAKAJIMA et al. 1975; SAIKAWA et al. 1977) und Niludipin (KODAMA et al. 1980) beschrieben worden.

Abbildung 1 zeigt den typischen Effekt von D600 auf langsame Aktionspotentiale, wie sie am Sinus- und AV-Knoten vorkommen. Wie die Dauer des Aktionspotentials durch Calciumantagonisten beeinflußt wird, hängt offenbar

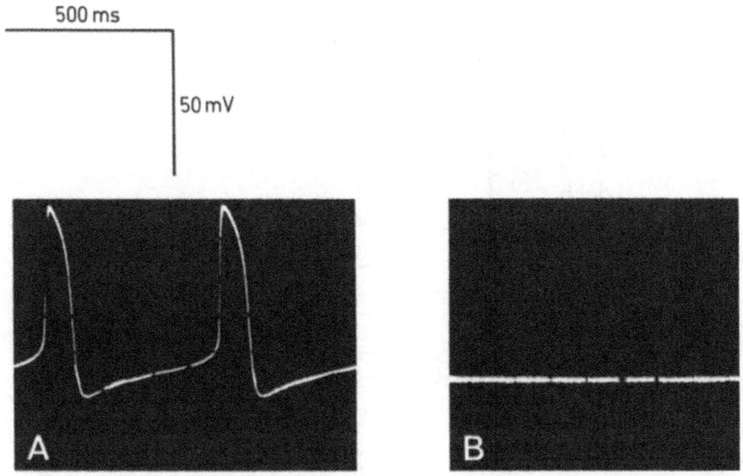

Abb. 1. Intrazellulär abgeleitete Aktionspotentiale vom AV-Knoten des Kaninchens. *A* Kontrolle, *B* in Anwesenheit von $2{,}2 \times 10^{-7}$ M Verapamil. Verapamil unterdrückt in dieser Konzentration bereits vollständig die AV-Knotenaktivität. (Nach KOHLHARDT u. HAAP 1981)

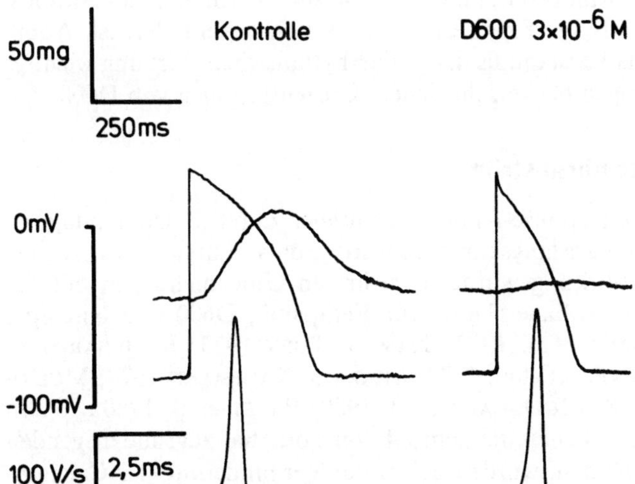

Abb. 2. Intrazellulär abgeleitete Aktionspotentiale von einem Papillarmuskel des Menschen. Gleichzeitige Registrierung der Kontraktionskraft und von dV/dt_{max}. D600 3×10^{-6} M führt zu einer deutlichen Abnahme der Aktionspotentialdauer und zu einer Verminderung der Kontraktionskraft. dV/dt_{max} ist im Gegensatz dazu völlig unbeeinflußt

auch davon ab, in welchem Ausmaß verschiedene Ionenströme die Konfiguration des Aktionspotentials während der Repolarisation bestimmen. Am menschlichen Ventrikelmyokard wird die Dauer des Aktionspotentials durch D600 konzentrationsabhängig verkürzt. Abbildung 2 zeigt den Effekt einer maximal wirksamen Konzentration von D600 am menschlichen Papillarmuskel, bei dem die

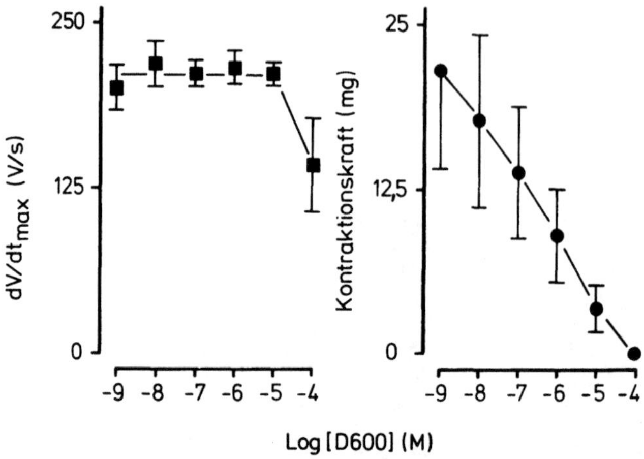

Abb. 3. Einfluß von D600 auf dV/dt_{max} (*links*) und die Kontraktionskraft von Papillarmuskeln des Menschen. Kumulative Konzentrations-Wirkungs-Beziehungen (Mittelwerte ± mittlerer Fehler des Mittelwertes; n = 3). dV/dt_{max} wird bis zu einer Konzentration von 10^{-5} M D600 nicht signifikant verändert, während die Kontraktionskraft konzentrationsabhängig vermindert wird (NAWRATH et al. 1981)

maximale Aufstrichgeschwindigkeit, im Gegensatz zur Verkürzung des Aktionspotentials und zum negativ inotropen Effekt, praktisch unverändert ist. Abbildung 3 zeigt diese für das Verständnis der antiarrhythmischen Wirkung wichtige Dissoziation der Wirkungen bei verschiedenen Konzentrationen von D600.

II. Wirkungen auf Membranströme

Die Hemmung von Slow-response-Aktionspotentialen durch Calciumantagonisten ist auf eine Hemmung des langsamen Einwärtsstroms während der Erregung zurückzuführen. Diese Wirkung wurde in mehreren Untersuchungen mit der Spannungsklemmtechnik (voltage clamp) für Verapamil, D600 und Nifedipin nachgewiesen (KOHLHARDT et al. 1972; KASS u. TSIEN 1975; KOHLHARDT u. FLECKENSTEIN 1977; NAWRATH et al. 1977; EHARA u. KAUFMANN 1978; McDONALD u. TRAUTWEIN 1978; McDONALD et al. 1980; PAYET et al. 1980a, b). In diesen Untersuchungen, in denen die dem Aktionspotential zugrundeliegenden Ionenströme gemessen werden, wurden neben der Verminderung der Calciumleitfähigkeit der Herzzellmembran auch kompliziertere Effekte auf die Kinetik des langsamen Einwärtsstroms und auf verschiedene K^+-Kanäle beschrieben. Dieser Umstand kompliziert zwar in der experimentellen Pharmakologie den Einsatz von Calciumantagonisten zur Identifizierung bzw. Beschreibung calciumabhängiger biologischer Prozesse, ist aber für die klinische Anwendung wahrscheinlich von untergeordneter Bedeutung. Die Hemmung des langsamen Einwärtsstroms durch Verapamil und Methoxyverapamil ist um so stärker, je niedriger das Membranpotential und je höher die Reizfrequenz ist (EHARA u. KAUFMANN 1978; LINDEN u. BROOKER 1980; McDONALD et al. 1980). Ähnliche spannungs- und zeitabhängige Wirkungen sind auch für Lokalanästhetika am Na^+-Kanal beschrieben worden (HILLE 1977; HONDEGHEM u. KATZUNG 1980).

Neuere Untersuchungen von HESCHELER et al. (1981) weisen darauf hin, daß Calciumantagonisten – wie Lokalanästhetika – die Zellmembran in ungeladener Form durchdringen, um dann in geladener Form den Ca^{++}-Kanal von innen zu blockieren.

C. Spezifität der Wirkungen

Calciumantagonisten hemmen den langsamen Einwärtsstrom während der Erregung nicht spezifisch, sondern haben in vergleichbaren Konzentrationen auch definierte Angriffe an K^+-Kanälen (KASS u. TSIEN 1975; POSNER et al. 1975; KOSTYUK et al. 1975, 1977; NAWRATH et al. 1977; EHARA u. KAUFMANN 1978). Darüber hinaus sind verschiedene andere Effekte an Muscarin- und α-Rezeptoren vermutet worden (GARVEY 1969; FAIRHURST et al. 1980). Verapamil und D600 liegen wegen eines asymmetrischen C-Atoms als optische Isomere vor. BAYER et al. (1975) vertraten die Ansicht, daß die optischen Isomere von Verapamil und D600 sich qualitativ in der Wirkung unterscheiden. Die linksdrehenden Formen würden vornehmlich calciumantagonistische, die rechtsdrehenden Formen vornehmlich lokalanästhetische Wirkungen entfalten. Andere Untersuchungen haben eine solche Spezifität der Wirkungen der Isomere von Verapamil und D600 nicht bestätigt (KAUMANN u. SERUR 1975; LUDWIG u. NAWRATH 1977; CHIBA et al. 1978; SATOH et al. 1979, 1980; RASCHACK u. ENGELMANN 1980). Lokalanästhetische Effekte von Calciumantagonisten treten erst bei außerordentlich hohen Konzentrationen auf, die für die klinische Anwendung von untergeordneter Bedeutung erscheinen (CRANEFIELD et al. 1974; ROSEN et al. 1974; WIT u. CRANEFIELD 1974; OKADA 1976; KECSKEMÉTI et al. 1978; HIRATA et al. 1979; NAWRATH et al. 1981). Ähnlich wie Calciumantagonisten in sehr hohen Konzentrationen lokalanästhetische Wirkungen entfalten, haben eine Vielzahl anderer Substanzen wiederum calciumantagonistische Begleiteffekte, die mehr oder weniger im Vordergrund stehen können. Calciumantagonistische Wirkungen sind u.a. für Chinidin (DUCOURET 1976; NAWRATH 1981), Droperidol (GRANT et al. 1978), Bepridil (VOGEL et al. 1979), Lidoflazin (EINWÄCHTER et al. 1979), Perhexilin (TENEICK u. SINGER 1973), Etafenon (KOHLHARDT 1979), Thiopental (IKEMOTO 1977) und Mexiletin (HAAP u. ANTONI 1978) beschrieben worden. Eine exakte Abgrenzung dieser und ähnlicher Substanzen von Calciumantagonisten dürfte in Einzelfällen schwierig sein. FLECKENSTEIN (1981) hat neuerdings vorgeschlagen, Calciumantagonisten in die Gruppen A und B einzuteilen, wobei in Gruppe A Substanzen mit fast ausschließlich calciumantagonistischer Wirkung, in die Gruppe B Substanzen mit zusätzlich deutlicher lokalanästhetischer Wirkung fallen.

Das klinische Wirkungsspektrum von Calciumantagonisten ist nicht einheitlich (ANDERSSON et al. 1978; ELLRODT et al. 1980; HENRY 1980). In vergleichenden experimentellen und klinischen Studien mit Verapamil, Diltiazem und Nifedipin sind folgende Befunde erhoben worden. Alle Substanzen verminderten in gleicher Weise Sinusknotenaktivität und AV-Überleitungszeit an isolierten Herzpräparaten. Unter klinischen Bedingungen trat der Effekt auf die Sinusknotenfrequenz gegenüber der Verzögerung der AV-Überleitung in den Hintergrund. Nifedipin hatte unter klinischen Bedingungen im Gegensatz zu Verapamil und Diltiazem auch keinen Effekt auf die AV-Überleitung, möglicherweise aufgrund einer stärkeren hypotensiven Wirkung und reflektorischer sympathischer Aktivität (KAWAI et al. 1981). Ob die Unterschiede in den Wirkungen von Calciumantagonisten auf unterschiedlichen Wirkungsmechanismen beruhen oder aber pharmakokinetisch bedingt sind, ist bis heute offen. Ein entscheidender Faktor für eine gewisse Organotropie von Calciumantagonisten dürfte die Affinität der Substanzen zum bzw. die Bindung der Substanzen an den Ort der Wirkung, wahrscheinlich der Calciumkanal, sein. Möglicherweise gibt es auch Unterschiede in der Struktur bzw. Funktion von Calciumkanälen, was die schwache Wirkung von Calciumantagonisten an neuronalen Strukturen erklären könnte (HAEUSLER 1972; HAGIWARA u. BYERLY 1981).

D. Antiarrhythmische Wirkungen

I. Versuche in vitro

Calciumantagonisten wirken vornehmlich auf Slow-response-Aktionspotentiale, die am Sinus- und AV-Knoten physiologisch sind, unter bestimmten Bedingungen aber auch an Vorhof oder Kammer auftreten können. Slow-response-Aktionspotentiale beruhen auf der Aktivierung des langsamen Einwärtsstroms und sind möglicherweise an der Entstehung supraventrikulärer und ventrikulärer Rhythmusstörungen beteiligt (CRANEFIELD 1975). Elektrophysiologische Messungen am Vorhof des Menschen haben deutliche Unterschiede zwischen gesundem und pathologisch verändertem Gewebe gezeigt (TENEICK u. SINGER 1979). Die an Präparaten gesunder Herzen beobachteten pharmakologischen Daten können also nicht ohne weiteres auf pathologische Bedingungen übertragen werden. Die Wirkungen von Calciumantagonisten auf die elektrische Aktivität von pathologisch verändertem Gewebe oder auf verschiedene Formen experimentell induzierter elektrischer Aktivität sind in einer Reihe von Untersuchungen belegt worden. Verapamil verminderte Amplitude und Aufstrichgeschwindigkeit von Slow-response-Aktionspotentialen am geschädigten Vorhofmyokard (HORDOF et al. 1976) und am infarzierten Ventrikelmyokard des Menschen (SPEAR et al. 1976; TALANO et al. 1976) und des Hundes (DERSHAM u. HAN 1981). Ähnliche Beobachtungen wurden am spezifischen Erregungsleitungssystem unter verschiedenen Versuchsbedingungen gemacht (CRANEFIELD et al. 1974; TSE u. HAN 1975; ROSEN u. DANILO 1980). Verapamil unterdrückte ebenfalls die durch elektrischen Strom induzierte Spontanaktivität an Papillarmuskeln des Meerschweinchens (GRANT u. KATZUNG 1976; IMANISHI et al. 1978) und des Hundes (SEIKAWA u. ARITA 1980). Diltiazem und Nisoldipin unterdrückten die Spontanaktivität von menschlichem Vorhofgewebe (LATHROP et al. 1981). Ein weiterer Calciumantagonist (TMB-6) unterdrückte Slow-response-Aktionspotentiale am spezifischen Reizleitungsgewebe des Hundes (CHIOU et al. 1976). Im Gegensatz zu den bisher geschilderten Versuchen wurde in den Versuchen von HOGAN u. SPITZER (1975) die Automatie des spezifischen Reizleitungssystems durch Verapamil gesteigert. Diese paradoxe Wirkung könnte mit der

Wirkung von Verapamil auf K^+-Ströme in einem nicht näher bekannten Zusammenhang stehen.

II. Tierexperimentelle Untersuchungen

Antiarrhythmische Wirkungen von Calciumantagonisten sind auch in verschiedenen tierexperimentellen Untersuchungen belegt worden. Verapamil verzögerte das Auftreten von Kammerflimmern an Katzen, die mit toxischen Dosen von Ouabain behandelt wurden (MELVILLE et al. 1964; RODRIGUEZ-PEREIRA u. VIANA 1968). KAUMANN u. ARAMENDIA (1968) induzierten Kammerflimmern an Hunden durch Koronarligatur und beobachteten eine längere Überlebensdauer der Versuchstiere nach vorheriger Gabe von Verapamil. Es gibt verschiedene andere Untersuchungen am Ganztier, die die antiarrhythmische Wirksamkeit von Verapamil weiter belegen (MELVILLE u. BENFEY 1965; SCHMID u. HANNA 1967; SINGH u. VAUGHAN WILLIAMS 1972; CHAPELLE et al. 1973; HUANG u. PENG 1977; ELHARRAR et al. 1977; FONDACARO et al. 1978; KLEVANS u. KELLY 1978; EL-SHERIF u. LAZARRA 1979; SUGIYAMA et al. 1980). ZIPES u. FISCHER (1974) haben gezeigt, daß Verapamil die Sinusknotenfrequenz und die AV-Überleitungszeit am Hund herabsetzten. MCALLISTER et al. (1977) konnten zeigen, daß die Wirkungen am AV-Knoten direkt mit der Plasmakonzentration von Verapamil korrelierten. Ähnliche Beobachtungen sind von MANGIARDI et al. (1978) gemacht worden.

III. Klinische Studien

In klinischen Untersuchungen sind antiarrhythmische Wirkungen von Verapamil bereits von BENDER et al. (1966) bei paroxysmaler Tachykardie beobachtet worden. BRICHARD u. ZIMMERMANN (1970) sahen antiarrhythmische Wirkungen von Verapamil bei supraventrikulären und ventrikulären Rhythmusstörungen, die in Halothannarkose auftraten. In der systematischen Untersuchung von SCHAMROTH et al. (1972) zeigte sich, daß Verapamil Tachykardien unterschiedlichen Ursprungs beeinflußte. Bei Vorhofflimmern wurde im allgemeinen die Folgefrequenz der Kammern vermindert. In einigen Fällen von Vorhofflattern wurde der Sinusrhythmus wiederhergestellt. Wiederherstellung des Sinusrhythmus wurde regelmäßig bei paroxysmalen supraventrikulären Tachykardien beobachtet. ROY et al. (1974) zeigten mit Hilfe intrakardialer Ableitungen, daß Verapamil insbesondere die AV-Überleitungszeit verlängerte. Ähnliche Beobachtungen wurden von HUSAINI et al. (1973) gemacht. Es ist wahrscheinlich, daß diese Wirkung von Verapamil auch zur Beendigung paroxysmaler supraventrikulärer Arrhythmien führt. Verapamil ist ebenfalls wirksam bei Tachykardien im Rahmen eines WPW-Syndroms (SCHAMROTH et al. 1972; MATSUYAMA et al. 1981). SPURRELL et al. (1974) haben gezeigt, daß diese Wirkung auf einer Verzögerung der AV-Überleitung beruht, während die Leitungszeit innerhalb der akzessorischen Überleitungswege unbeeinflußt ist. HENG et al. (1975) werteten die Wirkungen von Verapamil auf das EKG an Patienten mit und ohne Rhythmusstörungen aus. Verapamil verlängerte die PQ-Zeit, während die Dauer von QRS und QT unbeeinflußt blieb. Bei 13 von 17 Patienten mit paroxysmalen supraventrikulären Tachykardien wurde der Sinusrhythmus wiederhergestellt. Bei Vorhofflattern oder -flimmern wurde eine bereits bestehende AV-Blockierung gefördert, der Sinusrhythmus wurde allerdings nur in Ausnahmefällen wiederhergestellt. Verapamil hatte in dieser Studie bei drei Patienten mit Vorhofflimmern im Rahmen eines WPW-Syndroms keinen Effekt.

Die antiarrhythmische Wirksamkeit von Verapamil ist seit den ersten Untersuchungen mehrfach bestätigt worden. Aufgrund der zahlreichen Studien ist klar geworden, daß insbesondere supraventrikuläre Tachyarrhythmien durch Verapamil beeinflußt werden (BENDER 1966; BAROUSCH 1967; RECKLESS u. GILCHRIST 1971; ORAM et al. 1971; BOOTHBY et al. 1971; GOTSMAN et al. 1972; MILNE 1972; SACKS u. KENELLY 1972; FILIAS 1974; PAPAZOGLU 1974; VOHRA et al. 1974; HAGEMEIJER 1977; SCHLEPPER et al. 1978; ARONOW et al. 1979; DOMINIC et al. 1979; KHALSA et al. 1979; SHAKIBI et al. 1979; EICHELBAUM et al. 1980; KASHANI et al. 1980; SEIPEL et al. 1980; RINKENBERGER et al. 1980; TONKIN et al. 1980). Dagegen ist die klinische Wirksamkeit von Verapamil bei ventrikulären Herzrhythmusstörungen offenbar relativ gering, was aufgrund der tierexperimentellen Befunde nicht ohne weiteres verständlich ist. FAZZINI et al. (1979) haben jedoch gezeigt, daß Verapamil unter Umständen auch bei ventrikulären Rhythmusstörungen wirksam sein kann.

IV. Mechanismus der antiarrhythmischen Wirkung

Die mit Calciumantagonisten in vitro und in vivo erhobenen Befunde machen es wahrscheinlich, daß die antiarrhythmischen Wirkungen von Verapamil auf einer Hemmung des langsamen Einwärtsstroms während der Erregung beruhen. Da Reizbildung und Erregungsleitung im Sinus- bzw. AV-Knoten von Aktionspotentialen mit langsamer Aufstrichgeschwindigkeit bestimmt werden, die durch den langsamen Einstrom von Na^+/Ca^{++} hervorgerufen werden, vermindert Verapamil die Sinusfrequenz und hemmt die AV-Überleitung. Dies erklärt die bevorzugte Wirkung von Verapamil bei supraventrikulären Tachyarrhythmien, wobei die physiologische Siebwirkung des AV-Knotens verstärkt wird und die Folgefrequenz der Kammern entsprechend günstig beeinflußt wird.

Auch für die Entstehung ventrikulärer Rhythmusstörungen ist in letzter Zeit der langsame Einwärtsstrom von Na^+/Ca^{++} verantwortlich gemacht worden (CRANEFIELD 1975; ZIPES et al. 1980). Langsame Aktionspotentiale könnten in Ischämiegebieten bei vermindertem Membranpotential auftreten, während die schnelle Erregungsausbreitung unterbunden ist. Aufgrund der langsamen Erregungsausbreitung ist der Wiedereintritt der Erregung (reentry) am Ausgangsort der Erregung möglich und die Voraussetzung für maligne ventrikuläre Rhythmusstörungen wie Kammerflimmern gegeben. Diese Theorie der Entstehung von Rhythmusstörungen ist in letzter Zeit in der Literatur ausführlich diskutiert worden und wird heute allgemein anerkannt (CRANEFIELD 1975; WATANABE u. DREIFUS 1977; ZIPES et al. 1980).

Aufgrund der Schlüsselrolle, die dem langsamen Einwärtsstrom bei der Entstehung von Rhythmusstörungen zuerkannt wird, könnte man erwarten, daß Calciumantagonisten bei der Behandlung dieser Rhythmusstörungen das Mittel der Wahl darstellen. Die klinische Erfahrung hat einen solchen Zusammenhang jedoch nicht ohne weiteres bestätigen können. Wie bereits ausgeführt, ist die antiarrhythmische Wirkung von Verapamil im wesentlichen bei der Therapie von supraventrikulären Tachyarrhythmien, jedoch weniger bei Rhythmusstörungen ventrikulären Ursprungs nachgewiesen worden (SCHAMROTH et al. 1972; HENG et al. 1975). FAZZINI et al. (1979) haben die klinische Wirksamkeit von Verapamil bei ventrikulären Extrasystolen nach akutem Myokardinfarkt untersucht und haben bei 24 von 28 Patienten das Verschwinden der Arrhythmien beobachtet. Weitere kontrollierte klinische Untersuchungen erscheinen notwendig, die die interessanten Beobachtungen von FAZZINI et al. (1979) bestätigen. Eine mögliche Ursache für eine relativ geringe klinische Wirksamkeit von Verapamil ist die Verzögerung der AV-Überleitung. Sollten ventrikuläre Arrhythmien durch Calciumantagonisten erst wirksam bei gleichzeitigem AV-Block unterdrückt werden, wäre es denkbar, daß diese Substanzgruppe für die Behandlung dieser Rhythmusstörungen weniger geeignet ist. Die Problematik eines drohenden AV-Blocks ist nicht gegeben, wenn die Kammeraktion durch einen künstlichen Schrittmacher gesichert ist. In künftigen klinischen Prüfungen mit Verapamil oder anderen Calciumantagonisten sollte deshalb den Patienten mit implantierten oder vorübergehend angelegten Schrittmachern besondere Aufmerksamkeit gewidmet werden.

Die intravenöse Gabe von weniger als 10 mg Verapamil kann totalen AV-Block und elektrischen Herzstillstand auslösen. Bei den in der Literatur belegten Zwischenfällen einschließlich Hypotension, Bradykardie und Asystolie (APITZ 1971; BENAIM 1972; BOOTHBY 1972; SACKS u. KENELLY 1972; VAUGHAN NEIL et al. 1972; KRIKLER u. SPURRELL 1974; LEWIS et al. 1976; SINGH u. ROCHE 1977) mag eine wichtige Rolle die vorherige Gabe von β-Blockern oder herzwirksamen Glykosiden gewesen sein. Sowohl β-Blocker als auch herzwirksame Glykoside wirken synergistisch mit Verapamil auf die AV-Überleitung, wobei die Kombination von Verapamil mit β-Blockern insbesondere deswegen gefährlich ist, weil die AV-Überleitung mit pharmakologischen Mitteln nicht mehr zu beeinflussen ist. KRIKLER (1974) schlug deshalb vor, die Kombination von Verapamil mit β-Blockern zu vermeiden. URTHALER u. JAMES (1979) haben das Risiko dieser Pharmakakombination in Versuchen am Hund eindeutig nachgewiesen.

Die antiarrhythmische Wirkung von Verapamil bei supraventrikulären Tachyarrhythmien läßt sich ohne weiteres auf die Hemmung des langsamen Einwärtsstroms am AV-Knoten zurückführen. Für die Wirkung bei ventrikulären Rhythmusstörungen sind in der Literatur allerdings auch andere Mechanismen diskutiert worden. Neuerdings wurde bei experimentell induzierten Rhythmusstörungen nachgewiesen, daß die Erregungsleitung in ischämischen Zonen durch Verapamil nicht verlangsamt, sondern beschleunigt wird (ELHARRAR et al. 1977; FONDACARO et al. 1978; EL-SHERIF u. LAZZARA 1979). Diese Befunde sind nicht ohne weiteres mit den bisherigen Vorstellungen über den Wirkungsmechanismus von Verapamil bzw. der Pathogenese von Rhythmusstörungen in Einklang zu bringen. Wenn Slow-response-Aktionspotentiale und reentry für die Entstehung ventrikulärer Rhythmusstörungen von Bedeutung sind, sollte man erwarten, daß die Hemmung des langsamen Einwärtsstroms diese Rhythmusstörungen beseitigt. Sollten die oben erwähnten Untersuchungen allgemeine Bestätigung finden, könnte daraus gefolgert werden, daß entweder Slow-response-Aktionspotentiale nur von untergeordneter Bedeutung für die Entstehung ventrikulärer Rhythmusstörungen sind oder aber daß Calciumantagonisten nicht über eine Hemmung von Slow-response-Aktionspotentialen antiarrhythmisch wirken. Man kann heute schon sagen, daß die Wahrheit wahrscheinlich in der Mitte liegt. In Bezirken mit mehr oder weniger ausgeprägter Ischämie sind Aktionspotentiale mit völlig unterschiedlicher Aufstrichgeschwindigkeit zu erwarten, die sowohl vom schnellen Na^+-System als auch vom langsamen Na^+/Ca^{++}-System bestimmt wird. Darüber hinaus entfalten, wie bereits oben beschrieben, Calciumantagonisten neben ihren calciumantagonistischen Wirkungen eine Reihe weiterer Effekte, die auch zum antiarrhythmischen Effekt beitragen mögen. Daß Verapamil die Erregungsleitung verbessern kann, wird dann verständlich, wenn man davon ausgeht, daß in einem Ischämiegebiet neben Slow-response-Aktionspotentialen Fast-response-Aktionspotentiale mit verminderter maximaler Aufstrichgeschwindigkeit vorherrschen. Da Calciumantagonisten über die Hemmung des langsamen Einwärtsstroms zu einer Verkürzung der Aktionspotentialdauer führen können (Abb. 1), wird die Zeit für die Erholung des schnellen Na^+-Systems zwangsläufig länger und die maximale Aufstrichgeschwindigkeit eventuell verbessert (ebenfalls angedeutet in Abb. 1). BAYER et al. (1975) haben dagegen die antiarrhythmischen Wirkungen von Verapamil zumindest teilweise auf die lokalanästhetische Wirkung, d.h. auf die Hemmung der Na^+-Leitfähigkeit zurückgeführt. Nach Befunden verschiedener Autoren muß jedoch bezweifelt werden, daß lokalanästhetische Wirkungen in therapeutisch relevanten Konzentrationen von Verapamil überhaupt eine Rolle spielen (NAWRATH et al. 1981). Verapamil und D600 hemmen zudem nicht ausschließlich den langsamen Einwärtsstrom, sondern haben auch Angriffe an verschiedenen K^+-Strömen (KASS u. TSIEN 1975; KOSTYUK et al. 1975, 1977; NAWRATH et al. 1977). Es ist bisher unklar, ob diese Effekte in einem Zusammenhang mit den antiarrhythmischen Wirkungen stehen. Eine weitere Möglichkeit, die antiarrhythmischen Wirkungen von Calciumantagonisten bei ventrikulären Rhythmusstörungen zu erklären, ist durch den kardioprotektiven Effekt dieser Substanzen bei Ischämie (FLECKENSTEIN 1971) gegeben. Danach beruht die antiarrhythmische Wirkung bei ventrikulären Rhythmusstörungen möglicherweise nicht auf einem direkten Membraneffekt, sondern dem Ischämieschutz und der Vermeidung der Entstehung von Slow-response-Aktionspotentialen und reentry. Trotz der Vielfalt der hier erwähnten Effekte, die für verschiedene Calciumantagonisten beschrieben worden sind, kann man weiter davon ausgehen, daß die calciumantagonistischen Wirkungen dieser Substanzen überwiegen.

Da der langsame Einwärtsstrom unter physiologischen Bedingungen sowohl für die Erregungsleitung am Sinus- und AV-Knoten als auch für die Kontraktionskraft des Herzens von entscheidender Bedeutung ist, muß bei der klinischen Anwendung mit Verlangsamung der Sinusfrequenz, Verlangsamung der AV-Überleitung und einer negativ inotropen Wirkung gerechnet werden. Klinisch völlig im Vordergrund steht dabei die Blockierung der AV-Überleitung, die zu dramatischen Zwischenfällen führen kann. Katecholamine sind das Mittel der Wahl, um in diesen Fällen die AV-Überleitung wiederherzustellen. Katecholamine steigern den langsamen Na^+/Ca^{++}-Einwärtsstrom (REUTER u. SCHOLZ 1977) und antagonisieren damit die Wirkung von Calciumantagonisten. Kann die AV-Überleitung unter klinischen Bedingungen nicht ausreichend wiederhergestellt werden (z.B. nach vorheriger β-Rezeptorenblockade), muß eine elektrische Stimulation der Ventrikelmuskulatur durchgeführt werden, die von keinem physiologischen Schrittmacher getrieben, jedoch wegen der durch Calciumantagonisten nahezu unbeeinflußten Natriumleitfähigkeit nach wie vor erregbar ist.

E. Zusammenfassung und Schlußfolgerungen

Calciumantagonisten vermindern den langsamen Einwärtsstrom von Na^+/Ca^{++} am Herzen und haben deswegen bevorzugte Wirkungen an Fasern mit Slow-response-Aktionspotentialen. Da Slow-response-Aktionspotentiale für die Entstehung bestimmter Rhythmusstörungen verantwortlich gemacht werden, könnten Calciumantagonisten mit Erfolg als Antiarrhythmika eingesetzt werden. In klinischen Studien ist die antiarrhythmische Wirkung für Verapamil bei supraventrikulären Tachyarrhythmien mehrfach gezeigt worden, was wahrscheinlich auf die Hemmung von Slow-response-Aktionspotentialen am Sinus- und AV-Knoten zurückzuführen ist. Neben dieser Wirkung am Herzen haben Calciumantagonisten auch deutliche Wirkungen am glatten Muskel, insbesondere an der Gefäßmuskulatur. Bei Nifedipin steht die nitratähnliche Wirkung klinisch im Vordergrund. Ob die Unterschiede im Wirkungsspektrum verschiedener Calciumantagonisten auf Gewebsunterschieden beruhen und/oder pharmakokinetisch bedingt sind, ist bisher unklar. Calciumantagonisten haben keine blockierenden Wirkungen auf β-Rezeptoren und stellen deshalb insbesondere beim Vorliegen obstruktiver Atemwegserkrankungen eine wirksame Alternative in der Behandlung paroxysmaler supraventrikulärer Tachykardien dar. Bei Überdosierungen können Hypotension, Bradykardie und AV-Block auftreten. Die Gefahr eines AV-Blocks ist bei gleichzeitiger Gabe von herzwirksamen Glykosiden und/oder β-Rezeptor blockierenden Substanzen verstärkt. Ein drohender AV-Block kann durch Gabe von Katecholaminen verhindert werden; tritt ein AV-Block trotz der Gabe von Katecholaminen auf, muß die Kammermuskulatur elektrisch stimuliert werden. Die ausgeprägte Wirkung von Verapamil auf die AV-Überleitung steht einer breiteren Anwendung von Calciumantagonisten auch bei ventrikulären Rhythmusstörungen möglicherweise im Wege. Dies trifft nicht zu, wenn die Herzfunktion durch einen künstlichen Schrittmacher gesichert ist.

Literatur

Andersson K-E, Ekelund L-G, Johansson BW, Landmark K (1978) Calciumantagonists (Ca-Blockers). Pharmacological, physiological and clinical aspects. Acta Pharmacol Toxicol (Kbh) 43 (I):1–56

Apitz J, Gaissmaier U (1971) Zwischenfall mit tödlichem Ausgang nach intravenöser Injektion von Isoptin. Med Klin 66:751–755

Aronow WS, Lauda D, Plasencia G, Wong R, Karlsberg RP, Ferlinz J (1979) Verapamil in atrial fibrillation and atrial flutter. Clin Pharmacol Ther 26:578–583

Barousch R (1967) Die Behandlung von Herzarrhythmien mit dem Herzsympatholytikum Iproveratril. Wien Klin Wochenschr 79:856–860

Bayer R, Kalusche D, Kaufmann R, Mannhold R (1975) Inotropic and electrophysiologi-

cal actions of Verapamil and D600 in mammalian myocardium. III. Effects of the optical isomers on transmembrane action potentials. Naunyn Schmiedebergs Arch Pharmacol 290:81–97
Bayer R, Rodenkirchen R, Kaufmann R, Lee JH, Hennekes R (1977) The effects of nifedipine on contraction and monophasic action potential of isolated cat myocardium. Naunyn Schmiedebergs Arch Pharmacol 301:29–37
Benaim ME (1972) Asystole after Verapamil. Br Med J 1:169–170
Bender F, Kojima N, Reploh HD, Oelmann G (1966) Behandlung tachykarder Rhythmusstörungen des Herzens durch Beta-Rezeptorenblockade des Atrioventrikulargewebes. Med Welt 17:1120–1123
Boothby CB, Garrard CS, Pickering D (1972) Verapamil in cardiac arrhythmias. Br Med J 1:349
Brichard G, Zimmermann PE (1970) Verapamil in cardiac dysrhythmias during anaesthesia. Br J Anaesth 42:1005–1012
Chapelle M, Benaim R, Chiche P, Cabrol CA (1973) L'action du Vérapamil sur les troubles du rythme électrocardiographique. Résultats cliniques et expérimentaux. Thérapie 28:689–701
Chen CM, Gettes LS (1979) Effects of verapamil on rapid Na channel-dependent action potentials of K^+-depolarized ventricular fibers. J Pharmacol Exp Ther 209:415–421
Chiba S, Kobayashi M, Furukawa Y (1978) Effects of optical isomers of verapamil on SA nodal pacemaker activity and contractility of the isolated dog heart. Jpn Heart J 19:409–414
Chiou CY, Malagodi MH, Sastry BVR, Posner P (1976) Effects of calcium antagonist, 6-(N,N-diethylamino)hexyl-3,4,5-trimethoxy-benzoate, on digitalis-induced arrhythmias and cardiac contractions. J Pharmacol Exp Ther 198:444–449
Colatsky TJ, Hogan PM (1980) Effects of external calcium, calcium channel-blocking agents, and stimulation frequency on cycle length-dependent changes in canine cardiac action potential duration. Circ Res 46:543–552
Cranefield PF (1975) The conduction of the cardiac impulse. Futura, Mount Kisco NY
Cranefield PF, Aronson RS, Wit AL (1974) Effect of verapamil on the normal action potential and on a calcium-dependent slow response of canine cardiac Purkinje fibers. Circ Res 34:204–213
Dangman KH, Hoffman BF (1980) Effects of nifedipine on electrical activity of cardiac cells. Am J Cardiol 46:1059–1067
Danilo P Jr, Hordof AJ, Reder RF, Rosen MR (1980) Effects of verapamil on electrophysiologic properties of blood superfused cardiac Purkinje fibers. J Pharmacol Exp Ther 213:222–227
Dersham GH, Han J (1981) Actions of verapamil on Purkinje fibers from normal and infarcted heart tissues. J Pharmacol Exp Ther 216:261–264
Dominic J, McAllister RG, Kuo C-S, Reddy CP, Surawicz B (1979) Verapamil plasma levels and ventricular rate response in patients with atrial fibrillation and flutter. Clin Pharmacol Ther 26:710–714
Ducouret P (1976) The effect of quinidine on membrane electrical activity in frog auricular fibres studied by current and voltage clamp. Br J Pharmacol 57:163–184
Ehara T, Kaufmann R (1978) The voltage- and time-dependent effects of (−)-verapamil on the slow inward current in isolated cat ventricular myocardium. J Pharmacol Exp Ther 207:49–55
Eichelbaum M, Birkel P, Grube E, Gütgemann V, Somogyi A (1980) Effects of verapamil on P-R-intervals in relation to verapamil plasma levels following single i.v. and oral administration and during chronic treatment. Klin Wochenschr 58:919–925
Einwächter HM, Kern R, Herb J (1979) Effect of lidoflazine on membrane currents and contraction in voltage-clamped frog atrial fibers. Eur J Pharmacol 55:225–232
Elharrar V, Gaum WE, Zipes DP (1977) Effect of drugs on conduction delay and incidence of ventricular arrhythmias induced by acute coronary occlusion in dogs. Am J Cardiol 39:544–549
Ellrodt G, Chew CYC, Singh BN (1980) Therapeutic implications of slow-channel blockade in cardiocirculatory disorders. Circulation 62:669–679
El-Sherif N, Lazzara R (1979) Reentrant ventricular arrhythmias in the late myocardial

infarction period. 7. Effect of verapamil and D-600 and the role of the slow channel. Circulation 60:605–615

Fairhurst AS, Whittaker ML, Ehlert FJ (1980) Interactions of D600 (methoxyverapamil) and local anesthetics with rat brain α-adrenergic and muscarinic receptors. Biochem Pharmacol 29:155–162

Fazzini PF, Marchi F, Pucci P, Ledda F, Mugelli A (1979) Effects of verapamil on ventricular premature beats of acute myocardial infarction. Am Heart J 98:816–818

Filias N (1974) Verapamil-Behandlung bei Herzrhythmusstörungen. Schweiz Rundschau Med (Praxis) 63:66–74

Fleckenstein A (1971) Specific inhibitors and promoters of calcium action in the excitation-contraction coupling of heart muscle and their role in the prevention or production of myocardial lesions. In: Harris P, Opie L (eds) Calcium and the heart. Academic Press, London, pp 135–188

Fleckenstein A (1977) Specific pharmacology of calcium in myocardium, cardiac pacemakers, and vascular smooth muscle. Ann Rev Pharmacol Toxicol 17:149–166

Fleckenstein A (1981) Pharmacology and electrophysiology of calcium antagonists. In: Calcium antagonism in cardiovascular therapy. Experience with Verapamil. Excerpta Medica, Amsterdam, pp 10–29

Fleckenstein A, Kammermeier H, Döring HJ, Freund HJ (1967) Zum Wirkungsmechanismus neuartiger Koronardilatatoren mit gleichzeitig Sauerstoff-einsparenden Myokard-Effekten, Prenylamin und Iproveratril. Z Kreislaufforsch 56:716–744

Fondacaro JD, Han J, Yoon MS (1978) Effects of verapamil on ventricular rhythm during acute coronary occlusion. Am Heart J 96:81–86

Garvey HL (1969) The mechanism of action of verapamil on the sinus and AV nodes. Eur J Pharmacol 8:159–166

Gotsman MS, Lewis BS, Bakst A, Mitha AS (1972) Verapamil in life-threatening tachyarrhythmias. Afr Med J 46:2017–2019

Grant AO, Katzung BG (1976) The effects of quinidine and verapamil on electrically induced automaticity in the ventricular myocardium of guinea pig. J Pharmacol Exp Ther 196:407–419

Grant AO, Hondeghem LM, Katzung BG (1978) Effects of droperidol on depolarization-induced automaticity, maximum upstroke velocity ($\dot{V}_{max}$) and the kinetics of recovery of $\dot{V}_{max}$ in guinea-pig ventricular myocardium. J Pharmacol Exp Ther 205:193–203

Haap K, Antoni H (1978) Mexiletin – Tierexperimentelle Befunde über die antiarrhythmischen und elektrophysiologischen Effekte am Herzen. Klin Wochenschr 56:169–176

Haas H, Härtfelder G (1962) α-Isopropyl-α-[(N-Methyl-N-homoveratryl)-γ-aminopropyl]-3,4-dimethoxyphenylacetonitril, eine Substanz mit coronargefäßerweiternden Eigenschaften. Arzneim Forsch 12:549–558

Haeusler G (1972) Differential effect of verapamil on excitation-contraction coupling in smooth muscle and on excitation-secretion coupling in adrenergic nerve terminals. J Pharmacol Exp Ther 180:672–682

Hagemeijer F (1977) Verapamil in the management of supraventricular tachyarrhythmias occuring after a recent myocardial infarction. Circulation 57:751–755

Hagiwara S, Byerly L (1981) Calcium channel. Ann Rev Neurosci 4:69–125

Heng MK, Singh BN, Roche AHG, Norris RM, Mercer CJ (1975) Effects of intravenous verapamil on cardiac arrhythmias and on the electrocardiogram. Am Heart J 90:487–498

Henry PD (1980) Comparative pharmacology of calcium antagonists: nifedipine, verapamil and diltiazem. Am J Cardiol 46:1047–1058

Hescheler J, Pelzer D, Trube G, Trautwein W (1981) Action potentials of isolated ventricular cells following intracellular or extracellular application of D600 and its quaternary derivative. Pflügers Arch [Suppl] 391:R1

Hille B (1977) Local anesthetics: Hydrophilic and hydrophobic pathways for the drug-receptor reaction. J Gen Physiol 69:497–515

Hirata Y, Kodama I, Iwamura N, Shimizu T, Toyama J, Yamada K (1979) Effects of verapamil on canine Purkinje fibres and ventricular muscle fibres with particular reference to the alteration of action potential duration after a sudden increase in driving rate. Cardiovasc Res 13:1–8

Hogan PM, Spitzer KW (1975) Verapamil-induced increases in Purkinje fiber automaticity. Fed Proc 34:375
Hondeghem L, Katzung BG (1980) Test of a model of antiarrhythmic drug action. Effects of quinidine and lidocaine on myocardial conduction. Circulation 61:1217–1224
Hordof AJ, Edie R, Malm JR, Hoffman BF, Rosen MR (1976) Electrophysiologic properties and response to pharmacologic agents of fibers from diseased human atria. Circulation 54:774–779
Huang TF, Peng YJ (1977) Effect of verapamil on experimental arrhythmias. Eur J Pharmacol 42:363–370
Husaini MH, Kvasnicka J, Ryden L, Holmberg S (1973) Action of verapamil on sinus node, atrioventricular and intraventricular conduction. Br Heart J 35:734–737
Iijima T, Taira N (1976) Modification by manganese ions and verapamil of the responses of the atrioventricular node to norepinephrine. Eur J Pharmacol 37:55–62
Ikemoto Y (1977) Reduction by thiopental of the slow-channel-mediated action potential of canine papillary muscle. Pflügers Arch 372:285–286
Imanishi S, McAllister RG, Surawicz B (1978) The effects of verapamil and lidocaine on the automatic depolarizations in guinea-pig ventricular myocardium. J Pharmacol Exp Ther 207:294–303
Kashani IA, Shakibi JG, Siassi B (1980) Effect of verapamil on retrograde ventriculoatrial conduction in children. Jpn Heart J 21:485–490
Kass RS, Tsien RW (1975) Multiple effects of calcium antagonists on plateau currents in cardiac Purkinje fibers. J Gen Physiol 66:169–192
Kaumann AJ, Aramendia P (1968) Prevention of ventricular fibrillation induced by coronary ligation. J Pharmacol Exp Ther 164:326–332
Kaumann AJ, Serur JR (1975) Optical isomers of verapamil on canine heart. Prevention of ventricular fibrillation induced by coronary artery occlusion, impaired atrioventricular conductance and negative inotropic and chronotropic effects. Naunyn Schmiedebergs Arch Pharamcol 291:347–358
Kawai C, Konishi T, Matsuyama E, Okazaki H (1981) Comparative effects of three calcium antagonists, diltiazem, verapamil and nifedipine, on the sinoatrial and atrioventricular nodes. Experimental and clinical studies. Circulation 63:1035–1042
Kecskeméti V, Kelemen K, Knoll J (1978) Effect of verapamil and D600 on cardiac transmembrane potentials. Acta Physiol Acad Sci Hung 51:51–59
Khalsa A, Olsson B, Henriksson B (1979) Effect of oral verapamil on ventricular irregularity in long-standing atrial fibrillation. Acta Med Scand 205:39–47
Klevans LR, Kelly RJ (1978) Effect of autonomic neural blockade on verapamil-induced suppression of the accelerated ventricular escape beat in ouabain-treated dogs. J Pharmacol Exp Ther 206:259–267
Kodama I, Hirata Y, Toyama J, Yamada K (1980) Effects of niludipine (Bay-a-7168) on transmembrane action potentials of rabbit sinus node cells and atrial muscle fibers. J Cardiovasc Pharmacol 2:145–153
Kohlhardt M (1979) Hemmung des Slow-response-Aktionspotentials der Warmblüter-Arbeitsmyokardzelle durch Etafenon. Arzneim-Forsch 29:3–12
Kohlhardt M, Fleckenstein A (1977) Inhibition of the slow inward current by nifedipine in mammalian ventricular myocardium. Naunyn Schmiedebergs Arch Pharmacol 298:267–272
Kohlhardt M, Haap K (1981) The blockade of $\dot{V}_{max}$ of the atrioventricular action potential produced by the slow channel inhibitors verapamil and nifedipine. Naunyn Schmiedebergs Arch Pharmacol 316:178–185
Kohlhardt M, Mnich Z (1978) Studies on the inhibitory effect of verapamil on the slow inward current in mammalian ventricular myocardium. J Mol Cell Cardiol 10:1037–1052
Kohlhardt M, Wais U (1979) Quantitative differences between the inhibitory action of verapamil and Ni ions on the slow response action potential in mammalian ventricular myocardium. J Mol Cell Cardiol 11:917–921
Kohlhardt M, Bauer B, Krause H, Fleckenstein A (1972) Differentiation of the transmembrane Na and Ca channels in mammalian cardiac fibres by the use of specific inhibitors. Pflügers Arch 335:309–322

Kohlhardt M, Haastert HP, Krause H (1973) Evidence of non-specificity of the Ca channel in mammalian myocardial fibre membranes. Pflügers Arch 342:125–136
Kostyuk PG, Krishtal OA, Doroshenko PA (1975) Outward currents in isolated snail neurones. III. Effect of verapamil. Comp Biochem Physiol 51C:269–274
Kostyuk PG, Krishtal OA, Shakkovalov YA (1977) Separation of sodium and calcium current in the somatic membrane of mullusc neurones. J Physiol (Lond) 270:545–568
Krikler D (1974) Verapamil in cardiology. Eur J Cardiol 2:3–10
Krikler D, Spurrell R (1974) Verapamil in the treatment of paroxysmal supraventricular tachycardia. Postgrad Med J 50:447–453
Lathrop DA, Valle R, Gaum WE, Schwartz A, Kaplan S (1981) The effect of diltiazem and nisoldipine on spontaneously active human atrial tissue. J Mol Cell Cardiol 13:111–115
Lewis BS, Mitha AS, Gotsman MS (1976) Immediate haemodynamic effects of verapamil in man. Cardiology 60:366–376
Linden J, Brooker G (1980) The influence of resting membrane potential on the effect of verapamil on atria. J Mol Cell Cardiol 12:325–331
Lindner E (1960) Phenyl-propyl-diphenyl-propyl-amin, eine neue Substanz mit coronargefäßerweiternder Wirkung. Arzneim-Forsch 10:569–573
Ludwig C, Nawrath H (1977) Effects of D-600 and its optical isomers on force of contraction in cat papillary muscles and guinea-pig auricles. Br J Pharmacol 59:411–417
Mangiardi LM, Hariman RJ, McAllister RG Jr, Bhargava V, Surawicz B, Shabetai R (1978) Electrophysiologic and hemodynamic effects of verapamil. Correlation with plasma drug concentrations. Circulation 57:366–372
McAllister RG Jr, Bourne DAW, Dittert LW (1977) The pharmacology of verapamil. I. Elimination kinetics in dogs and correlation of plasma levels with effect on the electrocardiogram. J Pharmacol Exp Ther 202:38–44
McDonald TF, Trautwein W (1978) Membrane currents in cat myocardium: separation of inward and outward components. J Physiol (Lond) 274:193–216
McDonald TF, Pelzer D, Trautwein W (1980) On the mechanism of slow calcium channel block in heart. Pflügers Arch 385:175–179
Matsuyama E, Konishi T, Okazaki H, Matsuda H, Kawai C (1981) Effects of verapamil on accessory pathway properties and induction of circus movement tachycardia in patients with the Wolff-Parkinson-White Syndrome. J Cardiovasc Pharmacol 3:11–24
Melville KI, Benfey BG (1965) Coronary vasodilatory and cardiac adrenergic blocking effects of iproveratril. Can J Physiol Pharmacol 43:339–342
Melville KI, Shister HE, Hug S (1964) Iproveratril: Experimental data on coronary dilatation and antiarrhythmic action. Can Med Assoc J 90:761–770
Milne JR (1972) Verapamil in cardiac arrhythmias. Br Med J 1:348–349
Motomura S, Taira N (1981) Differential effects of organic slow inward current inhibitors, verapamil and nifedipine, on rate of atrioventricular rhythm and supraventricular tachycardia in the canine isolated, blood-perfused AV node preparation. Naunyn Schmiedebergs Arch Pharmacol 315:241–248
Nakajima H, Hoshiyama M, Yamashita K, Kiyomoto A (1975) Effect of diltiazem on electrical and mechanical activity of isolated cardiac ventricular muscle of guinea pig. Jpn J Pharmacol 25:383–392
Narimatsu A, Taira N (1976) Effects on atrio-ventricular conduction of calcium-antagonistic coronary vasodilators, local anaesthetics and quinidine injected into the posterior and the anterior septal artery of the atrio-ventricular node preparation of the dog. Naunyn Schmiedebergs Arch Pharmacol 294:169–177
Nawrath H, TenEick RE, McDonald TF, Trautwein W (1977) On the mechanism underlying the action of D-600 on slow inward current and tension in mammalian myocardium. Circ Res 40:408–414
Nawrath H, Blei I, Gegner R, Ludwig C, Zong X (1981) No stereospecific effects of the optical isomers of verapamil and D600. In: Zanchetti A, Krikler DM (eds) Calcium antagonism in cardiovascular therapy. Experience with verapamil. Excerpta Medica, Amsterdam, pp 52–63
Noma A, Yanagihara K, Irisawa H (1977) Inward current of the rabbit sinoatrial node cell. Pflügers Arch 372:43–51

Okada T (1976) Effect of verapamil on electrical activities of SA node, ventricular muscle and Purkinje fibers in isolated rabbit hearts. Jpn Circ J 40:329–341
Oram S, Catley PF, Livesley B, Kidner PH (1971) An antidysrhythmic agent. Br Med J III:113
Papazoglu NM (1974) Treatment of choice for paroxysmal supraventricular tachycardia. Am J Cardiol 34:743
Payet MD, Schanne OF, Ruiz-Ceretti E (1980a) Competition for slow channel of Ca^{2+}, Mn^{2+}, verapamil, and D-600 in rat ventricular muscle? J Mol Cell Cardiol 12:635–638
Payet MD, Schanne OF, Ruiz-Ceretti E, Demers J-M (1980b) Inhibitory activity of blockers of the slow inward current in rat myocardium, a study in steady state and of rate of action. J Mol Cell Cardiol 12:187–200
Posner P, Miller BL, Lambert CR (1975) The effect of verapamil on potassium fluxes in canine cardiac Purkinje fibres. Eur J Pharmacol 34:369–372
Raschack M, Engelmann K (1980) Calcium-antagonistic activity and myocardial ischemia protection by both stereoisomers of verapamil. J Mol Cell Cardiol [Supp. 1] 12:132
Rasmussen H, Goodman DBP (1977) Relationships between calcium and cyclic nucleotides in cell activation. Physiol Rev 57:421–509
Reckless JPD, Gilchrist WSL (1971) An antidysrhythmic agent. Br Med J 4:429
Refsum H (1975) The effect of a calcium-antagonistic drug, nifedipine, on the rat atrial action potential at different calcium levels. Acta Pharmacol Toxicol (Kbh) 37:329–335
Refsum H, Landmark K (1976) The effect of nifedipine on the effective refractory period and excitability of the isolated rat atrium at different calcium levels and frequencies of stimulation. Acta Pharmacol Toxicol (Kbh) 39:353–364
Reuter H (1979) Properties of two inward membrane currents in the heart. Ann Rev Physiol 41:413–424
Reuter H, Scholz H (1977) The regulation of the calcium conductance of cardiac muscle by adrenaline. J Physiol 264:49–62
Rinkenberger RL, Prystowsky EN, Heger JJ, Troup PJ, Jackman WM, Zipes DP (1980) Effects of intravenous and chronic oral verapamil administration in patients with supraventricular tachyarrhythmias. Circulation 62:996–1010
Rodriguez-Pereira E, Viana AP (1968) The actions of verapamil on experimental arrhythmias. Arzneim-Forsch 18:175–179
Rosen MR, Danilo P (1980) Effects of tetrodotoxin, lidocaine, verapamil, and AHR-2666 on ouabain-induced delayed after depolarizations in canine Purkinje fibers. Circ Res 46:117–124
Rosen MR, Ilvento JP, Gelband H, Merker C (1974) Effects of verapamil on electrophysiologic properties of canine cardiac Purkinje fibers. J Pharmacol Exp Ther 189:414–422
Roy PR, Spurrell RAJ, Sowton E (1974) The effect of verapamil on the cardiac conduction system in man. Postgrad Med J 50:270–275
Sacks H, Kennelly BM (1972) Verapamil in cardiac arrhythmias. Br Med J 2:716
Saikawa T, Nagamato Y, Arita M (1977) Electrophysiologic effects of diltiazem, a new slow channel inhibitor, on canine cardiac fibers. Jpn Heart J 18:235–245
Satoh K, Yanagisawa T, Taira N (1979) Effects on atrioventricular conduction and blood flow of enantiomers of verapamil and of tetrodotoxin injected into the posterior and the anterior septal artery of the atrioventricular node preparation of the dog. Naunyn Schmiedebergs Arch Pharmacol 308:89–98
Satoh K, Yanagisawa T, Taira N (1980) Coronary vasodilator and cardiac effects of optical isomers of verapamil in the dog. J Cardiovasc Pharmacol 2:309–318
Schamroth L, Krikler DM, Garrett C (1972) Immediate effects of intravenous verapamil in cardiac arrhythmias. Br Med J 1:660–662
Schlepper M, Weppner HG, Merle H (1978) Haemodynamic effects of supraventricular tachycardias and their alterations by electrically and verapamil induced termination. Cardiovasc Res 12:28–33
Schmid JR, Hanna C (1967) A comparison of the antiarrhythmic actions of two new synthetic compounds, iproveratril and MJ 1999, with quinidine and pronethalol. J Pharmacol Exp Ther 156:331–338

Seikawa T, Arita M (1980) Effects of verapamil and its optical isomers on repetitive slow responses induced by electrical depolarization in canine ventricular myocardium. Jpn Heart J 21:247–255

Seipel L, Breithardt G, Abendroth RR, Wiebringhaus E (1980) The electrophysiological effects of the Ca-antagonists Gallopamil (D600), Dimeditiapramine (Ro 11-1781) and Verapamil in man. Z Kardiol 69:551–555

Shakibi J, Kashani IA, Mehranpur M, Yazdanyar A (1979) Electrophysiologic effects of verapamil in children. Jpn Heart J 20:789–801

Singh BN, Roche AHG (1977) Effects of intravenous verapamil on hemodynamics in patients with heart disease. Am Heart J 94:593–599

Singh BN, Vaughan Williams EMV (1972) A fourth class of antidysrhythmic action? Effect of verapamil on ouabain toxicity, on atrial and ventricular intracellular potentials, and on other features of cardiac function. Cardiovasc Res 6:109–119

Spear JN, Horowitz LN, Moore EN, McVaugh H (1976) Verapamil-sensitive «slow-response» activity in infarcted human ventricular myocardium. Circulation [Suppl II] 75:53–54

Spurrell RAJ, Krikler DM, Sowton E (1974) Effects of verapamil on electrophysiological properties of anomalous atrioventricular connexion in Wolff-Parkinson-White syndrome. Br Heart J 36:256–264

Sugiyama S, Ozawa T, Suzuki S, Kato T (1980) Effects of verapamil and propranolol on ventricular vulnerability after coronary reperfusion. J Electrocardiol 13:49–54

Talano JV, Singer DH, Loeb HS, TenEick RE, Elson J, Euler DE, Randall WC, Moran JM, Gunnar RM (1976) Intractable ventricular tachyarrhythmia in post-infarction aneurysm: clinical, electrophysiologic and electropharmacologic studies. Clin Res 24:242A

TenEick RE, Singer DH (1973) Effects of perhexiline on the electrophysiologic activity of mammalian heart. Postgrad Med J [April Suppl] 32–42

TenEick RE, Singer DH (1979) Electrophysiological properties of diseased human atrium I. Low diastolic potential and altered cellular response to potassium. Circ Res 44:545–557

Tonkin AM, Aylward PE, Joel SE, Heddle WF (1980) Verapamil in prophylaxis of paroxysmal atrioventricular nodal reentrant tachycardia. 2:473–486

Tse WW, Han J (1975) Effect of manganese chloride and verapamil on automaticity of digitalized Purkinje fibers. Am J Cardiol 36:50–55

Tuganowski W, Kopéc P, Kopyta M, Wężowska J (1977) The effect of verapamil and dibutyryl cAMP on the spontaneous activity of the sinus node. Experientia 33:642–643

Urthaler F, James TN (1979) Experimental studies on the pathogenesis of asystole after verapamil in the dog. Am J Cardiol 44:651–656

Vaughan Neil EF, Snell NJC, Bevan G (1972) Hypotension after verapamil. Br Med J 2:529

Vogel S, Crampton R, Sperelakis N (1979) Blockade of myocardial slow channels by bepridil (CERM-1978). J Pharmacol Exp Ther 210:378–385

Vohra J, Hunt D, Stuckey J, Sloman G (1974) Cycle length alternation in supraventricular tachycardia after administration of verapamil. Br Heart J 36:570–576

Watanabe Y, Dreifus LS (1977) Cardiac arrhythmias. Electrophysiologic basis for clinical interpretation. Grune & Stratton, New York

Wit AL, Cranefield PF (1974) Effect of verapamil on the sinoatrial and atrioventricular nodes of the rabbit and the mechanism by which it arrests reentrant atrioventricular nodal tachycardia. Circ Res 35:413–425

Yamaguchi I, Obayashi K, Mandel WJ (1978) Electrophysiological effects of verapamil. Cardiovasc Res 12:597–608

Zipes DP, Fischer JC (1974) Effects of agents which inhibit the slow channel on sinus node automaticity and atrioventricular conduction in the dog. Circ Res 34:184–192

Zipes DP, Bailey JC, Elharrar V (1980) The slow inward current and cardiac arrhythmias. Martinus Nijhoff, The Hague

KAPITEL 3D

Wirkungsspektrum der Herzglykoside*

H. NAWRATH

Mit 3 Abbildungen

A. Einleitung

Digitalis bzw. herzwirksame Glykoside sind seit ihrer Einführung durch WITHERING im Jahre 1785 nach wie vor die wichtigsten Substanzen für die Therapie der chronischen Herzinsuffizienz. Der Begriff Digitalis wird im folgenden im Sinne aller herzwirksamen Glykoside verwendet, unabhängig davon, ob die Substanzen eine andere Herkunft als aus dem Fingerhut aufweisen wie z.B. Strophanthin. Die therapeutischen Wirkungen von Digitalis bei Herzinsuffizienz lassen sich auf die positiv inotrope Wirkung zurückführen, die durch einen Angriff am Herz selbst zustandekommt. CATTELL u. GOLD (1938) haben gezeigt, daß Digitalis die Kontraktionskraft an isolierten Katzenpapillarmuskeln erhöht. Lange Zeit unklar war die Antwort auf die Frage, ob Digitalisglykoside nur am insuffizienten Herzen positiv inotrop wirken oder auch am gesunden Herzen. In den letzten Jahren ist jedoch immer wieder gezeigt worden, daß Digitalisglykoside unabhängig vom Ausgangszustand die Kontraktionskraft erhöhen. Damit ist es unwahrscheinlich, daß durch die Gabe von Herzglykosiden ein dem insuffizienten Herzen zugrundeliegender Defekt beeinflußt wird. Vielmehr ist die Stärkung der Kontraktionskraft als Förderung oder Hemmung physiologischer Vorgänge zu verstehen, die sowohl beim gesunden als auch beim insuffizienten Herzen eine Rolle spielen.

Obwohl die positiv inotrope Wirkung von Herzglykosiden wahrscheinlich nicht über eine Beeinflussung elektrophysiologischer Parameter zustandekommt, wird die elektrische Aktivität des Herzens in komplizierter Weise beeinflußt. Die Veränderungen der elektrischen Aktivität bedingen größtenteils die antiarrhythmischen und arrhythmogenen Wirkungen von Digitalisglykosiden, obwohl auch hier andere Mechanismen diskutiert werden müssen. Im vorliegenden Artikel sollen die Erklärungsmöglichkeiten für die positiv inotrope Wirkung von Digitalis nur kurz zusammengefaßt werden, während die elektrophysiologischen Wirkungen im einzelnen diskutiert werden. Auf die zahlreichen Übersichtsartikel, die zu diesem Thema erschienen sind, sei an dieser Stelle hingewiesen (z.B. LEE u. KLAUS 1971; BEELER 1977; FERRIER 1977; VASSALLE 1977; AKERA u. BRODY 1978; TSIEN et al. 1978a, b; WEINGART 1981).

---

* Siehe auch Kapitel 7B, S. 719ff.

B. Theorien zum Mechanismus der positiv inotropen Wirkung

Eine Herzaktion wird formal beschrieben durch die folgenden Ereignisse: Erregung, Kontraktion und Erschlaffung. Die Kontraktion des Herzmuskels wird durch die Erregung ausgelöst und auch aufrechterhalten. Die Folge dieser Ereignisse ist Gegenstand zahlreicher Abhandlungen (z.B. BERNE et al. 1979) und kann stark vereinfacht wie folgt beschrieben werden. Die Erregung der Herzmuskulatur ist durch eine rasche Depolarisation (etwa 1 ms) mit folgender langsamer Repolarisation (am Menschen etwa 250–500 ms) gekennzeichnet. Die physikochemische Basis für diesen Potentialverlauf ist ein rascher Na^+-Einstrom während des Aufstrichs und ein langsamer von Na^+/Ca^{++} getragener Strom während des für die Herzmuskulatur typischen Plateaus des Aktionspotentials. Der Verlauf der frühen Repolarisation wird wesentlich durch die Inaktivierung des Na^+/Ca^{++}-Stroms bestimmt, während die terminale Repolarisation teilweise von der Aktivierung eines K^+-Auswärtsstroms überlagert ist. Während der Depolarisation wird die freie intrazelluläre Ca^{++}-Konzentration erhöht, was eine Kontraktion der Myofilamente verursacht. Das während der Kontraktion erhöhte freie Ca^{++} wird durch eine aktive Calciumpumpe in intrazelluläre Speicher zurücktransportiert, worauf die Erschlaffung einsetzt. Die während des Aktionspotentials erfolgten Verschiebungen von Na^+ und K^+ werden mit Hilfe der Na^+, K^+-ATPase-Aktivität wieder ausgeglichen. Die während der Erregung ins Zellinnere gelangten Ca^{++}-Ionen werden wahrscheinlich sowohl über einen Na^+-Ca^{++}-Austauschmechanismus als auch über eine aktive Ca^{++}-Pumpe in den Extrazellulärraum zurücktransportiert.

Da allgemein angenommen wird, daß die Aktivierung der kontraktilen Myofilamente auf eine transiente Erhöhung der intrazellulären Ca^{++}-Konzentration zurückgeführt werden kann (s. EBASHI 1976), können Veränderungen der Kontraktionskraft am ehesten auf Veränderungen der intrazellulären Ca^{++}-Konzentration und/oder auf Veränderungen der Empfindlichkeit der kontraktilen Myofilamente gegenüber Ca^{++} zurückgeführt werden. In Versuchen mit dem Ca^{++}-sensitiven Photoprotein Aequorin ist gezeigt worden, daß parallel mit dem Anstieg der Kontraktionskraft in Anwesenheit von Digitalisglykosiden auch die freie intrazelluläre Ca^{++}-Konzentration während der Systole ansteigt (ALLEN u. BLINKS 1978).

Wie die herzwirksamen Glykoside zu einer Erhöhung der intrazellulären Ca^{++}-Konzentration führen, ist bisher nicht genau bekannt. LEE u. KLAUS (1971) haben die Möglichkeiten, die sich dafür aus dem Ablauf der Ereignisse Erregung, Kontraktion und Erschlaffung bereits theoretisch, aber auch aufgrund zahlreicher Untersuchungen ergeben, ausführlich in ihrer Übersicht zum Mechanismus der inotropen Wirkung von Herzglykosiden diskutiert. Die Autoren kommen zu dem Schluß, daß die Hemmung der Na^+, K^+-ATPase-Aktivität (SCHATZMANN 1953; REPKE 1964) den am besten gesicherten Befund in der Vielzahl der Wirkungen von Digitalis darstellt. AKERA u. BRODY (1978) folgern in ihrer Übersicht über die Rolle der Na^+, K^+-ATPase für die inotrope Wirkung von Digitalis, daß die Na^+, K^+-ATPase der Rezeptor für Digitalis ist und daß es die Hemmung der Na^+, K^+-ATPase ist, die den positiv inotropen Effekt verursacht. Wie die Hemmung der Na^+, K^+-ATPase-Aktivität zu einer Erhöhung der intrazellulären Ca^{++}-Konzentration führt, ist bisher offen. Zur Diskussion stehen hierfür im wesentlichen 3 Mechanismen.

1. Digitalis wird durch die Bindung an die Na^+, K^+-ATPase in die Zelle transportiert, wo es sich mit einem unbekannten Rezeptor verbindet, dessen Aktivierung die positiv inotrope Wirkung auslöst.

2. Die Bindung von Digitalis an die Na^+, K^+-ATPase verursacht eine spezifische Konformationsänderung des Enzyms, die zu einem erhöhten Ca^{++}-Einstrom während der Erregung oder zu einer vermehrten Freisetzung von membrangebundenem Ca^{++} führen könnte.

3. Digitalis verbindet sich mit der Na^+, K^+-ATPase und führt über eine transiente Erhöhung der intrazellulären Na^+-Konzentration zu einer vermehrten Ca^{++}-Aufnahme über den Na^+-Ca^{++}-Austauschmechanismus.

Keine der drei Theorien ist bisher schlüssig bewiesen. Wahrscheinlich werden erst neue methodische Ansätze eine endgültige Aufklärung des Wirkungsmechanismus von Digitalisglykosiden ermöglichen.

C. Elektrophysiologische Befunde in vitro

I. Wirkungen auf Membranpotentiale

Herzwirksame Glykoside beeinflussen den Erregungsablauf mehr oder weniger in allen Herzabschnitten. Die beobachteten Veränderungen sind vielfältig und wahrscheinlich auf unterschiedliche Mechanismen zurückzuführen. Verschiedene Autoren nehmen eine Einteilung in therapeutische und toxische Wirkungen von Herzglykosiden vor. Eine scharfe Trennung ist jedoch häufig nicht möglich. Bereits in therapeutisch wirksamen Konzentrationen von Herzglykosiden sind Veränderungen der Dauer des Aktionspotentials gefunden worden. Diese Veränderungen haben lange Zeit wohl insbesondere deswegen Interesse erregt, weil hier eine mögliche Ursache für die positiv inotrope Wirkung von Herzglykosiden lag. Die überwiegende Mehrzahl der Autoren, die den Einfluß von herzwirksamen Glykosiden an isolierten Herzpräparaten untersucht haben, fand zunächst eine Verlängerung des Aktionspotentials bei beginnendem positiv inotropen Effekt. Bei zunehmender Steigerung der Kontraktionskraft wurde jedoch eine Verkürzung des Aktionspotentials beobachtet (DUDEL u. TRAUTWEIN 1958; VASSALLE et al. 1962; KASSEBAUM 1963; REUTER 1963; SLEATOR et al. 1964; MÜLLER 1965; EDMANS et al. 1967; REITER 1968; ITO et al. 1970; MCDONALD et al. 1975). Die biphasischen Veränderungen der Dauer des Aktionspotentials durch herzwirksame Glykoside machen einen kausalen Zusammenhang zwischen der positiv inotropen Wirkung und den elektrischen Veränderungen unwahrscheinlich, was nicht ausschließt, daß ein indirekter Zusammenhang besteht.

In toxischen Konzentrationen von Digitalis wird die maximale Aufstrichgeschwindigkeit des Aktionspotentials in allen Herzabschnitten vermindert (WOODBURY u. HECHT 1952; STUTS et al. 1954; KASSEBAUM 1963). Diese Wirkung kann teilweise auf die Verminderung des Membranpotentials zurückgeführt werden, die infolge der Hemmung der Na^+, K^+-ATPase auftritt (DUDEL u. TRAUTWEIN 1958; VASSALLE et al. 1962; KASSEBAUM 1963; REUTER 1963).

In höheren Digitaliskonzentrationen wird zusätzlich die Permeabilität der Zellmembran für Na^+ vermindert (KASSEBAUM 1963). Die Verminderung des Membranruhepotentials und der maximalen Aufstrichgeschwindigkeit stehen wohl in keinem direkten Zusammenhang mit der positiv inotropen Wirkung von Digitalisglykosiden.

Die klinisch-therapeutischen Digitaliswirkungen sind nicht nur durch eine Verbesserung der Herzleistung, sondern auch durch eine Abnahme der Herzfrequenz gekennzeichnet. Die Beeinflussung der Sinusknotenfrequenz ist nicht auf eine direkte Wirkung am Sinusknoten zurückzuführen, sondern ist Folge der verbesserten Herzkreislaufsituation. Die negativ chronotrope Wirkung von Herzglykosiden in vivo wird auf cholinerge bzw. antiadrenerge Mechanismen zurückgeführt (GAFFNEY et al. 1958; CHAI et al. 1967). Nach Ausschaltung der Einflüsse des autonomen Nervensystems durch Pharmaka fanden TENEICK u. HOFFMAN (1969a) keine direkte negativ chronotrope Wirkung von Herzglykosiden in nicht toxischen Konzentrationen. Dasselbe gilt für die AV-Überleitung, die unter klinischen Bedingungen bereits in therapeutischen Konzentrationen von Digitalisglykosiden verzögert ist. In höheren Konzentrationen von Digitalis wird dagegen die Frequenz isolierter Sinusknotenpräparate sogar gesteigert (STEINBECK et al. 1980). Ein großer Teil der Untersuchungen mit herzwirksamen Glykosiden ist an den Fasern des spezifischen Erregungsleitungssystems, insbesondere an Purkinje-Fäden, durchgeführt worden (z.B. DUDEL u. TRAUTWEIN 1958; KASSEBAUM 1963; ROSEN et al. 1973a, b). Die Veränderungen der elektrischen Aktivität entsprechen in therapeutisch wirksamen Konzentrationen von Herzglykosiden im wesentlichen den Effekten, die auch an isolierten Herzmuskelpräparaten beobachtet werden. Nach einer initialen Verlängerung des Aktionspotentials, die nicht unbedingt unter allen Versuchsbedingungen auftreten muß, wird die Dauer des Aktionspotentials verkürzt. Die spontane diastolische Depolarisation wird beschleunigt, eine Wirkung, die an Herzmuskelpräparaten mit stabilem Membranruhepotential nicht auftritt. Nach längerer Einwirkzeit oder in bereits toxischen Konzentrationen wird das maximale diastolische Potential vermindert und die Dauer des Aktionspotentials weiter verkürzt. Die maximale Aufstrichgeschwindigkeit wird wie am Ventrikel vermindert, einmal als Folge des erniedrigten Membranpotentials und zum anderen aufgrund eines direkten Angriffs von Digitalis an der Permabilität für Na^+ (KASSEBAUM 1963).

Die Beschleunigung der diastolischen Depolarisation an Purkinje-Fäden – zusammen mit der Verkürzung des Aktionspotentials und dadurch der Refraktärzeit – begünstigt das Auftreten spontaner Aktionspotentiale beim Ausbleiben anderer elektrischer Reizimpulse. Neben diesem Effekt auf die Eigenfrequenz von Purkinje-Fäden kommt eine weitere Wirkung von Herzglykosiden hinzu, die das Auftreten ektoper Erregungen begünstigt, nämlich die Induzierung von Nachpotentialen, die oszillatorischen Charakter haben und nach Auslösung eines normalen Aktionspotentials sichtbar werden (DAVIS 1973; FERRIER et al. 1973; FERRIER u. MOE 1973; HASHIMOTO u. MOE 1973; SAUNDERS et al. 1973; FERRIER 1976, 1980) (Abb. 1). Wenn die Nachdepolarisationen das Schwellenpotential für die Auslösung einer neuen Erregung erreichen, könnten auch auf diese Weise ektope Erregungen auftreten. Eine klinische Unterscheidung zwischen dem Effekt von Herzglykosiden auf die diastolische Depolarisation und dem Auftreten von Nachpotentialen ist jedoch nicht ohne weiteres möglich.

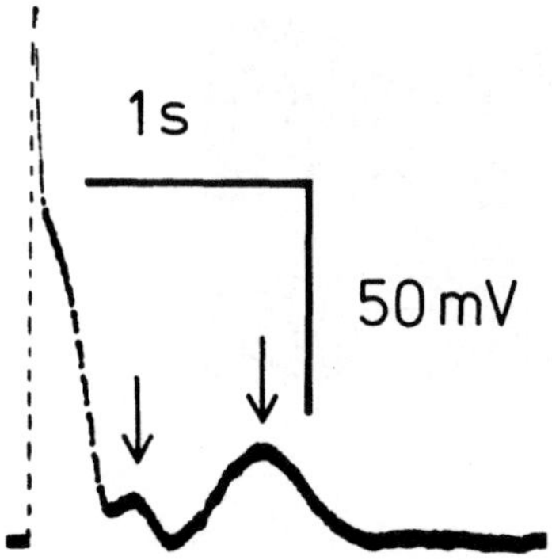

Abb. 1. Intrazellulär abgeleitetes Aktionspotential einer Purkinje-Faser in Anwesenheit einer toxischen Konzentration von Acetylstrophanthidin. Die transienten Depolarisationen (TD), die in toxischen Konzentrationen von Digitalis beobachtet werden, sind durch Pfeile gekennzeichnet. (Modifiziert nach SAUNDERS et al. 1973)

II. Wirkungen auf Membranströme

Mit Hilfe eines besonderen Versuchsaufbaus und einer speziellen elektronischen Anordnung (voltage clamp) nach HODGKIN et al. (1952) können die dem Aktionspotential zugrundeliegenden Ionenströme quantitativ erfaßt werden. Diese Methode wurde zum ersten Mal von DECK et al. (1964) am Herzen angewendet. Die Wirkungen von Digitalisglykosiden sind mit der Voltage-clamp-Technik in zweierlei Hinsicht mehrfach untersucht worden, einmal um Aufschluß über mögliche Veränderungen in der elektromechanischen Koppelung zu gewinnen, zum anderen um die Stromveränderungen zu beschreiben, die zu den Veränderungen des Aktionspotentials führen. Elektrophysiologische Versuche mit der Voltage-clamp-Methode können auch Aufschluß über die Herkunft des durch Digitalisglykoside erhöhten intrazellulären Ca^{++} geben. Diese Untersuchungen haben gezeigt, daß Digitalisglykoside offenbar nicht zu einer Zunahme des langsamen Einwärtsstroms während der Erregung führen (VASSORT 1973; GREENSPAN u. MORAD 1975; MCDONALD et al. 1975) (Abb. 2). Die Steigerung des langsamen Einwärtsstroms, die zu einer transienten Erhöhung der intrazellulären Ca^{++}-Konzentration führen könnte, ist im Gegensatz dazu für den positiv inotropen Effekt von Katecholaminen offenbar von ausschlaggebender Bedeutung (VASSORT et al. 1969; REUTER 1974; REUTER u. SCHOLZ 1977). In neueren Untersuchungen wurde allerdings auch eine Steigerung des langsamen Einwärtsstroms durch Digitalisglykoside beobachtet (WEINGART et al. 1978; MARBAN u. TSIEN 1979). Die Befunde der letztgenannten Autoren können möglicherweise nur unter bestimmten Versuchsbedingungen nachgewiesen werden. Von verschiedenen Arbeitsgruppen ist nämlich gezeigt worden, daß auch die von Calcium abhängigen Slow-response-Aktionspotentiale durch Digitalisglykoside nicht gesteigert, sondern in höheren Konzentrationen eher gehemmt werden (THYRUM 1974; SCHOLZ 1975; JOSEPHSON u. SPERELAKIS 1977). Versuche von ISENBERG (1977) an Purkinje-Fäden haben gezeigt, daß die intrazelluläre Calciumkonzentration die Leitfähigkeit der Zellmembran für Calcium steuert. Dieser Mechanismus könnte die Beobachtungen von WEINGART et al. (1978) und MARBAN u. TSIEN (1979) erklären, wobei die Veränderung des langsamen Einwärtsstroms erst infolge einer durch Digitalis erhöhten intrazellulären Calciumkonzentration auftreten würde. Die durch Digitalis bedingten Veränderungen der elektrischen Aktivität an der Herzmuskulatur stehen deshalb wahrscheinlich

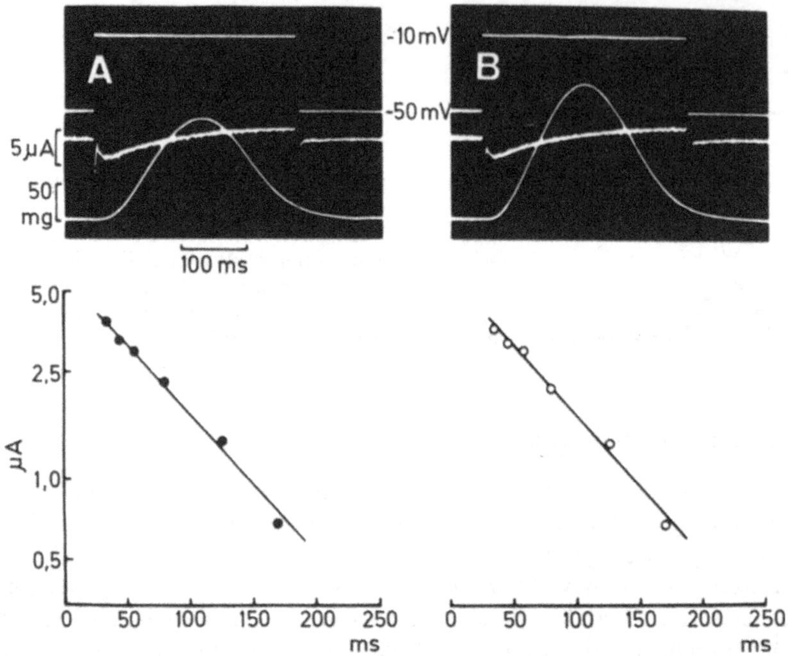

Abb. 2. Membranströme und Kontraktionskraft eines Papillarmuskels unter Kontrollbedingungen (*A*) und in Anwesenheit von Ouabain 5×10^{-7} mol/l (*B*). Im unteren Teil der Abbildung ist die Inaktivierung des von Ca^{++} abhängigen langsamen Einwärtsstroms aufgetragen. Während die Kontraktionskraft durch Ouabain gesteigert wird, werden Größe und Inaktivierung des langsamen Einwärtsstroms nicht verändert (McDONALD et al. 1975)

nicht in unmittelbarem Zusammenhang mit der positiv inotropen Wirkung. Ein Anstieg der intrazellulären Calciumkonzentration kann darüber hinaus zu einer Vergrößerung der K^+-Leitfähigkeit führen, ein Effekt, der von MEECH (1972) am Aplysia-Neuron und von ISENBERG (1975) an Purkinje-Fäden gezeigt worden ist. Die Verkürzung des Aktionspotentials durch Digitalis beruht möglicherweise auf diesem Wirkungsmechanismus. GREENSPAN u. MORAD (1975) haben eine Zunahme des K^+-Auswärtsstroms durch Digitalis beschrieben. Die in toxischen Konzentrationen auftretende Verminderung des langsamen Na^+/Ca^{++}-Einwärtsstroms kann weiter zur Verkürzung des Aktionspotentials beitragen (McDONALD et al. 1975). Die von verschiedenen Autoren beobachtete initiale Verlängerung des Aktionspotentials wurde auf eine anfängliche Verminderung der K^+-Leitfähigkeit zurückgeführt (KASSEBAUM 1963), beruht aber möglicherweise auf der Steigerung der Leitfähigkeit für Ca^{++}, die dann am Aktionspotential durch eine Zunahme der Leitfähigkeit für K^+ maskiert wird. In toxischen Konzentrationen von Digitalis wird das Ruhepotential vermindert, was auf den Verlust an intrazellulärem K^+, bedingt durch die Hemmung der Na^+, K^+-ATPase, zurückgeführt werden kann (McDONALD u. McLEOD 1972). ISENBERG u. TRAUTWEIN (1974) haben dagegen die in toxischen Konzentrationen von Digitalis an Purkinjefäden auftretenden Effekte – Verlängerung des Aktionspo-

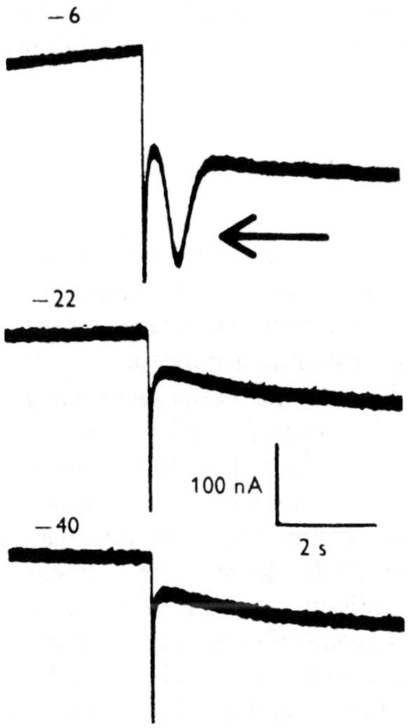

Abb. 3. Membranströme einer Purkinje-Faser bei verschiedenen Klemmschritten in Anwesenheit von Strophanthidin 10^{-6} mol/l. Die Registrierung der verschiedenen Stromkonfigurationen erfolgte während der Repolarisation der Membran auf −72 mV, nachdem die Spannung für 5 s auf −6, −22 oder −40 mV gehalten worden war. Der beim Spannungssprung von −6 auf −72 mV auftretende transiente Strom (TI) ist durch einen Pfeil gekennzeichnet (LEDERER u. TSIEN 1976)

tentials und Verminderung des Membranruhepotentials – teilweise auf die Hemmung eines elektrogenen Na^+, K^+-Transports zurückgeführt. An Purkinje-Fäden ist darüber hinaus eine Wirkung von Digitalis auf den Schrittmacherstrom i_{K_2} beschrieben worden. Verschiedene andere Untersuchungen haben den Einfluß von Digitalis auf i_{K_2} bestätigt (GELLES u. ARONSON 1973; GELLES et al. 1975; ARONSON u. GELLES 1977; VASSALLE u. MUSSO 1974, 1976; COHEN et al. 1976). Dagegen haben LEDERER u. TSIEN (1976) keine signifikante Veränderung von i_{K_2} durch Strophanthidin nachweisen können, die die Beschleunigung der diastolischen Depolarisation ausreichend erklären könnte. Die letztgenannten Autoren nehmen an, daß nicht der Schrittmacherstrom durch Digitalis verändert wird, sondern daß ein davon unterschiedlicher Strom induziert wird, der unter physiologischen Bedingungen keine oder nur eine untergeordnete Bedeutung hat. Die früheren Interpretationen der Veränderungen des Schrittmacherpotentials durch Digitalis beruhen zudem auf der Annahme, daß der Schrittmacherstrom i_{K_2} auf einer Abnahme der K^+-Leitfähigkeit beruht. Dieser Auffassung ist in jüngster Zeit jedoch erheblich widersprochen worden (DIFRANCESCO 1981).

Der durch Digitalis an Purkinje-Fäden induzierte Ionenstrom hat oszillatorischen Charakter (s. Abb. 3) und ist möglicherweise verantwortlich für die oszillatorischen Nachpotentiale und Nachkontraktionen, die in toxischen Konzentrationen von Digitalis auftreten (REITER 1962; DAVIS 1973; FERRIER et al. 1973; HASHIMOTO u. MOE 1973; SAUNDERS et al. 1973; FERRIER 1976, 1980). Dieser in toxischen Konzentrationen von Digitalis auftretende oszillatorische Strom ist von mehreren Arbeitsgruppen nachgewiesen worden (LEDERER u. TSIEN 1976; ARONSON u. GELLES 1977; HIRAOKA 1977) und beruht möglicherweise auf einer oszillatorischen Freisetzung von Ca^{++} aus intrazellulären Speichern, die ihrerseits zu einer Änderung der Ionenleitfähigkeiten für Na^{+} und K^{+} führen könnte (KASS et al. 1978a, b).

D. Antiarrhythmische Wirkungen

Die antiarrhythmischen Wirkungen von Digitalis sind zum überwiegenden Anteil auf die Effekte am Vorhof und auf die AV-Überleitung zurückzuführen. Darüber hinaus nehmen Digitalisglykoside durch ihre positiv inotrope Wirkung Einfluß auf durch kardiale Insuffizienz bedingte Rhythmusstörungen.

Digitalisglykoside verursachen am Herzen in situ eine Verlangsamung der Sinusknotenfrequenz und der AV-Überleitung. Die intraatriale Erregungsausbreitung wird jedoch beschleunigt. Diese Effekte sind indirekter Natur und auf die Aktivierung des Parasympathicus bzw. auf die Verminderung des Sympathicustonus zurückzuführen. Die Parasympathicuserregung erfolgt an verschiedenen Stellen des Nervensystems. PACE u. GILLIS (1976) haben eine vermehrte Impulstätigkeit an den afferenten Nerven des Carotissinus an Katzen nachgewiesen, die mit Digoxin behandelt wurden. Digitalis beeinflußt ebenfalls die zentralen Parasympathicuskerne und das Ganglion nodosum (CHAI et al. 1967). Eine Wirkung auf die Erregbarkeit efferenter vagaler Fasern und die Neurotransmission in autonomen Ganglien ist ebenfalls beschrieben worden (PERRY u. REINHERT 1954; TENEICK u. HOFFMAN 1969b). Viele Versuchsergebnisse weisen somit darauf hin, daß Digitalisglykoside die Vaguswirkungen am Herzen verstärken. Digitalisglykoside wirken deswegen in mancher Hinsicht wie Acetylcholin. Empfindlich gegenüber Acetylcholin sind insbesondere der Sinus- und AV-Knoten und die Vorhofmuskulatur. Das Ruhemembranpotential wird erhöht und die diastolische Depolarisation abgeflacht. Die Dauer des Aktionspotentials und die Refraktärzeit werden verkürzt. Daraus resultieren die negativ chronotrope und negativ dromotrope Wirkung am AV-Knoten. Die Erregungsleitung im Vorhofgewebe kann dagegen beschleunigt werden, da durch die Hyperpolarisation die Erregungsleitung von Fast-response-Aktionspotentialen verbessert wird. Die Verbesserung der Leitungsgeschwindigkeit am Vorhof und die Verkürzung der Refraktärzeit können die Wirkung von Digitalis bei Vorhofflattern erklären, das unter Umständen in Vorhofflimmern übergeht. Dagegen werden durch die Unterdrückung von Slow-response-Aktionspotentialen am AV-Knoten die Refraktärzeit verlängert und hochfrequente Überleitungen auf den Ventrikel verhindert. Das His-Purkinje-System und die Ventrikelmuskulatur sind gegenüber dem Einfluß von Acetylcholin weniger empfindlich, obwohl auch an diesen Geweben eine gewisse cholinerge Innervation vorliegt und Rezeptoren für Acetylcholin nachgewiesen worden sind. Die Wirkung von Digitalisglykosiden sind hier deswegen vergleichsweise gering und können bei der Betrachtung therapeutischer Konzentrationen vernachlässigt werden.

Neben der Wirkung von Digitalisglykosiden auf den Parasympathicus sind auch Effekte auf das sympathische Nervensystem beschrieben worden. Die Empfindlichkeit von Sinus- und AV-Knoten gegenüber sympathischen Nervenimpulsen ist herabgesetzt (MENDEZ et al. 1961; NADEAU u. JAMES 1963). Verschiedene andere Untersuchungen belegen einen Zusammenhang zwischen toxischen Konzentrationen von Digitalis und erhöhter sympathischer Aktivität (McLain 1969; Gillis et al. 1972; Pace u. Gillis 1976). Der Wechselwirkung von Digitalis mit dem sympathischen Nervensystem muß sowohl bei der Frequenzminderung in therapeutischen als auch bei der Auslösung von Rhythmusstörungen in toxischen Dosen Bedeutung beigemessen werden. Die Wirkungen von Digitalis sowohl auf das sympathische als auch auf das parasympathische Nervensystem bestimmen zusammen mit den direkten Effekten an der Herzzellmembran das Wirkungsspektrum am Patienten. Bei der Herzinsuffizienz steht normalerweise der negativ chronotrope Effekt von Digitalis im Vordergrund, da die kompensatorisch erhöhte Sympathicusaktivität, die sich in erhöhter Herzfrequenz aber auch Rhythmusstörungen äußern kann, wieder rückgängig gemacht wird.

E. Arrhythmogene Wirkungen

Toxische Konzentrationen von Digitalisglykosiden bedingen die unterschiedlichsten Rhythmusstörungen, die auch schon in therapeutischen Konzentrationen auftreten können (s. Kap. 7B). Die komplexen Veränderungen der elektrischen Aktivität an der Herzzellmembran begünstigen einerseits die Entstehung ektoper Erregungen und bedingen andererseits Veränderungen der Erregungsleitungsgeschwindigkeit. Beide Veränderungen sind teilweise miteinander gekoppelt und treten häufig gemeinsam auf.

Veränderungen der Erregungsbildung äußern sich in Frequenzänderungen der unter normalen Bedingungen dominierenden Schrittmacheraktivität des Sinusknotens oder in spontanen Entladungen von Zellen mit normalerweise stabilem Ruhemembranpotential. Abnorme Spontandepolarisationen können grundsätzlich in allen Herzabschnitten auftreten, entstehen jedoch bevorzugt im spezifischen Reizleitungssystem, wo allgemein auch bei Störungen der Erregungsleitung sekundäre und tertiäre Schrittmacherzentren aktiviert werden können.

Versuche an isolierten Herzpräparaten haben gezeigt, daß in Anwesenheit von Digitalisglykosiden bevorzugt an Purkinje-Fäden Schrittmacheraktivität induziert wird, während die Ventrikelmuskulatur zunächst noch ein stabiles Ruhemembranpotential aufweist (Vassalle et al. 1962; Ferrier et al. 1973). Die an Purkinje-Fäden durch Digitalisglykoside induzierten Rhythmusstörungen können auf die Beschleunigung der diastolischen Depolarisation und/oder die oszillatorischen Nachschwankungen des Membranpotentials nach Auslösung eines Aktionspotentials zurückgeführt werden. Erreichen diastolische Depolarisation oder die oszillatorischen Nachschwankungen das Schwellenpotential, kann ein Aktionspotential erneut ausgelöst werden, was einer vorzeitig einfallenden Extrasystole entspricht, wenn die Erregung weitergeleitet wird. Dieser Vorgang kann sich mehrfach wiederholen und Anlaß für repetitive Entladungen sein. Auf diese Weise können sowohl einzelne Extrasystolen als auch Salven von Extrasystolen entstehen. Oszillatorische Nachschwankungen des Membranpotentials und sog. Nachkontraktionen sind dabei nicht ausschließlich am spezifischen Erregungsleitungssystem beobachtet worden, sondern unter bestimmten Bedingungen auch an muskulären Präparaten aus Vorhof und Ventrikelgewebe (REITER 1962; HASHIMOTO u. MOE 1973; FERRIER 1976; HORDOF et al. 1978).

Die Veränderungen der Erregungsleitungsgeschwindigkeit durch Digitalisglykoside beruhen auf direkten und indirekten Wirkungen. MOE u. MENDEZ (1951) haben gezeigt, daß die Leitungsgeschwindigkeit zunächst etwas verbessert wird, dann durch toxische Konzentrationen von Digitalis jedoch verschlechtert wird bis zum totalen Block. Während am Vorhof durch Digitalis infolge der Vagusstimulation das Ruhemembranpotential erhöht werden kann, tritt als direkte Digitaliswirkung in allen Herzabschnitten die entgegengesetzte Wirkung auf. Die Hemmung der Na^+, K^+ATPase durch Digitalis führt zu einer Verminderung des Membranruhepotentials, die ihrerseits die maximale Aufstrichgeschwindigkeit des Aktionspotentials vermindert (WEIDMANN 1955). BAILEY et al. (1973) und ROSEN et al. (1973a, b) haben an isolierten Purkinje-Fasern gezeigt, daß die Verminderung des Membranruhepotentials mit einer Verschlechterung der Erregungsausbreitung einhergeht. ROSEN et al. (1973a) konnten in ihren Versuchen, die in vitro und in vivo durchgeführt wurden, eine gute Korrelation zwischen dem Beginn der verminderten Erregungsleitungsgeschwindigkeit an isolierten Präparaten und dem Auftreten ventrikulärer Arrhythmien in vivo feststellen. Kürzlich haben PEON et al. (1978) an Purkinje-Fasern gezeigt, daß in einem frühen Vergiftungsstadium mit Digitalis die Leitungsgeschwindigkeit beschleunigt wird, dabei aber bereits oszillatorische Nachschwankungen des Membranpotentials auftreten. Die Autoren stimmen mit den früheren Untersuchungen von MOE u. MENDEZ (1951) überein, daß in fortgeschrittenen Vergiftungsstadien die Erregungsleitungsgeschwindigkeit vermindert wird. WEINGART (1977) konnte zeigen, daß die Verminderung der Erregungsleitungsgeschwindigkeit durch Digitalis nicht nur durch die Verminderung des Membranruhepotentials hervorgerufen wird, sondern auch auf eine Einwirkung auf passive Membraneigenschaften zurückgeführt werden kann. Digitalisglykoside behindern dabei die Fortleitung der Erregung von Zelle zu Zelle, eine Wirkung, die auf einer Beeinflussung der Zellverbindungen beruht.

Infolge der Erregungsausbreitungsstörungen wird die Aktivität latenter Schrittmacher am Herzen bereits an sich gefördert, wobei im Falle der Digitalisintoxikation die direkte Förderung von ektopen Entladungen hinzukommt. Digitalisbedingte Arrhythmien dürften deshalb in der Regel auf Störungen der Reizbildung und der Erregungsleitung zurückzuführen sein.

F. Zusammenfassung und Schlußfolgerungen

Biochemische und elektrophysiologische Untersuchungen haben wahrscheinlich gemacht, daß die Wirkungen von Digitalisglykosiden am Herzen über unterschiedliche Mechanismen zustandekommen. Mit den bisher zur Verfügung stehenden Methoden ist es nicht gelungen, die eigentliche Ursache für die klinisch wichtigste Wirkung, die Steigerung der Kontraktionskraft, zu finden. Der Wirkungsmechanismus der positiv inotropen Wirkung von Digitalisglykosiden ist nach wie vor umstritten.

Die antiarrhythmischen Wirkungen von Digitalis können auf die Verbesserung der Auswurfleistung und die Erregung des Parasympathicus zurückgeführt werden. Die Frequenz des Sinusknotens und die AV-Überleitung werden verlangsamt. Am Vorhof führt die Erregung des Parasympathicus zur Verbesserung der Erregungsleitungsgeschwindigkeit und zur Verkürzung der Refraktärzeit. Die letztgenannten Veränderungen tragen dazu bei, daß unter klinischen Bedingungen bestehendes Vorhofflattern in Vorhofflimmern übergeführt wird.

Die klinisch vielfältigen arrhythmogenen Wirkungen von Digitalisglykosiden sind auf Störungen der Erregungsbildung und der Erregungsleitung zurückzuführen. Fatale Folgen können einerseits bei totaler Blockierung der AV-Überleitung auftreten. Andererseits führen durch Digitalis induzierte ektope Erregungen in Verbindung mit der Verkürzung der Refraktärzeit und der Verlangsamung der Erregungsleitungsgeschwindigkeit möglicherweise zu kreisenden Erregungen, die Kammerflimmern auslösen können. Die Mechanismen für die Störungen der Erregungsbildung und der Erregungsleitung in Anwesenheit von Digitalisglykosiden sind nicht einheitlich und damit nicht ohne weiteres einer gezielten Veränderung durch Pharmaka zugänglich. Die Behandlung digitalisbedingter Rhythmusstörungen erfolgt wohl auch deswegen nach wie vor nach klinisch empirischen Gesichtspunkten (Einzelheiten s. Kap. 7B).

Literatur

Akera T, Brody TM (1978) The role of Na^+, K^+-ATPase in the inotropic action of digitalis. Pharmacol Rev 29:188–220

Allen DG, Blinks JR (1978) Calcium transients in aequorin-injected frog cardiac muscle. Nature 273:509–513

Aronson RS, Gelles JM (1977) The effect of ouabain, dinitrophenol, and lithium on the pacemaker current in sheep cardiac Purkinje fibers. Circ Res 40:517–524

Baily JC, Anderson GJ, Fisch C (1973) Digitalis-induced longitudinal dissociation in canine cardiac Purkinje fibers. Am J Cardiol 32:202–208

Beeler GW (1977) Ionic currents in cardiac muscle: a framework for glycoside action. Fed Proc 36:2209–2213

Berne RM, Sperelakis N, Geiger SR (eds) (1979) Handbook of physiology, section 2: The cardiovascular system, vol I: The heart. American Physiological Society, Bethesda, Maryland

Cattell M, Gold H (1938) The influence of digitalis glycosides on the force of contraction of mammalian cardiac muscle. J Pharmacol Exp Ther 62:116–125

Chai CY, Wang HH, Hoffman BF, Wang SC (1967) Mechanisms of bradycardia induced by digitalis substances. Am J Physiol 212:26–34

Cohen I, Daut J, Noble D (1976) An analysis of the action of low concentrations of ouabain on membrane currents in Purkinje fibers. J Physiol (Lond) 260:75–104

Davis LD (1973) Effect of changes in cycle length on diastolic depolarization produced by ouabain in canine Purkinje fibers. Circ Res 32:206–214

Deck KA, Kern R, Trautwein W (1964) Voltage clamp technique in mammalian cardiac fibres. Pflügers Arch 280:50–62

DiFrancesco D (1981) A new interpretation of the pace-maker current in calf Purkinje fibres. J Physiol (Lond) 314:359–376

Dudel J, Trautwein W (1958) Elektrophysiologische Messungen zur Strophanthinwirkung am Herzmuskel. Naunyn Schmiedebergs Arch Exp Pathol Pharmacol 232:393–407

Ebashi S (1976) Excitation-contraction coupling. Ann Rev Physiol 38:293–313

Edmands RE, Greenspan K, Fisch C (1967) An electrophysiologic correlate of ouabain inotropy in canine cardiac heart. Circ Res 21:516–524

Ferrier GR (1976) Effects of tension on acetylstrophanthidin-induced transient depolarizations and after-contractions in canine myocardial and Purkinje tissues. Circ Res 38:156–161

Ferrier GR (1977) Relationship between acetylstrophanthidin-induced aftercontractions and the strength of contraction of canine ventricular myocardium. Circ Res 41:622–629

Ferrier GR (1980) Effects of transmembrane potential on oscillatory afterpotentials induced by acetylstrophanthidin in canine ventricular tissues. J Pharmacol Exp Ther 215:332–341

Ferrier GR, Moe GK (1973) Effect of calcium on acetylstrophanthidin-induced transient depolarizations in canine Purkinje tissue. Circ Res 33:508–515

Ferrier GR, Saunders JH, Mendez C (1973) A cellular mechanism for the generation of ventricular arrhythmias by acetylstrophanthidin. Circ Res 32:600–609

Gaffney TE, Kahn JB Jr, Van Maanen EF, Acheson GH (1958) A mechanism of the vagal effect of cardiac glycosides. J Pharmacol Exp Ther 122:423–429

Gelles JM, Aronson RS (1973) Effects of ouabain on the pacemaker current in sheep cardiac Purkinje fibers. Fed Proc 32:709

Gelles JM, Aronson RS, Hoffman BF (1975) Effect of transmembrane potential on the manifestations of ouabain toxicity in sheep cardiac Purkinje fibers. Cardiovasc Res 9:600–606

Gillis RA, Raines A, Sohn YJ, Levitt B, Standaert FG (1972) Neuroexcitatory effects of digitalis and their role in the development of cardiac arrhythmias. J Pharmacol Exp Ther 185:154–168

Greenspan AM, Morad M (1975) Electromechanical studies on the inotropic effects of acetylstrophanthidin in ventricular muscle. J Physiol (Lond) 253:357–384

Hashimoto K, Moe GK (1973) Transient depolarizations induced by acetylstrophanthidin in specialized tissue of dog atrium and ventricle. Circ Res 32:618–624

Hiraoka M (1977) Membrane current changes induced by acetylstrophanthidin in cardiac Purkinje fibers. Jpn Heart J 18:851–859

Hodgkin AL, Huxley AF, Katz B (1952) Measurement of current-voltage relations in the membrane of the giant axon of Loligo. J Physiol (Lond) 116:424–448

Hordof AJ, Spotnitz A, Mary-Rabine L, Edie RN, Rosen MR (1978) The cellular electrophysiologic effects of digitalis on human atrial fibers. Circulation 57:223–229

Isenberg G (1975) Is potassium conductance of cardiac Purkinje fibres controlled by $[Ca^{2+}]_i$? Nature 253:273–374

Isenberg G (1977) Cardiac Purkinje fibers. $[Ca^{2+}]_i$ controls steady state potassium conductance. Pflügers Arch 371:71–76

Isenberg G, Trautwein W (1974) The effect of dihydro-ouabain and lithium-ions on the outward current in cardiac Purkinje fibers. Pflügers Arch 350:41–54

Ito M, Hollander PB, Marks BH, Dutta S (1970) The effects of six cardiac glycosides on the transmembrane potential and contractile characteristics of the right ventricle of guinea pigs. J Pharmacol Exp Ther 172:188–195

Josephson I, Sperelakis N (1977) Ouabain blockade of inward slow current in cardiac muscle. J Mol Cell Cardiol 9:409–418

Kass RS, Lederer WJ, Tsien RW, Weingart R (1978a) Role of calcium ions in transient inward currents and aftercontractions induced by strophanthidin in cardiac Purkinje fibres. J Physiol (Lond) 281:187–208

Kass RS, Tsien RW, Weingart R (1978b) Ionic basis of transient inward current induced by strophanthidin in cardiac Purkinje fibers. J Physiol (Lond) 281:209–226

Kassebaum D (1963) Electrophysiological effect of strophanthidin in the heart. J Pharmacol Exp Ther 140:329–338

Lee KS, Klaus W (1971) The subcellular basis for the mechanism of inotropic action of cardiac glycosides. Pharmacol Rev 23:193–261

Lederer WJ, Tsien RW (1976) Transient inward current underlying arrhythmogenic effects of cardiotonic steroids in Purkinje fibers. J Physiol (Lond) 263:73–100

Marban E, Tsien RW (1979) Ouabain increases the slow inward calcium current in ventricular muscle. J Physiol (Lond) 292:72–73P

McDonald TF, MacLeod DP (1972) Effect of 2,4-dinitrophenol on the electrical and mechanical activity, metabolism and ion movements in guinea-pig ventricular muscle. Br J Pharmacol 44:711–722
McDonald TF, Nawrath H, Trautwein W (1975) Membrane currents and tension in cat ventricular muscle treated with cardiac glycosides. Circ Res 37:674–682
McLain PL (1969) Effects of cardiac glycosides on spontaneous efferent activity in vagus and sympathetic nerves of cats. Int J Neuropharmacol 8:379–387
Meech RW (1972) Intracellular calcium injection causes increased potassium conductance in Aplysia nerve cells. Comp Biochem Physiol 42A:493–499
Mendez C, Aceves J, Mendez R (1961) Inhibition of adrenergic cardiac acceleration by cardiac glycosides. J Pharmacol Exp Ther 131:191–198
Moe GK, Mendez R (1951) The action of several cardiac glycosides on conduction velocity and ventricular excitability in the dog heart. Circulation 4:729–734
Müller P (1965) Ouabain effects on cardiac contraction, action potential, and cellular potassium. Circ Res 17:46–56
Nadeau RA, James TN (1963) Antagonistic effects on the sinus node of acetylstrophanthidin and adrenergic stimulation. Circ Res 13:388–391
Pace DB, Gillis RA (1976) Neuroexcitatory effects of digoxin in the cat. J Pharmacol Exp Ther 199:583–600
Peon J, Ferrier GR, Moe GK (1978) The relationship of excitability to conduction velocity in canine Purkinje tissue. Circ Res 43:125–135
Perry WLM, Reinhert H (1954) The action of cardiac glycosides on autonomic ganglia. Br J Pharmacol 9:324–328
Reiter M (1962) Die Entstehung von „Nachkontraktionen" im Herzmuskel unter Einwirkung von Calcium und von Digitalisglykosiden in Abhängigkeit von der Reizfrequenz. Naunyn Schmiedebergs Arch Exp Pathol Pharmacol 242:497–507
Reiter M (1968) Versuche über die pharmakologische Beeinflussung der elektromechanischen Koppelung. In: Reindell H, Keul J, Doll E (Hrsg) Herzinsuffizienz. Thieme, Stuttgart, S 102–108
Repke K (1964) Über den biochemischen Wirkungsmodus von Digitalis. Klin Wochenschr 42:157–165
Reuter H (1963) Über therapeutische und toxische Digitoxigeninwirkungen auf elektrophysiologische Meßgrößen des Meerschweinchenvorhofs. Experientia 19:600–601
Reuter H (1974) Localization of beta adrenergic receptors and effects of noradrenaline and cyclic nucleotides on action potentials, ionic currents and tension in mammalian cardiac muscle. J Physiol (Lond) 242:429–451
Reuter H, Scholz H (1977) The regulation of the calcium conductance of cardiac muscle by adrenaline. J Physiol (Lond) 264:49–62
Rosen MR, Gelband H, Hoffman BF (1973a) Correlation between effects of ouabain on the canine electrocardiogram and transmembrane potentials of isolated Purkinje fibers. Circ Res 47:65–72
Rosen MR, Gelband H, Merker C, Hoffman BF (1973b) Mechanisms of digitalis toxicity: effects of ouabain on phase 4 of canine Purkinje fiber transmembrane potentials. Circ Res 47:681–689
Saunders JH, Ferrier GR, Moe GK (1973) Conduction block associated with transient depolarizations induced by acetylstrophanthidin in isolated canine Purkinje fibers. Circ Res 32:610–617
Schatzmann HJ (1953) Herzglycoside als Hemmstoffe für den aktiven Kalium- und Natriumtransport durch die Erythrocytenmembran. Helv Physiol Pharmacol Acta 11:346–354
Scholz H (1975) Calcium-dependent depolarizations and contractions in ventricular myocardial fibers: effects of adrenaline and cardiac glycosides. In: Fleckenstein A, Dhalla NS (eds) Recent advances in studies on cardiac structure and metabolism, vol 5. University Park Press, New York, pp 51–57
Sleator W, Furchgott RF, DeGubareff T, Krespi V (1964) Action potentials of guinea-pig atria under conditions which alter contraction. Am J Physiol 206:270–282
Steinbeck G, Bonke FI, Allessie MA, Lammers WJEP (1980) The effect of ouabain

on the isolated sinus node preparation of the rabbit studied with microelectrodes. Circ Res 46:406–414
Stuts H, Feigelson E, Emerson J, Bing RJ (1954) The effect of digitalis (Cedilanid) on the mechanical and electrical activity of extracted and non-extracted heart muscle preparations. Circ Res 19:496–506
TenEick RE, Hoffman BF (1969a) Chronotropic effects of cardiac glycosides in cats, dogs and rabbits. Circ Res 25:365–378
TenEick RE, Hoffman BF (1969b) The effect of digitalis on the excitability of autonomic nerves. J Pharmacol Exp Ther 169:95–108
Thyrum PT (1974) Inotropic stimuli and systolic transmembrane calcium flow in depolarized guinea-pig atria. J Pharmacol Exp Ther 188:166–179
Tsien RW, Weingart R, Kass RS (1978a) Digitalis: Inotropic and arrhythmogenic effects on membrane currents in cardiac Purkinje fibers. In: Morad M (ed) Biophysical aspects of cardiac muscle. Academic Press, New York, pp 345–368
Tsien RW, Kass RS, Weingart R (1978b) Calcium ions and membrane current changes induced by digitalis in cardiac Purkinje fibers. Ann NY Acad Sci 307:483–490
Vassalle M, Musso E (1974) Cardiac Purkinje fibers, automaticity and digitalis. Fed Proc 33:432
Vassalle M, Musso E (1976) On the mechanisms underlying digitalis toxicity in cardiac Purkinje fibers. In: Roy P-E, Dhalla NS (eds) Recent advances in studies on cardiac structure and metabolism, vol 9. University Park Press, Baltimore, pp 355–376
Vassalle M, Karis J, Hoffman BF (1962) Toxic effects of ouabain on Purkinje fibers and ventricular muscle fibers. Am J Physiol 203:433–439
Vassort G (1973) Influence of sodium ions on the regulation of frog myocardial contractility. Pflügers Arch 339:225–240
Vassort G, Rougier O, Garnier D, Sauviat MP, Coraboeuf E, Gargouil YM (1969) Effects of adrenaline on membrane inward currents during the cardiac action potential. Pflügers Arch 309:70–81
Weidman S (1955) The effect of the cardiac membrane potential on the rapid availability of the sodium-carrying system. J Physiol (Lond) 127:213–224
Weingart R (1977) The actions of ouabain on intercellular coupling and conduction velocity in mammalian ventricular muscle. J Physiol (Lond) 264:341–365
Weingart R (1981) Influence of cardiac glycosides on electrophysiologic processes. In: Greeff K (ed) Handbook of experimental pharmacology, vol 56/I. Springer, Berlin Heidelberg New York, pp 221–254
Weingart R, Kass RS, Tsien RW (1978) Is digitalis inotropy associated with enhanced slow inward calcium current? Nature 273:389–392
Whithering W (1785) An account of the foxglove and some of its medical uses: with practical remarks on dropsy and other diseases. Robinson, London
Woodbury JW, Hecht HH (1952) Effects of cardiac glycosides upon the electrical activity of single ventricular fibres of the frog heart, and their relation to the digitalis effect of the electrocardiogram. Circ Res 6:172–182

KAPITEL 4

Ätiologie kardialer Rhythmusstörungen

T. MEINERTZ, W. KASPER und P. MATTHIESEN

Mit 2 Tabellen

A. Herzrhythmusstörungen in Abwesenheit einer faßbaren Herzerkrankung

Wie häufig ventrikuläre Herzrhythmusstörungen beobachtet werden, wird im wesentlichen durch die Dauer und Art der EKG-Registrierung bestimmt.

I. Tachykarde Rhythmusstörungen

1. Oberflächen-EKG

Im konventionellen Oberflächen-EKG fanden sich nach einer großen Erhebung an einem vermutlich überwiegend gesunden Patientenkollektiv von 122043 Männern (Alter zwischen 16 und 50 Jahren) bei 0,8% der Untersuchten ventrikuläre Extrasystolen. Nur 3 der Routine-EKGs dieser Studie zeigten multiforme ventrikuläre Extrasystolen und 6 ventrikuläre Tachykardien (HISS u. LAMB 1962).

CROW et al. (1975) fanden bei 10880 Männern (Alter 35–57 Jahre) in einer 2minütigen Oberflächen-EKG-Registrierung bei 5% vereinzelte ventrikuläre Extrasystolen, häufige ventrikuläre Extrasystolen dagegen nur bei 0,9 und komplexe bei 0,7%. ELKON et al. (1977) fanden im Oberflächen-EKG von 8000 Personen (routinemäßige Untersuchung von fliegendem Personal) bei 2,2% ventrikuläre Extrasystolen; 55% der 898 Patienten mit ventrikulären Arrhythmien, die in den folgenden Jahren weiter verfolgt wurden, zeigten eine weiterbestehende Arrhythmie über einen längeren Zeitraum. Während CHIANG et al. (1969) nur bei 5,5% von 3264 Untersuchten im Oberflächen-EKG ventrikuläre Extrasystolen beobachteten, fanden RODSTEIN et al. (1971) bei allen 482 Patienten ihrer Studie in wiederholten Oberflächen-EKG-Registrierungen ventrikuläre Extrasystolen und bei 26% komplexe Arrhythmien. Mit Ausnahme der Studie von RODSTEIN et al. weisen die meisten Untersuchungen darauf hin, daß häufige und komplexe ventrikuläre Extrasystolen im Oberflächen-EKG von Normalpersonen nur selten zu beobachten sind.

2. Langzeit-EKG

KENNEDY u. UNDERHILL (1976) untersuchten 25 klinisch herzgesunde Patienten mit häufigen (mehr als 3/min) und komplexen (multiforme und repetitive For-

Tabelle 1. Häufigkeit von Herzrhythmusstörungen bei Patienten ohne faßbare Herzerkrankung

Autor	Jahr	Dauer der Registrierung in Stunden	Patientenzahl	Mittleres Alter (Jahre)	VES (%)	Komplexe VES (%)	SVES (%)
GILSON et al.	1964	5	65	–	6	–	–
HINKLE et al.	1969	6	283	55	62,2	19,1	76
DIETZ u. KIRCHHOFF	1973	6	108	31,2	48,1	18	10,2
ENGEL u. BURCKHARDT	1975	7,5±3	35	24±4	26	9[a]	14
RAFTERY u. CASHMAN	1976	24	53	55	17	1[b]	23
CLARKE et al.	1976	2×24	86	16–65	73	12[c]	5
DE MARIA et al.	1976	10	40	–	25	8[d]	10
BRODSKY et al.	1977	24	50	23–27	50	24[e]	56
KENNEDY et al.	1977	48	23	48±9	30	9[f]	–
POBLETE et al.	1978	24	30	47±9	33	13	–
ADEY et al.	1978	24	189	44	16	6,3[g]	10,5
GLASSER et al.	1979	24	13	66–84	100	77[h]	100
MÖLLER u. THAYSSEN	1980	24	24	53	46	8	–
SCOTT et al.	1980	24	131	10–13	26	2	13
KOSTIS et al.	1981	24	101	48,8	39	5[i]	–

– = keine quantitativen Angaben
[a] > 12/min, polytope, Bigeminus
[b] multiforme, Paare
[c] R auf T, multifokale, Bigeminus, VT
[d] > 5/min, multifokale, 2 oder mehr konsekutive, R auf T
[e] multifokale, interpoliert, R auf T, Paare, VT
[f] Bigeminus, Trigeminus, Paare
[g] Salven, Paare, R auf T
[h] multiforme, Paare, Salven, R auf T, Bigeminus, häufige
[i] multiforme, R auf T, Bigeminus

men) ventrikulären Herzrhythmusstörungen. Durch nicht-invasive und invasive kardiologische Untersuchungen ließen sich bei 18 dieser Patienten keinerlei krankhafte Befunde, bei den übrigen Patienten, wenn auch geringfügige, krankhafte Veränderungen am Herzen nachweisen. Die Autoren schlossen, daß häufige und komplexe ventrikuläre Herzrhythmusstörungen auch bei Herzgesunden vorkommen können. Zu dieser Thematik sind in den letzten Jahren eine Reihe weiterer Studien durchgeführt worden. Ihre wesentlichen Resultate sind in Tabelle 1 zusammengestellt. GILSON et al. (1965) waren die ersten, die mittels Langzeit-EKG die Häufigkeit ventrikulärer Herzrhythmusstörungen bei Normalpersonen untersuchten. Sie beobachteten bei 37 als „herzgesund" angesehenen Erwachsenen bei 5stündiger Langzeit-EKG-Registrierung lediglich bei 2 Patienten häufige ventrikuläre Extrasystolen. In einem Patientenkollektiv von 65 Normalpersonen fanden diese Autoren bei ebenfalls 5stündiger Langzeit-EKG-Registrierung nur bei 4% der Patienten ventrikuläre Extrasystolen (GILSON et al. 1964).

Im Gegensatz hierzu beobachteten HINKLE et al. (1969) bei einem hohen Prozentsatz der von ihnen untersuchten Männer mittleren Alters ventrikuläre und supraventrikuläre Extrasystolen. Da viele dieser Patienten jedoch klinische Hinweise für eine koronare Herzerkrankung, eine arterielle Hypertonie oder eine obstruktive Atemwegserkrankung boten, können aus dieser Studie keine Rückschlüsse auf die Häufigkeit ventrikulärer Herzrhythmusstörungen bei Normalpersonen gezogen werden.

DIETZ u. KIRCHHOFF (1973) untersuchten 108 Jugendliche anläßlich einer Wehrflieger-Verwendungsprüfung während einer 6stündigen Registrierdauer und fanden bei 48% vereinzelte und bei 11% polymorphe ventrikuläre Extrasystolen. Die Aussagekraft dieser Studie wird durch die fehlende Charakterisierung der Patienten durch Belastungs-EKG und Echokardiogramm limitiert. ENGEL u. BURKHARDT (1975) untersuchten 35 jugendliche herzgesunde Patienten nach Ausschluß einer möglichen Herzerkrankung durch Oberflächen- und Belastungs-EKG mittels 7,5 ± 3stündiger Registrierdauer und fanden vereinzelte supraventrikuläre und ventrikuläre Extrasystolen bei 11 bzw. 26% und häufige und/oder komplexe bei 9% der Patienten. Die Aussagekraft dieser und aller o.g. Studien wird durch die relativ kurze Registrierdauer des Langzeit-EKG eingeschränkt.

Es ist das Verdienst von RAFTERY u. CASHMAN (1976), als erste bei dieser Patientengruppe mittels Langzeit-EKG-Registrierung über 24 h die Häufigkeit von Arrhythmien untersucht zu haben. Trotz des relativ hohen Durchschnittsalters (55 Jahre) fanden sich nur bei 9 dieser Patienten komplexe ventrikuläre Extrasystolen.

Im Gegensatz hierzu fanden CLARKE et al. (1976) bei 63 von 86 über 24 h untersuchten Patienten ventrikuläre Extrasystolen, darunter bei 12 solche komplexer Natur. Das Patientenkollektiv wurde aufgrund anamnestischer, klinischer, elektrokardiographischer und laborchemischer Parameter als Kollektiv von Normalpersonen klassifiziert.

BRODSKY et al. (1977) untersuchten Art und Häufigkeit tachykarder und bradykarder Herzrhythmusstörungen bei 50 männlichen Medizinstudenten während einer 24stündigen Langzeit-EKG-Registrierung. Eine Herzerkrankung wurde durch klinische und nicht-invasive kardiologische Untersuchungsmethoden wie Oberflächen-EKG, Röntgen-Thorax-Untersuchung sowie M-mode-Echokardiogramm ausgeschlossen. 25 dieser Probanden hatten vereinzelte ventrikuläre Extrasystolen, 6 davon solche polytopen Ursprungs, 3 solche mit R-auf T-Charakteristik und ein weiterer eine kurzdauernde ventrikuläre Tachykardie. Zu dieser kam es während einer nächtlichen Phase von Sinusbradykardie. Tachykarde supraventrikuläre Rhythmusstörungen fanden sich als vereinzelte supraventrikuläre Extrasystolen bei 28 und als komplexere atriale Arrhythmien bei 6 der Probanden. Die Autoren schlossen aus ihrer Studie, daß häufige supraventrikuläre oder ventrikuläre Extrasystolen bei jugendlichen Herzgesunden sehr selten sind.

KENNEDY et al. (1977) untersuchten die Häufigkeit ventrikulärer Herzrhythmusstörungen bei 23 als herzgesund bezeichneten Probanden mit einem mittleren Lebensalter von 48 ± 9 Jahren mittels 24stündiger Langzeit-EKG-Registrierung. Bei 30% fanden sich ventrikuläre Extrasystolen, bei 9% solche komplexer Natur. In einer weiteren Studie der gleichen Arbeitsgruppe (POBLETE et al. 1978) wurde die Häufigkeit solcher Rhythmusstörungen bei 30 nicht ausgewählten

Normalpersonen untersucht. Registriert wurden sowohl ein Langzeit-EKG über 24 h als auch ein Belastungs-EKG. Im Langzeit-EKG fanden sich bei 33% ventrikuläre Extrasystolen, bei 13% solche komplexer Natur. ADEY et al. (1978) untersuchten die Häufigkeit von Herzrhythmusstörungen bei 189 gesunden Erwachsenen im Alter zwischen 20 und 70 Jahren mittels 24stündiger Langzeit-EKG-Registrierung und fanden bei 16% der Probanden ventrikuläre sowie bei 10,5% supraventrikuläre Rhythmusstörungen, bei 20 weiteren Probanden solche supraventrikulären als auch ventrikulären Ursprungs.

GLASSER et al. (1979) untersuchten 13 ältere Patienten (Alter zwischen 66 und 84 Jahren) mittels 24stündiger Langzeit-EKG-Registrierung und fanden bei allen Patienten ventrikuläre und supraventrikuläre Extrasystolen sowie bei 77% auch solche komplexer Natur. 7 dieser Patienten hatten supraventrikuläre Tachykardien mit insgesamt 32 Tachykardie-Episoden. Die Autoren schlossen aus ihrer Studie, daß komplexe ventrikuläre und supraventrikuläre Rhythmusstörungen bei älteren Herzgesunden regelmäßig zu beobachten seien.

MÖLLER u. THAYSSEN (1980) untersuchten die Häufigkeit ventrikulärer Herzrhythmusstörungen während einer 24stündigen EKG-Registrierung bei 24 Normalpersonen und fanden bei 11 Patienten ventrikuläre Extrasystolen, davon bei 2 solche polytopen Ursprungs.

Zur Häufigkeit von Herzrhythmusstörungen bei Kindern liegt zum jetzigen Zeitpunkt nur eine einzige Studie vor. So untersuchten SCOTT et al. (1980) 131 gesunde Jungen im Alter zwischen 10 und 13 Jahren mittels 24stündiger EKG-Registrierung. Bei 26% wurden ventrikuläre und bei 13% supraventrikuläre Extrasystolen nachgewiesen. Lediglich 2 der 131 Probanden zeigten komplexe ventrikuläre Rhythmusstörungen.

In allen o.g. Untersuchungen erfolgte die Klassifikation der Untersuchten als Normalpersonen aufgrund nicht-invasiver Untersuchungsmethoden. Es muß daher offenbleiben, ob nicht einige der in diese Untersuchungen als Normalpersonen eingegangenen Probanden an einer klinisch nicht ohne weiteres faßbaren Herzerkrankung litten.

DE MARIA et al. (1976) beschrieben die Häufigkeit von Herzrhythmusstörungen bei 40 Patienten mit unauffälligem angiographischem Befund von linker Kammer und Koronargefäßen. Nähere Einzelheiten zur Charakterisierung des Normalkollektivs wurden in dieser Arbeit nicht mitgeteilt. Extrasystolen ventrikulären Ursprungs fanden sich bei 25%, solche komplexer Natur bei 8% und solche supraventrikulären Ursprungs bei 13% der Patienten. Indikation zur Herzkatheteruntersuchung bei diesem als Normalkollektiv angesehenen Patientengut war ein als untypisch bezeichneter Brustschmerz.

In einer weiteren, kürzlich publizierten umfangreichen Studie wurden Art und Häufigkeit ventrikulärer Herzrhythmusstörungen bei 101 Patienten ohne nachweisbare Herzerkrankung untersucht (KOSTIS et al. 1981). Die Klassifikation als Normalperson erfolgte aufgrund von Normalbefunden bei der Herzkatheteruntersuchung. 39 dieser 101 Patienten hatten zumindest eine ventrikuläre Extrasystole während der 24stündigen EKG-Registrierung, 4 hatten mehr als 100, einer hatte mehr als 500 und 4 hatten polytope ventrikuläre Extrasystolen. Bei 30 dieser Patienten erfolgte eine Registrierung des Langzeit-EKG über insgesamt 72 h. Nur 17% dieser Patienten zeigten überhaupt keine ventrikulären

Extrasystolen, die meisten Patienten (47%) hatten zwischen 1 und 10, 23% zwischen 10 und 100 und 10% zwischen 100 und 1000 Extrasystolen in 24 h. Die Verteilungscharakteristik für die Häufigkeit der ventrikulären Extrasystolen war unimodal und näherte sich einer Normalverteilung.

Dieser Befund zeigt, daß monotope ventrikuläre Extrasystolen von geringer Häufigkeit tatsächlich „normal" sind. Hierfür sprechen auch die Resultate der meisten o.g. Studien. In der Studie von KOSTIS et al. (1981) fanden sich häufige und polytope ventrikuläre Extrasystolen nur sehr selten, ventrikuläre Paare und Tachykardien sogar bei keinem der Patienten. Insbesondere in diesem wichtigen Punkt unterscheidet sich das Ergebnis dieser Autoren von dem nahezu aller anderer o.g. Studien. Dies mag z.T. darauf zurückzuführen sein, daß bei einigen der o.g. Untersuchungen Herzkranke nicht mit Sicherheit ausgeschlossen wurden und so insbesondere die Häufigkeit komplexer Rhythmusstörungen für Normalpersonen quantitativ überschätzt wurde. Es ist ebenso möglich, daß durch den erklärten Ausschluß von Patienten mit bekannten Rhythmusstörungen in der Studie von KOSTIS et al. (1981) die tatsächliche Häufigkeit von Arrhythmien bei Normalpersonen unterschätzt wurde. In eigenen Untersuchungen wurde die Häufigkeit von ventrikulären Herzrhythmusstörungen bei 56 nicht ausgewählten Patienten, also unter Einschluß solcher mit vorbekannten Herzrhythmusstörungen, geprüft. Im Gegensatz zur Studie von KENNEDY u. UNDERHILL (1976) wurde jedoch die Indikation zur Herzkatheteruntersuchung nicht aufgrund vorbestehender Herzrhythmusstörungen gestellt. Die an diesen Patienten durchgeführten nicht-invasiven und invasiven Untersuchungen, einschließlich linksventrikulärer Angiographie und Koronarangiographie, erbrachten bei allen Patienten Normalbefunde. Bei 34% dieser Patienten fanden sich im 24stündigen Langzeit-EKG komplexe ventrikuläre Herzrhythmusstörungen. (MEINERTZ et al. 1983a).

Aus diesen Resultaten darf man schließen, daß komplexe ventrikuläre Herzrhythmusstörungen auch bei Herzgesunden, wenn auch selten und in geringer Häufigkeit, vorkommen können.

3. Belastungs-EKG

In mehreren Studien wurde die Häufigkeit ventrikulärer Herzrhythmusstörungen bei Patienten mit klinisch normalem Herzbefund im Belastungs-EKG untersucht.

KOSOWSKY et al. (1971) fanden unter 8 Herzgesunden eines größeren Kollektivs von 66 Patienten bei 2 Patienten im Belastungs-EKG ventrikuläre Extrasystolen. MCHENRY et al. (1972) untersuchten 561 Patienten ohne klinischen Anhalt für eine kardiovaskuläre Erkrankung. In der Altersgruppe zwischen 25 und 34 Jahren kam es bei 29% der Patienten unter Belastungsbedingungen zu ventrikulären Extrasystolen, in der Altersgruppe zwischen 45 und 54 Jahren dagegen bei 43% der Patienten. Auch die Häufigkeit komplexer ventrikulärer Rhythmusstörungen unter Belastungsbedingungen war bei älteren deutlich größer als bei jüngeren Patienten. Ebenso war die Inzidenz supraventrikulärer Rhythmusstörungen in der jüngeren Altersgruppe mit 6% Häufigkeit deutlich niedriger als in der höheren Altersgruppe (14%). Die Autoren schlossen aus ihrer Studie, daß die Inzidenz komplexer ventrikulärer Rhythmusstörungen im

Belastungs-EKG bei Patienten mit normalem Herzbefund niedrig sei. In einer weiteren Studie der gleichen Arbeitsgruppe (MCHENRY et al. 1976) wurde die Häufigkeit ventrikulärer Rhythmusstörungen während einer Belastungsuntersuchung bei 141 Patienten mit Brustschmerz und normalem Koronarangiogramm untersucht. Bei 16% der Patienten kam es unter körperlicher Belastung zum Auftreten unifokaler ventrikulärer Extrasystolen, bei einem Patienten zu multifokalen Extrasystolen. In einer weiteren Untersuchung dieser Arbeitsgruppe (FARIS et al. 1976) fanden sich bei 462 Probanden im Alter zwischen 25 und 54 Jahren – unter Einschluß von 81 weiteren Patienten mit gesicherter oder vermuteter Herzerkrankung – bei 30% der Probanden im Alter zwischen 25 und 34 Jahren und bei 36% der Probanden im Alter zwischen 45 und 54 Jahren ventrikuläre Extrasystolen.

MASTER (1973) untersuchte 198 Patienten ohne organisch nachweisbare Herzerkrankung (Patienten mit sog. funktioneller Herzerkrankung) im 2-Stufen-Belastungs-Test und fand bei 17% der Patienten Arrhythmien, in der Mehrzahl der Fälle supraventrikuläre und unifokale ventrikuläre Extrasystolen. AMSTERDAM et al. (1974) untersuchten 12 Patienten ohne klinischen Hinweis für eine Herzerkrankung und beobachteten bei 2 dieser Patienten unter Belastungsbedingungen ventrikuläre Extrasystolen. Bei 289 klinisch herzgesunden Männern und 56 Frauen fanden sich während verschiedener Belastungsübungen bei 35% der männlichen Probanden und bei 14% der weiblichen ventrikuläre Extrasystolen (EKBLOM et al. 1979).

POBLETE et al. (1978) fanden in der oben erwähnten vergleichenden Untersuchung von Langzeit- und Belastungs-EKG bei 6% der Herzgesunden im Belastungs-EKG ventrikuläre Extrasystolen. Auch MÖLLER u. THAYSSEN (1980) sahen in ihrer vergleichenden Studie an 24 Patienten bei 25% ventrikuläre Extrasystolen unter körperlicher Belastung.

II. Bradykarde Rhythmusstörungen

HINKLE et al. (1969) beobachteten in einer 6stündigen EKG-Registrierung bei 6,7% von 301 männlichen Untersuchten Zeichen einer vorübergehenden oder permanenten Leitungsstörung, darunter sinuatriale Blockbilder (1,4%), AV-Blockbilder (0,7%) und intraventrikuläre Blockbilder (7,7%). Es sei noch einmal darauf hingewiesen, daß zahlreiche Patienten dieser Studie Hinweise für Herzerkrankungen boten. ENGEL u. BURCKARDT (1975) beschrieben in ihrer an 35 jugendlichen herzgesunden Probanden durchgeführten Studie bei 34% eine extreme Sinusarrhythmie, bei 9% einen wandernden Schrittmacher und bei 49% einen kurzfristigen, etwas mehr als 1 s dauernden Sinusstillstand. In der Studie von CLARKE et al. (1976) zeigten 10 von 86 freiwilligen Probanden bradykarde Rhythmusstörungen, darunter AV-Blockierungen I. und II. Grades sowie Knotenersatzrhythmen.

BRODSKY et al. (1977) beobachteten in einer 24stündigen EKG-Registrierung bei 50 gesunden Medizinstudenten bei 50% deutliche Sinusarrhythmien, bei 28% Sinuspausen von mehr als 1,75 s Dauer und bei 6% passagere AV-Blockierungen vom Wenckebach-Typ. Die während der Nachtzeit registrierte Sinusfrequenz lag bei 24% der Probanden unterhalb von 40/min. Die beobachteten AV-Blockierungen traten in der Regel während der Nachtzeit in Phasen von Sinusbradykardie auf und sind daher am ehesten auf eine Vagotonie-bedingte Minderung der AV-Knoten-Leitungseigenschaften zurückzuführen. Auch SCOTT et al. (1980) beobachteten im 24stündigen EKG von 131 gesunden Jungen deutliche Sinusarrhythmien, bei 2 Probanden sinuatriale Blockierungen (Mobitz-Typ II) sowie bei 8,4% der Untersuchten nie länger als einen Herzzyklus andauernde, komplette, sinuatriale Blockierungen, gefolgt von Knotenersatzschlägen. Erstgradige AV-Blockierungen fanden sich bei 8,4% und AV-Blockierungen vom Wenckebach-Typ bei 10,7%.

ADEY et al. (1978) fanden bei 189 gesunden Erwachsenen innerhalb einer 24stündigen EKG-Registrierung in der Häufigkeit nicht näher spezifizierte bradykarde Rhythmusstörungen wie Sinusarrhythmie, Sinuspausen, Knotenrhythmen sowie I- und IIgradige AV-Blockierungen. Im Gegensatz hierzu beobachteten GLASSER et al. (1979) bei keinem von 15 Probanden jenseits des 60sten Lebensjahres eine ausgeprägte nächtliche Sinusbradykardie oder AV-Blockierungen. Sechs Probanden hatten eine deutliche Sinusarrhythmie und 2 ektope Vorhof- bzw. Knotenrhythmen.

Man darf aus diesen Studien schließen, daß ausgeprägte Sinusbradykardien, Sinuspausen bis zu 2 s Dauer, kurzdauernde SA-Blockierungen und AV-Blockierungen I. sowie II. Grades Typ Wenckebach zumindest beim gesunden männlichen Jugendlichen, wahrscheinlich jedoch auch bei weiblichen Jugendlichen und bei Erwachsenen, keinen Krankheitswert besitzen.

B. Koronare Herzkrankheit

I. Myokardinfarkt

1. Prähospitalphase

Die meisten Patienten mit akutem Myokardinfarkt versterben innerhalb der ersten Stunden nach Symptombeginn (PANTRIDGE et al. 1975). Es wird allgemein angenommen, daß die überwiegende Anzahl dieser Todesfälle durch tachykarde oder bradykarde Herzrhythmusstörungen zustande kommt.

a) Ventrikuläre Arrhythmien

Die Angaben über die Häufigkeit dieser Rhythmusstörungen sind unterschiedlich. Hierfür sind nicht zuletzt methodische Gründe wie unterschiedliche Dauer und Art der Arrhythmieerfassung verantwortlich. So fanden GRACE u. CHADBOURN (1970) bei wiederholter Registrierung von EKG-Streifen in einer mobilen „coronary care unit" nur bei 10%, MOSS et al. (1972), STUCKEY (1973) sowie PANTRIDGE et al. (1975) dagegen bei kontinuierlicher EKG-Erfassung bei 58% bzw. bei 38% und 77% der Patienten ventrikuläre Arrhythmien.

Ventrikuläre Tachykardien wurden bei 11,5% von 284 Patienten innerhalb von 4 h nach Infarkteintritt beobachtet (ADGEY et al. 1971). MOSS et al. (1972) fanden in ihrer oben erwähnten Studie bei 10% der Patienten ventrikuläre Tachykardien. Nach einer Zusammenstellung der bis 1977 erschienenen Literatur finden sich ventrikuläre Tachykardien bei 2,0–5,5% aller Patienten mit akutem Myokardinfarkt (BIGGER et al. 1977a).

Über die Häufigkeit von Kammerflimmern in der ersten Stunde des Myokardinfarktes liegen ebenfalls unterschiedliche Angaben in der Literatur vor. Nach BIGGER et al. (1977a) liegt die Häufigkeit von Kammerflimmern innerhalb der ersten 4 Stunden nach Eintritt eines Myokardinfarktes zwischen 4 und 36%.

b) Bradyarrhythmien

Bradyarrhythmien in der Prähospitalphase des Myokardinfarktes sind zumeist durch einen AV-Block oder durch eine Sinusbradykardie bedingt. Nach Angaben der Literatur variiert die Häufigkeit einer Sinusbradykardie innerhalb der ersten 4 Stunden nach Symptomeintritt zwischen 8 und 38%. Bevorzugt betroffen sind Patienten mit inferiorem Infarkt (Literatur s. BIGGER et al. 1977a).

PANTRIDGE et al. (1975) beobachteten bei 6% von 294 Patienten, die innerhalb einer Stunde nach Symptomeintritt zur Beobachtung kamen, einen höhergradigen AV-Block. Dieser trat nach den Beobachtungen von ROSE et al. (1974) sogar bei 12,7% eines vergleichbaren Patientenkollektivs auf.

Klinische Bedeutung von Bradyarrhythmien: Nach PANTRIDGE et al. (1975) sind Bradyarrhythmien beim akuten Myokardinfarkt häufig von einer Hypotension begleitet. Aus der Tatsache, daß sich Bradykardie und Hypotension in der Prähospitalphase des Myokardinfarktes durch Gabe von Vagolytika bessern bzw. beheben lassen, schloß man, daß beide durch einen gesteigerten Parasympathikuseinfluß zustande kommen. Bradykardie und Hypotension sollen zur Verstärkung ventrikulärer Rhythmusstörungen, zu weiterer Ischämie und zur Ausdehnung der Myokardnekrose führen (MAROKO et al. 1971; CHADDA et al. 1974).

2. Hospitalphase

Die in der Literatur angegebene Häufigkeit von Arrhythmien beim akuten Myokardinfarkt ist durch folgende Faktoren maßgeblich beeinflußt:
1. Methodik und Zeitdauer der Erfassung von Rhythmusstörungen,
2. diagnostische Kriterien für die Diagnose Myokardinfarkt,
3. Größe und Zusammensetzung des Patientenkollektivs,
4. Zeitdauer zwischen Symptombeginn und Erfassung der Rhythmusstörungen,
5. Lokalisation und Größe des Infarktes,
6. medikamentöse oder andere therapeutische Maßnahmen,
7. Definitions- und Einteilungskriterien für Rhythmusstörungen.

Die Methodik der Arrhythmieerfassung spielt eine entscheidende Rolle für die in der Literatur jeweils berichtete Arrhythmiehäufigkeit. Mit kontinuierlicher EKG-Registrierung und vollautomatisierten Analysesystemen gelang eine weitaus exaktere Quantifizierung und Dokumentation der ventrikulären Arrhythmien als mit den älteren Überwachungssystemen. Bei Verwendung der älteren Systeme hatten z.B. 64,5% der Patienten mit akutem Myokardinfarkt ventrikuläre Arrhythmien, bei Verwendung des vollautomatisierten Registrier- und Analysesystems dagegen 100% (ROMHILT et al. 1973). Noch deutlicher ist dieser Unterschied für sog. ernsthafte ventrikuläre Rhythmusstörungen, die nur bei

16,1% der Patienten durch konventionelle Erfassungsmethoden, dagegen bei 93,5% durch das automatisierte System erfaßt wurden (ROMHILT et al. 1973).

a) Ventrikuläre Extrasystolen
Bei kontinuierlicher EKG-Registrierung fanden sich ventrikuläre Extrasystolen im Mittel bei 55,8% von 2698 Patienten mit akutem Myokardinfarkt (Literatur s. BIGGER et al. 1977a). Alter und Geschlecht der Patienten sowie die Lokalisation des Infarktes hatten keinen Einfluß auf die Häufigkeit der ventrikulären Extrasystolen (JULIAN et al. 1964; MOGENSEN 1970). Andererseits korrelierten Infarktgröße und Häufigkeit ventrikulärer Extrasystolen positiv miteinander (STOCK et al. 1967; MOGENSEN 1970; SOBEL et al. 1974). Schon innerhalb der ersten 12 Stunden des Infarktverlaufs kommt es, wie allgemein bekannt, zu einer deutlichen Abnahme der Häufigkeit ventrikulärer Extrasystolen. Wie HULTING (1979) zeigen konnte, gilt dies insbesondere für komplexe ventrikuläre Rhythmusstörungen.

b) Ventrikuläre Tachykardie
Nach BIGGER et al. (1977a) konnten bei 18,5% (6–40%) aller Patienten mit akutem Myokardinfarkt während ihres Aufenthaltes in der Herzwachstation ventrikuläre Tachykardien mittels kontinuierlicher EKG-Erfassung nachgewiesen werden. In einer neueren Studie, in der 339 Patienten mittels kontinuierlicher vollautomatisierter Langzeit-EKG-Registrierung und -Analyse verfolgt wurden, hatten 55% ventrikuläre Tachykardien (HULTING 1979). Während Alter, Geschlecht und Infarktlokalisation keine positive Korrelation zur Häufigkeit ventrikulärer Tachykardien zeigten, korrelierte die Infarktgröße positiv mit der Häufigkeit ventrikulärer Tachykardien (KIMBALL u. KILLIP 1968; MOGENSEN 1970; PITT et al. 1971). Die Inzidenz ventrikulärer Tachykardien soll bei gleichzeitigem Vorhandensein häufiger, multiformer und gepaarter ventrikulärer Extrasystolen zunehmen (MOGENSEN 1970). Nach Befunden verschiedener Autoren können ventrikuläre Tachykardien sowohl durch frühzeitige als auch durch späteinfallende ventrikuläre Extrasystolen ausgelöst werden (MOGENSEN 1970; DESOYZA et al. 1974a; ROBERTS et al. 1978).

c) Kammerflimmern
Nach einer Zusammenstellung des umfangreichen Datenmaterials in der Literatur soll Kammerflimmern im Mittel bei 6,4% (1–11%) der Patienten mit akutem Myokardinfarkt während des Aufenthaltes in der Herzwachstation auftreten (BIGGER et al. 1977a). Geschlechtszugehörigkeit und Infarktlokalisation scheinen für die Inzidenz von Kammerflimmern nicht von Bedeutung zu sein (LAWRIE et al. 1968; DHURANDHAR et al. 1971). Manche Autoren beobachteten mit steigendem Alter eine Abnahme der Inzidenz von Kammerflimmern (JULIAN et al. 1964), andere dagegen nicht (DHURANDHAR et al. 1971). Die Häufigkeit von Kammerflimmern scheint mit der Größe und Schwere des Infarktes zuzunehmen (GOBLE et al. 1966; KILLIP u. KIMBALL 1967; MOGENSEN 1970).

Eine positive Beziehung zwischen ventrikulären Herzrhythmusstörungen – insbesondere sog. Warnarrhythmien – und nachfolgendem Kammerflimmern wurde in zahlreichen Studien nachgewiesen (als Beispiel sei hier nur die von

LOWN et al. 1967 genannt). Andere Arbeiten konnten jedoch nachweisen (DHURANDHAR et al. 1971; WYMAN u. HAMMERSMITH 1974; LIE et al. 1974, 1975), daß Kammerflimmern bei einem erheblichen Prozentsatz der Patienten (zwischen 40 und 83%) auch ohne vorausgehende Warnarrhythmien eintritt.

Sogenanntes primäres Kammerflimmern und sekundäres Kammerflimmern (also solches, das bei Patienten mit Linksherzinsuffizienz, kardiogenem Schock und/oder Hypotension auftritt) haben unterschiedliche prognostische Bedeutung. Etwa 80% aller Patienten mit primärem Kammerflimmern überleben, dagegen nur 20–25% der Patienten mit sekundärem Kammerflimmern (LAWRIE et al. 1968; WYMAN u. HAMMERSMITH 1968; MOGENSEN 1970).

d) Akzelerierter idioventrikulärer Rhythmus (AIVR)

Mechanismen, die das Auftreten eines AIVR beim akuten Myokardinfarkt begünstigen, sind: kompletter AV-Block, Sinusbradykardie und Steigerung der Aktivität eines ektopen ventrikulären Schrittmacherzentrums. Die Inzidenz des AIVR beim akuten Myokardinfarkt liegt zwischen 8 und 46% (BIGGER et al. 1977a). Probleme in der Definition dieser Rhythmusstörung sind insbesondere für die unterschiedlichen Zahlenangaben in der Literatur mitverantwortlich. Während ROTHFELD et al. (1968) AIVR häufiger beim inferioren Infarkt beobachteten, spielt die Infarktlokalisation nach anderen Autoren für die AIVR-Inzidenz keine Rolle (NORRIS et al. 1970; DE SOYZA et al. 1974b).

Nach DE SOYZA et al. (1974b) sowie LICHSTEIN et al. (1975) sollen 83 bzw. 43% aller Patienten mit AIVR zusätzlich auch ventrikuläre Tachykardien aufweisen, nach einer neueren Studie (SCLAROVSKY et al. 1978) dagegen nur 11%. Ein AIVR in der akuten Infarktphase scheint weder die Häufigkeit von Kammerflimmern noch die Krankenhausmortalität dieser Patienten zu beeinflussen (ROTHFELD et al. 1968; NORRIS u. MERCER 1974).

e) Supraventrikuläre Arrhythmien

Sinusbradykardie. Nach einer Zusammenstellung von 3030 Patienten mit akutem Myokardinfarkt durch BIGGER et al. (1977a) sollen 19,4% (9–45,2%) eine Sinusbradykardie aufweisen. Diese findet sich bei 25–43% aller Patienten mit inferiorem Infarkt, dagegen nur bei 6,2–12,7% der Patienten mit anteriorem Myokardinfarkt (IMPERIAL et al. 1960; JULIAN et al. 1964; CRISTAL et al. 1975). Die Krankenhausmortalität dieser Patienten soll bei nur 7% im Gegensatz zu der des Gesamtkollektives von 22,8% liegen (BIGGER et al. 1977a). Auch LIE u. DURRER (1980) fanden deutliche Unterschiede in der Krankenhausmortalität von Patienten mit und ohne Sinusbradykardie (8,7 gegenüber 19,7%).

Sinustachykardie. Bei 2980 Patienten aus 13 Untersuchungsserien lag die Inzidenz einer Sinustachykardie zwischen 9 und 52,6% (im Mittel 30,9%) (BIGGER et al. 1977a). Die Mortalität solcher Patienten war mit im Mittel 40,2% sehr hoch.

Supraventrikuläre Extrasystolen. Unter 618 Patienten mit akutem Myokardinfarkt zeigten im Mittel 45% (25–75%) atriale oder Knotenextrasystolen (BIGGER et al. 1977a).

Vorhofflimmern und Vorhofflattern. Unter 4860 Patienten mit akutem Myokardinfarkt hatten 13,8% (7,6–29,5%) Vorhofflimmern oder -flattern (BIGGER et al. 1977a). Wie bekannt, treten diese Rhythmusstörungen häufig nur passager auf und werden bei 90% der Patienten nach 24 h nicht mehr beobachtet (FLUCK et al. 1967; KLASS u. HAYWOOD 1970). Vorhofflimmern bzw. -flattern sollen besonders häufig mit zunehmendem Patientenalter auftreten (HELMERS 1973). Bei 75–80% aller Patienten mit dieser Rhythmusstörung bestehen Zeichen einer Linksherzinsuffizienz (JULIAN et al. 1964; KLASS u. HAYWOOD 1970; HELMERS 1973). Es ist wahrscheinlich, daß diese Rhythmusstörung Ausdruck und Folge der Linksherzinsuffizienz und nicht deren Ursache ist. Dem entspricht, daß Patienten mit akutem Myokardinfarkt und Vorhofflimmern insgesamt eine ungünstigere Prognose haben als solche ohne Vorhofflimmern (FLUCK et al. 1967; KLASS u. HAYWOOD 1970; HELMERS 1973; HULTING 1979).

Supraventrikuläre Tachykardie. Nach der schon mehrfach zitierten Übersichtsarbeit von BIGGER et al. (1977a) wurde eine supraventrikuläre Tachykardie unter 4120 Patienten mit akutem Myokardinfarkt bei 1–27% (im Mittel 9,1%) beobachtet. HULTING (1979) fand unter 339 Patienten mit akutem Myokardinfarkt bei 50 supraventrikuläre Tachykardien. Unterschiedliche Angaben zur Häufigkeit dieser Rhythmusstörung beruhen insbesondere auf der Unsicherheit von deren Erfassung. Die Auffassungen über die prognostische Bedeutung einer derartigen Rhythmusstörung sind kontrovers. Nach einigen Autoren (LAWRIE et al. 1967; CRISTAL et al. 1975) soll die Mortalität dieser Patienten erhöht sein, nach anderen dagegen nicht (JEWITT et al. 1967; MOGENSEN 1970; LESSER u. WALTER 1975).

Knotenrhythmen. Diese Rhythmusstörungen werden als Knotenersatzrhythmen oder als sogenannte nicht paroxysmale Knotentachykardie relativ selten beim Infarkt beobachtet. Unter 3651 Patienten fanden sich diese Rhythmusstörungen bei 9% (1,3–19,5%) (BIGGER et al. 1977a). Knotenrhythmen scheinen häufiger bei Patienten mit schwereren Infarkten zu sein (KONECKE u. KNOEBEL 1972; ASPLUND et al. 1973). Die prognostische Bedeutung dieser Rhythmusstörung ist umstritten. Nach den Befunden von HULTING (1979) kommt dieser Rhythmusstörung keine, nach den Befunden von KONECKE u. KNOEBEL (1972) jedoch eine ungünstige prognostische Bedeutung zu.

f) AV-Blockierungen

Nach einer Zusammenstellung mehrerer Untersuchungsserien durch BIGGER et al. (1977a) sollen 5,2% (2–10%) aller Patienten mit akutem Myokardinfarkt einen zweitgradigen AV-Block entwickeln. Wie ein erstgradiger AV-Block ist auch dieser beim inferioren Infarkt deutlich häufiger als beim anterioren (STOCK u. MACKEN 1968; NORRIS 1969; BROWN et al. 1969; NORRIS u. MERCER 1974). Nach BIGGER et al. (1977a) findet sich ein AV-Block III. Grades bei 5,9% (1,8–8%) aller Patienten mit akutem Myokardinfarkt. Meist entwickelt sich diese Rhythmusstörung innerhalb der ersten 24 Stunden nach Infarkteintritt und dauert im Mittel 1,5–2,5 Tage an (LASSERS u. JULIAN 1968; NORRIS u. MERCER 1974). Nur bei einem kleinen Prozentsatz dieser Patienten bleibt ein

IIIgradiger AV-Block bestehen. Während Leth et al. (1975) dies nur bei einem von 30 Patienten beobachteten, trat dieses Ereignis nach den Beobachtungen von Schluger et al. (1970) in 15,9% von 168 Patienten auf. Nach zahlreichen Untersuchungen (Literatur s. Bigger et al. 1977a) findet sich ein kompletter AV-Block zwei- bis viermal häufiger beim inferioren als beim anterioren Infarkt. Ein kompletter AV-Block bei inferiorem Infarkt entwickelt sich zumeist allmählich über einen I- und IIgradigen AV-Block und zeigt zumeist Kammerersatzschläge mit einer QRS-Breite unter 0,12 s Dauer (Stock u. Macken 1968; Leth et al. 1975). Ein kompletter AV-Block bei anteriorem Myokardinfarkt zeigt dagegen eine große Infarktausdehnung an, entwickelt sich häufig plötzlich und zeigt QRS-Komplexe von in der Regel mehr als 0,12 s Dauer (Stock u. Macken 1968; Leth et al. 1975). Die Krankenhausmortalität von Patienten mit inferiorem Infarkt und AV-Block III. Grades liegt nach zahlreichen Angaben der Literatur im Mittel bei etwa 34%, die eines anterioren Infarktes mit AV-Block III. Grades dagegen bei im Mittel 78% (Literatur s. Bigger et al. 1977a).

II. Zustand nach Myokardinfarkt

1. Häufigkeit und prognostische Bedeutung ventrikulärer Arrhythmien

Haben komplexe ventrikuläre Herzrhythmusstörungen, paroxysmale ventrikuläre Tachykardien oder primäres Kammerflimmern während der Akutphase des Myokardinfarktes eine prognostische Bedeutung für die spätere Arrhythmieinzidenz oder den Verlauf der Erkrankung?

Zwischen ventrikulären Herzrhythmusstörungen in der Akutphase des Myokardinfarktes einerseits und später beobachteten Rhythmusstörungen sowie Prognose der Patienten andererseits scheint keine Beziehung zu bestehen (Stannard u. Sloman 1969; Moss et al. 1971; Vismara et al. 1975; de Soyza et al. 1978a; Lie et al. 1978).

Nach Langzeit-elektrokardiographischen Befunden aus 18 Studien haben 50–90% aller Patienten nach Myokardinfarkt ventrikuläre Arrhythmien (s. Tabelle 2). Bei einer großen Anzahl dieser Patienten finden sich auch solche komplexer Natur, d.h. multiforme, gepaarte, mit R- auf T-Charakteristik oder ventrikuläre Tachykardien (s. Tabelle 2). Die z.T. recht unterschiedlichen quantitativen Angaben erscheinen nur im ersten Moment überraschend, sind jedoch bei genauer Analyse der Daten verständlich: Die genannten Studien unterscheiden sich a) im untersuchten Patientenkollektiv (unterschiedliche Einschluß- und Ausschlußkriterien), b) Dauer, Zeitpunkt (nach Infarkt), Anzahl und Auswertungstechnik der Langzeit-EKG-Registrierungen und c) in der Definition komplexer ventrikulärer Rhythmusstörungen.

Derartige Unterschiede fallen besonders ins Gewicht, wenn die prognostische Wertigkeit von Rhythmusstörungen in solchen Studien analysiert wird. In den in Tabelle 2 zusammengestellten Untersuchungen fand sich in der Mehrzahl ein Zusammenhang zwischen ventrikulären Herzrhythmusstörungen und nachfolgendem Tod (plötzlicher Herztod und/oder andere kardiale Todesursache). In den meisten Studien wurden neben Rhythmusstörungen auch andere klinische, hämodynamische und laborchemische Variablen bezüglich ihrer progno-

Tabelle 2. Häufigkeit ventrikulärer Herzrhythmusstörungen bei Patienten nach Myokardinfarkt

Autoren	Jahr	Patientenzahl	Dauer der Registrierung in Stunden	VES-ges. (%)	Multiforme	Paare	Typen von VES in %			Komplexe
							Bigeminus	R auf T	VT	
VISMARA et al.	1975	64	10	77	–	–	–	–	–	42[e]
SCHULZE et al.	1977	81	24	72	–	–	–	–	–	31[g]
ANDERSON et al.	1978	915	6	–	–	–	–	–	7,2	–
BIGGER et al.	1978	100	24	88	64	36	–	33	14	–
DE SOYZA et al.	1978	56	24	70	–	22	–	–	4	43
FEDERMAN et al.	1978	108	24	80[a]	39[a]	26[a, b]	14[a]	4[a]	1[a]	54[a, c]
DAVIS et al.	1979	940	6	50	–	–	–	–	–	–
MANGER CATS et al.	1979	200	24	–	75	40	–	–	19,5	81[f]
MOSS et al.	1979	940	6	50	13	3	8	10	1	23[d]
DE BUSK et al.	1980	90	12	79	20	12	17	–	2	33
DE CAMILLA et al.	1980	837	6	50	13	3	7	–	1	–
RUBERMAN et al.	1981	1739	1	50	–	–	–	–	–	25[d]

– = keine quantitativen Angaben
[a] gemittelt über 1 Jahr nach Infarkt aus vierteljährlichen Registrierungen
[b] 2 oder 3 konsekutive VES
[c] 4 konsekutive VES
[d] Bigeminus, multiforme, repetitive R auf T
[e] multiforme, Paare, R auf T, >5 VES/min
[f] häufige, multiforme, repetitive VES
[g] VES der Lown Klasse III–V

stischen Wertigkeit überprüft. Nach einigen Untersuchungen (z.B. LURIA et al. 1976; REHNQVIST 1978) sollen ventrikuläre Herzrhythmusstörungen weniger bedeutsam als andere Variablen (z.B. Kardiomegalie) für die Prognose dieser Patienten sein. In vier der in Tabelle 2 aufgeführten Studien (MOSS et al. 1979; RUBERMAN et al. 1981; SCHULZE et al. 1977; VISMARA et al. 1975) sowie in der Studie von DAVIS et al. (1979) konnten (komplexe) ventrikuläre Herzrhythmusstörungen als wichtigste und in weiteren Studien auch als unabhängige Variable für einen späteren plötzlichen Herztod oder kardialen Tod identifiziert werden. RUBERMAN et al. (1981) bestimmten die Beziehung zwischen ventrikulären Herzrhythmusstörungen und kardial bedingter Mortalität bei 1739 Patienten im ersten Jahr nach Myokardinfarkt. Sie fanden, daß Patienten mit komplexen ventrikulären Herzrhythmusstörungen (in einer 1stündigen Registrierung des Standard-EKG) ein dreifach höheres Risiko für einen plötzlichen Herztod hatten als solche ohne komplexe ventrikuläre Rhythmusstörungen. Bei Kontrolle weiterer 16 klinischer Variabler konnten derartige Rhythmusstörungen als unabhängige Determinante für einen späteren Herztod identifiziert werden. Eine Kombination von komplexen Rhythmusstörungen und kongestiver Herzinsuffizienz ging mit einem 6fach höheren Risiko für einen plötzlichen Herztod einher. Während einer weiteren Verlaufsbeobachtung der Überlebenden über $5^1/_2$ Jahre (1stündige Registrierung des Oberflächen-EKG in 6monatigen Abständen) fanden sich bei etwa 25% dieser Patienten konstant komplexe ventrikuläre Extrasystolen. Das Risiko eines plötzlichen Herztodes lag bei diesen Patienten bei 13–17% im Vergleich zu 6% bei solchen ohne komplexe Rhythmusstörungen.

Auch MOSS et al. (1979) bestätigten in ihrer Studie an 940 Infarkt-Patienten bei einer 3jährigen Verlaufsbeobachtung die prognostische Bedeutung komplexer ventrikulärer Herzrhythmusstörungen für einen nachfolgenden Herztod. Die kardiale Mortalität dieser Patienten war, unabhängig von 10 anderen klinischen Variablen, um das 3fache gesteigert. SCHULZE et al. (1977) bestimmten die Bedeutung einer reduzierten Ejektionsfraktion und komplexer ventrikulärer Rhythmusstörungen bei 81 Patienten nach Myokardinfarkt. Alle 8 Patienten dieser Studie, die innerhalb eines 6monatigen Zeitraums verstarben, hatten eine unter 40% reduzierte Ejektionsfraktion und gleichzeitig komplexe ventrikuläre Rhythmusstörungen. Die Untersucher schlossen, daß komplexe ventrikuläre Rhythmusstörungen das Risiko eines plötzlichen Herztodes bei Patienten mit niedriger Ejektionsfraktion signifikant steigern.

In anderen Studien dagegen konnte kein Zusammenhang zwischen ventrikulären Herzrhythmusstörungen und nachfolgendem Herztod bei Patienten nach Myokardinfarkt nachgewiesen werden (BIGGER et al. 1978; DE SOYZA et al. 1978a; DEBUSK et al. 1980). Zumindest ein Teil dieser negativen Befunde läßt sich aufgrund der im Vergleich zu den oben genannten Studien unterschiedlichen Patientenpopulationen (BIGGER et al. 1978; DEBUSK et al. 1980) und aufgrund anderer Definitionskriterien für komplexe ventrikuläre Herzrhythmusstörungen (DE SOYZA et al. 1978a) erklären.

MANGER CATS et al. (1979) untersuchten ebenfalls die Beziehung zwischen komplexen ventrikulären Arrhythmien und kardialen Todesfällen im ersten Jahr nach Myokardinfarkt. Häufige, multiforme und repetitive ventrikuläre Extrasystolen fanden sich bei 81% der Patienten. Obwohl sich insgesamt mehr koronare Ereignisse („coronary events") bei Patienten mit schweren Formen von ventrikulären Arrhythmien ereigneten, konnte keine signifikante Korrelation zwischen Arrhythmiehäufigkeit und diesen Ereignissen nachgewiesen werden. Die Autoren schlossen aus ihrer Studie, daß möglicherweise das Patientenkollektiv zu klein war, um eine derartige Beziehung statistisch schlüssig nachzuweisen, andererseits aber komplexe Rhythmusstörungen bei diesen Patienten so häufig seien, daß ihre prognostische Aussagekraft limitiert sei. Von besonderer Bedeutung ist daher die Studie von ANDERSON et al. (1978), die die prognostische Wertigkeit von ventrikulären Tachykardien bei Patienten nach Myokardinfarkt untersuchten. Von dieser Arrhythmie nimmt man allgemein an, daß ihr eine besondere prognostische Bedeutung auch im Vergleich zu anderen komplexen Rhythmusstörungen zukommt. Diese Autoren berichteten über den Krankheitsverlauf von 66 Patienten mit ventrikulären Tachykardien und fanden eine 2-Jahres-Überlebenszeit dieser Patienten von 75% im Vergleich zu 87% einer Kontrollgruppe ohne ventrikuläre Tachykardien. Die Autoren schlossen aus dieser Studie, daß ventrikuläre Tachykardien in der späten Krankenhausphase nach Myokardinfarkt keine so große Gefährdung des Patienten anzeigten, wie meist angenommen wird.

Insgesamt gesehen scheinen ventrikuläre Herzrhythmusstörungen bei Patienten nach Myokardinfarkt eine prognostische Bedeutung für einen nachfolgenden Herztod zu besitzen. Unklarheit besteht jedoch bis heute darüber, welche ventrikulären Rhythmusstörungen eine derartige prognostische Bedeutung besitzen und ob auch der jeweiligen Häufigkeit solcher Rhythmusstörungen eine prognostische Wertigkeit zukommt.

In den letzten Jahren hat man außerdem versucht, durch andere Untersuchungsverfahren, wie z.B. Belastungs-EKG-Untersuchungen, elektrische Stimulation des Herzens sowie durch Ableitung sog. Spätpotentiale, Patienten zu identifizieren, die durch einen plötzlichen Herztod bedroht sind. Belastungs-EKG-Untersuchungen, die 2–3 Wochen nach unkompliziertem Myokardinfarkt durchgeführt wurden, haben gezeigt, daß unter Belastung auftretenden ischämietypischen ST-Streckenveränderungen eine prognostische Bedeutung zukommt (z.B. MARKIEWICZ et al. 1977; THEROUX et al. 1979). Nach diesen Studien scheinen dagegen unter Belastung auftretende ventrikuläre Rhythmusstörungen keine zusätzliche prognostische Aussagekraft zu haben. Untersuchungsmethoden wie programmierte Stimulation des Herzens (GREENE et al. 1978; BREITHARDT et al. 1980, 1982; MEINERTZ et al. 1980, 1982a; HAMER et al. 1982; TREESE et al. 1983) und Ableitung von sog. Spätpotentialen (HOMBACH et al. 1980; BREITHARDT et al. 1981b) befinden sich dagegen noch im experimentellen Stadium.

2. Beziehung zwischen Arrhythmien und angiographischem Befund

CALVERT et al. (1977) untersuchten die Beziehung zwischen im 24stündigen EKG nachgewiesenen Rhythmusstörungen und angiographischem Befund bei 112 Patienten mit chronischer koronarer Herzerkrankung. Während sich die Patientengruppe mit Eingefäßerkrankung nicht signifikant in ihrer Arrhythmiehäufigkeit von 12 Patienten ohne koronare Herzerkrankung unterschied, fanden sich bei Patienten mit 3-Gefäßerkrankung deutlich vermehrt Rhythmusstörungen. Diese Autoren fanden außerdem eine positive Beziehung zwischen erhöhtem linksventrikulären enddiastolischen Druck und linksventrikulärer Asynergie einerseits und Ektopiehäufigkeit andererseits. In ähnlicher Weise beobachteten VISMARA et al. (1977), die 115 Patienten mittels 10stündiger Langzeit-EKG-Registrierung untersuchten, eine deutliche Häufung schwerwiegender („serious") ventrikulärer Extrasystolen bei Patienten mit Mehrgefäßerkrankung. Im Gegensatz zur Studie von CALVERT et al. (1977) fanden diese Autoren jedoch keine Beziehung zwischen ventrikulären Rhythmusstörungen und angiographisch nachweisbarer linksventrikulärer Dyssynergie.

BETHGE et al. (1977) stellten bei 82% von 90 Patienten mit angiographisch gesicherter chronischer koronarer Herzerkrankung ventrikuläre Rhythmusstörungen fest. Es fand sich kein statistisch gesicherter Zusammenhang zwischen dem angiographischen Ausmaß des Koronargefäßbefalls und der Extrasystolenhäufigkeit. Lediglich für Patienten mit 3-Gefäßerkrankung zeichnete sich im Trend eine Zunahme der Extrasystolenfrequenz ab. Andererseits hatten Patienten mit regionalen und globalen linksventrikulären Akinesien signifikant häufiger Kammerarrhythmien als Patienten mit normalem oder hypokinetischem linken Ventrikel. Eine derartige Korrelation ließ sich auch für komplexe ventrikuläre Rhythmusstörungen nachweisen. In einer späteren Studie der gleichen Arbeitsgruppe (LICHTLEN et al. 1980) an einem größeren Krankengut von 204 Koronarpatienten wurden diese Befunde bestätigt und zusätzliche Angaben zur prognostischen Bedeutung solcher Rhythmusstörungen gemacht. Es fand sich eine sehr enge Korrelation zwischen der poststenotischen Wandmotilität, insbesondere von Akinesien und Dyskinesien, und der Häufigkeit ventrikulärer Extrasystolen der Lown-Klassen IV und V. Außerdem korrelierte die Ausdehnung der akinetischen Zone des linken Ventrikels mit dem Schweregrad der ventrikulären Extrasystolen. Während zwischen Schweregrad der ventrikulären Extrasystolie und Mortalität am plötzlichen Herztod kein signifikanter Zusammenhang bestand, ließ sich ein solcher für die poststenotische Wandmotilität nachweisen. Die höchste Mortalität zeigten Patienten mit Akinesien und Dyskinesien sowie Arrhythmien der Lown-Klassen IV und V. Die Autoren schlossen aus ihrer Studie, daß sich der Schweregrad ventrikulärer Arrhythmien bei chronischer koronarer Herzerkrankung bezüglich der Prognose nicht unabhängig von der abnormen linksventrikulären Anatomie betrachten läßt.

Califf et al. (1978) untersuchten ebenfalls die Beziehung zwischen ventrikulären Rhythmusstörungen und angiographischem Befund bei koronarer Herzerkrankung. Sie fanden eine gute Korrelation zwischen der Häufigkeit ventrikulärer Rhythmusstörungen im 24stündigen EKG und der Anzahl sich abnorm bewegender Segmente des linken Ventrikels. Das Ausmaß des Gefäßbefalls war dagegen lediglich indirekt, in Abhängigkeit von der abnormen linksventrikulären Funktion mit der Häufigkeit ventrikulärer Extrasystolen assoziiert. Auch Sharma et al. (1974) fanden keine Beziehung zwischen der Häufigkeit und Art ventrikulärer Extrasystolen und der Anzahl der befallenen Koronargefäße. Ähnlich wie die meisten oben genannten Autoren fanden auch Schulze et al. (1975) eine deutliche Beziehung zwischen der herabgesetzten linksventrikulären Funktion und der Häufigkeit komplexer ventrikulärer Rhythmusstörungen im 24stündigen EKG.

Insgesamt zeigen diese Befunde, daß Häufigkeit und Schweregrad ventrikulärer Rhythmusstörungen bei koronarer Herzerkrankung mehr zum Grad der linksventrikulären Funktionseinschränkung als zum Ausmaß der Koronargefäßveränderungen in Beziehung stehen.

III. Angina pectoris

Über die Häufigkeit und prognostische Bedeutung von Arrhythmien bei Angina pectoris ohne vorausgegangenen Myokardinfarkt ist wenig bekannt. Es ist das Verdienst von Ruberman et al. (1980), diesen Zusammenhang eingehender untersucht zu haben. Bei 416 Patienten mit belastungsabhängiger Angina pectoris wurde mittels einer 1stündigen EKG-Registrierung die Häufigkeit solcher Rhythmusstörungen bestimmt und der Krankheitsverlauf der Patienten über 5 Jahre beobachtet. Etwa ein Drittel aller Patienten zeigte eine oder mehrere ventrikuläre Extrasystolen in der EKG-Registrierung, etwa 15% der Patienten solche komplexer Art. Neben ischämischen ST-Streckenveränderungen und Lebensalter erwies sich das Vorhandensein ventrikulärer Extrasystolen als wichtigster unabhängiger Faktor für die Prognose dieser Patienten.

Bodenheimer et al. (1977) untersuchten die Beziehung zwischen Ursprungsort ventrikulärer Extrasystolen und dem Vorhandensein sowie Schweregrad einer koronaren Herzerkrankung bei Patienten mit Angina pectoris bzw. Brustschmerz. Diese Autoren fanden keine Beziehung zwischen dem Ursprungsort der ventrikulären Extrasystolen und Häufigkeit sowie Schweregrad der koronaren Herzerkrankung.

Lopes et al. (1975) untersuchten Art und Häufigkeit ventrikulärer Rhythmusstörungen bei instabiler Angina pectoris und fanden Angina-induzierte ventrikuläre Rhythmusstörungen komplexer Art, insbesondere bei solchen Patienten, die auch im anfallsfreien Intervall Rhythmusstörungen aufwiesen. Insgesamt zeigten sich bei 24 von 28 Patienten ernsthafte ventrikuläre Arrhythmien.

Häufigkeit von Rhythmusstörungen bei Prinzmetal-Angina und deren Beziehung zu ST-Streckenhebung und R-Wellen-Veränderung wurde von Kerin et al. (1979) bei 26 Patienten untersucht. Bei 46% dieser Patienten fanden sich als ernsthaft bezeichnete Arrhythmien, hierunter Kammerflimmern und ventrikuläre Tachykardien. Bei 4 der 26 Patienten kam es während des pektanginösen Anfalls zu II- oder IIIgradigen AV-Blockierungen. Über schwerwiegende Rhythmusstörungen ähnlicher Art wurde auch in anderen Studien berichtet (z.B. Levi u. Proto 1973; Kerin u. Schwartz 1974; Bodenheimer et al. 1974).

IV. „Prähospitaler Herzstillstand"

Patienten, bei denen ein sog. „prähospitaler Herzstillstand" erfolgreich beseitigt werden konnte, weisen eine große Häufigkeit komplexer ventrikulärer Rhythmusstörungen auf (Myerburg et al. 1977). In einer weiteren Untersuchung der gleichen Arbeitsgruppe (Myerburg et al. 1979) bei ebenfalls 16 Patienten fanden sich bei wiederholter Langzeit-EKG-Registrierung in 75% der Registrierungen komplexe ventrikuläre Herzrhythmusstörungen. In beiden Studien ließ sich zwar nicht die Häufigkeit solcher Rhythmusstörungen, jedoch die Prognose dieser Patienten zumindest über einen Zeitraum von 12 Monaten durch eine antiarrhythmische Therapie günstig beeinflussen. Mit unzureichender oder ohne antiarrhythmische Therapie soll die 1-Jahres-Mortalität solcher Patienten bei etwa 30% liegen (Liberthson et al. 1974; Baum et al. 1974; Schaffer u. Cobb 1975). Auch Ruskin et al. (1980) fanden bei dieser Patientengruppe in einer kürzlich veröffentlichten Studie häufige komplexe ventrikuläre Herzrhythmusstörungen und eine gesteigerte elektrische Instabilität des Herzens bei programmierter rechtsventrikulärer Stimulation.

V. Arrhythmien nach chirurgischer Therapie einer koronaren Herzerkrankung

Rhythmusstörungen nach koronarer Bypass-Operation sind aus verschiedenen Gründen von Interesse: zum einen unter dem Gesichtspunkt der Wirksamkeit chirurgischer Maßnahmen gegenüber ventrikulären Arrhythmien, zum anderen unter dem Gesichtspunkt der Bedeutung postoperativer ventrikulärer Arrhythmien für die Mortalität nach Bypass-Operation oder Aneurysmektomie. Michelson et al. (1979) verglichen die mittels 24stündiger Langzeit-EKG-Registrierung erfaßbaren Rhythmusstörungen vor aortokoronarer Bypass-Operation sowie am 1. und 5. Tag nach Verlegung aus der chirurgischen Intensiv-Station. 18 der 50 Patienten hatten ventrikuläre Rhythmusstörungen in der postoperativen, dagegen nur 4 in der präoperativen EKG-Registrierung. Zwischen Arrhythmiehäufigkeit einerseits und Anzahl der angelegten Bypasse, der präoperativen Ejektionsfraktion oder segmentalen Wandbewegungsstörungen andererseits fand sich kein Zusammenhang. Die postoperative Arrhythmiehäufigkeit hatte keinen Einfluß auf die Prognose dieser Patienten. DE SOYZA (1978b) untersuchte die Häufigkeit von Rhythmusstörungen ein Jahr nach Bypass-Operation. Zwischen einer medikamentös und einer chirurgisch behandelten Patientengruppe fanden sich keine wesentlichen Unterschiede in der Häufigkeit ventrikulärer Rhythmusstörungen. In der Tendenz waren Rhythmusstörungen bei chirurgisch versorgten Patienten häufiger, insbesondere fand sich eine statistisch signifikant größere Häufigkeit von ventrikulären Paaren bei diesen Patienten. Die Überlebensrate war bei beiden Patientengruppen etwa gleich. Auch TILKIAN et al. (1976b) und LEHRMAN et al. (1979), die die Wirkung einer Bypass-Operation auf die im Belastungs-EKG auslösbaren Rhythmusstörungen untersuchten, fanden keinen Unterschied zwischen chirurgisch und medikamentös Behandelten.

Es ist bekannt, daß eine linksventrikuläre Aneurysmektomie mit oder ohne Bypass-Operation symptomatische ventrikuläre Tachykardien Koronarkranker beseitigen kann (z.B. BUDA et al. 1979; HERLING et al. 1980). Bei dem überwiegenden Teil dieser Patienten werden auch nach Aneurysmektomie häufige und komplexe ventrikuläre Herzrhythmusstörungen beobachtet (KLEIN et al. 1979).

VI. Entstehungsmechanismus von Arrhythmien bei Myokardinfarkt und Myokardischämie

Eine ausführliche Darstellung dieses komplexen Themas kann in diesem Rahmen nicht erfolgen. Im folgenden Abschnitt sollen lediglich in kursorischer Form die für die Arrhythmiegenese und -auslösung wichtigsten Mechanismen angesprochen und mit entsprechenden Literaturhinweisen belegt werden. Zum eingehenden Studium dieses Themas wird auf folgende Übersichtsarbeiten hingewiesen: JAMES (1969), WIT et al. (1975); KENT u. EPSTEIN (1976); LEVITT et al. (1976); LOWN u. VERRIER (1976); BIGGER et al. (1977a), KLÉBER et al. (1977), DURRER et al. (1978), VERRIER u. LOWN (1978), LÜDERITZ (1979), CORR u. SOBEL (1979a, b, 1980), SOBEL u. CORR (1979), OPIE et al. (1979), PUECH (1980) (s. a. Kap. 7D).

Formal läßt sich die Entstehung von Arrhythmien beim akuten Myokardinfarkt und bei Myokardischämie auf zwei Grundgegebenheiten zurückführen: 1. Änderungen elektrophysiologischer Eigenschaften der Einzelzelle von Myokard- oder Erregungsleitungsgewebe, 2. Änderungen der „Geometrie" von Zellverbänden des Myokards oder Erregungsleitungssystems. Die Änderungen der elektrophysiologischen Eigenschaften der Einzelzelle werden durch meist passagere Veränderungen im Extrazellulär- oder Intrazellulärraum oder durch Strukturveränderungen (z.B. am Sarkolemm) von Zellen verursacht. Die Änderungen der „Geometrie" sind durch die Größe und Lokalisation von Infarkt, Ischämie oder Narbe determiniert. Da der überwiegende Teil der nachfolgend referierten Befunde an tierexperimentellen Modellen (z.B. am sog. Harris-Modell; HARRIS 1950) oder an isolierten Herzmuskelpräparaten gewonnen wurde, lassen sich derartige Versuchsergebnisse nur mit Vorsicht und entsprechender Einschränkung auf die Situation am Menschen übertragen. Arrhythmien treten am sog. „Harris-Modell“ und anderen Modellen mit experimentellem Verschluß eines Koronargefäßes in einem regelhaften zeitlichen Ablauf nach Koronarligatur auf. Sie werden zuerst in einer frühen Phase (Phase I) unmittelbar bis etwa 30 min nach Anlage der Koronarligatur, nach einem arrhythmiefreien Intervall erneut zwischen der 12. und 24. Stunde (Phase II) und schließlich in einer dritten Phase (Phase III) nach mehreren Tagen bis Wochen beobachtet (CORR u. SOBEL 1979a). Man nimmt allgemein an, daß Phase I in etwa der Prähospitalphase des akuten Myokardinfarktes, Phase II der frühen Hospitalphase und Phase III der späten und Posthospitalphase nach Myokardinfarkt entsprechen (BIGGER et al. 1977a; CORR u. SOBEL 1979a). Nicht alle Rhythmusstörungen bei Ischämie oder Myokardinfarkt lassen sich durch ein derartiges Modell befriedigend erklären.

Es ist aus klinischen und tierexperimentellen Beobachtungen bekannt, daß sich thrombotisch verschlossene Koronargefäße spontan wieder öffnen können. Wie man aus tierexperimentellen Befunden weiß, kommt es gerade während einer solchen Reperfusion häufig zu Kammerflimmern und anderen ventrikulären Rhythmusstörungen (z.B. STEPHENSON et al. 1960; BATTLE et al. 1974; AXELROD et al. 1975).

Für die an beiden Modellprototypen (Verschluß- und Reperfusionsmodell) zu verschiedenen Zeitperioden beobachteten Rhythmusstörungen werden unterschiedliche Entstehungsmechanismen angenommen. Arrhythmien unmittelbar nach Koronarverschluß sollen überwiegend durch Reentry (MOE 1975) zustande kommen (z.B. BIGGER et al. 1977a). Hierfür spricht, daß bipolare Elektrogramme ischämischer Myokardareale eine die normale Erregung überdauernde asynchrone und fragmentierte elektrische Aktivität sowie eine verzögerte Erregungsausbreitung aufweisen (z.B. WALDO u. KAISER 1973; BOINEAU u. COX 1973; SCHERLAG et al. 1974). In den letzten Jahren erhobene tierexperimentelle Befunde weisen außerdem auf die Bedeutung eines ischämischen „Verletzungsstroms“ bei der Wiedererregung myokardialer Zellen in der Randzone eines Infarktes hin (KATZUNG et al. 1975; KLÉBER et al. 1977, 1978). Nach diesen Befunden kommt es während der elektrischen Diastole zu einem Verletzungsstrom zwischen ischämischen Zellen und normalem Myokard, welches durch diesen Strom depolarisiert wird. Man nimmt an, daß derartige Verletzungsströme auf andere Myokardareale „arrhythmieauslösend“ wirken. Arrhythmien der sog. Phase II sollen dagegen durch spontane Depolarisationen bzw. Aktivierung subendokardialer Purkinjefasern zustande kommen. Als wahrscheinlichste Erklärung für eine derartige pathologische Aktivität solcher Zellen nimmt man an, daß durch die Strukturveränderungen dieser Zellen die Leitfähigkeit der Zellmembranen für Natrium oder Calciumionen zu- bzw. für Kaliumionen abnimmt. Arrhythmien der sog. Phase III werden auf Reentry-Mechanismen zurückgeführt, für deren Entstehung das in dieser Phase verlängerte Aktionspotential von Purkinjezellen und die durch die Infarktnarbe entstehenden Leitungsbarrieren verantwortlich gemacht werden.

Weniger gut sind dagegen die Entstehungsmechanismen von Reperfusionsarrhythmien geklärt. Man nahm an, daß durch Auswaschung von Metaboliten und Elektrolyten chemische und elektrische Gradienten geschaffen wurden, die die Ausbildung von Reentry oder abnormer Automatie begünstigen (BATTLE et al. 1974; LANG et al. 1974; AXELROD et al. 1975; LEVITES et al. 1975). Neuere Untersuchungen am Hundemodell haben gezeigt, daß eine Reperfusion zu einer inhomogenen Verbesserung der Leitungseigenschaften von passager leitungsunfähigem Myokard und damit zu Bedingungen für Wiedereintrittserregungen führt (MURDOCK et al. 1980). Reperfusionsarrhythmien sollen nach anderen Autoren in Abhängigkeit von ihrem zeitlichen Auftreten nach Wiederfreigabe des Koronarflusses durch unterschiedliche Mechanismen zustande kommen: unmittelbar nach Reperfusion durch Reentry (Registrierung von fragmentierter elektrischer diastolischer Aktivität) und später (2–7 min nach Freigabe des Koronarflusses) zumindest überwiegend durch gesteigerte Automatie (KAPLINSKY et al. 1981).

An der Entstehung der obengenannten elektrischen Grundphänomene (Reentry-Erregungen und gesteigerte Automatie) sowie an der endgültigen Arrhythmieauslösung sind zahlreiche Faktoren beteiligt. In Anlehnung an LÜDERITZ (1979) lassen sich anatomische (Anatomie der Gefäßversorgung), hämodynamische, zentralnervöse, metabolische und iatrogene Ursachen unterscheiden (vgl. Kap. 7D).

1. Hypoxie und Ischämie

Hypoxie führt zu folgenden Veränderungen am Aktionspotential der Myokardfaser: Verkürzung von Plateauphase und Dauer des Aktionspotentials, initiale Verkürzung der Refraktärperiode, geringe Abnahme des Membranpotentials mit einer entsprechenden Abnahme von Depolarisationsgeschwindigkeit und Amplitude (MCDONALD u. MACLEOD 1971). In vivo kommt es neben einer Hypoxie zur Ischämie und zu einer Akkumulation intrazellulärer und extrazellulärer Stoffwechselmetaboliten und Elektrolyte. Wenn auch die elektrophysiologischen Effekte einer Superfusion von Herzmuskelstreifen mit ischämischem Blut denen einer experimentellen Hypoxie ähnlich sind, so lassen sie sich doch in verschiedenen Punkten eindeutig voneinander differenzieren (DOWNAR et al. 1977). Die Effekte einer Ischämie sind außerdem weder durch regionale Hyperkaliämie, Azidose, Anoxie oder Hypoglykämie allein noch durch eine Kombination solcher Veränderungen zu erklären (DOWNAR et al. 1977). Neben den genannten Effekten führt eine Ischämie zu einer graduellen Abnahme der Refraktärperiode des Ventrikelmyokards (BATSFORD et al. 1978).

2. Mono- und divalente Kationen

Ischämie (weniger ausgeprägt auch Hypoxie und Azidose) führt unmittelbar zu einem Anstieg der extrazellulären Kalium- und intrazellulären Natrium-Konzentration. Beide Effekte sind wahrscheinlich Ausdruck einer Abnahme einer intrazellulären ATP-Fraktion und der hierdurch bedingten Hemmung der Natrium-Kalium-ATPase (WIT u. BIGGER 1975). Diese Veränderungen bewirken eine Abnahme des Ruhepotentials, der Depolarisationsgeschwindigkeit und Amplitude des Aktionspotentials sowie eine konsekutive Verminderung der Erregungsleitungsgeschwindigkeit. Durch den Anstieg der extrazellulären Kaliumkonzentration kommt es nicht nur zu einer Inaktivierung des Natriumkanals, sondern auch zu einer Hemmung – bedingt durch eine paradoxe Zunahme der

Membranleitfähigkeit für den Kaliumauswärtsstrom – des langsamen Calciumeinwärtsstroms. Eine Steigerung dieses Stroms kommt unter dem Einfluß von Katecholaminen zustande. Eine gesteigerte regionale Stimulation des Myokards durch Katecholamine bei Ischämie und akutem Myokardinfarkt soll auf deren vermehrter Freisetzung aus postganglionären Nervenfasern, auf einer vermehrten generellen Sympathikusaktivierung und auf einer Erhöhung der zirkulierenden Katecholamine beruhen (CORR u. GILLIS 1978; CORR et al. 1978). Zudem führt die Erhöhung der extrazellulären Kaliumkonzentration, wie sie im Blut aus ischämischen Regionen des Schweineherzens gefunden wurde, zu einer Unerregbarkeit normalen Myokardgewebes. Die normalen Calcium- und Magnesium-Konzentrationen dieses Blutes legen die Annahme nahe, daß diese Kationen nicht am Zustandekommen von Rhythmusstörungen in der frühen Ischämiephase beteiligt sind (DOWNAR et al. 1977).

3. Adrenerge Einflüsse und Bedeutung von zyklischem Adenosinmonophosphat

Dem autonomen Nervensystem kommt für die Arrhythmiegenese bei der akuten myokardialen Ischämie maßgebliche Bedeutung zu (CORR und GILLIS 1978). Wahrscheinlich führen Katecholamine zu einer partiellen Restitution der Erregungsleitung in einem zuvor nicht leitfähigen Myokardareal (CORR u. GILLIS 1978). Im Tiermodell kommt es in ischämischen Myokardarealen, insbesondere bei Rhythmusstörungen und Kammerflimmern, zu einer Zunahme des myokardialen Gehaltes an zyklischem Adenosinmonophosphat (zyklisches AMP) (Literatur s. OPIE 1979). Ob allerdings zyklisches AMP selbst „arrhythmieauslösend“ wirkt oder ob dessen Akkumulation lediglich Ausdruck einer gesteigerten sympathischen Aktivität ist, muß offen bleiben. Argumente, die für eine kausale Beziehung zwischen zyklischem AMP-System und Arrhythmiegenese sprechen, lassen sich jedoch vorbringen (CORR u. SOBEL 1979; OPIE et al. 1979).

4. Freie Fettsäuren und Fettsäureester

Die arrhythmogene Wirkung freier Fettsäuren ist umstritten. Mehrfach ist über eine positive Korrelation zwischen erhöhten Serumkonzentrationen freier Fettsäuren und ventrikulären Herzrhythmusstörungen sowie Leitungsstörungen beim akuten Myokardinfarkt berichtet worden (z.B. OLIVER et al. 1968; KURIEN et al. 1971; BUCHER 1973). Eine Häufung ventrikulärer Herzrhythmusstörungen fand sich insbesondere bei Patienten mit hohen Serumlinolsäure-Konzentrationen (RAVENS u. JIPP 1972) (VGL. KAP. 7D). Andere Autoren dagegen fanden zumindest tierexperimentell keine Beziehung zwischen freien Fettsäuren einerseits und der Inzidenz ventrikulärer Extrasystolen oder Kammerflimmern andererseits (OPIE et al. 1971). Wieder andere Untersucher schreiben insbesondere einer simultanen Erhöhung freier Fettsäuren und Katecholamine – wie sie häufig beim akuten Myokardinfarkt gefunden wird – einen ungünstigen Einfluß auf das Infarktgeschehen zu (SIMONSEN u. KJEKSHUS 1978).

Die elektrophysiologischen Effekte freier Fettsäuren wurden wiederholt an verschiedenen Tiermodellen und an isolierten Herzpräparaten untersucht. Während einige dieser Befunde dafür sprechen, daß z.B. einer erhöhten Linolsäurekonzentration eine arrhythmogene Bedeutung zukommt (LÜDERITZ et al. 1976), scheint nach anderen Befunden (z.B. LIEDTKE et al. 1978) vor allem die mechanische Funktion des Herzens durch eine Erhöhung der freien Fettsäuren beeinträchtigt zu werden. Über welchen Wirkungsmechanismus freie Fettsäuren möglicherweise arrhythmogen wirken, ist bis heute ungeklärt. Es wäre denkbar, daß es durch eine intrazelluläre Akkumulation von Fettsäureestern, deren Betaoxydation durch eine Ischämie gehemmt wird, zu einer Schädigung der Herzmuskelzelle kommt (LIEDTKE et al. 1978; CORR u. SOBEL 1980).

5. Lysophosphorglyceride

Lysophosphorglyceride sind Stoffwechselprodukte, die bei Zerstörung bzw. Abbau von Phosphorlipidstrukturen biologischer Membranen entstehen. Ischämie fördert durch eine Stimulation von Phosphorlipasen die Entstehung solcher Substanzen (CHIEN et al. 1978; CORR u. SOBEL 1980). Lysophosphorglyceride haben eine detergentienartige Wirkung auf Membranen, außerdem wird durch ihr Fehlen als Membranbestandteil mit zugleich hydrophilen und lipophilen Eigenschaften die Integrität der Membranen und damit auch ihre Leitfähigkeit für Ionen entscheidend gestört. Erhöhte Konzentration von Lysophosphorglyceriden fand sich in Extrakten von ischämischem Gewebe und in venösem Effluat ischämischer Herzen (SOBEL et al. 1978). Die elektrophysiologischen Effekte dieser Substanzen entsprechen nahezu denen einer Ischämie (CORR et al. 1979). Diese Befunde weisen auf eine Bedeutung dieser Substanzen bei der Entstehung ischämiebedingter Arrhythmien hin, die bis heute aber noch unzureichend bewiesen ist.

C. Kardiomyopathien

I. Hypertrophe Kardiomyopathie

Die häufigste Todesursache bei Patienten mit hypertropher Kardiomyopathie ist der plötzliche Herztod (HARDARSON et al. 1973). Es ist wahrscheinlich, daß auch bei hypertropher Kardiomyopathie ähnlich wie bei koronarer Herzerkrankung ein unmittelbarer Zusammenhang zwischen tachykarden ventrikulären Herzrhythmusstörungen und plötzlichem Herztod besteht. Art und Häufigkeit von Herzrhythmusstörungen bei hypertropher Kardiomyopathie sind erst in den letzten Jahren eingehend studiert worden. Besonderes Interesse galt dabei der quantitativen Erfassung tachykarder und bradykarder Rhythmusstörungen, deren klinischer und prognostischer Bedeutung, sowie der Identifikation der durch einen plötzlichen Herztod gefährdeten Patienten.

1. Tachykarde Herzrhythmusstörungen

Ältere Arbeiten weisen zwar auf das nahezu regelmäßig veränderte Oberflächen-EKG von Patienten mit hypertropher Kardiomyopathie hin, Angaben über Art und Häufigkeit von Herzrhythmusstörungen aber fehlen (z.B. GOODWIN et al. 1960). Zumeist finden sich lediglich Hinweise auf das Vorliegen supraventrikulärer Arrhythmien. So beobachteten FRANK u. BRAUNWALD (1968), daß es unter 126 Patienten mit hypertropher obstruktiver Kardiomyopathie innerhalb eines Beobachtungszeitraumes von 33 Monaten bei 8% zu Vorhofflimmern und bei etwa einem Drittel zum passageren Auftreten ventrikulärer Extrasystolen kam. Andere Arbeiten geben eine ähnliche Inzidenz von Vorhofflimmern bei hypertropher Kardiomyopathie an (ADELMAN et al. 1972; HARDARSON et al. 1973). Bemerkenswert ist bei Durchsicht der älteren Literatur der Hinweis, daß Störungen des Herzrhythmus und der Erregungsleitung bei diesem Krankheitsbild eher selten sein sollen (MARRIOTT 1964). Auch bei hypertropher Kardiomyopathie reflektieren erst neuere, mittels Langzeit-EKG-Aufzeichnung und systematischer Belastungs-EKG-Untersuchung gewonnene Befunde, die tatsächliche Häufigkeit von Herzrhythmusstörungen bei diesem Krankheitsbild.

INGHAM et al. (1975a) untersuchten 19 Patienten mit klinisch und angiographisch gesicherter hypertropher obstruktiver Kardiomyopathie mittels Fahrradergometrie und fanden bei 79% der Patienten Rhythmusstörungen, bei über 50% solche, die zuvor noch nicht beobachtet bzw. dokumentiert worden waren. 10 Patienten (53%) dieser Studie zeigten während des Belastungstests paroxysmale supraventrikuläre Tachykardien oder ventrikuläre bzw. supraventrikuläre Extrasystolen. Zwischen klinischen Symptomen dieser Erkrankung – z.B. Herzklopfen, Schwindelgefühl oder Synkopen – und den im Belastungstest provozierten Arrhythmien fand sich kein Zusammenhang. Die Autoren schlossen aus ihrer Studie, daß sich Rhythmusstörungen bei hypertropher obstruktiver Kardiomyopathie besser durch ein Belastungs-EKG als durch retrospektive Analysen von Oberflächen-EKG-Aufzeichnungen charakterisieren und quantifizieren lassen.

SAVAGE et al. (1979) untersuchten ebenfalls die Häufigkeit von Arrhythmien im Belastungs-EKG und fanden bei 49 von 74 Patienten (=66%) Rhythmusstörungen. Asymptomatische Patienten mit hypertropher Kardiomyopathie und Obstruktion hatten signifikant häufiger ventrikuläre Extrasystolen während der Belastungs-EKG-Untersuchung als Patienten ohne Obstruktion. In gleicher Weise zeigten sich bei asymptomatischen Patienten mit Obstruktion auch vermehrt komplexe ventrikuläre Extrasystolen. Die unter Belastung auftretende ST-Segmentsenkung (0,1–0,4 mV bei 47% der Patienten) und Arrhythmie-Häufigkeit korrelierten nicht miteinander. Im Vergleich zum Belastungs-EKG hatten nur 16% der Patienten im Oberflächen-EKG Rhythmusstörungen. MCKENNA et al. (1979) beobachteten unter submaximaler Fahrradergometerbelastung bei 18 von 28 Patienten ventrikuläre Extrasystolen und bei 2 Patienten ventrikuläre Paare.

Die tatsächliche Häufigkeit von Rhythmusstörungen bei hypertropher Kardiomyopathie wurde jedoch erst durch Langzeit-EKG-Untersuchungen nachgewiesen. So fanden INGHAM et al. (1975a) im Langzeit-EKG bei 96% der Patienten supraventrikuläre und bei 89% ventrikuläre Extrasystolen. Bei 70% der Patienten konnten supraventrikuläre Tachykardien oder Vorhofflimmern registriert werden. Der Nachweis einer ventrikulären Tachykardie gelang bei 4 Patienten (7%). SAVAGE et al. (1979) verglichen Art und Häufigkeit von Herzrhythmusstörungen im Belastungs-EKG und 24stündigen Langzeit-EKG bei 100 Patienten mit hypertropher Kardiomyopathie. Während der 24stündigen Langzeit-EKG-Registrierung hatten mehr als 50% der Patienten komplexe ventrikuläre Herzrhythmusstörungen (Lown-Klasse III–V), davon 32% der Patienten Paare von ventrikulären Extrasystolen und 19% ventrikuläre Tachykardien. Patienten, bei denen im Belastungs-EKG Arrhythmien provoziert werden konnten, zeigten solche auch spontan im Langzeit-EKG. Komplexe ventrikuläre Herzrhythmusstörungen ließen sich besser im Langzeit-EKG erfassen. Alle im Langzeit-EKG erkennbaren Episoden von ventrikulärer Tachykardie waren kurz (weniger als 10 Depolarisationen) und endeten spontan. 9 dieser Patienten hatten mehr als eine Episode, unter ihnen auch 2 Patienten, bei denen es innerhalb eines zweimonatigen Zeitraums nach Langzeit-EKG-Registrierung zu einem tödlichen Kammerflimmern kam. Auch die Häufigkeit supraventrikulärer Herzrhythmusstörungen geht aus dieser Studie hervor. 54% der Patienten wiesen supraventrikuläre Extrasystolen im 24stündigen EKG auf, 3 davon mehr als 500/24 h. 15 Patienten hatten supraventrikuläre Tachykardien, 2 davon außerdem paroxysmales Vorhofflimmern. Eine signifikante Beziehung zwischen der Häufigkeit supraventrikulärer und ventrikulärer Extrasystolen fand sich nicht. Ebenso fand sich keine signifikante Beziehung zwischen dem Ausmaß des Ausflußbahngradienten des linken Ventrikels und dem Grad der Komplexität der ventrikulären Extrasystolen. Andererseits fanden diese Autoren (SAVAGE et al. 1979), daß Patienten mit einer Septumdicke von mehr als 20 mm häufiger komplexe ventrikuläre Arrhythmien bzw. ventrikuläre Tachykardien aufwiesen als solche mit einer Septumdicke unter 20 mm. Andere Autoren (MCKENNA et al. 1980; DOI et al. 1980) konnten einen derartigen Zusammenhang nicht nachweisen.

In ähnlicher Weise untersuchten MCKENNA et al. (1980) Art und Häufigkeit von Herzrhythmusstörungen bei 30 Patienten mit hypertropher Kardiomyopathie mittels 48stündiger Langzeit-EKG-Registrierung. Multiforme (polytope) ventrikuläre Extrasystolen und ventrikuläre Paare fanden sich bei 43%, ventrikuläre Tachykardien bei 26% und häufige (mehr als 30 ventrikuläre Extrasystolen/h) bei 66% der Patienten; 13% der Patienten hatten häufige (mehr als 30/h) supraventrikuläre Extrasystolen, 14 Patienten hatten supraventrikuläre Tachykardien oder paroxysmales Vorhofflimmern. Ebenso wie SAVAGE et al. (1979) berichten auch diese Autoren über 2 Patienten mit häufigen ventrikulären Tachykardien (Häufigkeit 6 bzw. 7 Episoden/24 h), bei denen es innerhalb eines sechsmonatigen Zeitraums nach Durchführung des Langzeit-EKG zum plötzlichen Herztod kam. Auftreten und Häufigkeit ventrikulärer Tachykardien lassen sich nach dieser Studie weder durch routinemäßig erfaßbare echokardiographische noch durch hämodynamische Parameter voraussagen. Auch die Höhe des linksventrikulären Druckgradienten stand in keiner Beziehung zur Häufigkeit ventrikulärer Tachykardien.

CANEDO et al. (1980) untersuchten Art und Häufigkeit von Arrhythmien und deren Beziehung zur klinischen Symptomatik bei 33 Patienten mit hypertropher obstruktiver Kardiomyopathie mittels 10- bis 24stündiger EKG-Registrierung. Bei 82% der Patienten fanden sich ventrikuläre Arrhythmien, bei 18% häufige Paarbildungen sowie bei 15% ventrikuläre Tachykardien. Supraventrikuläre Arrhythmien bestanden bei 70% der Patienten, darunter paroxysmale supraventrikuläre Tachykardien bei 36%. Bei 2 Patienten fanden sich Zeichen eines Sinusknoten-Syndroms bzw. Asystolien von 1,9 und 18 s Dauer. Auch nach dieser Studie lassen sich Patienten mit sog. malignen ventrikulären Herzrhythmusstörungen, z.B. kurzen Phasen von ventrikulären Tachykardien, nicht durch besondere klinische, elektrokardiographische oder hämodynamische Befunde charakterisieren. Im Rahmen einer Therapiestudie der gleichen Arbeitsgruppe (FRANK et al. 1978) wurden bei 11 von 22 Patienten mit hypertropher obstruktiver Kardiomyopathie potentiell lebensbedrohliche Arrhythmien beobachtet.

Abgesehen von den o.g. Beobachtungen von CANEDO et al. (1980) finden sich in der Literatur nur sporadische Berichte über bradykarde Herzrhythmusstörungen bei diesem Krankheitsbild, so z.B. über Patienten mit AV-Block III. Grades (TAJIK et al. 1973; JOHNSON u. DAILY 1975) oder mit Asystolie (JOSEPH et al. 1972). Andererseits fanden MCKENNA et al. (1980) in ihrer an 30 Patienten mittels 48stündiger Langzeit-EKG-Registrierung durchgeführten Studie keinen Patienten mit zweit- oder drittgradigen AV-Blockierungen oder Hinweisen für ein Sinusknoten-Syndrom.

2. Mechanismen der Arrhythmieentstehung und des plötzlichen Herztodes

Kammerflimmern als Ursache eines Herzstillstandes konnte bei 5 Patienten mit hypertropher Kardiomyopathie unmittelbar nach einem „Kollaps" elektrokardiographisch dokumentiert werden (MARON et al. 1978). Andererseits können auch atriale Arrhythmien bei dieser Erkrankung zum plötzlichen Herztod führen (MARON et al. 1978). So verstarben 2 Patienten dieser Studie innerhalb eines dreimonatigen Zeitraums nach erstmals beobachtetem Vorhofflattern. Bei einem dieser Patienten trat unter Vorhofflattern eine Synkope ein. Es erscheint durchaus einsichtig – und entspricht der wiederholt geäußerten Auffassung in der Literatur –, daß es bei supraventrikulären Tachykardien, Vorhofflattern oder -flimmern mit rascher Überleitung auf die Kammern zu einer verminderten linksventrikulären Füllung und Hypotension mit Synkope kommen kann. Eine besonders rasche Kammerfrequenz könnte bei supraventrikulären Tachykardien, bei Vorhofflimmern und bei Vorhofflattern auch durch eine abnorm gesteigerte Überleitungsfähigkeit des AV-Knotens sowie durch akzessorische Bahnen zustande kommen. Wie immer wieder beschrieben, so z.B. von GLANCY et al. (1970), kommt es beim Auftreten von Vorhofflimmern zu einer deutlichen klinischen Verschlechterung. Unter besonderen Umständen aber kann Vorhofflimmern unmittelbar zum plötzlichen Herztod führen.

Hierfür sind Patienten mit WPW-Syndrom ein Beispiel (DREIFUS et al. 1971). In der viel zitierten, klassischen Arbeit von JAMES u. MARSHALL (1975) findet sich eine detaillierte Beschreibung postmortaler Befunde von 22 Patienten mit hypertropher Kardiomyopathie, die am plötzlichen Herztod verstorben waren. Zu den an diesen Herzen gefundenen auffälligen pathologisch-anatomischen Befunden gehören tiefe Spalten im interventrikulären Septum, Einengungen im Bereich kleiner Koronargefäße, Sklerosierungen im Bereich des Sinusknotens, Einengungen der AV-Knotenarterie, Zysten im Anulus fibrosus sowie im Bereich des Atrioventrikularknotens und des His-Bündels.

Daß auch bradykarde Herzrhythmusstörungen bei hypertropher Kardiomyopathie zum plötzlichen Herztod führen können, geht aus den oben erwähnten Arbeiten über das Vorkommen bradykarder Herzrhythmusstörungen hervor (JOSEPH et al. 1972; TAJIK et al. 1973; JOHNSON u. DAILY 1975). Ein durch bradykarde Herzrhythmusstörungen ausgelöster plötzlicher Herztod scheint jedoch eher selten zu sein. Andere Mechanismen für den plötzlichen Herztod bei dieser Erkrankung müssen jedoch erwähnt werden. Da es bei dieser Erkrankung besonders häufig unter körperlicher und psychischer Belastung zu einem plötzlichen Herztod kam, vermutete man, daß der in solchen Situationen gesteigerte Ausflußtraktgradient für den plötzlichen Herztod verantwortlich sei. Nach neueren Untersuchungen scheint jedoch der gestörten diastolischen Relaxation weit größere Bedeutung zuzukommen. Aufgrund der während tachykarder Rhythmusstörungen verkürzten Diastolendauer kommt es zu einer weiteren Verminderung der diastolischen Ventrikelfüllung, zu einer Abnahme des Schlagvolumens und einer Verminderung der koronaren Durchblutung. Diese Veränderungen können dann ihrerseits das Auftreten von Kammerflimmern begünstigen. Zu einer kritischen Verminderung der Koronardurchblutung kann aber auch eine systolische Kompression der das Septum interventriculare versorgenden Gefäße beitragen. Eine solche wurde bei der hypertrophen Kardiomyopathie angiographisch nachgewiesen (PICHARD et al. 1977). Außerdem fanden JAMES u. MARSHALL (1975) an diesen wie auch an anderen kleinen Koronargefäßen lumeneinengende Wandveränderungen, die möglicherweise als Endzustand der oben beschriebenen systolischen Kompression angesehen werden können.

3. Prognostische Bedeutung von Arrhythmien

Abgesehen von Einzelfallbeschreibungen gab es bisher keine Hinweise, daß tachykarde Herzrhythmusstörungen und plötzlicher Herztod bei diesem Krankheitsbild in direktem Zusammenhang zueinander stehen. Erst die systematischen Untersuchungen von MARON et al. (1981), in denen ein Kollektiv von 99 Patienten mit hypertropher Kardiomyopathie prospektiv über drei Jahre verfolgt wurde, konnten diesen Zusammenhang erstmalig bestätigen. Zu Beginn der Studie war bei allen Patienten ein 24stündiges Langzeit-EKG aufgenommen worden. Von 84 Patienten, die sich keinem kardiochirurgischen Eingriff unterzogen, verstarben 7, 6 davon an einem plötzlichen Herztod. Kein Unterschied fand sich in der Häufigkeit des plötzlichen Herztodes zwischen Patienten mit „einfachen" (Lown-Klassen I–II) und komplexen (Lown-Klassen III–IV A) ventrikulären Herzrhythmusstörungen. Nur bei Patienten mit asymptomatischen ventrikulären Tachykardien war die Gefährdung durch einen plötzlichen Herztod eindeutig größer als bei allen anderen genannten Patientengruppen. 4 von 17 Patienten mit ventrikulären Tachykardien (=17%), und 2 von 66 Patienten ohne ventrikuläre Tachykardien (=3%) fielen einem plötzlichen Herztod zum Opfer. Die Autoren schlossen hieraus, daß ventrikuläre Tachykardien bei Patienten mit hypertropher Kardiomyopathie ein erhöhtes Risiko für einen plötzlichen Herztod signalisieren (jährliche Mortalität bei 8,6%). Andererseits fanden die Autoren bei Patienten ohne ventrikuläre Tachykardien eine jährliche Mortalität von 1%. Ob noch andere Faktoren für die Prognose dieser Erkrankung bzw. die Häufigkeit eines plötzlichen Herztodes bedeutsam sind, ist umstritten.

Nach HARDARSON et al. (1973) scheint die Häufigkeit des plötzlichen Herztodes mit jüngerem Alter, zunehmender klinischer Symptomatik und erhöhtem linksventrikulärem enddiastolischem Druck anzusteigen. Dagegen fand sich in der Studie von SHAH et al. (1973) kein brauchbares klinisches Warnsymptom für eine Gefährdung durch einen plötzlichen Herztod.

II. Kongestive Kardiomyopathie

1. Tachykarde Herzrhythmusstörungen

Es entspricht der klinischen Erfahrung, daß bei dieser Erkrankung tachykarde Herzrhythmusstörungen und Leitungsstörungen häufig vorkommen. Schon durch wiederholte Registrierung des Oberflächen-EKG gelang es KUHN et al. (1974), bei 60% von 32 Patienten mit kongestiver Kardiomyopathie ventrikuläre Extrasystolen nachzuweisen. Supraventrikuläre Extrasystolen fanden sich dagegen in dieser Studie nur bei 6% und Vorhofflimmern bei 15% der Patienten. Bemerkenswert häufig wurden Veränderungen im Sinne eines z.T. intermittierenden WPW-Syndroms (12% der Patienten) beobachtet.

DELIUS et al. (1976) fanden im Oberflächen-EKG von 50 Patienten mit kongestiver Kardiomyopathie bei 36 Patienten ventrikuläre Extrasystolen. Es fand sich ebenfalls eine überraschend geringe Häufigkeit supraventrikulärer Extrasystolen, jedoch bei 15 Patienten Vorhofflimmern. In einer Studie von HESS et al. (1977) an 52 Patienten mit kongestiver Kardiomyopathie wurden – ebenfalls im Oberflächen-EKG – bei 37% ventrikuläre Extrasystolen, bei 10% supraventrikuläre Extrasystolen und bei 17% Vorhofflimmern beobachtet.

Erste Arrhythmiebeobachtungen an wenigen Patienten mit längerer Registrierdauer des EKG (4–10 h) stammen von CARP et al. (1978). Sie fanden am häufigsten Vorhofflimmern und Vorhoftachykardien, dagegen seltener ventrikuläre Rhythmusstörungen. Wie KUHN et al. (1974) beobachteten auch diese Autoren bei einigen Patienten ein intermittierendes WPW-Syndrom. Bei 10 dieser 13 Patienten bestanden neben tachykarden Rhythmusstörungen zusätzlich Erregungsleitungsstörungen in Form von AV-Blockierungen und Schenkelblockbildern. Die genannten Untersuchungen geben einen ersten Eindruck über das häufige Vorkommen tachykarder ventrikulärer Herzrhythmusstörungen bei diesem Krankheitsbild, lassen aber keinen Rückschluß auf die tatsächliche Häufigkeit und Qualität solcher Rhythmusstörungen zu. Dies scheint insbesondere für die Einschätzung einer möglichen prognostischen Bedeutung solcher Arrhythmien unerläßlich.

Art und Häufigkeit tachykarder ventrikulärer Herzrhythmusstörungen bei dieser Erkrankung wurden bisher in zwei Studien auch im Langzeit-EKG eingehender untersucht. Ergebnisse einer prospektiven Studie an 75 Patienten liegen vor (MEINERTZ et al. 1981, 1983b). Im 24stündigen Langzeit-EKG zeigten 15% der Patienten entweder keine oder ventrikuläre Extrasystolen der Lown-Klasse I und II. Polytope ventrikuläre Extrasystolen fanden sich bei 23% der Patienten,

15% der Patienten hatten zusätzlich solche der Lown-Klasse IV A und 44% solche der Lown-Klasse IV B. Erste Verlaufsbeobachtungen dieser Patienten zeigen, daß häufige Episoden ventrikulärer Paare und/oder Tachykardien eine deutlich erhöhte Gefährdung durch einen plötzlichen Herztod anzeigen (MEINERTZ et al. 1982b). Auch KAFKA et al. (1981) untersuchten systematisch bei 21 Patienten mit kongestiver Kardiomyopathie Art und Häufigkeit der ventrikulären Herzrhythmusstörungen und deren Beziehung zur Hämodynamik und Überlebenszeit. Ein Langzeit-EKG wurde in dieser Studie über 48 h registriert. Bei allen Patienten fanden sich im Langzeit-EKG ventrikuläre Extrasystolen (im Mittel 239/h), und bei 19 Patienten ventrikuläre Tachykardien (im Mittel 38 Tachykardien/24 h). Beide Studien zeigen demnach übereinstimmend, daß ventrikuläre Herzrhythmusstörungen, insbesondere aber ventrikuläre Tachykardien, bei diesem Krankheitsbild häufig sind.

2. Mechanismen der Arrhythmieentstehung

Systematische Untersuchungen zum Mechanismus der Arrhythmieentstehung bei kongestiver Kardiomyopathie liegen nicht vor. Es ist anzunehmen, daß an der Entstehung tachykarder und bradykarder ventrikulärer Herzrhythmusstörungen bei dieser Erkrankung unter anderem folgende Teilursachen beteiligt sind: pathologisch-anatomische Faktoren wie Nekrose, Zellinfiltration und Narbenbildung im Bereich von Arbeitsmyokard und Reizleitungssystem sowie die Hypertrophie der Ventrikelmuskulatur. Diese Strukturveränderungen können zu Leitungsstörungen und heterotoper Erregungsbildung führen und so die Entstehung kreisender Erregungen begünstigen. Daneben spielen funktionelle Faktoren wie die Dilatation beider Ventrikel und Vorhöfe mit konsekutiv gesteigerter Wandspannung und die insbesondere mit zunehmender Herzinsuffizienz erhöhte Katecholaminkonzentration im Extrazellulärraum eine fördernde Rolle bei der Arrhythmieentstehung.

Zur Analyse des Entstehungsmechanismus tachykarder ventrikulärer Herzrhythmusstörungen wurde bei 22 Patienten mit angiographisch gesicherter kongestiver Kardiomyopathie die „Kammervulnerabilität“ mittels rechtsventrikulärer programmierter Einzel- und Doppelstimulation untersucht und mit der Inzidenz ventrikulärer Herzrhythmusstörungen im 24stündigen EKG verglichen (TREESE et al. 1981). 72% der Patienten zeigten im Langzeit-EKG komplexe Arrhythmien, bei 22% der Patienten fand sich eine gesteigerte Kammervulnerabilität (mehr als 2 ventrikuläre Echoschläge nach vorzeitiger Kammerstimulation). Alle Patienten mit gesteigerter Kammervulnerabilität hatten auch komplexe ventrikuläre Herzrhythmusstörungen und ein pathologisches linksventrikuläres Angiogramm.

Zur Beziehung zwischen Kammerfunktion und tachykarden ventrikulären Herzrhythmusstörungen bei diesem Krankheitsbild liegen bisher nur wenige Befunde vor. Nach eigenen Untersuchungsergebnissen besteht zwischen der Reduktion der Kammerfunktion und der Häufigkeit und Schwere ventrikulärer Herzrhythmusstörungen keine klinisch relevante Beziehung (MEINERTZ et al. 1981). So fanden sich häufige und komplexe ventrikuläre Herzrhythmusstörungen auch bei Patienten mit nur mäßig eingeschränkter linksventrikulärer Funktion. Auch KAFKA et al. (1981) fanden eine in der Tendenz größere Häufigkeit ventrikulärer Extrasystolen und ventrikulärer Tachykardien bei Patienten mit stärker eingeschränkter Kammerfunktion. RAAB et al. (1981) untersuchten ebenfalls Art und Häufigkeit von Kammerarrhythmien in Abhängigkeit von hämodynamischen und linksventrikulären Parametern bei 29 Patienten mit kongestiver Kardiomyopathie. Sie fanden keine Korrelation zwischen Schweregrad der Kammerarrhythmie (klassifiziert nach Lown) einerseits und Herz-Index, Determinanten der Vor- und Nachlast sowie dem enddiastolischen Volumen und Ejektionsfraktion andererseits.

3. Prognostische Bedeutung von Arrhythmien

Auf die prognostische Bedeutung von Leitungsstörungen wurde bereits oben hingewiesen. Ähnlich wie KUHN et al. (1974) und FUSTER et al. (1981) betonen auch CONVERT et al. (1979) die prognostische Bedeutung von Blockbildern bei der kongestiven Kardiomyopathie. Die letztgenannten Autoren wiesen in ihrer Studie an 132 Patienten mit kongestiver Kardiomyopathie nach, daß das Vorhandensein von Blockbildern im EKG mit einer deutlich schlechteren Prognose einhergeht (CONVERT et al. 1979).

Die Bedeutung supraventrikulärer tachykarder Rhythmusstörungen, insbesondere von Vorhofflimmern, für die Prognose ist nicht eindeutig zu beurteilen. Zwar treten bei Patienten mit Vorhofflimmern – ohne Therapie mit oralen Antikoagulantien – gehäuft thromboembolische Komplikationen auf, Vorhofflimmern per se scheint die Prognose dieses Krankheitsbildes jedoch nicht zu verschlechtern (CONVERT et al. 1979). Auch DELIUS et al. (1976) konnten zeigen, daß Patienten mit kongestiver Kardiomyopathie und Vorhofflimmern keine schlechtere Prognose haben als solche mit Sinusrhythmus.

Der Stellenwert tachykarder ventrikulärer Herzrhythmusstörungen für die Prognose dieses Krankheitsbildes ist bis heute ebenfalls nicht eindeutig geklärt. Hinweisgebend ist eine Fallbeschreibung, nach der von 3 Patienten mit ventrikulären Tachykardien zwei innerhalb weniger Monate bzw. Jahre nach Stellung der Diagnose an einem plötzlichen Herztod verstarben, während ein dritter ebenfalls eine kardiale Synkope erlitt (PEDERSEN et al. 1979). In der oben erwähnten Studie von KAFKA et al. (1981) verstarben von 21 Patienten drei innerhalb eines Überwachungszeitraumes von 200 Tagen. Zwischen Verstorbenen und Überlebenden fand sich kein signifikanter Unterschied in der Art und Häufigkeit von Herzrhythmusstörungen sowie in den Parametern der linksventrikulären Funktion. Wegen der noch kleinen Patientenzahl und des kurzen Beobachtungszeitraums lassen sich jedoch aus dieser Studie bislang keine Rückschlüsse auf die prognostische Bedeutung von Rhythmusstörungen ziehen. Erste Anhaltspunkte für eine mögliche prognostische Bedeutung tachykarder ventrikulärer Herzrhythmusstörungen ergeben sich auch aus der oben erwähnten Studie von MEINERTZ et al. (1981, 1982b): Innerhalb eines 6 Monate bis 2 Jahre betragenden Beobachtungszeitraums verstarben 14 Patienten dieser Studie, darunter 8 an einem plötzlichen Herztod. Alle 8 Patienten wiesen im 24stündigen EKG gehäuft ventrikuläre Tachykardien und Paare auf und hatten eine im Mittel deutlich erniedrigte Ejektionsfraktion.

Dieser Befund ist Hinweis für eine prognostische Bedeutung ventrikulärer Tachykardien und Paare bei diesem Krankheitsbild.

D. Restriktive und infiltrative Kardiomyopathien

I. Sarkoidose

Arrhythmien und Leitungsstörungen sind die häufigste klinische Manifestation einer kardialen Sarkoidose. Etwa ein Drittel dieser Patienten versterben an einer kongestiven Herzinsuffizienz, die übrigen an einem plötzlichen Herztod (PORTER 1960). Nach einer neueren Zusammenstellung von 50 Patienten sind Leitungsstörungen unterschiedlicher Ausprägung (24mal), ventrikuläre Ektopien und Tachykardien (20mal), Tachyarrhythmien (16mal) und ein plötzlicher Herztod (12mal) die häufigsten klinischen Erscheinungsformen dieser Erkrankung (FLEMING 1974). Auch aus den Fallberichten und Literaturübersichten von BASHOUR et al. (1968) sowie von GOZO et al. (1971) wird deutlich, daß bei kardialer Sarkoidose nahezu alle Rhythmusstörungen vorkommen können. ROBERTS et al. (1977) beschrieben 35 Patienten mit autoptisch gesicherter kardialer Sarkoidose und verglichen deren Befunde mit solchen von 75 Patienten der Literatur. Von 89 Patienten, bei denen als einzige kardiale Funktionsstörung eine Sarkoidose nachweisbar war, verstarben 67% am plötzlichen Herztod. Bei 17% war dieser Erstmanifestation der Erkrankung. Bei 37% der 89 Patienten fanden sich ventrikuläre Extrasystolen, bei 21% ventrikuläre Tachykardien, bei 17% atriale Arrhythmien, bei 28% ein kompletter AV-Block und bei 26% komplette Schenkelblockbilder. Ventrikuläre Tachykardien wurden vorwiegend bei Patienten mit ausgedehnten Granulomen bzw. Narben beobachtet.

SILVERMAN et al. (1978) fanden unter 84 Patienten mit autoptisch gesicherter Sarkoidose bei 27% typische Boeck-Granulome im Herzmuskel. Alle 4 Patienten mit einem ausgedehnten Befall waren an einem plötzlichen Herztod verstorben, bei 3 konnten Arrhythmien zu Lebzeiten dokumentiert werden. Unter den verbleibenden 19 Patienten mit weniger ausgedehntem Befall des Herzmuskels hatten 42% Rhythmus- und/oder Leitungsstörungen, 16% dieser Patienten verstarben ebenfalls am plötzlichen Herztod. Zwischen Schweregrad des Herzbefalls sowie Häufigkeit und Ausmaß der Rhythmus- und Leitungsstörungen fand sich eine positive Korrelation.

Andere Autoren dagegen beobachteten bei kardial asymptomatischen Patienten mit Sarkoidose nur relativ geringfügige Leitungs- und/oder Rhythmusstörungen (STEIN et al. 1973; KINNEY et al. 1980). FLEMING (1980) berichtete kürzlich über eine Studie an 163 Patienten mit kardialer Sarkoidose in Großbritannien. Bei 31 Patienten fanden sich ein kompletter AV-Block, bei 56 geringgradige AV-Blockierungen oder Schenkelblockbilder, bei 64 ventrikuläre Extrasystolen oder ventrikuläre Tachykardien und bei 35 supraventrikuläre Tachykardien.

1. Entstehungsmechanismus von Arrhythmien und Leitungsstörungen

Mindestens ein Fünftel aller Patienten mit Sarkoidose hat einen pathologisch anatomisch nachweisbaren Herzbefall (z.B. SILVERMAN et al. 1978). Zu den am häufigsten beobachteten autoptischen Veränderungen gehören: granulomatöse

Infiltrationen und Fibrosen nahezu aller Elemente des Erregungsleitungs- und Reizbildungssystems, granulomatöse Infiltrationen und Fibrosen im gesamten Ventrikelmyokard einschließlich Septum und Papillarmuskel, kaum jedoch in den Vorhöfen, fokale fibromuskuläre Wanddysplasien von Sinus- und AV-Knotenarterie sowie Lumeneinengungen kleiner Koronargefäße. Prädilektionsstellen für einen Boeckbefall des Myokards sind mit abnehmender Häufigkeit die freie linksventrikuläre Wand, das interventrikuläre Septum und der rechte Ventrikel. Nicht selten kommt es in diesen Wandstrukturen zur Ausbildung von Aneurysmen (Literatur s. JAMES 1977; ROBERTS et al. 1977; SILVERMAN et al. 1978). Diese Veränderungen sind Substrat der häufigen Arrhythmien und Leitungsstörungen bei dieser Erkrankung. Durch sie kann es sowohl zu gesteigerter Automatie und ungleichmäßiger Erregungsausbreitung und -rückbildung (Bedingungen für Reentry) als auch zu Leitungsverzögerungen bzw. -unterbrechungen kommen. Schwer behandelbare tachykarde Herzrhythmusstörungen kommen auch ohne Vorliegen von Ventrikelaneurysmen vor (JAMES 1977). Auf eine kausale Beziehung zwischen ventrikulären Aneurysmen einerseits und Arrhythmien und plötzlichem Herztod andererseits weist der Befund hin, daß 6 von 8 Patienten mit Ventrikelaneurysmen noch im jugendlichen Alter am plötzlichen Herztod verstarben (ROBERTS et al. 1977).

2. Prognostische Bedeutung

Bei 76% aller an einem plötzlichen Herztod verstorbenen Patienten waren zu Lebzeiten entweder komplette AV-Blockbilder oder ventrikuläre Arrhythmien elektrokardiographisch dokumentiert worden (ROBERTS et al. 1977). Es ist daher wahrscheinlich, daß Arrhythmien und Leitungsstörungen bei dieser Erkrankung eine Gefährdung durch einen plötzlichen Herztod anzeigen.

II. Amyloidose

Eine kardiale Amyloidose („primäre" und „sekundäre" Formen) geht häufig mit Arrhythmien und Leitungsstörungen einher. Nach einer Zusammenstellung von 82 Fällen der Literatur und 20 eigenen Beobachtungen fanden sich bei jeweils etwa 30% der Patienten ein AV-Block I. Grades, Vorhofflimmern oder ventrikuläre Extrasystolen sowie bei 6,4 bzw. 9,6% ein Rechtsschenkelblock bzw. Linksschenkelblock (ELIOT et al. 1961). Eine Zusammenstellung von 16 Arbeiten der Literatur über Arrhythmien und Leitungsstörungen bei dieser Erkrankung findet sich bei RIDOLFI et al. (1977). Diese Autoren fanden unter 23 Patienten mit einer kardialen Amyloidose bei 9 atriale Arrhythmien, bei 8 AV-Blockbilder I. und II. Grades, bei 7 komplette Schenkelblockbilder, bei 5 einen linksanterioren Hemiblock und bei 2 AV-Blöcke III. Grades. Nach den Untersuchungen von JAMES (1966), HARRISON u. DERRICK (1969) sowie ISOKANE et al. (1978) scheinen atriale Arrhythmien bzw. ein Sinusknotensyndrom bei diesem Krankheitsbild besonders häufig zu sein.

1. Entstehungsmechanismus von Arrhythmien und Leitungsstörungen

Umstritten ist, ob diese Rhythmusstörungen durch eine Amyloidinfiltration des Reizbildungs- und Erregungsleitungssystems bedingt sind. JAMES (1966) beschrieb bei 5 Patienten mit schwerer kardialer Amyloidose und entsprechenden EKG-Veränderungen ausgedehnte Ablagerungen von Amyloid im Erregungsleitungssystem, insbesondere in der Sinusknotenregion. Auch BHARATI et al. (1980a) fanden bei einem Patienten mit kardialer Amyloidose eine Korrelation zwischen Amyloidinfiltration von Erregungsleitungssystem und Myokard und entsprechenden EKG-Veränderungen. RIDOLFI et al. (1977) dagegen beobachteten nur bei 3 von 23 Patienten mit kardialer Amyloidose eine Amyloidinfiltration des Erregungsleitungssystems, häufig jedoch eine ausgeprägte Fibrose im Sinusknotenbereich sowie eine Atrophie und Fibrose von weiteren Anteilen des Erregungsleitungssystems. Nach diesen Autoren sind die letztgenannten Veränderungen am häufigsten Ursache der bei kardialer Amyloidose beobachteten Leitungsstörungen.

2. Prognostische Bedeutung

In der Regel versterben Patienten mit kardialer Amyloidose an einer kongestiven Herzinsuffizienz oder aufgrund anderer, nicht-kardialer Todesursachen (z.B. ELIOT et al. 1961; JAMES 1966). In Einzelfällen können jedoch auch tachykarde Rhythmusstörungen bei dieser Erkrankung zum Tode führen (BHARATI et al. 1980a).

III. Hämochromatose und Hämosiderosen

Im Rahmen dieser Erkrankungen auftretende Eisenablagerungen im Herzmuskel können zu Rhythmusstörungen führen. BUJA u. ROBERTS (1971) fanden unter 135 Patienten mit diesen Krankheitsbildern bei 19 entsprechende Veränderungen, vorwiegend im Myokard, weniger im Erregungsleitungssystem. Bei 7 Patienten fanden sich ausgeprägte Eisenablagerungen. Die Häufigkeit supraventrikulärer Rhythmusstörungen korrelierte mit dem Ausmaß der Eisenablagerungen im Vorhof, das Auftreten von AV-Blockbildern mit Eisenablagerungen im AV-Knoten (JAMES 1964). Auch in anderen Untersuchungen (FINCH u. FINCH 1955; ENGLE 1964; SCHELLHAMMER et al. 1967) überwiegen supraventrikuläre Rhythmusstörungen, gefolgt von Leitungsstörungen und seltener ventrikulären Rhythmusstörungen. Nach ENGLE (1964) gehen supraventrikuläre Rhythmusstörungen einer kongestiven Herzinsuffizienz bei dieser Erkrankung voraus, während sich im Endstadium schwere Rhythmusstörungen (z.B. ventrikuläre Tachykardien) und Leitungsstörungen (z.B. AV-Blockbilder III. Grades) entwickeln. In Langzeit-EKG-Untersuchungen wurden ebenfalls bei mehr als 50% der unzureichend mit Chelatbildnern behandelten Patienten bedeutsame („major") Rhythmusstörungen beobachtet (KAYE u. OWEN 1978).

E. Entzündliche Herzerkrankungen

I. Akutes rheumatisches Fieber

Hämodynamisch schwerwiegende oder prognostisch bedeutsame Herzrhythmusstörungen werden bei dieser Erkrankung nur selten beobachtet. Bei etwa 10% der Patienten soll es zu einer verzögerten AV-Überleitung kommen (SCHÖLMERICH 1960; ANSCHÜTZ u. MENDE 1968), die jedoch nur sehr selten und meist passager zu höhergradigen AV-Blockierungen fortschreitet (Literatur s. KLEIN 1975). Knotenarrhythmien wurden insbesondere im Krankheitsbeginn bei 20% der Patienten beobachtet (CRISTAL et al. 1971). Nach ANSCHÜTZ u. MENDE (1968) werden ventrikuläre Extrasystolen bei 3% der Patienten, nach anderen Literaturangaben jedoch bei 15–62% der Patienten gefunden (SCHÖLMERICH 1960). In einer japanischen Studie an Schulkindern fand sich nach durchgemachtem Streptokokken-Infekt gehäuft ein kompletter Rechtsschenkelblock (IZUMI et al. 1980).

II. Bakterielle Endokarditis

Zu Arrhythmien und Leitungsstörungen kommt es vorwiegend bei Übergreifen des entzündlichen Prozesses auf Septum- und Erregungsleitungsgewebe sowie bei bakterieller Metastasierung in diese Strukturen. ROBERTS u. SOMERVILLE (1969) fanden bei 17% und WANG et al. (1972) bei 4% ihrer Patienten einen kompletten AV-Block. GAY u. LENÈGRE (1970) beschrieben 10 Patienten mit Befall des Reizleitungssystems und entsprechenden Leitungsstörungen. Bei einer Endokarditis lenta scheinen dagegen höhergradige AV-Blockierungen seltener vorzukommen (Literatur s. KLEIN 1975).

III. Bakterielle und postbakterielle Myokarditis

Bei einer akuten Diphtherie werden atriale und ventrikuläre Herzrhythmusstörungen sowie Schenkelblockbilder und AV-Blockierungen unterschiedlichen Grades (SPANG 1957; LEDBETTER et al. 1964), aber auch komplette AV-Blockierungen (MATISONN et al. 1976) beobachtet. WIRTZFELD u. SEBENING (1973) wiesen darauf hin, daß 25% ihrer Patienten mit Sinusknotensyndrom während der Jugendzeit eine Diphtherie durchgemacht hatten.

SPANG (1957) fand unter 400 Patienten mit Scharlach neben einer Sinusbradykardie am häufigsten eine isorhythmische und Interferenz-Dissoziation und bei 25% der Patienten vor allem in der Rekonvaleszenz-Phase auch AV-Leitungsstörungen. Im Rahmen einer Meningokokken-Myokarditis wurde ein Befall des AV-Knotens mit plötzlichem Herztod beobachtet (ROBBOY 1972). Auch bei anderen bakteriellen Erkrankungen (z.B. Tuberkulose, Salmonellosen, Leptospirosen, Syphilis) wurden Arrhythmien und Leitungsstörungen im Rahmen eines Befalls von Myokard oder Erregungsleitungssystem beschrieben.

IV. Protozoale Myokarditiden

Atriale und ventrikuläre Herzrhythmusstörungen, Schenkelblockbilder und Leitungsstörungen wurden als Folge einer Herzbeteiligung bei Toxoplasmose beschrieben (Literatur s. LEAK u. MEGHJI 1979). Unter 18 Patienten fanden diese Autoren bei 13 atriale, bei 3 ventrikuläre und bei 2 Leitungsstörungen. MARY u. HAMILTON (1973) beschrieben einen Patienten mit ventrikulärer Tachykardie und synkopalen Anfällen mit wahrscheinlicher kardialer Toxoplasmose. Nach Fallbeschreibungen der Literatur ist es wahrscheinlich, daß einigen dieser Rhythmus- und Leitungsstörungen eine prognostische Bedeutung zukommt.

Bei der Chagas-Erkrankung des Herzens sind Rechtsschenkelblock und linksanteriorer Hemiblock die häufigsten Leitungsstörungen (ROSENBAUM 1964; PUIGBÓ et al. 1977). Seltener finden sich AV-Blockbilder oder ein Linksschenkelblock (WINSLOW u. CHAFFEE 1965). Andererseits fanden LARANJA et al. (1956) bei 36,3% dieser Patienten AV-Blockbilder sowie bei 8,2% einen kompletten AV-Block. Ventrikuläre Herzrhythmusstörungen – insbesondere auch solche komplexer Art – sind herausragendes klinisches Symptom dieser Erkrankung. Sie finden sich vermehrt während und im Anschluß an körperliche Belastung (PUIGBÓ et al. 1977). Eine Reihe von Patienten mit dieser Erkrankung verstirbt am Kammerflimmern (ROSENBAUM 1964).

V. Virus-Myokarditis

Arrhythmien und AV-Leitungsstörungen werden bei Virus-Myokarditiden beobachtet, genaue Angaben zu ihrer Häufigkeit liegen in der Literatur jedoch nicht vor. WARD (1978) beschrieb einen ungewöhnlichen Fall von Coxsackie-B-3-Myokarditis mit rezidivierendem Kammerflimmern. Auch AV-Blockbilder wurden in Einzelfällen als Komplikation dieser Krankheitsbilder durch unterschiedliche Virus-Typen, wie Mumps-Virus (THOMPSON u. NOLAN 1966), Coxsackie-Virus-B-2 (GOULD et al. 1972) und Adeno-Virus (LIM et al. 1975) beschrieben. Sinusbradykardien wurden bei Myokarditis durch Influenza-Viren (VEREL et al. 1976) und ventrikuläre Tachykardien bei Myokarditis durch Varizellen-Virus (FIDDLER et al. 1977) beobachtet. VEREL et al. (1976) und MORALES et al. (1971) wiesen außerdem auf das Vorkommen von AV-Blockbildern und Leitungsstörungen bei den beiden letztgenannten Virus-Myokarditiden hin. In Einzelfällen wurden auch ventrikuläre Herzrhythmusstörungen und AV-Blokkierungen infolge von Myokarditiden durch Echo-Viren beschrieben (SCHLEISSNER et al. 1976).

VI. Perikarditis

Unter 100 konsekutiven Fällen mit akuter Perikarditis fanden sich bei nur 7% atriale Arrhythmien. Hiervon waren nur Patienten mit bekannter Herzerkrankung betroffen (SPODICK 1976).

VII. Endo-Myokardfibrosen

Unter 97 Patienten fanden sich 34mal atriale Rhythmusstörungen, davon 21mal persistierendes Vorhofflimmern oder Vorhofflattern (SOMERS et al. 1972). Nach ABRAHAMS (1962) haben ungefähr 50% aller dieser Patienten Vorhofflimmern. Wahrscheinliche Ursache für diese Rhythmusstörung ist die erhebliche Vorhofvergrößerung.

F. Lungenerkrankungen

I. Chronisch-obstruktives Syndrom und chronisches Cor pulmonale

Nach älteren Literaturangaben (z.B. HARVEY et al. 1953; HECHT 1956) sollen Rhythmusstörungen bei chronischem Cor pulmonale und anderen Lungenerkrankungen selten sein. Von anderen Untersuchern wird ihre Inzidenz mit 7 bis 47% angegeben (CORAZZA u. PASTOR 1958; GOLDBERG et al. 1960; COSBY u. HERMAN 1966; GUPTA 1966; SHINE et al. 1968; THOMAS u. VALABHJI 1969). Nach diesen Untersuchungen handelte es sich zumeist um ventrikuläre Extrasystolen, ventrikuläre Tachykardien und – häufiger noch – um Rhythmusstörungen supraventrikulären Ursprungs. Insbesondere die sog. multifokale supraventrikuläre Tachykardie – identisch mit dem chaotischen Vorhofrhythmus oder chaotischen Vorhofmechanismus – wurde als eine typische Rhythmusstörung bei der akuten Exazerbation einer chronischen Lungenerkrankung beschrieben (SHINE et al. 1968).

STERZ et al. (1971) fanden bei 100 Patienten mit chronischem Cor pulmonale nur bei 21% im Oberflächen-EKG einen normalen Sinusrhythmus, bei allen anderen dagegen Reizbildungs- und Leitungsstörungen, hierunter am häufigsten Sinustachykardie, ventrikuläre Extrasystolen, ventrikuläre Salven, Vorhofflimmern, Vorhofflattern und zwei Fälle von Kammerflattern. Auch SCHÜREN et al. (1973, 1974) beobachteten bei 30% von 120 stationär behandelten Patienten mit irreversibler chronisch-obstruktiver Lungenerkrankung und Cor pulmonale Herzrhythmusstörungen. Solche supraventrikulären Ursprungs waren in dieser Studie, in der 492 Oberflächen-EKGs zur Auswertung kamen, 5mal häufiger als solche ventrikulären Ursprungs. Besonders bemerkenswert war die in dieser Studie beobachtete große Häufigkeit von Vorhoftachykardien mit Block (insgesamt bei 7 Patienten) ohne nachweisbaren Digitaliseinfluß. In der Untersuchung von ASTIN (1973) dagegen fanden sich zwar bei 29% von 108 stationären Aufnahmen mit chronischem Cor pulmonale Rhythmusstörungen, unter diesen aber ganz überwiegend solche ventrikulären Ursprungs. PADMAVATI u. RAIZADA (1975) fanden bei 138 von 544 konsekutiven Patienten (~25%) mit chronisch obstruktiver Lungenerkrankung bzw. chronischem Cor pulmonale bei insgesamt 966 Oberflächen-EKG-Registrierungen Rhythmusstörungen. Mit abnehmender Häufigkeit waren dies supraventrikuläre und ventrikuläre Extrasystolie, Knotenrhythmen, supraventrikuläre Tachykardien, AV-Dissoziation, sinuatrialer Block, AV-Blöcke und ventrikuläre Tachykardien. MIHAILESCO u. MEIROSU (1977) beobachteten bei 11 von 50 Patienten mit chronischem Cor pulmonale

Rhythmusstörungen, darunter 5mal ventrikuläre Extrasystolen, 1mal supraventrikuläre Extrasystolen, 2mal supraventrikuläre Tachykardien, 1mal Vorhofflattern und 2mal Vorhofflimmern.

Für diese z.T. diskrepanten Befunde hinsichtlich der absoluten und relativen Häufigkeit der einzelnen Rhythmusstörungen sind sowohl Unterschiede im jeweils untersuchten Patientenkollektiv (Art und Schwere der Grunderkrankung, Vorhandensein einer partiellen oder globalen respiratorischen Insuffizienz, gleichzeitige Medikation) als auch methodische Probleme (Analyse intermittierend auftretender Rhythmusstörungen aus dem Oberflächen-EKG anstatt aus einer kontinuierlichen Langzeit-EKG-Registrierung) verantwortlich. Neuere Arbeiten, in denen überwiegend besser charakterisierte Patientenkollektive mittels Langzeit-EKG-Registrierung untersucht wurden, haben nicht nur den Kenntnisstand erweitert, sondern auch einheitliche Tendenzen aufgezeigt.

1. Chronisch-obstruktives Syndrom ohne respiratorische Insuffizienz

HOLFORD u. MITHOEFER (1973) untersuchten 35 Patienten mit chronisch-obstruktivem Syndrom mittels 72stündiger kontinuierlicher Langzeit-EKG-Überwachung und Standard-EKG-Registrierung unter stationären Bedingungen. 16 dieser Patienten hatten Zeichen einer akuten respiratorischen Insuffizienz, 19 dagegen nicht. Bei 89% des Gesamtkollektivs fanden sich Rhythmusstörungen während der Langzeit-EKG-Registrierung, bei 57% der Patienten solche von Krankheitswert bzw. Behandlungsbedürftigkeit. Supraventrikuläre Extrasystolen fanden sich bei 23, ventrikuläre Extrasystolen bei 24, mehr als ein Arrhythmietyp bei 23, paroxysmale atriale Tachykardien bei 7, chaotischer Vorhofrhythmus bei 2, ventrikuläre Tachykardien bei 5, Knotenrhythmen bei 9, Sinusarrest bei 5 und Sinusbradykardie bei 7 Patienten. Andere Arrhythmieformen wurden nur selten beobachtet. Nur bei 11 dieser Patienten (31%) zeigte das Standard-EKG unmittelbar vor Langzeit-EKG-Registrierung derartige Rhythmusstörungen.

Auch KLEIGER u. SENIOR (1974) verwandten zur Arrhythmieanalyse bei 25 Patienten mit chronisch-obstruktivem Syndrom sowohl eine Langzeit-EKG- (10 h) als auch eine Oberflächen-EKG-Registrierung. Außerdem wurden die Patienten dieser Studie mittels Spirometrie, Blutgasanalyse und Serum-Elektrolytkontrollen charakterisiert. Im Oberflächen-EKG fanden sich nur bei 20% der Patienten Rhythmusstörungen, im Langzeit-EKG dagegen bei 84%. 72% der im Langzeit-EKG erfaßten Arrhythmien waren ventrikulären und 52% supraventrikulären Ursprungs. Die Autoren schlossen aus ihrer Untersuchung, daß Rhythmusstörungen bei diesem Krankheitsbild nach Art und Häufigkeit denen der Postinfarktphase ähnlich sind. MONTENEGRO et al. (1978) fanden unter 150 Patienten mit chronisch-obstruktivem Syndrom bei 22% Arrhythmien im Oberflächen-EKG und bei 66% im 2stündig registrierten Langzeit-EKG. 21% der 99 Patienten zeigten im Langzeit-EKG supraventrikuläre Extrasystolen, 30% ventrikuläre Extrasystolen und 49% sowohl supraventrikuläre wie auch ventrikuläre Extrasystolen.

FLICK u. BLOCK (1979) untersuchten die Häufigkeit von Rhythmusstörungen bei 10 Patienten mit chronisch obstruktivem Syndrom mittels 24stündiger Langzeit-EKG-Registrierung und fanden bei 9 der 10 Patienten Rhythmusstörungen, darunter besonders häufig ventrikuläre und supraventrikuläre Extrasystolen sowie bei einem Patienten wiederholte ventrikuläre Tachykardien.

2. Chronisch-obstruktives Syndrom mit respiratorischer Insuffizienz

In der oben erwähnten Studie von Holford u. Mithoefer (1973) fanden sich unter 16 Patienten mit respiratorischer Insuffizienz bei 69% behandlungsbedürftige Rhythmusstörungen im Langzeit-EKG.

Hudson et al. (1973) beobachteten (bei insgesamt 148 Gelegenheiten) bei 47% von 70 Patienten mit chronisch-obstruktivem Syndrom und akuter respiratorischer Insuffizienz supraventrikuläre und ventrikuläre Rhythmusstörungen von Krankheitswert („major"). In dieser Studie, in der die Arrhythmieerfassung durch Oberflächen-EKG-Registrierungen erfolgte, wurden supraventrikuläre etwas häufiger als ventrikuläre Rhythmusstörungen beobachtet. Die so bezeichneten Rhythmusstörungen bestanden in häufigen ventrikulären Extrasystolen, ventrikulärer Bigeminie, Kammertachykardie, Kammerflimmern, supraventrikulären Tachykardien, AV-Knotentachykardien, chaotischem Vorhofrhythmus, Vorhofflimmern und Vorhofflattern.

Sideris et al. (1975) berichteten über eine 80%ige Häufigkeit supraventrikulärer Arrhythmien und eine 24%ige ventrikulärer Rhythmusstörungen im Oberflächen-EKG bei 91 Patienten mit akuter respiratorischer Insuffizienz (Grunderkrankung: 38 Patienten mit Bronchialasthma, 30 Patienten mit Lungenemphysem, 23 Patienten mit chronischer Bronchitis). Zwischen dem Ausmaß der Hypoxie und der Inzidenz der ventrikulären Extrasystolen bestand eine positive Beziehung.

3. Mechanismus der Arrhythmieentstehung

Der genaue Mechanismus der Arrhythmieentstehung bei diesem Krankheitsbild ist unbekannt. Ohne Zweifel ist jedoch eine Reihe unterschiedlicher Faktoren – in jeweils unterschiedlichem Ausmaß – bei der Arrhythmieentstehung beteiligt. Die unten genannten Thesen zur Arrhythmiegenese bei diesem Krankheitsbild sind zumeist hypothetisch und stützen sich nur ausnahmsweise auf systematische tierexperimentelle oder klinische Studien.

a) Chronisches Cor pulmonale

Kleiger u. Senior (1974) konnten nachweisen, daß Patienten mit chronisch-obstruktivem Syndrom und elektrokardiographischen Zeichen einer rechtsventrikulären Hypertrophie häufiger supraventrikuläre und ventrikuläre Rhythmusstörungen aufweisen als solche ohne rechtsventrikuläre Hypertrophie. In einer großen Serie von Patienten (554 konsekutive Fälle) mit chronischem Cor pulmonale, über die von Padmavati u. Raizada (1975) berichtet wurde, fanden sich bei allen 138 Patienten mit Rhythmusstörungen auch elektrokardiographische Zeichen einer rechtsventrikulären Hypertrophie. Auch nach tierexperimentellen Befunden (Heinrich 1969) können durch eine akute Druckbelastung des rechten Herzens ventrikuläre Rhythmusstörungen ausgelöst werden. Nach den genannten Befunden muß man annehmen, daß pathologisch-anatomische und funktionelle Faktoren der Rechtsherzbelastung wie rechtsventrikuläre Hypertrophie, rechtsventrikuläre und rechtsatriale Dilatation sowie vermehrte rechtsventrikuläre Wandspannung alleinige oder zumindst begünstigende Faktoren bei der Entstehung von Rhythmusstörungen bei diesem Krankheitsbild sind.

b) Atemwegsobstruktion

Der Schweregrad der Atemwegsobstruktion steht nach Befunden von KLEIGER u. SENIOR (1974) in keiner Beziehung zur Quantität und Qualität der beobachteten Rhythmusstörungen. Eine Atemwegsobstruktion als mögliche Ursache von Rhythmusstörungen läßt sich jedoch in aller Regel nicht von anderen mit ihr einhergehenden Veränderungen wie z.B. Ventilationsstörungen, Änderungen der Blutgaswerte sowie Störungen des Säurebasenhaushalts trennen.

c) Ventilationsstörungen, Blutgasveränderungen und Veränderungen des Säurebasenhaushalts

Auch diese Störungen lassen sich nur ausnahmsweise als jeweils alleiniger Faktor für die Entstehung einer Rhythmusstörung verantwortlich machen. Zumeist sind mehrere dieser Störungen in komplexer Weise an ihrer Verursachung beteiligt. Eine *Hypoxämie,* die bei chronisch-obstruktivem Syndrom sowohl durch eine reduzierte Sauerstoffaufnahme als auch durch eine Zunahme venös-arterieller Shunts zustande kommen kann, ist sowohl nach experimentellen als auch klinischen Befunden ursächlich bei der Arrhythmieentstehung bzw. Arrhythmieverstärkung beteiligt. So wiesen bereits AYRES u. GRACE (1969) aufgrund einer Analyse von Fällen mit akuter respiratorischer Insuffizienz unterschiedlicher Genese auf eine entsprechende Bedeutung der Hypoxämie hin. Auch HUDSON et al. (1973) fanden bei Patienten mit chronisch-obstruktivem Syndrom und gleichzeitiger akuter respiratorischer Insuffizienz bei 36% supraventrikuläre und ventrikuläre Rhythmusstörungen von Krankheitswert. Auch nach SIDERIS et al. (1975) hatten Patienten mit einer schweren Hypoxämie nahezu ausnahmslos (86%) ventrikuläre Extrasystolen, während solche mit geringer oder fehlender Hypoxämie nur selten (4%) ventrikuläre Extrasystolen zeigten. Andererseits fanden HOLFORD u. MITHOEFER (1973) keine positive Beziehung zwischen pathologisch veränderten arteriellen Blutgaswerten von Sauerstoff und Kohlendioxyd und klinisch bedeutsamen Rhythmusstörungen. Allerdings war auch in dieser Studie auffällig, daß insgesamt die Patienten mit obstruktivem Syndrom und gleichzeitiger respiratorischer Insuffizienz deutlich mehr schwerwiegende Rhythmusstörungen aufwiesen, als solche ohne respiratorische Insuffizienz.

FLICK u. BLOCK (1979) untersuchten 10 Patienten mit chronisch-obstruktivem Syndrom, 9 davon mit Rhythmusstörungen mittels 24stündiger Langzeit-EKG-Registrierung und häufiger Kontrolle der Blutgaswerte. Sie fanden zum Zeitpunkt einer nächtlichen Abnahme des arteriellen Sauerstoffpartialdrucks eine Zunahme der Häufigkeit ventrikulärer Extrasystolen. Diese ließ sich bei 4 der 9 Patienten durch Verabreichung von Sauerstoff verhindern. Alle genannten Befunde weisen auf eine ursächliche Bedeutung der Hypoxämie für die Entstehung von ventrikulären Rhythmusstörungen beim chronisch-obstruktiven Syndrom mit akuter respiratorischer Insuffizienz hin.

d) Hyper-, Hypokapnie, Störungen des Säurebasenhaushalts

Veränderungen des CO_2-Partialdrucks sowie Änderungen des pH-Wertes (respiratorisch und/oder metabolisch) können – zumindest nach experimentellen Befunden an isolierten Herzpräparaten – über eine Beeinflussung der sog. langsamen diastolischen Depolarisation physiologische und pathologische Automatiezentren des Herzens beeinflussen (z.B. HOFFMAN u. CRANEFIELD 1964). Auch unter klinischen Bedingungen konnte in Einzelfällen eine Alkalose (z.B. durch spontane oder artefizielle Hyperventilation) als Ursache von Rhythmusstörungen bei respiratorischer Insuffizienz identifiziert werden (AYRES u. GRACE 1969). Andererseits konnte in kontrollierten klinischen Studien der isolierte Einfluß einer Hyperkapnie auf die Entstehung von Rhythmusstörungen nicht nachgewiesen werden (HOLFORD u. MITHOEFER 1973; SIDERIS et al. 1975). Metabolisch induzierte Alkalosen, z.B. durch exzessiven Gebrauch von Diuretika oder Überdosierungen von Bicarbonat, wurden dagegen als Ursache von ventrikulären Rhythmusstörungen bei respiratorischer Insuffizienz beschrieben (LEVINE u. KLEIN 1976).

Experimentelle und – weniger eindeutig – auch klinische Befunde weisen auf die Bedeutung einer Azidose bei der Entstehung ventrikulärer Rhythmusstörungen hin. Dies scheint weniger für die respiratorische als vielmehr für die metabolische Azidose zuzutreffen (Literatur s. LEVINE u. KLEIN 1976). Nach diesen Autoren geht die metabolische Azidose eher mit bradykarden als mit tachykarden Rhythmusstörungen einher.

e) Reflektorische Mechanismen

Sinusbradykardie und supraventrikuläre Herzrhythmusstörungen werden überwiegend auf ein verändertes Reflexgeschehen zurückgeführt. Hierbei sind unterschiedlich lokalisierte und geartete Rezeptoren sowie unterschiedliche Reflexbahnen involviert. Am bekanntesten ist die durch eine Aktivierung von Dehnungsrezeptoren im rechten Vorhof – über vagale afferente und sympathische efferente Bahnen – ausgelöste Herzfrequenzsteigerung bei diesem Krankheitsbild. Über die Aktivierung pulmonaler Dehnungsrezeptoren und pulmonal-kapillärer Druckrezeptoren (Literatur s. LEVINE u. KLEIN 1976) kommt es ebenfalls zur Herzfrequenzsteigerung und über die letztgenannten auch zu atrialen Tachy- und Bradyarrhythmien.

f) Neurotransmitter, Elektrolyte und Pharmaka

Wie bekannt, führen eine Reihe der beim chronisch-obstruktiven Syndrom beobachteten pathophysiologischen Veränderungen, wie insbesondere Hypoxämie und Störungen des Säurebasenhaushalts, zu einer Sensibilisierung von Reizleitungssystem und Myokard gegenüber Katecholaminen und anderen arrhythmieauslösenden Faktoren (s. unten). Hierdurch wird die Auslösung tachykarder supraventrikulärer und ventrikulärer Rhythmusstörungen begünstigt. In ähnlicher Weise arrhythmiefördernd wirken sich auch Hypokaliämie und seltener Hyperkaliämie aus. Fraglich ist, ob diese arrhythmieauslösende Eigenschaft auch für Katecholamine in therapeutischer Dosierung gilt. Zumindest für Isoproterenol-Aerosol in therapeutischer Dosierung konnte eine arrhythmieauslösende Wirkung bei Patienten mit chronisch-obstruktivem Syndrom nicht nachgewiesen werden (ASSAEL et al. 1975). Auch J. GROSSMAN (1976) beobachtete keinen Einfluß dieser Pharmakotherapie auf die Arrhythmiehäufigkeit stationärer Patienten mit Asthma bronchiale. Unter Aminophyllin-Therapie ist es wiederholt zu dramatischen kardialen und systemischen Toxizitätserscheinungen einschließlich eines plötzlichen Herztodes gekommen (Literatur s. JOSEPHSON et al. 1980). In aller Regel traten diese Ereignisse unter Plasmatheophyllin-Konzentrationen von über 20 µg/ml auf. Nach tierexperimentellen Befunden soll nicht nur Adrenalin, sondern auch Aminophyllin die Flimmerschwelle des Myokards erniedrigen (HAN et al. 1964; HOROWITZ et al. 1975). Es war daher von besonderer Bedeutung, die potentielle arrhythmogene Wirkung beider Pharmaka und ihrer Kombination unter kontrollierten Bedingungen zu untersuchen. JOSEPHSON et al. (1980) verglichen die arrhythmogene Wirksamkeit von Adrenalin allein sowie von Adrenalin und Aminophyllin in Kombination bei Patienten mit akutem Asthma bronchiale und fanden unter Kombinationstherapie vermehrt supraventrikuläre und ventrikuläre Rhythmusstörungen.

Herzglykoside sind wiederholt als Ursache einer paroxysmalen atrialen Tachykardie mit AV-Block bei diesem Krankheitsbild identifiziert worden (z.B. GOLDBERG et al. 1960; AGARWAL u. AGARWAL 1972; SCHÜREN et al. 1973, 1974). KIRBY et al. (1970) schlossen aufgrund ihrer Befunde an 31 Patienten mit respiratorischer Insuffizienz, daß eine Hypoxämie das Myokard gegenüber Digitalis sensibilisiert. Hierfür sprachen auch tierexperimentelle Befunde, nach denen eine Hypoxie die Digitalistoxizität steigert (HARRISON et al. 1968).

g) Koronare Herzkrankheit

Nach REES et al. (1964) muß man davon ausgehen, daß etwa ein Drittel aller Patienten mit chronisch-obstruktivem Syndrom an einer koronaren Herzerkrankung leidet. Auch andere Autoren weisen auf das häufige gleichzeitige Vorkommen beider Krankheitsbilder hin (STEELE et al. 1975). So läßt sich im Einzelfall ohne Vorliegen eines Koronarangiogramms niemals mit Sicherheit entscheiden, ob Rhythmusstörungen bei chronisch-obstruktivem Syndrom nicht durch eine gleichzeitige koronare Herzerkrankung bedingt oder verstärkt werden.

4. Prognostische Bedeutung

Nach einer Zusammenstellung eines umfangreichen Patientengutes sollen 8% aller Todesfälle bei chronisch-obstruktivem Syndrom durch einen unerwarteten und plötzlichen Herztod – wahrscheinlich als Folge einer Rhythmusstörung – eintreten (DIENER u. BURROWS 1975). Nach einer weiteren Studie an Patienten mit chronisch-obstruktivem Syndrom und akuter respiratorischer Insuffizienz, in der mehr als die Hälfte aller Verstorbenen ventrikuläre Rhythmusstörungen im Oberflächen-EKG aufwiesen, konnte bei 5 dieser Patienten ein Kammerflimmern elektrokardiographisch dokumentiert werden (HUDSON et al. 1973). HOLFORD u. MITHOEFER (1973) berichteten über 15 Todesfälle in ihrem Patientenkollektiv nach Entlassung aus stationärer Behandlung, 11 davon durch einen plötzlichen Herztod. In dieser Studie fanden sich bei 89% der Patienten mit chronisch-obstruktivem Syndrom Herzrhythmusstörungen. Angaben über deren Beziehung zur Prognose bzw. zu einem späteren plötzlichen Herztod finden sich in dieser Arbeit nicht. Auch für Patienten mit anderen schweren Lungenerkrankungen unterschiedlicher Genese haben Rhythmusstörungen wahrscheinlich eine prognostische Bedeutung. So konnten GULSVIK et al. (1978) zeigen, daß 31% der Patienten mit Arrhythmien im Vergleich zu 8% der Patienten ohne Arrhythmien verstarben. Ähnlich wie ventrikuläre Herzrhythmusstörungen soll auch der für das obstruktive Syndrom mit akuter respiratorischer Insuffizienz typische chaotische Vorhofrhythmus eine ungünstige Prognose signalisieren. Er soll mit einer Krankenhausmortalität von 64% (ROTHFELD 1980) bzw. 30–50% (SHINE et al. 1968; PHILLIPS et al. 1969) einhergehen. KIRBY et al. (1970) berichteten über eine Mortalität von Patienten mit respiratorischer Insuffizienz und paroxysmaler atrialer Tachykardie mit und ohne Block von 70%, wogegen nur 36% der Patienten mit anders gearteten supraventrikulären Rhythmusstörungen verstarben.

II. Lungenarterienembolie und akutes Cor pulmonale

Berichte über Rhythmusstörungen bei akuter sowie chronisch-rezidivierender Lungenembolie mit und ohne Cor pulmonale sind selten. Eine ältere Studie hierzu stammt von ZUCKERMANN et al. (1950), die 40 Patienten mit akutem Cor pulmonale im Hinblick auf evtl. Rhythmusstörungen untersuchten. Auch WEBER u. PHILLIPS (1966) berichteten über die elektrokardiographischen Veränderungen bei 60 Patienten mit gesicherter Lungenembolie. Folgende Rhythmusstörungen sind nach neueren Untersuchungen (STERZ et al. 1971) insbesondere bei akutem Cor pulmonale zu erwarten: Sie fanden bei 16 Patienten mit akutem Cor pulmonale vor allem Sinustachykardien, Knotenextrasystolen, ventrikuläre Extrasystolen, Kammertachykardien, Vorhofflattern sowie Kammerflimmern und Kammerflattern. Bei 2 Patienten dieser Studie fand sich ein AV-Block III. Grades und bei 2 weiteren ein kompletter Rechtsschenkelblock.

ISERI et al. (1978) fanden unter 133 Patienten mit bradykardem oder tachykardem Herzstillstand, die innerhalb einer 10minütigen Zeitperiode in ärztliche Beobachtung kamen, 3 Patienten mit akuter Lungenembolie. Bei diesen Patienten fanden sich bradykarde Rhythmusstörungen in Form einer gestörten atrioventrikulären Überleitung bzw. eines Sinusarrestes.

Daß auch rezidivierende Lungenembolien mit Rhythmusstörungen einhergehen können, wird aus einer gut dokumentierten Zusammenstellung von 5 Patienten mit diesem Krankheitsbild deutlich (BROWN et al. 1979). Diese Autoren analysierten die im Verlauf rezidivierender thrombembolischer Ereignisse auftretenden Rhythmusstörungen mittels 24stündiger Langzeit-EKG-Registrierung. Sie fanden bei diesen Patienten Rhythmusstörungen wie anfallsweise supraventrikuläre Tachykardien mit einer Frequenz zwischen 180 und 200/min, multifokale ventrikuläre Extrasystolen und einen intermittierenden AV-Block II. Grades Typ II. Bei allen Patienten waren diese Rhythmusstörungen von deutlichen subjektiven Beschwerden begleitet. Weitere systematische Untersuchungen über Rhythmusstörungen bei diesem Krankheitsbild liegen bisher nicht vor.

III. Primäre pulmonale Hypertonie

JAMES (1962b) berichtete über 3 autoptisch untersuchte Patienten mit diesem Krankheitsbild, die an einem plötzlichen Herztod verstarben. Die einzige größere Übersicht über Art und Häufigkeit von Rhythmusstörungen bei diesem Krankheitsbild wurde anhand von 171 Oberflächen-EKG-Befunden von 101 Patienten zusammengestellt (KANEMOTO u. SASAMOTO 1979). Diese Autoren fanden bei 27% des Gesamtkollektivs Arrhythmien, welche bei den Patienten, die innerhalb eines 2jährigen Beobachtungszeitraums verstarben, signifikant häufiger waren als bei Überlebenden. Ganz überwiegend (70%) handelte es sich dabei um Sinustachykardien, Sinusbradykardien und Digitalis-induzierte AV-Blöcke I. Grades. Die Autoren kamen zu dem Schluß, daß schwerwiegende ventrikuläre Herzrhythmusstörungen bei primärer pulmonaler Hypertonie sehr selten seien. Da in dieser Studie jedoch keine Langzeit-EKG-Registrierungen durchgeführt wurden, läßt sich über die tatsächliche Häufigkeit insbesondere prognostisch bedeutsamer ventrikulärer Rhythmusstörungen keine sichere Aussage treffen. Folglich muß offenbleiben, ob der nicht seltene plötzliche Herztod bei diesem Krankheitsbild nicht doch durch – in der obengenannten Studie nicht erfaßte – supraventrikuläre oder – wahrscheinlicher – ventrikuläre Herzrhythmusstörungen eintritt.

G. Mitralklappenprolaps-Syndrom

Veränderungen im Oberflächen-EKG sowie tachy- und bradykarde Herzrhythmusstörungen werden häufig beim Mitralklappenprolaps-Syndrom beobachtet. Eine Übersicht über die bis einschließlich 1978 zu dieser Thematik erschienene umfangreiche Literatur enthält die 1979 von R.M. JERESATY publizierte Monographie „Mitral valve prolapse“.

I. Ventrikuläre Herzrhythmusstörungen

Ventrikuläre Herzrhythmusstörungen gehören klinisch zum klassischen Bild des Mitralklappenprolaps-Syndroms. Schon im Oberflächen-EKG finden sich bei 25 von 100 Patienten ventrikuläre Extrasystolen (JERESATY 1973). KREISMANN et al. (1971) wiesen zum ersten Mal anhand von Langzeit-EKG-Registrierungen auf die Häufigkeit ventrikulärer Herzrhythmusstörungen bei diesem Krankheitsbild hin. Diese Autoren fanden bei 17 von 20 Patienten ventrikuläre Extrasystolen. Ein ähnlich hoher Prozentsatz von ventrikulären Extrasystolen fand sich auch in anderen Studien (CRILEY u. KISSEL 1975; WINKLE et al. 1975; CAMPBELL et al. 1976; DE MARIA et al. 1976).

Die bis zum Jahre 1976 erschienene englischsprachige Literatur zum Thema Arrhythmien beim Mitralklappenprolaps-Syndrom wurde von SWARTZ et al. (1977) zusammengestellt. Insgesamt wurden in dieser Zusammenfassung Befunde von 589 Patienten berücksichtigt. Im Mittel hatten 55% dieser Patienten ventrikuläre Extrasystolen. In einer deutschsprachigen Studie an 72 Patienten wurde die mittels 22stündiger Langzeit-EKG-Aufzeichnung und Belastungs-EKG erfaßte Häufigkeit ventrikulärer Extrasystolen mit 70% angegeben (SCHWEIZER et al. 1979). Auch bei pädiatrischen Patienten mit Mitralklappenprolaps konnte das häufige Vorkommen ventrikulärer Herzrhythmusstörungen gezeigt werden: Von 26 unselektierten Patienten wiesen 12 ventrikuläre Herzrhythmusstörungen auf (KAVEY et al. 1980). Obwohl die genannten Untersuchungsergebnisse die Häufigkeit ventrikulärer Herzrhythmusstörungen eindrucksvoll dokumentieren, bleibt deren tatsächliche Häufigkeit unsicher. Untersucht man nämlich Patienten, bei denen im Rahmen einer echokardiographischen Screening-Untersuchung ein Mitralklappenprolaps-Syndrom festgestellt wurde, findet man eine nur relativ geringe Häufigkeit ventrikulärer Extrasystolen. So sahen beispielsweise MARKIEWICZ et al. (1976) bei 10 im Rahmen einer Screening-Untersuchung entdeckten Patienten mit Mitralklappenprolaps-Syndrom nur bei 2 Patienten häufige (>10–15/min) und bei 2 weiteren seltene ventrikuläre Extrasystolen. In ähnlicher Weise fanden auch SBARBARO et al. (1979) bei 4 durch eine Screening-Untersuchung entdeckten asymptomatischen Patienten mit Mitralklappenprolaps-Syndrom in einer 24stündigen Langzeit-EKG-Untersuchung keine ventrikulären Extrasystolen. Diese Unterschiede in der Häufigkeitsangabe ventrikulärer Extrasystolen zwischen selektierten und unselektierten Patientenkollektiven ist wahrscheinlich so zu begründen: Zum einen gelangen Patienten mit symptomatischer Extrasystolie bei Mitralklappenprolaps-Syndrom häufiger zur klinischen Untersuchung, zum anderen dürfte die Diagnose eines Mitralklappenprolaps-Syndroms bei Patienten mit ventrikulären Extrasystolen und ohne typischen Auskultationsbefund weniger oft gestellt werden. Nach den bisher vorliegenden Befunden unterscheiden sich Patienten mit einem stummen Mitralklappenprolaps-Syndrom in ihrer Arrhythmie-Häufigkeit nicht wesentlich von Herzgesunden.

In den meisten Studien wird neben der Quantität auch auf die Qualität bzw. Art der registrierten ventrikulären Herzrhythmusstörungen näher eingegangen. So berichteten WINKLE et al. (1975), daß bei 12 ihrer 24 Patienten nicht nur häufige (mehr als 425/24 h), sondern auch Paare von ventrikulären Extrasystolen und bei 5 dieser Patienten zusätzlich ventrikuläre Tachykardien auftraten. Demnach scheinen komplexe und potentiell gefährliche Arrhythmien nur bei solchen Patienten mit Mitralklappenprolaps-Syndrom vorzukommen, die gleichzeitig häufige ventrikuläre Extrasystolen aufweisen (WINKLE et al. 1975). Auch DE MARIA et al. (1976) fanden bei 16 von 18 Patienten mit ventrikulären Extrasystolen solche, die sie als „serious" bezeichneten (d.h. solche mit einer Häufigkeit von mehr als 5/min, multifokale Paare, ventrikuläre Tachykardien oder solche mit R- auf T-Charakteristik). In ähnlicher Weise beobachteten CAMPBELL et al. (1976) unter 20 mittels 24stündiger Langzeit-EKG-Registrierung untersuchten Patienten bei einem Patienten Kammerflimmern (selbst terminierend), bei 5 Patienten ventrikuläre Tachykardien, bei 2 Patienten ventrikuläre Extrasystolen mit R- auf T-Charakteristik sowie bei einem weiteren Patienten multifokale ventrikuläre Extrasystolen. In der Studie von SCHWEIZER et al. (1979) fanden sich bei 28% der untersuchten 72 Patienten „schwere Arrhythmien". In der Studie von KAVEY et al. (1980) zeigten 4 von 26 Kindern häufige multifokale ventrikuläre Extrasystolen, 1 Patient ventrikuläre Paare und 2 Patienten ventrikuläre Extrasystolen mit R- auf T-Charakteristik. Andererseits fand sich in einem ebenfalls pädiatrischen Krankengut bei 5 von 38 Patienten mit einer ventrikulären Tachykardie ein Mitralklappenprolaps-Syndrom (ROCCHINI et al. 1981). Nach der Übersicht von SWARTZ et al. (1977) haben 6,3% der symptomatischen Patienten mit Mitralklappenprolaps-Syndrom ventrikuläre Tachykardien.

Auch durch Belastungs-EKG-Untersuchungen konnte die Häufigkeit ventrikulärer Herzrhythmusstörungen beim Mitralklappenprolaps-Syndrom nachgewiesen werden. So beobachteten POCOCK u. BARLOW (1971) das Auftreten zahlreicher multifokaler ventrikulärer Extrasystolen bei 6 von 50 Patienten mit Mitralklappenprolaps-Syndrom im Anschluß an eine Belastung. Auch SLOMAN et al. (1972) berichteten über eine Zunahme ventrikulärer Herzrhythmusstörungen während oder nach Belastung bei 16 von 20 Patienten. GOOCH et al. (1972) untersuchten die Häufigkeit von Arrhythmien während und nach Fahrradergometerbelastung bei 24 Patienten im Vergleich zum Oberflächen-EKG. Im Oberflächen-EKG fanden sich bei 50%, im Belastungs-EKG bei 75% der Patienten ventrikuläre Extrasystolen. Nach dieser Untersuchung wurde die Arrhythmiehäufigkeit unter körperlicher Belastung geringer, um unmittelbar nach Belastung deutlich zuzunehmen. Zu diesem Zeitpunkt fanden sich auch vermehrt komplexe ventrikuläre Arrhythmien. In späteren Untersuchungen erwies sich das Belastungs-EKG dem Langzeit-EKG gegenüber in der Arrhythmieentdeckung als etwa vergleichbar (KAVEY et al. 1980) oder als unterlegen (WINKLE et al. 1975; DE MARIA et al. 1976; SCHWEIZER et al. 1979).

II. Supraventrikuläre Herzrhythmusstörungen

CRILEY u. KISSEL (1975) fanden bei 13 ihrer 22 Patienten supraventrikuläre Extrasystolen, davon bei 6 kurzdauernde paroxysmale atriale Tachykardien. In einem ähnlich hohen Prozentsatz (63%) ihrer Patienten fanden auch WINKLE et al. (1975) supraventrikuläre Extrasystolen und paroxysmale atriale Tachykardien. Alle in dieser Studie registrierten Perioden von paroxysmaler Tachykardie waren kurz, im Mittel $5{,}6 \pm 2{,}6$ Schläge/Episode. Die mittlere Herzfrequenz während der tachykarden Phasen lag bei 134 ± 25 Schläge/min. Fast die Hälfte der registrierten Episoden trat während der Schlafzeit auf. In der Studie von DE MARIA et al. (1976) fanden sich bei 35% der untersuchten 31 Patienten supraventrikuläre Extrasystolen. In dieser Studie wurde lediglich bei einem Patienten eine paroxysmale atriale Tachykardie sowie bei einem weiteren Patienten intermittierendes Vorhofflimmern beobachtet. Nach der Sammelstatistik von SWARTZ et al. (1977) fanden sich bei 36 von 589 Patienten paroxysmale supraventrikuläre Tachykardien. In ihrer an einem pädiatrischen Krankengut durchgeführten Studie fanden KAVEY et al. (1980) bei 3 ihrer 26 mittels 24stündiger Langzeit-EKG-Registrierung untersuchten Patienten supraventrikuläre Extrasystolen, bei einem Patienten eine paroxysmale supraventrikuläre Tachykardie sowie bei 5 Patienten unerklärliche Sinustachykardien mit einer Herzfrequenz bis zu 170/min. Auch JERESATY (1979) weist auf die Häufigkeit einer inadäquaten Sinustachykardie, d.h. einer Tachykardie, die sich nicht durch körperliche oder psychische Belastungen erklären läßt, bei Patienten mit Mitralklappenprolaps-Syndrom hin.

III. Bradykarde Herzrhythmusstörungen und Leitungsstörungen

Bradykarde Herzrhythmusstörungen und Leitungsstörungen werden relativ selten beim Mitralklappenprolaps-Syndrom beobachtet (zur Literatur s. Monographie von JERESATY 1979). So fanden WINKLE et al. (1975) bei keinem ihrer Patienten bradykarde Herzrhythmusstörungen. Andererseits beobachteten DE MARIA et al. (1976) unter 31 mittels 10stündiger Langzeit-EKG-Registrierung überwachten Patienten bei 29% bradykarde Herzrhythmusstörungen. Im Ruhe-EKG traten bei den gleichen Patienten nur in 10% und im Belastungs-EKG in 3% der Fälle bradykarde Herzrhythmusstörungen in Form von Sinusbradykardie, ausgeprägter Sinusarrhythmie, Sinusarrest oder einem wandernden Schrittmacher auf. LEICHTMAN et al. (1976) beschrieben ein familiäres Vorkommen von Mitralklappenprolaps-Syndrom und Bradyarrhythmien. Durch intrakardiale elektrophysiologische Untersuchungen konnte bei diesen Patienten eine Dysfunktion im Bereich des Sinus- und AV-Knotens nachgewiesen werden. Bei 2 dieser Patienten wurde die bradykardiebedingte Synkope erfolgreich durch eine Schrittmacherimplantation behandelt. Eine Störung der sinuatrialen Funktion konnte in einer weiteren Studie bei 6 Patienten mittels Langzeit-EKG-Registrierung aufgedeckt werden (ZEILENGA u. CRILEY 1972). Diese Autoren beobachteten dabei eine auffällige Sinusarrhythmie, bei 3 dieser Patienten eine sinuatriale Wenckebach-Periodik. SCHAAL et al. (1974) fanden unter 27 Patienten bei 10 Patienten Leitungsdefekte wie 2:1-Block im Bereich des AV-Knotens, linksanterioren Hemiblock, bifaszikulären Block, Rechts- und Linksschenkelblockbilder sowie hochgradige AV-Blockierungen. Insgesamt scheinen Bradyarrhythmien wie Sinusbradykardie, sinuatrialer Block und ausgeprägte Sinusarrhythmie beim Mitralklappenprolaps-Syndrom häufiger als in der Normalbevölkerung vorzukommen. Supra- und infrahisäre Leitungsstörungen dürften dagegen nur zufälligerweise mit diesem Krankheitsbild assoziiert sein (s. auch DEVEREUX et al. 1976; JERESATY 1979).

IV. Präexzitation beim Mitralklappenprolaps-Syndrom

Auf ein gemeinsames Vorkommen von Präexzitations- und Mitralklappenprolaps-Syndrom wiesen erstmals GALLAGHER et al. (1975) hin. Sie fanden unter 68 Patienten mit WPW-Syndrom bei 7 typische Charakteristika eines Mitralklappenprolaps-Syndroms. In einer späteren Mitteilung der gleichen Arbeitsgruppe wurde die Inzidenz eines WPW-Syndroms bei 145 Patienten mit 6,9% (n = 10) angegeben (GALLAGHER et al. 1977). Auch andere Autoren berichteten über das gemeinsame Vorkommen von Präexzitations- und Mitralklappenprolaps-Syndrom (TEICHHOLZ u. TAEGTMEYER 1975; DEVEREUX et al. 1976; KRIKLER et al. 1976; MALCOLM et al. 1976; ANTONELLI et al. 1976; BJERREGAARD u. LA COUR PETERSON 1977; JOSEPHSON et al. 1978).

V. Beziehung zwischen Rhythmusstörungen, Beschwerden, klinischem Befund und Veränderungen des Oberflächen-EKG

Zwischen der Häufigkeit von Herzrhythmusstörungen einerseits und Geschlecht, Alter, Schwere des Prolapses, Mitralinsuffizienz, Vorhandensein eines systolischen Clicks oder eines spätsystolischen oder holosystolischen Geräusches, EKG-Veränderungen im Bereich des ST-Segments oder der T-Welle andererseits fand sich keine Korrelation (DE MARIA 1976). WINKLE et al. (1975) untersuchten die Beziehung zwischen Rhythmusstörungen und vom Patienten während der Langzeit-EKG-Registrierung angegebenen Beschwerden wie Brustschmerz, Atemnot, Schwächegefühl, Palpitationen und Schwindelgefühl und fanden ebenfalls keine Beziehung zwischen den Symptomen und Herzrhythmusstörungen. Andererseits beschrieben die gleichen Autoren in einer späteren Studie bei 5 von 7 Patienten mit Mitralklappenprolaps-Syndrom und lebensbedrohlichen Rhythmusstörungen ST-Segment-Veränderungen und Veränderungen im Bereich der T-Welle. Auch CAMPBELL et al. (1976) fanden eine Beziehung zwischen Schweregrad der Rhythmusstörungen und ST-Streckenveränderungen in den inferio-lateralen Ableitungen des Oberflächen-EKG. In dieser Studie wurden Kammerflimmern und ventrikuläre Tachykardien nur bei solchen Patienten beobachtet, die auch Veränderungen im Oberflächen-EKG aufwiesen.

VI. Mechanismen der Arrhythmieentstehung

Die Pathogenese der Arrhythmien beim Mitralklappenprolaps-Syndrom ist bis heute ungeklärt. Am einfachsten ist die Häufigkeit supraventrikulärer Tachykardien bei manifestem oder verborgenem WPW-Syndrom und Mitralklappenprolaps-Syndrom zu erklären (s. oben). Zur Pathogenese der ventrikulären Herzrhythmusstörungen liegen eine ganze Reihe von Theorien vor: Eine kleinere Gruppe von Autoren ist der Ansicht, daß es sich beim Mitralklappenprolaps-Syndrom um eine „fokale Kardiomyopathie" handele (SCAMPARDONIS et al. 1973; GULOTTA et al. 1974). So fanden z.B. GULOTTA et al. (1974) bei 13 ihrer 26 Patienten ein deutlich pathologisches linksventrikuläres Angiogramm mit reduzierter Kontraktilität und deutlichen Hypokinesien auch im Vorderseitenwandbereich des linken Ventrikels. Folgt man dem theoretischen Ansatz dieser Autoren, so kann man davon ausgehen, daß ventrikuläre Herzrhythmusstörungen bei diesen Patienten in dem von der „fokalen Kardiomyopathie" befallenen Myokardareal entstehen. Einer anderen Theorie zufolge soll es durch die prolabierenden Mitralklappensegel zu einem unangemessenen Zug auf die Papillarmuskeln kommen. Rhythmusstörungen könnten so über eine direkte Zugwirkung auf die Muskulatur oder über einen dadurch induzierten Gefäßspasmus ausgelöst werden. Andererseits könnten die abnormal stark angespannten Mitralklappensegel selbst Entstehungsort der Arrhythmien sein. WIT u. CRANEFIELD (1976) beobachteten, daß isolierte Segelstrukturen in der Lage sind, sog. slow action potentials und anhaltende rhythmische Aktivität zu produzieren. Nach diesen Befunden dürfte der Entstehungsmechanismus ventrikulärer Herzrhythmusstörungen bei diesem Krankheitsbild uneinheitlich sein. Hierfür spricht auch, daß nach SENGES et al. (1979) – im Widerspruch zu den o.g. Theorien

– eine Verkleinerung des linken Ventrikels (was zu einer Zunahme des Prolapses führt) mit einer Abnahme der Rhythmusstörungen einhergehen soll. Auch für die Entstehung atrialer Arrhythmien läßt sich aufgrund elektrophysiologischer Befunde am isolierten, superfundierten anterioren Mitralklappensegel von Hunden eine Erklärung finden. WIT et al. (1973) konnten zeigen, daß in dieser Struktur – z.B. durch die Einwirkung von Zugkräften – schrittmacherähnliche Aktivität entsteht, die zum linken Vorhof weitergeleitet wird. Nach einer älteren, häufig zitierten, experimentell aber nicht bewiesenen Theorie ist die Entstehung ventrikulärer Herzrhythmusstörungen bei dieser Erkrankung darauf zurückzuführen, daß es während der frühen Diastole zu einer schlagartigen Entleerung der Blutsäule in den linken Ventrikel kommt (CRILEY et al. 1973).

VII. Plötzlicher Herztod

Nach einer schon mehrfach erwähnten Zusammenstellung der Literatur kam es bei 8 von 589 Patienten, d.h. bei 1,4%, zu einem plötzlichen Herztod (SWARTZ et al. 1977). In einer anderen Studie über die Langzeit-Prognose an 373 Patienten, die über 4–20 Jahre beobachtet wurden, betrug die Mortalität durch plötzlichen Herztod 2,1% (KOCH u. HANCOCK 1976). Aus beiden Angaben geht die tatsächliche Häufigkeit des plötzlichen Herztodes beim Mitralklappenprolaps-Syndrom jedoch insofern nicht hervor, als es sich beim überwiegenden Teil dieser Patienten um solche mit besonderer klinischer Symptomatik und daher mit relativ ungünstiger Prognose handelte. JERESATY (1979) zufolge wurde bis zum Jahre 1979 lediglich bei 25 Patienten mit Mitralklappenprolaps-Syndrom ein plötzlicher Herztod beschrieben. Ein Großteil dieser Fälle wurde von JERESATY selbst und einer weiteren Arbeitsgruppe (KOCH u. HANCOCK 1976) berichtet. Eine detaillierte Dokumentation und Analyse solcher Fallberichte findet sich bei JERESATY (1979). Für einen Zusammenhang zwischen ventrikulären Herzrhythmusstörungen und plötzlichem Herztod bei Mitralklappenprolaps-Syndrom spricht, daß bei den Patienten, die am plötzlichen Herztod verstarben, nahezu regelmäßig potentiell lebensbedrohliche ventrikuläre Herzrhythmusstörungen beobachtet wurden. Ob auch bradykarde Rhythmusstörungen für die Auslösung eines plötzlichen Herztodes bei dieser Erkrankung verantwortlich sein können, wie einige Autoren (z.B. LEICHTMAN et al. 1976) vermuten, muß offenbleiben. Quantitativ scheinen solche Rhythmusstörungen jedoch für die Genese des plötzlichen Herztodes bei diesem Krankheitsbild nicht von Bedeutung zu sein; dementsprechend liegen bisher keine Dokumentationen über einen plötzlichen Herztod durch bradykarde Herzrhythmusstörungen beim Mitralklappenprolaps-Syndrom vor.

H. Klappenerkrankungen

Die überwiegende Anzahl klinisch symptomatischer Patienten mit Mitralklappeninsuffizienz weist eine absolute Arrhythmie bei Vorhofflimmern auf (BENTIVOGLIO et al. 1958). Diese Rhythmusstörung wird auch bei etwa 50% aller klinisch symptomatischen Patienten mit Mitralklappenstenose angetroffen

(OLESEN 1962). Die Häufigkeit von Vorhofflimmern korreliert dabei mit der Fibrose im Bereich des linken Vorhofs (BAILEY et al. 1968) und mit dem Patienten-Alter (PROBST et al. 1973), aber nur wenig mit dem Schweregrad der Mitralstenose (ROWE et al. 1960; HUGENHOLTZ et al. 1962). Auch bei Mitralinsuffizienz korreliert die Häufigkeit von Vorhofflimmern mit dem Alter der Patienten (BENTIVOGLIO et al. 1958). Häufige supraventrikuläre Extrasystolen und/oder paroxysmales Vorhofflimmern können dem permanenten Vorhofflimmern zeitlich vorausgehen.

Die wichtigste Komplikation einer Kalkeinlagerung in das Reizleitungssystem ist ein kompletter AV-Block (PERLOFF u. ROBERTS 1972). Einen solchen findet man besonders bei Patienten mit massiver Mitralklappenring-Verkalkung, bei denen sich die Verkalkung in das intraventrikuläre Septum ausdehnt (ROBERTS et al. 1973). Kalzifikationen einer Aortenklappenstenose können sich ebenfalls bis in das Leitungssystem fortsetzen und so bei etwa 5% der Patienten mit Aortenklappenerkrankung Schenkelblockbilder und AV-Blockierungen hervorrufen (DHINGRA et al. 1977; THOMPSON et al. 1979). Bei einer Aortenklappeninsuffizienz dagegen ist die atrioventrikuläre Überleitung zumeist normal und eine Überleitungsstörung Ausdruck einer fortgeschrittenen Erkrankung (z.B. HERBERT 1970).

J. Herzklappenersatz

Herzrhythmusstörungen nach herzchirurgischen Eingriffen finden sich bei 29–100% der Patienten in der frühen postoperativen Phase (SMITH et al. 1972; ANGELINI et al. 1974; ROSE et al. 1975; THORMANN u. SCHWARZ 1976; HOIE u. FORFANG 1980).

Die Angaben über die Häufigkeit dieser Arrhythmien sind abhängig von der Art der Arrhythmieerfassung, von Zeitpunkt und Zeitdauer der Registrierung, von der Art und Qualität des kardiochirurgischen Eingriffs und von der kardialen Grunderkrankung des Patienten. Die am häufigsten nach Klappenersatz beobachteten Herzrhythmusstörungen sind Vorhofflimmern oder Vorhofflattern, gefolgt von anderen Arten supraventrikulärer Tachyarrhythmien oder einer AV-Dissoziation (ANGELINI et al. 1974). Während sich Vorhofflimmern besonders häufig nach Klappenersatz bei älteren Patienten fand, wurden akzelerierte Knotenrhythmen insbesondere nach Aortenklappenersatz in allen Altersgruppen beobachtet (SMITH et al. 1972; THORMANN u. SCHWARTZ 1976). Auf die relativ große Häufigkeit solcher Rhythmusstörungen nach Aortenklappenersatz weist auch eine neuere Studie hin, nach der 83% aller Patienten nach Aortenklappenersatz in der unmittelbar postoperativen Phase Herzrhythmusstörungen, zumeist Vorhofflimmern oder -flattern oder akzelerierte Knotenrhythmen, aufwiesen (HOIE u. FORFANG 1980). Derartige Rhythmusstörungen können zu einer hämodynamischen Verschlechterung des Patienten führen (ANGELINI et al. 1974).

Herzrhythmusstörungen werden jedoch nicht nur in der unmittelbaren Phase nach Klappenersatz, sondern bei einer Reihe von Patienten auch zu einem späteren Zeitpunkt beobachtet. Sie stehen möglicherweise mit dem nach Klappenersatz, wenn auch selten, beobachteten plötzlichen Herztod in Zusammenhang

(SANTINGA et al. 1980). Die Häufigkeit eines plötzlichen Herztodes nach Aortenklappenersatz wird nach verschiedenen Literaturstellen mit 7–38% angegeben (Literatur s. SANTINGA et al. 1980). Patienten, die am plötzlichen Herztod verstarben, wiesen nicht nur eine größere Häufigkeit einer kongestiven Herzinsuffizienz, sondern auch gehäuft ventrikuläre Herzrhythmusstörungen auf (SANTINGA et al. 1980). Es ist nach diesen Befunden wahrscheinlich, daß ventrikulären Herzrhythmusstörungen nach Aortenklappenersatz, insbesondere bei Patienten mit gleichzeitigen Hinweisen auf eine Herzinsuffizienz, eine prognostische Bedeutung zukommt.

K. Kongenitale Herzerkrankungen

Bei einigen dieser Krankheitsbilder finden sich typischerweise Herzrhythmusstörungen. Dabei handelt es sich zumeist um solche supraventrikulären Ursprungs einschließlich Vorhofflimmern und Vorhofflattern, sowie AV-Überleitungsstörungen unterschiedlichen Ausmaßes. Die am häufigsten in Frage kommenden Erkrankungen sind: Vorhofseptumdefekt vom Primum- und Secundum-Typ (SOMERVILLE 1965; ANDERSON et al. 1973), Endokardkissendefekte (WALDO et al. 1973; GOODMAN et al. 1974; JACOBSEN et al. 1976), Ebstein-Anomalie (LOWE et al. 1968; KASTOR et al. 1975), Uhl-Anomalie (BHARATI et al. 1978; HOBACK et al. 1981), korrigierte Transposition der großen Gefäße (WALDO et al. 1975), persistierende linke obere Hohlvene (Literatur s. JAMES et al. 1976) und Pulmonalstenose (DEVERALL et al. 1970).

Während bei den meisten dieser Erkrankungen Herzrhythmusstörungen insbesondere unter hämodynamischen Aspekten von Bedeutung sind, kommt ihnen bei der Uhl-Erkrankung auch prognostische Bedeutung zu. Bei etwa $^2/_3$ dieser Patienten werden im Erwachsenenalter meist ventrikuläre Tachykardien, in Einzelfällen auch Leitungsstörungen beobachtet (Literatur s. oben). Möglicherweise ist diese Erkrankung mit dem im Erwachsenenalter beobachteten rechtsventrikulären Aneurysma („parchment heart syndrom“) identisch (TOMISAWA et al. 1974; VEDEL et al. 1978). Weitaus häufiger und von größerer klinischer Bedeutung sind die nach chirurgischer Korrektur bestimmter kongenitaler Herzerkrankungen beobachteten Herzrhythmusstörungen.

I. Mustard-Operation

Schwere Arrhythmien und Leitungsstörungen können nach dieser Operation trotz eines funktionell guten Operationsergebnisses auftreten (EL-SAID et al. 1972; CLARKSON et al. 1976; LEWIS et al. 1977). Die am häufigsten beobachteten Arrhythmien entsprechen denen eines Sinusknotensyndroms (z.B. GREENWOOD et al. 1975; WEBER et al. 1980; GILLETTE et al. 1980). Diese Arrhythmien treten gehäuft in den ersten Wochen nach der Operation auf, können jedoch auch über Monate und Jahre nach der Operation bestehenbleiben und Ursache für einen plötzlichen Herztod sein (WEBER et al. 1980). Durch Verbesserung der Operationstechnik (Schonung von Sinusknoten und Vorhofleitungsbahnen) konnten solche Rhythmus- und Leitungsstörungen in Häufigkeit und Schwere reduziert, aber nicht vollständig vermieden werden (LEWIS et al. 1977; ULLAL et al. 1979).

II. Operative Korrektur einer Fallot-Tetralogie

Zahlreiche Studien haben sich eingehend mit den nach dieser Operation auftretenden Rhythmus- und Leitungsstörungen und deren möglicher prognostischer Bedeutung befaßt (Literaturübersicht bei WESSEL et al. 1980). Ein kompletter Rechtsschenkelblock fand sich bei 62–80% (WESSEL et al. 1980) oder sogar bei 95% (DEANFIELD et al. 1980) der operierten Patienten. Seine Entstehung hängt nach elektrophysiologischen Untersuchungen von HOROWITZ et al. (1979) mit der Resektion von Muskelgewebe im Infundibulumbereich zusammen. Ob dem bei einigen operierten Patienten auftretenden bisfaszikulären Block (bei 9% nach DEANFIELD et al. 1980) eine prognostische Bedeutung für einen plötzlichen Herztod zukommt, ist umstritten (Literatur s. WESSEL et al. 1980). Nach GILLETTE et al. (1977), JAMES et al. (1976) und GARSON et al. (1980) zeigen die bei einigen operierten Patienten im Oberflächen- und/oder Belastungs-EKG nachweisbaren ventrikulären Herzrhythmusstörungen die Gefährdung durch einen plötzlichen Herztod an. Solche Rhythmusstörungen sind wahrscheinlich Folge eines ungünstigen Operationsergebnisses (s. WESSEL et al. 1980). Dafür spricht, daß ihre Inzidenz bei Patienten mit progredienten Leitungsdefekten höher war als bei solchen mit Leitungsdefekten stabiler Art (DEANFIELD et al. 1980). Da postoperative Rhythmus- und Leitungsstörungen eine direkte Folge des operativen Eingriffs sind, können die unterschiedlichen Häufigkeitsangaben in der Literatur nicht überraschen. Durch eine Modifikation des operativen Vorgehens ließ sich die Häufigkeit von Operations-induziertem Rechtsschenkelblock von der oben genannten hohen Inzidenz auf 32% reduzieren (HAZAN et al. 1980).

III. Operativer Verschluß eines Ventrikelseptum- oder Vorhofseptumdefektes

Wiederholt wurden Leitungsstörungen nach operativem Verschluß eines Ventrikelseptumdefektes beschrieben (Literatur s. HOBBINS et al. 1979). Nach transatrialem Vorgehen fand sich bei 33%, nach transventrikulärem bei 79% der Operierten ein Rechtsschenkelblock (HOBBINS et al. 1979).

Auch nach Verschluß eines Vorhofseptumdefektes vom Primum- oder Secundum-Typ wurden wiederholt Rhythmusstörungen beschrieben (Literatur s. LANCELIN et al. 1977). Ganz überwiegend handelte es sich hierbei um supraventrikuläre Rhythmusstörungen ohne prognostische Bedeutung (REID u. STEVENSON 1967; LANCELIN et al. 1977).

L. Primärtumoren des Herzens

In Nachbarschaft des AV-Knotens lokalisierte Tumoren können AV-Überleitungsstörungen bis zum kompletten AV-Block hervorrufen (BHARATI et al. 1976; JAMES u. GALAKHOV 1977). Beschrieben wurden u.a. auch ein das His-Bündel komprimierendes Fibrom (JAMES et al. 1973), ein den AV-Knoten durchsetzendes Mesotheliom (FINE u. MORALES 1971), ein multifokal lokalisiertes Rhabdomyosarkom mit Befall von AV-Knoten und His-Bündel (JAMES et al. 1975) sowie Rhabdomyosarkome mit unterschiedlicher Lokalisation im Reizleitungssystem und Myokard (PORTER et al. 1961; THIENE et al. 1976). Anhand einer Falldarstellung wurde nachgewiesen, daß sogar ein infiltrierend wachsendes Perikardsarkom einen kompletten AV-Block hervorrufen kann (RÜCKEL et al. 1983). Lipome und lipomatöse Hypertrophien im Bereich des Vorhofseptums können zu atrialen Rhythmusstörungen führen (z.B. HUTTER u. PAGE 1971; ERHARDT 1974; HEINRICH et al. 1974).

M. Thoraxtraumen

Rhythmusstörungen gehören zu den häufigsten Komplikationen nichtpenetrierender Thoraxtraumen (s. DREIFUS 1972). Nach tierexperimentellen Befunden stehen Schwere des Traumas und Häufigkeit posttraumatischer ventrikulärer Extrasystolen in direkter Beziehung zueinander (ANDERSON u. DOTY 1975). Als besonders schwerwiegende Rhythmus- und Leitungsstörungen wurden ventrikuläre Tachykardien (FOX et al. 1980), Störungen der Reizbildung im Sinusknoten und im Vorhof (BHARATI et al. 1972) sowie atrioventrikuläre und intraventrikuläre Blockbilder (SIMS u. GEDDES 1969) beschrieben. Auch infolge penetrierender Verletzungen des Herzens, z.B. durch perforierende Schrittmachersonden, kann es zu ventrikulären Extrasystolen und im Einzelfall zu Kammerflimmern kommen (QUAN et al. 1972).

N. Primär elektrische Erkrankungen des Herzens

Unter dieser Bezeichnung werden tachykarde und bradykarde Rhythmusstörungen des Herzens zusammengefaßt, bei denen sich klinisch keine zusätzliche Herzerkrankung nachweisen läßt (s. Abschnitt A).

I. Kongenitale Formen

1. Sinusknotensyndrom und höhergradiger AV-Block

Familiäre Formen eines Sinusknotensyndroms mit kongenitaler oder späterer Manifestation wurden in seltenen Fällen beschrieben. Eine Zusammenstellung von 12 in der Literatur beschriebenen Familien findet sich bei KIRIYAMA et al. (1979). Ausführliche Fallbeschreibungen stammen von SPELLBERG (1971) sowie LIVESLEY et al. (1972). Häufiger als isolierte Formen eines Sinusknotensyndroms scheinen kongenitale bzw. familiäre Störungen der AV-Überleitung zu sein. Mit diesem Krankheitsbild wurden zumindest 26 Familien beschrieben, hierunter 8 Familien mit bereits kongenitalem Auftreten (Literatur s. KIRIYAMA et al. 1979). Besonders gut dokumentierte Fallbeschreibungen finden sich z.B. bei

VERACOCHEA et al. (1967), SARACHEK u. LEONARD (1972) sowie LEVY et al. (1977). Die o.g. japanischen Autoren beschrieben außerdem 2 Familien mit simultanem Vorkommen von Sinusknotensyndrom und höhergradigem AV-Block.

2. Schenkelblockbilder

Über Schenkelblockbilder im Rahmen familiärer Krankheitsbilder wurde mehrfach berichtet (Literatur s. FISCH et al. 1980). Nach diesen Literaturberichten sind solche Krankheitsbilder durch eine gesteigerte kardiale Mortalität und eine Neigung zu plötzlichem Herztod gekennzeichnet.

3. QT-Syndrom

1957 beschrieben JERVELL u. LANGE-NIELSEN eine Familie mit einem sog. QT-Syndrom. Dieses Syndrom ist charakterisiert durch intermittierend auftretende ventrikuläre Tachykardien, Kammerflattern oder Kammerflimmern, synkopale Attacken und vorzeitigen plötzlichen Herztod, durch ein permanent oder intermittierend verlängertes QT-Intervall im EKG, familiäres Vorkommen mit autosomal rezessivem Erbgang und kongenitale Schwerhörigkeit. 1963 wurde erstmals eine Variante dieses Krankheitsbildes ohne Schwerhörigkeit mit autosomal dominantem Erbgang beschrieben (sog. Romano-Ward-Syndrom; ROMANO et al. 1963; WARD 1964). Eine Zusammenstellung der Literatur findet sich bei MATHEWS et al. (1972), VINCENT et al. (1974) sowie SCHWARTZ et al. (1975). Nach Befunden an über 500 Patienten soll die Mortalität dieses Krankheitsbildes von nicht behandelten symptomatischen Patienten sehr hoch sein (MOSS u. SCHWARTZ 1979). Die Pathogenese ist zwar letztlich ungeklärt, eine ungleichgewichtige sympathische Innervation des Herzens mit einer linksseitigen Dominanz des Sympathikus scheint jedoch ein wesentlicher pathogenetischer Mechanismus bei der Entstehung der bei diesem Krankheitsbild beobachteten Rhythmusstörungen zu sein (s. MOSS u. SCHWARTZ 1979). In elektrophysiologischen Untersuchungen fand sich mit Ausnahme einer verlängerten effektiven Refraktärzeit des rechten Ventrikels kein pathologischer Befund (HIEJIMA et al. 1981). Einzelheiten s. Kap. 6E.

II. Nicht-kongenitale Formen

Sinusknotensyndrom

Symptome eines Sinusknotensyndroms finden sich bei einer Reihe von Patienten auch ohne klinisch faßbare Herzerkrankung. Daher mag man solche Formen des Sinusknotensyndroms auch unter der Gruppe der primär elektrischen Erkrankungen des Herzens anführen. Es ist jedoch hochwahrscheinlich, daß bei den meisten dieser Patienten eine, wenn auch nicht klinisch faßbare, organische Erkrankung des Herzens Ursache des Sinusknotensyndroms ist. Folgende Erkrankungen spielen pathogenetisch eine Rolle (FERRER 1973): koronare Herzerkrankung, rheumatische Herzerkrankung, andere entzündliche Erkrankungen des Herzens, Perikarditis, Kardiomyopathien, Herzbeteiligung bei Friedreich-Ataxie, progressiver Muskeldystrophie, Kollagenosen, Infiltrationen der Vorhöfe durch Amyloidose oder Hämochromatose, Traumata im Rahmen kardiochirurgischer Eingriffe sowie Metastasen. Inwieweit diese Krankheitsbilder im Einzelfall für ein Sinusknotensyndrom auch tatsächlich ätiologisch verantwortlich sind, läßt sich nur selten mit Sicherheit entscheiden. Man sollte jedoch immer davon ausgehen, daß die genannten Erkrankungen, wie z.B. eine koronare Herzerkrankung, im Einzelfall auch Begleiterkrankung ohne ätiologischen Bezug zum Sinusknotensyndrom sein können. Über die Häufigkeit sog. primärer Sinusknotenerkrankungen liegen naturgemäß keine gesicherten Angaben vor. In einer Serie von 74 Fällen fanden sich z.B. 34% idiopathische Formen (Moss u. Davis 1974). Nach anderen Berichten (Literatur s. Scarpa 1976) liegt der Prozentsatz solcher Formen sogar noch höher. Auch Beobachtungen bei Kindern und jugendlichen Erwachsenen (Scott et al. 1976; Yabek et al. 1977) sowie pathologisch-anatomische Studien an Erwachsenen (Bharati et al. 1980b) sprechen für die Existenz eines sog. idiopathischen Sinusknotensyndroms.

O. Neuromuskuläre Erkrankungen

I. Friedreich-Ataxie

Eine Herzbeteiligung wird autoptisch bei nahezu allen Erkrankten gefunden (Gauthier 1964; Hewer 1969). Neben einer bei den meisten Erkrankten beobachteten Sinustachykardie finden sich supraventrikuläre und ventrikuläre Extrasystolen, paroxysmale atriale Tachykardien, Vorhofflimmern und Vorhofflattern (Thilenius u. Grossmann 1961; Boyer et al. 1962; Ivemark u. Thoren 1964; Malo et al. 1976). Ursache dieser Rhythmusstörungen dürfte eine wiederholt bei diesen Patienten beschriebene hypertrophe Kardiomyopathie sein (z.B. Smith et al. 1977).

II. Progressive Muskeldystrophie

EKG-Veränderungen sowie Rhythmus- und Leitungsstörungen sind Ausdruck einer myokardialen Beteiligung dieser Erkrankung. Zu diesen Veränderungen gehören u.a. AV-Blockierungen bis zum kompletten Block, intraventrikuläre Leitungsstörungen, Linksschenkelblock sowie Vorhofflimmern und Vorhofflattern (Literatur s. Thomson 1968). Unter 65 autoptisch gesicherten Fällen fand sich 15mal eine Schädigung des Sinusknotens (Hudson 1960). Bei 14 dieser Patienten waren zu Lebzeiten atriale Rhythmusstörungen, zumeist Vorhofflimmern, beobachtet worden. Ursache der Rhythmusstörungen könnte die von James (1962a), Thomson (1968) sowie Demany u. Zimmerman (1969) beschriebene Arteriopathie kleiner nutritiver Gefäße von Sinus- und/oder AV-Knoten sein.

Diesen Arrhythmien kommt möglicherweise eine Bedeutung für den bei dieser Erkrankung berichteten plötzlichen Herztod zu (Literatur s. James 1962a; Demany u. Zimmerman 1969).

III. Dystrophia myotonica

FISCH (1951) berichtete in einer Zusammenstellung der Literatur und Präsentation von 5 eigenen Beobachtungen über die bei dieser Erkrankung beobachteten EKG-Veränderungen. Unter 85 Fällen fand sich bei 68% ein abnormales EKG, darunter in 91% Leitungs- und/oder Rhythmusstörungen. PAYNE u. GREENFIELD (1963) fanden unter 47 Patienten bei 21 abnormale EKG-Befunde. Am häufigsten beobachteten sie eine Abweichung der elektrischen Achse des Herzens in der Frontalebene nach links, ein verlängertes PR-Intervall und eine Sinusbradykardie. Rhythmusstörungen können der klinischen Manifestation vorausgehen (z.B. SPURNY u. WOLF 1962; CANNON 1962; HOLT u. LAMBERT 1964; KOHN et al. 1964; WOLINTZ et al. 1966; GRIGGS et al. 1975). Insgesamt scheint zwischen dem klinischen Schweregrad der muskulären Erkrankung einerseits und Leitungs- bzw. Rhythmusstörungen andererseits kein Zusammenhang zu bestehen (s. ROSENTHAL u. CHAFFEE 1967).

In einer Übersicht über EKG-Befunde bei 235 Patienten fanden sich bei 202 ein abnormes EKG, am häufigsten ein AV-Block I. Grades (89mal), eine intraventrikuläre Leitungsstörung (83mal), eine Abweichung der elektrischen Achse in der Frontalebene nach links (45mal) und Schenkelblockbilder (27mal) (CHURCH 1967).

Auch lebensbedrohliche Rhythmus- und Leitungsstörungen wurden bei dieser Erkrankung beschrieben. So berichteten WOLINTZ et al. (1966) über einen Patienten mit wiederholten synkopalen Episoden sowie Vorhofflattern und AV-Blockbildern wechselnden Ausmaßes. Auch ROSENTHAL u. CHAFFEE (1967) beschrieben 3 Patienten mit Vorhofflattern mit z.T. rascher Überleitung und rezidivierenden Synkopen, von denen einer an einem plötzlichen Herztod verstarb. Bei einem anderen Patienten fanden sich sowohl multiple ventrikuläre Arrhythmien (u.a. eine „chaotische" ventrikuläre Tachykardie) als auch hochgradige AV-Blockierungen (CLEMENTS et al. 1976). Bei diesen sowie auch 2 weiteren von PETKOVICH et al. (1964) und SEFIDPAR u. BURCKHARDT (1972) mitgeteilten Fällen mit AV-Dissoziation und Synkopen mußte ein permanenter Schrittmacher implantiert werden. Diese Einzelfallbeschreibungen zeigen, daß Rhythmus- und Leitungsstörungen bei dieser Erkrankung zum plötzlichen Herztod führen können. In den elektrophysiologischen Untersuchungen fand man multiple Störungen der Reizbildung und Erregungsleitung (UEMURA et al. 1973; JOSEPHSON et al. 1973; GRIGGS et al. 1975). Als Ursache der Leitungs- bzw. Rhythmusstörungen ließen sich entsprechende pathologische Veränderungen am Erregungsleitungssystem und Myokard nachweisen. Histologisch fanden sich in Herzmuskelbiopsien insbesondere Veränderungen der Mitochondrien und des sarkoplasmatischen Retikulums bei sonst intakten Zellen (UEMURA et al. 1973). Außerdem wurde über Hypertrophie, Fibrose und Fettinfiltration des Myokards berichtet.

IV. Seltenere Formen von muskulärer Dystrophie oder Atrophie

Unter diesen kommt einer *rezessiv vererbten X-chromosomalen Muskeldystrophie* besondere Bedeutung zu. Sie geht nach verschiedenen sorgfältigen Fallberichten der Literatur (EMERY u. DREIFUSS 1966; THOMAS et al. 1972; ROTTHAUWE et al.

1972; Waters et al. 1975; Hassan et al. 1979) mit prognostisch bedeutsamen tachykarden und bradykarden (z.B. AV-Block III. Grades) Rhythmus- und Leitungsstörungen sowie mit einer gesteigerten Inzidenz eines plötzlichen Herztodes einher. Besonders charakteristisch scheinen für diese Erkrankung das plötzliche Auftreten eines AV-Blocks III. Grades sowie das Vorliegen atrialer Rhythmusstörungen wie Vorhofflimmern, Vorhofflattern, paroxysmale Vorhoftachykardien sowie eines Vorhofstillstandes mit relativ langsamem Knotenersatzrhythmus zu sein.

Bei der *facioscapulohumeralen Form* einer Muskeldystrophie wurde als kardiale Manifestation ein permanenter Vorhofstillstand beschrieben (Baldwin et al. 1973).

Über tachykarde und bradykarde supraventrikuläre Herzrhythmusstörungen sowie Schenkelblockbilder und AV-Blockierungen wurde als zwar seltene, aber schwerwiegende Komplikation einer *Erb-Muskeldystrophie* berichtet (z.B. Lambert u. Fairfax 1976).

Bradykarde und tachykarde supraventrikuläre Rhythmusstörungen sowie ein kompletter AV-Block sollen als ebenfalls seltene Komplikation bei einer *peronealen muskulären Atrophie* (Kay et al. 1972) und bei einer *humeroperonealen Muskeldystrophie* (Waters et al. 1975) vorkommen.

Beim *Kearns-Sayre-Syndrom* (progressive externe Ophthalmoplegie mit Retinitis pigmentosa und AV-Block) gehört eine hochgradige infranodale Erregungsleitungsstörung obligatorisch zum Krankheitsbild (Literatur s. Charles et al. 1981).

V. Guillain-Barré-Syndrom

In Fallberichten und Zusammenstellungen kleinerer Patientenkollektive wurde über Rhythmusstörungen bei dieser Erkrankung berichtet (Literatur s. Greenland u. Griggs 1980). Lichtenfeld (1971) beobachtete unter 28 Patienten bei 64% vorwiegend atriale Rhythmusstörungen wie Vorhofflimmern, Vorhoftachykardien, Knotenrhythmen sowie z.T. ausgeprägte Sinusbradykardien. In einer anderen Studie fanden sich unter 16 Patienten bei 8 AV-Überleitungsstörungen und bei 4 ventrikuläre Tachykardien. Bei 2 dieser Patienten machten ein rezidivierender Sinusstillstand und AV-Überleitungsstörungen eine Schrittmacher-Implantation erforderlich (Greenland u. Griggs 1980). Keiner dieser Patienten verstarb aufgrund seiner Rhythmusstörungen. Es ist demnach fraglich, ob die nicht seltenen plötzlichen Todesfälle bei dieser Erkrankung auf Rhythmusstörungen zurückzuführen sind.

VI. Glossopharyngeus-Neuralgie

Bradykardien und Asystolien als Komplikationen dieses Krankheitsbildes sind wiederholt beschrieben worden (Literatur und Fallbeschreibungen bei Marx u. Müller 1975; Alpert et al. 1977; Jacobson u. Ross Russel 1979). Diese Störungen waren bei einer Reihe von Patienten so ausgeprägt, daß es zu zerebralen Krampfzuständen (Alpert et al. 1977) oder synkopalen Zuständen (Marx u. Müller 1975; Jacobson u. Ross Russel 1979) kam. Ursache dieser Rhythmusstörungen dürfte eine gesteigerte Impulsfolge des afferenten Nervus glossopharyngeus mit konsekutiver depressorischer Aktivität auf Zentren der Medulla oblongata sein.

VII. Polymyositis

Eine kardiale Beteiligung einer Polymyositis kann sich in folgenden Rhythmus- bzw. Leitungsstörungen manifestieren: AV-Blockbilder unterschiedlichen Grades, Schenkelblockbilder sowie atriale und ventrikuläre Arrhythmien (Literatur bei Gottdiener et al. 1978). Diese Autoren fanden unter 21 Patienten mit dieser Erkrankung bei etwa 50% abnormale EKG-Befunde, hierunter paroxysmales Vorhofflimmern, supraventrikuläre und ventrikuläre Extrasystolen, ektope atriale Tachykardien und AV-Blockierungen unterschiedlichen Ausmaßes sowie Schenkelblockbilder. Histologisch fanden sich Zellinfiltration, Degeneration und Fibrose im Bereich von Sinusknoten, distalem His-Bündel, Schenkeln des Erregungsleitungssystems und weniger ausgeprägt auch im Myokard (Singsen et al. 1976; Gottdiener et al. 1978).

VIII. Hyper- und normokaliämische periodische Paralyse

Bei diesen Erkrankungen wurden potentiell gefährliche ventrikuläre Rhythmusstörungen wie multifokale ventrikuläre Extrasystolen und bidirektionale ventrikuläre Tachykardien beschrieben (Klein et al. 1963; Lisak et al. 1972; Kastor u. Goldreyer 1973).

P. ZNS-Erkrankungen

Bestimmte Erkrankungen des ZNS, z.B. Subarachnoidalblutung, intrazerebrale Blutung, transitorisch-ischämische Attacken, zerebrale Embolien, hemisphärische und Hirnstamminfarkte, traumatische Schädel- und Hirnschädigungen, Entzündungen sowie das Schlaf-induzierte Apnoe-Syndrom können nicht nur, wie lange bekannt, Veränderungen des Oberflächen-EKG, sondern auch Rhythmusstörungen auslösen.

I. Subarachnoidalblutung (SAH)

Nach zahlreichen Befunden in der Literatur – zumeist in Form von Fallbeschreibungen oder Zusammenstellungen kleinerer Patientenkollektive – treten Rhythmusstörungen, auch solche, die als lebensbedrohlich angesehen werden, besonders häufig bei einer Subarachnoidalblutung auf (Smith 1972; Parizel 1973; Weintraub u. McHenry 1974; Estanol u. Marin 1975; Estanol et al. 1977). Bei der Schwere und ungünstigen Prognose dieses Krankheitsbildes scheint solchen Rhythmusstörungen – zumindest auf den ersten Blick – mehr Kuriosität als klinische Bedeutung zuzukommen. Da jedoch ein plötzlicher Herztod bei dieser Erkrankung durchaus nicht selten ist (seine Häufigkeit wird mit etwa 15% angegeben) liegt es nahe, eine kausale Beziehung zwischen Rhythmusstörungen und plötzlichem Herztod in Erwägung zu ziehen. Auf eine diesbezügliche klinische Bedeutung solcher Rhythmusstörungen weisen neuere systematische Untersuchungen und sorgfältige Falldokumentationen komplexer Rhythmusstörungen bei Subarachnoidalblutung hin.

VIDAL et al. (1979) fanden bei 20% von 15 prospektiv untersuchten Patienten mit Subarachnoidalblutung (innerhalb der ersten 48 Stunden nach Blutungseintritt) ernsthafte und lebensbedrohliche Rhythmusstörungen, darunter bei 3 Patienten ventrikuläre Tachykardien. CARRUTH u. SILVERMAN (1980) berichteten über einen Patienten mit intrazerebraler und subarachnoidaler Blutung, bei dem es zu einer torsade de pointes kam. Bedrohliche Rhythmusstörungen vergleichbarer Art wurden auch von anderen Autoren bei Subarachnoidalblutung beobachtet, z.B. ventrikuläre Tachykardien (M.A. GROSSMAN 1976; RANQUIN u. PARIZEL 1977), Kammerflattern (ESTANOL u. MARIN 1975), Kammerflimmern (PARIZEL 1973) und torsade de pointes (RANQUIN u. PARIZEL 1977); vgl. Kap. 6E.

Andererseits beobachteten DIMANT u. GROB (1977) bei 10 Patienten mit Subarachnoidalblutung keine schwerwiegenden Rhythmus- und Leitungsstörungen.

II. Transitorisch-ischämische Attacken, zerebrale Blutungen, zerebrale Embolien, ischämische Hirninfarkte

CROPP u. MANNING (1960) fanden bei 2 von 29 Patienten mit intrazerebraler Blutung EKG-Veränderungen im Sinne eines wandernden Vorhofschrittmachers und bei einem Patienten einen Knotenrhythmus. Eine akute intrakranielle Drucksteigerung, z.B. durch intrazerebrale Blutung oder Blutung in einen Hirntumor, kann ebenfalls zu Bradykardie, Knotenersatzrhythmen, wanderndem Vorhofschrittmacher oder ventrikulären Extrasystolen führen (PARKER u. HAASE 1967). Unter 135 Patienten mit akutem zerebralem Insult hatten 61% innerhalb der ersten 3 Tage nach Eintritt des Insults Rhythmusstörungen, ein großer Teil der Patienten allerdings auch Hinweise auf anderweitige kardiale Erkrankungen (REINSTEIN et al. 1972).

DIMANT u. GROB (1977) beobachteten unter 72 Patienten mit Thrombosierungen zerebraler Gefäße bei 12,5% Leitungsstörungen, bei 14% Vorhofflimmern und bei 14% ventrikuläre Extrasystolen, unter 12 Patienten mit zerebraler Blutung bei 25% Leitungsstörungen, bei 41% Vorhofflimmern und bei 8% ventrikuläre Extrasystolen sowie unter 6 Patienten mit zerebraler Embolie bei 16% Leitungsstörungen, bei allen Patienten Vorhofflimmern und bei 33% ventrikuläre Extrasystolen.

NORRIS et al. (1978) fanden unter 312 Akutkranken mit zerebraler Ischämie bei insgesamt 50% Rhythmusstörungen, hierunter besonders häufig supraventrikuläre Extrasystolen, ventrikuläre Extrasystolen, Vorhofflimmern und andere elektrokardiographische Zeichen eines Sinusknotensyndroms. Patienten mit hemisphärischen Hirninfarkten hatten signifikant mehr Arrhythmien als solche mit Hirnstammläsionen.

BRITTON et al. (1979) untersuchten 100 Patienten mit akuten zerebrovaskulären Erkrankungen mittels 24stündiger Langzeit-EKG-Registrierung. Das mittlere Alter dieser Patienten lag bei 73 Jahren, 70% hatten anamnestisch kardiale

Erkrankungen. Bei 23% fanden sich Vorhofflimmern und bei 42% ventrikuläre Extrasystolen, darunter bei einem Patienten eine ventrikuläre Tachykardie. Die Autoren schlossen aus ihrer Studie, daß ventrikuläre Rhythmusstörungen bei diesen Krankheitsbildern relativ selten sind und vorwiegend im Zusammenhang mit einer gleichzeitigen organischen Herzerkrankung auftreten.

III. Schädel-Hirntrauma

Unter 164 Patienten mit Schädeltrauma fanden sich gehäuft Sinusarrhythmien (Hersch 1961). Aber auch ventrikuläre Herzrhythmusstörungen, z.B. ventrikuläre Tachykardien, wurden in Einzelfällen nach einem Schädeltrauma beobachtet (Nadas et al. 1951). Nach einer Übersicht von Anderson (1967) fanden sich beim Schädeltrauma besonders häufig folgende Rhythmusstörungen: wandernder Vorhofschrittmacher, blockierte Vorhofextrasystolen, Vorhofflimmern, ventrikuläre Tachykardien und Sinusbradykardien.

IV. Schlaf-induziertes Apnoe-Syndrom

Rhythmusstörungen, die bei diesem Krankheitsbild beschrieben wurden, umfassen vor allem Sinusarrhythmien, extreme Sinusbradykardien von weniger als 30/min, Sinuspausen von bis zu mehreren Sekunden, aber auch Sinustachykardien, ventrikuläre Tachykardien, ventrikuläre Extrasystolen, Knotenrhythmen sowie höhergradige AV-Blockbilder (Kryger et al. 1974; Guilleminault et al. 1976; Tilkian et al. 1977; Imaizumi 1980). Das elektrokardiographische Leitmerkmal scheint die ausgeprägte Sinusarrhythmie während des Schlafs zu sein (Tilkian et al. 1977). Es ist wahrscheinlich, aber nicht bewiesen, daß die obengenannten Rhythmusstörungen Ursache des nicht seltenen plötzlichen Herztodes bei diesem Krankheitsbild sind. Die Rhythmusstörungen selbst sind – soweit man bis heute weiß – auf eine zentral-nervös ausgelöste Atonie des Zungengrundes mit konsekutiver Atemwegsobstruktion, alveoläre Hypoventilation, Hypoxie und respiratorische Azidose zurückzuführen.

V. Entstehungsmechanismus von Arrhythmien und Leitungsstörungen

Unterschiedliche Mechanismen wurden für die Entstehung der obengenannten Rhythmusstörungen verantwortlich gemacht, hierunter insbesondere: Hypokaliämie, Veränderungen der Blutgaswerte mit konsekutiven Veränderungen des Säurebasenhaushalts, organische Myokardveränderungen und eine sog. „autonome Dysfunktion". Man darf nach dem heutigen Wissensstand davon ausgehen, daß einer sog. autonomen Dysfunktion – mit evtl. konsekutiver organischer Myokardschädigung – entscheidende pathogenetische Bedeutung zukommt, während die obengenannten anderen Störungen höchstens von additiver Wirkung sind (Literatur s. Smith u. Ray 1972). Welche Gesichtspunkte sprechen für eine Beteiligung des autonomen Nervensystems beim Zustandekommen dieser Herzrhythmusstörungen? Bei 40–60% aller Patienten mit Subarachnoidalblutung kommt es zu Veränderungen der QT-Zeit und der T-Welle im Oberflächen-EKG (s. Manning u. Wallace 1968). Experimentell lassen sich durch elektrische Stimulation bestimmter kortikaler und subkortikaler Regionen sowohl derartige EKG-Veränderungen als auch Rhythmusstörungen auslösen. Es liegt daher nahe, beide über einen gemeinsamen Entstehungsmechanismus zu erklären. Nach tierexperimentellen Befunden – und Beobachtungen an Patienten – kann es bei Subarachnoidalblutung wie bei intrakranieller Drucksteigerung anderer Genese zu einer simultanen Aktivierung von Parasympathikus und Sympathikus kommen. Dies führt, wofür die tierexperimentellen Befunde von HAN u. MOE (1964) sprechen, zu einer nicht-uniformen Erregungsrückbildung im Bereich der Ventrikel und zu Herzrhythmusstörungen. Durch Sympathikusaktivierung kommt es gleichzeitig zu einer verbesserten Erregungsbildung und -leitung für normale und pathologische Impulse sowie unter verstärkter Parasympathikusaktivierung im Sinusknotenbereich zu einer herabgesetzten Spontanautomatie. Durch pharmakologische Hemmung von Sympathikus und Parasympathikus kann in aller Regel eine Verminderung bzw. Beseitigung derartiger Rhythmusstörungen erreicht werden (s. z.B. SMITH u. RAY 1972). Einige Beobachtungen am Menschen sowie tierexperimentelle Befunde sprechen dafür, daß es durch langdauernde und exzessive autonome Dysfunktion zusätzlich zu myokardialen Nekrosen und zu subendokardialen Blutungen kommen kann. Diese Veränderungen könnten ebenfalls Ursache von Rhythmusstörungen sein.

Q. Extrakardiale Erkrankungen

I. Lebererkrankungen

Unter 106 Patienten mit akutem Leberversagen fanden sich bei 70% Arrhythmien oder EKG-Veränderungen, hierunter Asystolien (16mal), ventrikuläre Tachykardien (5mal), Vorhofflimmern (11mal), supraventrikuläre Tachykardien (8mal), AV-Block III. Grades (2mal), ventrikuläre Extrasystolen (8mal) sowie Kammerflimmern (fragliche Häufigkeit). Nur 7 von 71 Patienten mit Rhythmusstörungen überlebten im Gegensatz zu 15 von 31 Patienten ohne Rhythmusstörungen (WESTON et al. 1976).

II. Nierenerkrankungen

In einer Studie an 20 Hämodialyse-Patienten fanden sich in einer 24stündigen Langzeit-EKG-Registrierung (unter Einschluß des Dialysezeitraums) bei 10 Patienten multifokale ventrikuläre Extrasystolen sowie bei 8 Patienten ventrikuläre Extrasystolen der Lown-Klassen IV A und IV B (EDSON et al. 1977). MORRISON et al. (1980) beobachteten unter 23 Hämodialyse-Patienten ebenfalls mittels Langzeit-EKG-Registrierung bei 39% häufige und komplexe ventrikuläre Extrasystolen. Alle Patienten mit derartigen Arrhythmien hatten eine echokardiographisch nachweisbare linksventrikuläre Hypertrophie; außerdem schienen eine Digoxin-Medikation und der Kaliumgehalt des Dialysats Einfluß auf die Arrhythmiehäufigkeit zu haben. Es ist möglich, daß derartigen Rhythmusstörungen eine Bedeutung für die kardiovaskuläre Mortalität von Dialyse-Patienten zukommt.

III. Hyperparathyreoidismus

Im Rahmen primärer und sekundärer Formen dieses Krankheitsbildes wurden wiederholt AV-Blockbilder unterschiedlichen Grades beobachtet (z.B. CRUM u. TILL 1960; VOSS u. DRAKE 1967; HENDERSON et al. 1971; DREHER u. SHELP 1975; CASSAGNES et al. 1979). Als deren Ursache fand sich bei einem Teil der Patienten eine metastatische Verkalkung des Reizleitungssystems (HENDERSON et al. 1971; DREHER u. SHELP 1975).

IV. Hyperthyreose

Über das Auftreten eines Sinusknotensyndroms sowie eines AV-Blocks II. und III. Grades bei dieser Erkrankung wurde mehrfach berichtet. Eine Zusammenstellung von 25 Fallberichten der Literatur, darunter 10 Patienten mit Synkopen oder Krampfanfällen, findet sich bei MILLER et al. (1980). Mittels His-Bündel-EKG-Registrierung lokalisierten diese Autoren das bei ihren Patienten beobachtete Blockbild im Bereich des AV-Knotens. Als ätiologische Faktoren für AV-Blockierungen II. und III. Grades bei dieser Erkrankung werden eine unspezifische Entzündung der AV-Knotenregion im Sinne einer thyreotoxischen Myokarditis, eine Störung der Erregungsleitung durch eine Hypercalcämie oder ein hormonell bedingtes Ödem der Knotenregion diskutiert.

V. Phäochromozytom

In der Literatur finden sich zahlreiche Berichte über die bei diesem Krankheitsbild beobachteten Rhythmusstörungen (Literatur s. z.B. BUCHER et al. 1969; SAINT PIERRE et al. 1970). Besonders häufig finden sich supraventrikuläre Extrasystolen und Tachykardien (SURAWICZ u. MANGIARDI 1977); bei einem Patienten wurde Kammerflimmern beschrieben (NORTHFIELD 1967). Rhythmusstörungen kommen insbesondere während paroxysmaler hypertoner Krisen und bei chirurgischer Mobilisation des hormonhaltigen Tumors vor. Als weitere Ursachen wurden eine hypertensive Herzerkrankung, myokardiale Ischämie und eine Katecholamin-induzierte Myokarditis (VAN VLIET et al. 1966) diskutiert.

VI. Akromegalie

Kardiomegalie, kongestive Herzinsuffizienz, Herzrhythmusstörungen und plötzlicher Herztod wurden als klinische Erscheinungsformen einer durch diese Erkrankung hervorgerufenen Kardiomyopathie beschrieben (ROSSI et al. 1977).

VII. Panarteriitis nodosa

Leitungsstörungen sollen als Komplikation dieser Erkrankung in Einzelfällen vorkommen (JAMES u. BIRK 1966; TANG u. SEGAL 1971; THIENE et al. 1978). Unter 54 Patienten fanden sich 10mal Rhythmusstörungen, 9mal Schenkelblöcke und 1mal eine zweitgradige AV-Blockierung vom Typ Wenckebach (BLÉTRY et al. 1980). Ursache der Rhythmusstörungen dürften die durch die Grunderkrankung hervorgerufenen entzündlichen Gefäßveränderungen sein.

VIII. Sklerodermie

Unter 155 Patienten mit dieser Erkrankung fanden sich bei 10% ein linksanteriorer Hemiblock, bei 4% ein verlängertes PR-Intervall, bei einem Patienten ein AV-Block II. Grades Typ Wenckebach sowie bei 12% der Patienten supraventrikuläre und bei 8% der Patienten ventrikuläre Extrasystolen (JUILLET et al. 1980). Die gleichen Autoren fanden in einer Langzeit-EKG-Registrierung bei 25 Patienten in jeweils einem Drittel der Fälle supraventrikuläre und ventrikuläre Extrasystolen. Aber auch über schwerwiegende Rhythmusstörungen wurde berichtet, z.B. über höhergradige AV-Blockierungen (LEV et al. 1966; RIDOLFI et al. 1976) und rezidivierende ventrikuläre Tachykardien (SINGH et al. 1974; GALLAGHER et al. 1978). Die zugrundeliegenden pathologisch-anatomischen Veränderungen des Herzens im Rahmen dieser Erkrankung wurden von JAMES (1974) beschrieben.

IX. Lupus erythematodes disseminatus

Nach JAMES et al. (1965) liegt die dokumentierte Häufigkeit von Arrhythmien und Leitungsstörungen bei diesem Krankheitsbild kaum über 10%.

Die Autoren selbst untersuchten autoptisch 8 Patienten mit zu Lebzeiten dokumentierten Rhythmus- bzw. Leitungsstörungen. Bei einem Patienten war ein plötzlich auftretender AV-Block III. Grades Todesursache, 2 der Patienten verstarben unter dem Bild eines plötzlichen Herztodes. Vorhofstillstand und AV-Block III. Grades als Komplikationen dieser Erkrankung wurden auch von anderen Autoren beschrieben (HOVER u. KOPPES 1979). Pathologisch-anatomisches Korrelat dieser Rhythmusstörungen dürften Perikarditis, Karditis bzw. Kardiomyopathie, Panarteriitis von Koronargefäßen sowie fokale Fibrosen und Degenerationen des Erregungsleitungssystems sein (JAMES et al. 1965).

X. Spondylosis ankylopoetica

Über ein gehäuftes Auftreten von Überleitungsstörungen bei dieser Erkrankung wurde wiederholt berichtet (z.B. GOUFFAULT et al. 1972; GODEAU et al. 1976; ALEXANDER u. FEINER 1979). Zumeist handelt es sich um im His-Bündel lokalisierte Störungen (GODEAU et al. 1976), nur selten kommt es zu vollständigen AV-Blockierungen (ALEXANDER u. FEINER 1979). Häufig wird bei diesen Patienten auch eine Aortenklappeninsuffizienz beobachtet (z.B. GODEAU et al. 1976). Pathologisch-anatomisch liegt der AV-Überleitungsstörung ein entzündliches Infiltrat im membranösen Septum zugrunde, welches ähnlich anderen entzündlichen Veränderungen bei dieser Erkrankung zur Fibrose und Kalzifikation neigt (s. BULKLEY u. ROBERTS 1973; ALEXANDER u. FEINER 1979).

R. Pharmaka

Nach KOCH-WESER (1979) sind allein in den letzten Jahren über 200 Pharmaka mit der Entstehung von Rhythmusstörungen in Zusammenhang gebracht worden. Obwohl eine kausale Beziehung zwischen Rhythmusstörungen und Pharmakotherapie für die meisten Pharmaka nicht zu beweisen war, muß man prinzipiell davon ausgehen, daß zahlreiche Pharmaka insbesondere bei Überdosierung und/oder Vorschädigung von Myokard oder Erregungsleitungsgewebe Rhythmusstörungen hervorrufen können. Folgende Pharmaka führen besonders häufig zu klinisch wichtigen Rhythmusstörungen: Sympathomimetika, häufig in Kombination mit Narkotika (Literatur bei KATZ u. BIGGER 1970), Hypnotika, wie z.B. Chloralhydrat (z.B. MARSHALL 1977; GUSTAFSON et al. 1977), Muskelrelaxantien (z.B. ROSSEN et al. 1976; MCLESKEY et al. 1978), Daunomycin und Adriamycin (GOTTLIEB et al. 1980), Dexamethason (z.B. SCHMIDT et al. 1972), Laxantien (z.B. DAHLMANN et al. 1977), Glukagon (z.B. MARKIEWICZ et al. 1978), Aminophyllin (z.B. GREENBERG u. ANTIN 1972; HOROWITZ et al. 1975), Chloroquin (z.B. DON MICHAEL u. AIWAZZADEH 1970), Lithium (z.B. TANGEDAHL u. GAU 1972; TILKIAN et al. 1976a) und Cimetidin (COHEN et al. 1979).

Unter den Pharmaka mit primär nicht-kardialem Angriffspunkt sind jedoch Antidepressiva (Monoaminooxidasehemmstoffe, Lithiumsalze und insbesondere trizyklische und ähnliche Verbindungen) am häufigsten Ursache von Rhythmusstörungen. Insbesondere anhand der trizyklischen Antidepressiva lassen sich zahlreiche Aspekte der pharmakainduzierten Arrhythmieentstehung exemplifizieren (VOHRA 1974; BICKEL 1975; BARTH u. MUSCHOLL 1976; LIPSCOMB 1980).

I. Trizyklische Antidepressiva und Phenothiazine

Bei der Entstehung von Rhythmusstörungen durch diese Pharmaka spielen sowohl deren anticholinerge Wirkung als auch eine Steigerung adrenerger Funktionen (z.B. durch Hemmung der neuronalen Aufnahme von Noradrenalin) eine Rolle. Wichtigster Mechanismus für die Arrhythmieentstehung dürfte jedoch die durch diese Pharmaka hervorgerufene Leitungsverzögerung im His-Purkinje-System und Ventrikelmyokard sein. Ein solcher Effekt ließ sich sowohl elektrophysiologisch im Tierexperiment als auch am Menschen nachweisen (z.B. BURROWS et al. 1976).

Der arrhythmogene Effekt dieser Pharmaka korreliert dabei besser mit der Plasmakonzentration als mit der verabreichten Dosis. Plasmakonzentrationen von über 1 µg/ml sind häufig mit dem Auftreten von Herzrhythmusstörungen vergesellschaftet (PETIT et al. 1977). Chinidinähnliche Effekte im Oberflächen-EKG werden andererseits nicht nur bei toxischen, sondern auch bei therapeutischen Plasmakonzentrationen dieser Pharmaka beobachtet (BIGGER et al. 1977b). Derartige elektrophysiologische Wirkungen sind sowohl trizyklischen Antidepressiva vom Typ des Imipramins und Amitriptylins als auch Phenothiazin-Derivaten zueigen. Unter den zahlreichen Substanzen beider Gruppen scheinen Thioridazin und Amitriptylin die größte arrhythmogene Potenz zu besitzen (s. z.B. COULL et al. 1970; FOWLER et al. 1976). Die bisher vorliegenden Beobachtungen sprechen dafür, daß neuere Antidepressiva mit nicht-trizyklischer Struktur keine, geringere oder andere kardiale Nebenwirkungen haben (s. KOPERA 1979).

Bei akzidenteller oder absichtlicher Überdosierung von Phenothiazinen oder trizyklischen Antidepressiva werden regelmäßig tachykarde und/oder bradykarde Rhythmusstörungen wie z.B. ventrikuläre Tachykardien, Kammerflimmern oder hochgradige AV-Blockierungen, z.T. mit Todesfolge, beobachtet (zur umfangreichen Literatur s. CRANE 1970; WILLIAMS u. SHERTER 1971; MOCCETTI et al. 1971; SEDAL et al. 1972; SPIKER et al. 1975; FOWLER et al. 1976; BIGGS 1977; PETIT et al. 1977). Wie häufig bedeutungsvolle Rhythmusstörungen schon unter therapeutischer Dosierung dieser Substanzen vorkommen, ist unsicher (s. KANTOR 1975; RAMANATHAN u. DAVIDSON 1975; FOWLER et al. 1976). Die diesbezüglichen Ergebnisse zweier epidemiologischer Studien widersprechen einander (Boston Collaborative Drug Surveillance Program 1972; MOIR et al. 1972, 1973). Relativ gut dokumentierte Fallberichte scheinen jedoch das, wenn auch seltene, Vorkommen solcher Rhythmusstörungen bei therapeutischer Dosierung dieser Pharmaka zu bestätigen (ALEXANDER u. NIÑO 1969; FOWLER et al. 1976).

II. Herzglykoside (vgl. Kap. 7B)

Über die Häufigkeit von Rhythmusstörungen bei einer Überdosierung oder Intoxikation mit Herzglykosiden finden sich in der Literatur sehr unterschiedliche Angaben (s. z.B. CAPELLER et al. 1959; JAHRMÄRKER 1964; LANG et al. 1965; RIOS et al. 1970; BELLER et al. 1971; BAEDEKER u. WIRTZFELD 1973; JAHRMÄRKER 1975). Weitgehende Übereinstimmung besteht jedoch darin, daß ventrikuläre Extrasystolen und AV-Blockierungen unterschiedlichen Grades unter diesen mit Abstand am häufigsten vorkommen, nach RIOS et al. (1970) mit einer relativen Inzidenz von 85 bzw. 80%; Vorhofflimmern und paroxysmale Vorhoftachykardien sollen dagegen nach einer Zusammenstellung von BAEDEKER u. WIRTZFELD (1973) etwa 10–30% dieser Rhythmusstörungen ausmachen, während Knotentachykardien und ventrikuläre Tachykardien mit einer Häufigkeit von jeweils etwa 4% angegeben werden (RIOS et al. 1970). Die Häufigkeit anderer Rhythmusstörungen wie SA-Blockierung, supraventrikuläre Extrasystolen, wandernder Schrittmacher, Knotenersatzrhythmen, Kammerflattern und Kammerflimmern ist gering und liegt nach BAEDEKER u. WIRTZFELD (1973) bei jeweils unter 10%. Wie bekannt, ist zwar keine dieser Rhythmusstörungen für eine Digitalisintoxikation spezifisch, einige wie z.B. eine Vorhoftachykardie mit Block, sog. doppelte Tachykardie und bidirektionale Kammertachykardien gelten für eine Digitalisüberdosierung bzw. -intoxikation jedoch als charakteristisch. Ein kausaler Zusammenhang zwischen Arrhythmie und Einfluß von Herzglykosiden ist immer wahrscheinlich, wenn folgende Bedingungen vorliegen: gleichzeitig andere klinische Symptome für eine Herzglykosidüberdosierung bzw. Intoxikation, entsprechend erhöhte Plasmakonzentrationen, gleichzeitig manifestationsfördernde Faktoren, wie z.B. Hypokaliämie, sowie das Sistieren der Rhythmusstörung nach Absetzen der Herzglykosidmedikation.

1. Ventrikuläre Extrasystolen und AV-Blockierungen

Ventrikuläre Extrasystolen monotopen Ursprungs, häufig unter dem Bild einer Bigeminie sowie AV-Blockierungen I. Grades und II. Grades Typ Wenckebach, sind allgemein bekannte Zeichen einer Digitalisüberdosierung. AV-Blockierungen unter Digitaliseinfluß sind in der Regel im AV-Knoten lokalisiert und in

Ausmaß und Dauer (z.B. nächtliches Auftreten) variabel. Multifokale ventrikuläre Extrasystolen aus zwei oder mehr Zentren mit wechselndem Kopplungsintervall, manchmal auch in Paaren oder Salven auftretend, sind Ausdruck einer Digitalisintoxikation.

2. Vorhoftachykardien, Vorhofflimmern, paroxysmale Knotentachykardien und sog. gedoppelte Tachykardien

Eine ektope Vorhoftachykardie mit Blockbild unterschiedlichen Grades gilt als Prototyp einer Digitalis-induzierten Rhythmusstörung (z.B. LOWN et al. 1960). Nach BAEDEKER u. WIRTZFELD (1973) gehen 70% solcher Tachykardien auf eine Digitaliswirkung zurück. Vorhofflimmern kann ebenfalls Folge einer Digitalisintoxikation sein. Diese schwierige Diagnose wird erleichtert, wenn gleichzeitig als Folge einer Digitalis-induzierten AV-Dissoziation ein regelmäßiger Kammerrhythmus vorliegt (PICK et al. 1961). Eine paroxysmale Knotentachykardie ist eine seltene, ungewöhnliche und schwerwiegende Form einer Digitalis-induzierten Rhythmusstörung, die sowohl mit 1:1 Überleitung als auch mit unterschiedlichem Ausmaß von antegraden und retrograden Blockbildern einhergeht (FRIEDBERG u. DONOSO 1960). Bei einer doppelten (z.B. atrialen und AV-Knotentachykardie bzw. atrialen und ventrikulären Tachykardie) bestehen beide Rhythmusstörungen bei gleichzeitigem Vorliegen einer AV-Dissoziation nebeneinander (CASTELLANOS et al. 1960a; WISHNER et al. 1972; BRAMLET u. FROM 1980). Die letztgenannten Autoren berichteten über eine gedoppelte Tachykardie, bei der nur eine der beiden Komponenten dieser Tachykardie auf einen Digitaliseinfluß zurückzuführen war (BRAMLET u. FROM 1980). Eine gedoppelte Tachykardie tritt bei Digitalisintoxikation meistens bei gleichzeitiger schwerer Myokardschädigung auf und signalisiert eine schlechte Prognose (WISHNER et al. 1972). Eine bidirektionale Tachykardie gilt als eine der typischen und besonders schwerwiegenden unter den Digitalis-induzierten Rhythmusstörungen (ZIMDAHL u. TOWNSEND 1954; CAPELLER et al. 1959; MACKENZIE u. PASCUAL 1964; BAEDEKER u. WIRTZFELD 1973). Während es sich nach einigen Autoren bei dieser Rhythmusstörung um eine ventrikuläre Tachykardie handeln soll, sprechen andere Befunde dafür, daß diese Rhythmusstörungen in der Regel vom AV-Knoten oder einem anderen supraventrikulären Zentrum ausgehen. Die aus diesem Zentrum entspringende Erregung soll auf jeweils unterschiedlichem Weg alternierend zur Kammererregung führen (z.B. ROSENBAUM et al. 1969).

3. Beziehung zwischen Plasmakonzentration der Herzglykoside und Arrhythmien

AV-Blockierungen I. Grades, supraventrikuläre Extrasystolen und nicht fix gekoppelte ventrikuläre Extrasystolen finden sich bei Serum-Digoxin-Konzentrationen von 1,5–2,5 ng/ml, höhergradige AV-Blockierungen, Bigeminie und supraventrikuläre Tachykardien sowie supraventrikuläre Tachykardien mit Block dagegen gewöhnlich bei noch höheren Digoxin-Plasmakonzentrationen (HENNERSDORF et al. 1977). Diese Befunde sowie z.B. auch die von SMITH u. HABER (1970) weisen darauf hin, daß tachykarde atriale Rhythmusstörungen Ausdruck eines erhöhten Digoxin-Plasmaspiegels sind.

SHAPIRO (1978) kam aufgrund seiner Studie an 114 Patienten zu dem Schluß, daß erhebliche intra- und interindividuelle Unterschiede in der Serum-Glykosid-Konzentration bestehen, bei der Digitalis-induzierte Rhythmusstörungen auftreten. Insbesondere bei Patienten mit gleichzeitiger Hypokaliämie fanden sich auch bei normalem Serum-Digoxin-Spiegel Digitalis-induzierte Rhythmusstörungen (vgl. MARCUS 1972; SMITH 1975; STEINESS u. OLESEN 1976). Weiterhin scheinen Digitalis-induzierte Rhythmusstörungen insbesondere bei Patienten mit schwerer Herzerkrankung und mit bestimmten kardialen Grunderkrankungen häufiger vorzukommen, z.B. akutem Myokardinfarkt (MORRISON u. KILLIP 1971; LIPP et al. 1973), koronarer Herzerkrankung und Cor pulmonale (HENNERSDORF et al. 1977).

Andererseits scheint beim Einzelpatienten die Arrhythmiehäufigkeit durchaus mit der Höhe der Digoxin-Plasmakonzentration zu korrelieren. So fand man bei Patienten nach kardiopulmonalem Bypass Arrhythmien überwiegend in der Phase höchster Serum-Glykosid-Konzentrationen (MORRISON u. KILLIP 1973). In ähnlicher Weise wurden auch nach einer einzelnen Digoxin-Dosis passagere Arrhythmien in der Phase höchster Plasmaglykosid-Konzentrationen beobachtet (MANNINEN et al. 1976).

4. Klinische und prognostische Bedeutung Glykosid-induzierter Arrhythmien

Die tatsächliche Häufigkeit Digitalis-induzierter Arrhythmien ist umstritten. Während die obengenannten Studien an zumeist ausgewählten Patienten eine große Häufigkeit solcher Rhythmusstörungen anzuzeigen scheinen, fanden GOREN u. DENES (1981) an 69 digitalisierten Patienten, die mittels 24stündigem Langzeit-EKG überwacht wurden, keine Unterschiede in der Arrhythmiehäufigkeit zwischen Patienten mit unterschiedlicher Glykosid-Plasmakonzentration. Wenn auch nach dieser Studie Arrhythmien bei digitalisierten Patienten nicht so häufig wie allgemein angenommen auftreten, so kommt solchen Rhythmusstörungen doch große klinische und prognostische Bedeutung zu. Nach RIOS et al. (1970) geht eine Digitalis-Intoxikation mit einer Mortalität von im Mittel etwa 7% einher (nach Angaben der Literatur zwischen 3 und 21%), unmittelbare Todesursache sind zumeist Rhythmusstörungen.

5. Elektrophysiologische Grundlage der Digitalis-induzierten Rhythmusstörungen

Während die toxischen Wirkungen von Herzglykosiden auf Sinusknoten und AV-Knoten auf bekannte elektrophysiologische Eigenschaften dieser Substanzgruppe zurückzuführen sind, wird für die gesteigerte Automatie ein anderer Entstehungsmechanismus angenommen. Nach neueren Befunden verschiedener Arbeitsgruppen (Literatur bei FERRIER 1977) soll diese auf oszillatorischen Nachpotentialen beruhen, deren Entstehungsmechanismus sich von dem der normalen Schrittmacher-Aktivität unterscheidet. Für ihr Zustandekommen scheinen Calcium-Ionen eine Rolle zu spielen, ohne daß der diesen zugrundeliegende Strom kinetisch dem langsamen Calciumeinwärtsstrom entspricht.

III. Antiarrhythmika

Unter antiarrhythmischer Therapie können lebensbedrohliche bradykarde und tachykarde Rhythmusstörungen als Folge einer Überdosierung oder bei entsprechend „disponierten" Patienten auch bei therapeutischer Dosierung auftreten. Antiarrhythmika-induzierte bradykarde Rhythmusstörungen werden besonders häufig bei Patienten mit vorgeschädigtem Erregungsleitungssystem beobachtet, tachykarde Rhythmusstörungen bei solchen mit entsprechenden Veränderungen der Erregungsbildung und -ausbreitung und/oder Erregungsrückbildung (z.B. verlängerte QT-Zeit). Während über durch Antiarrhythmika hervorgerufene bradykarde Herzrhythmusstörungen relativ viel bekannt ist (eine Zusammenstellung der umfangreichen Literatur findet sich in dem kürzlich erschienenen Übersichtsartikel von SCHWARTZ et al. 1981), weiß man über die Inzidenz und klinische Bedeutung Antiarrhythmika-induzierter tachykarder Rhythmusstörungen nur wenig. VELEBIT et al. (1979) fanden in einer systematischen Studie unter 394 Testungen von Antiarrhythmika an 105 Patienten bei insgesamt 12,2% der Anwendungen eine Antiarrhythmika-induzierte Verschlimmerung der Arrhythmie.

Im folgenden sollen die arrhythmogenen Nebenwirkungen einiger Antiarrhythmika – ohne Anspruch auf Vollständigkeit – Erwähnung finden:

Ajmalin: Nach intravenöser Gabe Degeneration ventrikulärer Arrhythmien zu Kammerflimmern oder Asystolie (OBAYASHI et al. 1976; KLEIN et al. 1977), bei Patienten mit WPW-Syndrom nicht beherrschbare ventrikuläre Tachykardie und Kammerflimmern (WELLENS et al. 1980).

Amiodaron: Nach intravenöser Gabe Verlangsamung der Sinusfrequenz und der AV-Überleitung (WELLENS et al. 1976) sowie AV-Block III. Grades (ROSENBAUM et al. 1974); soweit bekannt, bisher jedoch keine überzufällig häufige Zunahme tachykarder ventrikulärer Rhythmusstörungen.

Aprindin: Nach der oben erwähnten Studie von VELEBIT et al. (1979) in 13,3% der Anwendungen von Aprindin bei Patienten mit ventrikulären Herzrhythmusstörungen Zunahme („Verschlechterung") der Arrhythmien.

Bretylium: Nach intravenöser Gabe bei 29% Bradyarrhythmien, darunter bei 3 Patienten Asystolien und bei 7 Patienten Sinusbradykardien (CASTLE u. NAUTIYAL 1979).

Chinidin: Nach intravenöser Gabe – ebenso wie bei anderen Antiarrhythmika der Klasse I nach Vaughan Williams – höhergradige AV-Blockierungen, Störungen der Sinusknotenautomatie, Zunahme präexistenter Leitungsstörungen; Aggravation ventrikulärer Herzrhythmusstörungen bei 17% der Patienten einer Serie (VELEBIT et al. 1979). Bei 3 Patienten unter normaler Dosierung bei gleichzeitiger Verlängerung des QT-Intervalls Kammerflattern bzw. Kammerflimmern (KOSTER u. WELLENS 1976), ebenso bei 3 weiteren Patienten Kammerflimmern (KLINNERT et al. 1978) sowie atypische ventrikuläre Tachykardien (SCLAROVSKI et al. 1979). Eine Zusammenstellung der umfangreichen Literatur über Chinidin-induzierte Arrhythmien sowie Angaben über die Häufigkeit kardialer Nebenwirkungen von Chinidin – wie sie im Rahmen des Boston Collaborative Drug Surveillance Program entdeckt wurden – finden sich bei COHEN et al. (1977).

Encainid und Flecainid: Bei beiden Antiarrhythmika der Klasse I nach Vaughan Williams unmittelbar nach intravenöser Gabe, aber auch unter zumeist höher dosierter oraler Dauertherapie von Encainid Zunahme von Häufigkeit und Schweregrad ventrikulärer Herzrhythmusstörungen (z.B. MASON u. PETERS 1981).

Lidocain: In aller Regel keine Zunahme ventrikulärer Herzrhythmusstörungen, in Einzelfällen jedoch bei hohen Plasmakonzentrationen oder vermutlicher Vorschädigung des Erregungsleitungssystems Asystolie (MANYARI-ORTEGA u. BRENNAN 1978), AV-Blockierungen (GUPTA et al. 1974) oder sinuatrialer Arrest (CHENG u. WADHWA 1973).

Lorcainid: Verbreiterung des Kammerkomplexes in Abhängigkeit von der Höhe der Plasmakonzentration (MEINERTZ et al. 1979); Zunahme präexistenter Reizbildungs- und Leitungsstörungen (KASPER et al. 1979; BREITHARDT et al. 1981a).

Mexiletin: Nach hochdosierter intravenöser Therapie Verbreiterung des QRS-Komplexes, Sinusarrest, kompletter AV-Block (CAMPBELL et al. 1977); nach VELEBIT et al. (1979) bei 10,9% aller Behandlungen Zunahme ventrikulärer Herzrhythmusstörungen.

Phenytoin: Nach intravenöser Gabe variable Effekte auf AV-Überleitung, im seltenen Einzelfall auch AV-Blockierungen (s. WIT et al. 1975).

Procainamid: Nach intravenöser Gabe Blockbilder oder Zunahme einer vorbestehenden Leitungsstörung (KLEIN et al. 1978), nach VELEBIT et al. (1979) Zunahme von ventrikulären Herzrhythmusstörungen bei 7,5% der Behandlungen; in einer Studie des Boston Collaborative Drug Surveillance Program (LAWSON u. JICK 1977) bei 1,4% der Patienten lebensbedrohliche Nebenwirkungen, hierunter hochgradige AV-Blockierungen, Bradykardien und Tachyarrhythmien.

Propranolol und andere Betarezeptorenblocker: Nach VELEBIT et al. (1979) bei 6,5% der mit Propranolol Behandelten Zunahme der Herzrhythmusstörungen (GREENBLATT u. KOCH-WESER 1973).

Tocainid: Bei diesem seit kurzem in der Bundesrepublik im Handel befindlichen Lidocain-ähnlichen Antiarrhythmikum Zunahme ventrikulärer Herzrhythmusstörungen bei 23,1% der Behandlungen (VELEBIT et al. 1979).

Verapamil und andere Calciumantagonisten: Nach intravenöser Gabe in Abhängigkeit von Dosis, Injektionsgeschwindigkeit und evtl. Vorschädigung des Erregungsleitungssystems oder simultaner Therapie mit z.B. Betarezeptorenblockern Bradykardie oder Asystolie (BENAIM 1972; BOOTHBY et al. 1972); Provokation ventrikulärer Extrasystolen oder kurzdauernder ventrikulärer Tachykardien vor Beendigung einer supraventrikulären Tachykardie ebenfalls nach intravenöser Gabe (VOHRA et al. 1974); nach Prenylamin in Einzelfällen QT-Verlängerung (Chinidin-ähnlicher Effekt) und Auftreten einer torsade de pointes (BENS et al. 1973; PURITZ et al. 1977).

S. Elektrolyte

Störungen des Elektrolythaushalts gehören zu den klassischen Ursachen von Rhythmus- und Leitungsstörungen. An Herzmuskelpräparaten und im Tierexperiment haben sich so unter kontrollierten Bedingungen überschaubare Beziehungen zwischen extrazellulärer Ionenkonzentration und Rhythmusstörungen nachweisen lassen. Am Menschen dagegen sind Arrhythmien und Leitungsstörungen zumeist nicht nur Folge von Konzentrationsänderungen eines einzelnen Ionentyps, sondern durch andere Ursachen, wie z.B. Konzentrationsänderungen anderer Ionen, Verschiebungen des Säurebasenhaushaltes, verabreichte Medikamente (z.B. Digitalis), sowie zusätzliche kardiale oder extrakardiale Erkrankungen mitbedingt. Art und Ausmaß dieser Rhythmusstörungen werden nicht nur durch die absolute Veränderung der Ionenkonzentration, sondern auch durch die Geschwindigkeit, mit der diese Änderungen eintreten, bestimmt. Im folgenden Abschnitt werden einige für die Arrhythmiegenese beim Menschen bedeutungsvolle Elektrolytstörungen in allgemeiner Form zusammenfassend dargestellt. Eine detaillierte Schilderung tierexperimenteller Ergebnisse sowie von Einzelbefunden am Menschen findet sich in den entsprechenden Übersichtsartikeln (HOFFMAN u. CRANEFIELD 1960; TRAUTWEIN 1963; FISCH et al. 1964, 1966; SURAWICZ 1966, 1967; SURAWICZ u. GETTES 1971; FISCH 1973).

I. Kalium

1. Hyperkaliämie

Am Herzen hat eine Zunahme der extrazellulären Kaliumkonzentration zwei wesentliche Effekte: Sie erniedrigt den transmembranären Kaliumgradienten, senkt damit das Ruhepotential und bewirkt hierdurch eine Verlangsamung der Erregungsleitung. Sie steigert die Membranpermeabilität für Kaliumionen. Dies führt zu einer Zunahme der Repolarisationsgeschwindigkeit und Verkürzung des Aktionspotentials. An Schrittmacherzellen führt die Erhöhung der extrazellulären Kaliumkonzentration zu einer Abnahme der diastolischen Depolarisationsgeschwindigkeit und des Schwellenpotentials. Die Wirkung einer Hyperkaliämie auf die Automatiezentren verdeutlicht die Komplexität dieser sich z.T. gegensinnig auswirkenden Veränderungen: Eine Verlangsamung der diastolischen Depolarisationsgeschwindigkeit führt einerseits zu einer Abnahme der Entladungsfrequenz von Schrittmacherzellen, andererseits geht ein weniger negatives Ruhepotential mit einer erniedrigten Schwelle für spontane Depolarisationen und mit einer Tendenz zur Erhöhung der Entladungsfrequenz von Schrittmacherzellen einher. Welcher Effekt im Einzelfall eintritt, hängt nicht zuletzt von der unterschiedlichen Empfindlichkeit einzelner Zellstrukturen des Myokards bzw. des Erregungsleitungssystems gegenüber einer Erhöhung der extrazellulären Kaliumkonzentration ab. Bei einer geringgradig erhöhten extrazellulären Kaliumkontration (bis 6,5 mÄq/l) ist die AV-Überleitung beschleunigt, oberhalb von 7,5 mÄq/l dagegen verlangsamt. Die Überleitungsverbesserung wird durch einen vagolytischen Effekt des Kaliums, durch die Erniedrigung des Ruhemembranpotentials sowie durch eine Hemmung der Acetylcholinwirkung auf den AV-Knoten erklärt. Die Leitungsverzögerung bzw. Blockierung im AV-Knoten ist bei niedriger Kaliumkonzentration suprahisär, bei höherer Kaliumkonzentration und rascher Kaliumzufuhr infrahisär lokalisiert (Literatur s. FISCH 1973). Während hochgradige AV-Blockierungen durch Hyperkaliämie im Rahmen von Erkrankungen so gut wie nie beobachtet wurden, sind solche als Folge einer exzessiven und zumeist raschen intravenösen Kaliumzufuhr wiederholt beschrieben worden. Bei einer erheblichen Hyperkaliämie (mehr als 7,5 mÄq/l) kommt es zu einer Verlangsamung der intraventrikulären Erregungsausbreitung und zu einer Verbreiterung des QRS-Komplexes, formal meist dem Bild eines Rechtsschenkelblocks ähnlich. Im Gegensatz zum typischen Schenkelblockbild ist der Kammerkomplex jedoch in der Regel uniform in allen Anteilen verbreitert. Dies äußert sich auch in einer Verbreiterung elektrisch induzierter Kammerkomplexe (HOWARD u. KOSOWSKY 1980). Bei erheblicher Hyperkaliämie ist die intraatriale Leitung verzögert, was sich im EKG in einer Abflachung und Verlängerung und schließlich in einem Verschwinden der P-Welle dokumentiert. Sinuatriale Blockbilder vom Wenckebach- oder Mobitz-Typ oder ein vollständiges Fehlen der Vorhofaktivität wurden mitgeteilt (z.B. ROSENBERG et al. 1970; FISCH 1973).

Eine geringe Erhöhung der extrazellulären Kaliumkonzentration (bis 6,5 mÄq/l) führt oft bei Patienten mit vorbestehenden supraventrikulären oder ventrikulären Extrasystolen zu einer Abnahme der Häufigkeit dieser Rhythmusstörungen (SURAWICZ 1967). Unter einer raschen Zufuhr von Kalium dagegen kommt es, wie im Tierexperiment nachgewiesen werden konnte, zu ventrikulären Ektopien und im Einzelfall auch zu Kammerflimmern. Der zugrundeliegende Mechanismus ist wahrscheinlich ein durch verzögerte Erregungsausbreitung verursachtes Reentry-Phänomen.

2. Hypokaliämie

Eine erniedrigte extrazelluläre Kaliumkonzentration erhöht das Ruhemembranpotential von Myokard-, aber nicht das von Purkinje-Zellen. Außerdem werden die Repolarisationsphase verlängert und die Geschwindigkeit der diastolischen Depolarisation von Schrittmacherzellen gesteigert (Literatur s. SURAWICZ 1966).

Im Gegensatz zum Tierexperiment sind durch eine Hypokaliämie verursachte ernsthafte Leitungsstörungen beim Menschen selten (SURAWICZ 1966; FISCH et al. 1966; FISCH 1973). Der zugrundeliegende Mechanismus ist unklar, möglicherweise spielt jedoch die durch eine Hypokaliämie verursachte geringe Hyperpolarisation eine Rolle. Unter experimentellen und klinischen Bedingungen fördert eine Hypokaliämie die Entstehung ventrikulärer und supraventrikulärer Herzrhythmusstörungen. Unter klinischen Bedingungen fand sich ein großes Spektrum atrialer, atrioventrikulärer und ventrikulärer Rhythmusstörungen (s. z.B. PICK 1966; DAVIDSON u. SURAWICZ 1967). Auch lebensbedrohliche Arrhythmien, z.B. atypische ventrikuläre Tachykardien in Form einer torsade de pointes, wurden unter mäßiggradiger Hypokaliämie beschrieben (z.B. CURRY et al. 1976). Alle obengenannten Mechanismen scheinen bei der Genese dieser Rhythmusstörungen eine Rolle zu spielen.

II. Calcium

Hyper- und Hypocalciämie

Im Rahmen klinisch zu beobachtender Änderungen der Serumcalciumkonzentration finden sich keine Änderungen des Ruhe-Membranpotentials und der diastolischen Depolarisation von Schrittmachergewebe. Der einzig klinisch bedeutsame elektrophysiologische Effekt besteht in einer geringen Abnahme bzw. Zunahme des Schwellenpotentials durch eine Hyper- bzw. Hypocalciämie.

Bei Patienten mit massiver Erhöhung der Plasmacalciumkonzentration wurden Verlängerungen der PR-Zeit, Verbreiterungen des Kammerkomplexes sowie höhergradige AV-Blockierungen beschrieben (VOSS u. DRAKE 1967). Rhythmus- und Leitungsstörungen als Folge einer Hypocalciämie scheinen nur selten vorzukommen (SURAWICZ 1967, FISCH 1973). Allerdings wurden bei Kindern mit Hypocalciämie sinuatriale Blockierungen (JOHNSON u. JENNINGS 1968), AV-Blockierungen (CASTELLANOS et al. 1960b; GRIFFIN 1965) und supraventrikuläre Tachykardien (JOHNSON u. JENNINGS 1968) beobachtet.

III. Natrium

Hyper- und Hyponatriämie

Änderungen der Plasmakonzentration von Natrium haben keinen Einfluß auf das Ruhemembranpotential von Schrittmacherzellen. Eine Erhöhung der Serum-Natriumkonzentration steigert die Amplitude des Aktionspotentials und beschleunigt die Depolarisationsgeschwindigkeit, während erniedrigte Natriumkonzentrationen einen gegenteiligen Effekt haben. Um diesen Effekt hervorzurufen, bedarf es jedoch Abweichungen der Natriumkonzentration von der physiologischen Norm, die mit dem Leben nicht vereinbar sind. Folglich werden Leitungs- oder Rhythmusstörungen durch Hyper- oder Hyponatriämie unter klinischen Bedingungen praktisch nicht beobachtet.

IV. Magnesium

Hyper- und Hypomagnesiämie

Hohe Plasmakonzentrationen von Magnesium führen zu einer Abnahme, niedrige dagegen zu einer Zunahme der Dauer der absoluten Refraktärperiode. Diese Effekte sind allerdings nur bei erniedrigter Calciumkonzentration nachweisbar (SURAWICZ et al. 1961). Hohe Serum-Magnesiumkonzentrationen (über 3–5 mM/l) hemmen die atrioventrikuläre und intraventrikuläre Erregungsausbreitung und führen schließlich bei 15–22 mM/l zum Herzstillstand (Literatur s. SURAWICZ 1967). Über Rhythmusstörungen als ausschließliche Folge einer Hypomagnesiämie ist ebenfalls mehrfach berichtet worden. So beschrieben LOEB et al. (1968) 2 Fälle mit Magnesiummangel und paroxysmalem Kammerflimmern, CHADDA et al. (1973) einen Patienten mit Hypomagnesiämie und therapierefraktärer supraventrikulärer Tachykardie. Weiterhin berichteten SCHEINMAN et al. (1969), ROSEFSKY (1972), SINGH et al. (1975) sowie ISERI et al. (1975) über Patienten, die unter Magnesiummangel schwerwiegende ventrikuläre Rhythmusstörungen (z.T. sogar Kammerflimmern oder ventrikuläre Tachykardien) entwickelten. Andererseits rief eine diätetisch erzeugte Hypomagnesiämie (weniger als 1,0 mM/l) beim Menschen keine Arrhythmien hervor (SHILS 1969). Die Ursache der arrhythmogenen Wirkung eines Magnesiummangels dürfte in einem meist gleichzeitig vorhandenen – und möglicherweise durch einen Magnesiummangel hervorgerufenen – intrazellulären Kaliummangel bestehen. Hierfür spricht, daß sich durch Gabe von Magnesium beim mit Diuretika behandelten Patienten mit Rhythmusstörungen sowohl der intrazelluläre Kaliumgehalt normalisieren als auch die Häufigkeit der ventrikulären Extrasystolen vermindern lassen (DYCKER u. WESTER 1979).

T. Äthylalkohol

Eine Beziehung zwischen Alkoholkonsum und Herzrhythmusstörungen, insbesondere Vorhofflimmern, ist schon lange bekannt. Ventrikuläre und supraventrikuläre Herzrhythmusstörungen finden sich bei einer durch chronischen Alkoholkonsum bedingten – oder zumindest mitbedingten – klinisch manifesten kongestiven Kardiomyopathie, im präklinischen Stadium einer alkoholisch bedingten kongestiven Kardiomyopathie, nach akutem Alkoholkonsum bei chronischem Alkoholabusus, nach Alkoholentzug und möglicherweise auch nach exzessivem Alkoholkonsum ohne Vorliegen eines chronischen Alkoholabusus.

I. Präklinisches Stadium einer alkoholtoxisch bedingten kongestiven Kardiomyopathie und akuter Alkoholabusus bei chronischem Alkoholismus

Unter 36 akut intoxikierten chronischen Alkoholikern, die mittels 24stündiger Langzeit-EKG-Registrierung überwacht wurden, fanden sich nur 3 mit vollständig normalem EKG, am häufigsten (86%) wurden eine Sinustachykardie und bei 39% ventrikuläre Extrasystolen (ABBASAKOOR et al. 1976) beobachtet. ETTINGER et al. (1978) berichteten über 24 chronische Alkoholiker ohne klinisch manifeste, alkoholtoxisch bedingte kongestive Kardiomyopathie. Ebenso waren die Plasmaelektrolyte dieser Patienten in der Regel im Normbereich. Folgende Arrhythmien wurden in dieser systematischen Studie im Oberflächen-EKG bei Krankenhausaufnahme erfaßt: 4mal singuläre supraventrikuläre Extrasystolen, 12mal Vorhofflimmern, 4mal Vorhofflattern, 3mal paroxysmale atriale Tachykardien, 4mal Knotentachykardien, 6mal vereinzelte ventrikuläre Extrasystolen und 1mal eine ventrikuläre Tachykardie.

Nach Abklingen der akuten Alkoholwirkung zeigten die Patienten im Mittel eine reduzierte Kontraktilität (bestimmt aus den systolischen Zeitintervallen) und im Oberflächen-EKG eine Verlängerung des frequenzkorrigierten PR- und QT-Intervalls sowie eine Verbreiterung des Kammerkomplexes. Da diese Patienten insbesondere an Wochenenden oder nach Feiertagen zur Krankenhausaufnahme kamen, bezeichneten die Autoren dieses Krankheitsbild auch als „Holiday-heart“-Syndrom. Mit den Autoren darf man annehmen, daß bei den Patienten beider Studien eine klinisch noch nicht manifeste, beginnende alkoholtoxische kongestive Kardiomyopathie vorhanden war.

Auch andere Autoren konnten anhand von Fallberichten eine Beziehung zwischen Alkoholkonsum und Arrhythmien bei chronischen Alkoholikern wahrscheinlich machen: So berichteten SINGER u. LUNDBERG (1972) über einen an Alkohol gewöhnten Patienten, bei dem es reproduzierbar nach mäßigem Alkoholgenuß zu ventrikulären Extrasystolen kam. Nach anderen Berichten (z.B. SCHERF et al. 1967; VETTER et al. 1967) traten ventrikuläre Herzrhythmusstörungen bei akuter Alkoholintoxikation oder bei akutem Alkoholentzug insbesondere bei gleichzeitig bestehender Hypokaliämie auf. Bemerkenswert ist der von GREENSPON et al. (1979) publizierte Fall eines chronischen Alkoholikers, bei dem sich nach Verabreichung von Äthylalkohol – nicht aber im nüchternen Zustand – durch programmierte, vorzeitige rechtsventrikuläre Stimulation eine ventrikuläre Tachykardie auslösen ließ. Treten derartige ventrikuläre Tachykardien spontan auf, wie dies ja nach den obengenannten Befunden – wenn auch selten – der Fall ist, wird die klinische Bedeutung Alkohol-induzierter Rhythmusstörungen deutlich. Insbesondere nach älteren Studien soll etwa die Hälfte aller chronischen Alkoholiker am plötzlichen Herztod versterben (KRAMER et al. 1968).

Den obengenannten Studien vergleichbare Untersuchungen über die Wirkung von Äthylalkohol auf Arrhythmien bei Nichtalkoholikern liegen nicht vor. Nach einer gut kontrollierten Untersuchung (DE BACKER et al. 1979) soll Äthylalkohol in mäßiger Menge bei Herzgesunden mit häufigen Rhythmusstörungen zu keiner Zunahme der ventrikulären Extrasystolen führen.

II. Mechanismus der Arrhythmieentstehung

Die Befunde der obengenannten Studie von ETTINGER et al. (1978) weisen auf eine strukturelle Schädigung von Myokard (Abnahme der Kontraktilität) und Erregungsleitungssystem (Verlängerung der Zeitparameter des Oberflächen-EKG) bei chronischen Alkoholtrinkern hin. Dies wird auch aus der kürzlich von MATHEWS et al. (1981) publizierten echokardiographischen Studie an 22 asymptomatischen chronischen Alkoholikern deutlich. Sie fanden bei 68% dieser Patienten signifikante Veränderungen der linksventrikulären Anatomie und/oder Funktion, die sie als Vorstadien einer alkoholtoxischen Kardiomyopathie interpretierten. Diese am Menschen erhobenen Befunde finden ihre Bestätigung in entsprechenden tierexperimentellen Daten, nach denen bei chronischer Alkoholexposition sowohl am Reizleitungssystem als auch am Myokard deutliche ultrastrukturelle Veränderungen zu beobachten sind (MAINES u. ALDINGER 1967; ETTINGER et al. 1976; THOMAS et al. 1980). ETTINGER et al. (1976) konnten darüber hinaus nach chronischer Alkoholexposition an Hunden zeigen, daß Äthylalkohol zu einer dosis- und zeitabhängigen Verlängerung der HQ-Zeit und Verbreiterung des QRS-Komplexes führt. Ähnliche und zusätzliche weitere Veränderungen elektrophysiologischer Parameter konnten GOULD et al. (1978) nach akuter Alkoholverabreichung bei 14 Patienten mit organischer Herzerkrankung ohne Vorliegen eines chronischen Alkoholkonsums während einer diagnostischen His-Bündel-EKG-Untersuchung nachweisen. Nach einer relativ geringen Alkoholmenge kam es zu einer Verzögerung der intraatrialen Leitung, zu einer Verbesserung der AV-Überleitung und zu einer Verkürzung der effektiven Refraktärperiode des rechten Ventrikels.

Tierexperimentell ließen sich die arrhythmogenen Wirkungen von Äthylalkohol direkt nachweisen. DE LA CRUZ et al. (1977) untersuchten an einem Modell der chronischen Alkoholexposition am Hund die elektrische Stabilität des Herzens nach chronischer und akuter Alkoholgabe. Chronische Alkoholgabe allein führte nicht zu einer Änderung der elektrophysiologischen Eigenschaften des Herzens. Nach zusätzlicher akuter Alkoholgabe war die Flimmerschwelle des Myokards jedoch deutlich reduziert. Akute Alkoholgabe führte dabei zu keiner Veränderung der Elektrolyte oder Substrate im Extrazellulärraum. Es fanden sich dagegen deutliche Zunahmen der QRS- und frequenzkorrigierten QT-Intervalle sowie ein Kaliumverlust der Herzmuskelzelle (REGAN et al. 1966).

Für die Auslösung von Herzrhythmusstörungen durch Alkohol, insbesondere beim durch chronischen Alkoholgenuß vorgeschädigten Herzen, kommen daher vor allem folgende Ursachen in Betracht: strukturelle Veränderungen von Erregungsleitungssystem und Myokard (auch dann, wenn keine klinisch faßbare Herzerkrankung vorhanden ist), verzögerte Erregungsausbreitung in den Vorhöfen, im His-Purkinje-System und in den Ventrikeln sowie eine möglicherweise verbesserte Überleitung im AV-Knoten. Hierdurch können sowohl Reentry-Mechanismen begünstigt als auch (durch die verbesserte AV-Überleitung) rasche Kammerfrequenzen bei Vorhofflimmern und Vorhofflattern ermöglicht werden. Weiterhin können Äthylalkohol und dessen Metaboliten – abgesehen von ihrer direkt kardiotoxischen Wirkung – Katecholaminkonzentrationen im Blut und an den entsprechenden Rezeptoren erhöhen und auf diese Weise die Entstehung von Arrhythmien begünstigen.

U. Herzschrittmacher

Wie alle Rhythmusstörungen lassen sich auch die durch einen Herzschrittmacher hervorgerufenen nur im Zusammenhang mit der klinischen Gesamtsituation adäquat beurteilen. Zu einer Interpretation solcher Rhythmusstörungen gehören außerdem Kenntnisse über die Art der Stimulation, über die Stimulationsschwelle bei Schrittmacherimplantation, über die Höhe des bei Schrittmacherimplantation abgeleiteten Signals sowie über die elektronischen Kenndaten des verwendeten Schrittmachermodells. Eine eingehende Beschreibung und Deutung aller durch Schrittmacher hervorgerufenen Rhythmusstörungen kann an dieser Stelle nicht erfolgen. Hierzu wird auf die Übersichtsarbeiten von DAVIS et al. (1970), KASTOR u. LEINBACH (1970), BAROLD et al. (1972), CASTELLANOS u. LEMBERG (1973) und CHUNG (1974) verwiesen. Im folgenden sollen lediglich einige generelle Aspekte der durch Schrittmacher hervorgerufenen Arrhythmien dargestellt werden.

I. Schrittmacher-induzierte Parasystolie

Diese Rhythmusstörung wird üblicherweise bei kontinuierlich tätigen, asynchronen Schrittmachersystemen beobachtet. Eine besonders hohe Inzidenz findet sich bei Schrittmacherimplantationen wegen eines Sinusknotensyndroms, inkompletter oder partieller AV-Blöcke und bei Restitution einer AV-Überleitung nach komplettem AV-Block. Liegt die Entladungsfrequenz des Schrittmachers in der Nähe der Eigenfrequenz des Patienten, sollen etwa 5% der Stimuli innerhalb von 24 h in die vulnerable Phase des vorangehenden Herzzyklus fallen. Daher hat diese Rhythmusstörung nicht nur hämodynamische, sondern im Einzelfall auch prognostische Bedeutung. Während es normalerweise durch in der vulnerablen Phase einfallende Schrittmacherimpulse nicht zu höhergradigen Rhythmusstörungen oder Kammerflimmern kommt, wurden solche Rhythmusstörungen bei entsprechender Prädisposition beobachtet (Literatur s. KASTOR u. LEINBACH 1970). Zu diesen Bedingungen gehören akuter Myokardinfarkt, Hypoxie, Hypoventilation und gesteigerte Sympathikusaktivität. Außerdem wurden derartige Zwischenfälle gehäuft nach Anlage epikardialer Elektroden oder bei hoher Reizstärke beobachtet.

II. Fusionsschläge und Pseudofusionsschläge

Nicht nur bei starrfrequenten, sondern auch bei QRS-inhibierten Schrittmachern werden Fusionsschläge beobachtet. Zu einem echten Fusionsschlag kommt es bei solchen Schrittmachern, wenn das Schrittmacherescape-Intervall nach Beginn der Ventrikeldepolarisation, aber vor Einsetzen der Inhibition beendet und das um die Elektrode gelegene Gewebe noch nicht absolut refraktär ist. Ist dagegen dieses Gewebe absolut refraktär, kommt es zu einem Pseudofusionsschlag, bei diesem sitzt ein „Schrittmacherspike“ lediglich einer normalen R-Welle auf, der elektrische Reiz des Schrittmachers hat jedoch nicht zur Kammerdepolarisation beigetragen. Derartige Fusions- und Pseudofusionsschläge kommen auch bei intaktem Demandmechanismus des Schrittmachers vor.

III. Retrograde Leitung

Gelegentlich findet sich selbst bei Patienten mit AV-Block III. Grades eine retrograde Leitung einer Schrittmacher-induzierten Ventrikeldepolarisation zum Vorhof. Retrograde Leitung bei Patienten mit intakter AV-Überleitung wird dagegen häufig beobachtet. Kommt es bei Kammerstimulation zu einer retrograden 1:1 Überleitung vom Ventrikel auf die Vorhöfe, so kontrahieren sich die Vorhöfe gegen die verschlossenen AV-Klappen. Dies kann zu ernsthaften hämodynamischen Folgen wie Blutdruckabfall und Absinken des Herzminutenvolumens führen. Eine retrograde Leitung kann auch verborgen sein (keine P-Welle im Oberflächen-EKG nachweisbar) und über eine Depolarisation des AV-Knotens zu Veränderungen der Leitungsbedingungen für den nachfolgenden Spontanschlag führen.

Eine retrograde Leitung mit zumindest partiell intakter antegrader Leitung kann außerdem zu reziproken Rhythmen führen. Bei synchronen atrialen Schrittmachern kann eine retrograd geleitete Vorhoferregung eine Entladung des Schrittmachers mit einer evtl. nachfolgenden Kammerdepolarisation zur Folge haben. Auch diese Arrhythmien kommen bei normal funktionierenden Schrittmachersystemen vor.

IV. „Supernormale Leitung“

Gelegentlich kommt es bei Patienten mit komplettem AV-Block nach Implantation eines Schrittmachers zur Überleitung einzelner Sinusschläge. Es handelt sich hierbei offensichtlich um die passagere Wiederherstellung einer normalen

Leitfähigkeit des AV-Knotens. Die Ursache dieses Phänomens ist umstritten (Literatur s. KASTOR u. LEINBACH 1970). Eine sog. supernormale Erregungsleitung sollte von einer supernormalen Erregbarkeit unterschieden werden.

V. „Supernormale Erregbarkeit“

Während einer kurzen Periode der Erregungsrückbildung (absteigender Teil der T-Welle im EKG) kann ein sonst unterschwelliger Stimulus zu einer Kammerdepolarisation führen. So beobachtete man wiederholt bei nicht mehr intakten Schrittmachern (Batterieversagen) eine vereinzelte, unerwartete Kammerdepolarisation durch einen in dieser Phase einfallenden Stimulus (s. DAVIS et al. 1970).

VI. „Escape-capture-Bigeminie“

Diese Form der Arrhythmie, bei der der Ersatzschlag durch den Schrittmacher induziert wird, wurde als iatrogene Form sowohl bei atrialen als auch ventrikulären Bedarfsschrittmachern beschrieben (Literatur s. DAVIS et al. 1970).

VII. Ventrikulophasische Arrhythmien

Es ist bekannt, daß beim AV-Block III. Grades das den Kammerkomplex einschließende PP-Intervall im Vergleich zu dem keinen Kammerkomplex einschließenden PP-Intervall verkürzt ist. Eine ähnliche Verkürzung des einen Schrittmacher-induzierten Kammerkomplex einschließenden PP-Intervalls wurde beschrieben (SPRITZER et al. 1969). Die genaue Ursache hierfür ist unbekannt.

VIII. Ventrikuläre Extrasystolen

Herzschrittmacher-induzierte ventrikuläre Extrasystolen finden sich relativ häufig. Bei fixfrequenten Schrittmachern treten solche Extrasystolen oft fixgekoppelt auf und führen zum Bild einer Bigeminie oder Trigeminie. Ähnliche Rhythmusstörungen werden auch bei Schrittmachern mit Demandfunktion beobachtet. Ventrikuläre Extrasystolen können außerdem dem stimulierten Kammerkomplex so ähnlich sein, daß bei interponierten Extrasystolen der Eindruck einer ventrikulären Tachykardie entstehen kann.

IX. Fehlendes, unzureichendes oder partielles „Sensing“

Auch bei intakter Schrittmacherfunktion und insbesondere intaktem Demand-Mechanismus kann es, allerdings sehr selten, zu einer unzureichenden Erkennung des intrakardialen Potentials kommen. Dies wurde bisher mehrfach für Patienten bei akutem Myokardinfarkt beschrieben, bei denen sich ein intracavitäres ventrikuläres Potential von einem Millivolt oder weniger fand (CHATTERJEE et al. 1968; BAROLD u. GAIDULA 1972; TREESE et al. 1980). Andererseits können grenzwertig niedrige intracavitäre elektrische Signale zu einem sog. „partiellen

Sensing“ führen. Dies ist durch Escape-Intervalle von kürzerer Dauer als normal gekennzeichnet.

X. Frequenzhysterese

Bei einer Reihe von Schrittmachermodellen ist das Escape-Intervall länger als das Stimulationsintervall, wodurch auch bei intaktem Schrittmachersystem ein langsamerer Eigenrhythmus einen rascheren Schrittmacherrhythmus verhindern kann.

XI. Sonstige Arrhythmien

Während die genannten Rhythmusstörungen bei intakten Schrittmachersystemen zu beobachten sind, sind andere Rhythmusstörungen durch einen partiellen oder totalen Defekt des Schrittmachersystems oder durch seine inadäquate Handhabung (äußere Störeinwirkungen) verursacht. Die häufigsten dieser Rhythmusstörungen seien im folgenden kursorisch aufgezählt: Abfall der Schrittmacherfrequenz unter eine kritische Grenze und hieraus resultierende Bradykardie bzw. Asystolie als Ausdruck der Batterieerschöpfung, stimulatorische Ineffektivität einer intakten Batterie durch Leitungsdefekte im Bereich des Kabels, Isolationsdefekte, Kabelbruch oder Dyslokalisation der Elektrode, sensorische Dysfunktion des Schrittmachers bei Demand-Schrittmachern durch Defekte der Elektrode oder der Batterieelektronik oder durch fehlerhafte Lage der Elektrodenspitze. Eine Dysfunktion des Sensing-Systems besteht auch dann, wenn T-Wellen vom Sensing-System wahrgenommen werden (Verkürzung der sensorischen Refraktärperiode). Ein relatives Versagen des Schrittmachersystems liegt vor, wenn z.B. im Bereich einer Narbenbildung der elektrische Widerstand um die Elektrodenspitze so zugenommen hat, daß eine effektive Depolarisation der Kammer nicht mehr erreicht wird. Hierbei kann der Demand-Mechanismus durchaus intakt bleiben. Durch Defekte der Elektronik oder durch Batterieerschöpfung ist es insbesondere bei früher verwandten Schrittmachertypen mehrfach zu sog. Schrittmacherrasen (Schrittmacherstimulation mit sehr hohen Frequenzen) mit entsprechenden hämodynamischen und elektrischen Folgen gekommen. Selbstverständlich können Schrittmacherdysfunktionen durch äußere Störeinwirkungen (z.B. Mikrowellen oder elektrochrirugische Messer) ebenfalls zu Rhythmusstörungen führen.

Literatur

Abbasakoor A, Beanlands DS, MacLeod SM (1976) Electrocardiographic changes during ethanol withdrawal. Ann NY Acad Sci 273:364–370

Abrahams DG (1962) Endomyocardial fibrosis of the right ventricle. Q J Med 31:1–20

Adelman AG, Wigle ED, Ranganathan N, Webb GD, Kidd BSL, Bigelow WG, Silver MD (1972) The clinical course in muscular subaortic stenosis. Ann Intern Med 77:515–525

Adey H, Ballantyne DA, Bostock MI, Fleischl P, Kurta AV, Langley RB, McPherson IG, Turner AS (1978) The prevalence of disturbance of cardiac rhythm in healthy New Zealand adults: A pilot study. NZ Med J 88:433–435

Adgey AAJ, Allen JD, Geddes JS, James RGG, Webb SW, Zaidi SA, Pantridge JF (1971) Acute phase of myocardial infarction. Lancet 2:501–504
Agarwal BL, Agarwal BV (1972) Digitalis induced paroxysmal atrial tachycardia with AV-block. Br Heart J 34:330–335
Alexander B, Feiner H (1979) Ankylosing spondylitis with cardiac dysrhythmia. NY State J Med 79:1585–1588
Alexander CS, Niño A (1969) Cardiovascular complications in young patients taking psychotropic drugs. A preliminary report. Am Heart J 78:757–769
Alpert JN, Armbrust CA, Akhavi M, Stamatiou ES, Killian JM, De Shazo M (1977) Glossopharyngeal neuralgia, asystole, and seizures. Arch Neurol 34:233–235
Amsterdam EA, Brocchini R, Vismara LA, Mason DT (1974) Sensitivity of portable monitoring and exercise stress in detection of ventricular arrhythmias in coronary patients. Circulation [Suppl III] 49, 50:213
Anderson AE, Doty DB (1975) Cardiac trauma: an experimental model of isolated myocardial contusion. J Trauma 15:237–244
Anderson G (1967) The electrocardiographic changes in cerebrovascular accidents. J Indian Med Assoc 60:180–183
Anderson KP, DeCamilla J, Moss, AJ (1978) Clinical significance of ventricular tachycardia (3 beats or longer) detected during ambulatory monitoring after myocardial infarction. Circulation 57:890–897
Anderson PA, Rogers MC, Canent RV Jr, Spach MS (1973) Atrioventricular conduction and secundum atrial septal defects. Circulation 48:27–31
Angelini P, Feldman MI, Lufschanowski R, Leachman RD (1974) Cardiac arrhythmias during and after heart surgery: Diagnosis and management. Prog Cardiovasc Dis 16:469–495
Anschütz T, Mende E (1968) Die Karditis des akuten rheumatischen Fiebers im Jugend- und Erwachsenenalter. Dtsch Med Wochenschr 93:7–12
Antonelli G, Di Biase M, Biasco G, Brindicci G, Rizzon P (1976) Prolasso della mitrale e sindrome di pre-eccitazione ventricolare. G Ital Cardiol 6:1365–1377
Asplund J, Edhag O, Mogensen L, Orinius E, Sjögren A, Wester PO (1973) A–V nodal rhythm in acute myocardial infarction. Acta Med Scand 193:197–200
Assael R, Martt JM, Okeson GC (1975) Frequency of isoproterenol hydrochloride induced cardiac arrhythmia in 19 patients with chronic obstructive pulmonary disease: a prospective study. Am Rev Respir Dis 111:743–747
Astin TW (1973) Irregularities of the cardiac rhythm in cor pulmonale. Scand J Respir Dis 54:16–22
Axelrod PJ, Verrier RL, Lown B (1975) Vulnerability to ventricular fibrillation during acute coronary arterial occlusion and release. Am J Cardiol 36:776–782
Ayres SM, Grace WJ (1969) Inappropriate ventilation and hypoxemia as causes of cardiac arrhythmias. Am J Med 46:495–505
Baedeker W, Wirtzfeld A (1973) Rhythmusstörungen bei Digitalis-Intoxikation. Int J Clin Pharmacol 8:292–301
Bailey GW, Braniff BA, Hancock EW, Cohn KE (1968) Relation of left atrial pathology to atrial fibrillation in mitral valvular disease. Ann Intern Med 69:13–20
Baldwin BJ, Talley RC, Johnson C, Nutter DO (1973) Permanent paralysis of the atrium in a patient with facioscapulohumeral muscular dystrophy. Am J Cardiol 31:649–653
Barold SS, Gaidula JJ, Banner RL, Litman GI, Goldstein S (1972) Interpretation of complex demand pacemaker arrhythmias. Br Heart J 34:312–317
Barth N, Muscholl E (1976) Die Rolle adrenerger Mechanismen bei der Entstehung von Arrhythmien nach Einnahme trizyklischer Antidepressiva. Dtsch Med Wochenschr 101:88–90
Bashour FA, McConnell T, Skinner W, Hanson M (1968) Myocardial sarcoidosis. Chest 53:413–420
Batsford WP, Cannom DS, Zaret BL (1978) Relations between ventricular refractoriness and regional myocardial blood flow after acute coronary occlusion. Am J Cardiol 41:1083–1088
Battle WE, Naimi S, Avitall B, Brilla AH, Banas JS Jr, Bete JM, Levine HJ (1974)

Distinctive time course of ventricular vulnerability to fibrillation during and after release of coronary ligation. Am J Cardiol 34:42–47
Baum RS, Alvarez H, Cobb LA (1974) Survival after resuscitation from out-of-hospital ventricular fibrillation. Circulation 50:1231–1235
Beller GA, Smith TW, Abelmann WH, Haber E, Hood WB (1971) Digitalis intoxication. N Engl J Med 284:989–997
Benaim ME (1972) Asystole after Verapamil. Br Med J 2:169–179
Bens JL, Duboisset M, Quiret JC, Lesbre JP, Bernasconi P (1973) Syncopes par torsades de pointes induites ou favorisées par la prénylamine. Arch Mal Coeur 66:1427–1437
Bentivoglio LG, Uricchio JF, Waldow A, Likoff W, Goldberg H (1958) An electrocardiographic analysis of sixty-five cases of mitral regurgitation. Circulation 18:572–580
Bethge K-P, Bethge H-C, Graf A, van den Berg E, Lichtlen P (1977) Kammer-Arrhythmien bei chronisch koronarer Herzkrankheit. Z Kardiol 66:1–9
Bharati S, Chervony A, Gruhn J, Rosen KM, Lev M (1972) Atrial arrhythmias related to trauma to sinoatrial node. Chest 61:331–335
Bharati S, Bicoff JP, Fridman JL, Lev M, Rosen KM (1976) Sudden death caused by benign tumor of the atrioventricular node. Arch Intern Med 136:224–228
Bharati S, Ciraulo DA, Bilitch M, Rosen KM, Lev M (1978) Inexcitable right ventricle and bilateral bundle branch block in Uhl's disease. Circulation 57:636–644
Bharati S, Lev M, Denes P, Modlinger J, Wyndham C, Bauernfeind R, Greenblatt M, Rosen KM (1980a) Infiltrative cardiomyopathy with conduction disease and ventricular arrhythmia: Electrophysiologic and pathologic correlations. Am J Cardiol 45:163–173
Bharati S, Nordenberg A, Bauernfeind R, Varghese JP, Carvalho AG, Rosen K, Lev M (1980b) The anatomic substrate for the sick sinus syndrome in adolescence. Am J Cardiol 46:163–172
Bickel MH (1975) Poisoning by tricyclic antidepressant drugs. Int J Clin Pharmacol Biopharm 11:145–176
Bigger JT Jr, Dresdale RJ, Heissenbuttel RH, Weld FM, Wit AL (1977a) Ventricular arrhythmias in ischemic heart disease: Mechanism, prevalence, significance, and management. Prog Cardiovasc Dis 19:255–300
Bigger JT Jr, Giardina EGV, Perel JM, Kantor SJ, Glassman AH (1977b). Cardiac antiarrhythmic effect of imipramine hydrochloride. N Engl J Med 296:206–208
Bigger JT Jr, Heller CA, Wenger TL, Weld FM (1978) Risk stratification after acute myocardial infarction. Am J Cardiol 42:202–210
Biggs JT, Spiker DG, Petit JM, Ziegler VE (1977) Tricyclic antidepressant overdose. JAMA 238:135–138
Bjerregaard P, Peterson ELC (1977) Type A WPW and mitral valve prolapse (Letter). Circulation 56:136–137
Blétry O, Godeau P, Charpentier G, Guillevin L, Herreman G (1980) Manifestations cardiaques de la périartérite noueuse. Arch Mal Coeur 73:1027–1036
Bodenheimer M, Lipski J, Donoso E, Dack S (1974) Prinzmetal's variant angina: A clinical and electrocardiographic study. Am Heart J 87:304
Bodenheimer MM, Banka VS, Helfant RH (1977) Relation between the site of origin of ventricular premature complexes and the presence and severity of coronary artery disease. Am J Cardiol 40:865–869
Boineau SP, Cox JL (1973) Slow ventricular activation in acute myocardial infarction: A source of reentrant premature ventricular contraction. Circulation 48:702–713
Boothby CB, Garrad CS, Pickering D (1972) Verapamil in cardiac arrhythmias. Br Med J 2:349
Boston Collaborative Drug Surveillance Program (1972) Adverse reactions to the tricyclic-antidepressant drugs. Lancet 1:529–531
Boyer SH, Chisholm AW, McKusick VA (1962) Cardiac aspects of Friedreich's ataxia. Circulation 25:493–505
Bramlet DA, From AHL (1980) Double tachycardias associated with digitalis intoxication. Chest 78:324–326

Breithardt G, Seipel L, Loogen F (1980) Der akute Herztod. Verh Dtsch Ges Kreislaufforsch 46:38–64
Breithardt G, Seipel L, Abendroth R-R (1981a) Stimulus-induced ventricular tachycardia: Effect of lorcainide and other antiarrhythmic drugs. In: Jähnchen E, Meinertz T, Towse G (eds) Prognosis and pharmacotherapy of life-threatening arrhythmias. Royal Society of Medicine Internat Congress and Symp Series Nr 49, pp 79–86
Breithardt G, Becker R, Seipel L, Abendroth R-R (1981b) Nichtinvasive Registrierung ventrikulärer Spätpotentiale – Methodik und erste Erfahrungen. Z Kardiol 70:1–7
Breithardt G, Seipel L, Meyer A, Abendroth R-R (1982) Prognostic significance of repetitive ventricular response during programmed ventricular stimulation. Am J Cardiol 49:693–698
Britton M, de Faire U, Helmers C, Miah K, Ryding C, Wester PO (1979) Arrhythmias in patients with acute cerebrovascular disease. Acta Med Scand 205:425–428
Brodsky M, Wu D, Denes P, Kanakis C, Rosen KM (1977) Arrhythmias documented by 24 hour continuous electrocardiographic monitoring in 50 male medical students without apparent heart disease. Am J Cardiol 39:390–395
Brown AK, Newton P, Hamilton EAG, Anderson V (1979) Recurrent pulmonary thromboembolism presenting with cardiac arrhythmias. Thorax 34:380–383
Brown RW, Hunt D, Slowman JG (1969) The natural history of atrioventricular conduction defects in acute myocardial infarction. Am Heart J 78:460–466
Bucher HW (1973) Myokardinfarkt und Plasmafettsäuren. Schweiz Med Wochenschr 103:199–203
Bucher HW, Aepli R, Zenger F, Stucki P (1969) Phäochromozytom mit außergewöhnlichen Herzrhythmusstörungen und ihre Behandlung mit α- und β-Rezeptoren-Blokkern. Schweiz Med Wochenschr 99:956–960
Buda AJ, Stinson EB, Harrison DC (1979) Surgery for life-threatening ventricular tachyarrhythmias. Am J Cardiol 44:1171–1177
Buja LM, Roberts WC (1971) Iron in the heart. Am J Med 51:209–221
Bulkley BH, Roberts WC (1973) Ankylosing spondylitis and aortic regurgitation. Description of the characteristic cardiovascular lesion from study of eight necropsy patients. Circulation 48:1014–1027
Burrows GD, Co MT, Biggs JT (1976) Cardiac effects of different tricyclic antidepressant drugs. Br J Psychiatry 129:335–341
Califf RM, Burks JM, Behar VS, Margolis JR, Wagner GS (1978) Relationships among ventricular arrhythmias, coronary artery disease, and angiographic and electrocardiographic indicators of myocardial fibrosis. Circulation 57:725–731
Calvert A, Lown B, Gorlin R (1977) Ventricular premature beats and anatomically defined coronary heart disease. Am J Cardiol 39:627–634
Campbell RWF, Godman MG, Fiddler GI, Marquis RM, Julian DG (1976) Ventricular arrhythmias in syndrome of balloon deformity of mitral valve. Br Heart J 38:1053–1057
Campbell NPS, Chatruwedi NG, Shanks RG, Kelly JG, Strong JE, Adgey AA (1977) The development of mexiletine in the management of ventricular dysrhythmias. Postgrad Med J [Suppl I] 53:114–119
Canedo MI, Frank MJ, Abdulla AM (1980) Rhythm disturbances in hypertrophic cardiomyopathy: Prevalence, relation to symptoms and management. Am J Cardiol 45:848–855
Cannon PJ (1962) The heart and lungs in myotonic muscular dystrophy. Am J Med 32:765–775
Capeller D von, Copeland GD, Stern TN (1959) Digitalis intoxication: A clinical report of 148 cases. Ann Intern Med 50:869–878
Carp C, Campeanu AL, Nuta M, Plesea O, Gutiu I, Hergot L, Calugaru V (1978) Particularités de arrhythmies dans les myocardiopathies. Rev Roum Méd – Med Int 16:145–156
Carruth JE, Silverman ME (1980) Torsade de pointe. Atypical ventricular tachycardia complicating subarachnoid hemorrhage. Chest 78:886–888

Cassagnes J, Palcoux M-C, Rixouc M, Lamaison D, Jallut H (1979) Hyperparathyroïdie primaire avec hypercalcémie aiguë et troubles de la conduction cardiaque. Coeur Med Int 18:479–492
Castellanos A, Lemberg L (1973) Pacemaker arrhythmias and electrocardiographic recognition of pacemakers. Circulation 47:1382–1391
Castellanos A, Azan L, Calvino JM (1960a) Simultaneous tachycardias. Am Heart J 59:358–373
Castellanos A Jr, Dela Torre H, Azan L, Calvino JM (1960b) Unusual forms of heart block in infancy. Br Heart J 22:713–719
Castle LW, Nautiyal A (1979) Clinical studies in the use of bretylium tosylate – current scientific and clinical experience. Excerpta Medica, Princeton, pp 42–46
Chadda KD, Lichstein E, Gupta P (1973) Hypomagnesemia and refractory cardiac arrhythmia in a nondigitalized patient. Am J Cardiol 31:98–100
Chadda KD, Banka VS, Helfant RH (1974) Rate dependent ventricular ectopia following acute coronary occlusion. Circulation 49:654–658
Charles R, Holt S, Kay JM, Epstein EJ, Rees JR (1981) Myocardial ultrastructure and the development of atrioventricular block in Kearns-Sayre syndrome. Circulation 63:214–219
Chatterjee K, Sutton R, Daves JG (1968) Low intracardiac potentials in myocardial infarction as a cause of failure of inhibition of demand pacemaker. Lancet 1:511
Cheng TO, Wadhwa K (1973) Sinus standstill following intravenous lidocaine administration. JAMA 223:790–792
Chiang BN, Perlman LV, Ostrander LD Jr, Epstein FH (1969) Relationship of premature systoles to coronary heart disease and sudden death in the Tecumseh epidemiologic study. Ann Intern Med 70:1159–1166
Chien KR, Abrams J, Serroni A, Martin JT, Farber JL (1978) Accelerated phospholipid degradation and associated membrane dysfunction in irreversible, ischemic liver cell injury. J Biol Chem 253:4809–4817
Chung EK (1974) Pacemaker-induced arrhythmias. Cardiovasc Clin 6:109–268
Church SC (1967) The heart in myotonia atrophica. Arch Intern Med 119:176–181
Clarke JM, Hamer J, Shelton JR, Taylor S, Venning GR (1976) The rhythm of the normal human heart. Lancet 2:508–512
Clarkson PM, Barratt-Boyes BG, Neutze JM (1976) Late dysrhythmias and disturbances of conduction following mustard operation for complete transposition of the great arteries. Circulation 53:519–524
Clements SD Jr, Colmers RA, Hurst JW (1976) Myotonia dystrophica. Ventricular arrhythmias, intraventricular conduction abnormalities, atrioventricular block and Stokes-Adams attacks successfully treated with permanent transvenous pacemaker. Am J Cardiol 37:933–935
Cohen IS, Jick H, Cohen SI (1977) Adverse reactions to quinidine in hospitalized patients: Findings based on data from the Boston Collaborative Drug Surveillance Program. Prog Cardiovasc Dis 20:151–163
Cohen J, Weetman AP, Dargie HJ, Krikler DM (1979) Life-threatening arrhythmias and intravenous cimetidine. Br Med J 2:768
Convert G, Delaye J, Beaune J, Biron A, Gonin A (1979) Étude prognostique des myocardiopathies primitives non obstructives. Arch Mal Coeur 73:227–237
Corazza LJ, Pastor BH (1958) Cardiac arrhythmias in chronic cor pulmonale. N Engl J Med 259:862–865
Corr PB, Gillis RA (1978) Autonomic neural influences on the dysrhythmias resulting from myocardial infarction. Circ Res 43:1–9
Corr PB, Sobel BE (1979a) The importance of metabolites in the genesis of ventricular dysrhythmia induced by ischemia. I. Electrophysiological considerations. Mod Concepts Cardiovasc Dis 48:43–47
Corr PB, Sobel BE (1979b) The importance of metabolites in the genesis of ventricular dysrhythmia induced by ischemia. Mod Concepts Cardiovasc Dis 48:49–52
Corr PB, Sobel BE (1980) The role of biochemical factors in ventricular dysrhythmia accompanying ischemia. Adv Cardiol 27:346–360

Corr PB, Witkowski GX, Sobel BE (1978) Mechanisms contributing to malignant dysrhythmias induced by ischemia in the cat. J Clin Invest 61:109–119
Corr PB, Cain ME, Witkowski FX, Price DA, Sobel BE (1979) Potential arrhythmogenic electrophysiological derangements in canine Purkinje fibers induced by lysophosphoglycerides. Circ Res 44:822–832
Cosby RS, Herman LM (1966) Flutter and pulmonary disease. Geriatrics 21:140–144
Coull DC, Crooks J, Dingwall-Fordyce I, Scott AM, Weir RD (1970) Amitriptyline and cardiac disease. Risk of sudden death identified by monitoring system. Lancet 2:590–591
Crane GE (1970) Cardiac toxicity and psychotropic drugs. Dis Nerv Syst 31:534–539
Criley JM, Kissel GL (1975) Prolapse of the mitral valve – the click and late systolic murmur syndrome. Prog Cardiol 4:23–36
Criley JM, Zeilenga DW, Morgan MT (1973) Mitral dysfunction: A possible cause of arrhythmias in the prolapsing mitral leaflet syndrome. Trans Am Clin Climatol Assoc 85:44–53
Cristal N, Stern J, Gueron M (1971) Atrioventricular dissociation in acute rheumatic fever. Br Heart J 33:12–15
Cristal N, Szwarcberg J, Gueron M (1975) Supraventricular arrhythmias in acute myocardial infarction. Ann Intern Med 82:35–39
Cropp GJ, Manning GW (1960) Electrocardiographic changes simulating myocardial ischemia and infarction associated with spontaneous intracranial hemorrhage. Circulation 22:25–38
Crow RS, Prineas RJ, Dias V, Taylor HL, Jacobs D, Blackburn H (1975) Ventricular premature beats in a population sample. Circulation [Suppl III] 51/52:211–215
Crum WB, Till HJ (1960) Hyperparathyroidism with Wenckebach's phenomenon. Am J Cardiol 6:838–840
Curry P, Fitchett D, Stubbs W, Krikler D (1976) Ventricular arrhythmias and hypokalemia. Lancet 2:231–233
Dahlmann W, Volles E, Lüderitz B (1977) Lähmungen, organisches Psychosyndrom und Herzrhythmusstörungen bei extremer Kaliumverarmung durch chronischen Laxantienabusus. Dtsch Med Wochenschr 102:1555–1559
Davidson S, Surawicz B (1967) Ectopic beats and atrioventricular conduction disturbances. Arch Intern Med 120:280–285
Davis RH, Knoebel SB, Fisch C (1970) Pacemaker-induced arrhythmias. Cardiovasc Clin 2:163–179
Davis HT, DeCamilla J, Bayer LW, Moss AJ (1979) Survivorship patterns in the posthospital phase of myocardial infarction. Circulation 60:1252–1258
Deanfield JE, McKenna WJ, Hallidie-Smith KA (1980) Detection of late arrhythmia and conduction disturbance after correction of tetralogy of Fallot. Br Heart J 44: 248–153
DeBacker G, Jacobs D, Prineas R, Crow R, Vilandre J, Kennedy H, Blackburn H (1979) Ventricular premature contractions: A randomized non-drug intervention trial in normal men. Circulation 59:762–769
DeBusk RF, Davidson DM, Houston N, Fitzgerald J (1980) Serial ambulatory electrocardiography and treadmill exercise testing after uncomplicated myocardial infarction. Am J Cardiol 45:547–554
DeCamilla JJ, Davis HT, Moss AJ (1980) Frequency and complexity of ventricular ectopic beats in the posthospital phase of myocardial infarction. J Electrocardiol 13:125–134
De La Cruz CL, Haider B, Ettinger PO, Regan TJ (1977) Effects of ethanol on ventricular electrical stability in the chronic alcoholic animal. Alcoholism 1:158
Delius W, Sebening H, Weghmann N, Oversohl K, Wirtzfeld A, Mathes P (1976) Klinik und Verlauf der kongestiven Kardiomyopathie ungeklärter Ätiologie. Dtsch Med Wochenschr 101:635–641
Demany MA, Zimmerman HA (1969) Progressive muscular dystrophy: Hemodynamic, angiographic, and pathologic study of a patient with myocardial involvement. Circulation 40:377–384

DeMaria AN, Amsterdam EA, Vismara LA, Neumann A, Mason DT (1976) Arrhythmias in the mitral valve prolapse syndrome. Ann Intern Med 84:656–660
Deverall PB, Roberts NK, Stark J (1970) Arrhythmias in children with pulmonary stenosis. Br Heart J 32:472–476
Devereux RB, Perloff JK, Reichek N, Josephson ME (1976) Mitral valve prolapse. Circulation 54:3–14
Dhingra RC, Amat-y-Leon F, Pietras RJ, Wyndham C, Deedwania PC, Wu D, Denes P, Rosen KM (1977) Sites of conduction disease in aortic stenosis. Significance of valve gradient and calcification. Ann Intern Med 87:275–280
Dhurandhar RW, MacMillan RL, Brown KWG (1971) Primary ventricular fibrillation complicating acute myocardial infarction. Am J Cardiol 27:347–351
Diener CF, Burrows B (1975) Further observations on the course and prognosis of chronic obstructive lung disease. Am Rev Respir Dis 111:719–724
Dietz A, Kirchhoff HW (1973) Die Variationsbreite von Herzrhythmusstörungen bei Herzgesunden. Z Kardiol 62:289–303
Dimant J, Grob D (1977) Electrocardiographic changes and myocardial damage in patients with acute cerebrovascular accidents. Stroke 8:448–455
Doi YL, McKenna WJ, Chetty S, Oakley CM, Goodwin JF (1980) Prediction of mortality and serious ventricular arrhythmia in hypertrophic cardiomyopathy. Br Heart J 44:150–157
Don Michael TA, Aiwazzadeh S (1970) The effects of acute chloroquine poisoning with special reference to the heart. Am Heart J 79:831–842
Downar E, Janse MJ, Durrer D (1977) The effect of ischemic blood transmembrane potentials of normal porcine ventricular myocardium. Circulation 55:455–462
Dreher W, Shelp W (1975) Atrioventricular block in a long-term dialysis patient. Reversal after parathyroidectomy. JAMA 234:954–955
Dreifus LS (1972) Dysrhythmias related to cardiac trauma. Chest 61:310–311
Dreifus LS, Haiat R, Watanabe Y, Arriaga J, Reitman N (1971) Ventricular fibrillation. A possible mechanism of sudden death in patients with Wolff-Parkinson-White syndrome. Circulation 43:520–527
Durrer D, Janse MJ, Lie KI (1978) Electrophysiological mechanisms for sudden coronary death. Adv Cardiol 25:145–154
Dyckner T, Wester PO (1979) Ventricular extrasystoles and intracellular electrolytes before and after potassium and magnesium infusions in patients on diuretic treatment. Am Heart J 97:12–18
Edson J, Avram MM, Gan A, Edson JN (1977) Cardiac arrhythmias in hemodialysis patients. Proc Clin Dial Transplant Forum 7:82–85
Ekblom B, Hartley LH, Day WC (1979) Occurrence and reproducibility of exercise-induced ventricular ectopy in normal subjects. Am J Cardiol 43:35–40
Eliot RS, McGee HJ, Blount SG Jr (1961) Cardiac amyloidosis. Circulation 23:613–632
Elkon KB, Swerdlow TA, Myburgh DP (1977) Persistent ventricular ectopic beats. S Afr Med J 52:564–566
El-Said G, Rosenberg HS, Mullins CE, Hallman GL, Cooley DA, McNamara DG (1972) Dysrhythmias after Mustard's operation for transposition of the great arteries. Am J Cardiol 30:526–532
Emery AEH, Dreifuss FF (1966) Unusual type of benign X-linked muscular dystrophy. J Neurol Neurosurg Psychiatry 29:338–342
Engel UR, Burckhardt D (1975) Häufigkeit und Art von Herzrhythmusstörungen sowie Ekg.-Veränderungen bei jugendlichen herzgesunden Probanden. Schweiz Med Wochenschr 105:1467–1469
Engle MA (1964) Cardiac involvement in Cooley's anemia. Ann NY Acad Sci 119:694–702
Erhardt LR (1974) Abnormal atrial activity in lipomatous hypertrophy of the interatrial septum. Am Heart J 87:571–576
Estanol BV, Marin OSM (1975) Cardiac arrhythmias and sudden death in subarachnoid hemorrhage. Stroke 6:382–386
Estanol BV, Loyo MV, Mateos JH, Foyo E, Cornejo A, Guevara J (1977) Cardiac arrhythmias in experimental subarachnoid hemorrhage. Stroke 8:440–449

Ettinger PO Lyons M, Oldewurtel HA, Regan TJ (1976) Cardiac conduction abnormalities produced by chronic alcoholism. Am Heart J 91:66–78
Ettinger PO, Wu CF, De La Cruz C Jr, Weisse AB, Ahmed SS, Regan TJ (1978) Arrhythmias and the Holiday Heart: Alcohol-associated cardiac rhythm disorders. Am Heart J 95:555–562
Faris JV, McHenry PL, Jordan JW, Morris SN (1976) Prevalence and reproducibility of exercise-induced ventricular arrhythmias during maximal exercise testing in normal men. Am J Cardiol 37:617–622
Federman J, Whitford JA, Anderson ST, Pitt A (1978) Incidence of ventricular arrhythmias in first year after myocardial infarction. Br Heart J 40:1243–1250
Ferrer MI (1973) The sick sinus syndrome. Circulation 47:635–641
Ferrier GR (1977) Digitalis arrhythmias: Role of oscillatory after potentials. Prog Cardiovasc Dis 19:459–474
Fiddler GI, Campbell RWF, Pottage A, Godman MJ (1977) Varicella myocarditis presenting with unusual ventricular arrhythmias. Br Heart J 39:1150–1153
Finch SC, Finch CA (1955) Idiopathic hemochromatosis, iron storage disease: Iron metabolism in hemochromatosis. Medicine 34:381–430
Fine G, Morales AR (1971) Mesothelioma of the atrioventricular node. Arch Pathol 92:402–408
Fisch C (1951) The heart in dystrophia myotonica. Am Heart J 41:525–538
Fisch C (1973) Relation of electrolyte disturbances to cardiac arrhythmias. Circulation 47:408–419
Fisch C, Greenspan K, Knoebel SB, Feigenbaum H (1964) Effect of digitalis on conduction of the heart. Prog Cardiovasc Dis 6:343–365
Fisch C, Knoebel SB, Feigenbaum H, Greenspan K (1966) Potassium and monophasic action potential, electrocardiogram, conduction and arrhythmias. Prog Cardiovasc Dis 8:387–418
Fisch GR, Zipes DP, Fisch C (1980) Bundle branch block and sudden death. Prog Cardiovasc Dis 23:187–224
Fleming HA (1974) Sarcoid heart disease. Br Heart J 36:54–68
Fleming HA (1980) Sarcoid heart disease: A review and an appeal. Thorax 35:641–643
Flick MR, Block AJ (1979) Nocturnal vs diurnal cardiac arrhythmias in patients with chronic obstructive pulmonary disease. Chest 75:8–11
Fluck DC, Olsen E, Pentecost BL, Thomas M, Fillmore SJ, Shillingford JP, Mounsey JPD (1967) Natural history and clinical significance of arrhythmias after acute cardiac infarction. Br Heart J 29:170–189
Fowler NO, McCall D, Chou T-C, Holmes JC, Hanenson IB (1976) Electrocardiographic changes and cardiac arrhythmias in patients receiving psychotropic drugs. Am J Cardiol 37:223–230
Fox KM, Rowland E, Krikler DM, Bentall HH, Goodwin JF (1980) Electrophysiological manifestations of non-penetrating cardiac trauma. Br Heart J 43:458–462
Frank S, Braunwald E (1968) Idiopathic hypertrophic subaortic stenosis. Circulation 37:759–788
Frank MJ, Abdulla AM, Canedo MI, Saylors RE (1978) Long-term medical management of hypertrophic obstructive cardiomyopathy. Am J Cardiol 42:993–1001
Friedberg CK, Donoso E (1960) Arrhythmias and conduction disturbances due to digitalis. Progr Cardiovasc Dis 2:408–431
Fuster V, Gersh BJ, Giuliani ER, Tajik AJ, Brandenburg RO, Frye RL (1981) The natural history of idiopathic dilated cardiomyopathy. Am J Cardiol 47:525–531
Gallagher JJ, Gilbert M, Svenson RH, Sealy WC, Kasell J, Wallace AG (1975) Wolff-Parkinson-White syndrome. Circulation 51:767–785
Gallagher JJ, Pritchett ELC, Sealy WC, Wallace AG (1977) Type A WPW and mitral valve prolapse. Circulation 56:136–137
Gallagher JJ, Anderson RW, Kasell J, Rice JR, Pritchett EL, Gault HJ, Harrison L, Wallace AG (1978) Cryoablation of drug resistant ventricular tachycardia with a variant of scleroderma. Circulation 57:190–197
Garson A Jr, Gillette PC, Gutgesell HP, McNamara DG (1980) Stress-induced ventricular arrhythmia after repair of tetralogy of Fallot. Am J Cardiol 46:1006–1012

Gauthier EJ (1964) Cardiac disease in Friedreich's ataxia. Ann Intern Med 60:892–897
Gay J, Lenègre J (1970) Endocardite bactérienne aortique, anévrysme du septum membraneux et troubles de la conduction intracardiaque. Arch Mal Coeur 63:1526–1558
Gillette PC, Yeoman MA, Mullins CE, McNamara DG (1977) Sudden death after repair of tetralogy of Fallot. Circulation 56:566–571
Gillette PC, Kugler JD, Garson A Jr, Gutgesell HP, Duff DF, McNamara DG (1980) Mechanisms of cardiac arrhythmias after the mustard operation for transposition of the great arteries. Am J Cardiol 45:1225–1230
Gilson JS (1965) Electrocardiocorder-AVSEP patterns in 37 normal adult men. Am J Cardiol 16:789–793
Gilson JS, Holter NJ, Glasscock WR (1964) Clinical observations using the electrocardiocorder-AVSEP continuous electrocardiographic system. Am J Cardiol 14:204–217
Glancy DL, O'Brien KP, Gold HK, Epstein SE (1970) Atrial fibrillation in patients with idiopathic hypertrophic subaortic stenosis. Br Heart J 32:652–659
Glasser SP, Clark PI, Applebaum HJ (1979) Occurrence of frequent complex arrhythmias detected by ambulatory monitoring. Chest 75:565–568
Goble AJ, Sloman G, Robinson JS (1966) Mortality reduction in a coronary care unit. Br med J 1:1005–1009
Godeau P, Bletry O, Herreman G (1976) Troubles de conduction intracardiaques au cours de la spondylarthrite ankylosante. Ann Med Interne (Paris) 127:203–214
Goldberg LM, Bristow JD, Parker BM, Ritzman LW (1960) Paroxysmal atrial tachycardia with atrioventricular block. Its frequent association with chronic pulmonary disease. Circulation 21:499–504
Gooch AS, Vicencio F, Maranhao V, Goldberg H (1972) Arrhythmias and left ventricular asynergy in the prolapsing mitral leaflet syndrome. Am J Cardiol 29:611–620
Goodman DJ, Harrison DC, Cannom DS (1974) Atrioventricular conduction in patients with incomplete endocardial cushion defect. Circulation 49:630–637
Goodwin JF, Hollman A, Cleland WP, Teare D (1960) Obstructive cardiomyopathy simulating aortic stenosis. Br Heart J 22:403–414
Goren C, Denes P (1981) The role of holter monitoring in detecting digitalis provoked arrhythmias. Chest 79:555–558
Gottdiener JS, Sherber HS, Hawley RJ, Engel WK (1978) Cardiac manifestations in polymyositis. Am J Cardiol 41:1141–1149
Gottlieb SL, Edmiston WA Jr, Haywood LJ (1980) Late, late doxorubicin cardiotoxicity. Chest 78:880–882
Gouffault J, Boudesseul B, Courgeon P, Bourel M (1972) Les troubles de conduction intracardiaques dans la spondylarthrite ankylosante. Arch Mal Coeur 65:226–234
Gould L, Diaz R, Gomprecht R (1972) Complete heart block in myocarditis recovery with a pacemaker. Chest 62:230–233
Gould L, Reddy CVR, Becker W, Oh K-C, Kim SG (1978) Electrophysiologic properties of alcohol in man. J Electrocardiol 11:219–226
Gozo EG Jr, Cosnow I, Cohen HC, Okun L (1971) The heart in sarcoidosis. Chest 60:379–388
Grace WJ, Chadbourn JA (1970) The first hour in acute myocardial infarction. Observations in 50 patients. Circulation [Suppl III] 41/42:160
Greenberg HB, Antin SH (1972) 1:1 Conduction in atrial flutter after intravenous injection of aminophylline. J Electrocardiology 5:391–393
Greenblatt DJ, Koch-Weser J (1973) Adverse reactions to propranolol in hospitalized medical patients: A report from the Boston Collaborative Drug Surveillance Program. Am Heart J 86:478–484
Greene HL, Reid PR, Schaeffer AH (1978) The repetitive ventricular response in man. N Engl J Med 299:729–734
Greenland P, Griggs RC (1980) Arrhythmic complications in the Guillain-Barré syndrome. Arch Intern Med 140:1053–1055
Greenspon AJ, Stang JM, Lewis RP, Schaal SF (1979) Provocation of ventricular tachycardia after consumption of alcohol. N Engl J Med 301:1049–1050

Greenwood RD, Rosenthal A, Sloss LJ, LaCorte M, Nadas AS (1975) Sick sinus syndrome after surgery for congenital heart disease. Circulation 52:208–213

Griffin JH (1965) Neonatal hypocalcemia and complete heart block. Am J Dis Child 110:672–675

Griggs RC, Davis RJ, Anderson DC, Dove JT (1975) Cardiac conduction in myotonic dystrophy. Am J Med 59:37–42

Grossman J (1976) The occurrence of arrhythmias in hospitalized asthma patients. J Allergy Clin Immunol 57:310–317

Grossman MA (1976) Cardiac arrhythmias in acute central nervous system disease, successful management with stellate ganglion block. Arch Intern Med 136:203–207

Guilleminault C, Tilkian A, Dement WC (1976) The sleep apnea syndromes. Ann Rev Med 27:465–484

Gulotta SJ, Gulco L, Padmanabhan V, Miller S (1974) The syndrome of systolic click, murmur, and mitral valve prolapse – A cardiomyopathy? Circulation 49:717–728

Gulsvik A, Hansteen V, Sivertssen E (1978) Cardiac arrhythmias in patients with serious pulmonary diseases. Scand J Respir Dis 59:154–159

Gupta MP (1966) Cardiac arrhythmias in chronic cor pulmonale. Indian Heart J 18:160–166

Gupta PK, Lichstein E, Chadda KD (1974) Lidocaine-induced heart block in patients with bundle branch block. Am J Cardiol 33:487–492

Gustafson A, Svensson S-E, Ugander L (1977) Cardiac arrhythmias in chloral hydrate poisoning. Acta Med Scand 201:227–230

Hamer A, Vohra J, Hunt D, Sloman G (1982) Prediction of sudden death by electrophysiologic studies in high risk patients surviving acute myocardial infarction. Am J Cardiol 50:223–229

Han S, Moe GK (1964) Nonuniform recovery of excitability in ventricular muscle. Circulation Res 14:44–60

Han J, Degalon PG, Moe GK (1964) Adrenergic effects on ventricular vulnerability. Circulation Res 14:516–524

Hardarson T, De La Calzada CS, Curiel R, Goodwin JF (1973) Prognosis and mortality of hypertrophic obstructive cardiomyopathy. Lancet 2:1462–1467

Harris AS (1950) Delayed development of ventricular ectopic rhythms following experimental coronary occlusion. Circulation 1:1318–1329

Harrison DC, Robinson M, Kleiger RE (1968) Role of hypoxia in digitalis toxicity. Am J Med Sci 256:352–359

Harrison WH, Derrick JR (1969) Atrial standstill. Angiology 20:610–617

Harvey RM, Ferrer MI, Cournand A (1953) Treatment of chronic cor pulmonale. Circulation 7:932–940

Hassan ZU, Fastabend CP, Mohanty PK, Isaacs ER (1979) Atrioventricular block and supraventricular arrhythmias with X-linked muscular dystrophy. Circulation 60:1365–1369

Hazan E, Bical O, Bex JP, Dubuis C, Lecompte Y, De Riberolles C, Neveux JY (1980) Is right bundle branch block avoidable in surgical correction of tetralogy of Fallot? Circulation 62:852–854

Hecht HH (1956) Heart failure and lung disease. Circulation 14:265–290

Heinrich F (1969) Auslösung von Herzrhythmusstörungen durch akute Dilatation des Herzens. Verh Dtsch Ges Kreislaufforsch 35:203–207

Heinrich D, Klein PJ, Behrenbeck DW (1974) Lipomatöse Hypertrophie des Vorhofseptums als Ursache von supraventrikulären Reizbildungs- und Erregungsleitungsstörungen. Verh Dtsch Ges Inn Med 80:1134–1136

Helmers C (1973) Short and long term prognostic indices in acute myocardial infarction. A study of 606 patients initially treated in a coronary care unit. Acta Med Scand [Suppl] 555:54–86

Henderson RR, Santiago LM, Spring DA, Harrington AR (1971) Metastatic myocardial calcification in chronic renal failure presenting as atrioventricular block. N Engl J Med 284:1252–1253

Hennersdorf G, Marіß P, Biermann S, Haindl H, Lichtlen P (1977) Zusammenhang digoxinbedingter kardialer Arrhythmien mit dem Serumdigoxinspiegel. Dtsch Med Wochenschr 102:381–384
Herbert WH (1970) Prolonged atrioventricular conduction and aortic insufficiency. Thorax 25:577–580
Herling IM, Horowitz LN, Josephson ME (1980) Ventricular ectopic activity after medical and surgical treatment for recurrent sustained ventricular tachycardia. Am J Cardiol 45:633–639
Hersch C (1961) Electrocardiographic changes in head injuries. Circulation 23:853–860
Hess OM, Turina J, Goebel NH, Grob P, Krayenbühl HP (1977) Zur Prognose der kongestiven Kardiomyopathie. Z Kardiol 66:351–360
Hewer RL (1969) The heart in Friedreich's ataxia. Br Heart J 31:5–14
Hiejima K, Suzuki F, Satake S, Ishihara K (1981) Electrophysiologic studies of Jervell, Lange-Nielsen syndrome. Chest 79:446–448
Hinkle LE Jr, Carver ST, Stevens M (1969) The frequency of asymptomatic disturbances of cardiac rhythm and conduction in middle-aged men. Am J Cardiol 24:629–650
Hiss RG, Lamb LE (1962) Electrocardiographic findings in 122,043 individuals. Circulation 25:947–961
Hoback J, Adicoff A, From AHL, Smith McK, Shafer R, Chesler E (1981) A report of Uhl's disease in identical adult twins. Evaluation of right ventricular dysfunction with echocardiography and nuclear angiography. Chest 79:306–310
Hobbins SM, Izukawa T, Radford DJ, Williams WG, Trusler GA (1979) Conduction disturbances after surgical correction of ventricular septal defect by the atrial approach. Br Heart J 41:289–293
Hoffman BF, Cranefield PF (1960) Electrophysiology of the heart. McGraw-Hill Book Co, New York
Hoffman BF, Cranefield PF (1964) The physiological basis of cardiac arrhythmias. Am J Med 37:670–684
Høie J, Forfang K (1980) Arrhythmias and conduction disturbances following aortic valve implantation. Scand J Thorac Cardiovasc Surg 14:177–183
Holford FD, Mithoefer JC (1973) Cardiac arrhythmias in hospitalized patients with chronic obstructive pulmonary disease. Am Rev Respir Dis 108:879–885
Holt JM, Lambert EHN (1964) Heart disease as the presenting feature in myotonia atrophica. Br Heart J 26:433–436
Hombach V, Höpp H-W, Braun V, Behrenbeck DW, Tauchert M, Hilger HH (1980) Die Bedeutung von Nachpotentialen innerhalb des ST-Segmentes im Oberflächen-EKG bei Patienten mit koronarer Herzkrankheit. Dtsch Med Wochenschr 105:1457–1462
Horowitz LN, Spear JF, Moore EN, Rogers R (1975) Effects of aminophylline on the threshold for initiating ventricular fibrillation during respiratory failure. Am J Cardiol 35:376–379
Horowitz LN, Simson MB, Spear JF, Josephson ME, Moore EN, Alexander JA, Kastor JA, Edmunds LH (1979) The mechanisms of apparent right bundle branch block after transatrial repair of tetralogy of Fallot. Circulation 59:1241–1251
Hover AR, Koppes GM (1979) Atrial standstill and complete heart block in systemic lupus erythematosus. Chest 76:230–231
Howard JA, Kosowsky BD (1980) Electrocardiographic diagnosis of hyperkalemia in the presence of ventricular pacing and atrial fibrillation. Chest 78:491–492
Hudson RE (1960) The human pacemaker and its pathology. Br Heart J 22:153–167
Hudson LD, Kurt TL, Petty TL, Genton E (1973) Arrhythmias associated with acute respiratory failure in patients with chronic airway obstruction. Chest 63:661–665
Hugenholtz PG, Ryan TJ, Stein SW, Abelmann WH (1962) The spectrum of pure mitral stenosis. Hemodynamic studies in relation to clinical disability. Am J Cardiol 10:773–784
Hulting J (1979) Arrhythmias in the coronary care unit recognized with the aid of automated ECG monitoring. Acta Med Scand 206:177–188

Hutter AM, Page DL (1971) Atrial arrhythmias and lipomatous hypertrophy of the cardiac interatrial septum. Am Heart J 82:16–21

Imaizumi T (1980) Arrhythmias in sleep apnea. Am Heart J 100:513–516

Imperial ES, Carballo R, Zimmerman HA (1960) Disturbances of rate, rhythm and conduction in acute myocardial infarction. Am J Cardiol 5:24–29

Ingham RE, Rossen RM, Goodman DJ, Harrison DC (1975a) Ambulatory electrocardiographic monitoring in idiopathic hypertrophic subaortic stenosis. Circulation [Suppl II] 51/52:93

Ingham RE, Rossen RM, Goodman DJ, Harrison DC (1975b) Treadmill arrhythmias in patients with idiopathic hypertrophic subaortic stenosis. Chest 68:759–764

Iseri LT, Freed J, Bures AR (1975) Magnesium deficiency and cardiac disorders. Am J Med 58:837–846

Iseri LT, Humphrey SB, Siner EJ (1978) Prehospital brady-asystolic cardiac arrest. Ann Intern Med 88:741–745

Isokane N, Fukushima N, Miyazaki T, Dohi I (1978) A case of sick sinus syndrome in primary systemic amyloidosis. J Electrocardiol 11:191–196

Ivemark B, Thoren C (1964) Pathology of the heart in Friedreich's ataxia. Acta Med Scand 175:227–237

Izumi Y, Yonesaka S, Saito A (1980) Electrocardiographic and electrophysiological studies on arrhythmias following streptococcal infection in school children. Jpn Circ J 44:814–816

Jacobsen JR, Gillette PC, Corbett BN, Rabinovitch M, McNamara DG (1976) Intracardiac electrography in endocardial cushion defects. Circulation 54:599–603

Jacobson RR, Ross Russel RW (1979) Glossopharyngeal neuralgia with cardiac arrhythmia: a rare but treatable cause of syncope. Br Med J 1:379–380

Jahrmärker H (1964) Die Spätprognose der Digitalistherapie. Internist 5:341–349

Jahrmärker A (1975) Probleme der Digitalisintoxikation. In: Jahrmärker H (Hrsg) Digitalistherapie. Springer, Berlin Heidelberg New York, S 80

James FW, Kaplan S, Schwartz DC, Chou T-C, Sandker MJ, Naylor V (1976) Response to exercise in patients after total surgical correction of tetralogy of Fallot. Circulation 54:671–679

James TN (1962a) Observations on the cardiovascular involvement, including the cardiac conduction system, in progressive muscular dystrophy. Am Heart J 63:48–56

James TN (1962b) On the cause of syncope and sudden death in primary pulmonary hypertension. Ann Intern Med 56:252–264

James TN (1964) Pathology of the cardiac conduction system in hemochromatosis. N Engl J Med 271:92–94

James TN (1966) Pathology of the cardiac conduction system in amyloidosis. Ann Intern Med 65:28–36

James TN (1969) Pathogenesis of arrhythmias in acute myocardial infarction. Am J Cardiol 24:791–799

James TN (1974) De Subitaneis Mortibus. VIII. Coronary arteries and conduction system in scleroderma heart disease. Circulation 50:844–856

James TN (1977) De Subitaneis Mortibus. XXV. Sarcoid heart disease. Circulation 56:320–326

James TN, Birk RE (1966) Pathology of the cardiac conduction system in polyarteritis nodosa. Arch Intern Med 117:561–567

James TN, Galakhov I (1977) De Subitaneis Mortibus. XXVI. Fatal electrical instability of the heart associated with benign congenital polycystic tumor of the atrio ventricular node. Circulation 56:667–678

James TN, Marshall TK (1975) De Subitaneis Mortibus. XII. Asymmetrical hypertrophy of the heart. Circulation 51:1149–1166

James TN, Rupe CE, Monto RW (1965) Pathology of the cardiac conduction system in systemic lupus erythematosus. Ann Intern Med 63:402–410

James TN, Carson DJL, Marshall TK (1973) De Subitaneis Mortibus. I. Fibroma compressing His bundle. Circulation 48:428–433

James TN, Beeson CW, Sherman EB, Mowry RW (1975) De Subitaneis Mortibus. XIII. Multifocal Purkinje cell tumors of the heart. Circulation 52:333–344
James TN, Marshall TK, Edwards JE (1976) De Subitaneis Mortibus. XX. Cardiac electrical instability in the presence of a left superior vena cava. Circulation 54:689–697
Jeresaty RM (1973) Mitral valve prolapse – click syndrome. Prog Cardiovasc Dis 15:623–653
Jeresaty RM (1979) Mitral valve prolapse. Raven Press, New York, chap 8, pp 76–111
Jervell A, Lange-Nielsen F (1957) Congenital deaf-mutism functional heart disease with prolongation of the Q–T interval and sudden death. Am Heart J 54:59–68
Jewitt DW, Balcon R, Raftery EB, Oram S (1967) Incidence and management of supraventricular arrhythmias after acute myocardial infarction. Lancet 2:734–738
Johnson JD, Jennings R (1968) Hypocalcemia and cardiac arrhythmias. Amer J Dis Child 115:373–376
Johnson AD, Daily PO (1975) Hypertrophic subaortic stenosis complicated by high degree heart block: Successful treatment with an atrial synchronous ventricular pacemaker. Chest 67:491–494
Joseph S, Balcon R, McDonald L (1972) Syncope in hypertrophic obstructive cardiomyopathy due to asystole. Br Jeart J 34:974–976
Josephson ME, Caracta AR, Gallagher JJ, Damato AN (1973) Site of conduction disturbances in a family with myotonic dystrophy. Am J Cardiol 32:114–118
Josephson ME, Horowitz LN, Kastor JA (1978) Paroxysmal supraventricular tachycardia in patients with mitral valve prolapse. Circulation 57:111–115
Josephson GW, Kennedy HL, MacKenzie EJ, Gibson G (1980) Cardiac dysrhythmias during the treatment of acute asthma. Chest 78:429–435
Juillet Y, Bogaert O, Crickx B, Fiessinger JN, Housset E (1980) La cardiopathie sclérodermique. Arch Mal Coeur 73:1019–1026
Julian DG, Valentine PA, Miller GG (1964) Disturbances of rate, rhythm and conduction in acute myocardial infarction. Am J Med 37:915–927
Kafka W, Wolfram D, Hansen W, Petri H, Rudolph W (1981) Korrelation zwischen Häufigkeit ventrikulärer Arrhythmien, Hämodynamik und Überlebenszeit bei Pat mit kongestiver Kardiomyopathie (COCM). Z Kardiol 70:608
Kanemoto N, Sasamoto H (1979) Arrhythmias in primary pulmonary hypertension. Jpn Heart J 20:765–775
Kantor SJ, Bigger JT Jr, Glassman AH, Macken DL, Perel JM (1975) Imipramine-induced heart block. JAMA 231:1364–1366
Kaplinsky E, Ogawa S, Michelson EL, Dreifus LS (1981) Instantaneous and delayed ventricular arrhythmias after reperfusion of acutely ischemic myocardium: Evidence for multiple mechanisms. Circulation 63:333–340
Kasper W, Meinertz T, Kersting F, Löllgen H, Lang K, Just H (1979) Electrophysiological actions of lorcainide in patients with cardiac disease. J Cardiovasc Pharmacol 1:343–352
Kastor JA, Goldreyer BN (1973) Ventricular origin of bidirectional tachycardia. Circulation 48:897–903
Kastor JA, Leinbach RC (1970) Pacemakers and their arrhythmias. Prog Cardiovasc Dis 13:240–268
Kastor JA, Goldreyer BN, Josephson ME, Perloff JK, Scharf DL, Manchester JH, Shelbourne JC, Hirshfeld JW Jr (1975) Electrophysiologic characteristics of Ebstein's anomaly of the tricuspid valve. Circulation 52:987–995
Katz RL, Bigger JT (1970) Cardiac arrhythmias during anesthesia and operation. Anesthesiology 33:193–213
Katzung BG, Hondeghem LM, Grant AO (1975) Cardiac ventricular automaticity induced by current of injury. Pfluegers Arch 360:193–197
Kavey R-EW, Sondheimer HM, Blackman MS (1980) Detection of dysrhythmia in pediatric patients with mitral valve prolapse. Circulation 62:582–587
Kay JM, Littler WA, Meade JB (1972) Ultrastructure of myocardium in familial heart block and peroneal muscular atrophy. Br Heart J 34:1081–1084

Kaye SB, Owen M (1978) Cardiac arrhythmias in thalassaemia major: evaluation of chelation treatment using ambulatory monitoring Br Med J 1:342
Kennedy HL, Underhill SJ (1976) Frequent or complex ventricular ectopy in apparently healthy subjects. Am J Cardiol 38:141–148
Kennedy HL, Caralis DG, Kahn MA, Poblete PF, Pescarmona JE (1977) Ventricular arrhythmia 24 hours before and after maximal treadmill testing. Am Heart J 94:718–724
Kent KM, Epstein SE (1976) Neural basis for the genesis and control of arrhythmias associated with myocardial infarction. Cardiology 61:61–74
Kerin N, Schwartz H (1974) Prinzmetal angina with transient complete heart block. Arch Intern Med 134:542–544
Kerin NZ, Rubenfire M, Naini M, Wajszczuk WJ, Pamatmat A, Cascade PN (1979) Arrhythmias in variant angina pectoris. Relationship of arrhythmias to ST-segment elevation and R-wave changes. Circulation 60:1343–1350
Killip T, Kimball JT (1967) Treatment of myocardial infarction in a coronary care unit. Am J Cardiol 20:457–464
Kimball JT, Killip T (1968) Aggressive treatment of arrhythmias in acute myocardial infarction: Procedures and results. Progr Cardiovasc Dis 10:483–504
Kinney EL, Jackson GL, Reeves WC, Zelis R, Beers E (1980) Thallium-scan myocardial defects and echocardiographic abnormalities in patients with sarcoidosis without clinical cardiac dysfunction. Am J Med 68:497–503
Kirby BJ, McNicol MW, Tattersfield AE (1970) Arrhythmias, digitalis and respiratory failure. Br J Dis Chest 64:212–219
Kiriyama T, Mizutani T, Kakusui K, Wada M, Isoda T, Inoue M, Okabe T, Taniguchi S, Kuribayashi T (1979) Familial heart block and sick sinus syndrome of adult onset. Jpn Heart J 20:441–459
Klass M, Haywood LH (1970) Atrial fibrillation associated with acute myocardial infarction. Am Heart J 79:752–760
Kléber AG, Janse MJ, Downar E, Durrer D (1977) Die Veränderung der TQ- und ST/T-Segmente im Elektrokardiogramm und deren Beziehung zu den ventrikulären Rhythmusstörungen während der akuten transmuralen Ischämie. Schweiz Med Wochenschr 107:1700–1705
Kléber AG, Janse MJ, van Capelle FJL, Durrer D (1978) Mechanism and time course of S–T and T–Q segment changes during acute regional myocardial ischemia in the pig heart determined by extracellular and intracellular recordings. Circ Res 42:603–613
Kleiger RE, Senior RM (1974) Longterm electrocardiographic monitoring of ambulatory patients with chronic airway obstruction. Chest 65:483–487
Klein R, Ganelin R, Marks JF, Usher P, Richard C (1963) Periodic paralysis with cardiac arrhythmia. J Pediatr 62:371–385
Klein WW (1975) Rhythmusstörungen bei entzündlichen Herzkrankheiten. Wien Klin Wochenschr 87:465–468
Klein HO, DiSegni E, Kaplinsky E (1977) Paradoxic acceleration in ventricular rate after therapy with lidocaine and ajmaline. Chest 71:531–533
Klein HO, DiSegni E, Kaplinsky E (1978) Procainamide-induced left anterior hemiblock of the 2:1 type (pseudoelectrical alternans). Chest 74:230–233
Klein H, Bethge K-P, Frank G, Borst HG, Lichtlen PR (1979) Das Verhalten ventrikulärer Arrhythmien nach Aneurysmektomie. Z Kardiol 68:10–16
Klinnert U, Blenn B, Hofer H-G, Saager T (1978) Kammerflimmern unter Chinidintherapie (Chinidinsynkopen). Therapiewoche 28:398–407
Koch FH, Hancock EW (1976) Ten year follow-up of fourty patients with the midsystolic click/late systolic murmur syndrome. Am J Cardiol 37:149
Koch-Weser J (1979) Drug-induced dysrhythmias in man. Pharmacol Ther [B] 5:125–131
Kohn NN, Faires JS, Rodman T (1964) Unusual manifestations due to involvement of involuntary muscle in dystrophic myotonica. N Engl J Med 271:1179–1183
Konecke LL, Knoebel SB (1972) Nonparoxysmal junctional tachycardia complicating acute myocardial infarction. Circulation 45:367–374

Kopera H (1979) Herz- und Kreislaufwirkungen der Antidepressiva. Med Klin 74:1339–1345
Kosowsky BD, Lown B, Whiting R, Guiney T (1971) Occurrence of ventricular arrhythmias with exercise as compared to monitoring. Circulation 44:826–832
Koster RW, Wellens HJJ (1976) Quinidine-induced ventricular flutter and fibrillation without digitalis therapy. Am J Cardiol 38:519–523
Kostis JB, McCrone K, Moreyra AE, Gotzoyannis S, Aglitz NM, Natarajan N, Kuo PT (1981) Premature ventricular complexes in the absence of identifiable heart disease. Circulation 63:1351–1356
Kramer K, Kuller L, Fisher R (1968) The increasing mortality attributed to cirrhosis and fatty liver, in Baltimore (1957–1966). Ann Intern Med 69:273–282
Kreisman K, Kleiger R, Schad N, Aker U, Parker B (1971) Arrhythmia in prolapse of the mitral valve. Circulation [Suppl II] 43/44:44
Krikler D, Curry P, Kafetz K (1976) Pre-excitation and mitral valve prolapse. Br Med J 1:1257
Kryger M, Quesney LF, Holder D, Gloor P, Macleod P (1974) The sleep deprivation syndrome of the obese patient. Am J Med 56:530–539
Kuhn H, Breithardt L-K, Breithardt G, Seipel L, Loogen F (1974) Die Bedeutung des Elektrokardiogramms für die Diagnose und Verlaufsbeobachtung von Patienten mit kongestiver Kardiomyopathie. Z Kardiol 63:916–927
Kurien A, Yates PA, Oliver MF (1971) The role of free fatty acids in the production of ventricular arrhythmias after acute coronary artery occlusion. Eur J Clin Invest 1:225–241
Lambert CD, Fairfax AJ (1976) Neurological associations of chronic heart block. J Neurol Neurosurg Psychiatry 39:571–575
Lancelin B, Crépieux A, Diebold B, Abbou B, Goujon J, Apoil E, Pauly-Laubry C, Maurice P (1977) Les troubles du rythme après fermeture des communications interauriculaires. Arch Mal Coeur 70:1283–1291
Lang TW, Bernstein H, Barbieri FF, Gold H, Corday E (1965) Digitalis toxicity. Arch Intern Med 116:573–580
Lang TW, Corday E, Gold H, Meerbaum S, Rubens S, Contantini C, Hirose S, Osher J, Rosen V (1974) Consequences of reperfusion after coronary occlusion. Effects on hemodynamic and regional myocardial function. Am J Cardiol 33:69–81
Laranja FS, Dias E, Miranda A (1956) Chagas' disease: a clinical, epidemiologic and pathologic study. Circulation 14:1035–1060
Lassers BW, Julian DG (1968) Artificial pacing in management of complete heart block complicating acute myocardial infarction. Br Med J 2:142–146
Lawrie DM, Greenwood TW, Goddard M, Harvey AC, Donald KW, Julian DG, Oliver MF (1967) A coronary-care unit in the routine management of acute myocardial infarction. Lancet 2:109–114
Lawrie DM, Higgins MR, Godman MJ, Oliver MF, Julien DG, Donald KW (1968) Ventricular fibrillation complicating acute myocardial infarction. Lancet 2:523–528
Lawson DH, Jick H (1977) Adverse reactions to procainamide. Br J Clin Pharmacol 4:507–511
Leak D, Meghji M (1979) Toxoplasmic infection in cardiac disease. Am J Cardiol 43:841–849
Ledbetter MK, Cannon AB, Costa AF (1964) The electrocardiogram in diphtheric myocarditis. Am Heart J 68:599–611
Lehrman KL, Tilkian AG, Hultgren HN, Fowles RE (1979) Effect of coronary arterial bypass surgery on exercise-induced ventricular arrhythmias. Am J Cardiol 44:1056–1061
Leichtman D, Nelson R, Gobel FL, Alexander CS, Cohn JN (1976) Bradycardia with mitral valve prolapse. Ann Intern Med 85:453–457
Lesser L, Walter P (1975) Supraventricular tachycardia in acute myocardial infarction. Circulation [Suppl] 51/52:94
Leth A, Hansen JF, Meibom J (1975) Acute myocardial infarction complicated by third degree atrioventricular block treated with temporary pacing. Acta Med Scand 195:391–395

Lev M, Landowine M, Matchar JC, Wagnier JA (1966) Systemic scleroderma with complete heart block. Am Heart J 72:13–24
Levi GF, Proto C (1973) Ventricular fibrillation in the course of Prinzmetal's angina pectoris. Br Heart J 35:601–603
Levine PA, Klein MD (1976) Mechanisms of arrhythmias in chronic obstructive lung disease. Geriatrics 31:47–56
Levites R, Banka VS, Helfant RH (1975) Electrophysiological effects of coronary occlusion and reperfusion. Observations of dispersion of refractoriness and ventricular automacity. Circulation 52:760–765
Levitt B, Cagin N, Kleid J, Somberg J, Gillis R (1976) Role of the nervous system in the genesis of cardiac rhythm disorders. Am J Cardiol 37:1111–1113
Levy AM, Camm AJ, Keane JF (1977) Multiple arrhythmias detected during nocturnal monitoring in patients with congenital complete heart block. Circulation 55:247–253
Lewis AB, Lindesmith GG, Takahashi M, Stanton RE, Tucker BL, Stiles QR, Meyer BW (1977) Cardiac rhythm following the Mustard procedure for transposition of the great vessel. J Thorax Cardiovasc Surg 73:919–926
Liberthson RR, Nagel EL, Hirschman JC, Nussenfeld SR (1974) Prehospital ventricular defibrillation: Prognosis and follow-up course. N Engl J Med 291:317–321
Lichstein E, Ribas-Meneclier C, Gupta PK, Chadda KD (1975) Incidence and description of accelerated ventricular rhythm complicating acute myocardial infarction. Am J Med 58:192–198
Lichtenfeld P (1971) Autonomic dysfunction in the Guillain-Barré syndrome. Am J Med 50:772–780
Lichtlen PR, Bethge K-P, Platiel H (1980) Inzidenz des plötzlichen Herztodes bei Koronarpatienten in Abhängigkeit von Anatomie und Rhythmusprofil. Z Kardiol 69:639–648
Lie KI, Durrer D (1980) Common arrhythmias in acute myocardial infarction. Cardiovasc Clin 11:191–201
Lie KI, Wellens HJ, van Capelle FJ, Durrer D (1974) Lidocaine in the prevention of primary ventricular fibrillation. N Engl J Med 291:1324–1326
Lie KI, Wellens HJJ, Downar E, Durrer D (1975) Observations on patients with primary ventricular fibrillation complicating acute myocardial infarction. Circulation 52:755–759
Lie KI, Liem KL, Schuilenburg RM, David GK, Durrer D (1978) Early identification of patients developing late in-hospital ventricular fibrillation after discharge from the coronary care unit. Am J Cardiol 41:674–677
Liedtke AJ, Nellis S, Neely JR (1978) Effects of excess free fatty acids on mechanical and metabolic function in normal and ischemic myocardium in swine. Circulation Res 43:652–661
Lim CH, Toh CCS, Chia BC, Low LP (1975) Stokes-Adams attacks due to acute nonspecific myocarditis. Am Heart J 90:172–178
Lipp H, Denes P, Gambetta M, Resnekov L (1973) Hemodynamic response to acute intravenous digoxin in patients with recent myocardial infarction and coronary insufficiency with and without heart failure. Chest 63:862–867
Lipscomb PA (1980) Cardiovascular side effects of phenothiazines and tricyclic antidepressants. Postgrad Med 67:189–192
Lisak RP, Lebeau J, Tucker SH, Rowland LP (1972) Hyperkalemic periodic paralysis and cardiac arrhythmias. Neurology 22:810–815
Livesley B, Catley PF, Oram S (1972) Familial sinuatrial disorder. Br Heart J 34:668–670
Loeb HS, Petras RJ, Gunnar RM, Tobin JR (1968) Paroxysmal ventricular fibrillation in two patients with hypomagnesiemia. Circulation 37:210–215
Lopes MG, Harrison DC, Schroeder JS (1975) Ventricular arrhythmias during unstable angina pectoris. Arch Intern Med 135:1548–1553
Lowe KG, Smith DE, Robertson PGC, Watson H (1968) Scalar vector and intracardiac electrocardiograms in Ebstein's anomaly. Br Heart J 30:617–629
Lown B, Verrier RL (1976) Neural activity and ventricular fibrillation. N Engl J Med 294:1165–1170

Lown B, Wyatt NF, Levine AD (1960) Paroxysmal atrial tachycardia with block. Circulation 21:129–134
Lown B, Fakhro AM, Hood WB Jr, Thorn GW (1967) The coronary care unit. JAMA 199:188–198
Lüderitz B (1979) Zur Arrhythmiegenese beim akuten Myokardinfarkt. Herz/Kreisl 11:165–173
Lüderitz B, Naumann d'Alnoncourt C, Steinbeck G (1976) Effects of free fatty acids on electrophysiological properties of ventricular myocardium. Klin Wochenschr 54:309–313
Luria MH, Knoke JD, Margolis RM, Hendricks FH, Kuplic JB (1976) Acute myocardial infarction: Prognosis after recovery. Ann Intern Med 85:561–565
MacKenzie GJ, Pascual S (1964) Paroxysmal ventricular tachycardia. Br Heart J 26:441–451
Maines JE, Aldinger EE (1967) Myocardial depression accompanying chronic consumption of alcohol. Am Heart J 73:55–63
Malcolm AD, Boughner DR, Kostuk WJ, Ahuja SP (1976) Clinical features and investigative findings in presence of mitral leaflet prolapse. Br Heart J 38:244–256
Malo S, Latour Y, Cote M, Geoffray G, Lemieux B, Barbeau A (1976) Electrocardiographic and vectorcardiographic findings in Friedreich's ataxia. Can J Neurol Sci 3:323–328
Manger Cats V, Lie KI, van Capelle FJL, Durrer D (1979) Limitations of 24 hour ambulatory electrocardiographic recording in predicting coronary events after acute myocardial infarction. Am J Cardiol 44:1257–1262
Manning JW, Wallace RW (1968) How do cerebral vascular disorders induce ECG changes? Cardiologia 52:267–274
Manninen V, Reissell P, Paukkala E (1976) Transient cardiac arrhythmias after single daily maintenance doses of digoxin. Clin Pharmacol Ther 20:266–268
Manyari-Ortega DE, Brennan FJ (1978) Lidocaine-induced cardiac asystole. Chest 74:227–229
Marcus FI (1972) Metabolic factors determining digitalis dosage in man. In: Marks BH, Weissler AM (eds) Basic on clinical pharmacology of digitalis. Charles C Thomas, Springfield, pp 243–259
Markiewicz W, Stoner J, London E, Hunt SA, Popp RL (1976) Mitral valve prolapse in one hundred presumably healthy young females. Circulation 53:464–473
Markiewicz W, Houston N, DeBusk RF (1977) Exercise testing soon after myocardial infarction. Circulation 56:26–31
Markiewicz K, Cholewa M, Górski L (1978) Cardiac arrhythmias after intravenous administration of glucagon. Eur J Cardiol 6:449–458
Maroko PR, Kjekshus JK, Sobel BE, Watanabe T, Covell JW, Ross J Jr, Braunwald E (1971) Factors influencing infarct size following experimental coronary artery occlusions. Circulation 43:67–82
Maron BJ, Roberts WC, Edwards JE, McAllister HA Jr, Foley DD, Epstein SE (1978) Sudden death in patients with hypertrophic cardiomyopathy: Characterization of 26 patients without functional limitation. Am J Cardiol 41:803–810
Maron BJ, Savage DD, Wolfson JK, Epstein SE (1981) Prognostic significance of 24 hour ambulatory electrocardiographic monitoring in patients with hypertrophic cardiomyopathy: A prospective study. Am J Cardiol 48:252–257
Marriott HJL (1964) Electrocardiographic abnormalities, conduction disorders and arrhythmias in primary myocardial disease. Prog Cardiovasc Dis 7:99–114
Marshall AJ (1977) Cardiac arrhythmias caused by chloral hydrate. Br Med J 2:994
Marx P, Müller U (1975) Glossopharyngeus-Neuralgie mit Herzrhythmusstörungen. Dtsch Med Wochenschr 100:618–621
Mary AS, Hamilton M (1973) Ventricular tachycardia in a patient with toxoplasmosis. Br Heart J 35:349–352
Mason JW, Peters FA (1981) Antiarrhythmic efficacy of encainide in patients with refractory recurrent ventricular tachycardia. Circulation 63:670–675
Master AM (1973) Cardiac arrhythmias elicited by the two-step exercise test. Am J Cardiol 32:766–771

Mathews EC, Blount AW, Townsend JI (1972) Q-T prolongation and ventricular arrhythmias, with and without deafness in the same family. Am J Cardiol 29:702–711
Mathews EC Jr, Gardin JM, Henry WL, Del Negro AA, Fletcher RD, Snow JA, Epstein SE (1981) Echocardiographic abnormalities in chronic alcoholics with and without overt congestive heart failure. Am J Cardiol 47:570–578
Matisonn RE, Mitha AS, Chesler E (1976) Successful electrical pacing for complete heart block complicating diphtheric myocarditis. Br Heart J 38:423–426
McDonald TF, MacLeod DP (1971) Anoxia-recovery cycle in ventricular muscle: Action potential duration, contractility and ATP content. Pflügers Arch Ges Physiol 325:305–322
McHenry PL, Fisch C, Jordan JW, Corya BR (1972) Cardiac arrhythmias observed during maximal treadmill exercise testing in clinically normal men. Am J Cardiol 29:331–336
McHenry PL, Morris SN, Kavalier M, Jordan JW (1976) Comparative study of exercise-induced ventricular arrhythmias in normal subjects and patients with documented coronary artery disease. Am J Cardiol 37:609–616
McKenna WJ, Deanfield J, Oakley CM, Goodwin JF (1979) Prognosis and mortality in hypertrophic cardiomyopathy. Circulation [Suppl II] 59/60:164
McKenna WJ, Chetty S, Oakley CM, Goodwin JF (1980) Arrhythmia in hypertrophic cardiomyopathy: Exercise and 48 hour ambulatory electrocardiographic assessment with and without beta adrenergic blocking therapy. Am J Cardiol 45:1–5
McLeskey CH, McLeod DS, Hough TL, Stallworth JM (1978) Prolonged asystole after succinylcholine administration. Anesthesiology 49:208–210
Meinertz T, Kasper W, Kersting F, Just H, Bechtold H, Jähnchen E (1979) Clinical pharmacokinetics of the antiarrhythmic drug lorcainide. II. Plasma concentration-effect relationship. Clin Pharmacol Ther 26:196
Meinertz T, Kasper W, Hoffmann T, Treese N, Kujat Ch, Pop T (1980) Beziehung zwischen ventrikulären Herzrhythmusstörungen und Kammerfunktion bei kongestiver Kardiomyopathie (COCM). Z Kardiol 70:607
Meinertz T, Treese N, Kasper W, Pop T (1981) Kammervulnerabilität bei normalem Herzbefund, koronarer Herzkrankheit (KHK) und kongestiver Kardiomyopathie (COCM). Z Kardiol 70:298
Meinertz T, Treese N, Kasper W, Zotz R, Geibel A, Bechtold H, Rückel A, Pop T (1982a) A comparison of programmed electrical stimulation and Holter monitoring in patients with coronary artery disease. Circulation [Suppl II-26] 66:103
Meinertz T, Kasper W, Hofmann T, Treese N, Bechtold H, Pop T, v. Leitner ER, Andresen D (1982b) Prevalence and prognostic significance of ventricular arrhythmias in congestive cardiomyopathy. Circulation [Suppl II-117] 66:466
Meinertz T, Kasper W, Schmitt B, Treese N, Rückel A, Zehender M, Hofmann T, Pop T (1983a) Herzrhythmusstörungen bei Herzgesunden. Dtsch Med Wochenschr (im Druck)
Meinertz T, Kasper W, Hofmann T, Treese N, Bechtold H, Pop T (1983b) Häufigkeit und klinische Bedeutung von ventrikulären Herzrhythmusstörungen bei dilativer Kardiomyopathie. Dtsch Med Wochenschr (im Druck)
Michelson EL, Morganroth J, Mac Vaugh H (1979) Postoperative arrhythmias after coronary artery and cardiac valvular surgery detected by long-term electrocardiographic monitoring. Am Heart J 97:442–448
Mihailesco VV, Meirosu G (1977) Considérations critiques sur les troubles du rythme dans le coeur pulmonaire chronique. Med Interne 15:13–17
Miller RH, Corcoran FH, Baker WP (1980) Second and third degree atrioventricular block with Graves' disease: A case report and review of the literature. PACE 3:701–711
Moccetti T, Lichtlen P, Albert H, Meier E, Imbach P (1971) Kardiotoxizität der trizyklischen Antidepressiva. Schweiz Med Wochenschr 101:1–10
Moe GK (1975) Evidence for re-entry as a mechanism of cardiac arrhythmias. Rev Physiol Biochem Pharmacol 72:55–81
Mogensen L (1970) A controlled trial of lignocaine prophylaxis in the prevention of

ventricular tachyarrhythmias in acute myocardial infarction. Acta Med Scand 513:1–80
Moir DC, Crooks J, Cornwell WB, O'Malley K, Dingwall-Fordyce I, Turnbull MJ, Weir RD (1972) Cardiotoxicity of amitriptyline. Lancet 2:561–564
Moir DC, Dingwall-Fordyce I, Wier RD (1973) Medicines evaluation and monitoring group: A follow-up study of cardiac patients receiving amitriptyline. Eur J Clin Pharmacol 6:98–101
Möller M, Thayssen P (1980) Ventricular arrhythmias during exercise testing and 24-hour ECG tape recording in patients with ischaemic heart disease and in normal individuals. Acta Med Scand 208:65–68
Montenegro HD, Chester EH, Jones PK (1978) Cardiac arrhythmias during routine tests of pulmonary function in patients with chronic obstruction of airways. Chest 73:133–139
Morales AR, Adelman S, Fine G (1971) Varicella myocarditis. A case of sudden death. Arch Pathol 91:29–31
Morrison J, Killip T (1971) Serial serum digitalis levels in patients with acute myocardial infarction. Clin Res 19:353
Morrison J, Killip T (1973) Serum digitalis and arrhythmia in patients undergoing cardiopulmonary bypass. Circulation 47:341–352
Morrison G, Michelson EL, Brown S, Morganroth J (1980) Mechanism and prevention of cardiac arrhythmias in chronic hemodialysis patients. Kidney Int 17:811–819
Moss AJ, Davis RJ (1974) Brady-tachy syndrome. Prog Cardiovasc Dis 16:439–459
Moss AJ, Schwartz PJ (1979) Sudden death and the idiopathic long Q–T syndrome. Am J Med 66:6–7
Moss AJ, Schnitzler R, Green R, DeCamilla J (1971) Ventricular arrhythmias 3 weeks after acute myocardial infarction. Ann Intern Med 75:837–841
Moss AJ, Goldstein S, Greene W, DeCamilla J (1972) Prehospital precursors of ventricular arrhythmias in acute myocardial infarction. Arch Intern Med 129:756–762
Moss AJ, Davis HT, DeCamilla J, Bayer LW (1979) Ventricular ectopic beats and their relation to sudden and nonsudden cardiac death after myocardial infarction. Circulation 60:998–1003
Murdock DK, Loeb JM, Euler DE, Randall WC (1980) Electrophysiology of coronary reperfusion. Circulation 61:175–182
Myerburg RJ, Briese FW, Conde C, Mallon SM, Liberthson RR, Castellanos A Jr (1977) Long-term antiarrhythmic therapy in survivors of prehospital cardiac arrest. JAMA 238:2621–2624
Myerburg RJ, Conde C, Sheps DS, Appel RA, Kiem I, Sung RJ, Castellanos A (1979) Antiarrhythmic drug therapy in survivors of prehospital cardiac arrest: Comparison of effects on chronic ventricular arrhythmias and recurrent cardiac arrest. Circulation 59:855–863
Nadas AS, Alimuring MM, Linenthal AJ (1951) Persistent ventricular pacemaker following basal skull fracture: Report of a case in a 5 year old girl. Am Heart J 42:888–893
Norris RM (1969) Heart block in posterior and anterior myocardial infarction. Br Heart J 31:352–356
Norris RM, Mercer CJ (1974) Significance of idioventricular rhythms in acute myocardial infarction. Prog Cardiovasc Dis 16:455–468
Norris RM, Mercer CJ, Yeates SE (1970) Idioventricular rhythm complicating acute myocardial infarction. Br Heart J 32:617–621
Norris JW, Froggatt GM, Hachinski VC (1978) Cardiac arrhythmias in acute stroke. Stroke 9:392–396
Northfield TC (1967) Cardiac complications of phaeochromocytoma. Br Heart J 29:588–593
Obayashi K, Nagasawa K, Mandel WJ, Vyden JK, Parmley WW (1976) Cardiovascular effects of ajmaline. Am Heart J 92:487–496
Olesen KH (1962) The natural history of 271 patients with mitral stenosis under medical treatment. Br Heart J 24:349–357
Oliver MF, Kurien VA, Greenwood TW (1968) Relation between serum-free-fatty acids and arrhythmias and death after acute myocardial infarction. Lancet 1:710–714

Opie LH, Norris RM, Thomas M, Holland AJ, Owen P, Van Noorden S (1971) Failure of high concentrations of circulating free fatty acids to provoke arrhythmias in experimental myocardial infarction. Lancet 1:818–822
Opie LH, Nathan D, Lubbe WF (1979) Biochemical aspects of arrhythmogenesis and ventricular fibrillation. Am J Cardiol 43:131–148
Padmavati S, Raizada V (1975) Cardiac arrhythmias in chronic cor pulmonale. Indian Heart J 27:150–154
Pantridge JF, Adgey AAJ, Geddes JS, Webb SW (1975) The acute coronary attack. Grune & Stratton, New York, chap 3, pp 26–42
Parizel G (1973) Life-threatening arrhythmias in subarachnoid hemorrhage. Angiology 24:17–21
Parker T, Haase GR (1967) Cardiac arrhythmias and acute intracranial hypertension. J Okla State Med Assoc 60:533–537
Payne CA, Greenfield JC Jr (1963) Electrocardiographic abnormalities associated with myotonic dystrophy. Am Heart J 65:436–440
Pedersen DH, Zipes DP, Foster PR, Troup PJ (1979) Ventricular tachycardia and ventricular fibrillation in a young population. Circulation 60:988–997
Perloff JK, Roberts WC (1972) The mitral apparatus. Functional anatomy of mitral regurgitation. Circulation 46:227–239
Petit JM, Spiker DG, Ruwitch JF, Ziegler VE, Weiss AN, Biggs JT (1977) Tricyclic antidepressant plasma levels and adverse effects after overdose. Clin Pharmacol Ther 21:47–51
Petkovich NJ, Dunn M, Reed W (1964) Myotonia dystrophica with A–V dissociation and Stokes-Adams attacks. Am Heart J 68:391–396
Phillips J, Spano J, Burch G (1969) Chaotic atrial mechanism. Am Heart J 78:171–179
Pichard AD, Meller J, Teichholz LE, Lipnik S, Gorlin R, Herman MV (1977) Septal perforator compression (narrowing) in idiopathic hypertrophic subaortic stenosis. Am J Cardiol 40:310–314
Pick A (1966) Arrhythmias and potassium in man. Am Heart J 72:295–306
Pick A, Langendorf R, Katz LN (1961) A–V nodal tachycardia with block. Circulation 24:12–22
Pitt A, Lipp H, Anderson ST (1971) Lignocaine given prophylactically to patients with acute myocardial infarction. Lancet 1:612–616
Poblete PF, Kennedy HL, Caralis DG (1978) Detection of ventricular ectopy in patients with coronary heart disease and normal subjects by exercise testing and ambulatory electrocardiography. Chest 74:402–407
Pocock WA, Barlow JB (1971) Etiology and electrocardiographic features of the billowing posterior mitral leaflet syndrome. Am J Med 51:731–739
Porter GH (1960) Sarcoid heart disease. N Engl J Med 263:1350–1357
Porter GA, Berroth M, Bristow JD (1961) Primary rhabdomyosarcoma of the heart and complete atrioventricular block. Am J Med 31:820–827
Probst P, Goldschlager N, Selzer A (1973) Left atrial size and atrial fibrillation in mitral stenosis: Factors influencing their relationship. Circulation 48:1282–1287
Puech P (1980) Mécanisme des arrythmies de l'infarctus du myocarde. Ann Cardiol Angelol (Paris) 20:251–264
Puigbó JJ, Valecillos R, Hirschhault E, Giordano H, Boccalandro I, Suarez C, Aparicio JM (1977) Diagnosis of Chagas' cardiomyopathy – Non invasive techniques. Postgrad Med 53:527–532
Puritz R, Henderson MA, Baker SN, Chamberlain DA (1977) Ventricular arrhythmias caused by prenylamine. Br Med J 2:608–609
Quan K-C, Amelkin SA, Wesolowski SA (1972) Ventricular arrhythmia. Sign of myocardial perforation by transvenous pacemaker electrode. NY State J Med 72:1986–1990
Raab G, Bachmann K, Niederer W, Pflederer W (1981) Kammerarrhythmie in Abhängigkeit von haemodynamischen und linksventrikulären Parametern bei kongestiver Kardiomyopathie (COCM) im Vergleich zur koronaren Herzkrankheit (KHK). Z Kardiol 70:636
Raftery EB, Cashman PMM (1976) Long-term recording of the electrocardiogram in a normal population. Postgrad Med J [Suppl 7] 52:32–37

Ramanathan KB, Davidson C (1975) Cardiac arrhythmia and imipramine therapy. Br Med J 1:661–662
Ranquin R, Parizel G (1977) Ventricular fibrillo-flutter (torsade de pointe): An established electrocardiographic and clinical entity. Report of 8 cases. Angiology 28:115–118
Ravens KG, Jipp P (1972) Konzentrationsänderungen der freien Fettsäuren in der Frühphase nach einem Myokardinfarkt. Verh Dtsch Ges Inn Med 78:1033–1035
Rees HA, Thomas AJ, Rossiter C (1964) The recognition of coronary heart disease in the presence of pulmonary disease. Br Heart J 26:233–240
Regan TJ, Koroxenidis GT, Moschos CB, Oldewurtel HA, Lehan PH, Hellems HK (1966) The acute metabolic and hemodynamic responses on the left ventricle to ethanol. J Clin Invest 45:270–280
Rehnqvist N (1978) Ventricular arrhythmias after an acute myocardial infarction. Eur J Cardiol 7:169–187
Reid JM, Stevenson JC (1967) Cardiac arrhythmias following successful surgical closure of atrial septal defect. Br Heart J 29:742–747
Reinstein L, Gracey JG, Kline JA, Van Buskirk C (1972) Cardiac monitoring in the acute stroke patient. Arch Phys Med Rehabil 53:311–314
Ridolfi RL, Bulkley BH, Hutchins GM (1976) The cardiac conduction system in progressive systemic sclerosis. Am J Med 61:361–366
Ridolfi RL, Bulkley BH, Hutchins GM (1977) The conduction system in cardiac amyloidosis. Am J Med 62:677–686
Rios JC, Dziok CA, Ali NA (1970) Digitalis-induced arrhythmias: Recognition and management. Cardiovasc Clin 2:261–279
Robboy SJ (1972) Atrioventricular-node inflammation. Mechanism of sudden death in protracted meningococcemia. N Engl J Med 286:1091–1093
Roberts NK, Somerville J (1969) Pathological significance of electrocardiographic changes in aortic valve endocarditis. Br Heart J 31:395–396
Roberts WC, Dangel JC, Bulkley BH (1973) Nonrheumatic valvular cardiac disease: A clinicopathologic survey of 27 different conditions causing valvular dysfunction. In: Likoff (ed) Cardiovascular clinics, vol 5. no 2, Valvular heart disease. FA Davis, Philadelphia, p 334
Roberts WC, McAllister HA Jr, Ferrans VJ (1977) Sarcoidosis of the heart. Am J Med 63:86–108
Roberts R, Ambos HD, Loh CW, Sobel BE (1978) Initiation of repetitive ventricular depolarizations by relatively late premature complexes in patients with acute myocardial infarction. Am J Cardiol 41:678–683
Rocchini AP, Chun PO, Dick M (1981) Ventricular tachycardia in children. Am J Cardiol 47:1091–1097
Rodstein M, Wolloch L, Gubner RS (1971) Mortality study of the significance of extrasystoles in an insured population. Circulation 44:617–625
Romano C, Gemme G, Pongiglione R (1963) Aritmie cardiache rare dell'eta pediatrica. Clin Paediatr 45:656–683
Romhilt DW, Bloomfield SS, Chou T-C, Fowler NO (1973) Unreliability of conventional electrocardiographic monitoring for arrhythmia detection in coronary care units. Am J Cardiol 31:457–461
Rose RM, Lewis AJ, Fewkes J, Clifton JF, Criley JM (1974) Occurrence of arrhythmias during the first hour in acute myocardial infarction. Circulation [Suppl III] 49/50: 121
Rose MR, Glassman E, Spencer FC (1975) Arrhythmias following cardiac surgery: Relation to serum digoxin levels. Am Heart J 89:288–294
Rosefsky JB (1972) Magnesium in exchange transfusion. N Engl J Med 286:843
Rosenbaum MB (1964) Chagasic myocardiopathy. Prog Cardiovasc Dis 7:199–225
Rosenbaum MB, Elizari MV, Lazzari JO (1969) The mechanism of bidirectional tachycardia. Am Heart J 78:4–12
Rosenbaum MB, Chiale PA, Ryba D, Elizari MV (1974) Control of tachyarrhythmias associated with Wolff-Parkinson-White syndrome by amiodarone hydrochloride. Am J Cardiol 34:215–223

Rosenberg AS, Furman S, Escher DJW, Lister J (1970) Emergency cardiac pacing in hyperkalemia. Arch Intern Med 126:658–659
Rosenthal G, Chaffee WR (1967) Cardiac arrhythmias in myotonic dystrophy. NY J Med 67:940–945
Rossen RM, Krikorian J, Hancock EW (1976) Ventricular asystole after edrophonium chloride administration. JAMA 235:1041–1042
Rossi L, Thiene G, Caregaro L, Giordano R, Lauro S (1977) Dysrhythmias and sudden death in acromegalic heart disease. Chest 72:495–498
Rothfeld EL (1980) Chaotic atrial mechanism. J Med Soc NJ 77:203–204
Rothfeld EL, Zucker IR, Parsonnet V, Alinsonorin CA (1968) Idioventricular rhythm in acute myocardial infarction. Circulation 37:203–209
Rotthauwe HW, Mortier W, Beyer H (1972) Neuer Typ einer recessiv X-chromosomal vererbten Muskeldystrophie: Scapulo-humero-distale Muskeldystrophie mit frühzeitigen Kontrakturen und Herzrhythmusstörungen. Hum Genet 16:181–200
Rowe JC, Bland F, Sprague HB, White PD (1960) The course of mitral stenosis without surgery: Ten and twenty year perspectives. Ann Intern Med 52:741–749
Ruberman W, Weinblatt E, Goldberg JD, Frank CW, Shapiro S, Chaudhary BS (1980) Ventricular premature complexes in prognosis of angina. Circulation 61:1172–1178
Ruberman W, Weinblatt E, Frank CW, Goldberg JD, Shapiro S (1981) Repeated 1 hour electrocardiographic monitoring of survivors of myocardial infarction at 6 month intervals: Arrhythmia detection and relation to prognosis. Am J Cardiol 47:1197–1204
Rückel A, Kasper W, Rückel E, Pop T, Schölmerich P, Eißner D, Lambrecht E, Meinertz T (1983) AV-Block III. Grades als Erstmanifestation eines metastasierenden Spindelzellsarkoms des Perikards. Z Kardiol (im Druck)
Ruskin JN, DiMarco JP, Garan H (1980) Out-of-hospital cardiac arrest. Electrophysiologic observations and selection of long-term antiarrhythmic therapy. N Engl J Med 303:607–613
Saint-Pierre A, Perrin A, Mornex R, Pouzeratte J-P (1970) Les troubles du rythme cardiaque dus aux phéochromocytomes (et forme rythmique pure). Coeur Med Interne 9:3–11
Santinga JT, Kirsh MM, Flora JD Jr, Brymer JF (1980) Factors relating to late sudden death in patients having aortic valve replacement. Ann Thorac Surg 29:249–253
Sarachek NS, Leonard JJ (1972) Familial heart block and sinus bradycardia. Am J Cardiol 29:451–458
Savage DD, Seides SF, Maron BJ, Myers DJ, Epstein SE (1979) Prevalence of arrhythmias during 24-hour electrocardiographic monitoring and exercise testing in patients with obstructive and nonobstructive hypertrophic cardiomyopathy. Circulation 59:866–875
Sbarbaro JA, Mehlman DJ, Wu L, Brooks HL (1979) A prospective study of mitral valvular prolapse in young men. Chest 75:555–559
Scampardonis G, Yang SS, Maranhao V, Goldberg H, Gooch AS (1973) Left ventricular abnormalities in prolapsed mitral leaflet syndrome. Circulation 48:287–297
Scarpa WJ (1976) The sick sinus syndrome. Am Heart J 92:648–660
Schaal SF, Fontana ME, Wooley CF (1974) Mitral valve prolapse. Spectrum of conduction defects and arrhythmias. Circulation [Suppl III] 49/50:97
Schaffer WA, Cobb LA (1975) Recurrent ventricular fibrillation and modes of death in survivors of out-of-hospital ventricular fibrillation. N Engl J Med 293:259–262
Scheinman MM, Sullivan RW, Hyatt KH (1969) Magnesium metabolism in patients undergoing cardiopulmonary by-pass. Circulation [Suppl I] 39:235
Schellhammer PF, Engle MA, Hagstrom JW (1967) Histochemical studies of the myocardium and conduction system in acquired iron-storage disease. Circulation 35:631–637
Scherf D, Cohen J, Shafiiha H (1967) Ectopic ventricular tachycardia, hypokalemia and convulsions in alcoholics. Cardiologia 50:129–139
Scherlag BJ, El-Sherif N, Hope R, Lazzara R (1974) Characterization on localisation on ventricular arrhythmias resulting from myocardial ischemia and infarction. Circ Res 35:372–382

Schleissner LA, Fiala M, Imagawa DT, Casaburi R (1976) Application of systolic time intervals to acute cardiomyopathy with echovirus 2. Chest 69:563–565
Schluger J, Iraj I, Edson JE (1970) Cardiac pacing in acute myocardial infarction complicated by complete heart block. Am Heart J 80:116–124
Schmidt GB, Meier MA, Sadove MS (1972) Sudden appearance of cardiac arrhythmias after dexamethasone. JAMA 221:1402–1404
Schölmerich P (1960) Erkrankungen des Endocard. In: Handbuch der inneren Medizin, IX, 2. Teil. Springer, Berlin Göttingen Heidelberg
Schüren KP, Calder D, Hüttemann U (1973) Rhythmusstörungen bei chronischem Cor pulmonale. Dtsch Med Wochenschr 98:2111–2114
Schüren KP, Calder D, Hüttemann U (1974) Rhythmusstörungen bei chronischem Cor pulmonale. Pneumonologie 150:291–297
Schulze RA Jr, Rouleau J, Rigo P, Bowers S, Strauss HW, Pitt B (1975) Ventricular arrhythmias in the late hospital phase of acute myocardial infarction. Circulation 52:1006–1011
Schulze RA, Strauss HW, Pitt B (1977) Sudden death in the year following myocardial infarction. Am J Med 62:192–199
Schwartz PJ, Periti M, Malliani A (1975) The long Q–T syndrome. Am Heart J 89:378–390
Schwartz JB, Keefe D, Harrison DC (1981) Adverse effects of antiarrhythmic drugs. Drugs 21:23–45
Schweizer P, Hanrath P, Merx W, Henning B, Saal M, Schaefer P, Bleifeld W, Effert S (1979) Ventrikuläre Rhythmusstörungen bei Mitralklappenprolapssyndrom. Dtsch Med Wochenschr 104:85–89
Sclarovsky S, Strasberg B, Martonovich G, Agmon J (1978) Ventricular rhythms with intermediate rates in acute myocardial infarction. Chest 74:180–182
Sclarovsky S, Strasberg B, Lewin RF, Agmon J (1979) Polymorphous ventricular tachycardia. Am J Cardiol 44:339–344
Scott O, Macartney FJ, Deverall PB (1976) Sick sinus syndrome in children. Arch Dis Child 51:100–105
Scott O, Williams GJ, Fiddler GI (1980) Results of 24 hour ambulatory monitoring of electrocardiogram in 131 healthy boys aged 10 to 13 years. Br Heart J 44:304–308
Sedal L, Korman MG, Williams PO, Mushin G (1972) Overdosage of tricyclic antidepressants. Med J Aust 2:74–79
Sefidpar M, Burckhardt D (1972) Dystrophia myotonica mit Adams-Stokesschen Anfällen. Z Kreislaufforsch 61:88–93
Senges J, Zebe H, Pelzer D, Brachmann J, Krämer B, Kübler W (1979) Nitrates and ectopic ventricular activity in mitral valve prolapse: Clinical and experimental data. Z Kardiol 68:26–31
Shah PM, Adelman AG, Wigle ED, Gobel FL, Burchell HB, Hardason T, Curiel R, De La Calzada C, Oakley CM, Goodwin JF (1973) The natural (and unnatural) course of hypertrophic obstructive cardiomyopathy. Circulation Res [Suppl II] 34/35:179–195
Shapiro W (1978) Correlative studies of serum digitalis levels and the arrhythmias of digitalis intoxication. Am J Cardiol 41:852–859
Sharma SD, Ballantyne F, Goldstein S (1974) The relationship of ventricular asynergy in coronary artery disease to ventricular premature beats. Chest 66:358–362
Shils ME (1969) Experimental human magnesium depletion. Medicine 48:61–85
Shine KI, Kastor JA, Yurchak PM (1968) Multifocal atrial tachycardia. N Engl J Med 279:344–349
Sideris DA, Katsadoros DP, Valianos G, Assioura A (1975) Type of cardiac dysrhythmias in respiratory failure. Am Heart J 89:32–35
Silverman KJ, Hutchins GM, Bulkley BH (1978) Cardiac sarcoid: A clinocopathologic study of 84 unselected patients with systemic sarcoidosis. Circulation 58:1204–1211
Simonsen S, Kjekshus JK (1978) The effect of free fatty acids on myocardial oxygen consumption during atrial pacing and catecholamine infusion in man. Circulation 58:484–491

Sims BA, Geddes JC (1969) Traumatic heart block. Br Heart J 31:140–142
Singer K, Lundberg WB (1972) Ventricular arrhythmias associated with the ingestion of alcohol. Ann Intern Med 77:247–248
Singh A, Singh TP, Saxena MB (1974) Ventricular tachycardia, an unusual presenting symptom of scleroderma. Br Heart J 36:107–110
Singh RB, Singh VP, Bajpai HS (1975) Refractory cardiac arrhythmia due to hypomagnesemia. Acta Cardiol 30:499–503
Singsen B, Goldreyer B, Stanton R, Hanson V (1976) Childhood polymyositis with cardiac conduction defects. Am J Dis Child 130:72–74
Sloman G, Wong M, Walker J (1972) Arrhythmias on exercise in patients with abnormalities of the posterior leaflet of the mitral valve. Am Heart J 83:312–317
Smith ER, Sangalang VE, Heffernan LP, Welch JP, Flemington CS (1977) Hypertrophic cardiomyopathy: The heart in Friedreich's ataxia. Am Heart J 94:428–434
Smith M (1972) Ventricular bigeminy and quadrigeminy occuring in a case of subarachnoid hemorrhage. J Electrocardiol 5:78–85
Smith M, Ray CT (1972) Cardiac arrhythmias, increased intracranial pressure, and the autonomic nervous system. Chest 61:125–133
Smith R, Grossman W, Johnson L, Segal H, Collins J, Dalen J (1972) Arrhythmias following cardiac valve replacement. Circulation 45:1018–1023
Smith TW (1975) Digitalis toxicity: Epidemiology and clinical use of serum concentration measurements. Am J Med 58:470–476
Smith TW, Haber E (1970) Digoxin intoxication. The relationship of clinical presentation to serum digoxin concentrations. J Clin Invest 49:2377–2386
Sobel BE, Corr PB (1979) Biochemical mechanisms potentially responsible for lethal arrhythmias induced by ischemia: The lysolipid hypothesis. Adv Cardiol 26:76–85
Sobel BE, Roberts R, Ambos HD, Oliver GC, Cox JR (1974) The influence of infarct size on ventricular dysrhythmia. Circulation [Suppl III] 49/50:110
Sobel BE, Corr PB, Robison AK, Goldstein RA, Witkowski FX, Klein MS (1978) Accumulation of lysophosphoglycerides with arrhythmogenic properties in ischemic myocardium. J Clin Invest 62:546–553
Somers K, Gunstone RF, Patel AK, D'Arbela PG (1972) Atrial arrhythmias in endomyocardial fibrosis. Cardiology 57:369–373
Somerville J (1965) Ostium primum defects factors causing deterioration in the natural history. Br Heart J 27:413–419
de Soyza N, Bissett JK, Kane JJ, Murphy ML, Doherty JE (1974a) Ectopic ventricular prematurity and its relationship to ventricular tachycardia in acute myocardial infarction in man. Circulation 50:529–533
de Soyza N, Bissett JK, Kane JJ, Murphy ML, Doherty JE (1974b) Association of accelerated idioventricular rhythm and paroxysmal ventricular tachycardia in acute myocardial infarction. Am J Cardiol 34:667–670
de Soyza N, Bennett FA, Murphy ML, Bissett JE, Kane JJ (1978a) The relationship of paroxysmal ventricular tachycardia complicating the acute phase and ventricular arrhythmia during the late hospital phase of myocardial infarction to long-term survival. Am J Med 64:377–381
de Soyza N, Murphy ML, Bissett JK, Kane JJ, Doherty JE (1978b) Ventricular arrhythmia in chronic stable angina pectoris with surgical or medical treatment. Ann Intern Med 89:10–14
Spang K (1957) Rhythmusstörungen des Herzens. Systematik, Ursache und klinische Bedeutung, Therapie. Thieme, Stuttgart
Spellberg RD (1971) Familial sinus node disease. Chest 60:246–251
Spiker DG, Weiss AN, Chang SS, Ruwitch JF, Biggs JT (1975) Tricyclic antidepressant overdose clinical presentation and plasma levels. Clin Pharmacol Ther 18:539–546
Spodick DH (1976) Arrhythmias during acute pericarditis. JAMA 235:39–41
Spritzer RC, Donoso E, Gadboys HL, Friedberg CK (1969) Arrhythmias induced by pacemaking on demand. Am Heart J 77:619–627
Spurny OM, Wolf JW (1962) Prolonged atrial flutter in myotonic dystrophy. Am J Cardiol 10:886–889

Stannard M, Slowman G (1969) Ventricular fibrillation in acute myocardial infarction. Prognosis following successful resuscitation. Am Heart J 77:573
Steele P, Ellis JH Jr, Van Dyke D, Sutton F, Creagh E, Davies H (1975) Left ventricular ejection fraction in severe chronic obstructive airways disease. Am J Med 59:21–28
Stein E, Jackler I, Stimmel B, Stein W, Siltzbach LE (1973) Asymptomatic electrocardiographic alterations in sarcoidosis. Am Heart J 86:474–477
Steiness E, Olesen KH (1976) Cardiac arrhythmias induced by hypokalemia and potassium loss during maintenance digoxin therapy. Br Heart J 38:167–172
Stephenson SE Jr, Cole RK, Parrish TF, Bauer FM Jr, Johnson IT Jr, Kahtitzky M, Anderson JS Jr, Hibbitt CL, Mc Carty JE, Young ER, Wilson JR, Meiers HN, Meador CK, Ball CO, Meneely GR (1960) Ventricular fibrillation during and after coronary artery occlusion, incidence and protection afforted by various drugs. Am J Cardiol 5:77–87
Sterz H, Forche G, Samec H-J, Stark U (1971) Über die Häufigkeit von Rhythmusstörungen beim Cor pulmonale. Wien Z Inn Med 52:567–577
Stock E, Goble A, Sloman G (1967) Assessment of arrhythmias in myocardial infarction. Br Med J 2:719–723
Stock RJ, Macken DL (1968) Observations on heart block during continuous electrocardiographic monitoring in myocardial infarction. Circulation 38:993–1005
Stuckey JG (1973) Arrhythmias in the prehospital phase of acute myocardial infarction. Med J Aust [Suppl] 2:29–32
Surawicz B (1966) Role of electrolytes in etiology and management of cardiac arrhythmias. Prog Cardiovasc Dis 8:364–386
Surawicz B (1967) Arrhythmias and electrolyte disturbances. Bull NY Acad Med 43:1160–1180
Surawicz B, Gettes LS (1971) Effect of electrolyte abnormalities on the heart and circulation. In: Conn HC Jr, Horwitz O (eds) Cardiac and vascular disease. Lea & Febinger, Philadelphia
Surawicz B, Mangiardi ML (1977) Electrocardiogram in endocrine and metabolic disorders. In: Rios JC (ed) Clinical electrocardiographic correlations. Davis, Philadelphia, p 243
Surawicz B, Lepeschkin E, Herrlich HC (1961) Low and high magnesium concentrations at various calcium levels. Effect on the monophasic action potential, electrocardiogram and contractility of isolated rabbit hearts. Circ Res 9:811–818
Swartz MH, Teichholz LE, Donoso E (1977) Mitral valve prolapse. A review of associated arrhythmias. Am J Med 62:377–389
Tajik AJ, Giuliani ER, Frye RL, McGoon DC, Nunn SL (1973) Muscular subaortic stenosis associated with complete heart block. Am J Cardiol 31:101–104
Tang PHL, Segal AJ (1971) Polyarteritis nodosa in infancy. JAMA 217:1666–1670
Tangedahl TN, Gau GT (1972) Myocardial irritability associated with lithium carbonate therapy. N Engl J Med 287:867–869
Teichholz LE, Taegtmeyer H (1975) Mitral valve prolapse in pre-excitation syndrome. Circulation [Suppl III] 51/52:79
Théroux P, Waters DD, Halphen C, Debaisieux J-C, Mizgala HF (1979) Prognostic value of exercise testing soon after myocardial infarction. N Engl J Med 301:341–345
Thiene G, Miraglia G, Menghetti L, Nava A, Rossi L (1976) Multiple lesions of the conduction system in a case of cardiac rhabdomyosarcoma with complex arrhythmias. Chest 70:378–381
Thiene G, Valente M, Rossi L (1978) Involvement of the cardiac conducting system in panarteritis nodosa. Am Heart J 95:716–724
Thilenius OG, Grossmann BJ (1961) Friedreich's ataxia with heart disease in children. Pediatrics 27:246–254
Thomas AJ, Valabhji P (1969) Arrhythmia and tachycardia in pulmonary heart disease. Br Heart J 31:491–495
Thomas PK, Calne DB, Elliott CF (1972) X-linked scapuloperoneal syndrome. J Neurol Neurosurg Psychiatry 35:208–215
Thomas G, Haider B, Oldewurtel HA, Lyons MM, Yeh CK, Regan TJ (1980) Progression of myocardial abnormalities in experimental alcoholism. Am J Cardiol 46:233–241

Thomson AMP (1968) Dystrophia cordis myotonica studied by serial histology of the pacemaker and conducting system. J Pathol Bact 96:285–295

Thompson R, Mitchell A, Ahmed M, Towers M, Yacoub M (1979) Conduction defects in aortic valve disease. Am Heart J 98:3–10

Thompson WM Jr, Nolan TB (1966) Atrioventricular dissociation associated with Adams-Stokes syndrome presumably due to mumps myocarditis. J Pediatr 68:601–607

Thormann J, Schwarz F (1976) Long-term observation of cardiac arrhythmias during and after cardiac surgery. Scand J Thorac Cardiovasc Surg 10:31–35

Tilkian AG, Schroeder JS, Kao J, Hultgren H (1976a) Effect of lithium on cardiovascular performance: Report on extended ambulatory monitoring and exercise testing before and during lithium therapy. Am J Cardiol 38:701–708

Tilkian AG, Pfeifer JF, Barry WH, Lipton MJ, Hultgren HN (1976b) The effect of coronary bypass surgery on exercise-induced ventricular arrhythmias. Am Heart J 92:707–714

Tilkian AG, Guilleminault C, Schroeder JS, Lehrman KL, Simmons FB, Dement WC (1977) Sleep-induced apnea syndrome. Prevalence of cardiac arrhythmias and their reversal after tracheostomy. Am J Med 63:348–358

Tomisawa M, Onouchi Z, Goto M, Nakata K, Mizukawa K, Kusunoki T (1974) Right ventricular aneurysm with ventricular premature beats. Br Heart J 36:1182–1185

Trautwein W (1963) Generation and conduction of impulses in the heart as affected by drugs. Pharmacol Rev 15:277–332

Treese N, Kasper W, Meinertz T, Pop T (1980) Undersensing of demand pacemakers in acute myocardial infarction. Klin Wochenschr 58:1319–1321

Treese N, Meinertz T, Kasper W, Römer A, Pop T (1981) Inzidenz gesteigerter Kammervulnerabilität und komplexer Arrhythmien bei kongestiver KMP. Z Kardiol 70:608

Treese N, Römer A, Kasper W, Zotz R, Pop T, Meinertz T (1983) Repetitive Kammerantwort und linksventrikuläre Wandbewegung bei Patienten mit koronarer Herzerkrankung. Z Kardiol (im Druck)

Uemura N, Tanaka H, Niimura T, Hashiguchi N, Yoshimura M, Terashi S, Kanehisa T (1973) Electrophysiological and histological abnormalities of the heart in myotonic dystrophy. Am Heart J 86:616–624

Ullal RR, Anderson RH, Lincoln C (1979) Mustard's operation modified to avoid dysrhythmias and pulmonary and systemic venous obstruction. J Thorac Cardiovasc Surg 78:431–439

Vedel J, Frank R, Fontaine G, Drobinsky G, Guiraudon G, Brocherion C, Grosgogeat Y (1978) Recurrent ventricular tachycardia and parchment right ventricle in the adult. Arch Med Coeur 71:973–981

Velebit V, Podrid PJ, Graboys TB, Lown B (1979) Aggravation of ventricular arrhythmia by antiarrhythmic drugs. Am J Cardiol 43:359

Veracochea O, Zerpa F, Morales J, Hernandez O, Waich S (1967) Pacemaker implantation in familial congenital A–V block complicated by Adams-Stokes attacks. Br Heart J 29:810–812

Verel D, Warrack AJN, Potter CW, Ward C, Rickards DF (1976) Observations on the A_2 England influenza epidemic: A clinicopathological study. Am Heart J 92:290–296

Verrier R, Lown B (1978) Neural influences and sudden cardiac death. Adv Cardiol 25:155–168

Vetter WR, Cohn LH, Reichgott M (1967) Hypokalemia and electrocardiographic abnormalities during acute alcohol withdrawal. Arch Intern Med 120:536–541

Vidal BE, Dergal EB, Cesarman E, San Martin OM, Loyo M, Lugo BV, Ortega RP (1979) Cardiac arrhythmias associated with subarachnoid hemorrhage: Prospective study. Neurosurgery 5:675–680

Vincent GM, Abildskov JA, Burgess MJ (1974) Q–T interval syndromes. Prog Cardiovasc Dis 16:523–530

Vismara LA, Amsterdam EA, Mason DT (1975) Relation of ventricular arrhythmias in the late hospital phase of acute myocardial infarction to sudden death after hospital discharge. Am J Med 59:6–12

Vismara LA, Vera Z, Foerster JM, Amsterdam EA, Mason DT (1977) Identification of sudden death risk factors in acute and chronic coronary artery disease. Am J Cardiol 39:821–828
Van Vliet PD, Burchell HB, Titus JL (1966) Focal myocarditis associated with phaeochromocytoma. N Engl J Med 274:1102–1108
Vohra JK (1974) Cardiovascular abnormalities following tricyclic antidepressant drug overdosage. Drugs 7:323–325
Vohra J, Peter T, Hunt D, Sloman G (1974) Verapamil induced premature ventricular beats before reversion of supraventricular tachycardia. Br Heart J 36:1186–1193
Voss DM, Drake EH (1967) Cardiac manifestations of hyperparathyroidism, with presentation of a previously unreported arrhythmia. Am Heart J 73:235–239
Waldo AL, Kaiser GA (1973) Study of ventricular arrhythmias associated with acute myocardial infarction in the canine heart. Circulation 47:1222–1228
Waldo AL, Kaiser GA, Bowman FO Jr, Malm JR (1973) Etiology of prolongation of the PR interval in patients with an endocardial cushion defect. Circulation 48:19–26
Waldo AL, Pacifico AD, Bargeron LM Jr, James TN, Kirklin JW (1975) Electrophysiological delineation of specialized AV-conduction system in patients with corrected transposition of the great vessels and ventricular septal defect. Circulation 52:435–441
Wang K, Gobel F, Gleason DF, Edwards JE (1972) Complete heart block complicating bacterial endocarditis. Circulation 46:939–947
Ward OC (1964) A new familial cardiac syndrome in children. J Irish Med Assoc 54:103–106
Ward C (1978) Severe arrhythmias in Coxsackievirus B3 myopericarditis. Arch Dis Child 53:174–176
Waters DD, Nutter DO, Hopkins LC, Dorney ER (1975) Cardiac features of an unusual X-linked humeroperoneal neuromuscular disease. N Engl J Med 293:1017–1022
Weber DM, Phillips JH (1966) EKG-Veränderungen bei Lungenembolie. Am J Med Sci 251:381–398
Weber H, Wesselhoeft H, Rahlf G, Mattias M (1980) Diagnose und Behandlung von Arrhythmien nach Mustard-Brom-Operation bei Transposition der großen Arterien. Z Kardiol 69:421–426
Weintraub BM, McHenry LC Jr (1974) Cardiac abnormalities in subarachnoid hemorrhage. Stroke 5:384–392
Wellens HJJ, Lie KI, Bär FW, Wesdorp JC, Dohmen HJ, Duren DR, Durrer D (1976) Effect of amidarone in the Wolff-Parkinson-White syndrone. Am J Cardiol 38:189–194
Wellens HJJ, Bär FW, Gorgels AP, Vanagt EJ (1980) Use of ajmaline in patients with Wolff-Parkinson-White syndrome to disclose short refractory period of the accessory pathway. Am J Cardiol 45:130–133
Wessel HU, Bastanier CK, Paul MH, Berry TE, Cole RB, Muster AJ (1980) Prognostic significance of arrhythmia in tetralogy of Fallot after intracardiac repair. Am J Cardiol 46:843–848
Weston MJ, Talbot IC, Howorth PJN, Mant AK, Capildeo R, Williams R (1976) Frequency of arrhythmias and other cardiac abnormalities in fulminant hepatic failure. Br Heart J 38:1179–1188
Williams RB Jr, Sherter C (1971) Cardiac complications of tricyclic antidepressant therapy. Ann Intern Med 74:395–398
Winkle RA, Lopes MG, Fitzgerald JW, Goodman DJ, Schroeder JS, Harrison DC (1975) Arrhythmias in patients with mitral valve prolapse. Circulation 52:73–81
Winslow DJ, Chaffee EF (1965) Preliminary investigations on Chagas disease. Milit Med 130:826–834
Wirtzfeld A, Sebening H (1973) Das Sinusknotensyndrom. Dtsch med Wochenschr 98:1–7
Wishner SH, Kastor JA, Yurchak PM (1972) Double atrial and atrioventricular junctional tachycardia. N Engl J Med 287:552–553
Wit AL, Fenoglio JJ Jr, Wagner BM, Bassett AL (1973) Electrophysiological properties of cardiac muscle in the anterior mitral valve leaflet and the adjacent atrium in the dog. Circ Res 32:731–745

Wit AL, Bigger JT Jr (1975) III. The electrophysiology of lethal arrhythmias. Possible electrophysiological mechanisms for lethal arrhythmias accompanying myocardial ischemia and infarction. Circulation [Suppl III] 51/52:96–115

Wit AL, Cranefield PF (1976) Triggered activity in cardiac muscle fibers of the simian mitral valve. Circ Res 38:85–98

Wit AL, Rosen MR, Hoffman BF (1975) Electrophysiology and pharmacology of cardiac arrhythmias. VIII Cardiac effects of diphenylhydantoin. Am Heart J 90:265–272, 397–404

Wolintz AH, Sonnenblick EH, Engel WK (1966) Stokes-Adams syndrome and atrial arrhythmias as the presenting symptoms of myotonic dystrophy, with response to electrocardioversion. Ann Intern Med 65:1260–1266

Wyman MG, Hammersmith L (1968) Coronary care in the small community hospital. Dis Chest 53:584–591

Wyman MG, Hammersmith L (1974) Comprehensive treatment plan for the prevention of primary ventricular fibrillation in acute myocardial infarction. Am J Cardiol 33:661–667

Yabek SM, Swensson RE, Jarmakani JM (1977) Electrocardiographic recognition of sinus node dysfunction in children and young adults. Circulation 56:235–239

Zeilenga DW, Criley JM (1972) Long term arrhythmia monitoring in the prolapsed posterior leaflet syndrome (PPLS). Circulation [Suppl II] 45/46:239

Zimdahl WT, Townsend CE (1954) Bidirectional ventricular tachycardia due to digitalis poisoning. Am Heart J 47:304–312

Zuckermann R, Rodriguez MI, Sodi-Pallares D, Bisteni A (1950) Electropathology of acute cor pulmonale. Am Heart J 40:805–824

Abkürzungen zu Kapitel 5

AF	Vorhofflimmern
AFORMED	Alternating Failure of Response Mechanical to Electric Depolarization
AOP	Aortendruck (arterieller Druck)
AST	atriale (Elektro)Stimulation
ATF	atriale Transportunterstützungs(pump)funktion der atrialen Kontraktion für die LV-Ejektion
AV	atrioventrikulär (antegrade Sequenz)
CBF	coronarer Blutfluß
CSF	Coronarsinusblutausfluß (nach GANZ)
HF	Herzfrequenz
HZV	Herzzeitvolumen
KHK	koronare Herzkrankheit (koronare Gefäßerkrankung)
LV	linker Ventrikel (linksventrikulär)
LBBB	Linksschenkelblock
LVEDP	linksventrikulärer enddiastolischer Druck (LV-Füllungsdruck)
LVP	linksventrikulärer Druck
MVO_2	myokardialer Sauerstoffverbrauch
PGW = TPR	peripherer Gefäßwiderstand = totaler peripherer Widerstand
PESP	postextrasystolische Potenzierung
PSVT	paroxysmale supraventrikuläre Tachykardie
RBBB	Rechtsschenkelblock
SAVP	sequentielles atrioventrikuläres Pacing
SV	Schlagvolumen
SVT	supraventrikuläre Tachykardie
TPR	totaler peripherer (Gefäß-) Widerstand
VA	ventrikuloatrial (retrograde Sequenz)
VST	ventrikuläre (Elektro-)Stimulation
VT	ventrikuläre Tachykardie

KAPITEL 5

Hämodynamische Auswirkungen kardialer Arrhythmien

J. THORMANN und M. SCHLEPPER

Mit 33 Abbildungen und 1 Tabelle

A. Determinanten der Hämodynamik bei ungestörtem Herzrhythmus

I. Die Herzfrequenz

Ein gesundes Herz bringt eine ausreichende Adaptation des HZV über weite Frequenzbereiche zustande, d.h. signifikante HZV-Änderungen zwischen den Frequenzen 40 und 160/min finden weder in Ruhe noch unter körperlicher Belastung statt (STEIN et al. 1966b). Dabei besteht eine inverse Relation zwischen Frequenz und Schlagvolumen. Mit steigender Frequenz verkleinert sich das Schlagvolumen jedoch zunächst weniger als es dem Frequenzzuwachs entspricht, so daß das HZV erst ansteigt, dann gleichbleibt und erst bei Frequenzen von 160/min in Folge der Verkürzung der diastolischen Füllungsphase abnimmt, weil das Schlagvolumen nun stärker absinkt, als es dem Frequenzzuwachs entspricht (MILLER et al. 1962). Mit adäquater Auffüllung des diastolischen Herzvolumens durch venösen Rückstrom bei steigender Frequenz kann das HZV ansteigen. Unter körperlicher Belastung (VATNER et al. 1972b) und unter Volumenzufuhr (VATNER et al. 1975) aber ist eine erhöhte Herzfrequenz zur Erhöhung des HZV notwendig (Abb. 1).

II. Die atriale Transportfunktion als ventrikuläre Pumpunterstützung

1. Die Rolle der atrialen Kontraktion

Die Atrien leisten den Vorschub des Blutes in den Ventrikel als aktiven Transport („booster pump"); sie stellen ein Reservoir für Volumen und Energie (GRANT et al. 1964) während der ventrikulären Systole bereit. Bei kardialen Zyklen mit optimal synchronisiert einfallenden atrialen Kontraktionen („atrial kick") sind Druck und Volumen der linksventrikulären Enddiastole sowie der arterielle Druck höher als bei Zyklen ohne „atrial kick" (BRAUNWALD 1964).

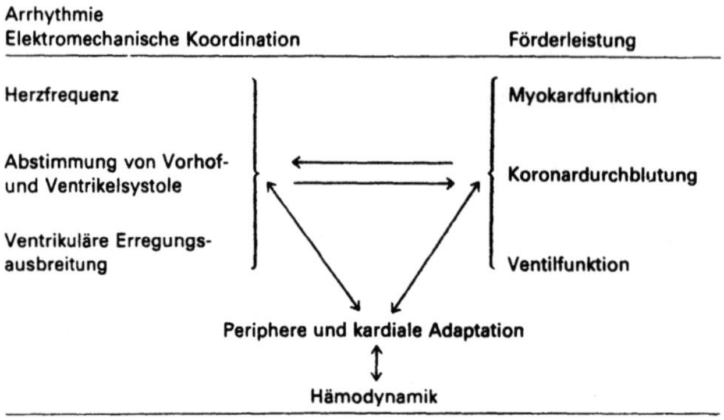

Abb. 1. Hämodynamische Auswirkungen kardialer Arrhythmien sind komplexer Natur; sie sind das Resultat des Zusammenspiels einzelner Fatkoren (s. Schema) mit variabler Wertigkeit, abgestimmt durch Frequenzhöhe, myokardiale Integrität und Qualität der Regulationsmechanismen (THORMANN 1980, S. 7)

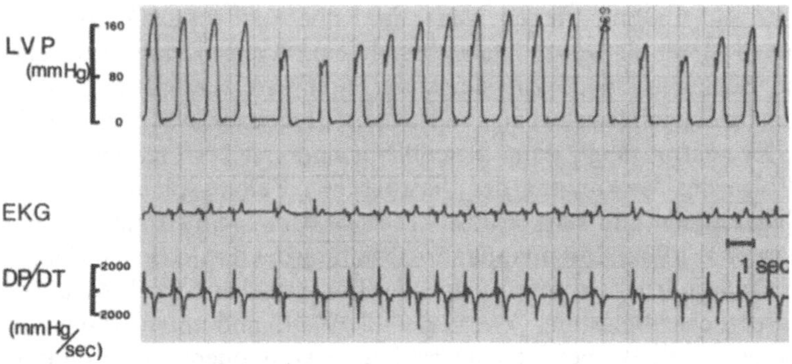

Abb. 2. Simultane Aufzeichnung von Druck- (*LVP*) und Kontraktilitätsgrößen (*DP/DT*) bei intermittierender sinuatrialer Blockierung. Wenn die atriale Kontraktion ausbleibt oder eine nicht optimale AV-Sequenz vorliegt, kommt es zu einem Abfall von Druck und Kontraktilität (THORMANN 1978, unveröffentlicht)

Der Verlust des HZV kann bis zu 40% betragen (RODMANN et al. 1966), wenn atriale Kontraktion bzw. optimale Synchronisation zwischen Vorhof und Kammer ausbleiben (Abb. 2). Jedoch kann die Größe dieser Kontribution der atrialen Systole für das HZV innerhalb größerer Spannen variieren, aufgrund 1. der Herzfrequenz, 2. der Dauer und Häufigkeit der AV-Dissoziation, 3. der zeitlichen Relation atrialer und ventrikulärer Aktivierung, 4. des funktionellen

Zustands des zugrundeliegenden Myokards, 5. des ventrikulären Erregungsmusters und 6. aufgrund sekundärer vasomotorischer und neurohumoraler Mechanismen der ventrikulären Aktivierung. Auf diesen Einzelfaktoren in den verschiedensten Kombinationen beruht die Qualität der ATF (Kosowski et al. 1968; Haas et al. 1974; Daggett et al. 1970). Ein Teil der ATF geht beim gesunden Herz auf eine passive Dehnung der atrialen Wand bei geschlossener Mitralklappe zurück, so daß die Energie bei Klappenöffnung freigesetzt wird, also noch vor dem Zeitpunkt der atrialen Kontraktion selbst (Burchell 1964; Grant et al. 1964; Greenberg et al. 1979). Daher speichert das normale Atrium sozusagen Energie und Blut gleichzeitig.

2. Der Mechanismus der atrialen Transportfunktion und ihre Auswirkungen

Eine zeitgerechte atriale Kontraktion, wie sie physiologisch bei Sinusrhythmus vorliegt, trägt aktiv zur besseren Ventrikelfüllung bei und führt über eine Erhöhung von Druck und Volumen in der Enddiastole (d.i. bessere myokardiale Vordehnung nach Frank-Starling) zu einer überlegeneren ventrikulären Ejektion im Vergleich zu Vorhofflimmern. Der Einfluß einer zeitgerechten atrialen Systole auf die ventrikuläre Funktion wurde früh erkannt (Wiggers 1924), und der Mechanismus mit seinen Einzelfaktoren ist bis heute das Objekt vieler Untersuchungen geblieben. Seither gelten Bedeutung der atrialen Systole (Mitchell et al. 1962; Samet et al. 1968a) und der Einfluß des PR- und des RP-Intervalls auf die ventrikuläre Füllung (Skinner et al. 1963; Brockmann 1966; Brockmann et al. 1966; Ogawa et al. 1978), auf das linksatriale Schlagvolumen und den Aortendurck als nachgewiesen. Die Rolle der ATF wurde auch für das erkrankte Herz bestimmt: bei idiopathischer hypertropher Subaortenstenose, bei Myokardinfarkt und für die postkardiochirurgische Phase (Johnson u. Daily 1975; Ramo et al. 1970; Hartzler et al. 1977). Die Kontribution der ATF für LV-Füllung und -Ejektion beträgt unter normalen Bedingungen nur 15–20%; dieser Effekt aber gewinnt erheblich an Bedeutung unter Streßbedingungen jeder Art und unter Tachykardie (Mitchell et al. 1962; Kosowski et al. 1968; Thormann 1980e). Unter diesen Umständen kommt der zeitlichen Zuordnung der atrialen Systole eine kritische Rolle für die kardiale Hämodynamik zu. Dies drückt sich in der Tatsache aus, daß einige Rhythmusstörungen besser als andere toleriert werden. Der HZV-Verlust beim Ausbleiben der ATF kann 40% betragen (Rodman 1966); in der Rekonvaleszenzphase nach Myokardinfarkt beträgt der Schlagvolumenzuwachs durch ATF 35% (Rahimtoola et al. 1975) und beim kompletten AV-Block sogar 100% (Resnekov 1970); der Zuwachs des AOP bei AV-Dissoziation unter paroxysmaler ventrikulärer Tachykardie wird mit 38% angegeben (Thormann 1980e). Bei kurzfristigen Änderungen der zeitlichen Abstimmung Vorhof- zu Kammersystole fällt die Unterstützung durch die ATF größtenteils fort. Die kritische Einstellzeit des Regelkreises zwischen Schlagvolumen und peripherem Widerstand wird dabei unterschritten. Da Änderungen von HZV und arteriellem Spitzendruck eine direkte Proportionalität aufweisen, ist das veränderte HZV direkt am arteriellen Druck abzulesen. Solche Verhältnisse kommen beim Phänomen des sog. Schrittmachersyndroms

(FURMAN 1977) besonders deutlich zum Ausdruck: Akute Änderungen der kardialen Förderleistung, die subjektiv wahrgenommen werden, können durch ständig wiederkehrende Interferenz des ventrikulären Schrittmacherrhythmus mit atrialen Systolen zustandekommen, da ein Adaptationsmechanismus sich innerhalb dieser kurzen Zeitintervalle nur ungenügend oder gar nicht auswirken kann (s. Abb. 11).

III. Die Adaptation des peripheren Kreislaufs und der Organdurchblutung

Die Kreislaufregulation vermag den Körper sowohl in Ruhe als auch unter wechselnden Umgebungs- und Belastungsbedingungen ausreichend mit Blut zu versorgen. Dabei muß eine Mindestdurchblutung für alle Organe gesichert sein, die Herzfrequenz und der Blutdruck einer optimalen Regulierung unterliegen (Homöostase), und der Blutstrom zu den jeweils aktiven Organsystemen verteilt werden, auf Kosten ruhender Organe. Die Steuerung der Organdurchblutung geschieht im wesentlichen über eine Änderung der Gefäßweite. Der Spannungszustand der Gefäßmuskulatur kann dabei durch lokale Einwirkungen und durch nervale und hormonale Signale beeinflußt werden. Die lokale Kreislaufsteuerung (Autoregulation) hat die Aufgabe, bei wechselndem Blutdruck die Organdurchblutung konstant zu erhalten und andererseits die Durchblutung den Aktivitäts-, d.h. den jeweils erforderlichen Stoffwechseländerungen des Organs anzupassen (metabolische Autoregulation). Die Mechanismen der Autoregulation sind vielfältig: Myogene, von der Gefäßmuskulatur ausgehende Effekte beantworten eine Blutdruck-bedingte Gefäßerweiterung durch Kontraktion der Gefäßwand (z.B. im Hirn und in der Niere); O_2-Mangel wirkt gefäßerweiternd, d.h. Durchblutung und O_2-Antransport steigen bei wachsendem O_2-Verbrauch und umgekehrt. Die metabolische Wirkung von erhöhten Konzentrationen von Stoffwechselprodukten und O_2-Mangel (z.B. bei Drosselung der Blutzufuhr) führen in der betreffenden Region zu einer fünffachen Durchblutungssteigerung, einer „reaktiven Hyperämie".

Die zentrale Kreislaufsteuerung wird von ZNS-Bezirken vorgenommen bzw. in den Bahnen, die von den Rezeptoren im Hochdrucksystem (Dehnungs- oder Pressorrezeptoren in der Aorta und in der A. carotis), von den Rezeptoren im Niederdrucksystem (Dehnungsrezeptoren) in der V. cava, in den Vorhöfen und im linken Ventrikel kommen (Abb. 3). Diese Rezeptoren registrieren Blutdruck, Herzfrequenz und das Blutvolumen bzw. den venösen Rückfluß zum Herzen, wobei die A-Rezeptoren hauptsächlich auf die Vorhofkontraktion, die B-Rezeptoren auf die passive Füllung reagieren. Störungen dieser Größen werden von den Kreislauf-regulierenden Arealen des ZNS mit efferenten Impulsen zum Herz und zu den Gefäßen beantwortet.

Unter allen physiologischen Bedingungen pumpt das Herz mehr Blut als wirklich für die Versorgung der Gewebe notwendig wäre. Unter Ruhebedingungen beläuft sich dies auf 2,5mal der Mindestmenge. Bei größeren Anforderungen, z.B. unter Belastung, kommt es durch die Stimulation des autonomen Nervensystems zum Anstieg des HZV. Die exakte Menge des zirkulierenden Blutes aber wird primär bestimmt durch die periphere Zirkulation, weniger

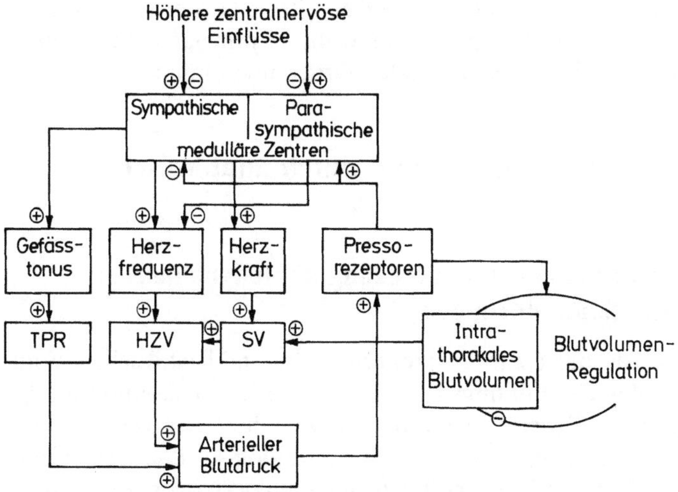

Abb. 3. Schematische Darstellung der Faktoren des hämodynamischen Regelkreises von Druck und Volumen. Die Pfeile deuten die Wirkungsrichtung an; (+)=positive und (−)=negative Wirkung bei Erhöhung der Ausgangsgröße. Die Vorzeichenumkehr bei Durchlaufen des Kreises zeigt die „negative Rückkopplung“ an. *HZV* Herzminutenvolumen; *SV* Schlagvolumen; *TPR* totaler peripherer (Gefäß-)Widerstand. (Modifiziert nach Koepchen 1972)

durch das Herz selbst, ausgenommen, wenn die Anforderungen der peripheren Zirkulation die Pumpfähigkeit des Herzens überschreiten. Die periphere Zirkulation reguliert das HZV durch zwei Mechanismen: 1. durch Änderung des Gefäßwiderstands in den verschiedenen Gewebsarealen des Körpers, 2. durch Veränderungen des Füllungszustands der Gesamtkörperzirkulation, welcher als mittlerer Systemdruck bezeichnet wird.

Der mittlere Systemdruck entspricht dem effektiven Druck bei plötzlich stillstehendem Herzen, wenn das gesamte Blutvolumen sich im Kreislaufsystem gleichmäßig verteilt, bis ein Gleichgewichtsdruck erzielt ist. Diese Situation kann man experimentell durch Kammerflimmern simulieren, wenn man gleichzeitig das Blut der Arterien in die Venen pumpt, so daß der Druck in diesen zwei größten Teilen der systemischen Zirkulation innerhalb von 3–6 s zu einem Gleichgewicht gebracht wird (Guyton et al. 1954). Der normale mittlere Systemdruck beträgt etwa 7 mmHg, aber er kann innerhalb von einigen Sekunden um diesen Wert erheblich schwanken.

Primär wird das HZV durch Widerstandsänderungen kontrolliert, wie z.B. unter Belastung, unter Gewebehypoxie oder bei verstärktem Gewebsmetabolismus. Wenn also der periphere Gefäßwiderstand in einzelnen Organen oder Gewebsarealen vermindert wird, steigt der Blutfluß dort an. Dieses zusätzliche Blut fließt sofort auch durch das Herz und wird in die Arterien gepumpt. Dadurch schließt sich der Regelkreis, wobei die Peripherie den Kontrollfaktor und das Herz den sekundären Regelfaktor darstellt. Diese Art der Regulation aber funktioniert nur, solange das Herz suffizient ist, d.h. die Fähigkeit besitzt, das ihm durch periphere Gefäßregulation extra zufließende Blut weiterzupumpen. Der mittlere Systemdruck spielt eine erhebliche Rolle bei der HZV-Regulation bei chronischer kardialer Dekompensation, wobei er prinzipiell die kompensierende Rolle für einen erhöhten rechtsatrialen Druck übernimmt.

B. Die Begrenzung der Hämodynamik durch anatomische Gegebenheiten

I. Die Rolle des Perikards in der Begrenzung hämodynamischer Adaptationen bei Rhythmusstörungen

Entfernung des Perikards führt zur Vergrößerung des enddiastolischen Volumens und zu einem Abfall des Füllungsdrucks. Eine kardiale Dilatation infolge eines entfernten Perikards fördert bei induzierter Zunahme der ventrikulären Füllungsdrücke eine AV-Klappeninsuffizienz. Bei pathologisch dilatiertem Ventrikel kann das intakte Perikard Lungenödemneigung mildern oder akute Linksherzinsuffizienz ganz verhindern. So ist experimentell beim normalen Kreislauf und intakten Perikard eine rasche Auffüllung des Kreislaufs von einem Anstieg des intraperikardialen Drucks gefolgt, verursacht durch die Erweiterung aller intraperikardialen Herzabschnitte; daher sind auch Veränderungen des LVEDP größer als diejenigen des transmuralen Drucks, da sie um die Größe des gesteigerten intraperikardialen Drucks vermehrt sind (SHIRATO et al. 1978). Dieser Mechanismus hat zur Folge, daß die gesamte LV-Druck-Volumen-Kurve unter akuter Transfusion (bzw. bei erhöhtem venösen Rückfluß zum Herzen, z.B. unter Tachykardiestress) nach oben und links verschoben werden kann. In der ventrikulären Ejektionsphase fällt der intraperikardiale Druck ab und fördert so den Blutfluß von den Pulmonalvenen und den Vv. cavae zum Atrium, also den venösen Rückstrom. Bei zunehmender Bradykardie ist die kompensatorische Erhöhung des Schlagvolumens auf Werte von 250 ml letztlich durch das Perikard begrenzt.

II. Die Bedeutung der Herzklappenfunktion

Die Herzklappen haben, wie die Ventile einer Pumpe, die Aufgabe, den Blutstrom auszurichten. Der Wirkungsgrad des Herzens vermindert sich erheblich, wenn die Klappenfunktion eingeschränkt ist, oder die Klappen ihre Schlußfähigkeit verlieren, weil dann eine mehr oder minder große Blutmenge pendelt. Auf der anderen Seite kann gerade die Funktion der AV-Klappen auch ohne anatomische Einschränkungen allein durch Rhythmusstörungen in ihrer Funktion beeinträchtigt werden, und zwar innerhalb der Spanne des frequenzabhängigen Arbeitszyklus der Herzklappenmechanik: Mit dem Schluß der Semilunarklappen beginnt die isometrische Erschlaffungsphase mit Abfall des Ventrikeldrucks unter den Vorhofdruck, wodurch die Mitralklappen sich öffnen und die rasche Füllungsphase des Ventrikels beginnt. Unter Ruhefrequenz ist der Ventrikel nach nur einem Viertel der Diastolendauer aufgrund des Ventilebenenmechanismus (LANDOIS 1900; BÖHME 1936) schon zu 80% gefüllt. (Danach ist die Dauer der Diastole für die Füllung der Ventrikel relativ unwichtig, weil mit jeder

Systole der größte Teil des Schlagvolumens der nächsten Systole angesaugt und innerhalb der Herzhöhle zur Ejektion bereitgestellt wird; die Vorhöfe sind am Ende der Systole groß und prall gefüllt. Mit Öffnung der Segelklappen entlädt sich dieses Volumen in einem Schwall in die Ventrikelhöhle, ein Vorgang, der wenig Zeit beansprucht.) Der Periode der raschen Füllungsphase folgt die Diastase mit einem langsamen Anstieg der Ventrikelfüllung um die noch fehlenden 20%. Es ergibt sich aus diesem Mechanismus, daß der Beitrag der Vorhofkontraktion zur Ventrikelfüllung bei langsamen Frequenzen gering ist (NAITO et al. 1979). Bei hohen Frequenzen schließt sich die Vorhofkontraktion unmittelbar an die rasche Füllungsphase an und liefert dann einen wichtigen Beitrag zur Ventrikelfüllung. Bei hohen Frequenzen entfällt die Diastase, und die dann unentbehrliche kräftige Vorhofkontraktion beschleunigt und beendet aktiv den Füllungsvorgang des Ventrikels und den Schluß der Mitralklappen (LITTLE 1951).

III. Der myokardiale Faktor als Begrenzung der Hämodynamik durch anatomische Gegebenheiten

Beziehung zwischen Wandspannung und Innendruck eines Hohlraums werden durch das Laplace-Gesetz beschrieben. Da das Muskelvolumen konstant ist, muß sich bei der systolischen Verkürzung der Fasern die Ventrikelwand verdikken, d.h. die Wandspannung nimmt aus zwei Gründen ab: 1. Es verkleinert sich der Ventrikelradius und 2. der Querschnitt der Ventrikelwand wird größer. Der Vorteil des kleinen Herzens, hohe Drücke mit einer relativ geringen Kraftentfaltung erzeugen zu können, wird durch eine Beschränkung der Verkürzungsfähigkeit (Frank-Starling) und eine zunehmende Verringerung des Wirkungsgrades teilweise oder ganz aufgewogen. Mit zunehmender Ventrikelgröße nimmt die mittlere Spannung kontinuierlich zu, während die prozentuale Verkürzung der Muskelfasern immer kleiner wird. Die Ventrikelarbeit (Spannung × Verkürzung) wird also bei kleinerem Ventrikelvolumen mit geringem Kraftaufwand, aber langem Kontraktionsweg der Faser geleistet. Bei großem Ventrikel muß der kürzere Kontraktionsweg durch einen entsprechend hohen Kraftaufwand wettgemacht werden. Eine 100%ige Faserverkürzung ist nicht realisierbar, die gefordert werden müßte, wenn Schlagvolumen und diastolisches Füllungsvolumen gleich sein sollen. Eine Vergrößerung des anfangssystolischen Volumens von z.B. 85 ml auf 100 ml verringert die notwendige systolische Faserverkürzung auf unter 50%. Bei der normalen diastolischen Füllung des Ventrikels (130–150 ml) beträgt die prozentuale Faserverkürzung nur noch 25%. Voraussetzung für die Bewältigung einer größeren Schlagarbeit ist die Vergrößerung der enddiastolischen Füllung. Dabei gibt es die folgenden Begrenzungen: 1. Kommt die Mehrarbeit durch vergrößertes Schlagvolumen bei relativ konstantem Druck zustande, so ist das endsystolische Volumen nur gering vergrößert, d.h. das Herz beantwortet eine stärkere Füllung durch eine entsprechend stärkere Entleerung, wobei sich das endsystolische Volumen nur unwesentlich ändert. 2. Wird die Mehrarbeit des Ventrikels durch gesteigerten Druck in der Aorta (Nachlast) bedingt, so kann sie nur durch eine erhebliche Vergrößerung des enddiastolischen und endsystolischen Volumens bewältigt werden. Die

Steuerung der Herzleistung durch den venösen Rückstrom stellt nicht ihre einzige Begrenzung dar; die Veränderlichkeit der Kontraktionskraft als zweiter bestimmender Parameter neben der diastolischen Füllung kommt hinzu. Diese Größe kann sich unter dem Einfluß der extrakardialen Nerven von Schlag zu Schlag ändern. Nimmt die Kontraktionskraft zu, dann steigt die isometrische Spannung, und die Kurve der Maxima der Unterstützungszuckung wird entsprechend steiler. Die Folge ist eine Zunahme des Schlagvolumens durch eine stärkere systolische Entleerung. Desgleichen kann ein vorgegebenes Volumen von einer Kontraktion zur nächsten gegen einen höheren Druck gefördert werden, ohne daß die diastolische Ventrikelfüllung zunimmt. Der Spielraum für eine solche Änderung des Schlagvolumens durch eine Zunahme der Steilheit der Kurve der Maxima der Unterstützungszuckung, und damit der Leistungsreserve des Herzens, wird limitiert durch die Größe des enddiastolischen Volumens. Dieses Volumen beträgt beim Untrainierten knapp 2, beim Trainierten etwa 3–4 Normalschlagvolumina. Es kann bei Erhöhung der Inotropie oder Abnahme des hämodynamischen Widerstandes in der Aorta akut ausgeworfen werden, ohne daß das Herz auf einen verstärkten Rückstrom warten muß. Die Steuerung des Schlagvolumens durch Abstufung der Kontraktionskraft beinhaltet die Gefahr, daß der Ventrikel bei mangelhafter initialer Füllung eine Anschlagszukkung vollführt. So erzeugt z.B. die Injektion von Adrenalin zur Bekämpfung einer arteriellen Hypotonie aufgrund eines Blutverlustes häufig als typische mechanische Selbstverletzung des Ventrikels subendokardiale Blutungen (GAUER u. HENRY 1964). Eine Reihe von Mechanismen verhindert eine akute kritische Verkleinerung des intrathorakalen Blutvolumens und damit des diastolischen Ventrikelblutvolumens und vergrößert das venöse Angebot bei jeder Art von Kreislaufbelastung. Diese sind periphere Venenkonstriktion bei schwerer Muskelarbeit, Muskel- und Atempumpe und die langsam ablaufenden Mechanismen der Blutvolumen-Regulation zur Sicherung einer adäquaten Herzfüllung. Die Steuerung der Herzkraft wird wesentlich durch Änderung des Sympathikotonus bewirkt. Die Steuerung des Schlagvolumens wird bestimmt und limitiert durch das Zusammenspiel folgender Faktoren: 1. diastolische Faserlänge, 2. Kontraktilität oder Inotropie, 3. Druck in der Aorta, 4. Systolendauer. Die diastolische Faserlänge bestimmt die Zahl der für eine Kontraktion zur Verfügung stehenden reaktiven Elemente. Kontraktilität und Druck (Last) wirken antagonistisch auf die Verkürzungsgeschwindigkeit der Fasern und damit auf das pro Systole geförderte Volumen. Bei einer Abnahme der Systolendauer muß das Schlagvolumen kleiner werden, wenn nicht eine gleichzeitige Erhöhung der Kontraktilität die Verkürzungsgeschwindigkeit der Myokardfasern erhöht.

IV. Die Rolle der Koronardurchblutung

Das Herz modifiziert den koronaren Blutfluß (CBF) durch Kompression der Koronargefäße während der Systole (extravaskulärer Widerstand), daher findet die myokardiale Perfusion in der Diastole statt (GREGG u. FISHER 1963; GREGG et al. 1965) (s. Abb. 4). Beim rechten Ventrikel ist der extravaskuläre Widerstand nicht so ausgeprägt (KHOURI et al. 1965). Nur wenn der diastolische CBF stark eingeschränkt ist, und zwar 1. durch erhöhten extravaskulären Widerstand, 2.

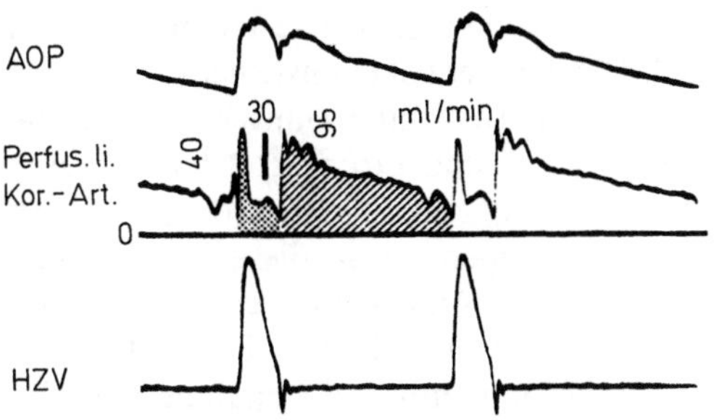

Abb. 4. Simultan-Aufzeichnung von aortalem Druck (*AOP*), Fluß der linken Koronararterie und HZV beim nicht-narkotisierten Hund. Es wird demonstriert, daß die Perfusion der linken Koronararterie fast ausschließlich an die Diastolenphase gebunden ist; wie sonst in keinem anderen Gefäßbett des Körpers. (Modifiziert nach GREGG 1967)

durch verminderten diastolischen Perfusionsdruck oder 3. durch erhebliche Reduktion der Diastolendauer, wird der endokardiale CBF inadäquat für die metabolischen Erfordernisse des Subendokards (BUCKBERG et al. 1972). Das Subendokard wird minderversorgt, nur wenn die vasodilatatorische Reserve erschöpft ist (z.B. bei obstruktiver KHK) oder der CBF durch erhöhte Vorlast (LVEDP) behindert wird (KJEKSHUS 1973; DOWNEY et al. 1974). Experimentelle Untersuchungen mit Mikrospheren (SCHAPER u. WINKLER 1978) haben frühere Befunde bestätigt, nach denen unter Tachykardie das Perfusionsverhältnis Endokard versus Epikard konstant bleibt. Andererseits zeigten sie auch, daß Frequenzanstieg nach maximaler Dilatation des koronaren Gefäßwiderstands durch Dipyridamol (DOMENECH u. GOICH 1976; THORMANN 1980c) einen Abfall dieses Perfusionsverhältnisses hervorruft. Daraus folgt, daß eine koronarvasomotorische Kompensation zur Aufrechterhaltung eines adäquaten CBF des Subendokards notwendig ist, wenn frequenzinduzierte Änderungen des extravaskulären Widerstands auftreten. Arrhythmien können den CBF behindern durch Senkung des mittleren diastolischen Drucks, durch Vasodilatation regionaler nicht ischämischer Myokardareale oder durch Verkürzung der Diastolenzeit.

C. Die Hämodynamik bei bradykarden Rhythmusstörungen

I. Die Beziehung zwischen bradykarder Herzfrequenz und Hämodynamik

Das Absinken der Herzfrequenz hat einen Anstieg des Schlagvolumens zur Folge, wodurch das HZV aufrechterhalten werden kann. Die ventrikuläre Dilatation bei solchen Bradykardien resultiert aus einer verlängerten Faser-Anfangsspannung der Enddiastole, und die verstärkte Kontraktionskraft aufgrund des Frank-Starling-Mechanismus kompensiert die notwendige verstärkte Wandspannung, die zur Erhaltung des Drucks erforderlich ist. 250 ml ist die limitierende Menge für die Verstärkung des Schlagvolumens bei gesunden Herzen; man darf annehmen, daß sie für Herzkranke niedriger anzusetzen ist. Fällt die Herzfrequenz derartig ab, daß ein Schlagvolumenanstieg ausbleibt, fällt auch das HZV ab, obwohl die Füllungsdrücke beider Ventrikel ansteigen.

Sinusbradykardie bei gesunden Jugendlichen ist ohne klinische Bedeutung, da sich das Schlagvolumen erhöht und so HZV und Druck konstant gehalten werden; außerdem ist die Reaktion der Herzfrequenz auf Stress eingeschränkt. Die Jugendlichen neigen zu vasovagalen Synkopen, da in dieser betreffenden Situation gleichzeitig ein Abfall des Gefäßwiderstands mit venösem pooling stattfindet, ein ausreichender venöser Rückstrom zum Herzen also fehlt. Altern ist wahrscheinlich durch Zunahme des Vagotonus mit der Abnahme von Frequenz und HZV verbunden (BRANDFONBRENER et al. 1955). Signifikante Sinusbradykardie mit Frequenzen zwischen 41 und 51/min bei einer Gruppe 67- bis 69jähriger Gesunder aber zeigte keine abnormale Herzleistung in Ruhe oder unter Belastung. Dies wurde durch Erhöhung des Schlagvolumens und nur durch einen geringeren Anstieg der Herzfrequenz erreicht, und Hinweise für autonome Dysregulation fanden sich nicht (AGRUSS et al. 1972). Bei chronisch Herzkranken dagegen fehlt die Möglichkeit, das Schlagvolumen zu variieren, um ein normales HZV aufrechtzuerhalten (BICKELMANN et al. 1963).

II. Die Bedeutung der atrialen Transport- und Pumpfunktion

Atriale Kontraktion erhöht den Blutfluß und unterstützt dabei den AV-Klappenschluß 1. durch zentripetalen Zug der Klappen zum Zentrum der Öffnung durch erhöhte Geschwindigkeit des „Jet“ und 2. durch den Schub auf die AV-Klappen, ausgelöst durch Wirbelbildung an der Ventrikelfläche. Beide Mechanismen nähern die Klappensegel einander an; der endgültige Schluß wird durch die ventrikuläre Systole bewirkt. Die atriale Kontraktion beinhaltet bis zu 60% des ventrikulären enddiastolischen Volumens, was einem signifikanten Beitrag zur Schlagvolumenerhöhung über die Kontribution hinaus entspricht, die von der passiven venösen Füllung stammt. Dieser Anteil der atrialen Kontraktion wächst noch verhältnismäßig bei Frequenzanstieg, wenn die diastolische Füllungsperiode sich zunehmend verkürzt. Bei der Hinderung der LV-Füllung durch Mitralstenose ist die enddiastolische Füllung geradezu abhängig von der atrialen Systolenkontribution und beläuft sich anteilig auf ein Zehntel bis ein Viertel des enddiastolischen Volumens. Atriale Kontraktion aber erhöht außerdem auch enddiastolische Faservorspannung, welche eine verstärkte Ventrikelkontraktion zur Folge hat (LITTLE 1949; RUSKIN et al. 1970). Da dies ohne mittlere atriale Druckerhöhung vor sich geht, fördert dieser Mechanismus die Herzleistung besonders bei eingeschränkter Ventrikelfunktion, wo bereits der mittlere atriale Druck angehoben ist.

Die zeitliche Relation atriale vs. ventrikuläre Systole hat zentrale Bedeutung für die kardiale Leistung. Gleicher Anteil atrialer Kontraktion und Relaxation nehmen 0,1 s des kardialen Zyklus ein. Die atriale Relaxationsphase geht mit Druckabfall einher und gleichzeitig mit einer vorübergehenden Gradientenumkehr zwischen Ventrikel und Atrium und wird durch die ventrikuläre Kontraktion des AV-Klappenschlusses vollendet. Regurgitation in das Atrium resultiert (quantitativ bis 50% der potentiellen LV-Kontribution des atrialen Volumens) in der späten Diastole bei verspätetem Beginn der ventrikulären Kontraktion.

Bei ventrikulärer Kontraktion vor oder gleichzeitig mit der atrialen Kontraktion kontrahiert das Atrium gegen die geschlossenen AV-Klappen, und der atriale Transport fällt ganz fort. Die optimale enddiastolische LV-Vordehnung durch die atriale Kontraktion hat eine inverse Relation zur Distanz Spitze der a-Welle und dem Beginn der ventrikulären Kontraktion. Die Dauer der atrialen Kontraktion beeinflußt diese Relation; bei Patienten mit LV-Erkrankung ist sie z.B. verlängert mit entsprechendem kürzeren Intervall a-Welle bis Beginn der Ventrikelkontraktion, so daß sich eine effektive Ventrikelkontraktionskraft ergibt. Daraus folgt, daß Verlust der atrialen Kontraktion, wie z.B. bei Vorhofflimmern oder atrialer Dilatation, oder durch Störung der AV-Sequenz, z.B. bei nodalem Rhythmus oder AV-Dissoziation, mit dem Verlust der LV-Füllungshilfe und Kontraktionskraftverstärkung zu rechnen ist. Es resultieren Inotropieverlust und HZV-Abfall.

Die Restauration der atrialen Kontraktion durch Kardioversion demonstriert die Rolle der ATF klinisch am überzeugendsten. Hämodynamische Besserung nach Restauration des Sinusrhythmus durch Kardioversion bei Vorhofflimmern braucht ca. eine Woche bis nach Wiederkehr der elektrischen Systole auch die mechanische Systole wirksam wird (Montgomery et al. 1966). Der Schlagvolumenzuwachs unter Ergometrie (vor und 10 Tage nach Elektrokonversion gemessen) betrug 78%. Dagegen ist echokardiographisch nachgewiesen worden, daß die ATF nach Kardioversion sofort wieder auftritt (DeMaria et al. 1975), kenntlich an der deutlich verminderten linksatrialen Dimension und einer Zunahme der enddiastolischen Dimension. Maximal war der hämodynamische Zuwachs durch ATF nach Kardioversion bei Patienten mit Kardiomyopathie oder aber Aortenklappenvitien, während Patienten mit Mitralklappenstenose kaum profitierten, offensichtlich, da die obstruierende Mitralklappe den Mechanismus der verbesserten LV-Füllung und LV-Vordehnung nicht zur vollen Auswirkung kommen läßt. Die Effektivität der ATF wird um so mehr aufgehoben, je ausgeprägter eine bereits zugrundeliegende linksatriale bzw. linksventrikuläre Dilatation ist, da solche Herzkammern ohnehin bereits in Plateau-Nähe ihres Frank-Starling-Reservemechanismus arbeiten.

Bei Patienten mit und ohne AV-Block nach Herzchirurgie wurden vergleichende hämodynamische Untersuchungen unter sequentiellem AV-Pacing, reiner Ventrikelstimulation und reiner atrialer Stimulation durchgeführt (Hartzler et al. 1977). Isolierte Ventrikelstimulation führte nicht zur hämodynamischen Besserung, atriale Stimulation dagegen brachte eine wesentliche Besserung des HZV, die noch deutlicher hervortrat, wenn sequentielles AV-Pacing mit kurzem AV-Intervall eingesetzt wurde. Dabei fand sich eine große Variation bezüglich des optimalen AV-Intervalls für maximales HZV; signifikante Änderungen des HZV wurden mit relativ geringgradigen Änderungen des AV-Intervalls erzielt. Dabei spielt, auch nach anderen Untersuchungsergebnissen, die Tatsache eine Rolle, daß elektrisches AV-Intervall nicht gleich mechanisches AV-Intervall zu setzen ist, da unterschiedliche elektromechanische Verzögerungen innerhalb der Atrien und der Ventrikel entstehen, und außerdem die Position der Pacing-Elektrode variiert und daher unterschiedliche intraatriale und intraventrikuläre Leitungsverzögerungen in Betracht gezogen werden müssen (Dyssynergie der LV-Kontraktion). Nach verschiedenen Untersuchungsergebnissen

(CHAMBERLAIN et al. 1970; LEINBACH et al. 1969) ist das optimale AV-Intervall bei sequentiellem AV-Pacing 150 ms bei Patienten mit und ohne AV-Block, 100 ms oder weniger bei Patienten mit AV-Block auf der Grundlage eines akuten Myokardinfarkts, und zwar bei Frequenzen zwischen 80 und 120/min. Als Ursache dieser Diskrepanz werden Effekte der Herzfrequenz bzw. Verzögerungen der linksventrikulären Mechanik bei rechtsventrikulärer Stimulation angenommen. Bei Erwachsenen wurde ein optimales AV-Intervall von 150–250 ms, bei Jugendlichen von 50–100 ms bei einer Frequenz von 100/min gefunden (HARTZLER et al. 1977). Diese optimale AV-Sequenzbreite erwies sich als kritisch für die Erhaltung eines maximalen HZV: So wurde eine Abweichung von ca. 50 ms vom optimalen AV-Intervall bereits durch eine Verminderung des HZV um 33% bei einzelnen Patienten erkauft. Aus den Beobachtungen ergibt sich, daß die Bedeutung der ATF mit Bradykardie abnimmt.

III. Die Rolle der Myokardfunktion

Die Relation von Herzfrequenz und Schlagvolumen ist dadurch charakterisiert, daß das HZV über eine große Frequenzbreite konstant erhalten werden kann. Bei sehr langsamen Frequenzen erhöht sich das Schlagvolumen durch die verstärkte LV-diastolische Füllung. Das HZV bleibt unverändert. Die Toleranzspanne der Frequenz, in welcher diese Kompensation symptomfrei funktioniert, ist beim erkrankten Herzen vergleichsweise eingeschränkt (BENCHIMOL u. LIGGETT 1966). Es besteht eine direkte Proportionalität zwischen Herzfrequenz und LV-Kontraktilität (Kraft-Frequenz-Relation). Mit dem Begriff irreguläre Herzschlagfolge wird für diesen Zusammenhang das Spektrum von Extrasystole und Sinusarrhythmie bis Vorhofflimmern und komplexer kompetitiver Rhythmusstörungen zusammengefaßt. Die Irregularität des Rhythmus selbst kann stärkere hämodynamische Auswirkungen haben. Dabei spielen der Frank-Starling-Mechanismus und das Phänomen der postextrasystolischen Potenzierung (HUNT et al. 1974; BRAUNWALD et al. 1964) eine Rolle. Bei PESP verstärkt eine frühe Extrasystole (R′) die Kontraktionskraft der folgenden Systole. Je kürzer das R1-R′-Intervall (also die Vorzeitigkeit), desto stärker ist die PESP. Dieser Effekt jedoch vermindert sich durch das folgende verlängerte R′-R2-Intervall. Die Ansicht, es bestehe ein Zusammenhang des PESP-Effekts mit einer vermehrten LV-Füllung in der kompensatorischen Pause nach der Extrasystole, also mit dem Frank-Starling-Effekt, die lange vertreten worden ist (BRAUNWALD et al. 1976), kann neuerdings nicht mehr aufrechterhalten werden (HUNT et al. 1974; SCHWARZ et al. 1975a; SUNG et al. 1980). Dagegen scheint die vermehrte myokardiale Kontraktilität auf erhöhtem Kalziuminflux (SUKO et al. 1970) zu beruhen bzw. auf einem verminderten peripheren Gefäßwiderstand in der kompensatorischen Pause (BECK et al. 1971).

Asynchronie und Dyssynergie der LV-Kontraktion spielen auch für bradykarde Rhythmusstörungen eine Rolle. Diese läßt sich echokardiographisch durch die Registrierung der induzierten LV-Wandbeweglichkeitsänderung erfassen (GOMES et al. 1977; Cohn et al. 1977). Dies gilt für Erregungsausbreitungsabnormalitäten bei LBBB (DILLON et al. 1974; FUJII et al. 1979), bei tachykarden idioventrikulären Rhythmen (STRAUSBERG et al. 1979), für die Tachykardien beim WPW-Syndrom (HISHIDA et al. 1976; GIMBEL 1977) und für ventrikuläre

Extrasystolie (GOMES et al. 1977). Für Patienten mit LBBB wurden charakteristische Kontraktionsabnormalitäten des interventrikulären Septums festgestellt, die zu einer akinetischen oder einer paradox anterioren Bewegung führten und eine Verzögerung des Intervalls zwischen Beginn des QRS-Komplexes und dem Zeitpunkt der maximalen Kontraktion der LV-posterioren Wand (DEMARIA et al. 1973, 1975). Das bedeutet einen Kontraktionsverlust des interventrikulären Septums im Rahmen der gesamten zirkumferentiellen ventrikulären Verkürzung, welche in einem 10%igen Verlust der LV-Funktion resultiert.

Bei kardialen Arrhythmien kann die Lokalisation des Ausgangspunktes der ventrikulären Depolarisation die LV-Funktion signifikant beeinflussen. Dies läßt sich am Effekt von ventrikulären Extrasystolen und durch den Wechsel der Schrittmacherlokalisation am Hundeherzen nachweisen, wobei HZV-Unterschiede bis 100% resultieren können (EBER et al. 1974; LISTER et al. 1964). Andere Untersuchungsergebnisse sprechen der abnormen ventrikulären Asynchronie oder Dyssynergie eine den hämodynamischen Effekt variierende Funktion vollkommen ab (SAMET et al. 1966; BENCHIMOL u. LIGGETT et al. 1966).

IV. Die Bedeutung einer gestörten Klappenfunktion

Entsprechend der Aufgabe und Position von Aorten- und Mitralklappen sind Obstruktionen derselben von modifizierender Bedeutung für Änderungen der LV-Füllung unter variierter Herzfrequenz. Dies betrifft insbesondere den Unterstützungsmechanismus der ATF. Die grundlegende Mechanik der ATF wurde bereits abgehandelt (s. C.II). Die Rolle von Aortenklappenstenose (AS) und Mitralklappenstenose (MS) für die Wirksamkeit der ATF unter normfrequenten Bedingungen kann aus folgenden angiographischen Untersuchungsergebnissen (STOTT et al. 1970) leicht abgelesen werden: Bei Patienten mit AS betrug das in den linken Ventrikel abgegebene Volumen der atrialen Kontraktion 39% des LV-Schlagvolumens; bei der Gruppe mit MS waren es nur 24% und bei Patienten ohne Klappenobstruktion 26%. Die LV-Füllungsgeschwindigkeit verdoppelte sich unter Kontraktion des linken Vorhofs bei AS, im Gegensatz zu den Verhältnissen bei MS und bei der Kontrolle. Danach hängt die Kontribution der ATF zur LV-Füllung von der Qualität der linksatrialen Ausflußbehinderung ab: Sie ist gering und ohne kompensatorische Dynamik bei fixierter Obstruktion (MS) und nimmt zu je nach LV-Druckerhöhung durch signifikante AS. Also ergibt sich eine potenzierte Bedeutung der ATF für AS im Gegensatz zur MS, wobei LV-Füllung wesentlich von der Höhe des linksatrialen Drucks abhängt. Unter Frequenzzunahme bleiben die besprochenen charakteristischen LV-Füllungs-fördernden Mechanismen erhalten, aber in abnehmender Quantität, vornehmlich aufgrund der frequenzbedingten Verkürzung der Diastolendauer mit konsekutiver Myokard-Perfusionseinschränkung je nach zugrundeliegender Muskelschädigung.

V. Die Rolle einer gestörten Koronardurchblutung

Bradykardie hat den gegenteiligen Effekt, den Tachykardien auf den koronaren Blutfluß haben. Mit Bradykardie ist die Systolenperiode kaum verändert, die Diastolendauer und die Koronarperfusionsperiode sind verlängert. Wenn HZV und peripherer Gefäßwiderstand konstant gehalten werden, so daß der mittlere arterielle Druck unverändert bleibt, sollte die Verminderung des extravaskulären Widerstands zu einem Anstieg des CBF führen. Tatsächlich steigt der CBF bei Herzstillstand durch Kammerflimmern an, wenn der Perfusionsdruck künstlich aufrechterhalten wird (GREGG u. SABISTON 1956). Jedoch ist, wie bei Tachykardie, der metabolische Bedarf des Herzens ausschlaggebend, so daß trotz extravaskulärer Widerstandssenkung ein Abfall des CBF mit einem Abfall des Myokardmetabolismus bei Bradykardie resultiert.

Langsam fortschreitende Koronarokklusion durch KHK hat progressive Dilatation des koronaren Gefäßwiderstands (i.e. der Widerstandsgefäße) zur Folge, so daß der CBF aufrechterhalten werden kann (KHOURI et al. 1968). Die Koronar(dilatations)reserve bei KHK ist beeinträchtigt, wie durch Abnahme der reaktiven Hyperämie nachweisbar wird (THORMANN 1980c). Bei Zunahme der Koronarokklusion fällt der CBF doch allmählich ab, da die Koronarreserve erschöpft ist. Bei KHK vermindert sich der Druck distal der Einengung, so daß die Koronarperfusion in der Diastole stark reduziert wird. Diese modifizierende Rolle, die der Grad der Einschränkung durch obstruktive KHK-Läsionen selbst spielt, wird optimal durch experimentelle Ergebnisse am Hund veranschaulicht (SCHAPER u. WINKLER 1978): Danach beträgt der periphere Gefäßwiderstand distal einer okklusiven Läsion (d.i. eine Gefäßeinengung von mehr als 75%) 40% des arteriellen Perfusionsdrucks bei maximaler Vasodilatation (Hyperämie). Dieser Befund veranschaulicht z.B., daß der Anstieg der MVO_2 unter ansteigenden Herzfrequenzen nur eine von mehreren Ursachen für die myokardiale Ischämie darstellt, und daß der Abfall des Perfusionsdrucks durch Stenosen bei KHK in dieser Situation eine ebenso große Rolle spielt. Die fortschreitende okklusive Einengung von Koronargefäßen führt zu regionaler Ischämie mit myokardialer Dekompensation, charakterisiert durch erhöhten LVEDP und eine erhöhte LV-Relaxationsrate, also ist bei reduziertem Koronarperfusionsdruck und erhöhter extravaskulärer Kompression der endokardiale CBF stark eingeschränkt (KELLY u. PITT 1973).

VI. Spezielle bradykarde Rhythmusstörungen

1. Das Syndrom des hypersensitiven Karotissinusreflexes (HCSR)

Die Frequenzverlangsamung durch Karotissinusmassage wurde 1886 erkannt (CZERMAK 1886), die Rolle der Barorezeptoren des Atriums wie in der Karotissinusgabel und ihre Bedeutung für Druck- und Frequenzkontrolle 1927 (HERING 1927; HEYMANS 1958). Der erste beschriebene Patient mit HCSR (ROSKAMM 1930) hatte Synkopen mit exzessiver Bradykardie, die u.a. durch Karotissinusdruck reproduzierbar waren, und er starb sechs Monate später eines unerwarteten Todes. Klinisch werden drei Formen des HCSR unterschieden (WEISS et al. 1936; FRANKE 1963): 1. der kardio-inhibitorische oder vagale Typ, der über gesteigerte vagale Aktivität bzw. durch die Hypersensibilität der Rezeptoren der Erfolgsorgane zu einer Verlangsamung oder zu einem Stillstand der Herzschlagfolge führt, mit unterschiedlichen Graden einer sinuatrialen oder AV-Blockierung (s. Abb. 5); 2. der vasodepressorische Typ, charakterisiert durch

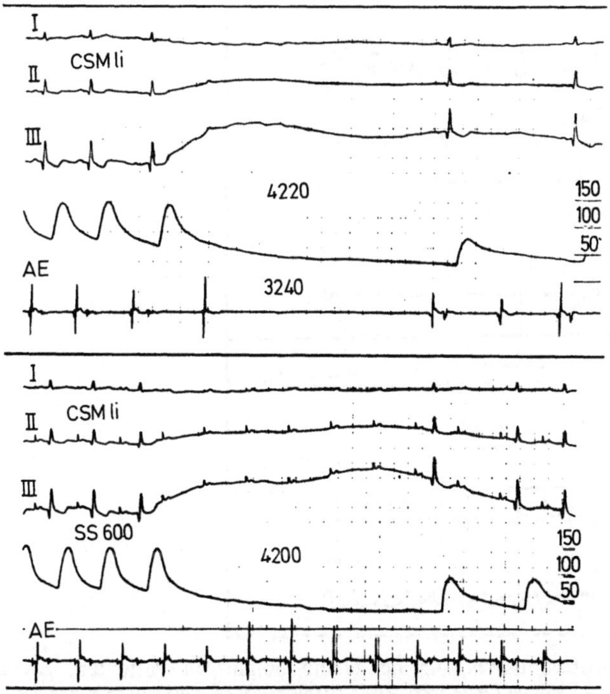

Abb. 5. Hypersensitives Karotissinussyndrom bei einem 53jährigen Patienten. EKG (Abl. I, II, III), arterielle Druckkurve (A. femoralis) und intraarteriales Elektrogramm (*AE*) bei linksseitiger Karotissinusmassage (*CSM*). Die induzierte Asystolie der Kammern von 4,2 s geht z.T. auf das Konto eines Sinusarrestes von 3,2 s (*oben*). Bei konstanter atrialer Elektrostimulation mit einer Frequenz von 100/min (*unten*) bewirkt der induzierte AV-Block eine Asystolie der Kammern von 4,2 s Dauer (Neuss 1981, unveröffentlicht)

eine reflektorische Lyse des peripheren Gefäßwiderstands, der zu einer akuten arteriellen Hypotension führt; 3. der zerebrale Typ, der primär mit Konvulsionen einhergeht, aufgrund reflektorischer Dysregulationen im ZNS-Bereich, ohne daß hämodynamische Änderungen der Körperzirkulation auftreten. Die Signifikanz der Klassifizierung unter 3. erscheint fraglich, da die begleitende Symptomatik eher auf vorgegebene A.-carotis-Stenosen zurückgeht, die durch Karotismassage in ihrer Auswirkung aggraviert wurden (Peretz 1973). Die Mehrzahl der Patienten mit HCSR zeigt eine Kombination der unter 1. und 2. typisierten Formen (s. Abb. 6). Ein HCSR wird angenommen, wenn eine 15–20 s anhaltende unilaterale Karotismassage zu einer 50%igen Frequenzverlangsamung bzw. zu einer ventrikulären Asystolie von $\geqq 3$ s oder aber zu einem Abfall des systolischen oder diastolischen Drucks um >50 mmHg führt (Thomas 1969; Schwarz et al. 1975b; Thormann u. Schwarz 1975a). Die reproduzierbar auszulösenden Störungen des Herzrhythmus bestimmen die daraus sich ergebenden hämodynamischen Konsequenzen: Eine temporäre Bradykardie wäre mit einer kompensatorischen Steigerung des Schlagvolumens verbunden, die ihre natürliche Begrenzung bei 250 ml hat; während die Asystolie über mehrere Sekunden (in liegender Position, meist zwischen 6 und 12 s) zu einem temporären

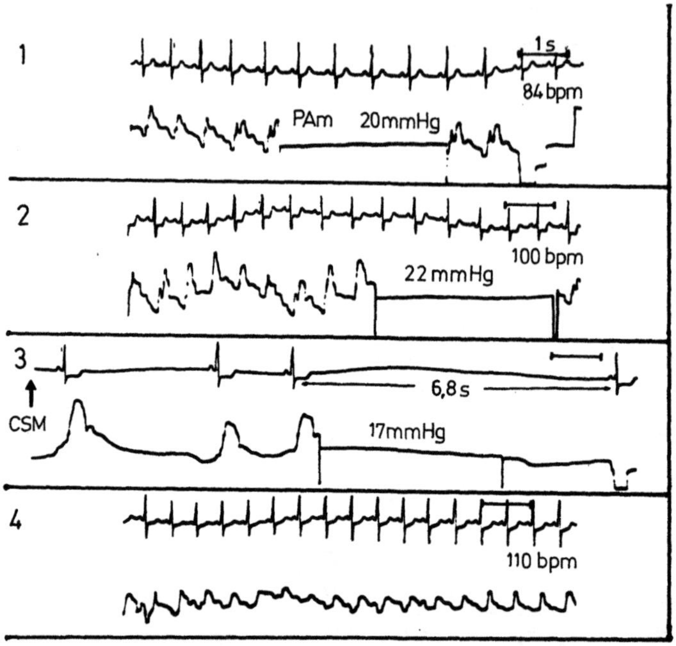

Abb. 6. Hypersensitives Karotissinussyndrom bei einem 56jährigen Patienten. EKG (Abl. II), Pulmonalarteriendruckkurve (*PA*) und PA-Mitteldruck (*PAm*) unter Karotissinusmassage (*CSM*). Die induzierte extreme Bradykardie führt zu einem Anstieg des PA bei bradykarden Einzelschlägen, während der mittlere PA unter Asystolie von 6,8 s, wahrscheinlich durch Rückstau, noch aufrechterhalten wird (Abschnitte einer kontinuierlichen Aufzeichnung); *bpm* Schläge pro Minute (THORMANN 1978, unveröffentlicht)

Erliegen des Kreislaufs mit arteriellem Druckabfall und zerebraler Ischämie führt. Es wird verschiedentlich ein Zusammenhang zwischen koronarer Gefäßerkrankung mit HCSR angenommen (EVANS 1952; SIGLER 1963), die aber eher als eine Koinzidenz anzusehen ist. Obwohl bei einem Kollektiv von 166 Patienten mit positivem Testergebnis für HCSR und/oder Sinusknotensyndrom (SKS) 33 Patienten (d.i. 20%) die diagnostischen Kriterien für beide Syndrome erfüllten (THORMANN et al. 1978b), ist ein ursächlicher Zusammenhang beider Syndrome abzulehnen. Niedrige Frequenzen unter Ruhebedingungen und eine vergleichsweise geringere Atropin-Reaktivität bei HCSR (SCHWARZ et al. 1975b) deuten auf eine erhöhte vagale Aktivität bei diesen Patienten. Natürlich ist mit fortgeschrittenem Alter (das mit dem maximalen Vorkommen des HCSR korreliert) ein prädominanter Vagotonus nachweisbar, wenn auch ohne eingeschränkte Ventrikelfunktion (AGRUSS et al. 1972). Aus Untersuchungsergebnissen an 23 Patienten wurde geschlossen, daß HCSR wenigstens zum Teil als Ausdruck einer physiologischen Verstärkung des vagalen Tonus bei älteren Patienten gelten muß, bzw. als eine pathologische Akzentuierung einer normalen Barorezeptorenaktivität gelten kann, deren ursächlicher Mechanismus bis heute aber ungeklärt ist (PICK 1970).

2. Sinuatriale Funktionsstörungen: das Sinusknotensyndrom

Störungen der Sinusknotenfunktion des menschlichen Herzens und deren klinisch-hämodynamischen Auswirkungen wurden bereits zwischen 1910 und 1916 erkannt. Der Begriff „Sick-Sinus-Syndrome" (Syndrom des kranken Sinusknotens, SKS) (LOWN 1967) bezeichnete zunächst die mangelhafte Bildung und/oder Fortleitung von Sinusimpulsen in der unmittelbaren Folge von Elektrokonversion tachykarder Vorhofarrhythmien. SKS wurde zum bis heute gültigen zusammenfassenden Begriff (FERRER 1968, 1973) aller einzelnen Erscheinungsformen im Zusammenhang mit primärer Störung der Sinusknotenfunktion: 1. persistierende extreme Sinusbradykardie; 2. Sinusstillstand oder SA-Block mit oder ohne Ersatzrhythmen; 3. Bradykardie-Tachykardie-Syndrom, charakterisiert durch rekurrente Paroxysmen supraventrikulärer Tachyarrhythmie bei Patienten mit extremer Sinusbradykardie und/oder Brady-Arrhythmie (RUBENSTEIN et al. 1972); 4. instabiler Sinusrhythmus nach Elektrokonversion von Vorhofflimmern oder Vorhofflattern; 5. häufig zusätzliche AV-Überleitungsstörungen im Sinne einer „binodalen Erkrankung"; 6. chronisches, bradykardes Vorhofflimmern. Unterschiedliche Kombinationen dieser Erscheinungsformen von Rhythmusstörungen prägen die entsprechenden hämodynamischen Auswirkungen, variiert durch Dauer und Schwere der betreffenden Arrhythmiephase, die Qualität der Kompensation, den funktionellen Status der zu perfundierenden Organsysteme. Für unterschiedliche Perioden kommen bei SKS die Charakteristika hämodynamischer Auswirkungen folgender Arrhythmien ins Spiel: Bradykardien mit und ohne Verlust der atrialen Transportfunktion, paroxysmale supraventrikuläre Tachyarrhythmien, AV-Blockierungen mit und ohne Vorhofrhythmusstörungen und kardiale Asystolie mit und ohne Vorhofflimmern. Hämodynamische Konsequenzen dieser Arrhythmien und ihr Mechanismus werden in den entsprechenden Abschnitten abgehandelt (s. C.VI.6).

Bradykardie und supraventrikuläre Tachyarrhythmien in kurzphasigem Wechsel werden meist adäquat kompensiert und können asymptomatisch bleiben; die Folge Tachykardie und spätes Einsetzen von Sinusrhythmus oder Ersatzzentren (nach 6–10 s) führt zu periodischem Sistieren des Kreislaufs mit zerebraler Ischämie und Synkope bis zum Wiedereinsetzen einer Serie ventrikulärer Kontraktionen (s. Abb. 7).

Vorhofflimmern ist bei Patienten mit und ohne Sinusknotendysfunktion möglich; die Unterscheidung beider Formen ist klinisch wichtig, da die Therapie durch Medikamente oder Elektrokonversion zur Asystolie führen kann, wenn SKS zugrunde liegen sollte. Als differentialdiagnostisches Zeichen gilt ausgeprägte Bradykardie (medikamentenfrei) mit Vorhofflimmern bei SKS (MOSS u. DAVIS 1974). Andere hämodynamische Aspekte des SKS und seiner Therapie werden unter *Schrittmachersyndrom* abgehandelt.

3. Störungen der AV-Überleitung

a) Inkomplette AV- und VA-Leitungsstörung

Echokardiographisch ist nachweisbar, wie Änderungen der Herzfrequenz in Verbindung mit sich verlängernden PR-Intervallen bei AV-nodaler Wenckebach-Periodik die Mitralklappenbewegung beeinflußt. Dabei kommt es immer wieder

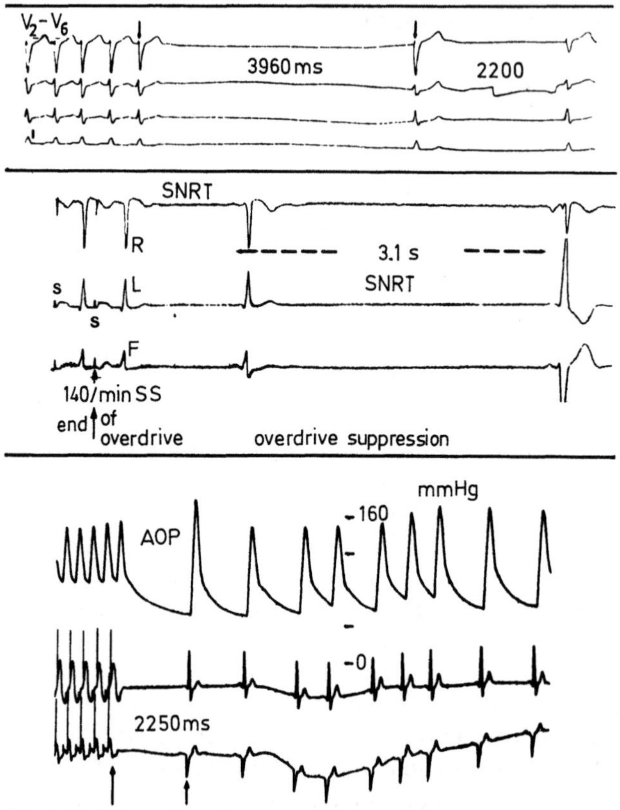

Abb. 7. Atriale Tachykardie (*oben*) bei Sinusknotensyndrom führt intermittierend zur spontanen „overdrive suppression" (d. i. Sinusarrest aber offenbar auch zur AV-Blockierung). Die diagnostische temporäre Elektrostimulation macht sich dies für SKS charakteristische Phänomen zunutze (*Mitte*). Für die Dauer der overdrive suppression kommt es zum Absinken des arteriellen Drucks (*unten*); *SNRT* Sinusknotenerholungszeit (THORMANN 1979, unveröffentlicht)

zur Störung der präsystolischen Umkehrung des AV-Druckgradienten, der üblicherweise die AV-Klappen in eine Position bringt, in der sie sich früh am Beginn der ventrikulären Systole schließen. Zur Regurgitation über die Mitralis kam es während Perioden kontinuierlicher VA-Aktivierung mit konstanten PR- oder RP-Intervallen nicht, solange die RR-Intervalle konstant blieben (MITCHELL et al. 1965; WILLIAMS et al. 1968a, b; NAITO et al. 1979, 1980), dasselbe gilt tierexperimentell bei induziertem AV-Block, wenn das RR-Intervall konstant gehalten wird (NAITO et al. 1980). Unter sequentiellem AV- und VA-Pacing bei einer AV-Intervallserie von 100 bis −100 ms beim Hund wurde in den Bereichen der maximalen Asynchronisation atrialer zu ventrikulärer Kontraktion (AV-Kontraktionszusammenfall) zwar eine Regurgitation des Blutes vom Atrium in das pulmonalvenöse System, nicht aber über die Mitralis festgestellt. Mitralklappenexkursionen und Dauer der Klappenöffnungen blieben über den gesamten AV-Sequenzbereich konstant (NAITO et al. 1980).

b) Induzierter pulmonalvenöser Rückstrom bei inkompletter AV- und VA-Blockierung

Die zeitlich synchronisierte atriale Systole erzeugt einen LV-enddiastolischen Druck, der den mittleren atrialen Druck übersteigt. Dies und die zusätzliche enddiastolische Volumenförderung sind bedeutsam bezüglich der Auswirkungen des mittleren atrialen Drucks retrograd auf die pulmonalvenöse Zirkulation. Bei Änderungen des AV-Intervalls von 100 bis −100 ms beim Hund unter AV- und VA-sequentiellem Pacing kommt es zu einem progressiven Abfall von Druck und der linken Kammerdimension, während die linksatriale Kammergröße progressiv zunimmt (NAITO et al. 1980). Wenn sich bei dieser experimentellen Anordnung die atriale Systole in die Periode der mechanischen ventrikulären Systole hineinbewegt, kommt es durch die linksatriale Kontraktion gegen die geschlossene Mitralklappe zu einer Regurgitation des Blutes vom Atrium in das pulmonalvenöse System (NAITO et al. 1980). Danach addiert sich zu dem direkten Verlust der ATF für die Ventrikelfüllung noch ein indirekter Verlust, der durch den retrograden Transport des Blutes unter VA-Reizleitung und -Kontraktion zustandekommt. Der retrograde Blutfluß ist beim Hund bei einem AV-Intervall von −50 und −100 ms nachweisbar, zu einer Regurgitation von Blut über die Mitralklappe kommt es dabei aber nicht. Danach kann ein ventrikulärer Rhythmus mit intakter VA-Leitung ungünstige hämodynamische Auswirkungen haben, in direkter Proportionalität zur Herzfrequenz und zur LV-Funktionseinschränkung. Verglichen damit haben ventrikuläre Stimulation oder Tachykardien bei AV-Blockierungen relativ geringere negative hämodynamische Auswirkungen, weil dabei nur zufällige anstatt regelmäßige Synchronisation atrialer und ventrikulärer Systolen zustandekommen (OGAWA et al. 1978). Entsprechend ist auch die Kombination von Vorhofflimmern mit schnellem ventrikulären Rhythmus hämodynamisch weniger ungünstig als eine intakte 1:1-VA-Leitung.

c) Komplette AV-Blockierung

Beim erworbenen kompletten AV-Block (KAVB) (meist trifaszikulär) ist die Zunahme des Schlagvolumens zur Aufrechterhaltung eines normalen HZV oft unzureichend (SEGEL et al. 1964; NATHAN et al. 1964); bei kongenitalem KAVB kommt dagegen eine Steigerung des HZV über Frequenzerhöhung durch Ersatzrhythmen mit Zuwachs des Schlagvolumens zustande (LANDEGREN u. BJÖRCK 1963). KAVB unter akutem Infarkt beinhaltet neben der eingeschränkten LV-Funktion kardialen Leistungsabfall durch Bradykardie und atrioventrikuläre Dissoziation (also durch ATF-Verlust) (Abb. 8). Die ungünstige Hämodynamik unter dieser Konstellation korreliert aber primär mit der Schwere der LV-Einschränkung (LASSERS et al. 1968). Optimale Frequenzerhöhung durch Pacing führt zu einem Zuwachs des HZV um 28% und des AOP um 23%; allein die Restauration der ATF durch AV-sequentielles Pacing aber bewirkte einen Zuwachs des HZV um 24% und des AOP um 19% (CHAMBERLAIN et al. 1970), während die Analyse der akuten Wirkung zeitlich optimaler atrialer Systolen einen Schlagvolumenzuwachs von 33–90% ergab (RAMO 1970). Daraus ergibt sich die besondere Bedeutung der ATF vornehmlich für die LV-Beeinträchtigung beim Myokardinfarkt; gleichzeitig wird die Existenz einer „opti-

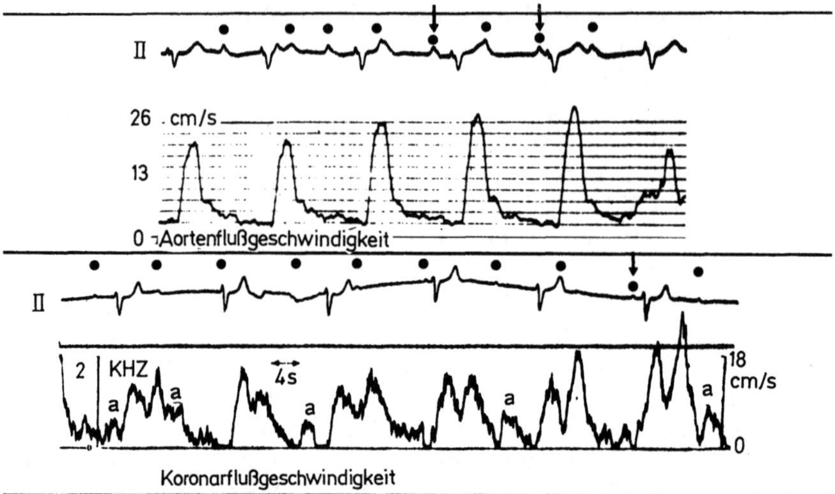

Abb. 8. 54jährige Patientin mit komplettem AV-Block (KAVB). EKG (Abl. II) und aortale Doppler-Flußgeschwindigkeitsmessung (*oben*); EKG und koronare Flußgeschwindigkeitsmessung (*unten*). Maximale Flußgeschwindigkeiten in der Aorta bei KAVB kommen nur dann zustande, wenn zufällig nahezu normale PR-Intervalle auftreten (*oben:* s. *Pfeile*), also beim intermittierenden Wirksamwerden der atrialen Transportfunktion. Auch die koronare Flußgeschwindigkeit bei KAVB ist bei zufällig optimaler AV-Sequenz am größten (*unten:* s. *Pfeile*). Der Beitrag atrialer Kontraktion wird isoliert sichtbar durch kleine koronararterielle Flußwellen (*a*), welche 0,25 s nach P-Wellenbeginn registriert sind. (Adaptiert nach BENCHIMOL et al. 1972b)

malen Frequenz“ bestätigt, die sich nur für eine eingeschränkte Ventrikelfunktion nachweisen läßt (BALLER et al. 1981a) (s. dazu D.I).

d) Hämodynamik bei Schrittmachertherapie des kompletten AV-Blocks

Ventrikuläre Stimulation mit Frequenzen von 70 bis 80/min bei KAVB führt akut zu einer mittleren Steigerung des HZV zwischen 28 und 52% (SOWTON 1964; BROCKMANN 1965; NAGER u. KAPPENBERGER 1977), die einige Monate später nicht mehr nachweisbar ist (ADOLPH et al. 1968), und auch für den Arbeitsversuch unter Pacing verliert sich der akut nachgewiesene HZV-Zuwachs größtenteils; dabei steigen die bereits in Ruhe erhöhten Füllungsdrücke durch Frequenzerhöhung weiter an, als Zeichen dafür, daß eine Schlagvolumensteigerung auch mit Pacer-Therapie nur durch einen erhöhten Füllungsdruck erzielt werden kann. Der entscheidende Faktor für diese Phänomene ist die Qualität der LV-Funktion. Solche eher schlechten hämodynamischen Langzeitergebnisse treten bei Patienten ohne Herzinsuffizienz nicht auf (FURMAN 1977). Weitere Faktoren, die das hämodynamische Ergebnis der Therapie des KAVB beeinflussen, sind: Fortbestehen bzw. Neuauftreten der AV-Dissoziation und damit Verlust der ATF; retrograde Vorhoferregung bei erhaltener VA-Leitung und asynchroner LV-Kontraktion. Ventrikuläre Stimulation oder Tachykardien bei AV-Blockierungen haben relativ geringe negative hämodynamische Auswirkungen, weil dabei nur zufällige anstatt regelmäßige Synchronisation atrialer und ventrikulärer Systolen zustandekommen (OGAWA 1978).

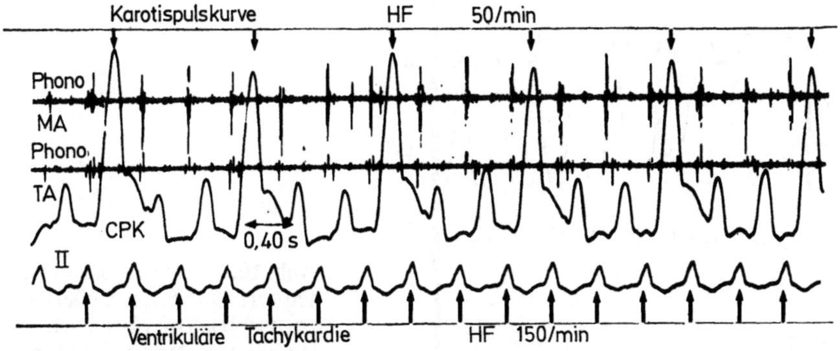

Abb. 9. 47jähriger Patient mit peripherer Bradykardie. Von unten nach oben: EKG (Abl. II), externe Karotispulskurve und Phonokardiogramme des Mitral- (*MA*) und Trikuspidalareals (*TA*). Die effektive periphere Pulsfrequenz beträgt 50/min, entsprechend auch der Frequenz der Spitzenamplitude der Karotispulskurve (*CPK*), während die Frequenz des EKGs 150/min beträgt, bei ventrikulärer Tachykardie bzw. differentialdiagnostisch bei AV-junktionaler Tachykardie mit aberranter ventrikulärer Überleitung. (Adaptiert nach Benchimol et al. 1975)

4. Die „periphere Bradykardie": vorgetäuschte Bradykardie bei Extrasystolie und anderen Rhythmusstörungen

Bei Vorhofflimmern führen oft ausgesprochene Variabilität der kardialen Zykluslänge mit gleichzeitigen Änderungen der diastolischen Füllung und des LV-Schlagvolumens zu einer Diskrepanz zwischen apikal registrierter Herzschlagfolge und peripherem Puls, so daß ein sog. „Pulsdefizit" resultiert. Diese „periphere Bradykardie" wird klinisch zwar am häufigsten bei Vorhofflimmern beobachtet, kann aber auch bei ventrikulärer Tachykardie ober bei AV-junktionaler Tachykardie mit aberranter ventrikulärer Überleitung auftreten (Benchimol et al. 1975) (s. Abb. 9).

5. Ventrikuläre Extrasystolie und postextrasystolische Potenzierung

Hämodynamische Änderungen bei Extrasystolie sind meist vorübergehender Natur und in ihrer Auswirkung an die Häufigkeit ihres Auftretens gebunden. Eine ventrikuläre Extrasystole (VES) hat eine verminderte mechanische Systole zur Folge, die um so größer ist, je vorzeitiger die VES war. Die darauf folgende Kontraktion ist übernormal stark, und zwar in Korrelation zum Grad der Vorzeitigkeit (Hoffman et al. 1956). Dies Phänomen hat die Bezeichnung postextrasystolische Potenzierung (PESP), und sie zeigt keine Abhängigkeit von der Variation der diastolischen LV-Füllung (i.e. vom Frank-Starling-Mechanismus), da es auch am isovolumetrisch kontrahierenden Herzen (Lendrum et al. 1960) und bei interpolierten Extrasystolen (i.e. VES ohne kompensatorische Pause) nachgewiesen werden kann (s. Abb. 10). Wenn die VES von einer kompensatorischen Pause gefolgt ist, wird das ventrikuläre enddiastolische Volumen vermehrt. Die so ansteigende Vorlast trägt zur verstärkten Ventrikelkontraktion bei. PESP bleibt erhalten, wenn in regelmäßiger Folge Paare elektrischer Stimuli appliziert werden (paired electrical stimulation = PES), wobei der zweite Stimu-

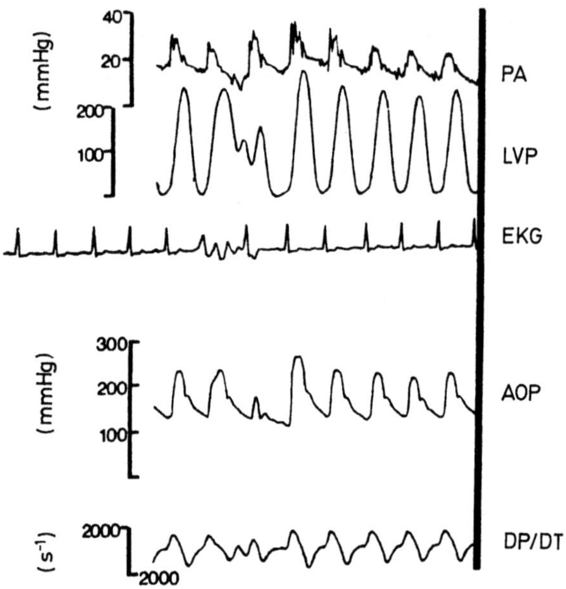

Abb. 10. Postextrasystolische Potenzierung (bei interpolierter Extrasystole). Von oben nach unten simultan registriert: Pulmonalarteriendruck (*PA*), LV-Druck (*LVP*), EKG (Abl. II), Aortendruck (*AOP*) und DP/DT. Die Potenzierung nach der Extrasystole ist in allen Druckkurven ablesbar, angedeutet auch in der DP/DT-Registrierung (THORMANN 1979, unveröffentlicht)

lus unmittelbar nach der elektrischen Refraktärperiode erfolgen muß und dann eine geringe Sekundärkontraktion auslöst. Für die Dauer der PES wird auf diese Weise eine ausgeprägte Verstärkung des myokardialen Kontraktionsstatus erreicht (BRAUNWALD et al. 1967). Dem Mechanismus von PESP und PES liegt verstärkter zellulärer Kalziumflux zugrunde (SUKO et al. 1970). PES erhöht das HZV des gesunden Herzens nicht, dagegen aber mit deutlichem Effekt das HZV bei experimenteller kardialer Dekompensation (FROMMER et al. 1966). Hochgradige Vorzeitigkeit der VES führt nicht zur Aortenklappenöffnung und damit nicht zur ventrikulären Ejektion. Bigeminie stellt eine Sonderform dieses Mechanismus dar. VES mit ausreichender Vorzeitigkeit in alternierender Folge führen zu einer Halbierung der effektiven Frequenz, welche durch Schlagvolumenzunahme ausgeglichen werden kann, je nach Qualität des zugrundeliegenden Myokards.

6. Das Schrittmachersyndrom

Das Schrittmachersyndrom (SMS) wird bei konkurrierender Reizausbreitung Sinusrhythmus versus Ventrikelstimulation des Schrittmachers beobachtet. Beim phasenhaften Übergang in die ventrikuläre Stimulation sind in Einzelfällen systolische Druckwechsel bis 120 mmHg gemessen worden (HARTHORNE 1977) (s. Abb. 11). Die mit dem SMS verbundene klinische Symptomatik reicht vom Angst- und Vernichtungsgefühl über Palpitationen bis zum intermittierenden Bewußtseinsverlust und zunächst liegt die Annahme nahe, daß die Symptomatik primär von dem Ausmaß der phasenhaften Druckreduktion unter SMS abhängen muß, wie auch von der individuellen arteriellen (Ausgangs-)Druckhöhe, auf die die phasenhaften Druckschwankungen bei SMS treffen. Tabelle 1 beschreibt die charakteristische Konstellation der Hämodynamik bei SMS. Bei

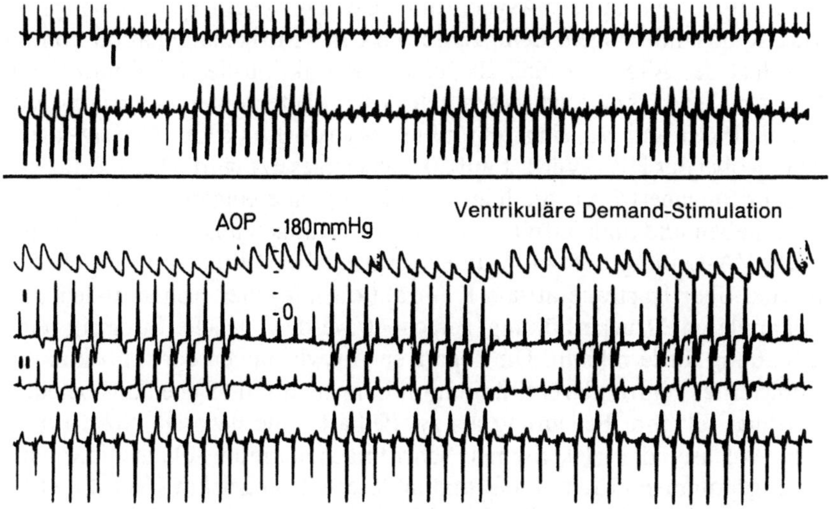

Abb. 11. *Oben:* Häufiger konkurrierender Wechsel von Sinusrhythmus und Demand-Schrittmacheraktion bei einem Patienten mit Schrittmachersyndrom (SMS). *Unten:* EKG (Abl. I, III, VI) und arterielle Druckschreibung bei SMS. Bei Sinusrhythmus wird der arterielle Druck aufrechterhalten; wenn die Ventrikelstimulation vollständig übernimmt, sinkt der Druck von 140 auf 90 mm Hg systolisch. Bei ausgeprägtem SMS, d. i. bei häufigem Wechsel zwischen Kontraktionsserien mit geordneter AV-Sequenz und ventrikulärer Stimulation, werden die ausgleichenden peripheren Adaptationsmechanismen der Hämodynamik unterlaufen (Neuss u. Thormann 1982, unveröffentlicht)

Tabelle 1. Charakteristische mittlere hämodynamische Änderungen bei Schrittmachersyndrom

Hämodyn. Parameter	Delta %-Änderung	Literatur
1. AOP	−37% (22–47%)	Haas (1974), Johnson (1975), Erbel (1977), Nager (1977), Alicandri (1978)
2. HZV	−32% (31–48%)	Haas (1974), Alicandri (1978), Nager (1977), Erbel (1977), Lewis (1981)
3. SVI	−27% (19–36%)	Mitchell (1965), Haas (1974), Lewis (1981)
4. LVEDP	−21% (19–23%)	Mitchell (1965), Skinner (1963), Haas (1974)
5. PCP	+14% (11–16%)	Johnson (1975), Haas (1974)
6. SVR	−10%	Lewis (1981)
	0%	Alicandri (1978), Erbel (1977)

der Analyse fällt auf, daß der HZV-Abfall von der Größenordnung ist, welche im Normbereich der potentiellen reflektorischen Kompensation liegt und zu einem Anstieg des peripheren Gefäßwiderstands führen sollte; dieser bleibt beim SMS charakteristischerweise aus. Folgende Faktoren sind in unterschiedlicher Kombination an der Ausbildung eines SMS beteiligt: 1. Verlust der ATF, 2.

VA-Reizleitung, 3. ventrikuläre Asynchronie bzw. Dyssynergie und 4. periphere Gefäßwiderstandsänderungen. Beim Einsetzen der Ventrikelstimulation kommt es zum Verlust der ATF, der eine 20–30%ige Reduktion des HZV induzieren kann (SOWTON 1964). Diese ist wesentlich ausgeprägter unter Belastung (KOSOWSKI et al. 1968) und bei eingeschränkter Myokardfunktion (CHAMBERLAIN et al. 1970), wobei der HZV-Verlust mit 50–70% angesetzt wird. Dies hat Bedeutung für Schrittmacherträger, die häufig zusätzlich eine eingeschränkte Ventrikelfunktion haben und andererseits natürlich Belastungen ausgesetzt sind. Liegt eine intakte VA-Leitung vor, muß unter ventrikulärer Stimulation durch den Schrittmacher über frustrane atriale Kontraktion mit einer rechtsatrialen und pulmonalkapillären Druckerhöhung gerechnet werden, welche ihrerseits eine kardiale Stauung fördern kann. Die negativen Auswirkungen der ventrikulären Asynchronie unter ventrikulärer Stimulation können am SMS ebenfalls beteiligt sein. Allerdings gilt ihre Bedeutung als zweifelhaft; eine negative Auswirkung durch den Wechsel der elektrischen Schrittmacherstimuluslokalisation wird einerseits angenommen (TYERS 1968) und andererseits abgelehnt (BAROLD et al. 1969). Eine zentrale Bedeutung für das SMS aber hat sicherlich das Ausbleiben einer kompensatorischen Erhöhung des peripheren Gefäßwiderstands als Ausgleich für den HZV-Abfall (ALICANDRI et al. 1978). Ursächlich werden die Auswirkungen zweier Mechanismen angenommen: 1. eine verminderte Barorezeptorenreflextätigkeit (LEWIS et al. 1981), 2. ein Fehlverhalten der atrialen Streckrezeptorreflextätigkeit (ALICANDRI 1978): Wenn die Atrien bei VA-Überleitung gegen die geschlossenen AV-Klappen kontrahieren, wird temporär ein vasodilatorischer Reflex an speziellen atrialen Rezeptoren ausgelöst (ARNDT et al. 1974), deren Aktivität sich gegenüber derjenigen der arteriellen Barorezeptoren als stärker erweist (KAHL et al. 1974). Experimentell wurde für Patienten mit SMS das Prinzip der verminderten Barorezeptorenreflextätigkeit ausgeschlossen (KERSH et al. 1975). Aus speziellen Untersuchungsergebnissen wurde geschlossen, daß eine Balance zwischen den unter 1. und 2. beschriebenen Mechanismen zur Symptomfreiheit der Patienten mit SMS führt, und daß ein Überwiegen der atrialen Dehnungsrezeptoren unter dem Einfluß des Druckanstiegs bei SMS über das Ausbleiben des reflektorischen Anstiegs des peripheren Widerstands, hauptverantwortlich für die typische Symptomatik bei SMS sei.

Das Alter bei SMS liegt im Mittel bei 63 Jahren (zwischen 57 und 78 Jahren), und es wird unter ventrikulärer Schrittmachertherapie bei den verschiedensten Grunderkrankungen beobachtet: hypertensive Herzerkrankung, hypertrophe obstruktive Kardiomyopathie, Aortenstenose, Urämie, Mitralstenose und KHK. Es muß aber abgelehnt werden, von einem typischen Alter oder einer typischen Grunderkrankung bei SMS zu sprechen, wenn auch die Schwere der myokardialen Einschränkung bei gewissen Grunderkrankungen mit der Schwere der Auswirkungen des SMS zu korrelieren scheint. Therapeutische ventrikuläre Stimulation durch Schrittmacher ist eine Grundvoraussetzung für das Auftreten des SMS, sei es (zufällig) bei totalem AV-Block, bei der Elektrotherapie der supraventrikulären Tachykardie in der Postkardiochirurgiephase und am häufigsten beim Sinusknotensyndrom. Damit ist das SMS eine „iatrogene Erkrankung“. Beim Sinusknotensyndrom wird die Voraussetzung für das Auftreten des SMS ideal erfüllt: die konkurrierende atriale (Sinus-) und ventrikuläre

Stimulation, also eine AV-Dissoziation. Die Therapie des SMS ergibt sich aus der Kenntnis der ursächlichen Mechanismen folgerichtig: grundsätzlich durch die Entfernung des Schrittmachers (PARSONNET et al. 1974; LEWIS et al. 1981); als Ersatz bietet sich ein Schrittmachersystem mit einer Stimulationsfrequenz etwa um 50/min, jedenfalls aber unterhalb der potentiellen Sinuseigenfrequenz des Patienten an, so daß eine AV-Dissoziation vermieden wird (BREIVIK et al. 1979). Beim Fehlen der entsprechenden Kontraindikationen bieten sich Vorhof-Demand-Schrittmacher oder AV-sequentielle Schrittmacher an (SOWTON 1964; CLARKE et al. 1970). Das Problem des SMS löst sich quasi von selbst, wenn bei Sinusknotensyndrom stabiles permanentes Vorhofflimmern nachgewiesen werden kann, da sich dabei außerdem eine adäquate ventrikuläre Frequenz einzustellen pflegt und sich dann eine Pacertherapie erübrigt (VERA et al. 1977). Die klinische Bedeutung des SMS ergibt sich aus der Tatsache, daß die damit verbundene Symptomatik potentiell für 7% (COHEN 1982) einer Population mit permanenten Schrittmachern zu einer erheblichen Einschränkung ihrer Lebensqualität führen kann und damit die durch die Schrittmachertherapie angestrebten klinischen Vorteile in Frage stellt.

D. Die Hämodynamik bei tachykarden Rhythmusstörungen

I. Die Beziehung zwischen tachykarder Herzfrequenz und Hämodynamik

Mit Zunahme der Herzfrequenz nimmt das Schlagvolumen zunächst verhältnismäßig langsam ab, und dies resultiert in einem frühen (temporär überschießenden) Anstieg des HZV, bevor noch kompensatorische Mechanismen das HZV auf den Ausgangswert zurückbringen. Mit Akzeleration der Herzfrequenz (160–180/min), d.i. bei stärkerer Verkürzung der ventrikulären Füllungsperiode, fängt das HZV des normalen Herzens an abzunehmen; bei kranken Herzen aber liegt dieser Zeitpunkt bei geringeren Frequenzhöhen (BENCHIMOL u. LIGGET 1966). Eine 80%ige Frequenzerhöhung ruft am gesunden menschlichen Herzen einen Abfall der Ejektionsfraktion um 18–33% hervor. Bei einer für das menschliche Herz kritischen Herzfrequenz von 170/min (entsprechend einer 120%igen Frequenzerhöhung) kommt es zu einem Abfall des arteriellen Drucks um −15%, der linksventrikulären Pumpeffizienz um −59% bei einem gleichzeitigen Anstieg des MVO_2 um +65%; dabei erhöht sich der koronare Blutfluß um +28%, und der koronare Widerstand fällt um −36% ab (THORMANN 1980c; THORMANN et al. 1982a). Das gesunde Herz kann für die reduzierte diastolische Perfusionszeit über eine weite Frequenzspanne kompensieren, wobei die Anzahl der besonders effektiven „Ansaugphasen des LV-Myokards“ in der frühen Systole erhöht wird, und dadurch mit steigender Herzfrequenz ein Abfall des koronaren Blutflusses verhindert wird (BRETSCHNEIDER 1967). Die Anhebung des LV-diastolischen Drucks reduziert die Koronarperfusionsdruckdifferenz über einen Anstieg der extravaskulären Komponente des koronaren Gefäßwiderstands. Die Tachykardie erhöht die Gesamtfraktion jedes systolischen Anteils eines Kontraktionszyklus, und die korrespondierende Reduktion der Dauer der

Diastole behindert die ventrikuläre Füllung. Diesem Effekt wird partiell durch die verstärkte Kontraktilität entgegengewirkt, die die Tachykardie gewöhnlich begleitet (Covell et al. 1967; Higgins et al. 1973), und die Tendenz hat, die Dauer jeder Kontraktion zu reduzieren. Diese tachykardiebedingte positive Inotropie ist bei intakten Tieren im Vergleich zu narkotisierten, aber auch bei einem eingeschränkten Myokard oder beim isolierten Herzmuskel weniger ausgeprägt (Higgins et al. 1973). Bei 30 Patienten mit KHK führt eine 120%ige Erhöhung der Herzfrequenz jedoch zu einem Abfall des dp/dt max von −14% (Thormann et al. 1982a).

Myokardfunktion und „optimale Herzfrequenz"

Der Begriff „optimale Herzfrequenz" verdankt seine Aktualität der Einführung der Herzschrittmachertherapie und dem Auftreten des „Schrittmachersyndroms". Es ergab sich die Frage, mit welcher Herzfrequenz ein AV-Block ventrikulär zu stimulieren sei, um optimale hämodynamische Resultate zu erzielen. Zahlreiche Untersuchungen zur „optimalen Herzfrequenzbreite" (60–140/min) zwischen 1965 und 1979 führten zu widersprüchlichen Ergebnissen, da die Determinanten MVO_2 und LV-Pumpeffizienz (Boerth u. Covell 1971; Laurent et al. 1956; Baller et al. 1981a) unberücksichtigt ließen. Es hat sich erwiesen, daß allein hämodynamische Mechanismen die negativen Effekte der ventrikulären Stimulation nicht ausreichend zu erklären vermögen; ein Hauptanteil geht vielmehr auf ungünstige Effekte der myokardialen Energiebilanz zurück (Baller et al. 1981b). Das HZV bleibt bei normalen Hundeherzen unverändert über eine Frequenzspanne von 70–200/min; eine optimale stimulierte HF gibt es demnach nicht für das gesunde Herz; das gilt für das menschliche wie für das Hundeherz (McGregor u. Klassen 1964; Sowton 1964). HF mit maximalem HZV und maximaler Pumpeffizienz sind nur für das eingeschränkte Myokard nachzuweisen (Baller et al. 1981a). Mit niedriger HF ist das HZV zunächst klein, wesentlich höher mit steigenden Herzraten, aber nur über einen kleinen „kritischen" Bereich, danach kommt es zu einem progressiven HZV-Abfall. Der Toleranzbereich des Herzens wird mit steigender HF herabgesetzt, in Abhängigkeit vom Grad der myokardialen Dekompensation (Benchimol et al. 1965). Die zugrundeliegenden pathophysiologischen Mechanismen sind, wie bereits erwähnt: 1. Verkürzung der diastolischen Füllungsperiode mit geringerer Vordehnung und resultierendem verminderten Schlagvolumen, 2. Verlust der atrialen Kontraktion, 3. LV-Asynergie bei ventrikulärer Stimulation und 4. verminderte diastolische Myokardperfusionsperiode. Dabei wirkt sich die Kombination dekompensiertes Herz mit herabgesetzter Kontraktion und Relaxation hämodynamisch um so nachteiliger aus, je höher die Frequenz ansteigt. Der myokardiale Wirkungsgrad ist optimal nur dann, wenn gleichzeitig eine kardiale Dekompensation vorliegt, analog dem frequenzinduzierten maximalen HZV im Tierexperiment. Bei Patienten mit KHK ergab sich unter ventrikulärer Stimulation mit einer HF von 170/min ein Anstieg des MVO_2 um +65% und ein gleichzeitiger Abfall der LV-Pumpeffizienz von −59% (Thormann et al. 1982a). Erhöhtes HZV korreliert ausreichend zum O_2-Verbrauch, der für die externe Herzarbeit benötigt wird. Dabei muß berücksichtigt werden, daß ein optimaler Wirkungsgrad des Herzens erreicht werden kann, wenn ein ausreichend erhöhtes HZV mit erheblich geringerem MVO_2 vorliegt oder ein vergleichsweise maximales HZV mit einem höheren MVO_2 bei extremem HF-Anstieg. Da aber die HF eine der Hauptdeterminanten des MVO_2 darstellt, kann der HF-abhängige Anstieg des MVO_2 zu einem signifikanten Abfall des LV-Pumpwirkungsgrades führen, sogar bei höchsten HZV-Werten (BALLER et al. 1981a; MITSUI et al. 1971).

II. Die Rolle der LV-Pumpunterstützung durch die atriale Transportfunktion bei tachykarden Rhythmusstörungen

Eine zeitgerechte physiologische AV-Sequenz der Kontraktionen ist für eine optimale Ventrikelfunktion, besonders bei eingeschränktem Myokard, grundlegend für eine optimale Funktion (SAMET et al. 1968a). Dies bezieht sich auf optimales HZV, einen optimalen arteriellen Druck und eine Reduktion der pulmonalen und linksatrialen Drücke. Bezüglich dieser Parameter wurde im Tierexperiment eine Beziehung zwischen AV- und VA-Intervallen nachgewiesen (OGAWA et al. 1978): Danach fallen HZV und arterieller Druck unter AV- bzw. VA-sequentieller Stimulation (Zykluslänge 400 ms) bei einem AV-Intervall >50 ms ab und erreichen das Minimum beim VA-Intervall von 100 ms. Die gleichen hämodynamischen Parameter sind aber auch charakteristischen Änderungen ausgesetzt, wenn außer der Variation der AV- und VA-Abstände noch die Grundfrequenz der sequentiellen AV-Stimulation geändert wird: Danach führt VA-Überleitung bei höheren Frequenzen (100, 150 und 200/min) zum stärksten Abfall des HZV bei einem VA-Intervall von 150 ms. Der Nachweis atrialer Transportfunktion für hohe Herzfrequenzen gelingt auch bei menschlichen Herzen durch sequentielle AV-Stimulation. Eine Erhöhung der Herzfrequenz erhöht die prozentuale Zusatzleistung der atrialen Kontraktion zum HZV (RUSKIN et al. 1968). Dagegen stehen Untersuchungsergebnisse, bei denen keine Relation zwischen Herzfrequenz und optimalem AV-Intervall gefunden wurde (HARTZLER et al. 1977). Bei tachykardem sequentiellen AV-Pacing mit drei gesteuerten PQ-Sequenzen (30, 130 und 230 ms) wurde für jede der drei Grundfrequenzen (110, 140 und 170/min) die Sequenz PQ = 130 ms als hämodynamisch optimal identifiziert (THORMANN 1980e), das gilt auch für Druck und HZV (s. Abb. 12). HZV-Werte sind bei ansteigenden Frequenzen (bis 170/min) allein durch den atrialen Zuwachs bei konstanter optimaler AV-Sequenz nicht zu unterscheiden: Für die Stimulationsfrequenz 110/min ergab sich ein mittlerer Anstieg von +16%, für 140/min um +15% und für 170/min um +20%. Der HZV-Zuwachs durch die optimale AV-Sequenz 130 ms war für die jeweilige Grundfrequenz jedoch signifikant höher gegenüber dem mittleren HZV-Wert, der unter reiner ventrikulärer Stimulation gemessen werden konnte.

AV-Dissoziation, wie sie bei ventrikulärer Tachykardie vorliegt, schließt das zufällige Auftreten von zwei Extremen ein: gleichzeitige Kontraktion von Vorhof und Kammer (hämodynamisch ungünstig) und die zeitgerechte Sequenz von Vorhof- und Kammerkontraktion mit einem möglichst noch optimalen PQ-Abstand (hämodynamisch günstig). Bei einer ventrikulären Tachykardie mit einer Frequenz von 180/min wurden Aortendruck, Oberflächen-EKG und atria-

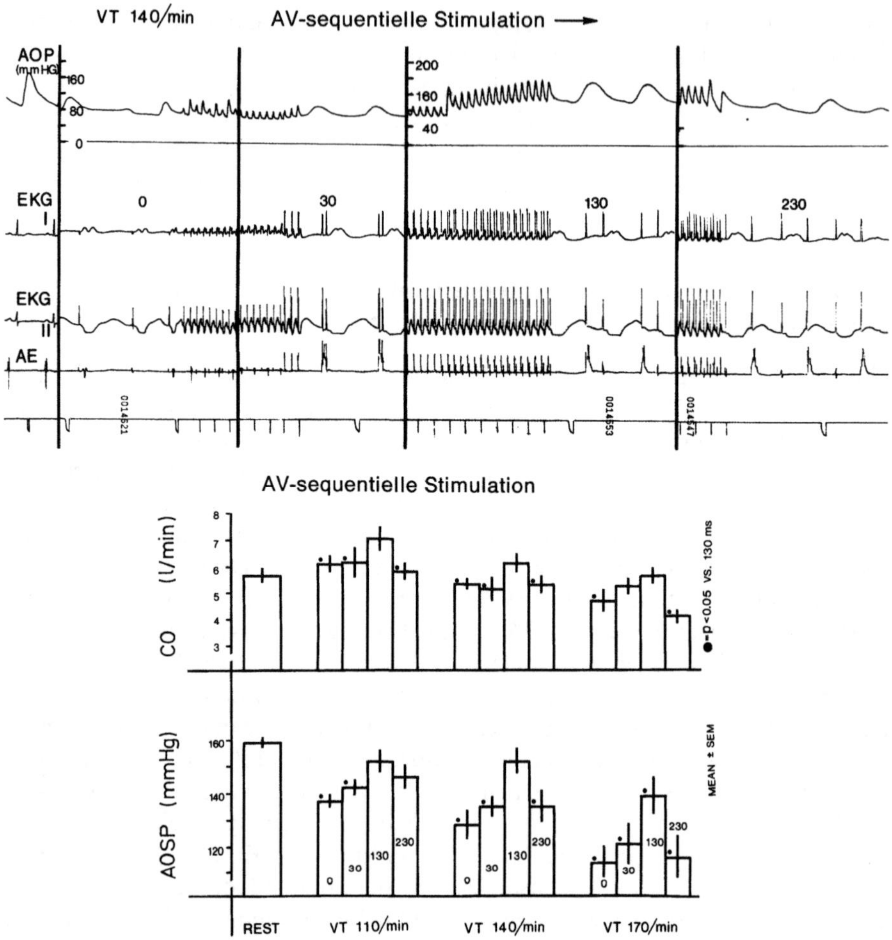

Abb. 12. Aortendruck (*AOP*), EKG (Abl. I, II) und atriales Elektrogramm (*AE*). *Oben:* Abschnitte einer Aufzeichnung einer AV-sequentiellen Stimulation mit der Grundfrequenz 140/min und den AV-Intervallen 0, 30, 130 und 230 ms. Am Verhalten des AOP ist abzulesen, daß sich die AV-Sequenz 130 ms als die hämodynamisch günstigste herausstellt. Dies bestätigte sich auch für die 3 geprüften Grundfrequenzen 110, 140 und 170/min bei 13 herzgesunden Patienten (graphische Darstellung im *unteren Bildabschnitt*), wenn neben Änderungen des AOP auch die des HZV (*CO*) berücksichtigt werden (THORMANN 1980e)

les Elektrogramm kontinuierlich registriert und eine Schlag-zu-Schlag-Analyse durchgeführt (THORMANN 1980e). Der Vergleich von 45 Schlägen mit PQ-Sequenzen 155±18 ms (zeitlich optimale AV-Sequenz) und 52 Schlägen mit einer mittleren PQ-Sequenz von 32±81 ms (nicht optimale Sequenz) ergaben einen signifikanten Anstieg des Aortendrucks um 38% (s. Abb. 13). Damit wurde, isoliert für den Wechsel zeitlich nicht optimaler versus optimaler koordinierter AV-Sequenzen der Vorteil der effektiven ATF unter den Bedingungen einer hochfrequenten ventrikulären Tachykardie demonstriert.

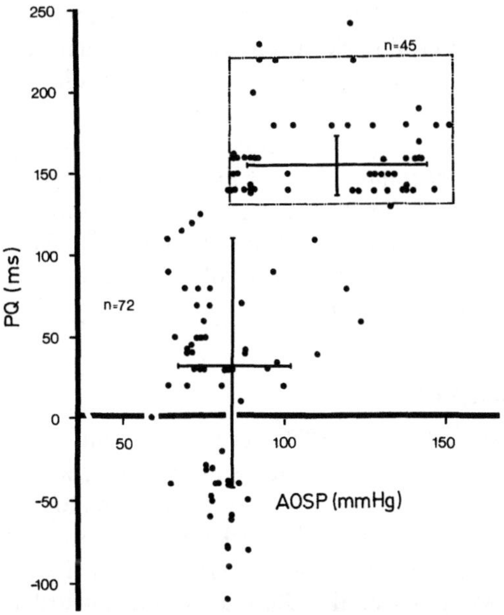

Abb. 13. Das Ergebnis einer „Schlag-zu-Schlag-Analyse" bei ventrikulärer Tachykardie mit einer effektiven Frequenz von 180/min. Der Vergleich von 45 Schlägen mit zeitlich optimaler PQ-Sequenz von 155 ± 17,5 ms und 72 Schläge mit einer PQ-Sequenz von 32,2 ± 80,9 ms ergab einen signifikanten Anstieg des Aortenspitzendrucks (*AOSP*) um 38% (84 ± 16 mm Hg vs. 116 ± 24 mm Hg; p < 0,001). Die graphische Darstellung demonstriert die Vorteile einer effektiven atrialen Transportfunktion gegenüber den ständig wechselnden Bedingungen einer AV-Dissoziation bei hochfrequenter ventrikulärer Tachykardie (THORMANN 1980e)

III. Die Rolle der Myokardfunktion

Verantwortliche Mechanismen für die hämodynamischen Auswirkungen auch bei tachykarden Rhythmusstörungen sind: 1. Herzfrequenzänderung, 2. Verlust der ATF, 3. ventrikuläre Asynchronie, 4. myokardiale Kontraktilität, 5. valvuläre Regurgitation und 6. periphere Kreislaufregulation. Dabei ist die Qualität der Herzmuskelleistung bestimmend, welche individuell und natürlich auch je nach Myokardeinschränkung variieren kann. Frequenzerhöhung birgt eine positiv inotrope Wirkung, obwohl dies mit einer Verkürzung der Kontraktionsdauer einhergeht. Dieser Effekt ist weniger ausgeprägt beim nicht narkotisierten Tier, beim eingeschränkten Myokard und beim isolierten Herzmuskel im Vergleich zum narkotisierten Tier (HIGGINS et al. 1973). Die Relation von HF und Schlagvolumen ist dahingehend charakterisiert, daß das HZV über eine große Frequenzbreite konstant erhalten werden kann. Andererseits wird unter Tachykardie über eine Verminderung des Schlagvolumens und Senkung der LV-diastolischen Füllung eine Kompensation durch Frequenzänderung geschaffen, so daß ein ausreichendes HZV für die Perfusion der Peripherie resultiert (ROSS et al. 1965a). Die Toleranzspanne der HF, in welcher diese Kompensation symptomfrei funktioniert, ist bei erkrankten Herzen gegenüber dem gesunden eingeschränkt (BENCHIMOL u. LIGGETT 1966). Während z.B. SVT beim herzgesunden

Patienten oft keine Symptomatik auslöst, reduziert sie beim KHK-Kranken den arteriellen Druck und das HZV und erhöht gleichzeitig den Pulmonalarteriendruck, so daß kardiale Dekompensation resultiert. Außerdem kann die Erhöhung der HF das Verhältnis von O_2-Angebot und -Bedarf stören, wobei Ischämie und LV-Dyssynergie resultieren. Myokardfunktion im Zusammenhang mit der Wertigkeit solcher Einflüsse wie „optimale HF", PESP, ATF und ventrikuläre Asynergie haben ihre Bedeutung auch für die tachykarden Rhythmusstörungen, wie bereits an anderer Stelle abgehandelt worden ist (s. C.VI.5, D.I, D.II). Das Alternans-Phänomen stellt eine Änderung der Myokardfunktion dar, die vornehmlich mit Tachykardien beobachtet wird.

1. Ventrikulärer Alternans (Pulsus alternans)

Das Phänomen ventrikulärer Alternans (VA), seit 1872 (TRAUBE) bekannt, beschreibt eine charakteristische Pulswellenfolge, bei welcher starke und schwache Wellen in regelmäßigen Abständen alternieren (s. Abb. 14). Dieses Phänomen läßt sich für Atrien (DAVID et al. 1981) und für die Ventrikel (LEE u. SUTTON 1981) nachweisen, vorwiegend bei erkranktem Myokard (ESTEBAN et al. 1982), aber auch bei gesundem Herzen (SAUNDERS et al. 1962). Ursächlich wurden extrakardiale Faktoren postuliert (WENCKEBACH 1914), eine partielle, inkomplette metabolische Erholung (STRAUB 1917) oder ein alternierender Kontraktionsausfall gewisser myokardialer Segmente (GREEN 1935; WIGGERS 1952). Tierexperimentell wurden bei VA alternierend unterschiedliche enddiastolische Muskelfaserdehnungszustände nachgewiesen (MITCHELL et al. 1963). VA wird klinisch vorwiegend bei Herzmuskelerkrankungen festgestellt, unter Tachykardie, aber auch beim gesunden Herzen. Selten ist „totaler Alternans" (HURST u. LOGUE 1970), wobei die alternierend schwache Pulswelle nicht tastbar ist, die Aortenklappenöffnung ausbleibt, und das Fehlen des Ejektionstons und der aortalen Komponente des 2. Herztons bei jedem zweiten Herzschlag nachgewiesen worden sind (LEE u. SUTTON 1981). Verstärkte venöse Anflutung beim aufrechten Stehen oder Nitrogabe (FRIEDMAN et al. 1953) verstärken die Manifestationen des VA. Beim VA kann eine charakteristische LV-Wandbewegungsunterbrechung in der frühen Diastole auftreten (D'CRUZ et al. 1976; LEE u. SUTTON

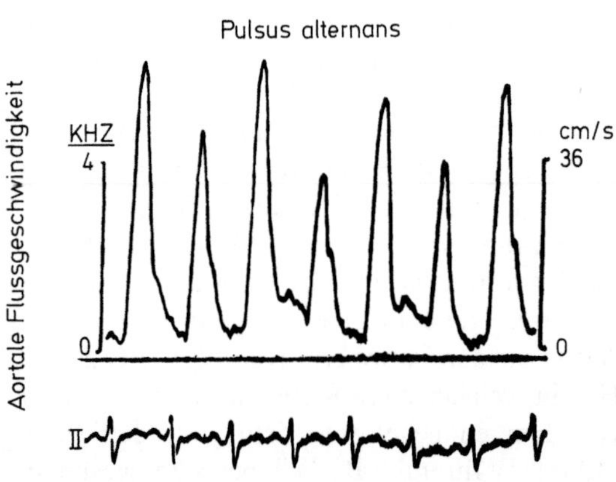

Abb. 14. Aufzeichnung der Aortenflußgeschwindigkeitskurve und des EKGs (Abl. II) bei Pulsus alternans bei einem Patienten mit Kardiomegalie. Die alternierend wechselnden Höhen der Flußwerte in der Aorta sind deutlich sichtbar; KHZ Kilohertz. (Modifiziert nach BENCHIMOL 1970)

1981), die auf eine abnormale Myokardrelaxation aufgrund diastolischer Myofibrillenlängenänderungen bei VA zurückgeführt wird (MITCHELL et al. 1963). Kausal kommen aber auch LV-Compliance-Änderungen in Frage.

2. Atrialer Alternans

Atrialer Alternans (AA) wurde durch atriale Stimulation am Hundeherzen demonstriert. Das Auftreten von AA kann erwartet werden bei atrialen Tachykardien, Vorhofflattern, AV-nodalen und -junktionalen Tachyarrhythmien und bei ventrikulärer Tachykardie mit 1:1-Rückleitung in die Vorhöfe. AA oder ventrikulärer Alternans werden weiterhin bei myokardialen Erkrankungen oder im Zusammenhang mit antiarrhythmischer Therapie beobachtet, wenn diese die myokardiale Kontraktilität beeinträchtigt. AA ist wegen der Überlagerung der gleichzeitigen Phänomene des ventrikulären Alternans schwer zu demonstrieren. Die hämodynamischen Konsequenzen eines AA in den erwähnten klinischen Situationen sind nicht aufgeklärt. Seine Funktion wird als kompensatorischer Mechanismus unter den Bedingungen der hämodynamisch negativen Auswirkungen einer Tachyarrhythmie gewertet: Es ist vorstellbar, daß ein 2:1-AA einen Anteil der positiven ATF zur ventrikulären Füllung aufrechterhält. Wenn jedoch AA unter AV-Leitungsstörungen oder AV-Dissoziation auftritt, könnte die ungünstige Auswirkung von schwächeren atrialen Kontraktionen die ATF sowie das HZV weiter reduzieren und dabei die bereits eingeschränkte LV-Funktion weiter negativ beeinflussen.

3. Das AFORMED-Phänomen

Es ist bislang ungeklärt, ob das sog. AFORMED-Phänomen eine Spielart des Alternans-Phänomens darstellt. Dieser Begriff beschreibt die Tatsache, daß bei Tachykardien nicht jeder elektrischen Depolarisation eine ventrikuläre systolische Kontraktion folgt, und zwar rhythmisch alternierend (CORDAY et al. 1968, 1969). Auf AFORMED wird zurückgeführt, daß nicht alle hochfrequenten Arrhythmien von einem Abfall des Schlagvolumens bzw. HZV begleitet sind, da durch AFORMED eine verlängerte diastolische LV-Füllungsperiode zustande kommt, so daß HZV, Druck und koronarer Blutfluß nahezu normal aufrechterhalten werden können. Dabei ist das Verhältnis QRS-Komplexe zur Anzahl der Herztöne 2:1.

IV. Die Bedeutung einer gestörten AV-Klappenfunktion bei tachykarden Rhythmusstörungen

1. Tachykardie und Aortenklappenstenose

Rhythmusstörungen im normalen wie tachykarden Frequenzbereich treffen bei Aortenklappenstenosen (AS) auf ein hypertrophiertes oder dilatiertes Myokard. Die Tachykardie-induzierte Verkürzung der Diastolendauer, in welcher die Myokardperfusion stattfindet, ist verhältnismäßig stärker ausgebildet durch die verlängerte systolische LV-Ejektionszeit zum Aufbau des Gradienten bei AS.

Außerdem ist bei AS eine wesentliche kompensatorische Dilatation des koronaren Gefäßbettes unter Tachykardie nicht mehr möglich, da diese Reserve aufgrund fortgeschrittener LV-Hypertrophie bereits in Ruhe aufgebraucht wird (BUCKBERG et al. 1975). Dabei sind die Voraussetzungen für eine Myokardischämie gegeben, die das gesamte LV-Subendokard betreffen, im Gegensatz zur lokalisierten Ischämie bei KHK.

2. Die Rolle des transaortalen Klappengradienten

Systematische Untersuchungen der Änderungen der für den Hypertrophiegrad entscheidenden Determinanten wie LV-Druck, transvalvulärer systolischer Gradient und Aortenklappenöffnungsfläche lassen sich unter den kontrollierten Bedingungen eines stimulierten Paroxysmus ventrikulärer Tachykardie bei AS durch rheumatische Klappenerkrankung bzw. bei den residualen transvalvulären Gradienten nach Kunstklappenersatz unter kontrollierten Bedingungen durchführen (THORMANN 1980d; THORMANN et al. 1981, 1982b, c). Bei Patienten mit AS und einem systolischen mittleren Gradienten von 51 mmHg wurden hämodynamische Änderungen unter stimulierter ventrikulärer Tachykardie mit den Fre-

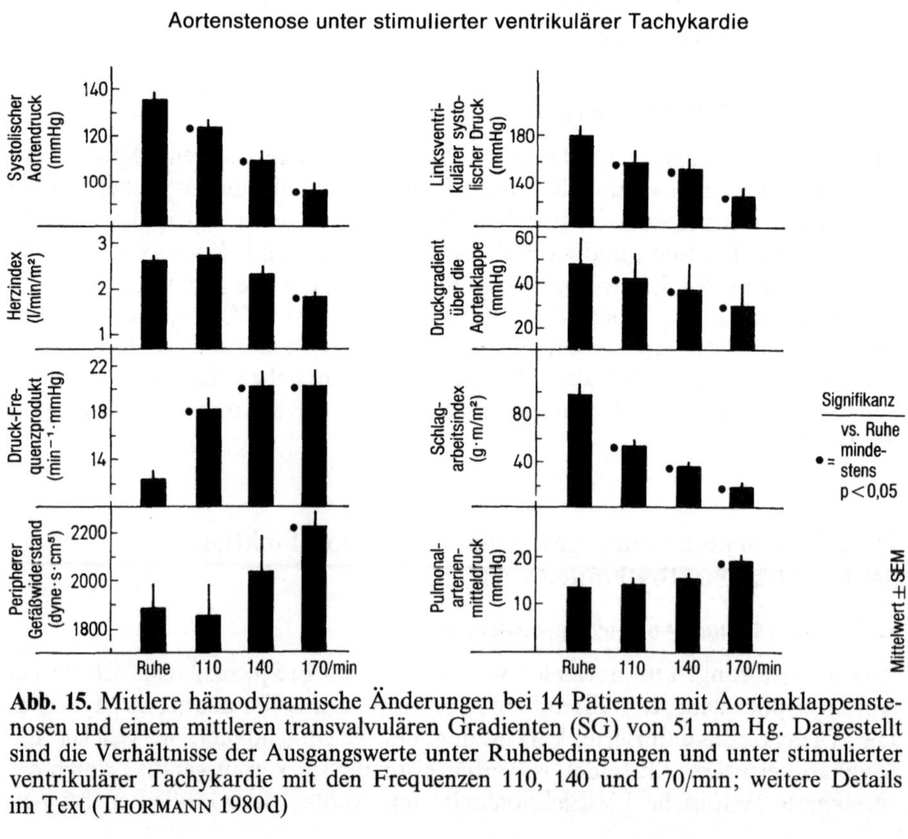

Abb. 15. Mittlere hämodynamische Änderungen bei 14 Patienten mit Aortenklappenstenosen und einem mittleren transvalvulären Gradienten (SG) von 51 mm Hg. Dargestellt sind die Verhältnisse der Ausgangswerte unter Ruhebedingungen und unter stimulierter ventrikulärer Tachykardie mit den Frequenzen 110, 140 und 170/min; weitere Details im Text (THORMANN 1980d)

quenzen 110, 140 und 170/min geprüft (THORMANN 1980d) (s. Abb. 15). Arterielle systolische Drücke, Schlagarbeit, Schlagvolumen und Gradienten fielen proportional zur steigenden HF ab, während Tachykardie-induzierte Änderungen anderer Parameter nur bei Höchstfrequenzen signifikant waren: der Abfall des Aortendrucks, des HZV sowie der Anstieg des diastolischen Aortendrucks, des Pulmonalarteriendrucks und des peripheren und pulmonalen Gefäßwiderstands. Der Vergleich von Änderungen hämodynamischer Parameter unter den drei Tachykardiestufen bei AS mit kleinem Gradienten (19 mmHg im Mittel) und großen Gradienten (74 mmHg im Mittel) ergab signifikante Unterschiede nur für den LV-Druck, Aortendruck und das Druck-Frequenz-Produkt bei Höchstfrequenz (s. Abb. 16). Die Korrelation HF versus HZV ergab folgendes: 1. Große Gradienten bedingen niedere HZV-Werte in Ruhe und einen weniger steilen Abfall bei steigenden Frequenzen im Gegensatz zu Fällen mit geringeren Gradienten, bei welchem höhere Ruhewerte bestehen und die Tachykardie-bedingte HZV-Verminderung steiler ausfällt (s. Abb. 17); 2. je höher der systolische Gradient, desto deutlicher der Abfall des HZV mit steigender Frequenz; 3. mit fortschreitender pathologisch-anatomisch bedingter Einengung der Aortenklappenfläche bei Aortenstenose ist ein rapiderer Abfall des HZV bei steigenden Frequenzen zu erwarten.

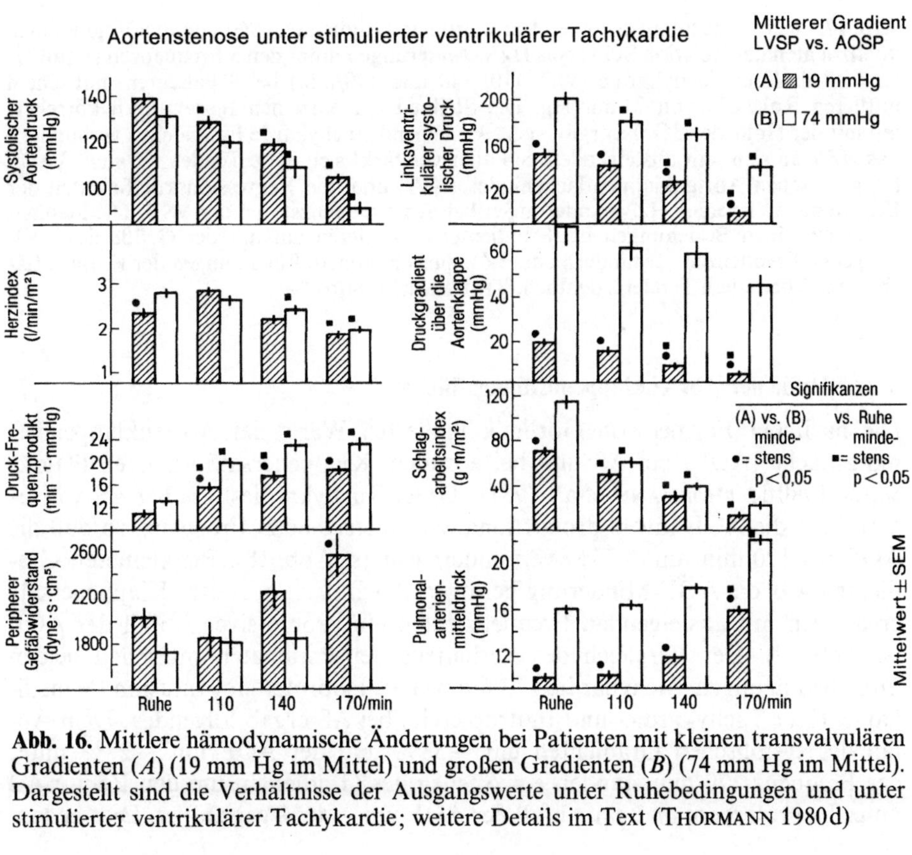

Abb. 16. Mittlere hämodynamische Änderungen bei Patienten mit kleinen transvalvulären Gradienten (*A*) (19 mm Hg im Mittel) und großen Gradienten (*B*) (74 mm Hg im Mittel). Dargestellt sind die Verhältnisse der Ausgangswerte unter Ruhebedingungen und unter stimulierter ventrikulärer Tachykardie; weitere Details im Text (THORMANN 1980d)

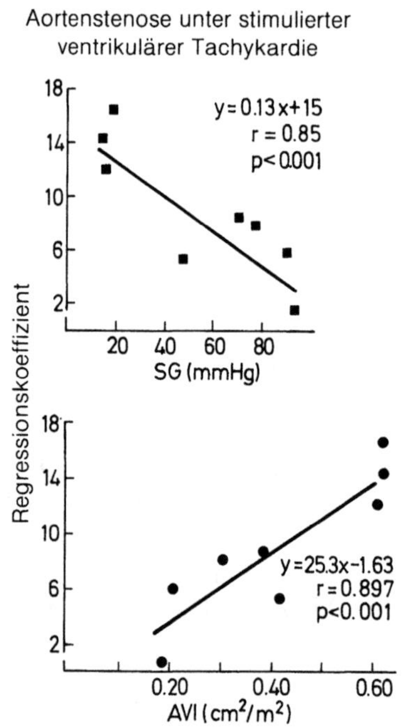

Abb. 17. *Oben:* Beziehung zwischen transaortalem Gradienten (*SG*) und den Regressionskoeffizienten der Relation SG versus HZV-Änderungen unter den 3 Frequenzen stimulierter ventrikulärer Tachykardie (VST 110, 140 und 170/min) bei 8 Patienten, mit einem mittleren Ruhe-SG von 74 mm Hg. Die Steilheit der einzelnen Beziehungen korreliert gut mit der Höhe der SG. Es ergibt sich: Ansteigende tachykarde Frequenzen vermindern das HZV an sich, mit ansteigendem SG aber verstärkt sich diese Tendenz. *Unten:* Beziehung zwischen Aortenklappenflächenindex (*AVI*) und den Regressionskoeffizienten der Beziehung AVI versus HZV-Änderungen bei den Frequenzstufen der VST. Die Steilheit dieser einzelnen Beziehungen bei 8 Patienten korrelieren gut mit der Größe des AVI. Steigende Frequenzen vermindern das HZV an sich, höhere Einengungen der Klappenfläche verstärken diese Tendenz deutlich (THORMANN 1980d)

3. Die Rolle der Aortenklappenöffnungsfläche

Die nach der Formel von Gorlin kalkulierten Werte der Aortenklappenöffnungsfläche (AÖF) bei AS und bei aortalem Klappenersatz variieren (THORMANN 1980d; THORMANN et al. 1981): Unter Tachykardiestress bei AS verringerte sich die AÖF invers proportional zur ansteigenden Frequenz, so daß die AÖF bei 170/min um −35% vermindert war (s. Abb. 18). Bei kleineren Gradienten war die AÖF-Minderung geringer. Auch nach aortalem Klappenersatz ergab sich mit ansteigenden Frequenzstufen ein progressiver Abfall der AÖF (s. Abb. 19). Der Vergleich des Verhaltens der Parameter unter den beiden Stressbedingungen Tachykardie 170/min versus Isoproterenol-Infusion (=medikamentöser Tachykardie- und Inotropiereiz) bei AS ergab folgendes: Dem Abfall des systolischen Gradienten um −38% und der AÖF um −27% unter der Frequenz 170/min standen ein Anstieg des Gradienten um den Faktor 4,2 unter Isoproterenol und ein Abfall der AÖF um −46% gegenüber. Dies bedeu-

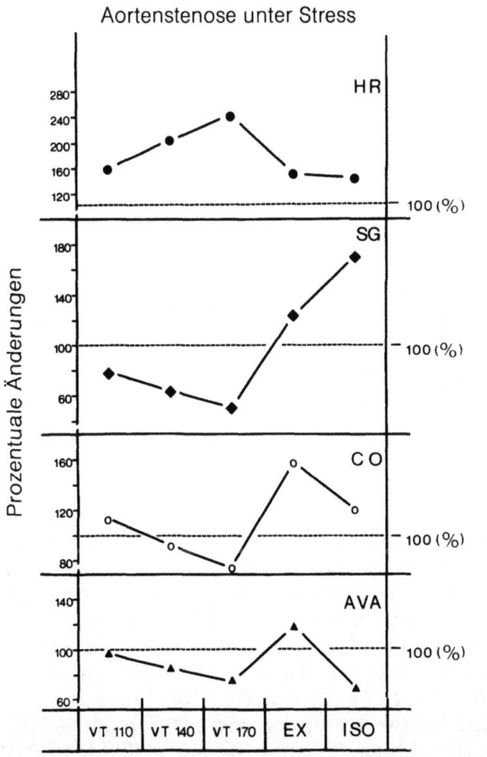

Abb. 18. Es sind die Mittelwerte der Ergebnisse einer Literaturanalyse von 24 Untersuchungen (1961–1979) bei Aortenklappenstenosen unter 3 unterschiedlichen Arten eines Belastungstests dargestellt. Die Graphik zeigt die mittleren Prozent-Änderungen von Herzfrequenz (*HR*), systolischem transaortalem Gradienten (*SG*), HZV (*CO*) und berechneter Aortenklappenöffnungsfläche (*AVA*), während stimulierter ventrikulärer Tachykardie (VST 110, 140 und 170/min), Ergometrie (*EX*) und Isoproterenol-Infusion (*ISO*). Die extremsten Abweichungen von der 100%-Linie (Ausgangswert = 100%) ergaben sich unter ISO-Belastung: Während SG um +70% anstieg und CO um +20%, verringerte sich die AVA um −31%. Unter EX stieg SG um +20%, CO um +60%, während die AVA um +17% zunahm. Unter VST fiel SG progressiv und bei der Frequenz 170/min extrem um −50% und CO um −37%; dabei verringerte sich AVA um −26%. Es ergibt sich, daß hämodynamische Meßwerte, je nach Art der durchgeführten Belastung, charakteristischen Änderungen unterliegen (Thormann 1980d)

tete eine systematische Bestätigung des empirisch gefundenen Phänomens des „apparent valve change“ (Bache et al. 1971), nach welchem sich eine valvuläre Obstruktion nicht unter allen hämodynamischen Umständen als ein fixiertes Orificium verhält. Nach diesen Untersuchungen unterliegen belastungsinduzierte, mit Frequenzanstieg einhergehende hämodynamische Änderungen von Gradienten, HZV und AÖF bei AS und nach Aortenklappenersatz charakteristischen Gesetzmäßigkeiten nach Ausmaß und Richtung, je nach der Art der induzierten Belastung: Ergometrie, Inotropie oder Tachykardie. Der gefundene potentielle Anstieg des residualen Druckgradienten nach erfolgreichem Aortenklappenersatz unter kombinierter Tachykardie- und Inotropiebelastung (Isopro-

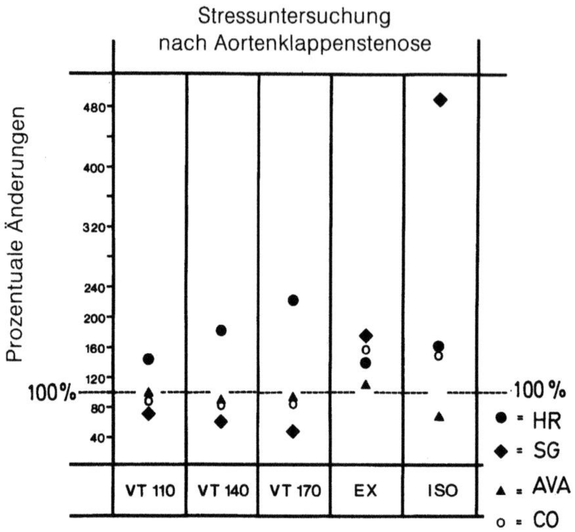

Abb. 19. Es sind die Mittelwerte der Ergebnisse einer Literaturanalyse von 28 Untersuchungen (1965–1979) nach aortalem Klappenersatz unter 3 verschiedenen Arten eines Belastungstests dargestellt. Die Graphik zeigt die mittleren Prozent-Änderungen von Herzfrequenz (*HR*), systolischem transaortalem Gradienten (*SG*), HZV (*CO*) und berechnete Aortenklappenöffnungsfläche (*AVA*) während stimulierter ventrikulärer Tachykardie (VST 110, 140 und 170/min), Ergometrie (*EX*) und Isoproterenol-Infusion (*ISO*). Die extremsten Abweichungen von der 100%-Linie (Ausgangswerte = 100%) ergaben sich unter ISO-Belastung: Während SG um den Faktor 4,8 anstieg und CO sich um +50% erhöhte, verringerte sich die AVA um −33%. Unter EX stieg SG um +80% und CO um +60%, während die AVA sich um +9% geringgradig vergrößerte. Unter VST fiel SG progressiv und bei der Frequenz 170/min extrem um −53% und CO um −15%; dabei verminderte sich die AVA um −14%. Es ergibt sich, daß hämodynamische Meßwerte je nach Art der durchgemachten Belastung, auch nach Aortenklappenersatz charakteristischen Änderungen unterliegen (THORMANN et al. 1981)

terenol) um den Faktor 4,2 (das entspricht einer mäßiggradigen AS) bei gleichzeitiger Verkleinerung der errechneten AÖF (s. Abb. 20) muß nach seinen möglichen Auswirkungen als Begrenzung für den postoperativen Rückgang der LV-Hypertrophie gelten und als Einschränkung der Belastbarkeit nach Aortenklappenersatz.

4. Tachykardie und Aortenklappeninsuffizienz

Eine tachykardiebedingte Verkürzung der Diastolendauer bei Aortenklappeninsuffizienz (AI) bewirkt bei steigender Pulsfrequenz zwischen 90–120/min eine Zunahme des diastolischen Aortendruckes und eine Abnahme der Blutdruckamplitude sowie eine Verminderung der aortalen Regurgitationsstrecke. Klinisch gibt daher die Blutdruckamplitude ohne Angabe der assoziierten Herzfrequenz zu Täuschungen über den Schweregrad der AI Anlaß. Bei schwerer AI nimmt das HZV unter steigender HF von 90–120/min deutlich zu im Gegensatz zu leichtgradiger AI; außerdem kommt es dabei zu einer Zunahme des vorwärts strömenden Volumens auf Kosten des rückwärts strömenden Volumens, wobei

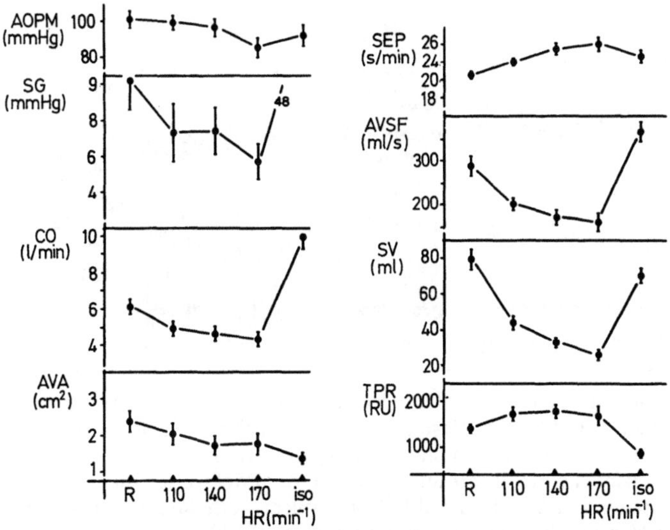

Abb. 20. Hämodynamische Änderungen unter ventrikulärer Stimulation (VST 110, 140 und 170/min) und Inotropie-Belastung mit Isoproterenol (ISO) ca. 6 Monate nach Aortenklappenersatz (5 Björk-Shiley-Klappen A 29 und 5 SJM-Ventile A 25). Dargestellt sind die Änderungen versus Ruhebedingungen (*R*) für den Aortenmitteldruck (*AOPM*), den transaortalen Druck-Gradienten (*SG*), für das HZV (*CO*) und für die Aortenklappenöffnungsfläche (*AVA*) sowie für die systolische Ejektionsperiode/min (*SEP*), den transaortalen systolischen Fluß (*AVSF*), das Schlagvolumen (*SV*) und den totalen peripheren Gefäßwiderstand (*TPR*). Die Parameteränderungen waren progressiv umgekehrt proportional zur Herzfrequenzhöhe, aber proportional bei der SEP und dem TPR. Verglichen mit der VST führte die Inotropiebelastung mit ISO zu gegensinnigem Verhalten bei den Parametern AOPM, SG und CO, wohingegen der Abfall von AVA gegenüber demjenigen unter VST 170/min noch weiter verstärkt wurde. Bei SG führte VST 170/min zu einem Abfall von −67%, unter ISO dagegen zu einem Anstieg um +53% des mittleren Ausgangswertes. Bei CO kam es zu einem Abfall um −14% unter VST 170/min und zu einem Anstieg um +42% unter ISO; bei der AVA zu einem Abfall um −13% unter VST 170/min und zu einem stärkeren Abfall um −43% unter ISO (Thormann et al. 1981)

die Koronardurchblutung ansteigt, so daß der frequenzbedingte Anstieg der MVO_2 auch bei AI nicht durch eine erhöhte O_2-Ausschöpfung erreicht wird. Auf diese Weise wurde systematisch nachgewiesen, daß bei schwerer AI des menschlichen Herzens eine langsame Pulsfrequenz die Hämodynamik ungünstig beeinflußt (Rothlin et al. 1968).

V. Koronarer Blutfluß unter tachykarden Rhythmusstörungen

Es könnte erwartet werden, daß sowohl plötzlicher Beginn als auch das abrupte Ende eines tachykarden Paroxysmus unterschiedliche Auswirkungen hätte, je nach funktioneller Integrität des zugrundeliegenden Myokards. Mit dem Ziel, solche potentiellen Unterschiede zu definieren sowie die Bedeutung sich ändernder Herzfrequenzen in ihren unmittelbaren zirkulatorischen Auswirkungen zu

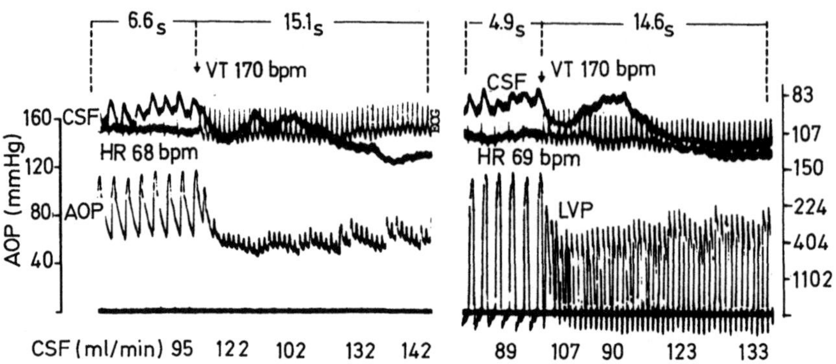

Abb. 21. Simultane Aufzeichnung von arteriellem Druck (*AOP, LVP*) und Koronarsinusausfluß (*CSF*) unter einem simulierten Paroxysmus ventrikulärer Tachykardie (VT 170/min). Es handelt sich um 2 zeitlich aufeinanderfolgende Meßphasen beim selben Patienten; es liegt eine ausreichende Reproduzierbarkeit der Meßwerte vor. Dies gilt auch für die Phase des rapiden initialen Druckabfalls mit aufrechterhaltener Koronarperfusion; *bpm* Schläge pro Minute; *HR* Herzfrequenz (THORMANN 1980a)

erfassen, wurden adaptive Änderungen von Druck, CBF und Koronarwiderstand sowie deren zeitliche Sequenzen bei Herzgesunden und auch bei Patienten mit KHK und LV-Hypertrophie bei Aortenklappenstenosen untersucht (THORMANN 1980b; THORMANN et al. 1982b, c). Tachykarde ventrikuläre Paroxysmen wurden durch Ventrikelstimulation mit der Frequenz 170/min in allen Phasen simuliert und die Koronardurchblutung nach dem Prinzip der kontinuierlichen Thermodilution (GANZ et al. 1971) gemessen. Die nach dieser Methode errechneten Werte wurden als Äquivalent zur quantitativen Angabe von Änderungen des aktuellen LV-Koronararteriendurchflusses angewendet. Es wird als gesichert angesehen, daß im menschlichen Koronarsinus entnommenes Blut eine integrierte Probe der LV-Durchblutung darstelle, zumindest aber der des R. interventricularis ant. der linken Koronararterie (HOOD 1968). Der Vorteil einer Messung des Koronarflusses nach GANZ besteht darin, daß sie kontinuierliche CBF-Bestimmungen erlaubt, so daß Änderungen selbst in den Übergangsstadien eines tachykarden Paroxysmus erfaßt werden können (s. Abb. 21).

1. Zum Verhalten von Druck und koronarem Blutfluß in den einzelnen Phasen einer stimulierten ventrikulären Tachykardie mit der Frequenz 170/min

Druck- und CBF-Änderungen (s. Abb. 22) wurden für alle Patientengruppen für folgende Phasen erfaßt: a) der Ausgangswert, b) die Phasen vom plötzlichen Tachykardiebeginn an über 60 s, c) das steady state der Tachykardie gegen Ende der ersten Minute, d) die Phase vom Zeitpunkt der plötzlichen Unterbrechung der Tachykardie mit Wiedereinsetzen des regulären Sinusrhythmus und e) das steady state nach Stimulationsende (THORMANN et al. 1982b). Um die Druck- und CBF-Tendenzen für das Kontinuum in den zwei Phasen der plötzlich induzierten Frequenzänderung möglichst akkurat zu erfassen, wurden innerhalb der ersten 30 Sekunden Tachykardie jeweils 10 Mittelwertsbestimmungen

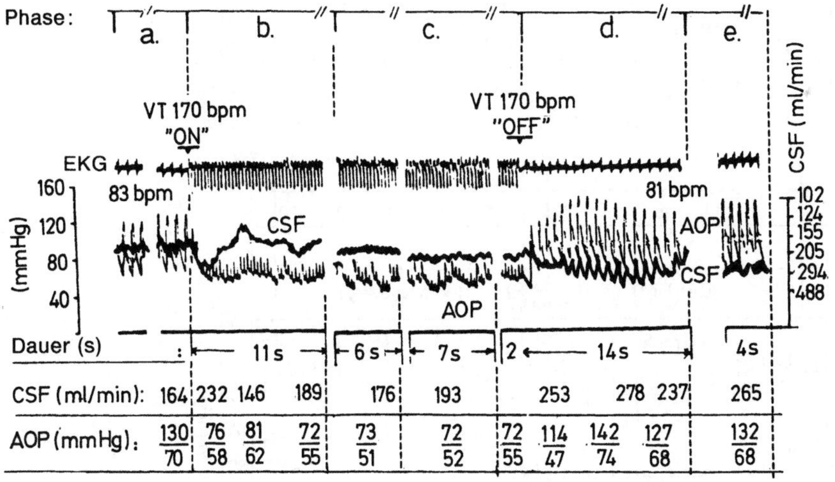

Abb. 22. Sechs Abschnitte einer kontinuierlichen Originalaufzeichnung bei einem herzgesunden Patienten. EKG (Abl. II), Aortendruck (*AOP*) und Koronarsinusfluß (*CSF*) sind simultan aufgezeichnet. Die Abschnitte *a.–e.* markieren die einzelnen Meßphasen (s. Text); alle 3 Patientengruppen wurden nach dem gleichen Schema untersucht; *bpm* Schläge pro Minute (THORMANN 1980b)

aufgezeichnet (s. Abb. 23). Bis zur sechsten Sekunde nach plötzlichem Tachykardiebeginn blieb der CBF angesichts eines 50%igen Abfalls des Perfusionsdrucks praktisch auf dem Ausgangsniveau erhalten, während in der Kontroll- und Hypertrophiegruppe mit geringerem mittleren Druckabfall (um −33 und −42%) sogar die Tendenz zu einem temporären Anstieg des CBF, über den Ausgangswert hinaus, zu finden war; der Koronarwiderstand fiel in dieser Periode bei allen Gruppen ab. In der 13.–27. Tachykardiesekunde kam es zu dem stärksten Abfall des CBF in der Größenordnung von nur −11 bis −29%, während der Perfusionsdruck sich leicht erhöhte. In der Steady-state-Phase der Tachykardie waren die Flußwerte auf Ausgangshöhe bzw. darüber hinaus angestiegen, und der Aortendruck hatte sich weiter erhöht auf Werte zwischen −14 und −32% unterhalb des mittleren Ausgangswertes. Die Phase unmittelbar nach Abschalten der Tachykardie war charakterisiert durch eine temporäre überschießende Erhöhung, vornehmlich des systolischen Drucks mit Ausweitung der Amplitude. Zwischen der 3. und 13. Sekunde sank währenddessen der Koronarfluß zunächst ab und erhöhte sich erst um die 18. Sekunde. Die Ergebnisse demonstrieren die Rapidität der hämodynamischen Anpassungsänderungen, z.B. bei Tachykardiebeginn, als der erhebliche initiale Druckabfall durch eine gleichzeitig überhöhte Koronardurchblutung sozusagen aufgefangen wird. Im Tierexperiment an nicht narkotisierten Hunden wurde dieses Phänomen auf initiale metabolische Regulationsmechanismen zurückgeführt (PITT u. GREGG 1968; BELLONI u. SPARKS 1977). Weiterhin ergibt sich, daß in der Steady-state-Phase der Tachykardie mit Drücken um −11 bis −28% unterhalb des Ausgangswertes der CBF erhalten bleibt. Auch dieses Phänomen hat experimentelle Parallelen: Bei für den Hund kritischen Herzfrequenzen um 300/min, wenn das HZV aufgrund inkompletter ventrikulärer Relaxation und inadäquater ventrikulärer Füllung

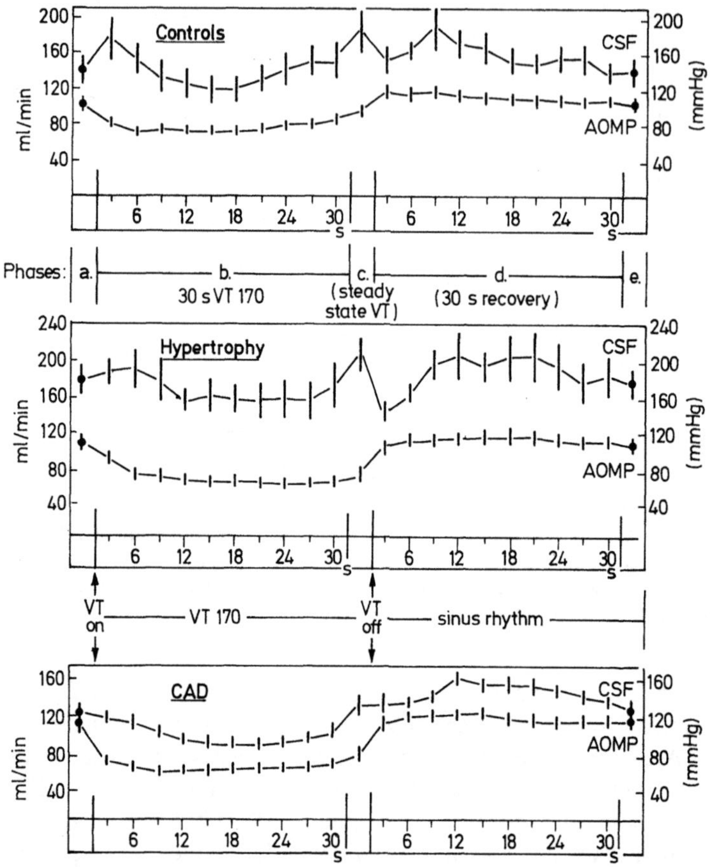

Abb. 23. Übersicht über die Mittelwerte von arteriellem Mitteldruck (*AOMP*) und Koronarfluß (*CSF*) für die Meßphasen *a.–e.* (Details s. Text) bei den 3 Patientengruppen: Herzgesunde (*Controls*), mit LV-Hypertrophie (*Hypertrophy*) und mit koronarer Herzkrankheit (*CAD*). Weitere Details im Text (THORMANN 1980b)

Abb. 24. Bei 17 Patienten mit koronarer Herzerkrankung wurden nach der Bretschneider-Formel (BRETSCHNEIDER 1967) berechnete (MVO_2-*ET*) und direkt bestimmte Werte (MVO_2-$AVDO_2$) korreliert. Es ergab sich eine ausreichende Übereinstimmung über einen weiten Bereich, wenn Parallelbestimmungen von 3 hämodynamischen Zuständen eines tachykarden Paroxysmus korreliert wurden, wobei die direkt bestimmten Werte ca. 16% höher waren als die indirekt errechneten, möglicherweise, weil diese den MVO_2 des linken Ventrikels und jene den MVO_2 des gesamten Herzens bestimmen. Die Berechnungen nach beiden Bestimmungsmethoden ergaben, daß die Tachykardie (VT 170/min) eine ca. 60%ige Erhöhung des MVO_2 erfordert und der Zustand sofort nach Tachykardieende (*IPP*) immerhin noch eine ca. 30%ige Erhöhung, verglichen mit der Ausgangssituation (*Ruhe*) (THORMANN et al. 1982a).

Abb. 25. Aortenmitteldruck (*AOPM*), Koronarfluß (*CS-Flow*) und Laktatmetabolismus bei Gesunden (*control*), Koronarkranken (*CAD*) und Aortenstenosen (*Hypertrophy*), dargestellt sind Steady-state-Werte vor (*R*) und nach Dipyridamol (*D*) und unter induzierter Tachykardie (*VT* 170). Weitere Details im Text. ● = $p < 0,05$ vs. Kontrollwert (THORMANN 1980c)

MVO_2-Bestimmung (n=13)	Kontrolle	Ventrik. Pacing (VT 170/min)	Sofort nach VT-Ende
MVO_2-ET (ml/min/100g)	7,61	12,9 (+70%)	9,3 (+22%)
MVO_2-AVDO$_2$ (ml/min/100g)	8,94	13,4 (+50%)	11,8 (+32%)

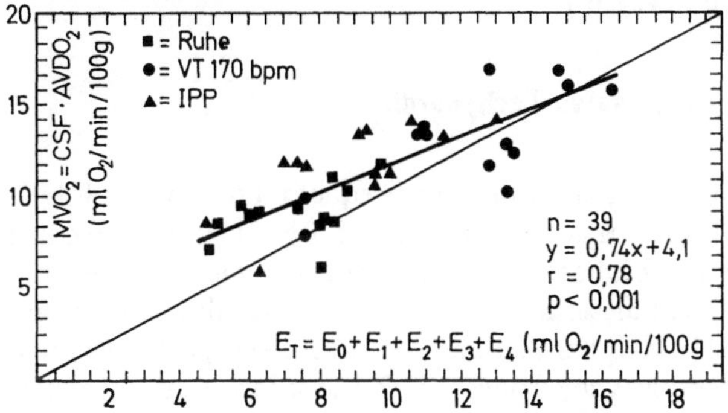

Abb. 24.

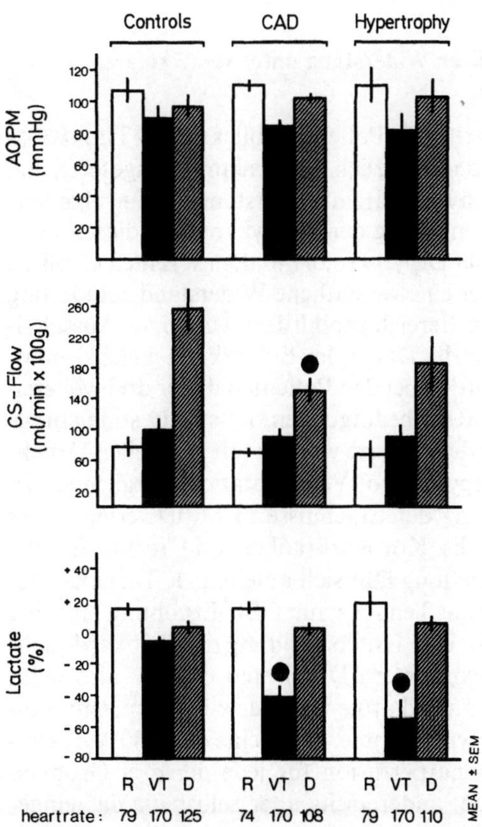

Abb. 25.

nicht mehr aufrechterhalten werden kann, fällt der Perfusionsdruck und die CBF steigt sogar weiterhin an (PITT u. GREGG 1968). Die Befunde an den Patientenkollektiven demonstrieren außerdem, daß die hämodynamische Anpassung plötzlicher Frequenzänderung in ihrer Tendenz bei gesundem und koronarerkranktem Myokard qualitativ nicht unterschieden ist, wohl aber quantitativ. Dies spricht für das Wirksamwerden zusätzlicher Mechanismen, abgesehen von der zu postulierenden Reduktion der koronarvaskulären Reservekapazität bei ischämisch eingeschränktem Myokard.

2. Zur Energiebilanz einer ventrikulären Tachykardie mit der Frequenz 170/min

Die simulierte paroxysmale Tachykardie mit der Frequenz 170/min bei KHK-Patienten enspricht einer Frequenzsteigerung um +120%. Daraus errechnet sich durch Kalkulation unter Einbeziehung der übrigen Determinanten des MVO_2 (BRETSCHNEIDER 1967) in dieser Situation wie auch nach direkter Bestimmung des MVO_2 (s. Abb. 24), daß parallel mit den beschriebenen Druck- und Flußänderungen die Tachykardie eine 60%ige, die Phase sofort nach Tachykardie immer noch eine 27%ige Erhöhung des MVO_2 erfordern (THORMANN et al. 1982a).

3. Koronarvaskulärer und extravaskulärer Widerstand unter ventrikulärer Tachykardie mit der Frequenz 170/min

Bei den Untersuchungen an drei weiteren Patientenkollektiven (THORMANN 1980c; THORMANN et al. 1982c) wurde zusätzlich Dipyridamol eingesetzt, um das Verhältnis von vaskulärem zu extravaskulärem Widerstand für verschiedene Myokardqualitäten festzulegen und den Bezug der Tachykardie zu diesen Größen zu definieren. Dies wird möglich, da Dipyridamol (40 mg i.v.) einen Großteil der erschöpfbaren Koronarreserve über eine wesentliche Widerstandsminderung durch Vasodilatation im präkapillären Bereich mobilisiert, was einer Ausschaltung der koronaren Autoregulation für die Dauer der Einwirkung gleichkommt. Druck, CBF und Laktatextraktion wurden bei den Patienten dieser drei weiteren Kollektive gemessen, und zwar unter Ruhebedingungen, im steady state stimulierter ventrikulärer Tachykardie, und diese Werte wurden mit arteriellen Druck- und Perfusionsänderungen unter Dipyridamol-Vasodilatation verglichen. In Abb. 25 erscheint die Zusammenfassung der Ergebnisse in Mittelwerten: links für die Kontrolle, in der Mitte für die Koronarkranken und rechts für die Hypertrophiegruppe. Aus dieser Darstellung läßt sich ableiten: 1. Tachykardie-induzierte Senkung des Drucks und eine Tendenz zur CBF-Erhöhung sind bei den drei Gruppen nicht unterschiedlich; eine Unterscheidung der Myokardqualität unter Tachykardiestress mit den Parametern Druck und CBF ist also nicht möglich. Dagegeben identifiziert eine Tachykardie-induzierte Laktatproduktion myokardiale Ischämie bei KHK und Hypertrophie. 2. Da eine ca. +30% Tachykardie-induzierte Steigerung der Koronarperfusion für jede der drei Gruppen ohne Unterschied nachgewiesen wurde, andererseits aber selbst für das eingeschränkte Myokard bei KHK und LV-Hypertrophie unter Vasodilatation mit

Dipyridamol eine Flußsteigerung erzielt werden konnte, ist eine Perfusionslimitierung durch die Tachykardie selbst demonstriert; die induzierte Erhöhung des extravaskulären Widerstands behindert die Koronardurchblutung, wodurch die tachykardiebedingte vaskuläre Widerstandssenkung begrenzt wird. Die Untersuchungsergebnisse demonstrieren, daß durch Tachykardie eine komplexe Situation geschaffen wird: Sie ist charakterisiert durch Abfall des koronaren Gefäßwiderstands aufgrund eines erhöhten O_2-Bedarfs auf der einen Seite und durch Anstieg des extravaskulären Widerstands mit Koronarflußbehinderung im Subendokardialbereich auf der anderen Seite, die hier durch die Tachykardiebedingte Laktatproduktion (als Ischämie-Indikator) angezeigt wird.

4. Isolierte Beurteilung des extravaskulären Widerstands bei Koronarkranken unter ventrikulärer Tachykardie mit ansteigenden Frequenzen

In einer weiteren Untersuchung bei neun Patienten mit und sechs Patienten ohne KHK wurde eine variable Determinante der Koronardurchblutung (der koronare Gefäßwiderstand) konstant gehalten, um die andere (den extravaskulären Widerstand) optimal beurteilen zu können (THORMANN 1980c; THORMANN et al. 1982c). Dies wurde bewerkstelligt durch Tachykardie-Einwirkung erst zum Zeitpunkt der Mobilisation der potentiellen Koronarreserve durch Dipyridamol-Injektion. Unter diesen Bedingungen, die einer simulierten Einschränkung der Autoregulation gleichkommt, führte Tachykardie eher zu einer stärkeren Verminderung des Koronarflusses in Abhängigkeit der benutzten Stimulationsfrequenz. In Abb. 26 sind die mittleren Meßergebnisse zusammengefaßt: Die resultierende Perfusionsminderung ist linear für beide Gruppen. Daraus ergibt sich,

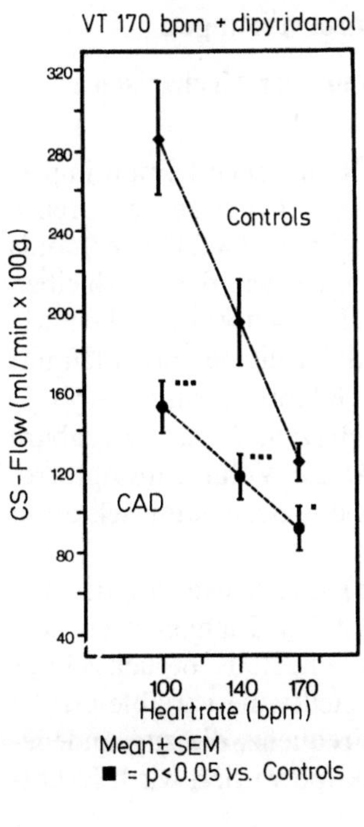

Abb. 26. Koronarsinusflußänderungen (*CS-Flow*) bei 6 Herzgesunden (*Controls*) und 9 Koronarkranken (*CAD*), bei denen nach Mobilisation der Koronarreserve durch Dipyridamol stimulierte ventrikuläre Tachykardien mit steigenden Frequenzen (VT 140 und 170/min) induziert wurden. Der Durchblutungsabfall ist bei beiden Gruppen linear; die Koronarreserve ist, gemessen an der Differenz der CSF-Werte, bei den Gesunden in Ruhe um den Faktor 1,8, unter VT 140 um 1,67 und unter VT 170 um 1,35 höher ($p < 0{,}05$) – der Durchblutungsabfall unter Tachykardie plus Dipyridamol-Einfluß, also steiler als bei den Koronarkranken, deren Koronarreserve weitgehend erschöpft ist (THORMANN 1980c)

daß die Koronarreserve in der Kontrollgruppe wesentlich höher als die in der KHK-Gruppe ist, und zwar um den Faktor 1,8 unter Ruhebedingungen (i.e. bei einer Herzfrequenz von 100/min); um den Faktor 1,67 bei ventrikulärer Tachykardie mit der Frequenz 140/min und um den Faktor 1,35 bei ventrikulärer Tachykardie mit der Frequenz 170/min. Die demonstrierten Ergebnisse stimmen gut mit experimentellen Erhebungen überein, nach denen koronare Obstruktion und wahrscheinlich auch LV-Hypertrophie mit reduzierter Koronarreserve einhergehen, was zu einem großen Anteil einer Ischämie des Subendokards zuzuschreiben ist, die regional auftritt bei KHK und global bei LV-Hypertrophie. Daher bewirken höhere Herzfrequenzen wie z.B. bei paroxysmaler ventrikulärer Tachykardie beim eingeschränkten Myokard nicht nur eine stärkere Reduktion der arteriellen Druckentwicklung bzw. eine weniger ausgeprägte Tendenz, den Koronarfluß aufrechtzuerhalten, sondern sie verursachen außerdem noch einen stärkeren Abfall des Schlagvolumens und der Ejektionsfraktion (SWIRYN et al. 1981b). Die Ergebnisse der Untersuchungen an drei Gruppen von Patientenkollektiven (THORMANN et al. 1982b, c) demonstrieren, daß die hämodynamischen Auswirkungen einer paroxysmalen Tachykardie der ersten Minute durch das Ausmaß der myokardialen Funktionseinschränkung modifiziert werden. Die resultierenden Unterschiede gegenüber einem normalen Myokard betreffen die Quantität und weniger die Richtung der reaktiven Verhaltensmuster. Die hämodynamische Anpassung auf plötzliche Änderungen der Herzfrequenz geschehen innerhalb von Sekunden also mit größter Geschwindigkeit, und sie sind für den Druck frühzeitiger als für den Koronarfluß abgeschlossen.

VI. Die Adaptation des peripheren Kreislaufs und der Organdurchblutung bei tachykarden Rhythmusstörungen

1. Das Zusammenspiel vasomotorischer und hämodynamischer Mechanismen unter Tachykardie

Der vasomotorischen Kontrolle und ihren adaptiven Reaktionen kommt immer dann besondere Bedeutung zu, wenn das Gefäßsystem ohnehin an der Grenze seiner Kompensation arbeitet. Ein Anstieg des peripheren Gefäßwiderstands unter ventrikulärer Tachykardie (d.i. AV-Dissoziation) sowie das Ausbleiben der ATF selbst können sich hämodynamisch ähnlich negativ auswirken wie der Abfall des peripheren Gefäßwiderstands und Bradykardie bei Patienten mit Myokarderkrankungen. Andere Determinanten der Gefäßreaktion (s. Abb. 3) sind 1. das Volumen des venösen Rückflusses zum Herzen, 2. das verfügbare zirkulierende Blutvolumen, 3. die Barorezeptoren, 4. die Volumenrezeptorreflexe, 5. der Medikamenteneinfluß und 6. die endogene Katecholaminsekretion (RESNEKOW 1970).

Klinische Beobachtungen (ALICANDRI et al. 1978) haben den empirischen Verdacht bestätigt, daß nicht allein der ATF-Verlust bei Tachykardien eine Rolle spielt, sondern daß Barorezeptorenreaktionen ebenfalls berücksichtigt werden müssen. Die atriale Kontribution zum HZV stellt eine variable Größe dar, die durch modifzierende Faktoren wie die Herzfrequenz, die zugrundeliegende myokardiale Integrität und Herzklappendysfunktion variiert wird. Es entspricht auch nicht der klinischen Erfahrung, daß Schwankungen des HZV, die auf einen temporären Verlust oder Abfall der ATF zurückzuführen sind, zu einem dauernden Abfall des arteriellen Drucks führen müssen. Reduktionen des HZV bis −30% können durch kompensatorische Reflextätigkeit ausgeglichen werden (Tarazi u. Dustan 1973, 1977). Dabei spielen mindestens zwei reflektorische Regelkreise eine Rolle: Sie werden durch Druck- und HZV-Abfall ausgelöst oder durch Dehnung vagaler sog. A-Rezeptoren im Vorhof (Arndt et al. 1974), z.B. bei vermehrtem venösen Rückfluß.

2. Zum Mechanismus reaktiver Adaptationen des koronaren Blutflusses unter Tachykardie

Bemerkenswert ist die Geschwindigkeit der reaktiven Adaptationen des koronaren Blutflusses (CBF) während des plötzlichen Übertritts von einem normalen Sinusrhythmus in eine ventrikuläre Tachykardie mit der Frequenz 170/min und später zurück zum Sinusrhythmus (Thormann 1980b, c); sie wurde in ähnlicher Form auch tierexperimentell nachgewiesen. Dabei kam es bei einem plötzlichen Frequenzwechsel von 50/min auf maximal 156/min zu einem plötzlichen Anstieg von Druck, CBF und HZV, und innerhalb von 15 s fielen diese Parameter von ihrem Maximum auf ein neues niedrigeres Niveau oberhalb der Kontrollwerte ab. Als Erklärung für diese Ergebnisse werden metabolische Regulationsmechanismen postuliert (Pitt u. Gregg 1968). Es fehlen aber Einsichten über die Zusammenhänge, die eine Korrektur der plötzlich überschießenden Reaktion des Drucks, des CBF und des HZV unmittelbar nach dem Einsetzen der Tachykardie bewirken. In Untersuchungen am Menschen (Thormann et al. 1982b) wurde diese frühe überschießende Reaktion in der Majorität der Fälle bei gesunden und hypertrophierten Herzen nur für den Koronarfluß festgestellt, die Patientengruppe mit KHK ausgenommen (s. Abb. 27). Es erhebt sich die spekulative Frage, ob ein stärkerer sympathomimetischer Einfluß bei KHK eine reaktive Schwankung des CBF bei plötzlichem Frequenzwechsel verhindert. Dagegen gilt die Rolle des Sympathotonus für den Druckabfall bei abruptem Tachykardiebeginn als geklärt (Waxmann et al. 1980). Der initiale erhebliche Druckabfall führt zu überschießender sympathischer Aktivität mit einem konsekutiven Abfall der venösen und arteriellen vaskulären Volumina. Dieser reflektorische Anstieg des Sympathotonus ist für den reaktiven Wiederanstieg des arteriellen Drucks in der Folge des initialen Abfalls nach Tachykardiebeginn verantwortlich.

3. Tachykarde Rhythmusstörungen und Durchblutung des zentralen Nervensystems

Salven gehäufter atrialer oder ventrikulärer Extrasystolen können eine Reduktion des zerebralen Blutflusses bis −25% zur Folge haben, wobei das Schwergewicht bei ventrikulärer Extrasystolie liegt; bei atrialen Tachykardien, bei Vorhofflimmern und -flattern mit schneller Überleitung liegen die durchschnittlichen Werte für die zentrale Blutflußreduktion zwischen −23 und −40%, proportional der erzielten ventrikulären Grundfrequenz (Corday u. Irving 1964). Dieser Arrhythmie-induzierte zerebrale Durchblutungsabfall wird nur bei zerebraler

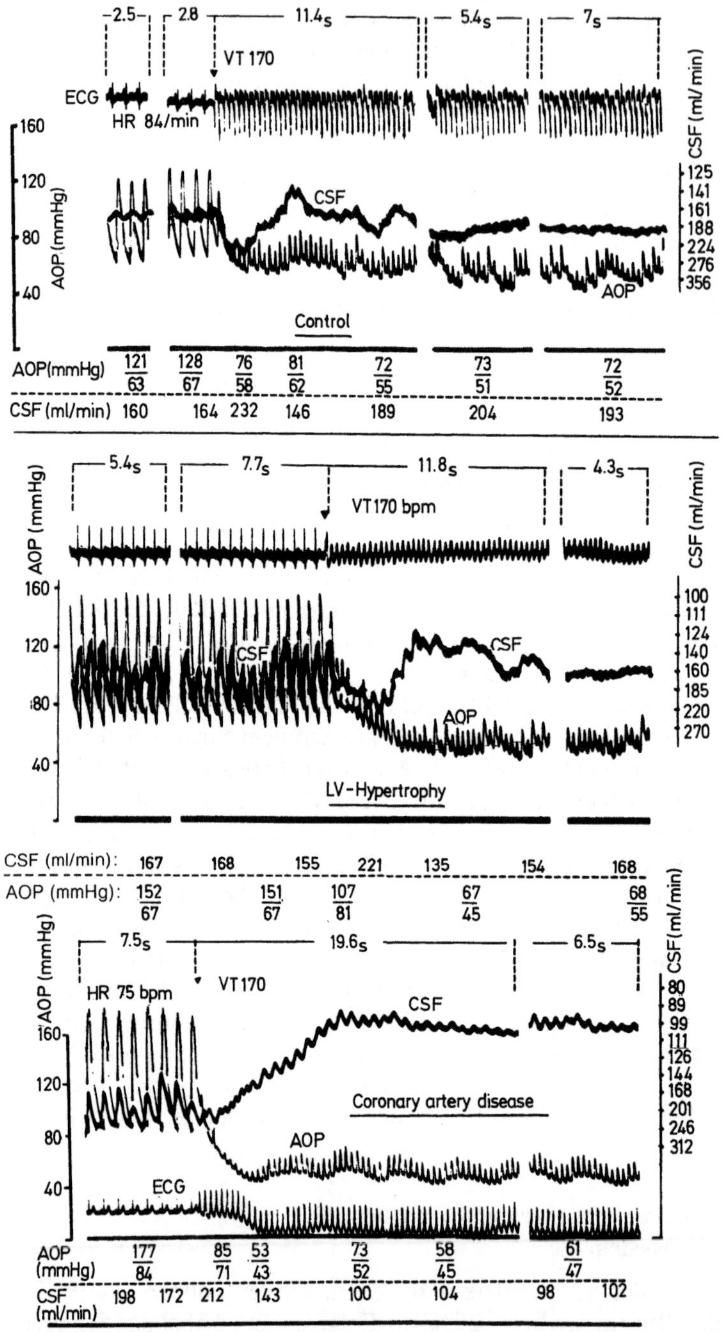

Abb. 27. Einzelbeispiele von typischen Reaktionen von Koronarfluß (*CSF*) und aortalem Druck (*AOP*) auf einen stimulierten Paroxysmus ventrikulärer Tachykardie (VT 170/min) bei je einem Patienten ohne Herzerkrankung (*Control*), einem Patienten mit LV-Hypertrophie und einem Koronarkranken (Coronary artery disease). Die initialen Reaktionen von AOP und CSF auf Tachykardiebeginn zeigen von Fall zu Fall geringgradige Variationen; *HR* Herzfrequenz; *bpm* Schläge pro Minute. Details s. Text (THORMANN 1980b)

Gefäßerkrankung durch Zeichen der zerebralen Gefäßinsuffizienz oder generalisierter Ischämie klinisch auffällig (CORDAY et al. 1953), wobei Schwindel, Muskelschwäche, Synkopen, Konvulsionen, Sehstörungen bis zur Hemianopsie, regionale Paresen oder Paralysen auftreten können (CORDAY u. IRVING 1964). Eine andere häufige, aber sehr diffuse Symptomatik besteht in Desorientiertheit, Psychosen oder körperlicher Hinfälligkeit. Ein unmittelbarer Zusammenhang zwischen vorübergehenden fokalen oder generalisierten neurologischen Symptomen und klinischen Zeichen in Verbindung mit kardialen Arrhythmieperioden ist wiederholt nachgewiesen worden (CORDAY et al. 1965; LANG et al. 1971).

4. Mesenterialer Blutfluß und tachykarde Herzrhythmusstörungen

Kardiale Arrhythmien lösen Vasokonstriktion in der mesenterialen Zirkulation aus, was als ein protektiver Prozeß zur Aufrechterhaltung des arteriellen Drucks und des Perfusionsdrucks von Hirn, Leber und Myokard aufgefaßt wird (CORDAY et al. 1962). Hochfrequente paroxysmale supraventrikuläre Tachykardien reduzieren den mesenterialen Blutfluß im Mittel um −34% (CORDAY u. VYDEN 1970; BENCHIMOL et al. 1972a). Der dabei induzierte mesenteriale Angiospasmus kann zu paralytischem Ileus, peptischen Ulzera, Diarrhöen, Nekrosen und Gangrän im Bereich des Magen-Darm-Trakts führen (CORDAY et al. 1962; SEDLACEK u. BEAN 1957). Mit Restauration des Sinusrhythmus verschwindet der Angiospasmus des Mesenteriums sofort im Gegensatz zu dem arrhythmiebedingten renalen Spasmus.

5. Muskulokutaner Blutfluß und kardiale Tachyarrhythmien

Kardiale Arrhythmien lösen auch im Bereich des muskulokutanen Gefäßsystems Angiospasmen aus, die der arteriellen Druckerhaltung dienen und sich durch kalte feuchte Haut bis hin zur Gangrän der Finger (z.B. nach ventrikulären Tachykardien) äußern können (GREENBAUM 1958).

6. Renaler Blutfluß und kardiale Tachyarrhythmien

Atriale und ventrikuläre Extrasystolien schränken den renalen Blutfluß ca. 8–10% ein; paroxysmale supraventrikuläre Tachykardie um −18%, hochfrequentes Vorhofflimmern um −20%, ventrikuläre Tachykardie um −60% (CORDAY u. IRVING 1964; BENCHIMOL u. MATSUO 1971). Die sich unter Arrhythmie ausbildende progressive Vasokonstriktion des renalen Gefäßsystems kann noch nach Stunden der Restauration des Sinusrhythmus nachweisbar bleiben; im Rahmen der Arrhythmie-bedingten renalen Blutflußstörungen sind Nierenfunktionseinbußen beobachtet worden (CORDAY u. IRVING 1964).

VII. Spezielle tachykarde Rhythmusstörungen

1. Tachyarrhythmien bei permanenten Vorhofrhythmusstörungen

a) Absolute Arrhythmien bei Vorhofflimmern mit schneller AV-Überleitung

Vorhofflimmern (AF) birgt drei hämodynamische Nachteile: 1. den Verlust der atrialen Transportfunktion, der einer durchschnittlichen 30%igen Senkung des HZV entsprechen kann (McIntosh u. Morris 1966); 2. das dauernde und irreguläre Bombardement des AV-Knotens, das zu einer irregulären und schnellen ventrikulären Kontraktionsserie führt mit entsprechenden Auswirkungen je nach der zugrundeliegenden Ventrikelfunktion; 3. das Auftreten peripherer oder pulmonaler Embolien, die bei 30% der Patienten mit chronischem Vorhofflimmern mindestens einmal auftreten und bei 90% der Patienten, die AF bei Mitralstenose aufweisen. Tritt AF bei Herzgesunden auf, wie z.B. bei 5 von 67000 Soldaten der US Air Force (Fosmoe et al. 1960), wird es als „lone fibrillation" (Evans u. Swann 1954) bezeichnet und ist hämodynamisch irrelevant. Bei AF ändert sich durch die irreguläre Ventrikelfrequenz die Herzleistung von Schlag zu Schlag, nicht nur aufgrund einer Änderung der LV-Füllungsperioden und der Nachlast, sondern auch zusätzlich durch den Einfluß der unterschiedlichen Schlag-zu-Schlag-Intervalle auf die kontraktile Leistung im Sinne einer postextrasystolischen Potenzierung (Roeske et al. 1976). Bei Patienten mit AF sind Schlagvolumen und HZV eng mit der Zykluslänge zweier unmittelbar vorausgegangener Schläge korreliert (Greenfield et al. 1968), und die schnelle Folge kurzer R'R'-Intervalle zeigt mehr postextrasystolische Potenzierung als eine einzelne Extrasystole (Herbert 1973). Der Frank-Starling-Mechanismus spielt eine Rolle bei der Kompensation des HZV bei unterschiedlichen Zykluslängen: Die Länge des RR-Intervalls bestimmt die Vordehnung des LV-Segments der nachfolgenden Kontraktion (Braunwald et al. 1960; Sawayama et al. 1980). Auch korreliert der Kontraktilitätsparameter LV-zirkumferentielle Faserverkürzungsrate zur Verlängerung der Zykluslänge der vorangegangenen Systole (Gibson 1972; Karlinger et al. 1974); so kompensieren erhöhtes Schlagvolumen und vermehrte zirkumferentielle Faserverkürzungsrate für eine plötzliche Verlängerung des RR-Intervalls. Dieser Mechanismus ist grundlegend für die Erhaltung eines konstanten HZV bei irregulärer Schlagfolge unter chronischem Vorhofflimmern.

Aus tierexperimentellen Untersuchungen ist bekannt, daß es bei induziertem Vorhofflimmern zu einem akuten Abfall des arteriellen Drucks, des HZV und der Koronardurchblutung kommt (Maxwell et al. 1958; Wegria et al. 1958); gegenregulatorische Mechanismen stellen die Ausgangswerte in wenigen Minuten wieder her. Die gegenregulatorische Aktivität, wahrscheinlich über Barorezeptoren, korrelierte mit einem erhöhten Katecholaminspiegel (Cotton 1958; McIntosh et al. 1964). Die Tatsache, daß einige Autoren eine Zunahme des HZV nach Restauration des Sinusrhythmus fanden (Killip u. Baier 1965) und andere nicht (Shapiro u. Klein 1968), könnte damit zusammenhängen, daß die Qualität der Vorhofkontraktion unberücksichtigt blieb (Braunwald 1964; Mitchell et al. 1962).

b) Vorhofflattern

Die koordinierte Kontraktion der Atrien bei Vorhofflattern unterscheidet auch die hämodynamischen Konsequenzen dieser Arrhythmie vom AF; in Abhängigkeit von der zeitlichen AV-Sequenz kommt es zu einer optimalen ATF bestenfalls intermittierend, entsprechend den Verhältnissen bei AV-Dissoziation. Unter einer effektiven Herzfrequenz von 100/min sind kaum Änderungen des HZV zu erwarten. Bei Vorhofflattern mit einer effektiven Frequenz von 150/min wurde gegenüber dem später restaurierten Sinusrhythmus einen HZV-Abfall von −35% festgestellt (LEQUIME 1941); arterieller und pulmonalarterieller Druck waren bei gleichen Frequenzen nicht unterschiedlich. Bei schneller ventrikulärer Frequenz sind HZV und AOP herabgesetzt und atriale Drücke steigen an. In seltenen Fällen können atriale Flattertöne sowohl gehört als auch registriert werden (NEPORENT 1964; THORMANN et al. 1976). Bei regulärer schneller AV-Überleitung wird Pulsus alternans beobachtet und bei variabler Überleitung ein Pulsdefizit (s. Abschnitt C.VI.4).

2. Paroxysmale supraventrikuläre Rhythmusstörungen

Eine spontane paroxysmale supraventrikuläre Tachykardie (PSVT) beginnt und endet charakteristischerweise abrupt, die Herzfrequenz liegt zwischen 160 und 200/min, aber auch 300/min bei Erwachsenen und 400/min bei Kindern kommen vor. Der Begriff PSVT umfaßt supraventrikuläre Tachykardien, die sich weniger durch die Frequenzhöhe als durch ihre elektrophysiologischen Mechanismen unterscheiden: 1. atriale Tachykardien, die von einem ektopen atrialen Fokus ausgehen, der außerhalb des Sinusknotens irgendwo in den Atrien liegt, mit einem durch die Lokalisation des Fokus vorgegebenen Abstand (PQ-Intervall) vom AV-Knoten entfernt. Elektrische atriale Stimulation (AST) kann diese Situation simulieren; 2. Reentry-Tachykardien, die sich durch kreisende Erregungen perpetuieren, wobei Atrien und Ventrikel durch den AV-Knoten als Bindeglied und/oder einen extranodalen Bypass in schneller Folge erregt werden. Dabei kommt einer optimalen P′Q-Sequenz mit positiver Auswirkung der ATF kaum noch Bedeutung zu; bei Wenckebach-Periodik unter AST z.B. entsteht eher ein hämodynamisch negativer Einfluß. Häufig wird unter PSVT ein Pulsus alternans beobachtet (DAVID et al. 1981); 3. nodale Tachykardien; sie haben ihren Ursprung in Anteilen des AV-Knotens, wobei eine fast gleichzeitige Erregung von Vorhöfen und Ventrikeln zustande kommt, aber im Gegensatz zum Vorhofflimmern, wo die atriale Kontraktion ganz fehlt, stößt hier die atriale Systole immer auf verschlossene AV-Klappen und entlädt sich sozusagen retrograd, d.h. sie verursacht rhythmische Regurgitation in das Venensystem vor den Atrien. Eine ca. einstündige Polyuriephase nach Einsetzen einer PSVT ist ein bekanntes Symptom, wird aber auch nach paroxysmalem Vorhofflimmern und Vorhofflattern beobachtet (GHOSE et al. 1965). Die Reflextätigkeit linksatrialer Streck-Rezeptoren wird als ursächlicher Mechanismus angesehen (LURIA et al. 1966).

a) Atriale Tachykardien

Hämodynamische Auswirkungen der Wenckebach-Periodik unter elektrischer atrial stimulierter Tachykardie. Atrial stimulierte Tachykardie (AST) gleicht in ihren Auswirkungen einer fokalen ektopen atrialen Tachykardie. AST führt bei Frequenzen zwischen 130 und 140 zur Ausbildung eines physiologischen AV-Blocks II. Grades. Bei 3:2-Wenckebach-Überleitungsmustern resultieren echokardiographisch nachweisbare ventrikuläre Kontraktionen mit alternierend langen und kurzen Perioden einer Pulmonal- und Aortenklappenöffnung sowie größere und kleinere Schlagvolumina. Dabei besteht eine direkte Proportionali-

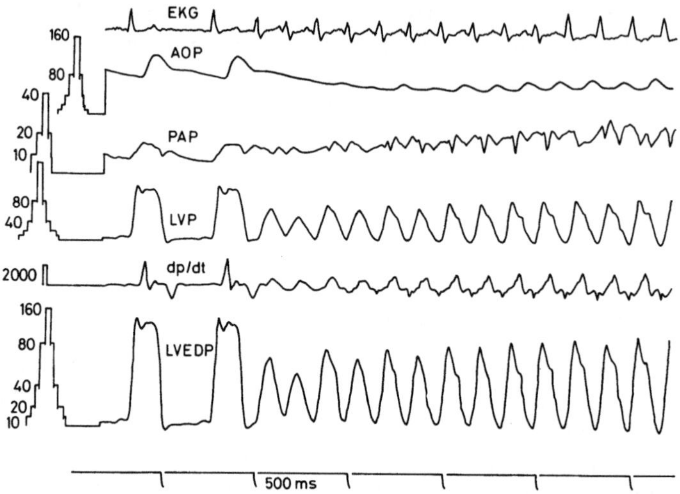

Abb. 28. Originalaufzeichnung einer paroxysmalen supraventrikulären Tachykardie (PST) bei einem 43jährigen Patienten, EKG (Abl. II), Aortendruck (*AOP*), Pulmonalarteriendruck (*PAP*), LV-Druck (*LVP*), *dp/dt* und linksventrikulärer enddiastolischer Druck (*LVEDP*). Der 3. QRS-Komplex ist durch eine Vorhofextrasystole initiiert, die die PST auslöste. Bei Tachykardie-Beginn ist ein starker Abfall des AOP, des LVP und des dp/dt max sichtbar und ein stetiger Anstieg des PAP (SCHLEPPER et al. 1978)

tät zwischen Schlagvolumen und dem vorangegangenen enddiastolischen Volumen (D'CRUZ et al. 1977). Die hämodynamische Einschränkung unter typischer AV-Wenckebach-Periodik mit sich progressiv verkürzenden RR-Intervallen unter AST hatten folgenden Mechanismus: Bei kritischen PR- und RP-Intervallen greift die nachfolgende atriale Systole zunehmend auf die linksventrikuläre Ejektionsperiode der vorausgegangenen Systole über. Dies verkürzt zunehmend die Dauer der Mitralklappenöffnung, verhindert den aktiven atrialen Transport und reduziert die linksventrikuläre Füllung. Wiederholte Wenckebach-Sequenzen können die kardiale Hämodynamik noch weiter einschränken. Jedoch die längere Pause, die den nicht übergeleiteten atrialen Impulsen folgt, macht eine adäquate Mitralklappenöffnung und damit linksventrikuläre Füllung wieder möglich und leitet so die folgende effektive Kontraktion ein. Die entscheidende Bedeutung für die hämodynamischen Auswirkungen bei AST (oder fokaler atrialer Tachykardie) kommt also in erster Linie der effektiven Ventrikelfrequenzhöhe zu.

b) Nachweis der hämodynamischen Auswirkungen bei paroxysmalen supraventrikulären Tachykardien

Hämodynamische Auswirkungen einer paroxysmalen supraventrikulären Tachykardie (PSVT) sind erfaßbar durch die Untersuchung spontaner Paroxysmen (GOLDREYER et al. 1976; SAUNDERS u. ORD 1962), bei der Auslösung einer PSVT (SCHLEPPER et al. 1978; SWIRYN et al. 1981b; CURRY et al. 1978), durch programmierte elektrische Einzelstimuli (WELLENS 1971; SCHLEPPER u. NEUSS 1973) (s. Abb. 28, 29) und durch die Imitation einer PSVT durch atriale Elektrostimu-

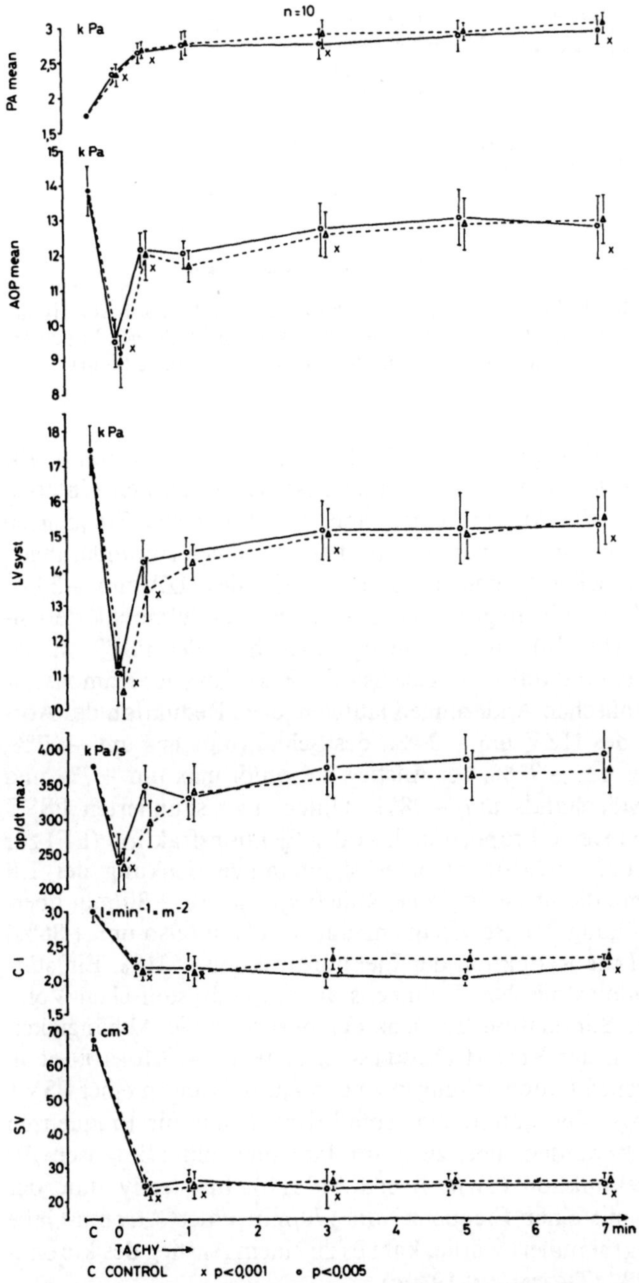

Abb. 29. Es werden bei 10 Patienten die Mittelwerte des mittleren Pulmonalarteriendrucks (*PA mean*), des mittleren arteriellen Drucks (*AOP mean*) und des LV-systolischen Drucks (*LV syst*), *dp/dt max*, cardiac index (*CI*) und Schlagvolumen (*SV*) vor (*C*) und während einer paroxysmalen Tachykardie (*TACHY*) graphisch dargestellt. Es handelt sich um die Werte von Doppelmessungen bei zweimaliger Auslösung der Tachykardie (SCHLEPPER et al. 1978)

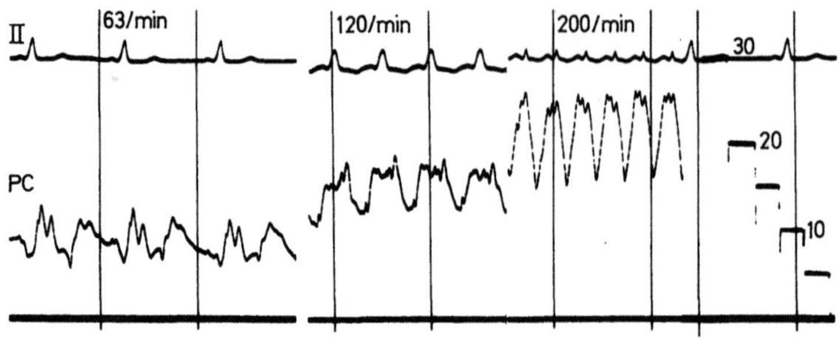

Abb. 30. Pulmonalkapillardruck-Aufzeichnung (*PC*) unter paroxysmalen supraventrikulären Tachykardien mit 120/min und 200/min bei einem herzgesunden 28jährigen Patienten. Die Zunahme des PC-Drucks ist frequenzabhängig (Neuss 1981, unveröffentlicht)

lation (AST) unter Ausschaltung der Wenckebach-Periodik durch Atropin-Gabe (Thormann 1980e). Bei der Analyse aller Ergebnisse der genannten Untersuchungen ergaben sich für die Auswirkungen einer PSVT mit den Frequenzen zwischen 160 und 180 für die Initialphase mittlere Parameterveränderungen wie folgt: Abfall des arteriellen Mitteldrucks um −35%, des HZV um −33%, des dp/dt max um −40% bei einem gleichzeitigen Anstieg des Pulmonalarteriendrucks um +67% (s. Abb. 30). In der Steady-state-Phase der PSVT in der 5.–9. Minute lag bereits eine adaptive, vergleichsweise Besserung der Hämodynamik vor; die hämodynamischen Änderungen lauteten jetzt: Reduktion des Aortendrucks um −9,5%, des HZV um −24%, des Schlagvolumens um −67%, des Schlagarbeitsindexes um −71%, bei Anstieg des dp/dt max um +7% und des peripheren Gefäßwiderstands um +28%. Unter einer simulierten PSVT durch AST besteht eine inverse Proportionalität der Ejektionsfraktion (EF) zur Herzfrequenz (Ricci et al. 1979b); zu einer signifikanten Senkung der EF kommt es aber erst, wenn die physiologische Ruhefrequenz um +30/min überschritten wird: Bei Erhöhung der Herzfrequenz um +71/min (also um +86%) betrug die durchschnittliche Reduktion der Ejektionsfraktion −31%. Ein stärkerer Rückgang des enddiastolischen Volumens als des endsystolischen Volumens mit Erhöhung der Stimulationsfrequenz demonstrierte die Abhängigkeit der Ejektionsfraktion von der Vorlast (Karlinger et al. 1974; Morton et al. 1978). In hämodynamischen Untersuchungen zu den Auswirkungen einer PSVT mit Radionuklid-Angiographie konnte ein Abfall der EF nur für Frequenzen über 200/min festgestellt werden, und zwar für Patienten mit Hinweisen für eingeschränkte Ventrikelfunktion (Swiryn et al. 1981b). Im steady state der PSVT, die durch AST mit einer Frequenz von 170/min unter Atropin-Gabe (i.e. 1:1-AV-Überleitung) simuliert wurde, kam es zu einem Anstieg des koronaren Blutflusses um +62% (Thormann 1980e).

c) Charakteristik elektrophysiologischer Zusammenhänge der hämodynamischen Auswirkungen bei paroxysmalen supraventrikulären Tachykardien

Systematische Untersuchungen bei Patientenkollektiven mit PSVT ergaben, daß ein Zusammenhang besteht zwischen paroxysmaler Tachykardie, ihren hämody-

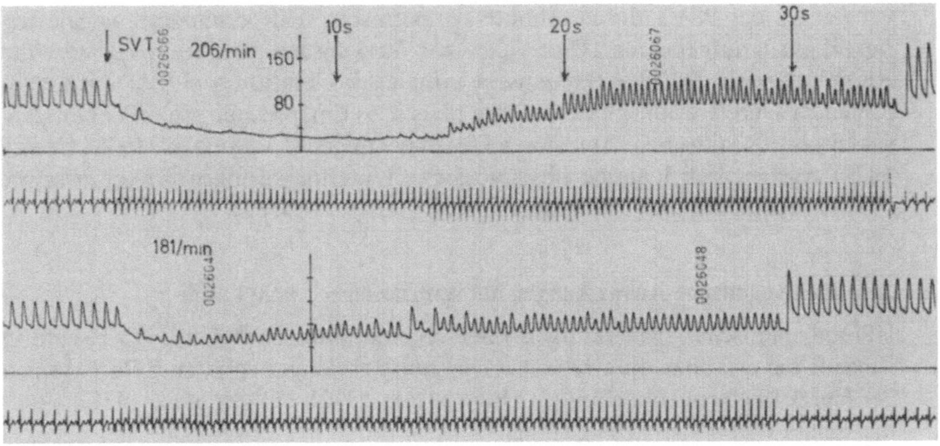

Abb. 31. Durch atriale Stimulation imitierte supraventrikuläre Tachykardie (*SVT*) bei einem 50jährigen Patienten; Aufzeichnung des arteriellen Drucks und des EKGs. Es wurden unterschiedliche Gegenregulationen des arteriellen Drucks registriert, die offenbar frequenzabhängig sind. *Oben* kommt es zu einer schnellen Druck-Erholung, die etwa in der 23. Sekunde nach SVT-Beginn abgeschlossen ist und von einer Stimulus-Q-Intervallverkürzung begleitet wird. *Unten:* Bei geringerer Stimulationsfrequenz werden bei schwacher Gegenregulation die Druckwerte der 20.–30. Sekunde des oberen Beispiels nie erreicht (NEUSS 1980, unveröffentlicht)

namischen Effekten, elektrophysiologischen Charakteristika und den resultierenden kompensatorischen reflektorischen Reaktionen (CURRY 1979). Danach sind unterschiedliche Frequenzreaktionen im Fall einer PSVT zu unterscheiden, die nach zwei Mustern beinahe regelhaft ablaufen: 1. Ist die initiale Herzfrequenz 200/min, so entwickelt sich nach den ersten 5–15 Schlägen nach Beginn der PSVT zunächst noch eine Akzeleration der Frequenz mit angemessener Verkürzung des AH-Intervalls, gefolgt von einer temporären, mäßiggradigen Dezeleration bei Wiederzunahme des AH-Intervalls und dann eine endgültige Stabilisierung mit einer etwas schnelleren Frequenz als zu Beginn der PSVT. 2. Liegt die initiale Herzfrequenz zwischen 170 und 200/min, findet die temporäre Beschleunigung, verglichen mit den unter 1. beschriebenen Verhältnissen, weder derart deutlich noch so regelhaft statt, und bei PSVT-Frequenzen unter 160/min bleibt sie oft aus. Die temporäre Akzeleration der Frequenz stellt offenbar einen Mechanismus zur weiteren Perpetuierung der PSVT dar, also zur Verhinderung einer frühen Terminierung.

Auch das Druckverhalten scheint integriert zu sein; es läuft regelhaft in aufeinanderfolgenden Phasen von Beginn der PSVT an ab: 1. Phase der initialen profunden Hypotension, 2. Phase des ansteigenden oder überschießenden Blutdrucks, 3. Phase der überschießenden Druckregulation und 4. stabile Druckphase der etablierten (steady state) PSVT. In diesen Phasen laufen die bei Frequenzänderung der PSVT besprochenen Perioden der Änderungen des AH-Intervalls parallel, wobei maximale elektrophysiologische Effekte mit den größten Tachykardie-induzierten hämodynamischen Störungen und reflektorisch-kompensatorischen Auswirkungen einhergehen. Danach wird die Hypotension bei Beginn der PSVT durch erhöhte sympathische und verminderte vagale Reflextätigkeit aufgefangen. Dies führt zur Verkürzung von Refraktärität und Reizleitungszeit. Die charakteristische initiale Akzeleration bei PSVT mit darauf folgender Dezelerationsphase hat ihre phasische Entsprechung in reflexkompensatorischen Reaktionen. Aus diesen Untersuchungen (CURRY et al. 1978; CURRY 1979) ergeben sich logische physiologische Untermauerungen für die gesamte Palette therapeutischer Maßnahmen bei PSVT (s. Abb. 31).

3. Hämodynamische Auswirkungen bei ventrikulärer Tachykardie

Hämodynamische Auswirkungen einer ventrikulären Tachykardie (VT) sind in Einzelfällen erfaßbar durch die Aufzeichnung zufälliger spontaner Paroxysmen bei Herzkatheteruntersuchungen (BENCHIMOL 1972b; GANZ et al. 1971), systematische Erhebungen aber gelingen optimal durch die Simulation einer paroxysmalen VT mit ventrikulär stimulierter Tachykardie (VST) (THORMANN 1980b, c) (s. Abb. 32). Auf die Änderungen in den einzelnen Phasen eines ein- bis zweiminütigen Paroxysmus einer VST, auch bei unterschiedlicher Myokardqualität, ist bereits detailliert eingegangen worden (s. D.V.1). Das steady state gegen Ende der ersten Minute einer VST (THORMANN 1980c) zeichnet sich durch folgende mittlere hämodynamische Änderungen gegenüber den Kontrollwerten aus: Abfall des systolischen AOP um −10%, des HZV um −16%, des Schlagvolumens um −59%, des Schlagarbeitsindexes um −64%, bei gleichzeitigem Anstieg des Pulmonalarterienmitteldrucks um +44% und des totalen Gefäßwiderstands um +18%.

Die Koronardurchblutung nach der Thermodilutionsmethode (GANZ et al. 1971) gemessen, stieg unter VST mit der Frequenz 170/min um +29% an (THORMANN et al. 1982b, c); dies erforderte einen Anstieg des MVO_2-ET (BRETSCHNEIDER 1967) um +60%, wobei sich jedoch LV-Arbeit um −36% und die kardiale Nutzung, als LV-Pumpeffizienz errechnet, um −59% verminderten (THORMANN et al. 1982a). Bei Frequenzerhöhung durch VST ist der Abfall der Ejektionsfraktion (GLICK et al. 1966) variabler: Er beträgt zwischen −18 und −33% bei einer 80%igen Frequenzerhöhung; zwischen −8 und −15% bei einer 60%igen Frequenzerhöhung, und die EF steigt um +18% bei einer 40%igen Frequenzerhöhung an (RICCI et al. 1979b).

a) Hämodynamik bei Kammerflimmern

Bei Kammerflimmern ist der Blutkreislauf unterbrochen, während die Atrien meist weiter kontrahieren (MCINTOSH et al. 1966) (s. Abb. 33). Bei Kammerflimmern kontrahieren die einzelnen Muskelfasern individuell, ungeordnet, also nicht mehr im Verband; dabei werden aber die endokardialen Gefäße zu einem gewissen Teil immer noch komprimiert, was aus der Relation des koronaren Blutflusses Endokard/Epikard abgeleitet wurde, die unter Kammerflimmern von 1,2 auf 0,9 abfiel (DOWNEY et al. 1975). Eine erhebliche Umverteilung der Koronardurchblutung im gesamten Myokard unter Kammerflimmern ist experimentell erfaßt worden (SARIN u. NICKEL 1974); mit darniederliegendem aortalen Perfusionsdruck aber hat dieser Mechanismus kaum Konsequenzen; jedoch unter den Bedingungen der Bypass-Chirurgie kann er als eine Determinante

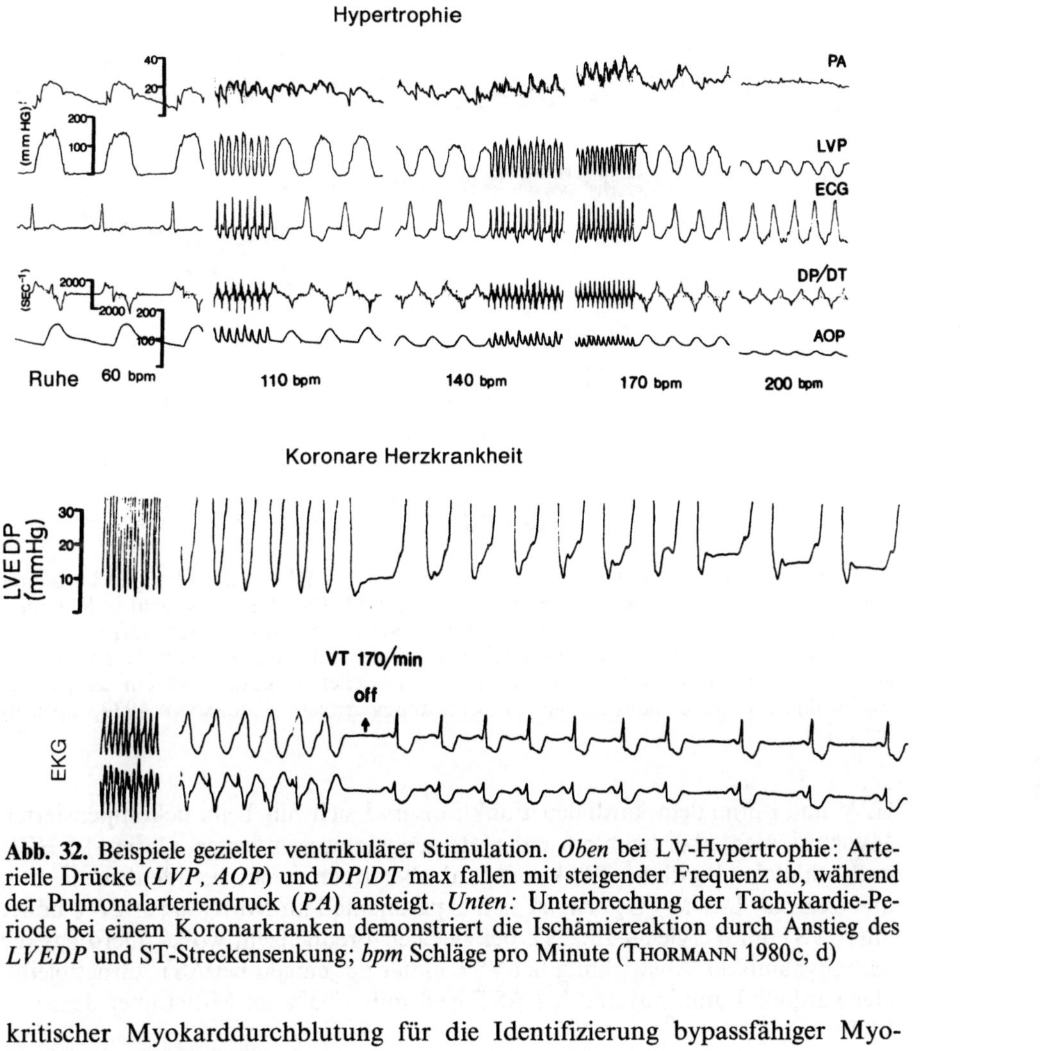

Abb. 32. Beispiele gezielter ventrikulärer Stimulation. *Oben* bei LV-Hypertrophie: Arterielle Drücke (*LVP, AOP*) und *DP/DT* max fallen mit steigender Frequenz ab, während der Pulmonalarteriendruck (*PA*) ansteigt. *Unten:* Unterbrechung der Tachykardie-Periode bei einem Koronarkranken demonstriert die Ischämiereaktion durch Anstieg des *LVEDP* und ST-Streckensenkung; *bpm* Schläge pro Minute (Thormann 1980c, d)

kritischer Myokarddurchblutung für die Identifizierung bypassfähiger Myokardareale dienlich sein.

b) Kriterien für die hämodynamische Überlegenheit elektrisch stimulierter atrialer gegenüber stimulierter ventrikulärer Tachykardie

Von praktischer klinischer Bedeutung ist die Tatsache, daß atriale tachykarde Rhythmusstörungen weniger die Hämodynamik beeinträchtigen als ventrikuläre, d.h. also atrial stimulierte Tachykardie ist ventrikulär stimulierter Tachykardie hämodynamisch überlegen. Diese Überlegenheit ist bisher vorwiegend auf die Erhaltung einer optimalen Sequenz der atrialen Systole zur ventrikulären Kontraktion zurückgeführt worden (Samet et al. 1965b; Benchimol 1969). Folgerichtig wurde daher sequentielles AV-Pacing als wirksamste hämodynamische Unterstützung der post-kardiochirurgischen Phase empfohlen (Hartzler et al. 1977). Experimentell (Baller et al. 1981b) wurden klinische Befunde (Sowton 1964; Wisheart et al. 1973) bestätigt, nach denen Frequenzen mit optimalem

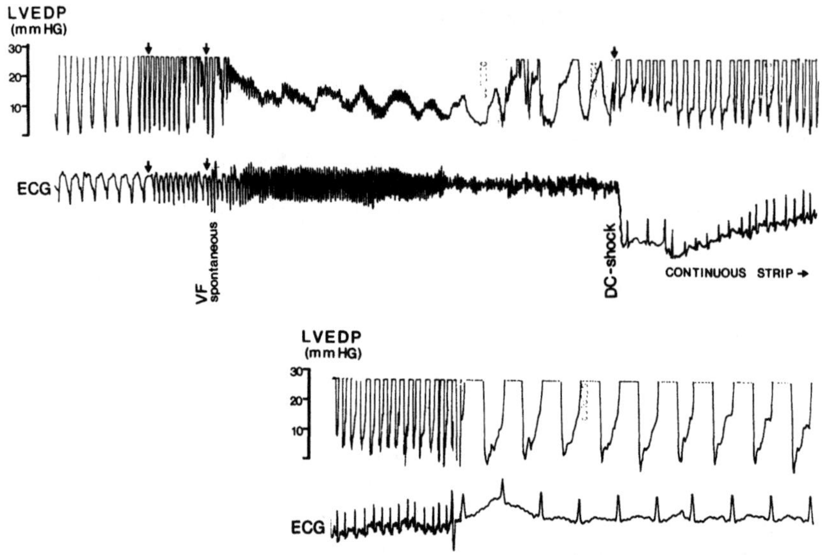

Abb. 33. Simultan registriert sind LVEDP und EKG (Abl. II) bei einem Fall mit koronarer Herzerkrankung. Ventrikuläre Tachykardie tritt auf (*1. Pfeil links*) und geht in Kammerflimmern über (*2. Pfeil*) und sofort wird kein arterieller Druck mehr aufgebaut. Die Elektrokonversion (*DC-shock*) führt zu Sinusrhythmus mit supraventrikulärer Extrasystolie und zu einer sofortigen Restauration des arteriellen Drucks; über ein temporäres Vorhofflimmern wird dann stabiler Sinusrhythmus erreicht (THORMANN 1979, unveröffentlicht)

HZV und optimalem kardialen Funktionsgrad sich nur beim dekompensierten Myokard, nicht aber beim normalen Herzen nachweisen lassen. Optimales HZV und optimaler kardialer Funktionsgrad aber treten nicht bei identischen Frequenzen auf. Der MVO_2 erweist sich experimentell im Mittel um +27% höher unter VST im Vergleich zu AST bei gleichen Frequenzen, wobei allerdings die hämodynamische Auswirkung bei VST hinter derjenigen bei AST zurückbleibt. Der kardiale Funktionsgrad bei AST liegt mit +63% im Mittel über dem von VST.

Der Grundmechanismus der hämodynamischen Depression ist bei AST und VST gleichartig: Es ist die Verkürzung der diastolischen LV-Füllung durch die Tachykardie mit Verminderung des Schlagvolumens wegen ungenügender Muskelvordehnung; aber dieser Effekt wird bei VST durch den Verlust der atrialen Kontraktion noch verstärkt. Hinzu kommt die frequenzbedingte Reduktion der diastolischen Perfusionszeit, also verminderter koronarer Blutfluß allein durch Frequenzerhöhung. Durch unphysiologischen Reizort und Reizausbreitung bei VST aber wird die Inhomogenität der Kontraktion (Dyssynergie der LV-Kontraktion), die Minderung der Koronardurchblutung bei Tachykardie noch verstärkt, da der koronare Zufluß in der frühen diastolischen Phase behindert wird. Auch dieser Mechanismus gilt nur für das dekompensierte Herz; beim gesunden Herzmuskel wird über weite Frequenzbereiche ausreichend kompensiert. Die Frequenzerhöhung führt zum Anstieg des LVEDP mit einer gleichzeitigen Reduktion der Druckdifferenz der Koronarperfusion über eine Erhöhung des extravaskulären Widerstands. Auch dieser Mechanismus ist nach experimentellen Befunden exzessiver unter VST: Der extravaskuläre Widerstand kann unter hochfrequenter VST bei dekompensiertem Myokard bis +50% ansteigen (Baller et al. 1981 b).

c) Kardiale Freqenzstimulation und hämodynamische Konsequenzen für die Klinik

Der überlegene Effekt AST versus VST bezüglich der kardialen Pumpleistung geht insbesondere aus vergleichenden klinischen Untersuchungen der Post-Kardiochirurgiephase bei Patienten mit Mitralklappenersatz, LV-Hypertonie und Aortenklappenerkrankung hervor: Der mittlere AST-induzierte HZV-Zuwachs betrug hier zwischen +25 und +60%. Als Grund für unerklärbare kardiale Dekompensation und vermehrte Angina pectoris unter permanentem Pacing (VST) mag als zusätzlicher Mechanismus der vermehrte MVO_2 unter VST gegenüber AST bei gleichen Frequenzen gelten (Baller et al. 1981 a). Außerdem konnte unter AST ein „O_2-Spareffekt" gegenüber VST nachgewiesen werden (Baller et al. 1981 b; Braunwald 1971), dabei handelt es sich wahrscheinlich um metabolische Effekte eines herabgesetzten Katecholaminspiegels, die unter AST wirksam werden (Gilmore et al. 1963). Allgemein also ergibt sich, daß, wenn immer indiziert und möglich, AST gegenüber VST vorgezogen werden sollte. Bei AV-Blockierungen bietet sich alternativ sequentielles AV-Pacing an, daß durch optimale AV-Kontraktionssequenz gegenüber der VST Vorteile bietet; experimentell wurde jedoch für beide Pacingarten ein gleich großer MVO_2 nachgewiesen, und zwar aus folgenden Gründen: 1. aufgrund der höheren systolischen Druckentwicklung bei sequentiellem AV-Pacing und 2. wegen der dabei fortbestehenden unphysiologischen ventrikulären Reizausbreitung (Haas u. Strait 1974; Baller et al. 1981 a). Es folgt, daß der Wirkungsgrad der kardialen Pumpleistung unter sequentiellem AV-Pacing demjenigen bei VST eher entspricht als bei AST, so daß bei entsprechender klinischer Indikation AST auch dem sequentiellen AV-Pacing vorzuziehen wäre.

Literatur

Adolph RJ, Holmes JC, Fukusumi H (1968) Hemodynamic studies in patients with chronically implanted pacemakers. Am Heart J 76:829–832

Agruss NS, Rosin EY, Adolph RJ, Fowler NO (1972) Significance of chronic sinusbradycardia in elderly people. Circulation 46:924–930

Alicandri C, Foud FM, Tarazi RC, Castle L, Morant V (1978) Three cases of hypertension and syncope with ventricular pacing: possible role of atrial reflexes. Am J Cardiol 42:137–142

Arndt JO, Brambring R, Hindorf K (1974) The afferent discharge pattern of atrial mechanoreceptors in the cat during sinusoidal stretch of atrial strings in situ. J Physiol 240:33–52

Bache RJ, Wang Y, Jorgensen CR (1971) Haemodynamic effects of exercise in isolated aortic stenosis. Circulation 44:1003–1011

Baller D, Hoeft A, Korb H, Wolpers HG, Zipfel J, Hellige G (1981 a) Basic physiological studies on cardiac pacing with special reference of the optimal mode and rate after cardiac surgery. Thorac Cardiovasc Surgeon 79:168–179

Baller D, Volpes HG, Zipfel J, Hoeft A, Hellige G (1981b) Unfavourable effects of ventricular pacing on myocardial energetics. Basic Res Cardiol 76:115–123

Barold SS, Linhart JW, Hildner FJ, Samet P (1969) Hemodynamic comparison of endocardial pacing of outflow and inflow tracts of the right ventricle. Am J Cardiol 23:697–701

Beck W, Chester E, Schrire V (1971) Post-extrasystolic ventricular responses. Circulation 44:523–534

Belloni FL, Sparks HV (1977) Dynamics of myocardial oxygen consumption and coronary vascular resistance. Am J Physiol 233(1):H 34

Benchimol A (1969) Significance of the contribution of atrial systole to cardiac function in man. Am J Cardiol 23:568–581

Benchimol A, Desser KB (1971) Phasic renal artery flow velocity in man during cardiac arrhythmias. Am J Med Sci 261:161–169

Benchimol A, Liggett MS (1966) Cardiac hemodynamics during stimulation of the right atrium, right ventricle and left ventricle in normal and abnormal hearts. Circulation 33:933–949

Benchimol A, Matsuo S (1971) Continuous measurements of phasic aortic and coronary flow velocity during atrial fibrillation in man. Am J Med 51:466–473

Benchimol A, Ellis JG, Diamond EG (1965) Hemodynamic consequences of atrial and ventricular pacing in patients with normal and abnormal hearts. Effects of exercise at a fixed atrial and ventricular rate. Am J Med 39:911–925

Benchimol A, Stegall HF, Maroko PR, Gartlan JL, Brener I (1969) Aortic flow velocity in man during cardiac arrhythmias measured with the Doppler catheter-flowmeter system. Am Heart J 78:649–660

Benchimol A, Desser KB, Gartlan JL (1972a) Superior mesenteric artery blood flow velocity in man during cardiac arrhythmias. Gastroenterology 62:950–958

Benchimol A, Matsuo S, Wang TF, Gartlan JL (1972b) Phasic coronary arterial flow velocity during arrhythmias in man. Am J Cardiol 29:604–617

Benchimol A, Desser KB, Maxwell PA (1975) Pulse deficit during ventricular tachycardia. Chest 67:624–625

Bickelmann AG, Lippschutz EJ, Weinstein L (1963) The response of the normal and abnormal heart to exercise. Circulation 28:238–243

Böhme W (1936) Über den aktiven Anteil des Herzens an der Förderung des Venenblutes. Erg Physiol 38:251–259

Boerth RC, Covell JW (1971) Mechanical performance and efficiency of the left ventricle during ventricular stimulation. Am J Physiol 221:1686–1691

Brandfonbrener M, Landowne M, Shock NW (1955) Changes in cardiac output with age. Circulation 12:557–667

Braunwald E (1964) Symposium on cardiac arrhythmias. With comments on the hemodynamic significance of atrial systole. Am J Med 37:665–669

Braunwald E (1971) Control of myocardial oxygen consumption: Physiologic and clinical considerations. Am J Cardiol 8:32–41

Braunwald E, Frye RL, Aygen MM (1960) Studies on Starling's law of the heart: 111 observations in patients with mitral stenosis and atrial fibrillation on the relationship between ventricular enddiastolic segment and lengths, filling pressure and the characteristics of ventricular contraction. J Clin Invest 39:1874–1879

Braunwald E, Ross J Jr, Frommer Pl (1964) Clinical observation on paired electrical stimulation of the heart: effect on ventricular performance and heart rate. Am J Med 37:700–709

Braunwald E, Ross J Jr, Sonnenblick EH, Frommer L (1967) Paired electrical stimulation of the heart: physiologic observations and clinical implications. Adv Intern Med 13:61–69

Braunwald E, Ross J Jr, Sonnenblick EH (1976) In: Mechanisms of contraction of the normal and failing heart. Little Brown, Boston

Breivik K, Ohm OJ, Segadal L (1979) Sick sinus syndrome treated with permanent pacemaker in 109 patients. Acta Med Scand 206:153–159

Bretschneider HJ (1967) Aktuelle Probleme der Koronardurchblutung und des Myokardstoffwechsels. In: Jahn D (Hrsg) Jb Aerztl Fortbild XV/1. Schattauer, Stuttgart

Brockmann SK (1965) Cardiodynamics of complete heart block. Am J Cardiol 16:72–82
Brockmann SK (1966) Mechanisms of the movements of the arterioventricular valves. Am J Cardiol 17:682–692
Brockmann SK, Collins HA, Bloomfield DA, Sinclair-Smith BC, Gobbell WG (1966) Physiological studies and clinical experience in patients with synchronous and asynchronous pacemakers. J Thorac Cardiovasc Surg 51:864–876
Buckberg GD, Fixler DE, Archie JP, Hoffman KIE (1972) Experimental subendocardial ischemia in dogs with normal coronary arteries. Circ Res 30:67–81
Buckberg G, Eber L, Herman M, Gorlin R (1975) Ischemia in aortic stenosis: hemodynamic prediction. Am J Cardiol 35:778–790
Burchell HB (1964) A clinical appraisal of atrial transport function. Lancet 1:775–788
Chamberlain DA, Leinbach RC, Vassaux CE, Kastor JA, DeSanctis RW, Sanders CA (1970) Sequential atrioventricular pacing in heart block complicating acute myocardial infarction. N Engl J Med 282:576–587
Clarke M, Evans DW, Milstein BB (1970) Sinus bradycardia treated by long term atrial pacing. Br Heart J 32:458–472
Cohen HE (1973) Sick sinus syndrome treatment. Circulation 48:671–684
Cohen SI, Frank HA (1982) Preservation of active atrial transport. An important clinical consideration in cardiac pacing. Chest 81:51–54
Cohn PF, Angoff GH, Zoll PM, Sloss LJ, Markis JE, Graboys TB, Green LH, Braunwald E (1977) A new, noninvasive technique for inducing post-extrasystolic potentiation during echocardiography. Circulation 56:598–605
Corday E, Irving DW (1964) Disturbances in heart rate, rhythm and conduction. Saunders, Philadelphia, p 241
Corday E, Vyden JK (1970) Splanchnic vascular syndromes. Mod Concepts Cardiovasc Dis 29:85–98
Corday E, Rothenberg SF, Putnam TI (1953) Cerebral vascular insufficiency: An explanation of some types of localized cerebral encephalopathy. AMA Arch Neurol Psychiat 69:55–63
Corday E, Irving DW, Gold H, Bernstein H, Skelton RBT (1962) Mesenteric vascular insufficiency: intestinal ischemia induced by remote circulatory disturbances. Am J Med 33:365–373
Corday E, Bazika V, Lang T, Pappelbaum S, Gold H, Bernstein H (1965) Detection of phantom arrhythmias and evanescent electrocardiographic abnormalities. JAMA 193:417–427
Corday E, Serruya A, Gold H, Vyden JK (1968) The AFORMED phenomenon: alternating failure of response mechanical to electrical depolarization. Circulation [Suppl 6] 38:60–76
Corday E, Serruya A, Vyden JK, Gold H, Carvalho M (1969) Alternating failure of mechanical response to electrical depolarization (the AFORMED phenomenon) a new phenomenon in cardiac arrhythmias. Am J Cardiol 23:108–119
Cotton M de V (1958) Circulatory changes affecting measurement of heart force in situ with strain gauge. Am J Physiol 171:465–477
Covell JW, Ross J Jr, Taylor R (1967) Effects of increasing frequency of contraction on the force-velocity relation of left ventricle. Cardiovasc Res 1:2
Curry PVL (1979) The hemodynamic and electrophysiological effects of paroxysmal tachycardia. In: Narula OS (ed) Cardiac arrhythmias: Electrophysiology, diagnosis and management. Williams & Wilkins, Baltimore London, pp 364–381
Curry PVL, Rowland E, Fox KM, Krikler DM (1978) The relationship between posture, blood pressure and electrophysiological properties in patients with paroxysmal supraventricular tachycardia. Arch Mal Cœur 71:293–302
Czermak (1886) Jenaische Z Med Naturwiss 2:384–394
Daggett WM, Bianco JA, Powell WJ, Austen WG (1970) Relative contributions of the atrial systole-ventricular systole interval and of patterns of ventricular activation to ventricular function during electrical pacing of the dog heart. Circ Res 27:69–113
David D, Naito M, Michelson EL, Morganroth J, Mardelli TJ, Blenko T (1981) Atrial alternans: Experimental echocardiographic and hemodynamic demonstration during programmed pacing. Am J Cardiol 48:468–472

D'Cruz IA, Prabhu R, Cohen HC, Glick G (1977) Echocardiographic features of second degree atrioventricular block. Chest 72:459–463
D'Cruz IA, Cohen HC, Prabhu R, Glick G (1976) Echocardiography in mechanical alternans with a note on the findings in discordant alternans within the left ventricle. Circulation 54:97–102
DeMaria AN, Kaiyama T, Peng CL (1973) Alternations of left ventricular function and myocardial contractility indices induced by ventricular asynchrony. Clin Res 21:414–422
DeMaria AN, Lies JE, King JF, Miller RR, Amsterdam EA, Mason DT (1975) Echocardiographic assessment of atrial transport, mitral movement, and ventricular performance following electroconversion of supraventricular arrhythmias. Circulation 51:273–282
Dillon JC, Chang S, Feigenbaum H (1974) Echocardiographic manifestations of left bundle branch block. Circulation 49:876–880
Domenech RJ, Goich J (1976) Effect of heart rate on regional coronary blood flow. Cardiovasc Res 10:224–232
Downey HF, Bashour FA, Boatwright RB, Parker PE, Kechejian SJ (1975) Uniformity of transmural perfusion in anesthetized dogs with maximally dilated coronary circulations. Circ Res 37:111–117
Downey JM, Downey HF, Kirk ES (1974) Effects of myocardial strains on coronary blood flow. Circ Res 34:286–292
Eber ML, Berkowits BV, Marloff JM (1974) Dynamic characterization of premature ventricular beats and ventricular tachycardias. Am J Cardiol 33:379–387
Erbel R, Schweizer P, Fleischmann D, Meyer J (1977) Zur Bedeutung der Vorhofkontraktion für die Funktion des Herzens. Herz/Kreislauff 9:549–554
Esteban A, Gomez-Acebo E, De la Cal MA (1982) Pulsus paradoxus in acute myocardial infarction. Chest 81:47–50
Evans E (1952) The carotid sinus. Its clinical importance. JAMA 149:46–54
Evans W, Swann P (1954) Lone auricular fibrillation. Br Heart J 16:189–199
Ferrer I (1968) The sick sinus syndrome in atrial disease. JAMA 206:645–657
Ferrer I (1973) The sick sinus syndrome. Circulation 47:635–648
Fosmoe RJ, Averill KH, Lamb LE (1960) Electrocardiographic findings in 67 375 asymptomatic subjects: II. Supraventricular arrhythmias. Am J Cardiol 6:84–91
Franke H (1963) Über das Karotissinussyndrom und den sogenannten hyperaktiven Karotissinusreflex. Schattauer, Stuttgart
Friedmann B, Daily WM, Sheffield RS (1953) Orthostatic factors in pulsus alternans. Circulation 8:864–873
Frommer PL, Robinson BF, Braunwald E (1966) Paired electrical stimulation: Comparison of effects on performance of failing and nonfailing heart. Am J Cardiol 18:738–744
Fujii J, Watanabe H, Watanabe T, Takahashi N, Ohta A, Kato K (1979) M-mode and cross-sectional echocardiographic study of the left ventricular wall motions in complete left bundle branch block. Br Heart J 42:225–260
Furman S (1977) Cardiac pacing and pacemakers: V. Analysis of pacemaker malfunction. Am Heart J 94:378–379
Ganz W, Tamura K, Marcus HS, Donoso R, Yoshida S, Swan HJC (1971) Measurement of coronary sinus blood flow by continuous thermodilution in man. Circulation 44:181–189
Gauer OH, Henry JP (1964) Subendocardial hemorrhage in hypotension treated with norephinephrine. Am Heart J 67:713–721
Ghose RR, Jockes AM, Kyriacov EJ (1965) Renal response to paroxysmal tachycardia. Br Heart J 26:684–692
Gibson DG (1972) Beat-to-beat analysis of left ventricular pressure-volume relations in atrial fibrillation in man. Br Heart J 34:204–214
Gilmore JP, Sarnoff SJ, Mitchell JH, Linden RJ (1963) Synchronicity of ventricular contraction: Observations comparing hemodynamic effects of atrial and ventricular pacing. Br Heart J 28:299–311

Gimbel KS (1977) Left ventricular posterior wall motion in patients with the Wolff-Parkinson-White syndrome. Am Heart J 93:160–171
Glick G, Williams JR, Harrison DC, Morrow AG, Braunwald E (1966) Cardiac dimensions in intact unanesthetized man. VI. Effects of changes in heart rate. J Appl Physiol 21:947–958
Goldreyer BN, Kastor JA, Kershbaum KL (1976) The hemodynamic effects of induced supraventricular tachycardia in man. Circulation 54:783–792
Gomes JAC, Damato AN, Akhtar M (1977) Ventricular septal motion and left ventricular dimensions during abnormal ventricular activation. Am J Cardiol 39:641–650
Grant C, Bunneo IL, Greene DG (1964) The reservoir function of the left atrium during ventricular systole. An angiographic study of atrial stroke volume and work. Am J Med 37:36–48
Green HD (1935) The nature of ventricular alternation resulting from reduced coronary blood flow. Am J Physiol 114:407–413
Greenbaum D (1958) Gangrene of the extremities following cardiac infarction and noradrenalin therapy. Lancet 1:1102–1109
Greenberg B, Chatterjee K, Parmley WW, Werner JA, Holly AN (1979) The influence of left ventricular filling pressure on atrial contribution to cardiac output. Am Heart J 98:742–750
Greenfield JC, Horley A, Thompson HK (1968) Pressure-flow studies in man during atrial fibrillation. J Clin Invest 47:2411–2418
Gregg DE (1967) The coronary circulation in the unanesthetized dog. In: International Symposium on the Coronary Circulation and Energetics of the Myocardium, Milan 1966. Karger, Basel New York, p 54
Gregg DE, Fisher LC (1963) Blood supply to the heart. In: Hamilton WF, Dows P (eds) Handbook of physiology. American Physiological Society, Washington DC, pp 1517–1584
Gregg DE, Sabiston DC Jr (1956) Current research and problems of the coronary circulation. Circulation 13:916–927
Gregg DE, Khouri EM, Rayford CR (1965) Systemic and coronary energetics in the resting unanesthetized dog. Circ Res 16:102–113
Guyton AC, Polizo E, Armstrong GG (1954) Mean circulatory filling pressure measured immediately after cessation of heart pumping. Am J Physiol 179:261–270
Haas JM, Strait GB (1974) Pacemaker-induced cardiovascular failure. Am J Cardiol 33:295–299
Harthorne JW (1977) Indications for various types of pacemakers. In: Harthorne JW, Thalen HJT (eds) Boston Colloquium on Cardiac Pacing. Martinus Nijhoff, The Hague, The Netherlands, pp 33–47
Hartzler GO, Maloney JD, Curtis JJ, Barnhorst DA (1977) Hemodynamic benefits of atrioventricular sequential pacing after cardiac surgery. Am J Cardiol 40:232–243
Herbert WH (1973) Cardiac output and the varying RR interval of atrial fibrillation. J Electrocardiol 6:131–139
Hering HE (1927) Die Karotissinus-Reflexe auf Herz und Gefäße. Steinkopff, Stuttgart
Heymans C (1958) Reflexogenic areas of the cardiovascular system. Churchill Livingstone, Edinburgh
Higgins CB, Vatner SF, Franklin D, Braunwald E (1973) Extent of regulation of the heart's contractile state in the conscious dog by alteration in the frequency of contraction. J Clin Invest 52:1187–1194
Hishida H, Sotobata I, Koike Y, Okumura M, Mizuno Y (1976) Echocardiographic patterns of ventricular contraction in the Wolff-Parkinson-White syndrome. Circulation 54:567–570
Hoffman BF, Bindler E, Suckling EE (1956) Postextrasystolic potentiation of contraction in cardiac muscle. Am J Physiol 185:95–102
Hood WB (1968) Regional venous drainage of the human heart. Br Heart J 30:105
Hunt D, Bureshaw JA, Baxley WA (1974) Left ventricular volumes during ventricular tachycardia, first post-tachycardia beat, and subsequent beat in normal rhythm. Br Heart J 36:148–156

Hurst JW, Logue RB (1970) The heart, 2nd edn. McGraw-Hill, New York, pp 177–186
Johnson AD, Daily PO (1975) Hypertrophic subaortic stenosis complicated by high degree heart block. Successful treatment with an atrial synchronous ventricular pacemaker. Chest 67:491–494
Kahl FR, Flint JF, Szidon JP (1974) Influence of left atrial distention on renal vasomotor tone. Am J Physiol 226:240–246
Karlinger JS, Gault JH, Bouchard RJ, Holzer J (1974) Factors influencing the ejection fraction and the mean rate of circumferential fiber shortening during atrial fibrillation in man. Cardiovasc Res 8:18–25
Kelly DT, Pitt B (1973) Regional changes in intramyocardial pressure following myocardial ischemia. In: Bloor CM, Olsson RA (eds) Plenum, New York, pp 115–130
Kersh ES, Kronfield SJ, Unger A (1975) Autonomic insufficiency in uremia as a cause of hemodialysis-induced hypotension. N Engl J Med 190:650–653
Khouri EM, Gregg DE, Rayford CR (1965) Effect of exercise on cardiac output, left coronary flow and myocardial metabolism in the unanesthetized dog. Circ Res 17:427–437
Khouri EM, Gregg DE, Lowensohn HS (1968) Flow in the major branches of the left coronary artery during experimental coronary insufficiency in the unanesthetized dog. Circ Res 23:99–109
Killip T, Baier RA (1965) Hemodynamic effects after reversion from atrial fibrillation upon right and left heart hemodynamics. Circulation 32:214–227
Kjekshus JK (1973) Mechanism for flow distribution in normal and ischemic myocardium during increased ventricular preload in the dog. Circ Res 33:489–499
Koepchen HP (1972) Kreislaufregulation. In: Gauer, Kramer, Jung (Hrsg) Physiologie des Menschen, Bd 3: Herz und Kreislauf. Urban & Schwarzenberg, München Berlin Wien, S 399
Kosowsky BD, Scherlag BJ, Damato AN (1968) Reevaluation of the atrial contribution to ventricular function. Am J Cardiol 21:518–527
Landegren J, Björck G (1963) The clinical assessment and treatment of complete heart block and Adams-Stokes attacks. Medicine 42:171–179
Landois L (1900) In: Physiologie des Menschen. Urban & Schwarzenberg, Berlin Wien, S 411
Lang TW, Rosselot E, Corday E (1971) Detection by monitoring devices in native environment. In: Russek H (ed) Advances in coronary heart disease. Pippincott, Philadelphia, pp 207–222
Lassers BW, Anderton JL, George M (1968) Hemodynamic effects of artificial pacing in complete heart block complicating acute myocardial infarction. Circulation 38:308–324
Laurent D, Bolene-Williams C, Williams FL, Katz LN (1956) Effects of heart rate on coronary flow and cardiac oxygen consumption. Am J Physiol 185:355–366
Lee Y, Sutton FJ (1981) Echocardiographic evidence of reduced venous return and alternating end-diastolic fiber length as causative factors. Chest 80:756–759
Leinbach RC, Chamberlain DA, Kastor JA, Hawthorne JW, Sanders CA (1969) Comparison of the hemodynamic effects of ventricular and sequential AV pacing in patients with heart block. Am Heart J 79:502–513
Lendrum BH, Feinberg E, Boyd E, Katz LN (1960) Rhythm effects on contractility of beating isovolumic left ventricle. Am J Physiol 199:1115–1120
Lequime J (1941) Circulatory disturbances in pathological conditions with high heart rate. Cardiologia 5:105–112
Lewis FB, Coffman JD, Gregg DE (1961) Effects of heart rate and intracoronary isoproterenol, levarterenol and epinephrine on coronary flow and resistance. Circ Res 9:89–102
Lewis ME, Sung RJ, Alter BR, Meyerburg RJ (1981) Pacemaker-induced hypotension. Chest 79:354–365
Lister JW, Klotz DH, Jomain SK, Stuckey JE, Hoffman BE (1964) Effects of pacemaker site on cardiac output and ventricular activation in dogs with complete heart block. Am J Cardiol 14:494–503

Little RC (1949) Volume elastic properties of the right and left atrium. Am J Physiol 158:237–245
Little RC (1951) Effect of atrial systole on ventricular pressure and closure of the AV valves. Am J Physiol 166:289–300
Lown BE (1967) Electrical reversion of cardiac arrhythmias. Br Heart J 29:469–479
Luria MN, Adelson EK, Lochaya S (1966) Paroxysmal tachycardia with polyuria. Am Intern Med 65:461–469
Maxwell GM, Castillo CA, White DH Jr, Crumpton CW, Rowe GG (1958) Induced tachycardia: its effect upon coronary hemodynamics, myocardial metabolism and cardiac efficiency of the intact dog. J Clin Invest 37:1413–1423
McGregor M, Klassen GA (1964) Observations on the effect of heart rate on cardiac output in patients with complete heart block at rest and during exercise. Circ Res [Suppl II] 14/15:215–227
McIntosh HD, Morris JJ Jr (1966) The hemodynamic consequences of arthythmias. Prog Cardiovasc Dis 8:330–363
McIntosh HD, Kong Y, Morris JJ Jr (1964) Hemodynamic effects of supraventricular arrhythmias. Am J Med 37:712–723
Miller DE, Gleason WL, Whalen RE, Morris JJ, McIntosh HD (1962) Effect of ventricular rate on the cardiac output in the dog with chronic heart block. Circ Res 10:658–667
Mitchell JH, Gilmore JP, Sarnoff SJ (1962) The transport function of the atrium. Factors influencing the relation between mean left atrial pressure and left ventricular end diastolic pressure. Am J Cardiol 9:237–246
Mitchell JH, Sarnoff SJ, Sonnenblick EH (1963) The dynamics of pulsus alternans: alternating end-diastolic fiber length as a causative factor. J Clin Invest 42:55–63
Mitchell JH, Gupta DN, Payne RM (1965) Influence of atrial systole on effective ventricular stroke volume. Circ Res 17:11–18
Mitsui T, Mizuno A, Hasegawa T, Kobayashi H, Hori M, Suma K, Suigusa M (1971) Atrial rate as an indicator for optimal pacing rate and the pacemaking syndrome. Ann Cardiol Angeiol (Paris) 20:171–182
Montgomery EF, Co BS, Pietras RJ (1966) Immediate and delayed hemodynamic changes resulting from the restaurations of atrial systole by electroversion. Circulation [Suppl 3] 33–34:172–185
Morton MJ, McAnulty JH, Rahimtoola SH (1978) Ventricular function curve from a single diagnostic left ventriculogram: technique, results and value. Am J Cardiol 41:710–717
Moss AJ, Davis RJ (1974) Brady-tachy-syndrome. Prog Cardiovasc Dis 16:439–452
Nager F, Kappenberger L (1977) Hämodynamik nach Schrittmacherimplantation. Internist 18:14–20
Naito M, Mardelli TJ, Ogawa S, Kenetso J, Balke W, Dreifus LS, Berkovits B (1979) Effect or atrial contraction on the cardiac hemodynamic of ventricular tachycardia. In: Meere C (ed) Proceeding of the 6th World Symposium on Cardiac Pacing, Montreal, chap 15–8
Naito M, Dreifus L, Mardelli TJ, Chen CC, David D, Michelson EL, Marcy V, Morganroth J (1980) Echocardiographic features of atrio-ventricular and ventriculoatrial conduction. Am J Cardiol 46:625–633
Nathan DA, Samet P, Center S, You Wu CH (1964) Long term correction of complete heart block. Clinical and physiological studies of a new type of implantable synchronous pacemaker. Prog Cardiovasc Dis 6:538–549
Neporent LM (1964) Atrial heart sounds in atrial fibrillation and flutter. Circulation 30:893–901
Ogawa S, Dreifus LS, Shenoy PN, Brockman SK, Berkovits BV (1978) Hemodynamic consequences of atrioventricular and ventriculoatrial pacing. Pace 1:8–15
Parsonnet V, Furman S, Smyth NPD (1974) Implantable cardiac pacemakers: status report and resource guideline. Pacemaker study group. Circulation 50:21–34
Peretz DI, Gerein AN, Miygishima RT (1973) Permanent demand pacing for hypersensitive carotid sinus syndrome. Can Med Assoc J 108:1131–1145
Pick J (1970) The autonomic nervous system. Lippincoltt, Philadelphia

Pitt B, Gregg DE (1968) Coronary hemodynamic effects of increasing ventricular rate in the unanesthetized dog. Circ Res 22:753–761
Rahimtoola SH, Ehsani A, Sinno MZ (1975) Importance of atrial contraction to left ventricular function after myocardial infarction. Am J Cardiol 35:164–171
Ramo BW, Myers N, Starmer F, Wallace AG, Whalen RE (1970) The effect of atrial systole on left ventricular stroke volume in patients with acute myocardial infarction. Circulation [Suppl III] 42:347
Resnekov L (1970) Circulatory effects of cardiac dysrhythmias. Cardiovasc Clin 2:23–34
Ricci DR, Orlick AE, Alderman EL, Ingels NB, Daughters GT, Kusuick CA, Reitz BA, Stinson EB (1979a) Role of tachycardia as an inotropic stimulus in man. J Clin Invest 63:695–706
Ricci DR, Orlick AE, Alderman EL, Ingels NB, Daughters GT, Stinson EB (1979b) Influence of heart rate on left ventricular ejection fraction in human beings. Am J Cardiol 44:447–459
Rodman T, Pastor BH, Figueroa W (1966) Effect on cardiac output of conversion from atrial fibrillation to normal sinus mechanism. Am J Med 41:249–258
Roeske WR, O'Rourke RA, Klein A, Leopold G, Karlinger JS (1976) Noninvasive evaluation of ventricular hypertrophy in professional athletes. Circulation 53:286–292
Roskam J (1930) Un syndrome nouveau: syncopes cardiaques graves et syncopes répétées par hyperréflectivité sino-carotidienne. La Presse Medicale 38:590–591
Ross J, Linhart JW, Braunwald E (1965a) Effects of changing heart rate in man by electrical stimulation of the right atrium; studies at rest, during exercise and with isoproterenol. Circulation 32:549–557
Ross J Jr, Sonnenblick EH, Kaiser GA, Frommer PL, Braunwald E (1965b) Electroaugmentation of ventricular performance and oxygen consumption by repetitive application of paired electrical stimuli. Circ Res 16:332–342
Rothlin M, Rutishauser W, Wirz P (1968) Einfluß der Pulsfrequenz auf die Hämodynamik bei Aorteninsuffizienz. Z Kardiol 57:488–507
Rubenstein JJ, Schulman CHI, Yurchak PM, De Sanctis RW (1972) Clinical spectrum of the sick sinus-syndrome. Circulation 46:5–14
Ruskin J, Harley A, Rembert J, Greenfield JC (1968) Contribution of atrial systole to ventricular stroke volume in man. Circulation VI:168
Ruskin J, McHale PA, Harley A (1970) Pressure-flow studies in man. Effect of atrial systole on left ventricular function. J Clin Invest 49:472–483
Samet P, Bernstein WH, Nathan DA, Lopez A (1965a) Atrial contribution to cardiac output in complete heart block. Am J Cardiol 16:1–10
Samet P, Bernstein WH, Levine S, Lopez A (1965b) Hemodynamic effects of tachycardias produced by atrial and ventricular pacing. Am J Med 39:905–916
Samet P, Castillo C, Bernstein WH, Levine S (1965c) Significance of the atrial contribution to ventricular pacing. Am J Cardiol 15:195–203
Samet P, Castillo C, Bernstein WH (1966) Hemodynamic sequelae of atrial, ventricular and sequential atrioventricular pacing in cardiac patients. Am Heart J 72:725–729
Samet P, Castillo C, Bernstein WH (1968a) Hemodynamic consequences of sequential atrioventricular pacing. Subjects with normal hearts. Am J Cardiol 21:207–216
Samet P, Castillo C, Bernstein WH, Fernandez P (1968b) Hemodynamic results of right atrial pacing in cardiac subjects. Chest 53:133–137
Samet P, Castillo C, Bernstein WH, Fernandez P (1968c) Hemodynamic results of right atrial pacing in 33 normal subjects. Chest 52:652–655
Sarin CL, Nickel WO (1974) Hemodynamics of coronary circulation during ventricular fibrillation. Surgery 75:442–452
Saunders DE Jr, Ord JW (1962) The hemodynamic effects of paroxysmal supraventricular tachycardia in patients with the Wolff-Parkinson-White syndrome. Am J Cardiol 9:223–236
Sawayama T, Nezuo S, Tsuda T, Mitani K (1980) Noninvasive evaluation of diastolic filling patterns in patients with atrial fibrillation by ejection time and preceding cycle length. Am J Cardiol 45:1105–1112

Schaper W, Winkler B (1978) Determinants of peripheral coronary pressure in coronary occlusion. In: Maseri A, Klassen GA, Lesch M (eds) Primary and secondary angina pectoris. Grune & Stratton, New York, pp 351–361
Schlepper M, Neuss H (1973) Zum Entstehungsmechanismus supraventrikulärer Tachykardien. Fortschr Med 91:1106–1114
Schlepper M, Weppner HG, Merle H (1978) Hemodynamic effects of supraventricular tachycardias and their alterations by electrically and verapamil induced terminations. Cardiovasc Res 12:28–33
Schwarz F, Thormann J, Winkler B (1975a) Frequency potentiation and postextrasystolic potentiation in patients with and without coronary arterial disease. Br Heart J 37:514–523
Schwarz F, Thormann J, Zimmermann H (1975b) Vagal influence on sinus rate and AV conduction in hypertensive carotid sinus reflex and sick sinus syndrome. Schweiz Med Wochenschr 105:240–247
Schwarz F, Flameng W, Thormann J, Sesto M, Langebartels F, Hehrlein F, Schlepper M (1978) Recovery from myocardial failure after aortic valve replacement. J Thorac Cardiovasc Surg 75:854–862
Sedlacek RA, Bean WB (1957) Abdominal "angina": the syndrome of intermittent ischemia of mesenteric arteries. Ann Intern Med 46:148–157
Segel N, Hudson WA, Harris P, Bishop JM (1964) The circulatory effects of electrically induced changes in ventricular rate at rest and during exercise in complete heart block. J Clin Invest 43:1541–1550
Shapiro W, Klein G (1968) Alteration in cardiac function immediately following electrical conversion of atrial fibrillation to normal sinus rhythm. Circulation 38:1074–1083
Shirato K, Shabetai R, Bhargava V, Franklin D, Ross J Jr (1978) Alterations of the left ventricular diastolic pressure-segment length relation produced by the pericardium: effects of cardiac distension and afterload reduction in conscious dogs. Circulation 57:1191–1199
Sigler LH (1963) The cardioinhibitory carotid sinus reflex its importance as a vagocardiosensitivity test. Am J Cardiol 12:175–183
Skinner NS, Mitchell JH, Wallace AG, Sarnoff SJ (1963) Hemodynamic effects of altering the timing of atrial systole. Am J Physiol 205:499–511
Sowton E (1964) Hemodynamic studies in patients with artificial pacemakers. Br Heart J 26:737–745
Stein E, Damato AN, Kosowsky BD, Sun Hing Lau, Lister JW (1966a) The relation of heart rate to cardiovascular dynamics. Pacing by atrial electrodes. Circulation 33:925–932
Stein E, Damato AN, Kosowsky BD (1966b) Cardiovascular response to alteration in heart rate above and below sinusrate. Am J Cardiol 17:140–149
Stott DK, Marpole DCF, Bristow JD, Klester FE, Griswold HE (1970) Role of left atrial transport in aortic and mitral stenosis. Circulation 41:1031–1041
Straub H (1917) Dynamik des Herzalternans. Arch Klin Med 123:403–411
Strausberg B, Kanakis C, Kehoe R, Wyndham C, Rosen KM (1979) Similar echocardiographic wall motion abnormalities in left sides accelerated idioventricular rhythm and left sided preexcitation. Chest 75:380–381
Suko J, Ueba Y, Chidsey CA (1970) Intracellular calcium and mycocardial contractility. Circ Res 27:227–238
Sung CS, Mathur VS, Garcia E, DeCastro CM, Hall RJ (1980) Is postextrasystolic potentiation dependent on Starling's law? Biplane angiographic studies in normal subjects. Circulation 62:1032–1035
Swiryn S, Pavel D, Byrom E, Witham D, Meyer-Pavel C, Wyndham CRC, Handler B, Rosen KM (1981a) Sequential regional phase mapping of radionuclide gated biventriculograms in patients with left bundle branch block. Am Heart J 102:1000–1009
Swiryn S, Pavel D, Byrom E, Wyndham C, Pietras R, Bauernfeind R, Rosen KM (1981b) Assessment of left ventricular function by radionuclide angiography during induced supraventricular tachycardia. Am J Cardiol 47:555–563

Tarazi RC, Dustan HP (1973) Neurogenic participation in essential and renovascular hypertension, assessed by acute ganglionic blockade. Clin Sci 44:197–212
Tarazi RC, Dustan HP (1977) Hemodynamic effects of diuretics in hypertension. Contrib Nephrol 8:162–171
Thomas JE (1969) Hyperreactive carotid sinus reflex and carotid sinus syncope. Mayo Clin Proc 44:127–139
Thormann J (1980a) Koronarsinusflußmessung mit dem kontinuierlichen Thermodilutionsverfahren nach Ganz. Habilitationsschrift, Universität Giessen, S 10–36
Thormann J (1980b) Phasen der Änderung und Anpassung von Aortendruck und Koronarsinusfluß unter plötzlich einsetzender und abrupt terminierter stimulierter ventrikulärer Tachykardie von 170/min bei gesunden, herzhypertrophierten und koronarkranken Herzen. Habilitationsschrift, Universität Giessen, S 37–77
Thormann J (1980c) Tachykardietoleranz bei gesunden, koronarkranken und hypertrophierten Herzen, gemessen an den Änderungen der Koronardurchblutung, der Hämodynamik, der Laktatkonzentration und unter medikamentöser Vasodilatation. Habilitationschrift, Universität Giessen, S 77–115
Thormann J (1980d) Die hämodynamische Wirkung von Tachykardie-Stress bei Aortenklappenstenosen mit hohen und geringen transvalvulären Gradienten und bei residualen Gradienten nach Klappenersatz. Habilitationsschrift, Universität Giessen, S 115–182
Thormann J (1980e) Untersuchungen zur Bedeutung der atrialen Unterstützungspumpfunktion für das Herzzeitvolumen unter Tachykardie. Habilitationsschrift, Universität Giessen, S 182–224
Thormann J (1980f) Tachykardie- oder Inotropie-Stress. Ein Vergleich zwischen ventrikulärer Tachykardie, Dobutamin und Isoproterenol zur Erkennung ventrikulärer Ischämie. In: Verhandlungsbericht Internationales Dobutamin-Symposium, München 19.–20. März 1979. Urban & Schwarzenberg, München Wien Baltimore S 80–88
Thormann J, Schlepper M (1980) Comparison of myocardial flow, hemodynamic changes and lactate metabolism during isoproterenol stress in patients with coronary heart disease and severe aortic stenosis, before and after aortic valve replacement. Clin Cardiol 2/6:437–446
Thormann J, Schwarz F (1975a) Vagal role and pacemaker indication in hypersensitive carotid sinus reflex. Eur J Cardiol 3/1:47–56
Thormann J, Schwarz F (1975b) Intraatriale Kardioversion bei supraventrikulären tachykarden Rhythmusstörungen. Schweiz Med Wochenschr 105:1020–1026
Thormann J, Schwarz F (1978) Koronarsinusfluß und Laktatproduktion unter Isoproterenol-Stress bei koronarer Herzerkrankung und bei Aortenstenose. Z Kardiol 67:178–190
Thormann J, Schwarz F, Merle H, Weppner HG (1976) Vorhofflattern mit hörbarem Vorhofton. Dtsch Med Wochenschr 101:617–620
Thormann J, Schwarz F, Sesto M (1978a) Assessment and significance of coronary sinus flow and lactate production under stress in coronary artery disease and severe aortic stenosis. Transact Eur Soc Cardiol I 51:195–207
Thormann J, Schwarz F, Ensslen R, Sesto M (1978b) Vagal tone, significance of electrophysiologic findings and clinical course in symptomatic sinus node dysfunction. Am Heart J 95:725–731
Thormann J, Gottwik M, Schlepper M, Hehrlein F (1981) Hemodynamic alterations induced by isoproterenol and pacing after aortic valve replacement with the Björk-Shiley or St Jude Medical prosthesis. Circulation 63:895–904
Thormann J, Schlepper M, Kramer W, Neuss H (1982a) Energiemetabolismus bei paroxysmaler ventrikulärer Tachykardie. Verh Dtsch Ges Inn Med 88:176–180
Thormann J, Schlepper M, Neuss H (1982b) Alterations in aortic pressure and coronary blood flow: Their time sequences with induced paroxysms of ventricular tachycardia in normal and impaired myocardium. Cardiology 69:313–325
Thormann J, Schlepper M, Neuss H (1982c) Coronary hemodynamics in simulated paroxysms of ventricular tachycardia: Role of myocardial impairment and of extravascular resistance. Cardiology 69:326–342

Traube L (1872) Ein Fall von Pulsus bigeminus. Berl Klin Wochenschr 9:185–193

Tyers GFO (1968) Optimal electrode implantation site for asynchronous dipolar cardiac pacing. Ann Surg 167:168–179

Vatner SF, Franklin D, Higgins CB, Patrick T, Braunwald E (1972a) Left ventricular response to severe exertion in anesthetized dogs. J Clin Invest 51:3052–3060

Vatner SF, Higgins CB, Franklin D, Braunwald E (1972b) Role of tachycardia in mediating the coronary hemodynamic response to severe exercise. J Appl Physiol 32:380–385

Vatner SF, Boettcher HD, Heyndricks GR, McRitchie RJ (1975) Reduced baroreflex sensitivity with volume loading in conscious dogs. Circ Res 37:236–242

Vera Z, Mason DT, Auron NA, Miller RR, Janzen D, Tonkon MJ, Wismara LA (1977) Improvement of symptoms in patients with sick sinus syndrome by spontaneous development of stable atrial fibrillation. Br Heart J 39:160–167

Waxman MB, Bonet JF, Finley JP, Wald RW (1980) Effects of respiration and posture on paroxysmal supraventricular tachycardia. Circulation 62:1011–1020

Wegria R, Frank CW, Wang HH, Lammerant J (1958) The effect of atrial and ventricular tachycardia on cardiac output, coronary blood flow and mean atrial blood pressure. Circ Res 6:624–633

Weiss S, Capps RB, Ferris EB Jr (1936) Syncope and convulsions due to hyperactive carotid sinus reflex. Arch Intern Med 58:407–418

Wellens HJJ (1971) Electrical stimulation of the heart in the study and treatment of tachycardias. University Park Press, Baltimore

Wenckebach KF (1914) Die unregelmäßige Herztätigkeit und ihre klinische Bedeutung. Engelmann, Berlin, S 204–212

Wiggers CJ (1924) The muscular reactions of the mammalian ventricles to artificial stimuli. Am J Physiol 73:346–355

Wiggers CJ (1952) Circulatory dynamics. In: Modern Medical Monographs, No 4. Grune & Stratton, New York, pp 78–87

Williams JCP, O'Donovan PB, Vandenberg RA, Sturm RE, Wood EH (1968a) Atriogenic mitral valve reflux: diastolic mitral incompetence following isolated atrial systoles. Circ Res 22:19–31

Williams JCP, Vandenberg RA, Sturm RE (1968b) Presystolic atriogenic mitral reflux developed at abnormally long PR-intervals. Cardiovasc Res 2:271–283

Wisheart JD, Wright JEC, Rosenfeldt FL, Ross JK (1973) Atrial and ventricular pacing after open heart surgery. Thorax 28:9–21

GPSR Compliance

The European Union's (EU) General Product Safety Regulation (GPSR) is a set of rules that requires consumer products to be safe and our obligations to ensure this.

If you have any concerns about our products, you can contact us on ProductSafety@springernature.com

In case Publisher is established outside the EU, the EU authorized representative is:

Springer Nature Customer Service Center GmbH
Europaplatz 3
69115 Heidelberg, Germany

Batch number: 10683525

Printed by Printforce, the Netherlands